创伤骨科学
Skeletal Trauma

Basic Science, Management, and Reconstruction

成人卷

〔美〕
布鲁斯·D·布朗诺
杰西·B·朱庇特
艾伦·M·莱文　主　编
皮特·G·特拉夫顿

〔德〕克里斯汀·科尔特克

马信龙　冯世庆　李世民　周　方　主　译

娄思权　阚世廉　叶伟胜
孙景城　徐卫国　任秀智　副主译
魏学磊　刘　林　郭乾臣

天津出版传媒集团

天津科技翻译出版有限公司

著作权合同登记号:图字:02-2011-34

图书在版编目(CIP)数据

创伤骨科学. 成人卷/(美)布朗诺(Browner,B. D.)等主编;马信龙等译. —天津:天津科技翻译出版有限公司,2015.6
书名原文:Skeletal trauma:basic science, management, and reconstruction
ISBN 978-7-5433-3299-7

Ⅰ.①创… Ⅱ.①布… ②马… Ⅲ.①骨损伤-诊疗 Ⅳ.①R683

中国版本图书馆 CIP 数据核字(2014)第 275112 号

Skeletal Trauma, 4/E
Bruce Browner, Jesse Jupiter, Alan Levine, Peter Trafton, Christian Krettek
ISBN-13:978-1-4160-2220-6
ISBN-10:1-4160-2220-1
Copyright © 2009 by Saunders, an imprint of Elsevier Inc. All rights reserved.
Authorized Simplified Chinese translation from English language edition published by Elsevier Inc.
Copyright © 2015 by Elsevier(Singapore) Pte Ltd. All rights reserved.
Elsevier(Singapore) Pte Ltd.
3 Killiney Road,#08-01 Winsland House I, Singapore 239519
Tel:(65)6349-0200 Fax:(65)6733-1817
First Published 2015,2015 年初版
Printed in China by Tianjin Science & Technology Translation & Publishing Co. , Ltd. under special arrangement with Elsevier(Singapore)Pte Ltd. This edition is authorized for sale in China only, excluding Hong Kong SAR, Macau SAR and Taiwan. Unauthorized export of this edition is a violation of the Copyright Act. Violation of this Law is subject to Civil and Criminal Penalties.

本书简体中文版由天津科技翻译出版有限公司与 Elsevier(Singapore) Pte Ltd. 在中国境内(不包括香港及澳门特别行政区和台湾地区)合作出版。本版仅限在中国境内(不包括香港及澳门特别行政区和台湾地区)出版及标价销售。未经许可之出口,视为违反著作权法,将受到法律之制裁。

授权单位:Elsevier (Singapore) Pte Ltd.
出　　版:天津科技翻译出版有限公司
出 版 人:刘 庆
地　　址:天津市南开区白堤路 244 号
邮政编码:300192
电　　话:(022)87894896
传　　真:(022)87895650
网　　址:www.tsttpc.com
印　　刷:山东临沂新华印刷物流集团有限责任公司
发　　行:全国新华书店
版本记录:889×1194　16 开本　177 印张　4000 千字　配图 6200 幅
　　　　　2015 年 6 月第 1 版　2015 年 6 月第 1 次印刷
　　　　　定价:660.00 元(上·下卷)

(如发现印装问题,可与出版社调换)

译校者名单

主　译

马信龙　　冯世庆　　李世民　　周　方

副主译

娄思权　　阚世廉　　叶伟胜　　孙景城　　徐卫国
任秀智　　魏学磊　　刘　林　　郭乾臣

译校者（按姓氏汉语拼音排序）

蔡　迎	陈　有	邓书贞	董立平	冯洪永
冯世庆	宫可同	郭　琰	郭乾臣	阚世廉
李　洁	李桂石	李明新	李世民	李鑫鑫
刘　举	刘　林	刘兆杰	娄思权	吕　扬
马　英	马光辉	马剑雄	马信龙	苗普达
任秀智	孙　静	孙景城	万春友	王敬博
王晓南	王志彬	魏学磊	吴英华	夏　群
徐桂军	徐卫国	闫富宏	叶伟胜	于顺禄
袁　永	詹海华	张　波	张春虹	张建兵
张佐光	赵　飞	周　方	周恒星	

编者名单

Joseph A. Abate, III, M.D.
Associate Professor, University of Vermont,
Department of Orthopaedics and Rehabilitation,
Burlington, Vermont
Dislocations and Soft Tissue Injuries of the Knee

Albert J. Aboulafia, M.D.
Assistant Clinical Professor, Department of
Orthopaedic Surgery, University of Maryland School
of Medicine; Co-Director, Sarcoma Service, Alvin
and Lois Lapidus Cancer Center, Sinai Hospital,
Baltimore, Maryland
Pathologic Fractures

Annunziato Amendola, M.D., F.R.C.S.(C.)
Associate Professor, University of Western Ontario,
London, Ontario, Canada
Compartment Syndromes

Caesar A. Anderson, M.D., M.P.H.
Fellow, Yale–New Haven Hospital,
New Haven, Connecticut
*Substance Abuse Syndromes: Recognition, Prevention,
and Treatment*

Paul A. Anderson, M.D.
Professor, Department of Orthopedic Surgery and
Rehabilitation, University Hospital,
Madison, Wisconsin
Injuries of Lower Cervical Spine

Michael T. Archdeacon, M.D.
Vice-Chairman and Associate Professor,
Department of Orthopaedic Surgery,
University of Cincinnati; Director, Division of
Musculoskeletal Traumatology,
University Hospital,
Cincinnati, Ohio
Patella Fractures and Extensor Mechanism Injuries

Terry S. Axelrod, M.D.
Associate Professor of Surgery, University of Toronto
Faculty of Medicine; Head, Division of Orthopaedic
Surgery, Sunnybrook and Women's College Health
Sciences Centre, Toronto, Ontario, Canada
Fractures and Dislocations of the Hand

Rahul Banerjee, M.D.
Assistant Professor, Texas Tech University Health
Sciences Center; Chief of Orthopaedic Trauma,
William Beaumont Army Medical Center, El Paso, Texas
Foot Injuries

Craig S. Bartlett, III, M.D.
Assistant Clinical Professor, Orthopaedic Trauma
Service, Department of Orthopaedics, University of
Vermont College of Medicine, Burlington, Vermont
Fractures of the Tibial Pilon

Rebecca M. Bauer, M.D., M.P.H.
Research Coordinator, Division of Orthopedic Trauma,
Vanderbilt Orthopedic Institute, Nashville, Tennessee
Outcomes Research in Orthopaedics

Michael R. Baumgaertner, M.D.
Professor, Department of Orthopaedics and
Rehabilitation, Yale University School of Medicine;
Chief, Orthopaedic Trauma Service, Yale–New Haven
Hospital, New Haven, Connecticut
*Medical Management of the Patient with Hip Fracture;
Intertrochanteric Hip Fractures*

Fred F. Behrens, M.D.*
Fractures with Soft Tissue Injuries

Mark R. Belsky, M.D.
Associate Clinical Professor of Orthopaedic Surgery,
Tufts University School of Medicine, Boston; Chief of
Orthopaedic Surgery, Newton-Wellesley Hospital,
Newton, Massachusetts
Fractures and Dislocations of the Hand

Daniel R. Benson, M.D.
Professor, Department of Orthopaedics, University of
California, Davis, School of Medicine; Orthopaedic
Surgeon, University of California, Davis, Medical
Center, Sacramento, California
*Initial Evaluation and Emergency Treatment of the
Spine-Injured Patient*

Daniel J. Berry, M.D.
Professor of Orthopaedic Surgery, Mayo Clinic College
of Medicine; Consultant, Department of Orthopaedics,
Mayo Clinic, Rochester, Minnesota
Periprosthetic Fractures of the Lower Extremity

*Deceased.

Mohit Bhandari, M.D., M.Sc., F.R.C.S.C
Clinical Research Fellow, St. Michael's Hospital, Toronto, Ontario, Canada
Fractures of the Humeral Shaft

Christopher T. Born, M.D., F.A.A.O.S., F.A.C.S
Professor, Department of Orthopaedic Surgery, The Alpert Medical School, Brown University; Director, Orthopaedic Trauma Service, Rhode Island Hospital, Providence, Rhode Island
Disaster Management

Michael J. Bosse, M.D.
Orthopaedic Trauma Surgeon, Department of Orthopaedic Surgery, Carolinas Medical Service, Charlotte, North Carolina
Damage Control Orthopaedic Surgery: A Strategy for the Orthopaedic Care of the Critically Injured Patient

Robert T. Brautigam, M.D., F.A.C.S.
Associate Professor of Surgery, School of Medicine, University of Connecticut, Farmington, Connecticut; Director of the Surgical Program, American College of Surgeons Comprehensive Education Institute; Associate Director, Neuroscience, Neurosurgery/ Trauma Intensive Care Unit; Associate Director, Surgical Intensive Care Unit, Department of Surgery, Hartford Hospital, Hartford, Connecticut
Evaluation and Treatment of the Multiple-Trauma Patient

Mark R. Brinker, M.D.
Clinical Professor of Orthopaedic Surgery, Tulane University School of Medicine, New Orleans, Louisiana; Clinical Professor of Orthopaedic Surgery, Baylor College of Medicine; Director of Acute and Reconstructive Trauma, Fondren Orthopedic Group, Texas Orthopedic Hospital, Houston, Texas
Nonunions: Evaluation and Treatment

Bruce D. Browner, M.D., M.S., F.A.C.S.
Gray-Gossling Chair,
Professor and Chairman Emeritus,
Department of Orthopaedic Surgery,
University of Connecticut Health Center;
Director, Department of Orthopaedics,
Hartford Hospital, Hartford, Connecticut
Principles of Internal Fixation; Surgical Site Infection Prevention; Chronic Osteomyelitis

Ryan P. Calfee, M.D.
Fellow of Orthopaedic Trauma, Department of Orthopaedic Surgery, Brown University School of Medicine; Fellow of Orthopaedic Trauma, Department of Orthopaedic Surgery, Rhode Island Hospital, Providence, Rhode Island
Disaster Management

Jason H. Calhoun, M.D.
Department of Orthopaedics and Rehabilitation, University of Texas Medical Branch, Galveston, Texas
Surgical Site Infection Prevention

Andrew E. Caputo, M.D.
Clinical Assistant Professor, Department of Orthopaedic Surgery, University of Connecticut Health Sciences Center, Farmington; Co-Director, Hand Surgery Service, Hartford Hospital and Connecticut Children's Medical Center, Hartford, Connecticut
Principles of Internal Fixation

James B. Carr, M.D.
Associate Clinical Professor, Department of Orthopaedic Surgery, University of South Carolina, Columbia, South Carolina; Attending Orthopedic Surgeon, Lewis Gale Medical Center, Salem, Virginia
Malleolar Fractures and Soft-Tissue Injuries of the Ankle

Charles Cassidy, M.D.
Chairman, Department of Orthopaedics, Henry H. Banks Associate Professor of Orthopaedic Surgery, Tufts–New England Medical Center, Boston, Massachusetts
Fractures and Dislocations of the Carpus

Mark S. Cohen, M.D.
Professor, Director, Hand and Elbow Section, Director, Ortopaedic Education, Department of Orthopaedic Surgery, Rush University Medical Center, Chicago, Illinois
Fractures of the Distal Radius

Peter A. Cole, M.D.
Associate Professor, Department of Orthopaedic Surgery, University of Minnesota, Minneapolis, Minnesota; Chief, Department of Orthopaedic Surgery, Regions Hospital, Saint Paul, Minnesota
Tibial Plateau Fractures

Christopher L. Colton, M.D., F.R.C.S., F.R.C.S.Ed.
Senior Consultant in Orthopaedic Trauma, Nottingham University Hospital, Nottingham, England
The History of Fracture Treatment

Leo M. Cooney, Jr., M.D.
Humana Foundation Professor of Geriatric Medicine, Professor and Chief, Section of Geriatrics, Yale University School of Medicine, New Haven, Connecticut
Medical Management of the Patient with Hip Fracture

Brian W. Cooper, M.D., F.A.C.P.
Director, Division of Infectious Disease, Allergy, and Immunology, Hartford Hospital; Professor of Clinical Medicine, University of Connecticut School of Medicine, Farmington, Connecticut
Avoidance of Occupationally Acquired Blood-Borne Pathogens

Charles N. Cornell, M.D.
Associate Professor, Orthopaedic Surgery, Cornell University Joan and Sanford I. Weill Medical College and Graduate School of Medical Sciences, New York; Chairman, Department of Orthopaedic Surgery, New York Hospital Medical Center of Queens and Flushing Hospital Medical Center, Flushing, New York
Osteoporotic Fragility Fractures

Jerome M. Cotler, M.D.
Professor of Orthopaedic Surgery, Thomas Jefferson University Hospital, Philadelphia, Pennsylvania
Fractures in the Stiff and Osteoporotic Spine

Bradford L. Currier, M.D.
Mayo Clinic Department of Orthopaedic Surgery, Rochester, Minnesota
Complications in the Treatment of Spinal Trauma

Joseph P. DeAngelis, M.D.
Department of Orthopaedic Surgery, University of Connecticut School of Medicine, Farmington, Connecticut
Principles of Internal Fixation

Christopher W. DiGiovanni, M.D.
Assistant Professor, Department of Orthopaedic Surgery, Brown University School of Medicine; Director, Foot and Ankle Service, Rhode Island Hospital, Providence, Rhode Island
Foot Injuries

Mark E. Easley, M.D.
Assistant Professor, Division of Orthopaedic Surgery, Duke University Medical Center, Durham, North Carolina
Foot Injuries

Robert K. Eastlack, M.D.
Clinical Instructor, Department of Orthopaedic Surgery, University of California–San Diego; Orthopaedic Spine Surgeon, Orthopaedic Medical Group, Sharp Memorial Hospital, San Diego, California
Complications in the Treatment of Spinal Trauma

Thomas A. Einhorn, M.D.
Professor of Orthopaedic Surgery and Biomedical Engineering, Chairman, Department of Orthopaedic Surgery, Boston University School of Medicine, Boston, Massachusetts
Biology and Enhancement of Skeletal Repair

Frank Eismont, M.D.
Professor and Vice-Chairman, Department of Orthopaedic Surgery, University of Miami School of Medicine; Co-Director, Acute Spinal Cord Injury Unit, Jackson Memorial Hospital, Miami, Florida
Thoracic and Upper Lumbar Spine Injuries; Gunshot Wounds of the Spine

Nathan K. Endres, M.D.
Assistant Professor, Department of Orthopaedics and Rehabilitation, University of Vermont; Orthopaedic Surgeon, Fletcher Allen Health Care, Burlington, Vermont
Fractures of the Tibial Pilon

David V. Feliciano, M.D.
Professor of Surgery, Emory University School of Medicine; Chief of Surgery, Chief of Vascular Surgery, Grady Memorial Hospital, Atlanta, Georgia
Evaluation and Treatment of Vascular Injuries

Theodore Fischer, M.D., M.S.
Orthopaedic Spine Surgeon, Illinois Bone and Joint Institute, Chicago, Illinois
Spinal Orthoses

John C. France, M.D.
Professor, Orthopaedics, West Virginia University, Morgantown, West Virginia
Injuries of the Cervicocranium

Robert Frigg
Chief Technology Officer, Synthes GmBH, Bettlach Solothurn, Switzerland
Locking Plates: Development, Biomechanics, and Clinical Application

Richard H. Gannon, Pharm.D.
Adjunct Clinical Professor, School of Pharmacy, University of Connecticut, Storrs, Connecticut; Clinical Specialist, Pain Management, Department of Pharmacy Services, Hartford Hospital, Hartford, Connecticut
Pharmacologic Management of the Orthopaedic Trauma Patient

Steven R. Garfin, M.D.
Professor and Chair, Department of Orthopaedics, University of California, San Diego, San Diego, California
Thoracic and Upper Lumbar Spine Injuries

Peter V. Giannoudis, M.D.
Professor of Trauma and Orthopaedics, The University of Leeds, The General Infirmary at Leeds, Leeds, West Yorkshire, United Kingdom
Femoral Shaft Fractures

Gregory E. Gleis, M.D.
Associate Clinical Professor, Department of
Orthopaedic Surgery, University of Louisville School
of Medicine, Louisville, Kentucky
Diagnosis and Teatment of Complications

Ryan T. Gocke, M.D.
Department of Orthopaedics, West Virginia
University, Morgantown, West Virginia
Injuries of the Cervicocranium

James A. Goulet, M.D.
Professor, Department of Orthopaedic Surgery,
University of Michigan Medical School; Director,
Orthopaedic Trauma Service, University of Michigan
Hospital, Ann Arbor, Michigan
Hip Dislocations

Andrew Green, M.D.
Associate Professor, Department of Orthopaedic
Surgery, Brown Medical School; Chief of Shoulder and
Elbow Surgery, Orthopaedic Surgery, Rhode Island
Hospital, Providence, Rhode Island
Proximal Humerus Fractures and Glenohumeral Dislocations

Stuart A. Green, M.D.
Clinical Professor, Orthopaedic Surgery, University of
California, Irvine, School of Medicine, Irvine,
California
Principles and Complications of External Fixation

Neil Grey, M.D.
Department of Endocrinology, Hartford Hospital,
Hartford, Connecticut
Surgical Site Infection Prevention

Munish C. Gupta, M.D.
Associate Professor, Department of Orthopaedics,
University of California, Davis, School of Medicine;
Orthopaedic Surgeon, University of California, Davis,
Medical Center, Sacramento, California
*Initial Evaluation and Emergency Treatment of the
Spine-Injured Patient*

George J. Haidukewych, M.D.
Division of Adult Reconstruction and Orthopedic
Trauma, Florida Orthopedic Institute and Tampa
General Hospital, Temple Terrace, Florida
Post-Traumatic Reconstruction of the Hip Joint

Sigvard T. Hansen, Jr., M.D.
Professor and Chairman Emeritus, Department of
Orthopaedic Surgery, University of Washington School
of Medicine; Director, Foot and Ankle Institute,
Harborview Medical Center, Seattle, Washington
Post-Traumatic Reconstruction of the Foot and Ankle

Wilson C. Hayes, Ph.D.
Professor, Nutrition and Exercise Science, College of
Health and Human Science, Oregon State University;
Adjunct Professor, Mechanical Engineering,
College of Engineering, Oregon State University,
Corvallis, Oregon
Biomechanics of Fractures

John A. Hipp, Ph.D.
Department of Orthopedic Surgery, Baylor College
of Medicine, Houston, Texas
Biomechanics of Fractures

Lenworth M. Jacobs, M.D., M.P.H., F.A.C.S.
Professor of Surgery, University of Connecticut School
of Medicine, Farmington; Director, Traumatology,
Hartford Hospital, Hartford, Connecticut
*Evaluation and Treatment of the Multiple-Trauma
Patient*

Jesse B. Jupiter, M.D.
Director, Orthopaedic Hand Service,
Massachusetts General Hospital; Hansjörg
Wyss/AO Professor, Harvard Medical School,
Boston, Massachusetts
*Fractures and Dislocations of the Hand; Fractures of the
Distal Radius; Diaphyseal Fractures of the Forearm;
Trauma to the Adult Elbow and Fractures of the Distal
Humerus; Injuries to the Shoulder Girdle*

Sanjeev Kakar, M.D., M.R.C.S.
Orthopaedic Research Associate, Department of
Orthopaedic Surgery, Boston University School of
Medicine; Orthopaedic Surgery Resident,
Orthopaedic Surgery, Boston Medical Center,
Boston, Massachusetts
Biology and Enhancement of Skeletal Repair

Steven P. Kalandiak, M.D.
Assistant Professor of Clinical Orthopaedics Surgery
of the Shoulder and Elbow, Department of
Orthopaedics and Rehabilitation, Miller School of
Medicine, University of Miami, Miami,
Florida
Gunshot Wounds to the Musculoskeletal System

Timothy L. Keenen, M.D.
Clinical Associate Professor of Orthopaedic
Surgery, Oregon Health Sciences University
School of Medicine, Portland, Oregon
*Initial Evaluation and Emergency Treatment of the
Spine-Injured Patient*

James F. Kellam, M.D., F.R.C.S.(C.), F.A.C.S., F.R.C.S.(I.)
Director, Orthopaedic Trauma Program and Fellowships, Vice Chairman, Department of Orthopaedic Surgery, Carolinas Medical Center, Charlotte, North Carolina
Damage Control Orthopaedic Surgery: A Strategy for the Orthopaedic Care of the Critically Injured Patient; Pelvic Ring Disruptions; Diaphyseal Fractures of the Forearm

Gino M.M.J. Kerkhoffs, M.D., Ph.D.
Orthopedic Surgeon, University of Amsterdam; Orthopedic Surgeon, Department of Orthopaedic Surgery, Academic Medical Center, Amsterdam, The Netherlands
Malunions and Nonunions About the Knee

Choll W. Kim, M.D., Ph.D.
Assistant Professor, Orthopaedic Surgery, University of California–San Diego, San Diego, California
Complications in the Treatment of Spinal Trauma

Ioannis P. Kioumis
Center for Anti-Infective Research and Development, Aristotle University of Thessaloniki, Medical Faculty, Thessaloniki, Greece
Antibiotic Therapy: General Considerations

Christian Krettek, M.D.
Director, Trauma Department, Hannover Medical School, Hannover, Germany
Fractures of the Distal Femur

Joseph L. Kuti, Pharm. D.
Associate Director, Clinical and Economic Studies Center for Anti-Infective Research and Development, Hartford Hospital, Hartford, Connecticut
Antibiotic Therapy: General Consderations

Brian K. Kwon, M.D., Ph.D., F.R.C.S.(C.)
Combined Neurosurgical and Orthopaedic Spine Program, Department of Orthopaedics, University of British Columbia, Vancouver, British Columbia, Canada
Injuries of Lower Cervical Spine

Joseph M. Lane, M.D.
Professor of Orthopaedic Surgery, Assistant Dean, Weill College of Medicine of Cornell University; Chief, Metabolic Bone Disease Service, Attending, Orthopaedic Trauma Service, Hospital for Special Surgery, New York, New York
Osteoporotic Fragility Fractures

Yu-Po Lee, M.D.
Assistant Clinical Professor, Orthopedic Surgery, University of California–San Diego, San Diego, California
Thoracic and Upper Lumbar Spine Injuries

Alan M. Levine, M.D.
Director, Alvin and Lois Lapidus Cancer Institute, Sinai Hospital, Baltimore, Maryland
Pathologic Fractures; Spinal Orthoses; Low Lumbar Fractures; Fractures of the Sacrum

Bruce A. Levy, M.D.
Assistant Professor, Department of Orthopaedic Surgery, University of Minnesota, Minneapolis, Minnesota; Vice Chief of Orthopaedic Surgery, Regions Hospital, St. Paul, Minnesota
Tibial Plateau Fractures

Frank A. Liporace, M.D.
Assistant Professor, Department of Orthopaedics— Trauma Division, New Jersey Medical School; Assistant Professor, Department of Orthopaedics— Trauma Division, University of Medicine and Dentistry of New Jersey, Newark, New Jersey
Fractures with Soft Tissue Injuries

Susan MacArthur, R.N., C.I.C., M.P.H.
Infection Control Practitioner, Clinical Quality Management Specialist, Hartford Hospital, Hartford, Connecticut
Avoidance of Occupationally Acquired Blood-Borne Pathogens; Surgical Site Infection Prevention

Luke Madigan, M.D.
Attending Spine Surgeon, Knoxville Orthopaedic Clinic, Knoxville, Tennessee
Fractures in the Stiff and Osteoporotic Spine

René K. Marti, M.D.
Department of Orthopaedic Surgery, Academic Medical Center, Amsterdam, The Netherlands
Malunions and Nonunions About the Knee

Peter J. Mas, M.S., D.A.B.M.P.
Medical Health Physicist and Radiation Safety Officer, Hartford Hospital, Hartford, Connecticut
Optimal and Safe Use of C-Arm X-Ray Fluoroscopy Units

Jeffrey W. Mast, M.D.
Northern Nevada Medical Center, Sparks, Nevada
Principles of Internal Fractures

Keith A. Mayo, M.D.
Orthopaedic Center, Tacoma, Washington
Pelvic Ring Disruption

Augustus D. Mazzocca, M.D.
Assistant Professor, Department of Orthopaedic Surgery, University of Connecticut Health Sciences Center, Farmington, Connecticut
Principles of Internal Fixation

Michael D. McKee, M.D.
Associate Professor, Division of Orthopaedics,
Department of Surgery, University of Toronto;
Staff Surgeon, Division of Orthopaedic Surgery,
St. Michaels Hospital, Toronto, Canada
Trauma to the Adult Elbow and Fractures of the Distal Humerus

Michael W. Mendes, M.D.
Attending Physician, McLeod Regional Medical
Center, Florence, South Carolina
Principles of Internal Fixation

Stuart E. Mirvis, M.D., F.A.C.R.
Professor, Department of Radiology, University of
Maryland School of Medicine; Director, Trauma and
Emergency Radiology, Diagnostic Radiology,
University of Maryland Medical Center, Baltimore,
Maryland
Spinal Imaging

Victor A. Morris, M.D.
Assistant Professor of Medicine, General Medicine;
Director, Hospital Service; Director, Medicine Consult
Service; Director, Medicine Consult Service,
Yale University School of Medicine, New Haven,
Connecticut
Medical Management of the Patient with Hip Fracture

Amir Mostofi, M.D.
Resident, University of Connecticut, Farmington,
Connecticut
Surgical Site Infection Prevention

David P. Nicolau, Pharm.D., F.C.C.P.
Center for Anti-Infective Research and Development,
Hartford Hospital, Hartford, Connecticut
Antibiotic Therapy: General Considerations

Florian Nickisch, M.D.
Assistant Professor of Orthopaedic Surgery,
Department of Orthopaedics, University of Utah,
Salt Lake City, Utah
Foot Injuries

Sean E. Nork, M.D.
Associate Professor, Orthopaedics and Sports
Medicine, University of Washington; Associate
Professor, Orthopaedics and Sports Medicine,
Veterans' Hospital, Seattle, Washington
Subtrochanteric Fractures of the Femur

Tom R. Norris, M.D.
Orthopaedic Surgery, California Pacific Medical
Center, San Francisco, California
Proximal Humerus Fractures and Glenohumeral Dislocations

William T. Obremskey, M.D., M.P.H.
Associate Professor, Department of Orthopaedics and
Rehabilitation, Division of Orthopaedic Trauma,
Vanderbilt University Medical Center, Nashville,
Tennessee
Outcomes Research in Orthopaedics

Daniel P. O'Connor, Ph.D.
Assistant Professor, University of Houston,
Houston, Texas
Nonunions: Evaluation and Treatment

Matthew E. Oetgen, M.D.
Resident, Orthopaedic Surgery, Yale–New Haven
Hospital, New Haven, Connecticut
Intertrochanteric Hip Fractures

Patrick W. Owens, M.D.
Assistant Professor of Clinical Orthopaedics,
Department of Orthopaedics, Miller School of
Medicine, University of Miami, Miami, Florida
Gunshot Wounds to the Musculoskeletal System

Dror Paley, M.D., F.R.C.S.C.
Director, Rubin Institute for Advanced Orthopaedics,
Co-Director, International Center for Limb-
Lengthening, Sinai Hospital of Baltimore, Baltimore,
Maryland
Principles of Deformity Correction

George A. Perdrizet, M.D., Ph.D., F.A.C.S.
University of Connecticut; Staff Surgeon, Hartford
Hospital, Hartford, Connecticut
Substance Abuse Syndromes: Recognition, Prevention, and Treatment

Ed Pesanti, M.D., F.A.C.P.
Professor, Department of Medicine, University of
Connecticut School of Medicine; University
of Connecticut Health Center, Farmington,
Connecticut
Chronic Osteomyelitis

Michael S. Pinzur, M.D.
Professor, Department of Orthopaedic Surgery and
Rehabilitation, Loyala University Medical Center,
Maywood, Illinois
Amputations in Trauma

Ryan M. Putnam, M.D.
Clinical Instructor, Orthopaedic Surgery and
Rehabilitation, University of Vermont; Clinical
Instructor, Orthopaedic Surgery and Rehabilitation,
Fletcher Allen Health Care, Burlington, Vermont
Fractures of the Tibial Pilon

Mark C. Reilly, M.D.
Department of Orthopaedic Surgery, Newark, New Jersey
Subtrochanteric Fractures of the Femur

David Ring, M.D., Ph.D.
Assistant Professor, Orthopaedic Surgery, Harvard
Medical School; Medical Director and Director of
Research, Orthopaedic Hand and Upper Extremity
Service, Massachusetts General Hospital, Boston,
Massachusetts
Injuries to the Shoulder Girdle

Craig S. Roberts, M.D.
Professor, Residency Program Director, University
of Louisville School of Medicine, Louisville, Kentucky
Diagnosis and Treatment of Complications

Kenneth J. Robinson, M.D., F.A.C.E.P.
Associate Professor of Emergency Medicine,
University of Connecticut School of Medicine,
Farmington, Connecticut; Medical Director, Program
Director, LIFE STAR Helicopter Program; Chief,
Prehospital Services, Department of Emergency
Medical Services/Trauma, Hartford Hospital,
Hartford, Connecticut
*Evaluation and Treatment of the Multiple-Trauma
Patient*

Craig M. Rodner, M.D.
Assistant Professor, University of Connecticut
Department of Orthopaedics, Farmington, Connecticut
Chronic Osteomyelitis

Jonathan G. Roper, M.D.
Department of Orthopaedic Surgery, Kaiser
Permanente Medical Center, San Diego, California
Gunshot Wounds of the Spine

Milton Lee (Chip) Routt, Jr., M.D.
Professor, Orthopaedics and Sports Medicine,
University of Washington; Professor, Orthopaedics and
Sports Medicine, Harborview Medical Center, Seattle,
Washington
Surgical Treatment of Acetabular Fractures

Leonard K. Ruby, M.D.
Professor of Orthopaedic Surgery,
Tufts University School of Medicine; Senior Staff,
Hand Surgery, Department of Orthopaedic Surgery,
New England Medical Center, Boston, Massachusetts
Fractures and Dislocations of the Carpus

Roy W. Sanders, M.D.
Clinical Professor of Orthopaedics, University of South
Florida College of Medicine, Tampa, Florida
Patella Fractures and Extensor Mechanism Injuries

Richard A. Saunders, M.D.
Orthopedic Surgeon, The Glens Falls Hospital, Glens
Falls, New York
Physical Impairment Ratings for Fractures

Joseph Schatzker, M.D.
Professor, University of Toronto Faculty of Medicine;
Orthopaedic Surgeon, Sunnybrook Health Science
Center, Toronto, Ontario, Canada
Tibial Plateau Fractures

Emil H. Schemitsch, M.D., F.R.C.S.C.
Professor and Head, Division of Orthopaedic Surgery,
St. Michael's Hospital, Toronto, Ontario, Canada
Fractures of the Humeral Shaft

David Seligson, M.D.
Department of Orthopaedic Surgery, University
of Louisville, Louisville, Kentucky
Diagnosis and Treatment of Complications

Richard Sheppard, M.D.
Sub-specialty Chair, Orthopaedics and Anesthesia,
Hartford Anesthesiology Associates, Hartford,
Connecticut
*Evaluation and Treatment of the Multiple-Trauma
Patient*

Randy Sherman, M.D.
Professor of Surgery, Orthopedics, and Neurologic
Surgery, Chief, Division of Plastic Surgery, Keck
School of Medicine, University of Southern
California; Chair, Department of Surgery, Associate
Medical Director, Surgical Services, Los Angeles
County and U.S.C. Medical Center, Los Angeles,
California
Soft Tissue Coverage

Michael S. Sirkin, M.D.
Associate Professor, University of Medicine and
Dentistry of New Jersey Medical School; Chief,
Orthopaedic Trauma Service, University Hospital,
Newark, New Jersey
Fractures with Soft Tissue Injuries

Raymond Malcolm Smith, M.D., F.R.C.S.
Chief, Orthopaedic Trauma Service, Massachusetts
General Hospital; Associate Professor in Orthopaedics,
Harvard Medical School, Boston, Massachusetts
Femoral Shaft Fractures

Michael D. Stover, M.D.
Director, Division of Orthopaedic Surgery, Loyola
University Medical Center, Maywood, Illinois
Pelvic Ring Disruption

Marc F. Swiontkowski, M.D.
Professor and Chair, University of Minnesota, Department of Orthopaedic Surgery, Minneapolis, Minnesota
Outcomes Research in Orthopaedics; Intracapsular Hip Fractures

Max Talbot, M.D., F.R.C.S.
1 Canadian Field Hospital, Canadian Forces
Fractures of the Humeral Shaft

Cary Templin, M.D.
Staff Surgeon, Hinsdale Orthopaedic Associates, Hinsdale, Illinois
Thoracic and Upper Lumbar Spine Injuries

Peter G. Trafton, M.D.
Professor of Orthopaedics, The Warren Alpert Medical School of Brown University; Former Surgeon-in-charge, Orthopaedic Trauma, Rhode Island Hospital, Providence, Rhode Island
Tibial Shaft Fractures

Bruce C. Twaddle, M.D., F.R.A.C.S.
Director of Orthopaedic Trauma, Auckland Hospital, Auckland, New Zealand
Compartment Syndromes

Elizabeth E. C. Udeh, Pharm.D., B.C.P.S.
Assistant Clinical Professor, University of Connecticut School of Pharmacy, Storrs, Connecticut; Clinical Pharmacy Coordinator, Department of Pharmacy, Hartford Hospital, Hartford, Connecticut
Anticoagulation

Michael A. Wagner, M.D.
Professor and Director, Division of Trauma Surgery and Sports Medicine, Wilhelmin Hospital, Vienna, Austria
Locking Plates: Development, Biomechanics, and Clinical Application

J. Tracy Watson, M.D.
Professor of Orthopaedic Surgery, Wayne State University School of Medicine; Vice Chief of Orthopaedics, Divison of Orthopaedic Traumatology, Detroit Receiving Hospital, Detroit Medical Center, Detroit, Michigan
Tibial Plateau Fractures

Brent B. Wiesel, M.D.
Instructor, Orthopaedic Surgery, University of Pennsylvania, Philadelphia, Pennsylvania
Physical Impairment Ratings for Fractures

Sam W. Wiesel, M.D.
Professor and Chair, Department of Orthopaedics, Georgetown University Medical Center, Washington, D.C.
Physical Impairment Ratings for Fractures

Susan L. Williams, M.D.
Orthopaedic and Spine Surgery, Roseburg, Oregon
Spinal Orthoses

Luther H. Wolff, III, M.D.
Mayo Clinic, Rochester, Minnesota
Periprosthetic Fractures of the Lower Extremity

Michael J. Yaszemski, M.D., Ph.D.
Professor, Departments of Orthopedic Surgery and Biomedical Engineering, Mayo Clinic College of Medicine; Consultant, Orthopedic Spine Surgery, Department of Orthopaedic Surgery, Mayo Clinic, Rochester, Minnesota
Complications in the Treatment of Spinal Trauma

Gregory A. Zych, D.O.
Christine E. Lynn Distinguished Chair in Orthopaedic Trauma, Associate Chairman for Clinical Affairs, Department of Orthopaedics and Rehabilitation, Miller School of Medicine at the University of Miami; Chief, Orthopaedic Trauma, Ryder Trauma Center, Jackson Memorial Hospital, Miami, Florida
Gunshot Wounds to the Musculoskeletal System

中文版序——原作者致辞

  自《创伤骨科学》第 1 版于 1992 年面市以来,本书诸位编委、作者和出版者一直致力于为罹患骨折、脱位和其他肌肉骨骼系统损伤的患者提供诊断、决策、治疗和康复的实用指南。每出版一次新版本都会增加一些新素材和新作者,以便体现骨科领域的新进展并回应读者反馈的信息。为了紧跟互联网和电子出版物的发展,我们正通过电子媒体稳步地扩展着获取本书的渠道。悉闻本书已然成为全球认可的标准参考书并指导了众多伤者的康复治疗,我们深感欣慰。

  中国人口众多,中国骨科医师面临着治疗骨科创伤的各种挑战,因此,Elsevier 同意出版本书第 4 版的中文版,我倍感欣喜和荣幸。我相信,中文版本会使中国正接受培训和临床一线的骨科医师获取相关重要信息更加便捷,并有助于他们为日益增多的骨创伤患者提供专业化治疗。除了道路交通事故损伤以外,人口老龄化和骨质疏松性脆性骨折病例数的扩大,目前已成为中国医疗的重大负担。本版还包括有困扰中国骨科医生的股骨近端和其他部位骨折的相关内容。

  在中国,工业化和城市化使道路上的机动车数量激增,随之而来的是道路交通事故死伤人员数量的剧增。在 2009 年,全国发生交通事故 238 351 起,造成 65 758 人死亡,275 125 人受伤,直接经济损失高达 9.1 亿元。人均交通事故死亡率高于其他发达国家。现已发现有多种因素造成了这一日益严重的问题。行人和骑自行车的人横穿马路,越出非机动车道;而司机通常又不停车避让,往往就会撞上他们。在上下班高峰期行车情况会变得更糟。由于安全带使用率低,司机受伤会更严重,此外在车满为患的道路上摩托车、轻型摩托车和电动车的数量也在与日俱增,也会使没有安全保护的人员受到伤害。

  缺乏统一且广泛适用的院前护理以及训练有素的急症和创伤救护人员的不足,也会增加交通事故中受伤者的死亡和残疾风险。2003 年,中国政府把道路交通事故认定为危害公众健康的主要问题,建立了道路安全部长协调系统,并制定了一系列新的道路安全法律法规。在过去的 5 年中,姜保国教授一直代表政府在北京从事标准化院前创伤救护的开发工作,是这一工程的重要创始人。《创伤骨科学》(第 4 版)中文版付梓在即,我诚邀他为之作序,他欣然应允,并详细介绍了这项工作。我希望《创伤骨科学》能同他一道帮助中国内外科医生为道路交通事故受害者提供最好的救护。

  我相信在我们国家骨科手术医师有很多机会通过学习并与其他医生合作提高处理肌肉骨骼系统疾病的水平,为广大民众解除痛苦。最好能与各家救护中心面对面的互动和互访,但是由于时间和资金有限,难以满足患者和家庭成员对护理的不同需求,因而促使我们更多地利用互联网来进行讨论。好在现代技术能让我们高清晰度地进行多地互动。

中美两国作为主要的经济实体和尖端的医疗团体，完全应该携起手来共同协助发展中国家的同事应对预防和救护道路交通事故、战争和自然灾害造成的骨骼创伤所面临的巨大挑战。

　　能够与姜教授携手共建我们两个专业团体深化合作的桥梁，我感到万分荣幸。最后，我对所有参与本书翻译的业界同仁表示衷心的感谢。

Bruce D. Browner, MD, MHCM, FACS

中文版序－－原作者致辞

Since publication of the first edition in 1992, the editors, authors and publisher of *Skeletal Trauma* have strived to make the text a practical resource to guide diagnosis, decision-making, treatment and rehabilitation of patients with fractures, dislocations and other injuries to the musculoskeletal system. New material and new authors have been added as each new edition was published to incorporate advances in the field and respond to input from readers. In keeping with the evolution of the Internet and electronic publishing, we have steadily expanded the access to the content via electronic media. We have been gratified by the worldwide adoption of the text as a standard reference and the knowledge that it has guided the care of so many injured people.

Given the immense population of China and the many challenges facing its orthopaedic surgeons who treat skeletal injuries, I am pleased and honored that Elsevier China has agreed to create a Chinese translation of the fourth Edition. The translation will make vital information more accessible to the orthopaedic surgeons in training and practice and aid their efforts to provide expert care for a growing number of skeletal injuries. In addition to road traffic injuries, the aging of the population and expanding number of osteoporotic fragility fractures are now a major portion of the country's medical burden. The text also covers fractures of the proximal femur and other parts of the skeleton that challenge Chinese surgeons.

Growing industrialization and urbanization has led to a burgeoning number of vehicles on the roads in China that has been associated with a tremendous increase in road traffic deaths and disabling injuries. In 2009, there were 238,351 traffic crashes leading to 65,758 deaths and 275,125 injuries with a direct economic cost of 0.91 billion Chinese Yuan. The rate of traffic related fatality per population is higher than in other highly developed countries.

A number of factors have been noted to explain the growing problem. Pedestrians and cyclists cross roads and don't remain in designated lanes. Drivers hit them frequently, because they often will not stop for them. The situation is even worse during rush hour when driving is more aggressive. Drivers are sustaining more injuries, because seat belt use is low. In addition growing number of motorcycles, scooters, and e-bikes are on the roads with heavier vehicles, leading to injuries of less protected riders.

The lack of uniform widely available prehospital care and trained emergency and trauma providers contributed to the deaths and disabilities of those injured in crashes. In 2003 the Chinese Government recognized road traffic injuries as a major public health problem, established The Ministerial Coordination System on Road Safety and implemented a number of new road safety laws. For the past five years, Professor Baoguo Jiang has lead an important initiative on behalf of the government to develop standardized prehospital and trauma care in Beijing. I am honored that he has agreed to write the forward for the Chinese translation of the Fourth Edition and has described his wonderful program in some detail. I hope that Skeletal Trauma can be an adjunct to his efforts that will assist the Chinese physicians and surgeons in delivering optimal care for their citizens who are injured in road traffic crashes.

I believe there are many opportunities for orthopaedic surgeons in our countries to learn from and work with each other to improve the care of injuries and other musculoskeletal problems that face our populations. Although there is no substitute for face-to-face interaction and reciprocal visits to centers of practice, the respective demands of patient care and families resulting in limited time and funds for travel should move us to greater use of Internet based conferencing. Technology is now available to enable live interactive multisite programs with high definition quality.

As leading economic powers and sophisticated medical communities we should work together to assist our colleagues in the developing world to meet their enormous challenges for prevention and care of skeletal injuries from road traffic crashes, war and natural disasters.

It would be a privilege and honor to work with Professor Jiang to build bridges between our professional communities to foster collaboration. Finally, I would like to acknowledge the colleagues who translated this book into Chinese.

Bruce D. Browner, MD, MHCM, FACS

中文版序二

　　《创伤骨科学》由 Browner 等百余位国际知名骨科专家编写,自 1991 年第一版问世至今已是第四版,是一部享誉欧美亚、惠及世界各地的经典创伤骨科学教科书。本书分为总论、脊柱、骨盆、上肢、下肢 5 篇,共 65 个章节,系统地介绍了肌肉、骨骼创伤疾病诊断及治疗的新进展。其独特之处是着重关注创伤骨科学临床上共同关注问题的判断以及行之有效的诊疗技术,并对相关的诊疗技术进行了系统的综述和评价。在各论中每个章节均包括相关的解剖、损伤机制、损伤的分类、损伤的诊断与治疗以及对相关诊疗热点问题的讨论,具有系统性专业参考书的深度和广度。因此,对临床有很好的指导作用。在再版过程中,作者紧跟科技时代的发展步伐,在丰富和完善内容的基础上,尝试采用光盘视频和网络来展示外科技术,使其更易于广大医师尤其是年轻医师学习使用。此外,本书各个章节引用的文献比较多,不仅涉及最新的研究进展,同时也有既往的经典文献,利于读者深入学习阅读。本书内容丰富,观点明确,呈现形式生动新颖,给人耳目一新之感,是一本难得的创伤骨科学专著。

　　笔者在 2013 年美国创伤年会(OTA)上介绍了中国创伤救治现状及为此而做的一些工作,得到了 Browner 教授的高度认可,Browner 教授还惠赠了第四版的《创伤骨科学》。仔细拜读后深切感受到该书的经典与实用。笔者认为,此书不仅可以指导年轻医师对肌肉、骨骼损伤进行正确处理,同时可以完善临床资深创伤骨科医师的理论技术水平。本书中文版的出版发行,必将有助于进一步提高我国肌肉和骨骼创伤疾病的整体诊治水平。

　　饮水思源,在此向为本书出版面世付出辛勤劳动的著者和出版者表示敬意!也向本书在中国翻译、出版、发行过程中,所有付出努力的译者及工作者表示感谢!

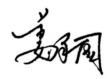

第四版中文版前言

《创伤骨科学》(Skeletal Trauma)和《骨折》(Fracture)两部创伤骨科医学著作,都是目前世界创伤骨科医学领域最具影响力的两部经典。但《骨折》一书以突出理论阐述为特色,而《创伤骨科学》则重点放在传授创伤骨科临床的实践经验,它涵盖了与时代同步的几乎所有肌肉骨骼创伤的治疗方法和具体技术细节,因此更具有指导性和实用性。该书第三版中文译本于2007年出版后,立即受到我国创伤骨科医师的热烈欢迎。

《创伤骨科学》第四版仍然由创伤骨科界权威Browner等117位北美和欧洲的世界顶级创伤骨科专家撰稿,在原第三版的基础上对各个章节段落进行了全面修订、补充和更新,注入了大量最新的理论概念和技术内容,而这些正是临床创伤骨科医师所急切渴望了解、掌握和使用的。第四版修订也吸收了欧美国家许多近期出现的卓越优秀骨科创伤学家参加工作,同时创建了与《创伤骨科学》相关的讲座和手术操作的DVD视频和网站浏览。第四版修订本是创伤骨科经典专著与时代技术同步的一次国际性修订的典范,体现了它的权威性、先进性和广泛的实用性。

《创伤骨科学》共三卷,前两卷为成人卷,后一卷是儿童卷。儿童肌肉骨骼损伤具有与成人明显不同的特殊性,我国是世界人口大国,儿童众多,肌肉骨骼创伤患儿的处理知识和技术亟需推进,疗效还有必要进一步提高,所以第四版中文译本一并将儿童卷翻译引进,以供国内儿童创伤骨科临床医师参考。

本书全体翻译者均在骨科临床工作,每天医疗业务极其繁忙,大家利用有限的业余时间完成译稿,确实非常辛苦。北京大学第三医院骨科牛晓燕同志对译稿收集给予了很大帮助,在此均致以衷心感谢。

马信龙 冯世庆 李世民 周方

序

很荣幸可以为 Browner 等人编写的《创伤骨科学》最新一版作序。自第一版问世,经后几版补充,此书逐渐成为创伤骨科学诊断、治疗和康复的重要参考书。

编者将此版书分为诊断和解剖两大部分。书的开始阐述总体原则,如骨折修复和生物机制原则,以及治疗的广泛基础原则,如多发伤患者治疗时骨肌修复的作用。此版增加了一些重要章节来介绍锁定钢板的使用、损伤控制骨科学概念、重大事故处理预案。另外,还包括与目前认可度较高的创伤治疗方法评估结果相关的重要材料。

本书由脊柱部分开始,逐渐介绍到骨盆部分,而后是上肢损伤部分和下肢损伤部分。贯穿全文,每个部分包括很多由该领域知名专家撰写的章节,这些章节均阐述清晰,不仅深刻诠释治疗原则,而且介绍了能够使个体损伤治疗达到最佳结果的特定手术技术。另外,此版还邀请很多新作者加入,而他们的贡献也不容小觑。

无论在哪,骨创伤仍旧是造成残疾的主要原因。尽管在北美每天都有道路交通损伤和工业创伤造成的无辜死亡,但在日新月异的发展下,这些问题并没有引起足够重视。这些国家迅速工业化,与此同时,却没有提高工业厂房安全质量,也没有加强对工人的保护。快速工业化还造成了过度城市化和汽车数量激增。2007 年已有 100 万例汽车事故死亡事件,有专家估计,除非我们在创伤预防和治疗工作上得到惊人进展,否则未来五年此数字将翻倍。

去年的一份国际调查报告(包括多数新兴国家)显示,在创伤预防和治疗中存在五个重要问题,其中有一些是我们个人力所不及的,如改进交通设施和驾驶员培训,而我们需要做的是提高创伤治疗的质量,以最大程度减少创伤患者残疾的发生。恰当的创伤骨科学治疗不仅可以缩短患者急性功能障碍的时间,而且治疗质量直接关系治疗结果,因而决定患者骨损伤成功愈合后的残余功能障碍程度。骨创伤治疗的恰当与否是减少患者残余功能障碍最重要的因素,因此应不断增强自身的技术,并且带教他人,以此提高治疗质量和患者评估结果。

我赞赏此书的编辑和作者,他们提炼了传统的理论,注入新的观点,帮助临床骨科医生提高技能,为患者带来福音。

此作历经辛苦,锤炼而成,望广大读者认真研读,饱尝硕果。

James P. Waddell,*M.D.*,*F.R.S.C.C*

前 言

第一版

第一版《创伤骨科学:骨折,脱位,韧带损伤》编于 1988 年至 1991 年间,为此教材的产生奠定基础,同时也符合创伤患者日益增多的特殊要求。到 20 世纪 80 年代中期,美国和加拿大已拥有超过 500 家地方创伤中心,钝挫伤和合并骨肌伤无论从数量还是程度上都达到高峰期。《创伤骨科学》的编辑和撰稿人在此期间一直工作在重要创伤中心的前线。他们开展了新的手术方法治疗这些损伤,提倡早期固定和活动。这些珍贵的临床经验帮助他们更好地为本书撰稿。

20 世纪 90 年代初期,许多国家开始颁布儿童安全装置和安全带的相关法律。酒后驾车的控制成功降低了撞车事故的发生率。汽车设计的改进,如增加气囊和车身强度也同样降低了钝挫伤和复合肌骨损伤的发生率和严重度。尽管在大城市枪击造成的损伤和死亡大幅增加,但穿透伤通常不会达到车祸引起骨损伤的多样性和严重度。另外,管理式医疗合同制度将创伤患者分散到社区医院,因此减少了创伤中心的就医人数。总之,20 世纪 80 年代为此书的诞生创造了绝好的条件。

W.B.Saunders 出版公司的制作部门将撰稿人出色的手稿和艺术家美丽的插图精心收入这部杰出的著作。此书的出版年,即 1992 年,迎来了它第一个医学奖项——美国出版协会的"最佳新医书"奖。由于本书描述清晰,内容实用,它得到了全世界骨科和创伤医生的广泛好评。他们不断表达对我们的研究的赞赏,尤其是争议临床判断和手术技术的讨论。无论是仍在学习的医学生还是已经工作的临床医生,都将这本书看做是能够指导他们治疗肌骨损伤的实用资源。

第二版

第二版出版于 1998 年,基本保留了第一版的基本原理和整体结构,并做了改进。增加了一些新的章节,将一些第一版未阐述清晰的重要课题重新编写。

在《创伤骨科学》第二版出版的年代,全球新的流行趋势造成了世界范围的肌骨损伤角色的转换。在发达市场经济下,出生率下降,寿命延长,由此产生了人口老龄化的问题。骨质疏松和合并脆性骨折的发生率和严重度显著上升。这些国家道路安全的进步,如儿童安全装置、安全带、酒驾控制、气囊、汽车设计改进以及法律的颁布都有效降低了道路事故损伤的数量和严重程度。然而在发展中国家,道路事故损伤却仍持续增加。易受伤人群如行人、自行车、摩托车,以及过于拥挤的公交和卡车上的乘客都是主要道路事故损伤受害者。每年有 120 万人丧生于世界各地的道路事故,估计有 2.4~3.3 亿人严重损伤或残疾。

为了唤醒医生对肌骨疾病问题严重性的认识,治愈患者,提高预防和治疗这些疾病的能力,扩大多学科合作,联合国总秘书长 Kofi Annan 将 2000 年至 2010 年命名为"骨与关节十年"。同时参与此活动的还有世界卫生组织、世界银行和 40 个国家的政府。

第三版

第三版《创伤骨科学》出版于 2003 年,编写此书是不仅认识到时代的挑战,同时遵照"骨与关节十年"主题精神,致力于全世界范围肌肉创伤骨科学的治疗水平的提高。尽管在发达国家,生物学、药物学、技术和固定法上都取得显著进步,肌骨损伤的治疗质量得到了很大提高,但世界上绝大部分人们仍缺乏基础医疗保健,只能得到有限的骨科治疗。在发展中国家,道路交通损伤和死亡已达到非常普遍的程度。联同阿曼领导层及其联合国代表团,联合国在 2004 年发布了一项国际道路安全计划。世界卫生组织作为协调机构,与联合国地区委员会和成员国共同强调这个重要的全球健康问题。预防是此次活动的核心内容,但严重的事故损失仍会不断发生,因此发展中国家骨伤治疗的能力建设也非常重要。

很多年来,《创伤骨科学》编写团队一直希望编纂一本独立著作,专门撰写骨创伤重建相关内容。我们的撰稿人对于创伤后重建有丰富经验,但此领域一直没有完整的专著。通过和出版社协商,我们决定把这些资源加入此书第三版中。受限于两卷本的篇幅,第三版删减了部分基础科学章节,对其他内容也进行了压缩,以便将有关重建的章节加入本书。新增加的章节包括:围术期疼痛的处理,骨质疏松脆性骨折,慢性骨髓炎,脊柱枪击伤,僵硬性和骨质疏松性脊柱的骨折,髋关节骨折的治疗,髋关节骨折初次治疗失败后的全髋关节成形术,急性足外伤,足外伤重建,下肢力线,假体周围骨折,以及创伤的截肢术。前两版的作者继续完成他们的工作,但做出了很多修改,新作者给本版增添了国际性的前沿内容,并拓宽了本书专业领域。微创钢板固定术是一项重要的新技术,由其主要研发者之一负责编写,并纳入股骨远端章节中。促进骨折愈合章节中介绍了一些新的生物学制剂。

除了讨论急性外伤的处理之外,解剖章节作者还受邀介绍了骨不连、畸形愈合、骨丢失、骨髓炎和骨质疏松骨折的固定和处理。另外,治疗创伤后关节病的融合术和关节成形术也有详细介绍。

第四版

此次最新版增加了新的特色,并且对前几版做了重要补充。目前很多教科书都通过赠送 DVD 或网站上传的方式为读者提供手术技术和演讲的视频。为了给本书补充此方面的欠缺,我们找到了 Christian Krettek 教授,他是德国汉诺瓦医科大学创伤系院长,同时还是一名杰出的创伤科医生、教育家、探索者和创新者,他是骨科学和创伤学教育使用视频教学的领军人物。通过他的帮助,几段经过精心挑选的与本书相关的视频被纳入随书的 DVD 中,同时这些视频也可以从《创伤骨科学》第四版网站上下载。为了感谢 Krettek 教授组织、制作和翻译这些视频做出的贡献,我们已将其加入编写团队,成为我们的一员。Krettek 教授的学院中有很多前几版的撰稿人,且其前任 Harald Tscherne 教授为本书第三版书写序,这使我们的关系更进一层。欧洲的很多医生对肌骨创伤治疗的发展贡献极大,与这个重要的欧洲医学中心保持良好的关系,吸纳更多欧洲作者表明我们的著作已趋于国际化。

由于认识到了新一代医生通过网络获取大量信息的现状,第四版被冠以网络版和印刷版"专家咨询"的称号。本书出版商,Elsevier 出版公司自 2003 年 3 月第一部作品面世后,已出版超过 70 本著作/网络读物,内容涉及医学和手术技术。这种印刷版著作与网络读物结合的方式很受欢迎,并已趋于成熟。出版社将此概念市场化和品牌化,可以使信息广泛传播,方便携带,并且节省传统的印刷版所带来的印刷费用。许多研究表明,新一代的住院医师和学者更倾向于网络途径获取信息。网络部分的特点包括全文搜索;通过 Pubmed 和 Cross Ref 站内搜索获取全文;所有的图像和数据可下载为 Power Point 格式或视频;以及最受欢迎的特点,内容更新。

编者们很感谢来自世界各地医生的评论反馈,这表明《创伤骨科学》已被很多创伤中心和骨科培训机构采用为主要的骨科教材。我们希望听到赞扬之声,但也欢迎建设性的批评意见,因为此版中很多修改都来源于这些医生和我院住院医师的评论。

感谢我们的撰稿人,是他们极高的学术水平以及对于章节编写、视频制作的贡献造就了这本可读性高且实用的参考书。现代医疗工作压力很大,这些医生自身的工作比二、三版编写时更加繁忙,因此我们应特别感谢他们在百忙之中还能与其他医生进行相关课题的交流讨论。总之我们调整了一下此书结构,突出了读者需要的信息,如基础科学、急性损伤处理和创伤后重建。

Bruce D. Browner, M.D.

Jesse B. Jupiter, M.D.

Alan M. Levine, M.D.

Peter G. Trafton, M.D.

Christian Krettek, M.D.

(孙静 译　叶伟胜 校)

致 谢

非常有幸能与其他编组人员一同工作,他们传承了第一版、第二版和第三版的优良传统。特别感谢出版部经理 Kim Murphy、本书策划 Global Surgery 和高级研发编辑 Janice Gaillard,是他们保证了各项工作的顺利进行。此外我们还要感谢项目经理 David Saltsbergh,他很好地协调了本书的制作过程。没有他们的努力工作,就不会有这本优秀的著作。

我们没有特别雇佣其他人参与本书的制作,而是完全靠自己员工的辛勤工作和投入顺利完成了出版。没有他们的帮助,我们就无法兑现此项目的承诺。

Bruce Browner 非常感谢哈佛医院执行助理 Kaye Straw 和康涅狄格州大学执行助理 Sue Ellen Pelletier 对他的帮助。前者协助他在第四版设计和编辑各阶段与作者保持沟通,而后者帮助其与作者、编辑和出版社签订合同。最后,他还感谢他的同事、住院医生、医生助理、护士和学生,是他们建设性的反馈意见帮助了此书的改进。

Alan Levine 十分感谢他的科研助理 Sylvia Horasek 不辞辛苦地校对手稿、核对页码和查对引文。他还要感谢办公室主任 Joanne Barker 联系作者和公司所做的努力,这使他能够集中精力完成此书。最后,还要感谢 Sinai 医院和 Maryland Shock 创伤中心的全体人员,没有他们的帮助,很难成功完成此书的编著。

Peter Trafton 感谢骨外科大学所有同事长久以来的支持,以及布朗大学骨科同事的激励和建设性批评意见,尤其是布朗大学骨科创伤中心人员的帮助,他们对骨外科专业技能的追求和理解使他每天都有创作的灵感。

Christian Krettek 衷心感谢创伤基金会的 Daniela Koss 为协调所有视频编辑和翻译过程所做出的巨大努力。他还要向 Hannover 医学院创伤&骨科系全体工作人员致谢,尤其感谢 Stefan Hankemeier 博士、Michael Klein 博士、Jacob Huefner 和 Kurt Subgeknann 的努力工作。最后,特别感谢 Hannover 视频工作室做出的突出贡献,他们花费大量时间和精力制作这些视频,并将其专业技术与视频资料贡献出来与《创伤骨科学》读者共同分享。

(孙静 译　叶伟胜 校)

计量单位说明

　　书中介绍的内植入物、固定架、固定钢板、螺钉、髓内钉等,以及相关的分类系统、手术方法、康复措施、图表等,有些采用英制单位。由于这些单位在世界范围内的该领域中使用极为普遍,并已被业内人士共同认可,故在中文版中仍延用原书的计量单位。这样做一来行文方便,二来也便于业内的技术交流。换算成我国的法定计量单位时,请参照下列换算式。

　　长度:1 英寸=2.54 cm,1 英尺=12 英寸=0.3048 m,1 英里=1.6 km

　　质量:1 盎司=28.35 g,1 磅=0.454 kg

　　能量:1 磅(力)·英尺=1.356 J

　　力矩:1 英寸·磅(力)=0.113 N·m,1 英尺·磅(力)=1.356 Nom

　　压强:1 磅(力)/英寸 ^{2}=6.895 kPa

　　血压:1 mmHg=0.1333 kPa

　　血糖:1 mg/dL=0.0555 mmol/L

目　录（上卷）

第 1 篇

基本原理

Bruce D.Browner, M.D., M.S., F.A.C.S.

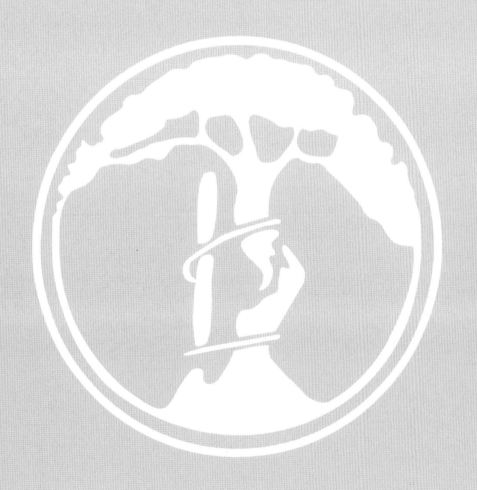

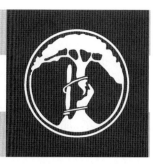

第 **1** 章

骨折治疗的历史

Christopher L . Colton, M.D., F.R.C.S., F.R.C.S.Ed.

第一节　早期的夹板固定技术

人类对损伤缺乏免疫力,因此我们的原始祖先对骨损伤的处理并不陌生。实际上,早在新石器时代人类就已经掌握了颅骨钻孔技术[49],但奇怪的是与之相仿的技术却没有应用于损伤的治疗。不过至今未发现这方面的任何证据。

加利福尼亚大学的G. Elliott Smith教授,1903年在埃及古墓探险中于Naga-ed-Der地区(埃及勒克苏北部约160km)发现了人类对骨折进行积极处理的最早实例[74]。他发现两具尸体的四肢被夹板固定。一具是年轻人,股骨中段多发粉碎性骨折,骨折部位被4个纵向的木板包扎,每个木板都绑有亚麻绷带。在骨折部位附近还发现了一块带血的薄垫。受害者被认定受伤后不久即死亡,因为骨骼没有任何愈合的迹象(图1-1)。第二具尸体是前臂开放性骨折,用相似的夹板固定,但在尺骨上段可见到一块血染的植物纤维(可能来源于棕榈树)做的薄垫,显然是被填入伤口起止血作用的。同样,这具尸体死亡时骨骼也没有任何愈合的迹象。埃及人以处理骨折的技巧而闻名,而且人们也发现了许多骨折愈合的尸体。大多数股骨骨折愈合后会出现短缩或畸形,但也发现了很多愈合良好的前臂骨折。

绑于受伤肢体上的某些类型的木制夹板从古代一直沿用至今。实际上,希波克拉底和塞尔苏斯都曾详细记载过用木夹板固定骨折[54],但关于夹板外固定骨折的有趣描述却见于阿拉伯外科医生El Zahrawi (936-1013)的著作。El Zahrawi出生于Al Zahra,距西班牙科尔多瓦以西8km的一座古都,他的名字是Abu'l-

Quasim Khalas Ibn'Abbas Al-Zahrawi, 通常简称为Albucasis。在他的第30篇论文《外科学》中,他详细描述了两层绑带的使用方法:在骨折复位后,先包扎骨折部位,然后延伸到肢体的上下两端。他写道:

"然后在绑带之间放入足够软的麻片或者软布,以纠正骨折造成的弯曲,若骨折没有错位则不必放入。如果骨折处无肿胀和渗出,则用另一绑带绑好垫布,然后立即给予牢固的夹板固定。但是,如果骨折处有肿胀和渗出,则先采取措施减轻肿胀,消除渗出,几天之后再绑夹板固定。夹板应该用棍棒一分为二来制作,并将其做成适当的形状;或者用松树、棕榈树枝、荆棘、大茴香或类似的手边可得的任何木头来制作。然后用另一根绑带牢牢绑住夹板,随后用我们以前提过的方法在其上绑上细绳,从而使骨折部位的压力达到最大。夹板之间的距离不得小于一个手指的宽度。"

有趣的是,著名的法国外科医生Bérenger Féraud的弟弟,一位法军驻阿尔及利亚的翻译,在1868年写道,所有的阿拉伯接骨者都随身携带着"烤干的非常轻巧的大茴香枝,用做夹板"。Albucasis继续描述了可作为夹板替代品的各种形式的石膏,特别是对于妇女和儿童,他建议:"用面粉厂的粉尘,即当磨盘转动时黏在墙上的细粉末,将其舂碎,不必过筛,然后用鸡蛋清调至中等黏稠度,用做夹板。"他建议使用各种树胶的混合物作为石膏的替代品,包括乳香、洋槐以及矮生山松的根茎,将它们用亚美尼亚或小亚细亚的黏土捣碎,然后用柽柳水或蛋清和匀[76]。

1517年,Gersdorf[25]详细地描述了一种绑木夹板的新方法:用绳子环绕被插套管的木插栓绑紧的夹板,然后用另一根绳子穿过中空的插管中心,以防止夹板松动(图1-2)。在这本书里,他还描述了一种用于纠正严重骨折的延伸装置，不过按照Galen、Celsus和Paulus Aegineta的说法，类似的装置已经使用了几个世纪[54]。

Benjamin Gooch[26]沿用了Gersdorf绑紧夹板周围绳子的技术，他于1767年描述的装置被认为是第一个功能性支架（图1-3）。这个支架可使劳动者在骨折牢固愈合前恢复劳动。Gooch根据骨折解剖部位的不同设计了不同形状的夹板。它们包括纵向的木板条和附在下部的一块皮革，从而可以环形包裹伤肢并固定绑绳和套管插栓。笔者记得，Gooch的夹板在20世纪60年代仍被急救人员用于伤肢的临时固定。Gooch的夹板可能是有史以来最为复杂精密的木夹板。19世纪的文献里记载了大量各种各样的木夹板，但没有一个能比得上Gooch夹板的精致构造及显著疗效。

尚天裕及其同事[72]在《中西医结合治疗骨折》中，非常详细地描述了现代柳木夹板治疗胫骨干骨折和Colles骨折的方法。Amerasinghe和Veerasingham随后描述了在斯里兰卡使用塑形的竹板做夹板，用绳子缠绕一周固定的用于胫骨干骨折功能支撑的方法（图1-4）。

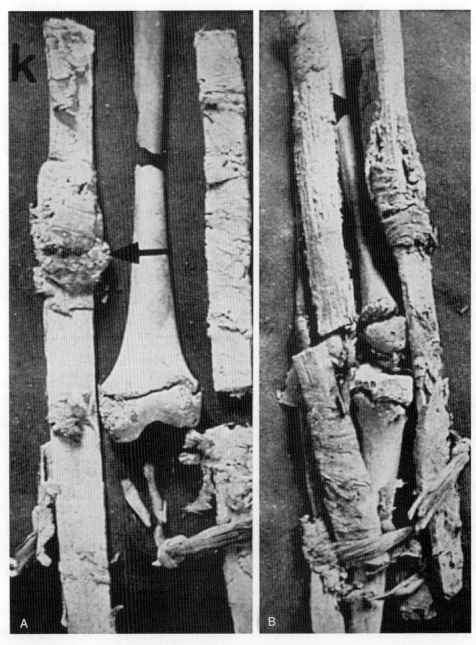

图1-1 （A,B）1903年于Naga-ed-Der地区发掘出的公元前300年的年轻人股骨骨折样本。这是一例开放性骨折，没有骨痂形成（A，箭头所示），表明死亡较早。

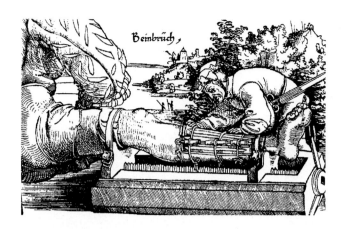

图1-2　Gersdorf(1517)描述的木夹板示意图。注意用来绑紧绑带的插套管的插栓。

他们报道,88%的患者固定10周后可以负重和自由活动,骨折连接率为95%,85%的患者患肢短缩小于半英寸(1.27cm)。Liston木夹板至今仍被苏格兰一家医院用于儿童的股骨干骨折。

第二节　石膏绷带的先驱者

如前所述,El Zahrawi 可能是从 Paulus Aegineta 的著作中获得了资料,描述了黏土树胶的混合物以及将面粉和蛋清混合作为固定的材料。公元860年,阿拉伯医生 Rhazes Athuriscus 写道:"如果你用熟石灰和蛋清

来做固定材料,会更漂亮更有用。它会变得像石头一样硬,并且在骨折愈合前不必去除。"

英国著名的外科医生和解剖学家 William Cheselden(1688-1752)在学童时曾肘部骨折,就是用这种方法治愈的。在他的《人体解剖》一书中他回忆道:"我想起了从 Cowper 先生那里学来的那种极好的绷带,他是 Leicester 市的骨科医生,曾治愈了我学童时的一次尺骨骨折。他的方法是将伤肢摆好合适的姿势后,用浸在蛋清和小麦面粉混合物中的布条进行包裹,布条干燥后变硬从而使伤肢保持良好的姿势。我想没有比这更好的方法了,因为它不需要缠紧绷带就可以固定伤肢,而缠紧的绷带常常给患处造成损伤[55]。"Cheselden 后来以能在68秒内切除膀胱结石而闻名,可见他的骨折功能恢复极好。18世纪晚期这项技术被 Le Dran 介绍到法国,他用蛋清、醋、亚美尼亚黏土的粉末或石膏使绷带变硬[80]。

这项将熟石膏混合物灌在伤肢周围的技术被阿拉伯人应用了很多个世纪,此后曾引起了欧洲学者的注意。Eaton 是一位驻土耳其 Bassora 的英国外交官,他在1798年写道:

"我在英国东部看到了一种处理骨折的方法,值得引起欧洲医生的注意。它是先把骨折部位对好,然后将伤肢包裹在熟石膏中,不加任何压力,石膏正好塑形成肢体的形状且几分钟后变得非常坚硬(图1-5)。这种石膏容易用刀切割,也容易移走和替换。当肿胀消

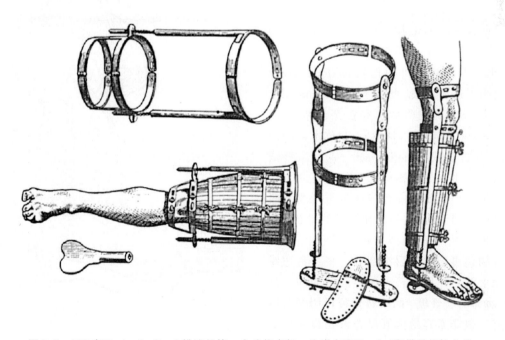

图1-3　1767年 Benjamin Gooch 描述的第一个功能支架。注意它和 Gersdorf 绷带的相似之处。

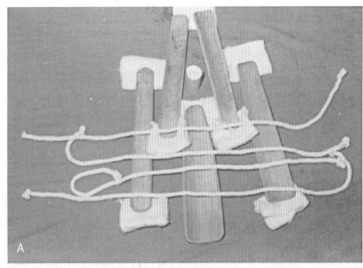
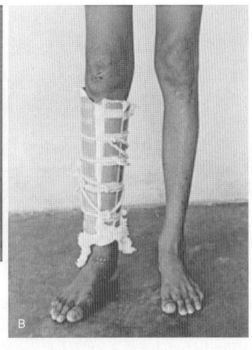

图1-4   (A,B)目前在斯里兰卡应用的竹制功能支架。(Countesy of Dr. D. M. Amerasinghe.)

退,石膏与肢体之间的空隙加大,则在石膏上开一小孔,将液体石膏倒进去就可以很好地填充空腔。在需要开孔的地方先放上油浸过的软木塞或一小块木头,当石膏做好后再将它们移去就形成了孔洞。石膏对人体无害,它会很快变得又硬又轻。我见过一例最可怕的是从炮架上摔下造成的小腿和大腿的复合骨折,患者被放在地上,石膏由踝部一直打到大腿上部,绷带缠进石膏中,包裹住他的身体[22]。"

19世纪早期,plâtre coulé技术在欧洲受到了热烈推崇。Malgaigne[52]详细记录了它的各种使用技巧并指出,他发现格罗宁根市外科医院的Hendriksz于1814年首次使用了这种方法。此后不久,Hubenthal[38]认为自己是此项技术的发明者,并在杂志Nouveau Journal de Médecine中描述了plâtre coulé技术。1828年,Keyl与柏林慈善医院的Dieffenbach一起,最终成功地推介了这一技术。尽管柏林的医生只将此方法应用于腿部骨折,但Hubenthal曾描述将石膏粉与吸墨纸一起混合可应用于前臂、手部和锁骨的骨折。他将伤肢装入纸板槽里,槽的顶部和底部用毛巾盖住。首先倒入混合物包裹肢体的后半部分,将石膏边缘修理光滑,涂上油。然后用石膏包裹肢体的前半部分,做出肢体前部的石膏板。两块石膏板可用绷带绑在一起做固定,也非常容易拆开以查看伤口或松解压力[51]。Malgaigne自己对plâtre coulé技术并不热心,

当坚硬的石膏壳因肢体肿胀而造成很多问题后,他抛弃了这种方法,即使是胫骨平台的不全骨折,他也选择Seutin推荐的蛋白和淀粉凝固做成的绷带——

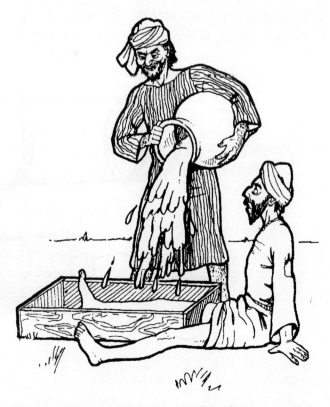

图1-5   18世纪Eaton所记录的在土耳其看到的Plâtre coulé技术。

amidonné绷带[71]。

许多世纪以来，大量形形色色的器具被设计出来用于处理骨折，著名的有Heister所描述的铜制肢体甲片[32]和被Malgaigne称作"La Faye的伟大机器"的器具。后者是锡做的纵向甲片，由铰链连接在一起，可以平放在肢体下面以包裹肢体。在记载中，它可用于对"骨盆、大腿、小腿和足骨折做即时固定，而且它保证了牢固固定"。里昂的Bonnet更进一步发明了一种处理股骨骨折的装置，可将腿、骨盆直到腋窝都固定起来[10]。所有这些沉重的、广泛的肢体固定方式最大的缺点是，在整个骨折期间患者被限制卧床。Seutin[55]尤其强调了这一缺点，他在推荐他的amidonné绷带时写道：

"许多作者认为，肢体的完全固定是治疗骨折的必要条件，但是实际上应该尽量避免完全固定，尽管这一点还未得到众人的充分理解。以前还没有人敢说骨的连接肯定比伤者活动能力的恢复更快、更可靠，而伤者活动能力的恢复可使其忘掉病痛，从而承担起部分日常工作。早期活动不会造成骨折片的移动，反而可以让患者脱离病床，出去呼吸新鲜空气，这对于骨痂的形成和连接都非常有好处。"

从这里我们又看到了功能支架的根源。Seutin展示了一位腿上缠着轻便绷带的患者，伤肢用吊带吊在他的脖子上使其可以挂拐行走。

19世纪的头50年里，欧洲医生分为两个阵营，一派主张完全的固定，另一派遵循Seutin的不完全固定方法，结果使许多人的才智白白耗费在毫无结果的争论中。Seutin强调关节活动的重要性的观点被其他人所欣赏。1875年，James Paget爵士写道："尽管关节没有疾病，但休息过久也会导致关节僵硬、脆弱。当关节被绷带长久固定时，这类病变会增加。"此后不久，Lucas-Championnière[50]写道：

"完全的固定是治疗骨折和关节损伤的未被公开讨论的信条。固定器械的制作者身体力行地遵循它，以致于我们陷入了各种形式的固定之中。甚至讨论固定以及以生理学的名义批评固定都是被禁止的。当我在外科学界抨击这种强制固定的观点时，我还被Verneuil称作'僵硬恐惧症'。我继续孤军奋战，反对这种违背伤者和患者利益的做法……绝对的固定对骨的修复并非有利……适量的、规律的活动才是骨修复的最佳环境。"

他随后描述了证明其观点的动物实验，甚至还建议对伤肢进行按摩以使骨断端产生某种活动。他特别辛辣地责难了对儿童的长期固定，并成为主张治疗骨折应进行早期、累进、有控制活动的伟大先驱。这种活动不仅可使骨折愈合而且能防止后来被命名为"骨折病"的水肿、肌肉萎缩和关节僵硬。

第三节　石膏绷带及其衍生物

主张活动与主张完全固定者之间的战争未分出输赢，但随着熟石膏绷带的出现，这一争论被遗忘了。在荷兰，Antonius Mathijsen（1805—1878）于1852年发布了一种治疗骨折的石膏应用新方法[53]。作为一名军医，他一直在寻找一种能安全地把火器伤伤员转移至专门治疗中心的固定绷带。结果他找到了这种绷带：可立即使用，可在几分钟内变硬，可使医生接近伤口操作，并可用于极端情况下，不会被伤口渗出物或潮湿破坏，不太沉重也不太昂贵。对这种技术van Assen和Meyerding做了如下描述：

"首先剪好适合固定部位大小的双层折叠的未漂白棉布或亚麻布片，然后将这些布片用毛线或别针固定好。干石膏铺在这两层布片之间，宽出布边约两个手指。整个绷带用水浸湿，肢体放在绷带之上，然后卷起绷带，使边缘互相重叠，最后以别针固定。当需要在绷带上开窗时，用一块合适大小的棉花放在绷带中间，那么这个区域就没有石膏。如果需要扩大固定范围，可用4英寸（约10cm）宽的棉布绷带加入石膏并浸湿。"

1876年，Mathijsen应其朋友 M. C. Gori博士的邀请，在费城百年纪念展览会上介绍了他的石膏绷带。Mathijsen死后熟石膏绷带曾广泛应用于骨折的固定，并替代了许多其他形式的夹板。

尽管主张完全固定与主张活动者之间智慧的较量之火仅剩下了余烬，但它并没有熄灭。几十年来，Gooch、Seutin、Paget、Lucas-Championnière及许多其他信奉早期功能锻炼的医生一直被外科正统学派视为异端。在英国，倡导对创伤性和非创伤性骨科疾病进行加强的长期不间断休息的是Hugh Owen Thomas（图1-6），他来自于居住在安格尔西岛的民间骨科世家，Hugh Thomas的父亲，Evan Thomas曾抛弃了自己的农业背景，离家去利物浦的一家铸造厂工作。他祖传的骨科医术迅速成了传奇。他在利物浦开了一间诊室，业务很广泛。他的大儿子，Hugh Owen，脱离了家庭传统，于1857年取得行医资格。他试图与他父亲合作，但失败了。他在利物浦的贫民区开了一家普通的诊所，在那里他工作了32年，据说只休过6天假。他于1891年

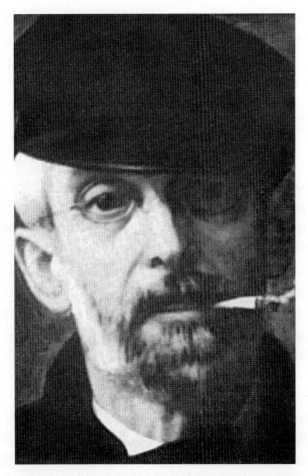

图1-6　Hugh Owen Thomas（1834–1891），英国骨科之父。（Courtesy of Prof. L. Klenerman, Department of Orthopaedic Surgery, University of Liverpool.）

去世,享年57岁[77]。

世界上没有哪位骨科医生不熟悉托马斯支架,它现在仍在全世界的许多医疗中心里用于治疗股骨骨折,尽管它原本是被设计用于治疗膝关节结核的辅助工具(图1-7)。正如后来讨论的那样,托马斯支架在第一次世界大战中救了许多人的生命。这位勤奋的、单纯的、爱吸烟的怪人在激起他侄子对骨科的热情方面发挥了举足轻重的作用。Robert Jones在成为以英语为母语的国家中最有名的骨科大夫之前,曾跟随他的叔叔在利物浦工作了很多年,后来被授予爵士头衔。Watson Jones将他的经典著作《骨折和关节损伤》奉献给Hugh Owen Thomas和Robert Jones二人,他写道:"他们的工作永无止境,他们的影响源远流长,他们的信徒生生不息并为人类奉献着智慧,这一切都将永垂不朽。"Watson Jones秉承了Hugh Owen Thomas的强制性长期不间断休息的观点,在他的书第4版的前言里[81],他在其中一节里这样写道:

"……接触加压、螺钉、有槽钢板、加压夹子和早期负重有助于骨折的连接,这一被普遍接受的信条正在受到强有力的攻击。我不接受这一信条。骨的强制加压是病理性的而不是生理性的,而且它在骨折的治疗中作用有限,仅能加强固定并防止剪切力。我重申Hugh Owen Thomas的观点,以否定这种被广泛接受的观点。而且我相信,如果固定牢靠,骨折碎片之间的缝隙会被填满……我仍然坚定地认为,除非中间夹杂肌肉或骨膜,骨不连的唯一重要原因就是不牢靠的固定。"

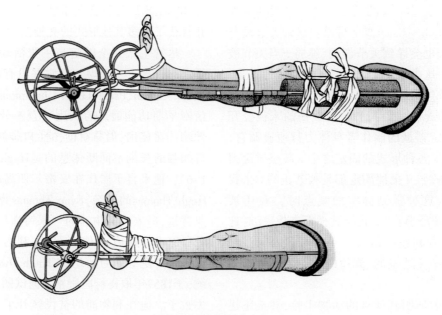

图1-7　早期的托马斯支架。

第四节　牵引

尽管关于纵向肢体牵引可克服骨折断端的重叠移位的最早记载可以追溯到Galen(公元130-200)的著作,在那本书里他提到了自己延长肢体的器具或称为glossocomium的装置(图1-8),但是一旦夹板开始应用之后,这种牵引很快就不再使用了。持续牵引用于骨干骨折的治疗可能开始于19世纪中叶,不过Guy de Chauliac(1300-1367)在《Chirurgia Magna》一书中就曾写道:"绑上夹板之后,我在脚上系一铅块作为牵引的重量,然后将系铅块的绳子小心地穿过一个滑轮,以使铅块将腿拉向水平线方向[27]。"

然而,Astley Cooper爵士在他的著名论文《关节脱位与骨折》中,描述了处理股骨简单骨折的方法,却没

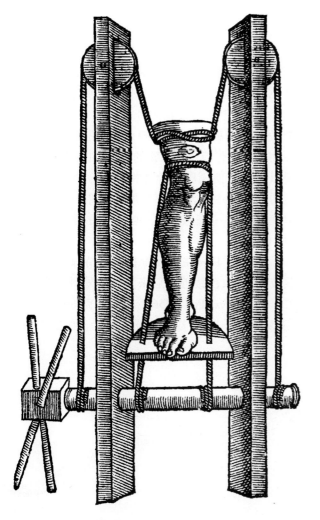

图1-8　Glossocomium装置,插图选自Ambroise Paré的论文(1564)。

有提到牵引。另一方面,维尔茨堡(伦琴发现X射线的所在地)的Albert Hoffa在出版于1890年的《骨折与脱位》一书中,大量描述了用于治疗多种类型骨折的牵引——不仅是儿童和成人的股骨,还有肱骨[35]。最近颇为流行的直臂牵引治疗肱骨髁上和髁间骨折的方法,早在1906年就被Helferich做过详细描述(图1-9)[33]。

的确,应用持续皮肤牵引治疗骨折最早的记载之一来自于新罕布什尔的Josiah Crosby博士,他这样写道:"两条刚刚打开的英国黏膏条,在腿的两侧各放一条,宽度足以覆盖从膝上到踝的肢体直径的一半。"在黏膏条之上他裹上牢固的螺旋状绷带,然后在黏膏条的末端加上重物。他记录了用这种方法处理的一例股骨骨折、一例胫骨开放骨折,而且奇怪的是,还有两例2岁儿童的锁骨骨折。Crosby博士的技术被Hamilton详细地记载于他的军医外科论著中。Billroth描述了他在1869-1870年的治疗经验,提出了替代熟石膏绷带治疗股骨干骨折的新方法。他写道:"总体上讲,我更喜欢用普通吊带来拉长肢体。我在Volkmann的计划中普遍采用了这种方法。"我们注意到一个有趣的现象,在早期关于牵引治疗股骨干骨折的描述中,当不使用夹板时,骨折处通常在5~6周达到确实连接;而后来认为,应用外固定辅以牵引治疗股骨干骨折时,平均的骨连接时间是10~14周,二者形成了鲜明的对比。

20世纪40和50年代,伦敦的George Perkins教授重点研究了股骨干骨折的迅速骨连接。他抛弃了外固定的夹板,使用一种中间可分离的床(被称为Pyrford牵引),并倡导单纯的胫骨上段骨牵引及膝关节的早期活动。这在某种程度上是对R. H. Russell(他也是以早期活动促进骨折快速愈合而闻名的)1924年所描述的动态牵引[67]原理的发展和简化。同年,Dowden主要针对上肢骨折写道:"不久,在创伤和大部分感染的治疗中,肯定会采用早期积极活动的原则[21]。"Perkins像Dowden和以前的许多其他人一样,是一位早期主动和被动运动的伟大倡导者,他认为骨折所累及的关节的活动比骨折本身更重要。

第五节　功能支架

如果说Gooch于1767年关于第一个胫骨和股骨功能支架的描述两个多世纪以来一直未被人注意,那么,经过19世纪对夹板技术细节和原理的激烈讨论,直到Gooch的著作发表200年后Sarmiento的著作[69]问世,都一直没有对所谓的标准的熟石膏管型进行真正的修

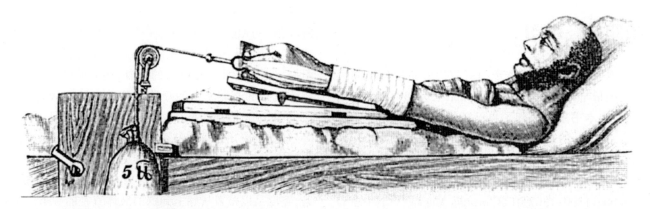

图1-9　前臂皮肤牵引治疗肱骨远端T形骨折。(From Helferich, H. Frakturen und Luxationen. München, Lehmann Verlag, 1906.)

改就令人奇怪了。Sarmiento根据自己膑韧带膝下肢体假体修复术的经验,发明了一种治疗胫骨骨折的膑韧带支架,用于起初的标准支架治疗之后,以促进急性肿胀的消退。这预告了功能支架的复兴。1970年,Mooney和他的同事[56]描述了一种治疗股骨骨折的有铰链的支架,而当时对股骨骨折的处理都要行6周左右的牵引。

从20世纪70年代中期开始,各种各样支架材料的发展和热塑塑料在功能支架中的应用,极大地拓展了60年代和70年代先驱者的思维,使得原本用于胫骨干骨折和某些股骨下段骨折的功能支架,被毫无疑问地认可为石膏或牵引等早期治疗的自然延续。功能支架的广泛应用使无数患者从漫长的住院卧床中解放出来,并使他们尽早恢复肢体功能,投入工作。

第六节　开放性骨折

直到大约150年前,开放性骨折一直是死亡的同义词,一般需要立即截肢。截肢本身会造成非常高的死亡率,患者通常死于出血或败血症。直到16世纪,传统的控制截肢后出血的方法仍是用热的烙铁或滚沸的沥青烧灼伤口,这种方法可造成组织坏死并加剧感染和二次出血。著名的法国医生Ambroise Paré(1510-1590),被认为是军医之父,时任Court of Henry Ⅱ和Catherine de Medici的医生,于1564年首次描述了截肢后结扎血管来止血的方法。他发明了一种自称为"乌鸦嘴"的器械,可以保护血管并将血管拉出残肢伤口表面进行缝合(图1-10)。除了这一进展以外,1718年Le Petit描述了应用止血带来控制截肢中出血的方法[61],并宣称他的这一创举使下肢截肢的死

亡率由75%降至25%。

在开放骨折的历史上,Ambroise Paré[58]又一次因首次记载保留开放骨折后的肢体而闻名,他实际上记录的是他自己的受伤经过。1561年5月4日,当他乘渡船去巴黎另一地区出诊时,因渡船的突然颠簸,他的马惊了,狠狠踢了他一脚:"它踢断了踝关节以上4指处的两根骨头。"因害怕马再次踢他,他本能地后退几步:"突然摔倒在地,骨折的骨头支了出来,刺破了皮肉、袜子和靴子,同时我感到难以忍受的疼痛,疼得要命。我的骨头破碎了,我极害怕会因挽救生命而砍掉自己的腿。"然后他写到如何联合采用祈祷、夹板、在开放的伤口中用各种止血药并辅以规律地使用肥皂栓等措施,一直到9月份,他从最初的感染中存活下来,"最终感谢卜帝,我终于痊愈而且没有一点跛行"。他于当月便恢复了工作(图1-11)。

无论如何,Paré在开放骨折时坚持保留患肢而不是截肢的举措,已接近了后来正统的外科治疗。英国外科医生Percival Pott 1756年在萨瑟克的Kent街骑马时,从马上摔下来,造成下肢复合骨折。他意识到处理

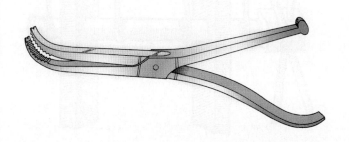

图1-10　bec de corbin(乌鸦嘴),Paré设计的截肢术中用于拉出血管末端进行缝合的工具。

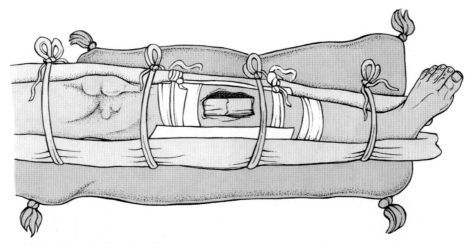

图1-11 来自Paré于1564年所著的《外科学》一书的插图,示出的是他自己的胫骨开放骨折,治疗方法是夹板固定和开放伤口处理。这是第一例对没有截肢的开放性骨折的详细的治疗记载。

这种损伤不当的危险性,便要求自己一动不动直到召来他在威斯敏斯特的仆人带来支杆。据说当他躺在1月份寒冷的地上等待仆人时,还讨价还价地买了扇门板。他的仆人随后将带来的支杆钉在门板上,铺上干草,抬着他到了圣保罗大教堂附近的Watling街。在那里杰出的现代外科医生Edward Nourse接诊了他。医生认为,由于肢体搬运得非常小心,没有空气进入伤口,因此还有保留下肢的机会,否则就得截肢。最后,经过长时间的固定,患肢逐渐痊愈。

迟至19世纪,并非所有的开放性骨折患者都如此幸运。即使在理想状态下,开放性骨折引起的死亡率依然很高。Billroth[7]记载了在苏黎世由他照看的4例踝关节复合脱位的患者,1例死于脓血症,1例死于感染,1例于伤后36天出现截肢后的严重感染,第4例患者康复。他在苏黎世治疗的93位下肢复合性骨折的患者,46例死亡。凭他的经验,股骨开放性骨折的康复是如此不同寻常,以至于当他提到一例23岁的妇女患者康复时,他写道:"这例患者的康复可能是绝无仅有的。"

直到20世纪早期,人们都认为火器伤造成的骨折非常凶险,一般都需要立即截肢。这一原则造成了非常令人恐惧的结果。据Wrench记载,在普法战争中(1870–1871),开放性骨折的死亡率是41%,膝关节开放性骨折的死亡率达77%[82]。法国方面,13 172位截肢者,约10 006人死亡。另一方面,美国国内战争时期,近30 000例截肢术总死亡率是26%,而大腿截肢的死亡率达54%(图1-12)。不同战场的死亡率的差异可能与术后处理有关。截肢后,化脓的残肢通常每天要用海绵擦拭,而所用的药剂来自于所有患者共同使用的"脓桶"。据说在那个年代,腿被炮弹炸飞可能比被外科医生截肢要安全得多。

在第一次世界大战期间,股骨的炮火伤带来了非常高的死亡率。1916年因股骨炮火伤所致的英军死亡率是80%。后来患者在转移至医院之前,常规应用托马斯夹板及踝部的固定牵引。1925年Robert Jones报道,这一简单的改动使死亡率降到了1918年的20%。经过Pasteur、Koch、Lister和Semmelweis的先驱性工作,人们对细菌污染和交叉感染的认识逐步提高,加上一战期间英军对早期夹板的应用,以及对开放伤口采用由Paré和Larrey(拿破仑的医生,救护车的发明者)[57,78]提倡的扩创或切除处理,开放性骨折造成的灾难,甚至股骨火器伤造成的灾难都大大减少了。

第七节　骨折的早期手术治疗

一、金属丝固定

一般认为,最早的骨折内固定技术是应用带状或丝状物缝合骨折,据Malgaigne称,应用带状物治疗骨折的最早记载可追溯到18世纪70年代早期。据来自Castres的Hôtel Dieu医院的外科医生A. M. Icart称,他曾见到Toulouse医院的外科医生Lapujode和Sicre成功地应用过该方法。当1775年M. Pujol指控Icart在一例股骨开放性骨折的年轻人身上应用铜丝进行骨折固定而导致该患者死亡时,这一观察结果才为人所知。尽

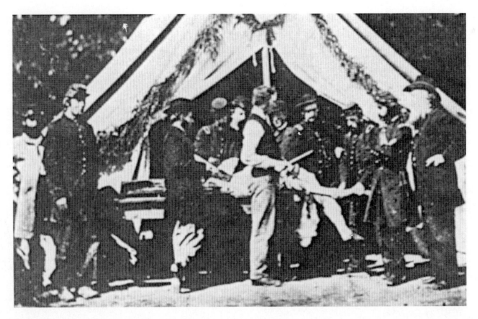

图1-12 美国内战期间总医院的截肢现场。立体幻灯片。(Courtesy of the Edward G. Miner Library, Rochester, New York.)

管Icart否认自己应用过这个技术，但是在其为自己辩护时，他引证了当时早些时候外科医生Toulouse曾使用过该方法[39,63,64]。在关于Pujol指控Icart的学术讨论中，虽然Evans提出对这种手术是否已经超出了当时的外科理论的质疑[24]，但是Icart的论点在19世纪已被如此多的法国医务工作者广泛接受，因此可以说，这种骨固定方法极可能是由Lapujode（如果不是Sicre）至少在1770年前后应用的。

据记载，纽约的Kearny Rodgers博士在1827年7月31日就已经实施过骨缝合技术[31]。当他切除了肱骨的假关节后发现骨端非常不稳定，于是分别在骨端各钻一个孔穿过银丝，使骨端保持对合。银丝的末端通过仍保留在切口中的套管穿出。尽管第16天套管和整个银丝环从伤口中脱落出来，但骨端仍保持在合适的位置，据说到手术后69天时骨折愈合。该患者在手术后两个月的时间内未被允许下床活动！

在Bérenger Férand 的 《Traité de l'Immobilisation Directe des Fragments Osseux dans les Froctures》(有关内固定方面出版的第一部专著)一书的诸论中，他这样叙述：1851年，在他刚开始他的医学生涯时，他是Toulon的Hôtel Dieu Saint Esprit医院的一名实习医师，负责一名不幸从楼梯上跌落导致小腿闭合性粉碎性骨折的工人的治疗。首先应用夹板治疗，后来出现了感染和化脓，进行了多次排脓、引流；在持续好长时间之后，最终决定截肢。在最后时刻，这个可怜的工人哀求他保留肢体，于是Bérenger Férand作为Long医师的助手便暴露骨折端，对其进行清理，之后应用3根铅丝将骨折端环扎在一起（环扎术），"就像把一根折断的小棍两端连接起来一样，令我们极其震惊的是，未进行原本长时间被认为不可避免的截肢，患者竟然没有跛行，没有短缩，完美地愈合了"。这名患者存活下来了，3周后去除铅丝；事故后105天骨折愈合，这个工人出院；手术后6个月重返工作。他继续叙述说：

"手术中我作为助手，亲手把该伤员绑扎了很长时间。是否有人能理解这种超乎寻常的治疗是如何打动我的？这种用金属带环扎使骨折碎块结合在一起，并使之保持稳固的奇异方法，就像儿时听到的神话中阿拉伯外科医生使用的技术一样令我着迷。而且，直到那时，我还认为这种方法不过是些野蛮的经验主义的产物……在我小时候，1844-1845年，我听说在阿尔及利亚Cherchell附近有一位以博学和经验丰富闻名的老医生向我父亲讲述过。我父亲是一名对骨科技艺充满激情的外科医生，他热心地询问了当地非洲籍的法国开业医师，以便从他们的祖先传给他们的经验和治疗方法中整理出一些科学原则，但其中或多或少会存在一些粗糙的经验主义。我告诉你，我听他说过在某些火器伤病例或骨折不愈合时，古代的医生建议用利器切开骨折部位，用铅丝或铁丝把骨折块捆绑固定起来……一旦骨折愈合再取出金属丝。"

因此，看起来像轶事一样的证据表明，这种技术

在19世纪早期或者更早就应用了。Bérenger Féraud本
人也引用了先前提到的Lapujode和Sicre的例子。据
Commeiras[15]报道，当地的塔希提医生能熟练地应用一
些芦苇杆对骨折进行切开固定。

二、螺丝钉固定

用螺丝钉固定骨折大约开始于19世纪40年代后
期。1850年，法国外科医生Cucuel和Rigaud描述了2例
用螺丝钉治疗骨折的病例[19]。第一例病例是一名64岁
男性，胸骨上部压陷性骨折，在胸骨上拧一枚螺丝钉
以进行牵引，将下陷的骨折块拉起，使其达到一个较
好的位置。第二例病例是一例尺骨鹰嘴分离性骨折，
Rigaud分别将一枚螺丝钉拧入移位的尺骨鹰嘴和尺骨
上，使骨折块复位，用金属丝将两枚螺丝钉捆绑在一
起，此后上肢完全不用夹板固定，骨折得到了满意的
愈合。Rigaud还描述了一例用于髌骨的类似手术。在
Bérenger Féraud关于骨块的直接固定方面的特别全面
而详细的论文中，没有提到骨折块间的螺丝钉固定，
这可能是由Lambotte最早实施的（见下文）。

三、钢板固定

对骨进行钢板固定的最早描述可能是1886年由
汉堡的Hansmann报道的，题目为《一种新的复杂骨折
块固定方法》[30]。他以绘图的方式说明了一种可以锻
造的钢板，应用在骨骼上，跨过骨折处，钢板的一端被
弯成直角以使其穿出皮肤。应用一枚或多枚特殊的螺
丝钉将钢板固定到每个骨折块上，螺丝钉在结构上被
设计成带有穿出皮肤的长杆，以方便去除（图1-13）。
他记录到，在应用该装置4~8周后将其去除，他还描述
了其在15例新鲜骨折、4例假关节和1例肱骨内生软骨
瘤切除后重建中的应用。

George Guthrie[28]在1903年讨论了当时骨折直接
固定的状况，并在描述一种镀镍钢板时引述道，Estes
已经在开放性骨折中应用这种钢板来维持骨折对合
很多年了。这种钢板有6个孔，跨过骨折处放置，在骨
上钻孔，与钢板上的孔相对应。用象牙钉把钢板固定
在骨骼上，这些象牙钉突出于伤口。3~4周后打断象牙
钉，通过一个小口把钢板取出。据Guthrie报道，在最近
的一封信件中，Estes博士说："小小的钢板使我非常满
意，并且在圣卢克医院已经相当成功。"在报道4例胫
骨骨折病例时，Guthrie也引述了Steinbach的观点。在4
例患者中他通过该技术使用银板固定，取得了良好的
效果。他在应用局麻下将银板取出。在当时，作为一种

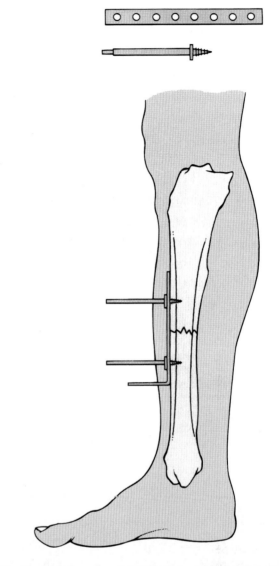

图1-13　引自Hansmann 1886年的论文《一种新的复杂骨折块
固定方法》，关于骨折钢板固定的第一本出版物。折弯的钢板末
端和长的螺丝钉杆突出于皮外，以便在骨折愈合后将其去除。

内植物金属，银特别受偏爱，因为据称银具有抗菌的
特性。有趣的是，在这篇文章中Guthrie提及在手术过
程中应用橡胶手套，好像比被认为是第一个应用橡胶
手套的Halstead还要早。

最早提出骨连接术（骨接合术或骨缝合术）这一
术语的人是Albin Lambotte（1866-1955），不过Bérenger
Féraud把通过绷带或骨缝合使骨恢复连续性定义为
"连接"。然而，据认为Lambotte的"骨连接术"指的是稳
定的骨固定而不是简单的骨缝合。Albin Lambotte被公
认为现代内固定之父。Elst博士在一本纪念Albin
Lambotte功绩的书的前言中，简要地讨论了19世纪人
们在骨折的手术固定方面的早期尝试，接着他说："因

而在19世纪末,有一种思想在外科医生中浮动着。正如科学领域的进步那样,总会在恰当的地点出现一位杰出人物,一位温和而善良的人,他把散落在各个地方的思想收集在一起,然后把它们融合成坚固的一体,锻造成一个整体。骨连接术的先驱,比利时的Albin Lambotte正是如此[23]。"

Lambotte(图1-14),布鲁塞尔大学的一名比较解剖学、生物学及化学教授的儿子,几乎专门由其哥哥Elie(一名有才气的外科医生)进行教育,但Elie不幸过早地去世了。Albin在其哥哥的指导下在布鲁塞尔郊区的Schaerbeek医院工作,接着在1890年他成为安特伟普Stuyvenberg医院的助理外科医生,后又迅速晋升为外科主任。从1900年起,他便以极大的热情运用大量的革新技术处理骨折的手术治疗。绝大多数早期的器械和内置物是由他在自己的工厂里制造的。他不仅用多种材料开发了用于骨质坚强固定的接骨

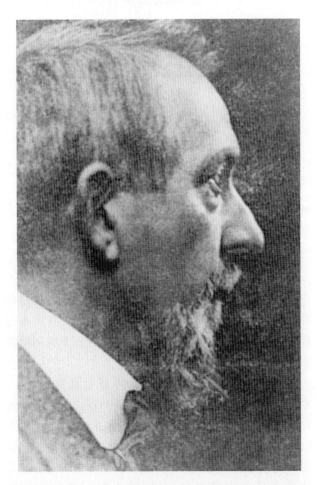

图1-14 Albin Lambotte(1866-1955),骨连接术之父。(Courtesy of la Société Belge de Chirurgie Orthopédique et de Traumatologie.)

板和螺丝钉,并且还开发了一种同现在所应用的外固定器的原理一样的外固定器。虽然遭到了许多人的反对,但是他优异的成果是令人信服的。1908年他报道了35例股骨骨折患者应用钢板固定后完全恢复。他关于骨折手术治疗的经典著作于1913年出版[42]。他传奇式的手术技术不仅是敏锐智力的产物,而且也是他非凡的灵巧双手的产物(这也使他对音乐产生了极大的兴趣)。他不仅是一个熟练的小提琴家,后来还成为一名小提琴制作师。实际上,他制造了182把小提琴,他的名字被列入维也纳Universel des Luthiers名录。Elst叙述了下列轶事来表明Lambotte的手工技能:

"一天,Lambotte正住在巴黎的路易斯饭店,在当时乃至今日,该饭店一直是比利时人在巴黎的总部。一天早晨,他由年轻同事(就是现在给我讲这个故事的人)陪同去Avenue de l'Opéra。当Lambotte穿过一条古老、狭窄、林立着各种各样属于各种手工艺人的橱窗和作坊的街道时,他走进了一两家作坊,赞赏每一个人的手工技巧和一系列工具,并像内行一样谈论他们的方法。完全出于偶然,他惊奇地凝视着鞋匠的一件工具。于是制造一种新型镊子的想法打动了他。由于突然受到启迪,他迅速走向那个著名手术器械制造厂(Collin工厂),该工厂就在他所居住的那个区域附近。他用大量的手势和解释去描述他所渴望的器械。好像没人能理解他在说什么。他无法再忍受了,脱去夹克,挽起袖子。在非常吃惊的众人面前,他开始铸造,用锉刀锉,用锤子敲打,这样终于做成了这件铁器。他们都非常钦佩,其中的一个人来到他面前说:'先生,我在这里工作了42年,但我从来没有见到有人像你这样工作。'Lambotte离开时深受感动,他对同伴说:'那是我所得到的最高奖赏。它像所有的学术称号和头衔一样让我感动。'"

对于Lambotte来说,只讲他这些品质好像还不够,记载中称,他还是一位极其勤奋、心地善良的人,以全身心投入患者而著名;他也是一名艺术赞助者,还是一名伟大的外科学教师。的确,在第一次世界大战之前,Charles和William Mayo兄弟轮流来安特伟普度假数周。据说他们一上岸就把他们在欧洲的全部时间都投入到Lambotte的工作中,直到他们在Rochester的工作召唤他们时才离开。为了对他所取得的成就表示尊敬,1935年在安特伟普为他举行的周年庆典上,许多世界著名的人物都来参加,其中包括René Leriche、Fred Albee、Ernest Hey Groves和Vittorio Putti。直到20

世纪50年代,Lambotte的全套器械仍一直被常规应用(图1-15)。

与Lambotte在比利时工作的同一时期,还有另外一位伟大的内固定先驱,伦敦Guy医院的William Arbuthnot Lane(图1-16)。在19世纪后期,这个医院的传统是骨折患者住院,由当天的外科医生负责,出院后像门诊患者一样由他的助手随访。Lane作为Clement Lucas的助手工作,对骨折处理的结果感到极其不愉快。Layton[46]在他关于Lane的传记中,做了这样的记录:

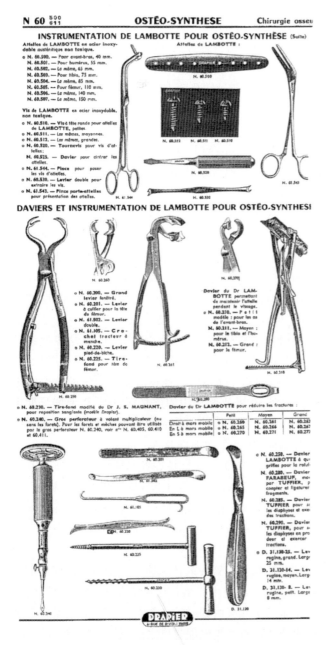

图1-15　由Lambotte设计的器械和内植入物,刊载于20世纪50年代早期巴黎的Drapier手术器械目录上。

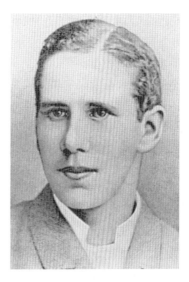

图1-16　William Arbuthnot Lane(1856-1943),这是他在英国伦敦Guy医院被授予资格后不久的照片。(From Layton, T. B. Sir Willian Arbuthnot Lane, Bt. Edinburgh, E. & S. Livingstone, 1956.)

"在Lane时代以前,对骨折治疗结果良好的标准是含糊不清的,而且往往华而不实。牢固的骨折愈合自不待言,但是当出现了假关节、骨不连或者不牢固的纤维愈合时,则归咎于患者而不是外科医生的过错。倘若骨折坚强愈合,剩下的是审美的问题。把影响外科医师的声誉看得比患者能使用其肢体的方式还要重要。'多加注意你的骨折病例'是传统惯例——'仅靠这些坟墓也掩盖不了你的错误。'"

Lane曾经告诉过Layton一名搬运工的情况,这名搬运工说:

"Lucas先生认为这是一个好的结果。他说没有过多的移位,看起来很正常。但是我不能用它来工作。我的工作是搬运一袋100kg重的面粉,从驳船上搬到木架上,送到码头边,我不能做这个工作。工头不愿意要我,我现在仍没有工作。"

于是Lane就去了码头,发现那名搬运工所说的全是真实情况。从驳船到码头的木板上的任何打滑,都会使工人跌倒在驳船与码头之间或两只驳船之间的船坞上。Lane观察到一个人如果足部存在最轻度的对线异常,他就很容易跌倒。因此,Lane对复位的精确性和良好复位的维持留下了深刻的印象。最初他用金属丝固定骨折,据记录,1893年他用螺丝钉穿过骨折部位进行固定。此后不久,他发明了他的第一块接骨板。从1892年开始,Lane尽可能进行他的实践,把所有闭合性骨折都进行切开复位内固定。然而,这种实践却遭到他的上司Lucas先生的反对。直到1894年Lucas患伤寒后休假6个月，Lane才得到了对大量的闭合性骨折患者进行手术治疗的机会。

虽然他对开放性骨折内固定的尝试几乎全部失败了，但Layton记录到在这个时期内所有闭合性骨折内固定无一例发生感染。在对骨折进行内固定的这6个月期间，Lane应用了Lister消毒法，他的敷裹员Beddard医生说，Lane和他的同事几乎从早到晚身上涂满了苯酚，他们中的一半人由于通过皮肤吸收苯酚而产生了黑尿。此时，Lane坚持应用他自己与众不同的消毒技术，每人穿高至颈部的橡皮雨衣，外罩用苯酚或来苏水溶液浸湿的长袍，患者同样也用带有消毒液的毛巾敷盖，这是Lane于1889年介绍的方法。手术器械也浸泡在来苏水中，但是到1904年，Lane开始常规应用干法(高压蒸汽法)来消毒手术衣和手术器械。

有趣的是，Layton记录了Lane应用钢板固定后患者的尸检探察，结果表明这个患者死于与骨折无关的败血症。Layton说："我切开达到骨质，发现骨折坚强愈合了，周围没有骨痂。钢板位置很好，各个螺丝钉都稳定地固定着，骨质上无丝毫感染迹象[46]。"这肯定是第一个关于骨折坚强内固定后没有外骨痂形成而达到愈合的观察记录。另外，Lane因为发展了骨科手术的非接触技术和设计出许多使他能握持住内固定物而不直接接触内固定物的手术器械而受到赞誉。关于手术技法Lane写道：

"现在我将讲述在闭合性骨折手术中所涉及的几个步骤。我完全照此去做，因为除了灵巧的手和熟练的技术外，这些手术成功的全部秘密将依赖于最严格的无菌技术。当大量金属物放在切口内时，对于一般手术所采用的中等程度的清洁是不够的。为了保证这些手术操作成功，手术医生绝对不要用手接触伤口内部，即便是戴手术手套也不能触及伤口内部，因为手套经常被穿破，特别是当需要使用较大力量时。进入伤口内的液体可能与皮肤接触过一段时间，会使伤口容易发生感染。所有擦拭伤口的棉球都必须用长镊子夹持，无论如何不应该用手去捏。手术人员绝对不要让手术器械的任何已经接触皮肤表面和手套的部分进入伤口内。手术器械在用力使用或使用一段时间之后，应该重新进行消毒[45]。"

然后他又继续描述应用碘酒和护皮巾对皮肤进行准备。到1900年，他发明了许多各种各样、外形不同的钢板，用以解决各种特殊的骨折问题。1905年他撰写了关于骨折手术治疗的经典著作，在这本书里，他以插图的形式说明了单钢板及双钢板固定，以及应用髓内螺丝钉固定肢骨颈骨折[44]。在1905-1906年，Lambotte对4例股骨颈骨折患者进行了髓内螺丝钉固定，但事实上这项技术并不是新技术。1903年，Guthrie引用了Bryant的《外科手术学》中的如下论述：

"Koenig对一例近期骨折的患者进行手术，在大粗隆外侧做一小切口，用金属钻向股骨头方向钻一个孔，牵引肢体矫正短缩，然后将一根长的钢钉通过大转子中的针道拧入股骨头，并将其留置在其中。接着固定并将患肢保持伸展状态6周。骨折得到了良好的愈合，关节可自由活动。Cheyne在一个新鲜骨折病例中，在关节前方做一个纵向切口，暴露骨折块，牵引并内旋患肢，在切口中用手指将骨折块复位。然后在大粗隆外侧做一小的纵向切口，用钻头通过骨折块钻出两个相距半英寸的针道。通过钻孔置入用象牙制成的骨钉，对患肢进行制动。获得了良好的愈合及关节活动[28]。"

据了解，这种手术实际上最早是由von Langenbeck建议给Koenig的，一般认为von Langenbeck曾通过应用银钻头钻通骨折端，然后将钻头留置在该处来治疗股骨颈骨折。

尽管可能是受到了1926年Sherman经典出版物的启发[73]，Lambotte和Lane后来设计的是平行螺纹螺丝钉，但是，当时大多数用于钢板固定的螺丝钉是由传统的木工螺丝钉衍生而来，螺纹是逐渐变尖的。在强调Lane所推荐的手术过程中"最严格的无菌技术"的同时，Sherman设计了自己的一系列钢板，并且还非常关注带有自攻性精密螺距设计的平行螺纹螺丝钉的优良把持力(图1-17)。他指出，这些螺丝钉的把持力大约是木工螺钉的4倍。他还应用了含钒的抗腐蚀钢材。另外，他特别强调内固定必须坚强，以便能早期进行功能康复。在描述到他的股骨骨折内固定的术后康复计划时，他做了如下推荐：

"手术后即刻把患肢放在托马斯支架上，通过Pierson装置进行屈曲，然后在Balkan固定架上进行旋转。从来不使用石膏。在手术后第4天去除小夹子。在手术后第3或第4天开始被动活动膝关节，以后每天坚持做。由于骨折被贯穿的螺丝钉固定，因而可从容地进行主动与被动活动，不管采取什么体位，不会出现任何危险……早期活动是术后治疗中最有价值的辅助措施，应该于术后头几天内即开始。要特别注意，在骨折没有坚强愈合或没有产生坚硬骨痂之前，不允许负重。"

Sherman报道了一组78例应用钢板固定股骨干骨折的患者，仅有1例死亡(因术后第2天发生肺栓塞所

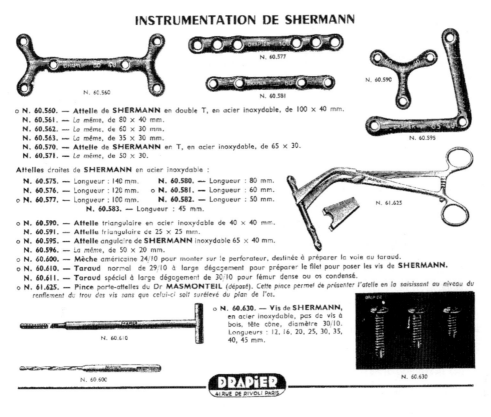

图1-17　Sherman器械,摘自20世纪50年代早期巴黎的手术器械目录。

致),没有截肢,没有骨不连;2例患者由于感染须去除钢板和螺丝钉,尽管如此,这2例患者均在及时清创、创腔应用0.5%次氯酸钠间断冲洗治疗后,最终恢复了满意的功能。他还引用了Hitzrot报告的经验:Hitzrot对大约100例股骨骨折患者进行了钢板内固定,其中1例死亡,2例感染,其余病例中无骨不连,无膝关节僵直,无须将钢板取出,"也没有明显的功能或解剖学改变[34]……"

　　虽然现在有更高级的内植入物,但是Sherman钢板在世界各地的医院里还在被普遍应用。在20世纪三四十年代,报道了许多各种各样的钢板设计,有些外形奇特,但从理念上来说没有很大创新。Egger设计的一种所谓的狭槽钢板,可以使骨折碎块在负重及肌肉力量的作用下相互靠拢,这种钢板既不新颖也没有可预见的成功率;Lambotte早在1907年就已经描述了这种狭槽钢板,后来将其放弃。的确,是Danis在20世纪40年代的工作开创了骨折内固定的新纪元,后面将进一步讨论。

第八节　外固定

　　从传统意义上来说,第一个外固定器是1840年由

Malgaigne构思设计的pointe métallique,后来,于1843年在《Journal de Chirurgic》上发表。这个装置由一半环形金属弓构成,能够通过手指样的螺丝钉固定在肢体上,该手指样的螺丝钉通过金属弓上的狭槽放置在威胁着其表面皮肤的突起骨折块上,然后旋紧螺丝钉,使骨折块复位。虽然这种装置以及其改进型,如Roux、Ollier和Valette的装置,在当代外科中取得了如此显著的地位,以致在Bérenger Féraud的论文中,有关这种装置应用的章节占据了126页,但是把这种装置看成外固定器可能是不正确的,因为它只是简单地压住一个骨块使之复位,而其本身对骨折没有稳定作用。

　　尽管如此,Malgaigne仍然保持着设计了第一个外固定器的荣誉,因为在1843年他也描述了他的griffe métallique(即金属爪),它包括两对弯曲的尖端,每对与一块钢板相连,一块钢板可以在另一块钢板的槽中滑动,这两部分能够通过应用扣环型螺丝钉而相互接近(图1-18)。这种装置是为有移位的髌骨骨折而设计的,通常认为它采纳了Malgaigne的建议,该装置的金属尖插进髌骨的骨折块中,以使其相互靠近。实际上这是不正确的。Malgaigne的设计理念是金属的尖端刺入股四头肌肌腱及髌骨周围的腱性组织,从而抓持住

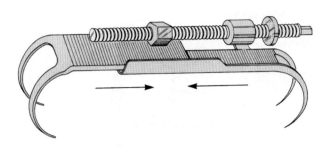

图1-18   Malgaigne的金属爪固定器(griffe metallique)(1843)。

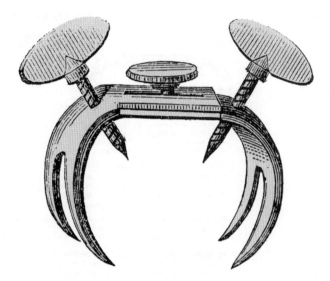

图1-20   Chassin锁骨外固定器(1852)。

骨质周围的坚韧组织。从阅读Cucuel和Rigaud的讨论中可以明白这个理念。在此讨论中他们说："Malgaigne于几年前已经推荐了一对用以维持髌骨骨折块稳定的爪样装置,但他仅仅是用其对骨折块施加压力。我比他更进一步。我把金属爪直接刺进骨折块来维持骨折块的稳定,因此它是用两个vis de rappel钩住的[19]。"vis de rappel实际上是这样一种技术:在每一骨折端插入一枚螺丝钉,然后按Rigaud所描述的处理尺骨鹰嘴骨折那样,用细绳把螺丝钉捆绑在一起,正如以前所述。这样,Malgaine的金属爪装置就成了真正的外固定器。有趣的是,在后来的出版物[61]中可以注意到,这种装置也是通过把塑形古塔波胶夹板拉在一起间接地接近髌骨的骨折块(图1-19)。

　　Malgaigne金属爪的一个制作精巧的改进是在1852年由Chassin提出的[13],用于有移位的锁骨骨折。它由两对金属尖爪构成,比Malgaigne装置小,但在设计上与Malgaigne装置相似,而且把两个手指样螺丝钉连接成一个整体;另外,这两个指状螺丝钉能向下拧到骨折块上,以纠正骨折块的前后移位 (图1-20)。Chassin承认,添加这两个指状螺丝钉是受到Malgaigne其他装置 (la pointe métallique) 的启发。Bérenger Féraud在他的论述中描述这一装置时,透露出他对未

来的设想,说道:"通过改变爪的形状,外科医生可将其用于很多骨骼,而且我相信,在不久的将来我们将会获得用这种方法治疗掌骨、跖骨、尺骨、桡骨、肋骨和肩胛骨喙突骨折的观察资料。谁会知道,纵然人类不能使爪保持足够小,也能把爪制作得足够强,足以维持胫骨、股骨或肱骨的骨折块。"难道他的确没有预见到在20世纪外固定会被如此广泛地应用吗?

　　至此,这些外固定装置仅是穿破骨质的表面,而首先描述特意穿过整个骨的外固定器的则是英国西伦敦医院的Keetley[40]医生。1801年,Benjamin Bell写道:"一个有效地固定肢体骨,特别是股骨斜行骨折的方法可能是现代外科最缺乏而且是最需要的。在各个年龄段,这方面的困难之大已是世人所公认的,由此所产生的肢体短缩而造成的跛行显然表明我们仍缺乏这方面的实践[4]。"

　　受这些话的启迪,Keetley制造出用于在股骨斜行骨折中维持股骨长度的装置。"一枚被特别消毒的钢针,通过被同样清洁消毒的皮肤上的针道"穿过骨折端上已钻出的钻孔,每个主要骨折端上各放一枚,每个装置的两个水平臂的边缘被制成V字形,通过多股金属丝牢固地固定在一起,最后整个装置用碘仿敷料覆盖(图1-21)。显然是这种装置给了Chalier灵感,他设计了他的crampon extensible,一种在原理上非常相似但设计上更加新颖、更加先进的装置[12]。在某种程度上与现在应用的外固定器形状上相似的装置,是由科罗拉多首府丹佛的Clayton Parkhill博士于1897年设计并发表的(图1-22)。他是这样叙述的:在1894年,他

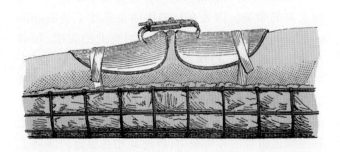

图1-19   Malgaigne金属爪固定器(1870),此处用它来控制骨折髌骨的古塔波胶夹板。

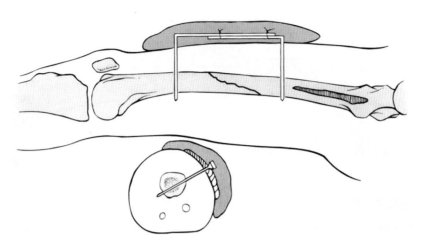

图1-21 由英国西伦敦医院的Keetley发明的外固定装置——可能是第一个对骨质进行钻孔的外固定器。（Redrawn from Lancet，1893.）

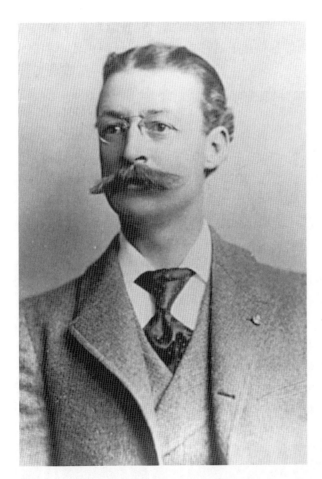

图1-22 科罗拉多州丹佛市的Clayton Parkhill博士。（Courtesy of Dr. Walter W. Jones and the Denver County Medical Society.）

发明了一种新的固定骨折的方法，最初是为了治疗一例在11个月前由于枪伤导致肱骨假关节的年轻人。他对这种装置（图1-23）做了如下描述：

"……—个钉夹由可分离的部件组成，以获得简便而精确的调节。它被镀上一层厚厚的银，以获得该金属的抗菌作用。制造出大小不同型号的钉夹，以与其所要应用的骨骼相适应；最大号的用于股骨，中号用于肱骨和胫骨，最小号用于桡骨、尺骨、腓骨和锁骨。这种装置主要由4枚螺丝钉或杆组成。这些螺丝钉的下端和接近上端部分都刻有螺纹。最顶端制作成方形，以便能用钟表钥匙进行控制，两套翼样钢板分别固定在这些螺丝钉上，短的一对与内侧的螺丝钉相对应，长的一对则与外侧的螺丝钉相对应。每块钢板都用两个螺母与其相应的螺丝钉相连，一个在钢板上，一个在钢板下，以便进行准确调节。当调整好位置时，一块钢板位于另一块钢板之上。当准备固定牢固时，这些钢板边靠边排列。它们通过末端带有螺丝钉的钢夹固定在一起。"

在1898年他记录了该装置在14例患者中的应用情况，尽管有1例是髌骨骨折及时应用Parkhill钉夹治疗骨折愈合后再骨折的患者，但主要是股骨、胫骨、前臂和胫骨的假关节或畸形愈合[60]。他声称，应用这种夹具（外固定器）治疗的每一个病例都达到了愈合。这种夹具容易使用，能防止骨折块间的活动。置入骨中的螺丝钉可刺激产生骨痂，不需要做二次手术。外固定器去除后，无任何"可能会降低组织存活力或导致疼痛和感染"的东西残留在组织内。

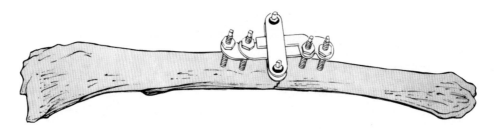

图1-23 Parkhill的外固定器(1894)。(Redrawn from Annals of Surgery, 1898.)

仅仅在几年之后,在大西洋彼岸,Albin Lambotte于1902年4月24日,首次应用了他的外固定器。这个装置相当原始,由拧入股骨粉碎性骨折主要骨折块的螺丝钉构成,两枚在上面,两枚在下面,这些螺丝钉通过将骨折块夹在用螺栓固定在一起的两块厚金属板之间而被箍在一起。随后他又设计出更加新颖、更加先进的外固定器,这种外固定器突出的螺丝钉外端闩在可调节的夹具上,并与外置的金属棒相连(图1-24)。Lambotte记录了这种外固定器在很多部位上的应用,包括锁骨和第一掌骨。

在以后的几十年里,出现了大量的外固定器,其中两种以其制作精巧而特别著名。在1919年,Crile[18]描述了一种维持股骨骨折碎块复位的方法,其由以下部件组成:①一个通过大粗隆外侧钻入股骨颈的螺钉,这个螺钉外面带有一个金属球;②一个带有两个尖的金属架,这两个尖拧入股骨远侧的髁,两个尖端外面均有金属球,金属球构成球形关节的一部分;③两端均带有万向关节的外部连接装置,能够钳夹住金属球,而且本身还能够通过延长螺丝而伸展(图1-25)。他描述了这种装置在唯一一例患者中的应用:

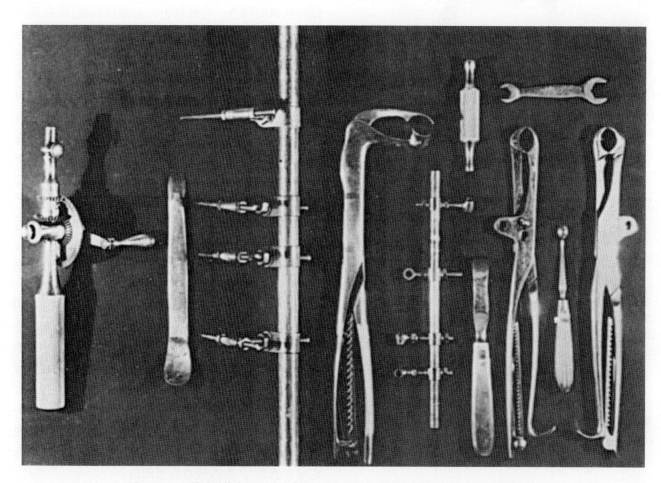

图1-24 比利时根特大学医院收藏的一些Lambotte器械,包括Lambotte的外固定器。

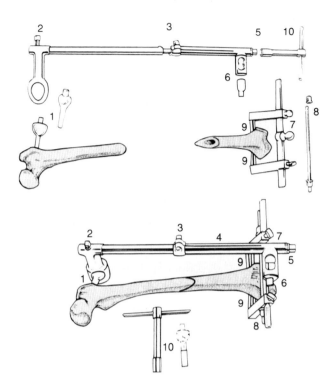

图1-25 Crile的外固定装置。

1918年一个年轻的士兵股骨受了火器伤,伤口污染很严重,开始时应用托马斯支架牵引,之后Crile应用该装置成功地控制了软组织感染,骨折早期获得愈合。伤后9周去除外固定器后,这个士兵返回了英国。在1931年,Conn[16]描述了一种环形铰链连接的外固定器,由两个带有狭槽硬铝板构成,板的中央由球窝关节相连接。然后将半针拧入骨折段,骨折处上方和下方各两枚,接着把螺丝钉闩在狭槽板上。在用钢闩将其锁定之前,可通过活动万向关节调整骨折。他报道了20例患者,无一例出现骨折延迟愈合,他强调指出,允许患肢关节的早期活动(他的装置允许这样)可使患肢功能迅速恢复。Conn还强调指出,要仔细地处理针道,建议每天去除一次螺丝周围的干血清,然后涂上乙醇。

至今,所有的外固定器都依赖于半钉和单一外部连接装置。第一个应用全针、双边的骨折固定装置是Pitkin和Blackfield的骨折固定装置[62]。在20世纪30年代和40年代,西雅图的Anderson对大量不同的外固定器构形进行了实验研究,包括全部为石膏的外固定装置。他强调指出,早期负重及关节活动对愈后有益处,但是与Conn的建议相反,他建议不要覆盖或干扰伤口,"即使存在渗出物和气味也不要管它"。他的观念

一点也没有被广泛接受,的确,在第二次世界大战中,给工作在欧洲战场的美国军医的建议是:"在石膏上应用斯坦曼钉或应用金属外固定夹板,在很大比例的病例中会导致严重的感染或溃疡。这种治疗方法不要在第三集团军中使用[14]。"

在瑞士,日内瓦的Raoul Hoffmann正在开发他自己的外固定系统,其早期治疗结果在1938年发表[36]。尽管发明了很多外固定装置,而且有大量应用该方法治疗的系列报道文献,但是直到20世纪60年代,Burny和Bourgois[11]以及Vidal和他的同事[79]在Hoffmann的基础上,才开始对外固定器所依据的生物力学原理进行阐述。这为人们普遍接受这种骨折治疗方法开辟了道路。改良外固定器的一个有趣"副产品"是,为手术进行骨延长创造了机会,不过应该指出的是,它是由应用双边外固定装置的Vittorio Putti在1921年首先描述的[65]。

第九节　髓内固定

如前所述,一些先驱,例如von Langenbeck、Koenig、Cheyne、Lambotte和Lane等,在治疗股骨颈骨折中都曾经应用过髓内螺丝钉固定。另外,还有很多报道显示,用于股骨颈的髓内固定装置被用于骨折不愈合的治疗之中,包括Gillette的很多手术,他经过大粗隆入路,应用骨质螺丝钉,对股骨颈骨折不愈合实施囊内固定[27]。Curtis用钻头固定股骨颈(据说Langenbeck也是如此),Charles Thompson在1899年用银制螺丝钉固定[7]。在1906年,Lambotte也报道了在移位的股骨颈骨折治疗中应用长的髓内螺丝钉。

在19世纪后期,人们尝试应用象牙钉牢固固定骨折,据认为是Bircher在1886年首次应用[8]。Hoglund也应用过用牛骨或人骨制成的短髓内固定装置[37]。到20世纪初后期,英国布里斯托的Ernest Hey Groves应用大的三棱和四棱髓内钉固定股骨、肱骨和尺骨的骨干骨折[66]。Hey Groves早期对这种骨折进行髓内固定的尝试曾并发感染,使他在西方国家同事们中获得了"脓毒摇奖机(septic Ernie)"的绰号。在当时,骨的金属髓内固定物并没有被普遍接受。在20世纪30年代后期,Smith-Peterson[75]使用三翼钉髓内固定治疗股骨头下骨折的工作成果,标志着曾经被认为是不能解决的骨折(股骨头下型骨折)的治疗向前跨出了一大步,并在大约40年间,这种治疗方法一直是这种损伤的标准处理。

在1940年,Lambrinudi推荐在长骨的髓腔内应用结实的金属丝及细而坚固的金属杆[43]。这种技术在美

国被Rush兄弟进一步发展[68]，随后他们设计了具有弹性的髓内钉系统，至今还偶尔使用。

　　抓持骨内表面的长金属髓内固定装置（即所谓的弹性钉）的理念是Gerhardt Küntscher的首创。在20世纪30年代，他与Fischer教授和Ernst Pohl工程师在德国的基尔大学一起工作。开始时Küntscher使用V形髓内钉，但是接着设计成断面如四叶苜蓿形髓内钉，以获得更大的强度，而且设计成能比较可靠地为导针所引导。在第二次世界大战末，Küntscher出版了他第一部关于髓内钉固定的著作。虽然这部书写于1942年，但由于书中插图在莱比锡的空袭中被毁坏，所以这本书直到1945年才出版[41]。因为一些不完全清楚的原因，从1943年一直到欧洲战争结束，这位伟大的德国外科医生实际上一直被流放在拉普兰。他曾被派遣到芬兰北部城市Kemi的德国军队外科医院做医疗办公室的领导。有趣的是，他在1944年9月匆匆乘飞机离开了Kemi，给芬兰的外科医生们留下了大量有用的髓内钉[48]。

　　Küntscher是一位技术杰出的医生。他的研究结果影响极大，在第二次世界大战结束后的最初几年中，引起了欧洲对髓内钉固定有些狂热的采用。据Lindholm称，这在欧洲首席创伤外科医生维也纳的Lorenz Böhler教授（图1-26）的评论中有所反映。1944年，Böhler这样说：

　　"Küntscher在他的著作中简要、清晰而全面地描述了大腿、小腿和上臂的新鲜闭合性骨折采用闭合性髓内针固定的技术和适应证。他还指出了对新鲜、开放性、陈旧性和不愈合的骨折如何进行髓内钉固定。和我们的经验相对照，当看到一个严重股骨骨折患者，仅仅在伤后第14天即能在没有石膏和绷带固定的情况下自如行走，真令人感到非常惊讶。"

　　一年后，在他的书再版前言中，他写道：

　　"后来的经验表明，应用髓内钉固定的危险性要比开始时预计的大得多。因而，我们仅在股骨骨折中把它作为一种治疗规则……长期随访显示，我原来也推荐的其他长管状骨的髓内钉固定常常是弊大于利。"

　　英国似乎对接受Küntscher的技术有点迟缓，可能是由于Hey Groves早期金属髓内针固定实验的影响。在1948年1月3日，《柳叶刀》杂志有一篇由一位"漫游通讯者"发表的关于Küntscher技术的有点无礼而幼稚的评论，在那篇评论里，把此时还对髓内针固定持谨慎态度的Lorenz Böhler描述为"矫形外科学西奈半岛的摩西"！这位作者用了匿名的方式是合乎情理的。1950年，伦敦的Le Vay发表了一篇关于参观Küntscher私人诊所的有趣报道，但是，在总结他对Küntscher技术的总体印象中，他这样写道：

　　"显而易见，Küntscher不喜欢骨骼广泛切开暴露

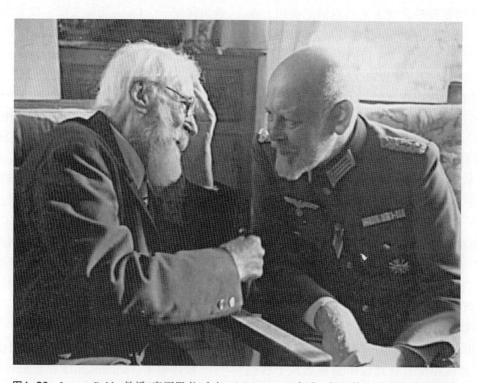

图1-26　Lorenz Böhler教授（穿军服者）在与Adolph Lorenz谈话。摄于第二次世界大战期间。

的手术或对骨膜进行任何干扰，而且他认为任何干扰都将延迟骨折愈合。他认为，闭合髓内钉固定的优势在于避免了这种干扰以及限制了手术干扰。他的所有操作都反映了这种态度：拒绝为进行髓内钉固定而切开暴露闭合性骨折，避免骨移植手术，不喜欢应用钢板螺丝钉固定以及用于膝关节固定术的非常有限的暴露。人们一定会得出这样结论：这种方法是在当时的环境压力下发展起来的——缺乏有技术的护士，缺乏青霉素，无法转移而需要立即固定，最重要的是医院可使用的病床很少，对患者手术后的住院时间没有把握。人们在以逆来顺受的心情做着迫不得已的事情[47]。"

可悲的是，这种适度的自我满足完全是当时英国通往骨折手术革新道路的特征。与此形成对照的是，1955年Milton Silverman在《星期六晚间邮报》上说，Küntscher的发明是德国自发现磺胺药以来在医疗领域中最重要的进展。Küntscher开发研制了股骨和胫骨的带锁髓内钉、用于骨内截骨术的髓内骨锯、用于胫骨远端的扩大髓内钉、用于股骨粗隆的骨折"交通指挥棒"样髓内钉、带有套管的弹性强力扩髓器以及使骨折部位加压的髓内钉。所有这些都是与他的工程师Ernst Pohl和他的终身技术助手Gerhardt Breske合作完成的（1985年，我非常荣幸地拜访过他的家）。Herr Breske告诉我说，Kuntscher非常热爱生活，他每天游泳，喜欢幽默和参加晚会，还是一个恶作剧表演者，但是他从未结婚，据Herr Breske说，是因为"他太忙了"。Gerhardt Küntscher（图1-27）1972年死在他的办公桌上，当时他正在写下一版关于髓内钉固定的著作。Flensberg的Franziskus医院（自1965以来，Küntscher以客座外科医生的身份在那里工作）外科主任Wolfgang Wolfers博士发现他倒在他最后的手稿上。

AO小组（内固定研究总会）对髓内钉固定的设计和技术进行了改良（见下一节），从而进一步推动了Küntscher的开创性工作。这一伟大工作的整理与提炼促成了Klemm、Schellmann、Grosse和Kempf在20世纪60~70年代发展现代带锁髓内钉固定系统方面的工作。除了继承Küntscher的工作发展髓内钉固定这一主流以外，还研制出大量不同种类的髓内固定装置，如Soeur、Westborne、Hansen与Street、Schneider和Huckstep的髓内固定装置。然而，其他一些髓内固定装置中唯一被广泛接受的是Zickel的髓内固定装置。该装置在其上端增加了一枚三翼钉，以便在股骨高位转子下骨折的治疗中牢固抓握股骨近端。

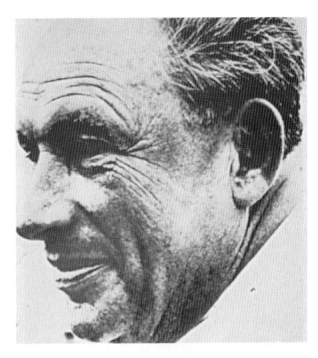

图1-27　Gerhardt Küntscher（1900-1972），德国伟大的髓内钉固定先驱。

第十节　Robert Danis和AO小组的发展

Robert Danis（1880-1962）（图1-28）当之无愧地被认为是现代骨连接术之父。1904年毕业于布鲁塞尔大学之后，他做了一名普通外科医生，早期的研究兴趣是胸外和血管外科。1921年他成为布鲁塞尔大学胸外科和临床外科学教授，在那里他又对骨折内固定产生了极大的兴趣。虽然没有任何直接的证据，但是人们还是情不自禁地想到，他在发展骨折即刻稳定内固定以促进功能康复的理念时一定深受鼓动者Seutin、Paget、Lucas-Championnière、Lambotte、Lane和Shermon（只提及这几位）的影响。他在这个领域的渊博知识和丰富经验汇聚在其不朽著作《骨连接术的理论和实践》中[20]。在这本书的第一章"骨连接术的目的"中他提道，骨连接术只有达到下列3个目标才算完全满意：

（1）骨折局部和邻近关节的肌肉可以即刻进行主动活动。

（2）骨折完全恢复到原来的结构和形状。

（3）骨折一期愈合，而没有明显的骨痂形成。

Danis发明了很多骨连接技术，这些技术主要依赖于应用螺丝钉和一种被称为coapteur的装置在骨折块之间加压。coapteur实质上是一个设计用以在主要骨

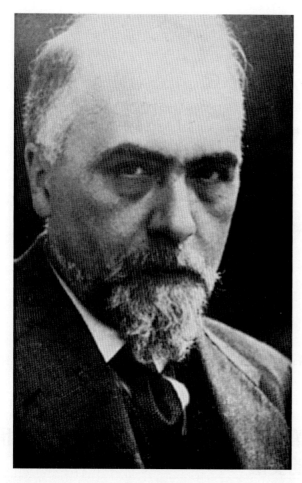

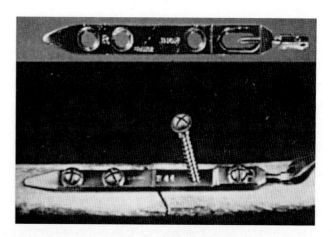

图1-29 Danis的加压钢板或接骨板(1949)。

not Lane的一个病例中记录过了。

在Danis著作的第一章,在讨论直接骨愈合时,他做了如下预言:"这种就像在不完全断裂骨折病例中不连续发生的自行焊接或愈合现象,当然值得实验研究,以便阐明由一种坚强固定的理想骨连接方式所产生的改变是什么。"

Robert Danis没有意识到他的这一建议被多么广泛地采纳,而且在此后的40年里,它对骨折外科治疗的发展产生了深远的影响。

1950年3月1日,一位读了Danis著作的年轻的瑞士外科医生Maurice Müller博士,在布鲁塞尔拜访了这位伟大的外科医生。这次拜访给年轻的Müller博士留下了极其深刻的印象,Danis送给他一本有自己亲笔签名的著作,以致这位年轻的瑞士人回到祖国后便决心接受并发展这一理想接骨术的原则(如Danis所述),并为他的观察结果探讨科学基础。在以后的几年期间,Müller启发了很多同事来分享这种骨折内固定技术的完善给他带来的激情(图1-30),特别是把Liestal的Hans Willenegger、Grosshöchstetten的Robert Schneider和后来来自Chur的Martin Allgöwer召集在自己的周围,他们共同为1958年3月15~17日在Chur的Kantonsspital举行的重要聚会奠定了理论和实践基础。参加会议的其他嘉宾包括:Bandi、Baumann、Eckmann、Guggenbühl、Hunzicker、Molo、Nicole、Ott、Patry、Schär和Stähli。在3天的会期里,展示了很多关于骨连接术的科学论文,与会的医生建立了一个研究小组,以探索内固定的各个方面——AO,即内固定研究学会。这的确是一个建立在Danis工作基础上的勤奋而有活力的组织。

这个组织基本上有三个活动渠道。第一,是建立在瑞士Davos的外科实验室,起初这个实验室由Martin

折块之间产生轴向加压的金属板(图1-29)。从其著作中可以看出,Danis的主要目的是使骨折稳定,此时骨折的固定非常坚强,以致患者可以对骨折骨置之不理,并保留损伤肢体其他部分的功能。在通过解剖复位和骨折块之间加压达到骨折的这种完美稳定中,他(可能是凭其偶然发现真相的本领)还提出了通过皮质骨直接塑形重建而没有明显的外骨痂形成来产生骨折愈合的生物力学和解剖学环境。当观察到这种被他称之为"自行焊接"的愈合时,他认为这是他的骨连接术已经达到其主要目的的标志。然而,事情的另一方面是,如果出现骨痂,表明未能产生他所希望的稳定环境。开始时,他在亲自观察到直接骨愈合之前,并不能预想到它会出现。因而,他似乎最终把第二个作用的观察转变成如前所述的骨连接术的第三个目的,后来由此引起了人们对骨痂态度的混乱。然而有趣的是,人们发现Danis并不是第一位观察到骨干骨折没有骨痂形成而愈合的人,因为这已经由Layton在Arbuth-

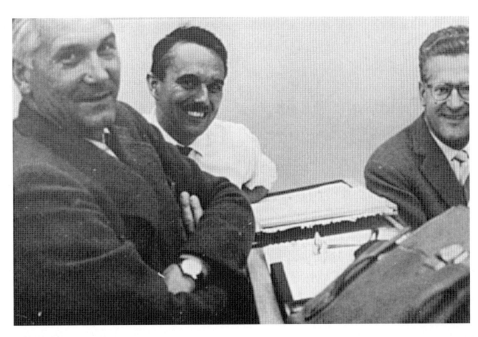

图1-30　AO(内固定研究学会)的三位创立者,Hans Willenegger、Maurice Müller和Martin Allgöwer,摄于20世纪50年代后期。(Courtesy of Professor Müller.)

Allgöwer指导,后来由Herbert Fleisch指导,1967年由现任的指导者Stefan Perren接任。这些工作人员和伯恩大学解剖学教授Robert Schenk合作制定了一项一直在扩展的实验规划,并且一直将其继续了下去。该规划早期阐明了骨折直接愈合的确切过程以及骨骼的稳定性对骨愈合模式的影响,为现代对各种不同力学环境下的骨折愈合的理论奠定了基础。第二,该小组在瑞士与冶金专家和工程师合作设计了一系列内植入物和器械,以应用他们研究所得出的力学原理,因而使他们能够达到Danis所阐明的目的所必需的骨稳定性。第三,他们决定证明他们的临床经验,并且在伯恩建立了一个研究中心,该中心储存着来自世界各地有关骨连接术的文件,一直保存到目前。

　　不久,这个小组和这些年来与他们合作的其他医生的工作取得的成果,为我们现代接骨术的实践奠定了基础。此时,用这一新接骨术体系的理论和技术对医生进行教育已变得很有必要,因此从1960年起,在瑞士Davos举行AO技术的理论和实践结合的课程,每年一次,持续到现在(图1-31)。从1965年起,很多其他机构也举行了这些课程,提供的奖学金使医生们能对全世界优秀的中心进行参观访问[70]。没有其他任何一个学术小组的医生能聚集在一起以追求一个共同的科研和临床目标并对骨折的治疗产生如此大的影响。因而,对骨折治疗历史的阐述应该包括对这个小组的

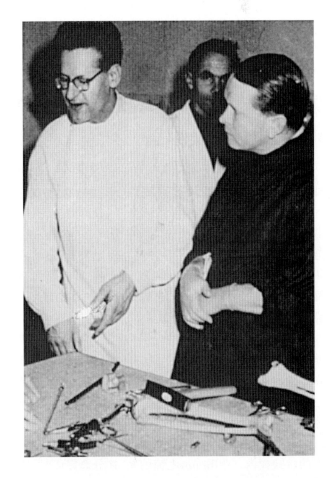

图1-31　大约在1961年,在瑞士戴维斯最早举办的一次AO教育培训课程中,Martin Allgöwer在指导John Charnley教授。

认识。在这个小组(即AO基金会)的努力下,AO的临床、基础和教育活动得以继续,并一直处于该领域科学思想发展和技术进步的最前沿。

　　就在1999年圣诞节前,Hans R. Willenegger去世了。1958年,作为Kantonsspital Liestal的领导,他在AO的创立中起到了关键的作用。由于他的首创精神,Straumann(一处冶金研究机构)制成了一些链环,帮助解决了内固定材料方面的一些问题。具有科学背景的Synthes植入物和器械的工业化生产正是源自这一合作。与此同时,Willenegger与R.Schenk进行了接触。当时,R. Schenk是巴塞尔解剖学院的教授,他把组织学知识贡献给了他们在骨愈合方面的实验工作。不久,Willenegger认识到,以并非最佳的方法实施接骨术可能会造成一种灾难性的并发症。由于他们在心甘情愿地帮助此类患者,Liestal医院成了创伤后骨髓炎、假关节和畸形愈合的治疗中心。

　　这一经历使Willenegger开始了在全世界范围内的AO原则教育工作。1972年他成为国际AO组织的第一任主席。这标志着他周游世界、在五大洲进行AO教学多年的起点。他送给未来的AO教师数不胜数的幻灯片,并仔细解释了每一幻灯片潜在的基本原则。在世界范围内,我们中的很多人都回忆起了与他直接接触的个人纪念品,感到我们失去了一位朋友。

第十一节　Gavriil A. Ilizarov和牵张成骨的发现

　　在20世纪50年代,Gavriil A. Ilizarov, 一位苏联的外科医生,在Kurgan的西伯利亚市工作,偶然发现在外固定架确切固定下,当缓慢持续牵开、分离时,新近的截骨处会有骨在逐渐增大的间隙中形成。当时Ilizarov应用他在1951年设计的环形骨骼外固定装置,该装置用以牵开长时间石膏固定(二战期间)后形成屈曲挛缩的膝关节。这种装置由通过螺丝杆相连的带有两根克氏钉的牵引器构成。

　　Ilizarov发明的外固定架最初是为了逐渐松解挛缩膝关节后侧的软组织。然而,有一名患者的膝关节在屈曲状态是骨性强直,而非纤维性强直。在对这名患者的膝关节进行截骨后,Ilizarov通过调节固定在肢体周围的固定器上螺杆的螺母逐渐使患肢伸直。Ilizarov打算在膝关节伸直的时候,把一骨块植入三角形的骨缺损内。令Ilizarov吃惊的是,在分离完成时,他在截骨部位发现了一处刚生成的楔形骨块。

　　从那以后,Ilizarov进行了进一步的观察,基于他

的轴向稳定伸展的金属环状外固定器和骨在增宽的分离间隙内"再生"新骨组织的能力的发现,发展了一个完整的矫形外科和创伤学理论体系。

　　利用其牵张成骨的发现,Ilizarov使用他改进过的各种外固定器逐渐对骨进行延长、旋转、成角或逐渐移动骨折块。这种外固定器的适应性也使其能够对很多不稳定性骨折进行复位和固定。

　　直到1992年Ilizarov教授去世时, 他领导着一所1000张床位的医院以及一个由350名矫形外科医生和60名有哲学博士学位的科学家组成的研究所,俄罗斯和世界其他地区的患者来到那里治疗先天缺损、身体矮小、创伤并发症和其他肌肉骨骼系统疾病。

　　多年以来,Ilizarov教授和他的同事应用该技术培训了来自各社会主义国家的医生。在1980年前后,当来自意大利的患者肢体上带着环形外固定器从南斯拉夫和东欧附近的一些国家返回时,意大利整形外科医师们学到了Ilizarov方法。此后不久,意大利和其他欧洲国家以及北美的矫形外科医生都冒险来到西伯利亚,学习Ilizarov技术。

　　在俄罗斯和全世界, 随着时间的推移,Ilizarov方法的技术和应用继续得到了改进和完善。外固定器应用技术方面的一个重要的进展是,在许多部位用钛质的半钉替代了不锈钢针,因而可以让患者更舒服、更容易接受这种装置。

　　然而,还有很多研究Ilizarov方法的临床和科学工作有待去完成。需要进行生物力学和组织化学方面的研究。健康保险业已经慢慢地认识到Ilizarov发现的重要性。他们必须接受这方面的教育。一代矫形外科医生也需要进行这种方法的培训。但是随着时间推移,Ilizarov的发现终将会完全融入到现代临床实践之中。

第十二节　Emile Letournel和骨盆和髋臼骨折外科

　　Emile Letournel(图1-32)出生在北美洲东部的法属密克隆岛,该岛位于纽芬兰岛和新斯科舍之间,可以说他是出生于法国,也可以说出生于北美洲。这个小岛的领土主权完全在法国的控制下,包括经济和语言。

　　因为他对矫形外科产生了兴趣,因此为了进一步深造,申请读研究生学位对他的继续教育很有必要。申请手续要求每个申请者都要去见提供培训的教授。由于来自St. Pierre, Letournel没有任何可足以争取到矫形外科职位的支持信函,所以他非常担心不能获得一个矫形

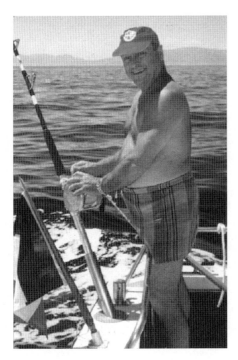

图1-32 Emile Letournel教授。

外科医师职位。这时一个朋友建议他去会见Robert Judet教授。他不顾一切地冒险这样做了，但是没有抱丝毫希望可以得到一个职位。和Robert Judet教授的会面很简短。Robert Judet教授向Letournel要推荐信，他没有，但是Letournel向Judet教授表明他真诚地希望得到他的培训职位。Judet教授告诉他第二年可以让他先来6个月。后来，6个月的时间延长到12个月，然后Letournel在Judet教授的私人诊所成为他的助手。以后，发展成助理教授，到1970年成为教授，直至1978年Judet教授退休后Letournel才离开。后来，Letournel成为巴黎东南部一所医疗中心的医院矫形外科主任。在那里，他从事医学理论工作直至1993年10月退休。后来他在法国Courbevoie(巴黎的一个郊区)的Villa Medicis自行开业。

正是他在Choisy工作的那段时间，北美洲的医生与Letournel教授有了紧密的联系。Letournel在Rober Judet的启发下开始工作，其重要性直到20世纪80年代才被广泛认识。尽管延迟那么长时间后才被认识和接受，但实际上北美洲是最早理解和采纳他的技术的地区之一。事实上，他确实是通过与我们的持续接触而得到认识和赞誉的。

一般情况下，一个有才智的、有创造力的外科医生在他或她的职业生涯中只能贡献出一小部分新的发现。但是，Letournel完成了很多，他彻底改变了我们对髋臼骨折的概念的理解和治疗方法。Judet认识到，

髋臼骨折非手术治疗还有很多问题，他激发Letournel开展进一步研究工作，以便弄清楚髋臼的外科解剖、新鲜骨折的病理解剖以及对这些损伤的解释。根据这些，他设计了手术入路。Judet首先把Kocker入路和Longenbeck入路结合在一起，形成了Kocker-Longenbeck入路。随后Letournel设计了髂腹股沟入路以及最终的髂股入路。复位和内固定技术同样也得到了发展。最后，外科手术治疗在放射学、临床以及统计学方面的即刻效果和远期结果成了Letournel一生的酷爱。

Letournel还提议创立一个有关骨盆和髋臼骨折外科治疗的全面指导的学习班，尽管他的理论在北美洲得到肯定，然而他感觉在法国还没有完全被认识到。于是，1984年的第一期学习班在巴黎举行，但是全体教员均来自北美洲及英国，因此他用英语授课。Letournel在巴黎的学习班制定了髋臼及骨盆骨折学习班应遵循的标准和教育模式。一共开了9期学习班，包括针对放射照片进行深入研究的讲座。通过讲座、塑料骨和现场手术表演讲授手术技术，每期学习班都有一天在历史上著名的巴黎解剖学院Fer à Moulin进行。每期学习班都有一次着正式晚礼服的宴会，由杰出的音乐家和Letournel同唱《La Prune》，如果他的精神很好，再唱《马赛曲》。1993年5月首届髋臼骨折外科手术治疗结果的国际研讨会使他的巴黎会议达到了高潮。他的放射学描述和分类系统，最初是在1960年建立的，而且至目前为止仍是一种被人们广泛接受的世界术语，这一次在整个会议期间被使用，以便让人们对这些统计学结果有一个清楚的理解。

Emile Letournel教授在得病2个月后便突然去世了。直到那时，他还一直忙着进行外科手术以及到世界各地去讲学。我们，作为他来自世界各地的学生和患者，很幸运地见证了他那伟大的人格和贡献。

第十三节 Klaus Klemm和交锁髓内钉及局部抗生素珠链治疗

Klaus Klemm医生(1932-2001)：他是谁？一本创伤骨科的书为什么要纪念他？

Klaus Klemm医生(图1-33和图1-34)发明了两项用于骨折治疗的重要技术：交锁髓内钉及局部抗生素珠链治疗。受益于他观点的成千上万患者感激这两项革新。Klemm总说继交锁髓内钉和珠链之后，他的第三大激情是巧克力，Brigitte Winter-Klemm认为事实的确如此。下面我们一起分享对Klemm医生的回忆，深入他

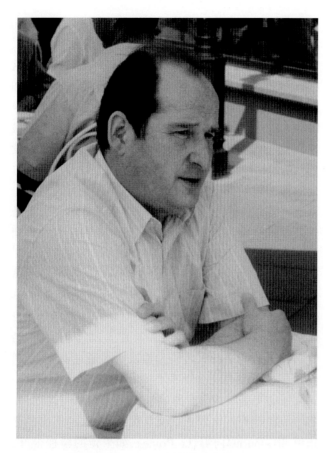

图1-33 Klaus Klemm在莱茵高地区。

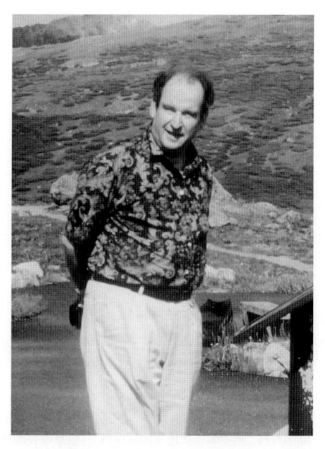

图1-34 Klaus Klemm 在格兰茨帕斯。

的故事你将会理解他对创伤学影响的重要性。

　　1932年5月19日，Klaus Klemm出生于法兰克福一个小康家庭。第二次世界战争期间，他加入了德国山林地区火车站的一个青年组织。1952年，他入读法兰克福医学院，期间在弗莱堡读了一个学期，1958年完成医学学位。1958-1960年，在纽约基斯科山北威斯切斯特医院实习，之后返回德国，并于1962年在德国取得外科医生执照。随后，在法兰克福新工人医院新败血病科工作，成为Junghans教授的助手。1966-1969年，在法兰克福圣马可医院参加外科学培训，并成为法兰克福新工人医院败血病科第三任资深主任，该科第一任主任是Junghans教授，第二任是Contzen教授，1999年他退休后，其学生Börner教授担任主任。

　　因此，Klemm医生的训练是在战后德国的混乱社会中进行的，并且由于他在威斯切斯特县住过2年，英语水平很好，在这个重建国家的有限资源条件下，他接受了治疗骨感染的任务。骨髓炎的传统治疗是植入物移除、卧床休息、吸引引流和长期静点抗生素。Klemm倡导采用交锁髓内钉固定骨折，并且抗生素埋植的方法可以使患者不卧床进行抗生素治疗。的确，

Klemm与Küntscher就"锁销"问题联系后被建议不要使用交锁钉，但无论如何，他与W.D.Schellmann一起制作出一套实用的髓内交锁钉系统。

　　抗生素珠链是从抗生素骨水泥植入体发展来的。在欧洲，抗生素珠链从1978年获得商品许可，但令Klemm沮丧的是，抗生素珠链一直没有获得美国食品药品管理局(FDA)许可。讽刺的是，20世纪80年代随同Klemm先生从新工人医院到弗里得堡兰特斯托尔大街上的美国军队医院参观时发现，美国人正试图培训德国人诸如洗手方法的基本医疗保健，以及应用石膏支具治疗股骨骨折。

　　Klemm先生不擅长讲课，撰写文章也不多，跟他学习的最好方法是和他一起工作。他经常手术，亲自探视他的患者。如果你和他一起，常常能获得知识，例如"无限制"法放置交锁螺钉，或者如何从胫骨近端取移植骨。Klemm先生经常请他的客人在克劳迪奥（马巴赫巷，他家附近的一家餐厅）或在家里一起就餐，或和他的小组在艾歇尔萨克森市的休息寓所一起开会。在这样的一次会议上，我请教Guy Jenny患者应该多长时间取出抗生素珠链。Jenny 医生回答："这个我真的不知

道,我第一个放置珠链的患者20年还没有取出。"

尽管一段时间以来典型德国人的民族主义是不受欢迎的,但他加强了同欧洲和美国的联系。然而,由于他的退休,他与新工人医院的关系发生了一些问题。毕竟,诊所的就诊者是来找Klaus而不是主任看病的。而且,髓内钉系统的竞争性发展没有解决问题。他退休时,我们又一次全部聚集在法兰克福旧城市政厅。这是一个非常不可思议的聚会。出席的许多年轻同事已经在美国从事多年的辅助性工作,在这个粉刷一新的Ratskellar餐厅地下室里,啤酒是必不可少的,他的朋友以及他的家人都出席了,所有的人向Klaus先生敬酒,餐厅里漂荡着古老的德国歌曲。

退休对Klemm先生来说是无益的,他患上了症状性腰椎关节强硬并进行了背部手术。手术部位发生感染。讽刺的是,治疗骨感染最具创新的外科医生死于败血病,而且死于他工作了30年的新工人医院重症监护室。

小　结

随着技术的进步,创伤的发生频率和严重性也在进展,对骨外科手术技术不断提高的要求也同样在增长。只有通过学习外科前辈的历史,牢记他们的奋斗历程,面对激烈的批评,去取得看似不可能达到的成绩,年轻的外科医帅才能在效仿他们的过程中被激励,把他们取得的成绩更向前推进一步。

限于本书的篇幅,要想把5000年的奋斗史全部纳入是不可能的,只能采取折中办法进行取舍。虽然如此,在决定突出介绍某人的成就时,我绝没有对那些没有详细记载的先驱们的成就有任何贬低之意,对于这些必要的省略敬请读者原谅。

（魏学磊 译　李世民 校）

参考文献

1. Amerasinghe, D.M.; Veerasingham, P.B. Early weight bearing in tibial shaft fractures protected by wooden splints. Proc Kandy Med Soc 4:(pp. unnum.), 1981.

2. Assen, J. van; Meyerding, H.W. Antonius Mathijsen, the discoverer of the plaster bandage. J Bone Joint Surg Am 30:1018, 1948.

3. Bacon, L.W. On the history of the introduction of plaster of Paris bandages. Bull Soc Med Hist 3:122, 1923.

4. Bell, B. System of Surgery, 7th ed., Vol. 2. Edinburgh, Bell and Bradfute, 1801, p. 21.

5. Bérenger Féraud, L.J.B. De l'emploi de la pointe de Malgaigne dans les fractures. Rev Ther Medicochir 15:228, 256, 1867.

6. Bérenger Féraud, L.J.B. Traité de l'Immobilisation Directe des Fragments Osseux dans les Fractures. Paris, Delahaye, 1870, p. 371.

7. Billroth, W. Clinical Surgery. London, The New Sydenham Society, 1881.

8. Bircher, H. Eine neue Methode unmittelbarer Retention bei Frakturen der Roehrenknochen. Arch Klin Chir 34:91, 1886.

9. Böhler, L. Vorwort zur 1 bis 4 Auflage, Wien, im Januar 1944. Technik der Knochenruchbehandlung im Frieden und im den Kriege, 1944, pp. IV-V.

10. Bonnet Mémoire sur les fractures du fémur. Gaz Med Paris, 1839.

11. Burny, F.; Bourgois, R. Étude biomécanique de l'ostéotaxis. In: La Fixation Externe en Chirurgie. Brussels, Imprimerie Médicale et Scientifique, 1965.

12. Chalier, A. Nouvel appareil prothétique pour ostéosynthèse (crampon extensible). Presse Med 25:585, 1907.

13. Chassin Thèse de Paris, 1852, p. 63.

14. Cleveland, M. Surgery in World War II: Orthopedic Surgery in the European Theater of Operations. Washington, DC, Office of the Surgeon General, Dept. of the Army, 1956, p. 77.

15. Commeiras. J Soc Med Montpellier, 1847.

16. Conn, H.R. The internal fixation of fractures. J Bone Joint Surg 13:261, 1931.

17. Cooper, A. Treatise on Dislocations and on Fractures of the Joints. London, Longman, Hurst, Rees, Orme, Brown and Green, 1822.

18. Crile, D.W. Fracture of the femur: A method of holding the fragments in difficult cases. Br J Surg 4:458, 1919.

19. Cucuel; Rigaud. Des vis métalliques enfoncées dans le tissue des os pour le traitement de certaines fractures. Rev Medicochir Paris 8:113, 1850.

20. Danis, R. Théorie et Pratique de l'Ostéosynthèse. Paris, Masson, 1949.

21. Dowden, J.W. The Principle of Early Active Movement in Treating Fractures of the Upper Extremity. London, Oliver & Boyd, 1924.

22. Eaton, W. Survey of the Turkish Empire. London, 1798.

23. Elst, V.E. Les débuts de l'ostéosynthése en Belgique. Private publication for Société Belge de Chirurgie Orthopédique et de Traumatologie. Brussels, Imp des Sciences, 1971.

24. Evans, P.E.L. Cerclage fixation of a fractured humerus in 1775: Fact or fiction? Clin Orthop 174:138, 1983.

25. Gersdorf, H. von. Feldtbuch der Wundartzney. Strasbourg, 1517.

26. Gooch, B. Cases and Practical Remarks in Surgery. Norwich, W. Chase, 1767.

27. Guthrie, D. A History of Medicine. London, T. Nelson, 1945, p. 124.

28. Guthrie, G. Direct fixation of fractures. Am Med March:376, 1903.

29. Hamilton, F.H. Treatise on Military Surgery and Hygiene. New York, Baillière, 1865.

30. Hansmann. Eine neue Methode der Fixirung der Fragmente bei complicirten Fracturen. Verh Dtsch Ges Chir 15:134, 1886.

31. Hartshorne, E. On the causes and treatment of pseudarthrosis and especially that form of it sometimes called supernumerary joint. Am J Med Sci 1:121, 1841.

32. Heister, L. Chirurgie Complète. Paris, 1739.

33. Helferich, H. Atlas and Grundriss der traumatischen Frakturen und Luxationen. München, Lehmann Verlag, 1906, p. 170.

34. Hitzrot. Transactions of New York Surgical Society. Ann Surg 83:301, 1926.

35. Hoffa, A. Lehrbuch der Fracturen und Luxationen für Arzte und Studierende. Wurzburg, 1896.

36. Hoffmann, R. Rotules à os pour la réduction dirigée, non sanglante, des fractures (ostéotaxis). Helv Med Acta 6:844, 1938.

37. Hoglund, E.J. New intramedullary bone transplant. Surg Gynecol Obstet 24:243, 1917.

38. Hubenthal. Nouveau manière de traiter les fractures. Nouv J Med 5:210, 1817.

39. Icart, J.F. Lettre à réponse au mémoire de M. Pujol. Médicin de Castres et de l'Hôtel-Dieu, sur une amputation naturelle de la jambe avec des réflexions sur quelques autres cas rélatifs a cette operation, 1775.

40. Keetley, C.B. On the prevention of shortening and other forms of malunion after fracture, by the use of metal pins passed into the fragments subcutaneously. Lancet June 10:137, 1893.

41. Küntscher, G. Die Technik der Marknagelung gemeinsam mit B. Maatz. Leipzig, Thieme, 1945.

42. Lambotte, A. Chirurgie Opératoire des Fractures. Paris, Masson, 1913.

43. Lambrinudi, C. Intramedullary Kirschner wires in the treatment of fractures. Proc R Soc Med 33:153, 1940.

44. Lane, W.A. Clinical remarks on the operative treatment of simple fractures. BMJ 2:1325, 1905.

45. Lane, W.A. Operative Treatment of Fractures, 2nd ed. London, 1914, p. 126.

46. Layton, T.B. Sir William Arbuthnot Lane, Bt. C.B., M.S. An Enquiry into the Mind and Influence of a Surgeon. Edinburgh, Livingstone, 1956.

47. Le Vay, A.D. Intramedullary nailing in the Küntscher clinic. J Bone Joint Surg Br 32:698, 1950.

48. Lindholm, R.V. The bone nailing surgeon: G.B.G. Küntscher and the Finns. Acta Universitatis Ouluensis B10 Historica 5.

49. Lucas-Championnière, J. Trépanation Néolithique, Trépanation Pré-Colombienne des Kabyles, Trépanation Traditionelle. Paris, Steinheil, 1912.

50. Lucas-Championnière, J. Les dangers l'immobilisation des membres—Fragilité des os—Altération de la nutrition du membre—Conclusions pratiques. J Med Chir Prat 78:8187, 1907.

51. Malgaigne, J.F. Traitement des fractures de la jambe par le platre coulé, suivant la méthode de M. Dieffenbach de Berlin. Gaz Med Paris, 1832.

52. Malgaigne, J.F. A Treatise of Fractures. Philadelphia, J.B. Lippincott, 1859.

53. Mathijsen, A. Nieuwe Wijze van Aanwending van het Gipsverband. Eene Bijdrage Tot de Militaire Chirurgie. Haarlem, van Loghen, 1852.

54. Milne, J.S. The apparatus used by the Greeks and the Romans in the setting of fractures and the reduction of dislocations. Interstate Med J 16:3, 1909.

55. Monro, J.K. The history of plaster of Paris in the treatment of fractures. J Bone Joint Surg 23:257, 1935.

56. Mooney, V., Nickel, V.L., Harvey, J.P., Snelson, R. Cast brace treatment for fractures of the distal part of the femur. J Bone Joint Surg Am 52:1563, 1970.

57. Orr, H.W. Wounds and Fractures. A Clinical Guide to Civil and Military Practice. London, Baillière, Tindall & Cox, 1941.

58. Paré, A. Dix Livres de la Chirurgie avec le Magasin des Instruments Necessaires à Icelle, Vol. 7. Paris, Jean le Royer, 1564, Chap. 13.

59. Parkhill, C. A new apparatus for the fixation of bones after resection and in fractures with a tendency to displacement. Trans Am Surg Assoc 15:251, 1897.

60. Parkhill, C. Further observations regarding the use of the boneclamp in ununited fractures, fractures with malunion, and recent fractures with a tendency to displacement. Ann Surg 27:553, 1898.

61. Petit, J Le. D'un nouveau instrument de chirurgie. Mem Acad R Sci 1718, p. 254.

62. Pitkin, H.C.; Blackfield, H.M. Skeletal immobilization in difficult fractures of shafts of long bones: New method of treatment as applied to compound, comminuted and oblique fractures of both bones of the leg. J Bone Joint Surg 3:589, 1931.

63. Pujol, A. Mémoire sur une amputation naturelle de la jambe avec des réflexions sur quelques autre cas rélatifs à l'amputation. J Med Chir Pharm (Paris) 43:160, 1775.

64. Pujol, A. Eclaircissements en réponse à la lettre de M. Icart, chirurgien. J Med Chir Pharm (Paris) 45:167, 1776.

65. Putti, V. The operative lengthening of the femur. JAMA 77:934, 1921.

66. Ratliff, A.H.C. Ernest William Hey Groves and his contributions to orthopaedic surgery. Ann R Coll Surg Engl 65:203, 1983.

67. Russell, R.H. Fracture of the femur. A clinical study. Br J Surg 11:491, 1924.

68. Rush, L.V.; Rush, H.L. Technique for longitudinal pin fixation of certain fractures of the ulna and of the femur. J Bone Joint Surg 21:619, 1939.

69. Sarmiento, A. A functional below the knee cast for tibial fractures. J Bone Joint Surg Am 49:855, 1967.

70. Schneider, R. 25 Jahre AO Schweiz. Arbeitsgemeinschaft für Osteosynthesefragen 1958–1983. Biel, Gassmann AG, 1983.

71. Seutin. Traité de la Méthode Amovo-Inamovible. Brussels, 1849.

72. Shang T'ien-Yu; Fang Hsien-Chih; Ku Yun-Wu; Chow Ying Ch'ing. The integration of modern and traditional Chinese medicine in the treatment of fractures. Chin Med J 83:419, 1964.

73. Sherman, W.O'N. Operative treatment of fractures of the shaft of the femur with maximum fixation. J Bone Joint Surg 8:494, 1926.

74. Smith, G. The most ancient splints. BMJ 28:732, 1903.

75. Smith-Peterson, M.N.; Cave, E.F.; Vangarder, G.H. Intracapsular fractures of the neck of the femur; treatment by internal fixation. Arch Surg 23:715, 1931.

76. Spink, M.S.; Lewis, G.L. Albucasis on Surgery and Instruments. London, Wellcome Institute of the History of Medicine, 1973.

77. Thomas, G. From bonesetter to orthopaedic surgeon. Ann R Coll Surg Engl 55:134, 1974.

78. Trueta, J. An Atlas of Traumatic Surgery: Illustrated Histories of Wounds of the Extremities. Oxford, Blackwell, 1949.

79. Vidal, J.; Rabischong, P.; Bonnel, F. Étude biomécanique du fixateur externe dans les fractures de jambe. Montpelier Chir 16:43, 1970.

80. Walker, C.A. Treatment of fractures by the immoveable apparatus. Lancet 1:553, 1839.

81. Watson Jones, R. Preface. In: Wilson, J.N., ed. Fractures and Joint Injuries. Edinburgh, Livingstone, 1952, pp. v-vi.

82. Wrench, G.T. Lord Lister: His Life and Work. London, Fisher Unwin, 1914.

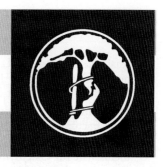

第 **2** 章

骨折修复生物学和促进愈合方法

Sanjeev Kakar, M.D., M.R.C.S.,Thomas A. Einhorn, M.D.

第一节 引言

近半个世纪以来,骨创伤外科领域受益于人们对生物学和生物力学原则的精确理解,这一原则是以骨及其相关软组织愈合为基础的。这些原则最多的关注是 Schenk 和 Willenegger 所说的坚强内固定,他们认为该原则可以导致所谓的一期骨皮质愈合[123]。然而,随着髓内固定、外固定、小钢针固定(牵张成骨技术)以及"微创"锁定钢板技术的进步,创伤外科医生所治疗的许多骨折的愈合过程主要是软骨内骨化。

尽管大多数骨折完全愈合,但美国每年有 5%~10%的骨折发生一定程度的愈合不良[35]。大多数病例的发生原因是不清楚的,或许与复位不充分和不稳定[20]、患者全身状态[36, 93]或创伤本身性质有关[108, 136]。发生骨折愈合不良时,促进愈合对保证骨功能的恢复是十分有利的。本章将回顾目前骨折愈合的理论进展以及所证实的能够促进骨折愈合的方法。

第二节 骨折修复生物学

骨折愈合是一种高度协调的过程,包含一系列密切联系的生物学修复过程。最终愈合是几乎完全的原始骨质生物学和生物力学恢复。长骨骨折不仅发生钙化和软组织结构的断裂,而且发生骨折部位能量转化与耗散。这导致四种主要组织产生愈合反应:

皮质骨、骨膜、骨髓和骨外软组织。一期骨皮质愈合涉及骨折碎片解剖复位、最优化应力环境以及骨皮质的生物学反应,即通过所谓的"切割锥"直接重建皮质骨连续性[56]。"切割锥"为破骨细胞组成的骨改建单位,它们吸收皮质骨,从而容许血管发生和骨折部位干细胞沉积,以及祖细胞分化为成骨细胞并分泌基质和桥接骨折间隙[123]。骨膜、骨外软组织和骨髓低程度参与该过程[96]。

如果骨折部位没有进行坚强内固定且存在微动,则发生二期骨愈合。骨膜反应和骨折周围软组织构成了二期骨折愈合基础,通过二期修复,多数骨折愈合。二期骨愈合包括膜内和软骨内骨化,二者同时进行。膜内成骨发生于骨折两端,启动膜内成骨过程的细胞来自骨膜[56]。软骨内反应也依赖于骨膜[105],但周围软组织细胞也有助于软骨内骨化过程[71, 73]。

研究者用鼠股骨骨折模型研究软骨内骨折愈合,该模型建立方法是造成标准化闭合性股骨横断骨折,接着用髓内针固定骨折[36]。该模型特征表现为:骨折部位在骨折后 7 天内发生炎症反应,通过侵入该部位的巨噬细胞、多核白细胞和淋巴细胞可以证明。这些细胞分泌的促炎症反应细胞因子包括白介素-1、白介素-6 和 TNF-α(tumor necrosis factor-α,肿瘤坏死因子α)[38, 84]。同时信号肽分子被触发,例如 TGF-β(transforming growth factor-beta,转化生长因子 β)超基因家族成员,包括 BMP(bone morphogenetic proteins,骨形态发生蛋白)以及血小板源性生长因子。促炎症反应细胞因子和信号肽触发的联系,即生长促进因子的研究目前尚不清楚。

一旦发生骨折愈合,在愈合第 7~10 天软骨形成,此过程分泌两个主要生物化学成分:Ⅱ型胶原和各种蛋白聚糖。Ⅱ型胶原提供骨痂原始结构,而蛋白聚糖调节新生组织的水化并控制矿化过程的速度和理化过程。到 14 天时,蛋白质合成完成,肥大软骨细胞释放钙到细胞外基质沉积磷酸盐离子[34],包含在细胞外基质磷酸酯中的高能磷酸键(如 ATP)被蛋白降解酶水解后从软骨细胞膜释放。由于蛋白聚糖抑制矿化,所以这些酶对其的降解作用是软骨细胞控制矿化过程的速度和理化过程的一种方法。简而言之,最初骨痂主要由软骨构成,软骨钙化前必须达到临界状态。蛋白聚糖的存在使这一目标得以实现,它们可以抑制矿化。一旦形成足够的软骨骨痂,机体通过去除蛋白聚糖抑制因素而发生矿化[37]。

骨折后 3~4 周,骨痂大部分由钙化软骨构成,也就是众所周知的初级骨小梁(图 2-1)。这一组织成为破软骨细胞的目标,这些多核细胞专职于吸收钙化组织。钙化软骨的去除不仅包括矿化基质的吸收,也包括软骨细胞自身的去除。Lee 等人的研究证实,软骨细胞在软骨内骨折愈合过程中发生程序性细胞死亡(凋亡),凋亡现象发生于生长板的下部肥大区。因此,软骨成骨方式包括细胞去除和基质改性的一系列高度程序化事件。

由于破软骨细胞去除钙化软骨,血管渗透到组织并带来血管周围间充质干细胞。这些细胞分化为骨原细胞并随之成为新生骨的成骨细胞。初级骨小梁向次级骨小梁或编织骨的塑形转变在将近 28~35 天导致骨折连接(图 2-2)。此时,破骨细胞定居于组织并将骨

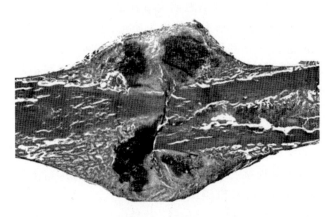

图 2-1　损伤后 3 周低倍骨折骨痂组织学图像,观察到大量的钙化软骨(初级骨小梁)(4×;切片行番红 O/固绿染色,软骨形成细胞显示橙色)。(见彩图)

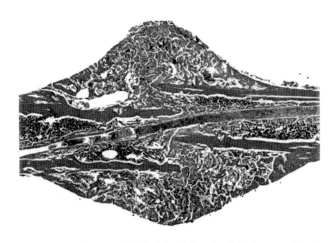

图 2-2　损伤后 4 周低倍骨折骨痂组织学图像,显示初级骨小梁向次级骨小梁或编织骨的塑形转变(4×;番红 O/固绿染色)。(见彩图)

痂塑形转化为板层骨。

第三节　骨折修复分子机制:研究现状

一些生长因子和细胞因子涉及骨组织修复和改建过程。这些生长因子以一种协调的方式相互影响功能和表达。Cho 等人最近研究了骨折愈合中 TGF-β 超家族的表达[19]。该生长因子家族包括全部的TGF-β因子、BMP 因子和 GDF(growth and differentiation factors,生长分化因子),其功能是控制骨发育和修复进程。骨折愈合过程中,骨折第一天表达 BMP-2 和 GDF-8,表明这两个因子是作为早期反应基因起作用的。BMP-2 最有可能的功能是诱导软骨形成和骨膜成骨作用,BMP-2 引发软骨内愈合反应和膜内骨化。GDF-8 是一种已知的肌源性负调节分子,其功能可能是引导未分化间充质细胞向软骨–成骨细胞分化并抑制肌转化通路。骨折后 7 天,GDF-5 和 TGF-β 家族的 2 以及 3 表达最高,表明它们在软骨形成中发挥作用。骨折后 14~21 天,BMP-3、BMP-4、BMP-7 和 BMP-8 少量表达,此期骨痂软骨钙化最活跃。尽管这些结果并没有证明这些蛋白分子的任何具体功能,但它们在特定时间表达的可重复性鉴定结果提示我们需要进一步研究来阐明它们的功能。

骨痂塑形改建为有足够力学性能的结构对骨折损伤的治疗成功是必需的。成骨细胞和破骨细胞的相互作用导致骨塑形的成功,但骨痂塑形中最主要

的反应细胞为破骨细胞。最新证据表明成骨细胞系（包括间充质细胞）可以分泌因子诱导分化为完全的成骨细胞,并表达配基调节破骨细胞活性。在这些配基中,已经有研究表明 RANKL(receptor activator of NFκB ligand,核因子κB受体活化因子配基)对破骨细胞前体的发育是必需的。单核造血破骨细胞前体与成骨细胞通过 RANKL 和 RANK 结合后,这些单核细胞就被诱导融合生成具有骨吸收能力的多核破骨细胞[55]。M-CSF(macrophage colony stimulating factor,巨噬细胞集落刺激因子)对骨塑形过程具有共调节作用,骨折后 14 天,就在钙化软骨去除开始前,M-CSF 表达达到峰值。Gerstenfeld 等人[55]对不能表达这些分子的转基因鼠进行研究,结果显示骨折愈合延迟,并伴有骨痂增大和钙化软骨形成向骨形成转化期的失能[55]。因为许多骨不连被证实在骨不连部位存在砂样的钙化软骨组织,所以人骨愈合不全可能和这些因子中的某一种失效或分泌不足有关。

骨愈合过程包含一系列配合默契的阶段:软骨形成、钙化软骨去除、钙化软骨的骨替换和骨塑性改建为具有力学负重支撑能力的板层骨结构。然而骨折愈合的分子基础远未被了解,血管生成因子(VEGF 和 Hif1-α)、成软骨和成骨因子(BMP 和 GDF)及骨塑形调节因子(TNF-α 家族成员)均相互协调参与骨愈合。进一步阐明这些因子的相互作用机制以及开发技术来控制它们的功能对将来骨折处理有十分重要的作用。

第四节　骨愈合的增强

增强骨折修复的方法可大致分为物理和生物学两种。生物学刺激包括在局部微环境导入诱导骨形成因子、传导骨形成因子或骨形成因子,而物理干扰方法则包括对骨折部位的电刺激与超声刺激。

一、生物学方法

(一)骨移植

全世界每年进行 220 万例骨移植来治疗骨折延迟愈合、关节置换失败、脊柱和长骨关节融合术、恶性骨肿瘤保肢重建术及脊柱不稳和畸形的复杂重建[89]。自体骨移植仍被人们认作金标准,因为它可以提供刺激骨折修复的天然的基本成分。这些基本成分包括骨

诱导生长因子、骨传导细胞外基质和骨髓成分中的成骨干细胞。骨诱导过程是从周围宿主组织募集,多能间充质干细胞并分化为成骨骨原细胞。调控这一过程的是移植物来源的生长因子,如形态形成蛋白,以及其他一些信号发送分子,如血小板源性生长因子、白介素、成纤维细胞生长因子和胰岛素样生长因子[129,139]。骨诱导材料的作用是提供一个支架,用于支持毛细血管、血管周围组织及受植床骨祖细胞的长入。骨诱导是按照由移植物的三维结构、局部血供和施加于移植物和周围组织上的生物机械力所确定的有序顺序发生的[129]。骨发生指骨的形成过程。在骨移植,成骨材料是指含有能够分化成骨的细胞的材料。

尽管自体骨移植效果确凿,但确实存在许多缺点,包括供区并发症、神经或动脉损伤以及与移植物获取相关的 8%~10%感染率[5, 46, 60, 144]。这些局限性促使人们使用替代移植材料,如同种异体骨。然而,尽管同种异体骨使用方便,但存在一些缺点限制了它的使用,如疾病传播风险、与自体骨相比生物学和力学性能降低以及费用增加[111]。因为这些原因,人们开发了用于组织工程骨的有效材料和方法,从而对未来的骨折治疗形成了一个崭新的研究领域。

1.自体骨

自体骨移植(也就是自身移植、同体移植)指移植物的获取和植入在同一个人进行,包括松质骨、皮质骨(非血管化和血管化移植物)和骨髓。尽管许多文献记录了自体骨移植物在骨重建中的应用,但人们对其在新鲜骨折愈合中的应用关注不多。

自体骨最重要的作用表现在可以作为骨诱导和骨传导基质。自体骨具备必要的物理和化学性能,从而支持正常的成骨细胞或成骨样细胞附着、迁移、分裂和分化成骨。宿主处的组织质量,包括血运对移植处的愈合速率和程度有特别重要的影响。宿主处无血管床或缺少内皮或结缔组织前体细胞将对移植物释放出的骨诱导和骨传导信号反应甚微,上述情况可能发生于下述患者:接受过放疗或使用一种治疗性或非治疗性制剂,如糖皮质激素或者尼古丁,这些患者的细胞遭受损害。此外,如果植入处存在力学不稳将阻止骨连接,因为力学不稳将导致移植物–宿主界面生成肉芽和纤维组织[7]。

自体松质骨移植

宿主对于松质骨和皮质骨移植物的反应,在修复的速度和完整性方面是不同的。松质骨所具有的宽

大表面被覆静止的衬里细胞或者活性成骨细胞,所以诱导新骨的潜能大于皮质骨[49]。骨的生成与吸收同时进行。成骨细胞在坏死骨的表面分泌类骨质,而破骨细胞则逐渐吸收失活骨小梁。爬行替代[59]是自体松质骨移植晚期特征性表现,因此,尽管松质骨移植物无法提供即刻的结构支撑,但与宿主骨结合快速,并在1年后完全替换宿主骨和骨髓(表2-1)。

松质骨移植物通常以碎皮的方式获取,取材部位有髂骨嵴、桡骨远端、大转子、胫骨近侧和股骨远侧的干骺端[85,109]。对移植物的结构完整性无要求时,松质骨是治疗的最佳选择[43,44,49]。Ring和其同事[116]证明了此观点,他们对35例前臂萎缩性骨干骨不连(16例桡骨、11例尺骨、8例尺桡骨)患者以3.5 mm钢板和螺钉固定,同时予以自体松质骨移植。患者骨缺损长度1~6 cm,平均2.2 cm,所有骨折6个月内愈合,43个月后前臂活动度达到121°、肘关节131°和腕关节137°,与对侧肢体相比,平均握力达到83%。Kesemenli等人[79]的研究进一步突显自体骨刺激骨折修复的能力,他们对20例Ⅲ度胫骨开放性骨折患者(8例Ⅲa,11例Ⅲb,1例Ⅲc)进行研究,所有患者在清创和外固定术时接受一期自体骨移植。2例患者需要肌皮瓣覆盖,4例患者采取延迟一期闭合,14例患者切皮移植。随访时间平均为43个月,1例患者发生延迟愈合,1例发生感染,其余患者骨折愈合时间为19~45周,平均28周。结果表明在获得骨折稳定时采取一期骨移植可以增强骨折愈合速度,并且对感染发生率没有副作用。

自体皮质骨移植

皮质骨移植物获取部位通常是肋骨、腓骨或者髂

骨包壳,移植方法是带或不带血管蒂。皮质骨的主要性能是骨传导性,骨诱导性很少或没有(表2-1)。皮质骨基质的厚度限制了营养物的弥散,而营养物可以为移植后所有骨细胞的存活提供支持,因此限制了其成骨特性[29]。

自体皮质骨移植物和松质骨移植物在开始阶段与宿主的结合过程是相似的。然而,由于皮质骨致密,其再血管化过程实质上较慢[15,58,115]。这通常见于非血管化移植物,血管渗透最初发生在破骨性吸收区周围,接着侵入Volkmann管和哈弗管[42]。

由于血管化皮质骨移植时保留自身的功能血供,所以其功能相对不依赖于宿主床[29]。游离血管骨移植物的3个主要来源是腓骨、髂骨嵴和肋骨。腓骨移植物可从其腓侧血管分离,髂嵴移植物利用的是深部旋髂动静脉,肋骨利用后侧的肋间动静脉。血管一旦成功吻合,移植物中超过90%的骨细胞存活,结果移植物-宿主快速连接,没有发生非血管化移植物中所看到的实质骨吸收和重建[58]。血管化移植物由于缺少骨吸收和再血管化过程,所以在移植后前6周内即可提供优越的强度[29]。由于血管化移植骨带有松质骨,所以与宿主床结合前仍然需要内/外固定提供力学稳定性。

非血管化自体骨移植能够用于治疗长达6cm的节段性骨缺损,这种长度的缺损需要及时的结构性支撑[44]。关于使用非血管化自体骨移植修复6~12cm长的缺损没有确切报道。对于大于12cm的较大骨缺损,推荐使用血管化移植物[54]。然而这些大移植物的取材是个问题。Tang等人[132]考察了39名患者的供体发病情况,这些患者都患有股骨头无菌性坏死,且都通过游离同侧腓骨移植物做移植治疗。这些患者普遍具有个人不良主诉,包括29%患者出现踇趾屈曲无力,43%患者发生足趾背伸困难。

2.自体骨髓

自体骨髓中含有成骨前体细胞[8,23],未来自体骨髓可作为最基本的物质应用于组织工程骨[104]。治疗骨缺损应用中,Connolly和Shindell[22]首先报道了自体骨髓处理胫骨骨不连的临床应用。缺损部位注射新鲜骨髓后6个月出现临床和放射学上的连接,类似结果见于其他研究[53,62]。Khanal及其同事[81]对40例闭合胫骨干骨折患者进行了一项前瞻性研究,这些患者随机分为两组,一组患者在骨折部位注射15 mL自体骨髓并行石膏固定,另一组患者仅进行传统的

特性	松质骨	非血管化皮质骨	血管化皮质骨
骨传导	++++	+	+
骨诱导	++*	+/-	+/-
骨原细胞	+++	-	+
	-	+++	+++
6个月强度	++	++,+++	+++
1年强度	+++	+++	+++

表2-1 自体骨移植物特性

*尽管人们普遍相信松质骨具有骨诱导性,但没有证据可以批判性地证明自体松质骨移植物带有活性诱导蛋白和细胞因子。(Reprinted with permission from Finkemeier, C.G. Bone grafting and bone graft substitutes. J Bone J Surg Am 2002,84:454–464.)

石膏固定。骨愈合的判断根据是骨折部位没有临床上的压痛和活动性，以及治疗后 3、4 和 5 个月的 X 线平片。结果证实，注射骨髓组与对照组并发症概率和费用相当，但骨愈合速度显著加快（P=0.0004）。

骨髓应用的主要缺陷之一是其有限的骨原干细胞数目。Muschler 等人[103]指出，100 万有核细胞中平均 CFU-AP（colony-forming units expressing alkaline phosphatase，碱性磷酸酶集落数）为 55 个，CFU-AP 是成骨细胞前体标志。随着男性和女性年龄增加，CFU-AP 均表现出年龄相关性下降（P=0.002）。Muschler 及其同事指出[102]，移植过程中的抽吸骨髓量也能够影响 CFU-AP 数，抽吸量增加时，CFU-AP 数随之增加。然而抽吸量增加时，样品外周血污染也增加。研究指出，抽吸骨髓量从 1 mL 增加到 4 mL 时，CFU-AP 的最终浓度大约下降 50%。基于这些数据，作者推荐在任何一个部位的抽吸骨髓量不能超过 2 mL，而且 4 次 1 mL 抽吸量所含有的 CFU-AP 几乎是一次 4 mL 抽吸量的 2 倍。

既然骨髓移植的成功依赖于足够数量的骨原细胞，因此研究者试图增加骨原细胞的浓度。Takigami 等人[131]阐述了一项涉及细胞留存系统的应用技术，该技术可以在植入移植物材料上选择性地保留成骨干细胞和原细胞。从髂后上棘抽吸的骨髓分为 2mL 等份，采用选择性细胞留存处理系统使骨髓抽吸物从定制的同种异体移植物基质流过，随后移植物-骨髓结合物可作为辅助物质刺激骨形成。作者对连续 4 例患者采用该技术治疗胫骨、锁骨和股骨颈的骨不连，结果证实可以刺激骨愈合，这就为外科医生做自体髂骨嵴移植提供了一种选择，该方法可以避免自体移植骨取骨处的疼痛、失血及其他相关并发症。在一组大样本临床研究中，Hernigou 和其合作者[64]采用 20cm³ 自体浓缩骨髓抽吸液治疗了 60 例胫骨萎缩性骨不连患者。移植原细胞数目通过成纤维细胞集落形成数估计。治疗成功的 53 例骨不连患者中，注射骨髓所包含的骨原细胞量大，超过 1500/cm³，平均数目为 54 962±17 431。7 例未愈合患者中，骨原细胞的浓度（634±187/cm³）和总数目（19 324 ± 6843）明显低，表明干细胞浓度对经皮注射自体骨髓的效果是极其重要的。

3.同种异体骨

据美国报道，大约 1/3 骨移植物采用同种异体骨[11]。相比自体移植物，同种异体移植物是很吸引人的选择，因为它可以避免供区病，而且相对体积大，可以修剪成符合缺损的大小。尽管该材料已经应用于矫形外科学的一些领域，如脊柱外科手术[32]和关节成形术[101]，但其在治疗新鲜骨折和骨不连上的应用甚少，部分原因可能与其导致血液疾病传播的风险[45]，以及相比自体移植物临床结果稍差[9]相关。较差的临床结果要归因于储存和灭菌操作，如用于降低疾病传播的冷冻干燥或冷冻。冷冻干燥或低压冻干涉及水分去除和组织的真空填充，尽管该操作降低了组织的免疫原性，但 Pelker 等人证实其也降低了移植物的力学完整性，从而降低了材料的承载性能。而且，冷冻干燥通过诱导骨原细胞死亡会降低同种异体移植物的骨诱导潜能。–60℃或以下冷冻同种异体移植物可以通过缩减酶的降解降低免疫原性，并且不改变材料力学性能。

脱钙骨基质

同种异体骨的应用见于多种样品，包括颗粒和多孔骨片、皮质网状骨质移植物和皮质骨移植物、骨软骨碎皮和 DBM（demineralized bone matrix，脱钙骨基质）[44]。DBM 是同种异体骨通过酸萃取的方法生成[138]，它含有 I 型胶原、非胶原蛋白和骨诱导生长因子，但结构性支撑很差[92]。DBM 中含有的生长因子具有生物活性，这导致 DBM 比传统的同种异体移植物具有较高的骨诱导潜能[45]。不同的储存、处理和消毒过程可以影响 DBM 的特性。

Tiedeman 等人[134]报道了一组通过联合应用 DBM 和骨髓进行治疗的病例，这组病例包括 48 名患者，均有骨异常，如粉碎性骨折伴有骨丢失。48 名患者中有 39 名获得随访和复查，39 名患者中有 30 名证实骨愈合。骨不连患者代表着临床上最难以应对的病例，这组病例仅有 61% 获得骨连接，由于该研究中不包含对照组病例，所以 DBM-骨髓联合应用的功效无法确切判断。

基于制备技术中的精炼环节存在多种 DBM 形式，它们可使用的形式包括冷冻干燥粉、颗粒、胶、腻子和贴。动物实验表明，所有的 DBM 均具有骨诱导作用，但对临床患者没有进行随机对照试验。然而，因为 DBM 最初是从人体组织再加工得到的，所以没有与自体移植骨的作用进行随机对照试验比较就获得了市场认证。因为上述原因，目前还不清楚使用 DBM 作为骨移植代用品到底有多好。由于目前 DBM 在市场上销售的这类产品也都含有甘油之类的载体，所以美国

FDA(Food and Drug Administration,食品药品管理局)计划把 DBM 产品调整为 II 级医疗用品，目前市场化 DBM 产品最有可能使用 510(K)途径重新分类,这需要证明其与必需设备的等效性,但仍然不需要论证其与自体骨移植物的等效性。

Ziran 和其同事[147]采用 Grafton 和 Orthoblast 这两种 DBM 商业许可产品治疗有重度吸烟史（每天超过半盒香烟）的骨不连患者,并对两者的效能进行比较。25 名患者采用 Grafton,13 名患者采用 Orthoblast,结果证实不需要二次手术的成功治愈率在 Grafton 组为 52%,Orthoblast 组为 85%。作者指出,后者独特的热性能可能增强 DBM 骨诱导,从而导致成功率较高。

4.骨移植替代物

理想的骨移植替代物需要具备骨传导的支架、骨诱导的生长因子和骨发生的祖细胞[140]。当前可用的材料包括磷酸钙陶瓷、硫酸钙、生物活性玻璃、生物可降解聚合物[89]、重组人 BMP(OP-1 和 BMP-2)和自体骨髓细胞,上述每一种材料仅满足移植材料标准中的一项。然而人们对改进这些材料表现出很大的兴趣,因为有效骨移植替代物的应用可以避免目前使用自体骨的相关局限性。

磷酸钙陶瓷

磷酸钙陶瓷为骨传导材料,通过加热矿物盐类 1000℃以上烧结而成。烧结可以减少其中的碳酸磷灰石含量,后者是羟基磷灰石的一种不稳定和微溶的形式。一个良好的骨传导支架应该具有合适的三维结构容许骨整合和细胞及血管的侵入,同时也应该具有生物相容性和生物降解性,并且其生物力学性能应与周围骨类似。许多陶瓷骨移植物能够导致骨传导的发生[39, 141]。尽管如此,其脆性和弱的抗拉强度会限制其作为骨移植材料的使用。

Albee 于 1920 年最先报道了磷酸钙陶瓷修复骨缺损的临床应用[2]。自此以后,一些动物研究均报道了优良的结果。尽管有这些早期的实验,但直到 20 世纪 70 年代,磷酸钙(尤其是羟基磷灰石)才被合成、定性和用于临床[72, 95, 118]。

羟基磷灰石

磷酸钙陶瓷依功能的不同可分为慢速或快速吸收陶瓷[45]。HA(hydroxyapatite,羟基磷灰石)为来源于海洋珊瑚的慢速吸收化合物[18]。通过简单的水热处理过程可以把珊瑚转化为力学上更稳定的羟基磷灰石,HA 孔径为 200~500μm,结构上类似于人的骨小梁。

聚孔质(Interpore International, Irvine, CA)是一种珊瑚羟基磷灰石,并且是 FDA 批准的第一个基于磷酸钙的骨移植替代物。Bucholz 等人[14]对应用聚孔质治疗胫骨平台骨折进行了研究,40 名需要手术复位的干骺端缺损患者随机分为两组,一组为对照组进行自体骨治疗,另一组行聚孔质羟基磷灰石治疗。手术指征包括继发于外侧平台骨折的膝关节外翻不稳、内侧平台损伤导致的内翻不稳、达到 10mm 或更大的关节不平以及髁部大碎片移位超过 5mm。植入移植物后,复位皮质骨碎片并采用 AO 标准块间螺钉和钢板固定装置稳定复位位置。自体组平均观察时间为 15.4 个月,聚孔质治疗组为 34.5 个月,放射学和膝关节功能评估显示两组无差别。陶瓷植入 3 年后影像学随访没有发现吸收征象,这突显出 HA 作为骨填充物的能力。

鉴于 HA 促进骨整合的能力,人们已经把其用做外固定针的涂层以增强固定效果[100]。在一项高加载移植物动物研究中,采用插入和施加力矩的方法测试了三种锥形针(无涂层、HA 涂层和钛涂层)的效果。结果证实 HA 涂层针拔出力矩较无涂层针增加 13 倍,较钛涂层针增加 2 倍。无涂层组和钛涂层组的拔出力矩明显低于相应的插入力矩,然而 HA 组拔出和插入力矩没有差别。作者进一步实施了一项骨质疏松性腕部骨折的前瞻性随机临床研究,结果证实 HA 涂层针比标准针具有较大的拔出力矩($P<0.0001$)。

磷酸三钙

TCP(tricalcium phosphate,磷酸三钙)为一种快速吸收陶瓷,一旦植入机体部分转化为 HA。HA 吸收很慢,可以在原位存在几年。

已有报道证实了 TCP 作为骨移植替代物的有效性。McAndrew 等人[95]研究了 TCP 对一组骨缺损病例治疗的适合性,43 名患者中有 33 处骨折和 13 处骨不连。患者平均随访时间为 1 年,结果发现 90%骨折患者愈合,85%骨不连患者愈合。影像学分析表明于移植后 6~24 个月 TCP 完全吸收。

磷酸钙-胶原复合物

胶原是骨细胞外基质中最丰富的蛋白,通过为基质蛋白提供结合位点而促进矿物质沉积。人们已经将 I 型和III型胶原与 HA、TCP 以及自体骨髓结合形成无结构支持的移植材料,虽然无结构支持,但这些材料仍可作为有效的骨移植替代物或骨移植膨大剂发挥作用增进骨折愈合。Chapman 等人[17]实施了一项多中心前瞻性随机对照研究证实了这些材料的作用,实验比较了自体骨移植物和牛胶原、磷酸钙及自体骨髓(Collagraft, Zimmer, Warsaw, IN)复合物治疗急性长骨骨折的效果。249 名骨折患者接受移植治疗并最少随访 2 年。作者发现两个治疗组在骨连接率、最终功能和日常活动损害上没有显著性差别。除自体骨移植物组感染率较高外,两组并发症发病率类似。胶原移植物治疗组有 12%患者产生牛胶原抗体,但无确切的特异性过敏疾病发生。其他研究人员也报道了该材料使用的类似结果[26]。

硫酸钙

硫酸钙或者熟石膏作为骨填充物的首次应用是在 20 世纪早期[33]。它作为骨传导材料在新生骨塑形过程中可完全被吸收,并恢复骨的解剖学特征和结构特点。

Moed 等人[98]研究了硫酸钙作为骨移植替代物对髋臼骨折伴有关节内粉碎骨折、边缘嵌塞或二者兼有的治疗效果,研究方法为前瞻性非随机临床研究。31 名患者(32 例骨折)接受硫酸钙颗粒的治疗,影像学分析证实,大部分骨折成功愈合,并且大部分移植物颗粒被骨替代。有两组研究报道使用硫酸钙为材料可以增加或者扩展自体骨移植物的使用。Kelly 等人[77]对 109 名骨缺损患者进行了一项多中心非随机对照研究,方法是单独采用硫酸钙颗粒或混合骨髓抽吸物、脱矿骨、自体移植物进行治疗。所有患者 6 个月后的影像学结果显示 99%的颗粒吸收,88%的缺损填充骨小梁。Borrelli 等人[10]对 26 名开放性骨折所导致的顽固性长骨骨不连或骨缺损患者进行治疗,方法是采用自体髂骨嵴移植物和医用硫酸钙的混合物,初次手术后 22 名患者获得愈合,二次手术后又有 2 例患者证实连接,2 例患者为顽固性骨不连。尽管上述结果令人鼓舞,但还没有随机对照试验来研究硫酸钙对骨损伤的治疗效能。

磷酸钙骨水泥

CPC(calcium phosphate cements,磷酸钙骨水泥)能够用于填充骨缺损协同治疗急性骨折,CPC 包括无机钙和磷酸盐,混合后成为可注射胶,能够递送到骨折部位。生理条件下几分钟内材料开始变硬,形成大家所知道的磷酸钙石。12 小时后几乎完全形成磷酸钙石,所形成水泥的最大抗压强度为 55MPa。动物研究显示骨水泥在体内进行改建,一些个体完全吸收并由宿主骨替代[24]。由于 CPC 具有骨传导性,其功能似乎是作为骨移植替代物使用,然

而其对治疗骨骼损伤的最大贡献是其作为固定添加物的作用,该作用可以缩短功能恢复和完全负重的时间。

Sanchez-Sotelo 等人[119]实施了一项前瞻性随机对照研究,目的是调查商业许可的磷酸钙骨水泥 Norian SRS(Norian, Cupertino, CA)在治疗桡骨远端骨折中的应用。研究纳入患者 110 名,年龄范围为 50~85 岁,骨折类型是 AO 分类中的 A3 或 C2 型桡骨远端骨折。将患者前瞻性随机分为两组,一组接受闭合复位短臂石膏绷带固定 6 周,一组闭合复位 Norian SRS 固定 2 周。患者随访 12 个月并通过影像学、关节活动度和握力进行评估。结果显示 Norian SRS 治疗组在肢体功能和影像学上均有改善。Cassidy 等人[16]随后对 323 例桡骨远端关节内或关节外骨折患者进行了一项随机对照研究,对比研究了 Norian SRS 结合闭合复位与石膏或外固定结合闭合复位的使用结果。术后 6~8 周,两组表现出显著性临床差别,Norian SRS 治疗组患者的握力、腕和手指活动度、手功能以及肿胀减小程度改善较大,两组 1 年时的表现无差别。

鉴于 Norian SRS 在桡骨远端骨折应用中充满希望的结果,现在人们已将其用于其他骨损伤的治疗。Schildhauer 等人[124]报道了 Norian SRS 在复杂跟骨骨折中的治疗应用。36 名关节凹陷骨折患者接受标准切开复位内固定后进行 Norian SRS 治疗,允许患者术后 3 周早期完全负重。结果证实患者在术后 6 周以前或以后完全负重在临床结果评分上没有统计学差别,因而提示采用此种骨水泥治疗这种类型的骨折后可能允许早期完全负重。

Lobenhoffer 和其同事[91]对 26 例胫骨平台骨折(OTA 分型为 B2、B3 和 C3)使用 Norian SRS 进行治疗,平均随访时间为 19.7 个月。使用 Lysholm 和 Tegner 膝关节评分对连续摄取的 X 线片测定临床参数,22 名患者在不存在任何移位和并发症情况下达到骨折愈合(2 名患者需要早期伤口翻修并随之行无菌引流,2 名患者分别于术后第 4 和第 8 周发生部分骨折复位损失需要翻修手术)。由于水泥的机械强度高,允许患者术后平均 4.5 周早期负重。其他学者[67]报道了应用 Norian SRS 的相似结果,支持 Norian SRS 用于治疗胫骨平台骨折移位的干骺端填充(图 2-3)。

Simpson 和 Keating[128]对 13 名外侧平台骨折患者进行研究,比较了使用 Norian SRS 和采取辅助钢板和骨移植进行少量内固定的治疗效果。所有患者最少随

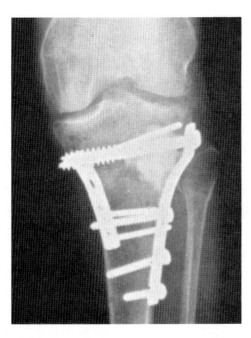

图 2-3 胫骨平台骨折 X 线片显示 Norian SRS 填充干骺端缺损。

访一年,对手术时间、复位质量和复位维持程度进行比较。与辅助钢板组相比,Norian SRS 治疗组表现出较快的手术时间(Norian SRS 组 55 分钟,辅助钢板组 101 分钟)、术后 X 线片解剖学复位较好 (最佳复位 Norian SRS 组 13 例,辅助钢板组 9 例)和 1 年时较小程度的胫骨平台凹陷(Norian SRS 组 0.7mm,辅助钢板组 4mm)。

Mattsson 和其同事[94]对 112 名不稳定转子间骨折患者实施了一项多中心前瞻性随机研究,调查了联合使用滑动髋螺钉和 Norian SRS 是否比单独使用滑动髋螺钉更能改善骨折治疗的临床、功能和 X 线结果。术后 6 周,Norian SRS 组与对照组相比可以明显降低功能性疼痛评分($P<0.003$)、改善 ADL (activities of daily living, 日常活动能力)($P<0.05$)及提高 SF-36 评分,这种差别可以一直持续到术后 6 个月。

(二)生长因子及相关分子

生长因子是细胞分泌的蛋白质,其功能是作为信号分子。它们构成了分子的一个家族,对相应的靶细胞具有自分泌、旁分泌或内分泌作用。除了可以促进细胞分化外,它们还能通过调节蛋白、其他生长因子和受体的合成对细胞黏附、增殖和迁移具有直接作用[74]。

1.骨形态形成蛋白

在发现 BMP(bone morphogenetic protein,骨形态形成蛋白)的骨诱导性能以前[137],人们曾把注意力放在这些蛋白在胚胎发育和出生后骨骼修复的作用上[19, 74, 117]。BMP 是一组属于 TGF-β 超家族的非胶原糖蛋白,它们在局部合成并主要通过自分泌和旁分泌机制发挥作用。已鉴定出 15 种不同的人 BMP 并对其基因进行了克隆[28]。其中关于临床应用研究最广泛的因子是 BMP-2 和 BMP-7(成骨蛋白 1)。

BMP 在骨修复中的重要性使其成为许多研究的题目。在鼠骨折愈合过程中,Cho 等人[19]发现特征性的 BMP 短暂性表达,限定的特定时期内,个别 BMP 可能在正常骨骼修复中发挥重要的作用。BMP-2 在骨折后第一天表达最高,表明其是作为早期反应基因在级联愈合事件中发挥作用。14~21 天时,BMP-3、BMP-4、BMP-7 和 BMP-8 呈现出特定时期的表达,该时期钙化软骨吸收和成骨细胞募集最为活跃。3~21 天,BMP-5 和 BMP-6 呈联合相关性表达。

为确定 BMP 是否在患者骨折愈合中起到关键的作用,Kloen 等人[82]证明在人骨折骨痂中存在 BMP 和它们的各种受体,5 名骨折畸形愈合患者进行骨折翻修治疗时, 研究者从他们的骨折部位获取组织标本,对标本行免疫组织化学分析证实了 BMP 和受体的一致性阳性染色,BMP-3 和 BMP-7 的免疫反应最为强烈。这些结果表明在人类骨折骨痂中表达 BMP 级联信号通路中的分子,说明骨修复过程的调节可能通过 BMP 信号介导。

研究者在过去 20 年已经检测了纯化或重组 BMP 在一些肌骨骼疾病中的应用[87]。虽然这些研究报道了令人鼓舞的结果,但对骨折治疗仅报道了两项随机对照研究和一项亚组分析研究。

Friedlaender 等人[51]进行了一项非全盲大样本前瞻性随机对照多中心研究,比较了 rhBMP-7(OP-1)与髂骨嵴骨移植物对 122 名患者的 124 例胫骨骨不连的治疗效果。所有骨不连至少持续 9 个月,并且患者在登记前 3 个月没有表现出愈合进展。患者随机分为两组, 一组采用髓内钉和自体骨移植行切开复位内固定的标准治疗,另一组采用髓内钉和植入携带有 rhBMP-7(OP-1)的 I 型胶原行切开复位内固定。术后 9 月,采用 BMP-7 治疗的 63 名患者中有 81%取得临床连接,而 61 名自体骨移植患者为 85%,影像学评估表明这些患者的愈合率分别是 75%和 84%。

由于结果显示 OP-1 和自体骨移植的疗效相仿,作者认为 OP-1 是治疗胫骨骨不连的一种安全有效的骨移植替代物(图 2-4)。

Dimitriou 等人[31]报道了应用重组 BMP-7 对 25 名顽固性骨不连患者的治疗,包括 10 例胫骨、8 例股骨、3 例肱骨、3 例尺骨、1 例髌骨和 1 例锁骨骨不连。使用 BMP-7 前的平均治疗操作次数是 3.2,10 例患者应用了自体骨移植和骨髓注射。结果证实有 24 名患者(92.3%)使用 BMP-7 达到临床和 X 线片上的连接,因此为 BMP-7 应用于临床上难治性骨疾病提供了支持,它可以作为辅助剂加快疾病的愈合。

最近,BESTT(BMP-2 evaluation in surgery for tibial trauma,骨形态发生蛋白 2 在胫骨创伤手术中的评估)研究小组报道了骨形态发生蛋白 2 在治疗胫骨开放性骨折中的作用,研究采取大样本前瞻性、随机对照、多中心实验评估的方法[61]。450 名胫骨创伤患者经过初始的冲洗清创后随机分组,在确定治疗时间内行单纯 IM(intramedullary,髓内的)钉固定或者 IM 结合含有 BMP-2(0.75 mg/kg 或者 1.5 mg/kg)的移植物固定。移植物在伤口关闭时置于骨折部位上。一年后,1.5 mg/kg 的 rhBMP-2 治疗组较少做二次干预(手术室行再次治疗),而且 1.5 mg/kg 的 rhBMP-2 治疗组可以加快骨连接时间,改善伤口愈合

并降低感染率(图 2-5)。

Swiontkowski 等人[130]对 510 名胫骨开放性骨折患者所进行的两项前瞻性随机对照研究数据做亚组分析,这些患者进行髓内钉固定和常规软组织处理,最后伤口关闭时一部分患者于骨折部位上施加浸透 rhBMP-2 的可吸收胶原海绵,另一部分不施加。作者指出,在 131 名胫骨开放性骨折 Gustilo-Anderson 分型 ⅢA 或 ⅢB 患者中,接受 rhBMP-2 治疗的患者与对照组相比结果明显较好,包括降低骨移植手术(P=0.0005)、降低二次侵入手术(P=0.0065)、感染率较低(P=0.0234)以及平均 32 天的早期负重。相反,在应用扩髓髓内钉治疗的 113 名患者中,对照组和 rhBMP-2 治疗组患者没有明显的差别。结果似乎支持在 Ⅲ 级严重胫骨开放性骨折损伤时使用 rhBMP-2,而不适合所有的胫骨损伤类型。最近有一项基于 BESTT 研究的经济模型分析,rhBMP-2 仅用做治疗 ⅢA 和 ⅢB 型胫骨骨折,研究者发现其不仅表现出最大程度的临床改善,而且治疗费用降低[75]。

尽管上述结果令人满意,但人体的研究结果并不像动物实验那样令人印象深刻,动物研究已经报道较大的骨形成和愈合。Diefenderfer 等人[30]指出,

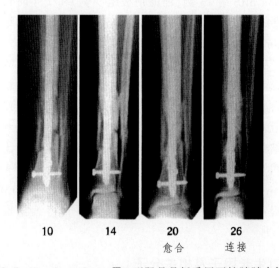

图 2-5 Gustilo-Anderson ⅢB 型胫骨骨折采用不扩髓髓内钉和 1.50 mg/kg 的 rhBMP-2 移植物治疗 X 线片。20 周时视为骨折临床愈合,26 周时视为 X 线片上愈合。(Reprinted with permission from Govender, S.; Csimma, C.; Genant H.K.; et al. Recombinant human bone morphogenetic protein 2 for treatment of open tibial fractures. A prospective, controlled, randomized study of four hundred and fifty patients. J Bone Joint Surg Am 2002, 84:2123－2134.)

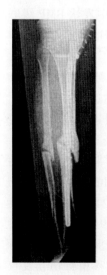
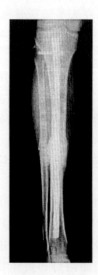
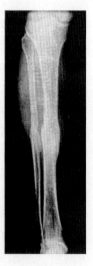

图 2-4 OP-1(BMP-7)治疗胫骨骨不连术后 9 个月和 24 个月的 X 线片。注意在胫骨连接处的丰富桥接骨痂。(Reprinted with permission from Friedlaender, G.E.; Perry, C.R.; Cole, J.D.; et al. Osteogenic protein 1 [bone morphogenetic protein 7] in the treatment of tibial nonunions. J Bone Joint Surg Am 2001; 83 Suppl 1 [pt 2]:151－158.)

一种原因可能是因为人骨髓间充质细胞对 BMP 的反应差别。从髋关节置换患者中分离骨髓细胞并培养,生长达到融合时分别给予或不给予地塞米松干预,并用 BMP 处理,结果证实除非细胞用地塞米松预处理,否则使用 BMP-2、BMP-4 或 BMP-7 没有碱性磷酸酶诱导所决定的成骨反应。而且,即使细胞预处理,对 BMP 的碱性磷酸酶反应仅是鼠骨髓细胞培养测定的 50%。作者的结论认为,人类骨髓细胞对 BMP 的反应能力可能与较低等的哺乳动物反应具有实质性的差别。

2.转化生长因子-β

TGF-β (transforming growth factor-beta, 转化生长因子 -β)影响许多细胞进程,包括刺激 MSC(mesenchymal stem cell, 间充质干细胞)生长与分化、促进胶原和其他 ECM(extracellular matrix, 细胞外基质)蛋白合成,此外,也作为成纤维细胞和巨噬细胞的趋化因子发挥功能[80]。

Lind 等人[90]行单侧钢板固定兔胫骨骨缺损,并检测 2 种剂量的 TGF-β 对骨缺损的影响。愈合后 6 周力学测试显示仅在低剂量治疗组弯曲强度改善,而高剂量治疗组没有改善。Critchlow 等人[27]对兔胫骨骨缺损愈合实施了一项研究,目的是验证 TGF-β 对骨愈合的合成代谢作用依赖于骨折部位的力学稳定这一假设。稳定力学条件下,低剂量 TGF-β₂ 对骨痂生成作用轻微,而高剂量则导致大骨痂形成。

为了阐述 TGF-β 超家族丝裂原和骨折修复的关系,Zimmermann 等人[145]分析了骨折延迟愈合和正常愈合患者血清中的 BMP-2、BMP-7 和 TGF-β₁ 浓度。103 名长骨干骨折患者进入这项前瞻性研究,自 6 个月以上的标准化时间点获取血清样品,超过 4 个月的愈合受损诊断为延迟愈合。结果证实两组血清 TGF-β₁ 水平一直到骨折后 2 周呈增长状态,损伤后 6 周回归正常值,然而延迟愈合患者 TGF-β₁ 的血清浓度较早发生下降,创伤后 4 周即开始下降,血清 TGF-β₁ 水平在骨折愈合受损患者明显较低。所有患者血清 BMP-2 和 BMP-4 水平低于可检测水平。这些发现结果表明,TGF-β₁ 在骨折愈合时具有重要的作用,骨折加强期事件在某种程度上依赖于 TGF-β₁ 的浓度。

从这些研究中可以看到,TGF-β 对加强骨折愈合表现出一定程度的作用,然而,这种作用具有高度的剂量依赖性并且作用不很强大,就我们所了解的知识,还没有正在或计划进行的研究表明 TGF-β 在人骨折愈合中的应用效果。

(三)全身增强

1.甲状旁腺激素

PTH(parathyroid hormone, 甲状旁腺激素)为 84- 氨基酸多肽,涉及钙和磷酸盐代谢调控,它在矿物质平衡中的作用是通过增强胃肠道钙吸收来增加血清钙水平,增加肾脏钙和磷酸盐再吸收,并在机体需要时从骨释放钙和参与维生素 D 代谢的调节 [76]。尽管 PTH 的作用通常与骨吸收相关,但破骨细胞与 PTH 的反应很可能是通过成骨细胞活性调节成骨细胞膜上发现的 PTH 的受体[76]。持续给予 PTH 确实导致破骨细胞活性和密度的增加,间断施加 PTH 刺激成骨细胞会导致骨形成的增加[65, 114]。

PTH 在临床上已经获得 FDA 认证并用于治疗男性骨质疏松及女性绝经后骨质疏松。最近几项临床试验证实,对骨质疏松患者日常系统性地给予 PTH 治疗可以增加 BMD(bone mineral density, 骨矿物质密度)并降低骨折风险性。2001 年 Neer 等人[107]公布了一项基于 1637 名脊椎骨折的绝经期女性的研究结果,这些患者接受 PTH 或安慰剂,患者在观察 21 个月的中期的评估基于新生骨折发生率和 BMD 测量值。PTH 治疗组的脊椎和非脊椎骨折发生率明显降低,PTH 治疗组在增加脊柱、全髋、股骨颈和全身骨矿物质密度时也表现出明显的剂量依赖性。

鉴于间断给予 PTH(1–34)所观察到的成骨作用,一些研究者开始考察它对骨折修复的作用。Andreassen 等人[4]第一次报道了 PTH(1–34)间断给药的作用,方法是观察健康的性别成熟成鼠胫骨骨折给药后的骨痂形成和力学强度,时间为愈合后 40 天。与对照组相比,PTH(1–34)治疗组明显增加动物骨折骨痂体积和力学性能。其他一些研究报道了类似的结果[3, 4, 66, 106]。Alkhiary 等人[3]最近研究了重组 PTH 对 270 只鼠骨折愈合的作用,方法是所有试验鼠接受标准闭合股骨骨折并给予 PTH 治疗,剂量与治疗女性绝经后骨质疏松的有效剂量类似。观察方法包括生物力学测试、组织形态测定和定量显微断层扫描分析,结果证实日常全身给药剂量为 $5\mu g/(kg \cdot d)$ 和 $30\mu g/(kg \cdot d)$,均可以通过增加骨矿物质密度、骨矿物质含量和总的骨组织体积而增强骨折愈合。上述结果支持进行临床试验来研究 PTH(1–34)全身给药对骨折患者的作用。

二、骨修复增强物理方法

力学环境对骨折愈合具有直接影响,直接力学干扰和生物物理学方式如电和超声刺激已经表现出对骨折愈合的影响。通过力学措施增强骨折修复必须对修复方法有一个基本的理解,了解力学环境影响细胞和分子信号的方式。

(一)力学刺激

骨折修复过程能够通过机械力来调控。通过控制肢体的负重状态,骨折部位的反应负荷将影响应力环境。Sarmiento 和其同事[121]发现早期负重加快骨折愈合过程。制作鼠标准股骨骨折模型,并采用非刚性髓内固定稳定骨折端。动物分为早期承重组和石膏固定非承重组。骨折后第 2 周,两组在组织学、放射学和力学上表现出差别,第 3 周时这种差别进展更大。作者将这些结果归功于早期活动,认为其可以促进软骨内骨化所产生的骨痂组织成熟。

一些研究者试图通过改变环境的力学紧张度来调节骨折愈合。在一项前瞻性随机临床研究中,Kenwright 等人[78]比较了可控性轴向微动对胫骨干骨折患者愈合的影响,这些患者进行外固定治疗并根据骨折严重性和软组织损伤程度分级。一个特殊设计的气动泵附着在一组患者的支架一侧上,在 0.5Hz 下一天施行 1.0mm 的循环轴向位移,时间为 20~30 分钟。骨折愈合评估包括临床、放射学和骨折力学刚度测量。与支架无微动治疗组相比,接受微动治疗组临床和力学愈合均增强。愈合时间差异有显著统计学意义并与各自的治疗方法相关。两治疗组间并发症发生率无差异。

牵拉骨生成技术

牵拉骨生成技术是通过施加张力使控制性截骨生成骨痂,从而产生新组织[21, 68, 69, 97]。牵拉骨生成具有特征性的 3 个相互独立的时期:①截骨即刻后的潜伏期;②活动或牵拉期,该期允许骨段间活动性分离;③加固期,该期活动性分离结束,骨痂愈合开始[70, 122, 133]。各期时间依据解剖部位和所需修复骨缺损大小而不同。

为阐述牵拉骨生成技术促进新骨生长的分子机制,Pacicca 等人[110]研究了该过程中成血管因子的表达,他们证实几个成血管因子的表达局限于牵引缝隙的前沿,该部位出现新生骨形成。这些因子的表达在牵拉活跃期最高。Weiss 等人[142]试图进一步阐述成血管因子和牵拉过程的相关性,他们收集因肢体延长术而行骨痂牵拉患者的血清,并与选择性轴向矫正而行截骨术患者的血清比较,截骨术患者的血清收集时间从术前一直到术后 6 个月。牵拉组所记录血清浓度明显增高的因子包括前 MMP1、MMP9、TIMP1、血管生成素和 VEGF,研究表明这些因子可能是牵拉成骨的关键调节因子。

一些研究者已经在临床环境下利用牵拉骨生成技术促进新骨形成。Kocaoglu 等人[83]利用 Ilizarov 牵拉方法治疗 16 名肥大性骨不连患者(图 2-6)。所有患者至少有 1cm 短缩,3 名患者存在一个平面上的畸形,剩余患者存在两个平面上的畸形。平均随访 38.1 个月时所有骨不连愈合,术前长度不等纠正,并且肢体成角转变为正常解剖力线(图 2-6)。Sen 等人[126]报道了牵拉技术处理Ⅲ级胫骨开放性骨折的效果,所选择研究对象为 24 名伴有骨(平均骨缺损 5cm)和软组织缺损(平均 2.5cm×3.5cm)及肢体挤压伤严重程度评分为 6 或更低的胫骨开放性骨折患者。治疗采用 Ilizarov 环形外固定架行加压-牵开技术成骨。平均随访时间为 30 个月,21 名患者评估结果为优,3 名患

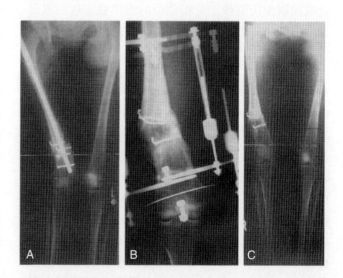

图 2-6　23 岁女性患者的股骨远端肥大性骨不连 X 线片,患者有切开复位内固定史和 13 个月的骨不连史。(A)术前正位 X 线片。(B)使用 Ilizarov 固定架牵拉成骨见骨痂形成。(C)支架去除 3 个月,X 线片证实术前长度不等纠正,并且肢体成角转变为正常解剖力线。(Reprinted with permission from Kocaoglu, M.; Eralp, L.; Sen C.; et al. Management of stiff hypertrophic nonunions by distraction osteogenesis:a report of 16 cases. J Orthop Trauma 2003;17:543‑548.)

者为良。19 名患者功能评分为优,4 名为良,1 名患者为中等。结果证实牵拉骨生成技术对于治疗伴有骨和软组织缺损的开放性胫骨骨折是一种安全、可靠和成功的方法。

Sangkaew 等人[120]利用牵拉骨生成技术原理对 21 名胫骨骨缺失患者(9 名感染开放性骨折,12 名感染性骨不连)采用传统外固定器进行治疗。患者骨皮质切开术后,每 48 小时牵拉骨长度 1mm,支架去除后平均随访时间为 18.7 个月(范围为 6~108 个月)。结果显示骨连接成功,平均获得新骨长度为 7.4cm(范围为 2~17cm),86%患者力线(<7°成角)和肢体长度差别(<2.5cm)可以接受。90.5%患者伤口感染得到解决,其中 12 名骨不连患者中有 11 名连接。18 名患者功能结果为优,3 名为良。

(二)电刺激

Fukada 和 Yasuda[52]于 1957 年首次报道压电对干骨具有加载力学刺激的潜能。从那以后,许多研究者研究了电刺激对骨形成和生长的影响[12, 48]。目前可使用的电刺激设备一共可分为三种类型:经皮或植入式电极(有创性)稳恒直流电刺激、电容耦合(无创性)和磁场产生的间变性诱发耦合(无创性)。在直流电刺激中,将不锈钢阴极置于组织中,电刺激成骨呈现出与施加电量相关的剂量效应曲线。电刺激低于某一特定阈值时无骨生成发生,但高于某一水平时会导致细胞坏死[47]。电磁刺激中,外部线圈产生的交流电产生一个间变性磁场,随之从骨周围诱发形成一个间变性电场。电容耦合中,外部电容器可以在骨上诱发生成一个电场(也就是说,两个带电金属片置于肢体的任一侧并连接电源)[13]。

电刺激在整形外科主要被用于治疗骨不连。Brighton 和其同事[13]报道了采用直流电治疗 175 名患者中的 178 例骨不连,84%患者获得坚强骨连接。有骨髓炎病史患者的愈合率差,接近 75%。先前所插入金属固定装置的存在不影响愈合率。该研究扩展包含了其他临床中心数据时,发现 89 例骨不连有 58 例获得坚强骨连接。研究者对稳恒直流电治疗骨不连的失败评估发现,以下操作是引起失效的原因:电流不足,滑膜假关节或感染的存在,电极移位。直流电并发症小,并且原来未患有骨髓炎的患者采用此操作不会引起深部感染。作者认为给予合适的电流参数和恰当的石膏固定治疗骨不连时,骨连接率与骨移植物手术相当。

Scott 和 King[126]在一项前瞻性、双盲性研究中报道了类似的结果,试验使用电容耦合治疗确定性的骨不连患者。21 名患者中有 10 名进行活性刺激,11 名进行安慰性装置治疗。结果显示接受电刺激的患者有 60%愈合,安慰性装置处理的患者没有证实任何骨形成的发生。

Bassett 等人[6]对应用 PEMF(pulsed electromagnetic fields 脉冲电磁场)治疗胫骨干骨折骨不连进行了报道。125 名患者的 127 例骨不连采用长腿管型石膏固定,患者的治疗方法是非负重离床活动和每天 PEMF 刺激 10 小时。作者报道所有患者的骨折愈合率为 87%,成功率与年龄或性别、先前手术次数、感染或金属固定无关。

尽管电刺激治疗骨不连患者的结果令人充满希望,但该技术对新鲜骨折的治疗还不明确。尽管一些研究显示脉冲电磁场在动物实验中对骨折愈合的影响是有利的[47],但其他研究未能证明该作用[1]。目前所公布的临床研究缺乏资料来证实电刺激可以增加新鲜骨折的愈合。

关于电刺激用于骨折还有一个十分重要的问题,就是当骨愈合变慢或出现骨不连发生的早期征象时应用电刺激是否可能加快骨折修复。Sharrard[127]实施了一项双盲多中心实验,对胫骨骨折发生延迟愈合患者使用脉冲电磁场治疗,45 例超过 16 周但不到 32 周未愈合的胫骨骨折,以连接电磁刺激线圈设备的管型石膏来固定。其中有 20 例开通装置,25 例不开通装置。X 线片显示在有效电磁刺激骨折患者中有 9 例发生骨连接,而对照组仅有 3 例(P=0.02)。

(三)超声刺激

LIPUS(low-intensity pulsed ultrasound,低强度脉冲超声)在动物[113, 143]和临床研究[63, 86]中已表现出可以促进骨折修复和增加骨折骨痂力学强度。在一项前瞻性、随机双盲实验中,Heckman 等人[63]检验了 US 对 67 例胫骨干开放性或闭合性 I 级骨折的附加使用效果,这些患者同时进行了传统的石膏治疗。33 例骨折采用活性装置治疗,34 例安慰对照治疗。使用临床和 X 线片标准,作者指出骨连接时间(对照组 114±10.4 天,US 治疗组 86±5.8 天)和完全愈合时间(US 治疗组为 96±4.9 天,而对照组为

154±13.7 天)均表现为统计学上的明显下降。治疗组患者的依从性很好,并且没有严重的使用并发症的报道。

随后一项多中心、前瞻性、随机双盲研究中,Kristiansen 和其同事[86]评估了 LIPUS 对桡骨远端骨折背侧成角患者的治疗,这些患者已进行石膏固定处理。与对照组相比,US 治疗组骨折连接时间明显缩短(61±3 天比 98±5 天)。作者进一步指出,US 治疗组掌侧倾角复位位置的丧失明显较小(20%±6%比 43%±8%),而且复位位置丧失的平均停止时间明显降低(12±4 天比 25±4 天)。

Cook 等人[25]所进行的一项研究中,对低强度 US 加快吸烟患者胫骨和桡骨远端骨折的愈合能力进行了评估。在这类患者中,胫骨骨折通常愈合时间是175±27 天,桡骨远端骨折为 98±30 天,研究者在使用 US 后可以使愈合时间发生统计学上的明显降低,胫骨骨折组愈合时间报道为 103±8.3 天,桡骨远端骨折患者为 48±5.1 天。US 治疗也能确切地降低吸烟和非吸烟患者胫骨延迟愈合的发生率。上述这些研究结果十分重要,因为它们表明 US 可以消除吸烟对骨折愈合的不利作用。

超声不仅可以增强骨折修复率,也可以辅助用于加快牵拉骨生成。El-Mowafi 和 Mohsen[40]用 Ilizarov 外固定架对胫骨缺损范围为 5~8cm 的 20 名患者进行治疗。牵拉阶段结束后,10 名患者在骨延长部位每天接受 20 分钟的 LIPUS 治疗,而其他患者维持刚性固定。LIPUS 治疗组于 30 天(范围:27~36 天)时愈合,而对照组则直到 48 天(范围:42~75 天)时愈合。其他研究者报道了类似的结果[135],表明 LIPUS 可以加快加固期的骨成熟。

与上述结果大不相同的是,Emami 等人[41]指出超声对胫骨骨折修复没有表现出刺激作用。这项前瞻性、随机双盲对照研究中,新鲜胫骨骨折患者采用扩髓和静态锁髓内钉治疗,患者被分为超声组和安慰组。他们每天均使用 US 装置 20 分钟,治疗时间为 75天,并且不知道装置的有效或无效。每隔 3 天摄取 X线片直到 6~12 个月后愈合。结果显示低强度 US 治疗没有缩减愈合时间。

第五节 结论及展望

骨折愈合过程涉及一系列良好协调事件来完成骨完整性和承载能力的恢复。随着对这一精制修复过程关键成分理解的提高,组织工程领域快速发展并且在愈合难度增加的情况下可以扩展其使用来刺激愈合。

目前应用在临床条件下的方法仅得到有限的成功,随着研究的开展可以增加浓缩细胞的成骨潜能,开发出较好的载体系统、生长因子基因治疗策略和骨诱导物质,这项技术将改善目前的治疗模式,并能极大促进未来肌骨骼损失和疾病的治疗。

(魏学磊 译 李世民 校)

参考文献

1. Akai, M.; Yabuki, T.; Tateishi, T.; et al. Mechanical properties of the electrically stimulated callus: An experiment with constant direct current in rabbit fibulae. Clin Orthop 18(8):293–302, 1984.

2. Albee, F.H. Studies in bone growth: Triple CaP as a stimulus to osteogenesis. Ann Surg 71:32–36, 1920.

3. Alkhiary, Y.M.; Gerstenfeld, L.C.; Krall, E.; et al. Enhancement of experimental fracture healing by systemic administration of recombinant human parathyroid hormone (PTH 1–34). J Bone Joint Surg Am 87:731–741, 2005.

4. Andreassen, T.T.; Ejersted, C.; Oxlund, H. Intermittent parathyroid hormone (1-34) treatment increases callus formation and mechanical strength of healing rat fractures. J Bone Miner Res 14:960–968, 1999.

5. Banwart, J.C.; Asher, M.A.; Hassanein, R.S. Iliac crest bone graft harvest donor site morbidity: A statistical evaluation. Spine 20:1055–1060, 1995.

6. Bassett, C.A.L.; Mitchell, S.N.; Gaston, S.R. Treatment of ununited tibial diaphyseal fractures with pulsing electromagnetic fields. J Bone Joint Surg Am 63:511–523, 1981.

7. Bauer, T.W.; Muschler, G.F. Bone graft materials: An overview of the basic science. Clin Orthop 37(1):10–27, 2000.

8. Beresford, J.N. Osteogenic stem cells and the stromal system of bone and marrow. Clin Orthop 240:270–280, 1989.

9. Betz, R.R. Limitations of autograft and allograft: New synthetic solutions. Orthopaedics 25(5 suppl): 561–570, 2002.

10. Borrelli, J., Jr.; Prickett, W.D.; Ricci, W.M. Treatment of nonunions and osseous defects with bone graft and calcium sulfate. Clin Orthop 41(1):245–254, 2003.

11. Boyce, T.; Edwards, J.; Scarborough, N. Allograft bone: The influence of processing on safety and performance. Orthop Clin North Am 30:571–581, 1999.

12. Brighton, C.T. Current concepts review: The treatment of nonunions with electricity. J Bone Joint Surg Am 63:847–851, 1981.

13. Brighton, C.T.; Black, J.; Friedenberg, Z.B.; et al. A multicenter study of the treatment of non-union with constant direct current. J Bone Joint Surg Am 63:2–131981.

14. Bucholz, R.W.; Carlton, A.; Holmes, R. Interporous hydroxyapatite as a bone graft substitute in tibial plateau fractures. Clin Orth Rel Res 240:53–62, 1989.

15. Burchardt, H. The biology of bone graft repair. Clin Orthop 42:28–42, 1983.

16. Cassidy, C.; Jupiter, J.B.; Cohen, M.; et al. Norian SRS cement compared with conventional fixation in distal radius fractures. J Bone Joint Surg Am 85:2127–2137, 2003.

17. Chapman, M.W.; Bucholz, R.; Cornell, C. Treatment of acute fractures with a collagen calcium phosphate graft material. J Bone Joint Surg Am 79:495–502, 1997.

18. Chiroff, R.T.; White, E.W.; Weber, K.N.; et al. Tissue ingrowth of replamineform implants. J Biomed Mater Res 9:29–45, 1975.

19. Cho, T.-J.; Gerstenfeld, L.C.; Einhorn, T.A. Differential temporal expression of members of the TGF-B superfamily during murine fracture healing. J Bone Miner Res 17:513–520, 2002.

20. Claes, L.; Augat, P.; Suger, G.; et al. Influence of size and stability of the osteotomy gap on success of fracture healing. J Orthop Res 15:577–584, 1997.

21. Codivilla, A. On the means of lengthening in the lower limbs, the muscles and tissues which are shortened through deformity. Am J Orthop Surg 2:353, 1905.

22. Connolly, J.F.; Shindell, R. Percutaneous marrow injection for an ununited tibia. Nebr Med J 71:105–107, 1986.

23. Connolly, J.F.; Guse, R.; Tiedeman, J.; et al. Autologous marrow injection as a substitute for operative grafting of tibial nonunions. Clin Orthop 266:259–270, 1991.

24. Constantz, B.R.; Ison, I.C.; Fulmer, M.T.; et al. Skeletal repair by in situ formation of the mineral phase of bone. Science 267:1796–1799, 1995.

25. Cook, S.D.; Ryaby, J.P.; McCabe, J.; et al. Acceleration of tibia and distal radius fracture healing in patients who smoke. Clin Orthop 337:198–207, 1997.

26. Cornell, C.N. Initial clinical experience with the use of Collagraft as a bone graft substitute. Tech Orthop 7:55, 1992.

27. Critchlow, M.A.; Bland, Y.S.; Ashhurst, D.E. The effect of exogenous transforming growth factor β2 on healing fractures in the rabbit. Bone 16:521–527, 1995.

28. Croteau, S.; Rauch, F.; Silvestri, A.; et al. Bone morphogenetic proteins in orthopaedics: From basic science to clinical practice. Orthopaedics 22:686–695, 1999.

29. Dell, P.C.; Burchardt, H.; Glowczewskie, F.P., Jr. A roentgenographic, biomechanical and histological evaluation of vascularized and non-vascularized segmental fibula canine autografts. J Bone Joint Surg Am 67:105–112, 1985.

30. Diefenderfer, D.L.; Osyczka, A.M.; Garino, J.P.; et al. Regulation of BMP induced transcription in cultured human bone marrow stromal cells. J Bone Joint Surg Am 85(Suppl 3):19–28, 2003.

31. Dimitriou, R.; Dahabreh, Z.; Katsoulis, E.; et al. Application of recombinant BMP-7 on persistent upper and lower limb nonunions. Injury 36(Suppl 4): S51–S59, 2005.

32. Dodd, C.A.F.; Fergusson, C.M.; Freedman, L.; et al. Allograft versus autograft bone in scoliosis surgery. J Bone Joint Surg Br 70:431–434, 1988.

33. Dreesman, H. Ueber Knochenplombierung. Bietr Klin Chir 9:804–810, 1892.

34. Einhorn, T.A. The cell and molecular biology of fracture healing. Clin Orthop 355:S7–S21, 1998.

35. Einhorn, T.A. Current concepts review: Enhancement of fracture healing. J Bone Joint Surg Am 77:940–956, 1995.

36. Einhorn, T.A.; Bonnarens, F.; Burnstein, A.H. The contributions of dietary protein and mineral to the healing of experimental fractures: A biomechanical study. J Bone Joint Surg Am 68:1389–1395, 1986.

37. Einhorn, T.A.; Hirschman, A.; Kaplan, C.; et al. Neutral protein-degrading enzymes in experimental fracture callus: A preliminary report. J Orthop Res 7:792–805, 1989.

38. Einhorn, T.A.; Majeska, R.J.; Rush, E.B.; et al. The expression of cytokine activity by fracture callus. J Bone Miner Res 10:1272–1281, 1995.

39. Ellies, L.G.; Nelson, D.G.; Featherstone, J.D. Crystallographic structure and surface morphology of sintered carbonated apatites. J Biomed Mater Res 22:541–553, 1988.

40. El-Mowafi, H.; Mohsen, M. The effect of low intensity pulsed ultrasound on callus maturation in tibial distraction osteogenesis. Int Orthop 29:121–124, 2005.

41. Emami, A.; Petren-Mallmin, M.; Larsson, S. No effect of low-intensity ultrasound on healing time of intramedullary fixed tibial fractures. J Orthop Trauma 13:252–257, 1999.

42. Enneking, W.F.; Burchardt, H.; Puhl, J.J.; et al. Physical and biological repair in dog cortical bone transplants. J Bone Joint Surg Am 57:237–252, 1975.

43. Enneking, W.F.; Eady, J.L.; Burchardt, H. Autogenous cortical bone grafts in the reconstruction of segmental skeletal defects. J Bone Joint Surg Am 62:1039–1058, 1980.

44. Finkemeier, C.G. Bone grafting and bone graft substitutes. J Bone Joint Surg Am 84:454–464, 2002.

45. Fleming, J.E., Jr.; Cornell, C.N.; Muschler, G.F. Bone cells and matrices in orthopaedic tissue engineering. Orthop Clin North Am 31:357–374, 2000.

46. Fowler, B.L.; Dall, B.E.; Rowe, D.E. Complications associated with harvesting autogenous iliac bone graft. Am J Orthop 24:895–903, 1995.

47. Friedenberg, Z.B.; Andrews, E.T.; Smolenski, B.I.; et al. Bone reaction to varying amounts of direct current. Surg Gynecol Obstet 131:890–891, 1970.

48. Friedenberg, Z.B.; Harlow, M.C.; Brighton, C.T. Healing of nonunion of the medial malleolus by means of direct current: A case report. J Trauma 11:883–885, 1971.

49. Friedlaender, G.E. Current concepts review: Bone grafts. J Bone Joint Surg Am 69:786–790, 1987.

50. Friedlaender, G.E. Immune responses to osteochondral allografts: Current knowledge and future directions. Clin Orthop 174:58–68, 1983.

51. Friedlaender, G.E.; Perry, C.R.; Cole, J.D.; et al. Osteogenic protein 1 (bone morphogenetic protein 7) in the treatment of tibial nonunions. J Bone Joint Surg Am 83:S151–S158, 2001.

52. Fukada, E.; Yasuda, I. On the piezoelectric effect of bone. J Phys Soc Japan 12:1158, 1957.

53. Garg, N.J.; Gaur, S.; Sharma, S. Percutaneous autogenous bone marrow grafting in 20 cases of ununited fracture. Acta Orthop Scand 64:671–672, 1993.

54. Gazdag, A.R.; Lane, J.M.; Glaser, D.; et al. Alternatives to autogenous bone graft: Efficacy and indications. J Am Acad Orthop Surg 3:1–8, 1995.

55. Gerstenfeld, L.C.; Cho, T.-J.; Kon, T.; et al. Impaired fracture healing in the absence of tumor necrosis factor-α signaling: The role of TNF-α in endochondral cartilage resorption. J Bone Miner Res 18:1584–1592, 2003.

56. Gerstenfeld, L.C.; Cullinane, D.M.; Barnes, G.L.; et al. Fracture healing as a post-natal development process: Molecular, spatial and temporal aspects of its regulation. J Cell Biochem 88:873–884, 2003.

57. Goldberg, V.M.; Shaffer, J.W.; Field, G.; et al. Biology of vascularized bone grafts. Orthop Clin North Am 18:179–185, 1987.

58. Goldberg, V.M.; Stevenson, S. The biology of bone grafts. Semin Arthroplasty 7:12, 1996.

59. Goldberg, V.M.; Stevenson, S.; Shaffer, J.W. Biology of autografts and allografts. In: Friedlaender, G.E.; Goldberg, V.M., eds. Bone and Clinical Applications. Park Ridge, IL, American Academy of Orthopaedic Surgeons, 1991, pp. 3–12.

60. Goulet, J.A.; Senunas, L.E.; DeSilva, G.L.; et al. Autogenous iliac crest bone graft: Complications and functional assessment. Clin Orthop 339:76–81, 1997.

61. Govender, S.; Csimma, C.; Genant, H.K.; et al. Recombinant human bone morphogenetic protein 2 for treatment of open tibial fractures: A prospective, controlled, randomized study of four hundred and fifty patients. J Bone Joint Surg Am 84:2123–2134, 2002.

62. Healey, J.H.; Zimmerman, P.A.; McDonnell, J.M.; et al. Percutaneous bone marrow grafting of delayed union and nonunion in cancer patients. Clin Orthop 256: 280–285, 1990.

63. Heckman, J.D.; Ryaby, J.P.; McCabe, J.; et al. Acceleration of tibial fracture-healing by non-invasive, low-intensity pulsed ultrasound. J Bone Joint Surg Am 76:26–34, 1994.

64. Hernigou, P.H.; Poignard, A.; Beaujean, F.; et al. Percutaneous autologous bone marrow grafting for nonunions. J Bone Joint Surg Am 87:1430–1437, 2005.

65. Hock, J.M.; Gera, I.J. Effects of continuous and intermittent administration and inhibition of resorption on the anabolic response of bone to parathyroid hormone. J Bone Miner Res 7:65–72, 1992.

66. Holzer, G.; Majeska, R.J.; Lundy, M.W.; et al. Parathyroid hormone enhances fracture healing: A preliminary report. Clin Orthop 366:258–263, 1999.

67. Horstmann, W.G.; Verheyen, C.C.; Leemans, R. An injectable calcium phosphate cement as a bone graft substitute in the treatment of displaced lateral tibial plateau fractures. Injury 34:141–144, 2003.

68. Ilizarov, G.A.; Khelimskii, A.M.; Saks, R.G. Characteristics of systemic growth regulation of the limbs under the effects of various factors influencing their growth and length [in Russian]. Ortop Travmatol Protez 8:37–41, 1978.

69. Ilizarov, G.A.; Pereslitskikh, P.F.; Barabash, A.P. Closed directed longitudino-oblique or spinal osteoclasia of the long tubular bones (experimental study) [in Russian]. Ortop Travmatol Protez 11:20–23, 1978.

70. Isefuko, S.; Joyner, C.J.; Simpson, H.R.W. A murine model of distraction osteogenesis. Bone 27:661–665, 2000.

71. Iwata, H.; Sakano, S.; Itoh, T.; et al. Demineralized bone matrix and native bone morphogenetic protein in orthopaedic surgery. Clin Orthop 395:99–109, 2002.

72. Jarcho, M.; Kay, J.; Gumaer, K.; et al. Tissue: Cellular and subcellular events at a bone-ceramic hydroxyapatite interface. J Bioengineering 1:79–92, 1977.

73. Jingushi, S.; Urabe, K.; Okazaki, K.; et al. Intramuscular bone induction by human recombinant bone morphogenetic protein 2 with beta tricalcium phosphate as a carrier: In vivo bone banking for muscle pedicle autograft. J Orthop Sci 7:490–494, 2002.

74. Johnson, E.E.; Urist, M.R.; Finerman, G.A. Repair of segmental defects of the tibia with cancellous bone grafts augmented with human bone morphogenetic protein: A preliminary report. Clin Orthop 236:249–257, 1988.

75. Jones, A.L.; Swiontkowski, M.F.; Polly, D.W.; et al. Use of rhBMP-2 in the treatment of open tibial shaft fractures: Do improved clinical outcomes outweigh the additional expense of rhBMP-2? Presented as a poster exhibit at the Annual Meeting of the Orthopaedic Trauma Association, October 8–10, 2004, Hollywood, FL.

76. Juppner, H.; Kronenberg, H.M. Parathyroid hormone. In: Favus, M.J., ed. Primer on the Metabolic Bone Diseases and Disorders of Mineral Metabolism, 5th ed. Washington, D.C., American Society for Bone and Mineral Research, 2003, pp. 117–124.

77. Kelly, C.M.; Wilkins, R.M.; Gitelis, S.; et al. The use of a surgical grade calcium sulfate as a bone graft substitute: Results of a multicenter trial. Clin Orth Rel Res 382:42–50, 2001.

78. Kenwright, J.; Richardson, J.B.; Cunningham, J.L.; et al. Axial movement and tibial fractures: A controlled randomised trial of treatment. J Bone Joint Surg Br 73:654–659, 1991.

79. Kesemenli, C.C.; Kapukaya, A.; Subasi, M.; et al. Early prophylactic autogenous bone grafting in type III open tibial fractures. Acta Orthop Belg 70:327–331, 2004.

80. Khan, S.N.; Bostrom, M.P.; Lane, J.M. Bone growth factors. Orthop Clinic 31:375–388, 2000.

81. Khanal, G.P.; Garg, M.; Singh, G.K. A prospective randomized trial of percutaneous marrow injection in a series of closed fresh tibial fractures. Int Orthop 28:167–170, 2004.

82. Kloen, P.; Di Paola, M.; Borens, O.; et al. BMP signaling components are expressed in human fracture callus. Bone 33:362–371, 2003.

83. Kocaoglu, M.; Eralp, L.; Sen, C.; et al. Management of stiff hypertrophic nonunions by distraction osteogenesis: A report of 16 cases. J Orthop Trauma 17:543–548, 2003.

84. Kon, T.; Cho, T.-J.; Aizawa, T.; et al. Expression of osteoprotegrin, receptor activator of NF-KB ligand (osteoprotegrin ligand) and related pro-inflammatory cytokines during fracture healing. J Bone Miner Res 16:1004–1014, 2001.

85. Krause, J.O.; Perry, C.R. Distal femur as a donor site of autogenous cancellous bone graft. J Orthop Trauma 9:145–151, 1995.

86. Kristiansen, T.K.; Ryaby, J.P.; McCabe, J.; et al. Accelerated healing of distal radial fractures with the use of specific, low-intensity ultrasound: A multicenter, prospective, randomized, double-blind, placebo-controlled study. J Bone Joint Surg Am 79:961–973, 1997.

87. Lee, F.Y.; Sinicropi, S.M.; Lee, F.S.; et al. Treatment of congenital pseudoarthrosis of the tibia with recombinant human bone morphogenetic protein-7 (rhBMP-7): A report of five cases. J Bone Joint Surg Am 88:627–633, 2006.

88. Lee, F.Y.H.; Choi, Y.W.; Behrens, F.F.; et al. Programmed removal of chondrocytes during endochondral fracture healing. J Orthop Res 16:144–150, 1998.

89. Lewandrowski, K.; Gresser, J.D.; Wise, D.L.; et al. Bioresorbable bone graft substitutes of different osteoconductivities: A histologic evaluation of osteointegration of poly(propylene glycol-co-fumaric acid)-based cement implants in rats. Biomaterials 21:757–764, 2000.

90. Lind, M.; Schumacker, B.; Soballe, K.; et al. Transforming growth factor β enhances fracture healing in rabbit tibiae. Acta Orthop Scand 64:553–556, 1993.

91. Lobenhoffer, P.; Gerich, T.; Witte, F.; et al. Use of an injectable calcium phosphate bone cement in the treatment of tibial plateau fractures: A prospective study of twenty six cases with twenty month mean follow-up. J Orthop Trauma 16:143–149, 2002.

92. Ludwig, S.C.; Boden, S.D. Osteoinductive bone graft substitutes for spinal fusion: A basic science summary. Orthop Clin North Am 30:635–645, 1999.

93. Macey, L.R.; Kana, S.M.; Jingushi, S.; et al. Defects of early fracture healing in experimental diabetes. J Bone Joint Surg Am 71:722–733, 1989.

94. Mattsson, P.; Alberts, A.; Dahlberg, G.; et al. Resorbable cement for the augmentation of internally fixed unstable trochanteric fractures. J Bone Joint Surg Br 87:1203–1209, 2005.

95. McAndrew, M.P.; Gorman, P.W.; Lange, T.A. Tricalcium phosphate as a bone graft substitute in trauma: Preliminary report. J Orthop Trauma 2:333–339, 1988.

96. McKibbin, B. The biology of fracture healing in long bones. J Bone Joint Surg Br 60:150–162, 1978.

97. Meyer, U.; Meyer, T.; Wiesmann, H.P.; et al. Mechanical tension in distraction osteogenesis regulates chondrocyte differentiation. Int J Oral Maxillofac Surg 30:522–530, 2001.

98. Moed, B.R.; Willson Carr, S.E.; Craig, J.G.; et al. Calcium sulfate used as bone graft substitute in acetabular fracture fixation. Clin Orthop 410:303–309, 2003.

99. Moore, J.R.; Weiland, A.J.; Daniel, R.K. Use of free vascularized bone grafts in the treatment of bone tumors. Clin Orthop 175:37–44, 1983.

100. Moroni, A.; Pegreffi, F.; Cadossi, M.; et al. Hydroxyapatite coated external fixation pins. Expert Rev Med Devices 2:465–471, 2005.

101. Moucha, C.S.; Einhorn, T.A. Enhancement of skeletal repair. In: Browner, B.D.; Jupiter, J.B.; Levine, A.M.; et al., eds. Skeletal Trauma: Basic Science, Management and Reconstruction, 3rd ed. Philadelphia, W.B. Saunders, 2003, p. 639.

102. Muschler, G.F.; Boehm, C.; Easley, K. Aspiration to obtain osteoblast progenitor cells from human bone marrow: The influence of aspiration volume. J Bone Joint Surg Am 79:1699–1709, 1997.

103. Muschler, G.F.; Nakamoto, C.; Griffith, L.G. Engineering principles of clinical cell-based tissue engineering. J Bone Joint Surg Am 86:1541–1558, 2004.

104. Muschler, G.F.; Nitto, H.; Boehm, C.A.; et al. Age- and gender-related changes in the cellularity of human bone marrow and the prevalence of osteoblastic progenitors. J Orthop Res 19:117–125, 2001.

105. Nakahara, H.; Bruder, S.P.; Haynesworth, S.E.; et al. Bone and cartilage formation in diffusion chambers by subcultured cells derived from the periosteum. Bone 11:181–188, 1990.

106. Nakajima, A.; Shimoji, N.; Shiomi, K.; et al. Mechanisms for the enhancement of fracture healing in rats treated with intermittent low-dose human parathyroid hormone (1-34). J Bone Miner Res 17:2038-2047, 2002.

107. Neer, R.M.; Arnaud, C.D.; Zanchetta, J.R.; et al. Effect of parathyroid hormone (1-34) on fractures and bone mineral density in postmenopausal women with osteoporosis. N Engl J Med 344:1434–1441, 2001.

108. Nicoll, E.A. Fractures of the tibial shaft: A survey of 705 cases. J Bone Joint Surg Br 46:373–387, 1964.

109. O'Keefe, R.M., Jr.; Riemer, B.L.; Butterfield, S.L. Harvesting of autogenous cancellous bone graft from the proximal tibial metaphysis: A review of 230 cases. J Orthop Trauma 5:469–474, 1991.

110. Pacicca, D.M.; Patel, N.; Lee, C.; et al. Expression of angiogenic factors during distraction osteogenesis. Bone 33:889–898, 2003.

111. Parikh, S.N. Bone graft substitutes: Past, present and future. J Postgrad Med 48:142–148, 2002.

112. Pelker, R.R.; Friedlaender, G.E.; Markham, T.C.; et al. Effects of freezing and freeze drying on the biomechanical properties of rat bone. J Orthop Res 1:405–411, 1984.

113. Pilla, A.A.; Mont, M.A.; Nasser, P.R.; et al. Non-invasive low-intensity pulsed ultrasound accelerates bone healing in the rabbit. J Orthop Trauma 4:246–253, 1990.

114. Podbesek, R.; Edouard, C.; Meunier, P.J.; et al. Effects of two treatment regimes with synthetic human parathyroid hormone fragment on bone formation and the tissue balance of trabecular bone in greyhounds. Endocrinology 112:1000–1006, 1983.

115. Ray, R.D. Vascularization of bone graft and implants. Clin Orthop 87:43–48, 1972.

116. Ring, D.; Allende, C.; Jafarnia, K.; et al. Ununited diaphyseal forearm fractures with segmental defects: Plate fixation and autogenous cancellous bone grafting. J Bone Joint Surg Am 86:2440–2445, 2004.

117. Ripamonti, U.; Duneas, N. Tissue morphogenesis and regeneration by bone morphogenetic proteins. Plast Reconstr Surg 101:227–239, 1998.

118. Roy, D.; Linnehan, S. Hydroxyapatite formed from coral skeletal carbonate by hydrothermal exchange. Nature 247:220–222, 1974.

119. Sanchez-Sotelo, J.; Munuera, L.; Madero, R. Treatment of fractures of the distal radius with a remodellable bone cement: A prospective, randomized study using Norian SRS. J Bone Joint Surg Br 82:856–863, 2000.

120. Sangkaew, C. Distraction osteogenesis with conventional external fixator for tibial bone loss. Int Orthop 28:171–175, 2004.

121. Sarmiento, A.; Schaeffer, J.F.; Beckerman, L.; et al. Fracture healing in rat femora as affected by functional weight-bearing. J Bone Joint Surg Am 59:369–375, 1977.

122. Sato, M.; et al. Mechanical tension stress induces expression of bone morphogenetic protein (BMP) 2 and BMP 4, but not BMP6, BMP7 and GDF5 mRNA during distraction osteogenesis. J Bone Miner Res 14:1084, 1999.

123. Schenck, R.; Willenegger, H. On the histological picture of so-called primary healing of pressure osteosynthesis in experimental osteotomies in the dog. Experientia 19:593–595, 1963.

124. Schildhauer, T.A.; Bauer, T.W.; Josten, C.; et al. Open reduction and augmentation of internal fixation with an injectable skeletal cement for the treatment of complex calcaneal fractures. J Orthop Trauma 14:309–317, 2000.

125. Scott, G.; King, J.B. A prospective, double-blind trial of electrical capacitive coupling in the treatment of non-union of long bones. J Bone Joint Surg Am 76:820–826, 1994.

126. Sen, C.; Kocaoglu, M.; Eralp, L.; et al. Bifocal compression-distraction in the acute treatment of grade III open tibia fractures with bone and soft-tissue loss: A report of 24 cases. J Orthop Trauma 18:150–157, 2004.

127. Sharrard, W.J.W. A double blind trial of pulsed electromagnetic fields for delayed union of tibial fractures. J Bone Joint Surg Br 72:347–355, 1990.

128. Simpson, D.; Keating, J.F. Outcome of tibial plateau fractures managed with calcium phosphate cement. Injury 35:913–918, 2004.

129. Stevenson, S. Biology of bone grafts. Orthop Clin North Am 39:543–552, 1999.

130. Swiontkowski, M.F.; Aro, H.T.; Donell, S.; et al. Recombinant human bone morphogenetic protein 2 in open tibial fractures: A subgroup analysis of data combined from two prospective randomized studies. J Bone Joint Surg Am 88:1258–1265, 2006.

131. Takigami, H.; Matsukura, Y.; Muschler, G.F. Osteoprogenitor cell enriched bone grafts prepared using selective cell retention technology: Clinical application in four patients. DePuy AcroMed, 2003.

132. Tang, C.L.; Mahoney, J.L.; McKee, M.D.; et al. Donor site morbidity following vascularized fibular grafting. Microsurgery 18:383–386, 1998.

133. Tay, B.K.; Le, A.X.; Gould, S.E.; et al. Histochemical and molecular analysis of distraction osteogenesis in a mouse model. J Orthop Res 16:636–642, 1998.

134. Tiedeman, J.J.; Garvin, K.L.; Kile, T.A.; et al. The role of a composite, demineralized bone matrix and bone marrow in the treatment of osseous defects. Orthopaedics 18:1153–1158, 1995.

135. Tsumaki, N.; Kakiuchi, M.; Sasaki, J.; et al. Low intensity pulsed ultrasound accelerates maturation of callus in patients treated with opening wedge high tibial osteotomy by hemicallotasis. J Bone Joint Surg Am 86:2399–2405, 2004.

136. Uhthoff, H.K.; Rahn, B.A. Healing patterns of metaphyseal fractures. Clin Orthop 160:295–303, 1981.

137. Urist, M.R. Bone: Formation by autoinduction. Science 150:893–899, 1965.

138. Urist, M.R.; Silverman, B.F.; Buring, K.; et al. The bone induction principle. Clin Orthop 53:243–283, 1967.

139. Urist, M.R. Bone transplants and implants. In: Urist, M.R., ed. Fundamental and Clinical Bone Physiology. Philadelphia, J.B. Lippincott, 1980, pp. 331–368.

140. Vaccaro, A.R. The role of the osteoconductive scaffold in synthetic bone graft. Orthopedics 25 (5 Suppl):s571–s578, 2002.

141. Vaes, G. Cellular biology and biochemical mechanism of bone resorption: A review of recent developments on the formation, activation and mode of action of osteoclasts. Clin Orthop 231:239–271, 1988.

142. Weiss, S.; Zimmermann, G.; Baumgart, R.; et al. Systemic regulation of angiogenesis and matrix degradation in bone regeneration: Distraction osteogenesis compared to rigid fracture healing. Bone 37:781–790, 2005.

143. Yang, K.H.; Parvizi, J.; Wang, S.J.; et al. Exposure to low-intensity ultrasound increases aggrecan gene expression in a rat femur fracture model. J Orthop Res 14:802–809, 1996.

144. Younger, E.M.; Chapman, M.W. Morbidity at bone graft donor sites. J Orthop Trauma 3:192–195, 1989.

145. Zimmermann, G.; Henle, P.; Kusswetter, M.; et al. TGF-beta1 as a marker of delayed fracture healing. Bone 36:779–785, 2005.

146. Ziran, B.; Cheung, S.; Smith, W.; et al. Comparative efficacy of 2 different demineralized bone matrix allografts in treating long bone nonunions in heavy tobacco smokers. Am J Orthop 34:329–332, 2005.

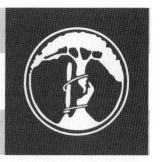

第3章

骨折的生物力学

John A.Hipp, Ph.D. , Wilson C. Hayes, Ph.D.

骨是一种具有复杂力学性能和独特修复能力的奇特材料,不论从临床还是从生物医学工程的角度而言,骨是一种令人瞩目的结构材料。当载荷过大时,骨就会失去效能,引发一系列生物学和力学的反应,这种反应往往有利于骨的修复和功能的恢复。由于骨骼的失效能与骨质疏松症及病理性骨折之间的特殊关系,当前已有许多方法能够用于评价骨骼是否易于失去效能。一旦骨折发生后,骨的生物及力学性能会调节到适于骨折愈合过程的最佳状态。人们在了解、控制和促进骨折愈合的生物学方面取得了很大的进步。力学环境常常是骨折愈合的关键因素,而且生物学因素和力学因素是相互作用的。骨折的临床治疗必定影响到生物学和力学条件,以便让骨原有的载荷能力能尽快恢复。骨折及其治疗的生物力学有三方面的主要内容:①骨折何时发生和如何发生的生物力学因素;②影响骨折愈合的生物力学因素;③通过骨折的治疗实现对生物力学环境的控制。

决定骨折是否发生的生物力学因素包括作用的载荷以及骨与软组织的力学性能。人类从事许许多多的活动,必然要承受大小不一的载荷。对于正常的骨来说,引起骨折的载荷是极限载荷。然而,日常活动也可能发生重度骨质疏松症骨折或病理性骨折。此外,骨的力学性能差别也很大,而且某些病理过程可以改变骨的性能。因此,本章的首要目的是讨论骨的力学性能,伴随年龄老化或某些疾患骨的力学性能改变,正常骨以及病损骨发生骨折的危险度。

骨组织具有独特的修复能力,常常在数周至数月内恢复它原有的载荷能力。尽管如此,修复过程还会受到与骨折愈合息息相关的力学环境的影响。骨组织在不良的力学环境下,骨折的愈合就会发生障碍。载

荷能力恢复的进展速度受骨折端稳定性的影响。本章的第二个目的是对骨折愈合的生物力学以及力学环境对骨折愈合的生物学影响进行论述。

骨折治疗要想获得成功,就必须对骨折愈合的生物学方面和力学方面进行控制。不同的治疗方法对力学环境的控制是不同的,这将影响到骨恢复载荷能力的进展速度。本章的第三个目的是探讨骨折治疗的生物力学,尤其是骨折治疗赋予骨折愈合稳定性的生物力学。具体到某个部位的骨折的生物力学、修复技术以及支持性科学依据,例如股骨、胫骨及桡骨远端等,将在其他章节中叙述。本章节所介绍的骨折修复理论及所支持的文献适用于绝大多数类型的骨折。许多方法能够帮助我们决定什么是对临床有益的骨折治疗方案,近来计算机模拟骨折愈合技术的发展也有望帮助我们达到这一目的。有益的治疗方案应有助于促进骨折的愈合过程,因此能最快地恢复骨折的载荷能力。人们正在研究定量测量的方法。定量测量有助于了解骨折的稳定性以及去除固定的最佳时间。把定量测量的方法同各式各样骨折治疗方法的力学性能相结合,便可以在客观上选择出最佳的治疗方案。最后将综述选择和监控骨折治疗的客观临床手段的研究进展。

第一节 骨的性能和骨折危险度

从力学的角度来看,我们可以从两个层面来了解骨组织。从第一层面上讲,骨组织可以看做是其力学性能可在实验室内进行检测的材料。这些力学性能包括在载荷条件下发生变形的数量、骨内累积损伤的机制和变化率以及在发生突变失效前该材料能承受的

最大载荷。从更高一个层面理解,骨组织可以看做是一种由具有一定几何形状的组织构成的,并已进化为具有特异力学功能的结构。有关的结构性能包括发生于生理载荷条件下的变形量和发生于单次加载或循环加载引起破坏的载荷条件下的变形量。骨的材料性能(骨作为一种组织)和结构性能(骨作为一种器官)决定了骨组织抗骨折的强度,并且影响着骨折的愈合。因此,这部分先讨论骨的材料性能,接着讨论其结构性能,最后对骨折的生物力学和骨折危险度研究的若干项重要临床应用进行论述。

一、骨的材料性能

(一)皮质骨

骨组织的力学性能通常是通过在单一的严格规定载荷条件下检测规则小标本的变形来测定的。图 3-1 示出一块皮质骨标本加载拉伸载荷的典型测试。常应用哑铃形的可拉伸标本,破坏的位点具有可重复性。在拉伸试验过程中,检测两个参数:作用力和沿着标本长轴的两点位移,由此获得的力-位移曲线能显示骨标本的硬度和破坏载荷,但这些数据仅对与本试验中具有相同几何形状的标本有效。如果要获得任意形状标本材料的性能,力和位移就必须换算成应力和应变。这是一种标准化过程,能消除标本几何形状的影响因素。骨标本的应力是作用力除以横截面积,应变是标本给定长度的变化百分率。图 3-2 示出皮质骨拉伸试验的应力-应变曲线。骨组织或其他结构材料

(如不锈钢、钛或聚甲基丙烯酸甲酯)的弹性模量是该曲线起始部的线性部分的斜率。应力-应变曲线的斜率开始变小并偏离最初线性的位点是骨的屈服位点,这时记录的最大应力为该组织的极限强度。屈服位点出现之后,应力-应变的斜率变小为一个新的数值,称为非弹性模量[70]。应力-应变曲线下的面积反映了骨吸收能量的能力。吸收能量的能力随屈服强度的增加而增加,但是吸收能量的最大值一般在具有很高极限应变的骨组织中出现。在此屈服后变形期间的大量能量被吸收,人们对骨组织在可控制载荷条件下进行了许多研究,为了解皮质骨在张力、压力、扭转和弯曲条件下的性能提供了数据。

在日常生活的许多活动中,骨被循环加载负荷。如果这种负荷是重复加载的,那么引起骨破坏所需要的载荷会急剧减少。当应力水平增加时,骨承受应力的循环加载次数则会减少。骨的这种性能可以通过应力对载荷循环加载次数的破坏曲线来测得。这些曲线是由载荷的类型(轴向载荷、弯曲载荷或扭转载荷)、载荷率和骨的物理构成所决定的。决定骨组织在各种载荷条件下性能的内在机制正在开始被人们所认识[32,95]。

有若干个因素会影响皮质骨的材料性能。例如,材料性能依赖于骨组织的载荷率。如果有一种材料(如骨)的应力-应变特性是由所加的应变速率决定的,那么这种材料就被称作黏弹性材料或时间依赖性材料。然而,骨对应变速率的依赖作用相对较小,骨的弹性模量和极限强度分别与应变速率的 0.06 次方成正比(图 3-3 和图 3-4)[12]。在相当大的应变速率范围内,屈服强度会改变 20%~30%,而且可以用代表骨内部结构的计算机模型来预测[98]。

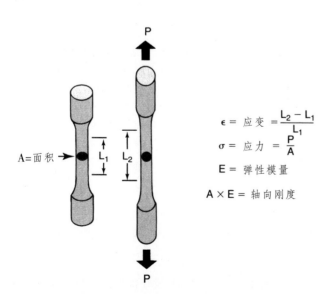

$$\epsilon = 应变 = \frac{L_2 - L_1}{L_1}$$

$$\sigma = 应力 = \frac{P}{A}$$

$$E = 弹性模量$$

$$A \times E = 轴向刚度$$

A = 面积

图 3-1 应用哑铃形标本进行简单的单轴拉伸试验。P 为作用的载荷,$(L_2-L_1)/L_1$ 为沿着标本的轴向两点间的应变。

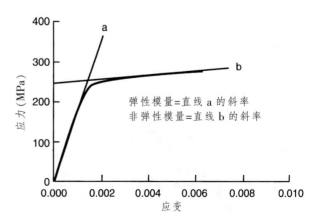

图 3-2 人类皮质骨典型的应力-应变曲线,示出了计算弹性模量和非弹性模量的区域。

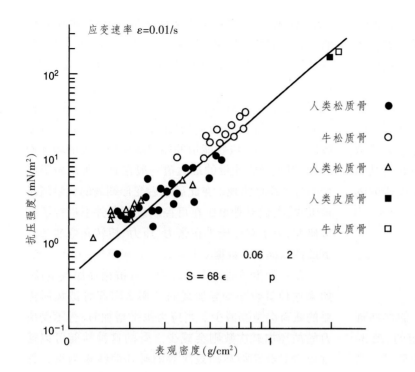

图 3-3   人和牛的松质骨和皮质骨的抗压强度为表观密度的函数。(Data from Carter, D.R.; Hayes, W.C. Bone compressive strength: the influence of density and strain rate. Science 194 (4270):1174-1176.1976)

皮质骨的应力-应变特性还依赖于同载荷方向相对应的骨的显微结构走向[27]。一些研究人员指出,皮质骨在纵轴方向(骨的主要定向)比在横轴方向上更刚硬。如果一种材料的力学性能取决于载荷的方向,那么这种材料就被称为各向异性。骨的各向异性和黏弹性表明骨是一种复杂的材料,因此当描述骨的材料性能时,必须标明应变速率和载荷的方向。表3-1列出了人类皮质骨代表性的各向异性材料性能,表3-2总结了成人股骨皮质骨在纵向载荷和横向载荷条件下的极限强度。

(二)松质骨

松质骨和皮质骨的主要物理差异是松质骨为多孔结构。从骨的硬度及强度角度,构成松质骨的骨组织仅比构成皮质骨的骨组织弱一点[6]。这种增多的多

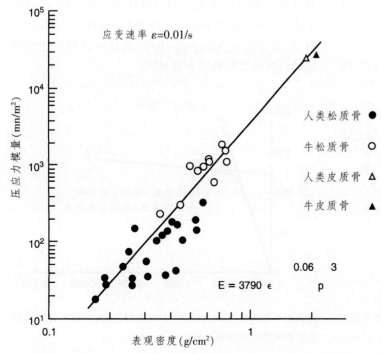

图 3-4   人和牛的松质骨和皮质骨的压应力模量为表观密度的函数。(Data from Carter, D.R.; Hayes, W. C. Bone Joint Surg Am 59:954-962,1977.)

表 3-1　人类皮质骨的各向异性材料性能*	
载荷方向	模量(GPa)
纵向	17.0
横向	11.5
剪切	3.3

*相比之下，常见的用于骨科的各向同性材料的植入物的弹性模量为：不锈钢 207GPa、钛合金 127GPa、骨水泥 2.8GPa、超高分子量聚乙烯 1.4GPa。(Mean values from Reilly, D.T.; Burstein, A. H. The elastic and ultimate properties of compact bone tissue. J Biomech 8(6):393–405, 1975.)

表 3-2　人类股骨皮质骨的极限强度值	
荷载模式	极限强度(MPa)*
纵向	
拉伸	135(15.6)
压缩	205(17.3)
剪切	71(2.6)
横向	
拉伸	53(10.7)
压缩	131(20.7)

*括号内为标准差。(Mean values from Reilly, D.T.; Burstein, A. H. The elastic and ultimate properties of compact bone tissue. J Biomech 8(6):393–405, 1975.)

孔结构可以通过测定表观密度测定出来(即骨组织的质量除以所测试标本的体积)。人类骨骼的松质骨表观密度为 0.1~1.0g/cm³，而皮质骨的表观密度为 1.8g/cm³。如果一块松质骨的表观密度为 0.2g/cm³，则它的孔隙率约为 90%。

松质骨的压缩应力-应变性能与皮质骨明显不同，而与受到冲击时能吸收能量的许多多孔工程材料的抗压应力性能相似[89]。松质骨在压缩应力条件下的应力-应变曲线(图 3-5)，起始段表现为弹性区间，紧接着表现为屈服阶段。松质骨弹性区间的起始段斜率较皮质骨的斜率要小，为 1~2 个数量级。屈服阶段之后，随着较多的骨小梁断裂，出现一段长的平台区间。在应变为 50%时，断裂的骨小梁开始充填在骨髓所占据的孔隙。这些孔隙被充填之后，标本进一步加载的载荷与标本模量的明显增加有关。

松质骨的抗压强度和压应力模量均明显受到松质骨表观密度的影响(图 3-3 和图 3-4)。图 3-3 和图

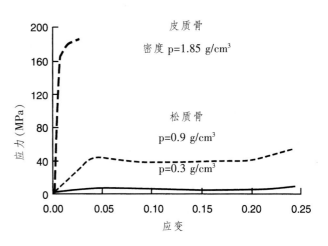

图 3-5　不同密度的皮质骨和松质骨的压缩应力-应变曲线。

3-4 的回归曲线包含了表观密度为 1.8 g/cm³ 的皮质骨标本和表观密度大小不一、不同物种(牛和人)的松质骨标本。许多此领域中的研究揭示了骨密度与其力学性能之间的高相关性。然而，不少的研究者也认为只有骨密度一个指标是无法评估其力学性能的众多变化的。骨骼的组成形式及其内部结构的变异同样决定着骨的强度和硬度[41]。

骨组织的表观密度和力学性能的这种关系非常重要。首先，这种关系表明骨密度的一点点改变，骨组织的模量和强度就会发生较大的变化。反之，骨密度微小的改变会引起强度和模量很大的差异。在临床上必须考虑到这一点，因为只有当骨密度减少 30%~50%时，才能从影像学见到骨密度明显的改变。图 3-3 和图 3-4 的幂次律关系表明，如此程度的骨密度减少将导致骨硬度和骨强度大约下降一个数量级。

二、整体骨的结构性能

当骨骼遭受创伤，某些部位便会承受极限载荷。当骨的局部应力或应变超过了那个部位的极限强度或极限应变时，就会发生骨折。因此，骨折可以看做是起始于材料水平然后在结构水平上影响到骨载荷能力的事件。在材料水平上的性能和在结构水平上的性能的主要区别是，在结构水平上包含了几何形态学的特性，而在材料水平上则不包含几何形态学的特性。因此，结构性能既包括了骨的几何形态效应又包括了材料性能的效应，而材料性能则没有复杂的骨几何形态学效应。

骨的横截面有一些几何形态学特征，如横截面积和惯性矩，均可用来预测其结构性能。横截面积较为直观。假定在材料性能相似的情况下施加了轴向负荷，粗大壁厚的骨，抗骨折的能力更强，因为内力分布

在较大的面积上,因而应力较强。惯性矩表示的是截面的形状以及组织或材料相对于所加弯曲载荷的特定分布。惯性矩必须相对于特定轴线来表示,因为弯曲可以发生在许多不同的平面上。图3-6示出了几种几何形状规则的截面的惯性矩的计算公式。从这些计算公式看,显然惯性矩对相对于该轴的面积分布高度敏感。离轴线越远的材料,抗弯能力越有效。该原理的一个简单例子是,沿尺子边折弯尺子比沿尺子平面折弯尺子要困难得多。工字梁的大多数部位都离折弯轴线较远,因此它是特别能抗折弯的截面形状。

　　如果骨仅在一个方向上易于弯曲,那么骨的截面可能类似工字梁。长骨加载轴向载荷时,会在几个平面发生弯曲和扭转。在这些条件下,半管状结构更为有效。骨干骨的横截面形状在某些部位大致呈管状,而在其他部位较为不规则。横截面不规则骨的惯性矩可以用骨外膜和骨内膜表面的迹线通过简单的数字计算来测定[64]。惯性矩在一定程度上决定了骨折的危险度。比如,股骨和胫骨骨干的横截面积和惯性矩都小,因此军事训练人员易发生应力骨折[9]。

　　虽然骨骼通常承载的复合载荷多种多样,但是在简单明确的载荷下评价骨强度或骨折治疗方法却具有指导性。实验室中常常采用的三种类型的载荷为轴向载荷、弯曲载荷和扭转载荷。对于每一种载荷,都用刚度这一术语来描述骨结构的性能。刚度是材料硬度(用模量来表示)和几何形状因素(用面积或惯性矩表示)的综合参数。刚度高的结构在某一载荷下几乎不变形。对于轴向载荷,决定结构力学性能的重要参数

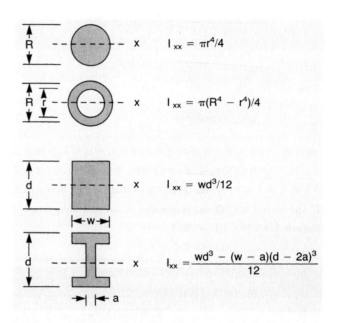

图3-6　一些简单几何形状横截面及其相应的相对于 X 轴的惯性矩的计算公式。

是截面积和弹性模量(图3-1)。轴向刚度等于截面积和模量的乘积。弯曲载荷用力矩表示,其大小等于作用力乘以距离。抗弯试验中的重要结构参数为惯性矩和弹性模量(图3-7),两者的乘积等于抗弯(抗屈)刚度。扭转载荷也用力和距离的乘积来表示。骨的截面分布和骨的剪切模量决定了其扭转性能(图3-8)。正如惯性矩描述了圆筒状骨围绕折弯轴线的材料分布一样,极惯性矩描述的是被试结构围绕长轴的材料分布。扭转刚度等于剪切模量和极惯性矩的乘积。对于

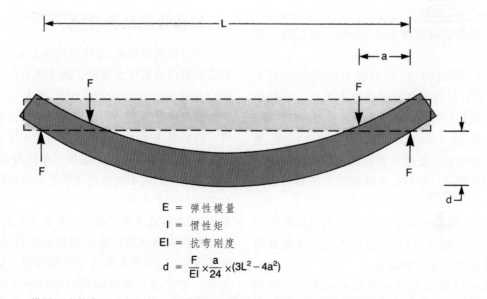

E = 弹性模量
I = 惯性矩
EI = 抗弯刚度
$$d = \frac{F}{EI} \times \frac{a}{24} \times (3L^2 - 4a^2)$$

图3-7　横梁四点抗弯试验的图示。原形状用虚线表示,变形后的形状用实线表示(变形的夸张表示)。

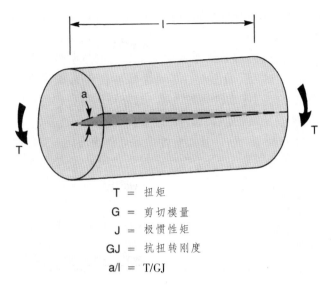

T = 扭矩
G = 剪切模量
J = 极惯性矩
GJ = 抗扭转刚度
a/l = T/GJ

图 3-8　圆柱体的单项抗扭转实验。示出成角变形及相关的公式。

非圆形截面且顺着长度方向截面不断变化的结构,单用极惯性矩来描述是不准确的。对于这些结构,可以用各种公式和简化分析模型来计算其在扭转载荷下的结构性能[58]。

　　整体骨上发生的各种载荷模式可产生各种特征性骨折类型(图 3-9)。在张力载荷时,骨干骨通常因拉

伸应力而在近似与载荷方向垂直的平面发生骨折。载荷为压应力时,骨通常会在其长轴的斜行平面发生骨折。当载荷为压应力时,就会在一个与长轴呈 45°夹角的斜面上产生较大的剪应力。剪应力的极值大约为所加压应力的一半。但是,由于皮质骨的抗剪切强度比抗压强度小得多(表 3-2),故骨折会发生于最大剪切力的斜面上。因此,压应力所造成的骨破坏是沿着最大剪切应力平面发生的,而拉伸应力所造成的骨折是沿着最大拉伸应力平面发生的。

　　当骨受到弯曲应力时,会在凸侧形成很高的拉伸应力,而在凹侧会产生很高的压应力。由此造成的骨折类型和骨受到轴向压缩载荷及拉伸载荷下观察到的骨折类型相一致。横行骨折面发生于张力侧,而斜行骨折面出现于压力侧。两个骨折面常发生于压力侧,产生一块楔形骨块,有时被称作"蝶形骨块"。当骨骼承受扭转力时,骨折类型较为复杂。骨折先发生于骨表面的小缺损处,然后裂纹以螺旋的形式贯穿高张力侧平面。扭转骨折特征是,最终骨折面呈斜螺旋形。

　　这里所讨论的在理想化载荷下的骨折类型与临床上所观察到的某些骨折类型相一致。然而,在诸多创伤载荷条件下,骨骼常受到轴向、弯曲和扭转的组合载荷,所以骨折类型就有可能是上述各种类型的复杂组合。此外,加载速率高常因多个骨折平面的交错延伸而

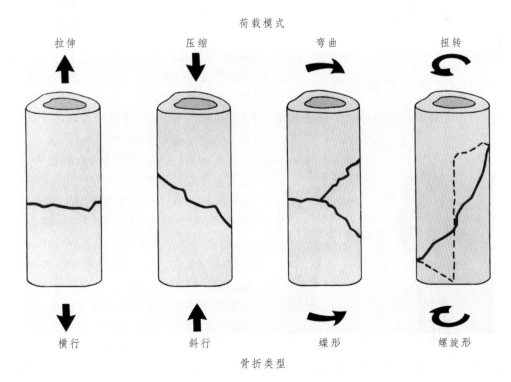

荷载模式

拉伸　　　　压缩　　　　弯曲　　　　扭转

横行　　　　斜行　　　　蝶形　　　　螺旋形

骨折类型

图 3-9　单一载荷模式引起的骨折的典型特征。

引起粉碎性骨折。虽然骨骼吸收能量的能力并不随着加载速率而变，但是如果加载很快，骨骼往往会承受更大的载荷[23]。另外，骨折也可能由于超过骨承受能力的单一载荷而引起，这种载荷被称作极限破坏载荷。比极限破坏载荷小的重复载荷可引起骨疲劳，进而最终导致骨折[3]。在军事训练或运动员中，疲劳骨折很常见。如果在骨整体骨折发生前消除或减少足够的载荷，那么每一个微骨折就会通过皮质重塑而直接得以修复。

原来用于研究设计桥梁、汽车等的工程研究手段为我们研究骨的结构力学、骨折和骨折治疗提供了新的思路。探讨骨折的生物力学还可借助计算机在理论上得出的简单分析模型来进行解决[87]。最常应用的工程学手段是有限元分析方法。有限元分析方法是一种强有力的工程学建模工具，它常规应用于研究在各种不同载荷和支撑条件下的复杂结构。该方法涉及由简单的几何小单元（如长方形或四面体）来建立骨的数学模型。图 3-10 示出用于股骨近端建模的有限元网的简明示图。每一单元的材料性能都是连同加载负荷和支撑条件一起标明的。通过计算机对此模型进行分析，以预测结构内的变形和应力。这样，便可应用有限元方法从材料的层面和结构的层面对骨的力学性能进行分析。有限元法能够对材料性能、几何学和载荷条件进行参数分析，并已应用于许多骨科生物力学分析[63]。本章将讨论有限元法在骨科生物力学的若干项应用。值得一提的是，有限元法作为一种有效的手段，正扩展到对骨折风险度的了解和预测上，并可在一定条件下模拟骨的重塑。

三、年龄相关的病理性骨性能改变

随着年龄的增长，骨组织的力学性能在慢慢衰

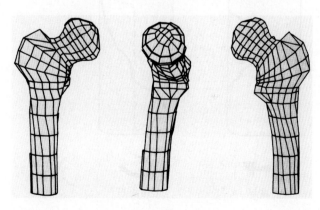

图 3-10　股骨近端有限元网的不同侧面观。(From Lotz.J.C. Ph.D. dissertation. Massachusetts Institute of Technology.1988.)

退，同时几何形状的改变也在骨结构特征上产生了附加的变化。年龄相关性改变既发生在皮质骨也发生在松质骨，这两部分的改变增加了骨折的危险性。骨矿物质、骨密度、骨力学性能和组织学随年龄的改变已经成为人们仔细研究的课题。这方面研究得出的结果是，随着年龄的增长，开始出现了进行性骨质丢失，它起始于 40 多岁，并且在女性中此过程更为迅速。伴随着骨质的丢失，骨组织脆性增加，骨吸收能量的能力下降。骨骼的这些变化在临床上的主要后果是骨折发病率呈年龄相关性增高。

现已证实，股骨皮质骨的材料性能在组织学上会出现一些年龄相关性变化[99]。随着年龄的增长，弹性模量轻微变小（每 10 年减小 2.3%），但是最明显的变化是骨折更容易在骨内扩展。随着年龄的增长，每 10 年极限强度将降低约 4%。造成骨折的所需能量可以用应力-应变曲线下的面积来表示。因为弹性模量的变化不大，所以，引起骨破坏所需的能量主要由于与年龄相关的极限应变的下降而减少。因此，随着年龄的增长，骨骼的力学性能很像一种脆性材料，骨吸收创伤能量以及抵抗骨折的能力在不断降低。

骨骼老化的研究通常关注的是骨密度，往往不考虑骨组织的总体几何特征和分布。一项对数千人的股骨密度及几何形状的研究显示，骨密度下降在男女两性的股骨颈及股骨干中均可以观测到。此外，股骨骨膜的厚度增加而皮质骨的厚度则降低。当把股骨密度及几何形状作为因素计入截面模量的参数中时，结果显示在 50 岁后，男性更容易维持骨骼的整体结构性能，而女性则会出现骨密度降低[8]。与过去人群的骨骼变化相比较，现代人的骨骼性能相对于人体个头儿有所降低，提示现代人的运动水平较低，不能终身促进骨骼的最优化重塑，从而使骨折危险度提高[25]。

前面讨论了皮质骨随年龄的相关变化。松质骨在很多骨中起着重要的结构性作用。松质骨的年龄相关变化增加了老年人的骨折危险度。对骨小梁结构及其随着年龄的变化已进行了广泛的研究。即便是年轻人，松质骨的个体间差异以及同一个体不同解剖部位间的差异均很大。重要的可变因素包括骨小梁的厚度、骨小梁相对于载荷主方向的走向、椎骨的间隙、骨小梁的形态以及椎骨如何相互连接。多位研究者已对上述所有的可变因素进行了研究[48]。尽管大部分研究集中在对骨质疏松的理解上，但所获得的数据也有助于我们设计植入物或是进行组织工程的研究。松质骨的形态学量化研究表明，骨小梁的厚度在减少，而骨

小梁之间的间隙在增加。除了女性在 50~85 周岁骨质丢失较快以外，骨小梁在两性之间没有本质上的差异。这些与年龄相关的形态学改变显著降低了椎体骨、股骨近端及其他各骨的强度，从而促成老年人骨折发生率的明显增加。

四、骨折的危险度

当施加的载荷超过了骨的载受能力时骨折就发生了，因此为了计算骨折的危险度，必须了解施加的载荷及骨的承载能力。对于大多数结构，如桥梁或建筑物，设计时必须让它能承受比预料值大几倍的载荷。与此类似，人类正常的骨骼能承受比日常生活活动中的预料值大的载荷。承载能力与承载要求之比值通常称为安全系数，而此比值的倒数则称之为骨折的危险系数。在与起步中期近似的载荷下，成人骨质疏松的股骨的平均承载能力约为 9000 N（2000lb），标准差为 3000 N[19]。高强度活动（如爬楼梯）中记录的髋关节载荷峰值高达体重的 3~5 倍。因此一个体重为 600N（约 63.5kg）的人在步行时，其股骨的载荷约为体重的 5 倍，其股骨的载荷能力是所需载荷的不足 1 倍至 5 倍，这取决于该股骨的性能。对于胫骨，步行时的轴向载荷大约为体重的 3~6 倍[83]。男性在限制负重期间的胫骨最大弯矩约为 79Nm（牛·米）[57]。人类正常胫骨的三点弯曲极限弯矩为 57.9~294Nm，故胫骨的抗弯强度也是最大弯曲载荷的 1~4 倍。胫骨能承受的最大扭矩约为 29Nm。在扭转载荷下，27.5~89.2Nm 就会引起胫骨破坏，这个数值为最大扭矩的 1~3 倍。这些计算结果仅对特定类型的载荷有效。然而由此得出的骨折危险系数却有助于确定何时能让正在骨折愈合过程中的股骨承受中等量的负重，或者有骨缺损的股骨何时进行预防性固定。

有些人群的骨折发生率较高，如果能认识骨折的机制并识别出处于高危状态的患者，就有可能预防其发生骨折。一组是人数不断增加的老年人群，在这一组里与年龄相关的骨折发生率较高。另一组是发生骨转移的肿瘤患者，在这一组里，对潜在发生骨折的部位进行预防性固定也许会提高患者的生活质量。下面几节将讨论骨折的风险以及老年人和骨转移患者的骨折危险性预测方法。

(一)骨质疏松症的骨折危险度

与年龄相关的骨折的流行病学提示，骨质疏松症

和骨折危险度增加有关系，而且，髋部骨折的危险因素已成为研究的热门课题。年龄和性别的影响已有文献证实，但这些因素常与老年人的并发症以及摔伤倾向高相混淆[77]。骨质疏松性骨折常常与跌伤有关，跌倒的频率随年龄而增加，而且这种增加在一定程度上与并发症及药物治疗相关。另外，老年女性较老年男性更常发生跌倒，而且老年女性的骨折发生率也较老年男性高[72]。跌倒所致骨折的常见部位为股骨近端和前臂远端。椎体骨折也常与创伤性载荷有关（如发生于后仰跌倒），不过相对而言，非创伤性椎体骨折较非创伤性股骨骨折更为常见。

当对不同部位骨骼的所有主要骨折按年龄和性别进行发病率比较时，发病率的变异性相当大。变异性大的部分原因是由于不同部位的皮质骨和松质骨之间的比例差别很大，以及这两种类型骨质的骨丢失模式不同[73]。跌倒时载荷的种类和方向与日常活动的载荷完全不同（图 3-11）。由于股骨适应于支撑日常活动，它可能对跌倒时的异常载荷特别敏感。这些因素提醒人们注意年龄相关性骨量丢失与骨骼创伤之间

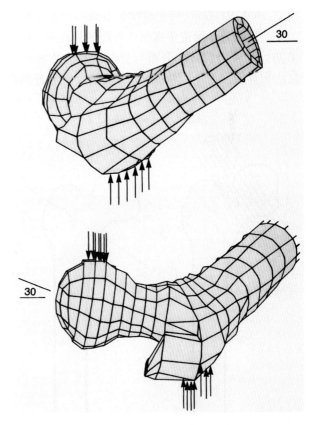

图 3-11 向一侧跌倒时大粗隆和股骨头受到的接触载荷。(From Lotz.J.C.Ph.D. dissertation. Massachusetts Institute of Technology.1988.)

复杂的相互作用,并要求人们加深对特定骨骼部位骨折危险度的生物力学的了解。骨骼对创伤抵抗能力的下降和跌倒倾向的增加是确定髋部骨折危险度的辅助因素。由此我们得出结论:骨量丢失和创伤是年龄相关性髋部骨折的必要,但并非独立充分的因素。

股骨近端骨折是一个重要的公共健康问题,是老年人发病和死亡的主要原因之一[49],因此降低年龄相关性髋部骨折发病率的工作重点都放在防止或抑制与骨质疏松相关的骨量过度丢失上。由此而研发出许多测量骨密度的无创性检查方法,期望能查出骨折的高危人群。体外研究表明,通过测定骨密度和股骨的几何形状可以预测股骨近端的承载能力[19,62]。极限破坏载荷和在股骨粗隆间做的量化CT测量值之间具有极好的相关性(图3-12)[62]。这种最佳相关性表现为CT测出的骨小梁平均数与整块骨的横截面积的乘积。利用这个参数可以改进对骨质疏松症严重程度评价以及与之相关的髋部骨折危险度的评估。

Lotz和他的同事们分析研究了股骨近端受到各种不同载荷(包括单足站立和跌倒)时的状态[61]。有限元模型(图3-10)提示,行走时髋关节载荷是从股骨头经主要受压的骨小梁束传递至股骨距的骨皮质。这项结果同目前认为载荷的分布与骨的容积分数成比例的想法相悖。实际上,载荷分布是从股骨头附近的松

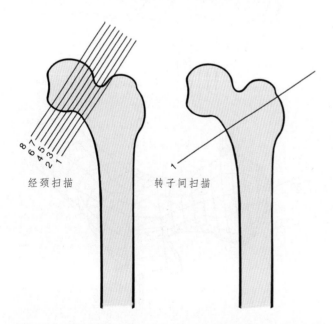

经颈扫描　　　　转子间扫描

图3-12　量化CT扫描的位置,用于对采集的数据与股骨近端体外破坏强度进行比较。(From Lotz.J.C.Ph.D. dissertation. Massuchusetts Institute of Technology.1988.)

质骨转移到股骨颈基底部的皮质骨。这个结果以及股骨近端骨折常发生于股骨头下区的临床观察,支持这样一种假设:骨质疏松性骨折是由于松质骨强度的降低所致。从CT数据中建造的有限元模型为预测股骨的破坏载荷提供了一个相对准确的工具[55]。

(二)转移性和良性骨缺损的骨折危险度

乳腺癌、前列腺癌和其他癌症患者的中轴骨骼和四肢骨骼常会发生转移性病灶。在随机对无症状儿童进行的长骨X线检查中,良性骨肿瘤的发生率高达33%[33]。此类病灶可能表明有巨大的骨折危险度。接受放射治疗骨转移痛的患者中约有5%会发生病理性骨折[37]。对可能发生骨折的部位进行预防性固定比对病理性骨折进行治疗有以下几个优点:缓解疼痛,减少住院时间,降低手术难度,减少骨不连的危险,减少并发症。另一方面,如果手术不能降低病的发病率,就应该避免手术。因此,临床医生必须对病灶是否要做预防性固定做出抉择。常用的一些临床指南所提供的预防性固定指征可能相互矛盾,而且特异性也不高[80]。这些指南往往高估了病理性骨折的风险[90]。转移性和良性病灶的多方面几何和材料性能,决定着该病灶对骨结构的影响后果。在骨转移的常见部位,如股骨近端,即使是有经验的骨肿瘤专家也无法根据X线片或CT检查的量化结果来预测该病灶造成的强度降低程度[43]。

大量实验研究报道都专门讨论了中轴骨及四肢骨转移性病灶对骨结构的影响后果[43,80,81]。这些研究表明,可以用有限元模型和其他分析方法来分析骨的密度和形状,并预测骨转移病灶对结构的影响。所有这些实验都发现,计算机模型的预测值和病灶引起的骨强度降低的实测值之间具有很好的一致性。决定何时对有骨转移病灶的长骨进行预防性固定的现有指南,可能在某些病例中高估了骨折的实际风险[90],而在另一些病例中又将骨置于骨折的危险境地。依据我们的数据,模拟的骨内转移病灶的骨强度与病灶大小呈正比(图3-13),但这在很大程度取决于载荷的类型。例如,经皮质病灶破坏皮质骨达50%可引起抗弯曲强度下降65%,但同样的病灶可引起抗扭转承载能力下降85%。有限元模型显示,沿病灶边缘骨的材料性能可显著加重转移性病灶对结构的影响。许多转移性病灶均伴有沿病灶边缘的骨吸收,超出了X线片上所见的骨溶解范围。因而,对于溶骨性转移病灶,其对结构的影响往往要比从X线平片上预测的严重得多。有限元模

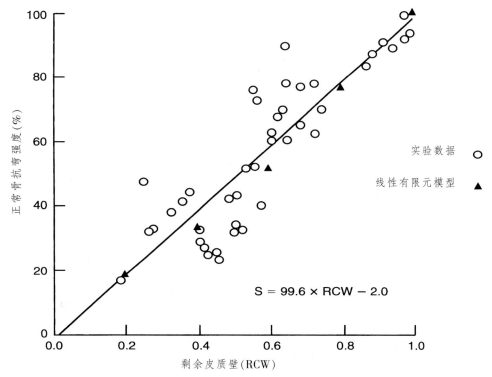

图 3-13　正常骨的抗弯强度(S)的百分数为骨内缺灶大小的函数。骨内缺灶的大小用剩余皮质壁厚度与正常皮质壁厚度之比来表示。图中示出实验数据和有研究模型分析数据。(Date from Hipp, J.A.;McBroom,R.J.;Cheal, E,J,; Hayes, W.C. J Orthop Res 76: 828–837,1989.)

型还表明,对于骨内病灶,几何形状的关键参数是骨皮质的最小厚度。例如,一个无症状病灶在某一点上侵犯了骨皮质壁的 80%而在对侧壁上只侵犯了 20%,只比环周 80%的骨皮质均受累的骨块的抗扭转强度大 2%。如果病损的关键几何形状没有对准影像学平面,那么即使双平面 X 线片也无法获得重要的几何参数。在一项对 516 例乳腺转移癌应用前后位 X 线片的回顾性研究中,Keene 等人无法为骨折高危病灶建立几何学判断标准[50],也许是由于使用 X 线片导致关键几何参数缺失所致。应用模拟病灶进行的体外实验结果表明,连续扫描间隔小的 CT 扫描便于评估转移性或良性病灶的骨折危险度。

　　利用比较简单的工程模型可以依据 CT 数据表确定长骨或椎体转移性病灶引起的骨强度降低[80,81,91]。这些依据 CT 的测量,要在患者进行 CT 检查时在其下方放一个人体模型,这样就可以将 CT 衰减数据转化成骨密度。然后用骨密度和骨膜量之间的已知关系,把骨密度数据转化成骨模量。对于骨的每个截面,都要在整个截面上(不包括后部结构)对面积与模量的乘积进行求和。所有截面的最低轴向刚度均与测得的破坏载荷呈线性关系,并可预测实验研究中测得的破坏

载荷几乎 90%的变异性[94]。在一项依据相同 CT 技术进行的类似研究中,发现了测量破坏载荷与预测破坏载荷之间的一一对应关系,不过这项研究检查的病灶部位范围较宽而且只能预测出实测破坏载荷中 74%的变异[91]。

　　一项临床研究显示,良性骨缺陷依据 CT 测定的骨质刚性对病理性骨折的敏感性和特异性明显高于依据病灶大小而定的判断标准[80]。在这项研究中,具有良性损伤的骨的刚性按照对侧骨的相应节段进行了正规化处理。由 CT 数据计算出来的最小弯曲刚度和扭转刚度在区别 18 位病理性骨折患者及 18 位非骨折患者中综合敏感性为 100%,特异性为 94%。相反,依据 X 线的判断标准的敏感性为 28%~83%,特异性为 6%~78%。

　　由于计算机功能的改进,现在已经能较容易地利用 CT 数据中创建个性化的有限元模型,并可预测骨的承载能力。在一项研究中,大约 90%的骨折负荷变异能够通过模拟缺陷股骨干的个性化有限元模型预测出来[54]。

　　许多实验室研究及一些临床实验现已证实,该项技术确实能预测病理性骨折的危险度。然而,仍需要

另外的大样本临床实验来充分了解该技术在临床实践中的优缺点。此外,该方法在成为临床实践常规技术之前还需要得到美国食品及药品监督局的批准,而且要有一个使该技术被广泛认可的过程。

第二节 骨折愈合的生物力学

骨折愈合可看做是骨逐渐恢复载荷能力最终达到其原有刚度和强度的阶段性过程。骨折治疗终止后的很长一段时间内,骨折端的重建仍在继续。事实上,骨的成角融合能够通过重建来纠正畸形。然而在骨折愈合的早期,愈合中骨折所处的力学环境在很大程度影响着骨折愈合过程的生物学和影像学表现。相反,骨折愈合的生物学在很大程度上影响着愈合的生物力学进程,而且许多相互影响的因素在生物学和力学之间发挥着作用[5]。这一节主要介绍在可控生物力学环境下骨折愈合的体内实验研究。动物实验表明,各种骨折治疗器械所提供的生物力学环境会改变骨折愈合的生物学进展与速度。

通过骨的自身修复已确认了两大类生物学机制。骨折块的紧密接触和刚性制动引起骨折部位的局部重建,这个过程被称为直接皮质骨重建。如果骨折块之间存在有小的间隙,在直接皮质骨重建之前会有编织骨径向填充该间隙,这个过程被称为间隙愈合。这个中间过程之后才开始直接皮质骨重建。在使用坚强固定的大多数临床环境下,间隙愈合和直接皮质骨重建往往同时在进行。

传统的(或者说更为普遍的)骨折修复机制是二期骨修复,或者称为自然愈合。采用轻度刚性制动(如石膏管型或支具),骨折修复是以骨痂生成为特征的。骨外膜骨痂是由骨折处血肿形成的,并在骨折块周围形成一个包含纤维组织、纤维软骨和透明软骨的圈。骨膜下新骨的形成离骨折处有一定距离,类似于软骨内成骨的过程,向着骨痂的中心和周边推进。在骨内膜表面也会出现类似的反应,但细胞增生的速度较缓慢。经过一段时间,骨痂就由随机交错排列的骨组织塑形为成熟的皮质骨。直接皮质骨重建和骨痂形成修复,以独特的方式改变了骨折力学性能的短暂变化。

一、直接皮质骨重建愈合

直接皮质骨重建和骨痂形成骨折愈合之间的根本差别可从上一章所述的组织学标本中清楚地看出来。直接皮质骨重建时丝毫没有骨折表面吸收的征

象。如果骨折块之间有小的间隙,就会在间隙内形成一层骨。一旦间隙被填充之后,哈弗重建便直接越过骨折端。骨塑形重建单元的血供主要来自骨内膜,不过也常见骨外膜的参与[67]。

二、骨痂形成愈合

与直接皮质骨愈合相比,骨痂形成骨折愈合通常涉及骨折表面的吸收以及增生性编织骨形成,主要源于骨膜表面,不过有些骨痂也源于骨内膜表面。在骨折通过骨痂连接之后,在骨折两端开始发生骨单位重建,并在某种程度上发生骨外膜骨痂的重建和吸收。

骨痂的形成,尤其是骨外膜骨痂,为骨折愈合提供了有利的基本力学条件。参见图3-6和图3-7,管状结构的惯性矩(以及抗弯强度)取决于其半径的4次方。我们用正常髓腔直径为1.5 cm、正常骨外膜直径为3 cm的管状结构来表示股骨干,从图3-14A可以看出,如果将骨外膜的直径增大至5 cm,其惯性矩将增加几乎10倍。图3-14B示出,减小骨内膜直径时惯性矩的变化不大。虽然通过骨痂形成的骨可能并不会和正常骨具有同样的刚度或强度,但惯性矩的大大增加却为骨外膜骨痂形成提供了有利的生物力学条件。

三、骨折愈合的生物力学阶段

White等人首先描述了发生在生物力学独特阶段的骨折愈合过程[92]。对于涉及骨外膜骨痂的骨折愈合,已在动物身上研究了骨折愈合的生物力学阶段。White等人应用家兔的外固定切骨术模型,在骨折后的不同时期,将影像学和组织学资料同扭转刚度和极限强度进行了相关性分析[66,92]。他们识别出骨折愈合的四个生物力学阶段(图3-15)。骨折后第21~24天开始出现扭转刚度增加。在这一阶段,骨折表现为类似橡胶的力学性能,即小的力矩可产生大的角偏转;在低载荷下,骨折处便发生骨破坏。这个阶段对应于软组织桥接骨折间隙。大约在第27天进入第二阶段,刚度出现迅速增加。在这个阶段,低载荷下骨折处便发生破坏。其刚度接近于完好的皮质骨刚度。第三个生物力学阶段的特征是骨折处只出现部分破坏,其刚度与皮质骨相似,但强度低于正常水平。达到最后阶段时,骨的破坏部位与原来的实验性骨折不相关,而且其刚度和强度均与正常骨相似。

在一项相关研究中,Panjabi等人把骨折愈合的影像学评估同愈合切骨的极限强度相比较[65]。他们应用了骨折愈合的9种不同的影像学测量方法(图3-16)。

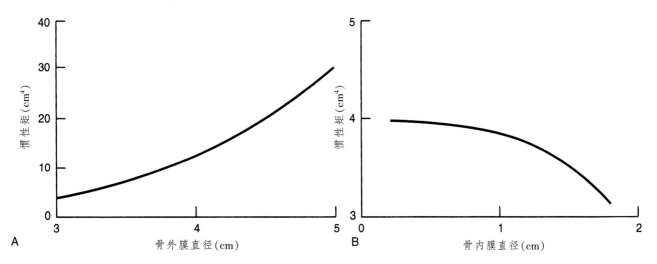

图 3-14 (A,B)骨折骨痂引起的骨外膜直径和骨内膜直径的变化与惯性矩的关系。这两幅图中假定横截面为管状。(A)股内膜直径恒定不变为 1.5cm。(B)股外膜直径恒定不变为 3cm。

最佳影像学方法是测量骨皮质的连续性（图 3-16 的第 4 幅图），这种影像学方法和骨强度的相关系数为 0.8(r=0.80)。影像学和物理测量值相关性最低的是骨痂面积(r=0.17)。该研究的总体结论是,即使在实验室条件下,影像学信息也不足以准确决定骨折愈合的生物力学条件。这个结论很重要,因为影像学诊断常常用于评价骨折愈合,不过客观测定该方法预测能力的研究目前还很少。因此,前面讨论的骨折愈合的体内生物力学评价方法具有特殊的临床意义。

其他几项动物实验显示了相似的骨折愈合生物力学阶段[10,24],达到骨折愈合每一阶段的时间是由若干个因素决定的。Davy 和 Connolly 用犬模型,通过实验制作了负重骨(桡骨)骨折和非负重骨(肋骨)骨折[24],并在 2~12 周的时间里对愈合骨进行了四点抗弯曲测试。负重骨和非负重骨均以骨膜外骨痂形成而愈合。非负重骨的抗弯曲强度比刚度增加快,而负重骨的刚度比抗弯曲强度增加快。这表明骨折愈合的刚度并不一定与强度具有相关性。Davy 和 Connolly 进一步证实,骨

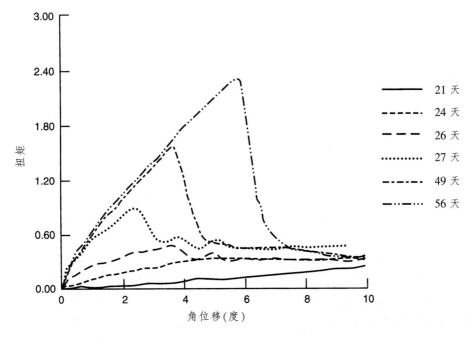

图 3-15 家兔股骨愈合切骨的角位移是扭矩的函数。图中所示为动物模型骨折后不同时期测试的数据。(Date from White, A.A. Ⅲ: Panjabi, M.M,;Southwick, W.O. The four biomechamical stages of fracture repair. J Bone Joint Surg Am 59(2):188-192,1977.)

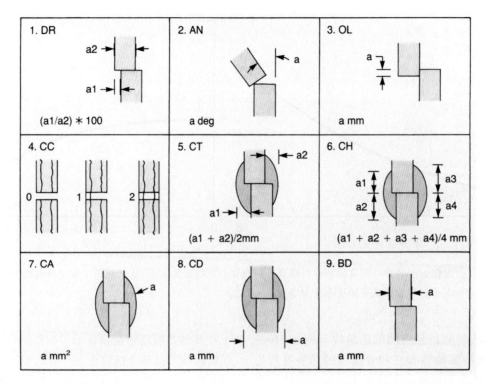

图3-16　影像学测量与已经部分愈合的骨折的力学测试进行比较,以评估影像学测量的有效性。(Date from Panjabi,M.M.; Walter. S.D.;Karuda.M.; et al. Correlations of radiographic analysis of healing fractnres with strength, a statistical analysis of experimental osteotomies. J Orthop Res 3(2): 212-218.1985.)

和骨外膜骨痂的几何形状从理论上可以解释所观察到的骨折性能的变化。然而用影像学的标准并不能预测骨折愈合的强度或刚度。在弯曲载荷下,破坏机制似乎为修复组织从骨折块上剥离，这提示在修复组织与骨折块之间的黏合键决定着结构性能[10]。

四、骨折愈合的最佳力学环境

　　骨折治疗的一个主要目标是不断地控制骨折的力学环境使其在骨折愈合的每个阶段都达到最佳。众所周知,力学环境可以改变骨折愈合过程,为了了解固定刚度对骨折愈合的影响进行的研究得出了相互矛盾的结果,因此最佳固定刚度的问题仍未解决。Perren 等人提出了一个假说,并提供了支持证据,有助于解释骨折愈合是如何受局部力学环境控制的[67]。他们假定, 只有在受累组织能承受局部力学应变的条件下, 该组织才能在愈合骨折的骨折块间区域发生组织形成。所形成的组织反过来又会增强骨折处刚度,使下一阶段的组织分化成为可能。例如,肉芽组织的形成能使应变减小到纤维软骨有可能形成的水平。Perren 等人进一步假设,骨折间隙会由于骨折端吸收而增宽,直至局部组织应变下降至某一极限

值以后。骨折端的吸收可使应变下降到足以完成骨痂桥接的程度。骨折块之间的应变会以几种方式影响骨折的愈合。局部变形可以破坏血管化过程并中断正在形成的骨单元的血供。细胞变形会改变其对大分子物质的渗透性并增加生物学活性。应变还可能诱发骨折处电信号的改变或启动直接的细胞反应。最有可能的是,在骨折愈合的各个阶段都存在有多因素关系。

　　一些学者通过动物及计算机模型验证了骨折块间的应变假说,其基础前提现在已经被很好地建立起来[17]。但是,由于骨折端应变及张力的复杂性使得该假说变得复杂。Cheal 等人利用计算机模型证明,其会在比较简单的骨折间隙内也存在一个复杂的三维应变场,而且被 Perren 等人视为简单的纵向应变也低估了骨折块间组织所承受的应变[26]。该分析模型表明,在骨折块的骨内膜和骨外膜表面上组织的应变最大(图3-17)。这些部位也是在实验动物中所观察到的早期骨吸收区域。这个模型还表明,在片状骨折块间的间隙处组织内的应变分布是非对称性的。

　　尽管在骨折愈合过程中的应变可能十分复杂,但当前在对骨折患者的临床治疗中必须用一些简单的术

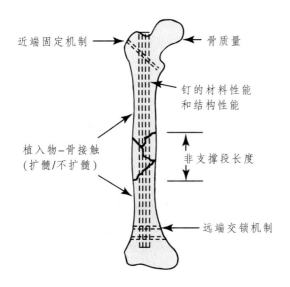

近端固定机制 →

← 骨质量

→ 钉的材料性能和结构性能

植入物-骨接触
(扩髓/不扩髓) →

非支撑段长度

远端交锁机制

图 3-17　骨折髓内钉固定时的几个重要因素。

语来考虑这些应变。一种办法是只考虑骨折间隙上应变的轴向和切向表现分量。会使骨折间隙内产生切向运动的骨折固定方法会明显影响骨折的愈合，至少在动物模型中是这样[4]。剪切力会导致骨折间隙上骨桥生成的减少以及间隙形成骨桥部分所占比例的降低。剪切力还会减少骨痂的数量进而降低骨折愈合的刚性。然而应当注意的是，即便有切向应变和剪切力，一些骨折仍能够愈合，只不过比理想状态下愈合得慢一些。但是，临床上现在尚没有可用来计算骨折断端上负荷和应变的有效方法，所以临床医师只能靠自己的能力来估算并在必要时调整固定物。一旦临床研究证实这种骨折愈合的理想状态是有效的，就可以进行技术开发帮助临床医生在临床上实现这种状态。现在还没有确定这种最佳力量状态是否对骨折固定系统有促进作用。已有多位学者证实，某些动作可以促进骨折愈合，但也有部分学者已证实，骨折间隙上的活动和载荷会影响骨折愈合[5]。

值得注意的是，有文献证实控制骨形成和吸收的是中枢神经系统[30]，因此证明骨折部位的神经支配是骨折及时而有效修复的必要条件[60]。总的说来可以认为，骨折愈合过程中恢复神经支配与再血管化是同时进行的，但该假说尚未得到科学实验的证实。

第三节　骨折治疗的生物力学

许多技术目前可应用于骨折的治疗，而且在选择最佳固定时许多因素都很重要。许多临床因素已在其他章节里讨论过，但是有一个对所有骨折都至关重要的因素，那就是必须有足够的稳定性才能达到骨折愈合。每一种固定方法都为骨折提供了一定程度的稳定性，因而直接影响着骨折愈合的生物学性能。当评价某一种骨折治疗方法时，应该把愈合骨和骨折治疗装置看做是一个力学系统，组织和器械装置对生物力学性能都有贡献。当在评估骨折的治疗方法时，这些骨折治疗器具以及骨骼本身被看做一个力学系统，在该系统下，骨骼组织和治疗器具均影响着骨生物力学行为。该系统的生物力学性能会因组织性能的改变（如骨折表面的吸收、钢板下的骨质稀疏）、骨折治疗装置的改变（如外固定的动力化）或治疗装置和组织之间力学连接的改变（如固定钉或螺钉的松动）而改变。此外，骨骼还常常承载多种不同的载荷，它可以是轴向载荷、弯曲载荷和扭转载荷的组合。因此应考虑骨折治疗方法的轴向、抗弯曲和抗扭转稳定性。当前已有技术能够创建和应用个体骨折的计算机模型，运用此模型能够测试不同固定方法的优劣并能创造出一个特殊假想的力学负重微环境。然而，当前没有证据能够证明这种技术是十分经济的，临床医师必须利用所学到的已有知识与他们自己的经验和直觉选择骨折固定的方法。这一节讲述的是骨折治疗技术的基本力学特征和每种治疗装置对骨折愈合的影响。

一、内固定

(一)髓内钉

髓内钉治疗骨折有一些优越性，包括恢复骨折的对线和进行早期负重。髓内钉治疗临床疗效好，且骨不连发生率低，这表明目前临床上应用的这些髓内钉装置大多能提供便于骨折修复的力学环境。因此可以把这种骨折治疗方法的稳定性看做是一种成功的力学构建的实例。

髓内钉起内固定"夹板"的作用，形成一个由骨和髓内钉共同起作用以稳定骨折端的复合体。髓内钉分担载荷的性能对其设计非常重要，在用于骨折治疗时必须考虑到这一点。因此在评价髓内钉设计时必须考虑到髓内钉的结构性能和髓内钉和骨的相互作用的力学。图 3-18 示出了影响髓内钉固定股骨骨折的力学稳定性的各项因素。

髓内钉伴发的并发症包括钉移位、钉的永久性变形和疲劳性断裂。由于现在的髓内钉都已经遵循美国食品药品监督局的指导方针和美国材料与试验协会标准，所以上述的几种情况已经很少见。当前由于髓内钉导致的

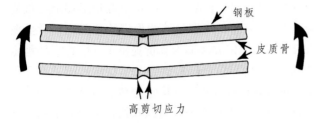

图3-18 当骨折骨承受弯曲应力的时候,同一截骨术后组织所承受的张力。(Data from DiGioia, A.M. Ⅲ; Cheal, E.J.; Hayes, W.C. Three-dimensional strain fields in a uniform osteotomy gap. J Biomech Eng 108(3):273-280, 1986.)

延迟愈合和不愈合主要是由力学因素导致的。

髓内钉的若干项材料性能和结构性能会改变它们的轴向刚度、弯曲刚度和扭转刚度。这些参数包括横截面的几何形状、钉的长度、钉上有纵向凹柄和材料的弹性模量。横截面的几何形状对各种刚度的影响极大。公称外径相同和形状相似、由不同厂家生产的髓内钉,其弯曲刚度相差可达2倍以上(图3-19A,B),扭转刚度的相差可达3倍以上(图3-19C)[84]。这种差异是由于横截面的几何形状不同所致。这些数据还表明,髓内钉的大小和刚度之间不是一种简单的关系。钉的直径增加则刚度增加,因为惯性矩大约与钉的半径的4次方成正比(图3-6)。然而其变化的幅度会随生产厂商的不同而不同, 部分原因是不同

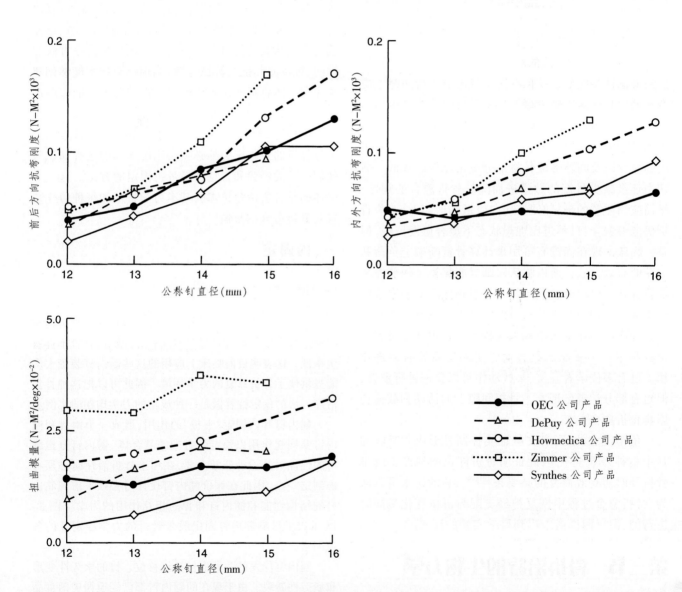

图3-19 5个不同厂家的5种市售带凹槽髓内针随表面直径的变化在前后弯曲(A)、左右弯曲(B)和扭转(C)时刚度的改变。髓内钉上凹槽的方向位于前后平面上。(Data from Tencer, A.F.; Sherman, M.C.;Johnson, K.D. Biomechanical factors affecting fracture stability and femoral bursting in closed intramedullary rod fixation of femur fractures. J Biomech Eng 107(2): 104-111, 1985)

直径的钉(空心)壁的厚度可能会不同。扩髓可以增加所用髓内钉的直径，但可能会降低骨的强度并且进一步会破坏血供。

髓内钉固定的非支撑段是指近端植入物-骨接触处和远端骨折块间的距离。随着骨折愈合的进行，这段距离在不断变化。骨折愈合的起始阶段，髓内钉的两个不同的非支撑段很重要：弯曲时的非支撑段和扭转时非支撑段。图 3-20 示出了弯曲时非支撑段的重要性。这段长度是由近端植入物-骨接触处和骨折远端侧两点间的距离决定的，弯曲方向不同，这段长度也可不同。对于一个单纯横行的骨折，如果扩髓良好，这段距离很小。对于一个严重粉碎性骨折，非支撑段可以很长，最终导致骨折处的变形增大[46]。对于弯曲载荷，髓内钉的典型载荷方式近似于四点弯曲载荷(类似于图 3-7)，而且骨折块间的标量运动与非支撑段的平方成正比。因此，只要是非支撑段增加一点点就可导致骨折块间的运动相当大的增加。

就扭转载荷而言，非支撑段的长度是由发生于骨与植入物间足够强的力学交锁(以支持扭转载荷)的两点间的距离决定的。不包含近、远端交锁机制的简单髓内钉设计，其抗扭转能力较低。对于采用近、远端交锁机制的髓内钉设计，支撑段的长度一般是由近端和远端交锁点间的距离决定的。力学交锁也可能发生于髓腔内其他位置上的钉和骨之间，加载扭转载荷过程中骨折块间的相对运动大致与非支撑段的长度呈正比(根据图 3-8 计算出)。

很多种髓内钉设计，沿其纵轴的全长开有凹槽或在

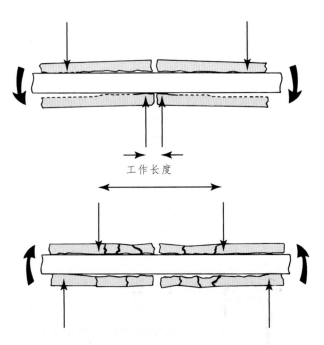

图 3-20 粉碎性骨折髓内钉固定的非支撑段(工作)长度比单纯横行骨折的髓内钉固定的非支撑段要长得多。

局部开有凹槽。当插入髓腔时，凹槽可以使截面像刚性弹簧一样被压缩。这种弹性压缩能增加髓内钉和骨的紧密接触。然而，对于扭转载荷，凹槽产生一个有"缺口"的截面几何形状，从理论上讲，这种截面较完整截面的刚性要低400 倍[74]。抗扭转的刚度降低既有积极的影响，也有消极的影响。髓内钉的刚度降低能使髓内钉适应钉与髓腔几何形状之间的微小差异。刚度降低还可以允许钉在插入过程有一定扭转，便于髓内钉插入，但会妨碍用于定位远端交锁点的外导向装置的使用。对一根局部有凹槽的髓内钉，凹槽远端的横截面开始变为连续，应力集中在此处会导致这一部位发生断裂。

具有近、远端交锁机制的髓内钉设计扩大了使用髓内钉的适应证范围。近、远端交锁机制会影响用髓内钉固定的骨折处扭转、轴向和弯曲性能。仅在骨折的一端(远端或近端)使用交锁机制，会增加肢体载荷时在骨折块间的传递的力。在骨折近、远端同时使用交锁钉能防止骨沿着钉的轴向移位，而且还能增大抗扭转刚度。目前市场上的远端交锁机制有几种不同的类型，包括横向螺钉或翼片，用以嵌入皮质骨或松质骨。这些交锁机制的强度部分取决于为其提供支撑的骨的质量。用于骨质疏松骨骼时，95°刀形钢板为髁上骨折提供的固定刚度和强度大于顺行或逆行钉[56]。

联合使用近端和远端交锁机制有利于控制骨折的轴向稳定性。如果没有近端和远端的交锁机制，骨可以沿着钉滑动。因此联合使用近端和远端的交锁机制能维持轴向间隔和骨长度，有利于在骨折块间施加压应力。如果骨折块间的接触点发生吸收，压应力就丧失了。

骨与植入物相互之间的力学作用也会影响到髓内钉固定骨折的稳定性。植入物和骨之间的力学交锁取决于骨的截面几何形状和髓腔的几何形状。髓腔几何形状常常由于扩髓而改变，在扩髓时外科技术和钉的尺寸共同建立起植入物在骨内的初始适配。在稳定骨折中，直径较小的髓内针能够提供足够的稳定性，但是在不稳定骨折中，骨与髓内针之间的紧密接触能够提供更佳的稳定性[31]。

有几项实验表明，抗扭转阻力低是某些髓内钉的一个主要缺点，用髓内钉固定股骨所能达到的抗扭转强度只有完整股骨的 13%~16%。为了改进抗扭转性能，人们在钉上设计了浅沟或嵴以增加骨和钉在扭转时的接触，还开发了交锁螺钉或交锁翼片。近端和远端交锁钉的应用也会增加扭转刚性，但这还未得到详尽的检测。

髓内钉内固定的骨折愈合

当前已有许多学者利用动物或是计算机模型研

究髓内钉理想的可屈性问题,但是依然缺乏临床人体的实验证据。Utvag 等人[88]曾用 100 只大鼠模型来评估股骨骨折的愈合情况。20 只大鼠设为对照组,余下的80 只每 20 只分为一组,每组分别用钢制髓内钉、中空钢制髓内钉、钛制髓内钉和聚乙烯制髓内钉固定。结果发现,最符合正常骨骼刚性的钛制髓内钉组的骨痂在弯曲刚性、破坏载荷、破坏能量及骨矿密度方面均比其他组高。

最佳的内固定技术必须允许力在骨和植入物之间传递而又不引起骨或植入物整体的破坏。例如,现已观察到,许多用于股骨近端骨折的坚强钉-板装置都出现过失效的情况。滑动螺钉不仅允许载荷在骨与植入物之间传递,还允许载荷在骨折块之间传递,这会减少但并没有消除植入物穿入股骨头的可能性。植入物穿入股骨头与以下情况有关:①股骨近端滑动螺钉放置不当;②骨质疏松。定量测定股骨头的骨密度不仅有助于判断股骨近端骨折用滑动髋螺钉或标准的钉和螺钉固定后的载荷承受能力,而且有助于辨别何时加强骨质疏松骨的远端交锁[78,79]。导致滑动髋螺钉向上切割进入股骨头所需的载荷也许还不足以支撑起骨质疏松患者的日常活动。例如有文献记载,在骨质疏松的股骨,髋螺钉对股骨头切割的载荷只有 750N[79]。由于步行时接触力为体重的 3.3 倍,对一个体重非常轻的人而言,此时的载荷能力大于1300N。定量测定骨密度也许对于确保内固定不致因为固定系统周围的骨失效而失效是有益的,不过其敏感性和特异性还有待于进一步研究。

结合骨密度的测定,设计新的植入物也许能减少植入物周围骨因过度载荷所致的并发症。例如,能使骨水泥注入骨质疏松骨周围的加强螺钉固定能明显地改善固定强度[22]。

(二)接骨板

正如应用髓内钉一样,在应用钢板进行骨折内固定时有几项基本的生物力学原则颇为重要。图 3-21示出了一些重要的参数。必须认识到,钢板和骨共同形成一个力学系统,让一些载荷由钢板承受,让另一些载荷在骨块之间传递。因此,钢板、骨或钢板-骨之间界面的变化会出人意料地影响到骨折的力学环境。钢板和骨的相互作用也与载荷有关,钢板对某一类型载荷所提供的稳定性要比对其他类型的载荷所提供的稳定性大得多。

截面为长方形的钢板弯曲硬度与钢板厚度的三

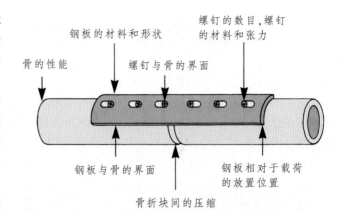

图 3-21　影响骨折钢板固定稳定性的因素。

次方成比例,而其弯曲刚度则与钢板的宽度或弹性模量成正比。因此,钢板厚度的变化较宽度或弹性模量的变化对钢板弯曲刚度的影响要大得多,但由于受到所覆盖的软组织厚度的限制因而不可能应用厚的钢板。

骨的力学性能也影响到钢板-骨系统的性能。例如,硬度小的骨会增大钢板所分担的载荷;骨质疏松症、骨硬化症和其他骨病同样会影响钢板-骨或螺钉-骨界面处的骨重建,因而也影响到钢板固定后骨的力学性能。尽管如此,钢板内固定中骨性能的作用还有待进一步研究。大多数动物体内研究和钢板固定的体外研究,都对应用于能进行骨折块复位和加压的骨折模型的钢板的生物力学进行了测试。在严重粉碎性骨折或骨缺损必须进行固定的时候,完全复位和固定较难以达到。在这种情形下,对钢板的力学要求就增加了,因为载荷在骨折块之间传递已经不可能,所有的载荷必须经过钢板。

载荷可以通过螺钉和力学交锁或通过钢板表面与骨的摩擦力在钢板与骨之间传递。骨与钢板之间的接合度取决于施加在螺钉上的力度,手术会引起组织的重塑,钢板与骨骼之间的微动可能会降低钢板的强度[20]。

在髓内钉装置中引入的工作长度的概念也同样适用于钢板。当最接近骨折线的螺钉没有拧上时,钢板的工作长度较大,在弯曲-张开的构型中尤为如此(图 3-22)。钢板的最大弯曲度大约与工作长度的平方成正比(图 3-7),因此,当最接近骨折线的螺钉没有拧上时,抗弯曲刚度会有较大降低。

Cheal 等人联合应用实验和理论的方法研究了钢板固定的生物力学[15]。实验模型是由一根完好无损的耐热有机玻璃管和固定其上的 6 孔钢板组成。应用有限元模型,对包括钢板和骨的摩擦力和螺钉紧固引发

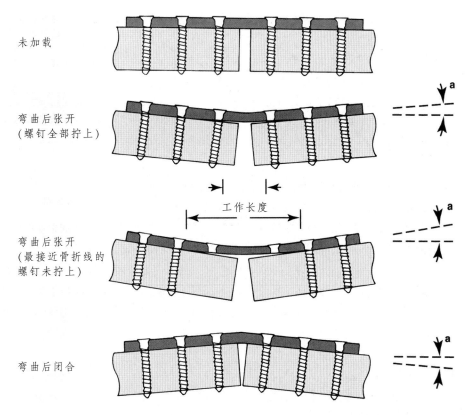

未加载

弯曲后张开
(螺钉全部拧上)

a

工作长度

弯曲后张开
(最接近骨折线的
螺钉未拧上)

a

弯曲后闭合

a

图 3-22　骨折钢板固定的不同弯曲构型。本图也说明了用钢板固定时工作长度的概念和使用所有螺钉的价值。

的骨与钢板的预张力等几项参数进行了研究（图 3-23）。把几种载荷都考虑在内，包括轴向载荷、离轴载荷和弯曲载荷。所得到的理论模型和实验模型完全一致。这个分析模型显示，骨的应力遮挡作用局限于最靠近骨折处的螺钉之间的中心区域。这个结论与动物实验研究中钢板下骨变化的影像学表现相符。应用加

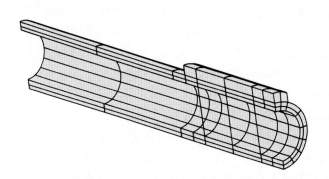

图 3-23　用于分析研究钢板-骨系统加压钢板固定的有机玻璃管的三维有限元网。由于对称的关系只需用 1/4 的钢板固定有机玻璃管网来建模。(Data from Cheal, E.J.; Hayes, W.C.; White, A.A. Ⅲ; et al. Stress analysis of compression plate fixation and its effects on long bone remodeling. J Biomech 18 (2): 141–150, 1985.)

压钢板的静预载会阻止钢板下轴向应力的任何下降，但这种预载消失得快，并未显示出会影响骨折愈合的长期进程。对于加压钢板内固定的骨折，实验研究显示了将钢板置于骨的张力侧的重要性，因为在使骨折处弯曲张开的载荷下，用钢板固定的骨尤其脆弱。最后，实验结果表明离骨折线最远的螺钉受到的应力最大[20]。

　　钢板的位置(骨的张力侧或压力侧)是钢板生物力学的一个重要因素，因为与一块正常的骨相比，钢板的应用会改变钢板-骨系统的惯性矩。对于规则的轴向载荷，通过一块未受损的骨截面应力是相对恒定的;而应用了钢板后，在骨的相同截面上既有弯曲应力又有轴向应力。由于常常承受弯曲载荷，固定后的骨可以处于弯曲-张开和弯曲-闭合的两种构型中(见图 3-22)。钢板相对于载荷方向的放置位置决定了钢板承受载荷的份额[82]。Hayes 和 Perren 对截骨并用钢板固定的绵羊胫骨进行了四点弯曲试验，在弯曲-张开和弯曲-闭合两个方向上，在骨块之间进行加压或不加压的条件下，对钢板-骨复合系统进行了测试[39]。图 3-24 示出了从这些测试得出的典型结果。这些结果清楚地表明，在弯曲-闭合方向上钢板-骨复合系统的固

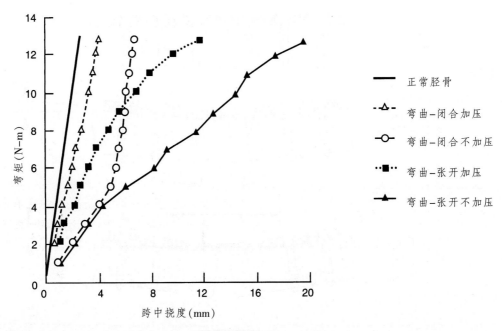

图 3-24 绵羊胫骨骨折钢板固定最大挠度与弯矩的关系。胫骨钢板固定分为加压和不加压两种情况。按测试方式分为弯曲-张开和弯曲-闭合两种构型。(Data from Hayes, W.C. Biomechanics of fracture healing. In:Heppenstall, R.B., editor. Fracture Treatment and Healing. Philadelphia: W.B. Saunders, 1980, pp. 124–172.)

定更为牢固,在加压条件下硬度也会增加。其他学者的研究也显示,将加压钢板置于骨的张力侧,内固定最为牢固[82]。虽然实验研究表明通过加压钢板对骨折间隙的预载会增加骨折的稳定性,静态预负荷并不一定会影响到骨的重塑,如果骨折处在力的作用下反复移动的话,那么就会出现移动所导致的骨痂吸收[82]。骨折处骨痂的大小取决于由钢板所支撑的力的多少[82]。

斜行或粉碎性骨折的局部力学较横行骨折更为复杂。如果没有足够的骨块支撑,理想化加压钢板固定就会影响骨的愈合[82]。如果无法使骨折块互相接触,只要将钢板加在骨的压缩侧,就会使钢板失效的危险性降低。

接骨板固定的骨折愈合

上文介绍了钢板固定后影响骨折愈合的生物力学因素。人们已用动物或计算机模型研究了部分因素。许多学者均在研究钢板的硬度对骨折愈合的影响,并得出了各种结论,但对于这些理论该如何应用于临床实践尚没有取得一致的意见。Akeson 等人比较了用不锈钢板或强度略弱的内固定钢板在骨折内固定第4个月时的破坏强度,发现并没有显著性差异[1]。与此相反,Bradley 等人发现,用强度略弱的钢板比用强度大的钢板治疗骨折,治疗后的结构强度和材料强度都有所增

加[11]。骨折块之间的相对运动会影响皮质骨骨折愈合模式的观察结果,促使人们进行了多项研究,以检测应用不同硬度的钢板治疗骨折的愈合情况。Woo 等人对接骨板的几方面结构性能进行了关注[96]。他们检测了钢板的轴向、弯曲和扭转刚度,设计了两种钢板并且进行了比较,一种钢板的轴向刚度较大,另一种钢板的抗弯曲和抗扭转刚度较大。Terjesen 和 Apalset 研究了分别用具有 13%、17%、61% 和 74% 的正常骨的抗弯曲强度的钢板固定家兔胫骨骨折的愈合情况[85]。钢板固定后6周,骨外膜骨痂的数量与钢板的硬度成反比。用强度最大的钢板固定的骨较用强度弱的钢板固定的骨,其刚度和硬度均较低。作者还观察到在第6周时,骨外膜骨痂和骨强度没有相关性。

坚强内固定取决于植入物与骨之间以及骨折骨两端之间的力的传递情况。植入物与骨之间或骨折块之间的骨坏死会破坏内固定的稳定性。为了更好地了解有生机的骨对加压钢板固定的反应,Perren 和 Rahn 设计了一种能测量应变的四孔加压钢板[68],通过这种钢板使他们能监测钢板作用于骨折块上的压应力。将这种钢板应用于绵羊的骨折模型和正常骨上。在钢板固定的12周内每周测定一次钢板的拉伸应力。图 3-25 示出正常骨组的钢板张力。在手术后头几天钢板的张力急剧下降,此后在整个12周内钢板的张力随时间

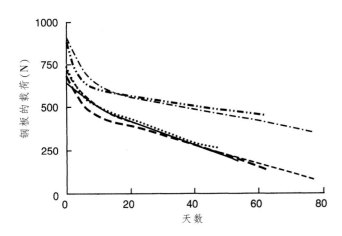

图 3-25　体内实验加压钢板固定于犬的正常胫骨上，钢板作用于骨的力是加压钢板固定后时间的函数。(Adapted from Perren, S.M.; Rahn, B.A. Biomechanics of fracture healing. Can J Surg 23(3): 228-232, 1980 with permission.)

逐渐下降。骨折组所看到的总体趋势与正常骨组的表现一样。这些结果表明，坚强内固定可以在骨折块之间保持几周的压应力。这项发现提示，如果 10~20μm 的薄层骨被吸收，钢板的拉伸力将降为 0，因此骨折块之间或在植入物与骨块之间的界面上就不会发生压力性坏死。

组织学分析证实了影像学所示的直接皮质骨重建。尽管在钢板固定后立即进行完全负重，骨折处也会被直接哈弗重建桥接。骨重建的组织学模式表明，有一种机制能缓慢下降钢板张力。有人提出这样的假说：骨折处的骨重建造成了局部骨强度的下降，从而减少了通过钢板维持的压应力载荷。

一些研究得出的结论是，在头 6 个月期间钢板下出现的早期骨质稀疏是由于钢板防止骨受到功能应力作用的结果，在骨折愈合早期钢板下出现的骨质稀疏，实际上是由于钢板和骨的接触所引起的骨的血供破坏所致[82]。说明是由于钢板-骨接触造成了手术后 1 个月的骨质稀疏。以下四条论据支持破坏血供为钢板下骨质稀疏的观点：

(1) 钢板下的骨质稀疏是对外科手术反应的骨重建的一个临时的中间阶段。

(2) 血供破坏的模式比钢板下的应力分布能更好地解释骨重建模式。

(3) 在塑料板和钢板的比较性研究中，虽然钢板能提供更大应力遮挡，但塑料板下的骨质稀疏更为多见。

(4) 使用能改善循环的钢板，可以大大减少钢板

下的骨质稀疏。

二、外固定架固定

目前的外固定架的框架构型多种多样，可为固定骨折提供多种选择，这使得外固定架能适应临床的需要。外固定架还为骨折愈合过程中改变固定强度提供了便捷的方法，而且还能用于监测骨折愈合的生物力学进程。外固定架所提供的稳定性取决于其框架构型以及框架与骨之间的相互作用。Juan 等人提出，对于几种类型的外固定架来说，骨痂形成对固定骨折都是必不可少的条件[47]。Huiskes 和 Chao 提出，通过改变框架构型，可以使外固定架的刚度改变若干个数量级[44]。

正如图 3-26 和图 3-27 所示，不仅载荷的方向，几何形状、材料和技术等因素也在外固定架固定的骨折的生物力学性能中发挥一定作用。应用计算机模型对这些因素的相对作用进行了量化表示[44,47]。大多数对外固定架生物力学研究都要检测在几种类型载荷下各项参数对刚度的影响。必须强调的是，如果外固定架上所用的夹子或连接器松动了，外固定架的稳定性就会受到严重破坏[28]。这些连接器也可能在相当低的载荷条件下就已经不起作用了。

经皮的固定针往往是外固架最薄弱的组件。有些研究表明，固定针上可能有很大的应力，可能会导致固定针的永久变形，尤其是在骨折部位不稳定时更容易发生[45]。每根固定针的抗弯曲刚度理论上是与针的直径的 4 次方成正比，因此，若针的直径从 4 mm 增加到 6 mm，每根针的抗弯曲刚度则增加 4 倍。现已证实针的直径是决定外固定架刚度的最重要参数之一[45]。每根针的抗弯曲刚度也与侧边固定杆至骨的距离的立方成正比，因此侧边固定杆与骨的距离的小改变会引起针的刚度发生很大的变化。

大多数的外固定架通常有几根固定针，而且骨折处也常常有多种载荷，固定针直径或侧边固定杆至骨的距离与外固定架刚度的关系更为复杂。图 3-28 示出了 Chao 和 Hein[14]应用标准 Orthofix 外固定架固定骨折模型的体外测试数据来说明这一点。在这个模型里，把一个单平面的外固定架安装在被认为为内外侧方向的平面上。例如，图 3-28A 的轴向硬度数据显示，侧边固定杆至骨的距离为 4 mm 的 4 针外固定架的轴向硬度约为 3000 N/cm。因此，一位体重为 600 N(61kg) 的个体将其一半体重加载在外固定架固定的患肢上，如果骨折块之间有间隙存在，将会导致骨折处 1 mm 左右的位移。实验研究发现，在 600 N 的载荷下骨折间隙的位移可达2 mm，

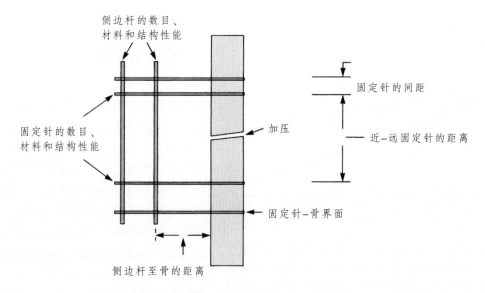

侧边杆的数目、材料和结构性能

固定针的数目、材料和结构性能

加压

固定针的间距

近-远固定针的距离

固定针-骨界面

侧边杆至骨的距离

图 3-26　影响外固定架固定骨折稳定性的因素。

这种位移主要取决于外固定系统和骨痂的存在[47]。对胫骨干骨折外固定架固定的轴向运动进行直接测定显示,骨折愈合 7~12 周后,最大的位移为 0.6mm[53]。

比较图 3-28B 和图 3-28C 不难发现,对于单侧单平面 Orthofix 外固定架,内外侧方向的抗弯曲刚度为前后方向上抗弯曲刚度的 4 倍以上。这些图还显示,不论何种载荷,刚度将随固定针数量的增加而递增,而随侧边杆至骨的距离的增大而减少。但对于轴向载荷来说,侧边杆至骨的距离的作用更为明显。就轴向载荷和扭转载荷而言,6 根固定针的外固定架比 4 根固定针的外固定架更坚固;就弯曲载荷而言,6 根固定针的外固定架在外固定架的平面上不如 4 根固定针的外固定架坚固。Chao 和 Hein 将此归咎于固定针上钳夹压力不均匀所致[14],某些固定针较其他固定针承受了更大的载荷。如果每根固定针承受的载荷一样,6 根固定针的外固定架和 4 根固定针的外固定架相比较,外固定的坚牢程度应该增大到 6/4 倍[44]。图 3-28 中的数据显示,对于 Orthofix 外固定架情况并非如此,由此得出的假说是,某些固定针较其他固定针承受更大的载荷,因而某些固定针更容易松动或失效。

外固定架固定既可用于维持骨折块间的相互接触,又可用于维持骨折块间在初期有适当的间隙(如肢体延长或严重的粉碎性骨折)。这两种情形对外固定提出了完全不同的生物力学要求。骨块间的接触使外固

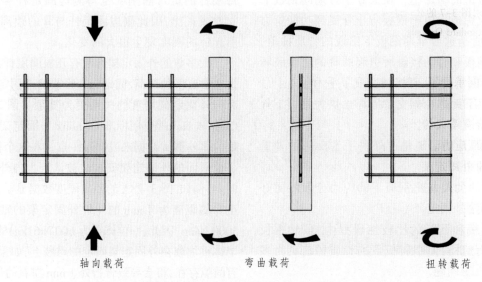

轴向载荷　　　　　　　弯曲载荷　　　　　　　扭转载荷

图 3-27　当评价外固定架固定骨折的力学性能时必须考虑的各种载荷模式。

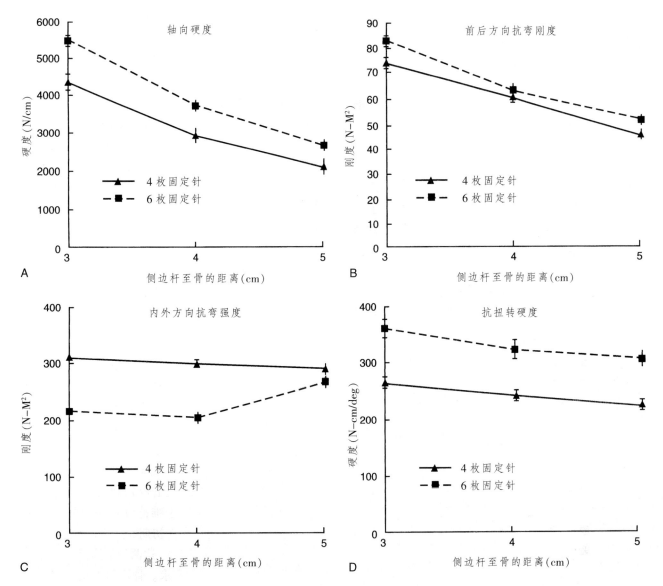

图 3-28 (A~D) 在四种不同载荷条件下外固定架的硬度与侧边杆至骨的距离的关系。这里示出了 4 枚固定针和 6 枚固定针固定架构型的数据。应用图 3-7 的公式将 Chao 与 Hein 的抗弯硬度数据转换为抗弯刚度。(Data from Chao, E.Y.; Hein, T.J. Mechanical performance of the standard Orthofix external fixator. Orthopedics 11(7):1057-1069, 1988.)

定架与骨之间共同承受了压缩、扭转和某些弯曲载荷。如果骨块之间没有接触，外固定架必须承受所有的载荷，这对骨折愈合有重大的影响。也可以应用外固定架对骨折间隙施加压应力。对骨折间隙所施加的压应力大小，部分取决于外固定架的刚度。对于横行骨折，在骨折端施加压应力会大大提高框架-骨系统的刚度。

固定针松动是外固定架常见的问题。临床研究和分析研究[45]表明，针-骨界面是外固定架系统稳定性的薄弱环节。固定针松动会严重降低外固定骨折的稳定性，并会引起软组织问题。固定针松动的常见原因是：固定针的设计、固定针的安装、固定针道感染、与安装

固定针过程中外科创伤有关的坏死、与不适当的骨应力有关的骨坏死以及针-骨界面的接触的压力。固定针松动问题的解决办法为改进外科技术、改进固定针的性能与螺纹设计，以及改进外固定架框架刚度。然而，解决上述问题还有待于积极地进行体内研究。

外固定架固定的骨折愈合

实验证据表明，骨折固定的刚度显著地影响着骨折愈合的生物学环境，这促使人们进行了多项在不同外固定刚度条件下骨愈合的比较研究。Wu 等人用犬的胫骨骨折模型研究了 6 根固定针的坚强单边外固定架和

4 根固定针的不坚强单边外固定架的骨折愈合情况[97]。所有的骨折均愈合，但骨折愈合的临床特征取决于外固定架的刚度。用坚强外固定架者，从临床上和生物力学上均显示骨折愈合较早。不坚强的外固定在第 90 天和 120 天形成了较多的骨外膜骨痂，而且固定针的松动率较高。然而，在第 120 天时，使用不同刚度的外固定架，骨的抗扭转强度和抗扭转刚度没有统计学的差异。抗扭转测试所观察到的骨折模式提示，越是坚强的骨折固定越容易达到骨折愈合的成熟期。用不坚强的固定稳定胫骨，骨外膜骨痂形成增多，从而为其提供了抗扭转强度和刚度。虽然不坚强的骨折固定所形成的修复组织，从材料的角度上看可能较为脆弱，但是组织的几何分布却提供了结构的稳定性。组织学检查表明，用坚强的外固定架时，骨折愈合是通过直接皮质重建来完成的，而不坚强的外固定时，则以骨膜外骨痂为特征的继发骨折愈合很明显。

William 等人在一项研究中，比较了犬的胫骨骨折用单平面或双平面外固定架固定后的情况，得出了相同的结论[93]。两个平面的外固定架在抗弯曲和抗扭转方面明显强于单平面的外固定架，而且具有统计学意义；而在轴向刚度方面两种外固定架的表现相似。用这两种方法处理的骨折均愈合。用较为坚强的双平面外固定架，可以观察到骨折愈合过程的早期骨折处的硬度较大，形成的骨痂较少。13 周后，使用这两种外固定架的骨折愈合的硬度和影像学特征是一样的。这项研究证实了 Wu 等人的研究[97]。他们发现，用不同刚度的外固定架治疗骨折，骨折均可愈合。外固定架越坚强，骨折处的硬度恢复得越快，但用不同刚度的外固定架治疗骨折，在后期阶段骨折处所达到生物力学性能是相似的。

对骨折端提供加压的外固定架，并不比不提供加压的外固定更坚强。Hart 和其同事建立了犬的双侧胫骨骨折模型[36]。双侧胫骨骨折均使用外固定架治疗，但只对一侧进行加压。90 天后对骨折愈合进行了生物化学、组织学和生物力学的评定。90 天后所有骨折均愈合。两组间的血流、组织学和强度没有显著性差异。Hart 和其同事得出的结论是：虽然加压固定增加了外固定架稳定横行骨折的刚度，但是在研究期限内对骨折愈合的生物学和生物力学几乎没有影响。

Goodship 和 Kenwright 研究了骨折块间的相互运动对绵羊胫骨骨折愈合的影响[34]。他们比较了 3 mm 间隙的骨折端用坚强内固定和相似骨折额外增加每天 17 分钟 1 mm 的轴向变形处理两种情况的愈合效果。

他们发现，在微动条件下从影像学和骨折硬度的测量结果看，骨折愈合情况有很大的改善。这种改善显然是由于在控制性微动下形成的骨痂更多所致。Kenwright 及其同事进一步研究了应用微动的可变范围[52]，他们发现 2 mm 的变形对骨折愈合有害，0.5 mm 变形能在后期(8~12 周)促进骨折愈合。Kenwright 及其同事在一项临床研究中采用了相似的制造微动的方法，他们发现，使用该方法的患者较使用坚强内固定但没有使用微动的患者，骨折愈合得更早[51]。Goodship 及其同事还发现，通过将外固定架的侧边杆移动到更靠近侧骨干的位置以增加外固定的强度，会降低绵羊胫骨骨折模型的骨折愈合速度[35]。

虽然大量研究表明骨折固定的刚度会影响骨折的愈合，但大多数实验设计的固定刚度在整个实验过程中是恒定不变的。从 Parren 及其同事关于考虑骨折块应变的假说中很容易得出这样的假说：坚强的固定在骨折愈合的早期是必要的，以便将应变降至骨细胞能生长的水平；骨性愈合开始后，为了刺激骨的重建，则有必要增加骨折两端的载荷传递。这个概念与临床实践是一致的，即经过一段时间部分负重后再逐渐增加负重。外固定架为骨折愈合过程中改变固定刚度提供了一种便捷的方法。这个事实促成了在骨折愈合过程中改变固定刚度的好几项研究。

"动力化"这一术语用以描述降低固定刚度的机制或增加骨折块间运动的机制。有些固定物专门允许顺着 个轴线运动(轴向动力化)。动力化的目的是在骨折愈合初期后让载荷传递过骨折处以加速骨折愈合的过程。

为了研究去稳定对不稳定性骨折的影响，Egger 等人在成年犬的双侧胫骨斜行骨折模型上进行了外固定[29]。在骨折块间有 2 mm 的间隙，6 周后，降低一侧外固定的刚度。12 周后，和正常刚性固定的一侧胫骨相比，"去稳定"的胫骨抗扭转强度明显增加，而硬度并没有增加。这种差异是由于骨折愈合初期反应的骨重建得到进一步加强所致。值得注意的是，这种差异在影像学上并未显示出来。

动力化的好处也被 Claes 等通过 12 只羊得到证实[18]。他们切了一个 0.6 mm 间隙的骨缺陷，然后用专门设计的高弯曲强度和高扭转强度的环状外固定件加以固定。其中 6 只羊的骨缺损轴向移动允许量为 0.06 mm，其他 6 只羊的允许量为 0.15~0.34 mm。愈合中骨痂形成减小了移动。9 周后，与刚性固定相比，动力化的骨痂形成多 41%，换位强度大 45%。

动力化增加了经过骨折处的载荷,并允许增加骨折块间的微动。微动对骨折愈合的影响尚不清楚。Kershaw 等人在一项前瞻性临床研究中发现,微动可缩短胫骨干骨折愈合的时间[53]。与此相反,Aro 等人应用 Orthofix 单边外固定架固定犬的双侧横行骨折[3],15天后一侧开始轴向运动,而对侧仍然维持坚强内固定。90 天后轴向运动的一侧骨外膜骨痂呈均匀分布,但是双侧的抗扭转硬度和强度是一样的。

在羊的骨折愈合模型中,通过应用坚强或半坚强内固定来控制骨折处的微动[16]。一组允许微动约 0.2 mm,另一组允许超过 1 mm 的微动。术后 9 周发现,小微动能够显著促进骨及血管的生成。实验中造成的骨折间隙为 2 mm 宽,那么 1 mm 的微动就能够在骨折处造成50% 的拉力。根据 Perren 的骨折内部不连续拉力的假说,50% 的拉力会对骨折愈合的最后节段造成影响。

今后还需要做进一步的研究,以确定何种类型的骨折能得益于外固定架刚度的迟发性减少、刚度减少的最佳数值、何时为改变刚度的最佳时间、刚度或其他参数如何进行无创监测。

三、不同固定类型的骨折愈合比较研究

前面讨论了用不同的治疗方法可获得不同的骨折固定稳定性,以及坚强固定和不坚强固定的骨折愈合的不同类型。然而,不同类型的骨折愈合模式的相对优越性还存在广泛的争议。除了临床的背景资料外,很少有量化的证据能够用来比较。骨折块间的微动能促进骨折愈合,但微动的可接受范围和微动的最佳范围尚未明确。

虽然骨折的非力学临床情况决定着骨折的最佳治疗方法,但在通常情况下会有多种方法可供选择,而且在选择固定方法时考虑力学因素是非常重要的。有几项动物实验比较了不同固定方法(如钢板与髓内钉、内固定与外固定)的骨折愈合情况。Rand 等人应用犬胫骨的横行骨折模型,比较了加压钢板和扩建型带凹槽的髓内钉[69]。他们评价了骨折后不同时期长达120 天的血流、骨折处的形态学和骨强度。42 天后所有骨折均达临床愈合。使用扩髓的髓内钉治疗,流向骨折处的血流水平较高,而且这种改变持续的时间较长。使用髓内钉固定新骨形成显著增多,而且绝大多数新骨是在骨外膜骨痂形成的。而加压钢板固定的绝大多数新骨是在骨内膜形成的:在第 42 天和第 90 天时使用钢板固定的骨比使用髓内钉固定的骨更坚硬和牢固,且具有统计学意义,而在第 120 天时则没有。该项研究

显示了两种治疗方法的不同愈合机制,但是获得正常的强度和硬度所需的时间没有差异。

Sarmiento 等人比较了坚强加压钢板和功能性支具治疗无移位骨折的结果,发现用功能性支具治疗骨折时形成大量的骨痂,而且功能性支具治疗比加压钢板坚强固定的抗扭转强度更强[76]。而 Lewallen 等人应用犬胫骨骨折模型从影像学、组织学和生物学方面比较了加压钢板固定和外固定架固定[59]。初期,刚度不大的外固定架固定与刚度较大的加压钢板固定相比,牢固性较低。给犬的加压钢板固定侧加以载荷比在外固定架固定的对侧加的要多。120 天后不论是何种固定方法,绝大多数的骨折均达骨性愈合。然而加压钢板固定比外固定架固定更坚固,而且加压钢板固定的抗扭转强度更强。从组织学上看,两种固定方法的新骨总数相似,但外固架固定者、骨吸收和皮质内孔隙显著性增多;用加压钢板固定的皮质内新骨显著性增多。用外固定时流向骨折处的血流更大,这与其他研究所提示的不坚强固定的骨重建增加的结果相一致。

Tejesen 和 Svenningsen 应用家兔的胫骨横行骨折模型,比较了用金属钢板和石膏管型治疗的骨折愈合情况,以确定肢体载荷对不同治疗方法骨折愈合的作用[86]。对 4 种骨折治疗方法进行了研究:钢板固定、钢板+长腿管型石膏、长腿管型石膏和短腿管型石膏。长腿管型石膏的目的是为了限制处于愈合过程中的骨的载荷。6 周后,对骨痂面积、抗弯曲强度和抗弯曲硬度进行了评估。应用长管型石膏固定治疗的骨折,无论加或不加钢板固定,骨强度都显著性较弱,且硬度也显著性较小。用长腿和短腿管型石膏固定较钢板固定骨折所形成的骨外膜骨痂更多。作者得出结论,负重和肌肉活动比固定的硬度更能有效地促进骨愈合。

第四节　骨折愈合的监测

因为骨是结构性材料,其功能是支撑身体以及为生存所必需的躯体运动提供条件,因此通过恢复骨折前的硬度和强度来评价骨折愈合情况似乎是理所当然的。然而,骨折愈合情况临床评估通常是靠不精确的影像学标准、主观的疼痛评价或者与先前的临床经验相比较来做出的。其结果是,对正在愈合的骨恢复硬度和强度的情况了解得很少。无创的影像学技术也许能够对骨折愈合情况进行客观的评估[25],但是对这些技术的敏感性和特异性大多还不太了解。

已有几个研究小组建议或采用了无创的方法来

监测骨折愈合的生物力学过程。一般的做法是,在骨折间隙两端施加载荷,然后测量所造成的偏移。这些方法多数是针对外固定架固定的骨折,因为外固定针为骨折骨提供了直接的力学连接(前提是固定针没有松动)。随着骨折的愈合,载荷-位移曲线的斜率增加,表示骨恢复了其原有的硬度, 目的是通过监测载荷-位移曲线来确定骨折愈合是否在正常进行。这方面的信息有两点好处:首先,万一骨折延迟愈合,能比单纯靠影像学信息来判断更早地采取正确的治疗手段;其次,可对骨折治疗的生物力学进行"微调",为骨折愈合提供最佳的力学环境。

骨折治疗的一个临床目的是,恢复骨的承载能力。在实验室里,可以从动物骨折愈合模型上切取骨,测量其硬度和载荷能力。而在患者身上,只能测定其正在愈合的骨的硬度。因此,了解处于骨折愈合的骨的硬度与承载能力的关系是很重要的。Henry 等人指出,如果使用骨硬度来确定骨折愈合的强度要慎重[40]。他们应用家兔的骨折模型,采用髓内钉固定、钢板固定或非外科的方法固定骨折。在骨折的第5~10周对骨进行四点抗弯曲测试,并把这些数据汇集在一起。所有的骨折治疗所产生的生物力学结果是相似的。图3-29 示出了骨折第5周骨强度和骨硬度的关系。强度值和硬度值都用损伤骨与正常骨的比率来表示。这些数据的回归线斜率大约为0.5,提示骨强度的恢复要比骨硬度的恢复慢。

监测外固定架固定骨折愈合情况的方法可以分为两类:在骨折两端加准静态载荷的方法和应用动力型

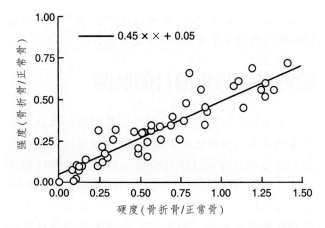

图3-29 对家兔胫骨骨折采用几种不同的治疗方法。5周后骨强度与骨折硬度的关系。(Data from Henry, A.N.; Freeman, M.A.; Swanson, S.A. Studies on the mechanical properties of healing experimental fractures. Proc R Soc Med 61(9):902–906, 1968.)

或振荡型载荷的方法。Beaupre 等人描述了应用静载荷监测骨折愈合的方法[7]。把 Hoffman-Vidal 外固定架系统应用于理想化的体外骨折模型。这种模型包括用于表示长管骨的有机玻璃管, 以及用于表示骨折端间隙的位于有机玻璃管之间的不同硬度的聚氯丁烯衬垫。对外固定针施加载荷,然后监测骨折间隙两端的位移。他们还使用了外固定架的有限元分析模型, 此时可对骨折处的硬度变化进行调整。实验结果和有限元分析结果都显示,应用这种方法可以评估骨折间隙的硬度。

外固定针的位移和骨折处的力学性能之间的关系是非线性的[7],而且还取决于所加载荷的特性。因此在解释这些数据之前,必须了解每一种外固定架框架构型的固定针位移和骨折处硬度之间的关系。对于大多数的载荷构型来说,初始阶段随着骨折处硬度的增加(正常骨硬度的0~10%),固定针位移出现相对较快的降低。在骨折愈合的随后阶段,随着骨折处硬度的增加, 固定针的位移减少的程度变化不大 (图3-30B)。也许很难将外固定架连接器松动的效应和骨折愈合的效应区分开。

Richardson 等人测量了 212 例胫骨骨折经外固定架治疗的弯曲刚性[71]。他们认为患者拆除外固定并适当负重(根据骨折的情况计算其负重量)能够降低再骨折的发病率。其将每度 15 J 作为界限来分类充分愈合的骨折。

通过动力试验监测骨折愈合通常要把振荡或脉冲载荷加在骨折间隙两端,然后在一个位置或多个位置上监测骨的加速度或位移。动力系统监测骨折愈合的一个实例是骨的共振分析法,它是由 Cornelissen 等人研发和测试的[21]。这项技术用以测定已骨折的胫骨的最低共振频率。该方法的理论基础是,胫骨的共振频率随着骨折的出现而显著性降低,然后又随着骨折的愈合而增加。在内踝和胫骨结节下加载 30~300Hz 周期性的轴向小载荷,然后监测沿胫骨前方表面某点上的加速度。肢体的共振频率定义为引起胫骨最大移动度的振荡频率。临床上,在骨折愈合的整个过程中都要对骨折肢体的共振频率进行监测。这项技术要求载荷要经过软组织传递。在有关节和可变肌张力的情况下,解释骨共振分析试验的结果较为复杂。正因为这个原因, 所测得的共振频率的绝对值是不可靠的,必须根据共振频率的时间变化对这些数据进行分析,用对侧正常肢体的对比测量值作为参照。在对 50 个以上正常个体的试验中,正常左右侧肢体的共振频率未发现显著性差异。

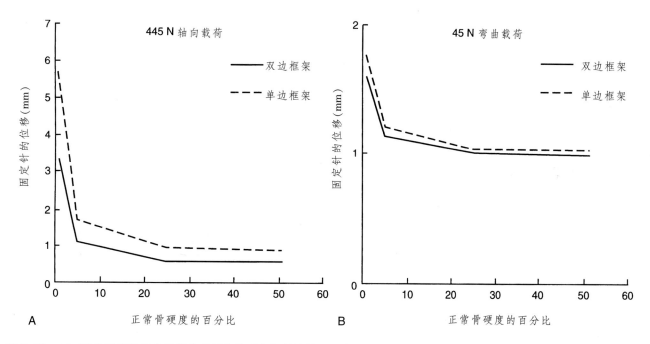

图 3-30 　(A,B)外固定架固定骨折的理想化模型的分析结果。图中示出对骨施加拉伸载荷和弯曲载荷时固定针的位移与骨折处硬度的关系。(Data from An, K.N.; Kasman, R.A.; Chao, E.Y. Theoretical analysis of fracture healing monitoring with external fixators. Eng Med 17(1):11–15, 1988.)

胫骨在外固定后再骨折的发生率较高，如第 58 章中所述。对结构性能的量化测量有助于决定去除外固定架的最佳时间，从而可减少再骨折的发生率[71]。刚度测量的敏感性是 100%，但特异性为 78%。有几个潜在的难点值得注意。例如，固定针松动会严重影响外固定架固定骨折的稳定性。如果用固定针的位移来监测骨折的生物力学，那么固定针松动还会得出错误的结果。因此在用固定针的位移来监测骨折愈合的研究中，监测固定针是否松动是很重要的。与此类似，外固定架系统的任何连接部位都不允许松动，因为这会导致错误的结果。另外，很少有研究描述过这些监测技术的敏感性，以明确这些体内生物力学测定的准确性，以及临床上改变外固定架构型在治疗过程中是如何影响测量数据的。最后，还需要有更多的临床数据对人类骨折愈合的"正常"模式进行生物力学的特征化描述，因为需要有标准化曲线来辨别异常的骨折愈合时间顺序。

小　结

骨骼的材料性能和结构性能的生物力学研究，使我们对骨的性能以及伴随老化和病理性异常的改变有了基本的了解。这方面的信息已经应用于实验研究和分析研究，增强了我们对年龄老化和肿瘤转移性骨病相关的骨折危险性的预测能力。对骨生物力学的基本了解还促进了对骨折治疗生物力学的了解，因为骨的力学性能和骨折治疗的力学性能共同决定着骨折固定系统的生物力学。

人们已经知道了骨折愈合生物学的两个基本类型，并已达成共识：生物力学因素影响着骨折愈合。许多动物实验研究表明，固定的刚度会影响骨硬度和骨强度的恢复。然而，对不同类型骨折的最佳固定刚度和随着骨折愈合如何调整固定刚度尚未达成共识。但文献确实为我们提供了一些有利于骨折临床治疗的信息，计算机模拟也为我们展现了一个准确且可信的骨折治疗进程的模型。骨折治疗最佳形式的选择包括平衡各种治疗要求，有时要合理取舍。有些研究表明，许多内固定和外固定装置的设计和应用可以获得固定的稳定性。几项基本的力学原则常可用于了解每种治疗方法所提供的固定刚度。当需要特定的生物力学固定要求时，可以利用工程学工具来选择治疗方法。骨折治疗的生物力学分析的一项应用是监测骨折愈合的生物力学进程，目前正在研发可进行无创性生物力学监测的方法。今后的进一步研究将为选择治疗方法、在骨折愈合进程中调整治疗以及确定去除外固定物的最佳时间以便早日恢复正常负重，提供无创的和客观的测定方法。

然而,医疗界及科学界的同仁们仍需要为了制定一个严格的、循证的、能为具体骨折选择最佳固定方法的临床治疗原则而进行广泛的协作。

(王志彬 马剑雄 李世民 译 李世民 校)

参考文献

1. Akeson, W.H.; Woo, S.L.; Rutherford, L.; et al. The effects of rigidity of internal fixation plates on long bone remodeling: A biomechanical and quantitative histological study. Acta Orthop Scand 47(3):241–249, 1976.

2. An, K.N.; Kasman, R.A.; Chao, E.Y. Theoretical analysis of fracture healing monitoring with external fixators. Eng Med 17:11–15, 1988.

3. Aro, H.T.; Kelly, P.J.; Lewallen, D.G.; et al. The effects of physiologic dynamic compression on bone healing under external fixation. Clin Orthop Rel Res 25(6):260–273, 1990.

4. Augat, P.; Burger, J.; Schorlemmer, S.; et al. Shear movement at the fracture site delays healing in a diaphyseal fracture model. J Orthop Res 21(6):1011–1017, 2003.

5. Augat, P.; Simon, U.; Liedert, A.; et al. Mechanics and mechano-biology of fracture healing in normal and osteoporotic bone. Osteoporos Int 16(Suppl 2): S36–S43, 2005.

6. Bayraktar, H.H.; Morgan, E.F.; Niebur, G.L.; et al. Comparison of the elastic and yield properties of human femoral trabecular and cortical bone tissue. J Biomech 37(1):27–35, 2004.

7. Beaupre, G.S.; Hayes, W.C.; Jofe, M.H. Monitoring fracture site properties with external fixation. J Biomech Eng 105(2):120–126, 1983.

8. Beck, T.J.; Looker, A.C.; Ruff, C.B.; et al. Structural trends in the aging femoral neck and proximal shaft: Analysis of the Third National Health and Nutrition Examination Survey dual-energy X-ray absorptiometry data. J Bone Miner Res 151 (2):2297–2304, 2000.

9. Beck, T.J.; Ruff, C.B.; Shaffer, R.A.; et al. Stress fracture in military recruits: Gender differences in muscle and bone susceptibility factors. Bone 27(3):437–444, 2000.

10. Black, J.; Perdigon, P.; Brown, N.; et al. Stiffness and strength of fracture callus: Relative rates of mechanical maturation as evaluated by a uniaxial tensile test. Clin Orthop Rel Res 18(2):278–288, 1984.

11. Bradley, G.W.; McKenna, G.B.; Dunn, H.K.; et al. Effects of flexural rigidity of plates on bone healing. J Bone Joint Surg Am 61(6):866–872, 1979.

12. Carter, D.R.; Hayes, W.C. Bone compressive strength: The influence of density and strain rate. Science 194(4270):1174–1176, 1976.

13. Carter, D.R.; Hayes, W.C. The compressive behavior of bone as a two-phase porous structure. J Bone Joint Surg Am 59(7):954–962, 1977.

14. Chao, E.Y.; Hein, T.J. Mechanical performance of the standard Orthofix external fixator. Orthopedics 11(7):1057–1069, 1988.

15. Cheal, E.J.; Hayes, W.C.; White, A.A. III; et al. Stress analysis of compression plate fixation and its effects on long bone remodeling. J Biomech 18 (2):141–150, 1985.

16. Claes, L. The effect of mechanical stability on local vascularization and tissue differentiation in callus healing. J Orthop Res 20(5):1099–1105, 2002.

17. Claes, L.E.; Heigele, C.A.; Neidlinger-Wilke, C.; et al. Effects of mechanical factors on the fracture healing process. Clin Orthop Rel Res 355(suppl): S132–S147, 1984.

18. Claes, L.E.; Wilke, H.J.; Augat, P.; et al. Effect of dynamization on gap healing of diaphyseal fractures under external fixation. Clin Biomech (Bristol, Avon) 10:227–234, 1995.

19. Cody, D.D.; Gross, G.J.; Hou, F.J.; et al. Femoral strength is better predicted by finite element models than QCT and DXA. J Biomech 321(0):1013–1020, 1999.

20. Cordey, J.; Borgeaud, M.; Perren, S.M. Force transfer between the plate and the bone: Relative importance of the bending stiffness of the screws and the friction between plate and bone. Injury 31:21–28, 2000.

21. Cornelissen, P.; Cornelissen, M.; Van der Perre, G.; et al. Assessment of tibial stiffness by vibration testing in situ: II. Influence of soft tissues, joints and fibula. J Biomech 19(7):551–561, 1986.

22. Cornell, C.N. Internal fracture fixation in patients with osteoporosis. J Am Acad Orthop Surg 11(2): 109–119, 2003.

23. Courtney, A.C.; Wachtel, E.F.; Myers, E.R.; et al. Effects of loading rate on strength of the proximal femur. Calcif Tissue Int 55(1):53–58, 1994.

24. Davy, D.T.; Connolly, J.F. The biomechanical behavior of healing canine radii and ribs. J Biomech 15 (4):235–247, 1982.

25. den Boer, F.C.; Bramer, J.A.M.; Patka, P.; et al. Quantification of fracture healing with three-dimensional computed tomography. Arch Orthop Trauma Surg 117(6):345–350, 1998.

26. DiGioia, A.M. III; Cheal, E.J.; Hayes, W.C. Three-dimensional strain fields in a uniform osteotomy gap. J Biomech Eng 108(3):273–280, 1986.

27. Dong, X.N.; Guo, X.E. The dependence of transversely isotropic elasticity of human femoral cortical bone on porosity. J Biomech 37(8):1281–1287, 2004.

28. Drijber, F.L.; Finlay, J.B. Universal joint slippage as a cause of Hoffmann half-frame external fixator failure [corrected]. J Biomed Eng 14(6):509–515, 1992.

29. Egger, E.L.; Gottsauner-Wolf, F.; Palmer, J.; et al. Effects of axial dynamization on bone healing. J Trauma 34(2):185–192, 1993.

30. Elefteriou, F.; Ahn, J.D.; Takeda, S.; et al. Leptin regulation of bone resorption by the sympathetic nervous system and CART. Nature 434(7032):514–520, 2005.

31. Frankle, M.; Cordey, J.; Sanders, R.W.; et al. A biomechanical comparison of the antegrade inserted universal femoral nail with the retrograde inserted universal tibial nail for use in femoral shaft fractures. Injury 30(suppl 1):A40–A43, 1999.

32. George, W.T.; Vashishth, D. Damage mechanisms and failure modes of cortical bone under components of physiological loading. J Orthop Res 23(5):1047–1053, 2005.

33. Gitelis, S.; Wilkins, R.; Conrad, E.U. Benign bone tumors. Instr Course Lect 45:425–446, 1996.

34. Goodship, A.E.; Kenwright, J. The influence of induced micromovement upon the healing of experimental tibial fractures. J Bone Joint Surg Br 67(4):650–655, 1985.

35. Goodship, A.E.; Watkins, P.E.; Rigby, H.S.; et al. The role of fixator frame stiffness in the control of fracture healing: An experimental study. J Biomech 269:1027–1035, 1993.

36. Hart, M.B.; Woo, J.J.; Chao, E.Y.; et al. External skeletal fixation of canine tibial osteotomies: Compression compared with no compression. J Bone Joint Surg Am 67:598–605, 1985.

37. Hartsell, W.F.; Scott, C.B.; Bruner, D.W.; et al. Randomized trial of short- versus long-course radiotherapy for palliation of painful bone metastases. J Natl Cancer Inst 97(11):798–804, 2005.

38. Hayes, W.C. Biomechanics of fracture healing. In: Heppenstall, R.B., ed. Fracture Treatment and Healing. Philadelphia, W.B. Saunders, 1980, pp. 124–172.

39. Hayes, W.C.; Perren, S.M. Flexural rigidity of compression plate fixation of fractures. (Abstract.) Proceedings of the Second Nordic Meeting on Medical and Biological Engineering, Oslo, Norway, 1971.

40. Henry, A.N.; Freeman, M.A.; Swanson, S.A. Studies on the mechanical properties of healing experimental fractures. Proc R Soc Med 61(9):902–906, 1968.

41. Hernandez, C.J.; Keaveny, T.M. A biomechanical perspective on bone quality. Bone 39:1173–1187, 2006.

42. Hipp, J.A.; McBroom, R.J.; Cheal, E.J.; et al. Structural consequences of endosteal metastatic lesions in long bones. J Orthop Res 76:828–837, 1989.

43. Hipp, J.A.; Springfield, D.S.; Hayes, W.C. Predicting pathologic fracture risk in the management of metastatic bone defects. Clin Orthop Rel Res 31(2):120–135, 1995.

44. Huiskes, R.; Chao, E.Y.S. Guidelines for external fixation frame rigidity and stresses. J Orthop Res 41:68–75, 1986.

45. Huiskes, R.; Chao, E.Y.; Crippen, T.E. Parametric analyses of pin-bone stresses in external fracture fixation devices. J Orthop Res 33:341–349, 1985.

46. Hutson, J.J.; Zych, G.A.; Cole, J.D.; et al. Mechanical failures of intramedullary tibial nails applied without reaming. Clin Orthop Rel Res 31(5):129–137, 1995.

47. Juan, J.A.; Prat, J.; Vera, P.; et al. Biomechanical consequences of callus development in Hoffmann, Wagner, Orthofix, and Ilizarov external fixators. J Biomech 25(9):995–1006, 1992.

48. Keaveny, T.M.; Yeh, O.C. Architecture and trabecular bone: Toward an improved understanding of the biomechanical effects of age, sex and osteoporosis. J Musculoskelet Neuronal Interact 23:205–208, 2002.

49. Keene, G.S.; Parker, M.J.; Pryor, G.A. Mortality and morbidity after hip fractures. BMJ 307(6914):1248-1250, 1993.

50. Keene, J.S.; Sellinger, D.S.; McBeath, A.A.; et al. Metastatic breast cancer in the femur: A search for the lesion at risk of fracture. Clin Orthop Rel Res 20(3):282–288, 1986.

51. Kenwright, J.; Richardson, J.B.; Cunningham, J.L.; et al. Axial movement and tibial fractures: A controlled randomised trial of treatment. J Bone Joint Surg Br 73(4):654–659, 1991.

52. Kenwright, J.; Richardson, J.B.; Goodship, A.E.; et al. Effect of controlled axial micromovement on healing of tibial fractures. Lancet 2(8517):1185–1187, 1986.

53. Kershaw, C.J.; Cunningham, J.L.; Kenwright, J. Tibial external fixation, weight bearing, and fracture movement. Clin Orthop 29(3):28–36, 1993.

54. Keyak, J.H.; Kaneko, T.S.; Rossi, S.A.; et al. Predicting the strength of femoral shafts with and without metastatic lesions. Clin Orthop Rel Res 43(9):161–170, 2005.

55. Keyak, J.H.; Kaneko, T.S.; Tehranzadeh, J.; et al. Predicting proximal femoral strength using structural engineering models. Clin Orthop Rel Res 43 (7):219–228, 2005.

56. Koval, K.J.; Kummer, F.J.; Bharam, S.; et al. Distal femoral fixation: A laboratory comparison of the 95 degrees plate, antegrade and retrograde inserted reamed intramedullary nails. J Orthop Trauma 10 (6):378–382, 1996.

57. Laurence, M.; Freeman, M.A.; Swanson, S.A. Engineering considerations in the internal fixation of fractures of the tibial shaft. J Bone Joint Surg Br 51 (4):754–768, 1969.

58. Levenston, M.E.; Beaupre, G.S.; van der Meulen, M.C. Improved method for analysis of whole bone torsion tests. J Bone Miner Res 99:1459–1465, 1994.

59. Lewallen, D.G.; Chao, E.Y.; Kasman, R.A.; et al. Comparison of the effects of compression plates and external fixators on early bone-healing. J Bone Joint Surg Am 66:1084–1091, 1984.

60. Li, J.; Ahmad, T.; Spetea, M.; et al. Bone reinnervation after fracture: A study in the rat. J Bone Miner Res 16(8):1505–1510, 2001.

61. Lotz, J.C.; Cheal, E.J.; Hayes, W.C. Stress distributions within the proximal femur during gait and falls: Implications for osteoporotic fracture. Osteoporos Int 54:252–261, 1995.

62. Lotz, J.C.; Hayes, W.C. The use of quantitative com-

puted tomography to estimate risk of fracture of the hip from falls. J Bone Joint Surg Am 72(5):689–700, 1990.

63. Mackerle, J. Finite element modeling and simulations in orthopedics: A bibliography, 1998–2005. Comput Methods Biomech Biomed Engin 93:149–199, 2006.

64. Nagurka, M.L.; Hayes, W.C. An interactive graphics package for calculating cross-sectional properties of complex shapes. J Biomech 13(1):59–64, 1980.

65. Panjabi, M.M.; Walter, S.D.; Karuda, M.; et al. Correlations of radiographic analysis of healing fractures with strength: A statistical analysis of experimental osteotomies. J Orthop Res 3(2):212–218, 1985.

66. Panjabi, M.M.; White, A.A. III; Southwick, W.O. Temporal changes in the physical properties of healing fractures in rabbits. J Biomech 10(11):689–699, 1977.

67. Perren, S.M. Evolution of the internal fixation of long bone fractures: The scientific basis of biological internal fixation: Choosing a new balance between stability and biology. J Bone Joint Surg Br 84(8):1093–1110, 2002.

68. Perren, S.M.; Rahn, B.A. Biomechanics of fracture healing. Can J Surg 23(3):228–232, 1980.

69. Rand, J.A.; An, K.N.; Chao, E.Y.; et al. A comparison of the effect of open intramedullary nailing and compression-plate fixation on fracture-site blood flow and fracture union. J Bone Joint Surg Am 63:427–442, 1981.

70. Reilly, D.T.; Burstein, A.H. The elastic and ultimate properties of compact bone tissue. J Biomech 86:393–405, 1975.

71. Richardson, J.B.; Cunningham, J.L.; Goodship, A.E.; et al. Measuring stiffness can define healing of tibial fractures. J Bone Joint Surg Br 76(3):389–394, 1994.

72. Riggs, B.L.; Melton, L.J. III; Robb, R.A.; et al. Population-based analysis of the relationship of whole bone strength indices and fall-related loads to age- and sex-specific patterns of hip and wrist fractures. J Bone Miner Res 21(2):315–323, 2006.

73. Riggs, B.L.; Melton, I.L. III; Robb, R.A.; et al. Population-based study of age and sex differences in bone volumetric density, size, geometry, and structure at different skeletal sites. J Bone Miner Res 19(12):1945–1954, 2004.

74. Roark, R.J.; Young, W.C. Formulas for Stress and Strain, 5th ed. New York, McGraw-Hill, 1975.

75. Ruff, C.B. Mechanical determinants of bone form: Insights from skeletal remains. J Musculoskelet Neuronal Interact 53:202–212, 2005.

76. Sarmiento, A.; Mullis, D.L.; Latta, L.L.; et al. A quantitative comparative analysis of fracture healing under the influence of compression plating vs. closed weight-bearing treatment. Clin Orthop 14(9):232–239, 1980.

77. Sartoretti, C.; Sartoretti-Schefer, S.; Ruckert, R.; et al. Comorbid conditions in old patients with femur fractures. J Trauma 43(4):570–577, 1997.

78. Sjostedt, A.; Zetterberg, C.; Hansson, T.; et al. Bone mineral content and fixation strength of femoral neck fractures: A cadaver study. Acta Orthop Scand 652:161–165, 1994.

79. Smith, M.D.; Cody, D.D.; Goldstein, S.A.; et al. Proximal femoral bone density and its correlation to fracture load and hip-screw penetration load. Clin Orthop Rel Res 28(3):244–251, 1992.

80. Snyder, B.D.; Hauser-Kara, D.A.; Hipp, J.A.; et al. Predicting fracture through benign skeletal lesions with quantitative computed tomography. J Bone Joint Surg Am 88(1):55–70, 2006.

81. Spruijt, S.; van der Linden, J.C.; Dijkstra, P.D.; et al. Prediction of torsional failure in 22 cadaver femora with and without simulated subtrochanteric metastatic defects: A CT scan–based finite element analysis. Acta Orthop 77(3):474–481, 2006.

82. Stoffel, K.; Klaue, K.; Perren, S.M. Functional load of plates in fracture fixation in vivo and its correlate in bone healing. Injury 31(suppl 2):S50, 2000.

83. Taylor, W.R.; Heller, M.O.; Bergmann, G.; et al. Tibio-femoral loading during human gait and stair climbing. J Orthop Res 22(3):625–632, 2004.

84. Tencer, A.F.; Sherman, M.C.; Johnson, K.D. Biomechanical factors affecting fracture stability and femoral bursting in closed intramedullary rod fixation of femur fractures. J Biomech Eng 107(2):104–111, 1985.

85. Terjesen, T.; Apalset, K. The influence of different degrees of stiffness of fixation plates on experimental bone healing. J Orthop Res 62:293–299, 1988.

86. Terjesen, T.; Svenningsen, S. The effects of function and fixation stiffness on experimental bone healing. Acta Orthop Scand 59(6):712–715, 1988.

87. Turner, C.H.; Burr, D.B. Basic biomechanical measurements of bone: A tutorial. Bone 14(4):595–608, 1993.

88. Utvag, S.E.; Reikeras, O. Effects of nail rigidity on fracture healing: Strength and mineralisation in rat femoral bone. Arch Orthop Trauma Surg 11(8):7–13, 1998.

89. Vajjhala, S.; Kraynik, A.M.; Gibson, L.J. A cellular solid model for modulus reduction due to resorption of trabeculae in bone. J Biomech Eng 12(25):511–515, 2000.

90. van der Linden, Y.M.; Dijkstra, P.D.; Kroon, H.M.; et al. Comparative analysis of risk factors for pathological fracture with femoral metastases. J Bone Joint Surg Br 86(4):566–573, 2004.

91. Whealan, K.M.; Kwak, S.D.; Tedrow, J.R.; et al. Noninvasive imaging predicts failure load of the spine with simulated osteolytic defects. J Bone Joint Surg Am 82(9):1240–1251, 2000.

92. White, A.A. III; Panjabi, M.M.; Southwick, W.O. The four biomechanical stages of fracture repair. J Bone Joint Surg Am 59(2):188–192, 1977.

93. Williams, E.A. The early healing of tibial osteotomies stabilized by one-plane or two-plane external fixation. J Bone Joint Surg Am 69:355–365, 1987.

94. Windhagen, H.J.; Hipp, J.A.; Silva, M.J.; et al. Pre-

dicting failure of thoracic vertebrae with simulated and actual metastatic defects. Clin Orthop Rel Res 34 (4):313–319, 1997.

95. Winwood, K.; Zioupos, P.; Currey, J.D.; et al. Strain patterns during tensile, compressive, and shear fatigue of human cortical bone and implications for bone biomechanics. J Biomed Mater Res A 79:289–297, 2006.

96. Woo, S.L.Y.; Lothringer, K.S.; Akeson, W.H.; et al. Less rigid internal fixation plates: Historical perspectives and new concepts. J Orthop Res 14:431–449, 1983.

97. Wu, J.J. Comparison of osteotomy healing under external fixation devices with different stiffness characteristics. J Bone Joint Surg Am 66:1258–1264, 1984.

98. Yeni, Y.N.; Fyhrie, D.P. A rate-dependent microcrack-bridging model that can explain the strain rate dependency of cortical bone apparent yield strength. J Biomech 36(9):1343–1353, 2003.

99. Zioupos, P.; Currey, J.D. Changes in the stiffness, strength, and toughness of human cortical bone with age. Bone 22(1):57–66, 1998.

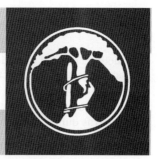

第 **4** 章

内固定的原理

Augustus D. Mazzocca, M.D., Joseph P.DeAngelis, M.D.,
Andrew E. Caputo, M.D.,Bruce D. Browner, M.D., M.S., F.A.C.S.,
Jeffrey W. Mast, M.D., Michael, W.Meades, M.D.

在骨创伤发生时,产生骨折的外力引起骨骼和周围软组织损伤,进而在损伤区域产生炎性反应[5,19,39,92]及血管活性物质的释放。因此损伤部位血流增加,并引起组织肿胀和疼痛。炎性物质和神经反射引起骨折区域的骨骼肌群不能收缩,提供一种夹板作用,减少了骨折部位和相邻关节的疼痛活动,进而促进骨折的愈合。应用夹板固定可以使骨折时产生的疼痛明显减轻,因此认为治疗骨折的最好方法就是骨折部的制动和长期休息。最佳的管型制动通常包括受累骨上下部位的关节[22]。脊柱、骨盆和股骨骨折的治疗通常是先卧床休息和牵引几周,然后用石膏制动数月,这样治疗的目的首先是为了达到骨性连接。

虽然骨折通常采用保守疗法,但由于无法直接固定有软组织包裹的骨折块,保守治疗可能会产生骨不连和畸形愈合。长时间制动限制了肌肉活动、关节功能和负重,会导致骨折病[68],即肌肉萎缩、关节僵硬、失用性骨质疏松和持续肿胀。此外,长时间的制动还会产生压抑、依赖和认知障碍等心理改变[36]。由此可见,骨折的治疗不但要考虑骨折的愈合,还必须恢复骨折前的运动功能。因此,治疗方法既要达到所要求的骨性对线和稳定,又要允许早期恢复肌肉功能、关节活动、负重和功能独立。因此,在现有的治疗方法中,既能保证骨骼的稳定又能达到恢复运动功能的方法有:功能支具(非手术治疗)、Ilizarov方法(有限手术治疗)、外固定支架(主要用于治疗严重的开放性骨折)和内固定。

本章分三部分:冶金学、内固定物和内固定疗法。目前大多数内固定物都是金属制成的,因而对金属性质的了解很重要。

第一节 冶金学

金属内植物可以对骨折提供良好的保护和支持,而不影响骨折的愈合和塑形,因而已经成功地应用于骨折的固定。内固定材料应该有良好的抗张力性能,而不像骨折的骨块更能抗压缩。因而最符合生物力学的内固定材料应该是能够使骨折块承受压力负荷而使金属本身承受张力负荷。目前尚没有一种金属能够完全满足作为内植物的特性,因此特殊的金属在用做内固定物时必须考虑以下因素:①生物相容性,即无毒性、无免疫反应、无致癌性;②强度参数,即抗张力强度、抗压缩强度和抗扭转强度、刚度、耐疲劳性能,以及外形的可塑性;③抗降解和腐蚀能力;④容易同化;⑤成像时伪影最小。

一、冶金学基础知识

金属原子根据其内在的原子特性形成晶格样结构。当熔化的金属冷却凝结成固体时,金属原子相互交错地排列在一起,其排列方式影响着金属的力学特性和化学特性。细微的缺陷或纯度不够可能会改变其晶状体结构和力学特性。不同金属具有不同的原子结构决定了其力学特性的不同,如不锈钢的晶体是面心立方晶结构,而钛晶体则是密排六方晶结构(图4-1)。对金属的深加工,如采用化学、物理或热加工的方法,会改变金属的结构,从而影响其物理和力学特性。

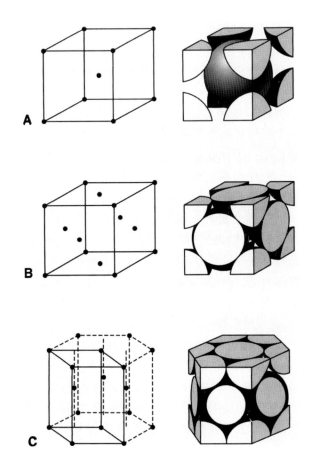

图 4-1 金属原子的三种基本晶状结构。(A)体心立方晶结构。(B)面心立方晶结构。(C)密排六方晶结构。(Redrawn from Ralls, K.M.; Courtney, T.H.; Wulff, J. Introduction to Materials Science and Engineering. New York, John Wiley & Sons, 1976.Reprinted by permission of John Wiley & Sons, Inc.; redrawn from simon, S.R., ed. Orthopaedic Basic Science. Rosemont, IL, American Academy of Orthopaedic Surgeons, 1994.)

二、金属的加工过程

铁基合金的加工有浇铸和锻造。浇铸的工艺过程是将液态金属倒入特殊形状的模具中。这有可能使杂质向金属颗粒的边缘移动,导致力学特性降低。锻造是对被浇铸金属采用轧、压或高温等机械处理。锻造的过程是将一加热后的金属块放入一个与将要制成的产品的几何形状相反的开放或闭合的模具内,对其晶粒结构进行细加工,增加其硬度和强度,降低其延展性。真空再熔化和电渣再熔化可去除杂质,生成纯度更高的金属,使其适合内固定材料的结构要求。

金属的进一步处理是冷加工过程。在这一过程中给金属反复施加远大于其弹性极限的应力。这会使金属颗粒在其受力方向上延展而在其他方向上变薄,从而提高其硬度和弹性极限。这样可使金属的强度更大(图 4-2)。

冷加工过程的实例有髓内钉表面的处理和动力髋螺钉的冷铸造。通过高速不锈钢切割丝打磨髓内钉的表面,减少其表面的张应力,而保留压应力。从而使髓内钉表面产生疲劳裂纹的概率降到最小,而表面产生裂纹会使髓内钉断裂。冷铸造过程是充分利用冷加工过程获得金属更大程度的变形,从而使金属获得更大的强度。

三、金属的钝化

金属的钝化就是指金属表面自发的氧化或应用酸或电解的方法增加金属表面的氧化层。通常是将金属浸泡于强酸溶液中,铁原子溶解后在表面形成一层厚厚的氧化层。通过这一过程可以改变金属的生物相容性,当然,钝化过程也能增加内植物抗腐蚀的能力(图 4-8)。

四、腐蚀

腐蚀现象是金属材料因电化学反应而降解的过程。所有的内固定材料都会经历这一过程。腐蚀的起始因素是电能的储存,而电能是由于固定材料发生两种不同水平的反应所产生的。活性材料释放离子或者材料被使用时都可以产生电能。而这种电化学过程就

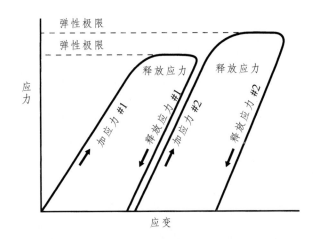

图 4-2 冷加工。对材料施加超过其弹性极限的循环应力,增加了材料达到下一个弹性极限所需的应力值,从而生成一种更硬更强的金属材料。(Redrawn from Olsen, G.A. Elements of Mechanics of Materials, 2nd ed. Upper Saddle River, NJ, Prentice-Hall, 1966, p. 62. Reprinted by permission.)

叫腐蚀。不同的金属材料在内固定时一起使用就会发生腐蚀过程或产生电流冲击,比如钛钢板和不锈钢螺钉的不恰当应用。

在同一类型金属或同种内固定物之间也可以发生腐蚀现象。同一金属内固定物的不同区域发生反应的水平也不一致。而局部反应的不一致可以在内固定材料高应力、低氧张力和有裂缝的区域发生。金属在钝化过程中表面氧化膜的减少使之有发生腐蚀现象的自然倾向。钢板表面擦伤将破坏其表面的氧化保护膜,从而增加腐蚀的风险。钢板表面擦伤还可以在其表面产生裂缝,同时如果钢板和螺钉间有缝隙也可以产生裂缝。金属固定物在产生裂缝的区域更易受到压应力,而这将导致该区域高应力集中。细胞外的氧化液体不能在该区域流动,会使氧张力降低。所有这些因素都会导致局部反应的不同,并发生腐蚀。

五、力学

(一)应力-应变关系

对力学术语的了解是对不同材料进行比较的基础。金属材料抵抗外力的能力用应力-应变曲线表示(图4-3A)。

最大应力是指使金属材料断裂的外力。屈服点是指使金属材料产生最初持久形变的外力。

弹性形变是金属材料在低于屈服点的外力作用下产生形变后恢复原来形状的能力。它可以用弹性模量来量化,表现在应力-应变曲线上就是曲线的弧形部分。刚度是描述金属材料抵抗变形能力的参数,它和弹性模量成比例。

塑性形变是外力撤出后金属材料形状的持久改变。延展性和脆性是相对参数而非量化指标。延展性是金属材料在超过屈服点的外力作用下继续变形而不断裂的能力,脆性材料在断裂前有最小的持久形变,塑形形变表现在应力-应变曲线上就是超过屈服点的曲线部分,曲线越长提示该金属材料具有的延展性越大。

韧性是指使材料折断所需要的能量(图4-3B)。在应力-应变曲线中表现为既有弹性形变又有塑性形变的部分,或者表现为折断所需的能量。韧度仅指材料表面抵抗塑形形变的能力。对许多材料来说,材料表面的力学特性与大量材料中发现的特性有很大不同。

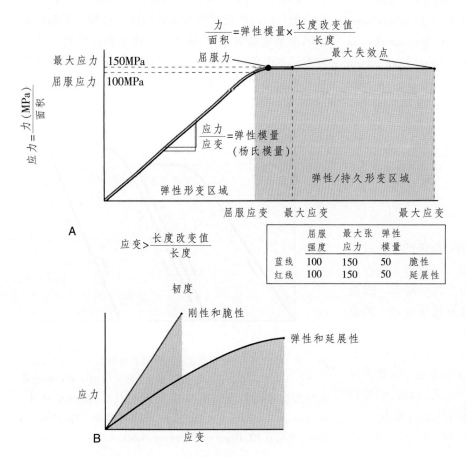

图4-3 (A)应力-应变曲线。灰线表示具有延展性能的金属。可以对其施加超过屈服点的应力。如果施加的应力低于屈服点,当撤出外力时,金属材料可以恢复到原来的形状。施加的应力如果在屈服点与最大失败点之间,则会在该区域产生弹性形变或持久形变。(B)韧度定义为应力-应变曲线以下的区域。图中两种材料的特性有很大的不同,但由于在应力-应变曲线下面有相同的面积,因而它们的韧度相同。(Redrawn from Simon, S.R., ed. Orthopaedic Basic Science. Rosemont, IL, American Academy of Orthopaedic Surgeons, 1994.)

金属材料有一系列的力学特性。有些是不随加工过程改变的,由其化学成分决定;有些则是受晶格排列方向影响可随加工过程改变。张力和压力的弹性模量不随加工过程改变,但最大应力、屈服点和疲劳强度会随加工过程和化学成分的微小变化而发生显著的改变。

(二)疲劳

疲劳是由于给金属材料施加循环应力造成的。在循环负荷中,随着最大外力的减小,循环的次数应该增加,直到达到材料的疲劳极限为止。疲劳曲线则显示在每个特定的循环负荷下,使材料产生失败的外力的数值(图4-4)。外力越大,使材料失败的循环次数就越少。疲劳极限是指疲劳曲线上的最低点,表示在低于该极限的数值时,即使循环次数达到 1×10^7 次材料也不会失败。如果材料在疲劳极限这一点时不会失败,那么理论上讲永远也不会折断。制造商在选择内固定材料时,应使材料能容忍循环负荷而不会折断。

材料的疲劳强度(材料发生疲劳折断),指疲劳曲线上在特定的循环负荷下材料发生折断的外力数值。在实际应用中,由于应力集中在金属内固定物的某一点使其会比其他地方先达到疲劳折断,而这将导致内固定物产生裂缝并向周围传播,从而使整个内固定物断裂。根据不同的解剖位置,内固定物所受的应力负荷和应力循环次数是不同的, 对于骨科内固定物来说应该满足每年能接受 2×10^6 的循环次数[6]。

内固定物的疲劳断裂是在相对低的应力和高循环次数下发生的。高应力时发生疲劳断裂的循环次数要少。根据内固定材料断裂处是否有一系列同心圆的疲劳裂纹,可以将低应力断裂和高应力断裂区分开(图4-5)。这些裂纹从某一中心放射状向周围分布,表示该中心所承受的最大张应力超过了材料所能接受的极限。最大张应力越大,则裂纹传播得越远。当裂纹传播的足够远而引起内固定材料横截面积降低时,材料的最大强度降低,从而引起断裂。最终发生折断的区域称为损伤区, 它可以为折断类型提供线索。高应力低循环相对于低应力高循环有更大的损伤区。在进行内固定物的设计时,必须充分考虑内固定物所要承受的应力和循环次数。如果内固定物失败了,一定要检查其折断的类型。

美国材料和试验协会(ASTM)和美国钢铁协会(AISI)是对材料进行检测的两个组织。这两个组织有独立的批准权限,内固定生产商购买的材料都必须经过他们的认证许可。如果公司要购买还没有经过他们认证的材料,那么这些材料必须经过严格的生物相容性和材料检查程序,并将结果报美国食品药品监督管理局(FDA)批准。

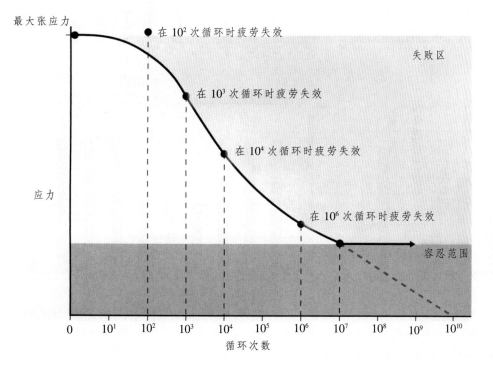

图4-4 疲劳曲线。疲劳曲线示出最大张应力、折断区和容忍范围。(Redrawn from Perren, S.M. The concept of biological plating using the limited contact-dynamic compression plate [LCDCP]: Scientific background, design, and application. Injury 22[suppl 1]:1–41, 1991; with permission from Elsevier Science Ltd., the Boulevard, Langford Lane, Kidlington OX5 (1GB U.K.)

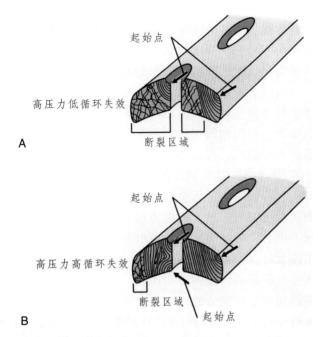

图4-5 钢板疲劳断裂类型。(A)高应力低循环断裂。(B)低应力高循环断裂。(Redrawn from Black, J. Orthopaedic Biomaterials in Research and Practice. New York, Churchill Livingstone, 1988.)

六、金属的类型

不同内植物材料的特性见图4-6和表4-l[8]。

(一)不锈钢

不锈钢由铁和铬组成。316L不锈钢是由美国材料学会制定的内固定标准材料。316是AISI为金属制定的现代分型系统的一部分,表示允许该金属应用于临床。3位数系统将铁根据其组成分为四组:200系列(铬、镍、锰), 300系列(铬、镍), 400系列(铬),500系列(少量铬)。最后两个数字表明其详细类型,字母L表示含有少量的铬。

不锈钢中加入其他元素后更适宜用做内固定材料。316L不锈钢含有镍(含量为13%~15.5%),可以增加抗腐蚀能力,使其晶格结构更加稳定,使铁的晶体结构在奥氏体阶段在常温下保持稳定。奥氏体和马氏

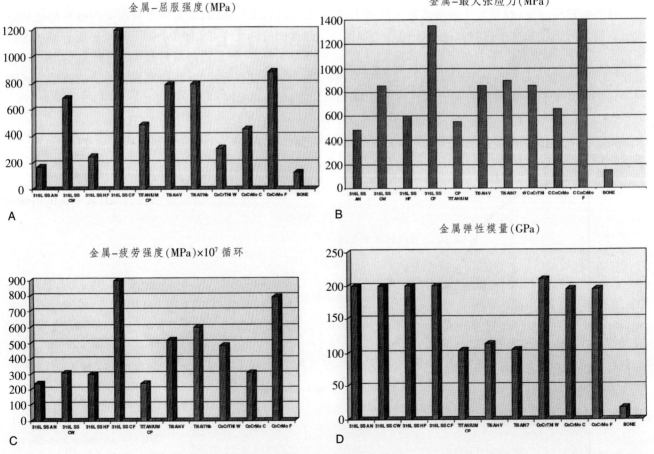

图4-6 内固定材料各种特性的比较。(A)金属的屈服强度。(B)金属的最大张应力。(C)金属的疲劳强度。(D)金属的弹性模量。缩略语:AN,退火的;ASTM,美国材料和实验协会;C,铸造;CF,冷处理;CW,冷加工;F,锻造;HF,热锻造;SS,不锈钢。(Data from Bronzino, J. The Biomedical Engineering Handbook. Boca Raton, FL, CRC Press, 1995, with permission.)

			表 4-1 各种金属内固定物的选择	
金属	屈服强度(MPa)	最大张应力(MPa)	疲劳强度(MPa)(10^7 循环)	弹性模量(GPa)
316L 不锈钢(退火的)	172	485	240	200
316L 不锈钢 30% 冷加工	690	860	310	200
316L 不锈钢热锻造	250	600	300	200
316L 不锈钢冷锻造	1200	1350	900	200
冷加工钛(ASTM F-67)	485	550	240	104
钛合金(ASTM F-136)	795	860	520	114
钛合金(ATSM F-1295)	800	900	600	105
锻造生成的钴铬镍钼合金(F-562)	310	860	485	210
浇铸生成的钴铬镍钼合金(F-76)	450	655	310	195
浇铸生成的钴铬镍钼合金(F-75)F	890	1400	793	195
皮质骨	130	150	–	17

体是用来描述铁原子的特殊结晶排列方式的术语。奥氏体不锈钢具有很好的抗腐蚀能力,而且有很好的相容性。马氏体不锈钢只有很好的硬度和刚度,可以用来制作骨凿和解剖刀。316L 不锈钢还含有铬(含量为 17%~19%),加入铬可以在其表面形成氧化层,起到抗腐蚀作用。钼(含量为 2%~3%)可以防止其表面凹陷和在盐水中出现裂缝腐蚀。锰(含量约为 2%)可以提高其稳定性。硅在加工时可以控制结晶的形状。316L 不锈钢含有 0.03% 的碳,而 316 个锈钢的含碳量则为 0.08%。碳在冶炼过程中加入,但必须在精炼时把它去除。由于在去除碳的时候,一部分铬以碳铬沉淀的方式被带走,因而其抗腐蚀能力也随之降低。因而低碳钢具有更好的抗腐蚀能力。不锈钢有很好的力学性能,也有很好的延展性,因而可以对其进行弯曲、轧压或锤击等加工来增加其强度。

(二)钛和钛合金

钛是同素异构体材料,其异构体有 α 和 β 两种形态,各自具有独特的晶体结构。α 异构体具有六面体结构,而 β 异构体则具有立方体结构。在各种用于内固定材料的金属中钛的最低含量应为 4.5g/cm³,在 316L 不锈钢中钛的含量为 7.9 g/cm³,在钴-铬合金中的含量为 8.3 g/cm³。

用于内固定材料的四个等级的纯钛,根据其纯度的不同在应用时有区别。商业用的纯钛均为 α 异构体,其强度相对较低,但有更好的延展性。氧化层对其强度和延展性有重要影响,增加氧化层的含量将使其强度增加,同时脆性也增加。第四等级的钛含有更多

的氧化层,因而比商业上的纯钛的强度更高。为了增加其强度,必须对其进行冷加工,因为热处理时其只有一种形态。

Ti6A14V 的钛合金被广泛用做内固定材料。在其中加入铝(含量为 5.5%~6.5%)可以稳定其 α 形态,加入钒(含量为 3.5%~4.5%)则可使其 β 形态保持稳定。β 形态异构体由于其结晶排列方式而具有更好的强度,α 形态异构体具有更好的焊接性。在用做内固定材料时,必须具有很好的强度和良好的抗腐蚀性。当材料退火后,α 形态异构体和 β 形态异构体有恰当的比例。Ti6A14V 合金不像只有单一形态的商业用纯钛,其含有两种同属异构体,因而可以进行热处理。与其他内固定材料相比,相同的单位面积,钛合金的强度更高。钛合金最新的品种 Ti6A17NB,其中铌的力学特性与钛-钒合金相似,但其毒性更低。

(三)钴-铬合金

目前临床常用的钴-铬合金有两种。一种是浇铸生成的钴-铬-钼合金(ASTMF-75),另一种是锻造生成的钴-铬-镍-铂合金(ASTMF-562)。两种合金的主要成分都是钴。钴-铬-钼合金最初被叫做维他良,但有时其被不确切地形容为所有含钴的合金。钴-铬合金中的铬(含量为 7%~30%)可以通过在金属表面形成氧化层而提供良好的抗腐蚀性能。铝(含量为 5%~7%)通过控制晶体的形状而增加其强度,当然也可以增加抗腐蚀能力。钴-铬合金中还含有少量的镍(含量为 l%)、钼(含量为 1%)、硅(含量为 1%),这些元素可以提高其延展性和硬度。钴-铬合金的优势在于其具

有良好的抗腐蚀性和生物相容性。钴-铬-镍-钼合金的力学特性(张应力和抗疲劳断裂)决定了其更多地被用做可以长时间负重而不发生疲劳断裂的内固定物,如髋关节假体。

七、不同金属的比较

(一)力学特性

金属的力学特性受其纯度的影响,比如是单一的金属还是合金。同时,加工过程对其力学特性也有重要影响(如冷加工、热锻造、退火等),因而用做内固定物的金属材料必须采用合适的加工过程和恰当的材料。固定骨折的内固定材料对于其屈服强度和抗疲劳性能有很高的要求。316L不锈钢和钛合金可满足上述要求。Ti6A14V合金,钴-铬合金和商业用纯钛的屈服强度比没有加工过的316L不锈钢高。但是如果对不锈钢进行冷加工可以使其具有比Ti6A14V合金更高的屈服强度和抗腐蚀性能。不锈钢因为有很好的屈服强度和最大强度,加工费用较低且易于加工,具有很好的延展性,并可以进行大量冷加工,因而有很强的吸引力。Ti6A14V合金则不易于加工且费用昂贵,很容易被外力划伤而明显影响其抗疲劳性能。其延展性低可导致螺钉在拧紧过紧中容易断裂 (图4-7A)。不锈钢在相对低的循环时有很好的抗疲劳性能,而钛合金在高循环时有更好的抗疲劳性(图4-7B)。

256例胫骨骨折病例显示,应用不锈钢动力加压钢板或钛合金动力加压钢板作为内固定材料治疗胫骨骨折,在愈合时间上,二者没有明显差别[62]。316L不锈钢和Ti6A14V铁合金作为内固定材料必须有很好的抗高应力的性能(例如用来固定粗隆下骨折的髓内钉)。Russell-Taylor重建钉和ZMS重建钉由经过冷加工的不锈钢制成,而Uniflex重建钉和CFX钉则由钛合金制成。

钴-铬-钼金(F-75)的加工非常昂贵且存在微小缺陷,而且加工后其强度、延展性和抗疲劳性能都明显减少。精炼生成的钴-镍-钼合金(F-562)的屈服强度为600~1400MPa。加入钼浇铸生成的合金具有更高的强度。钴-铬合金由于自身有很强的硬度,延展性很低,即它们的脆性很大,因而在合金中加入二者后成本显著增高。基于上述原因,钴-铬合金一般不用做固定骨折的内固定材料。但由于它具有很好的抗腐蚀性能、良好的抗疲劳性能,以及很好的生物相容性,常用来制作髋关节假体的股骨柄。

虽然我们重点讨论了内固定物的力学强度和抗疲劳性能的重要性,但不可能为了适应固定骨折的力学要求而将固定物的尺寸和刚度最大化,骨折固定后为了保持其矿物质的含量和促进骨折愈合,其必须经历负重阶段,如果不负重,就会发生应力遮挡。因而在设计内固定物时必须考虑应力分布问题, 即负重分担。为了避免出现应力集中和应力遮挡,内固定物的弹性模量应该与骨组织相近[28]。钛合金的弹性模量是皮质骨的6倍,而不锈钢的弹性模量则是皮质骨的12倍,因而从防止应力遮挡看,钛合金更适合做内固定材料(图4-7C)。

(二)生物相容性

生物相容性就是内固定材料和机体间相互的接受程度,金属作为内固定材料必须具有最小的腐蚀性和最小的机体反应。1972年,美国材料学会采用生物相容性标准(F-361)评估内固定物对机体的影响。任何金属在任何环境下最终都会发生腐蚀,但是可以作为内固定物的金属必须在很长时间内仅有很少量的腐蚀。金属的腐蚀物对机体有最小的炎症反应时,该金属就具有良好的生物相容性。钛合金由于可以很快在其表面形成氧化层而具有最好的抗腐蚀性。氧化层和钛合金贴和紧密,而且一旦氧化层遭到破坏,它会在极短的时间内重新生成。尽管有其他金属制作的内固定物可以在其周围形成薄的纤维组织,但钛和钛合金被证实可以直接和骨组织形成界面。Perren发现[75],不锈钢在其周围可以形成0.02mm的坏死区, 而钛合金在其周围则没有坏死区。钛可以刺激骨组织长入,因而内固定的取出有一定的难度[95]。

有一些人对镍、铬比较敏感,而且他们对含有镍、铬的不锈钢和铬-钼合金的内固定材料也不能接受。对这部分人来说,商业用的纯钛作为内固定物较为合适。

不锈钢固定物的腐蚀现象主要发生在微小的骨折区、有裂隙的区域和磨损区(钢板-螺钉界面)。在不锈钢固定物周围形成薄的纤维囊则说明其相容性差,不锈钢不具有刺激骨组织长入其表面的作用,这对最终取出内固定物有帮助[64]。钴-铬-钼合金(F-75)与不锈钢相比具有良好的抗腐蚀性能,而且其抗疲劳性随着不同的加工过程可以显著增加,因而它很适宜用在高应力、高循环负荷的环境,比如制作髋关节假体的股骨柄。

感染是内固定时一个要考虑的问题。虽然感染是由多种因素引起的,但细菌对内固定物的侵袭最终将导致内固定物松动和失败。一些小规模的体内研究比

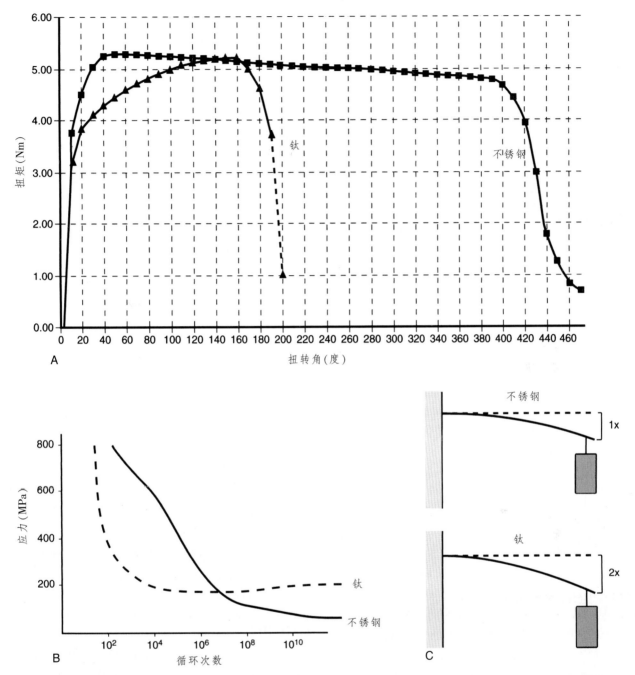

图 4-7　钛和不锈钢的比较。(A)经螺钉扭转角测得的扭矩显示,钛螺钉更早失败。(B)疲劳曲线显示不锈钢螺钉在低循环压力下更强,而钛螺钉在高循环应力下有更强的抗疲劳性能。(C)在相同外力下钛钢板变形大约是不锈钢钢板的 2 倍,这与钛的弹性模量有关。(Redrawn from Perren, S.M. The concept of biological plating using the limited contact-dynamic compression plate [LCDCP]:Scientific background, design, and application. Injury 22 [Suppl 1]:1–41, 1991; with permission from Elsevier Science Ltd, the Boulevard, Langford Lane, Kidlington OX5 1GB U.K.)

较了细菌对不同生物材料的黏着程度。AO/ASIF 组织评估了 1251 例钛合金动力加压钢板和 25 000 例不锈钢钢板的体内研究,发现二者在感染率上无明显差异。细菌有一自然倾向,易于吸附在无活力物质的表面(图 4-8)。细菌所产生的多糖对生物材料有很强的

黏着力[91]。纤维素是一种血清蛋白,也很容易吸附在各种生物材料表面。金属表面出现纤维素是葡萄球菌的重要标志[26]。体内和体外的研究[20]都发现,葡萄球菌表皮素对不锈钢具有最强的黏着力,其次是纯钛。不锈钢材料还可以抑制白细胞所产生的过氧化物,因而降

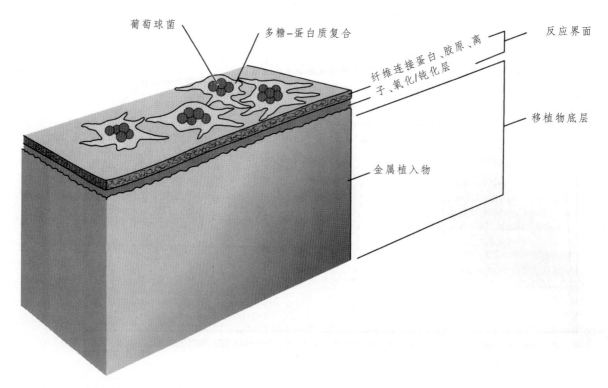

葡萄球菌　　　多糖-蛋白质复合　　　　　　　　　　　　　　　反应界面

　　　　　　　　　　　　　　　　　纤维连接蛋白、胶原、离
　　　　　　　　　　　　　　　　　子、氧化/钝化层

　　　　　　　　　　　　　　　　　　　　　　　　　　　　　　移植物底层

　　　　　　　　　　　　　　　　　金属植入物

图 4-8　将含有细菌的生物膜放在金属固定物表面。生物膜组成了金属的氧化层,其含有自身的细胞外基质(纤维蛋白、胶原),也含有细菌的细胞外基质(多糖)。金属表面的葡萄球菌可以抵抗吞噬细胞的吞噬作用。治疗内固定感染失败的原因不是因为药物不能渗透入生物膜,可能是因为生物膜所处的环境降低了抗生素的作用。

低了白细胞的杀菌能力,而纯钛、Ti6A14V 或者钴-铬合金对白细胞所产生的过氧化物没有影响[71]。

(三)影像学

在 X 线检查时,钛合金所产生的衰减比不锈钢材料和铬-钼合金产生的伪影小得多, 仅略高于钙产生的衰减[29]。CT 检查时,钛合金有最小的衰减率,不会引起图像的中断,钴-铬-钼合金产生的伪影最强,不锈钢材料其次。MRI 检查时,由于纯钛、钛合金和钴-铬合金没有磁性,因而所产生的衰减最小。应用不锈钢材料进行操作时,有产生磁性的可能,结果有可能使固定物移动或产生电流[28]。

金属固定物应用中一个常见的问题是它们能否被金属探测器测出。金属探测仪依靠温流工作,其依赖于材料的传导性和渗透性。骨科所用的材料都是低传导性和低渗透性的,因而很难被探测到[4]。

(四)放射治疗

虽然用于放射治疗的射线强度比 X 线照相的强度大得多,但内固定材料对射线还是有很强的反射。

内固定物前方对射线的反射使射线的剂量增加,不锈钢材料约增加 25%,钛合金约增加 15%,内固定后方对射线的吸收在两种材料分别使射线剂量降低 15% 和 10%[78]。如果钢板和螺钉放置的区域必须进行放射治疗,应用低密度材料(如钛)将最大限度地减少材料本身对射线的反射和衰减。

八、小结

总之,内固定器材的制作和设计随着新技术的出现而不断地发生改变。固定材料的选择受其力学特性、生物相容性、材料加工和制作过程的费用等多种因素影响。没有一种理想的金属适合做内固定材料。虽然所有的金属材料都有缺点,但在骨科界各种内固定材料有着广泛的应用。FDA 对新材料进入应用领域有非常严格的要求,新材料在进入市场之前必须证明其是安全有效的,而这就延缓了金属替代物(如树脂)进入临床的步伐。

第二节　内固定物

内固定的基础是应用不同的材料来促进骨折的

愈合。下面的章节主要描述其基本构造、生物力学和内固定物的类型，包括螺钉、钻、丝锥、钢板、髓内钉、钻孔器等。

一、螺钉

首先了解螺钉的结构组成(图4-9)。外直径指螺纹的最大横径。两个螺纹之间的距离称为螺距。螺钉的抗弯曲强度和剪切强度取决于螺钉芯的直径。螺钉芯的直径决定了钻孔的尺寸。很多螺钉都有相同的螺钉芯直径，如4.5mm的皮质骨螺钉、6.5mm的松质骨螺钉和4.5mm的踝螺钉，它们的直径都是3.0mm。螺钉芯直径决定了螺钉的抗弯曲强度，螺钉芯直径越大

则抗弯曲强度也越大。螺钉芯直径很容易和螺钉的没有螺纹部分的直径相混。螺钉杆直径指螺钉的螺纹起始部与螺钉头之间这部分的直径。

螺钉断裂可分两种方式(图4-10)[88]。一种是在拧螺钉时超过了螺钉所能承受的剪切力。Von Arx等人认为，骨科医生在拧螺钉时的力矩为2.94~5.98Nm[94]。在此时螺钉芯直径为2.92mm的螺钉将折断。另一种断裂方式为当外力垂直作用于螺钉长轴时引起。当螺钉、钢板和骨折部分贴和不紧密时，钢板可以在骨和螺钉之间滑动，滑动可以产生超过螺钉所能承受的弯曲应力垂直作用于螺钉，从而导致螺钉疲劳断裂[93]。在临床应用中螺钉和钢板必须

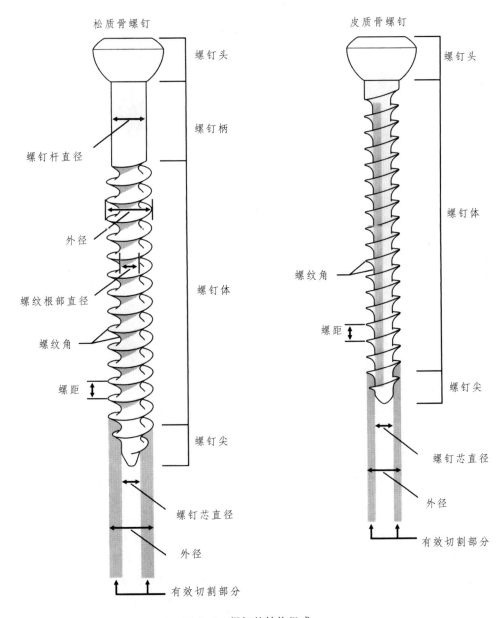

图4-9　螺钉的结构组成。

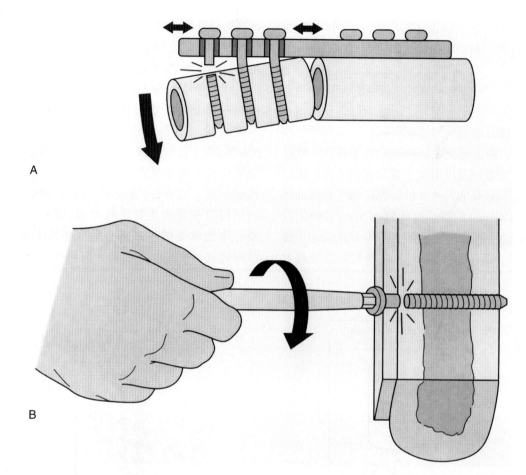

图 4-10　螺钉固定失败。(A)钢板与螺钉连接松动,导致弯曲应力增大而失败。(B)扭矩过大导致剪切失败。

贴和紧密以避免钢板滑动。但贴和过紧会超过螺钉所能承受的最大剪切力。影响螺钉-钢板-骨界面紧密程度的因素有骨量、螺纹的设计以及在固定螺钉时应用的最大扭矩。不同的人,不同的解剖位置,骨量都不一样,因而无法确定拧螺钉时的扭矩。不能使用扭矩螺丝起子,必须凭经验来判断螺钉是否拧紧。螺钉拧紧时会因遇到阻力而开始变紧,而不出现滑动和旋转。

螺纹的设计也能影响螺钉的强度及其抗断裂性能。如果螺纹和螺钉连接区的角度是锐角则螺钉承受的应力将增加,连接区会出现应力集中,从而增加螺钉断裂的风险。为尽可能减少螺钉设计造成的螺钉断裂,螺纹和螺钉的连接区设计成曲线样而不是锐角(图 4-11A)。

虽然抗弯曲强度和抗剪切强度是内固定材料的重要力学特性,但抗拉出力量对内固定材料也具有重要的意义。螺钉对骨折块固定或与钢板贴和的紧密程度依赖于其对骨骼的抓持力和抗拉出强度。抗拉出强度与螺纹和骨骼接触的面积成比例。有两种方法可以增加螺纹和骨骼的接触面积。一种方法是加大螺纹芯和外直径的差别。螺纹和骨骼接触面积越大,内固定就越坚固。另一种方法是增加单位长度的螺纹数量,也就是减小螺距。螺距越小,螺纹的数量就越多, 就可以获得更加牢固的固定 (图 4-11B)。

骨骼的形状、大小、骨量和骨折块所受的周围组织的压力,决定了所用螺钉的数量。AO/ASIF 组织回顾性分析了大量临床病例,从这些病例他们得出了用来固定长骨骨折时固定钢板的螺钉数量[67]。长骨骨干成管状,因而在两侧可以感觉到螺钉是否拧紧。在内固定手册[68]里对固定长骨时螺钉是否拧紧有描述。骨折两端建议使用螺钉的数量分别是:股骨使用 7 枚螺钉,胫骨或肱骨用 6 枚,尺骨或桡骨用 5 枚。

有时长骨骨折需要更长的钢板固定,钢板上的孔数多于上述的固定骨折所要求的螺钉数量。是不是所有的孔都需要螺钉固定呢?一方面螺钉可以限制微

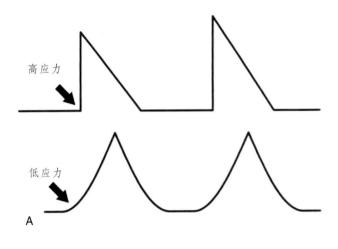

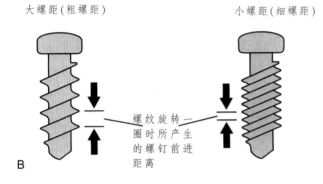

图 4-11 螺纹的设计。(A)螺钉芯与螺纹间的夹角比较锐利，就会出现高应力，增加了螺钉断裂的风险。 (B)螺距为螺纹旋转一圈时螺钉的前进距离。(Redrawn from Tencer, A.F.; et al. In: Asnis, S.E.; Kyle, R.F., eds. Cannulated Screw Fixation: Principles and Operative Techniques. New York, Springer Verlag, 1996. Used with permission.)

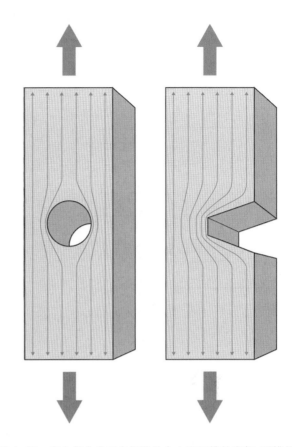

图 4-12 应力集中出现在钉孔的中心和凹槽的底部。凹槽的底部过于锐利，应力更易集中。(Redrawn from Radin, E.L.; et al. Practical Biomechanics for the Orthopaedic Surgeon. New York, John Wiley & Sons, 1979.)

动，还可以通过增加骨折区钢板和骨骼的接触面积而减少应力。另一方面，在骨骼上每钻一个孔就表示该区域会出现应力集中，而且有潜在骨折的风险(图 4-12)。有报道在骨骼上钻一个孔，可以使骨骼力量降低 30%[9]。但是，如果钢板上有的孔不上螺钉，则有可能导致固定失败。骨折的类型和钢板上的螺钉孔都会导致应力集中，从而使固定失败。骨折线短的骨折应力集中在较小的面积上，因而较长斜行骨折更容易出现应力集中。应力是外力与单位面积的比值，钢板螺钉孔处面积小，因而是高应力。钢板的螺钉孔处由于高应力而成为钢板的薄弱区。虽然钢板的每一个螺钉孔处都是应力集中区，但应力与骨折的稳定程度、骨折的形状和螺钉孔距骨折的位置有关。钢板两端的孔不上螺钉时，螺钉孔处所受的应力要比钢板中间部分不上

螺钉小。Pawluk 等[74]人发现在骨折端紧密接触情况下，靠近骨折区的螺钉所受的应力是 $240\mu\varepsilon$，而在远离骨折区是 $87\mu\varepsilon$。由于对钢板没有明显的加固作用，而且还有可能在该区域造成骨折，因而两端的螺钉所起的作用有限。所以当使用长钢板固定骨折时，可以使其固定螺钉散开分布，两端的螺钉可以不用，而将距骨折较近的区域用螺钉固定。

在骨骼上钻孔而没有上螺钉或者是将螺钉取出，都会使骨骼的力量降低。有报道显示，在骨骼上钻孔后该处的应力是周围骨骼的 1.6 倍[18]。大约 4 周后钻孔处会充满编织骨，从而消除应力集中，这对取出内固定后的术后管理很重要。

二、钻孔

在用螺钉固定骨折前，首先要在骨骼上钻孔。这一过程中最关键的是钻头的设计。钻头的结构见图 4-13。钻头的中央部分首先刺入骨骼。钻头越尖，越容易

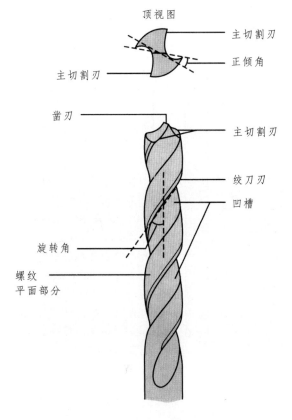

顶视图

—— 主切割刃

—— 正倾角

主切割刃 ——

凿刃 ——

—— 主切割刃

—— 绞刀刃

—— 凹槽

旋转角 ——

螺纹
平面部分

图 4-13　钻头的结构。

刺入骨骼,而且在钻孔处的滑动越小。钻头的刀刃位于钻头的尖端,它对于刺入骨骼很重要。钻头的凹槽呈螺旋形,可以直接将骨骼碎屑从凹槽带走。如果不能将骨骼碎屑带走,将使钻头偏离正确的方向。相邻凹槽之间的部分为突起。凿刃是螺旋形凹槽的边缘部分,它可以清除骨骼碎屑但没有切割的作用。螺旋角是突起的边缘和钻头的中心轴所形成的角度,螺旋角过大会降低刀刃的切割力,螺旋角的方向可以是正向的、负向的或中立的。正向角只有钻头顺时针方向旋转时才有切割作用。

　　大多数钻头有两个凹槽,用在旋转动力钻上。为了减少钻孔时对骨骼周围软组织的损伤,应用一个附属装置可以使钻头由旋转方式转变为振荡方式。振荡的工作方式可以减少钻头对软组织的损伤。由于皮肤具有弹性,振荡钻头可以放在皮肤上操作而不损伤皮肤。为了配合振荡钻孔的使用,具有三个凹槽的钻头已经研究成功。为了有效地工作,旋转式钻头的旋转必须超过180°。振荡式钻头旋转的角度小于180°,但具有三个凹槽的钻头能够切割,同时在较斜的角度钻孔时具有优势。虽然具有三个凹槽的钻头对软组织的损伤小,但具有两个四槽的钻头在骨骼上钻孔时效

果更好,因而被普遍使用。

　　在骨骼上钻孔时,必须将对机体的损伤降到最低。研究发现,钻头低速旋转时切割力率较高[41]。钻孔时应遵循以下步骤:①应用钻头的螺旋角应为正向角,角度在 20°~35° 之间;②钻孔时避免钻头滑动;③较高的扭矩和较低的转速(750~1250rpm)可以降低材料的流动应力;④持续大量地冲洗以减少热损伤造成的骨坏死;⑤切开骨膜,防止骨碎屑进入软组织并阻塞钻头的凹槽;⑥保证钻头的凹槽在任意螺旋角都可以将骨碎屑清除;⑦锋利的钻头可以减少骨骼碎屑的量;⑧保证钻孔的方向。遵循以上步骤可以显著降低钻孔时对骨骼的损伤。

　　大多数钻头都是由高碳钢进一步加热处理制作而成的。钻头损坏将影响钻孔效果、延长钻孔时间,并可能对骨骼造成损伤。钻头损坏多是由于钻头接触其他金属如钢板造成的。损坏的钻头将使钻孔时间增加35 倍[77]。AO/ASIF 组织建议遵循以下步骤可以减少对钻头的损坏。首先钻头只能用来钻骨骼。Pohler 等人报道[77]同一钻头钻 110 个皮质骨对其自身的损伤可以忽略不计。其次,在钻孔时必须使用套筒,这可以避免钻头弯曲,而这是钻头损坏的主要原因。套筒的尺寸必须和钻头一致,套筒过大时,钻头的晃动可以造成所钻的孔过大。第三是必须将钻头放入套筒后才可以钻孔,这样可以减少对钻头刀刃的损伤。按照上述方法钻孔,就可以将钻孔时对骨骼的损伤降低,同时取得满意的固定。

　　大多数内固定材料都有其特殊的钻头,用以进行攻丝和钻滑动孔。钻头以其直径命名。钻头有保护周围软组织的钻头袖,因而钻头有总长度和有效长度之分。有效长度就是超过钻头保护袖的部分。钻头的直径与固定螺钉的作用相关,用来钻导向孔的钻头其直径比螺钉芯直径要大 0.1~0.2mm。用来钻滑动孔的钻头其直径和用于骨干固定的皮质骨螺钉的螺杆直径或全螺纹皮质骨螺钉的外直径一致。钻头的刀刃在其顶部,应该注意并且经常检查钻头有无损坏。

三、丝锥

　　丝锥是用来在骨骼上攻出和螺钉螺纹相似的螺纹,这样可以使螺钉和骨骼贴和更紧密,同时使螺钉产生加压作用而不用螺钉再攻出螺纹(图 4-14)。丝锥还可以清除钻孔时产生的骨骼碎屑,并进一步将钻孔变大。螺钉的抗拉出力量受骨骼密度的影响,皮质骨由于其密度高,钻孔扩大后,不会影响螺钉的抗拉出

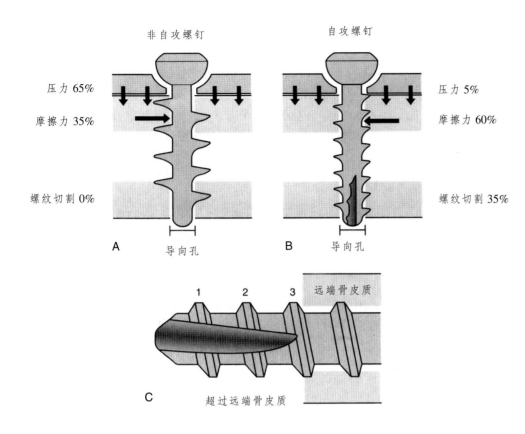

图 4-14　自攻螺钉和非自攻螺钉的比较。(A)在非自攻螺钉，扭矩对螺钉主要产生加压作用。(B)自攻螺钉，其导向孔较大，扭矩对其来说主要是产生螺纹切割和摩擦，并不产生压缩，螺纹进入骨质也不深。(C)为了使螺钉的螺纹能尽可能多地进入骨皮质，自攻螺钉必须保证超过远端骨皮质。(Redrawn from Perren, S. M.; et al. Int J Orthop Trauma 2:31-48, 1992; redrawn from Tencer, A.F.; et al. In: Asnis, S.E.; Kyle, R.F., eds. Cannulated Screw Fixation: Principles and Operative Techniques. New York, Springer Verlag, 1996. Used with permission.)

力量。但是对于松质骨，螺钉孔过大，对于螺钉的抗拉出力量有重要影响，可以使其力量降低 30%[88]。

丝锥是全螺纹的，而且其直径逐渐增大。正确应用丝锥的方法是顺时针转两圈，然后逆时针转一圈，这样可以将钻孔时产生的骨骼碎屑清除。骨皮质全层都应攻出螺纹，这样可以增加螺钉的抗拉出强度。丝锥的外直径应该和螺钉的外直径一致，如 4.5mm 的皮质骨螺钉其外直径是 4.5mm，因而应该用 4.5mm 的丝锥；6.5mm 的松质骨螺钉其外直径是 6.5mm，应该用 6.5mm 的丝锥(图 4-15)。

四、螺钉的类型

在临床应用中，螺钉的分类很多，最常用的是以螺纹的外径来分类，如 3.5mm、4.5mm、6.5mm 和 7.5mm 的螺钉。同时，螺钉还分为自攻螺钉和非自攻螺钉，皮质骨螺钉和松质骨螺钉，实心的螺钉和空心螺钉，全螺纹螺钉和半螺纹螺钉。半螺纹螺钉的最终变量是螺钉的总长度和螺纹长度。下面主要介绍自攻螺钉、非自攻螺钉、皮质骨螺钉、松质骨螺钉、空心钉和踝螺钉。

(一)自攻螺钉

自攻螺钉就是不需要丝锥预先攻螺纹的螺钉(图

4-14)。这种螺钉的尖端形状与其他螺钉不一样。最常见的是在螺钉的尖端有带刃的凹槽。由于只有螺钉的尖端有带刃的凹槽而不是整个螺钉都有，因而不能将钻孔时产生的骨骼碎屑全部清除。自攻螺钉主要用在皮质骨。有些皮质骨螺钉是先钻导向孔，然后攻螺纹。这些螺钉通常都需要套筒，而且具有钻石形状的钻头和凹槽。

松质骨螺钉的设计虽然和皮质骨螺钉不一样，但是松质骨螺钉通常也不需要先攻出螺纹。随着螺纹直径逐渐增加，松质骨螺钉的螺纹尖端形状像丝锥一样。丝锥样的形状对导向孔周围的骨骼起挤压作用，而不是将骨骼碎屑清除。松质骨螺钉对骨骼的抓持力随着挤压作用而增加。如果松质骨螺钉也进行攻丝，会降低其抗拉出强度。

自攻螺钉的优点在于其减少了手术步骤，缩短了手术时间。由于是自攻螺纹，因而螺钉和骨骼贴和紧密。自攻螺钉的缺点在于增加了拧螺钉的扭矩。有报道称，具有三个凹槽的螺钉需要的扭矩要小一些(图 4-14)[1]。但这些凹槽使螺纹的面积减少了 17%~30%，因而导致螺钉的抗拉出强度降低。这要求螺钉的刀刃部分必须超过对侧皮质。在拧紧螺钉时，适当的轴向加压和扭矩是必要的，这有可能造成骨折移位。这也

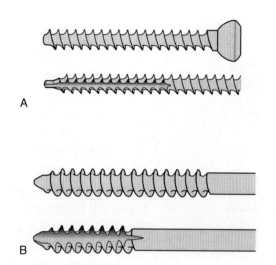

图 4-15   丝锥和相应的螺钉。(A)4.5mm 的皮质骨螺钉的外直径是 4.5mm,用 4.5mm 的丝锥。(B)6.5mm 的松质骨螺钉的外直径是 6.5mm,用 6.5mm 的丝锥。(Redrawn from Texhammar, R.; Colton, C. AO/ASIF Instruments and lmplants: A Technical Manual. New York, Springer Verlag, 1995.)

是为什么固定骨折时的拉力螺钉不建议使用自攻螺钉的原因之一[67]。

(二)非自攻螺钉

非自攻螺钉没有凹槽而且尖端较为圆钝,因而需要预先攻丝和钻导向孔。与自攻螺钉相比,非自攻螺钉最大的优点在于拧紧螺钉时所需要的轴向加压和扭矩要小。这可以对骨折碎片进行有效的加压,而不会使其移位(图 4-14)。另外,由于不需要自攻丝,因而非自攻螺钉允许相互替换。

(三)自攻螺钉和非自攻螺钉的比较

有学者在以下几个方面对自攻螺钉和非自攻螺钉进行了比较:拧螺钉时的扭矩、抗拉出强度以及拧螺钉时所产生的温度。他们发现,4.5mm 自攻螺钉的扭矩略大于预先已经攻丝的非自攻螺钉,为 1~1.5Nm。但如果将非自攻螺钉放入没有攻丝的导向孔,所需的扭矩则为原来的 2 倍。在拉出强度方面,自攻螺钉在每平方毫米皮质骨上需要的力量为 450~500N,非自攻螺钉所需的力量略小,但没有显著差别。自攻螺钉在钻孔时产生的热量使螺钉尖端的温度升高,但对周围骨组织的影响很小。只要拧螺钉是连续不断的,温度的升高就和拧螺钉的速度无关。

上面讨论的都与螺钉的生物力学因素有关,接下来讨论的则是根据骨质类型分类的。

(四)皮质骨螺钉

皮质骨螺钉的螺纹较浅,螺距小,螺芯直径较大(图 4-16)。具有较大的螺芯直径可以增加螺钉的力量,这对于增加钢板和骨骼的接触以及抗压缩变形非常重要。皮质骨螺钉是全螺纹非自攻型螺钉。皮质骨螺钉具有光滑的表面,使得在上螺钉时若位置和方向不准确,很容易进行调整和替换。

(五)用于骨干的皮质骨螺钉

用于骨干的皮质骨螺钉只是螺钉的一部分有螺纹,螺钉杆的直径与螺纹的外径一致(图 4-16)。主要用于骨折块的加压,可单独使用,也可和钢板一起使用。螺钉没有螺纹部分表面光滑可以很好地适应滑动孔。Klaue 报道[52],全螺纹皮质骨拉力螺钉的加压作用因为其在近侧皮质和滑动孔之间的贴和过近,可以使最大拉力下降 40%。这种现象术语叫寄生力。应用部分螺纹的皮质骨螺钉后,可以最大限度地消除在钉孔局部产生的寄生力,从而使其最大拉力增加 60%(图 4-17)。

(六)松质骨螺钉

松质骨螺钉的螺纹深,螺跟大,螺芯直径较小(图 4-16)。因而螺钉的外径与螺芯直径的比较大,这样可以增加螺钉对骨骼的抓持力。这对松质针螺钉非常重要,尤其是用于干骺端时。松质骨螺钉可以是全螺纹,也可以只有一部分有螺纹,而且根据骨折块的大小和骨骼的不同,可以选择有不同长度螺纹的半螺纹松质骨钉。当松质骨螺钉用作拉力螺钉时,其螺纹部分必须超过骨折线,否则就起不到加压作用,而且骨折块有可能移位。因而选择合适的螺纹长度,使其有加压作用,又能保证骨折块不发生移位非常重要。用松质骨螺钉对骨折块加压不会引起骨骼的吸收,相反会刺激骨骼的生长和骨小梁的重新排列[96]。考虑到松质骨密度较皮质骨低,因而松质骨螺钉的螺纹深,螺芯直径小,以增加其对骨折块的抓持力和最大限度地降低剪切应力和弯曲应力。

(七)空心钉

空心钉的钉芯是中空的而且直径较大,这样可以使导针通过钉芯(图 4-16)。螺钉芯的直径设计得较大,一方面是为了导针能顺利通过钉芯,另一方面螺钉可以有足够大的力量固定骨折而不发生弯曲。但空

空心螺钉

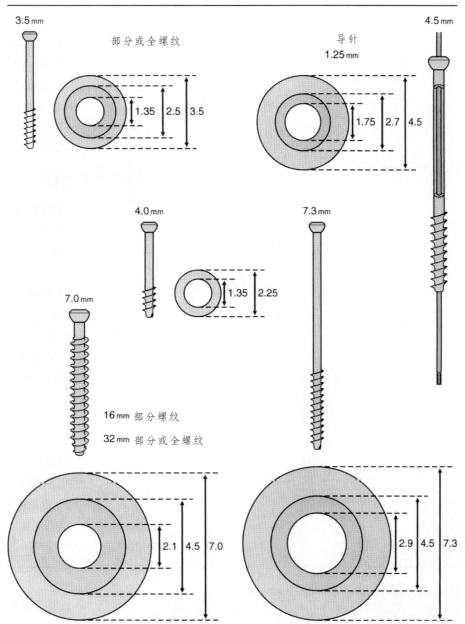

图 4-16　空心螺钉、皮质骨螺钉、松质骨螺钉、骨干螺钉和踝螺钉的内径和外径的比较。(Redrawn from Synthes Equipment Ordering Manual. Paoli, PA, Synthes USA, 1992.)(待续)

心钉的直径也不能过大,以防止固定螺钉时骨组织丢失过多而降低骨骼的力量。导针的位置即放置空心钉的最佳位置,而且导针还有助于骨折复位。导针产生的骨组织丢失很少,因而其位置的微小改变对空心钉的加压作用和抓持力影响很小。空心钉的螺纹对骨折的固定起到辅助作用,而且当螺钉固定后还可以防止其向前或反方向的活动。结合荧光检查发现,空心钉可以显著提高松质针螺钉固定骨折的精度和准确度,

这对于如果对位不准确会产生严重并发症的骨折非常重要。导针位置放好后,当固定空心钉时应注意保护周围软组织,避免软组织损伤。在近侧皮质,空心钉需要顺时针旋转和自攻丝。空心钉主要用于松质骨,松质骨进行攻丝后将使其抗拉出强度降低。

空心钉的力学特性和别的螺钉(如皮质骨螺钉和松质骨螺钉)不同。影响空心钉抗拉出强度的最重要因素是骨密度,然后是螺钉的外径、螺距、螺芯直径(图

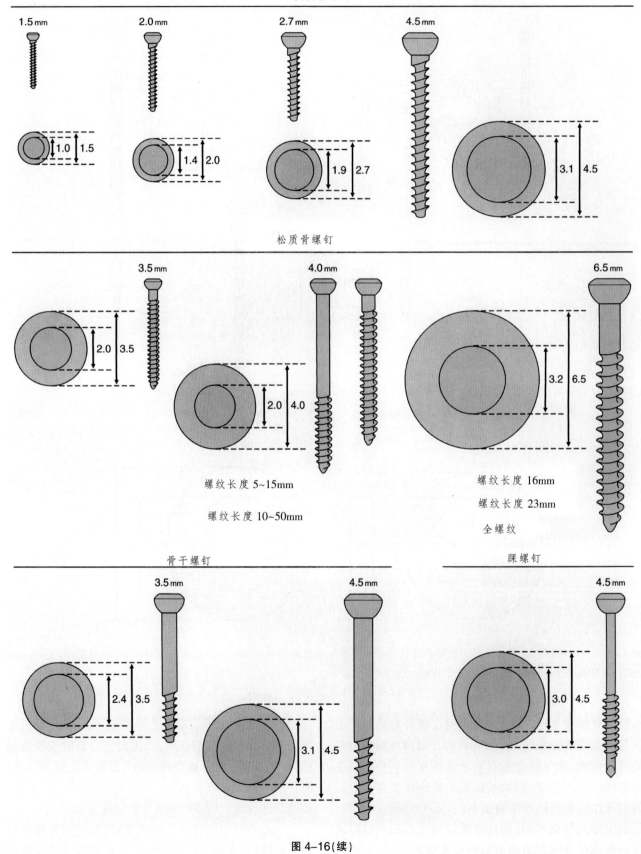

图 4-16(续)

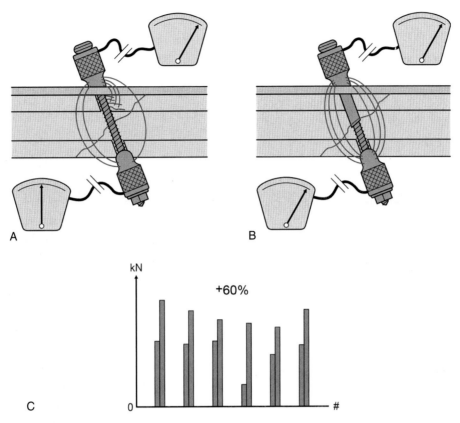

图 4-17　拉力螺钉加压作用的丢失和恢复。(A)用全螺纹拉力螺钉固定斜行的骨折面,螺纹可以进入滑动孔,导致加压作用降低 40%。(B)应用半螺纹拉力螺钉可以避免上述问题。(C)全螺纹螺钉(深灰条线)和半螺纹螺钉(浅灰条线)加压作用的比较,半螺纹螺钉加压作用比全螺纹螺钉大 60%。(Redrawn from Perren, S.M. The concept of biological plating using the limited contact–dynamic compression plate [LCDCP]: Scientific background, design, and application. Injury 22[Suppl 1]:1–41, 1991; with permission from Elsevier Science Ltd., The Boulevard, Langford Lane, Kidlington OX5 1GB, U.K.)

4-18)。抗拉出强度取决于两个基本因素:螺钉的固定和螺钉的设计。患者骨密度的不同是影响螺钉固定的首要因素。影响螺钉设计的因素有很多,如外直径越大,抗拉出强度就越大。对于相同的骨骼,6.4mm 空心钉的抓持力比 4.5mm 空心钉要大得多。相对小的螺距也可以增加抓持力,但由于螺距变小后,单位面积上的螺纹数增加,使螺纹变得更紧密而且会导致更多的骨组织丢失,因而螺距对其抓持力的影响很有限。

(八)皮质骨螺钉、松质骨螺钉和空心钉的比较

皮质骨螺钉的最大强度分别比松质骨螺钉和空心钉大 4 倍和 1.7 倍。其螺纹设计的不同和较大的外径,使其抗弯曲强度比松质骨螺钉和空心钉分别大 6.2 倍和 1.7 倍。螺钉的外径增大可以使其最大强度和抗弯曲强度加大,同时螺纹的深度将变浅(图 4-16),但螺纹深度的改变不会影响其对骨骼的抓持力[2]。

对于空心钉,其螺钉芯直径必须增大,与只有相同

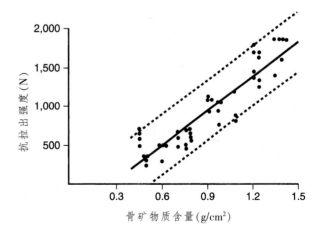

图 4-18　椎体的骨密度与螺钉抗拉出强度的关系。随着骨密度的增加,螺钉的抗拉出强度也增加。(From trader, J.E.; et al. J Bone Joint Surg Am 61:1217–1220, 1979; redrawn from Tencer, A. F.; et al. In: Asnis, S.E.; Kyle, R.F.; eds. Cannulated Screw Fixation: Principles and Operative Techniques. New York, Springer Verlag, 1996. Used with permission.)

外径的皮质骨和松质骨螺钉相比,空心钉的螺纹浅,螺芯直径大,这是空心钉抗拉出力量降低的原因。有作者报道,相同直径的空心钉和皮质骨螺钉、松质骨螺钉比较,其最大抓持力降低约20%[57]。为了弥补这一不足,有人建议使用更大直径的螺钉,但 Hearn 报道[40],6.5mm 松质骨螺钉和 7.5mm 的空心松质骨螺钉其抗拉出强度没有明显差异。

(九)踝螺钉

踝螺钉是部分螺纹的皮质骨螺钉,具有环形的尖端,可以在松质骨上自行攻丝,最初用于固定内踝。为了达到稳定的固定,两枚固定是必要的。内踝远端的骨折块往往过小,而导致无法应用两枚螺钉固定,而大尺寸螺钉有可能会使骨折块变为更小的碎块。螺钉尾部在内踝尖处还会使患者感到不舒服。

(十)小结

正确的钻孔、攻丝和螺钉的固定在内固定时尤其重要。骨科医生应根据不同部位的骨折选用不同的螺钉。

五、钢板

钢板是内固定的主要材料。根据生物力学特性进行分类,可分为中和钢板、支撑钢板、加压钢板、桥接钢板、张力带、防滑动钢板。钢板也可以根据其特殊设计分型,包括动力加压钢板(DCP)、有限接触动力加压钢板(LCDCP)、管状钢板、重建钢板、角钢板、滑动螺钉钢板。根据不同的解剖部位,一些特殊的钢板可以行使特殊的生物力学功能。此外,根据骨骼的位置一些钢板具有特殊的名称,如胫骨外侧钢板。根据骨折的位置、钢板的生物力学特性和钢板的不同的设计,在内固定时可以选择不同的钢板。本章节主要讨论特殊类型的钢板和根据生物力学分类的钢板。在一些损伤中需要应用特殊钢板,将在其他章节讨论。

(一)钢板的生物力学性能

1.中和钢板

中和钢板通常用在拉力螺钉固定的骨折块,以保护螺钉不被外力折断。长骨骨折时螺钉受到的扭矩和弯曲应力非常大,单纯应用拉力螺钉往往不能固定骨折块。应用中和钢板则可以防止外力作用于骨折所产生的扭矩、弯曲应力和剪切应力,对拉力螺钉起保护

作用。这样骨折就更稳定,有利于早期活动。与相同设计的双钢板比较,更长的钢板可以产生更强的中和保护作用(图 4-19)。

2.支持钢板

支持钢板通常用来中和在骨折轴向施加负荷时所产生的弯曲应力、压缩力和剪切应力。通常用来固定关节内骨折及长骨两端的关节周围骨折。当不应用内固定或采用拉力螺钉固定时,骨骺和干骺端的骨折块在轴向的压缩力或弯曲应力作用下会发生移位。支持钢板对于骨皮质起支持作用,可以有效地对抗可能产生的移位,降低关节畸形的发生率。支持钢板以这种方式发挥支持作用(图 4-20A)。

为了使关节畸形的发生率降至最低,在用螺钉固定钢板时必须保证在对钢板施加负荷时钢板的位置不会发生移动。螺钉在靠近骨折线处以椭圆形的孔固定钢板,就可以起到支持作用,并可以最大限度地减少骨折块轴向的移位。为了减少在固定钢板时骨折块的移位,钢板的形状必须和骨骼的解剖形状相匹配。螺钉以上述的方式固定,并不能保证钢板一定能起支持作用。支持钢板对骨骼的作用力垂直于钢板表面,才能起到支持作用,而压缩钢板对骨骼的作用力和钢板平行(图 4-20B)。如果骨折线从干骺端一直延伸到骨干,必须应用包括干骺端的长钢板,从而使钢板不但具有支持作用,还可以起别的作用。弹力钢板是具有特殊形状的钢板,其自带的螺钉可以用来固定只有两个骨折碎块的特殊骨折(图 4-20C)。

支持钢板要求具有适合的形状,在设计时不要设计成具有加压作用(如 DC 或 LCDC 钢板)。同时在固定时要应用正确的固定方法。特殊形状的支持钢板主要用在一些特殊部位的骨折,如 T 形支持钢板用在胫骨外侧平台骨折,匙形钢板用于胫骨远端前干骺端骨折,三叶草钢板用于胫骨远端内侧骨折,以及股骨远端髁的支持钢板(图 4-20B)。

3.加压钢板

加压钢板用于单纯应用拉力螺钉不足以固定的横行骨折或短斜行骨折。它主要以三种方式在骨骼的长轴方向产生加压作用:过度弯曲钢板、应用张力装置、钢板的特殊设计和螺钉孔的特殊几何形状(图 4-21)。

4.桥接钢板

应用桥接钢板的目的是为了维持粉碎性骨折的骨骼长度。桥接的意思是钢板的固定远离骨折碎块,

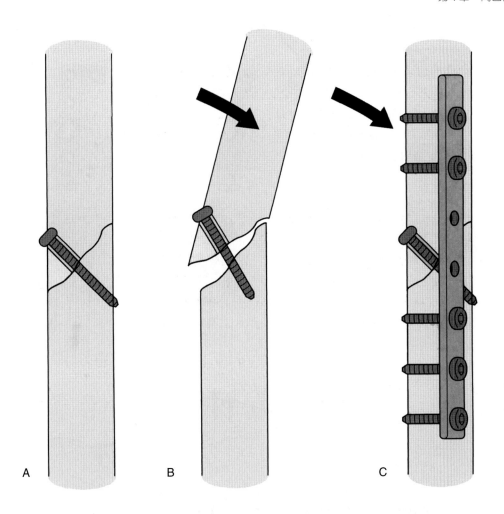

图 4-19 中和钢板。(A)仅用螺钉固定骨折块。(B)仅用螺钉在压力侧固定骨折块,没有中和钢板保护,固定失败。(C)螺钉和中和钢板固定骨折块。可以很好地对抗外来的压力负荷。

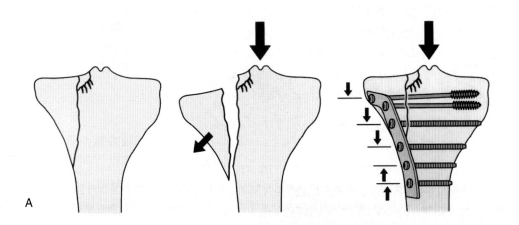

图 4-20 支持钢板。(A)支持钢板对骨折侧的骨皮质起支持作用,并能很好地对抗移位,从而避免关节可能出现的成角畸形。(待续)

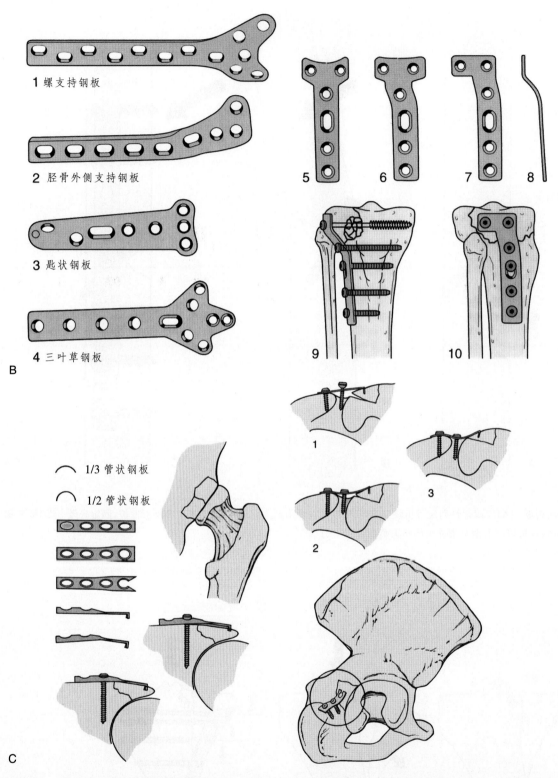

图 4-20(续)　（B）根据不同的解剖位置,支持钢板的设计也不一样。(1)踝钢板;(2)胫骨外侧支持钢板;(3)匙状钢板;(4)三叶草钢板;(5)内侧 T 形钢板;(6)外侧 T 形钢板;(7)外侧 L 形钢板;(8)外侧 L 形钢板;(9)前后位和(10)侧位显示外侧 L 形支持钢板用于胫骨平台骨折植骨后的图片。(C)应用弹力钢板固定较小而薄的髋臼边缘骨折。1/3 管状钢板或半管状钢板尾端的钉孔被切割成餐叉形,然后把其尖头弯折成 90°,刺入小的骨折块以增强固定的稳定性。(1)这样一来,钢板和骨折块的轮廓不很匹配(2,3),通过钢板的进一步塑性和拧紧螺钉使钢板和骨折块紧密接触。(B [1-4], Redrawn from Synthes Eynthes Equipment Ordering Manual. Paoli, PA, Synthes USA, 1992. C, Redrawn from Mast, J.; et al. Planning and Reduction Technique in Fracture Surgery. New York, Springer Verlag, 1989, p. 244.)

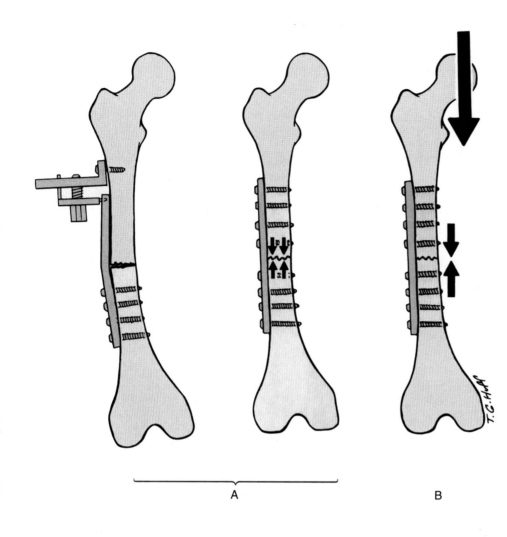

图 4-21　放在股骨外侧的加压钢板可获得动力加压和静力加压。(A)钢板固定后,在骨折端即获得静力加压。(B)在负重后,放在股骨外侧的钢板起到张力带的作用,从而使骨折区获得动力加压。

以避免加重对骨骼的损伤,在骨折固定时固定螺钉在钢板的两端,桥接钢板有助于骨折的复位,可以减少对骨折块血供的损伤,为骨折的愈合创造良好的微环境(图 4-22A)。

波形钢板与桥接钢板相似,主要用于骨折延迟愈合的治疗(图 4-22B),通过钢板将粉碎骨折或假关节连接起来[15]。钢板与骨皮质之间保留一定的距离,以便于自体骨移植。治疗骨不连时,钢板与骨皮质之间的缝隙有利于血管长入移植骨。钢板呈波形,使应力分布在更大的区域内,减少了粉碎区域的应力分布。波形钢板也可以起到张力带的作用,在对侧皮质产生加压作用,因而波形钢板是治疗骨不连的有效方法。

5.张力带

张力带原则由 Pauwels 根据经典力学原理提出[72,73]。这可以通过检查工字梁断裂时的受力情况很好地加以说明(图 4-23)。弹簧的伸长和压缩可以说明其张力和压力。加上和工字梁中心轴方向相同的外力,可以使弹簧产生压缩,并使不连续的工字梁产生闭合。相反,如果应用偏心外力,即远离工字样梁中心轴方向的外力,会在瞬间产生弯曲,而这会在其相反方向产生张力,这种现象可以通过弹簧的分开来证明。在工字梁施加外力的一侧,会在瞬间产生压缩,这可以通过弹簧的压缩和工字梁闭合来证实。可以想象,在施加偏心应力时,如果应用不弯曲的带,将会在产生弯曲的瞬间产生张力,同时也会产生少量的压缩。在上述条件下,在工字梁的对侧施加不对称的外力,就会使之产生进一步的压缩,这可以通过弹簧的压缩和工字梁进一步闭合证实。因而,这条放在张力侧的带就称为张力带。

钢丝、钢板、不吸收线都可以用作张力带。从实际应用看,张力带常用来固定有限的几个部位的骨折,如股骨大转子骨折、尺骨鹰嘴骨折和髌骨骨折。在这些部位发生骨折时,以组成关节面的另一骨骼为支点,在通过骨折部位的肌肉拉力作用时,组成关节面的两骨骼相互接触,伸肌腱是上述现象的主要动力因

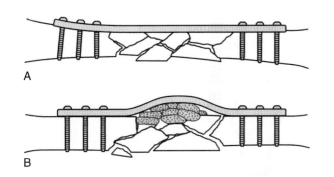

图4-22　桥接钢板。(A)桥接钢板通过有限的切开和剥离而保持皮质骨的血运。通过远离骨折碎片的固定维持骨骼的原有长度。(B)波形钢板主要用于骨折延迟愈合。通过钢板的弯曲增加钢板和骨骼的接触面积，从而使血管更容易长入所植的骨之中。(Redrawn from Texhammar, R.; Colton, C. AO/ASIF Instruments and lmplants: A Technical Manual. New York, Springer Verlag, 1995.)

素。在这些部位，可以应用钢丝作为张力带，它们用在骨骼活动时易受张力负荷影响的骨骼表面。钢丝收紧后会对骨折区产生轻微的加压作用，使张力带对侧的骨折线产生小的裂隙。当作用于骨骼的相互拮抗肌群发生收缩时，张力带可以对抗它对侧骨折线分离的趋势，并对骨折线产生统一的加压作用。Kirschner钢针、松质骨螺钉和Steinmann针可以一起应用，防止骨折部位在剪切应力、旋转应力和侧方应力作用下发生移位。由于螺钉和Steinmann针是平行放置的，在动力加压时有可能导致骨折块滑动。

在尺骨鹰嘴骨折和髌骨骨折时，动力加压是通过拮抗肌的收缩屈肘和屈膝获得的。拮抗肌群以股骨远端的凹槽、肱骨的滑车作为支点，对髌骨和尺骨鹰嘴施加弯曲应力。股骨大转子骨折或截骨、肱骨大结节骨

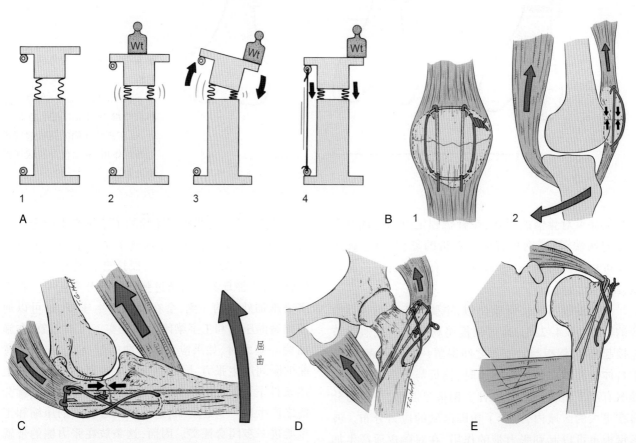

图4-23　张力带原则。(A)(1)两根弹簧连接分离的工字梁;(2)在工字梁的中心轴上放置一重物,间隔的两根弹簧承受均一的压应力;(3)当距离工字梁中心一定距离偏心放置重物时,放置重物侧的弹簧处于压缩状态,而对侧弹簧侧处于张力和拉伸状态;(4)如果在偏心状态下应用张力带,张力带应该能够拉伸对侧弹簧,并且在两侧弹簧产生均一的压缩。(B)张力带原则应用于髌骨横行骨折的固定。(1)前后位像可见固定髌骨的克氏针和前方张力带的放置。(2)侧位像可见腘绳肌和股四头肌的对抗牵拉,从而产生髌骨和股骨滑车上的运动。前方张力带将偏心负荷变成骨折处的加压。(C)张力带原则应用于尺骨骨折的固定。肱二头肌和肱三头肌的对抗牵拉产生了尺骨在肱骨滑车上的运动。外侧张力带将这种偏心负荷变成骨折处的加压。(D)张力带原则应用于股骨大转子的固定。当髋关节的外展和内收的对抗牵拉是股骨产生运动时,外侧的张力带将偏心负荷变成大转子骨折处的压力。(E)张力带原则应用于肱骨大结节骨折的固定。当肩盂运动时,胸大肌和冈上肌的对抗牵拉带动肱骨运动,外侧张力带将偏心负荷变成了骨折处的压力。

折，也可以应用张力带固定臀肌和外展肌作为拮抗肌，以髋关节为支点，对骨折处股骨大转子和股骨施加弯曲应力。同样，冈上肌和胸大肌作为拮抗肌，以肩关节为支点，对骨折处肱骨大结节和肱骨施加弯曲应力。这种方法最适宜的加压仅在功能锻炼时关节弯曲瞬间和向心性承载时获得。

6.抗滑动钢板

抗滑动钢板是动力加压原则的另一样板[16,82]。尽管可能在许多地方应用，但最适合使用在斜行骨折，如 Weber B 型腓骨远端骨折(图 4-24)。钢板应用到骨折近端后面，形成一个适合骨折远端尖嵌入的腋窝，下地走路时轴向负重转变为对骨折远近断端的轴向压力。通过一个木楔效应，钢板同时起到了预防骨折远端外转的作用。

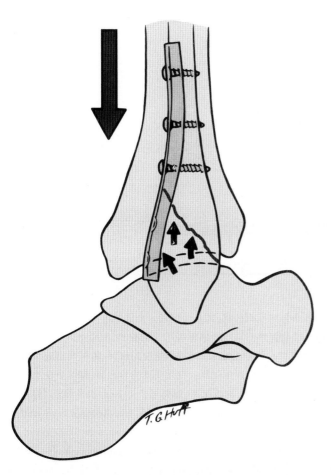

图 4-24 动力加压钢板(一种前滑动钢板)。在典型的 Weber-B 型骨折中，腓骨骨折线具有一定的倾斜度，应用 1/3 管状钢板在腓骨后方固定，能够起到前方滑动的效果。因为远端骨折部分固定在骨折处和钢板之间，动力加压能够达到承受负荷的需要。

(二)特殊的钢板设计

迄今为止，有关各种钢板生物力学的应用已讨论了很多。一个重要的概念是，不同的钢板可用来解决不同的生物力学问题。为了功能的需要对一些钢板做了特殊设计，同样为了应用，对一些钢板的形状进行了功能性修饰。

对于不同解剖部位、功能应用采取不同的设计思路，对于全面理解钢板的应用十分重要。例如 LCDC 钢板，原始设计为自身加压钢板，但也可作为桥形或张力带钢板使用，或进一步修饰后作为股骨内髁翼状钢板使用。因此钢板的其他生物力学应用功能取决于应用的部位和张力带模型。外科医生对钢板的制作工艺和设计机制的全面了解将有助于在不同条件下选择钢板。本节主要介绍基础设计，如 DC、LCDC、半管状、1/3 管状钢板、重建钢板、点状接触钢板、角型钢板和滑动螺丝钢板。

1.DC 钢板

DC 钢板的特殊几何形态具有一种基本功能。自动轴向加压和螺钉在不同的倾斜角度置入。Perren 和他的同事[76]设计了一种钢板，螺钉置入钢板螺孔时倾斜，与钢板水平交界处为钝角，允许螺钉向下和水平方向滑动以起到单方向轴向加压作用(图 4-25A)。实际上螺钉帽滑动是不可能的。螺钉置放在倾斜面上，当螺丝拧紧时，钢板下的骨段发生水平方向运动，直到两环交界处(水平环和倾斜环)。多中心圆是指不同中心的圆，而中心圆是指相同中心的圆。加压动作是通过合并两个多中心圆变成单中心圆来完成的。在这一点，螺钉必须最适宜地与孔接触，确保获得最大的稳定性、紧张度，使骨断端产生轴向加压。DC 钢板有三个区域，在这些区域里为椭圆形孔提供螺钉置入，孔的一端是偏心的。

根据螺钉的插入不同，置入的钢板起到支持、加压和中和等作用(图 4-25B)。在中和模式，螺钉被置入在相应孔的中心区，更确切地说此中和位有 0.1mm 的偏心，钢板可发生水平移位产生轻微的轴向加压。

在加压模式，螺钉被插入距它的管径位相差 1.0mm 的孔边上。当螺钉被拧紧时，螺帽沿斜面滑动合并多心圆，而且产生水平移位(1.0mm)。如果钢板螺钉被事先插入其他骨折段来固定钢板，这会导致骨折端受压。假设钢板螺钉被插入到其他骨折端，这一结果会使骨折端加压。如果骨折解剖复位，这一过程能

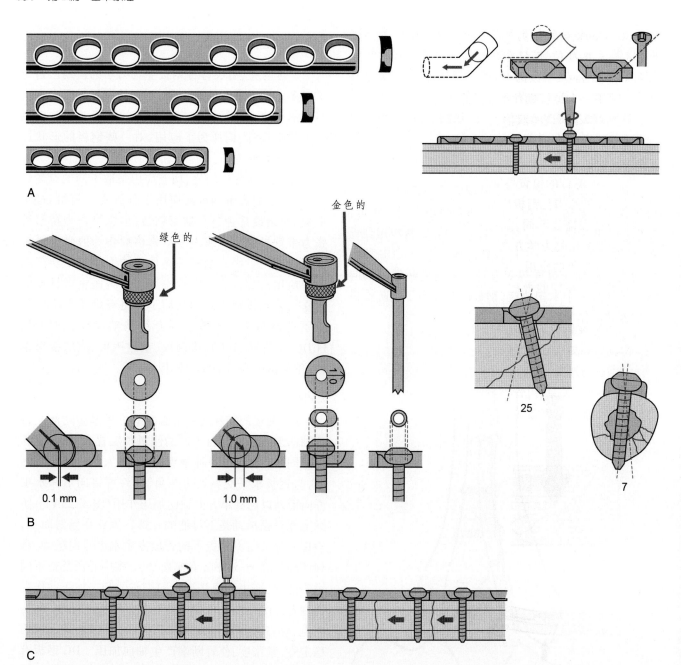

图 4-25　动力加压(DC)钢板。(A)Perren 将螺丝孔设计成在斜向和水平向均呈圆柱状,并且呈钝角。允许螺丝头在下方和水平两个方向运动,进而达到在任一方向的轴向加压。(B)由于螺丝在滑动孔中位置的不同,DC 钢板可用于中和、加压或支持形式。在中和作用时,螺丝应被置放在孔的中心,偏心 0.1mm。在加压作用时,螺丝被植入偏心 1.0mm。当拧紧螺钉的时候,螺钉头沿着倾斜的方向移动,并沉入偏心孔中,使钢板产生 1.0mm 的水平方向移动。这样可在骨折处产生加压。在用于支持作用时,螺钉应在水平方向偏心植入(向骨折端)。DC 钢板螺钉头的运动范围为纵向 25°,侧向 7°。(C)在加压的情况下,螺钉可产生 1mm 的滑动。而钉孔的水平轨迹允许 1.8mm 的滑动。第二个螺钉拧入没被第一个螺钉锁住的钉孔可产生双重加压作用。(A, left, Redrawn from synthes Equipment Ordering Manual. Paoli, PA, Synthes USA, 1992, Figs. 2-45, 2-46, 2-65, 2-67, p. 84; right, Redrawn from Texhammar, R; Colton, C. AO/ASIF Instruments and Implants: A Technical Manual. New York, Springer Verlag, 1995. B, Redrawn from Muller, M.E.; Allgöwer, M.; Schneider, R.; Willenegger, H., eds. Manual of lnternal Fixation, 3rd ed. New York,Springer Verlag, 1995. C, Redrawn from Texhammar, R; Colton, C. AO/ASIF Instruments and lmplants: A Technical Manual. New York, Springer Verlag, 1995.)

产生 600N 的轴向加压力[75]。在加压过程中一个螺钉发生 1.0mm 的移位,而且在孔内水平轨迹内仍允许进一步滑动 1.8mm。所以第二个加压螺钉能被插入另一个没有被第一个螺钉锁住的孔内,产生 1.0mm 的水平移位[64]。这就是所谓的双倍加压(图 4-25C)。

在支持模式中,螺钉被置在离骨折最近的孔水平轨迹的中心。这一位置的结果是在钢板上水平移动。在某些时候,螺钉的位置可能不与钢板垂直。加压钢板的设计允许螺帽与钢板成纵向 25°横向 7°插入。基于骨折类型和部位不同,加压钢板可被改进,以最适合骨折固定的生物力学方式应用。

通过这些年的应用,加压钢板已暴露一些缺点,包括钢板下大面积的骨皮质接触以致干扰了骨膜血供(图 4-26A)。这被认为是钢板引起骨质疏松的最重要的原因[33]。在钢板下可能出现死骨的危险。在与钢板接触部位的骨周表面也会发生骨折愈合的薄弱点,这一缺陷是压力增高造成的,因为它增加了局部的机械压力,因此钢板去除后,骨再折的可能性增加[75]。

另一个缺点是钢板的设计限制了弹性加压。这是

因为在螺孔内的斜面方向是单一指向钢板中心的另一侧。钢板中心是指无孔的钢板中央很小的区域。这些斜面相互对应,因此加压仅能发生在单一部位。

因为钢板宽度相同,孔增加了压力区,减少了硬度,引起整个钢板硬度不均衡。板在植入前预弯时,在孔部首先弯曲而不是均匀发生(图 4-26B)。这进一步增加了螺孔部压力和内植物失败的危险。

2.LCDC 钢板

LCDC 钢板是在 Klaue 和 Perren 最初工作的基础上试图克服 DC 钢板设计中的缺点而设计的[51]。与 DC 钢板相比,在设计上有三点主要不同。第一,钢板两边倾斜形成梯形,钢板下间断切割成弓状,称"底切"(图 4-27A)。这样减少了钢板与骨膜表面的接触面积,减少了血供干扰和骨质疏松的发生。"底切"允许钢板下骨膜骨外骨痂的形成[75]。第二,螺钉孔由两个倾斜的水平圆柱体构成,它们相交在同一角度,允许双方向加压(见图 4-27B)。其结果是加压能在螺孔间多部位取得,在治疗多节段和粉碎骨折时很有价值。第三,因为"底切"设计,螺孔间的强度与穿过螺孔部位的强度相似,有利于压力的平均分布,塑形时可减少螺孔变形和钢板内压升高。更特殊的是钢板的交叉节段区,减少了螺孔部压力的集中。"底切"使得螺孔水平倾斜增加到 40°。LCDC 钢板的生物力学特性和应用范围与 DC 钢板是一样的。

3.点接触装置(SCHUHLI)

Schuhli 装置由三个尖足的螺帽和一个垫圈组成(图 4-28)。这一装置可与皮质螺钉锁紧而且使钢板在骨面上抬起,减少了对血供的损伤。比 LCDC 钢板更进一步抬起钢板离开骨面。尖齿约束螺钉并将其以 90°角锁在钢板上,产生了一个固定角。它已经显示了在抵抗轴向和扭转负荷失败时的效果[55]。Matelic 等报道了[61]曾用它来治疗因股外侧皮质缺损导致骨不连的病例。

4.半管状、1/3 管状和 1/4 管状钢板

半管状钢板是第一个设计成半管状的 AO 自动加压钢板(图 4-29)。它通过钢板椭圆孔向心性加压。在紧张状态下通过边缘嵌入骨膜来维持旋转稳定。半管状钢板 1.0mm 厚,因此非常容易变形,特别是在高压区易疲劳和折断。它的主要适应证是张力抵抗,如用在髋损伤[67]。1/3 管状钢板作为中和钢板用在外踝骨折。1/4 管状钢板用在小块骨固定(如手部手术)和跟骨骨折。

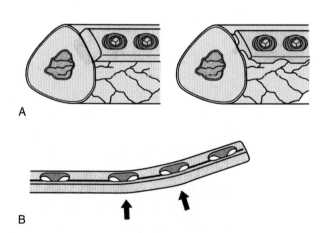

图 4-26 DC 钢板。(A)钢板造成的骨质疏松是骨剧烈重塑的一个短暂节段,这是暂时的,与创伤和植入物两者造成的血管损伤有关。(B)由于钢板的宽度均一,钉孔产生了压力增加和强度降低区域,由此引起了整块板硬度的不均衡。钢板在植入前预弯时,是在孔部首先弯曲而并非均匀的弯曲。这进一步增加了螺孔部压力和内植物失败的风险。(A, Redrawn from Texhammar, R.; Colton, C. AO/ASIF Instruments and Implants: A Technical Manual. New York, Springer Verlag, 1995. B, Reprinted from Perren, S.M. The concept of biological plating using the limited contact-dynamic compression plate [LCDCP]: Scientific background, design, and application. lnjury 22 [suppl1]:1 –41, 1991; with permission from Elsevier Science Ltd., The Boulevard, Langford Lane, Kidlington OX5 1GB, U.K.)

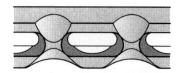

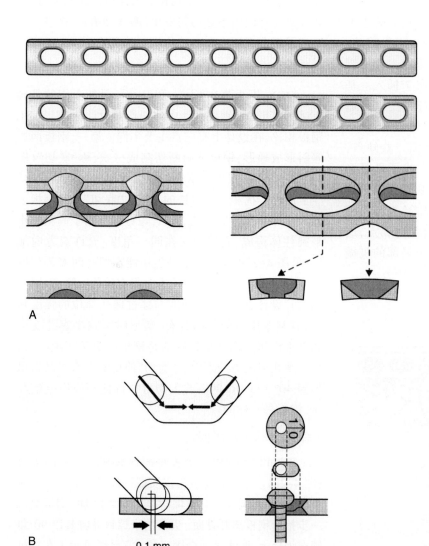

图 4-27　有限接触动力加压钢板。(A)钢板的各边都是斜向的，通过弓形底切间隔形成阶梯交义。(B)与 DC 板相比，LCDC 钢板的钉孔被设计成具有两个水平的圆柱，沿着一块钢板在不同方向产生加压。(Redrawn from Muller, M.E.; Allgöwer, M.; Schneider, R.; Willenegger, H.; eds. Manual of Internal Fixation, 3rd ed. New York, Springer Verlag, 1995.)

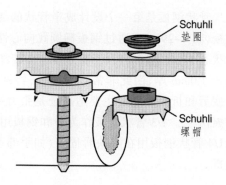

图 4-28　Schuhli 装置包括一个有三个尖头的螺帽。皮质骨螺钉拧入后，可以将板从骨面上抬起。这种设计不仅能保持骨膜的血供，同时能够产生固定的角度。(Redrawn from Synthes, AO/ASIF Newsletter. Paoli, PA, Synthes USA, November 1996.)

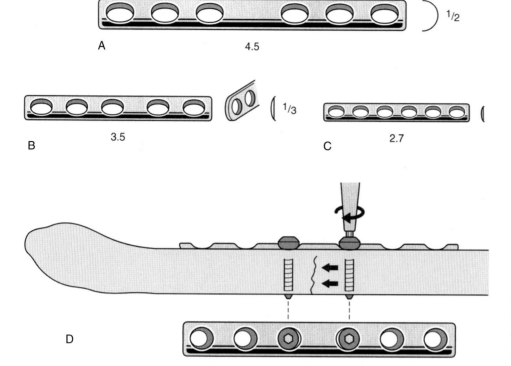

图 4-29 半管状钢板(A)1/3 管状钢板（B,C）1/4 管状板 (D) 的示例。(Redrawn from Muller, M.E.; Allgöwer, M.; Schneider, R.; Willenegger, H.; eds. Manual of Internal fixation, 3rd ed. New York, Springer Verlag, 1995.)

5.重建钢板

设计这种钢板在其两侧有多个 V 形凹口，以便在任何需要的平面塑形(图 4-30)。它主要用于骨盆骨折，骨盆骨折精确塑形对复位十分重要。也可用于肱骨远端和跟骨骨折。钢板强度相对较低，塑形后强度进一步减低。由于螺孔为椭圆形,其也具备一些自动加压作用。

6.角钢板

角钢板是 20 世纪 50 年代为了固定股骨远近端骨折而设计的。其一端被设计成 U 形的叶片状与侧方钢板之间成95°或130°角。固定股骨干的部位与片状结合部厚度增加能承受更大的压力。因为转子下区是骨骼最高受力区,易发生固定失败,作用在这一区域的压力超过 1200 lb/in^2,内侧皮质承受压力,外侧皮质承受张力[31]。

130°角钢板:130°角钢板最初是为固定股骨近端骨折而设计的, 不同的长度满足不同骨折类型的需要。转子间骨折使用 4 孔和 6 孔接骨板,转子下骨折使用 9 孔和 12 孔接骨板。叶片部分插入的角度至关重要,不正确的放置会导致畸形愈合。股骨头部有一处张力和压力骨小梁交汇。叶片部分插在交汇区下方(大约在股距上方 6~8mm 处),并位于股骨预的中部,不能有前后成角。这种钢板的应用取决于特定的生物力学以及骨折部位的成角,目前已基本上被动力加压髁螺钉所替代,后者对骨折断端有加压作用。

95°髁钢板:95°髁钢板是为固定股骨远端髁上肌和单髁骨折而设计的,根据骨折类型决定其长度(图 4-31)。也可用于转子下骨折,由于它的几何形状角度更锐利, 更容易抓住骨折端。130°角钢板叶片靠近转子下进入骨折近端,钢板螺钉不能进入骨折近端。与此相反,95°角钢板叶片靠近大转子尖进入骨折近端,钢板螺钉可以在股骨距水平进入骨折近端,以便增加固定的稳定性。尽管此钢板更坚固,固定更稳定,但它的插入部位要求更高。要在三个平面精确排列,须在术前仔细计划并在术中用 C 型臂 X 线机进行引导。

7.滑动螺钉和加压钢板

加压/套入髋螺钉:加压/套入或滑动髋螺钉系统是为股骨颈基底转子间和选择性的转子下骨折内固定而设计的[24,30,42,44,85]。它应用动力加压原理把生理功能作用力转化为骨折端的压力。内植物由两个主要部分组成。一个是插入股骨头里的宽直径松质骨拉力钉,一个是附着于股骨干上的在某一角度带有套筒的侧方钢板(图 4-32)。负重和外展肌活动时引起螺钉通过套筒滑动,从而使骨折断面相互压紧,而且有一令人满意的稳定的负荷分布结构。

使用滑动髋螺钉时必须认识到两个基本原则。第

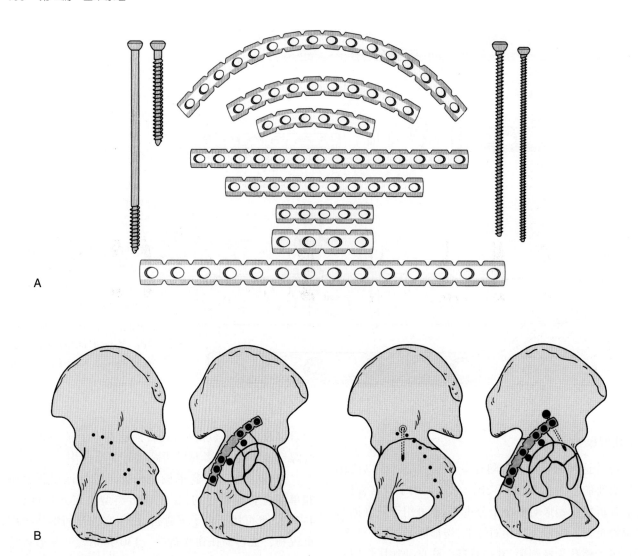

图 4-30 (A)重建钢板的应用。重建钢板边上的切迹使其可以在任一方向和角度上塑形。(B)重建钢板应用于后壁髋臼骨折的固定。(Redrawn from Muller, M.E.; Allgöwer, M.; Schneider, R.; Willenegger, H., eds. Manual of Internal fixation, 3rd ed. New York, Springer Verlag, 1995.)

一,拉力螺钉和套筒必须越过骨折部位,接入骨折远端,才会起到对骨折断端的加压作用。例如在股骨颈基底骨折和转子间骨折时,使用滑动髋螺钉的固定。与此相比,转子下骨折使用滑动髋螺钉内固定时,拉力螺钉和套筒没有穿越骨折部位只位于股骨干近端。在此情况下,螺钉只起到固定作用,没有通过滑动对骨折断端产生加压作用。

第二,拉力螺钉必须在套管内滑动一段足够长的距离才能闭合骨折间隙并对骨折远近端完全加压。设计还要保证当负重或肌肉收缩时产生弯曲力时螺钉不发生滑动。滑动螺钉预先越过套管越长,套管承受的支持力越大。某些滑动髋螺钉系统包括两块侧方钢板,一块带长套筒,一块带短套筒。通常选择长套筒可

确保适当的支持而且不妨碍螺钉滑动。拉力螺钉的长度不同(60~120mm),以适应病人的解剖结构和骨折形态。如果螺钉长度在80mm以下,在螺丝基底部和套筒尖之间将没有足够的空间允许骨折断端充分加压。在少数病例中应使用带短套筒的侧板。由于骨折仍有可能围绕螺钉旋转,这个系统中有些部分可用来控制旋转。生产商制造的系统构造可有不同,侧板和拉力螺钉间角度也不同;角度的大小取决于病人的解剖结构和骨折形态。这些器械的基本原则是自身可短缩和塌陷,以适应骨折端的粉碎、骨质疏松和骨吸收。

动力髁螺钉:髁动力加压系统在设计上与95°髁钢板基本相同,只是其叶片由空心螺钉所取代(图4-

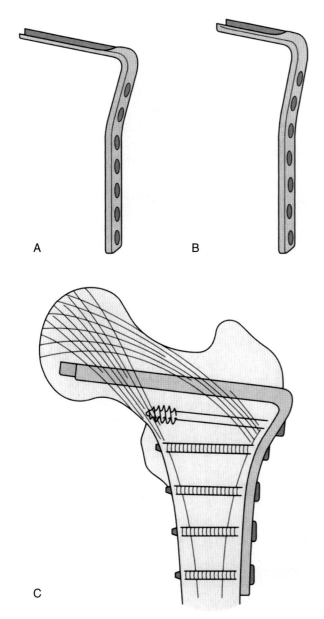

图 4-31 95°叶片钢板。(**A**)T 形侧面。(**B**)U 形侧面。(**C**)钢板在股骨近端骨折内固定中的应用。例如转子下骨折。钢板的尖端插入在张力和压力骨小梁交叉区。(**A** and **B**, Redrawn from Synthes Equipment Ordering Manual. Paoli, PA, Synthes USA, 1992.)

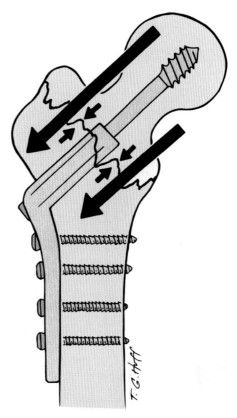

图 4-32 动力加压滑动髋螺钉。滑动髋螺钉的功能负荷在骨折部位产生动力加压。在功能负荷情况下,螺钉滑入侧方钢板的套筒中,使骨折接触或加压。注意,松质骨螺钉应置于股骨颈的下 1/3 处。

33)。螺钉和侧板之间的角度固定为 95°。这一点与髋滑动螺钉不同,后者有不同角度可供选择。加压是靠置于股骨髁两端的大空心螺钉产生的,在骨折断端之间产生的加压作用比叶片钢板所能取得的加压作用大。侧板的形状可适应股骨髁的形状。在螺钉插入后有两个小片可以在侧方和冠状面做一些矫正,这在使用叶片钢板时是做不到的。此系统用于固定股骨髁间的 T 形和 Y 形骨折以及髁上骨折。

精确的侧板和(或)螺钉的位置对于固定骨折和适当的排列是至关重要的。如果螺钉被外翻位插入(远离中线成角),愈合后会出现内翻畸形。相反,如果板内翻(指向中线成角),愈合后会出现外翻畸形。螺钉系统具有部分矫正功能,但钢板系统不能。这就是螺钉系统优于钢板的原因。

(三)接骨板固定失败

内固定通常被称作是骨折愈合和内植物失败之间的竞赛。特别是当骨折被钢板固定,而钢板对侧存在皮质裂隙时尤其是这样。当骨内植物复合体承载生理肌肉收缩力和负重时,裂隙的闭合和裂开会反复发生,使钢板承受循环弯曲力。这一过程持续得越长,钢板断裂的机会越大。反复的弯曲钢板一直要持续到裂隙由骨痂桥接后才终止。如果弯曲长时间继续下去,超过了疲劳极限,钢板便会断裂。如果骨折断端因创伤或外科手术剥离而缺血,钢板对侧的骨折愈合能力便会减弱。裂隙部位骨折的愈合能力可以通过保护剩余骨膜的血

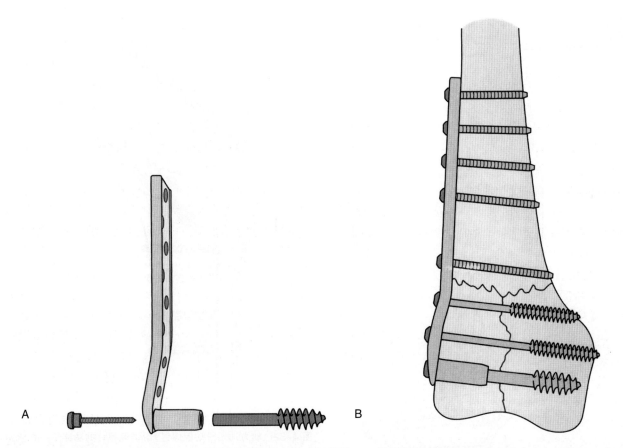

A　　　　　　　　　　　　B

图4-33　动力髁螺钉(DCS)。(A)DCS系统的基本构成。(B)在股骨髁上T形骨折,DCS用于在骨折部位产生加压作用。可以看到DCS与股骨外侧皮质解剖外形相适合。(Redrawn from DHS/DCS Dynamic Hip and Condylar Screw System: Technique Guide. Paoli, PA, Synthes USA, 1990.)

供、附加植骨和其他诱导物质而得到提高。植骨可加速裂隙部愈合。就生物学而论,植骨是骨诱导和骨传导,对骨形成提供支持,并使生骨细胞和骨生长因子聚集到骨折部位。松质骨具有更多的骨胶质趋化原细胞(未分化细胞)和网状骨小梁,潜在塑形生骨率高于皮质骨3倍[32],而且在7天内即可血管再生[84]。在骨折愈合之前持续的微动和内植物反复承重,最终将导致内植物固定失败,无论内植物有多巨大和坚强。

　　小结:本节讨论了接骨板在骨折固定方面的基本生物力学功能,以及主要结构类型和用于特殊解剖部位的改形接骨板。认识接骨板的设计特性非常重要,这些设计可以满足特殊类型骨折的生物力学需要。这一领域的研究在不断改进着骨折固定的性能,而这几方面的工作仍须继续下去。

六、髓内钉

　　髓内钉是为桥接长管状骨(股骨、胫骨和肱骨)而设计的内固定装置。相对接骨板和螺钉而言,髓内钉

放置在松质骨,而接骨板放置在皮质骨。

(一)结构

　　髓内钉的基本解剖形状如图4-34所示。髓内钉

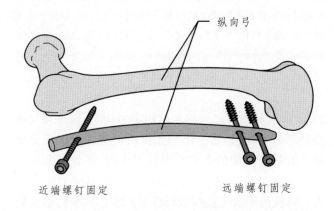

纵向弓

近端螺钉固定　　　　　远端螺钉固定

图4-34　髓内钉的基本解剖形状。近端具有内螺纹与插入和拔出装置相匹配,并具有与股骨相适合的弧度。髓内钉近端和远端的螺孔用于锁钉的固定。

由各种金属合金构成,有不同的外径和长度。空心髓内钉可以穿入导针置放。

(二)髓内钉的生物力学

硬度和强度是髓内钉系统的重要特性。髓内钉的几何形状决定其强度、硬度以及与骨相互结合的程度。通常要评估其四种主要形态特征,其中每一种又被分为两个主要亚型。当评估任何髓内钉系统时,了解它的基本特性是非常重要的。

纵向弯曲度:长管状骨具有不同的解剖弧度。早期的髓内钉都是直的,这些直的髓内钉与正常的股骨干的生理弧度明显不匹配。只有使用硬杆扩髓器和细直径髓内钉,直的髓内钉才有可能插入。完整的股骨干的弯曲弧度只能通过把骨质破裂成 2 个或多个碎块才能变小, 这样才能为髓内创造一个比较直的通道。前弓弯曲股骨干髓内钉的引入及可弯曲扩髓器的使用,使髓内钉与正常股骨干的生理弯曲得到了较好的匹配。这些扩髓器械减少了不得不去除的骨量,而且,使髓内钉插入更为容易。但是,最现代的股骨髓内针设计的弧度一般小于股骨干的平均弧度。这一结果使髓内针和股骨干之间尚有轻微不匹配,因此实际上改进了骨干髓腔之间的摩擦固定。骨折段的横移、旋

转和成角移位部分是由骨与髓内针之间的摩擦接触控制的,摩擦部位包括进针部位、骨干的骨内膜表面以及针尖插入处的松质骨。摩擦稳定对于不带锁髓内针来说比带锁髓内针更重要。

截面形状:早期由 Küntscher 设计的髓内钉是“V”形截面形状,允许各周边贴紧髓腔加压。以后改进成为三叶状, 中空纵行凹槽贯穿髓内钉全长 (图 4-35A)。这一变化增加了髓内钉的强度,而保留了“V”形钉的挤压特性,并允许通过一导针插入。由于钉的横截面呈 V 形,进入骨干髓腔时三叶中的两叶被挤压向中央槽内移动。由于挤压的程度是在髓内钉弹性区域内,髓内钉在髓腔内弹性张开,挤压在内腔表面,增加了与骨髓腔的摩擦接触(图 4-35B)。贯穿全长凹槽的另一个结果是,抗扭曲刚度减低[81],当骨-钉复合体负重时,减少了抗扭曲刚度则允许小量的运动有利于骨痂形成。减少了抗扭曲刚度使钉可以自身调节贴近骨段,因此更具有顺应性。如果髓内钉不能使自身形状与髓腔完全一致,钉的可塑性就十分重要,否则会因此增加医源性骨折的机会。如果钉过于坚硬在插入时难于变形,则会破坏骨质。三叶形状的髓内钉已成功使用了几十年。由于它具有适度的抗扭曲刚度可以使骨折更快愈合,而且插入时足够的弹性可适应骨的解

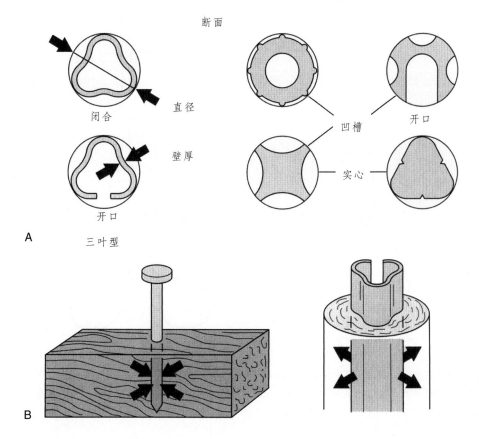

图 4-35 髓内钉的几何形状影响髓内钉的应用。(A)三叶型、四槽型、实心、开口型等几种类型。这些不同类型的髓内钉有同样的直径,只是厚度不同。(B)与钉子在木头中通过弹性压缩达到固定作用相似, 三叶型 Küntscher 钉也是通过压缩钉的弹性扩张来完成峡部固定的。(A, Redrawn from Bechtold, J.E.; Kaayle, R. F.; Perren, S.M. In: Browner, B.D.; Edwards, C.C.; eds. The Science and Practice of Intramedullary Nailing, 2nd ed. Baltimore, Williams & Wilkins, 1996. B, Redrawn from Street, D.M. In: Browner, B.D.; Edwards, C.C., eds. The Science and Practice of Intramedullary Nailing, 2nd ed. Baltimore, Williams & Wilkins, 1996.)

剖形状,因此这种设计是成功的。

与三叶状中空髓内钉相比, 实心髓内钉没有开槽而且有各种其他断面形状。不开槽使髓内钉的抗扭转刚度明显增加。当扩髓禁忌或髓腔很小时,要求使用小直径的髓内钉,此时实心髓内钉最适用。为股骨设计的实心带锁髓内钉可避免在插入时产生过度扭转畸形,它是在远端用螺钉固定。通过沿钉杆全长设起脊棱可明显增加任何植入物的扭转刚度。脊棱之间钉的凹入面称之为凹槽。脊棱的边缘设计成能切入骨质内,可在

钉与骨界面增加摩擦阻力,但这也会增加取出难度。

长管状骨的髓内血供在扩髓和内植物插入时会受到损毁。只要在内植物和髓腔之间提供一些空间,髓内血供自身会快速重建。三叶状和凹槽的设计均提供了血管重建的空间。

钉的直径:长管状骨的髓腔有一狭窄中央区称为峡部。在扩髓方法出现以前,髓内钉可使用的直径受到髓腔最狭窄区的限制(图 4-36)。扩髓允许使用较大直径的髓内钉,同样形状的髓内钉直径越大,其硬度和

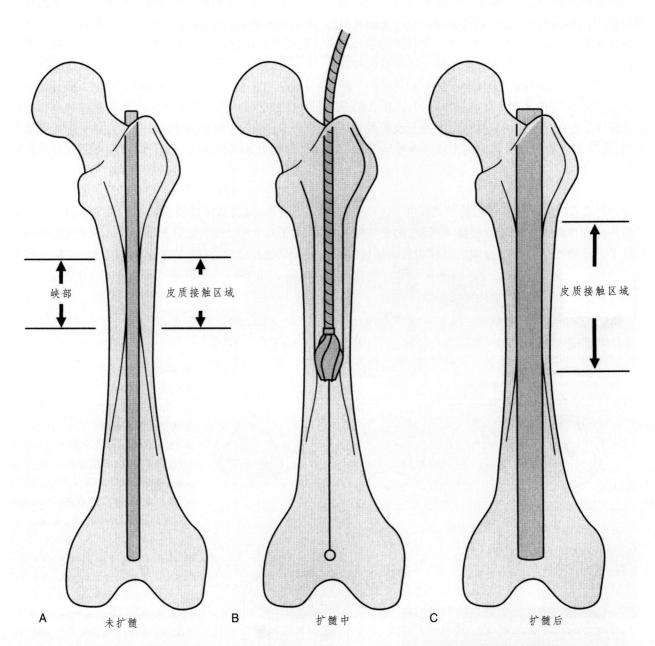

图 4-36　在皮质骨接触区扩髓的效果。(A)峡部是股骨髓内通道中最为狭窄的部分。如果不扩髓,峡部将限制置入钉的尺寸以及钉与股骨皮质的接触区域。(B)扩髓可增大髓内腔峡部的宽度和长度。(C)扩髓后,可以放置直径更大的髓内钉,而且能有更大的皮质接触区域。

强度越大。在临床实践中,直径和强度的关系不是线性关系,因为针壁的厚度是不同的。钉直径的改变可以通过改变壁的厚度来保持原有的强度。例如,直径12mm 的髓内钉其壁厚为 1.2mm,而直径为 14mm 和16mm 的髓内钉可将其壁厚减少至 1.0mm,强度不变。

空心:最后一个特点是钉心的结构(空心或实心)。空心钉套入一导针插入。一般来说,弧形尖异针在穿越移位骨折时可以用手法操作,比实心钉更容易。空心钉的其他优点是可以降低髓内压。Haas 和他的合作者[35]发现使用实心钉髓内压增加 42%,而使用空心钉只增加 1.6%。这是实心钉的缺点。在临床上也不得不考虑这些不同。

1.弯曲刚度

截面形状、直径和钉的材料性质都会影响弯曲刚度。弯曲刚度定义为:横截面惯性矩(CSMI)乘以弹性模量。CSMI 用以描述相对于轴心横断面的分布。弹性模量是描述材料本身的特性。同样外径和形状的髓内钉可具有不同的几何惯性矩。Tencer 和其同事[89]报道,不同的惯性矩可使髓内钉的弯曲刚度相差两倍,可使其扭转刚度相差三倍。对髓内钉特性的基本了解对于有效评估不同的内植物系统是非常重要的。

2.工作长度

如果骨折部位的活动在一可接受的范围内,在髓内钉固定后便可发生骨折愈合。这一过程的确切细节尚不清楚,但是我们已经观察到少量运动有利于骨痂形成,而过度运动会导致骨折延迟愈合。承载弯曲和扭转负荷会使骨折发生运动。发生在骨折部位的运动量可部分通过工作长度的概念来描述。工作长度是指髓内钉在承受扭转和弯曲力时没有骨支撑的那一部分(图 4-37)。

这一部分的长度在弯曲和扭转时是不同的[21,87]。在弯曲时,主要骨折段与针靠近,而且非支撑长度是骨折远近端的距离。换句话说,这一部分是没有骨支撑的,在这一区域钉自身弯曲而且不靠骨针复合体结构。当骨愈合时此部分距离减少。在扭转时骨与钉之间不稳定。因为在插入的髓内钉和骨髓腔内面存在间隙,摩擦接触很少,因此非支撑区的距离在扭转时延伸到最长。对于带锁髓内钉因为工作长度在旋转时是远近端两个锁钉尖之间的距离,其总比弯曲时更长。弯曲时工作长度是指骨折间隙或粉碎骨折的距离。

弯曲时骨折段之间的运动与工作长度的平方成正比。这是通过四点弯曲公式推导出来的(图 3-7)。弯曲工作长度的增加明显增加了骨折断端之间的运动,也增加了延迟愈合发生的可能性。用带锁钉时,工作长度被定义为远近端锁钉之间的距离承受扭转力,骨折断端的运动范围直接和工作长度成正比。这是通过扭转负荷公式计算出来的(图 3-8)。对于不带锁髓内钉,这就变成了摩擦和骨钉界面问题。不带锁髓内钉不能有效抵抗扭转。这就是为什么不带锁髓内钉通常不用于粉碎性或旋转不稳定骨折的原因。

髓内钉有多种不同的设计和模型。下面介绍其应用。

(三)扩髓

Küntscher 设计了一种内植物能够放入正常的髓腔内,试图对骨折进行髓内固定。由于骨皮质在长管状骨的分布不同,导致在骨干中部的不同长度部位出现一个狭窄区域或峡部。髓腔在骨的两端变宽,与那里支撑关节面的迷宫样小梁结构相融合。Küntscher 不满足于这种小直径髓内钉,因为其会引起畸形愈合、骨不连及内植物断裂。他发明了一种扩髓的技术用来扩大髓腔[45]。这就提供了一个直径均匀的髓腔,增加了骨内膜与内植物之间的接触面积。这种紧密的接触使得髓内钉周围的骨折块能够更容易调正力线,并且增强了对骨折固定的旋转稳定性。髓腔直径的扩大,可以插入更粗的髓内钉,使之更加坚硬且抗疲劳性更好。这种大直径髓内钉的成功使用为带锁髓内钉的产生铺平了道路。

扩髓器用以扩大髓腔。扩髓器已投入工业化生产,它有精确的尺寸型号。它比钻头的直径要大,主要目的是用于扩大已经存在的洞而不是去除大量物质。扩髓器被设计成可前方切割或侧方切割或者二者兼有(图4-38)。大多数扩髓器顶端被设计成一个削去顶端的圆锥形,称为斜切面。斜切面的实际切割能力取决于它的角度。斜切面角是指扩髓器中轴与其末端切割刃之间的夹角。在前方切割型扩髓器中,起主要切割作用的是斜切面。扩髓器侧方增加的槽可以加大切割表面积,使力量分布均匀。如果在槽之间的基部增加突起的角,这就是一个纵向切割刃,这样可以增加准确度,但削弱了切割刃。如果主要靠纵向刃来切割,这样的扩髓器被称为侧方切割。通常前方切割扩髓器仅用于初始的扩髓步骤。由于它有自攻作用,因此在扩髓经过分离的骨折端时,有可能扩出一条不同心的孔道来(图4-39)。大多数用于骨科的扩髓器都是侧方切割型。

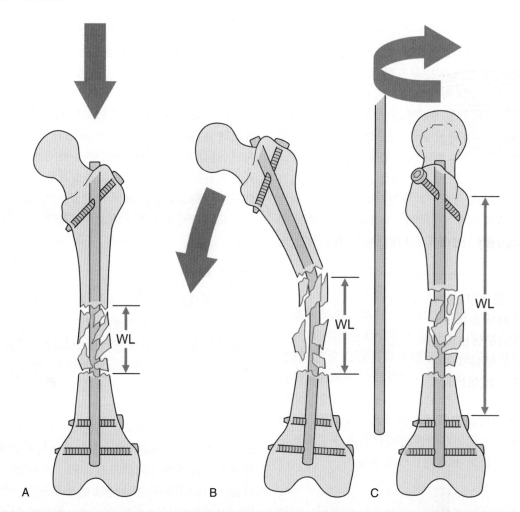

图 4-37 髓内钉的工作长度(WL)。髓内钉 WL 是指在承受负荷时未被骨支持的长度。这个长度在实验模拟中是有区别的。(A)在压应力下,工作长度是骨折远端和近端完整的骨之间的距离,范围是骨折的粉碎部分。(B)在弯曲应力下,主骨折块远近端完整部分与钉子紧密接触,因此,工作长度是钉子与骨远近端接触部分之间的最大距离,这个距离相当于骨折间隙的长度。(C)粉碎性骨折时,骨折碎块不能承受扭矩负荷。在这种情况下,工作长度是远近端锁钉之间的距离。扭转刚度与工作长度成反比,而弯曲刚度与工作长度的平方成反比。(Redrawn from Browner, B.; Cole, J.D. Current status of locked intramedullary nailing: a review. J Orthop Trauma 1[2]:186, 1987.)

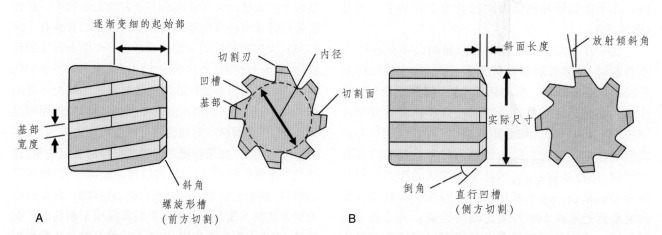

图 4-38 扩髓器。(A)示出前方切割扩髓器逐渐变形的起始部位。用于在骨中开出一条隧道。(B)侧方切割扩髓器倒角更锐,斜面长度更短,用于扩大隧道而不是开出一条新隧道。(待续)(A–C, Redrawn from Donaldson, C.; Le Cain, G.H., eds. Tool Design, 3rd ed. New York, McGraw-Hill, 1973. With permission. D, Reproduced with permission from Zimmer, Inc., Warsaw, IN.)

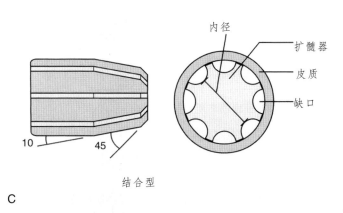

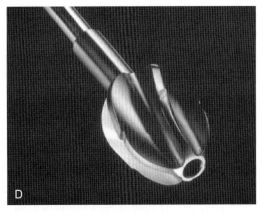

图 4-38(续) (C)前方切割与侧方切割相结合的扩髓部。(D)前方切割扩髓器的头部连在一个可弯曲的杆上。

扩髓的过程是相对笔直的。先选用小直径的扩髓器头,然后逐渐增加头的尺寸,直至达到理想的髓腔直径。扩髓器的旋转速度通常为钻速的 2/3。由于不平坦的切割,扩髓器的头部会不停地振动,这样会使扩髓器受损变钝。减低转速可以减少振动。用于骨科的

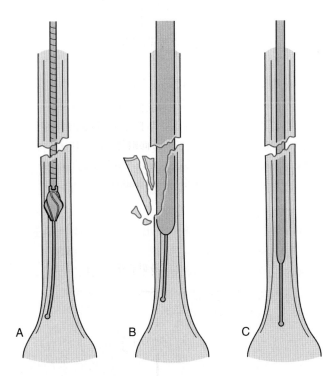

图 4-39 一个前方切割扩髓器的示例。(A)由于导针放置不当导致对远端的扩髓偏离中心。(B)由于扩髓器的挤压,皮质出现劈裂。(C)将导针放置在中心,使用 90mm 细的 Küntscher 髓内钉就避免了这个问题。(Redrawn from Crenshaw, A.H., ed. Campbell's Operrtive Orthopaedics, 8th ed. St. Louis, Mosby-Year Book, 1992; redrawn from Rascher, J.J.; Nahigian, S.H.; Macys, J. R.; Brown, J.E. J Bone Joint Surg Am 54:534, 1972.)

扩髓器的设计有许多种,制造商试图加大扩髓器的尺寸和强度以便将物理损耗降至最小。

扩髓的过程会使髓腔内压力升高,并使骨皮质温度升高。前者可以挤出骨髓,后者会损害皮质和髓质的血运。设计上的改进可以减轻这种生理上受到的不良影响。扩髓器有三个主要部分影响着所产生的压力数值和温度数值。扩髓器的头部,负责实际切割;扩髓器的干部,通常能够弯曲并驱动头部;基部顶端,为干部相连处的内径,这些都占据着髓腔的空间,与内侧骨皮质间形成一个间隙。扩髓系统工作起来就像一个活塞,不断增加长骨内相对封闭环境的压力。作为排出通路的间隙和空间,影响着髓腔内压力的形成。这一观点可以用 Brown 和 Winquist[10]的公式来证明:

$$\Delta p = 3\mu \cdot Dm \cdot Vo / h^3$$

Δp 是髓腔内压力的变化;μ 是被扩髓的物质或液体的黏度(它通常在扩髓的最初阶段较高,随后由于髓腔内出血而减低);Dm 是凹槽间的距离,受扩髓器的设计及凹槽深度的影响;Vo 是推进速度,受转速的影响(转速快则切割快,推进速度也快,但会导致髓腔内压升高。正确的扩髓过程是缓慢推进扩髓器,并不时将其抽回,以清除碎屑)。h^3 是凹槽的深度,它对于决定髓腔内压力升高的程度是至关重要的。凹槽既可以排出压力又可以收集清理碎屑。凹槽越深,产生的压力就越低。这个公式也同时适用于杆部和茎部。如扩髓器头部凹槽表浅,那么在引起髓腔内压增高方面,杆部的重要性就体现出来了。同样,较大直径的头部也可以降低髓腔内压力。

越来越多的报道称成功地使用了较大头部的扩髓器,而扩髓时温度上升也是有报道的。此外还有报道称钝的扩髓器比锐利的扩髓器的温度升高更明显[67]。

几种与骨的温度升高有关的因素包括扩髓器头部是否存在凹槽,深的凹槽能清除大量骨组织,可以减弱骨组织温度的上升,而浅槽或无槽的扩髓器会导致温度升高;切缘锋利的扩髓器和缓慢的推进速度会减少温度的升高;该部位血流通过热传导作用也有助于降低整体温度。

扩髓器头部由 455 不锈钢制成,其硬度高于 316L 不锈钢,可以使切割刃更长久地保持锋利。这种型号不锈钢不耐腐蚀,因此大多数扩髓器头部都有涂层。涂层通常会使刃口轻度变钝,但却能延长其寿命。涂层由氮化钛(金黄色)、金刚石和 ME-92 构成。虽然对于扩髓器设计方面的临床意义还在进行着研究,但在评价这些工具时,对于其基本原理的理解还是很重要的。

扩髓对髓腔内容物的破坏会对局部和全身产生影响。扩髓破坏了创伤后剩余的髓内血供。这种血管系统的重建需要 2~3 周时间[79]。髓内血供的瓦解以及扩髓期间髓腔内脂肪渗入内层皮质,会抑制在一半厚度的内层皮质中不同程度的骨坏死。如果在骨内血运恢复之前髓腔内出现感染,那么所有受累部位产生的死骨将连成一片。成人的长骨中主要包含脂肪骨髓,而在扁平骨髓腔内保留有大量造血组织。然而在扩髓时对骨髓的破坏却不会引起贫血。扩髓时髓腔与血管内空间之间会出现暂时相通。在髓腔内使用扩髓器与将活塞插入汽缸有些类似。在插入全髓假体之前对股骨髓腔开口时,会引起过高的压力,这一现象在人和动物身上都已被证明[69]。与全髋关节开口时不同,在插入空心髓内钉之前,扩髓器通常已经扩出隧道。这种空心就为隧道远程提供了减压。但这一通路会被导针或增压后的髓腔内容物部分封闭。在进行股骨扩髓时,股骨静脉血样本显示有脂肪和组织栓子形成的血栓。早些时候扩髓型髓内钉由于脂肪栓塞综合征和休克的发生总使人们有些担忧。尽管扩髓髓内钉会引起髓腔内容物栓子进入肺循环,但如果能在手术期间给患者提供足够的液体复苏,适宜的血流动力学和通气支持,也是可以接受的[69]。

除了清除髓腔内软组织以外,扩髓过程也能刮下皮质骨内面的松质骨屑和皮质骨屑。这种被粉碎的骨质与骨髓物质有很好的骨诱导、骨传导潜力。这种富含骨质的自体移植物在扩髓器的机械作用和骨内压力增加的作用下,被直接送入骨折间隙。在切开复位使用髓内钉时,这些物质会在扩髓时被挤出,但可以在冲洗伤口之后关闭伤口之前,将其收集起来放在骨折部位表面。

(四)髓内钉的类型

1.非带锁髓内钉

非锁定髓内钉或第一代髓内钉,作为髓腔内植物并不坚强稳定。这种类型的固定被称为内夹板,是指一种能在骨的内表面与内植物间产生滑动的装置。这种内植物在轴向负重时将提供弯曲力并伸向周围骨质,从而帮助骨折愈合。在这种方式下,髓内钉不能控制轴向或旋转负荷,它常被当做一种可弯曲的滑动内植物。这种固定方式适用于那种复位后具有内在旋转与纵向稳定性的骨折。

2.带锁髓内钉

第一个带锁髓内钉由 Modny 在 1952 年发明[66]。这种髓内钉被设计成 X 形截面。钉上有一系列间隔规则的孔,此孔贯穿截面上四个凹面,可以从不同方向导入螺钉。因为这些孔相邻较近,直径又大于螺钉,所以不用瞄准装置便可直接用钻头定位。这种髓内钉是笔直、实心的,不适合闭合穿钉,更适合开放复位后穿钉。尽管这种设计被其他后来者所模仿,但直到 Klemm 和 Schellman 在 Küntscher 三叶型髓内钉基础上,将带锁髓内钉进行完善后,带锁髓内钉才广为人们所接受[54]。这种内植物是空心的、弯曲的,尖端逐渐变细,能够实现闭合穿钉。横向螺钉位于髓内钉的最远端,对骨折端干扰最小,因此扩大了该器械对骨折的使用范围。这种空心带锁髓内钉其后的设计样式包括了一个近侧圆柱形的末端,内有一个具有内螺纹的芯,可以更牢固地与手柄、拔出器及近侧瞄准装置连接。其他一些小的改变包括螺钉孔的位置和方向。这种髓内钉系统目前已成功地用于治疗股骨和胫骨的粉碎性和旋转不稳定性骨折[12,25,43,46,47,53,90,97,99,101]。

3.第二代带锁髓内钉

标准的第一代带锁髓内钉对于小转子下 1cm、膝关节上 10cm 的股骨干粉碎性骨折具有可靠的稳定性。由于转子间和近侧转子周围骨折线处存在较大应力,这些髓内钉对小转子上方的骨折不能提供理想的稳定性。大多数这种螺钉近端有一个斜行螺钉。通常是向内下方向的,也有向相反方向将螺钉插入股骨颈和头部的。这些内植物对于转子下骨折还没有足够的能力提供安全而持久的固定。因为近端螺钉是旋入髓内钉的,所以螺钉不会出现滑动,这就对转子间和股骨颈部骨折块产生挤压作用。为了避免这些问题,发明了第二代带锁髓内钉(图 4-40)。这种髓内钉有一个加长的近端,内含两个隧道,可置入更大直径、钉杆光滑的拉力螺钉。这种髓内钉近端直径和壁厚的增加,结合凹槽设计的改进,为转子下骨折提供了更好的固定力。近端滑动拉力螺钉配合远程横向锁钉的使用,对于股骨干粉碎性骨折合并同侧股骨颈或转子间骨折是一种完美的固定方法。

第三节 内固定方法

在这一点上,本章已讲述了冶金学和内植物方面的基础原理。下面将介绍与金属和内固定物有关的内固定方法。

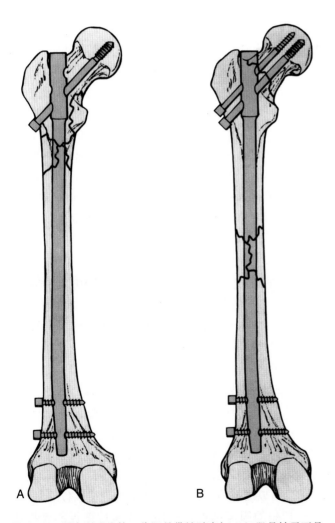

图 4-40 图中所示为第二代股骨带锁髓内钉。(A)股骨转子下骨折的固定。(B)股骨干粉碎性骨折合并同侧股骨颈骨折的固定。

一、内固定的基本形式

内固定可以分为三种基本形式:骨折块间加压作用、夹板作用、桥接作用。内植物固定在骨骼上时的机械特性取决于骨的密度、骨折的部位和类型、内植物的特性及适用的方式。这种最终建立的机械稳定性的优势应与复位骨折、置入内植物所带来的外科创伤相平衡。保持损伤的软组织和骨的充足血运,对于避免感染、加速愈合进程是非常重要的。进行内固定后,必须达到理想的解剖学重建并能进行充分的活动,以减少疼痛。在加快骨与软组织愈合的同时,实现全面的功能活动, 这两者之间的关系可以用 Tscherne 和 Gotzen 的话来说明 [92]:"对于非复杂骨折的愈合来说,稳定性是机械学基础,血运是生物学基础。"

经过固定后骨折部移动的程度取决于固定的机械学特征及受力的大小和方向。"稳定"这一术语有多种定义,因此有点混乱。内固定研究协会即 AO 认为,稳定固定就是骨折部没有移动的情况下,能进行肌肉的功能锻炼和关节运动。这通常被称为坚强内固定。另一种定义认为,即使骨折部有微动的存在,但只要能允许无痛性功能锻炼就称之为稳定。

如果规定了功能活动程度(如主动运动锻炼与负重)时稳定性的考虑会更加明确。在负重的情况下,骨折部位会出现一定范围微动,在此范围内骨折愈合加快,但超过此范围会出现不愈合。在这一安全带内骨折愈合的组织学途径,取决于骨折段间的相对活动[34,49,63]。机体会通过内植物由骨痂的形成提供制动。在沿骨中轴线周围沉积下的少量骨质,为主要骨折块的桥接和制动提供了一种非常有效的方法。骨痂量与活动量大致呈正比。如果骨折块之间完全不存在活动,那么骨痂的形成就没有必要了。愈合主要通过皮质内成骨实现[83]。骨折块之间小的间隙由松质骨填充,使骨折块直接接触新的皮质内哈佛系统长入骨折区,产生直接愈合,这被称为一期愈合。从本质上优于通过产生骨痂而获得的愈合。虽然这样的愈合进程可直接完成进一步的骨塑形,但从机械强度和功能恢复方面,这种类型的骨折愈合不比通过骨痂获得的骨愈合有优势。

两种类型的骨愈合都是功能性的骨愈合。内固定方法的选择,应使内固定更适应稳定的复位。这必须考虑以下因素:患者的一般健康状况、合并损伤、软组织损伤的程度、骨密度、骨折的部位和移位的方式、外科医生的技术熟练程度及可提供的自然和人力资源。我们刚才讨论的是适应这三种固定方式的主要固定技术及其主要适应证,以及基本硬件和正确的技术应用。

(一)骨折块间加压

在骨折块间加压时,骨折块被保持在其解剖位置,通过金属内植物的加压作用使其成为一体。这种加压作用增加了对外界干扰的适应力,增加了骨折界面的摩擦力,使骨-内植物结构最终能够抵抗功能锻炼所产生的形变力。通过内植物的张力所产生的骨折块间加压构成了一个预加压复合结构。这就意味着作用于这一结构上的应力,要先于功能锻炼时该结构所承受的应力。这种预加压的结果之一就是,骨结构比内植物更好地分担功能性负荷,因而能部分地保护金属免于经常的形变和疲劳折断。同时,分担负荷能使骨得到机械刺激,利于骨折愈合及保护矿物质不流失。这种作用于内植物上的加压力或预加压必须足以抵抗功能锻炼时内固定结构所受的形变力。如果加压不正确,骨折块会出现过量的微动,导致骨端吸收和骨痂量生成减少。尽管如此,这也是机体的一种保护性反应。在这种情况下它就是一种警报信号,说明内固定系统松动或疲劳。如果还不能扭转这种情况,继续负荷会导致内植物断裂和不愈合。

跨越骨表面的加压可以是动力的或静力的,或兼而有之。静力加压源于内植物本身的要求,动力加压则源于正常生理负荷时作用于骨骼上的力。另外,内植物也可以同时应用动力、静力加压作用。这些概念将在下面章节中逐一讨论并说明。

1.静力加压

拉力螺钉是静力加压应用的典型例子。螺钉越过骨折线旋紧,骨折就被加压了。这种螺钉尖端是一小段螺纹,在钉帽与钉尖之间是一小段钉杆。当螺钉的螺纹咬入骨折的一侧皮质,而对侧钉帽阻止其在骨中继续前进,这就导致拉力的产生。这就是所说的拉力螺钉。这种拉力螺钉通常用于两个动力加压块(如骨骺或干骺端)之间进行骨折块间加压(图4-41)。螺纹越过骨折线是很重要的。当穿过骨折线钻孔后,近侧皮质必须要攻丝。螺钉上的螺纹呈螺旋形穿入动力加压。只有在年轻患者松质骨特别致密时才对其进行攻丝。这种类型的螺钉只用于两块松质骨表面接触或嵌插时。骨折块复位后松质骨间仍留有的间隙会被结缔组织填充,会影响可靠的愈合。因此,当出现间隙时应使用松质骨移植来填充间隙。

骨折块间加压也可使用单纯全螺纹螺钉。这种技术通常用于皮质骨。钉帽一侧的皮质被过度钻孔以使螺纹只在远侧皮质获得把持(图4-42A)。这被称为应用型拉力螺钉。钉帽一侧被过度钻孔的孔被称为滑动孔,远侧皮质上的孔被称为螺纹孔。松质骨拉力螺钉的使用不同于皮质骨折块间加压,因为在光滑钉杆与钻孔之间有间隙,会被新生皮质骨填充,使得取钉困难。如果是全螺纹皮质骨螺钉,取出会很容易。在皮质骨间单独或通过钢板使用拉力螺钉也可实现骨折块间的加压。

一些附于钢板上使用的皮质骨拉力螺钉在穿过骨折线时也应在钉帽侧使用滑动孔。一个穿过骨折线、螺纹进入两侧皮质内的螺钉,会阻止骨折块间产生压力(图4-42B)。要用皮质拉力螺钉获得最佳的固定效果,就应按照正确的步骤固定螺钉(图4-43)。要获得最好的加压效果,就应将螺钉瞄准对侧骨折块的中心(图4-44A~C)。

除了施加于跨越骨折面的加爪作用外,螺钉还可固定长骨的简单骨折,但必须防止在轴向负荷下斜行骨折产生的剪力。插入螺钉时垂直于骨长轴可以很好地防止剪力产生及骨折移位。因此,对于螺钉固定大多数骨折时,这是一种可取的方法,尽管事实上垂直于骨折面的拉力螺钉会产生最大的骨折表面加压力,然而出现蝶形骨块时,对骨折面所需的骨折块间加压力必须给予足够的重视。基于这个原因,螺钉的方向可以介于垂直于骨折面和垂直于骨长轴之间(图4-45和图4-44D,E)。

静力加压也适用于钢板。骨折复位后,钢板被固定于一侧骨折块,然后钢板的另一端被给予拉力,导致骨折线处产生加压力。这可以通过一种外加压装置或是一种配合偏心放置螺钉,并具有特殊设计钉孔使内植物产生拉力的钢板来实现(图4-46)。使用这种技术有助于早期将钢板贴附于骨折块,并在钢板螺钉之间产生一个腋角(图4-47A)。这使得钢板复位和加压变得容易。具有特殊设计钉孔的钢板包括:动力加压钢板(DCP;Synthes,Paoli,PA)、有限接触动力加压钢板(LCDCP;Synthes)和欧洲加压技术(ECT;Zimmer,Warsaw,IN)。正如这里及AO手册所定义的,被设计成提供静力加压作用的内植物称其为动力加压是不正确的。当单纯使用钢板时,作用于钢板上的拉力会产生偏向加压,即在钢板下方变紧密,而在远离钢板一侧的骨皮质产生轻微的缝隙。这可以通过使用预弯钢板来避免(图4-47B)。

理想的固定结构是利用一枚通过钢板的骨折块间拉力螺钉来实现更好的骨折加压(图4-46)。通过用

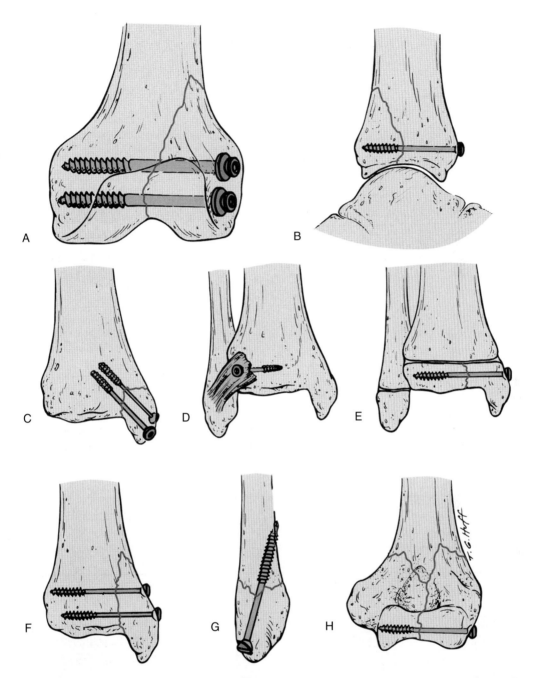

图 4-41 松质骨拉力螺钉的典型适应证。(A)两个 6.5mm 带有 32mm 螺纹的松质骨钉。配合垫圈用于固定股骨外踝骨折。(B)一个 4mm 松质骨钉用于固定胫骨远端前侧带有联合韧带的骨折块。(C)使用两枚 4.0mm 松质骨螺钉固定内踝骨折。(D)使用一枚 4.0mm 松质骨螺钉固定胫骨前方下胫腓联合韧带相连的骨折快。(E)一个 4mm 松质骨螺钉用于固定胫骨远端骨骺骨折。(F)两个 4mm 松质骨钉用于固定内踝斜行骨折。(G)一个踝螺钉斜行插入固定腓骨远程短斜行骨折。这种插入方向可以逐渐增强皮质间的压力。(H)一个 4mm 松质骨钉用于固定肱骨远端髁间 Y 形骨折的髁间骨折块。

螺钉固定钢板相对的皮质所产生的骨折块间加压作用,可以减少受到扭力时骨折面出现的剪力。这种拉力螺钉与钢板的结合,可用于大多数简单、斜行、骨干部的骨折。对于横行骨折,预弯钢板是主要加压方式,而拉力螺钉却无法使用。如果骨折包括一个主要的蝶形骨块,在蝶形骨块与骨干部主要骨折块之间的骨折面,最好单独使用骨折块间加压螺钉置于钢板以外固定。这种固定的强度还不足以抵抗各种扭弯力和轴向负荷,必须跨越骨折部位使用钢板来中和各种力,使这种不理想的加压拉力螺钉不致折断。这种钢板的使

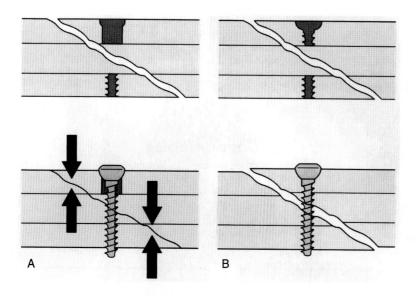

图 4-42 拉力螺钉的应用。(A)近端皮质过度钻孔形成滑动孔,可使皮质骨螺钉起拉力螺钉的作用。(B)如果没有滑动孔,一个皮质骨螺钉插入时超越骨折部,将会保持骨折块间的间隙。

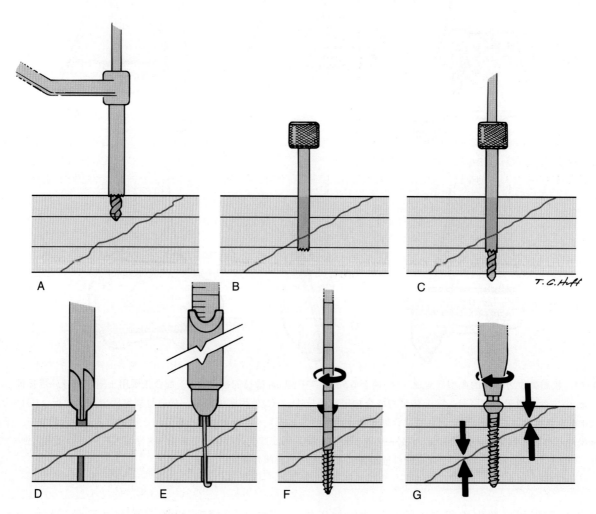

图 4-43 骨折复位后插入皮质骨拉力螺钉的步骤。(A)一个 4.5mm 攻丝套管和一个 4.5mm 钻头用于在近端皮质上钻出一个滑动孔。(B)将帽状头套管(5.8mm 长,4.5mm 外径,3.2mm 内径)插入滑动孔直至其锯齿端接近皮质。这就保证了即时斜向钻孔时,用于钻螺纹孔的钻头不会偏心。(C)3.2mm 钻头通过帽状套管的指引插入时,在对侧皮质上钻一个螺纹孔。(D)插入一个尖端 4.5mm 的埋头器,用于扩出一个可容纳钉帽的凹陷来。(E)一个测深尺用于测量所需螺钉的精确长度。(F)一个 4.5mm 带有短螺纹的攻丝器用于对远侧皮质的螺纹孔进行攻丝。(G)插入 4.5mm 皮质骨螺钉,轻轻旋紧产生加压作用。

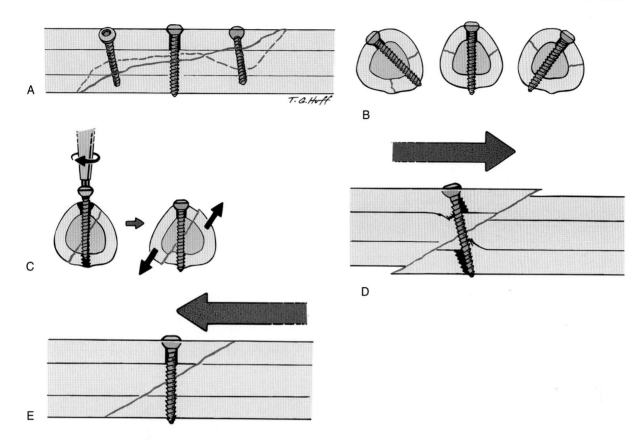

图 4-44 固定一个单纯螺旋骨折的螺钉方向。(A)螺钉的方向应是其尖端穿过对侧骨皮质的中心。(B)在横切面上可以更好地看出螺钉尖端穿过对侧骨皮质中心的正确方向。(C)如旋紧一个没有穿过对侧皮质中心的螺钉,则会出现骨折移位。(D)与骨折面成正确角度插入螺钉会产生最好的骨折块间加压,但不能抵抗足够的轴向负荷。(E)插入一个皮质骨拉力螺钉与骨长轴形成正确角度,可以在轴向负荷时提供最佳的抗骨折移位能力。

用在后面还会被提到。

2.动力加压

简单地说,动力加压就是内植物能够将功能性生

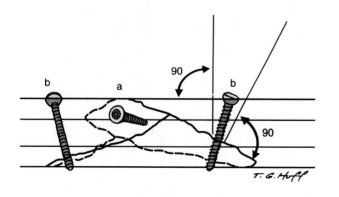

图 4-45 螺钉固定一个有单一蝶形骨块的干部骨折。中心螺钉(a)连接两个远近骨折端,外侧两个螺钉(b)将蝶形骨块与远近端固定。这些螺钉的插入角度是骨折线的垂直线与骨长轴垂直线之间的角平分线。所有螺钉插入后,再旋紧这三枚螺钉。

理应力转化成为骨折部位的加压力。当肢体休息时,在骨骼上没有或几乎没有负荷。四种典型动力加压结构是:张力带、角钢板、非带锁髓内钉和拉力髋螺钉。

3.动静力组合加压

钢板如果放在骨折张力侧或不愈合的分开侧就能用做张力带。除了前面提及的解剖部位以外,由于骨骼的解剖或生理弧度或骨折的成角,导致负重和肌肉活动时其负荷与骨的中轴线偏离,形成了明确的张力侧和压力侧。因为股骨的正常曲度其前外侧为张力侧,后内侧为压力侧。所以当钢板放置在股骨的外侧面时,其作用相当于一个张力带,其后的负重和肌肉活动会导致骨折部位产生动力加压。胫骨不愈合出现内翻时,不正确的角度导致明显的弯折运动。在胫骨外侧放置一个钢板就有可能利用不正常的偏心负荷在负重和肌肉活动时产生动力加压(图 4-21)。

在此情况下,可以在对骨折和不愈合进行固定时联合使用动力加压和静力加压。这通常靠使用预弯的

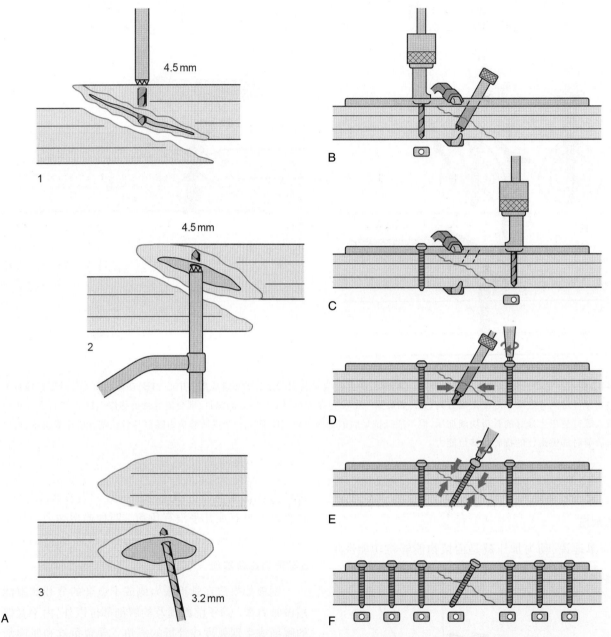

图 4-46 轴向加压钢板结合通过钢板进行骨折块间加压的螺钉。(**A**)三种用来对骨折块间钉孔进行钻孔的方法。(1)先用一个 4.5mm 钻头从外侧钻滑动孔。(2)先用一个 4.5mm 钻头从内侧钻滑动孔。(3)先用一个3.2mm 钻头从内侧钻螺纹孔。(**B**)钻完最初的滑动孔后,使用钢板,用持骨器维持骨折复位和钢板位置。为避免钻钢板上第一个钉孔时钢板滑动,应将 3.2mm 钻头导向器通过钢板插入骨折块间加压钉孔。钢板上第一个钉孔用绿色钻头导向器。注意在骨折的这一端插入第一枚螺钉。就会在骨折线与钢板之间产生一个腋角。当在放置的钢板拉力作用下产生加压时,腋角的存在会抓持住另一端的骨折块。(**C**)取出套管后,用黄色负荷导向器通过钢板钻第二个钉孔。这种导向器可将螺钉定位在与钢板上的钉孔偏心的位置。(**D**)旋紧这枚螺钉导致钢板上产生拉力。骨折线上产生加压力。3.2mm 钻头套管被重新插入滑动孔,钻透对侧骨皮质。(**E**)通过此孔插入一枚骨折块间加压拉力螺钉会明显增加骨折线处的加压作用。(**F**)现在通过钢板插入剩余的螺钉,使用中立位绿色钻头导向器。

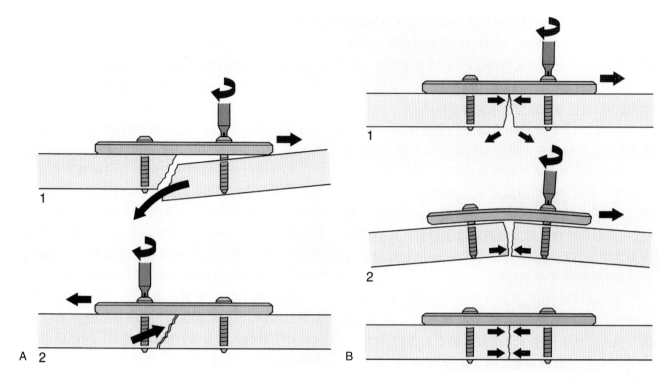

图 4-47　(A)钢板作为一种复位工具。(1)腋角的形成。在加压过程中,钢板在骨上的水平移动会出现骨折的移位,没被固定的骨折块会沿着骨折斜面向下滑动。(2)中立螺钉应该在骨与钢板之间创造一个腋角。这会使对侧骨折块保持位置,以保证有充分的加压作用。当在骨与钢板之间创造一个稳定的腋角时,复位与加压都变得容易了。(B)钢板的预弯。(1)如果钢板没有预弯,在近侧皮质会产生加压,远侧皮质会产生轻度分离。(2)在固定之前对钢板进行预弯使得骨折加压变得容易。

钢板来实现。在这种情况下,有条件来分清骨折的张力侧和压力侧。钢板被置于张力侧时也可作为一个张力带。当开始固定时负重和肌肉活动会产生动力加压,而内植物的预弯会产生静力加压。

(二)夹板作用

1.髓内钉

与骨折块间加压获得的相对坚强固定相反,标准非锁定髓内钉通过夹板作用提供固定。夹板可被定义为能在骨与内植物之间出现滑动的结构。髓内钉从开口处进入骨沿髓腔走行,跨越其大部分长度,可使轴向负荷转移到两端的骨折块。髓内固定坚强度不如骨折块间加压,但若运用恰当,效果也不差。因为功能锻炼时,骨折部出现较大量的活动,骨痂会逐渐形成。

2.闭合穿钉

这一闭合穿钉技术是在一种特殊牵引床和 X 线透视帮助下通过闭合操作使长骨骨折复位。这一技术避免开放复位时对骨折部位的直接外科暴露。因为周围的皮肤肌肉保持完整,骨折部骨骼还保留着骨膜血

运,所以对于周围软组织的附加外科损伤是最小的。髓内钉由远离骨折部的骨末端经开口处插入,使用可弯曲的扩髓器进行扩髓,以 0.5mm 逐渐增大直径。扩髓器通过一根穿过骨折部的导针插入,这些扩髓器顺着骨骼正常曲度进入。在按相似曲度扩髓后,可沿导针插入空心的髓内钉。为了帮助它们顺利进入骨折远端,髓内钉被设计成具有逐渐变细的尖端。同时,一个更加适应髓内钉内径的大导针也用来引导髓内钉。这两个因素有助于使髓内钉位于髓腔中心,防止磨损骨折部的皮质。

由于缺乏对骨折的直观视觉,必须要通过肢体远程的合适位置摆放来保证正确的旋转对线。骨盆放平,仰卧位,下肢放好使髌骨直指天花板。在骨干中段侧骨折中,髓内钉进入骨折的两端提供足够的骨内接触。当插入髓内钉时自动形成良好的力线。相反,非常靠近近端或远程的骨折,另一端是整个骨干部,在插入髓内钉时就有成角的可能。在这种情况下一部分骨折块缺乏骨内接触,这为成角畸形和畸形愈合提供了可能性。对于无粉碎的骨折,重建和保持骨的正确长度要通过远近端主要骨折块的连接来实现。如果粉碎重,导致复位

时远近端之间正常接触面积小于50%,并且失去连接,那就会造成短缩的出现。标准的非带锁髓内钉只作为髓内夹板使用,它们无法提供固定力,来阻止负重力和肌肉轴向挤压力造成的短缩。缺乏足够的皮质连接进行对抗时,这些力就会引起短缩和变形隆起。

在治疗简单轻度粉碎的股骨[23]、胫骨干部[7,23,37,93]骨折时,运用标准的非带锁髓内钉进行闭合穿钉,取得了非常好的效果。通过骨痂生成达到愈合,骨与内植物间分担负荷导致坚固的愈合,且以后几乎从不出现再折。髓内钉治疗后则没有出现骨膜下皮质的骨质疏松,而在钢板治疗后可发现钢板取出后钉孔处会再现应力集中区直到新骨拟盖钉孔外面,使用非带锁髓内钉后没有可引起骨折的钉孔。

对于选择性骨折,非带锁髓内钉可提供充分的稳定性,容许邻近关节早期活动及早期负重。通过使用闭合髓内钉技术避免了对软组织的手术清创,可使肌肉早期康复,而且感染率小于1%。与此相比,开放固定的感染率却为3.2%[56]。用髓内钉进行稳定固定时,不必须使用骨骼牵引,也不必长期卧床,因此大大缩短了住院时间。

(三)桥接固定

通过髓内钉达到的骨折块间加压和夹板作用,需要通过骨折两端之间的接触来实现固定的稳定性。它们最适于简单骨折以及粉碎不严重的骨折,对严重粉碎骨折要达到所有骨折块都复位从机械学上讲是不可能实现的,从生物学角度是没有益处的。这些骨折多是由于大量能量作用于受创的骨骼,并迅速消散而引起的骨折呈爆裂状,有大量骨片(个别骨片呈放射状)进入周围软组织。由于剩余软组织鞘的弹性回缩可发生挤压时出现移位性复位,如果由于软组织鞘的破裂和直接磨损骨折部位,这将被认为是一种更加严重的损伤。如果没有伤口,而出现严重粉碎的骨折形成开放伤口,明显移位,这也证明骨骼周围软组织受到明显损伤。

由于骨折块大小不一且经常伴有旋转并嵌入周围肌肉,因此需要外科切口直接操作。切开并牵拉损伤的软组织会进一步危及受损的血液循环。持骨器和复位钳在复位和把持骨块时损伤了贴覆在单独骨块上带有血供的薄薄肌肉。对于软组织血运的进一步破坏增加了感染机会,减少了愈合的可能。当出现延迟愈合或不愈合时,作用于内植物上持续的、周期性的

负荷会超出其疲劳极限,进而导致金属断裂。

为了避免这些后果,必须选择一种内固定方法,既能达到内固定的目的,又不对骨与周围软组织血运造成严重损伤。这种固定技术就是桥接技术。它通过将内植物插入,跨越骨折和软组织受损带,与骨折远近端主要骨折块固定来实现。也可通过闭合插入带锁髓内钉来实现,还可通过使用间接复位技术由钢板来实现。

尽管通过带锁的髓内钉或钢板的桥接固定后,骨折经常有分离的表现。但通常的结果是由外骨痂形成的愈合而不是不愈合。这是因为这些固定方法通过保留血供并为成骨提供有力的力学环境而保护了骨块的活力。制作髓内钉和钢板的金属具有一定的弹性。这种物质特性结合内植物的几何结构会使骨折产生一定范围的活动,可促进骨痂形成。内植物可以重建并保持力线,允许功能活动。这种插入技术和固定方法保存了骨折区内骨与软组织的活力。因此软组织仍有活力,同时在功能活动时,允许骨折部有限的活动,这就为骨痂形成提供了有利环境。

1.闭合带锁髓内钉

和以前描述的标准非带锁闭合髓内钉一样,可用相同的步骤来进行骨折的复位和内植物的插入。另外需要注意的是,所选择内植物的长度和插入后的最终位置。因为必须在骨骼上的特殊区域安放横向固定螺钉,所以对粉碎骨折和峡部以外骨折,使用这种桥接技术还应注意复位时要建立正确的长度、旋转和力线。

将蝶形骨块的尖端排列齐对于建立骨的正确长度是一种不可靠的方法。因为患者躺在骨折床上带着骨牵引,这种判断长度的方法常会导致骨的过度延长。尽管过牵骨折也常愈合,但肢体多余的长度会很醒目,令患者烦恼。在这种情况下,必须用对侧完整的骨作为测量长度时的参照。使用明显的标志,如股骨的收肌结节和大转子尖。一个已知长度的尖端球形的导针可用做术中测量装置,以重建骨折骨的正确长度(图4-48)。在对骨干峡部近侧骨折进行穿钉时,要使近侧较短的圆锥形骨块获得正确对线,因此要准确定位进钉入口。髓内钉插入时偏离髓腔中轴线会导致该骨块成角(图4-49)。

在对峡部以远端圆锥形、带有宽阔髓腔的骨块进行穿刺时很容易出现成角。因为没有充分的骨内表面接触来自动实现对线,所以这个骨块近端髓腔的直径通常大于髓内钉的直径。对该骨块必须认真复位,以避免不正常的角度或插入髓内钉时弄碎骨折部(图4-50)。在

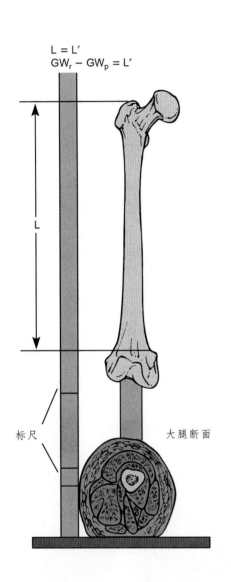

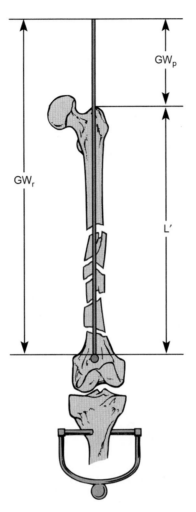

图 4-48　图中所示为推荐的对于股骨粉碎性骨折正确测量其股骨长度的方法(L)。测量对侧完整股骨长度作为参考值后,术中调整牵引,用已知长度的导针(GW)测量其长度。(Redrawn from Browner, B.; Cole, J.D. Current status of locked intramedullary nailing: a review. J Orthop Trauma 1[2]:192, 1987.)

这种情况下，必须用两个螺钉横向固定这个远端骨块。如果不这样做会使该骨块在单一螺钉周围旋转。在骨折部产生不可接受的活动会导致骨不连和内植物折断(图 4-51)。

生物力学研究表明,股骨骨折远近侧 5cm 以内出现的钉孔在髓内钉上产生过度的应力,导致在钉孔处疲劳折断。钉孔的作用相当于应力增加器,使髓内钉上产生的应力大于其疲劳耐受极限[17]。如果可以合理使用闭合穿刺技术，做到正确的复位和放置内植物，对于股骨、胫骨干部复杂骨折使用这种桥接技术，还是能取得非常好的效果的。

2.插入近端螺钉

开发者试图生产带锁髓内钉系统能够快速简单地将螺钉经皮插入内植物两端的孔中。随着近端螺钉插入装置的使用,离这一目标的实现已经更为接近了。现在许多髓内钉设计成钻和螺钉的瞄准装置,牢固地固定在髓内钉顶端理想的位置,以保证旋转对线。

3.插入远端螺钉

在开发插入远端螺钉令人满意的方法时,遇到了很大的困难。许多不同的方法均获得了不同程度的成功。Kempf 及其同事[46]使用一种安装在影像增强器上的瞄准装置,它包括一个类似枪瞄准器的导向器,可插入一个预先安装在影像增强器上的柄里。当 X 射线与髓内钉锁孔轴线一致时,可以通过影像增强器显示屏上出现的正圆形孔来证明:将导向器折叠下来和光束一致对准骨骼。当导向器位置调好后,确保其与锁孔一致,就可以用它引导钻孔和插入螺钉。当这种装置和一台稳定牢固的 C 臂装置连接时,使用起来最有

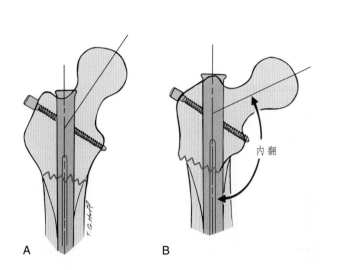

图 4-49 股骨近端骨折以大转子处为入口插入直的髓内钉。因与髓腔中轴线不同心导致骨折内翻成角。(A)沿髓腔轴线正确的入点。(B)偏离髓腔轴线不正确的入点。

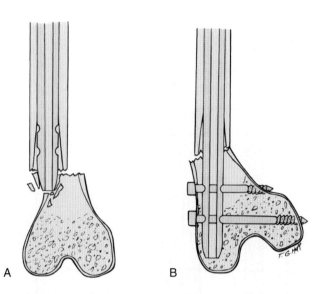

图 4-50 股骨远端短的骨折块复位不良引起的问题。(A)髓内钉进入过程中的变位导致远侧皮质的粉碎。(B)不正确的对位及骨折端髓腔宽大将导致固定后出现成角。

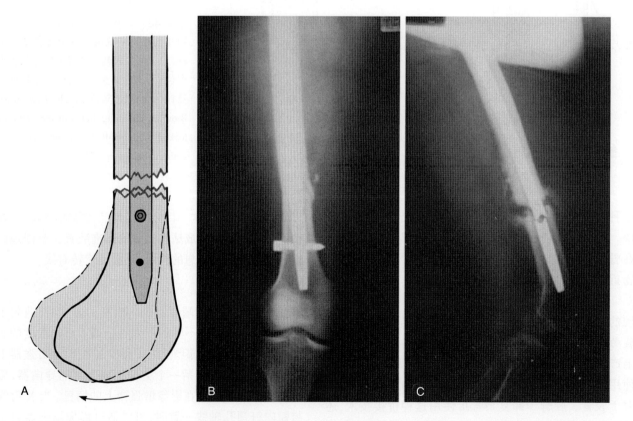

图 4-51 股骨远端短的骨折块其髓腔直径大于髓内钉直径。由于没能成功插入两枚远端横向锁钉,使得骨折块沿该枚单一的锁钉产生持续的摆动,导致骨不连和内植物的断裂。(A)图示骨折块围绕单一锁定活动。(B)股骨远端骨折用髓内钉固定,没有下沉到股骨内足够的深度,且只用一枚锁钉。(C)股骨远端持续的活动导致骨不连和内植物断裂。

效。许多外科医生发现,如果导向器能连在一个更具伸缩性的 C 臂荧光屏上,变换位置就容易了。

远端锁孔导向器经过许多尝试,设计成一种与髓内钉近端通过螺纹相连的导向器。这种导向器需要在插入内植物以前预先与远端横向锁孔对齐。插入内植物并锁定近端后,远程瞄准装置重新连接到髓内钉顶端,希望导向器能与远程锁孔对齐,使钻和插入螺钉变得容易。但是髓内钉开放的一端占据全长的大部分,使得插入时经常受到扭力作用,这就改变了髓内钉顶端与远端横向锁钉孔平面之间的关系。当重新连接近端瞄准装置时,就妨碍了它的准确性。因为此瞄准装置在其远程连接点与远程锁孔之间会延伸 40cm 以上的距离,当用于平卧位患者的股骨或胫骨时,会有下沉的趋势。因此定位不准的问题就更明显了。

用于插入远端锁孔锁钉最可靠、最常用的方法是徒手法[13,59,65]。将尖锥、斯氏针或钻头固定在一个角度上,使其在影像增强器屏幕上对准孔的中心。关闭射线,使装置与 X 线方向一致。钻透股骨或胫骨皮质(图4-52)。另一种方法是用一种掌上导向器来帮助直接插入钻头。将电钻从尖锥、斯氏针或钻头上移开,通过放射影像确认已穿过髓内钉的锁孔。然后钻透对侧皮质,用测深尺量得螺钉长度,插入合适的螺钉。在此过程中,对于外科医生手部在放射线中过度暴露应给予充分关注。通过锁定髓内钉过程中佩带放射敏感性计量指环进行放射测量表明,只要手部不进入射术内,外科医生手部接受的放射量很少[58,86]。这是目前使用最广泛的远程锁钉技术。

4.静态锁定与动态锁定

髓内钉两端锁孔的存在,为仅在一端或两端同时插入螺钉提供了选择。在两端同时插入螺钉,锁定了远近端主要骨折块和髓内钉,这就控制了股骨的长度和这些骨折块的旋转。因为螺钉阻止了两个主要骨折块的滑动,这种固定方法称之为静力方式(图 4-53)。用于明显粉碎和骨缺损骨折的桥接固定方法就是一个实例。虽然经过这种固定后骨痂会逐渐形成,但正如最初担心的那样,髓内钉两端螺钉的存在会妨碍轴向加压,并阻碍骨折区的最终重塑形。因此有人建议,在放射影像上发现骨痂后的 8~12 周内移除髓内钉一端的一枚或全部螺钉[11,45,48,90,100]。然而某些愈合中的骨折,从影像学上发现的骨痂还欠坚强,不足以承受移除髓内钉一端横向锁钉后发生的轴向负荷。因此,移除螺钉后会导致短缩和内植物脱出[11,14,46,49,90,100]。一系列研究显示,通过移除髓内钉一端的螺钉来实现动力化,对于实现骨折的满意愈合和再塑形是不必要的[14]。

当仅在髓内钉一端插入螺钉时,这种固定方法称之为动力方式。这种固定方法,对出现在股骨、胫骨远近端的骨折或不愈合时的短锥形干骺端骨折块,具有额外的控制旋转能力。这种固定方法仅适用于两个主要骨折

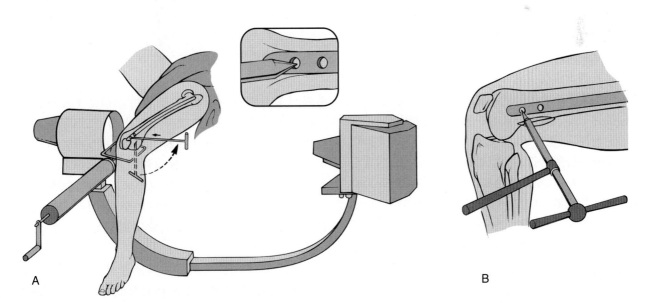

图 4-52　股骨带锁髓内钉远端横向锁钉的徒手插入技术。(A)使用尖锥并通过影像增强器进行准确定位。使用影像增强器,当尖锥的尖对准锁孔时,可以在屏幕上看到。然后关闭 X 线。尖锥放置在垂直髓内针与 X 线一致的方向。(B)作为一种选择,钻头导向器能够与锁孔保持一条直线,正确地定位尖锥或钻头。(**A**, Redrawn from Browner, B.; Edwards, C. The Science and Practice of In-tramedullary Nailing. Philadelphia, Lea & Febiger, 1987, p. 248.)

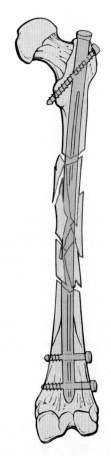

图4-53　静力固定模式。螺钉在骨折的两端。将两个主要骨折块固定在髓内钉上。防止它们旋转或一起滑动。髓内钉具有少量的弯曲和扭转弹性。在骨折部产生有限的活动。这种"静力"固定是相对其抵抗短缩和旋转力而言的。(Redrawn from Browner, B.; Edwards, C. The Science and Practice of Intramedullary Nailing. Philadelphia, Lea & Febiger, 1987, p. 235.)

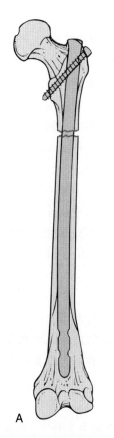

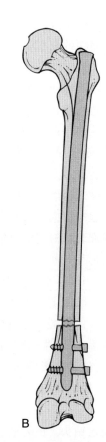

A　　　　　　　　　　　　B

图4-54　动力固定模式。螺钉仅插入髓内钉的一端。相邻的主要骨折块防止了短缩的形成。髓内钉与长骨折块骨内膜之间的接触防止了该骨折块旋转。此骨折块可以轴向滑动。使骨折部加压，在肌肉力量作用和负重时承受负荷。(A)闭合的转子下骨折时，近端使用一枚螺钉，仅控制短的骨折近端的旋转。(B)具有宽大髓腔的股骨远端短骨折块，需要插入两枚螺钉来控制其活动。(Redrawn from Browner, B.; Edwards, C. The Science and Practice of Intramedullary Nailing. Philadelphia, Lea & Febiger, 1987, p. 237.)

块间接触区至少占皮质周长的一半的情况，这样相比邻的骨折块才能支撑骨的长度。髓内钉没有锁定的一端，插入包括骨干部大段骨折块的扩髓后的髓腔内，通过夹板作用达到固定(图4-54)。如果对于两个主要骨折块间没有充分接触的骨折不恰当地选用了动力固定，就会出现移位和不稳定。肌肉活动和负重造成的轴向外力会导致无移位的蝶形骨块发生移位或旋转，从而导致接触减少和骨折短缩。因为静力或桥接固定会导致可预见的骨折愈合，因此最好限制使用动力固定。

(四)间接复位和桥接钢板

累及关节面或干骺端的粉碎性骨折通常不适于带锁髓内钉固定。对这些病例，要实现关节部骨折块的固定通常靠使用骨折块间加压的拉力钉和贴覆在骨折块上跨越骨折区延伸至骨干部的铜板来固定。当钢板与关节骨折块固定后，它就可当做把手在钢板与一枚骨干上独立存在的螺钉之间使用，使用带关节的拉力装置或牵开器或持骨器，就可使关节内骨折块达到理想位置(图4-55)。这样可避免直接暴露和对粉碎的骨折区内许多小骨块上肌肉的进一步剥离，称之为间接复位[50,60]。由于跨越骨折带的牵引作用，通过周围相连软组织产生的拉力，骨折块实现了复位。此外，还可使用AO牵开器产生拉力。

产生粉碎性骨折的这种高能量外力会导致主要骨折块的连续性中断。在最初的形变外力和贴覆在主要骨折块上的肌肉的相对拉力作用下，导致畸形的出现。错位、成角和旋转对线不良，常会不同程度地出现，几乎总是其特征之一。对于大多数类型骨折，达到正确的旋转对位并恢复骨的长度就大致实现了复位。

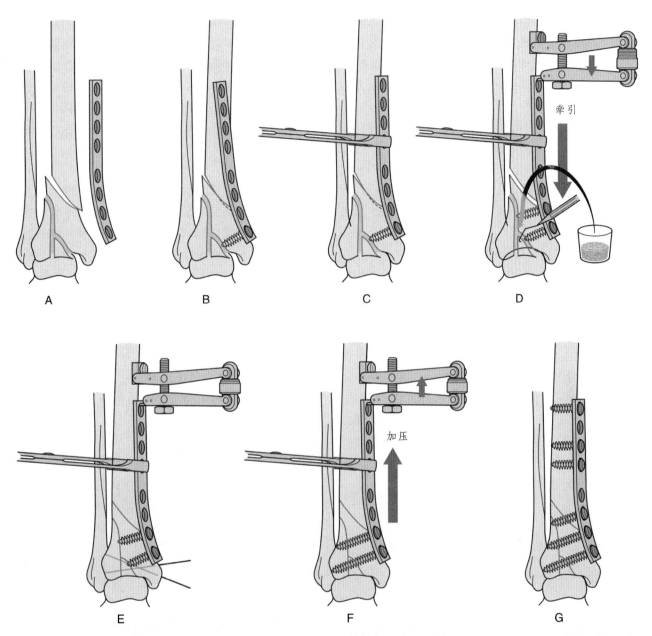

图 4-55 间接复位技术在治疗胫骨远端 pillion 骨折的应用。(A)钢板塑性和骨骼相匹配。(B)首先将钢板和骨折远端关节面碎片固定在一起。(C)用复位钳将钢板和胫骨干黏附在一起。(D)用一枚螺钉将关节张力器械在钢板上方固定于骨干上。将关节张力器械的夹子打开，使钢板固定部分对骨折进行牵引。在有骨缺损的部位植骨。(E)用克氏针暂时固定由于软组织牵拉引起的移位的近关节的碎骨块。(F)进行轻微的加压。(G)钢板固定在骨折线上方的骨干上。(Redrawn from Mast, J.; Jakob, R.; Ganz, R. Planning and Reduction Technique in Fracture Surgery. New York, Springer Verlag, 1989, pp. 73, 74.)

使用间接复位技术时，对贴覆在骨折块上的软组织进行纵向拉伸，就可以使骨折对齐。

为了对齐骨干骨折，拉力通过肌肉筋膜被转接到相连的骨上。通过类似方式，关节周围的骨折通过与关节骨折块相连的拉力也可以部分地重新复位。一旦通过这些间接复位方法中的一种恢复了骨的正确对位、旋转和长度，那些较小的骨折块就可以用牙科尖嘴钳将其挑到正确位置。如果中间广泛粉碎，就不能使用轴向加压，应该使用桥接钢板，通过牵引远近端骨折块保持解剖长度。

二、骨质疏松骨的固定

随着人口老龄化，对合并有骨质疏松骨折的治疗变得更普遍了。常规内固定技术不足以获得稳定性。

在处理骨质疏松骨时有 3 个基本概念要考虑。

(1)避免骨折的医源性粉碎。在进行骨折复位和固定时,应避免加重易碎的松质骨折块的粉碎程度。

(2)通过下述 3 种方法来加强骨与内植物间稳定性和固定强度:

①使用更长的内植物(钢板或髓内钉),避免内植物与骨质疏松骨相连部位的疲劳折断[80]。

②使用钢板时额外使用多枚螺钉,使用髓内钉时增加锁钉数目,使用外固定器时增加固定针数目,在更大区域上分散外力,从而使骨质疏松骨减轻少许负重。

③使用固定角度的装置可以防止其脱出。通过使用固定角度的装置如角钢板和 Schuhli 垫环来增加骨与内植物的稳定性[70]。可以通过一个带螺纹的钉孔或一个特殊的螺帽,将螺钉与钢板连接,从而防止内植物与骨固定失败。

(3)使用不同的物质加强薄弱的骨质。在一定区域内,使用聚甲基丙烯酸甲酯(PMMA)或可降解的磷酸钙骨替代物可以加强骨质疏松骨本身[27,38]。

螺钉的稳定性或把持力与处于材质内的螺纹和螺钉材质的密度直接相关。PMMA 和磷酸钙骨替代物都有较高的密度,使螺钉有更好的把持力,同时作为髓内填充物也可提高骨折稳定性。

三、术前计划

要做好术前计划,需要在许多基本问题上做出决定。

(一)固定

选择骨折块间加压、夹板或桥接固定,要根据对骨折式样、部位、特征以及是否合并软组织及其他骨、器官系统损伤的分析来决定。这就决定了选择特定的内植物。

当选择了钢板螺钉固定进行骨折块间加压或对有多个骨折块的骨折进行夹板固定时,术前制定的蓝图会使内植物放在最佳位置变得容易。用一张图表显示钢板和所有螺钉确切部位所在以及复位后它们的最终位置以及与不同骨折块间的关系。每个骨块的外形被画在复写纸上或来自原始损伤胶片的透明 X 线胶片上。单独的片段像锯齿拼图一样组成一个完整的骨。要实现这些,就要将它们放在取自对侧 X 线照片的完整骨的轮廓中。还可以将这些剪下的单独的片段沿特殊骨骼的解剖轴排列。这些片段组成完整的骨,显示出所有复位后的骨折线。用于术前计划的 X 线照片投照时

应将管球放在一米远处,在此条件下,X 线照片上的影像代表骨骼真实尺寸的 10% 放大率。还可以同样得到 10% 放大率的钢板外形模板。这些模板用在组合起来的骨骼图上,就构成了一张显示内植物理想位置的蓝图。一旦完成这项工作,在手术过程中这张蓝图就可作为指导钢板和螺钉正确放置的一项重要参考。

(二)复位

复位方法的选择取决于骨的质量、骨折的样式和部位以及合并软组织损伤的程度范围。对于骨折进行外科治疗不变的目标就是,对为骨骼提供血供的周围肌肉和相连的筋膜实行微创。因为这些组织与骨折块相连,在纵向拉力作用下可使骨折块对齐。外科医生必须决定是通过助手手法牵引,还是使用牵引床或牵开器,或是通过钢板技术进行间接复位。如果使用牵引床或牵开器,就必须正确地放置牵引或固定针。如果打算切开复位,外科医生应当考虑要达到复位并维持复位,哪种钳子和持骨器是必不可少的。外科医生还应决定为了指导复位和插入内植物,是否必备一台影像增强仪或连续 X 线拍片仪。

(三)手术入路

已经选择了固定的方法,在决定手术入路时必须考虑骨折部位的解剖、局部覆盖的皮肤和肌肉情况。复习标准的手术入路描述,并在尸体解剖中实践,提高完成外科手术的实践能力。根据患者的体形和特殊手术入路,必须考虑对特殊拉钩和其他器械的需要。

(四)体位、铺单和特殊装备

患者的体位和铺单决定于固定复位方法和手术入路。外科医生应当考虑是否使用充气止血带。预计会大量失血时,就相应地表示需要血液回收器和特殊需要的浓集细胞以及其他血液成分。外科医生应当考虑对于特殊术中监护的需要,例如体感诱发电位指示器。

(五)术前管理

术前需要干预的医学情况,可以通过病史和体格检查来发现。药物,诸如类固醇和抗凝剂,应当停用或适当调整。关于静脉抗生素的使用包括配伍目录,也必须决定下来。用于术后镇痛的硬膜外麻醉也应在术前决定下来,以便对患者和家属进行术前宣教并与麻醉科进行商议了解。

(六)多发伤的优先顺序

出现几个器官系统和不同部位骨的多发损伤,需要一个有组织的检查手段,立即做出决定,并落实到位。外科团队应该同时对患者进行治疗,以缩短全麻时间。普外科医生和麻醉师在复苏和最初的外科干预中,应当监护和调整患者的全身情况。骨科医生在早期治疗期间扮演着重要角色,在与其他专科医生交流术前计划时,对患者起主要负责作用。

小　结

总的来说,术前计划有关的各种考虑,是一个以逻辑方式进行分类序列化的决策过程。手术医生要有步骤地向患者、家属、手术室人员、助手解释讲明手术过程。确切需要的手术设备、手术台、器械、内植物种类、相关器材、手术台位置、铺单方式,要告知手术室人员和麻醉师。手术过程中还要将计划书悬挂于 X 线看片箱上,使全体手术参加者明确手术过程。充分了解内固定原则是有效计划和手术成功的关键。

致谢

本章的准备工作感谢康涅狄格州大学健康中心的矫形外科的主任们的大力支持。他们的经验和鼓励极有助益。

(王志彬 马剑雄 李世民 译　李世民 校)

参考文献

1. Ansell, R.; Scales, J. A study of some fractures which affect the strength of screws and their insertion and holding power in bone. J Biomech 1:279–302, 1968.
2. Asnis, S.; Kyle, R., eds. Cannulated Screw Fixation: Principles and Operative Techniques. New York, Springer-Verlag, 1996.
3. Baumgart, F.W.; Morikawa, C.K.; Morikawa, S.M.; et al. AO/ASIF Self-Tapping Screws (STS). Davos, Switzerland, AO/ASIF Research Institute, 1993.
4. Beaupre, G.S. Airport detectors of modern orthopaedic implant metal (Comment). Clin Orthop 303:291–292, 1994.
5. Bennett, A.; Harvey, W. Prostaglandins in orthopaedics (Editorial). J Bone Joint Surg Br 63:152, 1981.
6. Black, J. Orthopaedic Biomaterials in Research and Practice. New York, Churchill Livingstone, 1988.
7. Bone, L.B.; Johnson, K.D. Treatment of tibial shaft fractures by reaming and intramedullary nailing. J Bone Joint Surg Am 68:877–887, 1986.
8. Bronzino, J. The Biomedical Engineering Handbook. Hartford, CT, CRC Press, 1995.
9. Brooks, D.B.; Burstein, A.H.; Frankel, V.H. The biomechanics of torsional fractures: The stress concentration effect of a drill hole. J Bone Joint Surg Am 52:507–514, 1970.
10. Brown, G.; Winquist, R.A. Personal communication, 1996.
11. Browner, B.D. The Grosse-Kempf locking nail. Contemp Orthop 8:17–25, 1984.
12. Browner, B.D.; Boyle, M.; Morvant, R.; et al. Grosse-Kempf nailing of unstable femoral fractures: The initial North American experience—Orthopaedic transactions of American Orthopaedic Association. J Bone Joint Surg Am 8:405, 1984.
13. Browner, B.D.; Wiss, D.A. The Grosse-Kempf locking nail for the femur. In Browner, B.D.; Edwards, C.C., eds. The Science and Practice of Intramedullary Nailing. Philadelphia, Lea & Febiger, 1987, pp. 233–252.
14. Brumback, R.J.; Uwagie-Ero, S.; Lakatos, R.P.; et al. Intramedullary nailing of femoral shaft fractures. Part II: Fracture healing with static interlocking fixation. J Bone Joint Surg Am 70:1453, 1988.
15. Brunner, C.F.; Weber, B.G. Internal fixation plates with a specialized form and function. In Brunner, C.F.; Weber, B.G.; eds. Special Techniques in Internal Fixation. New York, Springer-Verlag, 1982, pp. 151–152.
16. Brunner, C.F.; Weber, B.G. Special Techniques in Internal Fixation. New York, Springer-Verlag, 1982.
17. Bucholz, R.W.; Ross, S.E.; Lawrence, K.L. Fatigue fracture of the interlocking nail in the treatment of fractures of the distal part of the femoral shaft. J Bone Joint Surg Am 69:1391, 1987.
18. Burstein, A.H.; Currey, J.; Frankel, V.; et al. Bone strength. J Bone Joint Surg Am 54:1143, 1972.
19. Canalis, E. Effect of growth factors on bone cell replication and differentiation. Clin Orthop 193:246, 1985.
20. Chang, C.C.; Merritt, K. Infection at the site of implanted materials with and without preadhered bacteria. J Orthop Res 12:526–531, 1994.
21. Chapman, M.W. The role of intramedullary nailing in fracture management. In Browner, B.D.; Edwards, C.C., eds. The Science and Practice of Intramedullary Nailing. Philadelphia, Lea & Febiger, 1987, pp. 17–24.
22. Charnley, J. The Closed Treatment of Common Fractures, 3rd ed. New York, Churchill Livingstone, 1961.
23. Clawson, D.K.; Smith, R.F.; Hansen, S.T. Closed intramedullary nailing of the femur. J Bone Joint Surg Am 53:681, 1971.
24. Cobelli, N.J.; Sadler, A.H. Ender rod versus compression screw fixation of hip fractures. Clin Orthop 201:123–129, 1985.
25. Cross, A.; Montgomery, R.J. The treatment of tibial shaft fractures by the locking medullary nail system. J Bone Joint Surg Br 69:489, 1987.
26. Delmi, M.; Vaudaux, P.; Lew, D.P.; et al. Role of

fibronectin in staphylococcal adhesion to metallic surfaces used as models of orthopaedic devices. J Orthop Res 12:432–438, 1994.

27. Elder, S.; Frankenburg, E.; Goulet, J.; et al. Biomechanical evaluation of calcium phosphate cement–augmentation fixation of unstable intertrochanteric fractures. J Orthop Trauma 14:386–393, 2000.

28. Ellerbe, D.M.K.; Frodel, J.L. Comparison of implant materials used in maxillofacial rigid internal fixation. Otolaryngol Clin North Am 28:2, 1995.

29. Eppley, B.C.; Spartis, C.; Herman, I. Effects of skeletal fixation on craniofacial imaging. J Craniofac Surg 4:67–73, 1993.

30. Esser, M.P.; Kassab, J.V.; Jones, D.H. Trochanteric fractures of the femur: A randomised prospective trial comparing the Jewett nailplate with the dynamic hip screw. J Bone Joint Surg Br 68:557–560, 1986.

31. Frankel, V.H.; Burstein, A.H. Orthopaedic Biomechanics. Philadelphia, Lea & Febiger, 1970.

32. Frost, H.M. Bone Remodeling Dynamics. Springfield, IL, Charles C. Thomas, 1963.

33. Gautier, F. Belastungsveran derung des knochens durch platterosteosynthese (Dissertation). Bern, Switzerland, 1988.

34. Goodship, A.E.; Kelly, D.J.; Rigby, H.S.; et al. The effect of different regimes of axial micromovement on the healing of experimental tibial fractures. Trans Orthop 11:285, 1987.

35. Haas, N.; Krettek, C.; Schandelmaier, P.; et al. A new solid unreamed tibial nail for shaft fractures with severe soft tissue injury. Injury 24:49–54, 1993.

36. Hansen, S.T. The type IIIC tibial fracture. J Bone Joint Surg Am 69:799–800, 1987.

37. Hansen, S.T.; Veith, R.G. Closed Küntscher nailing of the tibia. In Browner, B.D.; Edwards, C.C., eds. The Science and Practice of Intramedullary Nailing. Philadelphia, Lea & Febiger, 1987, pp. 267–280.

38. Harrington, K.D. The use of methylmethacrylate as an adjunct in the internal fixation of unstable comminuted intertrochanteric fractures in osteoporotic patients. J Bone Joint Surg Am 57:744–750, 1975.

39. Hauschka, P.V.; Chen, T.L.; Mavrakos, A.E. Polypeptide growth factors in bone matrix. CIBA Found Symp 136:207–225, 1988.

40. Hearn, T.C.; Schatzker, J.; Wolfson, N. Extraction strength of cannulated cancellous bone screws. J Orthop Trauma 7:138–141, 1993.

41. Jacob, C.H.; Berry, J.T. A study of the bone machining process: Drilling. J Biomech 9:343, 1976.

42. Jacobs, R.R.; Armstrong, J.H.; Whittaker, J.H.; et al. Treatment of intertrochanteric hip fractures with a compression hip screw and a nail plate. J Trauma 16:599, 1976.

43. Johnson, K.D.; Johnston, D.W.C.; Parker, B. Comminuted femoral shaft fractures: Treatment by roller traction, cerclage wires and an intramedullary nail, or an interlocking intramedullary nail. J Bone Joint Surg

Am 66:1222–1235, 1984.

44. Kaufer, H. Mechanics of the injured hip. Clin Orthop 146:53–61, 1980.

45. Kellam, J.F. Early results of the Sunnybrook experience with locked intramedullary nailing. Orthopedics 8:1387–1388, 1985.

46. Kempf, I.; Grosse, A.; Beck, G. Closed locked intramedullary nailing: Its application to comminuted fractures of the femur. J Bone Joint Surg Am 67:709, 1985.

47. Kempf, I.; Grosse, A.; Lafforgue, D. L'enclouage avec blocage de la rotation on "clou bloque": Principes, technique, indications et premiers resultats: Communication a la journée d'hiver. SOFCOT, 1976.

48. Kempf, I.; Grosse, A.; Lafforgue, D. L'apport due verrouillage dans l'enclouage centromidullaire, des os longs. Rev Clin Orthop 64:635–651, 1978.

49. Kenwright, J.; Goodship, A.E. Controlled mechanical stimulation in the treatment of tibial fractures. Clin Orthop 241:36, 1989.

50. Kinast, C.; Bolhofner, B.R.; Mast, J.W.; et al. Subtrochanteric fractures of the femur. Clin Orthop 238:122–130, 1989.

51. Klaue, H.; Perren, S.M. Fixation interne des fractures pas lensemble plaque: Vis a compression conjuguée (DVC). Helv Chir Acta 49:77–80, 1982.

52. Klaue, K.; Perren, S.M.; Kowalski, M. Internal fixation with a self-compressing plate and lag screw: Improvements of the plate hole and screw design. 1. Mechanical investigations. J Orthop Trauma 5:280, 1991. Original work: Klaue, K., Frigg, R., Perren, S.M. Die entlastung der osteosyntheseplatte durch interfragmentare plattenzugschraube. Helv Chir Acta 52:19–23, 1985.

53. Klemm, K.W.; Borner, M. Interlocking nailing of complex fractures of the femur and tibia. Clin Orthop 212:89–100, 1986.

54. Klemm, K.W.; Schellman, W. Dynamische und statische Verriegelung des Marknagels. Unfallheilkunde 75:568, 1972.

55. Kolodziej, P.; Lee, F.S.; Ashish, P.; et al. The Biomechanical Evaluation of the Schuhli Nut. Detroit, MI, Wayne State University, 1992.

56. Küntscher, G. Praxis der Marknagelung. Stuttgart, Germany, Schattauer, 1962.

57. Leggon, R.; Lindsey, R.W.; Doherty, B.J.; et al. The holding strength of cannulated screws compared with solid core screws in cortical and cancellous bone. J Orthop Trauma 7:450, 1993.

58. Levin, P.E.; Schoen, R.W.; Browner, B.D. Radiation exposure to the surgeon during closed interlocking intramedullary nailing. J Bone Joint Surg Am 69:761, 1987.

59. MacMillan, M.; Gross, R.H. A simplified technique of distal femoral screw insertion for the Grosse-Kempf interlocking nail. Clin Orthop 226:253–259, 1988.

60. Mast, J.; Jakob, R.; Ganz, R. Planning and Reduction Technique in Fracture Surgery. New York, Springer-

第 4 章　内固定的原理　**133**

Verlag, 1989.

61. Matelic, T.M.; Monroe, M.T.; Mast, J.W. The use of endosteal substitution in the treatment of recalcitrant nonunions of the femur: Report of seven cases. J Orthop Trauma 10:1–6, 1996.

62. Matter, P.; Holzach, P. Behandlungsergebnisse von 221 Unterschenkel-Osteosynthesen mit schmalen dynamischen Kompressionsplatten (DCP) aus Stahl oder Titan. Unfallheilkunde 80:195–196, 1977.

63. McKibbin, B. The biology of fracture healing in long bones. J Bone Joint Surg Br 60:150, 1978.

64. Mears, J. Materials and Orthopaedic Surgery. Baltimore, Williams & Wilkins, 1979.

65. Medoff, R.J. Insertion of distal screws in interlocking nail fixation of femoral shaft fractures. J Bone Joint Surg Am 68:1275–1277, 1986.

66. Modny, M.T. The perforated cruciate intramedullary nail: Preliminary report of its use in geriatric patients. J Am Geriatr Soc 1:579, 1953.

67. Muller, M.E.; Allgöwer, M.; Schneider, R.; et al. Manual of Internal Fixation: Techniques Recommended by the AO/ASIF Group. New York, Springer-Verlag, 1995. Corrected 3rd printing.

68. Muller, M.E.; Allgöwer, M.; Schneider, R.; et al. Manual of Internal Fixation, 2nd ed. New York, Springer-Verlag, 1979.

69. Olerud, S. The effect of intramedullary reaming. In Browner, B.D.; Edwards, C.C., eds. The Science and Practice of Intramedullary Nailing. Philadelphia, Lea & Febiger, 1987, pp. 71–74.

70. Palmer, S.H.; Hanley, R.; Willett, K. The use of interlocked "customized" blade plates in the treatment of metaphyseal fractures in patients with poor bone stock. Injury 31:187–191, 2000.

71. Pascal, A.; Tsukayama, D.T.; Wicklund, B.H.; et al. The effect of stainless steel, cobalt-chromium, titanium alloy, and titanium on the respiratory burst activity of human polymorphonuclear leukocytes. Clin Orthop 280:281–287, 1992.

72. Pauwels, F. Der Schenkelhalsbruch: Ein Mechanisches Problem. Stuttgart, Germany, Enke, 1935.

73. Pauwels, F. Gessammelte Abhandlungen zur Funktionellen Anatomie des Bewegungsapparates. Berlin, Springer-Verlag, 1965.

74. Pawluk, R.J.; Musso, E.; Tzitzikalakis, G.I. The effects of internal fixation techniques on alternating plate screw strain distributions. Orthop Trans 9:294, 1985.

75. Perren, S.M. The concept of biological plating using the limited contact-dynamic compression plate (LCDCP): Scientific background, design and application. Injury 22(1):1–41, 1991.

76. Perren, S.M.; Russenberger, M.; Steinemann, S.; et al. A dynamic compression plate. Acta Orthop Scand Suppl 125:31–41, 1969.

77. Pohler, O. Unpublished study conducted at Strauman Metallurgical Research Institute, Switzerland. In AO/ASIF Drill Bits: Synthes Update Bulletin No. 87-2.

Paoli, PA, Synthes USA, 1987.

78. Postlethwaite, K.R.; Philips, J.G.; Booths, M.D. The effects of small plate osteosynthesis on postoperative radiotherapy. Br J Oral Maxillofac Surg 27:375–378, 1989.

79. Rhinelander, F.W.; Wilson, J.W. Blood supply to developing, mature and healing bone. In Sumner-Smith, G., ed. Bone in Clinical Orthopedics: A Study in Comparative Osteology. Philadelphia, W.B. Saunders, 1982, pp. 81–158.

80. Ring, D.; Perey, B.H.; Jupiter, J.B. The functional outcome of preoperative treatment of ununited fractures of the humeral diaphysis in older patients. J Bone Joint Surg Am 81:177–190, 1999.

81. Russel, T.A.; Taylor, J.C.; Lavelle, D.G.; et al. Mechanical characterization of femoral interlocking intramedullary nailing systems. J Orthop Trauma 5:332–340, 1991.

82. Schaffer, J.J.; Manoli, A. The antiglide plate for distal fibular fixation. J Bone Joint Surg Am 69:596, 1987.

83. Schenk, R.; Willenegger, H. Zur histologie der primaren knockenheilung. Langenbecks Arch Klin Chir 308:440, 1964.

84. Schweber, L. Experimentelle untersuchungen von knochertransplantation vit unvermdeter und mit denaturierter mochengrandsubstat. Hefte Unfallheilhd 103:1–70, 1976.

85. Sherk, H.H.; Foster, M.D. Hip fractures: Condylocephalic rod versus compression screw. Clin Orthop 192:255–259, 1985.

86 Skjeldal, S.; Backe, S. Interlocking medullary nails: Radiation doses in distal targeting. Arch Orthop Trauma Surg 106:179, 1987.

87. Tarr, R.R.; Wiss, D.A. The mechanics and biology of intramedullary fracture fixation. Clin Orthop 212:10–17, 1986.

88. Tencer, A.F.; Asnis, S.E.; Harrington, R.M.; et al. Biomechanics of cannulated and noncannulated screws. In Asnis, S.E.; Kyle, R.F., eds. Cannulated Screw Fixation: Principles and Operative Techniques. New York, Springer-Verlag, 1997.

89. Tencer, A.F.; Sherman, M.C.; Johnson, K.D. Biomechanical factors affecting fracture stability and femoral bursting in closed intramedullary rod fixation of femur fractures. J Biomech Eng 107:104–111, 1985.

90. Thoresen, B.O.; Alho, A.; Ekeland, A.; et al. Interlocking intramedullary nailing in femoral shaft fractures: A report of forty-eight cases. J Bone Joint Surg Am 67:1313, 1985.

91. Tsai, C.L.; Liu, T.H.; Hung, M.H. Glycocalyx products and adherence of *Staphylococcus* to biomaterials. Acta Med Okayama 46:11–16, 1992.

92. Tscherne, H.; Gotzen, L. Fractures with Soft Tissue Injuries. New York, Springer-Verlag, 1984.

93. Velazco, A.; Whitesides, T.E.; Fleming, L.L. Open fractures of the tibia treated with the Lottes nail. J Bone Joint Surg Am 65:879–885, 1983.

94. Von Arx, C. Schubebertragung durch reiburg bei der

plattenosteosynthese: Dissertation. Basel, Switzerland, 1973.

95. Vresilovic, E.J.; Spindler, K.P.; Robertson, W.W.; et al. Failures of pin removal after in situ pinning of slipped capital femoral epiphyses: A comparison of different pin types. J Pediatr Orthop 10:764–768, 1990.

96. Wagner, H. Die Einbettung der metallschrauben in Knocher und die Heilungsvorgänge des Knochergewebes unter dem Einfluss der Stabilen Osteosynthese. Langenbecks Arch Klin Chir 305:28–40, 1963.

97. Werry, D.G.; Boyle, M.R.; Meck, R.N.; et al. Intramedullary fixation of tibial shaft fractures with AO and Grosse-Kempf locking nails: A review of 70 consecutive patients. J Bone Joint Surg Br 67:325, 1985.

98. Winquist, R.A.; Hansen, S.T. Segmental fractures of the femur treated by closed intramedullary nailing. J Bone Joint Surg Am 60:934, 1978.

99. Wiss, D.A.; Fleming, C.H.; Matta, J.M.; et al. Comminuted and rotationally unstable fractures of the femur treated with an interlocking nail. Clin Orthop 212:35, 1986.

100. Wolf, J.W.; White, A.A. III ; Panjabi, M.M.; et al. Comparison of cyclic loading versus constant compression in the treatment of long bone fracture in rabbits. J Bone Joint Surg Am 63:805–810, 1981.

101. Zinghi, G.F.; Specchia, L.; Montanari, G.; et al. The Grosse-Kempf locked nail in the treatment of diaphyseal and meta diaphyseal fractures of the tibia. Ital J Orthop Traumatol 12:365, 1986.

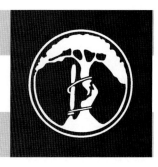

第 **5** 章

锁定钢板的发展、生物力学及临床应用

Michael A. Wagner, M.D., Robert Frigg

第一节 发展和背景

一、骨折固定理念的演变

历史上，关于骨干骨折治疗最显著的发展就是内固定自力学向生物学的转变。如今，骨干骨折治疗强调的是骨的生物学固定，以及骨折断端血运的保护[6,32,37]。

目前认为，普遍采用的切开解剖复位内固定（普通钢板加压固定），即直视下处理骨折以获得断端的加压是其血运丧失的主要原因[28]。

出于上述原因的考虑，出现了波形钢板[4]和桥接钢板。其基本理念就是尽量不干扰骨折部位，钢板跨过骨折区域，分别固定于远近端。

桥接钢板技术（钢板作为支架）的发展是为了保护粉碎骨折块的血运[19,38]。骨折首先采取间接复位技术，然后应用钢板跨过骨折区域，分别固定于主要骨折块的远近端。术中需要注意维持肢体的长度、旋转和轴向对线。这种内固定等同于夹板，虽然无法获得足够的稳定性，但是可诱导骨痂形成达到愈合，适用于粉碎骨折的固定。

为了最低限度地减少骨及周围软组织血运的破坏，间接复位技术与切开复位内固定技术一样，应用越来越广泛[28]。这种治疗技术是由 Mast 等人提出来的[30]，他们介绍了这种间接复位方法以及生物学的应用，比如桥接钢板用于治疗骨干骨折。

Perren 等[34]通过对普通加压钢板[1]下方皮质的生物学调查发现，钢板明显影响了下方骨质的血液供应。骨痂的形成与钢板下受压骨皮质的坏死量有直接关系。这项研究促使了骨与内植物有限接触钢板的产生，比如有限接触动力加压钢板（LC-DCP），以及后期出现的无接触钢板。

20世纪90年代，Krettek 等人[26,27]推广了经皮微创钢板固定技术的应用，即小切口普通钢板经肌肉下隧道插入。尸体研究表明，这种微创技术相对于标准显露内固定技术而言，可以更好地保护骨膜的血运[10,11]。

生物学内固定的原则是指将间接复位、手术暴露及内植物与皮质紧密接触造成的生物学损害降到最低[3,32,37]。这类损害可以降到最低，但却意味着可能会损失复位精度、稳定性和固定强度。

二、锁定钢板技术的背景和发展

20世纪70年代，作为稳定长骨的固定器的首块钢板——Zespol 系统在波兰研发成功[16]。它的力学作用类似于外固定支架，锁定钢板固定于皮肤之外。

(一)Schuhli 螺帽

一些95°定角固定装置，比如髁刃板或动力髁螺钉已经成功应用于临床，然而，这些固定装置并非适用于所有骨折。这种缺点为其他定角或"锁定"内固定方法的发展提出了构想。钢板联合普通螺钉获得角稳定的早期尝试，在商业上促使了 Schuhli 螺帽的产生（Synthes, Paoli, PA）[22]。这种装置实际上就是带螺纹的垫圈，其有两个目的，一是允许螺钉锁定到钢板上，防止拔出;二是限制了钢板与下方骨的接触,尽量减少骨膜的破坏。生物力学研究及临床试验结果证明,这种固定装置在处理复杂不愈合骨折及畸形愈合病例时,能够增强稳定性,具有临床实用性[21]。

(二)锁定内支架(LIF)后的理论

自 20 世纪 80 年代末以来,AO(Arbeitsgemein schaft für Osteosynthesefragen)/ASIF(Association for Study of Internal Fixation)内固定研究学会开始研究内支架系统以进一步发展他们的钢板。内支架的关键在于内植物与螺钉的锁定机制,以提供成角稳定性。这个技术性细节表示无须对骨表面进行加压以稳定骨与内植物界面。压应力的去除有利于骨折愈合,而且锁定螺钉具有极好的把持能力,即便是对于骨质疏松患者也是如此。这就相当于把钢板变成了内支架,而它所起的作用与外固定支架相同,只是内植物位于皮下。这种髓外的内锁定夹板可以减少骨折部位的活动,但又不会形成完全的固定。这种设计对于骨折断端非常重要,它能诱导骨痂形成间接促进骨折愈合。

(三)点接触支架

AO 研究学会和 AO 发展学会联合尝试开发了点接触支架(PC-FIX; Synthes,Paoli,PA)。此种内植物与骨质接触面积很小,但单皮质螺钉即可形成安全有效的固定。螺钉头部呈锥形,可完全进入钢板孔内,以提供所需的成角稳定性。钢板与骨质最低程度的接触,对于确保轴向稳定性仍是很有必要的。与有限接触动力加压钢板(LC-DCP)一样,PC-FIX 对于潜在的血供影响明显小于动力加压钢板(图 5-1)[7];单皮质螺钉对

骨内膜血运的破坏也小于普通双皮质螺钉。

点接触支架装置(PC-Fix; Synthes,Paoli,PA)为单皮质螺钉利用 Morse 椎形错配锁入钢板,因为螺钉在钉孔内拧紧后可以防止螺钉的拔出[33]。钢板紧贴骨质的一面有很多凹起,形成最小化的接触点,以减少骨质血供的压迫。这种治疗在临床上的成就让人们感到惊讶,骨折的间接愈合形成了早期可靠的坚强连接。同时,降低了并发症的严重程度,由于骨和软组织坏死等少见并发症会造成机械稳定性不足,因此也减少了这种生物学并发症。

欧洲多重临床试验证明,PC-Fix 治疗前臂骨折具有较高的愈合率,同时并发症相对较少[17,31]。

锁定钢板技术也已成功应用于颌面外科和脊柱外科,单皮质螺钉即可获得足够的稳定性[20,36]。

(四)锁定螺钉的发展

PC-Fix 作为钢板支架最早的一种类型,通过螺钉头部与钉孔的圆锥形连接,以获得成角稳定性。然而,螺钉–钢板连接无法提供轴向稳定,因此仍需钢板与骨质的接触来获得稳定。由此出现了螺钉头部与钉孔之间依靠螺纹连接的一种新型固定模式,它可以提供成角及轴向稳定性,但是不需要钢板与骨质有任何接触,其螺钉就相当于 Schanz 钉。角稳定内植物与特殊无接触角稳定钢板被称为锁定内支架(LIF)。它特有的力学特点主要在于,稳定性不是通过钢板与骨质接触产生的摩擦力来维持,而是通过髓外负荷载体与主要骨折块之间的连接所提供,这个特点也与其弊端密切相关。克氏针、钢板的刃状部分或螺栓/螺钉与负荷载体的坚强连接有利于桥接骨折区域,而不需要负荷

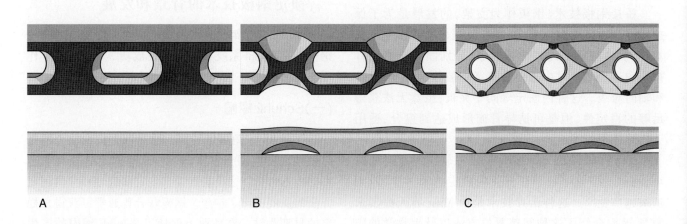

图 5-1 比较有限接触动力加压钢板(LC-DCP)(B)与动力加压钢板(DCP)(A),钢板与骨质的接触面(深色所示)逐渐减少,PC-FIX的接触面积已为最小化,仅呈点状接触(C)。

载体与骨产生的摩擦力来维持稳定。这种力学原理与外固定架相似(图 5-2)。

这种螺纹连接方式已经被应用至 AO 新的内固定系统——微创稳定系统 (LISS) 和锁定加压钢板 (LCP)。基本的锁定内固定技术的目的是获得可变的弹性固定,以刺激自发性愈合,包括诱导骨痂形成及支持微创钢板固定(MIPO)的原则。

三、LISS 的发展

微创稳定系统(LISS)用于治疗股骨远端骨折和胫骨近端外侧骨折,手术可采用微创技术,根据骨折固定的相对稳定性原则。LISS 是一种已经解剖塑形的内支架系统,能够通过可调节的导向装置经皮插入。然后结合连接于瞄准工具的套管及手柄,精确地经皮置入自钻自攻锁定螺钉。根据解剖学研究,螺钉的走行是固定的,无法改变。这种具有角稳定的螺钉-钢板复合体连

接的原因在于螺钉头部螺纹与钢板钉孔内螺纹形成锁定,从而不允许螺钉的走行发生改变(图 5-3)。

股骨远端 LISS (LISS-DF) 和胫骨近端外侧 LISS (LISS-PLT)类似于夹板,在力学上相当于内支架。而且这种装置是 100% 锁定的内支架,只能应用锁定螺钉 (LHS)固定。LISS 设计用于小切口经皮插入,对骨折部位形成夹板固定,因此闭合间接复位十分关键。骨折采用锁定支架内固定是一种新技术,目的是为了保护其生物学环境 *。

四、锁定加压钢板(LCP)的发展

LISS 最初设计用于提供成角稳定性,并且只适用于锁定螺钉;钢板上所有的钉孔都带有螺纹。但临床发现在某些病例中使用很受限制,因此需要一种应用更为广泛的内植物系统。经过医生、研究人员、开发人员和制造商等多部门的合作研发,创造出了联合孔,形成了最新型的钢板——锁定加压钢板(LCP),这种钢板系统为医生提供了更多的选择[12,13,46,47]。LCP 的联合孔(图 5-4)允许普通螺钉(置于无螺纹侧)和锁定螺钉(置于螺纹侧)进行成角固定。LHS 只能沿正确的方

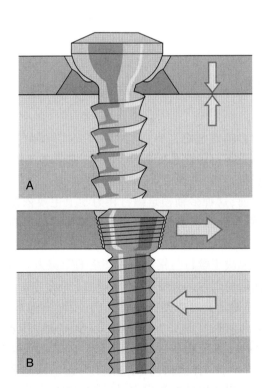

图 5-2 (A,B)不具备成角稳定性的钢板固定后的应力分布情况。拧紧螺钉可以使钢板与骨质表面产生压应力。而钢板-骨质接触部位产生的摩擦力与负荷载体有关,可以稳定骨折块。这种装置仅在双皮质螺钉固定后才能获得足够的稳定性。具备角稳定的 LIF 固定的典型力学分布情况。这种结构在单皮质固定后就可以获得静态稳定,因为 LHS 在负荷载体中的固定具备力学稳定特点。

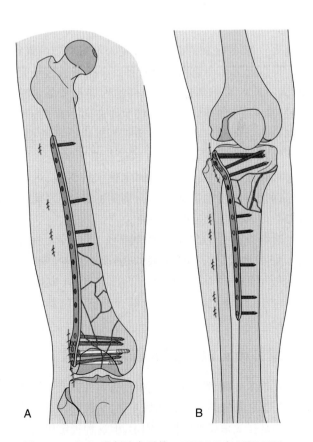

图 5-3 (A,B)微创稳定系统。LISS DF 和 LISS PLT。

* 见参考文献 9,10,11,14,15,18,29,35,38,41,42 和 44。

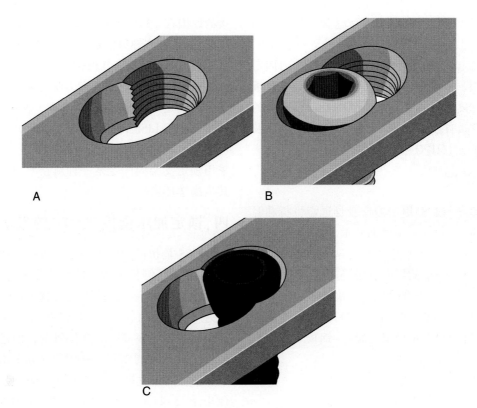

图 5-4 (A~C)带有联合孔的锁定加压钢板。LCP 联合孔包括两部分,孔的一侧为 DC/LC-DCP 动力加压部分(DCU),可置入普通螺钉。另一侧为带螺纹的圆锥形孔,允许锁定螺钉的置入,从而达到成角稳定性。

向置入。每块 LCP 的钉孔均可置入不同类型的螺钉,医生可以根据术中需要进行选择。根据回顾性研究发现,同一钢板采用两种完全不同的固定技术是合理有效的,具有一定的临床意义。医生在应用 LCP 时,可以选择最合适的固定方法。因为其新型联合孔的设计,LCP 实现了同一内固定物可以进行骨折加压固定以及夹板固定。LCP 作为理想固定模式的钢板,可作为加压钢板或内支架以适应不同病例的需要,因此明显增加了微创钢板固定的适应证。

带联合孔的 LCP 具有两种型号:适合较大骨折块的 4.5/5.0 型及适合小骨折块的 3.5 型。这种特殊类型的钢板可用于许多解剖部位,适用于切开或微创技术。由于已经解剖塑形,因此符合特殊部位骨骼的平均外形。

五、螺钉锁定时的其他技术性问题

在技术方面,螺钉锁入钢板存在多种方式。钉孔与螺钉头部之间的螺纹能够形成互锁,从而可以达到几何学上的坚强成角和轴向稳定固定。但这种锁定机制也存在弊端,因为锁定钢板的螺钉固定轴是无法改变的。

而多轴锁定螺钉弥补了这种不足,其螺钉置入的方向可以满足解剖学的需要,并且术中根据骨外形调整钢板位置后,仍能适当改变螺钉的方向。

以前,这种多轴锁定螺钉在力学上主要依靠摩擦力或螺钉-钢板界面的弹性变形。如果摩擦力能够保证螺钉与钢板的锁定,那么锁定螺钉的成角和轴向稳定性则取决于螺钉与钢板互锁产生的摩擦力。当前有两种获得稳定性的方法:

(1)锁定孔可以是钢板钉孔的一部分(如 Polyax,DePuy,Raynham,MA; Numelock Ⅱ,Stryker,Allendale,NJ)。Polyax 系统就是一个例子(图 5-5A)。当没有被锁定时(图 5-5B),内侧的锁定环具有一定的活动度。而当对其施以放射状的作用力时(图 5-5C),系统即被锁定。在这种固定系统中,成角稳定性与摩擦力的作用面积(钢板的厚度和螺钉的角度)以及施加的作用力有关。

(2)另一种情况为螺钉头部经过特殊设计,能够完全拧入钉孔内(如 NCB,Zimmer,Warsaw,IN) (图 5-6A)。螺钉在孔内有一定的活动范围,至需要的角度后可以将其锁死。这个位置的成角稳定性与作用于锁定帽和

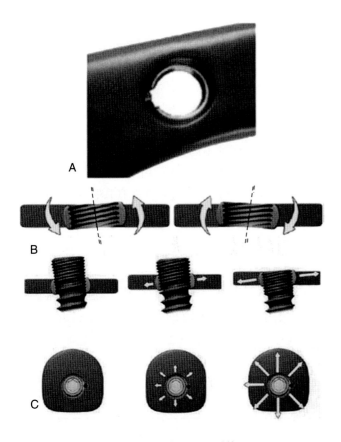

图 5-5 (A~C)Polyax 系统。

螺钉成角的力量大小有关。

　　螺钉-钢板界面的弹性变形是另一种较为熟知的技术,其允许螺钉锁定轴与钢板垂直轴成一定的角度。如果允许钢板出现这种变形,那么钢板的材质必须要比螺钉更软(比如 Litos)。另外,钉孔具有唇缘(图 5-7A),在螺钉拧入时可以改变其形状,以产生几何上的嵌合(图 5-7B)。

　　多轴锁定螺钉的优势需要钢板尺寸、内植物的材料或复位的成角稳定性来予以保证。根据临床适应证,可采用这种固定装置。直到现在,只有带螺纹接口的螺钉-钢板系统基本适用于任何厚度、尺寸和材料的钢板。由于这种钉孔也可以对骨折进行动力加压固定,因此基本上任何钢板应用的适应证均可被这一种系统所囊括。

　　临床应用过程中,越来越多的钢板需要解剖塑形,而内支架系统的优势在于不需要与骨质完全贴附。根据解剖学研究,解剖型钢板上螺钉置入的方向是固定的。此项研究的目的是为了获得螺钉最佳的放置效果、最安全的方向以及最坚强的骨内把持力。通过结合外部瞄准器,螺钉可以经小切口沿固定方向拧入钢板。

　　多轴向系统应用于哪个部位临床效果最佳,目前

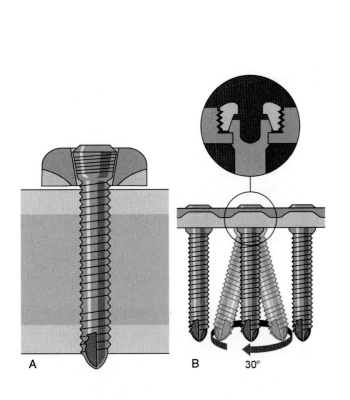

图 5-6 (A,B)NCB 系统。

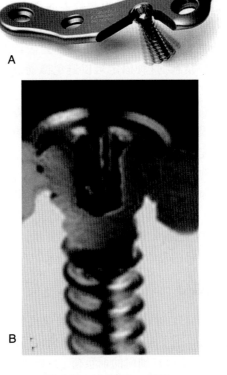

图 5-7 (A,B)Litos 系统。

这个问题仍在争论之中,尤其是解剖型钢板的应用趋势。同样,对于骨盆骨折和假体周围骨折也可以应用这种技术。

第二节　生物力学

许多新近出现的锁定内支架,比如带有 LHS 的 LISS 和 LCP 都由钢板和螺钉系统组成。这种具有成角稳定性的内植物通过螺钉与钢板进行锁定,不要求钢板与骨质完全贴附(无接触钢板),从而使钢板与骨的加压力量减到最低,因此尤其适用于微创骨折固定。由于 LHS 的存在,钢板无需通过与骨质的接触来获得稳定性,因此不必进行解剖塑形。这就避免了术中因为钢板不精确的塑形,普通螺钉拧入后造成骨折复位丢失。LISS 和特殊的解剖型 LCP 已根据相应人体部位的平均情况进行了塑形,因此术中不需要对钢板再做处理。锁定内支架技术的基本目的是为了获得弹性固定,通过诱导骨痂生长,从而刺激骨折自发性愈合。另外,相对于普通钢板的加压技术,LHS 具有明显的优势。

一、固定骨折的不同螺钉和钢板

(一)普通螺钉

普通螺钉通过双侧皮质将钢板与骨紧密地加压固定。这种固定结构使钢板与骨表面产生摩擦力,从而获得稳定性(图 5-4 A~C)[12-14,48,49]。

普通皮质或松质骨螺钉拧紧后会在骨内产生螺纹的轴向前负荷,这种固定可以避免微动造成的骨吸收以及随之出现的螺钉松动。

在进行骨折固定时,普通钢板需要与骨保持足够的接触以及坚强的螺钉固定,才能获得钢板与一侧骨表面的稳定。其常见的并发症包括复位丢失,延迟愈合以及不愈合。

应用加压钢板时,残留钉孔部位会出现应力增加,因此取出内植物后,钢板下骨有发生再骨折的可能性。LC-DCP 可以部分保护钢板下骨质,从而能够降低这种并发症的发生。

(二)锁定螺钉

所有固定于钢板孔内的 LHS 均能提供成角和轴向的稳定性。它们的作用更像是螺栓,在置入的过程中,螺钉几乎不存在轴向的前负荷。LHS 的优点在于,由于螺钉外圈尺寸略有增加使得螺钉在骨内的把持

力得到了加强,并且螺钉可以改变应力的状态。在功能性负荷下,它们可以依靠外部的负荷情况,承受弯曲和轴向的应力。但是 LHS 不能作为拉力螺钉使用。根据生物学观点,它们还具有其他优势,比如钢板与骨之间可以做到无接触,从而保护了骨质的血供(见图 5-4A~C)。

目前存在两种不同类型的 LHS:仅作用于单皮质应用的自钻自攻螺钉,以及可用于双皮质固定的自攻螺钉(图 5-8 A 和 B)。每种设计都有其明确的适应证、禁忌证及弊端。

(三)自钻自攻 LHS

自钻自攻 LHS 仅作为单皮质螺钉,应用于骨质量好的骨干部分。当髓腔较细时,由于螺钉尖端可以直接拧入对侧皮质,从而避免了对近侧皮质骨内攻丝螺纹的破坏。而当自钻自攻螺钉通过对侧皮质后,可能会穿入软组织,从而对局部的神经血管造成损伤。另外,经皮徒手拧入自钻自攻螺钉技术(比如不用瞄准器)有时会导致螺钉尖端未完全插入孔内或者存在成角。这种情况下的双皮质固定效果要弱于非锁定钢板的固定。避免双侧皮质钻孔在理论上也可以最低程度地减小骨内膜血运的进一步破坏,同时减少了钢板取出后发生再骨折的风险[14,48,49]。当前的锁定钢板设计应用了自钻自攻的单皮质螺钉(微创稳定系统或 LISS;Synthes);不用再测量螺钉的长度,减少了手术步骤,从而缩短了手术时间。

(四)自攻 LHS

骨骺部、干骺端以及骨干需要使用双皮质或较长

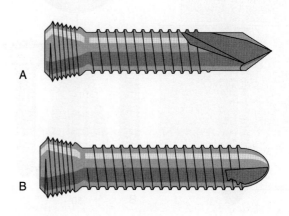

图 5-8　(A,B) 两种不同类型的 LHS。自钻自攻 LHS 和自攻 LHS。

的 LHS 时,常选择自攻 LHS。其尖端较钝,为使螺纹在双侧皮质内具有良好的把持力,自攻 LHS 尖端需要突出对侧皮质。

应用自攻 LHS 首先需要电钻钻孔。如果操作正确, 单皮质或双皮质 LHS 应保持垂直于钢板固定,并且螺帽位于联合孔带螺纹部分的中央。

如果患者骨质疏松,皮质通常较薄。由于单皮质 LHS 工作长度短,此时使用会出现把持力不足(图 5-9 A~D)。而一旦出现螺钉把持力完全丧失,骨在承受常见的扭转应力时,会出现固定不稳(如肱骨)。因此,对于合并骨质疏松的骨折, 建议在所有骨折块均使用双皮质自攻 LHS 固定,以增加螺钉的工作长度,避免骨-螺纹界面发生问题(图 5-10)。在行单皮质固定时,如果钉尾还没锁定到钢板孔内,而螺钉尖端已到达对侧皮质, 那么即便使用最短的单皮质自攻 LHS 也会破坏骨质的螺纹通道,出现这种情况时,应换用双皮质自攻 LHS, 这样才能确保螺钉在对侧皮质内

的把持力(图 5-11A~C)。早期双侧皮质钻孔可以避免上述情况的发生 (比如像前臂或腓骨等直径细小的骨)。

(五)单皮质或双皮质 LHS

单皮质 LHS 仅适用于骨质量好的长骨骨干部位,由于皮质很厚,螺纹足够的工作长度可以保证螺钉的把持力,而特殊骨质由于在扭矩上具有较低的负荷水平,因此也可适用。

双皮质 LHS 建议应用于以下情况:薄弱的骨质疏松骨;骨皮质很薄不能为螺钉提供足够的工作长度;钢板固定部位扭转应力较高;主要骨折块较小,只允许有限的螺钉固定;骨的直径较细;皮质复位螺钉孔被 LHS 所取代时;以及由于 LHS 的不正确插入造成近侧皮质骨内的螺纹孔道已被破坏。

(六)螺钉类型的选择[47,49]

LCP 可以应用四种不同类型的螺钉。因此应该仔细斟酌,选择最合适的螺钉类型(表 5-1)。

- 皮质螺钉,自攻皮质螺钉,皮质骨干螺钉。
- 松质骨螺钉。
- 自钻自攻 LHS(仅固定单侧皮质)。
- 自攻 LHS(可以固定单侧或双侧皮质)。

下列因素是选择合适螺钉的关键。

- 固定所需要的力学原则:
  - 比较锁定夹板方法与骨折块间的加压方法。
  - 比较锁定内支架与标准的钢板技术。
  - 通过钢板固定骨折应用 LHS (无接触钢板)

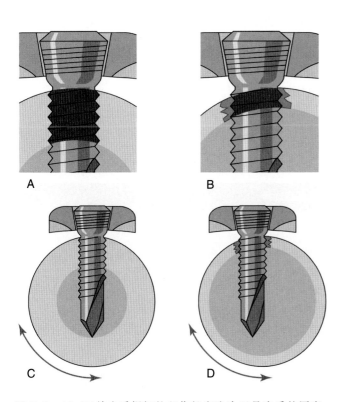

图 5-9 (A~D)单皮质螺钉的工作长度取决于骨皮质的厚度。正常骨中,螺钉具有足够的工作长度。而骨质疏松骨中,由于皮质很薄,因此单皮质螺钉工作长度不足。对于骨质疏松骨(如肱骨),螺钉维持固定的工作长度就显得尤为重要。正常骨中,螺纹的把持长度完全可以防止旋转移位。但如果伴有骨质疏松,由于骨皮质很薄,工作长度也相应变短,受力的螺纹很快就会出现穿出骨质,从而出现继发性移位和不稳定。

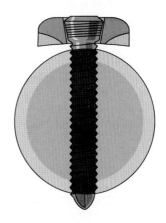

图 5-10 螺钉工作长度的增加。对于皮质很薄的骨质疏松骨,建议常规应用双皮质螺钉,因为工作长度的增加可以提供更强的扭转阻力。

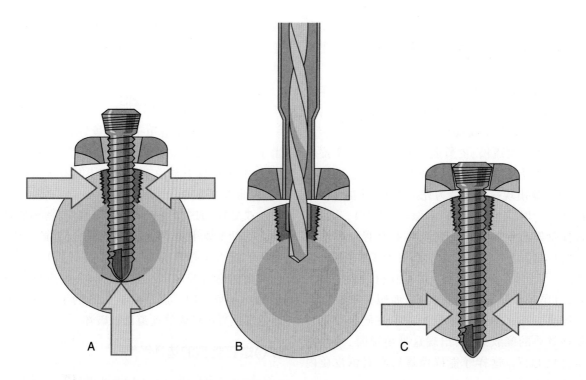

图5-11　(A~C)单皮质自攻LHS置入的注意事项。如果骨直径很细,那么在螺钉与钢板锁定之前,螺钉尖端可能会先接触到对侧皮质。这样将导致近侧皮质骨内螺纹孔道的破坏,从而使螺钉固定完全失效。出现这种情况,可以采取带螺纹的钻套沿轴向的正确位置打穿对侧皮质,再拧入自攻单皮质螺钉以获得对侧皮质的把持力。

还是标准螺钉加压。
- 复位和钢板插入技术:
  - 微创钢板固定(MIPO)技术与切开复位内固

定(ORIF)的比较。
- 骨骺部位与骨干/干骺端的比较。

松质骨和皮质骨螺钉最初设计用于加压固定钢

表5-1　正确螺钉类型的选择			
螺钉类型	**骨折部位**	**螺钉的功能**	**固定情况**
松质骨螺钉:部分螺纹(比如松质骨拉力螺钉)或全螺纹	骨骺 干骺端	自由放置,独立于钢板的拉力螺钉 * 经钢板的拉力螺钉 * 经钢板的固定螺钉	尽可能长
皮质骨螺钉,自攻皮质螺钉	骨干 骨骺 干骺端	自由放置,独立于钢板的拉力螺钉 经钢板的拉力螺钉 经钢板的固定螺钉 定位螺钉 复位螺钉	单皮质或双皮质
部分螺纹的皮质骨干螺钉	骨干	任意,独立于钢板的拉力螺钉 经钢板的拉力螺钉	单皮质
自攻 LHS	骨骺 干骺端 骨干	经钢板的固定螺钉 经钢板的定位螺钉	单皮质或双皮质(干骺端和骨骺处尽可能长)
自钻自攻 LHS	骨干	经钢板的固定螺钉	单皮质

* 仅仅带部分螺纹的松质骨螺钉可以作为拉力螺钉应用。

板,但也可以作为拉力螺钉单独或经钢板使用,完成对骨折块的加压固定。联合钢板使用时,螺钉可进行偏心加压或中心固定。如果钢板与骨的长轴上对位不良,需要螺钉成一定角度拧入,建议此时使用上述螺钉以避免穿入关节腔。无论何时需要偏心螺钉或拉力螺钉来加压骨折块,或对骨质量好的骨折采用桥接钢板技术时都建议使用这些螺钉。松质骨螺钉或皮质螺钉也可通过钢板用于骨折块的复位。这些螺钉常采用双皮质固定;单皮质螺钉仅在特殊情况下使用。

松质骨螺钉和皮质螺钉的优点在于可经钢板钉孔成一定角度固定,从而复位骨折块以贴附钢板。其缺点为由于钢板与骨需要直接接触并通过摩擦力进行固定,允许应力的传导,因此会对骨皮质的血运造成一定程度的破坏(表 5-2)。

早期 AO 的观点认为,螺钉的数量或每个骨块固定的皮质层数不应该是钢板对主要骨折块固定情况的唯一决定性因素。在获得足够稳定的基础上,拧入的螺钉越少,钢板局部所承受的杠杆作用负荷越小(比如,长钢板上固定每个主要骨折块的 LHS 之间应保持足够的距离),这一点非常重要。

单纯从力学角度讲,骨干部位每个主要骨折块至少需要两枚单皮质螺钉才能维持稳定。但是如果

一枚螺钉由于过载而断裂,或如果骨皮质与螺钉螺纹界面出现骨吸收,则均会导致螺钉的松动(拔出),造成内固定的失败。而每个骨折块都使用双皮质螺钉,虽然不能避免固定衰竭的出现,但由于增加了螺钉的工作长度,因此加强了螺纹与骨界面的把持力。

骨骺及干骺端骨折固定时,要根据力学情况选择适宜长度的钢板以及合适数量的螺钉。建议尽可能使用长的 LHS,但应避免螺钉穿入关节腔,同时也要考虑局部解剖学情况以及骨骺和(或)干骺端骨块的长度。这种情况下,建议使用干骺端钢板或解剖型钢板以获得稳定的固定,从而保证两个主要骨折块远近端的把持力在负重时能够得到平均分配。

由于标准螺钉与钢板上的钉孔无法连为一体,因此需要双皮质的固定。而锁定钢板钉孔上的螺纹能够与螺钉头部的相应螺纹进行锁定(图 5-2A 和 B),其作用负荷会由骨经螺钉钢板的螺纹界面转移至钢板(图 5-12 A 和 B)[13,14,48,49]。钢板不需要通过与下方骨质的加压来获得结构的稳定性,因此保护了下方骨质的血供。

当这些固定结构应用于不同解剖部位时,仔细评价其所要抵抗的一些主要应力有助于全面理解锁定钢板和单皮质螺钉的力学机制。干骺端的骨质量低于

	表 5-2　螺钉不同的功能和用途		
功能	**螺钉类型**	**效果**	**前提条件**
拉力螺钉	皮质螺钉 *	骨折块之间的加压	滑动孔,全螺纹或部分螺纹钉孔
● 自由放置,独立于钢板	皮质骨干螺钉 †		
● 经钢板放置	松质骨拉力螺钉 #		
偏心螺钉=加压螺钉	皮质自攻	骨折块之间的加压	动力加压单位(DCU)以及头部
	皮质螺钉		为半球形的普通螺钉
	松质骨螺钉		
钢板固定螺钉	皮质螺钉和自攻皮质螺钉	骨与钢板之间的摩擦力	普通螺钉,骨质良好以及钢板
	松质骨螺钉		已经预弯
	自攻 LHS	锁定	
定位螺钉	皮质螺钉和自攻皮质螺钉	保持两个骨折块之间的相对位置	每个骨折块都有带螺纹的钉孔
● 自由放置,独立于钢板	全螺纹松质骨螺钉		
● 经钢板钉孔	自攻 LHS		必须结合钢板应用
复位螺钉	皮质螺钉和自攻皮质螺钉	复位至与钢板贴附	骨折块间没有加压
	LHS/精细调谐	蝶形骨块的复位	LHS+螺丝起子,螺钉把持套筒

* 不建议将自攻螺钉作为拉力螺钉使用。

† 和 # 为带部分螺纹。

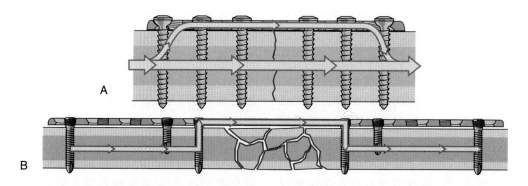

A

B

图 5-12　(A,B)负荷自骨转移至固定钢板。钢板和皮质螺钉(加压)。钢板和锁定螺钉。

骨干部位,因此常需使用多枚长的锁定螺钉垂直于作用负荷以及肢体的轴线进行固定。如果内侧存在骨缺损,当施加弯曲应力时,固定的多枚 LHS 就相当于小钢板,可以抵抗这种弯曲力矩。相同条件下,普通螺钉-钢板由于无法相互锁定,因此将会导致进行性内翻畸形。在骨干部位,锁定螺钉也可以垂直轴向负荷固定,但是常常需要承受剪切应力,类似于外固定支架的半针固定[14]。

单皮质螺钉拔出的力量大约相当于标准双皮质螺钉的 60%[14]。实际上,锁定钢板螺钉系统就相当于植入的外固定支架。单臂外固定支架的生物力学研究显示,半针应宽距离应用,连接杆要尽量贴近骨质放置,这样才可以增加结构的稳定性。锁定钢板可以看做是最终的外固定支架,它通过最小的软组织剥离,螺钉宽距离的放置,锁定螺钉以及类似于连接杆功能的钢板的应用,使其紧贴骨的机械轴进行固定。虽然没有做过直接的比较,但是由于钢板比单臂外固定支架更靠近肢体的机械轴,其产生的弯曲力矩更小,因此更为稳定。

由于 LHS 不是与骨而是与钢板进行了锁定,因此在骨内不会产生轴向前负荷。它在骨内无法过度拧紧,即使是对于骨质量不佳的患者。然而,作为一种针形连接的压配技术已经开始用于避免有害微动的发生。

锁定钢板螺钉连接系统所提供的成角稳定优势非常明显。但对于钢板与非锁定螺钉的组合,由于普通螺钉是单独固定的,因此施加作用力时,螺钉会逐渐出现松动。角稳定的缺乏使得每个螺钉都沿作用力的方向移动,最终导致螺钉逐个松动拔出。如果采用成角固定,则达到了整体的固定效果。LHS 不再作为独立的螺钉,钢板与螺钉的成角连接避免了螺钉沿作用力方向的移动,因此只能出现螺钉整体的拔出(图

5-13A~E)。

螺钉采用会聚或分散固定可以有效加强整体的固定效果,这是干骺端固定的一种主要方式。螺钉会聚或分散固定以及成角固定技术具有良好的稳定性,仅当固定系统整体拔出或钢板断裂时才会出现固定的失败。

与当前其他固定装置相比,锁定钢板螺钉系统固定的骨折,其应力的传导方向证明锁定钢板不仅在理论上,而且在实际应用中都具有明显的优势。要理解上述装置的比较情况,那么需要明确工作长度的概念、标准钢板的固定力学以及支架弯曲的影响等。

由于骨折粉碎、部分骨缺损或其他原因,钢板-骨结构的工作长度为未被骨质支撑的钢板的长度[4]。桥接钢板需要跨越整个粉碎区域,因此具有较长的工作长度[4]。从生物学角度讲,这种钢板具有保护软组织的作用,但同时也是力学上的一个缺点,尤其是应用于关节周围损伤时。通常关节周围骨块很小,且须具备一定的工作长度;当应用标准非锁定钢板时,由于冠状面的不稳定会造成骨折的塌陷。为了避免这一情况,必须对钢板和关节周围骨块进行成角固定,如 95°角固定装置。锁定螺钉-钢板的设计通过多点螺钉固定也具有类似的力学优势。总之,工作长度、关节周围骨折块的大小以及钢板对侧骨支撑的情况对于骨折固定至关重要。

(七)内植物的长度

由于锁定钢板的发展,出现了相对少见的长钢板结合少量单皮质螺钉的固定方式。要了解这种非传统钢板的设计原理以及临床应用,则需要先熟悉钢板固定的生物力学。

选择适宜长度的 LCP(及所有钢板)是钢板内固

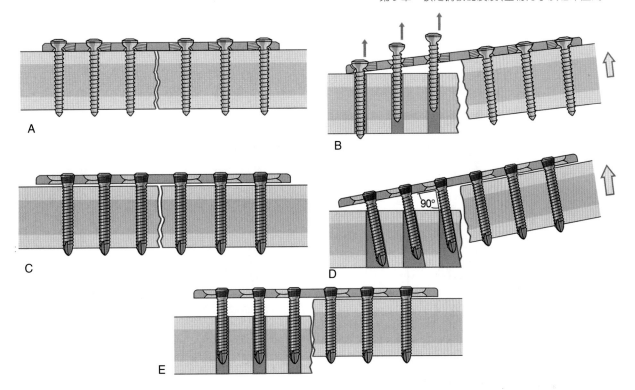

图 5-13　(A~E)标准螺钉和 LHS 的拔出。(A)皮质螺钉固定。(B)弯曲应力造成皮质螺钉逐个出现松动拔出。(C)LHS 为整体性固定。(D)LHS 能够更好地抵抗弯曲应力。(E) 轴向应力导致的 LHS 的拔出。

定治疗最重要的步骤之一。它取决于骨折的类型以及所采用的固定方法和力学原理。髓内钉长度的选择已很明确,基本上等于两端骨骺之间的长度(图 5-14)。

外固定支架也需要跨越整个骨折部位。相比而言,钢板长度的争议则持续了很长一段时间。过去,经常选择短(非常短)钢板以减小皮肤切口以及广泛的软组织剥离。随着皮下或肌肉下插入内植物以及新的锁定夹板以桥接骨折区域等间接复位技术的发展,钢板长度的增加不再需要额外扩大软组织的显露,因此基本上不会增加生物学上的损伤。另外,钢板的长度也需要适应特殊骨折的力学要求。根据力学观点,应尽可能降低钢板和螺钉的负荷,以避免由于反复的应力造成钢板疲劳断裂或由于超负荷造成的螺钉拔出,因此应选用长钢板进行固定。

固定后的钢板分为三个部分:最靠近骨折的两枚螺钉之间的中间部分,以及获得内植物把持力的近端和远端部分。钢板的长度以及螺钉的位置影响着钢板和螺钉本身所受的应力。而钢板中间部分的长度以及跨越骨折的固定方式决定着骨折愈合的生物学反应(间接愈合、直接愈合或不愈合)(图 5-15)。

理想的内固定物长度取决于两个因素,即钢板跨度比和钢板螺钉密度[49]。钢板跨度比是指钢板长度与骨折全长的比值,目前的经验认为,粉碎骨折钢板跨度比应该大于 2:1 或 3:1,简单骨折应该大于 8:1、9:1 或 10:1。钢板螺钉密度是指置入的螺钉数与钢板钉孔总数的比值,建议比值应低于 0.5~0.4,也就是说螺钉的数量应低于钉孔的一半。

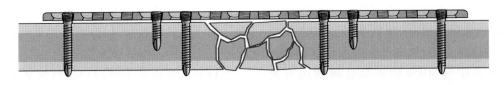

图 5-14　作为锁定内支架,LCP 应用的必要条件为:长钢板/固定支架;每个主要骨块上 LHS 间保持足够距离。为避免应力集中,需在骨折部位的钢板上留有 3~4 个孔不进行固定。

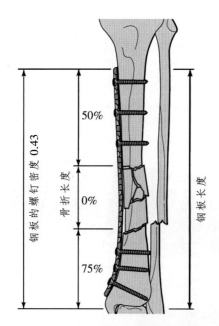

图 5-15 钢板跨度比和钢板螺钉密度在桥接钢板技术中具有重要的意义。该图示意下肢骨干粉碎性骨折固定的机械测量情况。钢板长度与骨折长度的比值即为钢板跨度比。该病例中,比值约为 3,已经足够大,表示钢板长度是骨折区域长度的 3 倍。钢板螺钉密度在三个节段显示:近端密度为 0.5(6 个钉孔内拧入了 3 枚螺钉);骨折端密度为 0(4 个钉孔都没有拧入螺钉);远端密度为 0.75(4 个钉孔中拧入了 3 枚螺钉)。远端较高的螺钉密度是由于解剖学原因,否则无法复位,因此可以接受。该病例钢板螺钉的整体密度为 0.43(14 孔钢板拧入了 6 枚螺钉)。

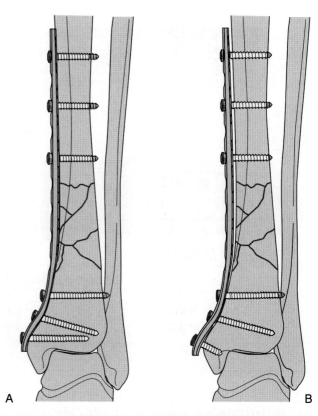

图 5-16 (A,B)应用长钢板桥接骨折区域。桥接钢板仅需固定骨折远近端。普通螺钉固定会使钢板与骨产生加压,从而导致钢板根据骨外形发生改变。锁定内支架中,LHS 具有成角和轴向稳定性,不需通过加压来获得稳定性。

二、锁定钢板和夹板固定方法

桥接钢板可采用普通螺钉以及 LHS 进行固定。应用标准钢板和普通螺钉采用"无接触"技术结合间接复位对骨折部位进行夹板固定的方法已经开始推行,这是治疗方法发展所经历的重要一步。钢板仅仅需要固定主要骨折端。应用普通螺钉时,要注意塑形以保证与主要骨折端的贴附。

相比较而言,LHS 更适合于桥接钢板固定,因为其更利于采用 MIPO 技术,不需对钢板进行塑形,也不用保证钢板与骨质的贴附,从而可以避免一期复位丢失。另外,这种技术可以最小限度地破坏骨膜的血供。对于骨量正常的骨质,普通螺钉和 LHS 均可以使用。但对于骨质疏松骨,应该采用 LHS 固定以增强稳定性。从技术上讲,锁定夹板固定(单纯夹板)可以采用切开暴露或 MIPO 技术结合间接闭合复位。LISS 和 LCP 看似是钢板,但在生物力学上它们属于锁定夹板或固定支架(锁定内支架)(图 5-16A 和 B)。

三、锁定钢板及其加压的方法

锁定钢板中的传统钢板技术

尽管锁定内支架具有一定的优势,但传统钢板和螺钉也可以提供必要的解剖重建和绝对的稳定性。后者的适应证包括关节内骨折、截骨手术、复杂骨折的重建、假关节手术以及创伤造成的血供受损的骨折。拉力螺钉也可单独应用于钢板以外,然后采用保护性钢板 LHS 固定(图 5-17A 和 B)。这种技术较拉力螺钉经钉孔固定更为简单易行,不会出现复位的早期丢失。对于骨质疏松骨,LHS 可以提供更好的固定并且基本上不会出现螺钉的松动。

LCP 也可以作为轴向加压钢板来实现骨折块间的加压固定(图 5-18)。

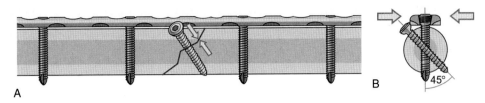

图 5-17　(A,B)保护性钢板以及单独应用的拉力螺钉。

第三节　临床应用、适应证和操作技术

一、骨折固定的概念

　　骨折固定的原理在于稳定性(绝对稳定或相对稳定)的建立,它是指骨折固定后尽量使其获得最佳的力学稳定性。两种方法可以获得上述稳定性,即加压(静力或动力)方法和夹板(锁定或非锁定)方法。为完成这两种方法,操作过程中需要采用多种固定方式和内植物技术(图 5-19 和表 5-3)。

　　最近的几十年里,钢板固定一直在发生着改变。锁定螺钉的出现是其中的一个里程碑。某些情况下,无接触锁定钢板比传统加压钢板具有更好的生物学和生物力学优势。通过结合锁定髓外夹板原理,锁定加压钢板的这些优势得以很好地实现。

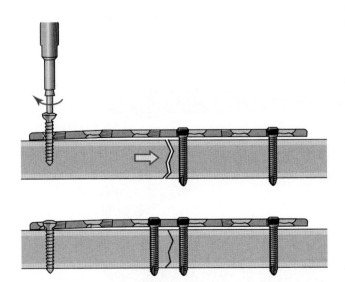

图 5-18　(A,B)加压钢板。骨折复位后,LHS 将钢板固定于骨折一端。然后于钢板另一端联合孔的动力加压侧拧紧一枚偏心皮质螺钉。最后,置入其余的 LHS 进行固定。骨折区域的骨膜没有受到压力。而骨块之间应用动力加压单位进行了加压固定。

二、微创稳定系统

　　LISS 是以自钻自攻的单皮质 LHS 固定解剖支撑钢板为基础而产生的。

　　这个系统由多种器械组成,其中连接固定架与内植物的导向装置包括稳定螺栓、固定螺栓和钻套。其他器械设计用于螺钉固定前支架的临时定位、位置调节以及复位,包括克氏针插入所需的导向器和瞄准装置。

　　LISS 钢板用于股骨远端外侧(LISS-DF)和胫骨近端外侧(LISS-PLT),作为支撑钢板通过自钻自攻的单皮质 LHS 进行固定。螺钉通过头部外缘的螺纹与钉孔内的螺纹相连接。LISS 是解剖塑形的内固定支架,可通过相应的导向装置经皮插入。作为一种真正的内支架,LISS 的固定时间要长于传统钢板。LISS-DF 和 LISS-PLT 包括三种长度(5 孔、9 孔和 13 孔),具有左右侧之分。随着 LCP 联合孔的发展,解剖塑形的 LCP-DF 和 LCP-PLT 也已开始应用(图 5-20A~D)。

　　螺钉通过钉头外缘的螺纹与锁定钢板钉孔内缘对应的螺纹相嵌合。此固定系统提供的成角稳定性不需通过钢板与骨的加压而实现。LISS 属于无接触钢板,每枚自钻自攻螺钉都需要快钻钻孔以及尖锐的丝攻进行攻丝,然后螺钉才能精确置入孔道。间接复位后,将单皮质自钻自攻螺钉锁入钢板以坚强固定骨折远近端。由于具有锁定作用,LHS 不必穿过对侧皮质,并且可以采用经皮自钻拧入。相比普通螺钉,这种固定可使钢板与骨更好地成为一个整体。其形成的是钢板与螺钉接口的成角稳定性,而不是传统内植物所产生的钢板与骨的摩擦力。这种固定具有明显的力学优

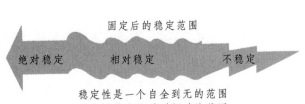

图 5-19　稳定范围。

表5-3　骨折固定的不同概念			
骨折固定原则=稳定级别	方法	技术和内植物的功能	骨愈合
绝对稳定性=高	加压 静力的 *	拉力螺钉(传统螺钉) 拉力螺钉和保护性钢板 加压钢板 张力带	直接
	动力的 †	张力带钢板	
	夹板	外夹板　支撑钢板‡	
		髓内夹板　外固定支架 ** 髓内钉 **	
	锁定的 #		
		髓外的内夹板　带有桥接作用的标准钢板 带有桥接作用的锁定内支架	
	非锁定的§	外夹板　骨折保守治疗(石膏,牵引) 髓内夹板　弹性钉	
相对稳定性=低		克氏针	间接

* 骨折压缩,内植物张力性固定。

† 功能下加压固定。

\# 控制长度、对线和旋转的锁定夹板固定。

§ 有限控制长度、对线和旋转的夹板。

** 某种情况下可以将动力性锁定髓内钉或动力性外固定支架转换成动力加压固定。

‡ 角稳定钢板-螺钉结构(如带 LHS 的 LISS 或 LCP)作为支撑钢板固定,就相当于刃状钢板。偶尔情况下,支撑钢板也可以看做是夹板。

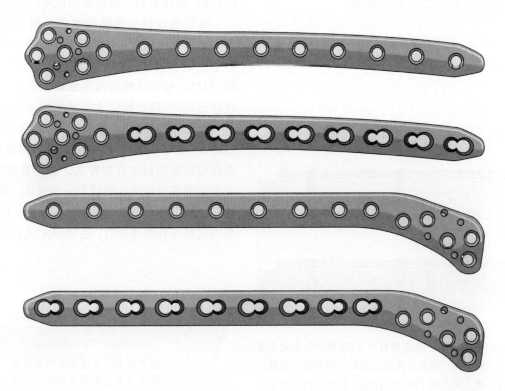

图 5-20　(A~D)股骨远端和胫骨近端外侧内固定的不同类型。LISS-DF 钢板、LCP-DF 钢板、LISS-PLT 钢板和 LCP-PLT 钢板。

势，能够避免骨与内植物连接所出现的一些问题，比如"雨刷器"效应。

LISS 类似于钢板，但是就功能而言却属于完全植入的内支架，为具有"生物学"特点的内固定。其主要目的是使手术干预所造成的生物学损害减到最小，同时作为一种先进的内固定，尤其适用于骨质疏松，需要术后早期活动或邻近关节被动活动的患者，有利于骨折平稳的愈合。

(一)股骨远端的微创稳定系统

1.适应证

LISS DF 的适应证包括所有无法单纯应用螺钉固定的关节外骨折(髁上，骨干远端)以及关节内骨折，比如股骨远端骨折 Müller AO 分型中的 33-A1~A3 型和 33-C1~C3 型(表 5-4)[2,18,25,35,42,49]。

对于严重的关节内骨折，LISS 技术具有一定的优势[32]，因为其允许拉力螺钉的自由放置，并且不会对重建的后髁部复合体造成额外的破坏。由于微创植入及闭合复位，因此可以保护干骺端和骨干部位的软组织[3,10,11,26,30,45]。LISS 也可以有效稳定带有内固定区域的骨折(比如全髋关节置换术[6])，无论是否存在髓内假体。对于骨质疏松骨，LISS 可以提供高度的稳定性和可靠性。当前还没有其他固定具有如此广泛的使用范围。同样也有许多只有 LISS 能够解决的问题，尤其是股骨远端骨块很小时。这些情况主要包括多平面、复杂远端关节面损伤，特别是远折段短小、伴有骨质疏松的骨折以及全膝关节假体上方的骨折。

2.手术入路

手术程序要根据关节内骨折是否需要切开复位确定。对于未累及关节的骨折 (Müller AO 分型中的 A1~A3)以及简单的关节内骨折(Müller AO 分型中的

C1 和 C2)可以采用股骨远端外侧入路。对于关节的多平面受累，内髁完整的髁间劈裂，Hoffa 骨折以及髁间分离的骨折首选髌旁外侧入路。医生需要直视关节面的损伤情况，并采用拉力螺钉进行固定。

对于所有股骨远端关节内的移位骨折(不仅仅是复杂类型)，髌旁外侧入路应该是显露关节的最佳选择。关节囊可以根据髂胫韧带的走形进行劈开。对于关节内的移位骨折，LISS 固定要求在直视下对关节面进行坚强内固定。最重要的就是对关节面做到精确地解剖重建(图 5-21A 和 B 及图 5-22)。

(二)胫骨近端外侧的微创稳定系统

适应证

LISS PLT 的适应证包括无法单纯应用螺钉固定的近段骨干、干骺端以及关节内的骨折(表 5-5)。对于相似的适应证，与其他固定装置相比，角稳定螺钉的固定使 LISS PLT 系统可以提供不同的生物力学优势。自从其应用于胫骨外侧面以来，有效防止了干骺端/骨干骨折以及内侧受累的胫骨平台骨折的内翻塌陷。这表示 LISS PLT 也可以用于内外侧均受累的胫骨近端骨折 (Müller AO 分型中的 41-A2、A3、C1~C3 以及所有近端 42-型骨折)。对于胫骨平台骨折 Schatzker 分型，适应证包括 Schatzker V 型和 VI 型。

LISS 固定支架并不是非常适合单纯胫骨干中远段骨折，但是对于累及胫骨干近侧的多段骨折以及合并同侧骨干骨折的双侧平台骨折尤为适用。其他

表5-4　股骨骨折 LISS DF 的适应证
髁上骨折(33-A1~A3)
关节骨折(33-C1~C3)
骨干远端骨折(32-B1~B3 和 32-C1~C3，如果髓内钉无法固定)
假体周围骨折(髋关节假体远端或膝关节假体近端)
内植物部位再折
骨质疏松骨骨折
病理性骨折

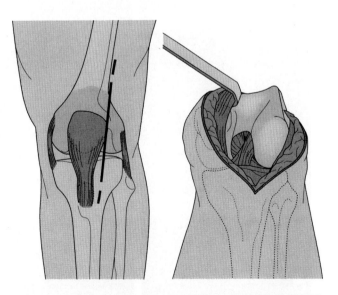

图 5-21　(A,B) 这幅图采用了髌旁外侧入路对软组织进行了分离。

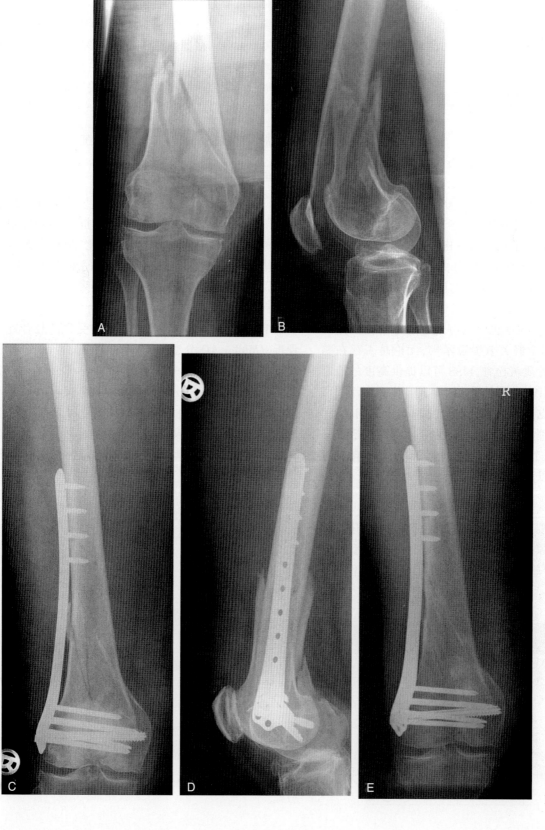

图 5-22　LISS-DF 临床病例。

LISS PLT 应用相对较少的情况包括胫骨近端病理损伤所致的临界骨折以及假体周围骨折。

对于胫骨近端关节外骨折，建议采用外侧入路。

沿着胫骨近端的外形进入，并向内侧延伸，紧贴骨质分离胫骨前侧肌肉，但在骨质上要保留部分肌肉筋膜，以利于肌肉的重新缝合。LISS PLT 装置应于胫骨近端前侧肌肉下向远端滑行插入。胫骨平台，尤其是胫骨干部位应该对钢板进行准确定位。可以采用克氏针通过导向装置来完成定位，然后经套管拧入自攻自钻 LHS(图 5-23)。

(三)内植物的特异性问题以及并发症

LISS DF 特殊并发症之一为近端螺钉的拔出。可能原因包括 LISS DF 在骨干外侧放置位置不佳以及

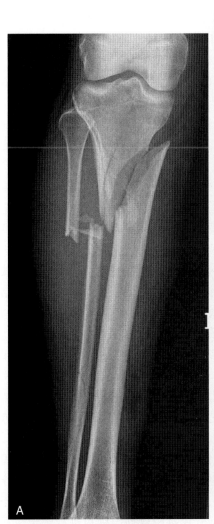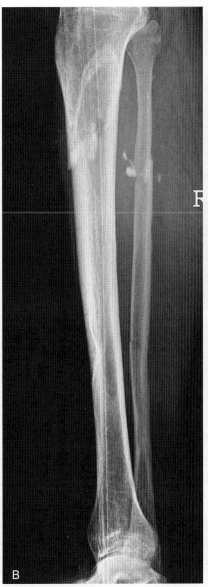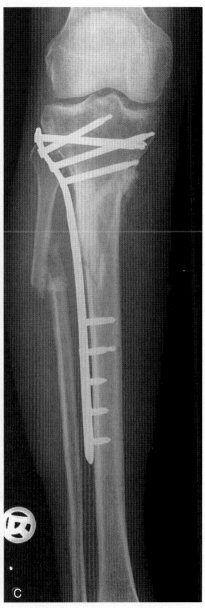

图 5-23　LISS- PLT 临床病例。(待续)

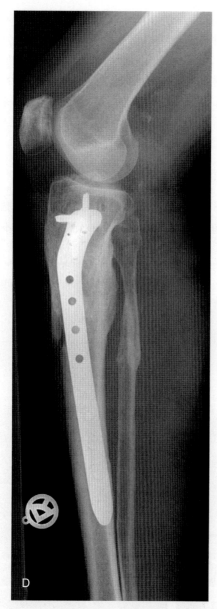

图 5-23(续)

骨折,尤其是干骺端的粉碎骨折。关节内多平面受累的股骨远端粉碎骨折是其最佳的适应证[24](图 5-22)。锁定钢板对于手术医生进行成角固定可以提供更多的选择,以避开之前放置的拉力螺钉或骨折线,比如股骨远端的冠状面(Hoffa)骨折。过去遇到这种情况通常不会再用传统的成角固定装置,比如刃状钢板或动力髁螺钉。胫骨双侧平台骨折由于需要获得冠状面的稳定性,因此可以考虑这种内固定类型[22,25](图 5-23)。对于某些患者,可以采用外侧锁定钢板替代双钢板固定。另外,锁定钢板也可以取代外固定支架,从而减少针道感染等并发症,也使患者不必再忍受外固定支架所带来的不便。关节面解剖复位后采用拉力螺钉进行固定是非常重要的。然后再对干骺端粉碎区域采用钢板桥接,关节面应用锁定螺钉固定,骨干部采用锁定螺钉或双皮质螺钉进行固定。无论选择切开还是经皮插入钢板,都要注意保护软组织,从而保证干骺端的血供。

锁定钢板技术其他可能的适应证包括全膝关节置换术后的假体周围骨折[2,23]。由于全膝关节设计的股骨端完整假体取代了后交叉韧带的抵止点,因此逆行髓内固定非常困难。另外,支托、假体柄等股骨端其他部分的存在也不允许成角固定装置的应用,比如翼状钢板或动力髁螺钉。而锁定钢板具有成角稳定性,允许远端多枚螺钉的固定,即使远折端很少,也可以提供坚强的固定。

在某些病例中,股骨远端关节外或简单关节内骨折以及胫骨近端关节周围骨折块较小时,髓内钉固定往往会出现对线不良[35]。而锁定钢板能够获得良好的固定效果,可以减少对线不良的发生。如果长骨骨折由于工作长度过长无法应用髓内钉时,可以选择桥接钢板联合锁定螺钉固定。锁定钢板的其他应用还包括矫形截骨、畸形愈合和不愈合病例,以及骨肿瘤患者;但是目前还比较缺乏相关的临床资料。

自 1995 年以来,LISS DF 和 LISS PLT 开始应用于临床。关于它的操作程序已发表了一些研究和文章,报道了生物力学方面和临床上的优势。已发表的资料显示 LISS 是股骨远端[23-25,29,35,38,40-42,45,51]和胫骨近端[5,15,35,40]骨折非常好的治疗选择。

关于股骨远端和胫骨近端骨折采用锁定钢板固定,大多数发表的临床研究都集中于 LISS 钢板的治疗效果。这个装置为一种自外部瞄准的钢板,其应用于肌肉下方骨膜外侧,所有螺钉均与钢板进行锁定。在一项包括 9 个欧洲创伤中心的前瞻性研究中,治疗了

存在旋转,从而造成螺钉在骨干皮质内呈切线拧入,因此螺钉的把持力仅集中在尖端。螺钉拔出多于术后 6~8 周患者增加负重时出现(图 5-24)。

如果钢板放置过于靠前或靠后,螺钉则可能不在髓腔中心,因此无法获得足够的把持力。另外,LISS DF 在股骨外髁部位不正确的定位还可能会刺激软组织造成损伤。

不建议对 LISS 钢板进行弯曲和扭转,因为这样会造成钉孔的改变,使得导向器插入后出现螺钉方向变化。

(四)临床经验

当前锁定钢板固定的适应证为复杂的关节周围

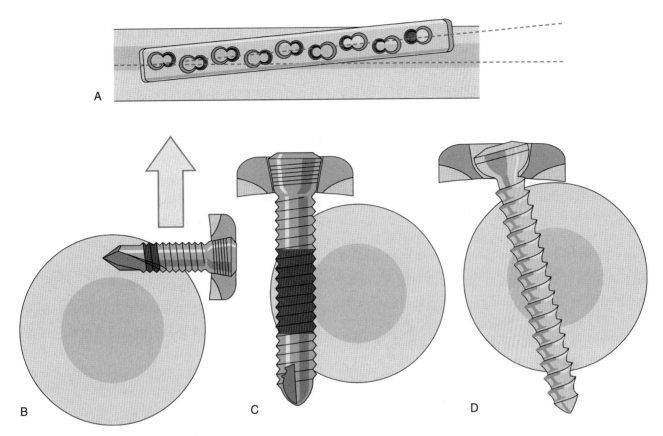

图 5-24　(A~D),(A)钢板与骨长轴对线不良导致钢板偏心放置。(B)这种情况下钢板末端的单皮质 LHS 将无法固定于骨内。当钢板偏心放置时,为解决单皮质自攻自钻螺钉把持力不足的问题,我们建议或者(C)使用长的双皮质自攻螺钉或(D)在钉孔内改变角度拧入皮质骨螺钉。

112 名患者的 116 例股骨远端骨折[42]。其中 96 名患者的 99 例骨折完成了这项研究 (平均随访 14 个月)。29% 为开放性骨折;91% 的骨折获得了愈合。6 例骨折需要进行骨移植,4 例出现了感染。愈合的患者膝关节平均屈曲 107°。根据大约 40% 的术后 X 线片可以看出,与正常冠状面或矢状面的对线相比偏差超过 5°。

在一组 66 例应用 LISS 钢板治疗的股骨远端骨折患者中,所有骨折在没有内固定失效的情况下均获得了愈合[24]。只有 3 例(5%)骨折需要进行骨移植。3 例(5%)患者在每个平面都出现了超过 5° 的对线不良。另一项研究中,54 例股骨远端骨折采用了 LISS DF 钢板进行了固定[38]。4 例出现了内固定的失败,原因为手术操作的错误造成了股骨骨干部位内固定的不正确放置。另外还报道了 2 例感染和 3 例不愈合。27 例患者中,最少的 1 例获得了一年的随访,20 例(74%)效果良好;7 例(26%)出现了每个平面都超过 5° 的对线偏差。

对于全膝关节置换术后的 13 例股骨端假体周围骨折应用 LISS 治疗的患者中,只有 1 例需要进行骨移植以获得骨折的愈合[23],没有内翻塌陷或远端固定失败的报道。另一项研究中,46 例复杂的胫骨近端关节内和关节外骨折(45 名患者)采用了 LISS 钢板进行固定。16 例开放性骨折中,有 1 例出现了感染,1 例需要进行骨移植, 没有内翻塌陷或近端固定丧失的报道。46 例骨折中有 6 例(13%)出现了超过 5° 的对线不良。Gosling 等[15]以及 Ertl 和 Smith[8]报道了应用外侧锁定钢板替代双钢板治疗双侧胫骨平台骨折,其治疗效果令人满意。

锁定内固定与微创技术的联合应用已经取得了很大的发展。虽然报道的骨折愈合率比较高,但这主要是由于锁定钢板技术所提供的软组织保护性处理措施,创造的生物学环境,以及改良的力学稳定性所带来的结果。另外,也可以说明单皮质固定足以获得骨折愈合;如果不出现手术技术方面的错误,报道的固定失败率会很低。当应用经皮技术时,对线不良会比较常见,因为这种手术有一定的技术要求。随着经验的增加以及提高闭合复位精确度的新技术的发展,畸形愈合的发生率会逐渐降低。对线不良的长期临床影响目前还不太清楚。

(五)锁定加压钢板

医生在应用 LCP 对骨折进行桥接固定时,可以选择其最佳的固定方式——加压固定或锁定夹板固定。选用螺钉的类型、数量和位置决定着手术的方法和技术,但是要适用于骨折所在的部位(表 5-6)。LCP 具备钢板的最新技术,可以达到内植物与骨之间最有效的结合,维持骨折愈合过程中的位置,同时减少手术相关的软组织损伤,保护骨的血运。

LCP 联合孔可以拧入普通螺钉(位于不带螺纹的一侧)或具有成角稳定性的 LHS(位于带螺纹的一侧)。但 LHS 在钉孔内只能沿正确的方向拧入。一块 LCP 钢板允许使用不同的螺钉类型,因此医生可以根据术中需要进行选择。根据回顾性研究,单一内植物结合两种完全不同的固定技术是合乎逻辑的,并且也是一种简单实际的固定方法。

作为加压钢板或内固定支架,LCP 要想达到理想钢板的固定效果需根据骨折的具体情况应用。但它有效扩大了微创钢板固定的适应证范围。LCP 具有两种固定方法,从而可以为医生提供更多选择。

1.LCP 中的加压技术

(1)普通钢板的加压技术

尽管锁定内支架具有优势,但应用普通钢板螺钉同样可以获得解剖上的重建以及绝对的稳定性。后者的适应证包括关节内骨折、截骨手术、复杂的骨重建、假关节手术以及创伤所致的伴有血运受损的骨折。

为了获得绝对的稳定性,骨折固定的加压方法包括切开复位钢板以及皮质和(或)松质骨螺钉内固定。固定的原则上述已有说明,并且这种方法已经成为了骨折治疗的一种标准有效的技术。成功与否依赖于复位的精确性以及稳定的程度。广泛的术野暴露是复位的关键,术中常常需要剥离骨折块上的软组织。

为了获得精确的复位和绝对稳定的固定,这种方法所付出的生物学代价越来越严重。复位过程中对骨折块的过度剥离很有可能会形成死骨,其再血管化的速度非常慢,并且需要长期的保护。

对于某些骨折,可以将带有联合孔的 LCP 作为普通钢板进行使用,也就是通过绝对的稳定性直接获得骨折愈合的加压方法对骨折进行固定。手术技术和操作类似于传统 DCP 或 LC-DCP。

(2)适应证

• 骨干和干骺端的简单骨折:这些病例需要进行精确的解剖复位以获得良好的功能性结果;软组织损伤较小的简单横行或斜形骨折,骨量良好(结合拉力螺钉或张力带钢板的加压钢板、固定或保护性钢板固定)。

• 关节内骨折(支撑钢板)。

表 5-6 钢板和螺钉固定的生物力学

固定方法	复位后的骨折情况	固定技术	螺钉类型 *
加压固定(静力或动力)	主要骨折块之间,简单的骨折类型>完全的接触	拉力螺钉和保护性钢板	皮质螺钉作为拉力螺钉;皮质螺钉位于钉孔中心(1)或应用 LHS(2)
		加压钢板(联合拉力螺钉)	皮质螺钉位于偏心位或应用拉力装置进行轴向加压,以及皮质螺钉位于钉孔中心(1),或应用 LHS(2)
		张力带钢板	钢板的位置要起到重要的支撑作用,皮质螺钉(1)位于钉孔中心或应用 LHS(2)
		支撑钢板	皮质螺钉(1)位于钉孔中心或应用 LHS(2)
夹板固定	主要骨折块之间,复杂粉碎骨折>部分或无接触	桥接钢板或锁定内支架	皮质螺钉(1)位于钉孔中心或应用 LHS(2)
	主要骨折块之间,简单骨折类型(个别病例中)>完全或部分的接触	桥接钢板或锁定内支架	皮质螺钉(1)位于钉孔中心或应用 LHS(2)

LHS,锁定螺钉。

* 骨质量:(1)正常;(2)差。(2)也作为技术原因:没有出现早期复位的丢失,无需进行精确的钢板塑形,MIPO 更为容易。

- 延迟愈合或不愈合。
- 闭合–楔形截骨术。
- 血运良好的骨折块。

应用加压方法时必须要符合下列条件：

- 骨折块的精确复位——大多数病例需要切开直接复位。
- 精确地解剖塑形钢板（当采用皮质螺钉固定保护性钢板时）。
- 骨量良好，以保证皮质或松质骨螺钉具有足够的把持力。
- 软组织损伤轻微。

(3)技术

应用下列方法可以获得骨折块的加压：

- 加压钢板进行轴向加压(对于横行骨折)。
- 拉力螺钉和保护性钢板(对于斜形骨折)。
- 采用钢板的张力带原则。
- 支撑钢板和拉力螺钉。

应用传统钢板进行加压固定的指导原则见于表5–7。

(4)轴向加压

骨折切开直视下精确解剖复位后对钢板进行塑形，然后于 LCP 联合孔的动力加压单位(DCU)中偏心拧入皮质螺钉对骨折断端进行加压固定。也可以通过张力装置完成对骨折块的加压。最后于钉孔中心拧入皮质螺钉完成固定。

如果加压钢板上联合使用不同的螺钉，应该首先

	表 5–7　简单和粉碎骨折应用钢板固定的指导原则		
	简单骨折	固定技术	粉碎骨折
生物力学原则	骨折块的加压	个别病例采用夹板固定时不需要使用拉力螺钉	夹板固定
复位技术	主要为直接	间接或经皮直接*	可采用间接
插入	至少部分切开	切开，较小限度地暴露，MIPO	闭合，最小限度地切开
钢板的形状	需与骨质表面贴附	精确塑形，无需 LHS 固定	精确塑形，无需 LHS 固定
钢板跨度比(见正文)–钢板长度/骨折长度	≥8:10/1	≥2·3/1	≥2·3/1
螺钉类型/功能	• 作为独立于钢板的具有拉力螺钉作用的皮质或松质螺钉 • 偏心加压固定的皮质螺钉 • 中心位置固定的皮质螺钉或 LHS	• 皮质螺钉或 LHS 应用于好的骨质 • LHS 通过 MIPO 技术用于差的骨质	• 皮质螺钉或 LHS 应用于好的骨质 • LHS 通过 MIPO 技术用于差的骨质
单皮质/双皮质螺钉固定：			
传统螺钉	双皮质；单皮质拉力螺钉 自钻自攻单皮质或自攻双皮质螺钉	双皮质	双皮质
骨干部位的 LHS	选择尽可能长的自攻双皮质螺钉	自钻/自攻单皮质或自攻双皮质螺钉	自钻/自攻单皮质或自攻双皮质螺钉
骨骺/干骺端的 LHS		选择尽可能长的自攻双皮质螺钉	选择尽可能长的自攻双皮质螺钉
钢板螺钉密度(见正文)	≤0.4~0.3	≤0.5~0.4	≤0.5~0.4
每个主要骨块上的螺钉(n)	≥3；个别情况为 2	≥3；个别情况为 2	≥3；个别情况为 2
每个主要骨块上的皮质(n)	3~5	≥4	≥4
螺钉在钢板上的位置	中间骨块很小时可以不用螺钉固定	中间骨块上不需普通螺钉或拉力螺钉的固定；夹板固定方法不需进行精确的复位	中间的骨块部分不需要螺钉固定
骨折表面空出的钉孔	0~3	>2~3	≥3

LHS,锁定螺钉；MIPO,微创钢板固定术。

*根据应变理论,简单骨折的夹板固定需要遵守生物力学原理。

于钢板的中间部分采用皮质螺钉偏心固定以获得骨折断端的加压。作为改进，LCP可以首先采用一枚或两枚LHS进行固定。随后于骨折另一端偏心拧入一枚螺钉或应用张力装置进行加压，最后应用LHS完成固定。

(5)拉力螺钉和保护性钢板

干骺端或骨干部位的简单骨折或者关节内骨折，首先采用穿过钉孔的拉力螺钉进行加压固定，然后拧入其余的皮质螺钉增加钢板和骨的摩擦力。如果骨量良好，可以切开暴露则能够对钢板进行精确的塑形，然后使用皮质或松质骨螺钉进行固定。这种保护性钢板可以对骨折部位受到的弯曲和扭转暴力提供保护。

普通加压钢板需要与骨质紧密贴附以维持精确的复位；螺钉于钢板和骨的结合处产生压力前负荷，使骨折块受到朝向钢板的拉力(图5-4B)。因此，应用皮质或松质骨螺钉固定LCP时需要对钢板进行精确的塑形，这点对于传统的LC-DCP也是一样。钢板不精确的塑形会造成钢板与骨接触面的不匹配，在拧紧皮质或松质骨螺钉后会造成复位的一期丢失。如果采用LHS支撑复位，结合拉力螺钉进行加压，由于钢板在骨表面产生了压力，因此不会出现无法控制的作用力。这样就去除了复位一期丢失的可能性。对于骨质疏松骨，应用LHS时由于带螺纹的螺钉头部与钉孔的锁定会产生成角及轴向稳定性，因此增加了内植物的固定强度。在独立于拉力螺钉进行钢板固定后，这种增加了的固定强度有利于保护经钉孔固定的拉力螺钉，所谓的中和固定以及保护性钢板。

拉力螺钉也可以独立于保护性钢板放置，而对钢板采用LHS固定(图5-17)。其固定方式不会出现复位的一期丢失。这种技术比经钢板拧入拉力螺钉更为容易(图5-25)。

(六)锁定内支架的锁定夹板作用

1.具有夹板作用的锁定加压钢板

(1)髓外的内锁定夹板——相对稳定性的原则

为了加速复杂骨折的骨再生和骨愈合，出现了许多新的微创治疗方法。对于普通钢板技术，目标就是恢复骨折的解剖对位，而桥接钢板固定的目的是为了减少复杂骨干骨折的血运破坏。就像Mast等人[30]所提倡的，间接复位有利于保护骨折块上附着的软组织，而牵引治疗时这些软组织可以帮助恢复主要骨折块的对线。

桥接钢板可以应用标准螺钉以及LHS进行固定。

"无接触"技术结合间接复位标准钢板螺钉桥接骨折区域方法的出现是骨折治疗向前迈进的一大步。钢板只需对主要骨折端进行固定。使用标准螺钉钢板时，塑形钢板贴附主要骨折端是很重要的。对于正常的骨质，可以采用标准螺钉以及LHS进行固定。应用LHS固定会增加锁定加压钢板对于复位后骨折部位的把持力。桥接钢板操作结合MIPO技术以及LHS的应用可以有效代偿钢板与骨解剖外形的不贴附。相对于加压螺钉，LHS能够更好地维持骨折的对线。

另外，这种固定方法对骨膜的血运基本上不会造成干扰。从技术上讲，可以采用切开或MIPO技术结合间接闭合复位锁定夹板固定(纯粹夹板固定)。

作为锁定内支架，LCP可以采用微创MIPO技术桥接骨折部位。根据相对稳定性原则，带有内支架的锁定夹板方法常应用于以下病例：

- 骨干和干骺端的复杂粉碎骨折(图5-26)。
- 骨干和干骺端的简单骨折（这些骨折只需简单复位就可以恢复功能，但必须严格遵守疲劳耐受的生物力学原则）。
- 骨折部位难以处理，髓内钉为相对禁忌证时，比如，伴有骨髓形态异常的骨干骨折，儿童和青少年的骨骺骨折，以及复合伤患者(多发创伤，胸部以及创伤性脑损伤)的骨干骨折。
- 开放楔形截骨术(如胫骨近端)。
- 假体周围骨折(图5-27)。
- 对原骨折部位再次固定。
- 髓内钉固定后不稳定，继发骨折或再脱位。
- 外固定至最终内固定的延迟转换。
- 急症情况下LCP作为外固定支架使用。
- 肿瘤手术。

(2)技术(表5-7)

LCP作为锁定内支架应用的两个前提条件：

- 桥接钢板要尽量长，越长越好。
- LHS之间要保持足够的距离。

支架采用螺钉锁定会增加其稳定性，也可以避免由于拧紧螺钉造成的骨折块向钢板的移位，同时降低了由于螺钉松动造成的骨折继发性移位的风险。LHS的优点为可以使用单皮质自钻螺钉，不需进行螺钉长度的测量。如果骨质良好，可以采用单皮质螺钉固定，但是至少要保证每个主要骨折端有三枚螺钉固定。对于骨质疏松骨，强烈建议每个主要骨折端至少有3枚LHS固定，同时每一端的LHS至少有1~2枚采用双皮

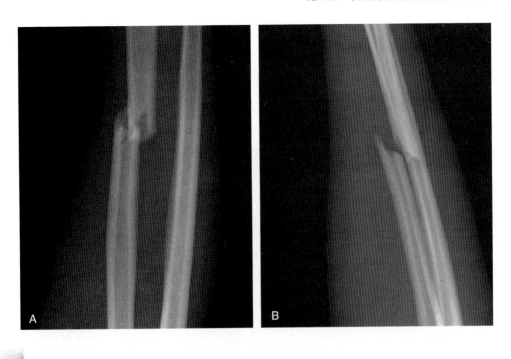

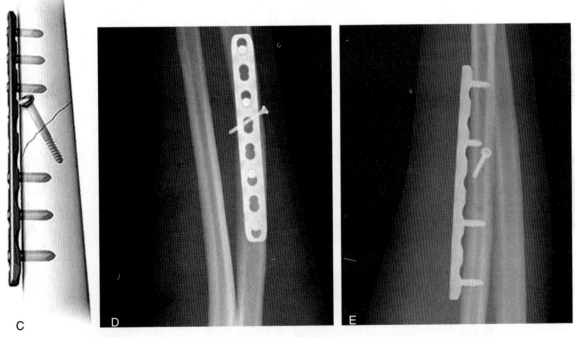

图 5-25　(A~E)应用 LCP 加压方法固定的临床病例。

质固定。

下列情况建议采用双皮质 LHS 固定：

- 骨质疏松。
- 皮质较薄。
- 康复和理疗过程中存在高扭力。
- 主要骨折块较短。
- 髓腔直径小。

避免骨折部位应力集中非常重要，钢板于骨折部位保留两或三个钉孔可以避免这种情况的发生。应力的分布是内支架技术的重要特征，从而可以避免应力集中以及内植物的失败。

2.结合两种方法的 LCP

加压方法和夹板方法结合应用仅限于骨折发生

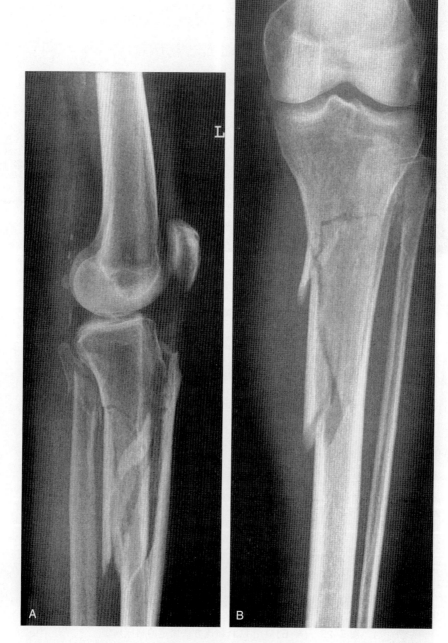

图 5-26 (A~F)LCP 夹板固定的临床病例。(待续)

于两个不同的部位。这种情况下,可以结合两种生物力学原则——骨折块之间加压获得的绝对稳定性和内支架夹板获得的相对稳定性。

3.适应证

• 两种不同类型的节段性骨折(一处简单,一处复杂粉碎)。这种情况下,可以采用传统的骨块间加压固定方法稳定简单骨折,同时对复杂粉碎骨折采用内支架夹板固定。

• 累及关节并向骨干延伸的复杂粉碎骨折。这种情况下,对关节骨块进行解剖复位拉力螺钉加压固定,同时结合桥接钢板重建关节至骨干部位(图5-28)。

4.不同螺钉的联合应用

两种固定技术即标准螺钉加压固定和锁定螺钉

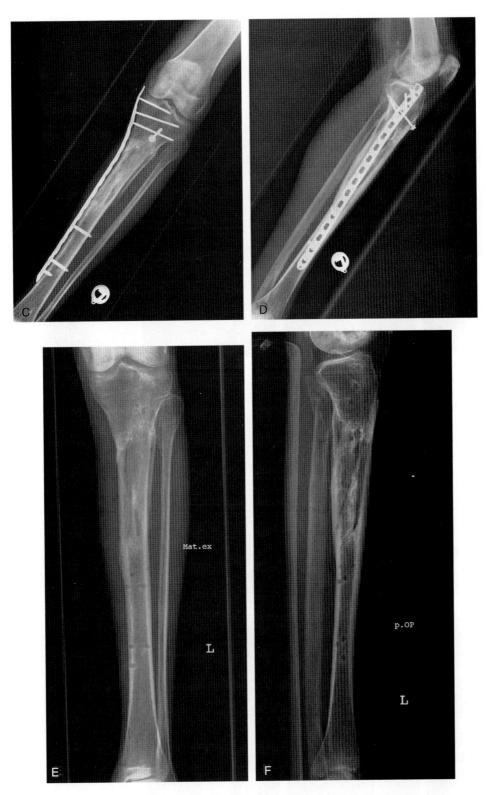

图 5-26(续)

固定,可以在一块钢板上结合使用,根据使用情况,说明了这种方法具有一定的意义。另外,熟悉这两种技术的不同特点也非常重要。对于关节周围骨折最常应用这种联合技术,锁定螺钉于靠近关节处固定,干骺端和骨干的简单骨折类型则采用标准螺钉轴向加压固定(特殊的接骨板)(图 5-29)。

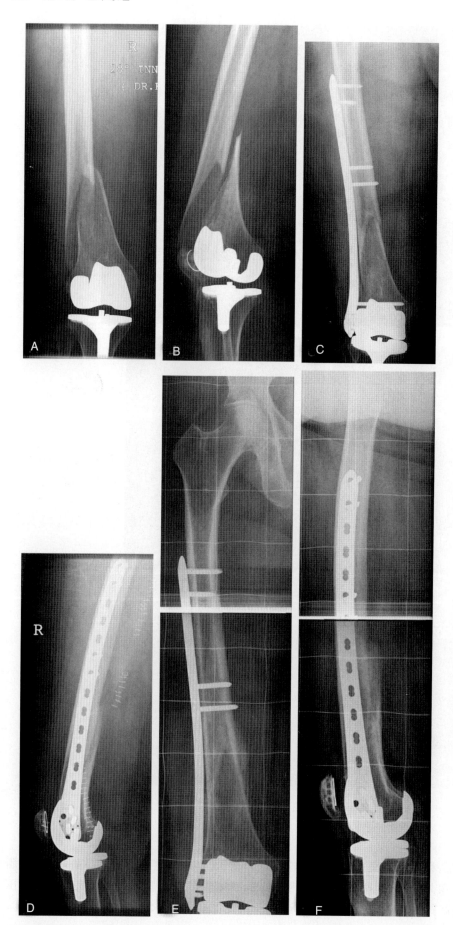

图 5-27　(A~F)假体周围骨折采用 LCP 固定的病例。

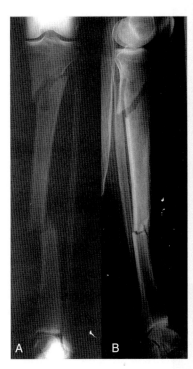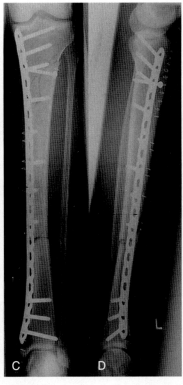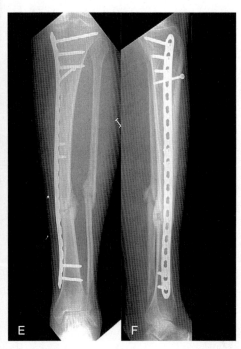

图 5-28 (A~F)结合两种方法固定的 LCP 病例。

通过内支架联合复位螺钉（使钢板向骨质贴附或用于复位移位的骨折块）或定位螺钉可以完成夹板方法的固定。另外，可以采用普通螺钉-钢板技术（加压方法），但需要选择带锁定螺钉的保护性钢板（图 5-18）。

(七)微创钢板固定术

最新发展的锁定内支架 LISS 和 LCP 是根据生物学内固定和微创钢板固定(MIPO)原则建立的(表 5-8)。MIPO 技术也适用于普通钢板，但用于锁定内支架时具有更多优势，因为应用单皮质自攻自钻 LHS 不需对钢板进行精确塑形以及钻孔、测深或攻丝等。这种螺钉最适合于单皮质固定，它不需精确测量螺钉的长度，同时不会造成螺钉尖端的突出，从而避免了对软组织、肌腱或肌肉造成损伤。

应用 MIPO 技术只需采用小切口置入钢板，这样不仅看起来皮肤切口更小，而且可以有效保护骨折区域。

作为微创插入技术发展的内支架也可以采用切开固定。通过瞄准装置，切开手术可以使医生更好地完成内支架的对线情况。锁定单皮质螺钉可以使内植物与骨长轴的对线得以更为精确的保持。但切开固定

表 5-8 MIPO 的定义
经软组织窗口到达骨质(不仅皮肤切口小,而且尽量减少了对深层软组织的干扰)
间接复位,对软组织和骨的影响达到最小化
当需要对骨折部位进行直接复位时,尽量不增加额外的损伤
"影响最小"的复位方法
能够与骨获得良好结合的内植物:
• 无接触钢板,角稳定螺钉
• 单皮质螺钉固定
根据解剖部位,具备最佳的螺钉固定位置

一般适用于对这种技术最初的练习阶段。

另外，作为锁定内支架(锁定夹板方法)，带 LHS 的 LCP 采用 MIPO 技术应用具有许多技术和生物学上的优势。

1.优势

• 避免了精确复位的生物学内固定，尤其是对中间的骨折块，并且有利于间接复位。

• 间接复位的目的是恢复骨折远近端主要部分的对线。这种方法可以避免暴露个别骨折块。

• 可以采用肌肉下/皮下滑动插入技术。

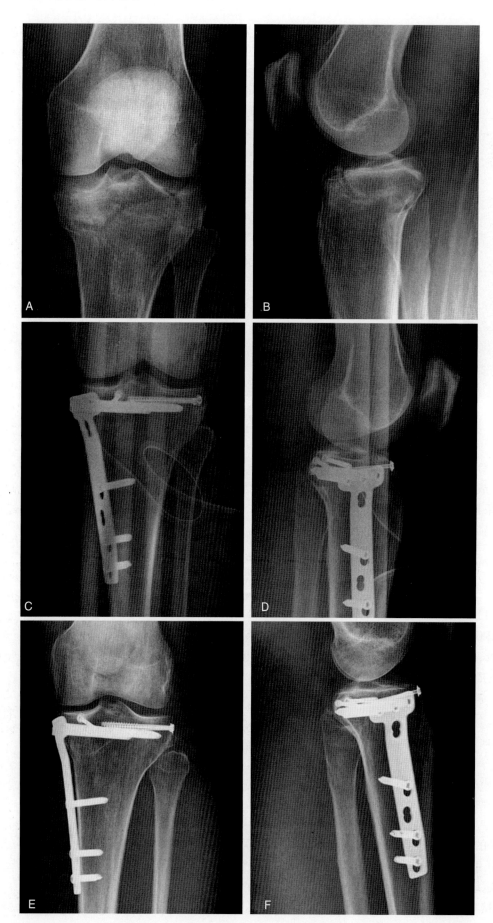

图 5-29   (A~F) 使用 LCP 固定
的临床病例。

• 将手术入路、复位以及内植物–骨接触面(MIPO)所造成的生物学损害降到最低点，但却是以牺牲精确复位和坚强固定来获得的。

• 弯曲的弹性固定可以刺激自发性愈合，包括诱导骨痂形成。

• 锁定内支架是无接触钢板；无需对骨进行加压。

• 应用 LISS 或解剖型 LCP 时无需进行塑形。

• 应用 LCP 时无需为贴合骨的解剖而进行过度塑形。

• 应用 LHS 时无需钻孔、测量长度或攻丝。

• 保护了骨的所有血供，包括骨膜的血供。

• 降低了复位二次丢失的风险。

• 螺钉与钢板的锁定提供了成角和轴向的稳定性，并且可以避免螺钉未按既定孔道拧入(复位二次丢失)。

• 这项技术对于骨质疏松骨依然非常有效。

• 可以治疗复杂粉碎骨折。

• 应用锁定无接触钢板 MIPO 技术更容易实行。

• 增强了局部抗感染的抵抗力。

• 降低了再骨折的风险。

2.必要条件

• 间接闭合复位无需暴露骨折。

• 小切口仅用于内植物的插入。

• 内植物与骨最低程度的接触(如 LISS 和 LCP)。内支架在骨表面的轻微抬起可以避免塑形的内植物与骨解剖所产生的任何不匹配。

• 弹性桥接骨折区域（相对稳定性原则以刺激骨痂形成）。

• 钢板/固定架作为纯粹的夹板应用，不需额外使用拉力螺钉。

• 自钻自攻 LHS 常应用于单皮质固定；自攻 LHS 可作为单皮质或双皮质应用。

对于闭合应用 LISS 来讲，通过瞄准装置与钢板的连接可以获得几何学上的关联性。

3.缺点和不足

• 骨折固定的稳定性取决于这个固定系统的坚强程度。

• 闭合复位以及术中纠正骨折的力线比较困难。

• 不易置入和固定微创钢板。

• 由于螺钉方向固定，因此拧入 LHS 时可能会出现一些情况(螺钉穿入关节)。

• 只有通过特殊工具或普通螺钉才能使钢板贴近骨质。

• 此系统的特殊要求：不需进行精确的复位，因此不会对骨产生任何的负荷。

• 损伤导致骨折块的骨膜已剥脱，或者由于医源性原因对血供造成了干扰(不正确的复位和固定)，会使骨干骨折出现延迟愈合。

(八)锁定钢板采用微创技术(MIPO)的好处(表 5-9)

以前的观点认为，钢板经隧道闭合插入所造成的损伤与切开手术相同。但是 Krettek 小组通过结扎穿孔的动脉并研究其所造成的影响反驳了这个观点，比如对于股骨骨折的切开手术[10,11,27]。虽然加压螺钉联合钢板可以采用 MIPO 技术，但锁定夹板和单皮质自钻螺钉的搭配优点更为突出。

如果需要对伴有皮肤挫伤的部位进行手术固定，那么微创技术具有更为明显的优势。

下面将对这些系统(比如锁定无接触钢板)的力学优势进行介绍。微创技术在任何情况下几乎都不能忽略的一个步骤即塑形钢板。但对于这些系统来讲，无需进行精确的解剖塑形。上述特点有利于 MIPO 技术的操作。器械制造商们根据 CT 数据以及尸体标本测量具体部位的平均外形情况，对钢板进行整体塑形。作为内支架，钢板无需紧贴骨质，但是如果骨外形即便出现较小的变异也会造成骨与钢板的分离。解剖型 LCP 可用于某一干骺端区域（肱骨近端/远端，鹰嘴，桡骨远端，股骨远端以及胫骨远近端），而 LISS 适用于股骨远端和胫骨近端外侧骨折的治疗。解剖型钢板的另外一个优势在于，能够根据局部解剖情况使螺钉沿正确的方向拧入，以提供最佳的固定效果。导向器有利于确定钻套和 LHS 的正确插入轴。如果需要，可在导向器定位之前拧入普通螺钉。

表 5-9　解剖型钢板

严格进行解剖塑形的钢板

解剖型钢板的优势：

• 术中不需要对钢板进行塑形

• 钢板有利于获得解剖复位

• 沿瞄准器拧入 LHS

• 具有明确手术适应证

• 对于内植物如何放置具有明确的定义

• 对于内植物如何使用具有明确的原则

• 根据解剖部位的不同提供最佳的螺钉放置部位

经验不足的医生在应用这项技术时可适当增加手术切口,但要保持骨折部位的无接触。MIPO 技术为微创手术(MIS)治疗骨折迈出了重要的一步。为了避免并发症缩短学习曲线,建议采用合理程度的侵入性手术(RIS)。

(九)锁定螺钉/钢板的不足以及并发症

锁定钢板固定存在着一些潜在的不足。一是在置入螺钉的过程中,螺钉头部与钉孔螺纹形成嵌合,术者可能会完全丧失了对骨质的手感。在拧紧螺钉时,由于螺钉对骨形成把持,使医生不会再有触觉上的反馈。螺纹完全陷入钢板螺钉锁紧钉孔后,无法继续拧入,除非骨的质量不佳。当钢板偏离长骨轴线时,于钢板末端的骨干部位经皮拧入单皮质 LHS 是存在风险的。这种情况下,短螺钉通常无法获得足够的把持力,除非术中感觉螺钉拧得非常牢固。从技术上讲,拧入长的自攻 LHS 或成角拧入皮质或松质骨螺钉可以解决这个问题。在操作的早期阶段,钻出中心孔后,需在单皮质自攻螺钉拧入前先感觉骨皮质的情况,这样可以避免上述问题的发生。钢板的末端可以选择小切口置入,然后通过触摸骨的外侧缘就能够对钢板进行定位。

另外,当前的锁定钢板设计可以用于维持骨折的复位,但仅适用于解剖型钢板并且要采用特殊技术才能实现。比如,对于股骨远端复杂骨折,如果采用 LISS-DF 或 LCP-DF 固定,则需先平行膝关节放置远端倒数第二枚 LHS 以固定远折端。当钢板的位置固定后,肢体的对线才会得以矫正。应用非解剖型锁定钢板时,在拧入锁定螺钉前必须要先复位骨折以及肢体的力线、长度和旋转情况。一旦于骨折线上下拧入任一枚锁定螺钉后,则无法再进行复位,除非将螺钉完全取出。锁定螺钉无法拉近钢板与骨的距离。当然,如果采用特殊工具或临行复位螺钉也可以做到这一点。由于这套系统结合经皮插入技术缺乏足够的复位能力,因此对线不良的发生率要高于切开复位内固定。新的技术有利于对这些复杂骨折进行更为精确的闭合复位。选择这种经皮技术的医生需要对传统切开手术具备一定的经验,并且要认识到两者的不同。

另一点要考虑的是锁定螺钉钢板结构的坚强程度。比如在骨干或干骺端,由于这些结构会维持坚强的固定,因此复位造成的断端分离或愈合过程中出现的骨吸收都有可能导致延迟愈合或不愈合。这种情况下,骨折任何一端的锁定螺钉都不会出现应力的分散。如果骨折部位受到反复的应力负荷,则会出现钢板的断裂或者内固定的失效,个别简单骨折在断端分离状态下固定可能会出现这种情况。此时内固定会维持这种分离状态,从而造成骨折的延迟愈合。对于桥接钢板的固定,最靠近骨折部位的两枚螺钉以及少于 2~3 个钉孔跨越间距的钢板,由于受到反复的应力,有可能会出现这种情况。结合上述需要考虑的情况,以及相对于非锁定钢板的额外费用,锁定钢板需要选择应用于那些采用普通钢板技术会出现高失败率的骨折。

非解剖型钢板由于缺乏成角固定,因此应用时具有一定的不足。当前锁定钢板设计的缺点在于医生采用锁定螺钉固定时无法改变螺钉的角度。

对于复位后的关节面骨折、特殊的骨折情况、解剖上的变异或者假体周围的骨折,钢板上的个别钉孔也可以拧入拉力螺钉加以固定,但是需要在术前先制订计划。

对锁定钢板外形进行任何的改变都有可能破坏钉孔,从而影响螺钉的置入。

锁定钢板应用后,如果需要取出可能会相当困难,尤其是当锁定螺钉发生骨整合或与钢板过度咬紧后。

小　结

应用锁定钢板进行"桥接钢板固定"是一种不需要暴露骨折部位并采用内支架桥接的固定技术,它的产生是为了保护骨折断端的血供。这种技术需要稳定骨折的远近端,但不是通过对骨折部位的直接处理来获得骨折的愈合。对于粉碎的骨干骨折以及干骺端骨折,尤其是伴有骨质疏松,这种技术效果非常理想。

锁定钢板系统通过螺钉头部与钢板上螺纹接口提供了成角以及轴向的稳定性,它明显避免了钢板对骨表面产生的直接压迫,从而保护了血运,并通过钢板的外形可以对骨折进行有效复位。另外,锁定钢板的成角和轴向固定使复位二期丢失的可能性达到了最低。由于无需进行精确的塑形,因此减少了一期的复位丢失。

因为增加了工作长度以及在骨内的把持力,所以双皮质螺钉对于任何形式的负荷均要强于单皮质螺钉。

锁定钢板可以提供稳定的骨折固定,但不需对钢板进行塑形或直接与骨相接触。为了保护骨的血供,钢板被放置于骨膜以外,基本上不会直接接触到骨表面。

早期的临床资料证明锁定钢板具有优良的愈合率以及较低的固定失败率，并且很少发生相关并发症，尤其是对于关节周围骨折。因此，毫无疑问锁定钢板技术会扩增到其他解剖部位。组合型钢板由于可以采用锁定或非锁定螺钉固定，因此有可能会扩大它的使用。这些内植物在临床上获得了成功，可能的原因是其稳定的力学条件以及微创钢板置入所提供的生物学条件的改进。但与所有新技术一样，我们还要保持一贯的谨慎。因为这些内植物常应用于复杂骨折，所以也会出现一些旧的（比如对线不良、感染）和新的（比如内固定取出困难、螺钉的不正确置入、螺钉的拔出）并发症。当经皮应用这些钢板时，常会出现对线不良。因此仍需对锁定钢板技术进行深入的临床和生物力学研究，以彻底明确其在骨创伤领域内的地位以及赖以生存的技术。

（吴英华 刘兆杰 译 李世民 校）

参考文献

1. Allgöwer, M.; Ehrsam, R.; Ganz, R.; et al. Clinical experience with a new compression plate "DCP." Acta Orthop Scand 125(Suppl):45–61, 1969.

2. Althausen, P.L.; Lee, M.A.; Finkemeier, C.G.; et al. Operative Stabilization of supracondylar femur fractures above total knee arthroplasty: A comparison of four treatment methods. Arthroplasie 18:834–839, 2003.

3. Bolhofner, B.R.; Carmen, B.; Clifford, P. The results of open reduction and internal fixation of distal femur fractures using a biologic (indirect) reduction technique. Orthop Trauma 10:372–377, 1996.

4. Brunner, C.; Weber, B.G. Special Techniques in Internal Fixation. Berlin, Springer-Verlag, 1982.

5. Cole, P.A.; Zlowodzki, M.; Kregor, P.J. Treatment of proximal tibia fractures using the less invasive stabilization system: surgical experience and early clinical results in 77 fractures. J Orthop Trauma 18(8):528–535, 2004.

6. Collinge, C.A.; Sanders, R.W. Percutaneous plating in the lower extremity. J Am Acad Orthop Surg 8(4):211–216, 2000.

7. Eijer, H.; Hauke, C.; Arens, S.; et al. PC-Fix and local infection resistance—influence of implant design on postoperative infection development, clinical and experimental results. Injury 32(Suppl 2):B38–43, 2001.

8. Ertl, W.; Smith, D.G. Biocondylar tibial plateau fractures: Comparison of early results with a locking plate compared with medial and lateral plating. In: Orthopaedic Trauma Association 18th Annual Meeting Final Program. Rosemont, IL: Orthopaedic Trauma Association, 2002, pp 170–171.

9. Fankhauser, F.; Gruber, G.; Schippinger, G.; et al. Minimal-invasive treatment of distal femoral fractures with the LISS (Less Invasive Stabilization System): a prospective study of 30 fractures with a follow up of 20 months. Acta Orthop Scand 75(1):56–60, 2004.

10. Farouk, O.; Krettek, C.; Miclau, T.; et al. Minimally invasive plate osteosynthesis and vascularity: preliminary results of a cadaver injection study. Injury 28(Suppl 1):A7–12, 1997.

11. Farouk, O.; Krettek, C.; Miclau, T.; et al. Minimally invasive plate osteosynthesis: Does percutaneous plating disrupt femoral blood supply less than the traditional technique? J Orthop Trauma 13(6):401–406, 1999.

12. Frigg, R. Locking Compression Plate (LCP): An osteosynthesis plate based on the Dynamic Compression Plate and the Point Contakt Fixator (PC-Fix). Injury 31 (Suppl 2):B63–B66, 2001.

13. Frigg, R. Development of the Locking Compression Plate. Injury 34(Suppl 1):B6–10, 2003.

14. Frigg, R.; Appenzeller, A.; Christensen, R.; et al. The development of the distal femur less invasive stabilization system (LISS). Injury 32:SC24–31, 2001.

15. Gosling, T.; Schandelmaier, P.; Müller, M.; et al. Single lateral locked screw plating of bicondylar tibial plateau fractures. Clin Orthop Relat Res 439:207–214, 2005.

16. Granowski, R.; Ramotowski, W.; Kaminski, E.; et al. "Zespol"—a new type of osteosynthesis, I: An internal self-compressing stabilizer of bone fragments. Chir Narzadow Ruchu Orthop Pol 49(4):301–305, 1984.

17. Haas, N.; Hauke, C.; Schütz, M.; et al. Treatment of diaphyseal fractures of the forearm using the Point Contact Fixator (PC-Fix): Results of 387 fractures of a prospective multicentric study (PC-Fix II). Injury 32(Suppl 2):B51–B62, 2001.

18. Hahn, U.; Prokop, A.; Jubel, A.; et al. LISS versus condylar plate. Kongressbd Dtsch Ges Chir Kongr 119:498–504, 2002.

19. Heitemeyer, U.; Hierholzer, G. Bridging osteosynthesis in closed compound fractures of the femur shaft. Aktuelle Traumatol 15:205–209, 1985.

20. Herford, A.S.; Ellis, E. III. Use of a locking reconstruction bone plate/screw system for mandibular surgery. Oral Maxillofac Surg 56:1261–1265, 1998.

21. Kassab, S.S.; Mast, J.J.; Kummer, F.J.; et al. Distal femoral fixation: A biomechanical comparison of the standard condylar buttress plate, a locked buttress plate, and the 95-degree blade plate. Orthop Trauma II:521–524, 1997.

22. Kolodziej, P.; Lee, F.S.; Patel, A.; et al. Bio-mechanical evulation of the Schuhli nut. Clin Orthop Relat Res 347:79–85, 1998.

23. Kregor, P.J.; Hughes, J.L.; Cole, P.A. Fixation of distal femoral fractures above total knee arthroplasty utilizing the Less Invasive Stabilization System (LISS). Injury 32(Suppl 2):SC64–SC75, 2001.

24. Kregor, P.J.; Stannard, J.; Zlowodzki, M.; et al. Distal femoral fracture fixation utilizing the Less Invasive Stabilization System (LISS): The technique and early results. Injury 32(Suppl 3):SC32–SC47, 2001.

25. Kregor, P.J.; Stannard, J.A.; Zlowodzki, M.; et al. Treatment of distal femur fractures using the less invasive stabilization system: Surgical experience and early clinical results in 103 fractures. J Orthop Trauma 18(8):509–520, 2004.

26. Krettek, C.; Müller, M.; Miclau, T. Evolution of minimally invasive plate osteosynthesis (MIPO) in the femur. Injury 32(Suppl 3):SC14–SC23, 2001.

27. Krettek, C.; Schandelmaier, P.; Miclau, T.; et al. Minimally invasive percutaneous plate osteosynthesis (MIPPO) using the DCS in proximal and distal femoral fractures. Injury 28(Suppl 1):A20–A30, 1997.

28. Leunig, M.; Hertel, R.; Siebenrock, K.A.; et al. The evolution of indirect reduction techniques for the treatment of fractures. Clin Orthop Relat Res 375:7–14, 2000.

29. Markmiller, M.; Konrad, G.; Südkamp, N. Femur-LISS and distal femoral nail for fixation of distal femoral fractures: Are there differences in outcome and complications? Clin Orthop Relat Res 426:252–257, 2004.

30. Mast, J.; Jakob, R.; Ganz, R. Planning and Reduction Technique in Fracture Surgery. Heidelberg, Springer, 1989.

31. Miclau, T.; Remiger, A.; Tepic, S.; et al. A mechanical comparison of the dynamic compression plate, limited contact-dynamic compression plate, and point contact fixator. Orthop Trauma 9:17–22, 1995.

32. Perren, S.M. Evolution of the internal fixation of long bone fractures: The scientific basis of biological internal fixation: Choosing a new balance between stability and biology. J Bone Joint Surg [Br] 84(8):1093–1110, 2002.

33. Perren, S.M.; Buchanan, J.S. Basic concepts relevant to the design and development of the Point Contact Fixator (PC-Fix). Injury 26(Suppl 2):B1–B4, 1995.

34. Perren, S.M.; Cordey, J.; Rahn, B.A.; et al. Early temporary porosis of bone induced by internal fixation implants: A reaction to necrosis, not to stress protection? Clin Orthop Relat Res 232:139–151, 1988.

35. Ricci, A.R.; Yue, J.J.; Taffet, R.; et al. Less Invasive Stabilization System for treatment of distal femur fractures. Am J Orthop 33(5):250–255, 2004.

36. Richter, M.; Wilken, H.J.; Kluger, P.; et al. Biomechanical evaluation of a newly developed monocortical expansion screw for use in anterior internal fixation of the cervical spine: In vitro comparison with two established internal fixation systems. Spine

24:207–212, 1999.

37. Rüedi, T.P.; Sommer, C.; Leutenegger, A. New techniques in indirect reduction of long bone fractures. Clin Orthop Relat Res 347:27–34, 1998.

38. Schandelmaier, P.; Partenheimer, A.; Koenemann, B.; et al. Distal femoral fractures and LISS stabilization. Injury 32(Suppl 3):SC55–SC63, 2001.

39. Schatzker, J. Fractures of the distal femur revisited. Clin Orthop Relat Res 347:43–56, 1998.

40. Schütz, M.; Haas, N.P. LISS—internal plate fixator. Kongressbd Dtsch Ges Chir Kongr 118:375–379, 2001. German.

41. Schütz, M.; Müller, M.; Kääb, M.; et al. Less invasive stabilization system (LISS) in the treatment of distal femoral fractures. Acta Chir Orthop Traumatol Cech 70(2):74–78, 2003.

42. Schütz, M.; Müller, M.; Krettek, C.; et al. Minimally invasive fracture stabilization of distal femoral fractures with the LISS: a prospective multicenter study: Results of a clinical study with special emphasis on difficult cases. Injury 32(Suppl 3):SC48–SC54, 2001.

43. Sommer, C.; Gautier, E.; Müller, M.; et al. First clinical results of the Locking Compression Plate (LCP). Injury 34(Suppl 2):B43–B54, 2003.

44. Stannard, J.P.; Wilson, T.C.; Volgas, D.A.; et al. Fracture stabilization of proximal tibial fractures with the proximal tibial LISS: early experience in Birmingham, Alabama (USA). Injury 34(Suppl 1):A36–A42, 2003.

45. Stover, M. Distal femoral fractures: Current treatment, results and problems. Injury 32(Suppl 3):SC3–SC13, 2001.

46. Syed, A.A.; Agarwal, M.; Giannoudis, P.V.; et al. Distal femoral fractures: long-term outcome following stabilisation with the LISS. Injury 35(6):599–607, 2004.

47. Wagner, M. General principles for the clinical use of the LCP. Injury 34(Suppl 2):B31–B42, 2003.

48. Wagner, M.; Frenk, A.; Frigg, R. New concepts for bone fracture treatment and the locking compression plate. Surg Technol Int 12:271–277, 2004.

49. Wagner, M.; Frigg, R. (ed) Internal Fixators. Thieme, 2006.

50. Weight, M.; Collinge, C. Early results of the less invasive stabilization system for mechanically unstable fractures of the distal femur (AO/OTA types A2, A3, C2, and C3). J Orthop Trauma 18(8):503–508, 2004.

51. Wong, M.K.; Leung, F.; Chow, S.P. Treatment of distal femoral fractures in the elderly using a less-invasive plating technique. Int Orthop 29(2):117–120, 2005.

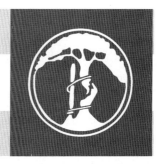

第**6**章

多发伤患者的评估与治疗

Robert T.Brautigram, M.D. F.A.C.S., Richard Sheppard, M.D.,
C.A.B.A., Kenneth J. Robinson, M.D., F.A.C.E.P.,
Lenworth M. Jacobs, M.D.,M.P.H.,F.A.C.S.

第一节 引言

根据美国疾病预防和控制中心（Centers for Disease Control and Prevention，CDC）下属全国卫生统计中心（National Center for Health Statistics，NCHS）的数据，创伤仍旧是严重的公共卫生问题，它不仅造成巨大的社会和经济负担，同时也给人群健康带来损害[47]。NCHS 数据所记录的影响美国人健康的创伤病例包括新生儿死亡和住院、急诊及门诊创伤者。这些数据被专门用来鉴定和跟踪创伤相关健康问题。此外，决策者可以利用这些数据管理地方和国家卫生资源及保健干预措施。

NCHS 数据显示，2002 年美国有 161 269 人死于创伤。出院患者 180 万，急诊患者 3300 万，门诊患者估计接近 8230 万。非故意伤害被认为是第五大最常见的致死疾病。2002 年创伤疾病中最主要的致死原因分为以下几方面：

- 机动车交通事故：44 065。
- 火器伤：30 242。
- 中毒：26 435。
- 坠落伤：17 116。

以上原因所引起的死亡占创伤性死亡病例的73.1%。

2005 年美国外科医师学会（American College of Surgeons，ACS）下属国家创伤数据库（National Trauma Data Bank，NTDB）数据显示，创伤高发年龄为 12~24 岁[49]。死亡年龄表现出两个明显的高峰：一是 20 岁左右，二是 80 岁左右。20 岁死亡高峰的创伤原因为机动车交通事故和火器伤，80 岁死亡高峰为坠落伤和机动车交通事故[49]。

创伤导致的死亡率呈三峰分布，分别为即刻死亡、早期死亡和晚期死亡[77]。即刻死亡常见于大脑裂伤、高位脊髓或脑干损伤、大血管或心脏损伤等[77]。这些损伤的预后极差，因此预防是降低死亡率的最好方法。在分布图的另一端，晚期死亡多发生于入院几天到几周[77]，其中 80%继发于脑外伤，20%由多器官衰竭或脓毒症引起[10]。在创伤死亡率的三峰分布中，早期死亡发生于受伤和有效治疗之间，这个间期非常重要[77]。据美国外科医师学会创伤研究委员会（The America College of Surgeons' Committee on Trauma）报告，全部院内的 62%死亡率发生在入院后的前 4 小时，而这段时间最需要有效和决定性的治疗[6]。健全的创伤救治系统，将减少伤员的发病率和死亡率。

1985 年，创伤研究委员会以"美国创伤"为题发表了一篇报告，其中着重叙述了创伤对美国总人口重大影响。联邦政府因此建立了创伤控制中心[48]，并先后划拨资金给国家高速公路交通安全管理部（Department of Tansportation's National Highway Traffic Safety administration）和创伤流行病学部（CDC 的一个分部）[34]。政府还帮助成立了创伤预防研究中心，负责收集数据并向疾病控制与预防中心汇报研究调查结果[34]。创伤作为一项公共健康问题,在政府的授权和帮助下其研究取得了长足进展。

流行病学的原则和实践方法已应用于创伤研究。在对比分析观察的基础上提供人群的总体信息和对事件的量化评估。创伤流行病学研究过程分为两步:①明确研究对象;②以发生事件的数量为基础,参照事件的严重性、时间、空间和集中程度来量化研究对象[59]。此过程叫做描述流行病学[59]。评估这些描述性数据叫做分析流行病学。分析流行病学着眼于明确各种危险因素和推断损伤的病因。

William Haddon 在创伤流行病学研究中处于前沿地位[59]。他们依据流行病学调查原则,设计了一套创伤控制的分级方案,提出了实现创伤控制的 10 个目标(表 6-1)[59]。这 10 个目标总体上奠定了大多数创伤流

表 6-1　Haddon 的创伤控制分级方案
1.在第一现场预防有害因素形成
2.减少有害因素形成的数量
3.阻止已存在的有害因素的释放
4.控制有害因素释放的空间和分布比率
5.在空间和时间上隔离有害因素和保护对象
6.借助物质屏障隔离有害因素和保护对象
7.改变有害因素的相关特性
8.加强保护对象的抗损害力
9.开始统计环境危害因素造成的损失
10.对惯伤对象进行稳定、修复和康复

(Adapted From L. Robertson. Injury Epidemiology. Copyright 1992 by L.Robertson. Used by permission of Oxford University Press, Inc.)

行病学调查来源的基础[59],促进了以预防、复苏、治疗、康复为目的的创伤救护系统的发展。

第二节　创伤系统

一、历史观点

创伤预防研究中心(隶属于 CDC)和美国外科医师学会授权的一级创伤中心,一直致力于用文献证明创伤系统方法的有效性。据 Jacobs 和 Jacobs[35]报道,同期两组患者分别被快速空运和地面运输两种方法送

到创伤中心,前者有更好的预后。这个发现与越南和朝鲜战争中的结果一致。当军队撤退时立即把受伤士兵送往野战外科医院 (mobile army surgical hospitals ,MASH),预后会更好。这种尽快提供有效救护的方法可能会减少发病率和死亡率[25]。其指导原则由美国外科医师学会的 "创伤患者的最佳救护途径" 创建[7]。Shackford 及其同事[70]和 Rauzz[55]的临床实践都证实了它有助于改善患者的转归。

这种全面的创伤救治问题是对医疗管理趋势的一种挑战。为应对这一挑战,Demetriads 和同事们[22]证明了一级创伤中心的救护对改善患者生存率和减少永久性残疾更有效。Miller 和 Levy[44]的研究表明,有专门创伤救治系统的州政府用于重大创伤救治的花费在逐渐减少。未来的主要任务是持续进行这种结果调查,以证明创伤系统对读者的经济有效性。

二、结构

为了发展与急救医疗服务系统相结合的广泛创伤系统,满足急性创伤患者的需要,创伤救护系统和发展条例 (the Trauma Care Systems and Development Act) 创建了一套指导原则[7]。该系统的目标是使患者的需要与最恰当的救护等级相匹配[7]。按照医院医护管理人员的职责和资源对其提供的创伤救护,将其定为一级、二级、三级和四级。每个等级的分类标准见表 6-2。

接收患者的创伤医务人员配置可有不同, 但至少应包括急诊内科医师、护士、专职医疗人员及作为队伍领导的创伤外科医生 [35]。外科各亚专科医生,包括骨科、神经外科、心胸外科、麻醉科和小儿科都应在一级中心随时待命[7]。接收设施不仅要有一个 24 小时开放的专门手术室,还应有一个专门的创伤复苏区。复苏室应有良好的设备,包括液体加热器、快速输液器、抢救生命操作所需的外科器械等。为了对创伤患者进行快速评估,复苏室应配备良好的 X 线照相设备。有丰富创伤复苏经验的医护人员才能在创伤室工作,其工作职责遵循美国外科医师学会创伤资源委员会提出的创伤患者最佳救护方案(1997)[7]。

在复苏和手术治疗的急性阶段结束后,一级创伤医疗机构要提供 24 小时开放的重症监护室(ICU),并配备一支训练有素的外科重症监护人员。此时的患者易感并发症,如脓毒血症、成人呼吸窘迫综合征

表6-2　创伤救护系统定级标准

一级(地区资源性创伤中心)

提供领导和全方位救护创伤患者

参与创伤预防与康复

临床能力:

- 心脏外科、手外科、微血管外科和小儿外科
- 住院经验外科医师或研究生四年级或以上外科住院医师

设备资源:

- 心肺分流术设备
- 手术显微镜
- 急诊血液透析设备
- 核扫描设备
- 神经系统放射设备

提供教学、调查研究和系统开发的指导

二级

提供初期有效的创伤救护

临床能力除没有外科各亚专科以外与一级相似

在缺乏住院医疗队伍情况下,普通外科医师可以离院但要随时待命

教学扩展、调查研究、预防与一级相似,但研究不是重要任务

系统灵活向一级机构转诊复杂患者

三级

对创伤患者提供即刻的评估、复苏、急诊手术、稳定病情

提前与一级机构达成转诊者协议

根据需要能快速派出普通外科医师

四级

在偏远地区创伤患者提供高级生命维持,然后转送到更高等级的救护机构

(Adapted from America College of Surgeons Committee on Trauma. Resources for Optimal Care of the Injured Patient: 1993. Chicago, American College of Surgeons,1993.)

(ARDS)、多器官系统衰竭等,需要一级创伤中心技术支持。这些技术支持至少包括气道通气、血液透析和心脏辅助设备。临时监护室对患者的康复非常重要,对患者到达创伤急救中心之前提供严密的监护。在此时期内如果患者能够接受康复治疗,为处理与创伤有关的伤残做好准备,也许能改变患者的转归。首先评价患者的身体健康与心理健康状况,并开始治疗。遭受严重创伤患者的热量需求会增加,因此需要特殊的营养。患者的营养状况先由营养部门评估,再向创伤部门推荐营养方案。当患者即将出院时,社会服务组织可为其安排好家庭需要和其他可能的需求。创伤患者能经常与康复中心和长期护理机构联系对康复至关重要。

第三节　创伤严重程度评价

目前有几个用来评估和分类院内和院外的创伤患者评估标准。Champion 和其同事把评分系统分为生理和解剖两方面[14]。格拉斯哥昏迷量表(Glasgow Coma Scale,GCS) 是目前被广泛接受和应用的脑外伤生理评分标准。评分范围为3~15 分,15 分正常。具体评分如下:眼部活动(满分4 分),言语反应(满分5 分),动作反应(满分6 分)(表6-3)。GCS 量表是改良创伤评分(Revised Trauma Score,RTS)的一部分,通过 RTS可以评估患者的预后,它包含 GCS 评分、收缩压和呼吸频率(表6-4)[14]。

表6-3　格拉斯哥昏迷量表(GCS)

反应	分数
A.睁眼反应	
能自行睁眼	4
呼之能睁眼	3
刺痛能睁眼	2
不能睁眼	1
B.言语反应	
正确回答	5
答非所问	4
胡言乱语,不能对答	3
仅能发音,无语言	2
不能发音	1
C.运动反应	
能按吩咐完成动作	6
刺痛时能定位,手指向疼痛部位	5
刺痛时肢体能回缩	4
刺痛时肢体屈曲	3
刺痛时肢体伸展	2
刺痛时肢体松弛,无动作	1

总 GCS 分数(A+B+C)为 3~15 分

(Adapted from Teasdale,G.;Jennett B.Assessment of coma and impaired consciousness. A practical scale. Lancet2: 81-84, © by The Lancet Ltd,1974.)

表 6-4　改良创伤评分(RTS)		
反应	变量	分数
A.呼吸频率(呼吸次数/分钟)	10~29	4
	>29	3
	6~9	2
	1~5	1
	0	0
B.收缩压(mmHg)	>89	4
	76~89	3
	50~75	2
	1~49	1
	0	0
C.格拉斯哥昏迷量表分数换算	13~15	4
	9~12	3
	6~8	2
	4~5	1
	3	0

改良创伤分数=A+B+C

(Adapted from Champion,H.R.;Sacco,W.J.;Copes,W.S. et al. A revision of the Trauma Score. J Trauma 29: 623–629,1989.)

第四节　院前复苏

创伤患者的现场评估和处理存在很大差异,取决于救治者的培训水平、当地复苏标准和方法以及可利用资源。每个 EMS 体系都有一个独特的结构,但通常包括以下四个级别的救治者:第一急救者、急诊技师(emergency medical technician,EMT)、急救医护人员和院前急救医护人员。院前急救医护人员包括经过培训的急救医护人员、护士、呼吸治疗师和内科医师。这些救护人员在地面或空中运输系统工作。尽管地方救治规程通常要遵循国家批准的标准,但依据地方需要或当地医疗主管偏好制定的具体救治规程会有些许差别。一般而言,人口稠密地区拥有大量的 EMS 提供者和资源,但当人口密度降低时,EMS 资源也常随之减少。农村地区往往仅有一辆救护车和一支基本的 EMT 团队,却要服务于一个广袤的地区。

每一个级别的院前急救提供者均要经过特定的培训,培训内容随救治规程和实施项目的数量和复杂性而增加。另外,EMS 体系的教育和培训是累积的,前一级通常是下一级知识的基础。例如,第一急救者知识基础和技能是 EMT 培训的基础。美国转移部 (Department of Transportation,DOT) 制定了国家标准课程(National Standard Curricula,NSC)作为每一级的最低培训标准,并且推荐了必需培训时间范围。在本节中将对各级别急救提供者做出规定,讲述其必需的培训项目,并对各级多发创伤患者的评估和护理进行讨论[53]。

一、第一急救者

第一急救者一般是到达紧急现场的第一人,通常是公共安全人员,例如警察和消防员。DOT 有关第一急救者的课程包括总共 40 个小时的教育和培训[53]。

第一急救者在对创伤患者进行评估前应首先对现场进行评估。然后再对患者进行初步评价,包括 ABC[A 呼吸道(airway),B 呼吸(breathing),C 循环(circulation)] 及快速创伤评估。要随时保持对颈椎的保护。要评估呼吸道是否通畅。如有呼吸道梗阻,可采用一些基本方法来维持呼吸道通畅,如双手托颌法。如果呼吸异常、不充分或消失,则应立即开始呼吸急救。循环评估包括:查找明显的出血,检查中心和周围血管脉搏,观测肤色、体温及毛细血管再灌注。如发现出血部位,应直接按压后进行包扎[1,74]。

快速创伤评估包括从头到脚的体格检查,查找受伤部位。确定生命体征,并对头、颈、胸、腹、骨盆、背部、神经系统和四肢进行检查。如果怀疑存在背部损伤,应对全脊椎进行制动。对明确的或可疑的四肢损伤行夹板固定,并对骨盆骨折者使用充气抗休克外表固定,或者使用布单紧紧包裹骨盆。

夹板固定技术是第一急救者培训课程中的最基本的技能。夹板固定的一般原则包括:暴露受伤部位,去除受伤处的衣服和饰物,评估夹板固定前后受伤肢体的神经血管状况,敷裹开放伤口,四肢夹板固定时使用衬垫夹板制动受伤部位的上下关节,除非患者有危及生命的损伤需要即刻运送,否则应在运送患者前固定肢体[2,64]。

夹板有定制的,也有市售的,由各种材料制成。固定气囊的大小具有通用性,适用于大部分患者的肢体固定。对可疑有股骨骨折者最常使用双极牵引固定(Hare 型),这种方法可以固定整个下肢并通过足部牵引获得股骨骨折的对位。牵引夹板用于下肢损伤时需要时刻监测足部动脉搏动[2]。患者经过评估和适当的制动后,应立即转运。

除医疗救治外,对第一急救者也要进行现场安全培训。他们在以下几方面发挥重要作用:建立并维持对混乱现场的控制、直接挽救现场资源、安抚家属及旁观者[53]。

二、急诊技师

EMT 分初级(EMT-Basic,EMT-B)和中级(EMT-Intermediate,EMT-I)。EMT-B 的培训时间约 115 小时,EMT-I 则必须培训 300~400 小时。培训包括课程部分、临床部分及可选择的实习医师期[53]。

EMT-B 所应掌握的技能和干预措施包含以下几个方面:第一急救者的实践范围,受伤机制和病史记录,重要体征的评估,给氧,使用自动体外除颤器(automatic external defibrillator,AED),现场伤员鉴别归类,夹板固定和制动,解救和运送,药用炭给药,肾上腺素自动注射器,口服葡萄糖,协助患者服用自备的硝酸甘油或吸入药物。EMT-I 还应具有以下技能:静脉给药,气管插管或放置食管气道双腔通气导管,放置经鼻胃管,手动除颤,启动心脏起搏;并能给予下列药物:阿司匹林、阿托品、阿糖腺苷、支气管扩张剂、地西泮、肾上腺素、呋塞米、利多卡因、吗啡、盐酸纳洛酮、硝酸甘油和葡萄糖(D50)[53]。

EMT 对创伤患者的评估也从呼吸道、呼吸和循环(ABC)开始。如果呼吸道堵塞指征明显,则应尝试各种方法使呼吸道通畅,如用吸痰法去除异物或用手法调整呼吸道位置。由于创伤患者存在颈椎损伤的可能性,因此引抬起下颌法比双手托颌法更好。如果患者呼吸困难而呼吸道通畅,则以给氧和使用袋状气阀面罩(bag-valve mask,BVM)的方法辅助换气。如果 BVW 无效则采用更高级的呼吸道装置(ETT、LMA、食管气道双腔通气导管)。如果有血压和心率的明确指征则予以静脉输液。判断和控制外部大出血。使用颈圈固定和维持颈椎。如有必要立即进行心肺复苏(cardiopulmonary resuscitation,CPR),也可使用 AED[50]。

一旦完成 ABC 评估及所有的必需治疗,应对患者进行全面的体格检查。明确受伤机制有助于指导体格检查。维持全脊柱制动,并检查头颈部有无损伤。通过听诊呼吸音评估胸部情况,腹部情况通过触诊了解。

检查背部、骨盆和四肢,任何损伤(确诊的或者可疑的)均应用上述方法进行制动。已导致皮肤青紫和肢体无脉搏的长骨骨折则需进行轻柔的持续牵引。如果患肢对牵引抵抗,则应固定患肢于原始状态。一旦完成评估,进行了相应的处理,并采取合适的制动之后,应将患者运送到相应的医院[50]。

三、急救医护人员

急救医护人员(Paramedic,EMT-P)的培训范围更广,包括课程培训、临床培训、实习及实验室实践,总计时间约 3000 小时[53]。急救医护人员的训练范围除 EMT-I 培训部分外,还包括以下方面:更加复杂的病情评估、气管内插管、环甲膜切开术、胸腔穿刺引流术、12 导联心电图(electrocardiogram,ECG)、选择性颈椎固定、终止复苏和更大范围的药物治疗[53]。一般来说,训练范畴存在地区差异,取决于当地的医疗管理。

急救医护人员对现场创伤患者的评估与 EMT-I 类似,但更全面[62]。除静脉镇痛和镇静外,急救医护人员对骨骼肌损伤的处理与 EMT-I 相似。急救医护人员还可进一步完善伤肢的对位,以增强肢体血液循环,减少继发肢体损伤和提高患者的舒适度[63]。

四、院前急救医护人员

院前急救医护人员涵盖的学科范围很广,包括经过培训的急救医护人员、呼吸治疗师、护士及内科医师。这些院前急救医护人员在加入急救运送小组前通常需要具备一定的住院患者急救护理经历。由于急救运送程序的需要,他们通常要在理论及实践方面接受进一步的培训。每一种急救护理运送程序(空中或地面)都有其独特的培训制度,最高级别的运送队需要培训 2~6 个月。

这些医护人员的执业范围通常与他们的执照相符,他们中的大部分可以进行快速插管和其他高危介入治疗操作。这些执业医生具有较多的临床经验,并且对疾病病理生理学和药理学有较高水平的理解。他们的工作有很大的自主权,能够有权支配使用医院危症监护病房和急诊室的多数药物。

在医院外,执业医生团队可以提供最高水平的医疗救助。对创伤患者的评估一般与前文所提到的评估内容接近,但更关注细节。治疗介入原则相同,但通常需要进一步的介入治疗,包括静脉液体复苏和镇痛给药。患者制动原则不变,固定后转送至医院[60]。

因 EMS 体系不同,EMS 工作人员的培训内容、评估技巧和医疗水平也不同。在每一个体系中,创伤患者的评估和治疗目标均为评估呼吸道、呼吸和循环;提供脊柱固定;恰当的复苏;进行二次评估;为患者运送做恰当的准备;尽量缩短现场急救时间。特殊的标准和方法由地方医疗部门管理机构决定。

第五节　院内复苏

根据美国外科医师学会创伤委员会创建的原则,患者到达急救中心后的复苏过程是连续的,分为一级程序、二级程序、三级程序。一级程序包括"ABC"(气道、呼吸、循环)、伤残评估和暴露。二级程序包括创伤患者的全身评估和实施恰当的治疗。三级程序包括住院患者状况的一系列再次评价。这一部分综述了创伤复苏过程以及特定损伤的诊断性用药和治疗。

第六节　一级程序

一、气道

第一步是评估、管理和稳定气道。在放置人工气道前,仔细检查有无气道异物非常重要,如脱落的牙齿、食物、呕吐物、血凝块等。在维持生命的基本操作中,首要的治疗是使下颌向上、向前,这一点非常重要[46]。这个简单的动作可以使舌从咽后部移开,重建气道通畅以放置口腔导气管。口腔导气管是一个半环形塑料装置,放入咽部即可防止舌后坠阻塞气道。选择适当尺寸的导气管对预防气道梗阻也很重要。鼻咽导气管经鼻腔到达口咽后部,可防止舌堵塞气道。放入鼻腔之前应先将其润滑。

对于那些无反应的患者,或有意识状态改变(GCS 评分≤8)、血流动力学不稳定、多发伤中存在头或颈部损伤的患者,在插管后应予牢固固定。在用口、咽、喉成一线方法获得最佳气道进行插管时,最重要的是保护颈椎,以免造成医源性颈椎或颈脊髓损伤。

一旦决定紧急恢复气道,就必须采取尽可能快且安全的方法。药物制剂必须能使导气管安全放置,降低患者的风险。所选择的药物应该药效最迅速、作用时间最短,且各种副作用均在可接受范围之内。在任何情况下,都应避免给予长效药物而且导气管不能插入喉部或者用面罩装置进行通气。

快速诱导的标准过程如下:患者预吸氧,给予催眠药后立即给以肌松剂。不要试图使用通气面罩,要快速成功地放置气管内插管。判断插管成功的方法:双肺听诊有呼吸音,换气时听不到胃音,气管内插管近端存在呼气末二氧化碳分压。

气道热损伤在伤后最初一段时间内可能没有症状或不表现缺氧。在最初的评估中,应注意是否有头发烧焦、烟灰或气道周围烧伤。需要决定是否预防性放置气管内插管,以免水肿时导气管放置困难。

麻醉诱导开始时,助手需要对环甲软骨施加足够的压力,以便封闭位于环甲软骨正后方的食管。对有胃内容物吸入风险的患者应采取这一措施[31,69]。要牢记:创伤、疼痛、麻醉药物的使用均可导致胃排空延迟。证实气管插管位置满意后才能去除环甲软骨压力。

二、药物制剂

1.催眠剂

1972 年,依托咪酯开始应用于临床。该药的流行是由于它在心血管和脑血管方面的作用。依托咪酯能够降低颅内压(intracranial pressure,ICP)[20]和眼内压(intraocular pressure,IOP)[23],并且对二氧化碳的呼吸反应影响最小[56]。0.3 mg/kg 剂量对平均动脉压或心率的影响最小。药物作用时间为 5~15 分钟。该药不引起组胺释放。由于上述原因,依托咪酯经常被选择性用于已知或可疑的心血管疾病、血容量不足或 ICP 增高患者。

周围小静脉给药时,依托咪酯注射可引起明显的疼痛及潜在的静脉炎;引起明显的肌阵挛,可能会与癫痫发作混淆(特别是与琥珀胆碱联用时可引起肌束震颤);还可引起术后恶心或呕吐[57]。

即使一次性剂量也可抑制肾上腺类固醇合成[79]。患者在用药后某段时间内可能因肾上腺危象而进入 ICU,出现无明显诱因的低血压和(或)休克。

2.氯胺酮

在给药方式为 0.5~2 mg/kg 静脉注射或 4~6 mg/kg 肌内注射时,氯胺酮可产生分离性麻醉作用。氯胺酮是苯环己哌啶(天使粉)的衍生物[45]。单次剂量作用持续时间约 10~15 分钟,30 分钟后完全觉醒。氯胺酮镇痛作用显著,存在轻度的遗忘,呼吸、眼睑和咳嗽反射不受抑制。注射后 1 分钟发生作用,伴随眼球震颤。

氯胺酮增加 ICP 和脑组织代谢[26]。有 ICP 增高或癫痫发作史的患者应避免使用氯胺酮。因为该药可引起心动过速和高血压,所以最好避免用于可疑心肌缺血的患者。提前过度换气可以降低氯胺酮引起的 ICP 增高[71]；降低支气管平滑肌活性，并改善肺顺应性[32]。通过药物预处理可以减少上呼吸道分泌物增加，如格隆溴铵。氯胺酮增加心率和血压，因此可被用于可疑血容量不足患者的诱导麻醉[58]。氯胺酮的这些作用通过中枢神经系统途径调节，对周围神经的直接作用实际上是镇静作用[17]。因此，对因某种疾病长期衰竭可能已经存在内源性儿茶酚胺分泌减少的患者，氯胺酮的使用可导致心血管抑制和低血压加重。氯胺酮对急性心包填塞或限制性心包炎患者是最佳选择，因为它可以维持自主通气和支持心脏收缩。急性心包填塞的处理在后面章节讲述。氯胺酮还有一些心理方面的不良反应，包括妄想、幻梦和偏执。这些不良反应更常见于成人，可以在用药前给予苯二氮䓬类药物预防。

3.异丙酚

异丙酚基本包含豆油和软磷脂，药物成分中有亚硝酸盐作为保护剂。如果已知患者对其中任何一种成分过敏，则应选择其他药物。与巴比妥类药物不同，异丙酚具有镇痛作用[12]。诱导作用剂量为 2~3mg/kg，作用持续时间 5~10 分钟，通过肝脏代谢[73]。异丙酚在维持血清二氧化碳反应的同时可以降低 ICP[75]。与大部分其他诱导药物[76]相比，异丙酚可以引起更长时间的呼吸暂停以及心脏指数和收缩压/舒张压显著下降，使前负荷和后负荷均下降，并且产生轻度的心肌抑制[27]。因此，该药不适合用于急性心包填塞患者，对临界心血管储备不足的患者也不适用。与依托咪酯相同，异丙酚可引起肌阵挛和小静脉给药疼痛。异丙酚作为诱导药物被广泛应用的原因主要是其药代动力学特点，该药清除快速，很少发生恶心和呕吐不良反应。异丙酚与其他一种麻醉药和(或)苯二氮䓬类药物合用，以 25~100μg/(kg·min) 的速度静脉持续给药很容易产生镇痛作用。异丙酚经常联合氯胺酮静脉给药用于一些需要患者保持自主呼吸、应答及忍受疼痛(如面部整形手术)的手术操作。

4.肌松药物

一般情况下不用肌松药物，除非已经建立面罩通气。在发生创伤后，迅速放置可靠的气管内导管对保护气道尤为重要，但事实可能并非如此。因此必须仔细检查气道，进行 Mallampati 气道分级[78]。在患者肥胖的情况下，颈椎线性稳定的保持对气管的准确定位尤为关键。在无法确定气管位置的情况下，需要使用短效肌松药物，固定好导气管后可以使用长效肌松药物。

(1)琥珀酰胆碱

去极化型肌松药，如琥珀酰胆碱，药物作用快，持续时间短 (通常 3~5 分钟)。药物通过血清胆碱酯酶(拟胆碱酯酶)降解。在神经肌肉接头处不存在拟胆碱酯酶，因此位于运动终板处药物的作用时间与神经肌肉接头处药物扩散相关。

拟胆碱酯酶由肝脏合成，因此在确诊的肝脏疾病患者中拟胆碱酯酶水平可能较低，导致药物作用时间延长。高雌激素水平可以降低拟胆碱酯酶水平，这种情况常发生在妊娠末 3 个月。

某些药物也影响酶的活性。如用于治疗重症肌无力和青光眼的抗胆碱酯酶药物和更常用的杀虫剂。

某种遗传素质的存在也可改变拟胆碱酯酶活性，约 3200 人中有 1 人是非典型拟胆碱酯酶纯合子，琥珀酰胆碱对这类人有持续的活性，作用可持续几个小时。约 480 人中有 1 人是非典型拟胆碱酯酶杂合子，药物作用持续时间可能仅有轻度延长。

一些已知的琥珀酰胆碱的副作用实际上是由使用不当造成的。琥珀酰胆碱为一种去极化药物，能够引起明显的肌纤维肌束震颤，可在术后即刻发生肌痛。吸痰时最有可能发生眼内压和胃内压增高。琥珀酰胆碱应用于儿科患者，有时会出现肌红蛋白尿。肌肉活动性增加可使血清二氧化碳含量明显增高，随之影响脑血流量。有研究显示，脑占位性病变患者使用琥珀酰胆碱时，ICP 可增高约 5mmHg。

琥珀酰胆碱也可能导致血清钾水平增高约1mEq/L，该作用可在某些疾病存在的情况下加大。对创伤患者来说，这些疾病包括肌肉挤压伤、三度烧伤(尤其是烧伤后 10~60 天)[66] 以及任何神经损伤所导致的肌肉去神经支配，如上或下运动神经元损害[21]。通常认为去神经肌肉组织产生过量的乙酰胆碱受体，过多的受体以夸大方式与琥珀酰胆碱反应导致过度的肌纤维肌束震颤，从而引起钾大量释放。因此琥珀酰胆碱对可疑血清高钾患者是禁忌，如肾衰和横纹肌溶解症患者，高钾血症能够导致心搏骤停。

由于二氧化碳增高和肌纤维肌束震颤，琥珀酰胆碱也与潜在的眼内压增高相关，该副作用可能涉及所有眼部开放伤，因为琥珀酰胆碱可能引起眼内容物的挤出。这一风险可通过预先使用一定剂量的"去–琥珀酰胆碱"类非去极化药物来降低[38]。

琥珀酰胆碱短时间多次剂量的应用偶尔也会引起心动过缓，最危及生命的琥珀酰胆碱并发症是在易感人群中发生恶性高热 (malignant hyperthermia,

MH)。MH 通常具有遗传易感性,如果可能应获取详细的家族史。如果注射给药后患者发生牙关紧闭-咬肌痉挛伴有周围肌肉松弛,则应高度怀疑 MH。在 MH 最初几个小时内可能不出现心动过速、高碳酸血症及发热的临床症状。如果不能及早明确诊断,则预后很差;如果能够早期诊断 MH 并给予适量的丹曲林,则预后较好。美国恶性高热协会(Malignant Hyperthermia Association of the United States, MHAUS)可以通过 1-209-634-4917,一天 24 个小时取得联系。

(2) 维库溴铵

非去极化肌松药,如维库溴铵(0.1 mg/kg)和罗库溴铵(0.6 mg/kg)相对起效快(2~3 分钟),维持时间适中(30 分钟),且心血管系统副作用很小。上述特点使这类药物广泛应用。这类药物组胺释放作用很小或没有,所以可以作为“去-琥珀酰胆碱”药物用于琥珀酰胆碱预先给药。

阿曲库铵(0.5mg/kg)和顺-阿曲库铵(0.2mg/kg)作用持续时间分别为 30 分钟和 45 分钟。起效时间需要几分钟,所以不适合用于快速诱导过程。然而,这两种药物具有独特的药代动力学特征:在血浆中通过自发 Hoffman 消除代谢。因此,二者的消除不依赖于肝肾功能,是末期肝肾疾病患者长期用药的最佳选择。

(3) 佐剂

某些研究证实,使用琥珀酰胆碱前 3~4 分钟预先应用非去极化肌松药能降低明显的肌束震颤及其他并发症的发生率,这一点已在使用维库溴铵(0.01mg/kg)和右旋筒箭毒碱(0.06 mg/kg)中证实。小剂量非去极化肌松药可使一些患者出现症状,如插管开始前主诉呼吸困难可能与箭毒引起组胺释放有关。

已经证实,在喉镜检查前 3~4 分钟给予利多卡因(1.5 mg/kg)诱导可以降低检查反应[30],从而减少血压和 ICP 升高的风险。通过周围小静脉给予异丙酚和依托咪酯时,小剂量利多卡因(40~60mg)预先给药可降低注射疼痛。单纯喉镜检查可使 ICP 增加 10~20mmHg。诱导前预先给予 β-受体阻断剂(如艾司洛尔、拉贝洛尔)可消除心血管反应,同时也有利于喉镜检查。

在所有诱导过程中正确使用麻醉药 (如芬太尼)和地西泮(如咪达唑仑)是有利的。

如果时间允许,且没有误吸和通气过度的风险,注射催眠药物可降低琥珀酰胆碱引起高碳酸血症的风险。

三、气道辅助

喉罩(laryngeal mask airway, LMA)使用非常普遍,这是因为相对于标准气管内插管,喉罩相对容易安置且心血管应激反应较低。必须牢记 LMA 没有防止气道误吸的作用,只能用于自主呼吸患者。

在给予肌松药后还没有成功插管,或预先注射肌松药面罩通气不足的情况下,可紧急使用 LMA。对不能自主呼吸和不能插管及面罩通气的患者,使用 LMA 可为患者充分换气提供支持。

新近的一种设计对经典 LMA 做了改良,称为 ProSeal LMA。该装置设计有第二个管道直接放置于导气管后方,可以使气管通气。后方的管道位于食管起始处。一根口胃管置于胃中以抽吸胃内容物。该设计将被动和主动误吸的风险降到了最低。

另外还有一种装置为联合导管。该装置如 LMA 一样“盲”探置管,但设计差异很大。联合导管有两个球囊,放好位置就立即充气。远端球囊较小,位于联合导管末端附近。其近端有许多通气窗孔,窗孔近端是较大气囊。窗孔和联合导管末端分别与近端管道连接通气。由于联合导管为盲插,如果远端导管进入食管,小气囊充气膨胀,则食管闭塞,气管可以通过联合导管两个气囊间近侧段的窗孔通气。如果远端导管置入气管,远端气囊充气膨胀则以传统方式通气。持续听诊可以确定联合导管的远端位置。

一旦建立通畅的气道,就很容易放置经鼻气管插管。放置前的两个措施有助于鼻呼吸管插入:①在鼻呼吸管表面涂抹表面麻醉润滑剂;②于一或两个鼻孔给予消除鼻黏膜充血药物。几分钟后可通过鼻孔缓慢插入温暖柔韧的气管导管进入后咽部。导管可以在直接喉镜或 McGill 插管钳帮助下放入气管。如果患者足够镇静,可以成功使用“鼻盲”插管。方法为经鼻气管插管通过后咽,此时从导管近端听呼吸音,导管接近声门裂时呼吸音加强,证明导管“盲”插进入气管。

四、外科气道

对一些不能通过以上方法建立气道的特殊患者,需要建立一个外科气道[33]。现场处理的标准方法是环甲软骨切开术(图 6-1)。首先是在环甲膜处的皮肤上做一个垂直切口,然后在膜上做横切口进入气管。放入气管内插管或气管切开导管,保护气道和进行通气。

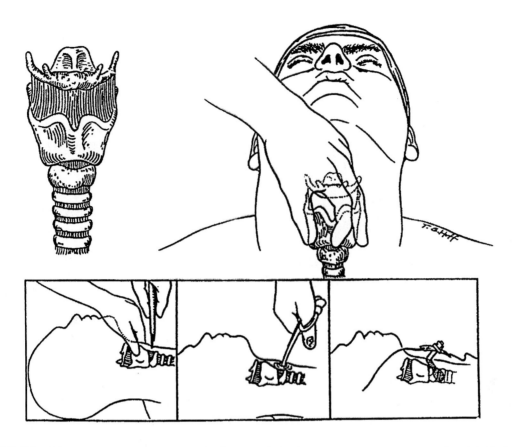

图 6-1　环甲软骨切开术。(Adapted from Bone, L.B. In: Browner, B.D.; Jupiter, J.B.; Levine, A.M.; et al. (eds.). Skeletal Trauma, 1st ed. Philadelphia, W.B. Saunders, 1992.)

对一些需要正压通气的患者，在建立最终外科气道之前可用环甲软骨针刺术暂时过渡。此过程包括放置一个血管导管(14 号管)并进行 30~60 磅/英寸 ^{2}(2.1~4.3 kg/cm^2)加压氧通气。这种方法虽然可以进行氧疗，但即使超过 45 分钟用于治疗高碳酸血症也无效。

当气道稳定后，应给予补氧，开启让组织充分氧合的过程[29]。

五、呼吸

目前有大量的呼吸设备可供使用。SteriShields 和一些更精密的呼吸面罩已成为复苏器的一个安全要素。这些设备体积很小，通常在首诊室可以见到，是标准的复苏设备。其中一些设备可以在复苏中供氧。成功复苏可用的氧浓度范围很广，过度氧合对心肺稳定和复苏非常重要。

在更高级别的救治水平，通过气管内插管用气囊通气是最有效的供氧方法。另一个方法是用便携式稳定换气机，它的优点是对通气进行更精密的控制

监测。

当气道稳定后，一定要检查患者的胸部、颈部、呼吸形式以及呼吸频率、呼吸深度、使用辅助肌呼吸、是否存在腹式呼吸、胸廓对称度、是否发绀等。要立即确诊和处理危及生命的损伤，如张力性气胸、开放性气胸、连枷胸及大量血胸。

在没有胸腔插管的情况下，正压通气会加重气胸。张力性气胸通过以下体征诊断：颈静脉怒张(低血容量患者少见)，气管偏移(偏向健侧)，呼吸音减弱(患侧)，语音震颤增强(健侧)，呼吸窘迫，低血压，心动过速，发绀等。要以高度怀疑的态度来识别这种损伤。急诊治疗是挽救生命性的，如采用针刺胸廓造口术(14 号针，2¼英寸长)，一般在患侧锁骨中线与第二肋间交点处进针，在腋中线与第五肋间交界处放置胸管(40 号，法兰西标度)(图 6-2)。

开放性气胸的治疗首先给患者穿一件三面封闭的治疗服，这样可以预防张力性气胸。然后按前面所述放入胸管(40 号，法兰西标度)。是否需要插管和手

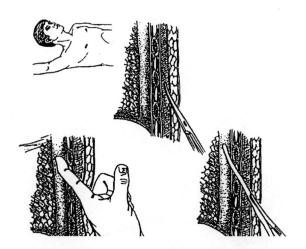

图 6-2 胸腔闭式引流术。(Adapted from Bone, L.B. In: Browner, B.D.; Jupiter, J.B; Levine, A.M.; et al. (eds.). Skeletal Trauma, 1st ed. Philadelphia, W.B. Saunders, 1992.)

术闭合伤口取决于伤口的严重性、是否存在复合损伤、能否提供充足通气以及患者的全身状况。

连枷胸常发生于多发多段肋骨骨折时,胸廓失去了完整性,导致胸廓反常活动和呼吸窘迫。此时常伴有潜在的肺挫伤。胸廓反常活动造成的通气血流失调和肺挫伤都可致低氧血症。此时可插管并进行机械通气,夹板固定连枷部分,使肺泡复张,促进肺泡通气和氧和作用。无论患者是否置管,充分麻醉镇痛对稳定患者和清洗伤口都很重要。某些需要高水平呼吸机支持或伴发血气胸的患者,放置胸管可以预防气胸的进展。

大量血胸是指患侧出血量大于 1500mL 或持续 4 小时每小时出血量大于 200mL,此时需要手术探查。

当胸管内持续有气体溢出时,提示气管支气管树损伤。由于损伤可能需要外科介入,此时应考虑支气管镜帮助诊断和评估。

六、循环

在创伤患者的复苏过程中,保持充足的循环血容量和控制出血对预防和逆转休克非常重要。休克被认为是循环损害导致的特定组织供氧不足。创伤患者最常见的是失血导致的低血容量休克。休克的首要处理要在双侧肘窝静脉建立两条静脉通道（16 号以上导管）。病情不稳定的患者,可用一个导引器(8.5 号静脉导管)建立一条中心静脉通道,用于快速输注类晶体和成分血。依据患者损伤情况,可置于股静脉或锁骨下静脉。复苏时推荐首先用 2L 乳酸林格液或生理盐水,然后再根据需要输血[5]。

可能的话,应用能够加热所有液体的快速输液设备,较低的室温和液体温度可能会加剧体温过低,反过来可能会阻碍血小板正常活动造成凝血障碍。

如果患者输入 2L 平衡盐液后仍不稳定,应给予输血[72]。通常以患者需要的紧急先后决定输血类型。首选已分型且作过交叉配血试验的悬浮红细胞,但交叉配血需要约 1 小时;同型血可作为第二选择,但快速配型也需要 20 分钟左右。万能供血者 O 抗原阳性或阴性(育龄期女性)的血液,输入重度休克的患者后通常能良好耐受。每年大约有 200 000 单位 O 抗原阴性血应用于急救[67]。自体血液回输已应用临床,但需要特殊的设备,即血液回收机,它应在复苏之前备好。

科研工作者一直致力于血液替代品研究。早期研究表明,全氟化碳的衍生物与平衡盐液比较没有优越性。临床前的调查表明,血红蛋白自由基源于以交连或脂化形式衰老的红细胞,它形成的氧离曲线与红细胞的相似[13]。

对于创伤患者,失血和循环血容量减少是最常见的休克原因[29]。失血性休克分类如下[4]:

Ⅰ度出血：血容量减少 15% 或出血量达 750mL;无明显临床症状,24 小时内血容量可通过各种内在机制恢复。

Ⅱ度出血：血容量减少 15%~30% 或失血达 750~1500mL;可有心动过速、呼吸急促、脉压减少、轻微的意识状态改变。

Ⅲ度出血：血容量减少 30%~40% 或失血达 1500~2000mL;明显的心动过速、呼吸急促、意识状态改变及收缩压降低。

Ⅳ度出血：血容量减少超过 40% 或失血超过 2000mL;严重的心动过速、脉压降低、意识模糊或昏迷。

持续小量失血(<20%)的患者需要补少量液体以维持血压。失血 20%~30% 的患者至少需补充 2L 平衡盐溶液,但不一定需要输血。而失血超过 30% 者则需输血以维持稳定[80]。对血流动力状态逐渐由稳定变为不稳定的患者,需要进一步检查和(或)手术探查。

条件允许的话,对确定有持续出血的患者应进行血压监测和升压治疗。出血可以是外在的明显出血,也可以是内在的体腔出血(胸部、腹部、腹膜后部或骨盆)或者骨折周围出血。胸部、骨盆出血可用 X 线摄片快速诊断。血胸的处理如前所述。本书前面已详细介绍,由于骨盆骨折导致的出血可以通过恢复骨盆的稳定性加以很好的控制。此处出血也许是唯一的可以用充气抗休克衣(PASG)的地方。骨盆捆扎带、床单或手术固定在复苏服中进行,应用外固定架迅速还原骨盆原来的形状,可以减少骨盆容积并且压迫骨盆血肿。所造成的骨盆内压力增加可压迫骨盆血管,从而止血。此方法可很好地控制骨盆静脉出血,但动脉出血往往效果欠佳。有报道称,动脉出血可通过骨盆血管造影术栓塞血管诊断和治疗[3]。其他部位如伴发于各种长骨骨折的严重出血,要用夹板固定以阻止血液流向潜在的腔隙。骨折复位有助于肢体存活和重建动脉循环,通常以远端动脉搏动和组织灌注的恢复为判断标准。与腹腔内脏器损伤有关的失血将在本章后面介绍。

与创伤有关的最隐蔽和致命的循环伤害也许是心包填塞。心包填塞多发生于穿刺伤,很少见于钝性损伤[4]。填塞的程度取决于伤口缺损的大小、出血速度及受累的房室。心包腔内积血 60~100mL 即可造成填塞。填塞可瞬间从代偿性进展到严重的失代偿。"危险区域"包括心前区、上腹部、上纵隔,对此处明确有穿刺伤的低血压患者应高度怀疑存在心包填塞。仅 10%~40% 的患者存在贝氏三联征,包括颈静脉怒张、心前区搏动减弱、低血压。对稳定患者,诊断方法可选择二维超声心动图或经食管超声心动图。对伴有颈静脉怒张、心音遥远和低血压的穿刺伤应高度怀疑心包填塞。若患者出现休克,应进行剑突下心包穿刺减压(图6-3)。从心包腔中抽出 10~50mL 血即能明显改善患者预后。心包穿刺术可使患者稳定,但并非最后的治疗方法。接下来应紧急手术减压,修复潜在的心脏或大静脉损伤。

七、伤残

进行简要的神经病学评估,明确患者意识状态水平、瞳孔反应和中枢及四肢是否存在大的神经功能障碍。只要神经功能障碍出现进展,就需要立即采取治疗性手段或手术[4,72]。快速描述意识状态水平方法可使用简化 AVPU (alert 清醒,responds to voice commands 正确执行语言命令,responds to pain 刺痛有反应,unresponsive 无反应)[4]。GCS 意识状态评价更详细。当患者 GCS 分数为 3~8 分时,考虑存在严重的脑损伤,应进行气道管理。9~13 分表示中度脑损伤,14~15 分为轻度脑损伤[5]。

用长板固定保护颈椎、胸椎和腰椎。脊柱损伤患者的具体救治管理方法详见后面章节。

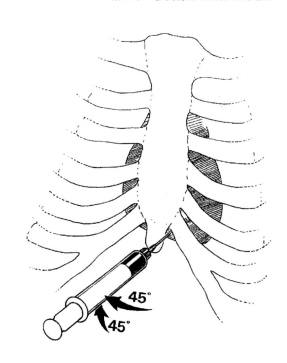

图 6-3　心包穿刺术。(Adapted from Ivatury, R.R. In: Feliciano, D.V.; Moore, E.E.; Mattox, K.L. (eds.). Trauma, 3rd ed. Stamford, CT, Appleton & Lange, 1996.)

八、暴露或控制环境

一定要对患者做全身检查。为了检查方便,应去掉患者所有衣服。检查完毕后,应给患者盖上保暖毯预防体温过低[4,39]。

暴露在高温或低温环境中的患者应立即进行干预,使其恢复正常体温。转移速度越快越好。对暴露在低温中的患者,最好逐步复温以免出现潜在的脑电波障碍。热灼伤者应立即除去烧焦的衣物,防止持续热传导造成进一步伤害。确定患者接触污染物的种类、浓度和 pH 值非常重要。应该移去污染物,并用清水、盐水或中和溶液冲洗污染区域。应反复检查皮肤,确认不再有污染或灼伤后以无菌干燥敷料覆盖受伤部位。

危害物造成的损害比较特殊。它不仅针对受害者,而且也针对救护人员,尤其是放射性或化学物质泄漏时。最重要的措施是在救护人员或其他人员接触到危害物之前设计出预防方案。应建立院前原始记录,以便联系能处理此类紧急问题的机构,这对保护救护人员和医院内其他患者非常必要。这些记录应收录在急救部门随时可查阅的"灾难指南"中。污染去除记录对危害物暴露患者开始第一阶段的治疗非常重要[35]。

当创伤外科医生完成一级程序，而且危害生命的损伤都被诊断和治疗后，即开始实施二级程序。另外，还要持续监测重要的生命体征，如放置脉搏血氧计、进行心电监护及血压监测。放置经鼻或经口胃管，留置氟雷导尿管导尿，拍摄胸部和骨盆X线片，进行重点检查创伤的FAST超声评估。

第七节　二级程序

一级救护程序完成后即开始实施二级程序。包括彻底的全身评估、最终的诊断和治疗。如果有适应证，应进行进一步检查，如超声检查、诊断性腹腔灌洗、CT检查、血管造影术、骨骼摄片检查等。下文讨论常见损伤的基本评价和处理方法。

一、颅脑损伤

闭合性颅脑损伤是多发伤患者发病率和死亡率的重要原因。据统计，大约50%的交通伤合并颅脑损伤[52]。车祸是成人颅脑损伤最常见的原因，坠落伤次之。CT扫描可帮助诊断。

脑损伤可分为原发性损伤和继发性损伤。原发性脑损伤的机制是：受伤时脑实质及血管结构与颅骨内板发生撞击，或外来致伤物进入颅骨，脑因剪应力发生旋转，导致脑实质挫伤或撕裂，动脉和静脉弓破裂，最终引起蛛网膜下出血、硬膜下和硬膜外血肿。

文献中将原发性脑损伤分为四种类型[40]。第一型是累及脑实质的脑挫伤，包括脑损伤发生在着力点处的冲击性损伤和(或)脑损伤发生在着力点对侧的对冲性损伤[40]。在临床上，患者神经症状可有可无。第二型是弥漫性脑轴索损伤累及脑白质，可残留从精神错乱到完全昏迷的某些后遗症[40]。第三型是外来物质(如枪弹伤)撕裂或破坏脑实质。第四型是暴力最终直接作用于颅骨导致颅骨连续性丧失而骨折。这种骨折可伴有或不伴有潜在的脑实质损伤和(或)神经症状。若伴有眼眶骨膜血肿，也称作"熊猫眼"，提示前颅窝损伤。若伴有脑脊液鼻漏或耳漏，提示颅底骨折或中颅窝损伤。乳突区血肿或巴特征阳性，提示后颅窝损伤。

继发性脑损伤造成持续性神经系统损伤的原因有多种，如脑缺氧、低碳酸血症和高碳酸血症、颅内压增高、颅脑血供减少、高温、电解质和酸碱平衡紊乱等[16]。治疗上一般采用充分脑血流灌注和供氧的方法，预防和减少神经系统损伤。用脑室造瘘导管控制脑内压，一般维持在20mmHg。用于评估氧分压的监测仪也可用来监测脑组织氧分压[41]。应用血流动力学监测，维持充足的血容量和平均动脉压(MAP)。目标是维持脑灌注压(CPP)大于60mmHg。脑灌注压不同于MAP和ICP[19]。同时应评估并纠正酸碱平衡和电解质紊乱。若不及时采取以上措施将导致严重的后果甚至死亡。

Qureshi等证实静脉输注高渗盐水(3%盐水)可以降低创伤继发脑水肿患者的颅内压[54]。

颅内血肿也可导致继发性脑损伤，分为硬脑膜外血肿、硬脑膜下血肿、脑内血肿。硬脑膜外血肿(EDH)通常由于颅骨骨折脑膜中动脉撕裂所致，CT上有特征性的扁豆状或双凸透镜状密度增高影。患者可有典型的中间清醒期，然后又产生意识障碍。硬脑膜下血肿(SDH)源于桥接静脉损伤，常伴有脑挫伤，所以比硬脑膜外血肿更常见，死亡率更高[41]。CT上表现为不跨越中线的凹透镜状密度增高影。脑内血肿的病因包括穿刺性损伤、压缩性颅骨骨折以及足以裂伤脑实质的剪应力等。脑内血肿和伴随的水肿能形成团块，导致脑组织的转位和疝出。

颅脑血肿的早期诊断与改善预后密切相关[40]。采取何种治疗取决于损伤的类型和严重性。硬脑膜下血肿需要切开大块颅骨引流血肿。而硬脑膜外血肿常常只需有限的颅骨切开引流。Chestnut对重症颅脑损伤的处理及治疗原则有详细的论述[15]。

二、颈部损伤

有统计表明，穿刺性颈部损伤累计死亡率可高达11%。为了方便颈部损伤的诊断和治疗，Monson把颈部分为三个区域(图6-4)：Ⅰ区指环状软骨以下部位，Ⅱ区从环状软骨到下颌角水平，Ⅲ区位于下颌角和颅底之间。这种解剖分区对于颈部损伤的诊断与治疗非常重要。Ⅰ区和Ⅲ区的血管损伤，在控制远端近端血流方面要求有非常高的外科技巧，通过血管造影术描记血管结构，需要借助放射介入技术和开放手术。Ⅱ区血管损伤较容易处理，可以通过血管造影术或者直接手术探查诊断[8]。

对于可疑食管损伤的患者，应在手术室中联合应用食管X线摄影术和食管镜技术来诊断[8,81]。对可疑气管损伤者，应用纤维支气管镜结合硬质气管镜辅助诊断。Ⅰ、Ⅱ及Ⅲ区颈椎损伤在本书中有详细讨论。

气管损伤可一期修复,若有必要,可行部分切除和一期吻合术。治疗时一定不能损害气管血供。支气管损伤可进行一期修复,如有必要再做切除和一期吻合。

肺损伤用胸腔闭式引流治疗有效,但有时也需要手术一期修复或切除,个别病例甚至需要肺切除。

大血管损伤通常需要一期修复,若有血管壁严重破坏,可行血管移植。在血管损伤处理中,修复前控制远端和近端血流非常重要。

心脏损伤可采用直接加压、缝皮钉或用氟雷导管的气囊临时控制出血,然后用缝线一期修复[36]。

食管损伤应一期修复,用胸膜、胃或肋间肌肉瓣覆盖。应在修复部位周围放置引流管,限制脓肿进展导致食管漏。修复进行得越早越好,若延误了诊断,可在严格清创引流损伤区域后行食道转移分离术。无论哪种情况,均应使用广谱抗生素。

四、腹部损伤

对累及躯干的高速汽车撞伤、高处坠落伤及穿刺性损伤患者,应怀疑有腹腔内损伤的可能。高达20%的腹腔积血患者无腹膜刺激征[4]。创伤复苏的主要目标不是诊断具体的损伤部位,而是明确是否存在腹部损伤。腹部损伤的诊断应开始于二级程序的体格检

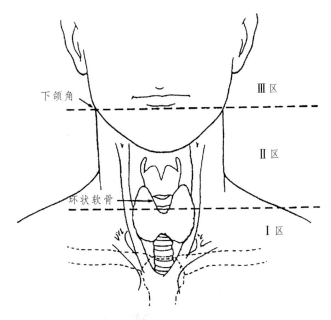

图 6-4 穿刺伤的 Monson 颈部解剖学分区。(Adapted from Thal, E.R. In: Feliciano, D.V. Moore, E.E.; Mattox, K.L. (eds.). Trauma, 3rd ed. Stamford, CT, Appleton & Lange, 1996.)

这里列举颈阔肌穿刺性损伤的几种手术探查指征。血管探查指征有:大量失血、持续出血、搏动性逐渐增大的血肿。呼吸道探查指征包括:咯血、捻发音、吞咽困难。消化道探查指征包括:呕血、吞咽困难和肠排气。神经系统探查指征是神经功能障碍[40]。

血管、气管、食管损伤的修复在此章中的后文详细讨论。

三、胸部损伤

严重创伤使胸部损伤的发病率和死亡率增高[42]。胸部穿刺性损伤或钝性伤一定要排除呼吸系统、脉管系统和消化系统损伤。如前所述,有些损伤需要立即实行挽救生命的处理,如张力性气胸、开放性气胸、连枷胸、大量血胸、心包压塞等[4]。可用 CT、支气管镜、血管造影术、食管镜、食管 X 线摄影术等手段进一步明确损伤结构。

最终的治疗需要在手术室内完成。明确的气管、心脏和大血管损伤可采用胸骨正中切口,但不能探查到降主动脉和食管。另一个在急诊手术室常用的快捷切口是经第五肋间的左前外侧胸廓切口(图 6-5)。此切口可到达心脏、左肺、食管和主动脉。若要暴露探查更多部位,可将切口延长到胸骨对侧。食管远端和右肺暴露可采用右外侧胸廓切口。

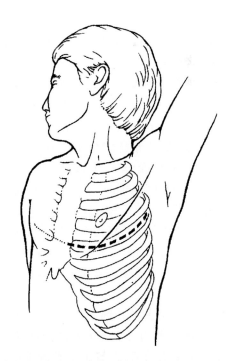

图 6-5 前外侧胸廓切开术或急诊室胸廓切开术。(Adapted from Ivatury, R.R. In: Feliciano, D.V.;Moore,E.E.; Mattox, K.L., (eds.). Trauma, 3rd ed. Stamford, CT, Appleton & Lange, 1996.)

查,诊断步骤包括望诊、听诊、叩诊、触诊。同时应进行直肠和生殖器检查。有人推荐使用鼻胃管和氟雷导尿管辅助诊断食道和泌尿道损伤。

有以下情况的患者应高度怀疑腹腔内损伤,需要行剖腹探查:腹部躯干穿刺性损伤,尤其是枪弹穿刺伤,伴有明显腹膜刺激征(反跳痛、肌紧张),腹部异物,血流动力学紊乱,网膜或肠切除后等。钝性损伤患者、穿刺伤稳定的患者、由于中枢神经系统损伤腹部体检不明确及多发伤患者需要进一步检查排除。可借助腹部超声检查、腹部或盆腔 CT 扫描、诊断性腹腔灌洗(DPL)、血管造影术和诊断性腹腔镜检查来明确诊断。当存在明确的剖腹探查指征时,不应再做过多的诊断性检查。

腹部创伤超声(focused abdominal sonogram for trauma,FAST)在应用于欧洲多年之后也在美国获得广泛应用。据报道,创伤外科医生用其探查腹腔积血和脏器损伤时,敏感度达 93.4%,特异度达 98.7%,准确度达 97.5%[61]。FAST 超声机可放置在创伤抢救设施中,以便对不稳定患者快速获取检查结果。可以检查四个基本区域的流体。肋下像用于观察心脏运动和心包;莫里森陷凹像用于观察右上腹、肝区与右肾间区;脾肾像观察左上腹、脾区和左肾间区;道格拉斯陷凹用于观察膀胱周围。

腹部或骨盆 CT 能观察腹膜内和腹膜后损伤,敏感度 93%~98%,特异度 75%~100%,准确度 95%~97%。其主要不足是腹膜内肠管损伤的诊断敏感度低[43]。CT 扫描适用于那些不需要立即行剖腹探查的稳定患者。CT 扫描的主要缺点是需要把患者从急救地点送到 CT 室,所以患者的血流动力学状态必须稳定。

有文献报道,DPL 敏感度为 98%~100%,特异度为 90%~96%,准确度为 98%~100%[43]。它助于诊断腹腔内实质和空腔脏器的损伤[24]。灌洗方式分为三种:开放式、半开放式、闭合式。操作过程详见美国外科医师学会的《高级创伤生命支持指南》一书。DPL 阳性结果包括:初始吸出超过 10mL 肉眼血性液,红细胞数超过10 万或白细胞数超过 500,或在收集的灌注加热的晶体液中有肠内容物存在。

血管造影术既可用于诊断也用于治疗。诊断性血管造影术可帮助检查有无血管损伤,明确损伤的具体部位,评估血管的开放程度,以及了解侧支循环的情况[68]。这里列举四种可用血管造影术治疗的血管损伤,包括:治疗性血管栓塞或动脉破裂的支架放置,假性动脉瘤,动静脉瘘,以及取出异物栓子等。导管血管栓塞技术的成功率为 85%~87%[37,51,65]。

骨盆骨折需行血管造影术的指征是:24 小时内输入超过 4U 的浓集红细胞,DPL 阴性的不稳定患者和(或)腹膜后巨大血肿[68]。对严重骨盆创伤患者血管造影的适应证和时机选择还存在争议。经过标准腹部正中切口剖开腹腔,可以增加骨盆容量。这一操作可以解除压迫,加重骨盆出血。一些学者强调在外固定后第二步再考虑栓塞治疗。

对 Ⅳ 和 Ⅴ 级肝损伤患者采用多种治疗方法可明显提高生存率。外科手术、内镜下逆行胰胆管造影术(endoscopic retrograde cholangiopancretography,ERCP)、胆管支架技术、CT 引导下手术和血管造影术的使用降低了肝损伤的死亡率[9]。

Scalifani 和他的同事提出了脾脏栓塞的理念,近端栓塞的成功率高达 98.5%。总体来讲,对 Ⅳ 级和 Ⅴ 级脾脏损伤患者的成功率可达到 80%左右[28]。

诊断性腹腔镜有助于腹膜穿刺性损伤和膈肌损伤的诊断[82]。而对其他腹腔内脏器损伤的诊断,它不及 CT 和 DPL 更有价值。

肝损伤的术中处理具有挑战性。术中使用血管造影术和栓塞治疗对重度肝损伤有效。脾损伤的治疗方法很多,从简单的控制血压到扩大切除和全脾切除。单纯性肠损伤可直接缝合,若存在多发伤口或 50%以上肠周缘损伤,应切除损伤区域。

五、腹膜后损伤

十二指肠、胰腺、部分结肠、大血管和泌尿生殖系统都是腹膜后结构。用体格检查、FAST 和 DPL 等手段有可能漏诊,通常通过腹部和骨盆 CT 扫描或术中诊断。

约 3/4 的十二指肠损伤源于穿刺性损伤,而大多数胰腺损伤是由钝性伤所致。两者都可用腹部 CT 扫描或术中确诊。虽然 DPL 淀粉酶阳性结果是非特异性,但应高度怀疑以上脏器损伤。另外,有报道逆行胰胆管造影术有助于十二指肠、胆管系统、胰管损伤的诊断[18]。十二指肠损伤的治疗取决于损伤程度和部位,治疗方式有直接缝合,严重损伤时的胃内容物转流术和幽门旷置术。修复部位周围应放置引流,阻止脓肿进展和(或)控制可能发生的十二指肠漏。胰腺近端损伤在十二指肠和胰腺壶腹完整的情况下可用持续的闭式引流,远端损伤(肠系膜上动脉和静脉以远)可切除和引流。连接引流管的胰管十二指肠吻合术可用于治疗重度十二指肠、壶腹和胰头损伤。

考虑血肿治疗方案时,一定要首先区分损伤原因为钝性损伤还是穿刺性损伤。对钝性损伤患者,如果血流动力状态稳定,不需要手术探查,采用保守治疗即可。如果 CT 显示巨大的或快速膨大的血肿,应考虑做骨盆血管造影和伴行血管栓塞治疗。确定行剖腹探查后, 手术入路应根据腹部的三个解剖分区来确定(图 6-6)。

Ⅰ 区从膈肌到骶岬水平。此区域有主动脉、腔静脉、近端肾血管、门静脉、胰腺、十二指肠。此区域的腹膜后血肿,无论是钝性伤还是穿刺性损伤,一般都需要剖腹探查。探查血肿或试图修复损伤血管之前,一定要完全控制血管近端和远端的血流。

Ⅱ 区为双侧腹部,包括肾脏、肾上腺、骨盆上部输尿管以及肾门血管蒂。此区域的钝性损伤所致腹膜后

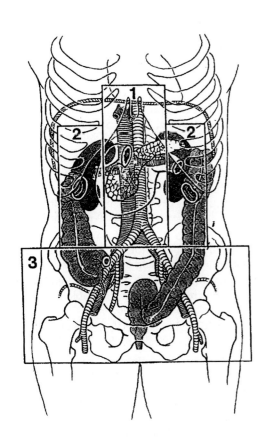

图 6-6　腹膜后血肿的解剖学分区。(Adapted from Meyer, A. A.; Kudsk, K.A.; Sheldon, G.F. In: Blaisdell, F.W. Trunkey, D.D. (eds.). Abdominal Trauma, 2nd ed. New York, Thieme Medical Publishers, 1993.)

血肿一般无须手术探查,手术探查的指征是:结肠损伤,累及肾周筋膜(Gerota's fascia)或尿性囊肿的逐渐膨大的血肿。穿刺性损伤均需手术探查。

Ⅲ 区位于骨盆,包括髂血管、远端乙状结肠、直肠、膀胱、远端骨盆部输尿管。骨盆骨折所致血肿的患者,如果伴有血流动力状态紊乱,骨折应该复位固定以控制出血,可能需要做血管造影,如前所述。稳定的血肿可以观察。对穿刺性损伤所致血肿,在控制近端和远端血流后行剖腹探查。

六、泌尿生殖系统损伤

重症腹部钝性损伤、穿刺性损伤或骨盆骨折中出现肉眼血尿,常提示泌尿生殖系统严重损伤。在创伤患者的初始复苏中,放置氟雷导尿管非常重要。放置导尿管之前,应进行直肠指诊和快速的尿道口、阴囊或阴唇视诊。尿道口、阴囊或阴唇血肿,常提示骨盆骨折或尿道损伤。对男性患者应在置管前行尿道造影,排除尿道损伤。

重度血尿时应进一步检查,包括膀胱造影(拍摄充盈期、排泄期、排空后的 X 线片)诊断膀胱损伤;有静脉造影对比的腹部和骨盆 CT 扫描诊断肾和尿道损伤。对腹部穿刺性损伤患者,可用快速静脉肾盂造影(IVP)来评价同侧或对侧肾的排泄功能,但这种方法不常使用。

大多数泌尿生殖系统的钝性损伤不必手术治疗。若明确有肾实质、输尿管、膀胱或尿道严重损伤,应进行有效的治疗。根据损伤程度,可在充分闭式引流下采用简单一期吻合直至损伤部位切除。

七、肌肉骨骼系统损伤

这本书详细介绍了各部位骨折的诊治方法。伴有严重移位的骨折可引起严重的软组织损伤,如肋、肩胛骨、锁骨、胸骨等部位骨折,可伴有大血管和心脏损伤,此时要进一步检查,如血管造影术、超声心动,最终很可能需行手术探查。患者中轴骨骨折时,常需首先处理伴随的神经、血管和内脏损伤。骨盆和长管状骨骨折可合并血管损伤,甚至造成失血性休克。早期的复位固定对稳定患者的血流动力状态很有帮助, 可大大改善患者的肺功能、康复过程、住院过程、住院时间等。创伤患者伴有四肢损伤时,要高度警惕可导致肢体缺血坏死的并发症,即骨筋膜间室综合征或血管损伤。早期诊断和治疗骨折的并发症可以预防不良的后果。

第八节　三级程序

　　三级程序包括再次全身体格检查、重新评估实验室数据和放射学资料。患者出现任何病情变化都应及时诊治。最有效的治疗方法是用复苏的一、二级程序。任何新发现的体检都应进一步检查。容易早期漏诊的损伤包括微小骨、小破口、创伤性脑损伤等。应把重点放在再次体检、评估新发现的实验室数据和放射学材料上，这对患者的预后意义重大。严格执行三级程序可降低 36% 的损伤漏诊率[11]。

小　结

　　成功地诊断、复苏和治疗多发伤患者需要一套细致的、系统的、全面的方法。首先要处理危及生命的损伤。当一级程序已完成，挽救生命的治疗开始后，应开始准备二级程序，明确需要得到及时治疗的其他损伤。应拟定一套恰当的诊治计划并迅速执行，以确保没有损伤被漏诊。最后实施三级程序，检查潜在的可导致住院时间延长的一切问题。为了使严重创伤患者获得最好的转归，应设计一套全面的细致的诊治方案。

致谢

　　感谢 Randy Edwards, M.D. 在收集数据和审校方面的贡献。

　　　　　　　（马英 魏学磊 译　夏群 马信龙 校）

参考文献

1. Aehlert, B. Injuries to muscles and bones. In Aehlert, B. (ed.). Emergency Medical Responder. New York, McGraw-Hill, 2007, pp. 394–413.
2. Aehlert, B. Patient assessment. In Aehlert, B. (ed.). Emergency Medical Responder. New York, McGraw-Hill, 2007, pp. 252–265.
3. Agolini, S.F.; Shah, K.; Jaffe, J.; et al. Arterial embolization is a rapid and effective technique for controlling pelvic fracture hemorrhage. J Trauma 43:395–399, 1997.
4. American College of Surgeons Committee on Trauma. Advanced Trauma Life Support. Chicago, American College of Surgeons, 1997.
5. American College of Surgeons Committee on Trauma. Advanced Trauma Life Support. Chicago, American College of Surgeons, 2004.
6. American College of Surgeons Committee on Trauma. Major Outcome Study. Chicago, American College of Surgeons, 1993.
7. American College of Surgeons Committee on Trauma. Resources for Optimal Care of the Injured Patient. Chicago, American College of Surgeons, 1999.
8. Asensio, J.A. Management of penetrating neck injuries: The controversy surrounding Zone II injuries. Surg Clin North Am 71:267–295, 1991.
9. Asensio, J.A.; Roldan, G.; Petrone, P.; et al. Operative management and outcomes in 103 AAST-OIS Grade IV and V complex hepatic injuries: Trauma surgeons still need to operate, but angioembolism helps. J Trauma 54:647–654, 2003.
10. Baker, C.C.; Oppenheimer, L.; Stephens, B.; et al. Epidemiology of trauma deaths. Am J Surg 140:144, 1980.
11. Biffl, W.; Harrington, D.; Cioffi, W. Implementation of a tertiary survey decreases missed injury. J Trauma 54:38–44, 2003.
12. Briggs, L.P.; Dundee, J.W.; Bahar, M.; et al. Comparison of propofol and thiopentone in response to somatic pain. Br J Anaesth 54:307, 1982.
13. Carrico, C.J.; Mileski, W.J.; Kaplan, H.S. Transfusion, autotransfusion, and blood substitutes. In Feliciano, D.V.; Moore, E.E.; Mattox, K.L. (eds.). Trauma, 3rd ed. Stamford, CT, Appleton & Lange, 1996, pp. 181–191.
14. Champion, H.R.; Sacco, W.J.; Copes, W.S. Trauma scoring. In Feliciano, D.V.; Moore, E.E.; Mattox, K.L. (eds.). Trauma, 3rd ed. Stamford, CT, Appleton & Lange, 1996, pp. 53–67.
15. Chesnut, R.M. Guidelines for the management of severe head injury: What we know and what we think we know. J Trauma 42(5 Suppl):S19–S22, 1997
16. Chesnut, R.M. Secondary brain insults after head injury: Clinical perspectives. New Horiz 3(3):366–375, 1995.
17. Chodoff, P. Evidence for central adrenergic action of ketamine. Anesth Analg 51:247, 1972.
18. Clements, R.H.; Reisser, J.F. Urgent endoscopic retrograde pancreatography in the stable trauma patient. Am Surg 62:446–448, 1996.
19. Cohen, S.M.; Marion, D.W. Traumatic brain injury. In Fink, M.P.; Abraham, E.; Vincent, J.L.; et al. (eds.). Textbook of Critical Care, 5th ed. Philadelphia, Elsevier/Saunders, 2005, pp. 377–389.
20. Cold, G.E.; Eskesen, V.; Ericksen, H.; et al. CBF and CMRO2 during continuous etomidate infusion supplemented with N2O and fentanyl in patients with supratentorial cerebral tumor: A dose-response study. Acta Anesthesiol Scand 29:490, 1985.
21. Cooperman, L.H. Succinylcholine-induced hyperkalemia in neuromuscular disease. JAMA 213:1867, 1970.
22. Demetriades, D.; Berne, T.V.; Belzberg, H.; et al. The impact of a dedicated trauma program on

outcome in severely injured patients. Arch Surg 130:216–220, 1995.

23. Donlon, J.V., Jr. Anesthesia and eye, ear, nose and throat surgery. In Miller, R.D. (ed.). Anesthesia, 3rd ed. Philadelphia, Churchill-Livingstone, 1990, p. 2005.

24. Fabian, T.C.; Croce, M.A. Abdominal trauma, including indications for celiotomy. In Feliciano, D. V.; Moore, E.E.; Mattox, K.L. (eds.). Trauma, 3rd ed. Stamford, CT, Appleton & Lange, 1996, pp. 441–459.

25. Franklin, J.; Doelp, A. Shock Trauma. New York, St. Martin's Press, 1980.

26. Fukuda, S.; Murakawa, T.; Takeshita, H.; et al. Direct effects of ketamine on isolated canine cerebral and mesenteric arteries. Anesth Analg 62:553, 1983.

27. Grounds, R.M.; Twigley, A.J.; Carli, F.; et al. The hemodynamic effects of thiopentone and propofol. Anaesthesia 40:735, 1985.

28. Haan, J.; Bochicchio, G.; Kramer, N.; et al. Nonoperative management of blunt splenic injury: A 5-year experience. J Trauma 58:492–498, 2005.

29. Halvorsen, L.; Holcroft, J.W. Resuscitation. In Blaisdell, F.W.; Trunkey, D.D. (eds.). Abdominal Trauma, 2nd ed. New York, Thieme, 1993, pp. 13–31.

30. Hamill, J.F.; Bedford, R.F.; Weaver, D.C.; et al. Lidocaine before endotracheal intubation: Intravenous or laryngotracheal? Anesthesiology 55:578–581, 1981.

31. Herman, N.L.; Carter, B.; Van Decar, T.K. Cricoid pressure: Teaching the recommended level. Anesth Analg 83:859–863, 1996.

32. Huber, F.C.; Reves, J.G.; Gutierrez, J.; et al. Ketamine: Its effect on airway resistance in man. South Med J 65:1176, 1972.

33. Isaacs, J.H., Jr.; Pedersen, A.D. Emergency cricothyroidotomy. Am Surg 63:346–349, 1997.

34. Jacobs, B.B.; Jacobs, L.M. Injury epidemiology. In Moore, E.E.; Mattox, K.L.; Feliciano, D.V.; et al. (eds.). Trauma, 2nd ed. Stamford, CT, Appleton & Lange, 1991, p. 15.

35. Jacobs, B.B.; Jacobs, L.M. Emergency medicine: A comprehensive review. In Kravis, T.C.; Warner, C. G.; Jacobs, L.M. (eds.). Prehospital Emergency Medical Services. New York, Raven Press, 1993, p. 1.

36. Jacobs, L.; Gross, R.; Luk, S. The cardiac and vascular system. In Jacobs, L.; Gross, R.; Luk, S. (eds.). Advanced Trauma Operative Management: Surgical Strategies for Penetrating Trauma. Woodbury, CT, Cine-Med, 2004.

37. Jander, H.P.; Russinovich, N.A.E. Transcatheter gel foam embolization in abdominal, retroperitoneal, and pelvic hemorrhage. Radiology 136:337, 1980.

38. Konchigeri, H.N.; Lee, Y.E.; Venugopal, K. Effects of pancuronium on intra-ocular pressure induced by succinylcholine. Can Anaesth Soc J 26:479, 1979.

39. Krantz, B.E. Initial assessment. In Feliciano, D.V.; Moore, E.E.; Mattox, K.L. (eds.). Trauma, 3rd ed. Stamford, CT, Appleton & Lange, 1996, pp. 123–140.

40. Kreiger, A.J. Emergency management of head injuries. Surg Rounds Feb: 57–78, 2004.

41. Lang, E.W.; Czosnyka, M.; Mehdorn, H.M. Tissue oxygen reactivity and cerebral autoregulation after severe traumatic brain injury. Crit Care Med 31:267–271, 2003.

42. Mattox, K.L.; Wall, M.J.; Pickard, L.R.; et al. Thoracic trauma: General considerations and indications for thoracotomy. In Feliciano, D.V.; Moore, E.E.; Mattox, K.L. (eds.). Trauma, 3rd ed. Stamford, CT, Appleton & Lange, 1996, pp. 345–354.

43. Mendez, C.; Jurkovich, G.J. Blunt abdominal trauma. In Cameron, J.L. (ed.). Current Surgical Therapy, 6th ed. St. Louis, Mosby, 1998, pp. 928–933.

44. Miller, T.R.; Levy, D.T. The effect of regional trauma care systems on costs. Arch Surg 130:188–193, 1995.

45. Morrow, J.S. Laryngeal (superior and recurrent) nerves. In Hahn, M.B.; McQuillan, P.M.; Sheplock, G.J.; et al. (eds.). Regional Anesthesia. St. Louis, Mosby, 1995, p. 83.

46. Mulder, D.S. Airway management. In Feliciano, D. V.; Moore, E.E.; Mattox, K.L. (eds.). Trauma, 3rd ed. Stamford, CT, Appleton & Lange, 1996, pp. 141–157.

47. National Center for Health Statistics: Injury Data and Resources Fact Sheet 2002. Centers for Disease Control and Prevention. Available at: www.cdc.gov/nchs/injury.htm.

48. National Committee for Injury Prevention and Control: Injury Prevention: Meeting the Challenge. New York, Oxford University Press, 1989.

49. National Trauma Data Bank Report 2005: American College of Surgeons Trauma Registry. Available at: www.facs.org/trauma/ntdb.html.

50. North Central Connecticut EMS Council Regional EMT: Intermediate Protocols. 2001, pp. 32–38. Available at: www.northcentralctems.org/nccems_policies.htm.

51. Panetta, T.; Scalifani, S.J.A.; Goldstein, A.S.; et al. Percutaneous transcatheter embolization for arterial trauma. J Vasc Surg 2:54, 1985.

52. Pitts, L.H.; Martin, N. Head injuries. Surg Clin North Am 62:47–60, 1982.

53. Pointer, J.E.; McGuire, T.J. Levels of providers. In Kuehl, A.E. (ed.). Prehospital Systems and Medical Oversight, 3rd ed. Dubuque, IA, Kendall/Hunt, 2002, pp. 106–113.

54. Qureshi, A.I.; Suarez, J.I.; Bhardwaj, A.; et al. Use of hypertonic (3%) saline/acetate infusion in the treatment of cerebral edema: Effect on intracranial pressure and lateral displacement of the brain. Crit Care Med 26:440–446, 1998.

55. Rauzz, A.I. The Maryland emergency medical services system: An update. Md Med J 37:517–520, 1988.

56. Renou, A.M.; Vernhiet, J.; Macrez, P.; et al. Cerebral blood flow and metabolism during etomidate anaesthesia in man. Br J Anaesth 50:1047, 1978.

57. Reves, P.S.; Glass, A. Non-barbiturate intravenous anesthetics. In Miller, R.D. (ed.). Anesthesia, 3rd ed. Philadelphia, Churchill-Livingstone, 1990, p. 262.

58. Reves, P.S.; Glass, A. Non-barbiturate intravenous anesthetics. In Miller, R.D. (ed.). Anesthesia, 3rd ed. Philadelphia, Churchill-Livingstone, 1990, p. 257.

59. Robertson, L. Injury Epidemiology. London, Oxford University Press, 1992.

60. Robinson, K.J. Orthopedic trauma: Amputations and deformities. In Association of Air Medical Services: Guidelines for Air Medical Crew Education. Alexandria, VA, AAMS, 2004, pp. 1–7.

61. Rozycki, G.S.; Shackford, S.R. Ultrasound: What every trauma surgeon should know. J Trauma 40:1–4, 1996.

62. Sanders, M.J.; McKenna, K.; Lewis, L.M. Musculoskeletal trauma. In Sanders, M.J.; McKenna, K.; Lewis, L.M.; et al. (eds.). Mosby's Paramedic Textbook, 3rd ed. St. Louis, Mosby, 2005, pp. 652–671.

63. Sanders, M.J.; McKenna, K.; Lewis, L.M. Patient assessment. In Sanders, M.J.; McKenna, K.; Lewis, L.M.; et al. (eds.). Mosby's Paramedic Textbook, 3rd ed. St. Louis, Mosby, 2005, pp. 281–289.

64. Santoro, V.M. Musculoskeletal care. In Browner, B.D.; Pollack, A.N.; Gupton, C.L. (eds.). Emergency Care and Transportation of the Sick and Injured, 8th ed. Boston, Jones and Bartlett, 2002, pp. 641–679.

65. Scalifani, S.J.A.; Cooper, R.; Shaftan, G.W.; et al. Arterial trauma: Diagnostic and therapeutic angiography. Radiology 161:165, 1986.

66. Schaner, P.J.; Brown, R.L.; Kirskey, T.D.; et al. Succinylcholine-induced hyperkalemia in burned patients. Anesth Analg 48:764, 1969.

67. Schulman, C.I.; Cohn, S.M. Transfusion in surgery and trauma. Crit Care Clin 20:281–297, 2004.

68. Schwarcz, T.H. Therapeutic angiography in the management of vascular trauma. In Flanigan, D.P. (ed.). Civilian Vascular Trauma. Philadelphia, Lea & Febiger, 1992, pp. 336–345.

69. Sellick, B.A. Cricoid pressure to control regurgitation of stomach contents during induction of anaesthesia. Lancet 2:404–406, 1961.

70. Shackford, S.R.; MacKensie, R.C.; Hoyt, D.B.; et al. Impact of a trauma system on outcome of a severely injured patient. Arch Surg 1221:523, 1987.

71. Shapiro, H.M.; Wyte, S.R.; Harris, A.B. Ketamine anesthesia in patients with intracranial pathology. Br J Anaesth 44:1200, 1972.

72. Shires, G.T. III. Trauma. In Schwartz, S.I.; Shires, G.T.; Spencer, F.C. (eds.). Principles of Surgery, 6th ed. New York, McGraw-Hill, 1994, pp. 175–224.

73. Simons, P.J.; Crockshott, I.D.; Douglas, E.J.; et al. Blood concentrations, metabolism and elimination after a subanesthetic dose of propofol to male volunteers (abstract). Postgrad Med J 61:64, 1985.

74. Smith, M.; Bourn, S. Patient assessment. In Browner, B.D.; Pollack, A.N.; Gupton, C.L. (eds.). Emergency Care and Transportation of the Sick and Injured, 8th ed. Boston, Jones and Bartlett, 2002, pp. 238–279.

75. Stephen, H.; Sonntag, H.; Schenk, H.D.; et al. Effects of disoprivan on cerebral blood flow, cerebral oxygen consumption, and cerebral vascular reactivity. Anaesthetist 36:60, 1987.

76. Taylor, M.B.; Grounds, R.M.; DuRooney, P.D.; et al. Ventilatory effects of propofol during induction of anesthesia: Comparison with thiopentone. Anaesthesia 41:816, 1986.

77. Trunkey, D.D.; Blaisdell, F.W. Epidemiology of Trauma. Sci Am 4:1–7, 1988.

78. Tse, J.C.; Rimm, E.B.; Hussain, A. Predicting difficult endotracheal intubation in surgical patients scheduled for general anesthesia: A prospective blind study. Anesth Analg 81:254–258, 1995.

79. Wagner, R.I.; White, P.F. Etomidate inhibits adrenocortical function in surgical patients. Anesthesiology 60:647, 1984.

80. Weigelt, J.A. Resuscitation and initial management. Crit Care Clin 9:657–671, 1993.

81. Weigelt, J.A.; Thal, E.R.; Snyder, W.H.; et al. Diagnosis of penetrating cervical esophageal injuries. Am J Surg 154:619–622, 1987.

82. Zantut, L.F.; Ivatury, R.R.; Smith, R.S.; et al. Diagnostic and therapeutic laparoscopy for penetrating abdominal trauma: A multi-center experience. J Trauma 42:825–831, 1997.

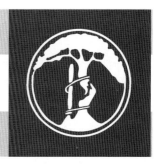

第 **7** 章

骨外科损伤控制：危重伤患者的治疗策略

Michael J. Bosse, M. D. , James F.Kellam, M. D.

在教学中,我们必须警惕以教条的方式传授知识。我们应允许那些尚未被现有的公认规范有力支持的新知逐渐加入到医疗标准中。在教授骨折治疗的过程中,过分强调书本知识是非常有害的。低年资和高年资的同仁均对我们委以信任,医师资格的考试委员会也是如此。如果培训学员和实习医生拒绝机械接受书本的教条,常会对自己的成绩造成不利影响。甚至,有时法庭也会据此来对医师的临床治疗加以判定,认为其治疗失当而带来额外医保费用。而且,不幸的是,我们开始使自己的所作所为合理化起来。然而,我们从事的是与人息息相关的医疗活动,而并非进行什么宗教活动让人膜拜遵循[42]。

——Robert Meek, M.D.[42]

对于多发损伤患者的治疗,围绕着何时应进行非救生性骨科手术的争论一直持续到现在。在 20 世纪 80 年代早期就曾提出,对四肢创伤,尤其是股骨的骨折应实施 "早期全面治疗"(early total care,ETC)[3,5,7,16,27,35,37,43,64,65,75]。然而在这一概念的早期进行中,有些骨科医生就发现,这部分患者中有部分危重伤患者往往需要采用骨科手术治疗,而不是采用"早期全面治疗"(ETC)程序。20 世纪 80 年代中期,Burgess 指出,这一类危重创伤患者大多数病情十分严重,甚至严重到不能采用常规的骨折内固定技术。他倡导通过外固定装置,即"移动性牵引"对股骨骨折采用临时性固定。

本书的第二版(1998)中有一章题为"对多发创伤患者的骨科处理决策方案"[9]。笔者详细回顾了大量提倡 ETC 研究的文献,得出这样的一个结论:支持对危重创伤患者立即进行终极性骨科手术治疗的证据水平并不可靠。而且,通过对创伤患者早期的生理应激变化的评估, 出于对损伤的大脑最佳恢复性治疗所需要时间的考虑, 以及患者在伤后早期如需治疗其所使用的麻醉药物和手术固定对患者身体状态稳定性的影响,指出对为达到复苏和脑组织损伤的恢复的目的,采用即刻确定的内固定手术方式很可能导致事与愿违。提倡对选择严重损伤的病例采用临时的外固定,在患者的身体状况改善后再进行内固定手术。这种观念在当时存在争议。所以当时是在章节的开头加附了免责声明,编审才同意作者出版该章。在 2003 年修订的第三版,该章的免责声明已不再需要,因为随着对这种特殊损伤患者生理状态的认识和治疗数量的不断增加,分期治疗的观点现在已被骨科医生普遍接受。

通过对以往危重伤患者骨科治疗经验的总结,本章概括了选择合理时间和恰当的技术的有关理论。其精髓就是现在称之为"骨外科损伤控制"(damage control orthopaedic,DCO)概念。一定要注意:对于此概念本章没有免责声明。然而这一章所表达的诸多观点,可能仍像第二版相关章节当中有"免责声明"的处境一样存在争议。新的骨科的创伤治疗理念的出现,其趋势似乎是在滚雪球一般越来越大,而且是越来越重要。当我们开始考虑治疗理念这个主题时,我们仍须记得先前流行的治疗策略,如 ETC、非扩髓髓内钉固定、骨盆骨折的外固定急救。这些技术的应用基于明确的研究和临床大量经验的积累上,有些应用技术被修改并加以完善,有些则被摒弃。或许"损伤控制论"也同样会逐渐发展进化。DCO显然是近十年来骨外科治疗理论的热点问题。从最初的对危重伤的股骨骨折患者组,建议采用早期临时股骨骨折外固定技术,已经发展到包括对从危重伤病例到单纯的肢体骨折、严重的关节损伤患者采用跨越骨折区域和关节的简单外固定[13]。

当骨外科医生在临床实践中遇到严重的损伤问题时,应当考虑DCO观点的这些内容。在大多数情况下,重要的是要把DCO理念应用于处在危重状况的患者,它涉及股骨骨折、严重的骨盆骨折及广泛的软组织损伤。读者应当认识到,如果把损伤控制治疗理念应用到所有危重创伤患者,可能会有一部分病例出现与采取旧的创伤救治理念对危重伤患者进行早期复苏治疗的相反结果。另外,把损伤控制理念用于单纯的肢体严重损伤可能没有正面、肯定的临床或者功能上的效果。而且,伴随手术室治疗次数的增加和临时外固定的使用,可能会使治疗的总体费用有明显的增加。本章并非要大肆宣传和全面支持损伤控制理念,或论证它对骨折治疗所涉及的每个方面的优势。相反,我们试图采用缜密的批评的眼光,细致地对可查阅、利用的文献资料进行分析,而后针对危重伤患者的具体状况提供合理手术时间选择和治疗效果评估的建议。

在骨外科医生对损伤控制理念的热情极高的背景下,我们需要对下面的问题进行仔细思考.

•对于尚未到手术室对危及生命的损伤进行治疗的创伤患者,骨科治疗小组的医生是否应该给患者在手术室实施简单的外固定支架治疗?

•床旁实施的外固定治疗固定有临床价值吗?36至72小时的临时骨髓牵引对严重损伤患者的治疗结果有害吗?

•在复苏的最初阶段,能把牵引针提供的临时固定作为一种损伤控制的技术吗?

•对有严重脑部创伤的患者,是否有充分的证据支持:进行早期非救生性的外科治疗是有意义的?

通过用主张早期全面治疗骨折的文献资料评价其对骨折治疗效果良好和用回顾性资料来评价患者的治疗结果及任何一种赋予的治疗效果,这两种结论都是不科学的,除非所有其他治疗机构证实,在相同的时期内治疗的其他相同病例与ETC一致。就以创伤患者来讲,骨外科损伤的早期手术或延期手术后的效果可能与诸多因素有关,其中包括院前急救的投入支持、紧急复苏的效果、危重症病房的处置、感染控制、通气的方式和技术、护理、营养支持、颅脑损伤的诊治等因素相关(图7-1)。在任一5~10年间的评估期,所有创伤治疗专家在他们专注的领域里的患者治疗上都取得进步,从而缩短患者恢复所用的时间。由于共同的努力,很可能是互相协作的原因,可以很明显地观察到患者伤残率和死亡率的下降。在一个时期内如果没有患者治疗手段的全面提高,没有一种技巧、技术或原理,能被当做"灵丹妙药"带来患者治疗结果的

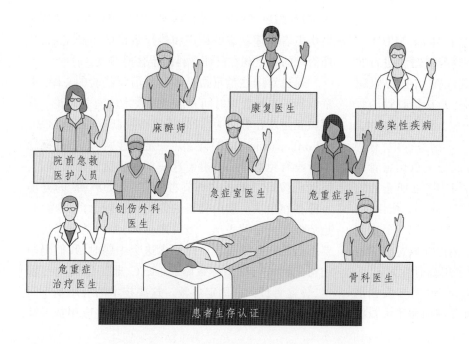

图7-1 创伤患者生存——治疗认证。

明显改善。

第一节　损伤控制的概念

"损伤控制"是美国海军为了保护舰船，要求采取控制火灾和冒水而制定的一种舰船管理原则。在舰船发生意外事故时便开始预定的实战演练(图 7-2)。冒水控制(相当于制止内出血)、火势遏制(相当于控制炎症)以及支撑船体舱壁、甲板及框架防止倒塌(骨折固定)同时启动来防止船体的沉陷(生命终结)。采用这个术语来描述创伤患者最初的治疗经历,首次出现在外科学文献中。Rotondo 等人认为紧急止血及清创后宜尽早终止创伤的剖腹术；在患者身体生理状况稳定之后再进行决定性的功能恢复手术[69]。这种方法确认并明确了体温过低、凝血障碍和酸中毒这种危象三联征。认识到早期短时间内着眼于抢救生命的关键性外科手术的重要性之后；损伤控制论原理便演变为现在普通外科的治疗标准，并且被其他外科专业所采用。

对骨外科而言，损伤控制并不是一个新的话题。这种做法在 20 世纪 80 年代早期就已经开始。来自美国巴尔的摩市 R Adams Cowley 休克创伤治疗中心的 Scalea 和他的同事们被认为是首先认识到这种观念的重要性，并对同期治疗的大多数合并股骨骨折的多发伤患者临时性使用外固定装置作为损伤控制治疗的骨科医生[72]。通常，作为 DCO 考虑的条件，候选的患者须有高的损伤严重程度指数、严重和持续的出血倾

向、凝血功能障碍全貌、严重碱缺失、体温过低、胸部创伤及脑部创伤。这些患者只代表了典型骨外科创伤病例中的一小部分，因而损伤控制理念对我们的大多数病例是不适用的。普通外科中，仅有 10%须急行剖腹探查手术的患者适合损伤控制的处理[44,69]。因此同样可预见其在骨外科病例中的比例也较低,Scalea 证实了这个事实并且注明在 20 世纪 90 年代后期，巴尔的摩地区只有 13%的患者采用 DCO 处理方式。O'Toole 通过对最近(2000~2005 年)的一组病例的治疗统计再一次证实了股骨骨折患者中仅有 13%的病例需要使用 DCO 的方法处理[49,72]。

确定患者以及促使外科医生考虑采用损伤控制治疗的患者参数对于理解应用这一概念是非常重要的。骨外科医生的任务是为以下三大类患者提供治疗:病情稳定的单纯四肢创伤患者;病情稳定的内脏损伤和严重骨科损伤患者;生理不稳定或临界性稳定的创伤患者和(或)伴有骨损伤脑损伤患者。这些患者的骨科损伤可细分为危及生命或危及肢体型(急症)、紧急型(开放性骨折、股骨骨折、大关节的脱位及严重的软组织损伤)或非急需型(大多数其他骨折)。根据是否有其他损伤及其严重程度、合乎生理状况和骨科介入的急迫性，来决定治疗类型和时间的选择。就骨外科治疗而言，最好把损伤控制外科定义为一种能提高患者生存期而且对患者生理状态影响最小的治疗技术。

第二节　骨外科存在的争议：长骨骨折治疗的时间选择

一、多发损伤患者的治疗进展

多发损伤患者中严重不稳定骨折的早期可靠固定降低了死亡率，减少重症监护及使用呼吸机的天数,降低了成人呼吸窘迫综合征(ARDS)、败血症、多器官功能障碍、骨折并发症的发生率并减少了住院的时间和总的医疗费用。早期可靠治疗的支持者们认为，严重骨折的稳定固定可减少炎性介质的释出量，减少儿茶酚胺的释放，减少对止痛剂的需求，而且早期自主活动有利于 ICU 的护理,因此在成本效益上是合算的[5]。

从 1977 年开始，一系列临床研究文献证实长骨骨折的强化治疗，对患者有明显的正面影响，并可降

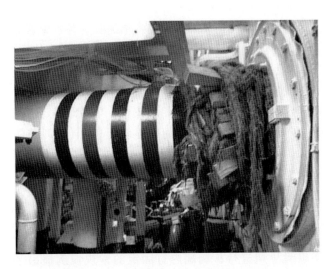

图 7-2　通过强有力的填塞控制了美国 Cole 号舰轮机舱传动轴周围的冒水。

低总的发病率及死亡率[3,6-9,11,14,15,18,87]。早期固定的期限从伤后 2 周内[65]演变为 48 小时[37]、24 小时内[10,16,26,35]。Riska 及其同事[65]最先注意到合并治疗效果与外科治疗的时间相关。他们认为应在损伤后 2 周内进行早期手术治疗，在其所治疗的患者中手术干预率从 23%提高至 66%，而脂肪栓塞综合征的发病率却从 15%减少到 0。在一项小样本回顾性研究中 Goris 及其同事[27]证实，在 24 小时内进行固定可降低死亡率以及成人呼吸窘迫综合征和败血症的发生率。

依据"早期骨折固定可降低死亡率"这一概念，其他作者试图充实骨折治疗时间和创伤患者治疗效果之间的关系。在一项损伤和年龄相匹配的小样本回顾性研究中，Meek 及其同事证实，早期骨折固定组的患者优于对照组[43]。Johnson 及其同事[35]回顾了损伤严重度评分(ISS)为 18 分及 18 分以上且有两处严重骨折的 132 名患者，试图明确成人呼吸窘迫综合征和骨折手术时间之前的关系。他们发现，推迟到 24 小时以后进行骨折固定的患者，成人呼吸窘迫综合征的发生率增加了四倍，而且重伤患者的 ARDS 发生率为 75%，而在 24 小时内进行固定治疗的发生率则为 17%。然而，此项研究可能有偏差，实际上不稳定患者是在手术固定骨折的最佳时间延误了手术。成人呼吸窘迫综合征的定义是氧分压低于 70%且 FiO$_2$ 低于 40%，在 ICU 要进行过 4 天的呼吸机支持治疗。目前对 ARDS 的定义更为严格。

唯 的随机前瞻性研究是由 Bone 及其同事进行的关于骨折固定时间对术后效果的影响；他们将 178 名股骨骨折患者分为早期固定(<24 小时)组或延后固定(>48 小时)组[6]。多发患者延迟进行股骨固定时，肺部并发症(成人呼吸窘迫综合征、脂肪栓塞或肺炎)的发生率更高，住院时间更长，且入住 ICU 的需求也增多，但两组间的差异无统计学意义。两组之间唯一的明显差异是总的医疗费用。这篇文献在当时来说是创新的，坚持认为早期骨折固定骨科治疗是这类患者的"良方"。然而，这个课题有很多缺陷在现在的期刊上很可能不会发表。它的随机取样程序不明确，延期治疗组 37 例多发伤患者中的 10 例(整个系列中 11 例中的 10 例患者)有肺实质损伤，而与此相比早期治疗组 46 例中只有 1 例。在头 24 小时内进入急诊手术室，进行抢救生命治疗或处理开放性骨折的患者，也被随机引入延期治疗组。他们为了固定股骨骨折再次进入手术室的时间超过了 48 小时，但是返回的标准不明确。其他作者发现，肺部损伤容易使患者发展为

肺炎和成人呼吸窘迫综合征[10,29,63]。

之后，Bone 及其同事采用回顾性多个中心研究模式研究了骨科损伤的治疗时间对患者治疗效果的影响。ISS 评分大于 18 且有骨盆和(或)长骨损伤的 676 名患者在美国 6 个大型创伤中心采用早期(<48 小时)固定治疗方案进行了治疗，将他们的治疗效果与来自美国外科医师学会的多发创伤治疗效果研究(MTOS)数据库的 906 名患者的病例记录进行对比。经认定，MTOS 数据库的患者是采用非侵入性外科骨折治疗方案治疗的。结果发现早期骨折固定患者死亡率明显降低[7]。

虽然这些研究结果也许是真实的，但研究设计明显偏见于 MTOS 组的患者。因为作为病例对照组的患者是在不同时间范围、不同的治疗机构进行治疗的，其死亡率高可能与 MTOS 医院整体临床专业知识有关而与骨折固定的时间无关。此外，作者认为，在 MTOS 患者组内"骨折早期固定"还不是一种惯常做法，因此基本上可以断定对照组的长骨骨折是经过长时间非手术治疗的。如果这一假定是错的，作者的结论可能完全相反：在经验不足的临床治疗中心进行早期骨折治疗可能导致更坏的结果，即可能源自重症监护和神经外科问题。在该研究的设计中没有把创伤相关亚科治疗的类似进展作为可能的混杂变量进行研究。或许是创伤治疗的发展(包括院前急救、复苏处理、骨科治疗，以及重症监护的进步)的综合作用降低了在各大创伤中心的死亡率；骨科治疗的时机可能在患者的整体治疗中只是一个不太重要的变数。

Rogers 及其同事[68]在一项对 67 例同侧股骨干骨折患者进行回顾性分析中，对立即(24 小时内)行内固定治疗的做法提出质疑。他们将单纯股骨骨折患者分为三组：立即固定(24 小时内)、早期固定(24~72 小时)和晚期固定(>72 小时)。晚期固定组的肺部感染性和并发症显著增高。当所有病例都按急症处理时，立即固定组所用的手术时间相对较长。与立即固定组相比，早期固定组所用的时间明显缩短，而且所耗费的资源也明显减少(为立即固定组费用的 50%)，但肺部感染性或并发症无明显差异。

二、创伤患者股骨骨折和 ARDS

Pape 及其同事对股骨骨折合并胸部损伤的多发伤患者早期进行扩髓髓内钉固定的常规惯例提出了挑战，他们发现，与延迟治疗的患者组相比，接受早期治疗的患者患急性呼吸窘迫综合征的比例更高[51]。延

迟固定组中不包括由于出血和颅脑闭合性损伤导致的死亡的小样本(n=25)亚组病例的结果对以下论断提出质疑:外科手术应推迟到患者状况更加稳定之后再进行,或者对需要紧急治疗的肺部损伤和股骨骨折患者改行扩髓髓内钉固定治疗。Pape 及其同事做出这样一个"推论":在扩髓过程中产生的髓内栓子触发了肺部炎性级联反应,使损伤的肺部发生了急性呼吸窘迫综合征。随后的动物实验研究对这个"推论"有支持也有反驳的意见[14,45,47,52,53,74,88-90]。尽管髓内钉固定术中出现的髓内栓子导致肺部功能障碍的临床证据不足,但是内固定器材制造商及临床医师对这个理论的热衷促进了不扩髓髓内钉固定技术的发展与进步。

其他的一些研究中心以不同的设计方案重复进行了 Pape 的研究。Charash 及其同事发现,胸廓和股骨骨折受伤后超过 24 小时进行治疗的患者组肺部并发症的总发病率为 56%;而类似损伤的患者如果接受急症治疗,其发病率仅为 16%[16]。他们的结论是:肺部并发症的高发率与延迟手术固定有关,与胸部有钝性创伤无关。

Ziran 及其同事[91]试图阐明骨髓损伤、骨折固定时间和有胸部损伤及无胸部损伤患者的死亡率或肺部疾病发生率之间的关系。他们分析了 226 名患者后得出的结论是,与单独胸部损伤的患者相比,同时存在骨髓和胸部创伤的患者并不会增加肺部发病率或死亡率。然而他们发现影响患者活动的骨骼损伤的数量,以及骨损结构固定的时间(脊柱、骨盆和股骨骨折)对肺部的发病率有显著影响。作者承认,他们研究和此前的所有相同课题研究一样存在一个重大缺陷,即多发伤患者的长骨延迟手术固定的原因是不可控的。手术延迟大多数与患者生理参数不适于手术有关。手术延迟可能是复苏时间过长所致。

对温哥华州有胸部损伤,以及有和无股骨骨折行早期髓内钉固定治疗患者进行的回顾性分析并未发现,二者因严重肺部并发症导致的死亡率有什么差别[42]。Bone 等人[4]也对有胸部损伤及有或无股骨骨折的多发伤患者进行了考察。股骨骨折固定分为髓内钉固定或接骨板固定。扩髓髓内钉固定组患者并未发现 ARDS 发生率增加[0/24 比 15/55(27%)无股骨骨折]。Carlson[15]发现,单独胸部损伤的患者与胸部损伤合并股骨骨折行扩髓髓内钉治疗的患者相比,两者的 ARDS 发生率、肺炎发生率和机械通气时间相近。

Bosse 和他的合作者没有发现,股骨骨折合并肺部损伤的多发伤患者无论采用扩髓髓内钉还是接骨板治疗,二者的 ARDS、肺炎、多器官功能障碍综合征(MODS)发病率或死亡率无差异[10]。手术方式的选择也没有增大或减小 ARDS 的发生率 (<3% 整体)。Turchin 及其同事[82]调查了伴或不伴有骨折的肺部挫伤患者。结果显示与存在肺部挫伤的相关性大、与存在骨折的相关性小。Handolin 等人发现,在肺部后果方面,立即行髓内钉治疗的伴有肺损伤患者与单独有肺损伤的患者相比没有差异[29]。

三、针对不同的患者选择不同的治疗方法

并不是所有的医学中心都赞同对多发伤患者行急症长骨骨折固定。手术固定的时间要权衡考虑患者目前整体的不稳定性和患者伴发损伤的严重程度。非挽救生命性的手术可推迟到患者情况稳定之后手术暴露风险小的时候再进行。患者要入住外科 ICU,来纠正其凝血异常、中心体温、缺氧及碱缺失状态。

Reynolds 及其同事[63]认为,所有的长骨骨折在 24 小时内进行固定并不是决定严重创伤患者后果的首要因素。一项评价股骨髓内钉固定效果的研究对 424 名连续创伤患者的病历记录进行了回顾分析。其中 105 名患者的 ISS 评分为 18 或更高。在该创伤中心并不遵循早期行长骨常规固定方案。如果患者在收治当天各系统功能稳定,通常会对股骨骨折行稳定固定。如果患者需要的复苏时间长,或者患者有长时间碱缺失,血清乳酸水平过高提示复苏不足("不确定患者"),通常要推迟股骨固定。对于伴有低体温、凝血性疾病、严重肺内分流以及严重的头部、肺部或骨盆损伤的患者,也要延迟手术。对于已经经历过抢救生命大手术、伴有长骨骨折的多发伤患者,其骨折固定术通常应延迟进行。为了避免在患者原始创伤的最大预期炎症反应期间进行外科手术操作,手术通常要延迟 36 小时以上。

Reynolds 及其同事发现 ISS 评分低于 18 的患者如果一再延迟手术,其肺部并发症会显著增高。然而,肺部并发症和 ISS 大于等于 18 的患者的股骨固定时间之间并没有发现任何相关性。数据提示:是损伤的严重程度,而非骨折固定时间,决定着多发伤患者的肺部结局。Reynolds 等发现,在多发伤患者早期行和延迟行股骨骨折固定与肺部发病率的相关性没有明显差异。他们发现肺部并发症的发生率与初始胸部损伤频度相同。

Reynolds 等认为,早期行长骨固定的支持者们提出

的这些理念是为了解释来自骨折要常规进行长时间制动治疗的那个年代的数据。目前没有数据支持骨折固定术到底是在伤后立即进行，还是在12小时、24小时、36小时后进行。严重闭合性颅脑损伤的患者或存在连枷胸的患者通常需要长时间制动和通气机支持。由于外科ICU技术的进步与重症监护专业的发展，以前死于多种并发症(包括深静脉血栓形成、肺栓塞、褥疮性溃疡形成、肺不张、肺炎、脓毒血症和血栓性静脉炎)的患者，现在可以得到有效治疗，并预先进行监测和治疗以防止其发生。通过关注患者的体位、肺部分泌物的排除、皮肤护理、营养支持以及对脓毒症的监测，从上世纪80年代中期开始，创伤患者的死亡率与并发症发生率已明显减少。

Reynolds等人认为，关于长骨骨折固定时机的临床判断是决定患者后果的最重要因素。为了稳定患者生理状态或治疗合并的其他损伤而推迟股骨骨折的固定时间，并不会对患者后果产生不利的影响。同时发现肺部并发症与损伤的严重程度有关，而与骨折固定的时间早晚无关。

Boulanger及其合作者[11]比较了伴有和不伴有肺部损伤的股骨骨折患者进行早期或晚期髓内钉固定治疗的结果，未发现有什么差异。虽然作者认为这项研究并未证明发病率或死亡率增加与伴有胸外伤患者早期行髓内钉内固定有关，但也不能得出相反的结论，即与延迟骨折固定也无关。

在2000年由东欧创伤外科协会临床治疗指导工作组进行了一项针对长骨骨折固定时机的很重要的回顾研究[22]。循证医学分析得出的结论是，创伤患者在伤后48小时内行长骨骨折固定的效果，与延迟固定患者组相比没有明显改善，但这些患者在机械通气时间、滞留重症监护病房天数及住院时间有所减少，而且患者的急性呼吸窘迫综合征、肺部并发症、肺炎及全身性感染的发病率有所降低。如果针对胸部外伤患者进行分析，没有令人信服的证据表明早期行长骨固定的胸部损伤患者组有什么增强或恶化效果的作用。

Harborview研究小组也针对伴有胸部和头部损伤的患者对股骨骨折内固定时间与治疗效果之间的关系进行了调查研究[12]。他们对12年来收住一级创伤治疗中心的1362名患者登记信息进行了回顾性分析研究。按股骨骨折内固定时间对患者进行分组：867名患者在24小时内做了股骨固定（1组）；155名患者在24~48小时进行固定(2组)；37名患者在48~120小时

进行固定（3组）；22名患者120小时后进行固定(4组)；281名患者没有行手术固定(5组)。120小时以后治疗的和没有做手术治疗的患者，其损伤严重度评分(ISS)和胸部损伤评分较高。手术组患者的死亡率为1.9%，而且各手术组之间没有差异。非手术组的死亡率为29%($P<0.0001$)；但82%的患者死亡发生在住院1日内。定在24小时内进行内固定的患者，即使合并头部及胸部受伤的患者，其急性呼吸窘迫综合征和肺炎的发生率以及住院时间和收住ICU的天数最低。2~5天内进行内固定合并有胸外伤的患者组，其ARDS、肺炎和脂肪栓塞综合征的发病率显著增高。定在24小时内行手术的患者组格拉斯哥昏迷(GCS)评分最高。手术固定的时间对死亡率并没有影响。依据这些统计数据，作者认为，胸部和头部外伤并不是早期采用扩髓髓内钉进行股骨固定的禁忌证。

为了严格评估这些结论，我们需要考虑该机构的性质和历史。这项研究发生在Harborview完全赞同早期行骨科全面治疗方案的年代。作者分析了他们的病例系列发现，这一时期的骨折固定时间是一致的。他们强调指出，在进行手术麻醉和骨折固定之前他们的患者均已充分复苏，而且血流动力学和生理学已正常。只有65%的患者符合可在24小时内行手术的参数指标。由此看来各组之间的患者情况并不相似。这些数据的正确解释应该是，尽管经过长时间复苏且血流动力学稳定，要求把骨折固定时间推迟到24小时以后的患者，其死亡率并没有明显差异。所观察到的肺部并发症发生率增加，更可能与迫使手术延迟的条件有关，而不是与推迟的手术固定有关。

重要的是，在胸部和头部损伤的分析中包括了简明损伤评分(AIS)等于或大于2的患者。未见报道更严重头部或胸部损伤(AIS=3)的患者结果。作者还断定，对于能够耐受手术的头部损伤而神经系统没有受到负面影响的患者允许进行早期骨折固定。由于早期治疗组患者的初始GCS评分较高而且高评分者出院较晚，所以没有数据能有说服力地支持上述解释。和评估非救命性手术时机对头部损伤恢复的影响的其他研究一样，作者也用GCS评分来替代大脑功能恢复。GCS评分是对大脑功能的总体评价，它和最终的认知功能恢复情况没有相关性。

德国创伤协会的多发创伤研究组也对与股骨骨折的初始治疗相关的循证医学主体进行了分析。他们确定出有37项研究支持早期行最终骨折固定，有18

项研究主张后期行最终固定。另有 8 篇文献持"中立态度"。通过对治疗结果和所有患者的损伤因素的详细分析,并不能确定早期或晚期行股骨骨折固定手术何者更具有优势,也没有发现早期进行固定治疗的大脑或胸部损伤患者效果更坏。对德国前瞻性创伤登记的一项分析明确了初期使用外固定的主要 "危险因素"。基本因素包括 GCS 评分、胸部 AIS 评分和凝血酶原时间。他们可以断定,对多发伤患者的股骨骨折初期进行手术稳定是有利的。来自文献的结果不充分且相互矛盾,因此并未证明早期行骨折固定有什么明确的优势或不利方面,即使包括伴有脑部和胸部损伤的患者亚群也如此[66]。

依据这项回顾性研究,Rixen 等人建议:由于目前尚未有研究明确表明这一概念的有效性或确定出在治疗决策过程中应考虑的各种变量,与其试图明确界定"早期"或"延迟"手术以及这些手术的方法,不如通过临床研究来评估 "规避风险的损伤控制骨科手术"这样一个概念。

四、关键问题:定义"早期"骨折治疗

难以定义"早期骨折固定"的界限以及按人为指定的手术时间对结果进行分析提示, 伤后 24 小时的结果优于伤后 25 小时、28 小时或 36 小时的结果。在过去 15 年来报道的大多数回顾性研究中, 报道的核心一点通常都赞同早期施行长骨骨折固定的治疗信条。由于推迟到 24 小时上限以后治疗的患者很可能不同于 24 小时之前治疗的患者(由于某些不能通过检查医疗记录确认的原因),所以手术小组要确认该患者在此时间之前不能安全地接受股骨骨折固定术。引起延迟固定的生理问题,极有可能也会引起相关的不良结果,而不单纯内固定时间的推迟!

第三节 多发伤患者:生理学基础和炎症过程

一、全身性效

为了理解创伤的全身性效,我们可以把患者遭受的损伤看做是伤口。这个伤口引发了一系列反应,多发伤患者要想存活下来必须应对这些反应。这个伤口(损伤)包括有缺血、缺氧部位内引发炎症过程的坏死或失活组织[87]。患者自身处理这些炎性损害的能力取决于损伤的大小、患者的全身性代谢反应、治疗

措施和炎症过程的消退情况。

对这种受伤机制的全身性代谢反应是暂时的,早期可以表现为"退潮期",主要表现为心血管的不稳定性、循环血量改变、运氧能力减弱以及心脏自律活动性增强。低血容量性休克是这一期的典型表现,需要进行紧急复苏。在有效的复苏和运氧能力恢复之后,随之而来的是第二期反应,即"涨潮期"。这一期的主要反应是高动力状态血液循环改变、发热、葡萄糖耐受量及肌肉消瘦。

作为退潮期的反应,通过气管插管和适当的给氧通气以解决气道和换气问题,可迅速满足氧输送的初始需求。低血容量性或创伤性休克可通过肾上腺素能神经(交感神经)刺激以及血管紧张素和抗利尿激素水平增加导致皮肤、脂肪、骨骼肌肉、胃肠道和肾脏的血管系统收缩,这一系列临床表现来加以识别。这种状态的特征是逐渐出现皮肤苍白、四肢湿冷、少尿、心动过速、低血压,最后出现大脑和心脏体征。当神经内分泌-肾上腺素能神经(交感神经)系统的神经内分泌的作用于血管的血容量保持和代谢激素导致外周容量血管收缩,把外周剩余血量转移到需要血液来维持生命的脏器和系统中时,便会出现代偿机制的上述临床表现[32]。

心率加快和心肌收缩力增强是对神经内分泌轴释放的肾上腺素的继发反应。此外还有体液从组织间隙向血管内的转移,增加了血管内低渗液的量。肾上腺素、皮质醇和胰高血糖素的释放增加了血糖浓度和细胞外渗透压浓度,从而使水渗出细胞,进入细胞外间隙,然后再通过淋巴管使其返回进入血管内。然而,如果没有进行充分的复苏,这些代偿机制也会产生不利的影响。当后毛细血管括约肌痉挛时,动脉或平滑肌的持续缺血,会导致小动脉扩张,造成毛细血管充血及体液外渗进入小间隙[32]。内啡肽的释放可以导致动静脉的扩张,从而抵消了任何通过增加深呼吸来有效增加回心血量所产生的积极作用。此外,无论在损伤部位还是其远端都会引发凝血和炎性反应。在"涨潮期",损伤会造成患者沉重的代谢负担。大的动静脉分流会增加心脏负荷,但却是支持这一修复过程所需的重要代谢改变。伤口愈合所需的主要燃料葡萄糖,被代谢成乳酸,而后乳酸又被肝脏所利用合成更多的葡萄糖。糖异生过程利用从肌肉获得的丙氨酸来生成更多的葡萄糖,是以损耗肌肉为代价的。会出现明显的肌肉消瘦、氮丢失和蛋白质的加速分解。Cuthbertson 在长骨骨折患者身上观察到了这种现象,最早对其进

行了描述[21]。肠道也开始利用谷氨酰胺作为主要燃料，将其转化为谷氨酸，通过门静脉循环运输到肝脏用于糖异生。门静脉循环的增加，以及胃肠道黏膜的损伤，给细菌和毒素的进入创造了条件，从而使这一反应更加恶化(肠道假说)[85]。这种高代谢状态提高了身体核心温度，改变了此类患者的体温调节机制，致使他们不能忍受较冷的低温环境，需要一个较高的外周温度。

中枢神经系统在这种高代谢"涨潮期"反应的调节中也发挥了重要作用。损伤后代谢反应的完全表达显然需要一个完整的神经系统，而且一般认为它的发生是通过神经内分泌反射弧来实现的。中枢神经系统在"退潮期"对损伤的早期反应特别重要，因为疼痛、低血容量、酸中毒和低氧刺激传入神经信号到中枢神经系统。在"涨潮期"这种关系尚未完全明了[85]。

1.炎症反应

同生理反应一样，炎症在决定最终结果上也起主要作用。炎症主要引发一些重大的创伤并发症：成人呼吸窘迫综合征和多器官功能障碍综合征，以及随后的死亡[24]。表7-1列出了炎症反应的主要介质。

炎性反应包含两个部分：被称为系统性炎症反应(SIR)的促炎过程和被称为代谢性抗炎反应(CAR)的抵抗炎症的反应[77]。这两种过程联合发挥作用，以确保炎症过程得到控制，把重点放在改善状况方面。如果这种平衡被打破，就会发生严重的并发症(图7-3)。

创伤患者可分为以下四种类型[8]：

① 没有或很少有任何全身反应的证据。其康复取决于损伤的严重程度，无器官功能障碍。

② 只累及一两个器官出现轻微全身性炎症反应综合征(SIRS)，几天内可迅速修复。

③ 伤后即出现大范围严重的SIRS,患者可能很快死亡。

④ SIRS在初发时不严重，但在伤后几天或更长时间后迅速恶化。也见于二次损伤后，患者有器官衰竭，可能死亡。

身体自身对损伤有代偿机制。炎性防御包括巨噬细胞及其产物[肿瘤坏死因子(TNF)，白介素(IL-1,IL-6,8)；中性粒细胞及其脱颗粒产物，血小板及在其表面形成的凝血因子，花生四烯酸的衍生物；以及T和B淋巴细胞及其产物]。它们在一个知之甚少的复杂网中相互作用。Bone提出了关于SIRS、MODS和ARDS发生发展的五步机制[8]。这也适用于损伤患者，以便更好

地理解二次损伤现象和为什么损伤控制在一部分患者身上能发挥作用。

第一步是对这类损害的局部反应。损伤发生时促炎介质瞬间释放，以限制新损害发生，并通过破坏受损组织、促进新生组织生长和预防感染来改善已经发生的任何损害。为了防止促炎介质破坏性太大，将会发生一种反向的抗炎反应。抗炎介质包括：IL-4、IL-10、IL-11、可溶性TNF受体、IL-1受体拮抗物，转移生长因子等。这些介质可改变单核细胞的功能，削弱抗原表达活性并减弱细胞产生促炎细胞因子的功能。

第二步是最初的全身反应。如果损伤相当严重，促炎和抗炎介质就会溢流到全身系统。对它们可以用多种方法检测，但是既昂贵又不精确，而且均不适用于临床应用。这种溢流表明，局部环境已承受不了，不能控制损伤，需要外力帮助。于是从其他部位召集来更多的促炎细胞与介质，并增强了抗炎反应以便抑制炎症反应[17,76]。这一时期的患者偶有发生。

第三步是严重的全身性反应。这会发生在促炎性状态失控时。最初，促炎反应会导致SIRS，即低血压、体温异常和心动过速。随后，发生内皮损伤，导致体液渗出到器官内；血小板淤积阻塞微循环，引起血流分布不均；并使凝血系统激活。下列情况下会引起严重的并发症：过度促炎反应压倒了抗炎系统，或者是对抗-抗炎反应不足，或者初始的促炎与抗介质平衡适当，但二次损伤时这种平衡便失去了。

第四步是免疫抑制随代偿性抗炎反应的加剧而增强。因为免疫失去作用，所以这一阶段会增加患者的感染易感性。最后，第五步被Bone称为免疫不协调。患者由于无法抵抗的炎症或免疫抑制，器官开始衰竭，随之死亡。如果创伤很严重以至促炎反应完全压倒了抗炎系统，就会导致促炎与抗炎过程正常平衡被打乱，并且发生SIRS和MODS。另一种可能是，患者由于先前疾病、遗传素质、中度损伤及二次损伤处于发生SIRS和(或)MODS的激活状态前期，或者是患者未完全复苏[17,70,76]。

Giannoudis提出了创伤后发生并发症的四种潜在机制：巨噬细胞理论，肠道假说，二次损伤理论和微环境理论[25]。

目前认为微环境理论为这些并发症提供了合理的病因解释。它主要是由于以下进程所致：激活的中性粒细胞黏附于内皮，为这些中性粒细胞分泌毒性代谢物质创造了一个受保护的局部环境。这些毒性产物

表7-1　炎性介质

急性期反应物

脂多糖结合蛋白(LBP)　一种肝源蛋白,有结合细菌脂多糖(LPS)的功能。LBP 与细菌 LPS 的结合刺激巨噬细胞产生促炎细胞因子(IL-6,IL-1,TNF-α)。在创伤的急性期,LBP 的水平在伤后 2~3 天上升到峰值。尽管 LBP 对严重脓毒症具有预后性,但它是感染的非特异性标记物

C-反应蛋白(CRP)　由肝细胞产生,在细胞因子刺激下数量增加。它是非特异性的,且与创伤严重程度不相关。CRP 的减少通常意味着潜在炎性过程消退

降钙素(PCT)　由甲状腺 C 细胞产生。在伤后 24~48 小时内增高预示有严重的 SIRS、脓毒症和 MODS。可用于监测炎性过程

介质活动性标记物

肿瘤坏死因子(TNF)　有 TNF-α 和 TNF-β 两种自体激素。TNF-α 通常见于炎性过程。它是创伤后免疫炎性反应的中枢调节物,是由单核细胞、淋巴细胞、库普弗细胞、巨噬细胞、内皮细胞和神经胶质细胞生成的。IL-1、IL-2、IL-12、干扰素-γ、血小板聚集因子(PAF)和补体蛋白 $C_{5\alpha}$ 均可刺激细胞释放 TNF。由于其半衰期非常短,所以通常不用作炎性反应的鉴定标记物

白介素-1(IL-1)　这组肽包括 3 种相关多肽:IL-1-α,IL-1-β 和 IL-1 受体拮抗物 IL-1ra。主要由巨噬细胞产生。生物学上,IL-1 与 TNF-α 共同作用,引起发热、低血压、内皮细胞粘连及多形核白细胞和巨噬细胞的趋化性。其半衰期非常短,所以很难检测,而且其水平与死亡或 MODS 无相关性

白介素-6(IL-6)　这种由 T 细胞、B 细胞和内皮细胞产生的介质,是合并有 SIRS、脓毒症、MODS 患者预后的最佳标记物。它可引发 B 淋巴细胞的增殖伴免疫球蛋白生成增加及 T 淋巴细胞增殖。IL-6 水平增大到 > 500pg/dL,就可能确定患者将会发生 MODS 乃至死亡

白介素-10(IL-10)　这种主要由 T 淋巴细胞合成的抗炎细胞因子是一种巨噬细胞失活因子。创伤患者的 IL-10 血浆浓度升高并与创伤的严重程度相关

白介素-18(IL-18)　正式称为干扰素-γ。脓毒症患者其水平升高,在伴有非脓毒性炎症的创伤患者中不升高

细胞活性标记物

细胞因子受体　细胞因子是通过与细胞膜受体系统相互作用来施加共影响的。膜结合受体浓度与 MODS 的发生率直接相关。TNF-α 和许多白介素,通过相互作用受体的数量或拮抗型受体的位置来控制它们的活动

黏附分子　这些分子是多形核白细胞黏附到毛细血管内皮并开始向炎症病灶迁移所必需的。有三种类型:选择蛋白、免疫球蛋白和整合素。每一种黏附分子的黏附方式不同,以此促进多形核白细胞向炎症病灶的转移。这些黏附分子的浓度随受损伤的程度而增加,但不具有预见性

弹性蛋白酶　具有可降解大多数细胞外蛋白和重要血浆蛋白的功能。它也导致促炎细胞因子(IL-6,IL-8)的释放。弹性蛋白酶水平与创伤严重程度以及 MODS 和 ARDS 的发生有很好的相关性

人类白细胞抗原,HLSA-DR 二类分子　一些白细胞表面抗原的改变与随后发生的并发症及死亡有很好的相关性。II 类主要组织相容性抗原(MHC II 类)在单核细胞上的表达与创伤后脓毒症的发生率和死亡率有关。MHC II 类抗原是处理过的抗原传递到 T 细胞以产生特异性免疫反应不可缺少的因素。如果没有这一活性,就不会有任何反应,患者也会免疫受损。这是与创伤后发病率和死亡率相关的唯一免疫反应性标记物。因为评估这些标记物非常困难,所以在临床实践中用途不大

DNA　循环中的游离 DNA 在大创伤后会增加,故可作为细胞损伤的潜在标记物。其浓度越高,并发症的发生率也越高

不会被适当的抗氧化剂和抗蛋白酶中和失效,所以会破坏内皮内层。被破坏的内皮内层使体液能渗出以及细胞和毒性介质的迁移,从而引起肺和其他器官的衰竭(Bone 的第二步)。

巨噬细胞理论也被认为是一次损伤模式。在这种情形下,损伤相当严重,足以引起强烈的全身性炎性反应,从而激活免疫系统,包括巨噬细胞、中性粒细胞、自然杀伤细胞、IL-8,以及促进炎症细胞迁移到炎

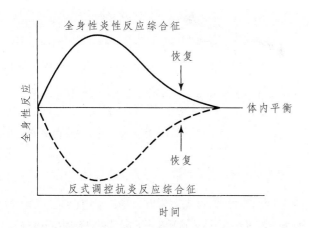

图7-3 创伤后，全身性炎性反应与反式调控抗炎反应之间存在一个平衡。严重的炎症可导致急性器官衰竭和死亡。而轻度炎性反应与过度反式调控抗炎反应并存，也会导致长期免疫受损，这对患者是有害的。(Redrawn from Roberts C, Pape HC, Jones AL, et al. Damage control orthopaedics: Evolving concepts in the treatment of patients who have sustained orthopaedic trauma. J Bone Joint Surg (Am) 87:434 - 449, 2005, with permission.)

症病灶的补体蛋白 C_{5a} 和 C_{3a}。这种反应完全阻止了对抗-抗炎反应，炎症反应异常强烈，最终导致 MODS 和死亡(Bone 第三步)。

二次损伤模式发生在损伤不很严重，而且机体可以应对相应的对抗-抗炎反应。然而，这种精确平衡的系统会因为二次损伤而失去控制，导致 SIRS 全面发生或对抗-抗炎反应抑制炎症过程，使患者易患脓毒症，并最终发生 MODS 乃至死亡(Bone 第四步)。这正是提出损伤控制骨科概念，以便尽量减少的那种状态。现在的问题是确定哪一类患者对二次损伤现象更易感，因而需要用损伤控制骨科(DCO)方法进行处理[50,54,55]。

尝试用这些标记物的血浆浓度来预测哪一种反应不足还是过强一直没有成功。因此，我们确定哪一类患者处于炎症崩溃边缘的能力，还没有达到精确预测的水平。通过对尿量、氧饱和度、血气分析、C 反应蛋白、碱剩余和乳酸的标准检测对机体功能的传统评价并不能预见即将发生的炎症崩溃，因为这些检测出现异常结果的前提条件是，各器官已经开始衰竭了。有待外科医师做的是必须依据临床情况凭借临床经验来判断哪种临床情况下患者可能会顺利度过第一次损伤，但二次损伤会使其陷入 MODS 和死亡的漩涡。

这种二期治疗的一些其他因素会增强手术治疗

的二次损伤:凝血障碍,低体温和感觉缺失。

2.凝血障碍

多发伤患者的紧急复苏通常都需要输液,血制品的应用要贯穿急救手术的始终。凝血障碍发生于输血,通常继发于患者凝血因子和血小板的大量减少以及低体温的出现。输入的血液缺少凝血因子 V 和 Ⅷ 及血小板。如果患者血液需求大,必须提前进行新鲜冷冻血浆和血小板替代治疗,而且替代治疗应尽可能早地进行。凝血异常可能因颅内损伤所致。目前认为,凝血障碍的病因与受伤脑组织释放的组织促凝血酶原激酶有关。在重大复苏或躯干手术之后,在骨科治疗之前或进行过程中,均应监测患者的凝血全貌。血小板计数 < 100.000/mL³,纤维蛋白原水平 < 1g/L,及凝血酶原时间或部分凝血活酶时间异常,通常会伴有止血能力下降和不断恶化的预后[61]。

3.低体温

低体温(< 32℃)可导致血小板分离,并减少内源性凝血途径中所需的血小板因子的释放。在事故现场,当在环境温度下进行早期静脉内输液时患者的体温开始下降,并且在急症室和手术室这种体温下降仍会继续,因为环境温度输液仍在继续而且患者的大部分身体表面仍暴露在环境温度下。

4.感觉缺失

尽管麻醉是进行急救外科手术所必需的,但麻醉过程和所用的麻醉剂会产生全身性的影响,这些影响与我们所期望的急性创伤患者的生理状态相左,因此对某些患者如有可能应加以避免。大多数麻醉剂是心肌抑制剂,应用后可降低心输出量。在择期手术中,可应用类晶体输注来维持正常心输出量。创伤患者到达手术室时常伴有低血容量症和边缘性凝血障碍。输注类晶体和血制品的复苏过程在整个手术过程中一定要持续进行。充盈压和心输出量监测有助于控制输入患者的滴注量,但是相当一部分液体被吸收进入血管外容积中,即"第三空间"现象。这种组织水肿对头部和(或)肺部重伤患者有许多不利影响。尽管广泛使用室内加热器、保暖毯以及输注湿热性液体,但患者的核心体温经常开始下降。非抢救手术会增加失血,并需要补液和血制品,从而延长了患者在麻醉状态下滞留手术室的时间。

把危重伤病患者从 ICU 转移到手术室具有一定危险性。10%的转移者会导致心血管或呼吸功能紊乱[33,84]。

常见的与转移相关的问题包括低血氧、低血压及心率失常。

二、解决方案:损伤控制骨科手术

由于多种原因,在治疗多发伤患者中仍迫切需要稳定受伤或骨折的肢体。疼痛在患者的情绪反应中起着显著作用。因为神经刺激是应激反应的重要内容,所以疼痛缓解对改进和调整这种影响很重要。疼痛的缓解也会改善机体活动,从而降低这一期间的发病率。骨折的对位和稳定可降低持续的肌肉损伤和炎症过程的刺激,对预防血管和神经损伤也很重要。最后,肢体损伤稳定后的患者容易护理,也易于接受复苏和急救性强化治疗。在了解了对创伤的生理反应、创伤引起的炎性过程以及影响受伤患者的其他因素之后,极为重要的是决定何时进行非急救性骨科手术。如果决定做,此时损伤控制方案理应是合理的临床路线。

损伤控制骨科手术并不适用于每一个多发骨折患者,或每一个多发伤合并几处骨折的患者。它适用于那些炎症反应很可能会因进一步的刺激而"势不可挡"的损伤患者。这类患者有一系列严重损伤,经证实这些损伤会对炎症反应和生理反应有明显影响。这些损伤通常伴难以纠正或不能完全纠正的生理紊乱,如低血容量性休克。某些情况(如肺损伤)的迟发临床表现,也是确定哪些患者最好用损伤控制治疗模式进行救治的一条线索。在早期复苏期间,评估的目的是决定骨损伤患者是否能够承受早期决定性手术治疗而不会出现不可控制的炎症反应[67]。利用从损伤现场、急救转移、复苏方法及损伤类型收集的患者病史,可将患者分为以下四种类型。

1.稳定患者

这类患者不会出现休克,尽管有多处骨折但仅有轻度损伤。这类患者要用推荐的方法来治疗其骨科损伤。长骨骨折可用髓内钉固定。手术时间通常在伤后的 24~36 小时,取决于当地的手术室和外科医师条件。

2.不稳定患者

这类患者需要持续复苏来维持其正常的生理状态。必须避免行会引起出血或体液转移的大型非急救手术。这类患者应当接受持续复苏。长骨骨折的最初治疗可采用骨骼牵引。当患者病情稳定以后,便可以施行早期髓内钉固定。如果患者病情持续不稳定,可以考虑骨折的外固定。

3.临危患者

这类患者有严重的损伤,并且在伤后 24 小时内没有进行充分的复苏。这类患者不适合在短期内行任何的较大的非急救性手术。长骨骨折可以考虑行外固定,作为最终固定术的桥梁。在急性复苏期,可应用暂时性骨骼牵引。如果患者在手术室进行急救手术,应在急救手术的同时进行长骨骨折的外固定。

4.临界患者

这类患者最难以定义的。通常,所有这类患者都会有下肢长骨骨折,尤其是股骨和(或)骨盆损伤,且合并有严重的非骨科损伤。患者对损伤和治疗的初始反应可能会削弱患者对治疗骨科损伤所必需的二次手术损伤的承受能力。因此,临界患者有恶化和发生严重并发症乃至死亡的倾向。Pape 等认为,具有表 7-2 所列生理参数的患者是最适合损伤控制的患者[55,58,59]。

具有"危险"生理范围的患者表明,二次损伤引起的炎症反应太大了,他们不能应对,而且病情会恶化,进而发生 SIRS、ARDS、MODS 乃至死亡。为了帮助外科医师鉴别这些"高危"患者,Louisville 小组对这些临床状态确定了生理学参数。他们认为,患者有以下情形适合损伤控制骨科手术:pH<7.24,体温在 32℃~35℃,正在接受超过 90 分钟的外科手术,有凝血障碍(血小板计数<90.000)。并且已输入 10 个单位以上的浓缩红细胞[67]。除了这些标准,下列一些骨科损伤复征也有发生创伤并发症的趋势。其中包括多发伤患者的股骨骨折、有大出血的骨盆损伤以及老年患者的多发创伤。这类患者的其他一些临床参数也被认为是鉴别临界患者的线索。其中包括:状态的不稳定或难以复苏,尤其是需要输 25 个单位的浓缩红细胞的患者;伴有多发长骨损伤与躯干损伤(AIS≥2)的患者;要行 6 小时以上手术的患者;动脉损伤且血流动力不稳定(血压<90mmHg)的患者;以及最终证实炎症反应过强

表 7-2　临界患者
损伤严重程度评分(ISS)>40,无胸部损伤
ISS>20 伴有胸部损伤(简明损伤评分<2)
多发创伤伴有腹部创伤(Moore 评分>3 分)
胸部 X 线片证实双侧肺挫伤
初始肺动脉平均压力>24mmHg
在髓内钉固定过程中肺动脉压增加>6mmHg

(例如 IL-6>800pg/mL)的患者。

乳酸血清水平(>2~2.5mmol/L)可作为衡量患者复苏和终末器官灌注相对状态的"廉价"标准。长时间血流灌注不足可造成严重后果。Crowl 等回顾性分析了股骨骨折患者[20]。他们是在伤后 24 小时内进行固定的。对他们的乳酸血清水平进行了跟随检测,将此水平大于 2.5mmol/L 认定为血流灌注不足的患者。血流灌注不足的患者接受股骨骨折手术后,其术后并发症的发生率加倍。Claridge 等人[19]评估了 381 例连续创伤患者的最终结果和并发症,其中 118 例未出现血流灌注不足,263 例表现为由乳酸水平增高显示的血流灌注不足。经 12 小时完成乳酸水平矫正的患者其感染发生率与乳酸水平正常的患者组无差异(分别为 13.6%和 12.7%)。在 12~24 小时之间完成乳酸矫正的患者,其感染发生率上升到 40.5%(P<0.01),而在 24 小时后完成矫正的患者,感染率升到 65%(P<0.01)。血流灌注不足小于 12 小时和大于 12 小时的患者,死亡率从 1.3%上升到 7.1%。长时间血流灌注不足患者,往往有感染率和死亡率增加的危险。作者认为,专科手术、长时间影像学评估以及患者入住不熟悉创伤患者复苏方案的病房中是延长血流灌注不足时间的因素。

采用上述临床和生理学指标,参与严重骨盆骨折、下肢骨折或开放性损伤患者急症治疗的骨科医师,现在有机会依据患者发生严重创伤后并发症的可能

性制定个性化的治疗方案。在进行非急救手术前,需要复苏到稳定的血流动力学和氧合状态的患者,乳酸应降低到正常水平(<2mmol/L),凝血全貌应正常化,体温应正常,且尿量至少 1mL/(kg·hr)。最后,患者不脱离心脏收缩的药物支持[66]。依据患者对复苏的反应和患者的损伤严重性,骨科医师需要考虑采用"风险适宜"的损伤控制骨科手术方法[66],图 7-4 示出了我们现用的方法。治疗股骨骨折患者的选择大致可以归为以下 3 种治疗方案:

(1)股骨骨折早期髓内钉固定:髓内钉固定的优点是肯定的,但是手术时机、扩髓及穿钉过程对这些患者可能造成二次损伤。

(2)夹板固定或牵引:进行夹板固定和(或)牵引直到患者身体达到最佳手术状态,手术通常是长骨的髓内钉固定。这种手术的预定时间通常在伤后 36 小时内。在这个时间段内,使患者的血流动力学和肺功能参数最佳,并使低灌流逆转。

(3)先临时应用外固定,后期再转为髓内钉固定:临时外固定很简单,易行且失血很少。它被认定为可降低全身性炎性反应以及随后的器官功能障碍及死亡率。它还需要行二次手术,可能增加感染率,而且还会增加治疗费用。然而,外科医师必须依据手术的危险因素来做出决定:患者是否会因外固定的应用而从手术暴露中获益。通常,这些患者不在手术室进行急救手术。大多数情况下,床边就可以进行外固定术。

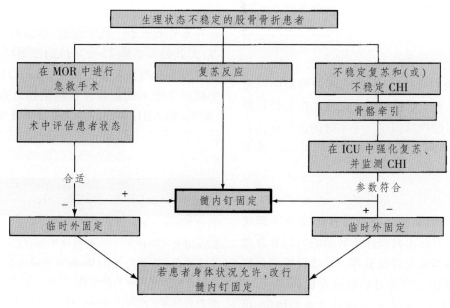

图 7-4 骨科损伤控制程序

三、损伤控制骨科:临床依据

Scalea 回顾性分析报道了对多发伤患者的股骨骨折使用外固定作为髓内钉固定的过渡手段[72]。这种做法被称之为损伤控制骨科。324 例股骨骨折患者中有 43 例患者最初采用了外固定,而 284 例患者最初直接采用髓内钉固定。在头 24 小时内,暂时使用外固定治疗的患者 ISS 评分较高(26.8 比 16.8),GCS 评分较低(11 比 14.2),需要体液复苏量明显较多 (11.9L 比 6.2L)且补血量较多(1.5L 比 1.0L)。推迟髓内钉固定的主要原因包括:颅脑闭合性损伤(46%),血流动力学不稳定(65%),胸腹损伤(51%),其他(主要是骨科)严重损伤(46%)。许多患者存在不止一个危险因素。初始外固定在 35 分钟内完成。平均在 4.8 天后转行髓内钉固定。对所有用外固定治疗的患者均检测了血清乳酸值。入院时的平均乳酸水平为 4.3。91%患者的乳酸值恢复正常,通常在 28 小时内。

Pape 等人[57]回顾了在德国一级创伤医疗中心治疗的多发伤合并股骨骨折患者的治疗结果。在一项回顾性群组研究中,依据创伤中心的治疗原则把患者分为 3 组:对股骨骨折初始采用髓内钉固定的全面治疗组(ETC);中间过渡治疗组(INT),治疗过渡到少部分采用髓内钉固定而多数采用临时外固定;损伤控制治疗组(DCO),当器官衰竭高危者初始采用外固定治疗,在病情稳定后转行髓内钉固定。DCO 组最初治疗采用外固定更为常见 (16.6%ETC,23.9%INT,35.6% DCO)。不论股骨骨折采用何种治疗类型,从 ETC 时期(1981~1989 年)到 DCO 时期(1993~2000 年)多发伤患者的多脏器衰竭发生率显著减低。尽管外固定治疗组 ISS 评分较高,但最初采用外固定治疗的患者与最初采用髓内钉治疗患者的创伤后局部和全身性并发症相似。ARDS 的发生率在 DCO 组中明显较高,初始采用髓内钉固定的为 15.1%,初始采用外固定的为 9.1%,但二者的死亡率相同。作者的结论是:对于严重创伤患者,DCO 是一种合理的、可选择的治疗策略。

虽然这些结论可能是正确的,但仍然需要对其方法学和结论进行审慎评价。这篇文献也像那些为 ETC 的使用价值进行争辩的文献一样有同样的弱点。这项研究是回顾性的, 对不同时期的创伤治疗结果做比较:1981~1989 年对比 1993~2000 年。虽然作者承认研究设计可能存在混乱,其中包括:空中营救次数增多,非扩髓髓内钉的使用, 并增强了对胸腹伤影响的认识;但作者没有意识或控制可能影响结果的其他因素,如:对重症患者治疗的改进,剖腹探查术应用的减少代之以更多非侵入性治疗来控制出血,对颅脑损伤治疗的改进,以及通气技术、感染监控的显著进步。因为 DCO/EF 组的 ISS 评分较高, 而把各组之间的创伤后局部和全身性并发症无差异作为一项支持 DCO 治疗的正面效果是不能接受的,尤其是在病例数量较少的情况下。通常认为 ISS 对损伤负荷的评分偏低,特别是在身体一个部位有多处损伤时。初始采用外固定的 DCO 组患者其 ARDS 的发生率较低这一观察结果,可能与髓内钉固定组患者相应的肺部或头部损伤有关。没有做进一步分析来查明所观察到的差异。按照有和没有肺部或头部损伤对患者进行分类然后再比较采用髓内钉或外固定的治疗效果,是一种更合理的检验方法,因为肺部和头部损伤被认为是 ARDS 的重要危险因素[10]。Pape 等人也研究了髓内钉固定与初始外固定股骨骨折对免疫炎症参数的影响[56]。持续的炎症反应是在初始采用髓内钉股骨固定后被测量出的,而不是在初始外固定之后或改行髓内钉固定之后测量的。作者相信这些观察结果进一步证实了先前的研究,说明损伤控制骨科手术似乎能把股骨髓内钉固定附加的全身性应激反应降至最低。

O'Toole 及其同事回顾性分析了在北美一级创伤中心治疗的伴有股骨骨折的多发伤患者的治疗结果,该中心并不赞同教条性的损伤控制原则[49]。用扩髓髓内钉治疗股骨骨折患者是在充分复苏之后进行的,此时乳酸已恢复正常且肺部和血流动力学参数也已最佳。对复苏无反应的患者接受了临时性外固定治疗。只有 37 位患者(7%)采用了 DCO 外固定治疗,484 例(97%)采用早期扩髓髓内钉治疗。将这些患者分为 3 组进行了评估:ISS>17 的多发伤患者(n=249),伴有肺损伤的多发伤患者(ISS>17,胸部 AIS>2,n=197)伴有肺损伤的严重多发伤患者(ISS>28,胸部 AIS>28,n=86)。ISS>17 组中的 249 位患者,用损伤控制外固定治疗的只有 33 例(13%)。这些患者的 ISS 明显高于早期髓内钉固定患者因此其死亡率较高(18%比 2.3%)。两个治疗组中,从入院进入手术室的平均时间在 14 小时内。超过 52%的患者在入院后 8 小时进入手术室。伴有胸部损伤(AIS>2)采用髓内钉治疗的患者,ARDS 的发生率为 1.8%,死亡率为 2.4%。损伤严重(ISS>28,胸 AIS>2) 的患者组,ARDS 的发生率为 3.1%, 死亡率为 3.1%。血清乳酸水平可用来评估患者在手术时的复苏程度。在各个小组中,从入院到手术这段时间,乳酸水平都明显降低。用损伤控制外固定治疗的患者各个时间段的乳酸水平都较高。

O'Toole 及其同事推断，他们中心的 ARDS 发生率明显低于报道采用损伤控制外固定治疗的其他中心(高达病例的 36%)。巴尔的摩创伤救治中心对股骨骨折采用损伤控制外固定的基本适应证是血乳酸水平升高而未能达到正常水平，以及伴有颅内压不稳定的闭合性头部损伤患者。

Taeger 等[80]报道,409 例多发伤患者(ISS>30)，DCO 理念应用于 75 位较大型骨科损伤患者——75 位患者有 135 处骨折 (49 例股骨、39 例胫骨、25 例盆骨、22 例上肢)。72.6%为闭合性骨折。他们报道称，84.5%的病例在手术室进行了其他 DCO 手术治疗,但仅报道了 14 例剖腹手术,3 例胸廓切开术,4 例出血性面部骨折,13 例颅骨切开术和 2 例隔室综合征肋膜切开术。如果这些损伤分隔到单个患者身上，那么可能只有 48%需要 DCO 手术方式。每处骨科损伤的手术时间平均为 33 分钟。随后改行内固定也无并发症。作者认为，与随后再改换手术相比,DCO 可使首期治疗的手术时间和丢血量大为减少。

这项研究的结论作者在研究前就已明确,但问题是研究的目的是什么。外固定所用时间少,并减少血液丢失。这篇文章确认的要点就在于欧洲和北美创伤中心之间存在着概念上的重大差异。我们可能看不到相同类型的患者,而且在考虑骨外伤的治疗时定义"立即和紧急"的方法也存在不同。在北美,这篇文献中采用 DCO 治疗的任何分析,则很少被认为是急症手术。如果患者在手术室做抢救生命手术,股骨骨折则采用外固定。上肢、胫骨和大多数骨盆骨折初始均使用夹板(或绷带)固定。

也许作者的陈述是为了阐明北美和欧洲在创伤急救护理方面的不同。Taeger 等人认为,尽管对严重损伤患者,为降低呼吸衰竭和其他并发症,必须进行早期骨折固定已毋庸置疑,但这种论述代表了一种教条主义方法,没有文献所支持,也不会被高级外科医生所接受。外科医生必须对早期及骨折这些术语有一个清醒的认识。在这个研究系列中,在 135 例采用外固定治疗的骨折病例中，只有 49 例股骨骨折。对胫骨、骨盆和上肢骨折采用 DCO 外固定术对缓解患者的直接生理应激反应没有任何益处。如果患者只是为了外固定而进入手术室(即不是为了联合抢救生命手术),可能会对患者造成更大伤害。

我们继续调查了多发伤患者组股骨骨折的手术时间。来自德国治疗中心的经验和结果显示它不能来

概括北美或其他创伤中心的情况,因此在明确这种差异的原因时,应进行更进一步的评估。北美中心报道的 ARDS 发生率较低(3%~5%)[7,10,49,63,72,86]。White 等[86]研究了苏格兰的一个治疗中心的 ARDS 发生率。在股骨骨折的创伤患者中，同时具有胸部损伤的患者使 ARDS 的发生率由 1.7%升高到 7.7%。这些发生率需要与德国治疗中心的较高的发生率(20%~35%)相比较[51,54,57,66]。这种差异可能与下列(单个或组合)因素相关:损伤机制(速度极限),损伤后的护理,初始复苏方案,手术干预的时间和技术,伤后危重症护理,患者群体的有损健康的习惯(吸烟)或遗传倾向。德国创伤系统描述的积极的入院前护理可能使患者发生复苏过度,而发展为 ARDS[23,31,60]。据 Pape 等[19,57]报道,525 例股骨骨折患者中只有 2%在入院后 8 小时施行手术。两大洲之间 ARDS 发生率不同的原因有待查明。

长骨的稳定对患者有益,而且有利于早期功能活动和尽快出院。争论早期或晚期固定是错误的。早期决定性的骨科固定更受欢迎,但要取决于患者对创伤的反应、复苏和医疗保健的能力。当患者符合当地创伤治疗方案规定的生理和炎症稳定性标准时,即可进行定性固定手术(可早,可晚)。至此,所采取损伤控制方式最好要符合患者预期的临床病程,进行临时性骨骼牵引或外固定。但是当患者的这些损伤伴有全身性不稳定或者严重创伤性颅脑或肺损伤时,必须考虑对决定性股骨骨折固定技术和其他骨折固定方案进行适当调整。固执地坚持进行刚性植入和及时的骨科治疗程序(对于决定性治疗和 DCO 治疗都这样)可能对严重损伤患者的整体康复有害。外科治疗小组的成员(创伤科医生、神经外科医生、矫形外科医生及麻醉师)一定要对患者的总体治疗方案达成共识,并按照针对患者特定损伤类型和即刻需求事先计划好的重建方案实施治疗。当然,决定性早期长骨骨稳定术是每一个患者的最佳治疗目标。然而单纯追求这个目标,与许多创伤患者的生理需求往往是对立的。对每一个病例,治疗小组在施行非挽救生命性外科手术之前都应尽力改善患者的身体状况,并要制定出能简单快速且顺利完成的手术治疗计划。

四、损伤控制骨科中的特殊的问题:脑外伤患者

1.临床经验:骨折和颅脑损伤患者

颅脑损伤占所有创伤患者的 20%,而且在发达国

家它是患者创伤后的主要死亡原因[28,38,39]。多发伤患者颅脑损伤后的死亡率是单纯颅脑损伤患者的两倍[28,38,39]。最佳的创伤救治措施要优先保护好中枢神经系统,因为大脑容易受损,无论是原发损伤(创伤的直接后果)还是继发损伤(不是创伤直接造成的继发损伤)[2,18,28]。关于颅脑严重闭合伤和严重骨折患者的最佳救治临床效果的信息尚无定论。关于骨折救治的大部分创伤文献和颅脑损伤患者的报道资料用于评价效果的参数数量都有限,通常只有死亡率、急性呼吸窘迫综合征发生率、肺炎、感染和骨折愈合率。大部分研究报道所欠缺的是确实有效的功能效果,或者最好是生活质量测定结果。在制定并应用这些治疗指标之前,关于理想治疗的争论仍将继续。因此,创伤科医生、骨科医生和神经外科医生在制定颅脑损伤合并骨损伤患者的治疗方案时候一定要互相交流和合作[28]。

在商讨伴有严重颅脑损伤的多发伤患者的治疗顺序时,骨科医生和创伤科医生提出,ICU 护理和早期手术有利于早期活动,因而支持更积极有效的骨折治疗方法。但是,每一位骨外科医生可能都经历过在治疗颅内伤时让患者采用仰卧位并用药物镇静,看到患者突然稳定不动那令人沮丧的一幕。对于一些严重脑损伤或胸部损伤的患者,通常不能实现早期活动。赞成早期活动主张对这组患者进行紧急手术所做的争辩以获得支持。尽管有些作者尝试过运用回顾性方法加以证明,但在治疗创伤患者中的一个主要问题,即严重脑损伤患者行肢体非救命性急症手术的风险-效益的比率仍未解答[28,34,36,79]。Stein 及他的同事用头颅连续 CT 扫描证实 253 名头部受伤患者中有 123 例(48.6%)发生新的或进行性损伤(继发性脑损伤)[79]。入院时这些患者中 55% 有凝血异常,而在稳定或改进的随访扫描检查只发现 9%。如果患者在入院时至少有一项凝血参数异常,则发生后续损伤的预测风险为 85%。由此提示临床医师,对于无免疫力的患者,应该尽量避免进行会影响凝血参数的治疗干预,否则会由于凝血因子丢失、血液稀释或出现低体温而影响凝血参数。

在动物模型试验中,Schmoker 及其同事发现,头部局部损伤后的出血会导致大脑氧输量降低,进而导致脑缺血[75]。在一项对 17 例创伤性脑损伤患者的回顾性研究中,给患者安装了颅内监测器,并进行了股骨扩髓钉固定。Anglen 等人发现,由于术中颅内压升高且平均动脉压降低而导致脑灌注压下降。脑灌注压下降总量的 2/3 是由术中全身性低血压造成的。由于没有详细的随访数据,他们没有证明脑灌注压的下降会

对神经系统的恢复有长期影响[1]。对颅灌注压和颅内压的这种影响已被动物试验证实,试验中,对试验动物羊进行了失血性休克、复苏和髓内钉固定[1,38,39,46]。McMahon 及其同事[41]对脑损伤合并肢体损伤的患者(n=378)与单纯肢体损伤的患者(n=2339)进行了比较。当合并有肢体损伤时,脑损伤引起的死亡风险比肢体损伤增大一倍。作者认为,脑损伤和肢体损伤之间可能存在双向性相互作用——伴有神经创伤的出血性休克引起了继发性脑损伤。脑损伤会影响心血管的调控机制,进而降低了大脑的氧输送和消耗。同样大脑损伤也破坏了血脑屏障机制,使脑组织更容易受到因手术和复苏不充分导致的血液持续流失所导致的一过性低灌注引起的体液转移的影响。这种情况结合其他一些因素,会导致继发性脑损伤。

为了说明对闭合性颅脑损伤患者行非救命性创伤治疗的临床意义,Hofman 和 Goris[30]回顾性分析了 58 名严重四肢骨折且 GCS 评分为 7 分或更低患者的连续病例。其中 15 名患者在受伤当天进行了骨折固定。早期固定组的死亡率较低。早期固定组的神经恢复效果也更好,但尚不具有统计学意义。依据这组数据得出的结论是,对于严重脑损伤患者不必担心早期骨折固定会产生负面影响。

Poole 及其同事[62]在对 114 例头颅损伤合并股骨或胫骨骨折的患者的病历记录进行回顾时,并没有发现肺部并发症和骨折手术时间之间存在相关性,他们发现和头部及胸部损伤有明显的相关性。他们还注意到,延迟骨折固定并不能保护大脑,因为治疗效果跟最初损伤的严重性有关。因为早期骨折固定能简化患者的治疗,并且不会对神经系统有负面影响,所以主张早期骨折固定[62]。在回顾不稳定骨盆骨折合并严重颅脑损伤患者的治疗效果时,Riemer 及其合作者发现骨盆骨折合并闭合性脑损伤的患者在采用骨盆外固定和松动术治疗方案之后,死亡率从 43% 降至 7%[64]。Scalea 及其同事[73]为了确定闭合性脑损伤患者的骨折治疗时间查阅了创伤登记数据。他们发现早期固定组和晚期固定组之间在出院前 GCS 评分或死亡率方面没有差异。作者的结论是,没有证据表明早期骨折固定会对中枢神经系统产生负面影响。Velmahos 及其同事[83]发现,股骨骨折合并闭合脑损伤患者接受早期或晚期治疗的两组患者之间术中或术后的缺氧或低血压的发生率没有任何差异。最终的 GCS 评分也相似[83]。Starr 和合作者[78]发现股骨骨折的延迟稳定会增加肺部并发症的风险,但早期固定并不会增加中枢神经系

统并发症的发生率。

回顾性临床研究得出继续支持早期骨折固定的结论通常都是依据粗略的治疗效果（死亡率和最终 GCS 评分）做出的。不幸的是，GCS 并不是长期认知功能的预测因子。McKee 及其合作者[40]在对股骨骨折合并严重闭合性脑损伤患者股骨骨折固定时间可能的影响的临床研究中引入了认知功能正常对照组和长期随访等项目。他们发现在治疗效果上没有差异，认为研究数据支持对股骨骨折合并闭合性脑损伤的患者进行早期髓内钉固定。尽管看起来早期稳定对脑损伤患者是安全的，但是在这种早期治疗中有两个因素必须考虑。必须警惕围术期低血压和低氧血症。Chestnut[18,28]利用创伤性昏迷数据库的资料证明，不管是在复苏期间或者在手术室或 ICU 内，低血压者至少会使血压保持正常患者的死亡率翻一倍。Jaicks[34]及合作通过对 33 例伴有严重闭合性颅脑损伤且需要手术治疗的钝性创伤患者进行回顾，证实了这一发现。早期固定组（19 例）需要的补液量多，并且术中低血压和低氧血症的发生率往往也高。他们认为，这些情况会给神经功能伤带来不良的后果。Townsend 及其合作者研究了 61 例股骨骨折合并严重脑损伤患者。他们证明，术前的时间长短与患者术中发生低血压的百分率成反比。早期股骨固定组的患者术中发生低血压的可能性是那些至少推迟 24 小时才手术的患者（占总数的 43%）的 8 倍。研究组得出的结论是，为了防止发生低氧血症、低血压和低颅内灌注压手术至少要推迟 24 小时。

Kalb 及其同事[36]得出相似的结论，他们发现，早期进行骨折固定的严重脑损伤患者，他们的晶体样和血液灌注以及手术血液丢失会明显增加。Sarrafzadeh 在唯一的一项前瞻性研究中比较了严重脑损伤患者和单纯性脑外伤患者，他发现，如果推迟非救命性手术并继续监测患者的颅内灌注压和脑氧合，脑损伤合并颅外损伤的患者的继发性脑损伤并不增加。长期结果与多发伤无关，但当患者采用定位的治疗方案（包括颅内压和脑灌注压）引导治疗以及推迟行颅脑外非致命性损伤的手术时，则取决于头部损伤[71]。

关于创伤患者非头部手术时间的最新一项研究吸取了针对脑创伤患者治疗的两项随机、前瞻性、双盲研究的患者分组的优点。这些研究收集了功能和神经心理学两方面的结果。Wang 等[85]进行了一项队列研究，以便评价非颅脑手术的时间对神经和功能结果的影响，以及伤后 24 小时以内和 24 小时以后进行手术

患者的发病率和死亡率。在调整了潜在的混淆变量之后他们发现，早期在全麻下行骨科和面部骨折手术与推迟行手术相比，并不会对神经心理学上或功能结果产生不良影响。最重要的是，作者相信这些结论有助于平衡关于手术时间的争论，而且强调了随机性临床试验的必要性。

2. 创伤性脑损伤的治疗

治疗脑损伤患者采用的总体原则很简单，那就是维持最佳脑灌注、氧合和葡萄糖输送。疑有脑损伤的多发损伤患者要用 CT 进行评估，以明确其损伤的性质及严重程度。颅脑损伤分为局限性和弥散性，可伴有闭合性、开放性或凹陷性颅骨骨折。局限性损伤包括脑挫伤、出血或血肿。神经外科治疗有手术或非手术方式，选择何种治疗取决于有无开放性或凹陷性颅骨骨折以及占位性病变。

颅脑损伤患者的存活取决于能否维持足够的脑血供。正常患者的血流能自我调控，颅脑创伤患者的血流因多种因素而发生改变，包括平均动脉压（MAP）、颅内压（ICP）、pH 值和动脉血中的二氧化碳分压（Pa_{CO_2}）。计算颅内灌注压 CPP 可以间接监测大脑的血供：$CPP = MAP - ICP$。

正常的颅内压为 10mmHg 或更低。在 Monro-Kellie 假说中，颅内压（ICP）被认为与脑脊液量、血量和脑实质体积有关：$K_{ICP} = V_{CSF} + V_{血} + V_{脑}$。

脑脊液的产生是源源不断的。脑脊液的吸收由颅内压调控。大脑的体积是恒定的，除非有水肿或出血。颅内血量受被动性静脉引流和动脉血量自我调控的影响。胸腔内压力和颅内压的增加使颅内静脉引流减少。

脑的损伤会导致脑水肿和（或）脑出血，脑脊液和静脉血会从颅内腔排出，以便容纳增大的液量。当这种调节机制耗尽时，增加的液量会引起颅内压升高。颅内压大于 20mmHg 时需要进行监测和治疗。颅内压达到 30~35mmHg 时会引起静脉引流受损，而且在肢体腔室综合征时，脑水肿还会加剧。颅内压高于 40mmHg 提示出现严重的颅内高血压。脑灌注降低，并导致缺血。当灌注压降到足以使氧和葡萄糖输送中断时，便会发生脑死亡。

具体而言，在凹陷性颅损伤或脑实质病变被排除或者经过合理治疗后，患者的平均动脉压、二氧化碳分压、氧分压、血红蛋白、颅内压、血糖水平都是可用于监控病情参数，使中枢神经系统得到最佳恢复。脑

内氧含量取决于动脉血红蛋白水平和氧饱和度。大部分脑损伤患者都需要把氧分压维持在 80mmHg 以上。

要对颅内压进行监测并在需要时进行调整。患者最初要摆放在头部抬高的 30 度体位。为了不压迫颅内引流所需的颈部静脉,颈部要保持正中位 。需要时可采用过度呼吸、限制液体和高渗液制剂来维持最佳颅内压。如果这些措施不能控制颅内压,可采用脑室造口引流术,辅以脑脊液抽取、镇静或巴比妥昏迷(而且在某些情况下,可择期行脑叶切除术来减少颅内容量),来控制颅内压的升高。

到目前为止,对于严重脑损伤(GCS 评分 3~9)患者进行不威胁生命的肢体手术的时间,仍不能给出一个肯定的建议。不过,在进行骨科干预之前患者要进行充分的复苏,并确定其脑损伤的严重程度。如果为了治疗多发性下肢骨折或过度失血而急需行骨科手术,必须对患者进行严密监测(颅内压<20mmHg,颅内灌注压>60~70mmHg),并采用失血最少的手术(损伤控制)。在手术过程中一定要避免出现低血压和低氧血症,尽量将继发性脑损伤,降低到最低程度[28]。否则,最好推迟下肢手术 7~10 天,直到颅内压和颅内灌注压正常[71]。轻度(GCS 评分 13~15)至中度(GCS 评分 9~12)颅脑损伤并且 CT 扫描正常的患者,只要对他们进行全面被严密监测并维持血压和氧合就可以早期进行决定性的肢体手术。

五、损伤控制策略

骨折固定的时间和技术很可能对危重损伤患者的恢复起相当大的作用。其作用的重要性大小尚有待确定。"早期固定"的确切概念在骨科创伤文献中尚不明确。最初它被定义为头 2 周内, 目前定义为 12~36 小时(或更往后)。外科医师需要依据现有的创伤生理学、动物试验和临床试验知识,对创伤患者的治疗做适当改变。图 7-4 显示出了一个较理想的治疗策略。

严重损伤和不稳定创伤患者要迅速分为两类:需要在手术室里立即进行抢救性手术的和不需要此类治疗的。要在手术室进行急救手术的患者需要医生们协调合作,以确保严重骨科损伤(股骨骨折)得到同时稳定。如果急救手术后患者情况稳定,可用髓内钉治疗股骨骨折。如果患者仍不稳定,则需要继续复苏。当开放性伤口进行了清创而且其他骨折已夹板固定后,对股骨应用外固定器,上述操作应在患者被送回创伤ICU 之前完成。当患者情况改善,生理参数改善之后,患者应重返手术室,将外固定器转换为髓内钉固定并

治疗其他的骨科损伤。

不需要在手术室进行有关内脏急救手术的患者,其治疗决策更困难,更具挑战性。先在创伤入院部进行复苏,如有必要在 ICU 中继续进行复苏。如果患者对复苏有反应,且没有酸中毒、凝血障碍或低血容量休克,也不是临界患者,则可以早期进行股骨骨折的髓内钉固定。如果患者不能对复苏很快反应或患者有不稳定性或闭合性脑损伤,则需要在 ICU 中复苏更长时间,以使其达到进行定术和其他骨科手术的最佳状态。在此期间,骨骼牵引可作为进行决定性骨折治疗的过渡手段。当脑损伤稳定和(或)患者生理状态改善之后, 可在手术室对股骨进行髓内钉固定或外固定。如果在初始治疗的某一时刻发现,患者的状态没有改善到能进行正式手术的程度, 可以在 ICU 进行外固定,并停用牵引针。

外固定必须迅速完成。外固定架要为骨折部位提供足够的稳定性以便缓解疼痛并让患者能活动,通常在 ICU 进行。这样做便于患者转身进行皮肤护理以及使胸部处于直立位,以增强呼吸功能。外固定架在骨折上方和骨折下方各用两个钢钉构成,再根据骨折稳定性的需要将这些钢钉用一根或两根连接棒连接起来。外固定可装在前方或外侧。如果待稳定的骨折位于髁上区或胫骨近端,钢钉必须位于手术切口部位的远处。

六、损伤控制策略:股骨以外的其他骨折

这一章以股骨骨折为例讲述了治疗决策过程。但是我们知道,危重损伤患者也会发生其他一些损伤,包括高能量开放性损伤、伤口污染及间室压升高,因此必须考虑这些患者治疗时间的选择。和股骨骨折一样,最佳治疗也是在手术室完成的。如果患者在手术室进行急救手术,与创伤治疗组的有效沟通,明确及时骨科治疗目标是至关重要的。骨折和伤口要尽快进行清创,如果有必要可行筋膜切开术。和股骨骨折的情况一样,外科医师必须决定,在复苏早期把患者送到手术室,是不是对患者最有利。通常答案是否定的。床边外科手术 DCO 可以提供充分有效的伤口清创,作为手术室行决定性暴露的过渡。筋膜切开术也可在床边进行。

七、转换成决定性固定

长骨骨折用外固定进行决定性治疗伴有较高的并发症发生率,包括畸形愈合、短缩、不愈合、局部和

区域性针道感染以及近端关节活动范围受限。在股骨把外固定换成髓内钉固定是安全的。这种转换应尽早进行,但也不能冒着削弱患者康复的危险。最佳时间是炎症反应稳定之后,而且不可能有促使病体恶化的二次损伤危险之时,因为通过炎症介质的测定来监测炎症反应过程被证明没有多大临床用处,所以大多数外科医师一直要等到炎症反应减弱之后,通常在伤后6~8天才进行此种操作。患者必须没有 SIRS 迹象。一项最新的前瞻性研究表明,在伤后2~4天之间进行二次决定性手术的多发创伤患者,与伤后6~8天之间进行的患者相比,炎症反应明显增强($P<0.0001$)[58]。

Nowotarski 等[48]报道了一组8年中59位患者先进行外固定然后再有计划地分期转为髓内钉固定的病例。平均外固定的时间为7天。除了4例外,其他股骨骨折患者均通过一期操作转换。通过分期转换治疗的那4例患者有针道感染的证据。外固定取出后,改用牵引以便消退钉孔感染。97%的骨折在6个月内愈合。有一例深度感染。在德国的一组小样本系列中,Harwood 等报道,把临时外固定换成髓内钉治疗的患者和一开始就用髓内钉治疗的患者,二者的感染率类似。

八、损伤控制策略:错失最佳治疗机会

大多数参与救治的外科医师(包括创伤医生、神经外科和矫形外科医生)一致认为:创伤救治的基本理念需要不断发展。在对　个患者的治疗全过程中,各学科之间要进行明确无误的沟通。而经常发生的是,创伤治疗组的医生匆忙将患者转至手术室进行急救手术时,失去了损伤控制骨科治疗的机会;而当患者转至创伤 ICU 后才告知骨科治疗组患者疑有多发骨折。清创和外固定设备应随时备好供创伤救治室使用。用于创伤患者急救治疗的可透 X 线的手术台,可以平稳地把患者从创伤组转移至骨科组。

关于患者在手术室中不能多花费20分钟进行外固定和对污染伤口进行清创的争论实在让人难以理解。手术室与创伤 ICU 应该有相同的环境条件,此外手术室还要有更多的协助,包括麻醉小组。

小　结

使患者有正常感知功能的存活是进行多发创伤患者初始救治的基本目标。毋庸置疑,早期固定长骨骨折和让患者尽早活动都与死亡率、ARDS、肺炎发生

率的降低息息相关。但这并不意味着所有患者都应进行早期骨折固定术或者手术必须在伤后24内完成。要求在24小时内进行最终骨折固定的硬性治疗方案对那些损伤极其严重患者的骨科治疗并不合适。理解严重创伤患者的治疗概念以及尽可能早地恢复患者体内生理平衡应当是骨创伤组所要考虑的首要问题。

为了取代硬性的"手术时间和内固定"治疗方案,应遵守全身治疗的基本原理并制定出患者治疗结果的目标。根据患者是否有伴发损伤及其严重程度、患者的复苏情况、凝血障碍程度以及肺和脑损伤的严重程度,为每一位患者量身制订一份个性化治疗方案。有关研究已经表明,敏锐的监测炎症反应和创伤性休克带来"副产品",例如乳酸、碱和致炎细胞因子,有助于确定骨折早期和延迟重建治疗的时间。

在多发伤患者的初始治疗中,除非有需要提高患者当前生存潜能需要骨科干预的背景,骨科手术治疗程序与最终的肌肉骨骼功能关系很少被关注。人们认识到不愈合、肢体不等长、关节挛缩和慢性感染可以通过延迟重建手术来解决,这使骨科创伤医生能着重关注患者当前的整体需求,不会因关注个别骨科损伤患者的最佳固定技术而转移注意力。

(万春友 李世民 译　刘林 李世民 张佐光 校)

参考文献

1. Anglen, J.O.; Luber, R.R.E.; Park, T. The effect of femoral nailing on cerebral perfusion pressure in head patients. J Trauma 54:1166–1170, 2003.
2. Auerbach, S.H. The pathophysiology of traumatic brain injury. In Horn, L.J.; Cope, D.N., eds. Physical Medicine and Rehabilitation: State of the Art Reviews. Philadelphia, Hanley and Belfus, 1989, pp. 1–11.
3. Behrman, S.W.; Fabian, T.C.; Kudsk, K.A.; et al. Improved outcome with femur fractures: Early vs. delayed fixation. J Trauma 30:792–798, 1990.
4. Bone, L.B.; Anders, M.J.; Rohrbacher, B.J. Treatment of femoral fractures in the multiply injured patient with thoracic injury. Clin Orthop Relat Res 347:57–61, 1998.
5. Bone, L.B.; Chapman, M.W. Initial management of the patient with multiple injuries. Inst Course Lect 39:557–563, 1990.
6. Bone, L.B.; Johnson, K.D.; Weigelt, J.; et al. Early vs. delayed stabilization of femoral fractures. J Bone Joint Surg Am 71:336–340, 1989.
7. Bone, L.B.; McNamara, K.; Shine, B.; et al. Mortality in multiple trauma patients with fractures. J Trauma

37:262–265, 1994.

8. Bone, R.C.M. Immunologic dissonance: A continuing evolution in our understanding of the systemic inflammatory response syndrome (SIRS) and the multiple organ dysfunction syndrome (MODS). Ann Intern Med 125:680–687, 1996.

9. Bosse, M.J.; Kellam, J.F. Orthopaedic management decisions in the multiple-trauma patient. In Browner, B.D.; Jupiter, J.B.; Levine, A.M.; et al., eds. Skeletal Trauma. Philadelphia, W.B. Saunders, 1998.

10. Bosse, M.J.; MacKenzie, E.J.; Riemer, B.L.; et al. Adult respiratory distress syndrome, pneumonia, and mortality following thoracic injury and a femoral fracture treated either with intramedullary nailing with reaming or with a plate: A comparative study. J Bone Joint Surg Am 79:799–809, 1997.

11. Boulanger, B.R.; Stephen, D.; Brenneman, F.D. Thoracic trauma and early intramedullary nailing of femur fractures: Are we doing harm? J Trauma 43:24–28, 1997.

12. Brundage, S.I.; McGhan, R.; Jurkovich, G.J.; et al. Timing of femur fracture fixation: Effect on outcome in patients with thoracic and head injuries. J Trauma 52:299–307, 2002.

13. Burgess, A.R. Damage control orthopaedics. J Orthop Trauma 18:S1, 2004.

14. Buttaro, M.; Mocetti, E.; Alfie, V.; et al. Fat embolism and related effects during reamed and unreamed intramedullary nailing in a pig model. J Orthop Trauma 16:239–244, 2002.

15. Carlson, D.W.; Rodman, G.H.; Kaehr, D.; et al. Femur fractures in chest-injured patients: Is reaming contraindicated? J Orthop Trauma 12:164–168, 1998.

16. Charash, W.E.; Fabian, T.C.; Croce, M.A. Delayed surgical fixation of femur fractures is a risk factor for pulmonary failure independent of thoracic trauma. J Trauma 37:667, 1994.

17. Cheadle, W.G.; Hershman, M.J.; Wellhausen, S.R.; et al. Immune Consequences of Trauma, Shock, and Sepsis. Berlin, Springer-Verlag, 1989.

18. Chestnut, R. Secondary brain insults after head injury: Clinical perspectives. New Horizons 3:366–369, 1995.

19. Claridge, J.A.; Crabtree, T.D.; Pelletier, S.J.; et al. Persistent occult hypoperfusion is associated with a significant increase in infection rate and mortality in major trauma patients. J Trauma 48:8–14, 2000.

20. Crowl, A.C.; Young, J.; Kahler, D.; et al. Occult hypoperfusion is associated with increased morbidity in patients undergoing early femur fracture fixation. J Trauma 48:260–267, 2000.

21. Cuthbertson, D.P. The disturbance of metabolism produced by bony and nonbony injury, with notes on certain abnormal conditions of bone. Biochem J 24:1244–1263, 1930.

22. Dunham, C.M.; Bosse, M.J.; Clancy, T.V.; et al. Practice management guidelines for the optimal timing of long-bone fracture stabilization in poly-

trauma patients: The EAST Practice Management Guidelines Work Group. J Trauma 50:958–967, 2001.

23. Fishman, A.P. Shock lung: A distinctive nonentity. Circulation 47:921–923, 1973.

24. Giannoudis, P.V.; Hildebrand, F.; Page, H.C. Inflammatory serum markers in patients with multiple trauma: Can they predict outcome? J Bone Joint Surg Br 86:313–323, 2004.

25. Giannoudis, P.V.; Smith, R.M.; Banks, R.E.; et al. Stimulation of inflammatory markers after blunt trauma. Br J Surg 85:986–990, 1998.

26. Glenn, J.N.; Miner, M.E.; Peltier, L.F. The treatment of fractures of the femur in patients with head injuries. J Trauma 13:958–961, 1973.

27. Goris, R.J.A.; Gimbrere, J.S.F.; van Niekerk, J.L.M.; et al. Early osteosynthesis and prophylactic mechanical ventilation in the multitrauma patient. J Trauma 22:895–903, 1982.

28. Grotz, M.R.; Giannoudis, P.V.; Pape, H.C.; et al. Traumatic brain injury and stabilisation of long bone fractures: An update. Injury 35:1077–1086, 2004.

29. Handolin, L.; Pajarinen, J.; Lassus, J.; et al. Early intramedullary nailing of lower extremity fracture and respiratory function in polytraumatized patients with a chest injury. Acta Orthop Scand 75:477–480, 2004.

30. Hofman, P.A.M.; Goris, R.J.A. Timing of osteosynthesis of major fractures in patients with severe brain injury. J Trauma 31:261–263, 1991.

31. Holcomb, J.B.; Jenkins, D.; Rhee, P.; et al. Damage control resuscitation: Directly addressing the early coagulopathy of trauma. J Trauma 62:307–310, 2007.

32. Holcroft, J.W.; Robinson, M.K. Shock. In Wilmore, D.W.; Brennan, M.F.; Harken, A.H.; et al. (eds.) Care of the Surgical Patient. New York, Scientific American, Inc., 1995.

33. Insel, J.; Weissman, C.; Kemper, M.; et al. Cardiovascular changes during transport of critically ill and postoperative patients. Crit Care Med 14:539–542, 1986.

34. Jaicks, R.R.; Cohn, S.M.; Moller, B.A. Early fracture fixation may be deleterious after head injury. J Trauma 42:1–6, 1997.

35. Johnson, K.D.; Cadambi, A.; Seibert, G.B. Incidence of adult respiratory distress syndrome in patients with multiple musculoskeletal injuries: Effect of early operative stabilization of fractures. J Trauma 25:375–384, 1985.

36. Kalb, D.C.; Ney, A.L.; Rodriguez, J.L.; et al. Assessment of the relationship between timing of fixation of the fracture and secondary brain injury in patients with multiple trauma. Surgery 124:739–744, 1998.

37. LaDuca, J.; Bone, L.; Seibel, R.; et al. Primary open reduction and internal fixation of open fractures. J Trauma 20:580, 1980.

38. Lehmann, U.; Rucjets, E.; Krettek, C. Multiple trauma with craniocerebral trauma: Early definitive surgical management or long bone fractures. Unfall-

chirurg 104:196–209, 2001.

39. Lehmann, V.; Reif, W.; Hobbensiefken, G.; et al. Effect of primary fracture management on craniocerebral trauma in polytrauma: An animal experimental study. Unfallchirurg 93:437–441, 1995.

40. McKee, M.D.; Schemitsch, E.H.; Vincent, L.O.; et al. The effect of a femoral fracture on concomitant closed head injury in patients with multiple injuries. J Trauma 42:1041, 1997.

41. McMahon, C.G.; Yates, D.W.; Campbell, F.M.; et al. Unexpected contribution of moderate traumatic brain injury to death after major trauma. J Trauma 47:891–895, 1999.

42. Meek, R.N. The John Border Memorial Lecture: Delaying emergency fracture surgery: Fact or fad. J Orthop Trauma 20:337–340, 2006.

43. Meek, R.N.; Vivoda, E.; Crichton, A. Comparison of mortality in patients with multiple injuries secondary to method of fracture treatment. Injury 17:2–4, 1986.

44. Morris, J.A.; Eddy, V.A.; Blinman, T.A. The staged celiotomy for trauma: Issues in unpacking and reconstruction. Ann Surg 217:576–586, 1993.

45. Mousavi, M.; David, R.; Ehteshami, J.; et al. Pressure changes during reaming with different parameters and reamer designs. Clin Orthop Relat Res 373:295–303, 2000.

46. Mousavi, M.; Kolonja, A.; Schaden, E.; et al. Intracranial pressure-alterations during controlled intramedullary reaming of femoral fractures: An animal study. Injury 32:679–682, 2001.

47. Muller, C.; Baumgart, F.; Wahl, D.; et al. Technical innovations in medullary reaming: Reamer design and intramedullary pressure increase. J Trauma 49:440–445, 2000.

48. Nowotarski, P.J.; Turen, C.H.; Brumback, R.J.; et al. Conversion of external fixation to intramedullary nailing for fractures of the shaft of the femur in multiply injured patients. J Bone Joint Surg Am 82:781–788, 2000.

49. O'Toole, R.V.; O'Brien, M.; Habashi, N.; et al. Resuscitation prior to stabilization of femoral fractures limits ARDS in polytrauma patients despite low utilization of damage control orthopaedics. Paper presented at Annual Meeting of the Orthopaedic Trauma Association, Phoenix, AZ, October 5–7, 2006. Available at: http://www.hwbf.org/ota/am/ota06/ota06cov.htm.

50. Pape, H.C. Immediate fracture fixation: Which method? Comments on the John Border Memorial Lecture, Ottawa, 2005. J Orthop Trauma 20:341–350, 2006.

51. Pape, H.C.; Auf'm'Kolk, M.; Paffrath, T.; et al. Primary intramedullary femur fixation in multiple trauma patients with associated lung contusion: A cause of posttraumatic ARDS? J Trauma 34:540–547, 1993.

52. Pape, H.C.; Dwenger, A.; Grotz, M.; et al. Does the reamer type influence the degree of lung dysfunction after femoral nailing following severe trauma? J Orthop Trauma 8:300–309, 1994.

53. Pape, H.C.; Dwenger, A.; Regel, G.; et al. Pulmonary damage after intramedullary femoral nailing in traumatized sheep: Is there an effect from different nailing methods? J Trauma 33:574–581, 1992.

54. Pape, H.C.; Giannoudis, P.V.; Krettek, C. The timing of fracture treatment in polytrauma patients: Relevance of damage control orthopedic surgery. Am J Surg 183:622–629, 2002.

55. Pape, H.C.; Giannoudis, P.V.; Krettek, C.; et al. Timing of fixation of major fractures in blunt polytrauma: Role of conventional indicators in clinical decision making. J Orthop Trauma 19:551–562, 2005.

56. Pape, H.C.; Grimme, K.; van Griensven, M.; et al. Impact of intramedullary instrumentation versus damage control for femoral fractures on immunoinflammatory parameters: Prospective randomized analysis by the EPOFF Study Group. J Trauma 55:7–19, 2003.

57. Pape, H.C.; Hildebrand, F.; Pertschy, S.; et al. Changes in the management of femoral shaft fractures in polytrauma patients: From early total care to damage control orthopedic surgery. J Trauma 53:452–462, 2002.

58. Pape, H.; Stalp, M.; van Griensven, M.; et al. [Optimal timing for secondary surgery in polytrauma patients: An evaluation of 4,314 serious injury cases.] Chirurg 70:1287–1293, 1999.

59. Pape, H.C.; van Griensven, M.; Rice, J.; et al. Major secondary surgery in blunt trauma patients and perioperative cytokine liberation: Determination of the clinical relevance of biochemical markers. J Trauma 50:989–1000, 2001.

60. Pearce, F.J.; Lyons, W.S. Logistics of parenteral fluids in battlefield resuscitation. Mil Med 164:653–655, 1999.

61. Phillips, T.F.; Soulier, G.; Wilson, R.F. Outcome of massive transfusion exceeding two blood volumes in trauma and emergency surgery. J Trauma 27:903–910, 1987.

62. Poole, G.V.; Miller, J.D.; Agnew, S.G.; et al. Lower extremity fracture fixation in head-injured patients. J Trauma 32:654–659, 1992.

63. Reynolds, M.A.; Richardson, J.D.; Spain, D.A.; et al. Is the timing of fracture fixation important for the patient with multiple trauma? Ann Surg 222:470–481, 1995.

64. Riemer, B.L.; Butterfield, S.L.; Diamond, D.L.; et al. Acute mortality associated with injuries to the pelvic ring: The role of early patient mobilization and external fixation. J Trauma 35:671–677, 1993.

65. Riska, E.R.; von Bonsdorff, H.; Hakkinen, S.; et al. Primary operative fixation of long bone fractures in patients with multiple injuries. J Trauma 17:111–121, 1977.

66. Rixen, D.; Grass, G.; Sauerland, S.; et al. Evaluation of criteria for temporary external fixation in risk-adapted damage control orthopaedic surgery of femur fractures in multiple trauma patients: "Evidence-based medicine" versus "reality" in the Trauma Registry of the Ger-

man Trauma Society. J Trauma 59:1375–1395, 2005.

67. Roberts, C.; Pape, H.C.; Jones, A.L.; et al. Damage control orthopaedics: Evolving concepts in the treatment of patients who have sustained orthopaedic trauma. J Bone Joint Surg Am 87:434–449, 2005.

68. Rogers, F.B.; Shackford, S.R.; Vane, D.W.; et al. Prompt fixation of isolated femur fractures in a rural trauma center: A study examining the timing of fixation and resource allocation. J Trauma 36:774–777, 1994.

69. Rotondo, M.F.; Schwab, C.W.; McGonigal, M.D. "Damage control": An approach for improved survival in exsanguinating penetrating abdominal injury. J Trauma 35:375–382, 1993.

70. Salmon, J.E.; Edberg, J.C.; Brogle, N.L.; et al. Allelic polymorphisms of human Fc gamma receptor IIA and Fc gamma receptor IIIB: Independent mechanisms for differences in human phagocyte function. J Clin Invest 89:1274–1281, 1992.

71. Sarrafzadeh, A.S.; Peltonen, E.E.; Kaisers, U.; et al. Secondary insults in severe head injury: Do multiply injured patients do worse? Crit Care Clin 29:1116–1123, 2001.

72. Scalea, T.M.; Boswell, S.A.; Scott, J.D.; et al. External fixation as a bridge to intramedullary nailing for patients with multiple injuries and with femur fractures: Damage control orthopaedics. J Trauma 48:613, 2000.

73. Scalea, T.M.; Scott, J.D.; Brumback, R.J.; et al. Early fracture fixation may be "just fine" after head injury: No difference in central nervous system outcomes. J Trauma 45:839–846, 1999.

74. Schemitsch, E.H.; Jain, R.; Turchin, D.C.; et al. Pulmonary effects of fixation of a fracture with a plate compared with intramedullary nailing: A canine model of fat embolism and fracture fixation. J Bone Joint Surg Am 79:984–996, 1997.

75. Schmoker, J.D.; Zhuang, J.; Shackford, S.R. Hemorrhagic hypotension after brain injury causes an early and sustained reduction in cerebral oxygen delivery despite normalization of systemic oxygen delivery. J Trauma 32:714–722, 1992.

76. Schulman, A.M.; Claridge, J.A.; Carr, G.; et al. Predictors of patients who will develop prolonged occult hypoperfusion following blunt trauma. J Trauma 57:795–800, 2004.

77. Smith, R.M.; Giannoudis, P.V. Trauma and the immune response. J R Soc Med 91:417–420, 1998.

78. Starr, A.J.; Hunt, J.L.; Chason, D.P.; et al. Treatment of femur fractures with associated head injury. J Orthop Trauma 12:38–45, 1998.

79. Stein, S.C.; Young, G.S.; Talucci, R.C.; et al. Delayed brain injury after head trauma: Significance of coagulopathy. Neurosurgery 30:160–165, 1992.

80. Taeger, G.; Ruchholtz, S.; Waydhas, C.; et al. Damage control orthopedics in patients with multiple injuries is effective, time saving and safe. J Trauma 59:408–415, 2005.

81. Townsend, R.N.; Lheureau, T.; Protetch, J.; et al. Timing of fracture repair in patients with severe brain injury. J Trauma 44:977–983, 1998.

82. Turchin, D.C.; Schemitsch, E.H.; McKee, M.D.; et al. A comparison of the outcome of patients with pulmonary contusion versus pulmonary contusion and musculoskeletal injuries. Paper presented at AAOS meeting, 2006.

83. Velmahos, G.C.; Arroyo, H.; Ramicone, E.; et al. Timing of fracture fixation in blunt trauma patients with severe head injuries. Am J Surg 176:324–330, 1998.

84. Venkataraman, S.T.; Orr, R.A. Intrahospital transport of critically ill patients. Crit Care Clin 8:525–531, 1992.

85. Wang, M.C.; Temkin, N.R.; Deyo, R.A.; et al. Timing of surgery after multisystem injury with traumatic brain injury: Effect on neuropsychological and functional outcome. J Trauma 62:1250–1258, 2007.

86. White, T.O.; Jenkins, P.J.; Smith, R.D.; et al. The epidemiology of posttraumatic adult respiratory distress syndrome. J Bone Joint Surg Am 86:2366–2376, 2004.

87. Wilmore, D.W.; Brennan, M.F.; Harken, A.H.; et al. Care of the Surgical Patient. New York, Scientific American, Inc., 1995.

88. Wolinsky, P.R.; Banit, D.; Parker, R.E.; et al. Reamed intramedullary femoral nailing after induction of an "ARDS-like" state in sheep: Effect on clinically applicable markers of pulmonary function. J Orthop Trauma 12:169–175, 1998.

89. Wozasek, G.E.; Simon, P.; Redl, H.; et al. Intramedullary pressure changes and fat intravasation during intramedullary nailing: An experimental study in sheep. J Trauma 36:202–207, 1994.

90. Wozasek, G.E.; Thurnher, M.; Redl, H.; et al. Pulmonary reaction during intramedullary fracture management in traumatic shock: An experimental study. J Trauma 37:249–254, 1994.

91. Ziran, B.H.; Le, T.; Zhou, H.; et al. The impact of the quantity of skeletal injury on mortality and pulmonary morbidity. J Trauma 43:916–921, 1997.

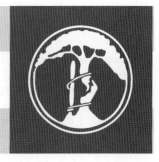

第 **8** 章

灾害的处置

Christopher T. Born, M.D., F.A.A.O.S., F.A.C.S., Ryan P. Calfee, M.D.

第一节 引言

灾害是社会公共基础设施遭到大规模严重破坏导致正常社会功能完全瘫痪或丧失的事件。灾害既可以是由于自然因素(地震、飓风、龙卷风)造成的,也可以由人为因素(工业污染、工业爆炸、建筑物坍塌以及恐怖袭击)造成。此类事件会给公共医疗带来大量的伤病患者,这些伤病群体需要迅速鉴别和治疗,这可能导致现有的可利用医疗资源不能有效而恰当地处理所有伤员。

恐怖分子所造成的地缘政治事件的增长,已经改变了公众卫生保健现状。医疗服务提供者,现在肩负的任务是,要熟悉群体伤害的场面,同时必须精通由化学、生物学、放射学、核辐射和爆炸(CBRNE)所致伤害的病理生理及损伤模式。公众卫生机构必须懂得如何利用有限或受损的医疗资源对群体伤害提供救助,履行其基本职责,最大限度地减少公众的发病率和死亡率。

现实中的群体伤害事件非常少见,因此几乎没有实战训练的机会。没有一所正规的医科学校或住院医师培训班为这种特殊需求培训专职医生,讲授群体伤害救助所需的方法。所以,大多数的医疗服务提供者在灾害处置方面的训练和经验十分有限。此外,在社区医院甚至创伤中心在应对灾害的准备上充其量也只是初等的。然而,针对灾害的专门培训并制定应对计划是应对现实局面的万全之策。不管什么样的特殊事件,有效应对灾害的基本要素是类似的。这就使我们要想尽一切办法,冒险制订出灾害处置的基本原则,以便于广泛实施。有了应对灾害的明确目标,有了

清晰界定的指挥机构,就有了从突发事件中获得有效恢复的基础。

第二节 灾害应对计划

制订有效的应对计划是每一个社区应对任何灾害的最重要职能。所有的医院和社区都要有经过反复演练的应对灾害策略。最基本的要求是,在灾害发生后的第一个小时内要将近有一半的幸存受伤者送到医院,同时救护人员要能在两个小时窗口期内处置好约75%的患者。如果没有针对此类突发事件预先订出的伤员分类规则和组织系统这样迅速涌入的患者很容易使医院的医务人员和医疗资源承受不了。

灾害处置计划必须包括以下各项要素。首先,各级的急救人员和管理人员应积极参与各自职能的决定,以确保全面考虑到受灾害者各阶段救护的各个方面。院前急救人员、急诊室护士、急救医生、外科医生和麻醉师,日常都会遇到一些小范围的伤亡病例,这为他们处置灾害积累了无价的宝贵经验。一旦制定好灾害处置计划,则要求各方同意并认可,制订出一套应对预期混乱状况的协调方案。由于变数众多,不可能准确预见任何一种灾害,所以灾害处置计划的制订只能是通用的,而且要有一定的灵活性。一些常规要求、治疗原则和预期的障碍都要纳入灾害处理计划中,所以曾称之为"全风险"防御方案。这样就不便对众多单个计划进行变更,而且这种临时性变更很快就会变得不适用,不仅会使应对灾害更加混乱,还会降低效率。制定灾害处置计划的恰当做法是,因地区而异,甚至因社区而异。风险易受性分析是指,依据灾害发生的相对可能性严重程度对灾情进行分级或加权,

对潜在灾害进行正式评估。这种分析依据客观的历史数据和主观的合理推测,这种主观性是基于不同为各社区着手制定灾害应对计划提供一个基本原则。于是,加利福尼亚州各医院便把工作重点放在应对地震的准备工作上,而弗洛里达州把工作重点放在飓风带来的后果上,这是因为这两种灾害发生的可能性大而且可预见性极高。灾害应对计划要依据以往灾害所造成的损伤及其经验教训。通用的组织系统要依据预定的领导职位对每个人提出现实可行的期望与要求。在社区内,创伤救护中心应提供灾害应对计划的样板,因为他们拥有救治受灾人员的医疗队伍和资源。最后,灾害应对计划能否取得预期效果唯一的决定因素是参与此项各方面的能力。为了避免书面计划给人以虚假的安全感,各医院必须不断对员工进行灾害救治的培训,并定期进行救灾演习。这样计划的执行就成为常规行为,不足之处得到弥补并处于控制状态下。理想的情况下,每次演习后都要总结经验教训,演习组织者将其反馈给参与者,并且每次演习包括回访要所有参与者对此计划的评论。

第三节 灾害的分类

灾害分类有多种方法,但每种方法都包括对灾害及其影响的详细了解。基本上是按灾害发生机制进行分类,分为自然灾害和人为灾害两大类。这种分类的有用之处是,每种类型灾害都有其特征性的应对要求,产生各不相同的损伤。自然灾害可以进一步细分为地球物理事件(例如火山喷发)、天气相关事件(如洪水)。人为灾害可细分为有意和意外灾祸。

灾害也可以根据其发生的范围和持续时间来描述。发生范围可以用开放性和封闭性这两个术语加以明确。开放性灾害是指大范围地理区域遭到破坏,例如 2005 年,卡特里娜飓风所造成的海湾沿线的潮水泛滥灾害。封闭性灾害通常发生在容易明确的限定区域内,例如 1995 年轰炸奥克拉荷马城联邦大楼的袭击事件。灾害持续时间可分为有限和持续。持续性灾害不会突然终止,而且大型灾难会产生一些长期影响和灾难。持久的军事冲突和伴发着洪水泛滥的自然灾害可视为持续性灾害。基础设施的破坏和灾后延伸事件的增多,如疾病、饥饿、人口迁移都是持续性灾害的特征。

灾害反应、资源消耗及灾难负担也用于描述大规模伤亡。了解受灾区反应和资源需求,有助于准确描述灾害的影响。按此分类有三级。一级灾害事件仅需要动用地方资源,但当地的卫生保健系统负担较高。这一级灾害会发生一连串多发性伤亡事件超出了日常创伤的正常医疗能力。二级灾害事件除了社区全力以赴以外,还需要动用地区资源,如地方财政。最后,三级灾害事件需要动用大规模医疗资源,从国家到国际组织。

第四节 灾害的处置

灾害处置被公认分为以下 4 个阶段:准备阶段,应对阶段,恢复阶段及缓解阶段[65]。每一个阶段在应对灾害以及限制灾害的后续损害中都很重要。

准备阶段是指要让社区意识到发生灾害的可能性(例如附近有年久失修的水坝或核电站),并授权社区一旦发生此类事件要积极有效地应对。准备阶段的任务包括人员培训、购置设备、制定部门间的协调计划,及时进行公众救助伤病员演习。

灾害应对阶段的基本任务包括:搜救和救助,伤员分类和初始稳定,确定性治疗和医疗转运。医疗应对的这些基础步骤必须与满足灾民对水、食物、避难所、卫生设施、安全、交通这些综合需求同时进行,同时要进行疾病监测。期望实际的灾害应对按明确界定地步骤进行。灾害初期处于混乱状态,同时医疗人员尚处于无法组织状态,受难者也处于早期焦虑和恐惧之中。距离医疗资源越远的地区,得到的救护越少,这一阶段持续的时间也就越长。尽量缩短此阶段的时间至关重要;有趣的是,专家估计每 5 分钟的混乱状态事故指挥系统要多用 30 分钟的时间才能恢复平静。混乱状态后是最初应对和组织阶段,预示着第一批救护人员的到达。为了有效地推进救灾工作,需要有强有力的领导团队并由有组织的机构加以实施。此时要对现场进行评估,在现场对伤员分类并确保安全。对所有灾害同样重要的原则是,在营救工作开始之前确保救助人员人身安全,当面对恐怖袭击时尤其如此。特别是现在人们已经认识到,恐怖分子的策略是:在对主要袭击目标实施袭击之前先制造引发事件,当救助人员准备伏击时他们再次进行袭击。2002 年 10 月印度尼西亚巴厘岛的自杀式爆炸事件,先在繁华的商业区引爆了一枚炸弹,吸引附近的民众到袭击地点;然后实施了整车炸药的大爆炸,造成了大批人群的伤害。第一批救援人员成了恐怖袭击的目标,例如 1997 年佐治亚州亚特兰大的爆炸事件,在一座建筑物发生爆炸1个小时之后，在急救人员工作的停车场又引爆了一个爆炸装置。在接近恐怖分子的所有袭击目标时必须牢记二次打击的这种风险。灾害现场的不稳定建筑物是第二次打击的另一个来源，例如2001年纽约世贸中心的袭击事件，塔楼的坍塌让数百名当时在场的救援人员失去了生命。另外，在任何爆炸事件中，都要高度警惕"脏弹"的袭击[15]。在这些爆炸现场，在着手进行营救之前必须首先评估救治人员的安全和暴露风险，同时要考虑到医护人员和医疗设施受污染的风险。

必须对第一批救护人员进行有关核暴露、生物暴露及化学暴露(NBC)风险的教育，并让他们了解这种暴露的后遗症往往不会立刻出现。发生爆炸后谨慎处置并怀疑可能受到核、生物及化学毒污染是至关重要的。对于已知有生物学或化学污染的爆炸，救护人员在开始伤员分类之前要有适当的防护设施[15]。应用解毒药物在某些场合可能是必要的，但是对某一具体事件对于开始应用最合适的时间或地点(即消除污染和/或转运伤员之前或之后)却难以评估[15]。一旦确认现场对救援人员没有危险，便可开始清理现场，对灾害现场进行污染清除和物理消毒，同时将伤员送往医院。恢复阶段是灾害处置的最后一个阶段，系指灾区恢复正常并对毁损的设施进行重建。对限定在某一区域的有限灾害恢复得往往相当快，但对大规模自然灾害则可能要相当长时间。这一阶段标志着工作重点将从灾害的危机期处置转移到灾害后果处理。虽然在灾害应对计划中对这一阶段往往强调不够，但它对受灾社区的重建是必不可少的。在这一阶段，要进行大规模的损毁建筑的重建，复苏经济，同时让农业系统完全恢复到灾前的生产能力[7]。

减灾是指在实际灾害发生之前减轻其破坏的能力。台风的预警系统或飓风到来之前的疏散是两个典型的实例。减灾可用于灾害发生的任何环节。

一、有效应对灾害的障碍

在任何大规模伤亡事件中，危重伤患者(通常占存活伤员的5%~25%)将被列入人数众多的伤势较轻的伤员中。1995年的俄克拉荷马城爆炸案就是很好的例证，388名伤员被送到当地医院救治，其中只有72人(18.6%)需要住院，7人(2%)需要插管[35]。医院灾害反应对系统的核心任务是鉴别危重伤员，并提供当时可以接受的必需水平的创伤急救措施。如果不能做到这一点，可能导致有价值的医疗资源不能用于急需的

重伤员。虽然这项工作在诸如机动车事故这类日常创伤救治中容易做到，但大规模伤亡事件会使这一任务变得相当复杂。威胁这一核心任务的任何障碍都被视为主要障碍。其中包括预警不足、资源缺乏、伤员分类错误甚至缺乏对灾害处置培训。灾害应对计划必须预料到这些障碍，才能取得成功。

大规模伤亡事件的迅速进展构成了第一道关键障碍。灾害，特别是越来越多的蓄意攻击，不可能发出预警，让医院有提前准备时间。2003年发生于土耳其的两起连续爆炸事件造成了184例伤亡，事发后的第1个小时内只有一家医疗中心对伤员进行医疗评估[55]。患者的这种初始激增也可能使医院的设施和人员处于接触核、生物或化学毒素的风险中。继1995年3月发生于东京地铁沙林(甲氟膦酸异丙酯)毒剂袭击事件后，医院工作人员就成了怀疑有毒气之前的受害者。这会导致医院被污染，并使提供治疗的医务人员所剩无几。即使是精心演练过的灾害应对计划，也需要一定时间来组织人员设施进入应对灾害状态的模式，并为伤员清理好救治空间。一旦患者数量超过了医疗资源配额，要恢复二者的平衡则需要很长时间。

灾害发生时间也可能是十分多变的救灾障碍。例如，白天发生的大量伤亡灾害，会有大量伤员涌入医院，而此时一些医疗资源(如手术室)正在使用中，无法立即对其重新分配。而夜间发生的大量伤亡事件在医疗资源未得到补偿之前，可能会面临人员不足、应对能力差的局面。

通信是灾害发生期间常出现的另一个障碍。无论是否可以通过手机联络的方式来替代被洪水淹没的通信线路，准备一套应对通信障碍的应急预案是至关重要的。这可能包括专用的陆地电话线、计算机系统及卫星联络系统。如果救灾团队(院前救护人员、院内救护人员、突发事件指挥者)内部和相互之间的通信失灵，那么整个救灾工作将遭受严重影响。有效的通信还包括通过媒体向大众进行准确的信息传递和正确的应急指导。这样可以减轻大众的恐慌，缓解医院内通讯和医疗资源的拥堵。考虑到救灾中工作协调和有效的要求，必须防止通信故障。

在救灾中的另一个障碍是人为错误。在救灾现场，第一批救灾人员往往对伤病员的鉴别分类过分宽松，医院会接收到大量轻伤员，从而造成负担过重。一旦进入医院，早到的一批伤员先接受治疗，而对灾害的性质缺乏了解。这会引起早期资源分配的错误。救

灾培训演习有助于减少这类错误。

救灾工作最难以克服的障碍是专业人员的救灾准备不足。在任何社区，大多数的医生没有参与过救灾培训和救灾计划的制订，这将妨碍有效的救灾工作。这一点在最近的几次医生调查中得到证实。在得克萨斯州的非城市医生中，有72%(118/166)医生报告没有参加过 CBRNE 培训。一项全国调查也印证了这一点，结果显示，只有21%的医生回答说已为治疗生物灾害的受害者做好准备[37]。在创伤外科医生中，只有60%的医生了解灾害事故指挥系统，不到50%的受访者回答已做好准备应对神经性或生物制剂暴露事件[14]。甚至在《高级创伤生命支持手册(ATLS)》中，也仅有一页提到爆炸伤的基础知识[4]。除了不能提供有关暴露的专项治疗外，未经训练的医生在未分派任务或不了解大量伤员鉴别分类的情况下进入现场，不但增加了多余人员的数量，还会妨碍救灾工作的进行。现在比以往任何时候更合适要求社区的全体卫生保健人员都要熟悉和了解救灾术语和原则。

二、灾害应对组织——事故指挥系统

有效应对任何灾害都取决于众多个体、团队和组织的工作协调。这可能需要当地政府机构和医疗专业人员的共同努力，或者还涉及通过远方地区的支援来扩大医疗资源。为了取得最佳效果，提高通讯质量和救灾效率，必须发展 ICS 和医院突发事件指挥系统(HEICS)(图 8-1)。这两个系统为应对大规模伤亡事件提供了一种简单、可复制的、适应性强的组织管理系统。

从 20 世纪 70 年代开始,ICS 概念已成为安全保障行业处理临时灾害局面组织管理模式的标准操作规程[25]。1981 年,ICS 制定了(美国)国家各部门间 ICS 管理系统(NIIMS)的基本原则，它是美国联邦政府应对突发事件的支柱[9,66]。2004 年这项设计被国土安全部称为"最佳操作"标准，目前已要求各地只有符合 ICS 体系才能获得联邦政府的灾害资助[24]。

ICS 体系确立了五大管理任务：指挥，实施，规划，后勤，财务/管理。这五项是应对任何灾害的核心任务，根据灾情的范围确定派往完成这些任务的人员数量。领导 ICS 工作的是事故指挥官(IC)。他是整个救灾工作的主要负责人。作为上级指挥官，此人负责确定工作目标，监督所有救灾工作，并委派责任人。总共七级官员要向指挥官报告工作。

安全员、公关员、联络官组成"指挥部"的三类官员，并直接向事故指挥官报告。安全员负责确保为第一批救援人员提供适当的安全保护。随着蓄意恐怖活动的增多，安全员必须重视核辐射、生物袭击及化学

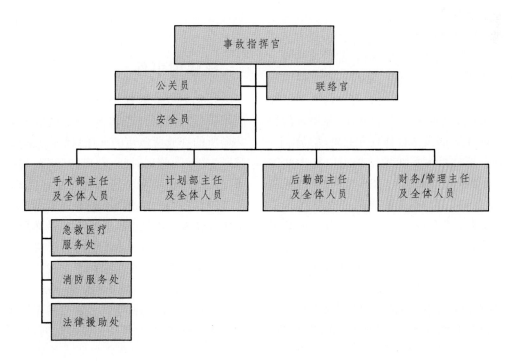

图 8-1 该事故指挥系统(ICS)的组织体系示出了指挥部成员、普通成员和部门主任之间的相互关系。模块式结构使 ICS 能根据灾情不同需要扩大或缩小。在各部门主任的指挥下需要时刻增设专门机构。

毒物的危害,防止"次生灾害"的发生。公关员负责向媒体和公众及时发布灾害的有关信息。联络官的任务是协调以上众多机构和组织的关系。

"总指挥部"负责执行其余的ICS核心工作,包括运营、规划、后勤保障和财政支持。这些工作涉及不同的部门,各部门的责任人称为部门主任。这些岗位的人员安排及每个部门的人数根据灾害的性质和影响程度而定。对小规模事件,指挥官可能亲自监督这些工作。然而对于大型灾害,ICS的这种模式管理就显得特别重要了,此时各部门主任要分担上述工作,并对团队工作进行部署。这些部门主任也可以直接向指挥官报告工作(图8-1)。

计划部主任的工作是协同指挥官制定具体的应对方案。这项工作的目的是对所发生的灾害制定有效的应对策略。其中最重要的是对进展中的救灾需求和资源短缺保持敏感的预见性。同时,后勤部主任必须为救灾工作的按计划进行提供足够的资源和物资供应。这既包括人力资源的准备,也包括确保救灾工作顺利进行的足够的物资保障。这些工作包括将救灾物资运抵救灾现场,其中包括救援、安置治疗场地及伤员转运所需物资。因此,后勤部主任要直接负责伤员的转运。财务管理部主任负责记录和分析灾害的经济损失和后续救灾工作的财政需求。

如上所述,ICS(Incident Command System)是按分工明确的管理制度组建的,但ICS的整体功能取决于几个基本原则。如所预料,ICS组建的越快,对灾害的有效应急反应就越快。至此,专业术语、部门名称和工作程序均已标准化,以便在任何大规模伤亡事件中都能发挥有效功能。此外,虽然每场灾害的特殊性可能会决定ICS的规模和任职者的专业技能,但ICS的组织结构是固定的。ICS的灵活性体现在它的模式化上,根据现场需要,事故指挥系统的结构可以扩大和缩小。决定ICS规模的关键概念是,ICS"易操作的控制范围"。这相当于在无人监督的情况下,3至7个人员可以有能力有效地掌管好各自职责。当面临会明显影响各部门工作的破坏性事件时,ICS的另一个附加机构是增设一个统一指挥部(UC)。统一指挥部由所涉及的主要组织机构的事故指挥官组成,使他们能从称之为急症手术中心(EOC)的中心位置协作完成好任务。统一指挥部的目的是恢复各重叠机构的管辖或职能作用。最后,所有救援人员都必须在这个组织内执行任务。超出ICS范围的各项工作会削弱整体协作及资源的有效利用。

ICS的结构还必须承担起为面对灾害的医院提供一种救灾手术方式的责任。医院事件指挥系统(HICS)最初出现于1991年[56]。该系统遵循的是ICS等级原则和结构。理想情况下,这种相同类型的组织和分担的不同职责为医院有序地救治伤员提供了一种有效的模式。ICS的结构在医院救治工作中的唯一改动是将各个手术部门改为相应的科室,如外科、内科、监护科和不卧床救护科。此外,虽然保留了通用的部门名称和术语,但该系统的可修改特性必须考虑到其他方面的需求,以便于与其他机构以及承担不同阶段伤员救治的机构(如运输伤员的机构)之间的沟通。

第五节 意外灾害和人为灾害

虽然自然灾害和人为灾害都会造成大量的人员伤亡,但有关大规模伤亡灾害特殊损伤机制的大多数专题文献关注重点都是人为灾害。在这个地缘政治不稳定的时代,关注重点自然会放在核、生物、化学品(NBC)潜在危害上。实际上,爆炸伤是大量伤亡事件的主导因素(图8-2)。尽管如此,医生也很少了解如何处理与爆炸有关的伤害。2004年的一项对东欧创伤外科协会(EAST)成员的调查中,仅有73%被调查的创伤外科医生了解爆炸伤的分类和病理生理学[14]。随着爆炸性军火成为越来越普遍的攻击平民的形式,医生掌握爆炸伤和核生物化学品的基本知识是至关重要的。

一、核辐射事件

核辐射或放射性物质是因核反应装置爆炸、核反应堆破坏或熔毁、"毒雾弹"爆炸或者放射性物质在公共场所的释放所散落的非爆炸性。在处理电离辐射暴露时,关键问题是时间、距离和屏蔽。在这种情况下,受辐射的伤员本身不具有辐射性。因此,在不延误排除放射性污染的情况下,创伤急救的重点应关注危及生命或肢体的损伤。有85%~90%的体外放射污染通过脱去衣服就很容易去除[22]。皮肤形成一种有效的保护屏障,因此要尽量避免采用可造成皮肤损伤的任何去污染方法。但是,如果开放性伤口被污染,应遵循常规清创和延迟关闭的原则。一定要使用器械来去除放射性碎屑,手术室最好使用人体放射剂量计[60]。一旦放射暴露得到证实,必须测定出所含的放射性核素及其数量和物理形态。

出现全身性症状的时间是确定是否发生严重放

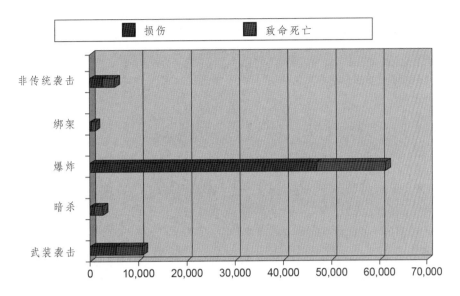

图 8-2 1998~2005 年,恐怖袭击造成的伤亡。来自于 RAND-MIPT 恐怖袭击数据库的数据显示,炸弹爆炸损伤占恐怖袭击总伤亡人数的 82%。(Available at: http://www.tkb.org/incidenttacticmodule.jsp)

射暴露的最重要因素。初期症状包括恶心、呕吐、腹泻,皮肤麻刺感和中枢神经系统(CNS)的体征。如果有伤员需要手术,最好在最初 48 小时之内以及放射暴露诱导性骨髓抑制发生之前进行。如果受害者在伤后 24 小时仍无症状,而且全血细胞计数,特别是淋巴细胞计数无异常,患者便可以安全出院了[21]。

二、生物恐怖事件

应对生物恐怖事件的最大挑战之一是及时验明其使用。与爆炸事件的公开性不同,生物武器可以在不对受害者产生即时影响的情况下隐蔽地使用。这类事件的鉴别往往需要使用当地用于鉴别爆发流行的相关健康状况数据来进行症状监视。在疾病控制中心(CDC)的协助下,各州和地方组织必须共同合作,以便最大限度地缩短检测和确定病原体所需的时间。生物恐怖事件的迅速识别对防止大范围人群二次暴露至关重要。这种系统的监测活动包括:学校旷课人数,911 呼叫次数,非处方药品的销售趋势,以及医疗团体对明显集中发病趋势疾病的随机报告。

CDC 将生物学恐怖事件会分为 A、B、C 三类。这种分类方法的依据是疾病传播的难易快慢、潜在的死亡率和对公共健康的影响、引起恐慌和社会混乱的潜能,以及对特殊的医疗服务的需求[19]。表 8-1 列出了 A 类武器化潜力最高的病原体样本[2,19,24,26,31,36,39,48]。

三、化学恐怖事件

在 1995 年发生于东京地铁的沙林毒气事件,证实了化学恐怖事件的影响。这次攻击使许多医疗服务人员暴露于神经毒素之下,从而进一步增强了医院要采取积极的措施来保护其医疗设施和资源的重要意义。最常用的化学制剂通常都有肺毒性,恐怖分子很容易获得这些制剂,并用于实施恐怖事件。这些制剂有以下特点:易于传播、显著的毒性作用、有破坏力和易污染医务人员。

按照对生理的影响,化学制剂可分为以下五大类:神经性毒剂、血液性毒剂、吸入性毒剂(肺毒剂)、发疱剂和躁狂控制剂。表 8-2 列出了常用制剂的毒性、机制、临床体征和暴露管理[33,42,51,54,57,64]。

四、爆炸事件

炸弹爆炸是一种迅速将固体或液体转换为气体的化学反应。气体以超音速的高压冲击波形成放射状向外扩散。空气在震荡波前缘受到高压,形成激震前沿。在前沿之后是冲击波主体以及随之而来的向外移动的大量周围空气(冲击风)(图 8-3)。

在开阔地理想的情况下,爆炸引起的超高压遵从压力–时间曲线(Friedlander 波形)。在周围气压中出现一个几乎是瞬间的初始尖峰值,随后是持续时

		表 8-1 生物恐怖事件的潜在媒介物	
媒介物	感染途径	临床体征及症状	暴露的处理和治疗
炭疽 炭疽杆菌	1. 吸入其芽孢,在生物袭击事件中最有可能 2. 皮肤感染 3. 胃肠道感染	1. 2~42 天内出现发热、流感样症状,胸部不适,此后 2~3 天出现呼吸窘迫,24~36 小时后死亡;死亡率>50% 2. 黑痂,累及真皮及淋巴结 3. 恶心、呕吐、腹痛,可发展为血性腹泻及败血症	预防空气传播,去除表面污染 清洁暴露的皮肤 应用青霉素 疾病控制预防中心(CDC)推荐初期用多西环素或环丙沙星治疗
肉毒杆菌 梭状芽孢杆菌	食物携带致病菌和伤口感染 1g 肉毒杆菌毒素可毒死一百万人	症状在 6~7 天开始暴露,表现为乙酰胆碱释放受损,导致脑神经受损、骨骼肌张力下降和麻痹	标准预防措施 呼吸机支持数周或数月直到患者临床症状好转 可向 CDC 购买三价马血清抗毒素
病毒性出血热 RNA 病毒	传染性高,悬浮微粒传播,源自动物咬伤、粪便昆虫传染媒介,以及人对人传染	4~21 天内出现发热、肌痛、衰竭,可发展为全身炎性反应、淤点、出血,而后出现休克和死亡;死亡率>50%	预防空气和体液传播 入住负压室,支持性治疗 无特异性治疗
瘟疫 耶尔森鼠疫菌	腺鼠疫,由啮齿动物身上的跳蚤传播给人 肺鼠疫以悬浮微粒的形式在人群中传播	腺鼠疫:跳蚤叮咬部位的局部炎症反应,1~3 天腹股沟淋巴结肿大;如果不处理可发展为肺鼠疫 肺鼠疫:咳嗽、发热、水样痰、支气管肺炎;如果不处理,死亡率 100%	预防空气和体液传播支持性治疗 抗生素:链霉素,合用庆大霉素和氯霉素或多西环素和氟喹诺酮 注射腺鼠疫疫苗
天花 天花病毒	传染性高,经悬浮微粒在人群中传播	7~17 天内出现发热、寒战、头痛、背痛、不适。疱疹结痂后可留下瘢痕。常死于病毒感染引起的毒血症	于感染一周内注射天花疫苗 护理人员需立即注射疫苗 支持性治疗
兔热病 弗朗西斯菌属	通过扁虱、鹿虻、污染的动物产品感染人 吸入受感染的悬浮微粒	溃疡淋巴型兔热病:发热、寒战、头痛、不适、皮肤溃疡疼痛性腺病 伤寒型和肺型均由吸入途径引发 症状包括干咳和肺炎	标准预防 抗生素:庆大霉素

间更长的负压(图 8-4)。压力-时间曲线随当地的地形、墙壁/固体阻隔物的位置,以及爆炸发生在室内还是室外而变。冲击波在固体表面会发生反射并环绕其四周流动。这些反射波可被扩大 8~9 倍,造成更大的伤害[38,50]。发生在建筑物、车辆或其他狭窄空间内的爆炸,因为这些错综复杂的反射波的能量增大且消失缓慢,会造成更大的破坏和伤亡[44]。与爆炸中心的距离也很重要,因为压力波的衰减大约与距离的三次方成反比[38,67]。

速度、持续时间和冲击波超高压的大小取决于多种因素。其中包括爆炸物的体积大小以及引爆炸药的成分。高能炸药(如三硝基甲苯和硝酸甘油)的威力远大于较低等级的炸药如火药。但是,低能爆炸物能引起高热输出的大火,造成严重烧伤。高能爆炸物往往只能引起外露皮肤的浅表闪光灼伤[38](表 8-3)。

冲击波的传播随其所通过的介质而变。水的密度高可以使其传播得更快,且正压的持续时间更长。因此,水下爆炸损伤往往更为严重。水下爆炸之后,冲击波会在水面的水-湿气界面处反射回来与入射的冲击波相混合。所产生的超高压在水下 2 英尺(约 0.3 米)处更强,会对直立于水中的受害者的肺下部和腹部造成更大的损伤。因此对那些水下爆炸受伤者要高度怀疑其有延后出的内脏损伤[30]。

爆炸性震伤的病理生理

传统上,爆破的损伤机制被分为初级、二级和三级。四级或称混合型,目前认为它是爆炸引起的间接损伤。

初级爆震伤:初级爆震伤(PBI)是由高压激震前沿以及伴随的冲击波所致。冲击波以应力波、震荡波和剪切波的形式穿过身体[16]。应力波的速度与声波类

表8-2 化学恐怖事件的潜在媒介物			
媒介物	感染途径	临床体征及症状	暴露处理和治疗
神经性毒剂 GA(沙林) GV(索曼) GD(环烷沙林) GS VX	有机磷酸盐 皮肤接触致死量1~10mL (GA、GV、GD),或1滴VX 阻滞乙酰胆碱酯酶	胆碱能危象:流涎、流泪、排尿、出汗、胃肠不 适、呕吐 支气管黏液溢漏:气道分泌物过多 支气管狭窄引起呼吸困难 死于膈肌和呼吸肌麻痹、特发性呼吸暂停	消除污染 呼吸机支持 阿托品解毒剂-抗胆碱能够-2- PAM-cl使乙酰胆碱酯酶再活、 化 地西泮——抗惊厥
血液性毒剂 氰化氢 氯化氰	吸收 吸入(毒性强) 摄入 经皮吸收 浓度依赖性 与铁结合抑制细胞色素 氧化酶途径	呼吸困难,呼吸急促,高血压,心动过速,脸红 (樱桃红皮肤),呕吐,意识模糊,激动,心 悸,伤者身上有苦杏仁味 发展为心律失常呼吸衰竭 吸入6~8分钟后死于呼吸停止	脱离污染源 解毒药 吸入亚硝酸戊酯粉剂 硝酸钠静脉内注射
肺性毒剂 碳酰氯	氯:刺激性气味的黄绿色 气体,腐蚀剂,与水反 应可形成次氯酸盐和 盐酸 光气:鲜切干草气味,稍 溶于水,长时间后损伤 呼吸道细支气管	氯:皮肤灼热,眼损伤,呼吸系统刺激 可导致肺水肿、低氧血症和呼吸衰竭 光气:轻微刺激上呼吸道,在长时间后出现严 重肺水肿和呼吸衰竭	氯:脱离污染源,呼吸机支持,无解 毒剂 光气:至少监测12~24小时,有望 治愈
发疱剂 芥子制剂 刘易斯毒气	芥子制剂:油状,葱蒜味 二者:暴露依据二者都损 害皮肤、眼和呼吸道 刘易斯毒气:蒸气/液态, 天竺葵气味、强渗透 性、血容量减少性休 克,损伤器官	二者:皮肤红斑,眼睛灼痛,呼吸道疱疹,可有 支气管损伤、坏死、出血 长时间后出现各类血细胞减少,无力抵抗感 染,死于呼吸衰竭 刘易斯毒气:即刻疼痛,常有组织坏死,腐肉 形成,气道阻塞	脱离污染源 消除污染 呼吸道治疗 表皮伤处清创 刘易斯毒气:英国抗刘易斯毒气的 涂剂、眼药膏
躁狂控制剂	催泪剂、刺激物、 呕吐剂	流泪,打喷嚏,心率加快,呼吸功能不全	支持并自我克制,10~15分钟内缓 解

似,但振幅高。震荡波的压力和振幅比声波高。剪切波的速度较慢,持续时间较长,且为横向传播,会使人体组织器官产生严重扭曲。当激震前沿及冲击波穿过身体时会发生PBI。伤害程度取决于人体器官所受到的超压(表8-4)。人体各解剖结构的密度差异(尤其是气-液界面)使得这些部位容易发生剥落、内爆、慢性错位和压差。剥落描述了流体从高密度组织向低密度组织(如肺部)猛烈的流动。内爆与气体区域在激震前沿冲击时迅速被压缩在其过去之后又迅速再膨胀有关,可引起因弹性扩张伴发剪切和损伤。当器官组织结构之间有惯性差异时,加速和减速都会引起器官的

蒂和系膜撕裂。

最易受累的器官是耳朵、肺和胃肠道。耳朵对爆震伤害最敏感,鼓膜穿孔可用作暴露于超压的标志[12,52]。发生耳鼓膜损伤主要取决于耳朵相对于爆炸地的方位。

在足够大能量的暴露中,可发生肺气压伤,毛细管-肺泡界面会破裂。低速应力波是肺损伤的主要根源,因为纵隔的反射会使其增强。肺实质内所产生的这种复杂的压力环境将促使肺泡/毛细管膜的破裂,造成血液和间质液的渗出[16,20]。除了气胸之外还会形成肺气肿腔。震伤肺的间质改变会引发成人呼吸窘

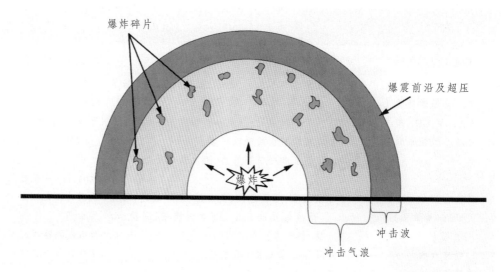

图 8-3   冲击波及相关组分的图解。(Adapted from Hull, J.B. Blast: Injury patterns and their recording. J Audiov Media Med 1992;15: 121－127.)

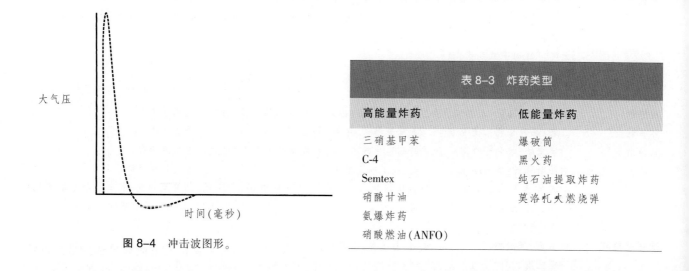

图 8-4   冲击波图形。

表 8-3 炸药类型	
高能量炸药	**低能量炸药**
三硝基甲苯	爆破筒
C-4	黑火药
Semtex	纯石油提取炸药
硝酸甘油	莫洛扎夫燃烧弹
氨爆炸药	
硝酸燃油(ANFO)	

表 8-4 按爆炸负荷的受害者分组		
组	超压(kPa)	爆炸负荷
1	<150	轻度:最大超压持续存在足以引起耳鼓膜破裂
2	150~350	中度:超压大于组1,但可能不足以引起大量受伤者的原发性肺损伤
3	350~550	重度:超压足以引起绝大部分受伤者的原发性肺损伤
4	>550	极重度:超压足以引起严重的原发性肺损伤且死亡率高

(Source：Mellor, S.G.; Cooper, G.J.Analysis of 828 servicemen killed or injured by explosion in Northern Ireland 1970–1984: The hostile action casualty system, Br J Surg 1989;76:1006–1010.)

迫综合征。震伤肺是爆炸中幸存者死亡的常见原因[20]。在极少数的情况下,血管丛的空气栓塞被认为是突然致死的原因[18,49]。初级爆震肺损伤显然并非来源自胸腔的直接受压,而是源自激震前沿接连进入肺部组织[17]。

作为充气脏器,胃肠道极易受到爆震损伤。黏膜的损害类型从挫伤和淤伤到症状明显的出血以及加减速引起的肠系膜剪切伤害。也可能发生肝脏、脾脏和肾脏的实体器官撕裂或断裂伤以及后期的肠穿孔[20]。大肠的主要受伤机制是剪切波而不是应力波传播,因为大肠的离位达不到小肠的程度。

其他器官系统 (肌肉骨骼、眼球和心血管循环系统)对初级爆震伤的反应程度[38,40]有所不同。也有证据表明,爆震会引起原发性中枢神经系统损伤。最初 3 天内会在脑电图中出现各种各样的不规则脑电波活动可能,包括超强同步、不连续或不规则的大脑活动,伴 θ 波活性增强(这与脑皮层功能障碍相符)。由于对中枢神经系统的影响多种多样,所以会出现长期变化,表现为创伤后应激障碍(PTSD),因此称之为炮弹休克有一定的生理基础[62]。

PBI 引起的创伤性截肢并不常见,通常被视为致命性伤害的标志。爆炸造成的截肢通常发生在骨体部而不是关节的断离。有证据表明,这些都是冲击波接连着直接进入组织引起的。骨折是由于长骨受到轴向应力所致。冲击气浪冲击肢体引起了截肢[30,38]。

二级爆震伤:二级爆震伤通常是由爆炸播散的飞弹引起的。初级弹片可以是炸弹壳体的一部分,也可以是有意放入炸药中的钉子、螺丝或螺栓等,旨在造成更大杀伤。邻近的物体被爆炸点附近的空气播散开,可成为二级碎片。玻璃碎片击伤是最为常见的。

三级和四级爆震伤:三级爆震伤是由于爆炸击飞了受伤者躯体所致。在幸存者中通常可以看到有此引起的骨折、脑外伤和其他钝挫伤。二级和三级爆震伤员是爆炸事件幸存者中最常见的受伤机制[30]。

四级爆震伤指的是各种混杂的爆炸损伤。其中包括爆炸引起的建筑物倒塌或燃烧所造成的损伤。压碎、创伤性截肢、腔室综合征和其他钝性伤和穿透伤都是爆炸导致建筑物倒塌最常见的后发损伤。继发火灾会引起额外的烧伤以及烟尘吸入。受伤者还可能暴露于辐射以及"肮脏炸弹"放出的毒气和其他化学与生物病原体。

第六节　灾害受伤人员的医疗救治

一、伤员鉴别分类——基本概念和原则

伤员鉴别分类是根据患者损伤严重程度以及是否需要立即救治确定其救治的优先顺序。这是一个常见的概念,但由于拥有充裕的医疗资源而不经常应用。在面对一场真正的大量伤亡事件时伤员鉴别分类变得极其重要。只有当分类人员对能看见的损伤(即身体伤害,生物、化学、辐射伤害)的性质有确切了解,并经过利用有限医疗资源救治大量伤亡人员的独特原则的综合培训,鉴别分类才会达到预期效果。确定分类人员是否合格的是其知识基础及职业背景而不仅是其职称和头衔。外科医生、急救医师、护士、院前救助人员和其他救护提供者都有可能学会担当这项任务的各项技能。他们每个人最好都能拥有一套的技能,以便有效评估特定灾害的伤者情况。

公认的伤员分类将伤员分为四类:①需要紧急的挽救生命的急救伤员,及严重受伤者;②不需要立即救治可延期救治的伤员,包括可步行的伤员;③择期救治的伤员,这类伤者的损伤广泛,需要较长的治疗时间和重要医疗资源,以及提升治疗规格救治他们会危及许多很可能挽救的受伤者的生命;④死亡的伤员。它接近于择期类,在发达国家明显异于常规的医疗保健。这些受伤者,虽然有可能抢救,为了把有限的资源用于很可能挽救伤病员群体从而最大限度地保全生命,可能会得不到救治。这与常规的公民紧急救护范例是背道而驰的,通常情况下应尽早选择最严重的受伤幸存者。预期损伤的定义每个事件都各不相同,应在救灾早期根据伤亡人员数量和预计的可用资源量加以明确。一旦伤亡人员不再涌现,就可以对这些预期的伤员根据剩余的医疗资源进行再评估并立即进行可能的救治[59,61]。

1.逐个伤员分类的要求

在重大伤亡事故中,必须迅速确定出伤员分类,并力求为最多伤员提供最好的救治。以往灾害所造成损伤的模式及严重程度可作为未来大量伤亡事件的参考资料。恐怖炸弹袭击是目前最常被记录的大量伤亡事件,可作为一种有用的伤员分类的实践范例。现场

的死亡率往往是相当高的,为 50%~99%。危重伤只占幸存者的 5%~25%,但在这组重伤幸存者中通常会发生后期死亡。爆炸事件幸存者最常受伤的人体系统是软组织和肌肉骨骼,其中大部分都不是危重伤,没有生命危险。初期幸存者中的大部分死亡是由头、腹部和胸部创伤所致。19%的腹部创伤、14%的胸部创伤和10%的创伤截肢或爆震肺损伤幸存者最终将会死亡,表明幸存者中人体系统损伤的特定死亡率最高。然而,发现的这些人体系统损伤在幸存者中只占很小的百分比(2%~5%),因为大多数受这类损伤的伤员当时就已死亡[29]。这类损伤的少数幸存者死亡危险性高必须早期识别出来并予以紧急护理。他们往往需要长时间入住 ICU 病房并利用重要医疗资源。

目前正在千方百计地研制新的方法,以期提高现场伤员分类的准确并优化医疗资源的利用率,应对爆炸引起的重大伤亡事故。对伊拉克士兵的研究显示,有两种或多种可变因素(持续低血压、三根或多根长骨骨折、穿透性头外伤和爆炸中遭受的其他灾祸)与高死亡率相关(86%,而单一因素为 20%,P = 0.015)[53]。与此类似,在对以色列的 798 名爆炸伤亡者的研究发现,头部或躯干穿透伤、大于 10%的体表面积的烧伤和颅骨骨折与爆震肺的发生有明显相关性(P < 0.001)[3]。在全封闭空间(如公共汽车)里的受害者也更容易遭受爆震肺伤害。这些发现的重要性在于,它们提供了快捷的方法,能在肺部损伤的临床表现出现之前鉴别出需要更有效监测和复苏抢救的伤员。

2.伤员分类的全球准确性

伤员分类的准确性对伤员救助结果有重大影响。分类偏低是将需要及时救助的危急伤员分到延期救护类,这会导致不必要的死亡。这可以通过对伤员分类人员进行适当培训来避免,使其能正确识别需要紧急治疗的危及生命问题。分类偏高是将非危重伤员分到了急救、住院或疏散类,可能会使危重伤员得不到必要的紧急救治。在常规医疗实践中,只有分类偏低这类错误会危及患者的健康,所以分类偏高(或错将貌似轻伤的患者送到医院以防遗漏危重伤员)会被完全接受[13]。然而在真正的重大伤亡灾害中,分类偏高和分类偏低一样都会危及生命安全。大量非危重伤员涌入医疗资源匮乏的救护系统,可能会妨碍需要紧急救治的一小部分伤员得到及时检查。为量化这个概念,用计算机模拟一家拥有 700 张床位的一级创伤救治伤中心(本塔布综合医院)面对 223%城市轰炸受伤者的救

灾需求[34]。分析认为,灾害救治的全球水平当危重伤亡负荷增加时处于不利地位。有一个临界点上,此时医疗设施会效率低下,而且当患者人数不断增多时无力再提供救治。紧急应对能力是指医疗设施迅速扩大其患者承受量的能力,以便应对重大的公共健康危机,救治数量超大的患者。该模型的紧急应对能力是,用现有的医疗资源每小时可救治 4.6 名危重患者,按分类偏高率为 50%和 75%进行测试时,每小时救治的患者数分别减少到 3.8 名和 2.7 名。为了避免发生这种情况,需要对分类人员进行强化培训。因此分类准确度——将分类偏低和分类偏高最小化——是医疗管理机构应对所有灾难事件的主要预测因素[28,29]。

危重伤死亡率是指初始幸存者的死亡率,按危重伤幸存者总数的百分数来表示,而不是按幸存者总数的百分数来表示,因为大部分幸存者不存在死亡风险[28]。灾害的医疗救护和伤员分类的效率最好通过考查危重死亡率,而不是总体死亡率来评估,这也能对不同灾害的医护结果进行最精确的比较。从一所医疗机构的治疗的 10 起恐怖爆炸事件中的 1880 名幸存者中得出了危重伤、分类偏高和临界死亡率的数据,经过分析发现爆炸事故中危重死亡率与分类偏高的直接相关 (图 8-5)。这表明,要尽可能减少分类偏高和分类偏低错误,以便最大限度地抢救幸存的伤员[28]。

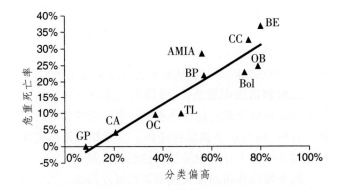

图 8-5　10 起大型恐怖爆炸事件中分类偏高率和危重死亡率之间的关系。线性相关系数(r) = 0.92。缩写:GP, 吉尔福德酒吧; CA, 克雷加文; OC, 俄克拉荷马市; TL, 伦敦塔; BP, 伯明翰酒吧; Bol, 波洛尼亚; AMIA, 布宜诺斯艾利斯; OB, 伦敦中央刑事法院; CC, 古奇; BE, 贝鲁特。(Reprinted with permission from Frykberg, E.R. Medical management of disasters and mass casualties from terrorist bombings: How can we cope? J Trauma 2002;53: 201–212.)

二、消除污染

在任何释放出危险化学品、生物制剂或放射性物质的大量伤亡事件中,制定出消除污染方案极其重要。消除污染指的是用物理方法从受害者身上去除颗粒状、液态或气态污染物,停止其对伤员的持续伤害,防止其污染其他受害者、救灾人员或周围的环境。

在这种灾害环境中危险区的概念规定了受害者和救助者的安全等级[7]。最危险的是"热区",此区域在直接危险范围内。这个区域可能有不稳定建筑物或者邻近危险物品释放处。热区的工作重点是在进行医疗干预之前尽快疏散受害者。救援者需要配备最高级的防护设备并且只能在热区滞留有限的时间。传统上,危险物品 (危险品) 管理人员是经过热区培训的救援人员。然而,对急救医护人员也越来越多地进行培训并配置救护装备,以便在这种危险的环境中进行复杂的医疗救援。且有一定危险性的"温区",距离现场要有足够的距离,以便进行拯救生命的手术。一般来说,少量个人防护装备是必要的。到目前为止,都不把医疗专业人员,如骨科医生派到热区或温区进行救护。"冷区"不构成直接威胁,因此认为适合进行基本的医疗救护。

职业安全与卫生管理所(OSHA)规定了四个等级的个人防护装备[1]。A 级的保护性最强,体积庞大,使用时只能进行人体整体动作。它包括一次性全身防护服,完全不透气,配有正压呼吸装置。这种类型的装备用于处理不明或高浓度有害物质。B 级装备提供呼吸保护,但由一种不透液体的紧身衣提供一定表面保护。灵活程度仍会受限。A 级和 B 级通常仅限用于危险物品管理人员。C 级装备提供一个带有适当过滤器的呼吸面罩,但没有内设或外部提供的氧气源。这种装置不妨碍人体动作,适合大部分温区的消除污染现场。D 级防护装备适用于极少或完全没有吸入或皮肤接触有害浓度化学品的场合下。D 级装备不会妨碍在伤员救护中进行常规防护。

消除污染通常在灾后的温区进行。此处最好位于热区的上坡和上风向, 和热区相距至少 300 码(274m)。脱去被污染的衣服,将受伤者按一个方向转移到冷区,然后决定是进一步治疗还是疏散。尽管脱去衣服将会消除大部分污染物,但任何其他可见的异物也要从皮肤上无损伤地清除[64]。用大量水进行冲洗,以便进一步稀释有毒残留物。快速而有效的清除污染是关键,所以此阶段最好用无添加剂的普通水。进行冲洗的水压至少 60psi(420KPa),仍在家用淋浴压标准范围内。担心伤员出现低体温、存在特殊污染物、可供水量和清洗站点数量会影响冲洗持续时间。

三、伤员疏散

伤员疏散的目的是缓解灾区的压力,提高对危重伤员的救治,并为烧伤及挤压伤之类特殊伤员提供专业化救治。缓解灾区压力是指,将那些耗费大量资源(必需品、护理空间、医护人员的精力)的重伤伤员转移到医疗资源相对丰富的地区。将重伤伤员转移到异地的医疗机构不仅能提高对他们的救治而且也能增加对其余伤员的关注[7,32,45]。

在计划转运受伤人员时,应考虑到周边的医疗设施及其各自的专业特长。最常见的倾向是将大量伤员转移到地理位置最近的医院。这会加重了该医院的负担并且会迫使该医院对医疗救治进行定额配给,而此时当地其他医院的医疗资源却正在闲置。为了尽量减少这种管理不当以及与其相关的潜在的发病率和死亡率,有人建议将最近的医院作为伤员分类中心。这样一来既保证了能将伤员从灾区现场迅速疏散出来,又能让最近的医院将需要重要救治的伤员转到附近各医院。反过来讲,非常有组织的院前救护也能够把相当数量的伤员运送到适当治疗机构。

疏散的主要方式是地面疏散、直升机以及小型和大型固定翼飞机。尽管地面疏散最容易施行,但是效率低下,仅有少量伤员能被迅速疏散。直升机及小型固定翼飞机成本较高,而且效率低,疏散的伤员数量少。在灾区最好将它作用于其他用途[47]。大型固定翼飞机虽然成本高,但是能有效地运送医务人员到远距离处去救治多发性复杂伤病员。大型固定翼飞机能进行往返空运,它们可以为灾区运输生活必需物资,返回时又能把伤病员运出灾区[7,32]。

长途空运疏散的伤病员容易受低压环境氧分压低、湍流、振动、温度控制和潮湿的影响而产生应激反应。临床准备工作应包括飞行应激反应的系统回顾以及如何将其用于每一个伤员[7,32,45,47]。需要考虑的是更好地解决氧气治疗、机械通气、积存气体、减压病/动脉气体栓塞、斜视、腹部损伤控制手术、烧伤以及感染控制。

氧气的供应非常关键。当患者出现低氧血症、呼吸困难和贫血时应进行补氧。进行机械通气时,必须采取措施以降低因高海拔气囊膨胀引起的气管损伤和(或)气管内套囊破裂。可以把气囊里的空气排出,用足够压力的生理盐水来取代,以消除气囊周围的泄露。如果医务人员配备有气囊压力计,可以在上升和降落过程中随时监测和调整气囊的压力。

总之,在实施长途空运之前,所有体内积存的气体都应该排空,以消除因气体膨胀而损害机体组织的危险。对于气胸,功能胸管应与 Heimlich 阀对齐放置,以免在急救通时还得断开胸腔引流装置。如今的腹部手术不再禁忌空运,但是如果伤员有肠梗阻,功能性鼻胃管必须牢固系在吸入管上。中耳和鼻窦阻塞可以通过伤员对 Valsalva 手法的反应进行评估。如果存在阻塞,一般通过应用局部血管收缩剂就可治疗,比如羧甲唑啉。患有减压病或动脉气体栓塞的患者不应该暴露在比起飞机场海拔高的地区。

带石膏管型的患者在高海拔地区易发生水肿,并且这种风险随着受伤组织及血浆膨胀压的降低而增高。这种水肿会导致管型内发生间室综合征,放置时间小于 48~72 小时的管型,在疏散之前应将其改为对合管型,并在不影响骨折稳定性的情况下用弹性绷带固定。如果不能安全地做到这一点,则必须密切观察该肢体的神经血管状态并随时做好准备一旦发生间室综合征就在飞行中切开管型[7,45]。

腹部损伤控制手术由于持续的容量复苏以及水肿在高海拔地区的恶化会把伤病员置于腹腔间室综合征的风险中。医务人员必须随时监测腹腔间隙的压力,一旦发现这一综合征就应该剖开腹腔。如果这样做不可行的话,应将患者在敞开腹腔下转运。

烧伤患者在空中容易发生飞行应激反应,包括体温调节功能受损、无感觉性体液丢失增加以及难以控制的感染。应使用毛毯、睡袋、保暖材料和(或)加热装置来防止发生低体温,伤口应在飞行进行敷裹,尽可能在飞行中不要打开绷带以减少环境污染的风险。飞行前一定要想到对严重吸入性损伤的患者行气管插管。在飞行中监测气道以及行气管插管是相当困难的[7,45]。

在空运疏散中控制感染有特殊的挑战。对于已知或怀疑有呼吸道感染需要隔离的患者,若非绝对必要,不应进行空运疏散。

所有进行救治疏散的病例,都要注意保管好患者的病历记录。病历记录要简洁、清楚并采用标准表格,这可有效防止对患者进行重复评估,病历记录应该一直跟随患者,以便为接收机构安排患者救治流程提供依据。

四、院内治疗

一旦运送到医院,受灾伤病员必须再次进行分类,然后根据受伤程度及现有医疗资源进行治疗。在伤员刚到达时,一定要确保对伤员进行了充分的污染清除,这可能包括要在院外设置伤员初期评估隔离间以防止院内污染。外伤室评估要坚持遵循进展性创伤生命维持初查标准,先检查有无危及生命的呼吸道、呼吸及循环损伤。如果确定没有危及生命或肢体的损伤,就根据每个病例的具体情况进行个体化治疗。在早期,当伤亡人数未知时,应依据最低可接受的救护原则进行进一步干预。可能的话,再次检查及耗时的治疗应延期到现有医疗资源能够被精确评估时再进行。

常见的损伤类型包括挤压伤、环境暴露以及脱水。骨科医生主要救治的是挤压伤。挤压伤的处理详见第 13 章。虽然大部分损伤类型与单一性创伤中所见的损伤是重叠的,因此外科医生容易确诊及治疗,但市民医生对爆炸伤依然很不熟悉,需要做更详细的检查。

1.爆炸伤

一旦伤员被确认为原发性爆炸伤,首先要给予生命支持治疗,进行呼吸道保护、通气及循环支持。初诊的 X 线片应包括肺片。典型的白蝶状表现高度提示双侧肺爆震伤,膈下游离气体可能提示空腔脏器破裂[5]。大多数医疗中心都可以进行 CT 扫描,它是快速评估头部、胸部及腹部的首选检查。

肺爆震伤是一种公认的需要重要呼吸支持的疾病,肺爆震伤的影响在伤后 2 小时内即可出现,但其症状可能要在 48 小时之后才出现[10]。肺部损伤往往严重甚至是致命的。胸部 X 线表现和生理表现与更具典型性的肺挫伤相似。当暴露后伤员出现窒息、心动过缓和低血压,或者出现呼吸困难、咳嗽或胸痛时,应怀疑为原发性肺爆震伤。Avidan 回顾了 Jerusalem 创伤中心收治的 29 例爆炸伤后出现肺爆震伤表现的患者[6],每个患者都有典型的低氧血症以及 X 线肺部浸润征象。7 例患者能够自主呼吸,Pa_{O_2}/Fi_{O_2} 在 200 以上。27 例患者需要机械通气,并且都在入院 2 小时内行气管插管。他们留置插管平均为 4 天。PEEP 所需的最高压力达到 15cm H_2O,为了能够充分氧合,护理人员应用了最低限度的正压通气。为了尽量降低呼吸道压力,还采用了替换通气模式(高频或一氧化氮)。治疗过程中认为 2 名患者患有气栓症,1 名患者死于多器官功能衰竭。通过降低正压通气、给氧治疗和卧位休息可降低气栓的风险[5]。补给氧气有益于气体交换并使动脉空气得到更有效的吸收,有效吸收在栓子主要为氧气而不是氮气时才能发生。对这些患者应重点考虑其体位摆放,因为持续的直立位会加重中枢神经系统的损伤,而垂头仰卧位则会增加冠状动脉栓塞的风险。如果是一侧肺先损伤,患者应采取患侧在下方卧位。这种姿势可以使患侧肺泡压力低而血管压力高,从而减少了空气被挤入血液的机会[5]。气栓的决定性治疗依然是高压氧舱治疗。虽然此系列肺爆震伤的死亡率较低,但其他作者报道的高死亡率却偏高,Frykberg 估计的肺爆震伤相关死亡率为 11%[28]。

腹部的原发性爆震伤可能导致脏器水肿、出血或明显破裂,并可引起大量出血而导致休克。应用适量的液体维持血压,但不能过量,否则会加重肺损伤。腹部可通过 CT 扫描、超声检查或诊断性腹腔灌洗进行评估。与 CT 相比,诊断性腹腔灌洗在检测腹部器官爆震损伤中的敏感性较高而特异性较低[5]。与处理肺损伤一样,治疗腹部爆震伤也采用支持性治疗,除非损伤严重需要行肠切除。

多种机制可导致听力下降,最常见的是鼓膜破裂[5]。因此疾病防控中心建议,所有受到爆炸声影响的患者都应该评估鼓膜有没有受损,进行耳科检查,并进行一系列听力测试[5]。残留在外耳道的任何碎屑都要清除干净并用消毒液灌洗外耳道。如果鼓膜破裂的面积不到 33%,通常不必进行修补即可自愈。最后,受伤者应该避免重复性的听觉刺激,因为长期处于喧闹环境会降低听力恢复的机会。

爆炸冲击对眼科系统也有影响。需要进行细致反复的检查来查找眼球撕裂、前房积脓、角膜溃疡及创伤性视神经萎缩[41]。眼球穿孔伤是非常严重的。在伊拉克的士兵中,这种损伤通常会被大量微粒严重污染。即使保留拥有极低视力恢复可能性的眼睛,仍有 31% 的眼球穿孔伤需行眼球切除[46]。在 251 例眼睛严重损伤病例中需要行眼球切除的 80% 为眼球穿孔伤。不能过分强调在战斗中使用护目镜的保护作用。

爆炸导致的四肢开放伤中,值得特别注意的有如下几个方面。首先,爆炸抛射物所致的绝大多数穿通伤均应视为污染伤口,幸存者应给予适当的抗生素和破伤风类毒素。各种类型的弹片及爆炸碎屑所致的开放性伤口都要进行详细的体格检查和放射检查。即使小的开口伤,外科医生也应一一进行彻底清

创,因为深部污染及失活组织会导致高度致病性感染并发症。其次,应对受伤肢体的血管状况进行全面评估[27]。在 2001~2004 年 Walter Reed 陆军医疗中心对士兵进行的检查中,发现有 107 例血管损伤,占爆炸伤的 64%。值得注意的是,在体格检查时无血管损伤单纯依据损伤机制安排动脉造影检查,结果 25%(7/28)为阳性。总之,有 2/3 血管损伤在体格检查时漏检而动脉造影证实为爆震所致。大部分隐匿性损伤一直没有任何临床症状,只有 18% 需要治疗,包括动静脉瘘及假性动脉瘤。由 Walter Reed 的经历提出以下几点建议。体格检查诊断爆炸所致血管损伤的可靠性低于日常创伤。在这些损伤的治疗过程中,一定要避免在损伤污染区内行假体置换或修复/重建,因为这些因素会大大提高并发症的发生率。大多数手术操作都要结扎不值得保留的血管或者行自体静脉移植来进行关键性的重建。血管吻合技术及真空辅助伤口闭合装置也开始起到重要作用。最后,即使是非常理想的治疗,预期也会发生并发症。44% 的战伤血管修复术会发生并发症,而且这些修复术中的 25% 此后需行二次手术。

除了紧急清创术和骨折固定术以外,高速、高能量肢体伤的重建术方法已随着时间发生了改变。传统上,这类伤口要长期制动和更换敷料,然而,现在一些外科医生倡导早期进行决定性重建和覆盖。Celikov 发表了其大量的治疗经验,包括 215 例下肢受到战争枪弹伤、飞弹伤及地雷爆炸伤的患者[11]。这些患者在伤后 1~3 周(平均 9.3 天)接受了决定性治疗。平均进行了 1.9 次清创术后进行了最终手术。23 例(10.2%)实施了初期膝下截肢术。然而在这项研究中,大量的截肢术是在基层医院进行的,并没有转移到分流中心。其余的 209 处缺损被安排同时进行骨及软组织重建。软组织覆盖包括 18 块局部肌肉和 208 块游离肌皮瓣覆盖。伴有 Gustilo Ⅲ 型胫骨开放性骨折或足部骨缺损,分别编号为 104 和 64。所有这些都一一解决。106 例进行了骨移植,25 例采用游离腓骨皮瓣,14 例采用牵张成骨术。总之,考虑到损伤的严重性治疗结果是令人鼓舞的。所有患者伤后都幸存下来,游离皮瓣的成功率为 91.3%。骨骼并发症包括 15.4% 的早期感染,3.8% 的慢性感染,和 22% 的愈合困难。仅 2 名患者后期实施截肢术,并且随访 25 个月后,没有一例患者因功能问题或疼痛需要行截肢术。虽然这一大病例系列使我们对一些积极治疗方案有所了解。但就像作者所指出的一样,我们应该记住他们取得的成功是基于早

期大胆的骨及软组织清创,并且这些结果是来自经验
丰富的创伤转诊中心。

爆炸伤还伴有特殊的感染风险。有关爆炸所致烧
伤患者的报道表明,多重耐药细菌引起的伤口感染与
脓毒症的临床表现对各个烧伤治疗中心来说都是新
的从未见过的[41]。在一家医疗中心,即使在单间病房
里还也有一些患者发生了耐药菌株引起的肺炎。虽然
爆炸弹片和碎屑会携带一些细菌,但值得注意的是,
爆炸袭击由于爆炸现场的环境条件或在用民用交通
工具(包括垃圾车)转运到医院的过程也会增加伤口
的后续感染[41]。例如,菜市场爆炸的受伤者往往会发
生念珠菌血症[68]。此外,自杀式的爆炸会将异体组织
像二次爆炸碎片一样创伤性植入到受害者体内,这些
异体组织来自于爆炸者自身或邻近爆炸者的其他受
害者[8,23,43],这会引起严重的传染病传播,因为曾有一
些刺入的骨组织碎片的乙型肝炎病毒检验为阳性[23]。
为此,以色列现在已规定注射乙型肝炎疫苗是应对自
杀式爆炸袭击的重要措施之一[58]。迄今已有人报道了
乙肝病毒传播的发生,当时在两个自杀式爆炸者的骨
碎片中监测出乙肝病毒阳性[23]。接种丙型肝炎及艾滋
病的风险需进行筛查,但目前尚无有关报道[41]。

小 结

随着恐怖事件频发,今天的执业医师面临着越来
越不稳定的政治局面。人为袭击和自然灾害都使社
会更加关注灾害救护工作。这些灾害给一线救灾人
员及医院员工所带来的风险是在平时健康护理中未
见过的。由于很少有实时培训的机会,因此准备和教
育是有效应对任何灾害的基础。"全危险方式"定义
了全面应对灾难准备工作的现代模式,提供了既有
统一标准又针对特定灾害具有一定灵活性的应对措
施。医疗机构工作人员熟悉和了解灾害的通用术语
以及事故现场指挥系统是至关重要的。医生应了解
灾害对传统的伤员分类方法带来的变化。虽然群体
伤亡事件非常罕见,但是它们对社区或整个社会的
潜在影响。却把医疗护理人员推到了救灾第一线,随
时做好救灾准备。

(万春友 李世民 译   马信龙 校)

参考文献

1. Agency for Healthcare Research and Quality, U.S. Department of Health and Human Services. Development of Models for Emergency Preparedness: Personal Protective Equipment, Decontamination, Isolation/Quarantine, and Laboratory Capacity. Rockville, MD, 2005, pp. 27–61.
2. Ales, N.C.; Katial, R.K. Vaccines against biologic agents: Uses and developments. Respir Care Clin 10:123–146, 2004.
3. Almogy, G.; Luria, T.; Richter, E.; et al. Can external signs of trauma guide management? Lessons learned from suicide bombing attacks in Israel. Arch Surg 140:390–393, 2005.
4. American College of Surgeons: Advanced Trauma Life Support for Doctors, 7th ed. Chicago, 2004, p. 330.
5. Argyros, G.J. Management of primary blast injury. Toxicology 121:105–115, 1997.
6. Avidan, V.; Hersch, M.; Armon, Y.; et al. Blast lung injury: Clinical manifestations, treatment, and outcome. Am J Surg 190:927–931, 2005.
7. Bailin, M.T.; Beninati, W.; Bohanan, A.M.; et al. Incident Command System. In Briggs, S.M.; Brinsfield, K.H., eds. Advanced Disaster Medical Response Manual for Providers. Boston, MA, Harvard Medical International Trauma and Disaster Institute, 2003, pp. 1–5, 17–26, 35–36.
8. Braverman, I.; Wexler, D.; Oren, M. A novel mode of infection with hepatitis B: Penetrating bone fragments due to explosion of a suicide bomber. Isr Med Assoc J 4:528–529, 2002.
9. Brewster, P. Clear understanding of ICS proves value for emergency management. Hazard Monthly May:7–9, 1990.
10. Caseby, N.G.; Porter, M.F. Blast injuries to the lungs: Clinical presentation, management and course. Injury 8:1–12, 1976.
11. Celikoz, B.; Sengezer, M.; Isik, S.; et al. Subacute reconstruction of lower leg and foot defects due to high velocity–high energy injuries caused by gunshots, missiles, and land mines. Microsurgery 25:3–15, 2005.
12. Cernak, I.; Savic, J.; Ignjatovic, D.; et al. Blast injury from explosive munitions. J Trauma 47:96–102, 1999.
13. Champion, H.R.; Sacco, W.J. Trauma severity scales. In Maull, K.I., ed. Advances in Trauma, Vol. 1. Chicago, Yearbook Medical, 1986, pp. 1–20.
14. Ciraulo, D.L.; Frykberg, E.R.; Feliciano, D.V.; et al. A survey assessment of the level of preparedness for domestic terrorism and mass casualty incidents among Eastern Association for the Surgery of Trauma members. J Trauma 56:1033–1041, 2004.
15. Cone, D.C.; Koenig, K.L. Mass casualty triage in the

chemical, biological, radiological, or nuclear environment. Eur J Emerg Med 12:287–302, 2005.

16. Cooper, C.J.; Taylor, D.E.M. Biophysics of impact injury to the chest and abdomen. J R Army Med Corps 135:58–67, 1989.

17. Cooper, G.J.; Townsend, D.J.; Cater, S.R.; et al. The role of stress waves in thoracic and visceral injury from blast loading: Modification of stress transmission by foams and high density materials. J Biomechanics 24:273–285, 1991.

18. Coppel, D.L. Blast injury of the lungs. Br J Surg 63:735–737, 1976.

19. Darling, R.G.; Catlett, C.L.; Huebner, K.D.; et al. Threats in bioterrorism. I. CDC category A agents. Emerg Med Clin North Am 20:273–309, 2002.

20. Department of Health and Human Services, Centers for Disease Control and Prevention (CDC). Mass casualties/explosions and blast injuries: A primer for clinicians. Available at: http://www.bt.cdc.gov/mass-casualties/explosions.asp.

21. Department of Health and Human Services, Centers for Disease Control and Prevention (CDC). Response to Radiation Emergencies: Centers for Disease Control and Prevention. Available at: http://www.bt.cdc.gov/radiation.

22. Edsall, K.; Keyes, D. Personal protection and decontamination for radiation emergencies. In Keyes, D.; Burstein, J.; Schwartz, R.; et al., eds. Medical Response to Terrorism: Preparedness and Clinical Practice. Baltimore, MD, Lippincott Williams & Wilkins, 2005.

23. EshKol, Z.; Katz, K. Injuries from biologic material of suicide bombers. Injury 36:271–274, 2005.

24. Federal Emergency Management Agency (FEMA). Incident Command System. Available at: http://www.fema.gov.

25. Federal Emergency Management Agency (FEMA). National Emergency Training Center, Emergency Management Institute: Exemplary practices in emergency management: The California Firescope Program. Monograph series No. 1. Emmitsberg, MD, 1987.

26. Fly, D.E.; Schecter, W.P.; Parker, J.S. The surgeon and acts of civilian terrorism: Biologic agents. J Am Coll Surg 200:291–302, 2005.

27. Fox, C.J.; Gillespie, D.L.; O'Donnell, S.D.; et al. Contemporary management of wartime vascular trauma. J Vasc Surg 41:638–644, 2005.

28. Frykberg, E.R. Medical management of disasters and mass casualties from terrorist bombings: How can we cope? J Trauma 53:201–212, 2002.

29. Frykberg, E.R.; Tepas, J.J. Terrorist bombings: Lessons learned from Belfast to Beirut. Ann Surg 208:569–576, 1988.

30. Gans, L.; Kennedy, T. Management of unique clinical entities in disaster medicine. Emerg Med Clin North Am 14:301–325, 1996.

31. Greenfield, R.A.; Drevets, D.A.; Machado, L.V.; et al. Bacterial pathogens as biological weapons and agents of bioterrorism. Am J Med Sci 323:299–315, 2002.

32. Grissom, T.E.; Farmer, J.C. The provision of sophisticated critical care beyond the hospital: Lessons from physiology and military experiences that apply to civil disaster medical response. Crit Care Med 33 (1 Suppl):S13–S21, 2005.

33. Harrison, R. Occupational Toxicologic Emergencies. In Kravis, T.C.; Warner, C.G.; Jacobs, L.M., eds. Emergency Medicine: A Comprehensive Review, 3rd ed. New York, Raven Press, 1993, pp. 761–779.

34. Hirshberg, A.; Scott, B.G.; Granchi, T.; et al. How does casualty load affect trauma care in urban bombing incidents? A quantitative analysis. J Trauma Injury Infect Crit Care 58:686–693; discussion 58:694–695, 2005.

35. Hogan, D.E.; Waeckerle, J.F.; Dire, D.J.; et al. Emergency department impact of the Oklahoma city terrorist bombing. Ann Emerg Med 34:160–167, 1999.

36. Horn, J.K. Bacterial agents used for bioterrorism. Surg Infect [Larchmt] 4:281–287, 2003.

37. Hsu, C.E.; Mas, F.S.; Jacobson, H.; et al. Assessing the readiness and training needs of non-urban physicians in public health emergency and response. Disaster Manag Response 3:106–111, 2005.

38. Hull, J.B. Blast injury patterns and their recording. J Audiov Media Med 15:121–127, 1992.

39. Inglesby, T.B.; Henderson, D.A.; Bartlett, J.G.; et al. Anthrax as a biological weapon. JAMA 281:1735–1745, 1999.

40. Irwin, R.J.; Lerner, M.R.; Bealer, J.F.; et al. Cardiopulmonary physiology of primary blast injury. J Trauma 43:650–655, 1997.

41. Kennedy, P.J.; Haertsch, P.A.; Maitz, P.K. The Bali burn disaster: Implications and lessons learned. J Burn Care Rehabil 26:125–131, 2005.

42. Lee, E.C. Clinical manifestations of sarin nerve gas exposure. JAMA 290:659–662, 2003.

43. Leibner, E.D.; Weil, Y.; Gross, E.; et al. A broken bone without a fracture: Traumatic foreign bone implantation resulting from a mass casualty bombing. J Trauma 58:388–390, 2005.

44. Leibovici, D.; Gofrit, O.N.; Stein, M.; et al. Blast injuries: Bus versus open-air bombings—A comparative study of injuries in survivors of open-air versus confined-space explosions. J Trauma 41:1030–1035, 1996.

45. Lhowe, D.W.; Briggs, S.M. Planning for mass civilian casualties overseas: IMSuRT: International Medical/Surgical Response Teams. Clin Orthop Relat Res 422:109–113, 2004.

46. Mader, T.H.; Carroll, R.D.; Slade, C.S.; et al. Ocular war injuries of the Iraqi insurgency, January–September 2004. Ophthalmology 113:97–104, 2006.

47. Mahoney, E.F.; Harrington, D.T.; Biffl, W.L.; et al. Lessons learned from a nightclub fire institutional disaster preparedness. J Trauma 58:487–491, 2005.

48. Martin, C.O.; Adams, H.P. Neurological aspects of

biological and chemical terrorism: A review for neurologists. Arch Neurol 60:21–25, 2003.

49. Maynard, R.L.; Cooper, G.J.; Scott, R. Mechanism of injury in bomb blasts and explosions. In Westby, S., ed. Trauma: Pathogenesis and Treatment. Oxford, Butterworth Heinemann, 1988, pp. 30–41.

50. Mayorga, M.A. The pathology of primary blast overpressure injury. Toxicology 121:17–28, 1997.

51. McDonough, J., Jr., McMonagle, J.; Copeland, T.; et al. Comparative evaluation of benzodiazepines for control of soman-induced seizures. Arch Toxicol 73:73–78, 1999.

52. Mellor, S.G. The relationship of blast loading to death and injury from explosion. World J Surg 16:893–898, 1992.

53. Nelson, T.J.; Wall, D.B.; Stedje-Larsen, E.T. Predictors of mortality in close proximity blast injuries during operation Iraqi freedom. J Am Coll Surg 202:418–422, 2006.

54. Newmark, J. Nerve agents: Pathophysiology and treatment of poisoning. Semin Neurol 24:185–196, 2004.

55. Rodoplu, U.; Arnold, J.L.; Tokyay, R.; et al. Impact of the terrorist bombings of the Neve Shalom and Beth Israel synagogues on a hospital in Istanbul, Turkey. Acad Emerg Med 12:135–141, 2005.

56. San Mateo County Health Services Agency, Emergency Medical Services: The Hospital Emergency Incident Command System, 3rd ed. San Mateo, CA, 1998.

57. Schecter, W.P.; Fry, D.E. The governor's committee on blood-borne infection and environmental risk of American College of Surgeons: The surgeons and act of civilian terrorism: Chemical agents. J Am Coll Surg 200:128–134, 2005.

58. Siegel-Itzkovich, J. Israeli minister orders hepatitis B vaccine for survivors of suicide bomber attacks. Br Med J 323:417, 2001.

59. Sklar, D.P. Casualty patterns in disasters. J World Assoc Emerg Disaster Med 3:49–51, 1987.

60. Smith, J.; Ansari, A.; Harper, F.T. Hospital management of mass radiological casualties: Reassessing exposures from contaminated victims of an exploded radiological dispersal device. Health Phys 89:513–520, 2005.

61. Stein, M.; Hirshberg, A. Medical consequences of terrorism: The conventional weapon threat. Surg Clin North Am 79:1537–1552, 1999.

62. Stuhmiller, J.H. Biological response to blast overpressure: A summary of modeling. Toxicology 121:91–103, 1997.

63. U.S. Army Medical Research Institute of Chemical Defense (USAM RICD): Medical Management of Chemical Casualties Handbook, 3rd ed., 2000. Available at: http://ccc.apgea.army.mil.

64. U.S. Army Soldier and Biological Chemical Command (SBCCOM): Guidelines for Mass Casualty Decontamination During a Terrorist Chemical Agent Incident. 2000, pp. 4–23. Available at: http://www.chembio.com/resource/2000/cwirp_guidelines_mass.pdf.

65. U.S. Government: National Response Plan, 2005. Available at: www.dhs.gov/xnews/releases/press_release_0581.shtm.

66. Wenger, D.; Quatrantelli, E.L.; Dynes, R.R. Is the Incident Command System a plan for all seasons and emergency situations? Hazard Monthly March:8–12, 1990.

67. Wightman, J.M.; Gladish, S.L. Explosions and blast injuries. Ann Emerg Med 37:664–678, 2001.

68. Wolf, D.G.; Polacheck, I.; Block, C.; et al. High rate of candidemia in patients sustaining injuries in a bomb blast at a marketplace: A possible environmental source. Clin Infect Dis 31:712–716, 2000.

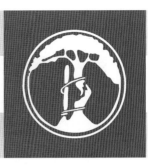

第**9**章

创伤骨科治疗过程中的职业危害

第一部分
合理安全使用 C 臂 X 线透视检查设备

Peter J. Mas, M.S., D.A.B.M.P.

第一节 引言

X 线透视成像的应用能使医护人员实时查看患者的检查和治疗过程。现代的 X 线透视装置较 20 世纪中期的暗室成像已有了很大的进步。成像和增强系统是生成患者影像的核心部分。可移动的 C 臂设备的影像增强器直径已由 6 英寸发展到 12 英寸。固定的 C 臂影像设备，比如患者较多的放射科已可见 18 英寸的增强器，不过 15 英寸的更为常见(图 9-1)。

C 臂是指 X 射线管至影像增强器之间的 C 形耙状结构(图 9-2)。

除了 X 线源、显示器、X 射线管和填充仪以外，C

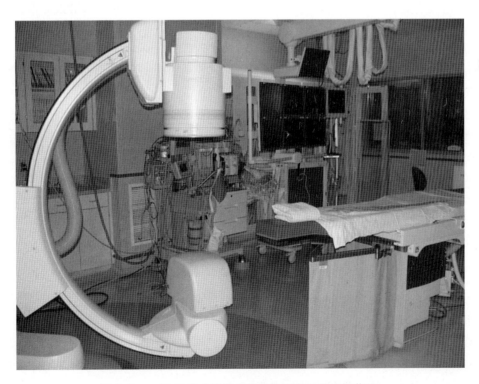

图 9-1 一带 15 英寸影像增强器的固定 C 臂透视装置。

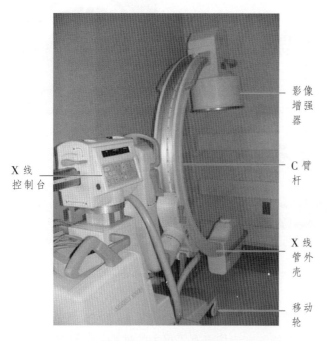

图 9-2 可移动"C臂"机。

臂设备还有一个抗散射滤网，一个电荷耦合装置(CCD)和成像系统。移动式 C 臂设备装有轮子和轴向机构，以便推到要应用的操作间或手术室。

第二节 特点

成像增强装置由以下组成：

(1)抗散射滤栅器(可减少散射的 X 线进入设备)。

(2)具有光吸收和电子发射表面、静电聚焦电极和输出磷光体的真空管(CCD)。

(3)聚光透镜、光阑和影像信号收集器。

(4)电子屏蔽罩。

(5)铅衬显外壳。

每一个成像增强系统的部件的功能简述如下：

(1)抗散射滤栅器：抗散射滤栅器可以减少由于散射的 X 线到达影像增强器所致的成像分辨力损失(图 9-3)。散射的 X 线是指那些偏离最初的直线路径射到影像增强器的 X 线。

(2)真空管：真空管是用玻璃或非铁磁性材料制成的(图 9-4)。它可以使从入射(输入磷光体至光电阴极)表面发出射向输出磷光体的电子加速传播。

(3)静电聚焦透镜：改变这些透镜上的偏压可以使来自光电负极表面的电子束散开(或压缩)，因此可以放大(或缩小)最终获得图像。

(4)输出磷光体：输出磷光体产生代表被患者吸

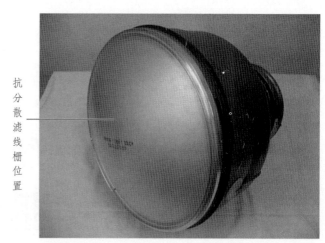

图 9-3 影像增强器的组件：抗散射滤栅器，用来减少进入系统的散射 X 线。

收/传播到患者体内的 X 线的光子(图 9-5)。

(5)影像信号收集器：可以使输出磷光体产生的影像在附设的影像系统(TV 摄像机或 CCD)上进行观察。采用自动亮度控制(ABC)反馈线路来撼动 X 线发生器，通过增加(或减少)X 线管的能量(kVp)工作电位和(或)X 线管的电流(mA)使其产生更多(更少)的 X 线。

(6)电子屏蔽罩：电子屏蔽罩可以减少外部电场和磁场所致的任何可能的成像系统失真。

(7)铅衬显外壳：影像增强系统是主要的放射屏障，可使 X 线不会由影像增强器泄入操作间(图 9-6 和图 9-7)。

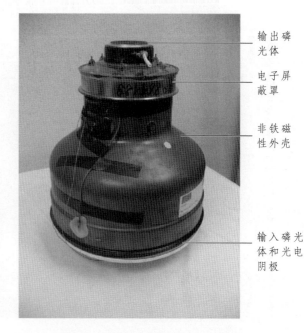

图 9-4 影像增强器的组件：真空管。

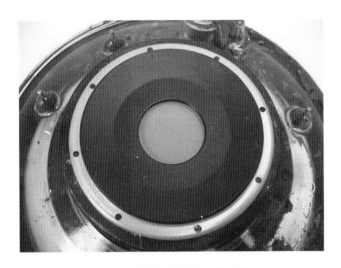

图 9-5 影像增强器的输出磷光体。

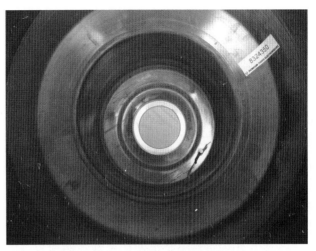

图 9-7 影像增强器外壳的内面观。

下面讲述的重点并不在 X 线管本身,首先因为它的用途是有限的:产生或不产生 X 射线。X 线管并不能自主地操作、管理或更改所产生的 X 线,而 X 线管的外壳则是另一回事。X 线管外壳(图 9-8)是铅衬里外壳,除了 X 线管以外还包括 X 线发生系统的 3 个重要组件:X 线射束滤器、射束准其仪(射束大小限制装置)和感知 X 线管过热的温控开关。

X 线产生时,一束电子流便加速射向高原子序数靶材料(如钨,在电路中起阳极作用)。电子与靶材料撞击就产生了 X 射线,但大约 99% 的撞击只导致靶材料发热,所以必须有一个热过载断路开关。X 线管外壳也有屏蔽 X 射线的作用。根据美国食品与药物管理

局(FDA)的规定,X 线管外壳泄漏的 X 线(漏出 X 线),在距离 X 射线源 1 米外测量,而且其在最大 kVp 能量和最大的连续量 mAX 线管电流下工作时,每小时的暴露率不得大于 0.1R。

这种方式产生的 X 线称为"多色的",因为它覆盖了一个很宽的能量谱,它们不像伽马射线辐射源(核辐射源)那样是单能的。加设 X 线射束滤器使 X 线射束的输束的轮廓更清洁且效能更高。插入铝金属滤器将会滤除低能 X 射线。这种低能 X 射线会使患者受到更大的辐射,而且对立诊断影像的形成毫无意义。高能 X 射线继续穿过加设的铝金属滤器到达患者,由人体组织进行选择性衰减,然后开始成像。高能 X 线成

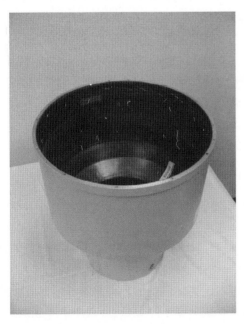

图 9-6 影像增强器的铅衬里外壳。

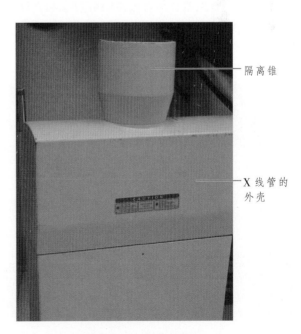

隔离锥

X 线管的外壳

图 9-8 X 线管的外壳。

像装置,例如 CT,采用铜金属射束滤器基本上可以完全消除低能 X 线。

　　X 线射束准直仪组件也是由 FDA 规范管理的。X线射束的直径(宽度)不得大于图像增强器的直径,而且图像增强器必须固定于 X 线机上始终截获 X 线射束。未经衰减的初始 X 射线体不得超过影像增强内设的 X 线初始屏蔽的实体尺寸。在临床上,对线不正就好比现在门铨附近瞄准外边的目标, 射不到靶区制造,可以把一块铅光阑(或)锥体放在 X 线管上以满足射束大小的限制标准。但是这种装置的滥用或使用不当却可能危害 X 线射束-影像增强器的对执。

　　成像系统的最后一个组件是 X 线控制面板 (图9-9 和图 9-10)、曝光开关[通常是通过"安全"型脚踏开关(图 9-11)操控的]、影像显示器及记录装置(图9-12)。X 线控制面板显示 C 臂的工作方式。许多细节,如 kVp 射束能量、X 线管 mA 电流、操作耗时、定时器闹钟重设、影像比例、放大模式、影像显示参数都在操作台上能进行操控和显示。上述每一项对患者(和医务人员)的辐射暴露有直接关系(下文详述)。

　　之所以称之为"安全"型脚踏开关是因为操作者必须主动按下此开关才会发出 X 线射束。如果操作者在检查过程中把脚抬开,装有弹簧的脚踏开关会回到"关断"位置,C 臂就不会发出 X 线,再次进入安全状态。脚踏开关通过一条长电缆连接到便于操作者使用的地方。

　　影像显示器和记录存档装置是诊断成像系统最后一个组件。监视器必须有较高的分辨率和亮度,以便清楚地显示整个透视过程。目前销售的大多数 C 臂都内设背影像框保持硬件和软件一体化硬盘驱动装

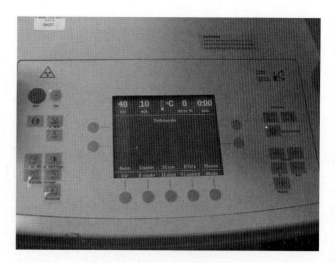

图 9-10　Philips X 线控制面板。

置。可将储存的影像调取出,进行查阅并将其打印在胶片上,但是能储存的影像数是有限的。根据硬盘的容量,储存量为 100~10 000,一旦存储器容量已满,就会将第一张影像删除。保持最后一张影像的优点是操作者能在监视器上看到他对患者进行透视操作过程中所记录的装置的最后位置。因此在操作过程可不必始终开着 X 线射束。

第三节　减少 C 臂使用中的辐射剂量

　　任何两个患者都不可完全一样。他们的大小、身高、体重、外形和患部都不一样,但正确操作的可移动C 臂,能对以上各方面做出很好的处理。

　　常规情况下,患者在手术台、担架、普通的台子、甚至病床上进行透视。当操作者选定成像平面后,最好选择一个可透 X 线的台面,铺上床垫和(或)泡沫衬垫。可透 X 线指的是床垫本不会使 X 线射束受到大幅度衰减。衰减 X 线会导致如下后果:

　　(1)客观对比度降低。由于采用自动亮度控制反馈电路,C 臂会被迫在高 kVp 能量或高 mA X 线管电流下运转。由于台质材料对 X 线射束的衰减, 所以ABC 要对减小的磷光体的输出光强度进行补偿。客观对比度会随着 X 线能量的增加而降低。

　　(2)增强成像技术会使患者的皮肤暴露面积加大。

　　(3)操作中的散射辐射量会增大。

　　最可取但也是最贵的台面是碳纤维台面。因为它所含的材料成分原子序数低,所以产生的衰减最小。

　　下面讲一讲 C 臂机上散射是如何发生的以及发

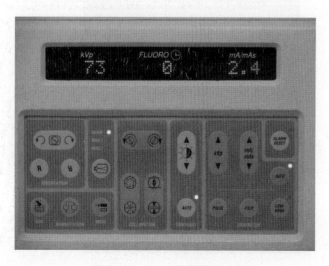

图 9-9　OEC X 线控制面板。

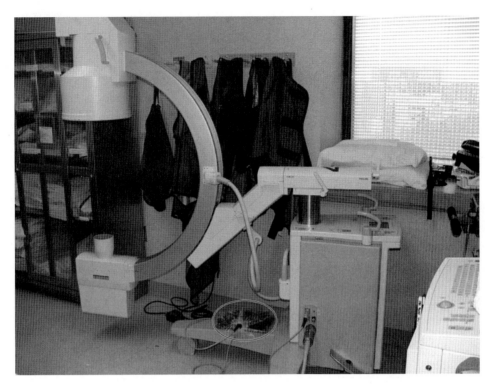

图 9-11　安全脚踏开关。

生在什么部位。下面我用比喻的方式在空间上描述一下散射的概念。假设在一个晴朗的夜晚开车。打开前灯便可照亮前方的路面。现在假设在一个雾蒙蒙的夜晚开车。前灯的前面会有光晕或光环,并向路面各个方向散开。这就是散开的辐射,但可见光形式的散射

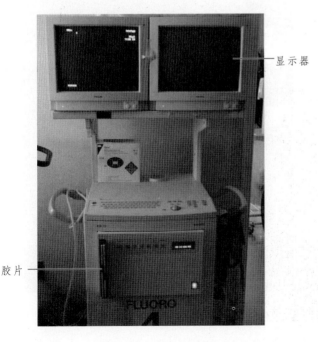

图 9-12　C 臂显示装置。

是由空气中悬浮的水分子衍散形成的。X 线是通过撞击空气分子散射的, 但与其相互作用材料越稠密,X 线发生散射(和吸收)辐射的可能性就越大(图 9-13 和图 9-14)。

　　诊断性成像的 X 线是一种低能量,这种千伏 X 线的散射主要是背向 X 线管。与其相比,高能量兆伏 X 线,如像用于癌症治疗的,会经过患者沿治疗 X 线射束向各个方向散射。从防辐射的角度来看,当 C 臂摆放的位置与地面平行(跨手术台拍摄)时,操作人员不要站在 X 线管附近,最好站在影像增强器一侧。

　　现在我们讲一讲在骨科手术中何时把 C 臂移到患者房。减小辐射的下一步措施要从把 C 臂放置在患者旁开始。唯一重要的定位原则是,要将影像增强器尽可能放在离患者近的地方(图 9-15 和图 9-16)。要将无菌罩罩住增强器上,以保证术野的无菌。通过这种方法,能达到三个很好的效果:

　　(1) 提高只对生成患者影像的输出 X 线的敏感性, 而且因为影像增强器是一个放在患者附近会引起散射的铅屏障,所以会降低散射辐射。当把增强器放在患者附近时, 会有更少的X线散射到患者身上,只会散射到周围。

　　(2)增加了影像的分辨率。影像几何形状的改善将会增强图像的清晰度, 就像手掌离墙或地面越近

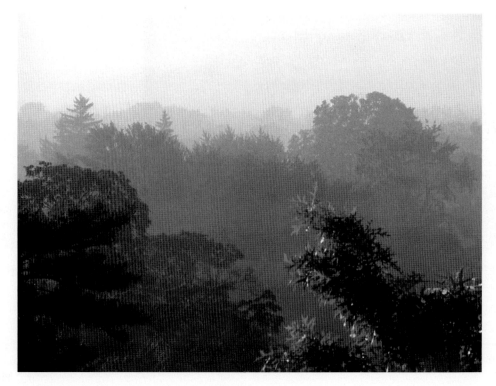

图 9-13 晨雾。

影像的轮廓越清晰一样(假设光线从上方射入)。照此
分析,手就是你想要看清楚的目标,墙(或地面)就是
成像装置。

(3)因为 X 线管离患者尽可能远因而减少了皮肤
的暴露。

辐射强度遵循反平方定律:强度的改变与辐射深
距离的平方成比例。例如,当与辐射源的距离加倍(x2)
时,辐射强度将减少为初始辐射参考的 1/4(25%),即
2 的平方的倒数(1/2×1/2)。相反,如果将辐射源的距离

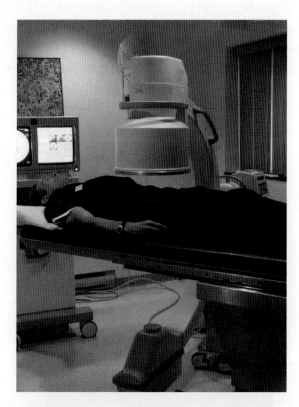

图 9-15 后前位成像时影像增强器的正确位置。

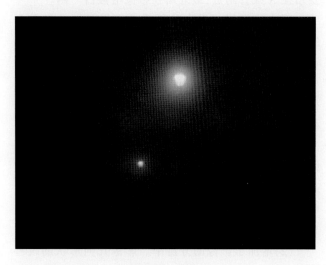

图 9-14 夜雾。

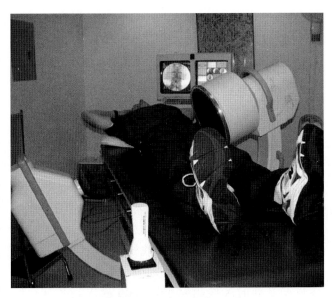

图 9-16　影像增强器的侧斜位摆放。

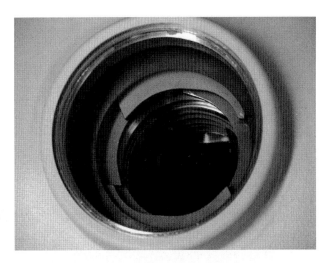

图 9-17　12 英寸完全开放准直仪。"常规"模式透视。

减半(1/2),那么暴露强度将是原来的 4 倍。最令人担心的是,此时的成像方位为正侧位。最好使影像增强器离患者体表尽可能近些,而离 X 线管尽可能远些。FDA 所要求的一个荧光成像系统组件是隔离超声(图 9-8)。即使常将其从 C 臂上取下也应与患者保持 12 英寸(30.5cm)的距离,否则会使患者受到很大的辐射暴露率和皮肤暴露剂量。FDA 对此提出警告,并认为这项操作很可能使患者皮肤受到明显的辅助损伤。骨科手术虽然未列入此内,但它们对皮肤脱毛与皮肤红斑有确定的影响。若想了解更多的相关信息,请登录FDA 网站 http://www.fda.gov/cdrh/rsnaii.html。

　　现代 C 臂机能对成像区进行放大,而且通常设计有两种放大操作模式。影像放大是在影像增强器内通过改变静电聚焦透镜的偏压实现的。向输出荧光体运行的电子束被强行分散开,因此能从击中输出荧光体的电子流周围消除一些信号。同时,准直仪会将透视野缩小,因为患者要成像的部位较小。最直接的结果是,影像增强器输入荧光体的发射减少,从而使更少的电子被释放到增强器内。按下控制面板上的"常规"透视按钮,会使此过程相反。

　　让我们看看使用增强器 12/19/6 英寸透视模式拍摄下列影像(图 9-17~图 9-20)对输入荧光体产生电子流的实际影响。在"常规"透视模式下,12 英寸的环状影像增强器几乎完全被离开患者的 X 线照射到;其表面面积(πr^2)等于 36π 平方英寸。在放大模式 1,增强器直径减少至 9 英寸,因此面积减小到 20.25π 平方英寸。在放大模式 2,增强器直径减少至 6 英寸,面积减小至

9π 平方英寸。增强器由 12 英寸变为 9 英寸,可减少约 45% 输入荧光体成像面积。增强器由 12 英寸变为 6 英寸,可减少约 75% 的输入荧光体成像面积。

　　输入荧光体面积减少,会直接导致影像增强器内产生电子的减少。电子数量的减少导致输出荧光体生成光的减少。ABC 反馈电器通过要求 X 线发生器增加 X 线管能量电位(kVp)和(或)X 线管电流(mA)束纠正这种情况。能量(kVp)越高的 X 线,通过输入荧光体的相互作用释放的电子越多。X 线管的电流(mA)越高,X 线管产生的 X 线越多。最后,这两种 X 线发生器奇数的调节将满足 ABC 电路的要求。C 臂在放大模式下操

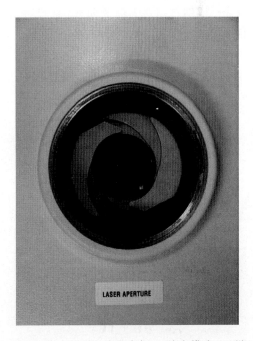

图 9-18　9 英寸部分开放准直仪。"放大模式 1"透视。

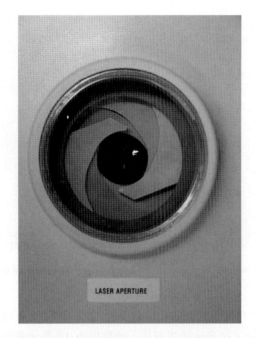

图9-19 6英寸最小开放准直仪。"放大模式2"透视。

作是成像技术参数(kVp,mA)明显增加的一个原因并会引起如下结果：

(1)增加了影像分辨率(在高放大模式)；患者的某部位会变大，使医生能看到较小的细节。

(2)因为X线管在较高技术参数下工作，因此患者的皮肤暴露会增大。放大倍数加倍(2×)时，患者的暴露率为原来的4倍(4×)。

(3)增大了X线管的热负荷。C臂机由于过热会自动关闭，特别是当对大体表面积，患者进行长时间检查时。

为了减少患者及医务人员的暴露，同样减少X线管的发热从而延长其可工作时间，最好在手边工作非

得如此才应用放大成像模式。放大模式成像是C臂的另一种功能，但不能广泛应用。C臂机的另外两种功能，即控制面板上标出的高计量比率透视模式和桢频脉冲透视模式，图像获得、患者暴露及影像存储都有影响。

FDA对患者皮肤X线暴露率的限定值是每分钟100mGY(以前定为每分钟10R)。对无并发症患者进行常规检查时，X线透视检查产生的皮肤暴露通常为10~100 mGy/min，中位估计值为50 mGy/min。X线透视机(包括C臂机)上的高剂量率的特有功能不受此限制。当对个头特大的患者进行成像常规暴露剂量产生的X线不足以成像时，可启用这一特殊功能。高剂量率最高可达到每分钟200 mGY的皮肤暴露率，在此方式下操作的成像设备要发生可视和能听得见的警报声。当人体皮肤受到的X线辐射率为1000 mGY时皮肤会脱毛，当辐射率达到2000 mGY时会出现皮肤红斑。由此可见，当成像系统发生视听报警信号时就表明反映暴露量已达到200 mGy。为了减少辐射对患者皮肤的伤害，患者的整个透视过程最好不要超过5分钟。

透视耗用时间报警铃是C臂机上的另一种报警装置。该定时器通常在透视耗时4~5分钟时发出报警，这时必须重新设置控制面板。这个时间可用作检查操作的进展标记以及皮肤累积暴露剂量的标记。如果我们确认标准身材患者的皮肤暴露为50 mGy/min，那么20分钟的透视就达到1000 mGy。

X线透视影像的获取和记录可以在控制面板上进行更改。与实时透视影像成像速度为每秒30帧，每帧成像时间为33ms相比，脉冲透视的曝光时间很短，通常每个脉冲10ms。这种功能的优势是：①减小了影像中患者活动的性模糊如同闪光灯工作时舞蹈学员给人留下的图像是固定而断续的；②减少了患者和医

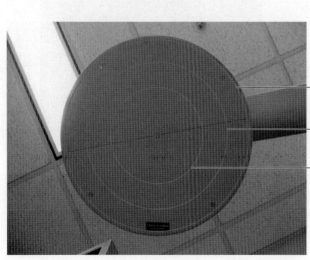

1:12英寸模式，36π平方英寸

2:9英寸模式，20π平方英寸

3:6英寸模式，9π平方英寸

图9-20 12/9/6英寸模式的有效透视面积。

务人员的暴露总量。

　　暴露量的减少与影像帧大的率降低成比例。如果你由每秒 30 帧降为 15 帧，则可以减少一半的暴露。若减少至每秒 7.5 帧，则暴露率为原来的 1/4。

　　这一不足之处取决于操作人员，他可能不喜欢看每秒 15 帧甚至每秒 7.5 帧获取的不连续影像。我们习惯于每秒 30 帧的电视成像和在此成像率下的即时荧光屏。在低成像率下，没有看电影和液体流动的感觉，但即使不能由电视视频，而实时透视就是在这一成像率下进行的。影像捕获率低的时候，便会失去看电影和流动性的那种感觉，但是你要记住，你现在不是在看电视。你可以观察到在患者体内放射能量的明显沉积、吸收和传递。如果足够大的放射能量作用于活体组织上，在不久的将来将对患者产生决定性的放射影响。

　　低成像帧的方式旨在用于检查体内可视医疗装置，比如骨科螺钉、起搏器和一些导管的放置情况。如果你需要评估工作的细微进展（高进级），或者要对高活动度结构进行成像时，你可能会首选每秒 15 帧的成像方式。

第四节　术中 C 臂机辐射的防护

　　防辐射的三大原则是时间、距离和屏蔽。

　　（1）时间：减少放射暴露的时间，减少你的暴露总量。

　　（2）距离：与放射源保持一个安全距离。要牢记，改变距离会影响辐射强度，即平方反比定律。

　　（3）屏蔽：每当用 X 线源工作时，你必须穿合适铅当量的防护服。甲状腺护罩和含铅眼镜虽然是自选的防护器材，但在繁忙或高暴露环境下也是理疗师所必需的。为了避免防护服内屏蔽屏开裂，平时应将其放在合适的衣架上或者平铺于桌面上（图 9-21）。

　　根据使用 C 臂机的频度和通常进行手术的持续时间，来决定是否需要用辐射剂量计。要由医学、物理/辐射安全工作人员来评估是否需要用剂量计。如果使用，剂量计一定要放在铅当量防护服外面，以便测到所有层面的散射线。在头、手、脚没有屏蔽保护时，剂量计放在屏蔽下面可使其不被暴露。

第五节　C 臂机的医学物理学检查

　　医疗保健组织联合评定委员会（JCAHO）是官方认证机构，要求其对放射设备每年至少进行一次安

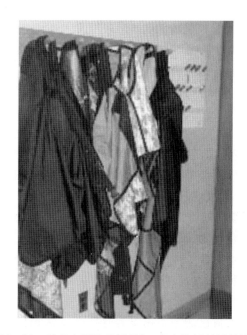

图 9-21　手术室隔壁的围裙架，旁边是辐射剂量计。

全检查。对州和地方各级政府也有相同或更严格的要求，而且有权指导公众健康检查和检验 X 线放射设备。设有大型放射、核医学和肿瘤放疗科室的医院，同样要设专职医学物理教师进行设备检查工作并确保患者的影像是最高质量的。维修保养计划也要特别关注那些不能正常运转的设备。这些专业人员是医疗机构提供安全、精确诊断成像服务的基础，是为患者进行影像检查的临床医生和技师的珍贵人力资源。

第二部分
职业获得性血源病原体的预防

Brian W.Cooper,M.D.,F.A.C.P., Susan MacArthur,R. N.,C.I.C.,M.P.H.

　　20 世纪 80 年代 HIV 的出现对人们在预防职业获得性血源感染所做的努力产生了深远的影响。在美国，自 1985 年报道[8]以来，至 2001 年 12 月，疾病控制中心（CDC）已收到医务人员中 57 例确诊和 138 例疑似职业获得性血源 HIV 感染的病例报告。1987 年 CDC 出版了防止医务人员接触血源性病原体的建议指南。这份建议指南提出了"血液和体液全面预防"或者简称"全面预防"的概念。由于患者病史和体格检查不能确诊已感染 HIV 或其他血源性病原体的所有患者，所以 CDC 建议的"全面预防"要普遍用于所有患者[5]。然

而 CDC 的建议是由医院自愿采用的，直到 1991 年在医疗工会的督促下，职业安全和健康委员会(OSHA)才颁布了血源性病原体标准(BPS)，并要求医疗机构实施[18]。职业安全和健康委员会颁布的血源性病原体标准要求雇主正式制定出接触控制计划，提供教育和培训，建立工程控制，提供个人防护装备，并建立标准安全规程以确保安全的工作环境。此外，还要求医疗机构对职业接触血液和体液的医务人员提供免费的乙肝疫苗，或定期调控其工作岗位，并且提供接触评估和后续的随访治疗。职业安全和健康委员会提供监督并且有权对未执行血源性病原体标准的医疗机构征收大额罚款。1991 年职业安全和健康委员会颁布的血源性病原体标准就带来深远的变化，从那以后，医疗机构将这些要求纳入到标准操作规程，到今天大多数医务人员已想象不出没有这些基本保护措施工作会是怎样。

医务人员的血源性感染理论上是由任何可能经血液传播的病原菌引起的，包括梅毒、锥虫和其他细菌或原生生物寄生虫。但在临床上，接触过血液和体液后的主要感染风险是血源性病毒，主要有乙肝病毒、丙肝病毒和人类免疫缺陷病毒。

第一节　乙型肝炎病毒

HBV 曾经是从事血液接触医务人员最常见的血源性疾病。在乙肝疫苗出现之前，CDC 估计每年约有超过 12 000 名医务人员感染 HBV。1967 年 Blumberg 澳大利亚抗原的发现是迈向破解肝炎病毒血清之谜的第一步[3]。检测乙肝表面抗原和其抗体的能力为流行病研究人员提供了必要的工具，他发现了医务人员，尤其是外科医生由于采取保护措施的血液暴露而具有感染 HBV 的高风险。

HBV 是一种包膜 DNA 病毒，包含有糖蛋白外层、乙肝表面抗原(HBsAg)以及脂质包膜。该病毒核衣壳中包含病毒基因组和 DNA 聚合酶，还有一种叫做核心抗原的蛋白。在受感染的肝细胞中，第三种核相关抗原被称作乙肝 e 抗原(HBeAg)。乙肝病毒主要是经皮或黏膜途径接触血液或体液传播的。在血源性病毒中，它的传染性最高。由于它的这种传播途径，除了皮肤接触以外还有通过性接触传播和孕妇向胎儿的垂直传播风险。

世界不同地区的 HBV 感染率有很大不同。高度流行地区，所谓的肝炎带，从北亚到非洲一直延伸到南美洲。在这些地区，主要是通过垂直接触传播或童年早期接触传播。而在美国和欧洲，成年人之间性接触和静脉用药是肝炎传播的主要途径。20 世纪 70 年代，有大量的医务人员感染 HBV。事实上，HBV 感染可能是医务人员最重要的职业获得性疾病[7]。

一、急性感染

感染后，潜伏期到出现症状的时间，从 6 周到 6 个月各不相同，平均为 12 周。现已认识到，多达一半的乙肝病毒感染病例无临床症状。在那些出现症状的病例中，常见的体征和症状包括食欲减退、低烧、恶心、呕吐和黄疸。其肝外表现包括荨麻疹、关节炎和关节痛。血清中检出乙肝表面抗原比临床发病早 2~3 周。在并发症的病例中，公认的保护措施是清除病毒、乙肝表面抗原和产生乙肝表面抗体。

二、慢性疾病

慢性乙肝病毒感染是指乙肝表面抗原存留时间超过 6 个月。大年龄儿童组进展为慢性感染的比例较高，约有 50%~90% 的儿童发展成慢性肝炎[14]。健康成年人中急性感染后约有 10% 发展为慢性乙肝。

慢性 HBV 感染的特点是病毒在肝细胞中持久性复制，导致肝硬化和肝癌发生的危险性增加。估计约有 15% 的 HBV 慢性感染的成年人会患有上述其中一种并发症。

三、治疗

急性 HBV 感染除了支持治疗外，没有其他治疗。临床医生应留意高达 1% 感染个体中可能发生不可抗性 HBV 感染的体征。广泛肝坏死可能会导致肝性脑病和死亡。在这种情况下，紧急肝移植可以挽救生命。对慢性 HBV 感染的治疗还在继续发展，如阿尔法干扰素、核苷拉米夫定和其他核苷抗病毒药物被用来治疗此病，并取得了不同程度的成功。但要彻底消除相当数量的慢性 HBV 患者的乙肝病毒的目标还没有实现。

四、预防

美国目前乙肝疫苗是通过利用 DNA 重组技术进行基因工程制备。该疫苗含有重组乙肝表面抗原。强烈推荐将该疫苗用于所有潜在血液接触的医务人员。该疫苗的接种时间表是 0 个月、1 个月和 6 个月，但也可以有修订的时间表 0 个月、1 个月、2 个月和 12 个月。疫苗要接种于三角肌区肌肉的深层。现已发现，在富含脂肪的部位(比如臀肌)接种疫苗会降低疫苗的免疫反应。最后一次接种疫苗后的 1~2 个月,必须检测抗体反应,以确保已产生一定保护性的抗体水平。一般来说,85%~90%的健康个体会产生对疫苗的保护性反应。反应率较低的有老年人、肥胖、患有慢性疾病的人。对标准三联治疗没产生反应的人可能对进一步的免疫产生反应,并且已经推荐有大量可供选择的后续免疫方案[21]。

五、被动免疫

血液接触后,如先前未接受免疫接种个体的锐器伤,建议使用接种疫苗和乙肝免疫球蛋白被动免疫相结合的治疗方法。当知道反应源感染了 HBV 时,这种组合方式可以非常有效地预防乙肝病毒感染。乙肝免疫球蛋白要求在大肌肉群的肌肉深部注射,如臀部和大腿,剂量是 0.06mL/kg。同时,在其他部位注射初始剂量的乙肝疫苗。重要的是按照合适的方案注射后续的乙肝疫苗。

第二节　丙型肝炎病毒

到 20 世纪 50 年代,调研者清楚知道病毒性肝炎的两种主要形式是"传染性"肝炎通过粪口污染传播,"血清"肝炎通过血液和性接触传播。发现甲型肝炎(引起"传染性肝炎"和乙型肝炎的主要病因)后,人们才弄清楚,引起"血清"病毒性肝炎还有其他因素。20世纪 90 年代早期发现了丙型肝炎,并找到了引起非甲非乙型肝炎的主要原因。在美国,丙型肝炎是现在最常见的引起血源性感染的原因。据估计,1.8%的美国人口已感染了丙肝病毒[15]。事实上,C 型肝炎相关的慢性肝脏疾病已成为美国肝移植最常见的指征。

丙型肝炎通过血液接触高效传播。性传播也有报道,但不多见。通过对献血者进行血清学筛查,曾经是比较常见的输血传播已经大大减少。据估计,在美国注射毒品是 HCV 感染最常见的传播方式。

和其他病毒性肝炎一样,急性丙型肝炎感染通常是无症状的。只有 20%~30%的患者出现厌食、身体不适和腹痛。受感染的患者中大约有 20%会发生黄疸。潜伏期平均为 6 周。丙型肝炎病毒抗体的出现通常是在接触后 8~12 周;不过,一些个体仍数月维持阴性。经常处于波动模式的血清 ALT 水平的生化变化,是最常见的异常发现。急性感染后,10%~15%的个体清除该病毒没有进一步的并发症,其余 85%~90%会有慢

性丙型肝炎病毒感染。据估计,在这些慢性丙型肝炎病毒感染的人中,10%~15%数年后会发展成肝硬化。与乙肝一样,肝癌与某些慢性丙肝病毒病例也有关。

血液接触有关医务人员有感染丙肝病毒的风险,但相比乙肝病毒,这种风险要低很多。大量对医务人员的调查估计其丙型肝炎病毒血清阳性反应与志愿捐血者相类似。

筛查

丙肝病毒抗体通常用酶免疫法(EIA)检测。这种检测具有高度敏感性,但假阳性也有发生,并且所有的阳性检测结果均应采用更具特异性的检验加以确认,如重组免疫印迹法(RIBA)。抗体检测并不能区分慢性丙型肝炎感染还是事先感染丙型肝炎但已经清除的感染。丙型肝炎病毒 RNA 检测可以早于急性感染 2 周探测到丙型肝炎病毒的存在。丙型肝炎病毒 RNA 检测适用于发现慢性感染和急性病早期。

医护人员组员 HCV 感染的预防重点是预防慢性损伤。胃肠外接触后 HCV 的筛查对于确认发生急性感染的患者极为重要。HCV RNA 检测的这方面最有效。血清学诊断 HCV 抗体作用不大,因为生成适合抗体会有延迟。现有数据表明,早期使用阿尔法干扰素治疗急性丙型肝炎 24 周,可以有效清除病毒和预防慢性丙型肝炎[13]。

第三节　人类免疫缺陷病毒

现在已很清楚,在对医务人员有潜在危险的主要可传播血源性病毒中,乙型肝炎病毒和丙型肝炎病毒占其中大部分。虽然 HIV 占职业获得性感染的比例相当低,但它引起医务人员最强烈的焦虑和关注。

HIV 是一种 RNA 反转录病毒,导致获得性免疫缺陷综合征。它之所以被称为反转录病毒,是因为其反转录酶逆转了通常的基因信息。反转录酶催化形成一条与病毒 RNA 基因互补的 DNA 链,而不是催化 DNA 形成信使 RNA 以合成蛋白。

经皮感染后,病毒黏附于特定受体,主要是黏附于宿主防御细胞中,比如淋巴细胞和巨噬细胞。动物模型实验表明,经皮接种以后 24 小时以内皮肤中就会发现病毒与树突状细胞结合。然后,树状突细胞转移到区域淋巴结,这些部位的淋巴细胞随后会被感染。这种病毒对 CD4 阳性淋巴细胞具有特殊的黏附特性。其随后的生命周期导致大部分 CD4 阳性淋巴细胞

缓慢的进行性破坏甚至更严重的免疫抑制。随着疾病的进展,受感染患者会出现由机会致病菌、慢性消耗和宿主恶性肿瘤宿主引起的多种感染。

HIV 所引起的职业感染风险通常比较低,但考虑到感染 HIV 的严重性,关注重点已放在预防职业接触 HIV 及接触后预防 HIV。对已接触医务工作者的研究显示,皮肤接触过 HIV 感染过的血液后感染 HIV 的风险大约是 0.3%[12]。

黏膜接触(非皮肤损伤)的感染风险估计大约是 0.09%。尽管有完整的皮肤经血液接触后职业获得 HIV 感染的病例已有个案报道,但这种风险太低而无法估计。接触过 HIV 后感染的风险大小取决于几个因素:损伤的深度,锐器上出现可见血,患者体内病毒载量,以及是否为空心针或实心针针刺损伤。在经皮针刺损伤中,手套的使用可以减少血液传播的数量,因此建议在高风险环境中使用双层手套[2]。

截至 2001 年,已向 CDC 报告了 57 例医务人员感染 HIV,其中大多数具有职业危险因素。有人认为医务工作者之间很少有未被发现的隐匿传染发生。一种间接评估医务人员之间职业传播 HIV 风险的方法是进行 HIV 感染率调查。1992 年进行了一项对普外科医生、产科医生、矫形外科医生的调查,他们从事 HIV 感染相对高风险的领域。在 770 位被调查的医生中,只有一例呈现血清阳性反应,并报道没有职业行为风险[20]。同样,1991 年的一项调查,出席美国整形外科学会的 3420 位矫形外科医生中只有两位呈血清阳性,且没有个人职业风险[22]。这些研究表明,对外科医生正在进行的隐性传染是罕见的。

职业接触 HIV 的管理

感染 HIV 后,发生急性反转录病毒综合征类似于单核细胞增多症,其表现与通常医务人员获得职业感染一样。症状诸如发烧、肌痛、皮疹、咽炎、淋巴结肿大等,常在接触后的 1~6 周出现,平均 25 天。HIV 特异性抗体通常于接触感染个体后 6 周到 4 个月出现。出现 HIV 特异抗体的平均间隔时间是 2 个月。血清学诊断由常规酶免疫分析筛查完成,其结果若为阳性,则需免疫印迹法进一步确认。这些常规抗体检测通常建议于基线(接触后)、6 周、3 个月、6 个月时进行。应用 PCR 或抗原测定如 P24 抗原直接检测病毒 RNA 作为血清学诊断的辅助检测可能是有用的,因有相对较高的假阳性率,其不宜被用来常规检测暴露医务人员是否被感染。暴露医务人员的血清学随访也应伴随有随

访咨询和医疗专家评价。

自 1996 年以来,暴露后使用抗病毒药物预防已经成为职业性接触 HIV 管理的基石。关于抗病毒药物的制剂、剂量和治疗持续时间的选择指南最近已经更新[6]。在下列情况下暴露后预防用药可能是合适的:经皮损伤或者黏膜或受损皮肤与血液、组织或有潜在传染性体液接触。下列体液被认为有潜在传染性:脑脊液、滑膜液、胸膜液、腹膜液、心包液以及羊水。粪便、鼻腔分泌物、唾液、痰、汗水、眼泪、尿液,呕吐物除非有明显的血腥,并不认为会传染 HIV。来自后面这些体液传播 HIV 的风险很低以致不能证明接触后需进行抗病毒预防。

抗逆转录病毒药物不能单独用于预防性治疗。有几种抗病毒药物可以用于接触后预防,包括核苷逆转录酶抑制剂、非核苷逆转录酶抑制剂、蛋白酶抑制剂和其他。通常推荐含有两种药物的治疗方案用于基本的接触后预防。两种药物的治疗方案大多基于齐多夫定加拉米夫定或齐多夫定加恩曲他滨,但许多其他药物也有潜在的用处。一种三联药物加强预防方案用于更高风险的接触,通常增加一种蛋白酶抑制剂。接触后风险的分级依据损伤的性质和 HIV 来源病例的状态[13]。当局建议大多数暴露后的预防要尽可能早地开始,最好在接触后的数小时,并持续 4 周。

这些抗病毒药物具有一些强烈的潜在毒性,包括头痛、恶心、骨髓抑制、腹泻、周围神经病变、皮疹(包括 Stevens-Johnson 综合征)和严重的肝毒性。专家医生应该仔细监测接受暴露后抗病毒预防治疗的人。

第四节　血源性病原体职业传播的预防策略

CDC 所属的医院感染控制实践咨询委员会,出版了《医院隔离防范措施指南》,该指南细化了基本感染控制策略,可以显著降低医务工作者和患者之间血源性病原菌传播的风险[9]。专业外科学会,如美国整形外科医师协会和围术期注册护士专业学会还公布了防止通过血液传播病原体的具体准则。这里我们着重讨论个人防护设备和安全工作案例,因为它们是防止意外接触血液和其他体液的关键。

个人防护装备

在手术环境中,穿戴衣服装、手套、口罩和头罩可以保持无菌环境,但也起到有效隔离意外血液和体液

接触的作用。医疗机构须依法向完成工作职责时预期要接触血液和其他体液的雇员提供合适有效的个人防护设备。职业安全和健康委员会将个人防护设备定义为"雇员为防御危害而穿戴的专门衣服或装备"。普通工作服(如制服、洗涮服、裤子、衬衫或上衣)不能视为个人防护装备。

(一)手套

手套提供优良的防护,可以隔断血液、体液接触,是医疗领域个人防护最常见的类型。手套有各种尺寸、样式、质地,可以由乳胶或合成材料制成。无论什么时候接触血液、体液、排泄物、分泌物受损皮肤和黏膜,都应该戴手套。Gerberding 表明,当针通过手套比不戴手套时刺伤的出血量减少 50%[10]。美国骨外科学会推荐骨科手术中使用双层手套[1]。另外他们还推荐,使用尖锐的仪器或设备或可能碰到骨折碎片的手术中,外科医生应考虑使用强化或布手套来提供更好的保护。虽然手套是一种有效的屏障,但有小孔可能未被发现,因此每次摘掉手套时,完成一次彻底的洗手是很重要的。

(二)手术服

手术服给医务工作者提供了一个保障以隔离骨科手术时经常产生的血液和体液。手术服有不同的款式并由不同的材料制作。选择手术服时,需要考虑可能遇到的液体的活性及数量。污染的手术服应该尽快脱掉,并应清洗双手以避免微生物转移给其他患者或环境[9]。

(三)口罩、护眼和面罩

矫形外科经常会因使用动力工具及所做手术的类型而产生血液和体液的喷溅。为了保护眼睛、鼻子、嘴部黏膜免于潜在的接触,医务工作者必须戴口罩和护眼。有很多种产品可用于黏膜的保护。外科面罩、附带塑料罩的外科面罩、面罩、护目镜、防护眼镜可对暴露提供充足的防护。污染的口罩、护眼装置和面罩应于手术后尽快取下并应清洗双手以免微生物转移给其他患者或环境。可重复使用的防护设备应使用合适的消毒剂清洗。

(四)其他个人防护设备

传统的手术附属品,诸如头罩、鞋罩也为骨科手术提供了避免接触血液和体液暴露的补充屏障。头罩对喷溅可以有效地屏障。鞋类诸如鞋套和高靴在骨科手术中对可能遇到的潮湿环境起保护作用。污染的附属品应该尽快脱掉并应清洗双手以避免微生物转移给其他患者或环境。

二、工作规程及工程控制

在手术环境下,确保遵守既定的指南是一件困难的挑战。介绍安全工作规程和改变根深蒂固的行为是一个缓慢但必需的过程。职业安全和健康委员会要求工作中要接触血液和体液的所有医务工作在开始其职责之前要接受预防血源性病原体的培训。此外,医务人员还应该熟悉组织政策和程序以及围术期协议。

(一)设定预期

骨科医师必须设定手术室安全行为标准并且由外科小组坚持警戒和遵循。由于手术小组成员之间的锐器接触,并且工作中经常要与血液和体液接触,不慎接触就有可能发生。为此,团队成员之间的沟通尤为重要。如果确实发生接触,外科医生必须大力促使尽可能快地报道事故。

(二)针和锐器

在有记录的 57 位职业获得性 HIV 感染医务工作者中,51 位(88%)有经皮损伤。51 位经皮损伤的环境不同,占最大比例(41%)的是手术后,35%发生在手术中,20%发生在处理锐器的时候[8]。2001 年,职业安全和健康委员会修改了血源性病原菌的标准以响应《针刺安全和预防法案》[19]。修订后的标准明确了雇主需要选择更安全的针头设备,并使雇员参与这些设备的辨认和选择。今天,市场上可以获得的安全的针及针设备令人目眩。新产品应定期评估,以明确它们是否可能会减少胃肠外损伤。将针和其他锐器放置于尺寸合适、防刺的容器中,可以降低意外接触。

骨科手术中针不是唯一的锐器。例如,所有末端外露的骨科钢钉都应该妥当地用塑料帽或其他合适的装置盖好。应将穿过软组织的钢钉尖切断。如果处置不当,专用工具可能引起切割伤或擦伤[20]。

(三)非手连技术

传统的团队成员之间传递工具的方法是手到手。为了减少潜在的接触,一些人建议设立"中立区",手术中工具被放回"中立区"。中立区可以是一个托盘或磁垫可以用来传递外科器具或缝合材料。

(四)钝手术针

"应尽可能使用非接触缝合技术。缝合不应该与外科医生手中的缝合针联系在一起。当它们的使用具有技术可行性时应该推荐钝性缝合。两名外科医生不应该同时缝合相同的伤口[1]。"

第五节 医疗废物的处理

1987 年夏天,纽约和新泽西州的沙滩因为注射器、血液瓶及其他医疗废品多次被冲上岸而关闭。公众对于 HIV/AIDS 传染的关注促使立法者在 1988 年制定了《医疗废物跟踪法》[16]。该法案修改了固体废物处理法并颁布了传染性废物管理规定。每个州奉命执行一个医疗废物跟踪方案,至少是同样严格的联邦论证方案。为了保护废物处理者和一般公众不慎暴露,要求医疗废物与其他废物隔离并装入带标志的集装箱跟踪。框 9-1 列出了需要跟踪的特殊固体废物,在特定州计划内可能包含其他类型。卫生保健机构已参与医疗废物分类,但目前还不清楚这种处理是否起到预防传染的作用。

框 9-1 医疗废物名单

1. 传染性化学剂和相关生物制品的培养液和原种,包括医疗和病理实验室的培养液、生物制品的废弃物、丢弃的减毒活疫苗,以及用于转移、接种和混合培养液的培养皿和其他装置。

2. 病理废物,包括组织、器官和手术或尸检过程中取出的身体部分。

3. 人体血液废物和血液制品,包括血清、血浆和其他血液成分。

4. 在患者护理、医疗、研究或工业试验中用过的锐器,包括注射器针头、注射器、巴斯德吸液管、破碎的玻璃和手术刀片。

5. 受污染的动物尸体、身体部分以及在研发、生产生物制品或药品检验中接触过化学剂的动物寝具。

6. 曾与传染性制剂接触过的外科或验尸废弃物,包括脏敷料、纱布、窗帘、肺泡管、排水套、下衬垫和手术手套。

7. 来自医疗、病理、制药实验室的废物或其他研究,与传染性制剂接触过的商业或工业实验室废物,包括幻灯片、盖玻片、一次性外衣、实验室外套和围裙。

8. 与正在接受血液透析患者血液接触过的透析废物,包括被污染的一次性设备,如导管、过滤器、一次性床单、毛巾、手套、围裙和实验室外套。

9. 与传染性制剂接触过的废弃的医疗设备和零件。

10. 为了保护其他人类或动物免于感染某种传染病被隔离的人类或动物所产生生物垃圾和丢弃的血液、排泄物、分泌物。

11. 医疗保健提供者在对患者的医疗管理中所产生的其他废物,以及管理者发现其对人类健康和环境产生威胁的其他废物。

小 结

血源性病原体的出现并不常见,但确实对医务工作者产生威胁。尽管其风险尚不能完全消除,但基本感染控制战略的实施是一种有效的预防职业传播的方式。其措施如接种疫苗、自觉使用个人防护装备、严格遵守"全面预防"、服从安全工作条例等可以进一步降低职业性血源性病原体的低风险传播。

(蔡迎 马光辉 译 刘林 张佐光 李世民 校)

参考文献

1. American Academy of Orthopedic Surgeons. Advisory Statement: Preventing the Transmission of Bloodborne Pathogens. Available at: http://www.aaos.org/about/papers/advistmt/1018.asp.

2. Bennett, N.; Howard, R. Quantity of blood inoculated in a needle stick injury from suture needles. J Am Coll Surg 178:107–110, 1994.

3. Blumberg, B.S.; Alter, H.J.; Visnick, S. A new antigen in leukemia sera. JAMA 191:541–546, 1967.

4. Bushberg, J.T. The Essential Physics of Medical Imaging, 2nd ed. Philadelphia, Lippincott Williams & Wilkins, 2002.

5. Centers for Disease Control (CDC). Recommendations for prevention of HIV transmission in healthcare settings. MMWR 36(suppl. 2S), 1987.

6. Centers for Disease Control (CDC). Updated U.S. Public Health Service guidelines for the management of occupational exposures to HBV, HCV and HIV and recommendations for post-exposure prophylaxis. MMWR 50(RR-11), 2001.

7. Dienstag, J.L.; Ryan, D.M. Occupational exposure to hepatitis B virus in hospital personnel: Infection or immunization. Am J Epidemiol 115:115–129, 1982.

8. Do, A.N.; Ciesielski, C.A.; Metler, R.P.; et al. Occupationally acquired human immunodeficiency virus (HIV) infection: National case surveillance data during 20 years of the HIV epidemic in the United States. Infect Control Hosp Epidemiol 24(2):82–85,

2003.

9. Garner, S. Guideline for isolation precautions in hospitals. Infect Control Hosp Epidemiol 17:53–80, 1996; Am J Infect Control 24:24–52, 1996.

10. Gerberding, J.L. Current epidemiologic evidence and case report of occupationally acquired HIV and other bloodborne diseases. Infect Control Hosp Epidemiol 1(10):558–560, 1990.

11. Huda, W. Review of Radiological Physics, 2nd ed. Philadelphia, Lippincott Williams & Wilkins, 2003.

12. Ipploito, G.; Puro, B.; Decarli, G.; et al. The risk of occupational human immunodeficiency virus infections in health care workers. Arch Intern Med 153:1451–1458, 1993.

13. Jacekele, E.; Cornberg, M.; Wedemeyer, H.; et al. Treatment of acute hepatitis C with interferon alpha–2B. N Engl J Med 245:1452–1457, 2001.

14. McMahon, B.J.; Alward, W.L.; Hall, B.B. Acute hepatitis B viral infection: Relation of age to the clinical expression of disease and subsequent development of the carrier state. J Infect Dis 151:599–603, 1985.

15. McQuillan, G.M.; Alter, M.J.; Moyer, L.A.; et al. A population based serologic study of hepatitis C virus infection in the United States. In Rizzetto, M.; Purcell, R.H.; Gerin, J.L.; et al., eds. Viral Hepatitis and Liver Disease. Turin, Italy, Edizioni Minerva Medica, 1997, pp. 267–270.

16. Medical Waste Tracking Act of 1988 (H.R. 3515). 40 Code of Federal Regulations 22, 259. Mar. 24, 1989.

17. National Cancer Institute. Interventional Fluoroscopy: Reducing Radiation Risks for Patients and Staff, NIH Publication No. 05-5286, March 2005.

18. Occupational Safety and Health Administration (OSHA). Occupational exposure to bloodborne pathogens: Final rule. 29 Code of Federal Regulations 1910. Dec. 6, 1991.

19. Occupational Safety and Health Administration (OSHA). Occupational exposure to bloodborne pathogens—Needlestick and other sharps injuries: Final rule. 29 Code of Federal Regulations 1910.1030. Jan. 18, 2001.

20. Panililo, A.; Shapiro, C.; Schable, C., et al. Serosurvey of immunodeficiency virus, hepatitis B virus and hepatitis C virus infection among hospital based surgeons. J Am Coll Surg 180:16–24, 1995.

21. Poland, G.A. Hepatitis B immunization in health care workers: Dealing with vaccine nonresponse. Am J Prev Med 15:73–77, 1998.

22. Tokars, J.; Chamberland, M.; Schable, C. A survey of occupational blood contact and HIV infection among orthopedic surgeons. JAMA 268:489–494, 1992.

23. Wang, J.; Blackburn, T.J. The AAPM/RSNA Physics Tutorial for Residents: X-Ray Image Intensifiers for Fluoroscopy. Radiographics 2000;20:1471–1477.

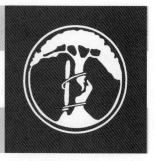

第 **10** 章

骨创伤患者的药理学治疗

第一部分
疼痛治疗
Richard H. Gannon, Pharm. D.

矫形外科手术是所进行的最疼痛的一些手术。手术本身或手术前的创伤产生 3 个最常见的症状：躯体、内脏或神经病性疼痛。

第一节　评估

患者的疼痛评估是十分重要的，因为对患者疼痛的描述能够使你最适当有效地治疗患者的疼痛。疼痛评分的使用有助于使主观现象客观化[19,60]。对患者精神状态结合疼痛评分的评估/分级有助于避免过度镇静[166]。医疗机构应使用最适合其患者群体的疼痛评分。疼痛评分的实例包括数值式(0~10)、描述式(优~差)、脸部表情(微笑~悲伤)、认知受损行为(痛苦表情、呻吟、保护性抵抗等)。对患者最重要的一个提问是："你的疼痛是什么样的？"这个问题的重要性在于，如果患者主要存在神经病性疼痛(烧伤、肌肉痉挛、射击伤、穿刺伤)就需要给予诸如抗惊厥类药物制剂[29]。

患者大部分主诉是躯体痛(酸痛、跳动性)/肌肉骨骼疼痛或腹部内脏痛(深的、痉挛性、弥散性)时，首选对乙酰氨基酚、非类固醇抗炎药(NSAID)和(或)阿片类。

患者有时候对术后的疼痛程度有不切实际的期望，"我希望一点儿也不疼。"手术前后对患者关于疼痛控制的教育非常重要，目标应该是把患者的极度疼痛降低到轻度，患者期望术后没有疼痛或者疼痛即刻消失是不切实际的。术前教育时同患者一起评估术前、术中和术后的疼痛治疗是很重要的。

第二节　药物治疗

一、非类固醇抗炎药

手术前需要了解患者详尽的用药史。患者术前服用的一些药物可能需要停用，术前一周应停用阿司匹林和中草类药物，术前 3~4 天应停用非选择性 NSAID，因为 NSAID 引起血小板功能障碍。如果需要止痛，可以应用对乙酰氨基酚和塞来昔布，因为它们不影响血小板功能[90]。最近罗非昔布(Vioxx)退出市场，因为长期服用此药患者可能有严重的心血管死亡风险[13]。伐地昔布(Bextra)似乎也可以引起心脏直视手术后服药的患者过度的心血管死亡[117]。大剂量塞来昔布(西乐葆)，400~800mg/d，似乎有增加心血管死亡的副作用[15]。

术后使用 NSAID 可以减少术后阿片类药物用量的 20%~40%，同时保持同等程度的止痛效果[17,128,132]。在使用等效剂量时 NSAID 表现出同等效果。NSAID 效能具有患者特异性，所以如果一名患者对一种 NSAID 无效，可以尝试另一种。因为 NSAID 抑制细胞因子级联活化，所以 NSAID 最好的给药方式是一天 24 小时(ATC)定时给药，而不是按需(prn，即疼时用药)给药。如果患者有持续性疼痛，NSAID 采用 ATC 方式用药将达到持续稳定的止痛效果。如果患者使用一种 NSAID 发生消化不良，换用一种不同的 NSAID 可能消除这种副作用。使用肠溶衣制品也可能避免消化不良,如双氯芬酸(扶他林),前体药物如舒林酸(奇诺力)或萘丁美酮(瑞力芬)。

阿司匹林和某些非选择性 NSAID 在影响血小板功能方面可能存在药效学相互作用[20]。COX-1 所导致的副作用是血小板功能抑制。如果非选择性 NSAID 稳定给药或者每日服用阿司匹林前给药,将占据血小板抑制阿司匹林功能的 COX-1 位点,从而引起血小板功能的不可逆性抑制。非选择性 NSAID 仅暂时损害血小板功能。COX-2 选择性 NSAID 不干涉阿司匹林对血小板的作用。

某些患者不应给予 NSAID,因为服用此类药物具有促进充血性心力衰竭或者急性肾衰竭的高风险[42]。患者预先患有下述疾病时处于危险状态:充血性心力衰竭、肾功能不全、伴有腹水的肝脏疾病[173]。

越来越多的文献表明,NSAID 可以影响骨愈合[30]。对于脊柱融合的患者不应该使用 NSAID,因为它们可以影响脊柱的融合能力[56]。一项研究于术后短期使用塞来昔布,每 12 小时给药 200mg,共服用 5 天,结果似乎不影响骨融合并且降低髂骨取骨处长期疼痛的发生率[130]。短期使用 NSAID 用于治疗急性骨折患者的疼痛是无害的,但长期应用可能阻止骨折融合。NSAID 可用于髋关节置换术和创伤患者防止异位骨化的发生。萘普生 500mg,一天两次,服用 2 周可以成功地发挥作用[30]。

二、对乙酰氨基酚

有时对乙酰氨基酚作为超前镇痛药物的一部分,给药剂量为 1g,术后每天四次给药,剂量同样为 1g[79]。既然对乙酰氨基酚的给药剂量建议为最大量,所以要避免使用含对乙酰氨基酚的其他药品。患者服用华法林时给予高剂量的对乙酰氨基酚可能延长国际标准化比例(INR)[98]。某些患者服用对乙酰氨基酚超过 4g/d 则具有肝毒性的风险。患者具有下列情况时服用

对乙酰氨基酚有可能发生高度的肝毒性:嗜酒,肝功能异常,服用酶诱导药物,如利福平或卡马西平。

三、阿片类药物

患者术前可能正在使用阿片类药物。当决定使用什么药物以及术后止痛的使用剂量时需要考虑术前阿片药物的用量。如果患者术前正在使用阿片类药物,则采用阿片类药物术后止痛 prn 方式给药可能产生止痛效果差、副作用、剂量过多或过少、剂量间隔很长、患者和自动止痛给药之间的矛盾。患者自控镇痛术(PCA)已成为解决一部分这类问题的主流尝试,采用这种方法给药不但使患者在特定时间间隔内自主给予有效止痛的药物剂量(通常每隔 6~15 分钟给药),而且药物浓度可以维持[64]。目前 FDA 批准和可以用于装填 PCA 注射器的药物仅为吗啡和哌替啶。我们很少使用哌替啶 PCA,因为其有潜在的代谢产物(去甲哌替啶)刺激作用。空 PCA 注射器可以用来充满高浓度吗啡或其他可以使用的阿片类药物(芬太尼、氢吗啡酮和丁丙诺啡)。表 10-1 列出了常用 PCA 药物和初次使用或者是术前使用低剂量阿片类药物患者的给药剂量。文献表明,初次使用阿片类药物患者给予最佳剂量比不断增加药物剂量更为有效和安全[64]。

有些患者术前服用有效剂量的阿片类药物。这些患者如果开始就用"常规"剂量的 PCA 镇痛药将对疼痛控制较差或者发生阿片脱瘾。使用 PCA 的患者可以产生 ATC 长效持续镇痛,但 PCA 仅作为需给式使用。这些患者使用时比通常需求剂量要高一些。患者服用自己的阿片类药物,同时应用 PCA 持续给予阿片类药物能够产生副作用。我们通常是对患者停服长效阿片类药物并增加 PCA 的持续剂量来补偿长效阿片类药物的停药治疗。

PCA 培训的相关部分中应列入只有患者才可以

表 10-1　常用 PCA 药物和剂量

药物	浓度	持续给药	需求剂量	需求间隔	4 小时锁定量
芬太尼	10μg/mL	10μg/h	10μg	5~10min	300μg
氢吗啡酮	0.2mg/mL	0.2mg/h	0.2mg	6~15min	6mg
吗啡	1mg/mL	1mg/h	1mg	6~15min	30mg
哌替啶(不推荐)	10mg/mL	10mg/h	10mg	6~15min	150mg

按需求按钮,而不是护士或家属。允许家属或朋友来按需求按钮可能引起镇静过度。

可供选择的是,把患者的术前阿片类药物都转换为 PCA 阿片类药物。表 10-2 为哈特福德医院使用的阿片类药物等效表。所有列出的剂量在口服和注射给药上均是等效的。应计算出患者 24 小时阿片类药物的用量并转化为应用 PCA 的等效剂量。接着应将此剂量除以 24,得出 PCA 每小时连续给药率。需求剂量通常设定为每小时给药率的 50%~100%。有时对于起效慢的镇痛药(氢吗啡酮、吗啡),需求间隔设定在 10~15 分钟,以便在应用另一次需求剂量之前及其药效达到峰值。表 10-3 列出了当患者应用长效阿片类药物时推荐的 PCA 初始剂量。

患者能够采取口服治疗时则转为短效 prn 阿片类药物给药或者合用长效 ATC 阿片类药物。如果应用持续释放的羟考酮或吗啡,可以给予初始剂量,然后在 2 小时后停用 PCA。如果应用芬太尼贴剂,应敷上贴剂,在 8~12 小时后停用 PCA。有些患者难以把静脉内给予阿片类药物转换为口服或局部用药。为了容易转换用药,开始先 ATC 口服或局部应用阿片类药物,仅在接下来的 24 小时把 PCA 改为需求剂量。评估下一个 24 小时应用 PCA 需求剂量之后,可以对 ATC 阿片类药物做出适当调整。利用表 10-4 中

的信息使患者从 PCA 给药转换为口服或局部用药。表 10-3 和表 10-4 的转换剂量是估计值,进行实际计算时需要考虑其他一些因素,如年龄、恢复过程和不完全性阿片类药物的交叉耐受性。

使用美沙酮维持给药的患者一定要有根据美沙酮治疗机制确定的给药剂量,并且在患者住院期间应持续给药。这样可以确保对阿片类脱瘾、阿片类成瘾和疼痛治疗问题分别进行处理[87]。一些患者可能口服

表 10-2　阿片药物等效剂量		
药物	胃肠外给药剂量	口服给药剂量
可待因	120mg	180mg
芬太尼	100 μg	–
氢可酮	–	20mg
氢吗啡酮	2mg	8mg
左啡诺	2mg	4mg
哌替啶	100mg	300mg
美沙酮	2.5mg	5mg
吗啡	10mg	20mg
羟考酮	–	15mg
曲马朵	–	150mg

表 10-3　术前类阿片药物转换		
术前类阿片药物剂量/24 小时	氢吗啡酮	吗啡
羟考酮 SR 30~40mg 芬太尼 25 μg/h 吗啡 SR 60~90mg	0.2mg/mL；30mL 持续：0.3mg/h 需求：每 15min 0.3mg 4 小时锁定：6mg	1mg/mL；30mL 持续：1.5mg/h 需求：每 15min 1.5mg 4 小时锁定：30mg
羟考酮 SR 60~80mg 芬太尼 50~75 μg/h 吗啡 SR 120~180mg	0.5mg/mL；30mL 持续：0.5mg/h 需求：每 15min 0.5mg 4 小时锁定：10mg	2mg/mL；30mL 持续：2.5mg/h 需求：每 15min 2.5mg 4 小时锁定：50mg
羟考酮 SR 100~160mg 芬太尼 100~125 μg/h 吗啡 SR 240~320mg	1mg/mL；30mL 持续：1mg/h 需求：每 15min 1mg 4 小时锁定：20mg	5mg/mL；30mL 持续：5mg/h 需求：每 15min 5mg 4 小时锁定：100mg
羟考酮 SR 180~240mg 芬太尼 150~200 μg/h 吗啡 SR 360~480mg	1mg/mL；30mL 持续：1.5mg/h 需求：每 15min 1mg 4 小时锁定：30mg	5mg/mL；30mL 持续：7.5mg/h 需求：每 15min 5mg 4 小时锁定：150mg

氢吗啡酮 IV (mg/24h)	吗啡 IV (mg/24h)	芬太尼 贴片	羟考酮 SR	吗啡 SR
0~7	0~35	–	–	–
8~11	36~55	25μg/h	每 12 小时 20mg	每 12 小时 30mg
12~16	56~80	50μg/h	每 12 小时 30mg	每 12 小时 45mg
17~21	81~105	75μg/h	每 12 小时 40mg	每 12 小时 60mg
22~26	106~130	100μg/h	每 12 小时 60mg	每 12 小时 90mg

表 10-4　PCA 阿片类药物转换

丁丙诺啡–纳洛酮(Suboxone)治疗来代替美沙酮,作为阿片类成瘾方案的一部分。Suboxone 部分阻滞 μ 阿片类受体,使其难以控制患者疼痛。最好在积极治疗患者疼痛时停用 Suboxone,在疼痛减轻后再重新应用[2]。患者服用美沙酮锥体或 Suboxone 时不应给予阿片激动剂/拮抗剂(纳布啡、布托啡诺和喷他佐辛),否则会突发即刻阿片类脱瘾综合征。

患者每日一次服用美沙酮时止痛效果很小或者没有。实际上,这类患者通常疼痛耐受性极低[105]。如果患者不能经口进食 (NPO),则改用 IV 方式给予美沙酮。美沙酮的 IV 剂量大约是口服剂量的 50%。将 IV 总剂量分份,以便间隔 8 或 12 小时给予相同剂量药物。这种给药方法是因为美沙酮不允许每日单剂量的大剂量 IV 推注。患者美沙酮维持给药方案应包含 PCA 阿片类药物治疗的持续量和需求量。其起始剂量应该比表 10-1 所列剂量最少大 50%。服用高剂量美沙酮的患者将需要高剂量阿片类药物止痛。

(一)阿片类的选择

吗啡仍然是止痛的金标准。它有多种可用剂量形式便于给药:液体(多种浓度)、栓剂、注射剂(IV、IM、SC 和硬膜外)、速释片及长效片剂/胶囊(每日一次或每 8~12 小时一次)。用于术后疼痛的有一种新型硬膜外脂质体性吗啡(DepoDur),其止痛效果可达 48 小时。

吗啡的一个缺点是会产生一种代谢产物,吗啡 -6-葡萄糖醛酸苷。这种代谢产物比吗啡自身有更强的潜在镇痛作用,然而它会蓄积在老年患者和肾功能不全患者体内。代谢产物的蓄积可引起镇静、意识错乱和呼吸抑制。给予纳洛酮可以立刻逆转这些副作用。吗啡一旦停用后这些副作用的消除可能需要 24~48 小时。

因为氢吗啡酮具有通用性并且可以降低老年患者和肾功能受损患者的副作用发生率,所以已成为我

们的首选药物。该药可 PO、IM、IV、SC,经直肠和硬膜外给药。除浓缩注射剂外,还有口服液。氢吗啡酮的一个问题是口服液的生物利用率差。口服剂和胃肠外剂型之间的等效剂量有较大差异。口服 4mg 氢吗啡酮与 1mg 胃肠外给药的效果类似。

由于有更安全的替代药品,哌替啶的使用已经显著下降。哌替啶有一种代谢产物为去甲哌替啶,无止痛效果但有潜在的中枢神经系统刺激作用。去甲哌替啶可以在患者尤其是肾功能不全患者中蓄积。患者在出现强直阵挛发作这种严重中毒症状之前可出现或不出现早期中毒体征(焦虑、瞻望、肌阵挛)。应避免使用纳洛酮,因为该药只能突发更严重的癫痫发作。苯二氮䓬类药物可以停止癫痫发作,患者如果停用哌替啶不会产生再次癫痫发作。对于肾功能正常患者,去甲哌替啶的药物半衰期为 12 小时。肾功能不全患者其半衰期延长。如果停用哌替啶,24 小时后副作用会下降。如果在肾功能正常患者使用羟嗪哌替啶,最高剂量不能超过 10mg/(kg·d)(600~900mg/d) 且不能超过 48 小时[146]。哌替啶静脉给药对于治疗术后和两性霉素 B 诱导的颤抖仍然十分出色。哌替啶口服效果不佳,50mg 剂量的止痛效果不如 1g 对乙酰氨基酚或者 NSAID。实际上口服哌替啶由于胃肠道的首过效应会产生更多的去甲哌替啶。

患者使用其他阿片类药物如果出现恶心、意识错乱或瘙痒,可以在 PCA 中使用芬太尼。芬太尼在肾功能不全患者中不蓄积。患者准备停用非口服给药的芬太尼时,所使用的芬太尼贴片应该与 PCA 确定的芬太尼每小时用药相等。贴片应放于无毛的皮肤并在适当的位置贴紧 30 秒以上。这样可以使贴片与患者皮肤良好黏附。PCA 和贴片重叠使用 8~12 小时后可以停用 PCA。对于突发性疼痛,患者通常需要 prn 口服短效阿片类药物如氧可酮、氢吗啡酮或羟考酮。Actiq 是

"棒棒糖样"的芬太尼。该药 prn 使用,但对无法忍受阿片类药物通常的口服给药方法时应谨慎使用。Actiq价格贵并且使用有些不便,一种 PCA 芬太尼贴片不久将能够使用,该贴片有信用卡大小并黏附到皮肤上使用。它通过离子电渗疗法导入一定剂量的芬太尼,初步研究表明该方法安全有效[86,167]。

羟考酮对肾功能不全患者安全,有多种口服剂量形式的羟考酮可用,液体、浓缩液、速释片和缓释片。服用 OxyContin 时,药片中 30%~40% 的羟考酮立刻释放,剩余部分释放时间超过 8~12 小时。有各种结合形式的羟考酮–对乙酰氨基酚可以应用。该药应用时含有最小剂量的对乙酰氨基酚来避免对乙酰氨基酚中毒,通常每片 325mg。慢性疾病患者摄取对乙酰氨基酚不能超过 4g/d 以避免肝毒性。也可使用羟考酮–布洛芬的复合制剂(每片药物含量为 5mg/400mg)。

氢可酮不可独立用做止痛药。常与对乙酰氨基酚或布洛芬联合使用。每粒药片含有布洛芬的剂量为 200mg;然而每粒药片对乙酰氨基酚的含量变化较大,从 325~750mg。氢可酮有可供使用的液体形式。氢可酮产品类别为 C Ⅲ 麻醉药,所以可能需要去药房申请并且已开的药方可能需要再配。

曲马朵作为止痛药有双重作用机制。曲马朵本身抑制去甲肾上腺素和 5- 羟色胺,然而其主要代谢产物去甲曲马朵与 μ- 阿片类受体结合。曲马朵为非控制类药物。有两种片剂,一种为 50mg 片剂;另一种为 37.5mg 曲马朵结合 325mg 对乙酰氨基酚。缓释品给药每日一次,可用强度为 100mg、200mg 和 300mg。缓慢上调滴度抑制下述副作用的发生:镇静、恶心和不确定性头晕。曲马朵和抗抑郁药联用可能引起癫痫发作或 5- 羟色胺综合征,但发生率低。

美沙酮价廉,是唯一半衰期长(至少 24 小时)的止痛剂,其立体异构体是 N-甲基-D-天冬氨酸(NMDA)受体拮抗剂,这意味着该药可能对神经性疼痛有影响。美沙酮可用剂型有注射剂(IV、IM)、片剂和液体。虽然美沙酮半衰期长,但止痛作用仅维持 6~8 小时,所以应用美沙酮止痛需要每 6~8 小时服药一次。美沙酮开始使用后,初始剂量固定并保持 3~4 天不变,以使药物蓄积。突发性疼痛患者需服用短效阿片类药物,接下来的 3~4 天 prn 使用阿片类药物应该减量。其他阿片类药物改用美沙酮可能较困难。长半衰期和等效转换取决于以前阿片类药物的每日用量。通常其等效剂量是吗啡等效剂量的 10%~25%。

多年来羟嗪已用作阿片类止痛的"增强剂"。实际应用证实,该作用的止痛实验在设计上是不完善的[139]。这些实验使用的是高剂量的羟嗪(100mg IM),而现在的标准剂量为 25~50mg。事实上羟嗪是一种抗组胺剂,轻度止吐并有有效的镇静作用。IM 注射时非常疼痛并且半衰期长(大约 24 小时)。现在我们一般避免使用羟嗪是为了减少镇静作用的问题。

阿片类药物通常会引起副作用,然而如果可以快速识别和处理,这些副作用是可以控制的。恶心和呕吐应该用止吐药(氟哌啶醇、甲氧氯普胺、异丙嗪)治疗,如果治疗期间这些副作用频繁发生,止吐药应预定 ATC 给药。患者对恶心和呕吐将发生耐受,但需要 1~2 周时间。降低阿片类药物剂量、改变给药途径、延长输液时间或者变换阿片类药物都可能有明显的结果。便秘是不发生耐受性患者存在的一种副作用。患者需要服用缓泻药,包括软化剂和刺激剂。缓泻药需要每日给药以便患者饮食正常的情况下每日或每隔一日排便一次。番泻叶-S、MiraLax 和乳果糖均为有效药物。阿片类药物或手术能引发肠梗阻。对于术后肠梗阻,如果患者不是长期服用阿片类药物,使用丁丙诺啡可以有效止痛并且不会加重肠梗阻。丁丙诺啡为 μ-受体不全激动剂,对平滑肌作用非常小,不会引起 Oddi 括约肌痉挛。美沙酮维持用药或长期服用阿片类药物的患者可能突然发生阿片类脱瘾。阿片类药物止痛时只能作为注射剂来使用,可 IM、IV 或通过 PCA 给药。

瘙痒并非确切的过敏指征,除非同时伴有荨麻疹和疹子。大多数阿片类药物引起组胺释放,从而引起瘙痒。阿片类药物口服和胃肠外给药均可引起瘙痒。人们认为,效能最小的阿片类药物(哌替啶)较效能最大的药物(芬太尼)引起的瘙痒更重。治疗方法之一是换一种效能更强的阿片类药物来减轻瘙痒。抗组胺药对瘙痒有一些效果。

患者变得镇静时需要重新评价阿片类药物的治疗。阿片类药物将引起呼吸频率下降、换气不足和缺氧,它们不引起呼吸困难或呼吸急促。需要除外其他的镇静原因,如其他药物(苯二氮䓬类)和代谢异常等。阿片类药物滴度是不是上升太快?患者是否服用吗啡并且现在已发生肾功能不全?除非患者发生呼吸暂停,纳洛酮(盐酸纳洛酮)应该低剂量缓慢给药,以避免疼痛反弹或阿片脱瘾。0.4mg(1mL)纳洛酮应混合 9mL 生理盐水,每 1~2 分钟 IV 推注 1~2mL,直到患者苏醒或取得满意的呼吸频率。纳洛酮作用持续时间短(30~60 分钟),所以对患者需要认真监测几个小时。

易发肌阵挛的先后顺序为哌替啶>吗啡>氢吗啡酮。患者清醒或睡眠时会发生无意识的对称性肌肉痉挛。患者正使用高剂量阿片类药物治疗或者药物滴度快速上升时会发生肌阵挛。一些佐剂(加巴喷丁)也会引起肌阵挛。有时肌肉痉挛是疼痛的,有时是温和地被肌阵挛困扰。减少阿片类药物使用剂量或者换一种不同的阿片类药物(美沙酮)可消除肌阵挛。使用一种苯二氮䓬类药物或者丙戊酸将有效地降低痉挛地发生次数和(或)强度。

神经病性疼痛有时难以鉴别。最重要的是询问患者看他们如何描述疼痛。诸如烧灼样、针刺、击中、酸痛、跳痛和电击等字眼,表明存在神经病性疼痛。骨骼手术完成后可能影响支配骨髓和骨基质的神经,因此神经病性疼痛应被看做骨性疼痛成分[114]。这种疼痛被代表性地描述为阿片类抵抗或不敏感。给予患者某种阿片类药物治疗这种疼痛时通常发生的情况是,患者获得一定止痛作用,但效果短暂。使用低剂量阿片类药物的患者也经常发生严重的副作用。这类患者表现为镇静作用,醒来要求止痛,接着在给予止痛剂前就躺下入睡。通常,单用阿片类药物对神经病性疼痛只有一定效果[23,55]。阿片类药物单用于神经病性疼痛时,尽管我们认为阿片类药物止痛的剂量已经足够,但患者倾向于主诉疼痛控制差。这样一来,患者可能被标记为“成瘾者”或“觅药者”,实际上,如果治疗早期使用一种药物,佐剂诸如加巴喷丁,患者的疼痛控制可能会更好。治疗难治性神经病性疼痛时,可能需要多种佐剂,最好使用不同药理学种类的药物,例如,抗惊厥药+肌松药而不是抗惊厥药+抗惊厥药[4]。通常首先施用抗惊厥药(加巴喷丁、奥卡西平、普瑞巴林),因为这些药物作用发生快速并且没有明显的药物反应,治疗后24~48小时患者可能发生有效的疼痛缓解。如果患者有肌肉痉挛,阿片类药物对消除痉挛无效。诸如巴氯芬、劳拉西泮和替扎尼定这些药物可以有效消除痉挛。地西泮和其代谢产物半衰期长,所以应用很少。抗抑郁药是有效的,但它们需要一个滴定过程,所以效能可能滞后。患者通常反应时间较短,并且相比抗抑郁作用的需要,剂量较低。含5%利多卡因的贴片(Lidoderm)对局部疼痛综合征是有效的。利多卡因可渗入表皮/真皮几毫米。血液系统药物水平大约是心律失常治疗需要量的1/10。表10-5列出治疗神经病性疼痛最常用的佐剂。

第二部分

抗生素治疗:全面考虑

Ioannis P. Kioumis, Joseph L. Kuti, Pharm.D.,
David P. Nicolau, Pharm.D., F.C.C.P.

抗生素是感染治疗必不可少的环节。一项精心设计的系统性回顾和Meta分析得出的结论认为,对骨关节感染应用抗生素治疗,1年后对患者的感染总体控制为78.6%,而所观察到的细菌消除率为77.0%。更为重要的是,此结果似乎不受急性或慢性炎症加重的影响。而且,按下述三个原则正确使用抗微生物药物可以产生良好的结果:

- 及时治疗。
- 选择对病原菌敏感的合适药物。
- 足够的剂量,包括给药方案(抗生素药量、给药途径和方法)和治疗时间。

人们现在已经充分认识到早期给予合适抗生素治疗的重要性[70,96,97,156]。最近资料表明,葡萄球菌可以侵入和持续存在于成骨细胞,如果早期不给予抗生素来阻止细菌生长,细菌可以降低随后使用的抗菌药物的效能[39]。需要强调的是,一旦获得药敏资料就应该将初期的经验用药治疗范围降低为针对性治疗药物。由于初期抗生素范围通常是广谱的,这对多重耐药菌的生长施加了选择压力,产生所谓的继发损害。降低初期经验用药为单一药物的另一个原因是,这可能降低初期选择药物的潜在毒性作用,因为对矫形外科感染进行抗生素治疗时间通常非常长。

尽管人们已经认识到在选择抗生素药物时需要考虑众多的宿主因素,但最重要的是感染的部位。所选择的药物只有在感染部位达到足够的浓度,治疗才可能有效。我们说“足够”一词时在大多情况下是指在感染部位的药物浓度必须超过对病原体起作用的最低抑菌浓度 (minimal inhibitory concentration, MIC),并且可以在某段时间内维持这种水平,从而使抗生素在微生物细胞表面或内部不得不占据关键数量的结合位点。骨创伤相关感染中,抗生素药物的治疗浓度在很大程度上受下列因素影响:骨渗透能力,血供充足,存在脓液,局部pH,最重要的是存在杂质。最后一个因素至关重要,因为某些细菌能够在杂质表面制造表面-黏附的小菌落。这些菌落能够产生一种众所周知的纤维表多糖,即糖萼,从而在其表面构

表 10-5 神经病性疼痛佐剂

药物	类别	起始剂量	剂量范围	副作用/注解
阿米替林 (Elavil)	三环抗抑郁药	睡前口服 10~25mg,每 3 天增加药量	每日 25~150mg	镇静、抗胆碱作用、QTc 间期延长
巴氯芬	肌松药	口服 5~10mg,tid,每 2~3 天增加药量	30~40mg,tid	镇静、谵妄、肌无力、避免用于肾功能不全、撤药痉挛
卡马西平 (Tegretol)	抗惊厥药	口服 100mg,bid,每 3 天增加药量	400~1200mg,2~3 次/日	镇静、SIADH、酶诱导、骨髓抑制、检测血清作用水平
地昔帕明 (Norpramin)	三环抗抑郁药	睡前口服 10~25mg,每 3 天增加药量	每日 25~150mg	比阿米替林少的镇静和抗胆碱作用、QTc 延长
度洛西汀 (Cymbalta)	抗抑郁药(SSNRI)	每日口服 20~30mg,每 3 天增加药量	60~120mg,分 2 次服用	恶心、失眠、头痛、腹泻、便秘、逐渐减少用量避免撤药反应
加巴喷丁 (Neurontin)	抗惊厥药	口服 100~300mg,tid,每 24 小时增加药量	900~3600mg,分 3 次服用	镇静、意识错乱、肌阵挛、肾损害时减少用量
5%利多卡因贴片 (Lidoderm)	局部麻醉药	每日一贴,贴 12 小时,空 12 小时	依据需要止痛的部位每天 1~3 贴,剪为合适大小	皮肤刺激、用于疼痛部位、带状疱疹后神经痛有效
美西律	抗心律失常药	口服 150mg,bid 或 tid,每 3 天增加药量	200~250mg,tid,口服	恶心、失眠、谵妄、不影响 ECG、不引起心律失常
奥卡西平 (Trilepal)	抗惊厥药	口服 150mg,bid,每 2 天增加药量	300~600mg,bid,口服	镇静、SIADH
普瑞巴林 (Lyrica)	抗惊厥药	口服 75mg,bid,每 24 小时增加药量	75~300mg,bid,口服	嗜睡、头晕、外周性水肿
替扎尼定 (Zanaflex)	肌松药	口服 2mg,bid 或 tid,每 3 天增加药量	4~8mg,tid,口服	镇静、低血压、口干
丙戊酸 (Deparote)	抗惊厥药	口服 250~500mg,bid,每 3 天增加药量	500mg~1g,bid,口服,IV 使用相同剂量	轻度镇静、颤抖、LFT 增加、检测血清水平
文拉法辛 (Effexor)	抗抑郁药(SSNRI)	每日口服 75mg,每 3 天增加药量	每日口服 150~225mg	恶心、头痛、镇静、失眠、逐渐减少用量避免撤药反应

缩写:SIADH,抗利尿激素分泌异常综合征;SSNRI,选择性 5-羟色胺和去甲肾上腺素再摄取抑制剂。

成复杂的生物被膜,抵制抗生素对细菌的作用。而且,这些微生物被剥夺营养,因此它们处于一种静止或缓慢增殖的状态,不宜受到循环免疫防御和大量有效抗生素的攻击[63,159]。微生物接种物大小有限时,有效治疗更为重要,所以初始迅速的抗感染治疗尤为关键,尤其是假体发生相关感染时。最后,足够的抗生素治疗还取决于可疑菌谱,局部微生物耐药性的流行性,重要的是该抗生素阻止耐药性的出现效能。

一旦需要使用一种药物或联合使用抗生素时,一定要仔细考虑所选择每种药的抗菌谱、剂量、不良作用、代谢不足时的所需调整剂量。表 10-6 列出了矫形外科感染中胃肠外常用药物治疗的活性菌谱。表 10-7 描述了有关这些药物潜在临床重大不良事件。表 10-8

给出常用抗生素的剂量以及肝或肾损伤患者的剂量调整。

持续抗菌治疗时通常产生耐受性。矫形外科感染的大部分病例不需要超过 6~8 周的化学药物治疗。拥有广谱活性的药物更易于改变患者的正常菌群,这种现象在具有抗厌氧菌活性的药物上更为突出。因为一些抗生素(如 β-内酰胺、利奈唑胺)能够明显引起血液异常,如骨髓抑制和出血时间延长,其他抗生素具有肾毒性(如氨基糖苷类)或者肝毒性(如某些喹诺酮类、利福平),所以患者应该进行定期试验以便早期检出这些严重的不良反应(见表 10-7)。应该密切监测肾损害患者的氨基糖苷类血浆浓度,因为有明显的药物毒性蓄积风险。尽管如

表 10-6　矫形外科感染中通常所使用药物治疗的活性菌谱

抗生素	革兰阳性*	VS肠球菌	MRSA	VR肠球菌	革兰阴性†	铜绿假单胞菌	不动杆菌	厌氧菌
天然青霉素类:青霉素 G	+	±	0	0	0	0	0	++‡
β-内酰胺酶抵抗青霉素:萘夫西林、苯唑西林	++	±	0	0	0	0	0	0
氨基青霉素:氨苄西林、阿莫西林	++	++	0	0	+§	0	0	++‡
氨基青霉素+β-内酰胺酶抑制剂:氨苄西林/舒巴坦	++	++	0	0	++	0	++	+++
抗假单胞菌 β-内酰胺类+β-内酰胺酶抑制剂:替卡西林/克拉维酸钾	++	±	0	0	+++	+	+	+++
哌拉西林/他佐巴坦	++	+	0	0	+++	+++	+	+++
第一代头孢菌素:头孢唑啉	++	0	0	0	±	0	0	0
第二代头孢菌素:头孢呋辛、头孢孟多	+	0	0	0	+	0	0	±§
第三代头孢菌素:头孢噻肟、头孢曲松	+	0	0	0	++	0	0	±§
头孢唑肟、头孢他啶	±	0	0	0	++	++	+	±§
第四代头孢菌素:头孢吡肟	++	0	0	0	+++	++	+	0
头霉素:头孢西丁、头孢替坦	++	0	0	0	+	0	0	+
碳青霉烯类:亚胺培南、美罗培南	+++	+	0	0	+++	+++	+++	+++
厄他培南	+++	±‖	0	0	+++	0	0	+++
单环 β-内酰胺类:氨曲南	0	0	0	0	+++	++	0	0
氨基糖苷类:庆大霉素、妥布霉素、阿米卡星	0¶	+#	0	0	+++	++	±	0
喹诺酮类:喹诺酮类、左氧氟沙星	+	0	0	0	++	++	±	±§
莫西沙星	+++	+	±	0	++	0	0	++
四环素类:多西环素	+	+	+	±	±**	0	0	+
米诺环素	++	+	+	+	±**	0	0	+
甘氨酰环素:替加环素	+++	+++	++	+++	+++	0	++	++
利福霉素类:利福平	++	0	+++	0	+**	0	0	0
糖肽类:万古霉素、替考拉宁	+++	+++	+++	0	0	0	0	+††
噁唑烷酮类:利奈唑胺	+++	+++	+++	+++	0	0	0	+††
链阳菌素:奎奴普丁/达福普汀	+++	++‡‡	+++	++‡‡	0	0	0	±§
脂肽:达托霉素	+++	+++	+++	+++	0	0	0	+††
磺胺类衍生物:甲氧苄啶/磺胺甲噁唑	+	0	+	0	+	0	0	0
硝基咪唑:甲硝唑	0	0	0	0	0	0	0	+++
林肯(酰)胺:克林霉素	++	0	0	+	0	0	0	++
多黏菌素类:黏菌素	0	0	0	0	+	++§§	++§§	0

缩写:VS,万古霉素敏感;VR,万古霉素耐药;MRSA,耐甲氧苯青霉素金黄色葡萄球菌;0,无效;±,对少数菌株活性有限;+,对选择性的菌株具有临床活性;++,活性佳;+++,活性优。

* 革兰阳性:链球菌 A、B、C、G,肺炎链球菌,甲氧西林敏感金黄色葡萄球菌。

† 革兰阴性:肠杆菌科和其他革兰阴性细菌,包括非发酵革兰阴性杆菌(如假单胞细菌属和不动杆菌属)。

‡ 对脆弱类杆菌无活性。

§ 对许多种类细菌仅有有限的活性。

‖ 对粪肠球菌活性有限。

¶ 对甲氧西林敏感金黄色葡萄球菌有效。

仅在协同用药时有效。

** 仅对某些种类细胞有作用,不包括肠杆菌科。

†† 仅对革兰阳性厌氧菌有作用。

‡‡ 对粪肠球菌无效。

§§ 对多元抗药(菌)株有作用。

表 10–7 临床潜在重大抗生素相关不良事件 *

抗生素种类	不良反应事件
青霉素类(天然青霉素、抗 β-内酰胺酶青霉素、氨基青霉素、羧基青霉素、脲基类青霉素、碳青霉烯类、单环 β-内酰胺类)	过敏性反应、血液异常(嗜酸性细胞增多、中性粒细胞减少、血小板减少)
	高剂量可能引起 CNS 反应(癫痫发作)
头孢菌素类(所有世代、头孢霉素类)	与青霉素类相比较小的超敏反应和血液反应
氨基糖苷类	耳毒性、肾脏和前庭毒性
喹诺酮类(所有世代)	CNS 反应(头晕、头痛、意识错乱)
	某些因子肝功能实验异常
	心律失常
	药物交互作用
四环素类	光毒性
	沉淀于牙齿
	与米诺环素合用前庭症状
	肝毒性、脑假瘤
甘氨酰环素	潜在性严重恶心和呕吐
	与四环素类相似的光毒性和牙齿沉淀作用
利福霉素类	肝异常、肝衰竭(很少)
	头痛、尿变色
	药物交互作用
糖肽类	耳毒性和肾毒性(很少)
	血液异常
	超敏反应
	快速注入可能引起组胺释放(红颈综合征)
利奈唑胺	长时间使用后的可逆性骨髓抑制
	乳酸性酸中毒、神经病变、视网膜病变
	药物交互作用(单胺氧化酶抑制剂)
奎奴普丁+达福普汀	静脉刺激、关节痛、肌痛
	药物交互作用
达托霉素	潜在肌肉毒性(肌酸磷酸激酶和肌痛增加)、超敏反应
甲氧苄啶/磺胺甲噁唑	皮肤反应、光过敏(很少)
甲硝唑	摄入酒精时戒酒硫样反应
	神经病学紊乱
	尿变色、荨麻疹
克林霉素	超敏反应
多黏菌素 E	肾毒性、神经毒性

* 此表中未包括胃肠症状(例如呕吐、恶心和腹泻)和艰难梭状芽孢杆菌小肠结肠炎,因为所有的抗菌剂均已观察到这些副作用。

此,由于存在长期抑制治疗的病例,人们已经积累了许多药物延长(或者有时为终生)给药的重要经验。

尽管许多病原体涉及矫形外科感染,但金黄色葡萄球菌是引起骨髓炎最常见的单一生物体,而且凝固酶阴性葡萄球菌在假关节感染中更为普遍。显而易见,用于这些病例的理想药物应该能够合并潜在的体外活性、潜在的低毒性、费用可承担、易于系统给药和(或)优良口服生物利用度。然而药物选择部分依赖于甲氧西林耐药性的局部流行,具备这些理想特质的抗生素包括以下几种:

• 氟喹诺酮类

表 10-8 通常所使用抗生素的剂量和肝肾损伤患者的调整剂量

抗生素	肾功能正常时的剂量	所估计肌酸酐清除率 (Crcl) 的肾脏损伤用药调整 (mL/min)			肝病调整剂量
		>50~90	10~50	<10	
青霉素 G	低剂量:60~120 万 U,IM qd 高剂量:>2000 万 U, IV qd	无	75%	20%~50%	
萘夫西林/苯唑西林	1~2g IM/IV q4h	无	无	50%~75%	减少剂量;不存在专门的推荐剂量
氨苄西林	150~200mg/kg IV qd	无	q8~12h	q12~24h	
阿莫西林/克拉维酸钾	500/125mg tid PO 875/125mg bid PO	无	250/500mg,阿莫西林 q12h	250/500mg 阿莫西林,q24h	
氨苄西林/舒巴坦	1.5~3g IV q6h*	无	q8~12h	q24h	
替卡西林/克拉维酸钾	3.1~5.2g IV q4~6h†	无	2.0g, q4~8h	2.0g, q12h	
哌拉西林/他佐巴坦	3.375~4.5g IV q6h†	无	2.25g, q6h	2.25g, q8h	
氨曲南	1~2g q6~8h†	无	50~75%	25%	
亚胺培南	0.5~1g IV q6~8h†	250~500mg q6~8h	250mg, q6~12h	125~250mg, q12h	
美罗培南	0.5~2g IV q6~8h‡	1g q8h	1g, q12h	0.5g, q24h	
尔他培南	1g IM/IV q24h	无	0.5g, q24h	0.5g, q24h	
头孢唑啉	1g IM/IV q6~8h	无	q12h	q24~48h	
头孢呋辛	0.75~1.5g IM/IV q8h	无	q8~12h	q24h	
头孢噻肟	1~2g IV q4~12h	q8~12h	q12~24h	q12~24h	
头孢西丁	1~2g IM/IV q6h	q8h	q8~12h	q24~48h	
头孢替坦	1~3g IM/IV q12h	无	50%	25%	
头孢曲松	1~2g IV q12~24h‡	无	无	无	仅在伴随严重的肾衰竭时减少剂量
头孢唑肟	1g IV q8~12h	无	q12~24h	q12~24h	
头孢他啶	1~2g IM/IV q8~12h	无	q24~48h	q48h	
头孢吡肟	1~2g IV q8~12h†	无	2g, q12~24h	1g, q24h	
阿米卡星	15mg/kg q24h	60%~90% q12h	30%~70%, q12~18h	20%~30%, q24~48h	
妥布霉素	5~7mg/kg q24h	60%~90% q8~12h	30%~70%, q12h	20%~30%, q24~48h	
庆大霉素	5~7mg/kg q24h	60%~90% q8~12h	30%~70%, q12h	20%~30%, q24~48h	
环丙沙星	200~400mg IV q8~12h†	无	50%~75%	50%	
左氧氟沙星	250~750mg PO/IV q24h	无	初始 750mg, 接着 500mg, q48h	初始 750mg, 接着 500mg q48h	
莫西沙星	400mg PO/IV q24h	无	无	无	轻度或中度的肝功能失调无需剂量调整
多西环素	100mg PO/IV q12h	无	无	无	
米诺环素	100mg PO q12h	无	无	无	肝功能失调无需剂量调整
替格环素	初始 100mg IV, 接着 50mg IV q12h	无	无	无	

(待续)

表 10-8(续表) 通常所使用抗生素的剂量和肝肾损伤患者的调整剂量

抗生素	肾功能正常时的剂量	所估计肌酸酐清除率(Crcl)的肾脏损伤用药调整(mL/min)			肝病调整剂量
		>50~90	10~50	<10	
利福平	600~900mg po/iv q24h	无	无	无	肝损伤患者仅在细致监控下给药
万古霉素	15mg/kg q12h§	1g q12h	1g q24~96h	1g q4~7 天	
替考拉宁	12mg/kg IM/IV q12~24h	q24h	q48h	q72h	
利奈唑胺	600mg PO/IV q12h	无	无	无	
奎奴普丁/达福普汀	7.5mg/kg q8h¶	无	无	无	严重的肝功能失调降低剂量
达托霉素	4~6mg/kg IV q24h	4mg/kg/d	CrCl<30, 4mg/kg q48h	CrCl <30, 4mg/kg q48h	
甲氧苄啶/磺胺甲噁唑	8~10mg(kg·d)分为 q6, 8 或 12h#	无	50%	不推荐使用	
甲硝唑	7.5mg/kg IV q6h 或者 15mg/kg IV q12h	无	无	无	肝衰竭时剂量：50% q12h
克林霉素	600~900mg IM/IV q8h	无	无	无	仅在伴随严重肾衰竭时减少剂量
多黏菌素 E(多黏菌素 E 甲磺酸钠)	2.5mg/kg q12h	无	2.5mg/kg q24h	2.5mg/kg q36h	

* 用于不动杆菌属感染的剂量通常更高一些(16~24g, qd)。

† 用于铜绿假单胞菌感染时使用高剂量。

‡ 用于脑脊膜炎使用高剂量。

§ 危重疾病患者可能需要负荷剂量(25mg/kg)。

¶ 中线需要量。

根据甲氧苄啶含量计算。

- 甲氧苄啶-磺胺甲基异噁唑
- 利福平
- 米诺环素、多西环素
- 替考拉宁、万古霉素
- 利奈唑胺
- 达托霉素
- 替加环素

口服抗生素治疗能够与胃肠外治疗同样有效。众所周知，某些氟喹诺酮类和克林霉素药物具有极好的生物利用度和骨渗透性，通常可成功作为胃肠外药物的替用品[66,82,89]。Stengel 和其同事于 2001 年进行了一项临床研究的 Meta 分析，对喹诺酮类和对照药物进行了比较，发现效能上没有任何统计学意义上的差别[154]。但是较新的药物如左氧氟沙星、莫西沙星和加替沙星与较老的药物相比时，对抑制喹诺酮敏感性葡萄球菌的体外活性更好。尽管喹诺酮类由于上面提到的优点得到高度评价，但应该指出这类药物除去抑制肠球菌效能较差外，环丙沙星、左氧氟沙星和莫西沙星的葡萄球菌耐药性正在增加[9]。写这本书时，关于较新的喹诺酮类药物在移植物相关感染中的应用没有实施充分随访间期的临床对照研究，而且，这些药物同利福平交互作用的可能性还没有进行系统评估。克林霉素仍然是绝对可靠的有效抗葡萄球菌药物，对大部分后天免疫性甲氧西林耐药金黄色葡萄球菌群体(CA-MRSA)保持活性[59]。

糖肽万古霉素已被传统用作治疗甲氧西林耐药金黄色葡萄球菌(MRSA)导致的骨感染。万古霉素使用限于 MRSA 感染和不能耐受可替换药物的患者。该药的骨渗透是边缘性的，尤其是在皮质骨[65]，其杀灭率慢，仅能用作血管给药，肾损害患者必须进行剂量调整，深部感染的厌氧生物环境可能对活性起反作用[165]，该药的使用与感染发生率的增加相关[159]。虽然如此，文献中报道了该药使用的大量经验。另一种糖肽替考拉宁用于除美国外的许多国家，具有同万古霉素类似的抗葡萄球菌活性，但报道其骨渗透性更好[35]。其另外一个潜在优点是可以肌肉给药。替考拉宁在使用高剂量和长期治疗时与血小板减少症和中性粒细胞减少症相关[178]。

利福平特别适用于矫形外科感染，因为它在对抗葡萄球菌方面有极好的作用，并且敏感性不依赖于甲氧西林。利福平在抑制静止性或缓慢生长的黏附葡萄球菌群体时也具备保持活性的优点，但该药绝不能用做单一疗法，因为在一些病例中发现耐药性发展非常迅速[115]。作为联合治疗的一种，利福平与氧氟沙星、氧氟沙星、甲氧苄啶-磺胺甲基异噁唑、米诺环素、利奈唑胺、奎奴普丁/达福普汀和达托霉素合用时可以提高效能，但与萘夫西林合用不能[36,80,116,126,136,162,182]。利福平代表着抗葡萄球菌联合用药的基石，这一广泛接受的事实促使人们激起兴趣来进一步研究新型利福霉素药物来治疗移植物相关感染。米诺环素和多西环素均是四环素家族成员中的长效肠内吸收药物，它们对抑制许多菌株的 MRSA 表现出良好的活性，并且单独或联用利福平已经成功用于一些有限的相关感染病例中，包括骨接合术后的感染[120,134]。

对于耐受口服药物的有机体，已经成功实施门诊患者胃肠外抗生素治疗（OPAT）[158]。这种情况下例如头孢曲松每日一次给药是首选[159]，并且一周三次使用替考拉宁治疗骨髓炎取得了良好的结果[63]。

由于治疗骨感染的困难性，因此人们必然会寻找新的抗菌剂。利奈唑胺是很有希望的抗微生物制剂，具有 100% 生物利用度、高度的骨渗透性和实际上对所有革兰阳性球菌的潜在抑制活性[94]，但来自大量样本临床实验的数据虽良好却显得不足[14,74]。值得注意的是，一些研究针对严重感染比较了利奈唑胺和万古霉素，结论是利奈唑胺更好一些[170,180]。然而还不清楚这种作用是否归因于利奈唑胺较好的药理学作用或者是由于金黄色葡萄球菌对万古霉素的异质耐药性[75]。替加环素是美国批准的一种用于皮肤和皮肤结构感染的新型甘氨酰环素抗生素，该药表现出广谱活性并且在实验性的骨髓炎评估中取得令人鼓舞的结果[47,181]。值得一提的是替加环素对抑制铜绿假单胞菌没有活性。达托霉素是一种

循环脂肽，体外可以迅速杀菌抑制 MRSA 和万古霉素耐药性葡萄球菌及肠球菌。该药在有限的研究中表现出效能，除去实验性的慢性葡萄球菌骨髓炎[132]和异物感染外[137]，还包括革兰阳性耐药的骨和关节感染[43]。需要指出的是，该药在有些报道中表现出表皮葡萄球菌静止期 MBC 的 6 倍增高，并且该药在体外和组织架模型中对黏附金黄色葡萄球菌和表皮葡萄球菌呈现出低度活性[8]。口服链阳性菌素 A 和 B 混合剂普那霉素也被实验用于抑制甲氧西林耐药性金黄色葡萄球菌骨关节感染，并且取得相当好的结果[110]。另一种链阳性菌素 A 和 B 的复合物奎奴普丁/达福普汀门诊对难以治疗的感染患者通过静脉给药获得成功治疗[129]。

尽管对于抑制矫形外科手术相关感染存在一个大范围的抗生素药品库，但许多病例的结果仍然欠佳。递送抗生素到感染部位的先进技术和可能使用药品的开发可能代表着将来对这些难治性感染的药物选择，如 RNAⅢ-抑制肽[6]通过群感效应机制起作用（由此破坏细菌细胞-细胞联系和随后的生物膜形成）。

第三部分

抗凝

Elizabeth E.C. Udeh, Pharm.D., B.C.P.S.

静脉血栓栓塞（VTE）是矫形外科手术一种常见的可预防的并发症，并且 VTE 患者是应用抗凝剂的主要指征。VTE 可表现为深部静脉血栓形成（DVT）和肺栓塞（PE），是一种影响健康的重要因素是最主要的致死原因之一，每年可导致 200 多万人死亡[147]。世界范围内所报道的每年发生率为 1‰~2‰[12,57]。VTE 在北美和欧洲普通人口中的发生率估计 DVT 为 160/100 000，PE 为 70/1000 000[12]。许多研究报道在重大矫形外科手术中 DVT 和 PE 的变化率，不预防情况下为 50%~80%，静脉造影证实为 DVT 采取有效预防措施的变化率为 10%~25%[38,49,53,77]。髋部骨折手术致死性 PE 估计为 13%，如果进行髋关节置换增高到 20%[49]。血栓形成综合征（静脉功能不全、溃疡和疼痛）是 VTE 的一种长期并发症，DVT 后 5 年内所报道的发生率为 60%~70%[67]。每年静脉溃疡的发生率为 300/100 000，其中文献报道 25% 与

DVT 有关[111]。

一、静脉血栓栓塞病理生理学

临床 VTE 过程由促成血块形成因素(血管损伤、静脉淤滞和高凝性)和本身纤维蛋白溶解系统(正常血流和天然溶栓剂)之间的平衡所控制[69]。平衡的破坏引发血栓形成刺激压倒内源性抗血栓形成系统,导致血块形成[69]。矫形外科手术与器械有关,使患者更易于血管损伤、静脉淤滞和高凝性,成为 VTE 高风险因素[10]。18 世纪 Rudolf Virchow 已认识到这三个因素在血栓栓塞发病中的重要性——Virchow 三因素[69]。血管损伤引起血小板聚集和组织凝血致活酶的释放。组织凝血致活酶激活外源性凝血级联途径,与此同时损伤血管处的血液中成分激活由 XIa 和 XIIa 介导的内源性凝血途径。净效应是在共同途径中激活因子 X,随之因子 II (凝血酶原)转换为因子 IIa (凝血酶素),接着纤维蛋白素原转化为纤维蛋白凝块[69]。大部分 DVT 发生于腓肠肌群的远端深静脉(84%),较少发生于近段静脉(40%)[10]。如果不做处理,20%~25%的腓肠静脉血栓会向近端静脉延伸,成为大部分非栓子的来源[53, 57]。除去矫形外科内在的血栓形成潜能外,许多患者经历重大矫形外科手术后已经处于病态和危险因素下,从而易于发生 VTE。这些危险因素将在以下部分讨论。

二、静脉血栓栓塞危险因素

许多临床条件使患者易于发生 VTE,并且发生 VTE 后也会降低患者的存活(表 10-9)。这些危险因素包括:可遗传条件,例如抗凝血酶 III、蛋白 C 和蛋白 S 缺乏;获得性高凝病症如高胱氨酸尿症;因子 VIII 水平增高;激素疗法;合并存在一些疾病如肥胖、新陈代谢症候群、恶性肿瘤和先前发生过 VTE[10, 53, 57, 68]。最近把长时间的空中旅行(>8 小时)加入到 VTE 的危险因素增长表中,并且与 10%的 DVT 发生率相关[48]。这些危险因素是累积性的,而且患者在矫形外科手术前出现多种危险因素也并非少见[53]。已经出版过一些危险评估模式旨在帮助临床医生对 VTE 患者进行风险分级(低、中、高、极高)[49, 53]。美国胸内科医师学会(ACCP)在 2004 年指南中强烈建议每个医疗机构都要制定一项可行的方案对患者发生 VTE 风险进行评估[53]。

三、静脉血栓栓塞临床表现

DVT 相关非特异性临床症状和体征包括以下方面:一侧腿痛或触痛、肿胀、变色、静脉扩张以及受累侧腓肠肌可触及的条索状物[68]。不足 50%的 DVT 患者足背屈时出现膝后或腓肠肌疼痛(Homan 征)[68]。许多 DVT 患者无症状,但仍有 PE 高风险[68]。PE 表现为呼吸困难、气促、心悸、胸痛、咳嗽、咯血、猝死或者完全无症状[57]。据报道,70%诊断为 PE 的患者具有无症状 DVT,而静脉造影证实为 DVT 的患者有近 50%表现为临床静默性(无症状性)PE[53, 57]。

表 10-9 预防静脉血栓栓塞(VTE)的临床危险因素概况

VTE 危险因素

并发症	遗传性或获得性血栓形成倾向
急性感染、肺炎、败血病	活化蛋白 C 抵抗
癌症/恶性肿瘤	抗磷脂抗体
心脏疾病(心力衰竭、MI)	抗凝血酶 III 缺乏
中央静脉导管插入	高同型半胱氨酸血症
吸烟	狼疮抗凝物
固定/麻痹/脊髓损伤	凝血酶原 G20210A 突变
炎症性肠病	**药物**
缺血性发作	雌激素和激素治疗
过去几个月做过大手术	服用口服避孕药
新陈代谢症候群	**天然的**
骨髓增生障碍	高龄
肾病综合征	妊娠或产后
肥胖(超重>20%理想体重)	**其他**
过去几个月矫形外科手术	矫形外科中使用石膏和水泥
先前有明显的 VTE 家族史	
呼吸衰竭,严重的 COPD	长途空中旅行
血栓性疾病,静脉曲张	
创伤,特别是骨折	

出血风险和抗凝禁忌证

活动性出血
凝固阻碍或低血小板计数<20 000/mL
超敏反应
颅内出血
轴索麻痹/痛觉缺失<24 小时
近期行脑部或眼部手术
近期脑部或脊髓创伤
脊柱穿刺或腰椎穿刺<24 小时

(Data from references 12, 18, 48, 53, 57, 68 and 69.)

四、静脉血栓栓塞诊断

由于许多患者无症状而且报道的临床症状对 VTE 是非特异的,所以 VTE 难以诊断。非侵入性检查包括影像学和非影像学技术。影像学检查包括小腿静脉放射影像多普勒超声(DUS)、阻抗容积描记法、磁共振成像、下肢纤维蛋白原吸收扫描,对诊断 DVT 均有效[68]。然而,这些 DVT 检测的特异性和敏感性取决于检查者的经验[68]。唯一的非影像学、非侵入性检测是全血 D-二聚体测定,该测定由于假阳性结果而有一定局限性,并且负性预测值随化验敏感性和方法而变化[57, 68]。金标准检测是使用放射对比剂的静脉造影[68, 164]。这是一种侵入性检测,患者会发生造影剂过敏反应[57]。

PE 诊断检测包括通气灌注(V/Q)扫描、螺旋计算机断层摄影术(CT)扫描和选择性肺血管造影[57]。V/Q 扫描使用最广泛,但是诊断 PE 确诊率只有 30%~40%[57, 68]。螺旋 CT 扫描对大血凝块最敏感,而诊断的金标准是肺血管造影,它是一种伴随明显并发症的侵入性操作[57]。诊断并进行初始治疗的总病例仅占每年所估计 PE 患者的 25%[57]。PE 患者还常见胸片、心电图和动脉血气异常,但这些表现是非特异性的[57]。对无症状 PE 患者常规使用 DUS 筛选来诊断和预先治疗高风险患者在大范围研究中并没有证实,因此并不推荐[53]。患者累积性危险程度评估和分级对辅助诊断 VTE 有帮助。

五、血栓预防静脉血栓栓塞的根本原因

VTE 预防的根本原因与下列因素有关:临床表现的相对非特异性、诊断检测的敏感性和特异性低以及会突发灾难性 PE 并发症。大部分患者的 VTE 无临床症状,而且所引起的 PE 结果通常是突发的,引起致命性结局[18, 53, 58]。由于适合行手术的老年人数的不断增加,患者首发 VTE 后 10 年内的复发率约为 1/3,以及常规血栓预防的矫形外科手术后。VTE 发生率高(40%~80%)且风险高,因此常规血栓预防势在必行[38, 53, 57, 77, 142]。一篇报道指出,多达 70%~80%死于 PE 的住院患者死前并未确诊[53, 69]。非致命性 VTE 患者将来极易再发 VTE 和慢性血栓形成综合征(静脉功能不全、疼痛、溃疡)[18, 53, 67]。预言高危患者谁将进展为

有症状的 VTE 并发症实际上是不可能的[53]。在缺乏预防的情况下,对有症状的 VTE 患者进行调查和治疗将花费巨额的财务费用[18, 53]。VTE 治疗也会使患者易于发生出血[18]。总之,目前所用的预防措施对于预防 VTE、相关并发症和费用上是高度有效的[18, 33, 53, 67]。

六、静脉血栓栓塞的预防

矫形外科的理想目标是,主动鉴别和预防 VTE 高风险患者,以便降低 VTE 及其相关并发症的总体发生率。理想的预防措施应该是高效、安全且高性价比。目前所用的预防措施没有一项对所有患者都是理想的,因此选择预防方案应依据患者的风险分级。许多药理学和力学方法的有效性已在临床研究中得到证实[18, 38, 46, 53, 77, 85, 89, 93, 104, 164]。

(一)非药理学预防措施

力学方法(弹力袜、空气压缩机和足泵)和早期下床活动可以预防 VTE,其原理是增加静脉血流速度,因此可以防止静脉淤滞而且没有抗凝伴发的出血风险。采用力学预防可以使 DVT 的相对风险降低 20%~70%,但其有效性低于以抗凝药物为基础的方法[46, 53]。一项循证医学评估显示,分级加压弹力袜(GCS)可以使普通外科手术和全髋关节置换术 (THR) 患者的 DVT 相对风险分别降低 64%和 57%[1]。联合应用其他抗凝剂时可以提高 GCS 的效果[1, 10, 73, 77, 145]。间歇式气压(IPC)装置(足底泵和足靴)也可增加纤维蛋白溶解,降低矫形科手术后的 VTE 发生率[18, 46, 53, 142]。对于出血风险高的患者建议 GCS 和 IPC 要联合应用抗凝剂以增强效果[53]。可回收式腔静脉(VC)滤器可用于极高风险患者和暂时性抗凝禁忌证患者的短期治疗[53, 57]。

(二)药理学预防措施

在矫形外科,已对低剂量普通肝素(LDUFH)、低分子量肝素(LMWH)、戊多糖、维生素 K 拮抗剂、华法林和阿司匹林的血栓预防作用进行了大量研究和比较,不过对它们作用和效果的优先顺序尚有争议。目前正在对一些新药物的 VTE 预防效果进行临床试验评估[27, 40, 71](表 10-10)。

普通肝素(UFH)是一种多糖聚合物异质混合物,与抗凝血酶Ⅲ(ATIII)结合可以抑制因子 IXa 和 Xa 及

---

* 见参考文献 10, 12, 18, 25, 46, 53, 89, 99, 104, 111, 113, 119, 122-124。

适应证	推荐药物（级别）	时间（h）	持续时间（天）
全髋关节置换术	达肝素钠 5000 IU SC 每日 (1A) 依诺肝素 30mg SC q12 h (1A) 依诺肝素 40mg SC 每日 (1A)	术前 12 h 或者术后 12~14 h	10；延长至 28~35
	达肝素钠 2500 IU SC 术前与术后； 　5000 IU SC 每日	术前<2 h，术后 4~6 h，或者第 　二天起每天一次	10；延长至 28~35
	磺达肝素 2.5mg SC 每日 (1A)	术后 6~8 h	10；延长至 28~35
	VKA 剂量调整：INR 2~3 (1A)	术前或者术后晚上	10；延长至 28~35
	LDUFH：不推荐单独使用 (1A)		
全膝关节置换术	达肝素钠 5000 IU SC 每日 (1A) 依诺肝素 30mg SC q12 h (1A) 依诺肝素 40mg SC 每日 (1A) VKA 剂量调整：INR 2~3 (1A) 磺达肝素 2.5mg SC 每日	同上	10；如果高风险累积延长
髋部骨折手术	磺达肝素 2.5mg SC 每日 (1A)	手术延迟时术前用药；术后出 血停止时用药	10；延长至 28~35
	达肝素钠 5000 IU SC 每日 (1C) 依诺肝素 30mg SC q12 h (1C)	手术延迟时术前用药；术后出 血停止时用药	
	VKA 剂量调整：INR 2~3 (2B) LDUFH 5000 IU q8h (1B)		
创伤伴有骨折	依诺肝素 30mg SC (NA) 达肝素钠 500 IU SC 每日 (NA) 磺达肝素 2.5mg SC 每日 (NA)	出血稳定后	依据风险分级
选择性脊柱↑风险	肝素 5000 IU SC q8h (1C) 依诺肝素 30mg SC 每日 (1B)	术后	依据风险分级

表 10-10　矫形外科血栓预防

缩写：IU，国际单位；SC，皮下；LDUFH，低剂量普通肝素；INR，国际标准化比率；VKA，维生素 K 拮抗剂。
(Data from references 12, 53, 57 and 147.)

凝血酶形成。一项 Meta 分析结果显示，高风险矫形外科患者中每 8~12 小时使用肝素 5000 单位优于不做任何预防，但效果低于 LMWH 和磺达肝素[46]。调整剂量的 UFH 用来维持部分凝血致活酶时间（PTT）在正常范围上限似乎更加有效，但这一结果仅见于小样本临床研究并且需要时常监测[53]。除了所有抗凝剂除常见的出血风险外，肝素还会伴发肝素诱发的血小板减少症（HIT1 型和 2 型）[12]。在选择性髋和膝关节置换术的血栓预防中不推荐单独使用 LDUFH，但可以用于髋部骨折手术[53]。

达肝素钠（LMWH，又称依诺肝素）对抑制因子 Xa 更具特异性，现已证实其在矫形外科手术血栓预防中是安全有效的[58]。LMWH 的剂量应答关系更具可预测

性，而且比 LDUFH 更有效[46, 53, 85]。LMWH 的 HIT 发生率也较低[10, 12, 53]。LMWH 与华法林相比较得出相互矛盾的结果；然而两项随机实验的 Meta 分析发现，在全膝关节置换术（TKA）中 LMWH 在预防总体和近端 DVT 方面比调整剂量华法林更有效，但术前开始用药会增加出血风险[85,124]。比较 LMWH 在矫形外科手术血栓预防效果得出的结论是，三种不同的 LMWH 具有临床效果同等性[89,122]。依诺肝素对肾损害患者需要剂量调整。

戊多糖是在 UFH 和 LMWH 中发现的抗凝血酶结合戊多糖序列的合成同型物。磺达肝素是该级别中的第一种药物，可以选择性抑制因子 Xa 活性从而抑制凝血酶产生。一项系统性回顾性 Meta 分析发现，在全

髋关节置换术(THR)、全膝关节置换术(TKR)和髋部骨折手术(HFS)中，术后 6 个小时开始皮下(SC)给予 2.5mg 磺达肝素持续 11 天，相比依诺肝素可以更有效地降低 VTE 的发生(相对风险降低 55%)，但出血率明显增加[164]。ACCP 已批准磺达肝素在矫形科手术后用于预防 VTE 以及在 HFS 后用于延伸预防，但不建议联合应用 LMWH 或者维生素 K 拮抗剂(VKA)[53]。对肾损伤患者还需要根据经验进行剂量调整。

华法林和维生素 K 拮抗剂会干扰维生素 K 依赖性凝血因子(Ⅱ、Ⅶ、Ⅸ、Ⅹ)和抗凝蛋白 C 与 S 的肝脏合成，也会阻止凝块的蔓延[10, 69]。一项 Meta 分析评估了 VKA 在矫形骨科手术中预防 VTE 的有效性，结果显示 VKA 比安慰剂和 IPC 效果更好，但伤口血肿发生率较高，与 UFH 和抗血小板药物效果相当，比 LMWH 效果差，并且与 LMWH 的出血风险无任何差别[104]。THR 和 TKR 后推荐用剂量调整华法林/VKA 达到目标 INR 2.5(范围为 2~3)[53]。较低的目标 INR 范围(1.8~2.5)曾用于减小术后血肿[104]。VKA 治疗中主要关注的是：反应的易变性，与其他药物、食物和疾病的交互作用，以及需要频繁监测。

阿司匹林和抗血小板药物通过抑制血小板的环氧合酶活性来防止血栓形成，曾用于矫形外科 VTE 预防的少数研究中[53]。肺栓塞预防(PEP)试验数据显示，对 13 356 例髋部骨折和 4088 例选择性髋关节成形术患者每天给予阿司匹林 160mg 并维持 5 周，症状性 DVT 下降 36%，致死性 PE 下降 53%，表明该药在 HFS 有较好的效果[124]。由于许多患者同时还采用了非药理学预防措施，所以这些结果并不确切。矫形外科手术中不建议单用阿司匹林进行 VTE 预防[38, 53]。

在矫形外科大手术 VTE 预防的各期临床试验中使用的其他药物是直接凝血酶抑制剂地西卢定、美拉加群/希美加群和口服因子 Xa 抑制剂 BAY 59－7939 及 LY517717。

天然水蛭素及其重组体地西卢定可直接抑制游离和凝结的凝血酶[177]。三项标准化多中心研究评估了选择性髋关节置换术使用地西卢定 VTE 比使用 UFH 5000 U 每日三次能更有效预防的有效性[177]。在 THR 中使用地西卢定 15mg 每日两次预防整体 DVT(23% 比 7%，P<0.0001) 和近端 DVT (16% 比 3%，P<0.0001)[177]。选择性髋关节置换术中每日两次使用 15mg 地西卢定，比每日使用 40mg 依诺肝素可明显降低总体(18.4% 比 26%)和近端 DVT(4.5% 比 7.5%)，而且不增加出血并发症的发生率[40]。

美拉加群/希美加群(前药)是直接凝血酶抑制剂，曾用于前瞻性临床试验来预防矫形外科手术后 VTE。一篇综述文章支持下述临床研究结果：每日两次固定口服 24mg 希美加群或者皮下给药 2~3mg，接着在 THR 和 TKR 后每日两次给药，每次剂量 24mg，比每日 40mg 依诺肝素和调整剂量的华法林更为安全有效，而且不需要凝血监测但有较高的出血倾向[27]。不过美拉加群/希美加群目前还没有批准在美国使用。

两种新的因子 Xa 口服抑制剂(BAY 59－7939 及 LY517717)在临床试验早期结果看来很有希望用于矫形外科手术中的血栓预防[71]。

(三)矫形外科静脉血栓栓塞的预防

抗凝治疗伴发的出血并发症已被列为血栓预防不充分的一个主要原因[53]。随机安慰剂对照研究的大量数据表明，目前低剂量化学药物预防的大出血风险很小[53, 58]。然而同样重要的是，必须评估患者抗凝预防的出血风险并处理为具有器械使用禁忌证的患者[58](表 10-9)。

矫形外科大手术中血栓预防开始或持续的最佳时间(术前对术后)是一项有争议的课题。驱使这种争论有两个相互对立的因素，其关注点不同，有的认为在手术过程中可能开始了血栓形成，相对的意见是，需要对手术操作和区域麻醉所伴发的出血风险加以控制。针对这个问题进行多项临床研究[76, 119, 127, 155]。在一项 Meta 分析中，出院前静脉造影片发现术前和术后使用 LMWH-达肝素钠的 DVT 发生率分别为 10% 和 15.3%(P=0.02)，而且术前接受 LMWH-达肝素钠的患者比术后使用 LMWH (P=0.01) 较少发生大出血(0.9% 比 3.5%)，但高于术后使用华法林[76]。一项系统性回顾发现，选择性髋部手术中术前使用 LMWH 在降低 VTE 发生率方面并不比术后使用好，并且有增加出血的倾向[155]。术后 6~9 小时开始血栓预防是有效的，而且不增加大出血的概率[127]。选择性关节成形术中延迟给予磺达肝素的结论是，术后 18~24 小时开始给予 2.5mg 磺达肝素与使用华法林和依诺肝素相比在疗效和安全性上是相当的[119]。鉴于这种相互矛盾的结果，建议矫形外科手术的血栓预防时间应依据对特定药物的效能与出血的权衡考虑来确定[53]。

为了使矫形外科大手术后 VTE 预防最大化，对其血栓预防的持续时间也存在争议。有力的证据表明，THR 后凝血连锁反应进行性激活要持续 4 周或更长时间，而且血栓形成的风险会持续 3 个月[33, 53, 83, 174]。对

19 586 名 THR 和 24 059 名 TKA 患者的一项流行病学调查指出，出院后静脉造影片证实的 VTE 发生率，THR 患者为 76%，TKA 患者为 47%[174]。术后 VTE 诊断的中位时间，TKA 为 7 天，THR 为 17 天[42]。症状性表现结果的 Meta 分析表明，术后 3 个月内膝关节置换的总体 DVT 患病率为 38.8%，相比之下，髋关节置换的患病率为 16.4%（P<0.001）[34]。出院后继续使用 LMWH、VKA 和磺达肝素 4~5 周进行血栓预防能有效降低 VTE 的发生率而且不会增加出血风险[25, 123]。矫形外科大手术后进行固定和住院期限的不断减少均已证实，需要延长预防时间，因此 ACCP 建议 THR 和 HFS 后的预防时间为 28~35 天[53]。

矫形外科手术主要关注的是在血栓预防的同时能否应用轴索麻醉/止痛。矫形外科大手术中局部麻醉有益于降低 VTE 风险而受到推荐并经常应用[49, 53, 73]。轴索麻醉/止痛的脊柱血肿发生率低，但与 LMWH 的文献报道一样，对 VTE 进行化学预防会增多[53, 73, 134]。得到临床证据支持的是，要对有明显潜在性出血风险的患者进行仔细的鉴别和排除，此外在对轴索中进行操作中要格外仔细，这样才能安全地同时应用轴索麻醉/止痛和血栓预防[53, 134]。美国区域麻醉协会（ASRA）关于轴索麻醉和抗凝的商讨会对临床医生改进安全使用区域麻醉和抗凝剂提供了指南[73, 134]。ACCP 也建议，连续硬膜外麻醉与华法林同时使用不能超过 1~2 天，而且去除导管时 INR 不得小于 1.5。对于 LMWH 和其他抗凝剂，他们的建议是，去除导管后至少 2 小时后才能开始治疗。对于服用 LMWH 和 UFH 的患者，硬膜外导管应该在特定药物的给药间隔结束后才能插入或移除[53]。

我们能够鉴别 VTE 高危患者，但仍然不能预测哪一位患者会发生症状性 VTE；因此建议，对于经历矫形外科手术的所有患者都要应用一种或多种经过验证的方式进行常规血栓预防[58]。其他矫形外科手术，如选择性脊柱手术和膝下组织损伤和骨折，发生症状性 DVT 的概率较低，但当患者有附加危险因素时患者需要化学预防。

第四部分

精神活性物质滥用综合征：识别、预防与治疗

Caesar A. Anderson,M.D.,George A. Perdrizet,M. D., Ph.D., F.A.C.S.

任何殖民地上的最初精神力量从来不是报纸、安息日学校和传教士，而总是威士忌。

——马克·吐温

第一节 引言

精神活性物质依赖患者经常住院进行急救而且需要手术干预[45, 125]。这一节将帮助外科医生回答如下 3 个问题：

（1）哪一个患者住院期间有发生急性戒断综合征的风险？

（2）如何早期识别这些患者？

（3）预防这种药物并发症的发生应该做什么？

这里重点要讲的是酒精依赖综合征，因为它是矫形外科、创伤和手术患者中最常见且最疑难的精神活性物质依赖综合征[3, 7, 22, 62, 112, 118]。常到紧急救护医院就诊的患者所患损伤和疾病大多是精神活性物质沿用的直接后果。25%~35% 的非致命性机动车损伤和 40%~50% 交通事故死亡涉及酒精[121]。据估计，这些患者中有 10%~40% 为酒精依赖，因此在其住院期间有发生酒精戒断综合征（AWS）的风险[54]。急性醉酒和损伤患者中 75% 有可能被诊断为慢性酒精中毒[132]。精神活性物质滥用和损伤的流行相关性促使 EAST 损伤控制和暴力预防委员会出版了一份意见书，评述了酒精和其他药物在受伤患者护理中所起的作用[148]。美国有近 820 万人存在酒精依赖，350 万人存在违禁药品依赖，包括中枢神经兴奋药（100 万人）和阿片类药物（75 万人）。美国每年因酗酒导致大约 85 000 人死亡，花费约 1850 亿美元[136]。由于精神活性物质滥用疾病的高流行性，在紧急救护机构中执业的外科医生很可能会遇到这种具有挑战性并令人沮丧的状况。

因伤害或疾病入院的患者，如果先前有精神活性物质滥用疾病将会大大增加发生并发症的风险[44,78,152]。出现急性戒断综合征的术后患者，住院时间会延长且会发生并感染[95,109,161]。酒精戒断综合征会使住院患者

的住院时间延长以及发病率和病死率的增加,而且可能导致危及生命的并发症[175]。发生震颤性谵妄(DT)或者急性精神病会危及生命[87,107]。最后需要注意的是,精神活性物质依赖患者经常隐匿严重的内科和精神疾病,必须对其进行识别和治疗[141,171]。由于精神活性物质依赖的长期性所导致的慢性疾病很常见,其表现形式为终末器官功能障碍。心脏、中枢神经系统、肺、免疫系统及胃肠器官功能障碍常见,并且会使患者的病程出现术后多发并发症且住院时间长的特征[91,160]。许多酗酒者患有严重骨病,这使他们处于骨和伤口愈合不良的风险[21]。骨质减少和骨折,尤其是脊柱和肋骨,大多伴有骨质疏松。乙醇对成骨细胞有直接毒性。引起骨病变的其他因素包括性腺功能减退、钙摄入减少和吸收不良、尿钙排泄量增加、运动减少和甲状旁腺素对低钙的反应性发生改变。酗酒者无血管骨坏死的风险也增加[81]。

因创伤而住院手术的患者中最常见的精神活性物质依赖综合征是:①酒精中毒、成瘾和戒酒(40%~50%);②阿片成瘾和戒断(10%);③急性可卡因中毒(5%~10%);④苯二氮䓬类戒断[16,103,148]。

第二节　定义

精神活性物质依赖这一术语是指服用酒精或其他药物将该个体置于损伤、成瘾和依赖的风险中。经常发生的有关社会和法律问题都与这些情况有关。为了尽量减少该疾病定义的混乱,美国成瘾医学协会(ASAM)于 1990 年选择并定义了标准的成瘾术语。表 10-11 概述了一些主要的滥用综合征定义。就大多数

医疗条件而言,预防急性戒断综合征是治疗精神活性物质依赖住院患者的主要目标。只有内科医生敏锐地发现患者有可能发生此问题时才能够进行预防。对戒断的早期体征和症状进行风险分级并有临床认识是有效治疗这些病例的关键要素[102]。

第三节　识别——风险评估

住院患者中谁有发生急性戒断综合征的风险?

一般而言,遭受创伤性损伤且具有可测出的乙醇水平(血醇水平,BAL)的患者都有潜在发生酗酒综合征的中-高度风险(40%)。建议对所有非择期手术患者应仔细探问既往病史,并按公开政策进行药物筛查。对于非酒精性物质,凡是已知有滥用史或成瘾的患者或者尿毒性筛查阳性的患者均可以定为脱瘾或戒断综合征的高危人群。一旦对患者的精神活性物质滥用问题做出认定,就应该在患者病历中明确记录下这一诊断并提供适当的物质滥用咨询。

一、酒精

普通人群中酒精滥用和酒精依赖的发病率估计分别为 5% 和 4%[136]。患者 AWS 的风险分级可以使用问卷表、测定及评分系统来进行。最常使用的筛查工具是酒精依赖性疾患识别测验(AUDIT)和擦酒、苦恼、犯罪感和空腹饮酒(CAGE)问卷表。在酒精解毒过程中广泛使用这些临床筛查工具。由于 CAGE 问卷表可以在几分钟内实施(框 10-1),所以已被实际用于急性损伤和疾病。文献中充满了在急救医护中对酒精滥用不充分筛查和识别的例子,并且目前依然如故[143,172]。

综合征	定义
表 10-11　酒精滥用综合征	
"骨险饮用":饮酒(女性人数:男性人数)*	女性,>3 杯/天,>7 杯/周;男性,>4 杯/天,>14 杯/周
滥用	伤害性饮用某一特定精神活性物质
成瘾	病态,特征是明知有身体、精神和社会伤害仍持续应用某一特定精神活性物质
耐受	需要增加精神活性物质剂量才能产生预期结果的一种状态
戒断	突然停用或快速降低精神活性物质剂量后突发一系列可预测的体征和症状
震颤性谵妄	戒酒引起的急性器质性脑综合征,可导致危及生命的谵妄和自主神经系统过度活跃
韦尼克脑病	突然发生与硫胺素缺乏相关的错乱状态,伴有步态不稳和视觉障碍
科尔萨科夫综合征	慢性记忆缺陷常伴有失忆性虚构,且有相应的认知功能保护

(Adapted from American Society of Addiction Medicine.)

*1 杯=14 g 酒精=12 盎司啤酒=5 盎司葡萄酒=1.5 盎司白酒。发生酒精滥用的行为危险:>14 杯/周(男性),>7 杯/周(女性)。

C 你是否想应适当控制饮酒？

A 你是否因别人责怪你饮酒而感到苦恼？

G 你是否对饮酒有犯罪感？

E 你是否于早晨醒来(一张开眼睛)就想饮酒来稳定神经或者去除头痛？

　　得分：每一条回答为"是"得一分；得 2 分即认为酒精滥用风险有临床意义。

最近一项报道发现，在Ⅰ级创伤中心的住院患者中仅有 25%被医生确认为有酒精相关问题[41]。表 10-12 列出了需要准确认定患者为"高风险"的医学数据库实例，以及常用筛查工具、问卷表和相关分数。外科医生通常并不能筛查出酒精滥用患者[31, 37]。因此我们制作了"外科医生简表"，该表可在术前用来鉴别可能是酒精滥用的患者(表 10-13)。已有报道指出，90%酒精滥用高风险患者只要具备下面两项要素即可认定：①既往病史有酒精滥用综合征；②就诊 24 小时内饮酒。如果两项要素都存在，患者在住院强行戒断期间发生 AWS 的风险为中-高度(40%~60%)[11]。

二、阿片制剂

　　阿片制剂是天然或合成的药物，具有吗啡样性质。它们通过中枢神经系统(CNS)受体来发挥作用，引起止痛、呼吸抑制、幻觉、镇静、瞳孔缩小、心动过缓、烦躁不安和最终药物依赖。滥用阿片制剂的患者具有脱瘾症状并且对阿片止痛剂有高度的耐受性，导致术后处理的困难。在 SAMHSA 2003 年的治疗事件数据集中报道的 180 万精神活性物质滥用的住院治疗患者中，有 324 000(18%)患者的主要滥用物质为阿片

制剂。非海洛因阿片制剂包括美沙酮、可待因、氢吗啡醇、吗啡、哌替啶、阿片、羟考酮和任何其他有吗啡样作用的药物[107]。

　　每日服用阿片类药物情况下，3 周后通常对药物发生耐受、生理依赖和精神依赖[52]。最经常被滥用的阿片剂是海洛因。滥用阿片制剂和其他药物的相对风险具有可变性且了解不足。可变性归因于遗传、环境或组合因素。需要着重指出的是，除外陈旧观念，许多患者，尤其是受伤患者，都存在药物和阿片制剂滥用风险，这就增加了筛查和后继治疗的困难。不管各患者的尿毒性筛查结果如何，临床医生必须对阿片制剂滥用的可能性保持警惕。术前患者所存在的多种因素使药物筛查不可能完全可靠，其中包括摄取剂量、最近一次剂量的时间间隔、宿主先天的新陈代谢、相关医学疾病以及存在的多种药物滥用。尽管有几种药物筛选量表，但大部分太复杂，对忙碌的整形外科工作来说应用起来太麻烦。除彻底的病史和体格检查以外，评定阿片制剂滥用风险最可靠的指征是存在某些关键体征和症状。除症状和体征以外，患有感染性疾病(HIV、乙肝、丙肝、性传播疾病和结核病)也应怀疑有阿片制剂滥用的可能性[102]。

三、可卡因

　　可卡因是一种古柯属古柯植物的衍生物，常与海洛因合用。嗅吸、吸烟或注射都能很好地吸收。服用该药所导致的癫痫发作、呼吸麻痹和心律失常能引发死亡[108]。可卡因的脂溶解性很高。脑浓度可比血浆中的浓度增高达 10 倍，使该药有极度成瘾性。美国全国药物滥用及健康调查(2003 年)发现，12 岁以上的美国人有 3500 万人至少曾吸过一次可卡因，其中有 800 万使用的为快克可卡因。可卡因相关急诊部就诊人数

表 10-12　什么样的人有戒酒综合征的风险	
因素	**体征/症状**
既往病史	滥用、戒酒、癫痫发作、震颤性谵妄、住院或者伴有阳性 BAL 的创伤事件
社会史	先前或最近有家庭、工作或学校表现问题
临床评分系统	CAGE≥3
	CIWA-Ar>10
	喝酒得分≥20
	成瘾严重度指数得分≥6
血醇水平(BAL)	任何人>150mg/dl 但清醒或者>300mg/dl

表 10-13　术前访谈——外科医生简表

提问问题	酒精依赖风险*
1.你是否曾经有†饮酒问题？	是=70%，否=含义不清
2.过去 24 小时你是否饮酒或者血醇水平呈阳性‡	是加上述第一点=90%

*男性并且年龄>30 岁进一步增加风险。

†使用过去式是因为患者似乎更值得信任。

‡任何水平的乙醇都表明患者最近服用酒精。

从 1990 年到 1994 年增加了 78%，到 2002 年又增加了 33%。据报道，可卡因滥用仅次于酗酒，居第二位。据"2003 法医验尸官"报道，药物滥用死亡有关的精神活性物最常见的是可卡因。

在住院患者管理中识别出发生可卡因脱瘾高风险患者是一项要考虑的重要工作。像阿片制剂筛选一样，准确评估撤药风险尚没有明确指标。可卡因刺激多巴胺能释放、增加交感紧张、阻止 5-羟色胺重摄取以及由于神经元钠电流抑制而局部麻醉[72]。在冠状动脉灌注良好的患者中曾有报道由于强烈的血管痉缩而导致心肌缺血[28]。可卡因也可发生深部 CNS 作用，导致缺血性或出血性卒中、意识错乱、暴力行为和癫痫发作。可卡因滥用相关的癫痫发作通常为自限性，并且由于可卡因降低癫痫发作的阈值，可在首次服用时发生。可卡因也会导致高热、运动功能亢进和横纹肌溶解。可卡因滥用通常导致心理性而不是生理性依赖。滥用者常会耗尽大脑愉快中枢的多巴胺储备。因此，为了享受基本功能（性冲动、饥饿感和口渴）需要持续摄入可卡因。

四、苯二氮䓬类药物

在大多数矫形外科实践中，苯二氮䓬类药物的使用就如同手术刀一样普通。SAMSHA 数据表明，从 1992~2002 年，急诊室就诊的药物相关患者中涉及苯二氮䓬类药物的患者增加了 41%。这些药物停药常会发生不易识别的严重并发症。苯二氮䓬类药物撤药没有可确定诊断的相关症状和体征。如同其他物质滥用综合征，该类药物临床表现存在很大变异性。停用苯二氮䓬类药物会发生临床相关撤药综合征的高危患者通常有下述表现：每日服用该药治疗剂量长达超过 4 个月，或者服用 2 倍于该药推荐剂量长达 2 个月以上。住院期间需要一段时间重症监护的患者，尤其是那些需要长期机械通气和连续静脉镇静的患者，是术后撤药的特殊风险人群。

第四节　识别——体征和症状的早期鉴别

对于术前/术后患者我们如何识别戒断综合征的发病和发展？

医生必须对停药早期症状的发生保持警觉。早期介入治疗成功的机会最大。由于戒断综合征的相关体征和症状（即焦虑、心动过速、震颤和谵妄）具有非特异性，停药症状的发生并不容易识别。

一、酒精

AWS 的症状变化范围可从轻度焦虑和震颤到癫痫发作、谵妄和死亡。AWS 最常见的早期体征是震颤和癫痫发作，震颤在血清乙醇水平明显下降后约 6~8 小时开始出现。其临床表现的特征是过度交感神经或肾上腺素刺激，导致心动过速、发汗和严重高血压（图 10-1）。相关体征包括颤抖、易激惹和反射亢进。震颤患者通常神志清晰。入院、受伤或术后患者可能有恶心、焦虑和失眠主诉，但这些主诉相对来说是非特异性表现。一旦患者开始表现出戒断症状和体征，临床病程应采用临床酒精戒断状态（修订）评定量表（CIWA-Ar）来证实（图 10-2）[15]。该量表广泛适用于大部分综合医院，并且应该每 8 小时使用一次，直到 AWS 体征和症状消退。该量表也用于测量治疗反应（见下文）。AWS 通常为轻度（80%），高峰一般在 24~36 小时，72 小时后消退，但可以持续几天甚至超过 1 周[163]。不做治疗的情况下，症状持续时间长达 10~14 天[84]。然而，25% 的患者可能发生症状逐步升级和严重的临床表现，包括幻觉、急性精神错乱和 DT。当前还无法预

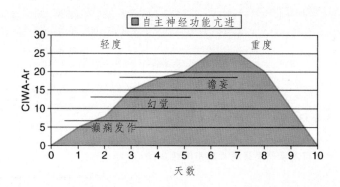

图10-1 戒酒综合征(AWS)的时间进程。初期体征包括心动过速和继发于自主神经功能亢进的震颤。即使 CIWA-Ar 评分较低,如 5~10,癫痫发作也可以在 AWS 时间进程的早期发生。CIWA-Ar 评分≥15~20 预示可发生重度 AWS 并且需要 ICU 监护。大部分 AWS 是轻度的并且高峰在 2~4 天。5~10 天发生解毒,但有 10%急性复发率。(Redrawn from Lohr, R.H. Treatment of alcohol withdrawal in hospitalized patients.mayo Clin Proc 1995;70:777－782,1995.)

测哪一个轻度 AWS 患者将进展为重症疾病和DT。

神经心理学症状包括焦虑、兴奋、高敏感、失眠、嗜睡、自我出神、注意力不集中和对时间的轻度定向障碍,无明显的意识错乱。轻度 AWS 没有明显的定向障碍、意识错乱和自发性失稳,区别于较严重的 DT。10%酗酒者会发生癫痫发作,而且往往是导致损伤的促成因素。酒精-相关癫痫发作可能是 AWS 的初始体征(见图 10-1)[125]。嗜酒性-癫痫发作患者易于跌倒而发生髋部、脊柱和肋骨骨折。嗜酒性癫痫发作主要由低血糖、低镁血症和呼吸性碱中毒促成发生。其通常是全身性强直阵挛性发作。1/3 伴有痉挛的患者如果不治疗会发展为 DT。在把引起癫痫发作性疾病的原因归于 AWS 之前,必须调查并排除非酒精性相关原因(代谢性、创伤后和原发性)。大部分酒精-相关性癫痫发作于停止饮酒后 6~48 小时发生,而且通常仅限于这种单一因素(40%)。这些患者表现为精神混乱状态,因为通常其血液中不再有可测量的酒精。再次提醒临床医生,要高度怀疑该疾病的发生。

谵妄是一种常见的非特异性急行意识错乱状态,会使术后恢复很麻烦。手术患者中,谵妄往往被漏诊或误诊[179]。术后患者中谵妄的发生率为 37%。常见的促发因素包括感染、缺氧、心肌缺血、代谢紊乱和抗胆碱能药物治疗。谵妄可导致术后并发症发生率增加、功能恢复延迟和住院时间延长。发生谵妄的住院患者死亡率增加 2 倍。AWS 最恐怖的并发症是 DT 的发生,在经历过 AWS 的患者发生率小于 5%。DT 的表现特征是自主神经功能亢进(高血压、心动过速、发热、震颤、出汗和瞳孔散大)和定向障碍。这种临床表现很容易与术后感染并发症(伤口、尿路感染或肺炎)的表现相混淆。患者会变得严重激动、不合作和富有侵略性,因此对自己和他人表现出潜在的伤害性。在该病的终末期,为了建立安全的治疗环境,对神经肌肉阻滞患者必须进行重度镇静和控制。通常于戒酒后 3~5 天发生 DT,但在 1~14 天内也可发生。大多数患者(83%)3 天内恢复。10%的患者会复发并使这种综合征延续 1 个月之久。经治疗的患者死亡率为 5%~15%;但效果最差的会出现发烧和癫痫发作。最常见的死因为心律失常、肺炎和酒精相关性终末器官功能障碍(心肌病、胰腺炎、胃肠出血、感染和肝脏疾病)。临床治疗目标是早期识别 AWS、迅速干预和预防 DT。

提醒外科医生注意,对处于戒酒高危患者和发生轻度震颤的患者,应进行 AWS 预防。

二、阿片制剂

尽管通常认为停服阿片制剂不太可能引起明显的发病率或死亡率,但在术后,与停药相关的自主神经活动度增加可能危及生命。对心排出量和心肌收缩力需求的增加会耗竭患者的心力储备,从而也耗竭手术期间充足的代偿能力。突然停药或减量可产生脱瘾症状。这些症状通常发生于每日使用几个月之后,急性阿片脱瘾症状通常各期均可发生。一期发生于戒断后 3~4 小时,其特征是心理渴求、焦虑和对停药的恐惧。二期发生于戒断后 8~14 小时,伴有烦躁不安、失眠、打呵欠、鼻漏、流泪、出汗、瞳孔扩大和胃痉挛加重。最后两期发生于戒断后 1~3 天,其特征是震颤、肌

	触觉障碍:问:"是否有痒、针扎、针刺的感觉,是否有灼烧感或麻木,或者是否感觉皮肤表面或皮肤下有虫子爬行的感觉?"观察。 0 无 1 极轻度痒、针扎、针刺、灼烧或麻木感 2 轻度痒、针扎、针刺、灼烧或麻木感 3 中度针扎、针刺、灼烧或麻木感 4 中重度幻觉 5 重度幻觉 6 极重度幻觉 7 持续幻觉
震颤:手臂伸展,手指分开。观察。 0 无震颤 1 震颤不明显,但指尖对指尖时可感受到 2 3 4 中度震颤,患者手臂伸展时 5 6 7 严重震颤,即使手臂没有伸展	听觉障碍:问:"是否对周围声音敏感?是否感觉声音刺耳?是否对声音感到恐惧?是否听到任何打扰你的声音?是否听到你知道并不存在的声音?"观察。 0 不存在 1 极轻度的刺耳感或恐惧感 2 轻度刺耳感或恐惧感 3 中度刺耳感或恐惧感 4 中重度幻觉 5 重度幻觉 6 极重度幻觉 7 持续幻觉
阵发性出汗 0 没有明显出汗 1 难以察觉的出汗,手掌潮湿 2 3 4 前额出汗明显 5 6 7 大汗淋漓	视觉障碍:问:"是否感觉光线过亮?其颜色有无变化?是否感觉光线刺眼?是否看到任何扰乱你的事物?是否看到任何你知道不存在的事物?"观察。 0 不存在 1 极轻度感觉 2 轻度感觉 3 中度感觉 4 中重度幻觉 5 重度幻觉 6 极重度幻觉 7 持续幻觉
焦虑:问:"是否感觉紧张?"观察。 0 未出现焦虑,放松状态 1 轻度不安 2 3 4 中度不安或谨慎,可推断为焦虑 5 6 7 相当于重度谵妄或急性精神分裂症反应中所见的急性恐慌	头疼、头胀:问:"是否头部感觉异常?是否感觉头部轰鸣?"对眩晕或头晕不能评定。能评定严重程度。 0 不存在 1 极轻度 2 轻度 3 中度 4 中重度 5 重度 6 重重度 7 极重度
焦虑不安:观察。 0 活动度正常 1 活动度稍有超常 2 3 4 中度烦躁和不安 5 6 7 会面中常来回踱步或一直剧烈扭动四肢	定位和感觉中枢紊乱:问:"今天几号?你在哪?你是谁?" 0 定经并可做系列加法 1 不能做系列加法或不确定日期 2 对日期不能定位但不超过 2 个日历日 3 对日期不能定位且超过 2 个日历日 4 对地点和(或)人不能定位

图 10-2　临床酒精戒断状态评定是最近修订的一种临床评估工具(CIWA-Ar),已在酒精解毒机构中得到法律认定。该工具广泛用于综合性医院并作为患者"生命体征"的一部分由护理人员实施和记录。评分范围从 0~50,15~20 分表示戒断症状学轻到重度的过渡。治疗的目标是达到评分≤10。任何得分>10 或者分数随时间而增加的患者都应该开始进行 AWS 预防。

肉痉挛、呕吐、腹泻、高血压、心动过速、发热、寒冷、立毛和非常少见的癫痫发作。阿片脱瘾综合征的早期症状和体征(打呵欠、发汗、流泪、鼻漏、焦虑、高血压、立毛、失眠和心动过速)通常归类为自主神经功能亢进的因素[102]。随着阿片戒断症状严重性的恶化,患者接着可表现出烦躁不安、癫痫发作、肌痛、呕吐、腹泻、脱水和腹痛的加重。戒断还伴有对药物的强烈渴望。尽管认为戒断无生命威胁,但它确实会使术后患者的临床病程变得复杂。

阿片戒断的药理学机制与阿片耐受个体的CNS浓度降低有关。在边缘系统蓝斑中确认的受体受外源性阿片制剂影响,降低去甲肾上腺素能激发。戒断是因交感神经释放增加和去甲肾上腺素能功能亢进所致。海洛因戒断发生在最后一剂之后4~8小时,在此后36~72小时后出现症状高峰。症状的最终消失可能需要10天。了解阿片受体(μ、κ)药理学特异性对于充分认识美沙酮治疗的原理和效能及其与非 μ 受体阿片激动剂在治疗急性疼痛中的关系十分重要。这一类在治疗阿片脱瘾一节介绍。

三、可卡因

可卡因脱瘾之前的早期临床症状和体征可于最后一次摄取后9小时快速发生。患者通常被描述为处于"崩溃"状态。他们的症状包括激动、食欲减退、悲伤和强烈的药物渴求。他们接着进展为早期脱瘾表现,表现出药物渴求和无望的通常心态。再次强调,既往病史和社会史对成功地治疗这种状况极其重要。可卡因脱瘾症状是因多巴胺能神经递质衰竭所导致,可引起疲劳、嗜睡、饥饿、焦虑、偏执狂行为、静态心动过速和抑郁[144]。可卡因脱瘾包括早期和晚期症状。早期症状的典型特征表现为通常心境、轻度焦虑和无明显药物渴求。晚期脱瘾症状可于最后一次摄入后1~10周发生,表现为疲劳、明显的焦虑和高度药物渴求。增强临床怀疑重点依然是早期识别和治疗。

四、苯二氮䓬类药物

住院期间应避免苯二氮䓬类药物的突然停药。广泛应用的撤药方案是限制日剂量减少的速度。我们机构采用的撤药方案是,评估患者镇静得分的同时,苯二氮䓬类药物输注量以0.1mg/h的增量逐渐减少到0.1mg/h的极小值。8~12小时内减量速度不得超过0.1mg/h。

第五节　处理——预防/治疗

中重度风险患者治疗介入的目的是控制AWS的严重程度以及让解毒过程按期发生(7~10天)。早期干预旨在防止易处理的轻度症状发展成较严重的危及生命的程度。时机的选择非常关键。应记录下戒断的起始时间并对患者AWS早期体征和症状的出现进行监测。通常来说,在戒断症状和体征出现之前要经过几个小时的戒断过程(图10-1)。手术患者要待提醒注意的是,全身麻醉药会延迟戒断综合征的发病。因此,患者如果入院后做过剖腹探查术,随后2天又行长骨骨折手术复位和固定此后2天后又做了整形手术,可能在戒断开始后7~10天发生AWS。

预防AWS的常用方法是在戒断症状或体征出现之前给予低剂量的相关药理学制剂。药理治疗的滴定浓度取决于患者的临床症状和体征。

为了使治疗过程中对患者临床病程的客观记录标准化,目前广泛使用的有两种标准化评分系统。CIWA-Ar测定的是患者的戒断症状。其评分范围为0~50,评分≤10是治疗目标值[157]。OAA/S评分测量的是患者的警戒性,在尽量控制症状的同时用以防止使患者过度镇静。OAA/S评分范围为0~20,≥15是治疗目标值[24]。

一、总体的医疗考虑

在给予任何药理制剂预防或治疗AWS之前,需要对患者的总体健康状况进行全面评估。确定终末器官损伤的类型和程度(Childs-Pugh分类;框10-2)。识别和纠正代谢及电解质失衡。所有患者还应该接受标准化医疗方案,对酒精依赖性诊断进行代谢治疗,包括:补充维生素(叶酸盐、磺胺素和维生素B_{12}),镁缺乏($Mg<1.5mg/dL$)应用硫酸镁,磷缺乏(磷$<2.7mg/dL$)应用磷酸氢二钾或钠,氟哌啶醇治疗焦虑/兴奋,以及对抽烟频繁者进行尼古丁替换治疗。相关的精神病学诊断和治疗也需要解决。入院初期应该每2~4小时进行一次CIWA-Ar评分判定和记录。药物疗法应包括:

(1) 叶酸盐1mg IV qd × 3,此后1mg IV 或 PO qd。

(2) 维生素B_1 100mg IV qd × 3,此后100mg IV 或 PO qd。

(3) 多种维生素输注,1 amp IV qd × 3,此后1 amp

框 10-2　　酒精性肝病相关手术死亡率的 Childs-Pugh 分类			
可变项	A	B	C
脑病	无	轻到中度	中到重度
腹水	无	轻度	中等到大量
胆红素(mg/dl)	<2	2~3	>3
白蛋白(g/dl)	>3.5	3.0~3.5	<3.0
凝血酶原指数	>70%	40%~70%	<40%
手术死亡率(%)	2	10	50

IV 或者片剂 PO qd。

（4）尼古丁替换治疗（尼古丁透皮吸收贴片,21 毫克/片 qd）。

（5）氟哌啶醇治疗幻觉,2mg IV q4d。

（6）除酒精成瘾治疗和康复外进行精神病学咨询评估和治疗。

二、酒精

(一)苯二氮䓬类药物应用

苯二氮䓬类镇静药被认为是治疗和预防 AWS 的首选药。初始治疗可通过口服或连续静脉滴注给药。最近对头颈部手术患者群体的研究发现,苯二氮䓬类药物预防导致的脱瘾症状和 DT 的发病率分别为 13.5% 和 9.4%[109]。

苯二氮䓬类药物用法：依据 CIWA-Ar 评分系统,劳拉西泮($10mg/100mL\ D_5W$)可按照下述方案静脉内给药。经过培训的护士可在 2 分钟内做完这项评估,且评估者间的可信度高(r>0.8)。劳拉西泮滴注滴度依据 CIWA-Ar 评分和 OAA/S 评分的临床症状分级来决定(图 10-2 和框 10-3)。

（1）负荷剂量:劳拉西泮 2mg IV,30 分钟内如果没有变化或者 CIWA-Ar 评分增加再给一次,并开始持续静脉输注, 剂量约为 0.3mg/h。破例给药方法是：2mg IV 并在 30 分钟内再给一次,并在此后 q3~4h 重点给药直到患者状况稳定或者改善。

（2）增量:如果 CIWA-Ar 评分增大 5 或更多分,以 0.1mg/h 增量输注直至达到 0.6mg/h 的最高值。注意：所有输注率 ≥0.4mg/h 的患者均应给予卡马西平(400mg PO 或 IV q8h)(见下文)。

（3）减量:如果患者最后一次饮酒 72 小时后没有戒断症状,或者 CIWA-Ar 评分下降 5 分或更多,可以 0.1mg/h 逐渐减少输注量, 直至达到 0.1mg/h 的最小值:但不能完全停止输注。注意,8~12 小时内逐渐减小的剂量不得超过 0.1mg/h。

（4）一旦患者完全戒断静脉输注,则应给予劳拉西泮的 PRN 同类药。

（5）当患者出现下述情况时考虑转送患者到重症监护病房:(a)患者对治疗无反应(开始治疗的 12~24 小时内不能控制患者的症状),或者(b)任一时间 CIWA-Ar 评分 ≥25,或者(c)OAA/S 评分<15。

(二)乙醇替代

为预防 AWS 医疗性给予乙醇已经应用了很多年。尽管在外科中应用相当广,但很少有研究或出版

框 10-3　　观察者觉醒与镇静(OAA/S)评分				
应答性	言语	面部表情	眼睛	得分
对名字反应	正常	正常	清晰	5
对名字反应迟钝	轻度减慢	轻度松弛	明亮伴上睑下垂<50%	4
仅对大声喊叫有反应	迟钝	特征性下巴松弛/突出	明亮伴上睑下垂>50%	3
对轻度刺戳有反应	语无伦次	无	无	2
对刺戳无反应	无	无	无	1

观察者觉醒和镇静评分旨在监测麻醉后复苏室内的患者。
得分≤3 的患者应在 ICU 监视。
OAA/S 评分包括下述几项:(a)应答性,(b)言语,(c)面部表情和(d)眼睛。得分以综合分报告,范围从 1(深睡眠)到 5(警觉),反映出评定者对 4 项评定中任一项的最低得分。已发表的文献证实,健康志愿受试者综合得分等于 4.81±0.31,轻度镇静得分等于 3.56±0.78,重度镇静得分等于 2.44±0.76。轻度镇静定义为患者伴有言语经度缓慢的嗜睡,重度镇静患者仅对刺戳或摇晃有反应,并伴有言语能力受损。

物描述它的使用,因此并不被医学从业者接受[101]。造成这种情况的部分原因是,乙醇并不被视为一种药物,更准确地说,而是一种营养补充剂(增加卡路里)和一种食欲刺激剂。此外,有关对酒精–依赖性住院患者采用乙醇替补疗法治疗的临床背景、安全性和有效性方面的医学文献尚不足。

AWS 医学治疗的药理学金标准是苯二氮䓬类镇静药。该治疗的主要并发症是全身性镇静状态。对于急性受伤或者术后患者,镇静会使患者活动开始时间延迟,并使患者有发生呼吸损伤、低氧血症、肺炎或深部静脉血栓形成的高风险,从而使康复过程复杂多变。

有三重治疗目标:首先是预防 AWS 出现并发症(有效性);第二点是允许进行酒精解毒(有效性);第三点是避免出现全身性镇静状态(安全性)。这将使患者有充分时间从损伤中得到康复,同时可避免 AWS 或全身性镇静伴发的潜在并发症(例如谵妄、呼吸抑制、身体约束的需要、改换为较高水平护理的需要和机械通气)。一旦患者从急性受伤中康复之后,必须由物质滥用机构精神病科进行会诊,并在有相应指征时,对知情同意的患者安排加入自愿注册的酒精成瘾治疗和恢复综合计划。

酒精成瘾和依赖这种情况是一种复杂的医学疾病,需要采用多学科方法来提供最先进的治疗。尽管许多创伤中心对受伤患者使用乙醇来预防 AWS 的发生,但对这种做法临床报道很少并引起有争论的(包括医学和伦理)观点和误解。许多出版物表明有多种用药方案可用于治疗 AWS[51, 92, 100, 140]。大部分文献中所记录的患者群体的主要医学问题是酒精依赖,而对急性病手术患者的关注大多没涉及。公正而言,这些评论很少提到在此背景下应给予乙醇的主题。处理这一问题的,急症医院中如果使用乙醇治疗基本上不可宽恕,因为缺少公开发表的文献的支持。所引证的文献包括一些无对照报道或者小样本观察性或者回顾性研究,虽然提到了乙醇治疗但没有得出有根据的结论[61, 72]。据我们了解,处理急性病手术患者 AWS 问题的最相关文献来自唯一的一位作者,Claudia D. Spies,他是一名医学博士,来自德国柏林本杰明·富兰克林医疗中心的麻醉与手术重症监护科[150-153]。通过与酒精解毒专科治疗慢性酗酒相比较,这些报告清楚地证明在急病和手术治疗中治疗 AWS 所表现出的不同临床行为和反应。这些研究中有一项是前瞻性、随机、双盲研究,对一种以乙醇为基础的方法和三种以苯二氮䓬类为基础的方法进行了比较。该研究发现,这四种方法用

于外科重症监护病房时,其效能和并发症没有明显的区别。报道的样本量大约为每组 50 名患者,这使得他们所得出的"各组之间没有差异"的结论有可能没考虑 Ⅱ 类误差。除去 Spies 等外,其余的医学文献报道认为应用乙醇并不是一种有意义的方法,除非证明临床医生已经而且一直在应用乙醇。最后,目前治疗 AWS 的最先进的治疗方法来自实验研究,这些研究大部分是 20 世纪 60~80 年代进行的,具有类似的科学技术缺陷[106]。

尽管乙醇正用于住院患者的治疗,但在酒精依赖急性病手术患者使用乙醇治疗方面,尚无全面的知识库来确定其有效性和安全性。一篇简明报道证实,对一组选择性创伤患者能安全地进行静脉给药[168]。马里兰急救医疗服务系统研究所已确认,乙醇替代疗法在治疗酒精依赖性受伤患者中能起有效作用,认为:"首选的预防治疗(对于 AWS)是口服或静脉给予乙醇"(1982),而且"在严重受伤患者中,为了取得最终结果必须进行乙醇戒断综合征的预防,或者任其发生使其快速消退。最具特异性且最有效的解毒剂是乙醇"(1991)[28]。最近的一本创伤治疗手册认可,在治疗 AWS 时使用乙醇输注疗法可作为苯二氮䓬类的备选方案[32]。南加利福尼亚大学提供有使用乙醇输注治疗 AWS 的指南 :www.usc.edu/hsc/medicine/surgery/trauma/protocols。最后,最近的一篇关于手术患者治疗 AWS 的评论把乙醇列为苯二氮䓬类治疗的备选替代方案[153]。

乙醇替代方法:根据 CIWA-Ar 评分系统的测量的患者临床情况,按照下面的指南静脉内给予酒精(10%~20%溶液)。经过培训的护士可在 2 分钟内完成评估,评估者间的信赖度高(r>0.8),乙醇滴注的滴度取决CIWA-Ar 评分和 OAA/S 评分的临床症状分级(见图 10-2 和框 10-3)。

(1)通过周围或中心静脉途径开始持续性酒精静脉输注[1mL/(kg·h)]的 10%乙醇溶于 0.45%或 0.9%盐水或者 5%葡萄糖]。如果开始输注时患者的 BAL 测不出来,则应该给予负荷剂量 0.5~1.0mL/kg 的 10%乙醇,静脉输注 5 分钟以上。

(2)增加:依照患者的临床情况增加乙醇剂量。开始先以 0.5~1.0mL/kg 的 10%酒精快速注射,随后以 10~20mL/h 增加点滴率来达到剂量滴定。增加输注率不得快于每 4 个小时增一次。如果患者的临床情况确保在下次允许增加输注率之前能增加乙醇,则以 0.5~1.0mL/kg 给予 1~2 次的附加快速注射。患者稳定输注 6 小时后,应该获取 BAL 值,此后在整个乙醇给药期间应每日复

查一次。稳定的输注率定义为 4 小时间隔,在此时间内患者的 CIWA-Ar 评分保持不变或有所改善,并且所给予的乙醇剂量保持不变。如果乙醇输注的滴度是活动的,则在每一次剂量改变后 6 小时检测一次 BAL。如果患者需要限量 (例如心肺疾病或者脑水肿/颅内高压;CPP<70mmHg),则换用 20% 乙醇溶液。20% 乙醇溶液具有细胞毒性(高渗性)[1],必须以 D₅W 通过中心途径给药。患者接受 20% 乙醇的剂量不应该超过 70mL/h。[所测的 D₅W 中乙醇溶液的渗透度为 5% 乙醇(1160mOsm)、10% 乙醇(4160mOsm)和 20% 乙醇(7820mOsm)]。

(3)中止:治疗 7 天后应中止乙醇治疗。7 天治疗结束时中止输注乙醇,不必逐渐减量,因为目前认为患者已经解毒。如果患者此后仍然住院,则对所有患者的戒断症状迹象监测 72 小时。如果在 7~10 天前患者的内科/外科情况允许出院(即仍然有潜在的酒精依赖),则随后的治疗取决于患者是否同意进入酒精康复程序。如果患者同意进一步治疗,则通过物质滥用会诊安排患者进行酒精成瘾治疗和康复。拒绝进一步治疗的患者可以出院,但需要对其内科/外科情况进行适当随访。

(4)当患者出现下述情况时考虑转送患者到重症监护病房:(a)患者对治疗无反应(治疗开始后 12~24 小时内不能控制患者的症状),或者(b)任何时间 CIWA-Ar 评分≥25,或者(c)OAA/S 评分<15。

(三)实施乙醇替代治疗的附加考虑

乙醇替代的目的是减轻 AWS 症状的严重性并防止 DT 的发生。多数患者会发生低热(38.3℃~38.8℃)和心动过速(心率 110~120/min),表示由于患者解毒发生轻度 AWS。进一步增加乙醇剂量试图使生命征象正常化,只会导致血醇水平达到毒性浓度。轻度的发热和心动过速作为 AWS 临床过程的正常部分是可以接受的,并且预计持续 48~72 小时。

乙醇替代治疗的目标是取得并使患者保持在平静但警觉的状态。通常,达到这种临床终点时各患者的 CIWA-Ar 评分≤10,且 BAL<20mg/dL。一旦患者到达适当剂量,则这一输注率应该持续 7 天并且每天要测一次 BAL。需要着重指出的是,以这种方式使用乙醇是基于临床治疗目标而不取决于达到特定的 BAL值。理想化情况下,BAL 应该保持在测不到的低水平(即 BAL<20mg/dL);然而,很少有患者可能需要较高的 BAL 来控制 AWS。要求 BAL 大于 40mg% 的患者,一旦其临床反应(即 CIWA-Ar 评分≤10 或者降到 5)

持续 24 小时则应降低输注,以便使 CIWA-Ar≤10 同时BAL<20mg%。每日检测 BAL 的目的是确保乙醇水平维持在一个低且稳定的水平。这种方式的酒精起始剂量为 1mL/(kg·min) [0.1g/(kg·h)],这正好低于个体饱和代谢能力的平均水平。乙醇代谢通过肝脏酶系统 (遵照 Michaelis-Menton 酶动力学,依据患者最近的饮酒史有明显的变异);因此,BAL 的大幅度增加可能是输注率相对小幅度增加的结果, 尤其是输注率>1mL/(kg·h)[即0.1 g/(kg·h)][169, 176]。每日测量 BAL 的目的是预防"维持"输注时 BAL 的增高。患者个体反应可能不同,因此整个乙醇给药期间需要一直进行临床和实验室监测。患者接受 20% 乙醇的剂量不应该超过 70mL/h。如果患者具有可检测的 BAL 且持续有兴奋表现,则必须立刻重新进行其他精神状态改变原因的评定。

三、阿片制剂

阿片戒断综合征是可以预防的。治疗阿片戒断取决于戒断症状的改善。使用长效阿片临时替代可降低症状的严重度。短效阿片制剂适用于重症监护病房(ICU)和术后患者,这些地方可以很容易地进行频繁监测和剂量评定[72]。长效阿片制剂,如美沙酮,目前美国联邦条例限制用于治疗阿片成瘾。患者因为其他疾病而不是阿片滥用住院时可使用长效制剂维持治疗或者解毒。然而,需要重点指出的是,非滥用相关性身体疼痛的患者, 如果已经使用美沙酮行戒断预防治疗, 则必须使用一种不同的阿片制剂来控制疼痛,而不是增加美沙酮的维持量。患者使用阿片制剂治疗超过 1~2 周,应该按照医嘱逐步减少剂量,每天或每两天减少 25%,以预防戒断症状和体征。如果需要,可使用可乐定(0.1~0.2mg, q4~6h)减轻自主性功能亢进症状。可乐定已成功用于抑制 24 小时内的戒断症状和体征,因此可缩短症状持续时间 5~6 天。可乐定是一种 α₂-肾上腺素能受体激动剂,其作用是降低儿茶酚胺相关交感神经活性,并且与低剂量合适的阿片制剂协同发挥作用。可乐定的常见副作用包括口干、体位性低血压、镇静和便秘。治疗阿片成瘾个体的一种可选择药物是丁丙诺啡。丁丙诺啡被认为是一种部分激动剂;不像美沙酮,它的作用是完全激动。该药引起的戒断症状较少, 并且药物过量时呼吸抑制的风险低。该药的长半衰期也允许按日剂量给药。使用丁丙诺啡解毒方案是每隔 7 周的较长期服药治疗[26]。所报道的丁丙诺啡效能与美沙酮和可乐定类似。丁丙诺啡具有高度的 μ 受体亲和性,已广泛用于急性疾病患者并取得良好结果。丁丙诺啡使用剂量即使超过治疗水平，也很少会引起镇静、呼吸抑制或者低血压。需要着重指出的是，继续进行物质滥用咨询，努力降低共用针头和病毒疾病传播，同时结合药物治疗，这些都有助于患者治疗的成功[5]。

对门诊患者美沙酮通常每日给药，最多3天，而且患者需要到有美沙酮治疗许可的诊所就诊。美沙酮成功使用已经超过30年，并且是当前门诊患者治疗的主要药品。使用美沙酮的患者应避免使用纳布啡（Nubain）、喷他佐辛和纳洛酮（Talwin）及布托啡诺（Stadol）这三种药物，因为它们能快速引发戒断综合征。

四、可卡因

当前，还没有一种药物被鉴定具有预防可卡因脱瘾的临床效能。研究最多的用于消除可卡因脱瘾的药物是金刚烷胺、溴隐亭和纳曲酮。诸如锂制剂、三环抗抑郁药和曲唑酮药物已被尝试用作处理可卡因脱瘾晚期治疗。目前的治疗方案通常是直接治疗可卡因中毒。苯二氮䓬类药物在预防急性可卡因中毒的过热、酸中毒、癫痫发作和心血管兴奋方面具有显著作用[149]。

五、苯二氮䓬类药物

住院期间接受苯二氮䓬类药物连续输注的患者应该逐渐减小剂量。如果患者住院期间发生苯二氮䓬类戒断症状，按照上述的酒精戒断指导方针，推荐急诊治疗和随之停药。一旦患者情况稳定，应对患者进行镇静得分评定，并将输注量以0.1mg/h差值降低到最低剂量0.1mg/h。8~12小时内减少率不能超过0.1mg/h[102]。

六、出院计划

目前认为，AWS恢复后患者已经解毒，应该给患者提供随访治疗的物质滥用计划[87]。已建立的计划通常采用行为和药物联合治疗[51]。

小　结

就诊综合性医院的受伤和生病患者通常伴有继发性物质滥用诊断。医生必须对每一位这种患者保持警惕并判定他们发生物质滥用相关医学并发症的风险。鉴定患者发生酒精戒断综合征中–高度风险的方法已经被提出并有评述。第一步是风险分级。早期识别急性戒断症状和体征至关重要。对早期症状和体征的评述重点是其发生的时间范围。最后，预防和治疗方案已作为指导方针提出，并可用于矫形外科住院患者的术前和术后。处理这些棘手患者的问题时，可以给患者病历添加记录物质滥用情况，同时给患者安排适当的物质滥用计划，但这两方面的必要性均不能夸大。

（魏学磊 译　李世民 校）

参考文献

1. Agu, O.; Hamilton, G.; Baker, D. Graduated compression stockings in the prevention of venous thromboembolism. Br J Surg 86:992–1004, 1999.
2. Alford, D.P.; Compton, P.; Samet, J.H.; et al. Acute pain management for patients receiving maintenance methadone or buprenorphine therapy. Ann Intern Med 144:127–134, 2006.
3. Al-Sanouri, I.; Dikin, M.; Soubani, A.O. Critical care aspects of alcohol abuse. South Med J 98:372–381, 2005.
4. Argoff, C.E.; Misha-Miroslav, B.; Belgrade, M.J.; et al. Consensus guidelines for diabetic peripheral neuropathic pain: Treatment planning and options. Mayo Clin Proc 81(Suppl 4):S12–S25, 2006.
5. Bailey, K.P. Pharmacological treatment of substance use disorders. J Psych Nurs 42:14–20, 2004.
6. Balaban, N.; Giacometti, A.; Cirioni, O.; et al. Use of the quorum-sensing inhibitor RNAIII-inhibiting peptide to prevent biofilm formation in vivo by drug-resistant Staphylococcus epidermidis. J Infect Dis 187:625–630, 2003.
7. Baynard, M.; McIntyre, J.; Hill, K.R.; et al. Alcohol withdrawal syndrome. Am Fam Physician 69:1443–1450, 2004.
8. Blaser, J.; Vergeres, P.; Widmer, A.F.; et al. In vivo verification of in vitro model of antibiotic treatment of device-related infection. Antimicrob Agents Chemother 39:1134–1139, 1995.
9. Blumberg, H.M.; Rimland, D.; Caroll, D.J.; et al. Rapid development of ciprofloxacin resistance in methicillin-susceptible and methicillin-resistant Staphylococcus aureus. J Infect Dis 163:1279–1285, 1991.
10. Boscainos, P.J.; McLardy-Smith, P.; Jinnah, R.H. Deep vein thrombosis prophylaxis after total-knee arthroplasty. Curr Opin Orthop 17:60–67, 2006.
11. Bradley, K.A.; Boyd-Wickizer, J.; Powell, S.H.; et al. Alcohol screening questionnaires in women: A critical review. JAMA 280:166–171, 1998.
12. Bramlage, P.; Pittrow, D.; Kirch, W. Current concepts for the prevention of venous thromboembolism. Eur J Clin Invest 35(Suppl 1):4–11, 2005.

13. Bresalier, R.S.; Sandler, R.S.; Quan, H.; et al. Cardiovascular events associated with rofecoxib in a colorectal adenoma chemoprevention trial. N Engl J Med 352:1092–1102, 2005.

14. Broder, K.W.; Moise, P.A.; Schultz, R.O.; et al. Clinical experience with linezolid in conjunction with wound coverage techniques for skin and soft tissue infections and postoperative osteomyelitis. Ann Plast Surg 52:385–390, 2004.

15. Caldwell, B.; Aldington, S.; Weatherall, M.; et al. Risk of cardiovascular events and celecoxib: A systematic review meta-analysis. J R Soc Med 99:132–140, 2006.

16. Cammarano, W.B.; Pittet, J.F.; Weitz, S.; et al. Acute withdrawal syndrome related to the administration of analgesic and sedative medications in adult intensive care unit patients. Crit Care Med 26:676–684, 1998.

17. Camu, F.; Beecher, T.; Recker, D.P.; et al. Valdecoxib, a COX-2 specific inhibitor, is an efficacious, opioid-sparing analgesic in patients undergoing hip arthroplasty. Am J Ther 9:43–51, 2002.

18. Caprini, J.A.; Arcelus, J.I.; Maksimovic, D.; et al. Thrombosis prophylaxis in orthopedic surgery: Current clinical considerations. J South Ortho Assoc 11:190–196, 2002.

19. Carr, D.B.; Jacox, A. Acute Pain Management: Operative or Medical Procedures and Trauma: Clinical Practice Guideline. Rockville, MD: Agency for Healthcare Policy and Research, U.S. Department of Health and Human Services, 1992.

20. Catella-Lawson, F.; Reilly, M.P.; Kapoor, S.C.; et al. Cyclooxygenase inhibitors and the antiplatelet effects of aspirin. N Engl J Med 345:1809–1817, 2001.

21. Chakkalakal, D.A. Alcohol-induced bone loss and deficient bone repair: Alcohol Clin Exp Res 29:2077–2090, 2005.

22. Chang, P.H.; Steinberg, M.B. Alcohol withdrawal. Med Clin North Am 85:1191–1212, 2001.

23. Chen, H.; Lamer, T.J.; Rho, R.H.; et al. Contemporary management of neuropathic pain for the primary care physician. Mayo Clin Proc 79:1533–1545, 2004.

24. Chernik, D.A.; Gillings, D.; Laine, H.; et al. Validity and reliability of the Observer's Assessment of Alertness/Sedation Scale: Study with intravenous midazolam. J Clin Psychopharmacol 10:244, 1990.

25. Cohen, A.T.; Bailey, C.S.; Alikhan, R.; et al. Extended thromboprophylaxis with low-molecular-weight heparin reduces symptomatic venous thromboembolism following lower limb arthroplasty: A meta-analysis. Thromb Haemost 85:940–941, 2001.

26. Collins, E.D.; Kleber, H.D.; Whittington, R.A.; et al. Anesthesia-assisted vs. buprenorphine- or clonidine-assisted heroin detoxification and naltrexone induction: A randomized trial. JAMA 294:903–913, 2005.

27. Colwell, C.; Mouret, P. Ximelagatran for the prevention of venous thromboembolism following elective hip or knee replacement surgery. Semin Vascular Med 5:266–275, 2005.

28. Cowley, R.A.; Dunham, C.M. Shock Trauma/Critical Care Manual. Baltimore, MD, University Park Press, 1982, p. 384.

29. Criscuolo, S.; Auletta, C.; Lippi, S.; et al. Oxcarbazepine monotherapy in postherpetic neuralgia unresponsive to carbamazepine and gabapentin. Acta Neurol Scand 111:229–232, 2005.

30. Dahners, L.E.; Mullis, B.H. Effects of nonsteroidal anti-inflammatory drugs on bone formation and soft-tissue healing. J Am Acad Orthop Surg 12:139–143, 2004.

31. Danielsson, P.E.; Rivara, F.P.; Gentilello, L.M.; et al. Reasons why trauma surgeons fail to screen for alcohol problems. Arch Surgery 134:564–568, 1999.

32. Demetrios, D.; Asensio, J. Trauma Management. Georgetown, TX, Landes Bioscience, 2000, p. 670.

33. Dobesh, P.P. Evidence for extended prophylaxis in the setting of orthopedic surgery. Pharmacotherapy 24:73S–81S, 2004.

34. Douketis, J.D.; Eikelboom, J.W.; Quinlan, D.J.; et al. Short-duration prophylaxis against venous thromboembolism after total hip or knee replacement: A meta-analysis of prospective studies investigating symptomatic outcomes. Arch Intern Med 162:1465–1471, 2002.

35. Drago, L.; Vecchi, E.; Fassina, M.C.; et al. Serum and bone concentrations of teicoplanin and vancomycin: Study in an animal model. Drugs Exp Clin Res 24:185–190, 1998.

36. Drancourt, M.; Stein, A.; Argenson, J.N.; et al. Oral treatment of Staphylococcus spp. infected orthopaedic implants with fusidic acid or ofloxacin in combination with rifampicin. J Antimicrob Chemother 39:235–240, 1997.

37. Dunn, C.W.; Donovan, D.M.; Gentilello, L.M. Practical guidelines for performing alcohol interventions in trauma centers. J Trauma 42:299, 1997.

38. Eichinger, S.; Kyrle, P.A. Prevention of deep vein thrombosis in orthopedic surgery. Eur J Med Res 9:112–118, 2004.

39. Ellington, J.K.; Harris, M.; Hudson, M.C.; et al. Intracellular Staphylococcus aureus and antibiotic resistance: Implications for treatment of staphylococcal osteomyelitis. J Orthop Res 24:87–93, 2006.

40. Eriksson, B.I.; Wille-Jorgensen, P.; Kalebo, P.; et al. A comparison of recombinant hirudin with a low-molecular-weight heparin to prevent thromboembolic complications after total hip replacement. N Engl J Med 337:1329–1335, 1997.

41. Erstad, B.L.; Grier, D.G.; Scott, M.E.; et al. Recognition and treatment of ethanol abuse in trauma patients. Heart Lung 25:330–336, 1996.

42. Feenstra, J.; Heerdink, E.R.; Grobbee, D.E.; et al. Association of nonsteroidal anti-inflammatory drugs with first occurrence of heart failure and with relapsing heart failure. Arch Intern Med 162:265–270, 2002.

43. Finney, M.S.; Crank, C.W.; Segreti, J. Use of daptomycin to treat drug-resistant gram-positive bone and joint infections. Curr Med Res Opin 21:1923–1926, 2005.

44. Foy, A.; Kay, J.; Taylor, A. The course of alcohol withdrawal in a general hospital. Q J Med 90:253–261, 1997.

45. Freedland, E.S.; McMicken, D.B.; D'Onofrio, G. Alcohol and trauma. Emerg Clin North Am 11:225–239, 1993.

46. Freedman, K.B.; Brookenthal, K.R.; Fitzgerald, R. H.; et al. A meta-analysis of thromboembolic prophylaxis following elective hip arthroplasty. J Bone Joint Surg Am 82:929–938, 2000.

47. Fritsche, T.R.; Sader, H.S.; Stilwell, M.G.; et al. Potency and spectrum of tigecycline tested against an international collection of bacterial pathogens associated with skin and soft tissue infections (2000–2004). Diagn Microbiol Infect Dis 52:195–201, 2005.

48. Gajic, O.; Warner, D.O.; Decker, P.A.; et al. Long-haul air travel before major surgery: A prescription for thromboembolism? Mayo Clin Proc 80(6):728–731, 2005.

49. Gallus, A.S. Applying risk assessment models in orthopedic surgery: Overview of our clinical experience. Blood Coag Fibrinol 10(Suppl 2):S53–S61, 1999.

50. Gannon, R. Pharm. D., Hartford Hospital, August 19, 2002; personal communication.

51. Garbutt, J.C.; West, S.L.; Carey, T.S.; et al. Pharmacologic treatment of alcohol dependence: A review of the evidence. JAMA 281:1318–1325, 1999.

52. Gardell, L.R.; King, T.; Ossipov, M.H.; et al. Opioid receptor–mediated hyperalgesia and antinociceptive tolerance induced by sustained opiate delivery. Neuroscience Letters 396:44–49, 2006.

53. Geerts, W.H.; Pineo, G.F.; Heit, J.A.; et al. Prevention of venous thromboembolism: The seventh ACCP Conference on Antithrombotic and Thrombolytic Therapy. Chest 126:338S–400S, 2004.

54. Gentilello, L.M.; Donovan, D.M.; Dunn, C.W.; et al. Alcohol interventions in trauma centers. JAMA 274:1043–1048, 1995.

55. Gilron, I.; Bailey, J.M.; Dongsheng, T.; et al. Morphine, gabapentin, or their combination for neuropathic pain. N Engl J Med 352:1324–1334, 2005.

56. Glassman, S.D.; Rose, S.M.; Dimar, J.R.; et al. The effect of postoperative nonsteroidal anti-inflammatory drug administration on spinal fusion. Spine 23:834–838, 1998.

57. Goldhaber, S.Z. Pulmonary embolism. Lancet 363:1295–1305, 2004.

58. Goldhaber, S.Z. Venous thromboembolism: An ounce of prevention. Mayo Clin Proc 80:725–726, 2005.

59. Gonzalez, B.E.; Martinez-Aguilar, G.; Hulten, K.G.; et al. Severe staphylococcal sepsis in adolescents in the era of community-acquired methicillin-resistant *Staphylococcus aureus*. Pediatrics 115:642–648, 2005.

60. Gordon, D.B.; Dahl, J.L.; Miaskowski, C.; et al. American Pain Society recommendations for improving the quality of acute and cancer pain management. Arch Intern Med 165:1574–1580, 2005.

61. Gower, W.E.; Kersten, H. Prevention of alcohol withdrawal symptoms in surgical patients. Surg Gynecol Obstet 151:382–384, 1980.

62. Grafenreed, K.M.; Lobo, B.; Sands, C.; et al. Development of alcohol withdrawal delirium prophylaxis protocol in community teaching hospital. Am J Health Syst Pharm 61:1151–1155, 2004.

63. Graninger, W.; Presterl, E.; Wenisch, C.; et al. Management of serious staphylococcal infections in the outpatient setting. Drugs 54(Suppl 6):21–28, 1997.

64. Grass, J.A. Patient-controlled analgesia. Anesth Analg 101(5 Suppl):S44–S61, 2005.

65. Graziani, A.L.; Lawson, L.A.; Gibson, G.E.; et al. Vancomycin concentrations in infected and non-infected human bone. Antimicrob Agents Chemother 32(9):1320–1322, 1988.

66. Greenberg, R.N.; Newman, M.T.; Shariaty, S.; et al. Ciprofloxacin, lomefloxacin, or levofloxacin as treatment for chronic osteomyelitis. Antimicrob Agents Chemother 44:164–166, 2000.

67. Haas, S. Deep vein thrombosis: Beyond the operating table. Orthopedics 23(Suppl 6):S629–S632, 2000.

68. Haines, S.T.; Bussey, H.I. Diagnosis of deep vein thrombosis. Am J Health Syst Pharm 54:66–74, 1997.

69. Haines, S.T.; Bussey, H.I. Thrombosis and the pharmacology of antithrombotic agents. Ann Pharmacother 29:892–905, 1995.

70. Hamed, K.A.; Tam, J.Y.; Prober, C.G. Pharmacokinetic optimization of the treatment of septic arthritis. Clin Pharmacokinet 31:156–163, 1996.

71. Hampton, T. New oral anticoagulants show promise. JAMA 295:743–744, 2006.

72. Hansbrough, J.F.; Zapata Sirvent, R.L.; Carroll, W.J.; et al. Administration of intravenous alcohol for prevention of withdrawal in alcoholic burn patients. Am J Surg 148:266, 1984.

73. Hantler, C.; Despotis, G.J.; Sinha, R.; et al. Guidelines and alternatives for neuraxial anesthesia and venous thromboembolism prophylaxis in major orthopedic surgery. J Arthroplasty 19:1004–1016, 2004.

74. Harwood, P.J.; Talbot, C.; Dimoutsos, M.; et al. Early experience with linezolid for infections in orthopaedics. Injury 37:818–826, 2006.

75. Howden, B.P.; Ward, P.B.; Charles, P.G.; et al. Treatment options for serious infections caused by methicillin-resistant *Staphylococcus aureus* with reduced vancomycin susceptibility. Clin Infect Dis 38:521–528, 2004.

76. Hull, R.D.; Brant, R.F.; Pineo, G.F.; et al. Preoperative vs postoperative initiation of low-molecular-weight heparin prophylaxis against venous thromboembolism in patients undergoing elective hip replacement. Arch Intern Med 159(2):137–141, 1999.

77. Huo, M.H.; Stuckey, R. Thromboembolism after total hip arthroplasty. Curr Opin Orthop 16:25–28, 2005.

78. Illig, K.A.; Eagleton, M.; Kaufman, D.; et al. Alcohol withdrawal after open aortic surgery. Ann Vasc Surg 15:332–337, 2001.

79. Issioui, T.; Klein, K.W.; White, P.F.; et al. The efficacy of premedication with celecoxib and acetaminophen in preventing pain after otolaryngologic surgery. Anesth Analg 94:1188–1193, 2002.

80. Jacqueline, C.; Caillon, J.; Le Mabecque, V.; et al. In vitro activity of linezolid alone and in combination with gentamicin, vancomycin, or rifampicin against methicillin-resistant *Staphylococcus aureus* by time-kill curve methods. J Antimicrob Chemother 51:857–864, 2003.

81. Jones, J.P., Jr.; Peltier, L.F. Alcoholism, hypercortisolism, fat embolism and osseous avascular necrosis. Clin Orthop Rel Res 1:4–12, 2001.

82. Kaplan, S.L.; Mason, E.O.; Feigin, R.D. Clindamycin versus nafcillin or methicillin in the treatment of *Staphylococcus aureus* osteomyelitis in children. South Med J 75:138–142, 1982.

83. Kearon, C. Duration of venous thromboembolism prophylaxis after surgery. Chest 124(6 Suppl): 386S–392S, 2003.

84. Kleinschmidt, K.C. Ethanol. In Delaney, K.A.; et al. (eds.). Ethanol. St. Louis, Mosby, 1998, pp. 475–491.

85. Koch, A.; Ziegler, S.; Breitschwerdt, H.; et al. Low-molecular-weight heparin and unfractionated heparin in thrombosis prophylaxis: Meta-analysis based on original patient data. Thromb Res 102:295–309, 2001.

86. Koo, P. Postoperative pain management with a patient-controlled transdermal delivery system for fentanyl. Am J Health Syst Pharm 62:1171–1176, 2005.

87. Kosten, T.; O'Connor, P. Management of drug and alcohol withdrawal. N Engl J Med 348:1786–1795, 2003.

88. Lange, R.A.; Hillis, L.D. Cardiovascular complications of cocaine use. N Engl J Med 345:351–358, 2001.

89. Lassen, M.R. Comparative efficacy of low-molecular-weight heparins in orthopedic surgery. Semin Thromb Hemost 26(Suppl 1):53–56, 2000.

90. Leese, P.T.; Hubbard, R.C.; Karim, A.; et al. Effects of celecoxib, a novel cyclooxygenase-2 inhibitor, on platelet function in healthy adults: A randomized controlled trial. J Clin Pharmacol 40:124–132, 2000.

91. Leiber, C.S. Medical disorders of alcoholism. N Engl J Med 333:1058–1065, 1995.

92. Litten, R.Z.; Allen, J.; Fertig, J. Pharmacotherapies for alcohol problems: A review of research with focus on developments since 1991. Alcohol Clin Exp Res 20:859–876, 1996.

93. Lobo, B.L. Emerging options for thromboprophylaxis after orthopedic surgery: A review of clinical data. Pharmacotherapy 24(7 Pt 2):66S–72S, 2004.

94. Lovering, A.M.; Zhang, J.; Bannister, G.C.; et al. Penetration of linezolid into bone, fat, muscle and haematoma of patients undergoing routine hip replacement. J Antimicrob Chemother 50:73–77, 2002.

95. Lukan, J.K.; Reed, R.N.; Looney, S.W.; et al. Risk factors for delirium tremens in trauma patients. J Trauma 52:902–906, 2002.

96. Mader, J.T.; Mohan, D.; Calhoun, J. A practical guide to the diagnosis and management of bone and joint infections. Drugs 54:253–264, 1997.

97. Mader, J.T.; Shirtliff, M.E.; Bergquist, S.C.; et al. Antimicrobial treatment of chronic osteomyelitis. Clin Orthop Rel Res 360:47–65, 1999.

98. Mahe, I.; Bertrand, N.; Drouet, L.; et al. Paracetamol: A haemorrhagic risk factor in patients on warfarin. Br J Clin Pharmacol 59:371–374, 2005.

99. Malincarne, L.; Ghebregzabher, M.; Moretti, M.V.; et al. Penetration of moxifloxacin into bone in patients undergoing total knee arthroplasty. J Antimicrob Chemother 57:950–954, 2006.

100. Mayo-Smith, M.F. Pharmacological management of alcohol withdrawal: A meta-analysis and evidence-based practice guideline. JAMA 278:144–151, 1997.

101. Mayo-Smith, M.F.; Beecher, L.H.; Fischer, T.L.; et al. Management of alcohol withdrawal delirium. JAMA 164:1405–1412, 2004.

102. McCaffrey, M.; Pasero, C. American Society of Addiction Medicine Clinical Manual, 2nd ed. St. Louis, Mosby, 2001, pp. 475–491.

103. Milzman, D.P.; Soderstrom, C.A. Substance use disorders in trauma patients. Crit Care Clin 10:595–612, 1994.

104. Mismetti, P.; Laporte, S.; Zufferet, P.; et al. Prevention of venous thromboembolism in orthopedic surgery with vitamin K antagonists: A meta-analysis. J Thromb Haemost 2:1058–1070, 2004.

105. Mitra, S.; Sinatra, R.S. Perioperative management of acute pain in the opioid-dependent patient. Anesthesiology 101:212–227, 2004.

106. Moskowitz, G.; Chalmers, T.C.; Sacks, H.S.; et al. Deficiencies of clinical trials of alcohol assessment: Alcoholism. Clin Exp Res 7:42–46, 1983.

107. National Household Survey on Drug Abuse (NHSDA). Washington, DC: Substance Abuse and Mental Health Services Administration (SAMSHSA), 2006.

108. Nevin, J. Cocaine overdose: What you need to know. Emerg Med Serv 31:87–88, 2002.

109. Neyman, K.M.; Gourin, C.G.; Terris, D.J. Alcohol withdrawal prophylaxis in patients undergoing surgical treatment of head and neck squamous cell carcinoma. Laryngoscope 115:786–790, 2005.

110. Ng, J.; Gosbell, I.B. Successful oral pristinamycin therapy for osteoarticular infections due to methicillin-resistant *Staphylococcus aureus* (MRSA) and other *Staphylococcus* spp. J Antimicrob Chemother 55:1008–1012, 2005.

111. Nicolaides, A.N.; Breddin, H.K.; Fareed, J.; et al. Prevention of venous thromboembolism: International consensus statement: Guidelines, compiled in accordance with the scientific evidence. Int Angiol 20:1–37, 2001.

112. NIH website for alcohol withdrawal syndrome. Available at: http://silk.nih.gov/silk/niaaa1/publications/aao5.htm.

113. Nijkeuter, M.; Huisman, M.V. Pentasaccharides in the prophylaxis and treatment of venous thromboembolism: A systematic review. Curr Opin Pulm Med 10:338–344, 2004.

114. Niv, D.; Gofeld, M.; Devor, M. Causes of pain in degenerative bone and joint disease: A lesson from vertebroplasty. Pain 105:387–392, 2003.

115. Norden, C.W. Experimental chronic staphylococcal osteomyelitis in rabbits: Treatment with rifampin alone and in combination with other antimicrobial agents. Rev Infect Dis 5(Suppl 3):S491–S494, 1983.

116. Norden, C.W.; Fierer, J.; Bryant, R.E. Chronic staphylococcal osteomyelitis: Treatment with regimens containing rifampin. Rev Infect Dis 5(Suppl 3):495–501, 1983.

117. Nussmeier, N.A.; Whelton, A.A.; Brown, M.T.; et al. Complications of the COX-2 inhibitors parecoxib and valdecoxib after cardiac surgery. N Engl J Med 352:1081–1091, 2005.

118. O'Connor, P.G.; Schottenfeld, R.S. Patient with alcohol problems. N Engl J Med 338:592–601, 1998.

119. Ottinger, J.G. Retrospective evaluation of delayed administration of fondaparinux in providing comparable safety and efficacy outcomes in patients undergoing elective-arthroplasty procedures. Hosp Pharm 41:348–353, 2006.

120. Pavoni, G.L.; Falcone, M.; Baiocchi, P.; et al. Conservative medical therapy of infections following osteosynthesis: A retrospective analysis of a six-year experience. J Chemother 14:378–383, 2002.

121. The Physician's Guide to Helping Patients with Alcohol Problems. NIH publication No. 95-3769 Bethesda, MD, National Institute on Alcohol Abuse and Alcoholism, 1995.

122. Planes, A. An equivalency study of two low-molecular-weight heparins in the prevention and treatment of deep-vein thrombosis after total hip replacement. Semin Thromb Hemost 26(Suppl 1):57–60, 2000.

123. Prandoni, P.; Bruchi, O.; Sabbion, P.; et al. Prolonged thromboprophylaxis with oral anticoagulants after total hip arthroplasty. Arch Intern Med 162:1966–1971, 2002.

124. Pulmonary Embolism Prevention (PEP) Trial Collaborative Group: Prevention of pulmonary embolism and deep vein thrombosis with low dose aspirin. Lancet 355:1295–1302, 2000.

125. Raloff, J.; Pruitt, B.A., Jr. The impact of alcohol and other drug problems on trauma care. J Trauma Injury Infect Crit Care 59(3 Suppl):S50–S52; S67–S75, 2005.

126. Rand, K.H.; Houck, H. Daptomycin synergy with rifampicin and ampicillin against vancomycin-resistant enterococci. J Antimicrob Chemother 53:530–532, 2004.

127. Raskob, G.E.; Hish, J. Controversies in timing of the first dose of anticoagulant prophylaxis against venous thromboembolism after major orthopedic surgery. Chest 124:379S–385S, 2003.

128. Recart, A.; Issioui, T.; White, P.; et al. The efficacy of celecoxib premedication on postoperative pain and recovery times after ambulatory surgery: A dose-ranging study. Anesth Analg 96:1631–1635, 2003.

129. Rehm, S.J.; Graham, D.R.; Srinath, L.; et al. Successful administration of quinupristin/dalfopristin in the outpatient setting. J Antimicrob Chemother 47:639–645, 2001.

130. Reuben, S.S.; Ekman, E.F. The effect of cyclooxygenase-2 inhibition on analgesia and spinal fusion. J Bone Joint Surg Am 87:536–542, 2005.

131. Reynolds, L.W.; Hoo, R.K.; Brill, R.J.; et al. The COX-2 specific inhibitor, valdecoxib, is an effective opioid-sparing analgesic in patients undergoing total knee arthroplasty. J Pain Symptom Manage 25:133–141, 2003.

132. Rivara, F.P.; Jurkovich, G.J.; Gurney, J.G.; et al. The magnitude of acute and chronic alcohol abuse in trauma patients. Arch Surg 128:907–913, 1993.

133. Rouse, M.S.; Piper, K.E.; Jacobson, M.; et al. Daptomycin treatment of Staphylococcus aureus experimental chronic osteomyelitis. J Antimicrob Chemother 57:301–305, 2006.

134. Rowlingson, J.C.; Hanson, P.B. Neuraxial anesthesia and low-molecular-weight heparin prophylaxis in major orthopedic surgery in the wake of the latest American Society of Regional Anesthesia guidelines. Anesth Analg 100:1482–1488, 2005.

135. Ruhe, J.J.; Monson, T.; Bradsher, R.W.; et al. Use of long-acting tetracyclines for methicillin-resistant Staphylococcus aureus infections: Case series and review of the literature. Clin Infect Dis 40:1429–1434, 2005.

136. Saitz, R. Unhealthy alcohol use. N Engl J Med 352:596–607, 2005.

137. Saleh-Mghir, A.; Ameur, N.; Muller-Serieys, C.; et al. Combination of quinupristin-dalfopristin (Synergid) and rifampin is highly synergistic in experimental Staphylococcus aureus joint prosthesis infection. Antimicrob Agents Chemother 46:1122–1124, 2002.

138. Schaad, H.J.; Bento, M.; Lew, D.P.; et al. Evaluation of high-dose daptomycin for therapy of experimental Staphylococcus aureus foreign body infection. BMC Infect Dis 6:74, 2006.

139. Schad, R.F. Hydroxyzine analgesia: Fact or fantasy? Am J Hosp Pharm 36:1317, 1979.

140. Schaffer, A.; Naranjo, C.A. Recommended drug treatment strategies for the alcoholic patient. Drugs 55:571–585, 1998.

141. Schenker, S.; Bay, M.K. Medical problems associated with alcoholism. Adv Intern Med 43:27–78, 1998.

142. Schiff, R.L.; Kahn, S.R.; Shrier, I.; et al. Identifying orthopedic patients at high risk for venous thromboembolism despite thromboprophylaxis. Chest 128:3364–3371, 2005.

143. Schneekloth, T.D.; Morse, R.; Herrick, L.; et al. Point prevalence of alcoholism in hospitalized patients: Continuing challenges of detection, assessment, and diagnosis. Mayo Clin Proc 76:460–466, 2001.

144. Shanti, C.M.; Luas, C.E. Cocaine and the critical care challenge. Crit Care Med 31:1851–1859, 2003.

145. Silbersack, Y.; Taute, B.M.; Hein, W.; et al. Prevention of deep-vein thrombosis after total hip and knee replacement: Low-molecular-weight heparin in combination with intermittent pneumatic compression. J Bone Joint Surg Br 86:809–812, 2004.

146. Simopoulos, T.T.; Smith, H.S.; Peeters-Asdourian, C.; et al. Use of meperidine in patient-controlled analgesia and the development of a normeperidine toxic reaction. Arch Surg 137:84–88, 2002.

147. Skinner, H.B.; Schulz, M.M. Clinical implication of thromboprophylaxis in the management of total hip and knee arthroplasty. Am J Orthop 31(9S):20–30, 2002.

148. Soderstrom, C.A.; Cole, F.A., Jr., Porter, J.M. Injury in America: The role of alcohol and other drugs—An EAST position paper prepared by the Injury Control and Violence Prevention Committee. J Trauma 50:1–12, 2001.

149. Sofuoglu, M.; Dudish-Poulsen, S.; Poling, J.; et al. The effect of individual cocaine withdrawal symptoms on outcomes in cocaine users. Addict Behav 30:1125–1134, 2005.

150. Spies, C.; Dubisz, N.; Funk, W.; et al. Prophylaxis of alcohol withdrawal syndrome in alcohol dependent patients admitted to the intensive care unit following tumor resection. Br J Anaesth 75:734–739, 1995.

151. Spies, C.D.; Dubisz, N.; Neumann, T.; et al. Therapy of alcohol withdrawal syndrome in intensive care unit patients following trauma: Results of a prospective, randomized trial. Crit Care Med 24:414–422, 1996.

152. Spies, C.D.; Neuner, B.; Neumann, T.; et al. Intercurrent complications in chronic alcoholic men admitted to the intensive care unit following trauma. Intensive Care Med 22:286–293, 1996.

153. Spies, C.D.; Rommelspacher, H. Alcohol withdrawal in the surgical patient: Prevention and treatment. Anesth Analg 88:946–954, 1999.

154. Stengel, D.; Bauwens, K.; Sehouli, J.; et al. Systematic review and meta-analysis of antibiotic therapy for bone and joint infections. Lancet Infect Dis 1:175–188, 2001.

155. Strebel, N.; Prins, M.; Agnelli, G.; et al. Preoperative or postoperative start of prophylaxis for venous thromboembolism with low-molecular-weight heparin in elective hip surgery? Arch Intern Med 162:1451–1456, 2002.

156. Sugarman, B. Osteomyelitis in spinal cord injured people. Am Paraplegia Soc 7:73–75, 1984.

157. Sullivan, J.T.; Sykora, K.; Schneiderman, J.; et al. Assessment of alcohol withdrawal: The revised clinical institute withdrawal assessment for alcohol scale (CIWA-Ar). Br J Addict 84:1353–1357, 1989.

158. Tice, A. The use of outpatient parenteral antimicrobial therapy in the management of osteomyelitis: Data from the Outpatient Parenteral Antimicrobial Therapy Outcomes Registries. Chemotherapy 47 (Suppl 1):5–16, 2001.

159. Tice, A.; Hoaglund, P.A.; Shoultz, P.A. Risk factors and treatment outcomes in osteomyelitis. J Antimicrob Chemother 51:1261–1268, 2003.

160. Tonnesen, H.; Kehlet, H. Preoperative alcoholism and postoperative morbidity. Br J Surg 86:869–875, 1999.

161. Tonnesen, H.; Petersen, K.; Hojgaard, L.; et al. Postoperative morbidity among symptom-free alcohol misusers. Lancet 340:334–340, 1992.

162. Trampuz, A.; Zimmerli, W. New strategies for the treatment of infections associated with prosthetic joints. Cur Opin Invest Drugs 6:185–190, 2005.

163. Turner, R.C.; Lichstein, P.R.; Peden, J.G.; et al. Alcohol withdrawal syndromes: A review of pathophysiology, clinical presentation, and treatment. J Gen Inter Med 4:432–444, 1989.

164. Turpie, A.G.G.; Bauer, K.A.; Eriksson, B.I.; et al. Superiority of fondaparinux over enoxaparin in preventing venous thromboembolism in orthopedic surgery using different efficacy end points. Chest 126:501–508, 2004.

165. Verklin, R.M.; Mandell, G.L. Alteration in effectiveness of antibiotics by anaerobiosis. J Lab Clin Med 89:65–71, 1976.

166. Vila, H.; Smith, R.A.; Augustyniak, M.J.; et al. The efficacy and safety of pain management before and after implementation of hospital-wide pain management standards: Is patient safety compromised by treatment based solely on numerical pain ratings? Anesth Analg 101:474–480, 2005.

167. Viscusi, E.R.; Reynolds, L.; Tait, S.; et al. An iontophoretic fentanyl patient-activated analgesic delivery system for postoperative pain: A double-blind, placebo-controlled trial. Anesth Analg 102:188–194, 2006.

168. Vlessides, M. Alcohol infusions determined safe to treat withdrawal in selected trauma patients. Pharmacy Practice News, September 1999.

169. Wagner, J.G.; Wilkinson, P.K.; Sedman, A.J.; et al. Elimination of alcohol from human blood. J Pharm Sci 65:152–154, 1976.

170. Weigelt, J.; Itani, K.; Stevens, D.; et al. Linezolid versus vancomycin in treatment of complicated skin and soft tissue infections. Antimicrob Agents Chemother 49:2260–2266, 2005.

171. Weisner, C.; Mertens, J.; Parthasarathy, S.; et al. Integrating primary medical care with addiction treatment. JAMA 286:1715–1723, 2001.

172. Westermeyer, J.; Doheny, S.; Stone, B. An assessment of hospital care for the alcoholic patient. Alcohol Clin Exp Res 2:53–57, 1978.

173. Whelton, A. Renal and related cardiovascular effects of conventional and COX-2 specific NSAIDs and non-NSAID analgesics. Am J Ther 7:63–74, 2000.

174. White, R.H.; Romano, P.S.; Zhou, H.; et al. Incidence and time course of thromboembolic outcomes following total hip or knee arthroplasty. Arch Intern Med 158:1525–1531, 1998.

175. Wilkens, L.; Ruschulte, H.; Ruckholdt, H.; et al. Standard calculation of ethanol elimination rate is not sufficient to provide ethanol substitution therapy in the postoperative course of alcohol-dependent patients. Int Care Med 24:459–463, 1998.

176. Wilkinson, P.K. Pharmacokinetics of ethanol: A review. Alcohol Clin Exp Res 4:6–21, 1980.

177. Wille-Jorgenson, P. New therapeutic options in DVT prophylaxis. Orthopedics 23(6S):S639–S642, 2000.

178. Wilson, A.P.R.; Gruneberg, R.N. (eds.). Safety. In Teicoplanin: The First Decade. The Medicine Group (Education), Ltd., Abington, Oxfordshire, U.K., 1997, p. 143.

179. Winawer, N. Postoperative delirium. Med Clin North Am 85(5):1229–1239, 2001.

180. Wunderink, R.G.; Rello, J.; Cammarata, S.K.; et al. Linezolid vs vancomycin: Analysis of two double-blind studies of patients with methicillin-resistant *Staphylococcus aureus* nosocomial pneumonia. Chest 124:1789–1797, 2003.

181. Yin, L.Y.; Lazzarini, L.; Li, F.; et al. Comparative evaluation of tigecycline and vancomycin, with and without rifampicin in the treatment of methicillin-resistant *Staphylococcus aureus* experimental osteomyelitis in a rabbit model. J Antimicrob Chemother 55:995–1002, 2005.

182. Zimmerli, W.; Widmer, A.F.; Blatter, M.; et al. Role of rifampin for treatment of orthopaedic implant-related staphylococcal infections. JAMA 279:1537–1541, 1998.

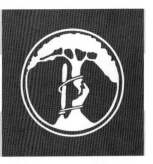

第11章

外固定原理与并发症

Stuart A. Green, M.D.

第一节 发展简史

一、早期固定器

外固定器的发明比管形石膏早 12 年。1846 年，Jean Francois Malgaigne 设计了一种精巧的机械装置，包括带有四个可经皮刺入的近似刺的金属夹子(爪形钳)，可使髌骨骨折复位并固定[42](图 11-1)。自 Malgaigne 发明后的 130 年间，出现了很多其他的外固定系统，其中最知名的是 Parkhill 骨夹(1897 年)[51]，Lambotte 单侧外固定器(1902 年)[38]，Roger Anderson 的固定系统(1934 年)[2]，1937 年的 Stader 装置最初应用于固定大型犬的骨折，显示了其效果[63]，以及瑞士医师

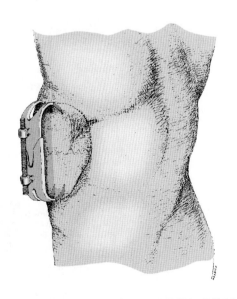

图 11-1　Malgaigne 在 1846 年用于髌骨骨折的外固定器。

Raoul Hoffmann 的外固定器(1938)[25](图 11-2)。

这些装置在二次世界大战时已有使用。然而，在那场灾难临近结束时，与外固定相关的并发症的高发生率变得越发显著。一个军事委员会记录了较多的缺点，包括：钢针造成的神经、血管损伤，钢针部位出现的软组织感染，环行固定器造成死骨、骨髓炎的可能性，骨折延迟愈合、骨不连的风险，并列入研究。除了用于将开放骨折转变为闭合骨折外，其他医师被外固定器的机械问题所困扰[10]。结果，在 1950 年以前，绝大多数美国矫形外科医师已不使用机械外固定器，但是，钢针与石膏结合技术已被用于一些特殊问题，例如不稳定的腕骨骨折[19]及胫腓骨移位骨折[1]。

另一方面，在欧洲，骨外固定的临床研究在二次世界大战期间以及之后仍在持续进行。Raoul Hoffmann 改善了其设计，配备一个更加强力的万向接头以及一个可以更好把持钢针的扩展型钢针固定夹。在英国，Charnley 提出关于成人关节加压融合的设想[9]，仅用一个极其简单的骨外固定器为关节的松质骨表面提供一个持续的挤压力，以至被融合。同时，瑞士的内固定研究会(AO)团队修改了 Charnley 的设计，在框架结构上应用了更多的钢针[55]。

同样，在 20 世纪 60 年代的法国，Jacques Vidal 及同事改进了 Hoffmann 装置，成为四边形框架结构，为复杂骨折提供坚强的稳定性，并用于治疗后因感染而导致的假关节形成[70](图 11-3A)。

二、用于肢体延长的固定器

在 W.V. Anderson 将原固定器发展成为了完全经皮钢针固定并应用螺纹杆连接的外固定器后，其在肢体延长方面的作用才得以显现[3]。此装置可以将截骨

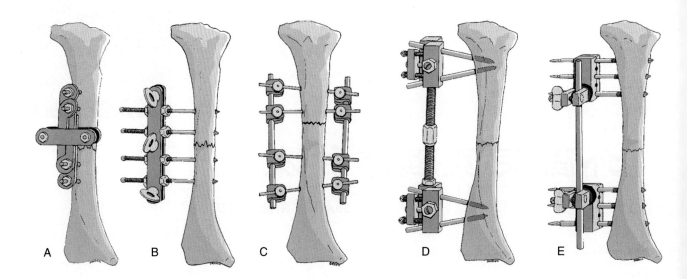

图 11-2　历史上的外固定器。(A)Parkhill 骨夹。(B)Lambotte 固定器。(C)Anderson 固定器。(D)Stader 固定器。(E)Hoffmann 固定器。

部位逐渐牵开。Heinz Wagner[72]在德国进一步改进了 Anderson 的设计，用半针替代了 Anderson 的全针，使用一个牵开杆使肢体延长(图 11-3B)。这些前辈精确地记录了使用这种独特装置进行肢体延长所产生并发症的发病率[73]。

在前苏联，外固定技术作为一种骨折治疗形式在二次世界大战后依然保持其活力。他们的外科医师关注的是一种环形外固定器，应用细的经皮贯穿钢针，并用特制拉紧夹尽可能连接起来。虽然这种固定器十分繁琐，包含太多精巧的传动关节，但它允许在三维平面的任何一个平面进行精确调节。

三、环形固定器

1951 年，Gavriil A. Ilizarov 在前苏联库尔干研制了第一种钢针贯穿环形外固定器，并一直应用至今[28](图 11-3C)。其他一些前苏联医师随后设计了相似的装置，其中一些连接装置允许将骨折缓慢复位。几年后，Ilizarov 发现，如果维持适宜牵引和宽度并很好地保持，局部骨缺损可成骨愈合。他的观察和随后的临床研究引起了肢体修复和四肢创伤救治

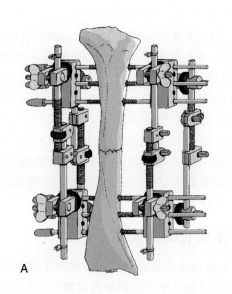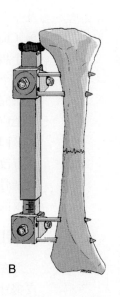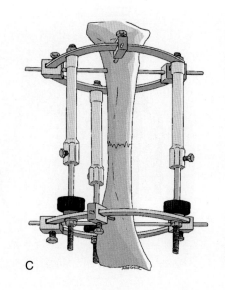

图 11-3　现代外固定器。(A)Vidal 的四边形结构固定器。(B)Wagner 肢体延长器。(C)Ilizarov 固定器。

的一场革命,引起了全世界范围的对环形外固定器的关注[36]。

Ilizarov 的装置包含很多的独立部件,这些部件可以被外科医师装配成不同的结构,可用于:

(1)经皮治疗闭合的干骺端和众多的骨干骨折。

(2)骨骼、神经、血管、软组织缺损的修复无须移植和一次性手术修复。

(3)为整形和改善功能而增厚骨骼。

(4)经皮一次性治疗先天性或创伤性假关节。

(5)对于生长迟缓,经骨牵引或其他方法进行肢体延长。

(6)矫正长骨和关节的变形,包括有抵抗的和复发的足畸形。

(7)经皮消除关节挛缩。

(8)通过关节面的截骨与复位治疗各种关节病。

(9)经皮关节融合。

(10)延伸关节融合——不伴有肢体短缩的成人关节融合的一种方法。

(11)治疗单一性骨囊肿和其他类似疾病。

(12)通过给予感染骨组织良性刺激进而促进骨愈合,治疗感染性骨不连。

(13)通过洞壁逐步的塌陷来填充骨髓炎空洞。

(14)延长截肢残端。

(15)处理下颌发育不良及类似问题。

(16)不经旁路移植,治疗闭塞性血管病。

(17)矫正软骨发育不良及其他原因的侏儒症。

1975 年,一个美国外科医师 David Fischer 到莫斯科参观,他得到了几种前苏联的环形外固定器。在应用于他自己的患者后,他开始关注配件钢针的不稳定性,以及所使用的环形固定器的重量问题。此后,Fischer 发展了环形外固定器,将全针改为半针[18]。整个系统使用钛这种质轻但坚固的材料。在使用钛针代替钢针后,针道感染大大减少。此外,蜂窝织炎、软组织反应也相应减少。

在北美,一个意大利籍的医师在 20 世纪 80 年代中期接受 Ilizarov 的方法,并修改了他的手术方式,其中最重要的是应用了可透视碳纤维材料。这种材料虽然比钢材料昂贵,但因其较轻而更受患者欢迎。

在 Rancho Los Amigos 医疗中心(Downey, California),笔者与助手应用钛质半针(代替钢丝)顺利地应用 Ilizarov 环形外固定器进行任何长骨肢体延长或畸形矫正[21]。用这种方法,环形装置的适应性被保留,减

少了肌肉因刺穿而受损的问题,在尺骨、胫骨尤为明显。然而,在某些特定部位,如关节端这种主要为骨松质的部位,金属丝仍然优于钢针固定。包括关节和干骺端这些重要部位的骨折,钢丝和钢针已经可以成功的应用于外固定[22]。

一端固定松质骨,一端固定皮质骨的新型的几种外固定器也已经设计出来。这些设计一般为 Ilizarov 的环形结构和 AO 管状杆的混合型。张力钢丝固定于环上(围绕骨松质部位),皮质骨上的半针固定在连接杆上。

环形结构外固定(特别是 Ilizarov 固定器)由于可缓慢进行骨折(或截骨术后骨折)的三维调整而优于单边或双边固定。同样,几种新型设计的单边外固定器应用一些传动装置通过针夹逐一的调整来改变对位。

四、用于严重创伤的外固定器

对于严重的复合伤,现代有一种观点认为应该在早期进行伤肢的简单外固定,之后再进行细致治疗[5]。大多数医师利用固定针来临时稳定肢体,其目的是将外固定针向内固定针转换,这些医师中大多数会使用髓内针。然而,如钢针孔有细菌侵入,可因插入髓内针造成骨髓炎。

有多种方案被推荐以减少诸如此类感染的可能性,一种可行的方案就是 AO 组的"少针"骨外固定器。在这个方案中,应用带有一对钢针的弹簧夹夹住皮质但不穿透骨组织来固定骨折。这样(至少在理论上)髓腔没有细菌侵袭。这种装置是否可减少骨髓炎的发生仍需时间考验。

已经确定促进骨折快速愈合的理想化状态。全世界范围内,很多领先的医师和学者通过使用外固定器来研究稳定固定、撑开牵引技术、骨折加压促进愈合以及新骨再生。这些研究结果在一定程度上促进了内固定、外固定在临床上的应用,改进了整体骨折的治疗情况。

20 世纪 80 年代中期,创伤医师发现应用髓内针治疗开放性骨折是安全的,显然外固定的作用会逐渐减小。然而,Ilizarov 牵引骨生成技术的发现证明,外固定逐渐消亡的说法为时尚早。外固定器在畸形矫正上已经变得十分重要,尤其在需要延长的时候。因此,全世界范围内再次兴起使用骨外固定器。第一次热潮是二次世界大战前,而第二次是 70 年代和 80 年代早期。

五、计算机矫形

20世纪90年代,Charles Taylor博士(Russell Taylor髓内钉的合作开发者)意识到,在骨碎片定位到正确位置时,通过数学定义骨碎片途径的方式实现移位骨折片复位(或畸形矫正)的简单化[65]。通过一个巧妙的设计,Taylor将Ilizarov的环通过6个可以往复运动的支撑杆连接,每个杆都可以独立延长或缩短(图11-4)。通过这种方式,环之间的关系可精确调整,进而调整骨折片位置[65]。

通过精确测量骨折的移位情况以及各骨折之间的关联,输入计算机并通过设计好的软件进行调整:成角、旋转、短缩、翻转。另外,计算机还可以制定时间表,使得在最短时间内调整,兼顾安全和有效。这个系统被称为Taylor空间支架,在外科已经相当普及。

可以买到各种具有灵巧的关节、固定夹的固定器。外科器械厂家以稳定的速度持续不断地向市场推出新

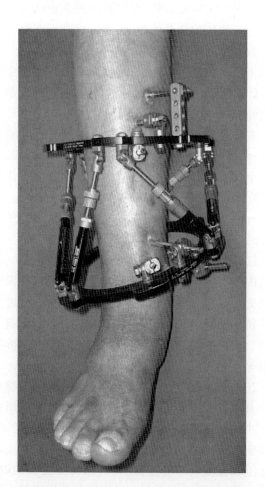

图11-4 Taylor空间支架,6个可调支撑杆控制2个环之间的关系,每1个控制1块近端或远端骨折片。所有畸形和骨折固定的参数都输入计算机,通过计算得出每个支撑杆需要的变化。

的部件和固定架。这些装置在结构和装配技术上有相当大的不同。所有固定器共有的部件是钢针和钢丝,它们穿透皮肤与骨相固定。不论过去、现在以及将来如何设计和构造,经皮穿刺钢针的并发症都会存在。只有减少针道感染,才能保证外固定器的更好发展。

第二节 固定器术语

1.钢针

穿透皮肤和软组织固定于骨组织上。欧洲文献可能会用screws或nails(区别可能在于是否移动或有无螺纹)。

2.全针

通过肢体两侧的皮肤和软组织。这种针有时涉及贯穿针或穿透针的描述。

3.半针

仅贯穿肢体一侧的皮肤及软组织,也贯穿肢体一侧的骨,但不出现在肢体的另一侧。拧入后好像穿透两侧皮质,但实际并不穿透外层。

4.钢丝

经骨穿入,直径不超过2 mm。直到张紧并和滑动杆固定,否则其不足以提供固定器和骨之间的稳定性。基于这个原因,钢丝必须双侧贯穿固定。

5.橄榄头钢丝

钢丝一头是个小球,防止从骨上滑出。可以用在骨折的任何位置,从而稳定骨与固定器的结构。

6.针夹

限定针在固定器上的位置。

7.连接杆

由针夹连接的装置的一部分,可以是实体、空心、光滑或螺纹,是可以进行加压或撑开作用的部件。

8.环

指环形连接杆(或改进型杆),经针夹固定,通常与肢体长轴垂直。环不一定完全包围肢体(不完全的环称为半环)。环通过连接杆的联系构成固定器结构。

9.关节

连接杆与杆之间(或杆与环之间)构成关节。一些关节包括万向接头或合页,但一般不需要。

一、框架结构

这一章节的框架结构术语来自 Chao 及合作者文献[8](图 11-5)。

1.单边结构

指应用一根连接杆连接 2 个或多个钢针固定夹,固定夹连接着半针,单边结构是最简单的结构。它包括:Parkhill 骨夹、Lamhotte 外固定器以及 Stader、Hoffmann 和 Wagner 的固定器。

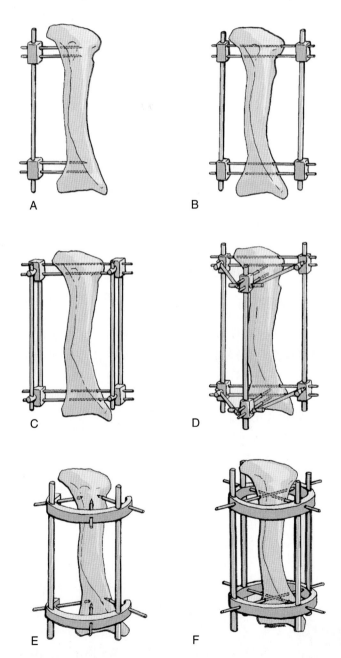

2.双边固定器

应用全针贯穿骨组织,肢体两侧各自用 1 根连接杆连接。Roger Anderson 外固定器就采用这样的设计。

3.双平面或多平面(多维)结构

为达到更加稳定的目的,采用钢针进行双平面或多平面固定。

4.环形结构

采用完全环绕肢体的横向连接杆。穿透肢体的钢针通过不同连接件与杆相连。在早期,应用额外的连接杆与环形结构互相关联。俄罗斯已经应用多年。

5.半环结构

以相似环固定的方式采用不完全环绕肢体的连接杆。

二、预制性固定器

这种外固定装置的产品,其装配结构可分成两类:构型固定的预制性外固定器和构型不固定的预制性外固定器。

1.构型固定的预制性外固定器

这种结构的特点在于相对地固定,但体位、方向和一些经皮针要求的空间构型通常可以进行调节。

2.构型不固定的预制性外固定器

因为也由许多分离的部件组成,所以与构型固定的预制性外固定器相似,不过它可按肌肉骨骼疾病种类要求,组装成任何一种空间结构。一般,在一组固定针中,仅个别针需要有准确位置(这些针由相同的针夹固定)。

三、临时制作固定器

此类外固定器,由一些骨折外固定处理方法形成,这时经皮针与用后可在几分钟之内变硬的尚未凝固物质相连接。像传统的针入石膏法、甲基丙烯酸甲酯针外固和环氧聚合物树脂充填管等方式都属于此类固定器。这些方法可不限制针的位置,但针的位置不能调节以解决压迫或离开的问题。

第三节　问题、阻碍和并发症

体外骨固定器的应用,特别是进行缓慢骨折复位,与其他外科手术不同,表现为患者离开手术室并非治疗的终结。实际上,这种治疗可能延续至几个月,

图 11-5　基本固定器结构。(A)单边。(B)双边。(C)多维(四边形)。(D)多维(三角形结构)。(E)环形固定器。(F)混合型固定器。

并需要进行很多骨折相关的临床随访。在治疗中会出现针道感染、神经牵拉所致麻痹、延迟愈合、延长过程中的力线不正等问题,在典型病例中还会出现许多其他问题。我们称这些问题为并发症,这些并发症导致应用外固定器有500%的并发症发生率。很多医师应用外固定器出现的问题、阻碍以及并发症,Paley以图表方式反映出来[49]。这些事例中的问题是可以通过修改固定参数或用药处方来解决的。阻碍则需要重新手术包括重新截骨、因感染将钢针或钢丝替换或取出,甚至因骨折愈合缓慢而去除植入物。最严重的并发症就是与原治疗目的相背离的永久性后遗症,包括永久性神经损伤、顽固性感染、固定失败等。与其他治疗相比,每种外固定都会遇到这三个层面上的问题。

一、神经和血管损伤

固定钢针和钢丝导致严重神经损伤的报道极少出现。实际上,大量应用体外固定器的报道并未提及神经、血管损伤。但并非没有,不定期会有应用体外固定器涉及损伤的文献报道[4,16,67]。

(一)血管损伤

血管损伤有时会以一些特殊方式出现[20]。钢针一般从侧面穿过血管而不会贯穿[13](图11-6A)。当钢针静止在血管一侧时,可侵蚀血管壁。因此,患者可能在术后相当长一段时间突然出现针道出血[61](图11-6B)。另一种情况,钢针可能在血管侧面形成一个洞,而且在钢针移走前并不明显。在钢针移走后可能出现针孔大量出血[6](图11-6C)或在软组织内形成一个假

性动脉瘤。如果在动静脉邻近处出现血管壁坏死,可以在去除钢针后不久出现动静脉瘘。

据文献报道,穿针后出现严重远端血管损伤非常少见,因为肢体具有足够的侧支循环。有报道,穿入钢针后出现肢体缺血,并且通常在外固定前有严重创伤,表明促进了血管受损。

一些特殊位置可能遭受常见的但不易查出的血管神经损伤,例如胫骨中下1/3外侧。Raimbeau及其同伴[59]分析了这一部位经皮穿刺损伤胫前动脉的情况。他们通过进行尸体肢体血管造影,确定了胫骨第四区近端与第三区远端交界位置放置钢针的危险性,因为胫前动脉和腓深神经正好在胫骨骨膜处(图11-7)。

(二)骨间隔综合征

虽然只有少数,但患者对外固定导致的胫前间隔综合征仍然不满[13,14,69]。Raimbeau及其伙伴测量了穿针后的胫前间隔组织压力[59]。发现在穿入第一根钢针后,内部压力并无明显增加,但穿入第二根后压力成倍增长,而第三根针穿入后压力无显著提高。因此,他们推测两种血管综合征与小腿的针固定有关。第一,因为存在大量的侧支循环,所以干扰胫前动脉末梢循环现象极其少见。第二,可能因为钢针穿入后,胫前动脉部分受阻,从而伴间隔压力增加而导致胫前间隔综合征。

(三)神经损伤

外固定所导致重要神经严重损伤的报道极少。神经可能会在针经过时遭受微小损伤,但更常见的是,在肢体延长或骨移植过程中被牵拉受损[4,67]。

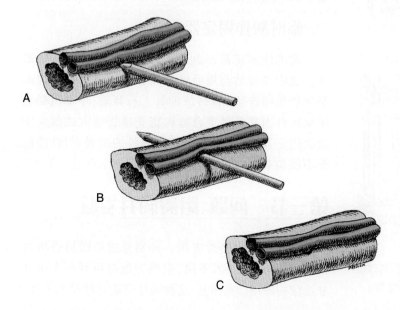

图11-6　(A)钢针或钢丝向血管壁侧方推进。(B)静止状态钢针可能在2周或更长时间后侵袭血管导致出血。(C)另一种情况,出血发生在钢针取出后。

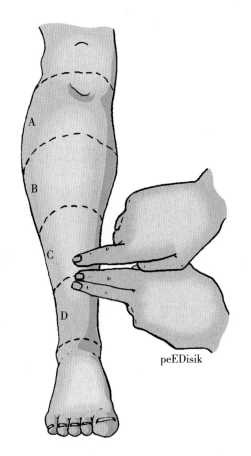

图 11-7 小腿第四区近端 2 指宽与第三区远端 1 指宽的交界处是穿针的危险区域,胫前动脉和腓深神经在骨的外侧面通过。

虽然与之相关的神经血管损伤的报道极少,但仍应避免在穿针过程中对其造成牵拉和损伤。我建议,在明确部位比如肱骨侧方和桡骨近端穿针时,做一皮肤切口,以便观察重要的神经血管束。当然,外科手术并非将这些结构充分暴露,但仍可以通过调整钢针位置来尽可能避免损伤。

在钢针穿入时有两个难点可能造成神经、血管损伤。第一,医师有时并不能精确判定准备穿针的肢体骨组织平面重要神经、血管的位置。因为外科手术暴露大多考虑血管神经的纵向位置关系,而实际手术中需要明确骨与神经的横向关系。第二,有时很难精确衡量钢针穿入骨的深度。这可能令人吃惊,因为一般认为用钻贯穿骨组织是很容易感觉到的。实际上,因为钢针带有螺纹,并且需要克服前方的抵抗,所以很难判断进入的深度。

二、避免神经血管损伤的穿针位置

为避免穿针时造成神经损伤,本章通过图例方式介绍不同部位的穿针位置(图 11-9 至图 11-27)[20]。当然,并不意味着这是唯一安全的进针通道,因为肢体有些位置存在多处可进针部位。但为了图例的简洁和清晰,这些进针通道被省略了。

根据经验(或参照图例),医师可根据特殊临床需要安全添加额外的钢针。

笔者推荐的穿针方向,不仅能减少神经血管损伤,还要能保证固定的简便、稳定。首先,钢针进入方向应尽可能与骨面垂直,这样可以减少进针点的移动(在骨的表面)。例如在胫骨,其截面是三角形。当患者平卧时,外侧面是垂直的,而内侧面是倾斜的。根据解剖特性,钢针由外向内更容易进入。

第二,钢针在穿透双侧皮质时尽可能保持在髓腔中央。这样钢针可避免摇摆和松动,获得最大程度的稳定。

第三,钢针尽可能避免穿入骨脊。由于应用手动工具在致密的骨脊上钻孔非常困难,因此医师不得不粗暴用力并尽可能快的钻孔。这样不可避免带来骨组织的热损伤,增加了针道感染可能。

第四,进针位置应保证骨组织对侧是安全的。如果钢针穿透肢体的另一侧,而不引起重要神经血管组织的损伤,则认为是安全的。这里指的是全针,而钢丝和半针在任意一侧都是可以安全穿入的。

当对侧存在距骨组织仅很小距离或大于骨自身直径的重要神经血管时,进针应小心。在这种情况下,只能应用半针。在应用全针时,应注意位置和进针角度以避免损伤。

当重要神经血管在对侧距骨约 0.5~1 个骨直径之间的位置时,进针是非常危险的。一般认为,需要在 X 线片或透视下穿针。当需要靠近骨附近神经血管穿针时,需要非常慎重。通常需要做一纵切口,以辨别进入的位置。

钢针从前向后进入骨的深度和角度是有标准的,目的是使钢针始终在骨的中央。因此,前面的位置保持 0°,后面的位置保持在 180°。从外向内保持 90°,从内向外也保持 90°。像前臂这样两根骨,各自考虑进针位置。应用图集时,在进针过程中肢体应保持在解剖位置。肱骨应在中立位而前臂应在相关解剖结构的旋后位置。

作者建议钉或针的插入采用在影像增强的 X 线透视下进行。如果能用针真正的侧位投照,则最适合测定针的深度和正确评价针的位置。(在针的正确投照时,球管 X 线的中心光束必须与针体垂直)这时,由于患者仰卧在巨大的手术台上,获得真正的针侧位投照是很困难的,所以外科医生有使用斜位投照来判断针位置的倾向。外科医生为了 C-臂影像增强器下透视,必须想方设法摆放肢体位置。例如,可能必须旋转肢体 45°或更多时间在反方向的对面旋转 C-臂以获得真正的针侧位投照。整个针体需对准 X 线球管的中央线束,以测定针在骨内的精确位置。针正确的轴位投照可以产生一个与针直径相等的小圆形影像。如此可能确定针的位置,相当于骨皮质。如果采用 X 线照片而不是荧屏透视的话,则应在插入第一枚针认为深度符合要求之后开始进行拍照 X 线片。在拍照 X 线片之前,针插入较浅比较深更安全。如果针插入太深,对神经血管结构有很大危险。此外,针稍有"退出",必将减小在骨内的固定力。当首枚插入针深度满意时,就可以相同深度插入相同长度的另外针。如果利用影像增强 X 线透视,这种插针方法也用于减少手术室工作人员 X 线接触。仅需要首枚插针确定位置和深度的 X 线接触减少。此后,插入相同深度针,即可不必单独检查每枚针的进入深度。

这一章的横断面图谱对外科医生有很大帮助。术中患者这些位置的判定取决于明确的体表标志。图集中每一肢体部位的治疗都采用固定的方式。每一解剖部位分为四个区域,而每一解剖部位的上、下限通过体表骨性标志判定。

大腿,近端的骨性标志是股骨大转子外侧,远端为股骨外侧髁。

小腿,近端的骨性标志是胫骨近端关节内侧关节缘,远端为内踝。

上臂,近端的骨性标志是肱骨大结节外侧突出即肩峰外侧,远端为肱骨外上髁。

前臂,近端的骨性标志是桡骨外侧隆突处即肱骨外上髁远端,远端为桡骨茎突。

(一)定制界标技巧

作者把各个肢体段分成四个图区,标定为 A、B、C 和 D,A 为近图区,D 为远图区(图 11-8)。四个区近似,但不精确,各个区是每个肢体段的 1/4。每个区的解剖横断面图解在图的上、中和下。为了达到清楚的目的,加强了骨、动脉和静脉的鲜明对比,显示出了肌肉平面,但肌质本身并没有标示出来。小的皮神经、静脉和肌肉的动脉分支也略而未示。动脉大多用一条静脉显示同行,即使通常伴行静脉为两条。在前臂,深静脉完全省略。作者通过使神经血管稍大于真正的大小,以强化神经血管结构(图 11-9 至图 11-27)。

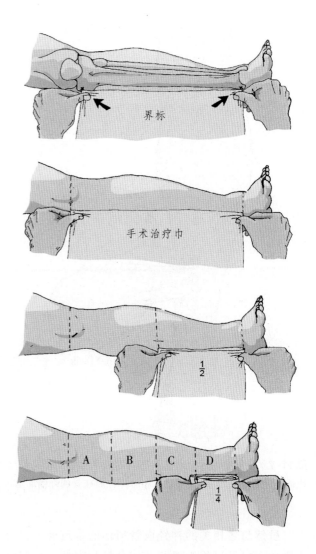

图 11-8　标记区域:用与骨性标记等长的手术治疗巾标记。通过中点折叠治疗巾,然后用治疗巾标记中点。以同样的方式折叠,标记四个区域。

很多结构标记仅在一个部分而非全部,将在非标记区域标记神经重建。可惜的是,横截面图示并不能明确表示一些解剖结构。每个层面骨周围都有神经血管环绕但图示中并非都能标示,所以应灵活应用图集。

三、针道感染

针道感染已经成为外固定应用的首要障碍。然而,新型固定器的应用并没有注意这方面。有关使用后持续针道感染的报道令人非常厌烦[23,24,41,45,50]。统计感染发生率的困难之一在于不同作者使用不同标准来定义感染。这种分歧甚至出现在一家机构内部,从而使得无法准确判定针道感染的发病率。

因此,提出了"较多"和"较少"的概念,进而引入数字或字母来划分等级,以此统计每一位患者出现针

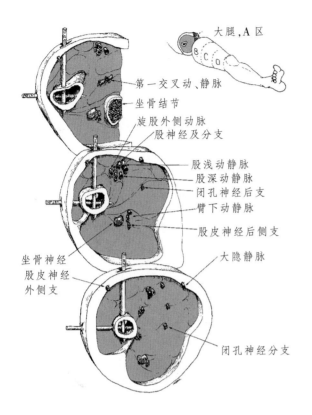

大腿，A 区

第一交叉动、静脉
坐骨结节
旋股外侧动脉
股神经及分支

股浅动静脉
股深动静脉
闭孔神经后支
臀下动静脉

股皮神经后侧支

大隐静脉

坐骨神经
股皮神经
外侧支

闭孔神经分支

图 11-9

解剖注意事项

(1)股骨在大腿的极外侧。

(2)在 A 区，坐骨神经始终在股骨后正中。

(3)股深动脉起自 A 区远端股骨内侧，从股内侧肌穿出但仅约为骨宽度的 1/2。

(4)股外侧皮神经与股骨走行一致。

(5)旋股外侧动脉于大转子基底环绕股骨。

进针位置

(1)在 A 区近端 2/3 处，半针垂直 90° 外侧方进针需小心，而在远端更需极其小心。

(2)A 区近端可在透视下增加针。

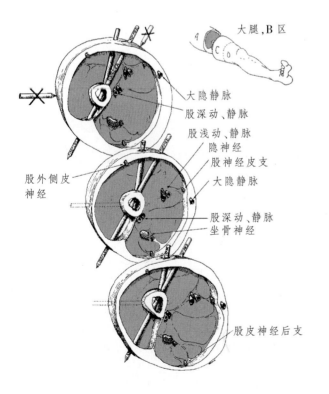

大腿，B 区

大隐静脉
股深动、静脉
股浅动、静脉
隐神经
股神经皮支
大隐静脉

股外侧皮
神经

股深动、静脉
坐骨神经

股皮神经后支

图 11-10

解剖注意事项

(1)在 B 区，股骨在大腿侧方。

(2)坐骨神经在股骨后方，距离约一个股骨直径。

(3)在 B 区和 C 区之间，股浅动脉经过股骨冠状面。

(4)在 B 区近端，股深动静脉在股骨内侧。

(5)股外侧皮神经在股骨前方。

进针位置

(1)钢针在 30° 以内进入时，B 区近端应非常小心，因为骨深、骨浅动静脉成一直线，如进针角度过大极易造成损伤。

(2)如添加半针，注意骨深动静脉紧贴骨干。

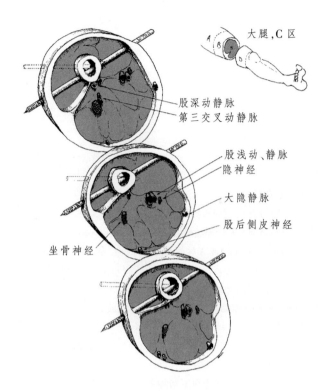

大腿,C区

股深动静脉
第三交叉动静脉

股浅动、静脉
隐神经

大隐静脉

股后侧皮神经

坐骨神经

图 11-11

解剖注意事项

(1)在此区,股骨更多在正中央。

(2)坐骨神经在股骨后方经由中间至外侧,约1个骨宽。

(3)在C区,骨浅动脉经过此股骨冠状面,在远端则位于骨后方。

(4)骨深动静脉在股骨后面,但在C区远端终止。

进针位置

(1)可经内侧60°或外侧120°穿入钢丝、全针或半针。

(2)C区远端可经前方0°位小心的穿入半针,因为此处不再有股深动静脉。

(3)C区远端可经内外侧90°穿入钢丝、全针或半针。

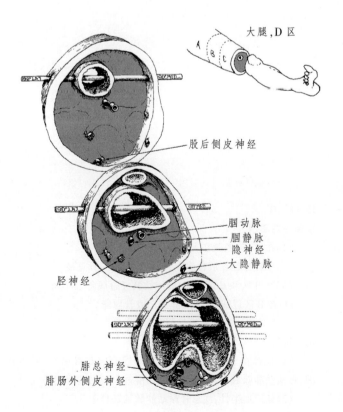

大腿,D区

股后侧皮神经

腘动脉
腘静脉
隐神经
大隐静脉

胫神经

腓总神经
腓肠外侧皮神经

图 11-12

解剖注意事项

(1)股骨在大腿前方一直到股骨髁。

(2)在D区近端,坐骨神经在股骨后方,当分为胫神经和腓神经时横向侧方。

(3)膝关节滑膜囊包绕股骨近端。

进针位置

(1)内侧90°或外侧90°穿入钢丝、全针或半针均是安全的。

(2)从外侧90°穿入半针可不经过股内侧肌。

(3)股骨髁上位置,前方和后方出现滑膜囊,距骨约1英寸。这个平面可放置3~4根针。如果放4根针,则最后方的可能经过滑膜囊。

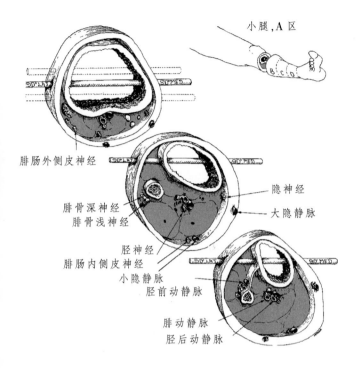

小腿,A 区

腓肠外侧皮神经

腓骨深神经
腓骨浅神经

胫神经
腓肠内侧皮神经
小隐静脉
胫前动静脉

腓动静脉
胫后动静脉

隐神经

大隐静脉

图 11-13

解剖注意事项

(1)这一区,胫骨的形态变化很大。

(2)腘动脉在胫骨后方,直到形成终末分支。

(3)腓深神经、腓浅神经在腓骨外侧,并绕过腓骨颈。

(4)隐神经和大隐静脉在小腿内侧的胫骨后方。

(5)在 A 区远端,胫前动脉在骨间膜的前表面,腓动脉和胫后动脉与其同名静脉伴行,在胫骨后方。

进针位置

(1)钢丝、全针或半针可以从内向外 90°贯穿 A 区。

(2)A 区近端可平行多针贯穿胫骨髁。

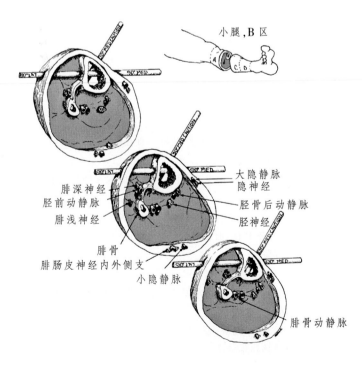

小腿,B 区

腓深神经
胫前动静脉
腓浅神经

腓骨
腓肠皮神经内外侧支
小隐静脉

大隐静脉
隐神经

胫骨后动静脉
胫神经

腓骨动静脉

图 11-14

解剖注意事项

(1)B 区胫骨始终保持其三角形断面,外侧面相对垂直而内侧面倾斜。

(2)胫后动静脉、胫神经、腓动静脉在 B 区与胫骨后表面和腓骨内表面始终保持恒定关系。

(3)胫前动静脉和腓深神经在 B 区骨间膜前表面,从腓骨前脊穿向胫骨外侧脊。

进针位置

(1)可以从内或外 90°植入钢丝、全针或半针。

(2)半针可以在内侧 30°或 45°垂直胫骨斜面穿针。针尖需穿透胫后肌。记住腓动静脉毗邻腓骨内侧角。

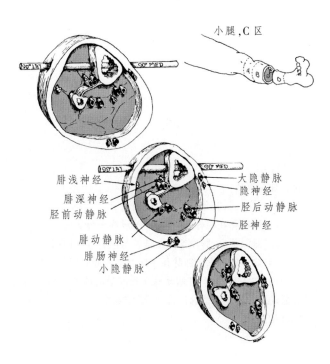

小腿,C 区

腓浅神经
腓深神经
胫前动静脉
腓动静脉
腓肠神经
小隐静脉
大隐静脉
隐神经
胫后动静脉
胫神经

图 11-15

解剖注意事项

(1)胫骨仍保留其三角形断面特性。

(2)胫后动静脉和胫神经在胫骨后方,腓动静脉在腓骨稍内侧。

(3)在 C 区,胫前动、静脉和腓深神经已通过骨间膜到达胫骨角后外侧。

(4)隐神经和大隐静脉位于胫骨角的后内侧皮下组织。

进针位置

(1)在 C 区近侧,从内侧 90°或外侧 90°可安全进针。

(2)在 C 区,半针很难通过胫骨内斜面穿入,因为胫前血管就在其浅层。C 区远端可安全穿入 0°半针,但由于倾斜面和骨厚度使得操作起来非常困难。

(3)在 C 区远端,内侧 90°或外侧 90°进针可能危及胫前动脉和腓深神经。

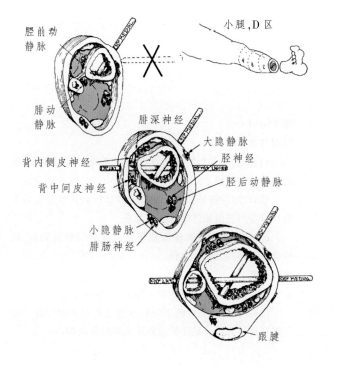

小腿,D 区

胫前动静脉
腓动静脉
背内侧皮神经
背中间皮神经
小隐静脉
腓肠神经
腓深神经
大隐静脉
胫神经
胫后动静脉
跟腱

图 11-16

解剖注意事项

(1)胫后动静脉和胫神经一直在胫骨后方,并在靠近踝关节时偏向内侧。

(2)在 D 区近端,胫前动静脉和腓深神经靠近胫骨外侧表面在 D 区远端位于胫骨前表面。

(3)隐神经和大隐静脉在 D 区始终位于胫骨内侧。

(4)在 D 区,腓浅神经已经形成分支。

进针位置

(1)半针可经内侧 30°于皮下穿入胫骨。

(2)可在 D 区远端 2/3 部位,钢针可经内侧 90°或外侧 90°穿入。

(3)D 区近端 1/3 部位内侧 90°或外侧 90°进针,可危及胫前动脉和腓深神经。

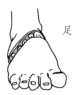

足

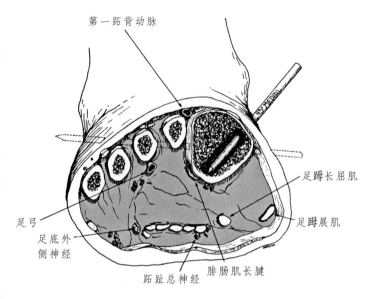

第一跖背动脉

足蹬长屈肌

足弓

足底外
侧神经

足蹬展肌

跖趾总神经 腓肠肌长腱

图 11-17

解剖注意事项

(1)跖骨横断面示出跖骨横弓曲度。

(2)足背动脉在第一、二跖骨之间。

(3)图示中足底动脉弓在第三跖骨下通过。

(4)蹬短屈肌腱靠近第一跖骨外下方。

进针位置

(1)钢丝、全针或半针可经内侧 90°穿入第一跖骨,并可能穿过其他跖骨,但不能贯穿它们。

(2)内侧 45°,半针可穿入第一跖骨。

(3)其他半针可安全地穿入跖骨,包括外侧 90°穿入第五跖骨(未示出)。

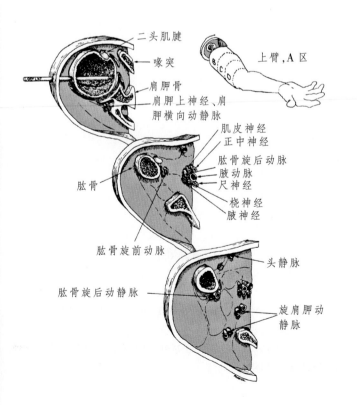

二头肌腱

喙突

肩胛骨

肩胛上神经、肩
胛横向动静脉

肌皮神经
正中神经

肱骨旋后动脉

腋动脉

尺神经

桡神经
腋神经

肱骨

肱骨旋前动脉

头静脉

肱骨旋后动静脉

旋肩胛动
静脉

上臂,A 区

图 11-18

解剖注意事项

(1)肱骨头大部分在滑膜内,其内后侧被关节腔包绕,前方包绕于肩峰下关节囊。

(2)主要的神经血管束包绕于位于肱骨内侧的臂丛神经中,与肱骨距离约一个骨宽度。

(3)旋前旋后肱动静脉包绕肱骨近端包括一小部分外科颈,并与腋神经伴行。

(4)隐神经和大隐静脉位于胫骨角的后内侧皮下组织。

进针位置

(1)半针可于外侧 90°小心穿入。

(2)如针尖不穿透对侧皮质,半针可从前方 0°位到外侧 90°位穿入肱骨头。

(3)在肱骨外科颈较低层面穿针可危及肱骨旋动静脉和腋神经。

(4)在肱解剖颈下方,半针可经外侧 90°穿入(未示出)。

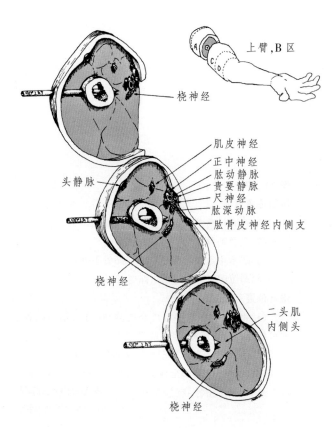

上臂,B 区

桡神经

肌皮神经
正中神经
肱动静脉
贵要静脉
尺神经
肱深动脉
肱骨皮神经内侧支

头静脉

桡神经

二头肌
内侧头

桡神经

图 11-19
解剖注意事项
　　(1)在 B 区,肱动静脉和臂丛神经在肱骨内侧。
　　(2)桡神经在肱三头肌内侧头处从主干分开并绕行肱骨后方。
　　(3)肌皮神经和头静脉在肱骨前方。
进针位置
　　(1)在 B 区中央部,从外侧 90°穿针时应注意肱骨内侧的桡神经。

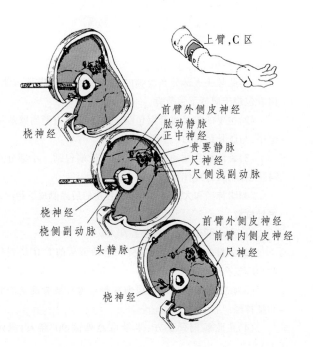

上臂,C 区

桡神经

前臂外侧皮神经
肱动静脉
正中神经
贵要静脉
尺神经
尺侧浅副动脉

桡神经
桡侧副动脉

头静脉

前臂外侧皮神经
前臂内侧皮神经
尺神经

桡神经

图 11-20
解剖注意事项
　　(1)桡神经绕行于肱骨外侧并与肱骨接触。
　　(2)肱动静脉和臂丛分支仍位于肱骨内侧。在这一区,尺神经从主干分离。
　　(3)肌皮神经变成前臂外侧皮神经,仍在肱骨前方。
进针位置
　　(1)半针仅能从外侧 90°进针,且在解剖暴露下应看到桡神经,以避免损伤。

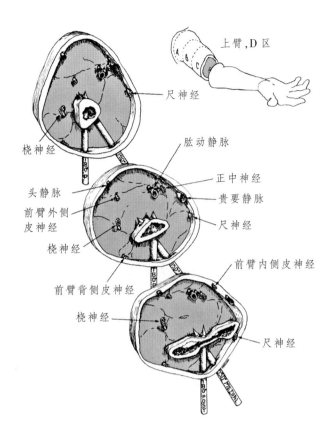

图 11-21

解剖注意事项

(1)肱骨远端变得平坦,由外上髁旋后 30°至内上髁。

(2)在 D 区近端,桡神经在桡骨外侧,但在 D 区远端,该神经拐到了桡骨前方。

(3)正中神经在骨的内前方。

(4)尺神经经过肱骨远端后方,在肘部正上方与骨角后内侧接触。

进针位置

(1)半针可经后方 180°小心穿入。在 D 区,正中神经和肱动脉与肱骨干相隔一个肱肌厚度。同样,半针可由内侧 150°穿入。

(2)钢丝、半针或全针可由外上髁到内上髁。但因靠近尺神经这一位置穿针存在危险。建议在切开暴露尺神经的情况下穿针。

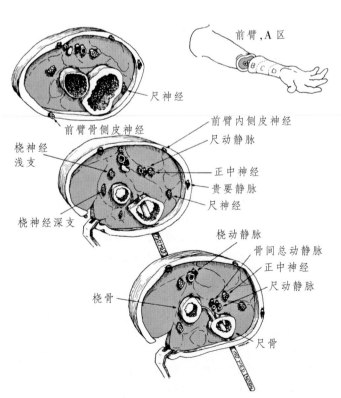

图 11-22

解剖注意事项

(1)桡神经深支绕行肱骨外侧,走行在旋后肌内。

(2)在 A 区,肱动脉发出分支骨间总动脉和尺动脉,其远端位尺骨近端的前方。

进针位置

(1)半针可经内侧 150°穿入尺骨近端。建议经过透视确认。交叉钢针可在尺骨近端穿入,注意后方的尺神经。

(2)因为此部位有桡神经深支,在桡骨近端穿针是危险的。如果必须外固定,那么在针穿入之前需要仔细辨别局部组织结构。

(3)在 A 区远端,可于外侧 150°穿针于尺骨上(未示出)。

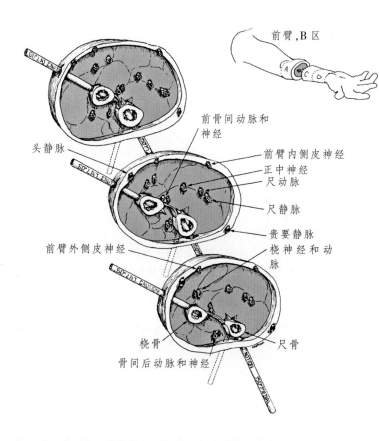

前臂,B区

前骨间动脉和神经

头静脉

前臂内侧皮神经
正中神经
尺动脉

尺静脉

贵要静脉
桡神经和动脉

前臂外侧皮神经

桡骨   尺骨

骨间后动脉和神经

图 11-23
解剖注意事项
　　(1)在整个B区,正中神经、桡神经、尺神经位置相对恒定。
　　(2)前骨间动脉和神经在骨间膜前表面。
　　(3)桡神经深支与骨间后动脉毗邻,并在骨间膜的后方,肌肉将桡神经深支与骨间膜分离。
进针位置
　　(1)半针可经内侧150°穿入,深度需经透视确定。
　　(2)半针可经外侧60°小心穿入桡骨。当半针进入尺骨时,建议应用透视。

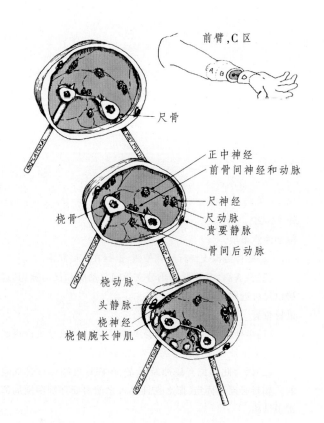

前臂,C区

尺骨

正中神经
前骨间神经和动脉

桡骨

尺神经
尺动脉
贵要静脉
骨间后动脉

桡动脉
头静脉
桡神经
桡侧腕长伸肌

图 11-24
解剖注意事项
　　(1)在C区,桡神经浅支和桡动脉在桡骨前方,并且越往远端越向外并更加表浅。
　　(2)正中神经走行于前臂正中,被肌肉包绕。
　　(3)尺神经和尺动脉一直在尺骨前内侧。
　　(4)隐神经和大隐静脉位于皮下组织内胫骨角后内侧。
进针位置
　　(1)半针可经内侧150°小心穿入尺骨。实际上,可经后侧180°以及外侧150°穿入尺骨。但必须注意图示中C区远端的伸肌腱。
　　(2)半针可经外侧150°穿入桡骨。如果能够仔细避免穿入伸肌腱,也可经后侧180°穿针。

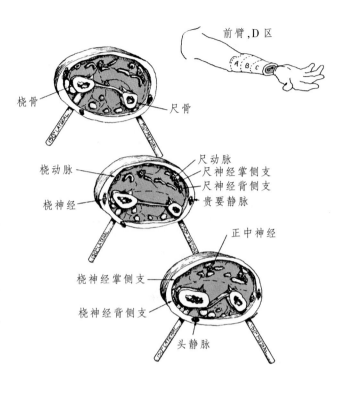

图 11-25

解剖注意事项

(1)前臂横断面可见尺骨和桡骨。

(2)桡神经位于桡骨干外侧,在 D 区分成掌侧支和背侧支。

(3)正中神经一直在掌侧肌肉内。

(4)尺神经分成掌侧支和背侧支,背侧支到达前臂远端的后侧。

(5)在 D 区,伸肌和屈肌变成腱性。

进针位置

(1)半针可经内侧 150°小心穿入尺骨。

(2)半针可经外侧 150°穿入桡骨远端。注意,伸肌腱的相对位置。

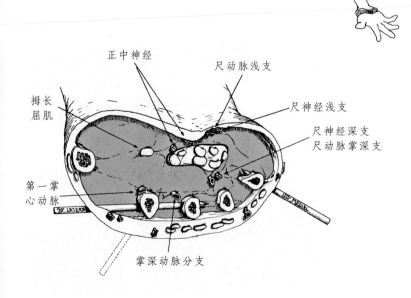

图 11-26

解剖注意事项

(1)经掌骨干的横断面标示出第二掌骨掌侧的桡骨食指动脉。

(2)至第二网间的掌心动脉毗邻第三掌骨桡掌侧。

(3)尺动脉和尺神经深支在第四掌骨掌侧,并被肌肉隔开,距离约为骨的宽度。

进针位置

(1)钢丝、全针或半针可经外侧 90°安全的穿入第二、三、四掌骨。当针经过手背侧时可能穿过伸肌腱。因为针尖很容易打滑,所以经外侧斜着穿过第二掌骨是困难的。

(2)如果小心操作,经外侧 150°穿针第二掌骨是安全的。

(3)即使该骨表面不平整难以穿针,但可经内侧 120°仔细穿入第五掌骨。

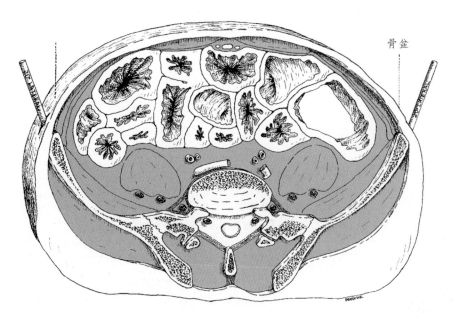

骨盆

图 11-27

解剖注意事项

(1)髂肌将髂骨内板与腹部脏器分隔开。

(2)髂骨翼凹向内侧。

进针位置

(1)可经外侧20°瞄准一侧的坐骨切迹或骶髂关节将半针穿入髂嵴。

(2)从髂前下棘到髂后下棘的全针定位需要一个特殊的定位导向。

(3)针尖穿入外板比进入内板更加安全。

道感染的最少时间。

(一)钢针部位感染的病理生理

1.液体分泌物

金属针(或更硬的材料)进入人体可引起机体异物反应。如果异物与机体产生相对运动,则会形成黏膜,分泌润滑液。然而,经皮穿入的钢针经针孔造成滑液微生物感染。即便如此,只要针孔与外界排放通畅,感染并不是问题。当患者的抵抗力和细菌毒力之间的平衡被打破,则出现感染。可以总结为:①钢针周围形成脓肿(闭合部位);②针道出现坏死组织,形成脓囊病灶;③出现针与组织的过度运动,加速液体生成。

2.脓肿形成

如上文所述,局部组织向外排放液体使钢针周围液体增加,并被针道内微生物感染。液体的量可能并不多,尤其在钢针与软组织之间没有运动,例如胫骨的前方。液体在表面干燥形成痂皮。如果它影响了受污染液体从针透流出,则可导致深部脓肿形成。因此经常清理痂皮,有利于避免感染。

3.皮肤坏死

如果钢针产生张力(或加压)干扰了局部血液循环,则可导致皮肤坏死。整形医师对于移植皮瓣后产生这种情况非常重视;创伤医师应用经皮外固定也要意识到这点。皮肤张力可在固定后立即产生,也可因调整或进行肢体延长时产生。如果钢针或钢丝之间太靠近,皮肤可能卡在中间。

4.热损伤

高速电钻经过硬的骨皮质时,过热可造成皮肤或软组织热损伤,甚至累及骨的对侧。通过电钻开/停节律运转方式以及钻孔时钻套浇水降温来避免热量聚集(图 11-28)。

(二)深部软组织坏死

当植入物挤压软组织时,可能发生深部软组织坏

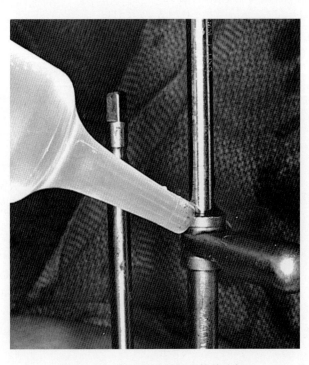

图 11-28　钻孔时冲洗钻头使其冷却。

死。这样的张力如在小腿则可形成室间隔综合征。钢针旋入或钻头旋转造成软组织缠绕可形成坏死。光滑钢丝不容易形成这种缠绕(图 11-29)。

(三)骨坏死

钻孔时产生的热量可产生骨坏死。55 ℃超过 1 分钟就可以引起骨损伤。实际上,超过 50 ℃,骨皮质的性能就会发生变化[40,56]。避免热量聚集的最好办法就是应用尖钻头预钻孔,流动水冷却,手动钻入植入物。

每一个针孔都为细菌提供了一个可以持续进入的入口,因此遭受热损伤的骨组织较之正常骨更容易形成慢性感染。

针骨交界位置的骨组织因过度挤压可形成坏死。这种压力影响局部骨代谢,造成骨细胞死亡;骨坏死可能形成慢性感染。

(四)运动

针与邻近组织的相对运动导致针道感染。不论是针在组织中移动还是软组织在针上滑动,其结果都是一样的。减少针-组织之间的运动就可以减少感染发生率(有人报道应用石膏固定针,使之不出现移动,减少了感染发生率)。

(五)针-皮肤界面

选择好穿针位置避免穿入肌肉,可以大大减少钢针与软组织之间的移动。在外固定器和皮肤之间通过大量纱布块包裹钢针能进一步减少软组织和植入物之间的运动。

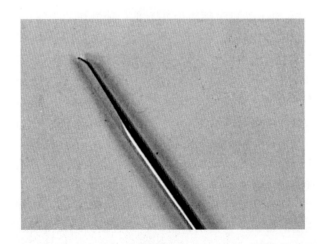

图 11-29　Ilizarov 钢丝穿透软组织,可能引发深部感染。当穿入钢丝时,穿过软组织进入骨组织应保持一条直线,避免钢丝旋转切割。

当意识到针道感染通常来自于针-皮肤界面(而非针-骨界面),一些研究人员和临床医师试图通过在钢针、钢丝表面涂布已知的抑菌剂,比如银制剂或妥布霉素等来降低感染发病率[11,12,43,71,74]。

银制剂抗菌药已经应用于从新生儿眼药水到烧伤药膏等广泛领域。最初的临床试验认为,在实验室[74]和绵羊髂嵴模型[12]中使用镀银钢针可以减少感染率,而在随后的人体试验中则没有区别[11]。此外,在接受者体内血清中测得游离银,使得研究人员终止了这种植入物的使用[43]。

妥布霉素对抗葡萄球菌和革兰阴性杆菌的能力使得医师建议应用于植入物局部。但是,它并不容易附着于金属针上,所以出现了浸渍妥布霉素的甲基丙烯酸甲酯针套[71]。抗生素涂层已经应用于全关节置换或治疗骨髓炎的微球形颗粒。但与镀银一样,抗生素针套也并未获得预期的效果。实际上,一些报道表明使用后的感染率反而增加了。关于这种现象比较合理的解释是,妥布霉素在较短时间内被洗脱,导致软组织内的抗菌等级在极短时间内下降。虽然在封闭环境下可保证较高浓度,但作为不断被新的细菌感染、渗液冲刷的针套则无法发挥作用。

(六)针-骨界面

针的松弛导致了针道感染。Hyldahl[27]与 Schatzker[54]及其合作者以及其他一些学者[39,45]对骨内松弛的金属构件进行病理生理研究。他们注意到骨-金属界面处周期性(而非持续性)的压力导致骨质吸收进而出现植入物松动。一旦针松动,针-组织之间运动导致感染,这与已知的机制相吻合[45]。

仅有带螺纹的钢针可以减轻骨-针界面处活动。如放置适宜,与光滑钢针相比不会产生来回移动。螺纹针,尤其是锥螺纹针,一旦进入将不会退出,但一旦松动会速度更快。

另一个减少钢针周期性运动的方式是加大其刚性。Chao 及合作者[8]以及其他人[15,17,26,37,46,48,60]认为可以通过以下办法加强固定器刚性:①增加针数;②增加每一组中针之间的距离;③针距骨折处更近;④将其用机械工具固定于固定器上。

如果因为感染造成针的松动而不得不取出,那么外固定器稳定性的问题则会逐渐尖锐起来。其余针的松动势必造成固定刚性的下降。如果有足够数量的针置入而去除一根或多根后不会对刚性产生影响,那么这个问题就可以解决。如 Naden 所说:"开始时多一颗针比少一颗要好。"[47]

现代技术通过减少松动而减少了感染发病率,例如使用钛涂层的螺纹针而非钢针。

钛针的使用减少了感染的发生(同样观察了其他置入系统,包括全置换关节和髓内针)[52]。其毒理作用可能与钢针表面释放的金属离子(可能为镍或铬)有关。钛针的使用减少针道感染的发生率约50%[22]。当然,我们也注意到发生在钛针周围的感染,一般局限在针周围。如果全用钛针的话,大范围的针道感染则会极少。

钛针的唯一缺点是比钢针的刚性差。虽然在一些特殊位置需要弹性较好的针具,但绝大多数医师选择刚性好的结构,特别是需要通过外固定进行复位。所以,研究人员和厂家都在研究既可以保留不锈钢针的刚性又减少松动的办法。其方法就是在螺纹不锈钢针上包裹羟磷灰石[44,57,58]。

羟磷灰石,骨中的一种矿物成分。虽然昂贵,但应用血清-离子技术涂覆在不锈钢针上,可以促进骨愈合而减少松动的发生。1997年,一项由意大利学者应用绵羊模型的前瞻性随机研究[44]发现,相比无涂层针,羟磷灰石涂层针局部骨质疏松明显降低,而且其扭力更大。5年后,德国学者在患者身上比较了钛针与羟磷灰石涂层针的区别[58]。结果显示,扭力大了4倍,针道感染率显著下降。

另一方面,Pizà及其同伴对行肢体延长而增加身高的患者进行了羟磷灰石涂层针与无涂层针的比较[57]。他们发现针松动率降低20倍,但感染发生率无显著差异。

因此,涂层针可显著减少松动而可能并不能减少感染,除非感染与骨质溶解和针松动有关。

以我们的临床经验,羟磷灰石涂层针和钛针都无法完全取代螺纹针。而在去除松动针时,局部或环绕针道的麻醉并不能缓解拔除已经完全被骨骼包绕的针时的疼痛,而不得不应用全麻。

显然,现代技术延长了外固定中螺纹针的使用寿命,减少了松动以及伴有骨质疏松的感染。然而,在早期的研究中,最早的抗生素或杀菌剂涂层的针或钢丝并没有什么优势。专家们在寻求成熟的方法来稳固外固定。

四、减少植入物部位感染的对策

(一)固定器的选择

选择恰当的固定器构造是十分重要的。通常应保持其坚固,这样才能尽可能避免感染[45,57]。当发生骨的慢性感染或大范围的伤口感染时,应保持整体结构的稳定。如果伤情并不复杂并只需要很短时间,少量刚性结构就可满足需要。如果是一个二次手术,则需要先在头脑中设计好整个结构。如果是粉碎性骨折,则框架应允许中途进行调整。针应该尽可能从正常皮肤进入,应根据具体伤情而非固有框架进行治疗。

(二)针的选择

1.平针

它不应该用在创伤外固定支架上。虽然在骨上形成两个孔,但没有拧入作用。在20世纪40年代,Stader和Anderson装置就验证了这一点。

2.螺纹针

柱状或锥状螺纹针,有或没有羟磷灰石涂层都是可用的[39]。很多专家更青睐带涂层的,虽然其结果并不清楚。虽然一些针带自攻作用,但绝大多数仍喜欢预钻孔。

(三)钢针置入的注意事项

1.骨折复位

在穿针前应进行骨折复位。当复位时,不连续的骨块会产生皮肤张力。针或钢丝可能在皮肤张力侧造成额外的皮肤坏死。而且,因为在固定后并不是每一个部位都能允许调整,所以一些骨折在穿针前应该进行精确旋转整复。

2.预钻孔

将一根自攻不锈钢针插入一个健康成年男性的胫骨,对于外科医师来说并不是一种愉快的工作。钻一会后针仍不动,医师需要加大压力和钻速。热量增加了骨的显微硬度,使得钻孔更加困难[40]。更有甚者,因为针上没有沟,所以无法容纳切削下来的骨碎屑。碎屑加大了摩擦,导致钻入更加困难。这些因素造成针道温度越来越高,直到贯穿对侧。如果钻针前用钻头预先钻孔则会相对比较容易。锥形钻头比针更容易穿入骨骼,而且因为有沟可以从钻孔区移走骨碎屑,进而减少摩擦而达到目的。

当钻孔时,每钻几秒后停顿一下以使钻头冷却。热量的蓄积不但损伤骨组织,而且使骨组织变硬,增加钻孔难度,可以浇水冷却钻头。

如果钻孔非常困难,可以用指尖检查钻头是否过热。如果无法耐受15~20秒,应该将植入物离开针孔。

因为这种环境利于细菌滋生，进而形成慢性骨髓炎，必要时在别处再次钻孔。同样，骨组织应该是白色的，黑色或褐色提示骨的热损伤(图 11-30)。

(四)穿针

用手钻穿针,熟练应用针套。避免过深。

(五)穿入贯穿钢丝

与钢针相比,穿钢丝应注意避免因包裹、过度紧张或者因为钻孔时过度热损伤而造成软组织坏死。

当穿入钢丝时,旋转的刺入点可造成软组织损伤而发生坏死。因此,钻孔前应保持钢丝通过软组织时与骨垂直。如果位置错误,应完全撤回再次穿刺而不是在软组织内调整。

当钢丝通过电钻进入骨组织时,骨皮质密度、热蓄积导致前进阻力进一步加大，都可能阻碍其进入。所以进入硬的骨组织时,应采用每隔几秒停/开方式缓慢进行。

当钢丝遇到过硬的部位,可能发生弯曲,进而影响精确性。所以,尽可能握住钢丝顶部以保持稳定。但这样可能绞住手套,所以用湿纱布把持为宜。

一旦穿透对侧皮质,应立即停止,以避免损伤对侧软组织。可以应用钳子夹住钢丝并用锤子敲击,从而使钢丝通过对侧皮质(图 11-31)。

穿针时的最重要原则:当针尖钻入,手指都热得无法握住时,应退出、冷却,另更换穿针位置。

(六)透皮方法

穿针或钢丝后,稳定结构前,应检查皮肤张力,以保持肢体最大功能,例如膝关节屈伸、踝关节背伸等。

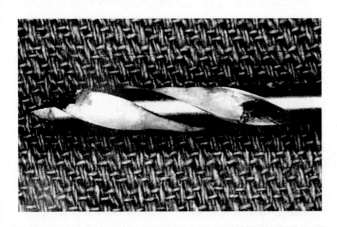

图 11-30　钻头槽内的骨碎屑应为白色,而不是黑色或褐色(提示热损伤)。

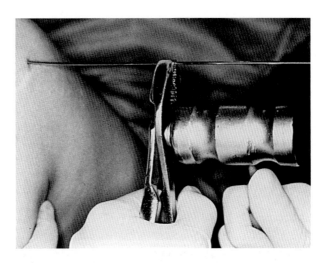

图 11-31　钢丝入骨后,应用钳夹住钢丝,并用锤子敲击。

进针处可因为张力而产生皮肤皱褶,钢针或橄榄形钢丝可对局部皮肤产生切割,那么可在对侧扩大切口并缝合(如必要)。

如果皱褶靠近针尖,先缓慢退回针尖于皮下(用钳子和锤子)。调整皮肤位置后, 再次重新穿针透皮(图 11-32)。

如果因为皮肤存在张力而造成钢丝尾端弯曲,应用钳子-锤子方法将其稍退出后再重新穿入。

无论应用钢针或钢丝,外固定后都应检查肢体活动情况是否达到预期目的。如果邻近关节的皮肤出现张力,应尽可能重新固定。

保证肢体最大功能和活动性的技巧:
- 避免刺穿肌腱;
- 尽可能避免刺穿滑膜;
- 在保留最大活动度地情况下刺穿肌肉。

以上技巧是通过大量长期实践得来的,尤其对于邻近关节的屈伸肌群来说。例如,进行小腿操作时,前间隔穿刺时足部跖屈,腓骨肌穿针则相反,当穿刺三头肌时则足背屈。

(七)结构组装

如果医师不是非常熟悉外固定的空间构型,则结构组装非常麻烦。手术前进行结构练习非常重要,可以用木质材料或合成骨材料。如同其他外科器械一样了解构件的正确名称。如果手术室人员希望与医师很好的配合,也需要熟悉构件名称。

一旦外固定结构固定,需要应用 X 线片或透视检查评估骨折对位情况。因为一些部件无法透过 X 线,所以每个部位均观察到是困难的。如果是这样,可以

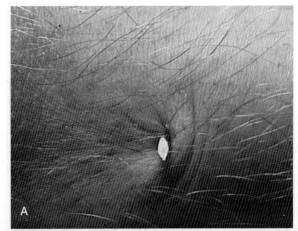

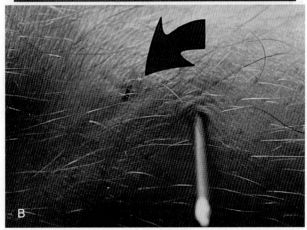

图 11-32   钢丝-皮肤界面。(A)穿针后皮肤产生张力。正确处置是:退回钢丝于皮下,让皮肤回到自然位置。(B)把钢针向前移再穿入。箭头指向原针眼。

进行双侧斜位检查(如需对照)。如有对位不良,应松开固定架进行手法整复。外固定架并不能通过骨折凸侧加压而松开凹侧的方法调整骨折对位不良。

(八)钢针处理方法

在早期的记录中,针在软组织中的移动和软组织相对钢针的移动所产生的针道局部微生物群落有着微小的差异。但结果是相同的:组织与感染异物之间的相对运动。在钢针部位的皮肤和外固定器之间应用大量纱布块填塞阻隔可以有效减少软组织在针道周围的移动。它可以控制离床或运动后,肢体消肿后皮肤的滑动。

外固定后,对钢针局部每天有大量的工作,包括每天用小拭子或药棒沾皂液清洁钢针和局部皮肤。如果患者可以活动,可以进行淋浴。当然需要应用外用抗生素(新孢霉素或百多邦),并用大纱布广泛覆盖外固定部位。

尽管如此,还是可能出现针道感染。而且同样精

心的护理,可能有的出现感染而有的则没有出现。但是这一章的这些规则有助于控制感染的发生。

(九)助步器

因为存在与感染相关的固定松动,所以需尽力减少固定物-骨平面的循环压力。如此压力势必对于无保护的下肢产生影响。因此,要求患者必须用辅助助步器,例如拐杖(直到骨折愈合)。原因很明显,当骨折时外固定器充当了人体外骨骼,机体所受应力从骨骼转移到外固定植入物-骨平面上来。离床活动后伴随着骨吸收出现外固定松动。因此,应该避免早期无保护的运动。

(十)针道相关的问题

如果外固定后出现针道感染,医师应该尽可能解决这个问题。最初的解决办法包括患肢抬高,增加清理针道的频率。可以在局麻下用11号刀片扩大针道局部皮肤,还会要求患者口服抗葡萄球菌的抗生素。如果这些方法失败,可以轻轻松开针夹,慢慢移动钢针检查是否松动。如出现松动并引发疼痛应及时移走钢针。如果移走钢针会影响固定的稳定,可在其他部位补针。局部可以用小刮匙进行搔刮。如果感染的针固定于骨骼上,应住院静脉注射抗生素、卧床休息、针道周围深部切开排脓。抗生素应该确保有好的效果。如无效应及时去除钢针,在新的部位再次置针。感染如并未波及骨质,引流几天可以停止。如持续时间过长,可能形成慢性感染,需要进行病灶刮除术及进一步治疗。

五、固定器相关问题

外固定造成皮肤磨损,从而导致原位癌的情况极其罕见。由结构所引起的患者相关性问题是局部皮肤坏死或皮肤感觉过敏。适宜位置的针或钢丝断裂很让人头痛。患者生活方式的改变,外固定可伴发的社会心理问题一般归结于长期的住院治疗。

(一)压迫性坏死

整体或单一部件持续接触可引发数小时的剧烈灼痛,接着受挤压部位的软组织发生缺血性改变,它通常导致坏死。

皮肤和外固定器之间的间隙量在不同部位是不同的。上肢和下肢(胫前)因为骨骼就在皮下,皮肤距外固定器两指宽就足够了。肌肉丰厚的下肢就需要三指或更宽的间距。

如果预期有肢体膨隆,需要更宽距离。对于肥胖

患者,考虑到躺下时大腿外侧的膨隆,需要三指以上的间距。骨盆外固定,腹部应保留 10~15 cm 间距,以保证可以坐起。在腹部和固定器之间填塞大量纱布,以此来阻止皮肤与植入物之间的过度运动。

(二)部件破损

偶尔可有钢针断裂。Chao 及合作者[8]发现,外固定针静态压力是挤压受力下的 70 倍。所以,应尽可能达到挤压应力。

(三)原有生活方式的破坏

当应用外方固定时,患者应考虑佩戴后产生的生活问题。用塑料套保护针或钢丝的尾部。

针或钢丝不应干扰其他肢体功能。当上肢应用外固定时,尽可能不阻碍手臂内收于身体侧方。不应在大腿内侧,以避免干扰个人卫生的进行,并尽可能保持舒适。通常不要固定在后侧,避免治疗期间患者不得不俯卧位。

当患者的外固定支架已经松动,应该进行检查并加固。固定部件之间呈直角时尤其注意松动的情况。加压或牵开应该有计划的进行。每次随访应规律调节。应进行针松动检查,尤其是存在感染或疼痛时。

六、疼痛

外固定手术后及恢复期的疼痛是正常的。但过度或严重疼痛需查明原因并进行处置。

(一)术后疼痛

外固定同其他手术一样会产生术后疼痛。固定本身会产生一定的疼痛,例如胫骨骨折,应用外固定与内固定会产生相近的疼痛。由于患者性格及对疼痛的耐受不同,所产生的疼痛程度不一,故需要一定量地镇痛药物。与其他患者相比,一些患者需要更大剂量的镇痛药。

即使植入物周围的疼痛再显著,但一般会被手术部位的症状掩盖。如果疼痛非常显著应进行检查。偶尔有敷料对皮肤产生压力造成不适。患者往往诉灼烧感并可指明部位。

置针部位的皮肤活动可产生皮肤及软组织张力。当缠绕纱布过紧,会产生疼痛或烧灼感。

(二)固定器部位的疼痛

通常,外固定术后一周内疼痛会减轻。然而,包括一些很坚强的患者,在外固定整个期间需要可待因或类似镇痛药来缓解持续性钝痛,这是很常见的一种情况。一些患者在下地活动和充分休息后可明显缓解疼痛。

允许患者外固定后不用辅助器械(例如拐杖),这种问题更加严重。所以下肢外固定推荐使用助行器,并持续使用直到去除外固定器。

在外固定期间,一些部位可能产生严重疼痛。患者十分痛苦,应进行研究分析。有时患者会描述疼痛从某棵特定的针开始,然后向近端或远端放射,这时应考虑有神经受压。这种情况或持续或间歇性,并可能与肢体位置有关。因为针可能就在敏感的神经部位,应予去除。

(三)拔针引发的疼痛

有些患者难以忘记拔针时所遭受的痛苦。所以,对于拔除与骨组织结合紧密的针时可应用全麻。

(四)外固定去除后持续性疼痛

拔针后的疼痛通常有以下几种:①伴有针道感染的骨痛;②顽固性神经刺激所导致的神经痛;③与骨折愈合相关的疼痛。其他与损伤修复有关,包括与活动受限有关以及力线不正所导致的关节痛。

(五)骨痛

外固定去除后,很少见针道局部或持续三四天以上的顽固性疼痛。如果出现,并伴有局部炎症和渗液,应考虑慢性感染。一般会出现针道闭合后和肢体静息状态下疼痛。患者会描述疼痛为周期性发作,有时伴有发红和膨隆,可自行或口服抗生素后消退。

(六)神经痛

神经刺激所引发的疼痛除了肢体延长及畸形矫正外,均可随时间而减轻,但也有病例需进行卡压松解。

(七)骨折愈合痛

骨折愈合痛的处置与其他相仿,骨折愈合牢固后缓解。因骨折力线不正而导致的钝痛,有时可持续数年。

(八)心理问题

很多患者在治疗后期热切希望去除外固定器,即使在外固器治疗没有任何并发症或问题的情况下,Jacques Vidal 教授和合作者发现长期外固定治疗引发了众多经济和心理问题,包括家庭疏离、谋生能力的关注、截肢的恐惧[68]。患者被焦虑困扰,多数人曾有一次或多次自杀念头。在治疗中存在酒精和药物过量的情况。严重损伤后的抑郁症和创伤后的压力过大导致了这种情况发生,长时间外固定治疗病程更加剧了该情况的发生。

所以,客观观察患者对长时间住院的忍耐力、心理压力、个人生活的脱离、为保存肢体功能而产生的严重性格改变。专业的心理咨询非常必要。

医师有责任向患者充分交代外固定的问题,有必要交代可能发生针道感染。治疗中可能一棵或多棵针会改变位置,操作可能需要进行全身麻醉。这样可能相比其他麻醉更安全,但患者不要希望没有损伤,只是寻求更好。

第四节 独特的ILIZAROV法则

对于严重的外伤,外固定器可以提供良好的固定。外伤后,医师应用各种结构部件。Ilizarov发现,在撑开后骨组织有自行愈合能力,这指导了肢体延长术和畸形(先天和后天)矫正,使外固定成为一种常规治疗[28-31,33-35]。在外固定通常的并发症(感染、神经、血管损伤、功能受限、固定失败)外又增加了骨折片移位和对骨折愈合的影响。在进行肢体延长治疗时,植入物-皮肤交界面的张力可导致皮肤局部缺血、坏死、感染,导致新的麻烦。

肢体深部的软组织结构,特别是深筋膜,比如前臂和小腿的骨间膜、大腿的髂胫束,需要耐受数周甚至数月的缓慢拉力。反过来,可能造成骨折成角或关节挛缩。如果延长时没出现关节挛缩,关节可能出现半脱位甚至完全脱位[64]。作者得到的病灶在大腿近端的肢体延长病例很少,例如双膝、双髋在治疗中脱位,纠正十分困难。

同样,治疗中的骨折愈合也遇到了困难。例如希望形成长的新骨,但骨化不良、弯曲,去除外固定后再骨折。

损伤后功能重建包括肢体原有功能的恢复。对于先天性短肢的延长,希望遇到的问题越少越好。有少量病例:深部肌肉损伤、因正常筋膜受过度牵拉而形成瘢痕化等。同样,外固定应用前可因创伤治疗不理想而导致关节挛缩。外固定可单独用于治疗后关节挛缩。不要说对于损伤后马蹄足、膝关节挛缩的恢复,哪怕仅仅恢复很少的长度,这对于患者和医师都是一种挑战。

另外,肢体重建已经较为广泛开展。这种治疗包括骨的传递、骨延长的技巧。骨折片必须被外固定安全传递。将其缓慢地由原来位置传递到新的位置(图11-33)。这一过程中,固定物可导致皮肤、软组织缺血、坏死。因此,即便应用羟磷灰石涂层针,针道感染仍是一个问题,特别当骨块运动时。所以,严格遵照这一章前面所叙述的规则十分重要。

这一部分主要讲的是肌肉骨骼系统损伤及其愈后,以及骨折移位情况,以便进行肢体延长或整复以及创伤性骨组织缺损修复。

一、骨不连和畸形愈合处理原则

骨不连和畸形愈合的处理原则不同。需畸形矫正的部位一般预先设定(图11-33)。

如果骨不连是横断的(与骨干长轴垂直),外部挤压可促进其生长。但骨折常为斜行和成角畸形、旋转、移位以及短缩。当遇到伴有骨不连畸形时,环形外固定允许逐渐矫正,可同时进行也可连续进行。简单的成角畸形应用铰链式外固定可以解决,但多平面的复杂问题,Taylor空间支架虽昂贵但有效。有兴趣致力于使用外固定的医师应该熟悉所使用各厂家的固定器,从各项精密参数到如何构型以及如何使用计算机程序,并通过调整架构支撑杆的长短来调节整个结构。

当骨不连部位出现感染时,应充分清创,用外固定稳定肢体,将感染性骨不连转换成非感染性骨不连。清创后的功能恢复通常包括骨转移。

二、节段性骨缺损

节段缺损可能源于创伤时的骨缺失、清创时去除失活骨片或肿瘤切除后遗症以及骨坏死感染。当出现缺损,那些成角、旋转、翻转等问题可以在体外轻易解决。环形固定器通常制造节段缺损,管状结构、互相平行的框架通过连接杆相连并符合生物力学结构。

骨缺损能够通过Ilizarov骨转移方法解决(图11-34)。骨最终应与靶位贯通。局部通常植骨以促进生长。皮质骨截骨和需要移动的骨片之间可能很远,但效果巨大。

通过在健康骨截骨向断裂部移动而消除裂缝,并逐渐形成新骨愈合。纵向骨片通过外固定对齐。否则,骨转移可能无法准确对位。

如果裂隙小于1.5 cm,可通过截骨后快速消除裂隙,而在截骨处等待新骨生成。

如果想快速消除大于1.5 cm的裂隙是不明智的,

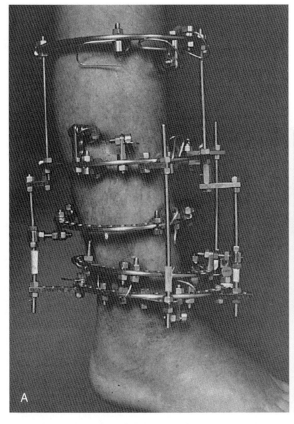

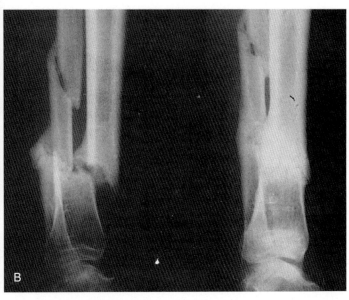

图 11-33　(A)外固定器同时提供延展和挤压效应。这一病例,套筒可沿螺杆运动进行延长并同时为第三、四个环型结构提供挤压效应。(B)同一患者治疗前后照片(胫骨远端开放性骨折 8 个月后形成肥大型骨不连)。

因为当骨片聚拢时软组织会膨隆,形象差,淋巴管和静脉会扭结。固定针会卡住这些皮肤,阻碍肢体的延长。由此,患者会在某个部位残留大量赘生组织,而组织在其他部位会缺少。所以,应将中间骨片缓慢移动。对于大的裂隙,可能在两个方向上同时移动(图 11-35)。

肢体骨片迁移可通过①传送环和交叉钢丝或针;②斜行钢丝牵拉(图 11-36)。

传送环和交叉的钢丝、钢针是将骨块牵引过组织的最为稳妥方法。但是传送过程中会对皮肤和软组织造成切割。最终传送钢丝会对骨块和靶点骨块产生挤

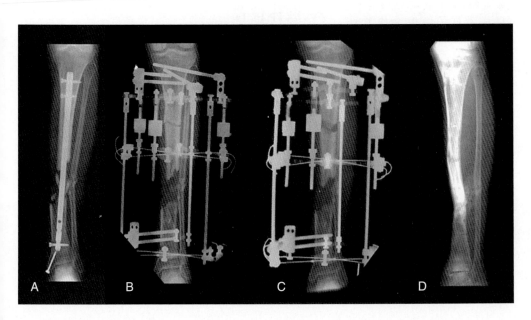

图 11-34　髓内针感染的清创和骨转移。(A)初始状况。(B)手术去除髓内针及死骨,近端截骨。(C)骨转移过程中,注意撑开的宽度和变窄的空隙。(D)斜位片提示松质骨植骨后骨折愈合。

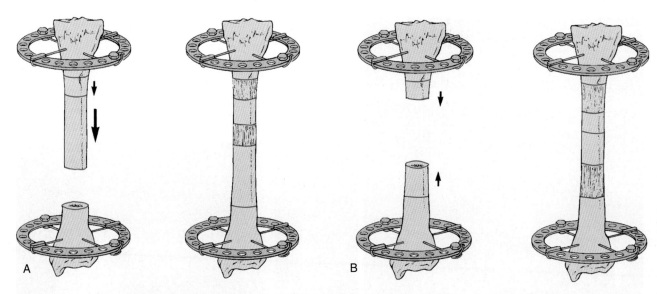

图 11-35 (A)对于实质骨缺损,可以通过两次截骨,第一段以 2.0 mm/d 的速度,第二段以 1.0 mm/d 的速度牵开。每个截骨段间以 1.0 mm/d 增宽。(B)另一种方案,形成一个大的骨缺损,近端、远端分别截骨,并相向靠近。速度在 2.0 mm/d,但每个截骨面地背离速度仅 1.0 mm/d。

压作用。

当应用斜行钢丝以移动骨块时,尽可能与纵轴平行可以更小的切割皮肤。但往往无法提供足够的压力来确保骨块和靶点骨块之间的稳定压力。所以,医师通常添加一道交叉钢丝以加强压力,而患者需要进行第二次手术。

三、关节活动

为了避免伴随着肢体延长和畸形矫正而出现的关节挛缩和半脱位,必须加强物理治疗。但在治疗骨折或骨不连时恰恰需要对肌肉等组织进行牵拉而限制了关节活动。所以,所有外固定患者都需要物理治疗。

当骨折复位时,移位越大,软组织压力越大。所以,每种 Ilizarov 外固定都要在进行肢体延长时考虑关节的运动,即便最终达不到。

术后预防变形和挛缩的物理治疗包括弹性夹板、被动牵引、肢体活动和静息下肢体适宜位置。

四、拉伸

被动拉伸肌肉是另一种预防挛缩的方法。理疗师应教会患者和家属如何拉伸腓肠肌、腘绳肌以及其他肌群。每天应进行至少 2~3 小时的锻炼。事实上,预计拉长越明显,一天中花费到被动肌肉伸展的时间越多。

有趣的是积极的肌肉锻炼并不能预防关节挛缩。例如,积极踝关节背伸并不能防止马蹄足挛缩。

五、挛缩

如果应用外固定,特别是植入物、肌肉棘穿或疼痛限制了肌肉和关节的活动,则会产生挛缩。当骨块被移动时,特别在肢体延长治疗时会产生严重的挛缩。幸好,严重创伤、骨不连或畸形愈合外固定治疗产生的挛缩并不伴有半脱位或完全脱位。当出现挛缩,产生完全的僵硬,可用简单方法纠正(例如跟腱延长)。

六、肢体位置

适宜的肢体位置是处理肢体延长或骨折复位后期最重要的预防措施之一。患者每天佩戴外固定躺在床上的 7~8 小时是十分重要的时间。关节保持适宜的位置可有利于矫正畸形。小腿可保持足下垂的休息位,膝关节屈曲,膝后支撑稳妥成中立位。同样,在肢体延长期间,踝关节需要保持一定主动、被动活动。

七、功能性肢体运动

离床和上肢运动并不仅仅为促进骨愈合,还有利于预防挛缩、脱位、半脱位。承重,例如腓肠肌的运动,有利于肢体的循环。进食、梳理、体操、舞蹈等类似运动是有利的辅助治疗。节律性运动包括游泳、单车、行走是最好的运动方式。

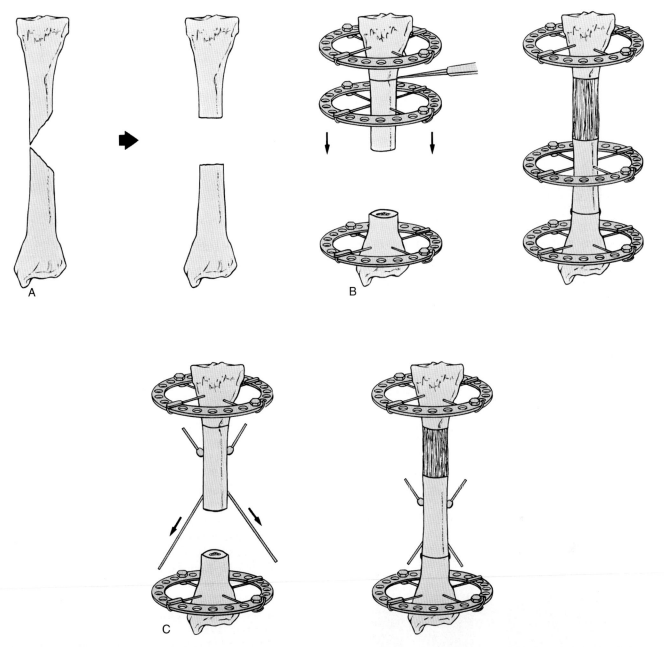

图 11-36　(A)将部分骨缺损修整成水平缺损的状态,以利于骨转移。(B)修整后,在健康骨上截骨,并将骨段向靶位迁移。在牵开处形成新骨。(C)交叉钢丝用于骨段的移动。

八、愈合判定

在治疗中,框架结构可能需要调整。最初,外固定应将骨折牢固固定在适宜位置,使纵轴方向能承受足够大的负荷。为达到这个目的,可能在近端、远端出现骨质疏松。而在末期,一些纵向支撑力可能减少甚至去除。同样,一些钢丝、钢针固定夹会顺序松开,允许骨组织承受最大负荷。在去除外固定前,允许患者在不再承受载荷的情况下继续带固定器行动几天是明

智的做法。Ilizarov 称之为"新生锻炼"[36]。

有证据表明,某些物理刺激有利于骨折愈合,包括超声、电磁刺激等可刺激新骨生成[7,53,62,66]。当已达到预期长度或对位时应用这样的治疗,以免在达到目的前已经过度骨化。但是,骨转移基本不需要这样的治疗。

当骨转移时,在骨块泊位频繁出现缓慢骨愈合。这是因为移动的骨块边缘因在组织中移动而远离自身的血液供应而造成逐渐的缺血。在俄罗斯,Ilizarov团队在手术室将新鲜骨移动 1 cm 直到与远端实行对

接。在美国,医师经常在两个截骨面之间植入新鲜自体骨以缩短间距(见图11-34D)。这减少了一些手术操作,促进了更好的愈合,特别是用骨钉穿入髓腔。

在治疗后期,用手推动骨折处,相当坚固,没有任何方向的移动。我经常让患者用患肢站立,他或她表示没有任何问题。我要求患者仍带着钢针或钢丝行动一星期,但这时已经没有受力。一般情况下,患者更希望辅助手杖行走。

九、外固定去除后管理

去除外固定器后,夹板、矫形器、管型石膏并不是必需的。因为,我们已经经过X线反复确认了骨折愈合。Ilizarov曾说:"固定器去除时,就是物理治疗结束时。"

遵照本案所介绍的Ilizarov和传统固定器的应用原则,外科医师可以减少患者与医师之间的争执。

第五节 外固定导致骨不连

外固定被指责有导致骨不连的可能(图11-37)。原因包括:①外固定多用于严重骨折,本身就存在不愈合的可能;②那些所谓跨越式、承重型、功能型外固定实际上并不存在;③患者经常由不同医师进行治疗,没有统一的方案。

当将外固定应用于严重创伤时,如果肢体基本完好,尽可能应用内固定。暂时应用固定器,而之后尽可

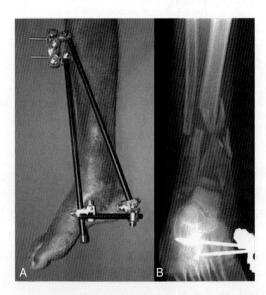

图11-37 患者佩戴跨越损伤部位的外固定器。(A)患者于左侧固定6个月而没有进一步治疗。(B)没有任何骨折愈合迹象,提示骨不连。

能改用内固定,然而并非都能如此。当患者转院后,接诊医师继续应用外固定。不当的复位成为愈合迟缓和功能重建困难的基础。骨折第一时间尽可能保证良好对位(除非条件所限),为后续治疗减少麻烦。实际上,在骨折早期,也就是6~8周内,进行植骨是治疗复杂骨折的不错办法。

(董立平 李世民 译 李世民 校)

参考文献

1. Anderson, L.D.; Hutchins, W.C. Fractures of the tibia and fibula treated with casts and transfixing pins. South Med J 59:1026–1032, 1966.
2. Anderson, R. An automatic method of treatment for fractures of the tibia and fibula. Surg Gynecol Obstet 58:639, 1934.
3. Anderson, W.V. Leg lengthening. J Bone Joint Surg [Br] 34:150, 1952.
4. Botte, M.J.; Davis, J.L.; Rose, B.A.; et al. Complications of smooth pin fixation of fractures and dislocations in the hand and wrist. Clin Orthop 276:194–201, 1992.
5. Broos, P.L.; Miserez, M.J.; Rommens, P.M. The monofixator in the primary stabilization of femoral shaft fractures in multiply-injured patients. Injury 23:525–528, 1992.
6. Burny, F. Complications liées a l'utilisation de l'osteotaxis. Acta Orthop Belg 41:103–109, 1975.
7. Ceballos, A.; Pereda, O.; Ortega, R.; et al. Electrically induced osteogenesis in external fixation treatment. Acta Orthop Belg 57:102–108, 1991.
8. Chao, E.Y.S.; Kasman, R.A.; An, K.N. Rigidity and stress analyses of external fracture fixation devices—a theoretical approach. J Biomech 15:971–983, 1982.
9. Charnley, J. Compression Arthrodesis. Edinburgh, Livingstone, 1953.
10. Cleveland, M. The emergency treatment of bone and joint casualties. J Bone Joint Surg [Am] 32:235–279, 1950.
11. Coester, L.M.; Nepola, J.V.; Allen, J.; et al. The effect of silver coated external fixation pins. Iowa Orthop J 26:48–53, 2006.
12. Collinge, C.A.; Goll, G.; Seligson, D.; et al. Pin tract infections: Silver vs uncoated pins. Orthopedics 17:445–448, 1994.
13. Dwyer, N. Preliminary report upon a new fixation device for fractures of long bones. Injury 5:141–144, 1973.
14. Edwards, C.C.; Jaworski, M.; Solana, J.; et al. Management of compound tibia fractures in the multiply injured patient using external fixation. Am Surg 45:190–203, 1979.
15. Egkher, E.; Martinek, H.; Wielke, B. How to

increase the stability of external fixation units. Mechanical tests and theoretical studies. Arch Orthop Trauma Surg 96:35–43, 1980.

16. El-Shazly, M.; Saleh, M. Displacement of the common peroneal nerve associated with upper tibial fracture: Implications for fine wire fixation. J Orthop Trauma 16:204–207, 2002.

17. Finlay, J.B.; Moroz, T.K.; Rorabeck, C.H.; et al. Stability of ten configurations of the Hoffmann external-fixation frame. J Bone Joint Surg [Am] 69:734–744, 1987.

18. Fischer, D.A. Skeletal stabilization with a multiplane external fixation device. Clin Orthop 180:50–62, 1983.

19. Frykman, G.K.; Tooma, G.S.; Boyko, K.; et al. Comparison of eleven external fixators for treatment of unstable wrist fractures. J Hand Surg [Am] 14 (2 Pt 1):247–254, 1989.

20. Green, S.A. Complications of External Skeletal Fixation. Springfield, IL, Charles C. Thomas, 1981.

21. Green, S.A. Ilizarov method: Rancho technique. Orthop Clin North Am 22:677–789, 1991.

22. Green, S.A. The Rancho mounting technique for circular external fixation. Adv Orthop Surg 16:191–200, 1992.

23. Green, S.A.; Bergdorff, T. External fixation in chronic bone and joint infections: The Rancho experience. Orthop Trans 4:337, 1980.

24. Herstik, I.; Pelletier, J.P.; Kanat, I.O. Pin tract infections. Incidence and management in foot surgery. J Am Podiatr Med Assoc 80:135–144, 1990.

25. Hoffmann, R. Rotules a os pour la reduction dirigee non sangante de fractures (Osteotaxis). Helv Med Acta 44:1938.

26. Huiskes, R.; Chao, E.Y.S.; Crippen, T.E. Parametric analysis of pin–bone stresses in external fracture fixation devices. J Orthop Res 3:341–349, 1985.

27. Hyldahl, C.; Pearson, S.; Tepic, S.; et al. Induction and prevention of pin loosening in external fixation: An in vivo study on sheep tibiae. J Orthop Trauma 5:485–492, 1991.

28. Ilizarov, G.A. A method of uniting bones in fractures and an apparatus to implement this method. Kurgan U.S.S.R. 1952.

29. Ilizarov, G.A. A new principle of osteosynthesis with the use of crossing pins and rings. In Collected Scientific Works of the Kurgan Regional Scientific Medical Society, pp. 145–160. Kurgan, U.S.S.R., 1954.

30. Ilizarov, G.A. A decade of experience in the application of the author's apparatus for compression osteosynthesis in traumatology and orthopedics. Probl Rehab Surg Traumatol Orthop 8:14, 1962.

31. Ilizarov, G.A. Arthroplasty of the major joints. Invagination Anastomoses. Compression–Distraction Osteosynthesis. Edited, pp. 373–377, Kurgan, U.S.S.R., 1967.

32. Ilizarov, G.A. General principles of transosteal compression and distraction osteosynthesis. In Proceedings of Scientific Session of Institutes of Traumatology and Orthopedics, pp. 35–39. Leningrad, U.S.S.R., 1968.

33. Ilizarov, G.A. Basic principles of transosseous compression and distraction osteosynthesis. Ortop Travmatol Protez 32:7–15, 1971.

34. Ilizarov, G.A. Angular deformities with shortening. In Coombs, R.; Green, S.; Sarmiento, A., eds. External Fixation and Functional Bracing. Frederick, MD, Aspen, 1989.

35. Ilizarov, G.A. Fractures and nonunions. In Coombs, R.; Green, S.; Sarmiento, A., eds. External Fixation and Functional Bracing. Frederick, MD, Aspen, 1989.

36. Ilizarov, G.A. Transosseous Osteosynthesis. Heidelberg, Springer-Verlag, 1991.

37. Knutson, K.; Bodelind, B.; Lidgren, L. Stability of external fixators used for knee arthrodesis after failed knee arthroplasty. Clin Orthop 186:90–95, 1984.

38. Lambotte, A. L'Intervention Operatoire dans les Fractures. Brussels, Lamertin, 1907.

39. Lawes, T.J.; Scott, J.C.R.; Goodship, A.E. Increased insertion torque delays pin–bone interface loosening in external fixation with tapered bone screws. J Orthop Trauma 18:617–622, 2004.

40. Linson, M.A.; Scott, R.A. Thermal burns associated with high speed cortical drilling. Orthopedics 1:394, 1978.

41. Mahan, J.; Seligson, D.; Henry, S.L.; et al. Factors in pin tract infections. Orthopedics 14:305–308, 1991.

42. Malgaigne, J.F. Treatise on Fractures. Edited, Philadelphia, Lippincott, 1859.

43. Masse, A.; Bruno, A.; Bosetti, M.; et al. Prevention of pin track infection in external fixation with silver coated pins: Clinical and microbiological results. J Biomed Mat Res 53:600–604, 2000.

44. Moroni, A.; Caja, V.L.; Maltarello, M.C.; et al. Biomechanical, scanning electron microscopy, and microhardness anaylses of the bone–pin interface in hydroxyapatite coated versus uncoated pins. J Orthop Trauma 11:154–161, 1997.

45. Moroni, A.; Vannini, F.; Mosca, M.; et al. Techniques to avoid pin loosening and infection in external fixation. J Orthop Trauma 16:189–195, 2002.

46. Moroz, T.K.; Finlay, J.B.; Rorabeck, C.H.; et al. External skeletal fixation: Choosing a system based on biomechanical stability. J Orthop Trauma 2:284–296, 1988.

47. Naden, J.R. External skeletal fixation in the treatment of fractures of the tibia. J Bone Joint Surg [Am] 31:586, 1949.

48. Orbay, G.L.; Frankel, V.H.; Kummer, F.J. The effect of wire configuration on the stability of the Ilizarov external fixator. Clin Orthop 279:299–302, 1992.

49. Paley, D. Problems, obstacles and complications of limb lengthening by the Ilizarov technique. Clin Orthop Rel Res 250:81–104, 1990.

50. Parameswaran, A.D.; Roberts, C.S.; Seligson,

D.; et al. Pin tract infection with contemporary external fixation, How much of a problem? J Orthop Trauma 17:503–507, 2003.

51. Parkhill, C. A new apparatus for the fixation of bones after resection and in fractures with a tendency to displacement. Trans Am Surg Assoc 15:251, 1897.

52. Pascual, A.; Tsukayama, D.T.; Wicklund, B.H.; et al. The effect of stainless steel, cobalt-chromium, titanium alloy, and titanium on the respiratory burst activity of human polymorphonuclear leukocytes. Clin Orthop 280:281–288, 1992.

53. Paterson, D.C.; Hillier, T.M.; Carter, R.F.; et al. Experimental delayed union of the dog tibia and its use in assessing the effects of an electrical bone growth stimulator. Clin Orthop 128:340–350, 1980.

54. Perren, S.M. Physical and biological aspects of fracture healing with special reference to internal fixation. Clin Orthop 138:175–196, 1979.

55. Perren, S.M.; Huggler, A.; Russenberger, M.; et al. A method of measuring the change in compression applied to living cortical bone. Acta Orthop Scand 125:7–16, 1969.

56. Piska, M.; Yang, L.; Reed, M.; et al. Drilling efficiency and temperature elevation of three types of Kirschner-wire point. J. Bone Joint Surg [Br] 84:137–140, 2002.

57. Pizà, G.; Caja, V.L.; González-Viejo, M.A.; et al. Hydroxyapatite-coated external-fixation pins. The effect on pin loosening and pin-track infection in leg lengthening for short stature. J Bone Joint Surg [Br] 86(6): 892–897, 2004.

58. Pommer, A.; Muhr, G.; David, A. Hydroxyapatite-coated Shanz pins in external fixators used for distraction osteogenesis. J Bone Joint Surg [Am] 84:1162–1166, 2002.

59. Raimbeau, G.; Chevalier, J.M.; Raguin, J. Les risques vasculaires du fixateur en cadre a la jambe. Rev Chir Orthop (Supp 11) 65:77–82, 1979.

60. Reikeras, O. Healing of osteotomies under different degrees of stability in rats. J Orthop Trauma 4:175–178, 1990.

61. Seligson, D.; Harmon, K. Negative experiences with pins in plaster for femoral fractures. Clin Orthop 138:243–246, 1979.

62. Shimazaki, A.; Inui, K.; Azuma, Y.; et al. Low-intensity pulsed ultrasound accelerates bone maturation in distraction osteogenesis. J Bone Joint Surg 82B:1077–1082, 2000.

63. Stader, O. Preliminary announcement of a new method of treating fractures. North Am Vet 37: 1937.

64. Stanitski, D.F.; Bullard, M.; Armstrong, P.F.; et al. Results of femoral lengthening using the Ilizarov technique. J Ped Orthop 15:224–231, 1995.

65. Taylor, J.C. The Taylor Spatial Frame. Memphis, Smith & Nephew Richards, 1997.

66. Uglow, M.G.; Peat, R.A.; Hile, M.S.; et al. Low-intensity ultrasound stimulation in distraction osteogenesis in rabbits. Clin Orthop Relat Res 417:303–312, 2003.

67. Velazquez, R.J.; Bell, D.F.; Armstrong, P.F.; et al. Complications of use of the Ilizarov technique in the correction of limb deformities in children. J Bone Joint Surg [Am] 75:1148–1156, 1993.

68. Vidal, J.; Connes, H.; Buscayret, C.; et al. Complications et incidences socio-professionelles du fixateur externe. In Vidal, J., ed., Proceedings of the 7th International Conference on Hoffmann External Fixation. Geneva, Diffinco, 1979.

69. Vidal, J.; Connes, H.; Buscayret, C.; et al. Treatment of infected non-union by external fixation. In Brooker, A.F., Jr.; Edwards, C.C., eds. External Fixation, The Current State of the Art. Baltimore, Williams and Wilkins, 1979.

70. Vidal, J.M.; Rabischong, P.; Bonnel, F.; et al. Etude biomecanique du fixateur externe d'Hoffmann dans les fractures de jambe. Societe de Chirurgie de Montpellier, 43, 1970.

71. Voos, K.; Rosenberg, B.; Fagrhi, M.; et al. Use of a tobramycin-impregnated polymethylmethacrylate pin sleeve for the prevention of pin-tract infection in goats. J Orthop Trauma 13:98–101, 1999.

72. Wagner, H. Surgical lengthening or shortening of the femur. In Gschwend, N., ed. Progress in Orthopaedic Surgery. New York, Springer-Verlag, 1977.

73. Wagner, H. Operative lengthening of the femur. Clin Orthop Rel Res 136:125–142, 1978.

74. Wassall, M.A.; Santin, M.; Isalberti, C.; et al. Adhesion of bacteria to stainless steel and silver-coated orthopedic external fixation pins. J Biomed Mater Res 36:325–330, 1997.

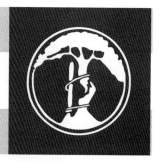

第 **12** 章

血管损伤的诊断与治疗

David V. Feliciano, M.D.

血管损伤的诊治是矫形外科医师的基本技能之一。无论从事的是急诊工作、救治创伤患者，还是矫形重建手术的矫形外科医师，都应具有这一临床技能。邻近大血管的骨折脱位，肢体严重挤压伤都可能发生血管损伤，如不能及时诊治，患者就有截肢或死亡的危险[14,67]。很多矫形手术术中也可能损伤大血管而导致患者截肢或死亡。

第一节 历史回顾

250 年前就有修复肢体损伤血管的报道，但直到 20 世纪早期，这一领域才取得实质性的进展。1904~1906 年间，Alexis Carrel 和 Charles C. Guthrie 制定了血管吻合操作标准，包括动脉管壁的修复、血管端端吻合、静脉血管移植等[10,11,46,48,79]。V. Soubbotitch 在 1911~1913 年的巴尔干战争期间，英国和德国的外科医师在第一次世界大战期间，R. Weglowski 在 1920 年的俄波战争期间，都进行过修复损伤血管的尝试[83,94,121]。但由于缺乏正规护理及有效的抗生素，损伤肢体的软组织后期感染率很高，大多损伤血管被结扎。直到第二次世界大战后期，结扎损伤的大、中血管才被血管修复的方法所取代[19]。

在朝鲜战争后期和越南战争中，伤员可更快捷地转入战地医院，有充足的血源和有效的抗生素，大隐静脉作为血管供体，这时大、中血管损伤才开始常规进行修复[57,109]。近年来，创伤医师面临大量周围血管损伤或骨折合并血管损伤的患者，创伤医师将军医的血管修复技术应用于创伤患者，也获得了成功[6,15,33,35,36,86]。

第二节 病因学

城市创伤急救中心的周围血管损伤患者，多数是由手枪的低速弹伤造成。例如，两个城市创伤急救中心的统计显示，枪击伤所致的下肢血管损伤分别占全部病例的 54.5%和 75.5%[35,85]。而在枪支管理严格的国家和地区，刀刺伤是周围血管损伤的常见原因[110]。

骨折、脱位、挫裂伤、挤压伤及牵引合并血管损伤的发生率较低（图 12-1），一般为 5%~30%（表 12-1）[1,3,7,12,15,16,24,26,39,44,48,51,53,56,58,67,68,71,74,75,86,91,95,96,100,105,108,112,113,124,125,126,128,129,132,133]。特别是年轻、健康的长骨骨折患者，更是很少合并血管损伤。据文献报道，股骨骨折合并血管损伤的发生率为 0.4%~1.9%[4,71]，胫骨骨折合并动脉、胫腓干等主干血管损伤的发生率为 1.5%~2.8%；但约有 10%的开放性胫骨骨折的患者合并动脉损伤[12]。最近相关文献报道，膝关节脱位合并动脉损伤需要手术治疗的不足 16%[91]。

这些数据明显低于过去膝关节脱位合并血管损伤的发生率，可能与现在临床上采用非手术方法治疗动脉非阻塞性损害（如血管内膜损伤、血管狭窄）有关[91]。

如上所述，在某些骨科手术的过程中，易伴发动脉血管损伤（表 12-2 和图 12-2）[17,26,38,59,61,62,65,66,80,87,103,115,127,128,131]。

一些病例可在术中或术后早期发现血管损伤（例如髋关节置换术后并发髂动脉栓塞），但还有一些病例在术后几周或几个月后才能发现（如胫动脉的假性动脉瘤破裂）。

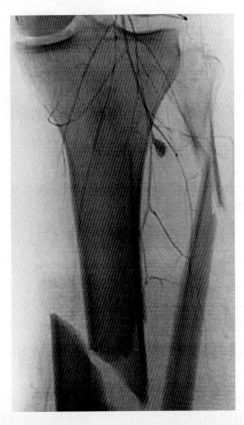

图 12-1　左侧胫、腓骨骨折,胫骨干骨折平面假性动脉瘤形成。

表 12-1　骨折及脱位伴发的血管损伤	
骨折或脱位部位	**损伤的血管**
上肢	
锁骨或第一肋骨骨折	锁骨下动脉
肩关节前脱位	腋动脉
肱骨颈骨折	腋动脉
肱骨干或肱骨髁上骨折	肱动脉
肘关节脱位	肱动脉
下肢	
股骨干骨折	股浅动脉
股骨髁上骨折	腘动脉
膝关节脱位	腘动脉
胫骨或腓骨近端骨折	腘动脉、胫腓干、胫动脉、腓动脉
胫骨或腓骨远端骨折	胫动脉或腓动脉
颅骨、颈椎	
累及蝶骨或颞骨的颅骨基底骨折	颈内动脉
Le Fort II 型或 III 型骨折	颈内动脉
颈椎,特别是颈椎横突骨折	椎动脉
胸椎骨折、脱位	胸主动脉降段
腰椎骨折、脱位	腹主动脉
骨盆	
前后挤压型骨折	胸主动脉
其他类型骨盆骨折	髂内动脉、臀上动脉、臀下动脉
髋臼骨折	髂外动脉、臀上动脉、股动脉

表 12-2　骨科手术中易发生的血管损伤	
骨科手术	损伤的血管
上肢	
锁骨加压钢板或螺丝钉固定术	锁骨下动脉
肩关节前侧入路	腋动脉
肱骨骨折闭合复位	肱动脉
下肢	
全髋关节置换术	髂总或髂外动脉
股骨粗隆间或粗隆下骨折内固定术	股深动脉
股骨粗隆下截骨术	股深动脉
全膝关节置换术	腘动脉
膝关节交叉韧带重建术	腘动脉
外固定支架	股浅动脉、股深动脉、腘动脉、胫动脉
脊柱	
前路椎体融合术	腹主动脉
腰椎内固定器	腹主动脉
髓核取出术	右髂总动、静脉、下腔静脉
骨盆	
骨盆骨折后路内固定	臀上动脉
取髂嵴植骨术	臀上动脉

第三节　血管损伤的部位及类型

　　在相关文献报道中,上肢的肱动、静脉和下肢的股动、静脉是最易损伤的血管,致伤原因多为刺伤[86,109]。原因在于,一方面这些血管沿肢体走行较长,易受损

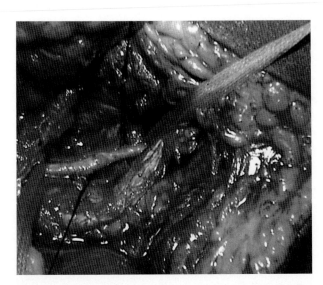

图 12-2　骨科手术术后动脉栓塞,由于未能及时诊断,需行膝下截肢术。

伤;另一方面直接压迫伤口即可止血,从而使大多数患者在送到急救中心之后仍有抢救机会。由于闭合性损伤较少合并血管损伤,骨科手术中常见的多为膝关节脱位或严重下肢骨折合并的动脉、胫腓干、胫动脉或腓动脉栓塞,偶见血管破裂[58,96,100]。

　　常见的五种血管损伤类型是：血管内膜破裂、游离或内膜下血肿;血管痉挛;血管壁损伤,假性动脉瘤形成或破裂出血;血管断裂;动静脉瘘。

　　血管内膜缺损和内膜下血肿形成多见于闭合性损伤,并可继发血管栓塞;血管壁破裂、血管断裂及动静脉瘘形成多见于刺伤;血管痉挛在两种性质的损伤中都可发生。

第四节　诊断

一、病史和查体

　　周围血管损伤的患者常表现出特有的症状和体征[120]。典型的动脉损伤体征包括下列情况之一：动脉栓塞的体征(无脉、肢端苍白、肌肉麻痹、疼痛、感觉减退及皮温降低),大出血,血肿迅速增大,血肿可触及震颤或听到杂音。当患者因动脉栓塞而有截肢

的危险或肢体伤口出血较多时,应立即手术治疗。对存在血管损伤的典型体征,但较难确定血管损伤部位的患者,术前可行复式超声检查或动脉血管造影术[97,98]。

动脉血管损伤的不典型体征包括:受伤时的动脉喷射性出血,伤口位于动脉附近,动脉血管附近小的、无搏动的血肿,出现伴行血管的神经损伤表现。经物理检测或由多普勒血流探测器检测,患者肢体远端仍存在动脉搏动。患者动脉血管损伤的发生率随上述不同体征的存在而变化,变化范围为3%~25%[21,22,107]。因动脉血管损伤较轻,仍能维持肢体远端的血液灌注,多可采用非手术方法治疗。一些急救中心用物理检测方法监测肢端脉搏,而不用动脉造影确定动脉血管损伤的范围和程度,对于伤口在大血管周围而没有血管损伤症状的患者来说,这些方法是安全有效的[21,22,40]。对高能损伤导致的闭合性骨折脱位,特别是膝关节脱位,这些方法同样有效[91]。观察肢端脉搏适于门诊或院外随访的患者[21,22,40]。如果肢端脉搏消失或触摸不清,或出现动脉血管损伤的非典型体征,则应该进行复式超声检查或动脉血管造影。

除了上述血管损伤的体征,对患侧肢体还应进行下列检查:患肢的体位,骨与关节有无畸形,有无开放伤口,有无骨擦音,患肢皮肤颜色与健侧肢体相比有无变化,系统的感觉、运动功能检查。下肢还应仔细检查膝关节功能,支持韧带松弛提示受伤时膝关节脱位可自行复位(图12-3)。如前所述,膝关节脱位易损伤动脉,如果复位后患肢足背动脉搏动减弱或消失,应立即进行动脉血管造影检查[91]。虽仍有争论,但近来研究结果证明,膝关节复位后,若足背动脉搏动正常,则不应做动脉血管造影术[42,91]。关节复位后,如果不能确定是否有血管损伤,可用多普勒血流探测仪检查肢体远端动脉搏动不清的部位,以确定有无血流通过。多普勒血流探测仪还可以将患肢与健侧上肢收缩期的血流情况相比较[4],并计算出患肢的动脉压力指数(API)[64,82]。Lynch 和 Johansen 研究证明,如果 API 低于 0.90,发生动脉血管损伤的可能性为97%,其敏感度为95%,特异度为97.5%[82]。如果双侧下肢均有损伤,可测量踝部动脉压,计算患肢的踝部动脉压力指数(ABI)。

二、影像学检查

复式或彩色复式超声波检测法作为无创性诊断方法,应用于急诊室、手术室及监护病房(表12-3)。

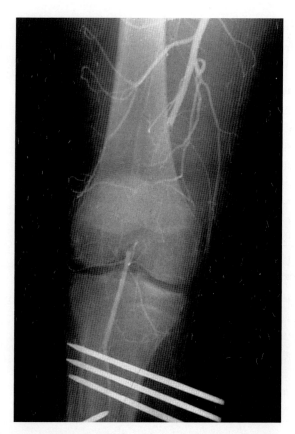

图12-3 由于脱位的膝关节就诊前已自行复位,从而致使动脉损伤的诊断延误了48小时。

表12-3 血管损伤的诊断技术
脑血管损伤
复式超声波检查
彩色超声血流探测器
颈动脉血管造影
CT 或 MRI 动脉造影
胸部血管损伤
螺旋 CT 检查
经食管超声心动图
数字减影动脉造影
主动脉造影术
周围血管损伤
动脉压力指数监测
复式超声或彩色超声血流探测器
动脉造影术
数字减影血管造影
主动脉造影术
CT 动脉造影

复式超声波检查法结合实时 B 超成像技术及多普勒血流探测技术,已应用于急、慢性血管损伤的术前检查[128]。彩色复式超声波检查法是以不同颜色标识多普勒血流探测计的图像。近年来复式或彩色复式超声波检查法已广泛应用于临床,评估患者肢体血管损伤情况[5,43,70,73,116]。以动脉血管造影术为金标准对照,这种方法检测动脉血管损伤的准确率为96%~100%[5,43]。

很多创伤中心并未在急诊室和手术室大规模开展经皮动脉血管造影术,但一些城市急救中心对应用这项技术已很有经验[60,97,98]。将 18 号库尔南针头刺入可疑的血管损伤部位近侧血管(如刺入股动脉以检查股浅动脉的损伤) 或远侧血管 (如在充气 300 mmHg 的血压袖带近侧刺入,逆行检查腋动脉或锁骨下动脉的损伤),快速推入 60%泛影葡胺造影剂 35 mL,拍摄前后位 X 线片。一些学者提出,远近侧分别推入造影剂,分别拍片,以检查肢体损伤部位远端动脉血管,如胫动脉、腓动脉等有无损伤。血管显影时间与血管部位有关,对复杂的胫骨骨折患者,经股动脉推入造影剂,4~5 秒后胫动脉和腓动脉才显影。第二次推入造影剂后常改变肢体的投照体位,以全面显示肢体血管的损伤情况。对于有经验的医师,这项检查的假阳性率和假阴性率都很低[97]。如果骨折患者可能合并动脉血管损伤,但有颅内损伤或体内脏器损伤的表现,应先抢救生命,然后再行经皮动脉血管造影,检查周围血管损伤情况。

对可疑血管损伤的患者,由介入医师实施经皮动脉血管造影术是最常用的有创检查方法。推入少量造影剂后,依不同的时间间隔摄片,可显示相应部位的血管情况。虽然有一些假阴性结果,但这种方法诊断血管损伤的准确性已为大家所公认。其缺点是需要专门的介入医师操作,检查费用昂贵,有金属碎片(如弹片)存在时影响成像效果。近年来,随着上述问题的解决,数字减影经静脉动脉血管造影及核磁共振动脉血管造影已在临床上较少应用,而且临床上很难将一位严重损伤的患者置于扫描室内接受 MRI 检查。

由于 CTA 能在 CT 检查身体的同时迅速发现血管损伤,无需专业的介入医师操作,并能同时三维重建损伤的动脉血管,因此,在许多医疗中心的颈部、躯干及周围动脉血管检查中,CTA 已逐渐取代数字减影动脉造影术。

由于有静脉栓塞、假性动脉瘤等并发症,临床上很少使用静脉造影术。近年来,彩色复式超声波检查法

已应用于开放性损伤的静脉血管检查[43]。即使动脉造影术结果为阴性,一些医师仍主张手术探查开放性伤口附近较大的血肿,而不做静脉造影检查;对小的、无变化的血肿则应保守治疗,密切观察。

第五节　血管损伤的治疗

一、急诊室

对肢体损伤严重的患者,急诊室医师的主要治疗目的是控制出血。医师可以用手指直接按压止血(请记住肢体血管不会比拇指更粗),或以加压敷料覆盖伤口止血。如上述两种方法均无效,可在伤口近端上血压袖带,并充气使其压力超过收缩压。伊拉克战争中, 在对伴有软组织损伤的伤员救治时使用了止血服,并取得了巨大的成功。预计在不久的将来,止血服将在城市急救服务中心(EMS)中应用[2,69]。暂时控制住出血后,应迅速将患者转移至手术室,进行手术修复或结扎破裂的血管。

如果长骨骨折或脱位患者的肢体远端血管搏动异常,或多普勒血流探测计检查异常,应立即复位、外固定或行患肢牵引术。这样有助于缓解损伤处附近血管的受压及扭转,但不能解除血管痉挛。采取上述治疗措施后,如果患肢远端脉搏仍较健侧减弱,应测量 API。如 API 低于 0.90,或复位后肢体远端脉搏仍不能触及,可立即进行动脉血管造影检查。儿童的周围血管检查较为困难, 对发生骨折而且肢体远端脉搏异常的,应考虑动脉血管造影检查。

同时应强调,对急救中心由于大出血导致的低血压等患者相应症状的诊治[81,135]。传统教科书中强调早期复苏并补充晶体液,如林格液等。现在则强调早期且持续复苏,同时补充全血或 1:1 的红细胞及新鲜冰血浆,而不是传统的 4:1。在本书出版前,在伊拉克战争中由美国军医总结的"风险控制性复苏"理念较传统的城市急救复苏理念有了较大的改进[45,55]。

二、动脉血管损伤的非手术治疗

如果肢体损伤不重,动脉血管造影显示肘关节或膝关节以下的单一大血管栓塞,远侧肢体很少会出现缺血坏死。一些学者认为,可通过侧支循环维持动脉血管损伤部位的血液灌注,并主张对这类患者进行保守治疗,密切观察。伤后 3~7 天之内应做动脉血管造影检查以排除创伤后迟发性假性动脉瘤。

一些临床研究证实,非典型性动脉血管损伤的患者进行动脉血管造影术,常可发现动脉血管存在非阻塞性病变(如血管痉挛、血管内膜游离、内膜下或血管壁血肿)。这类病例非手术治疗的治愈率为 87%~95%[22,41,122]。在随访中经动脉血管造影术发现,一些较小的创伤性假性动脉瘤也可自愈。如患者在随访期间出现新的症状,应行动脉血管造影检查。

三、血管栓塞疗法

孤立的腋动脉、肱动脉、股动脉、动脉分支血管或股深动脉及小腿知名动脉的创伤性动脉瘤,可用血管栓塞疗法治疗[89,123]。早期,这种方法用于治疗肢体开放性的血管损伤,后来也逐渐应用于闭合性血管损伤的患者。对于上述动脉血管损伤的患者,即使在合并多系统损伤、闭合性骨折或骨科重建手术后发生的创伤性动脉瘤,也都适用于血管栓塞疗法。临床常用可吸收性凝胶海绵栓塞肌肉支血管的动脉瘤或活动性出血。可以用栓化线圈栓塞胫动脉或腓动脉的创伤性动脉瘤。

四、血管内支架

目前,临床上广泛使用动脉腔内球形支架治疗动脉粥样硬化这类血管栓塞性疾病。在近 15 年间,以这种方法治疗创伤性动脉损伤的报道较多[84,121]。对动脉血管内膜分离,可先经皮将带有套管的血管造影管导入血管损伤处,再抽出血管造影导管,导入顶端置有可充气球的血管内支架,至损伤处打开。对创伤性动脉瘤患者,可将带有网孔的导管导入假性动脉瘤,然后经此导管注入微栓化线圈,诱使局部血栓形成。

五、手术治疗

(一)动脉血管修复

如果病史、查体及复式超声波检查或动脉血管造影术证实动脉血管损伤,则在手术之前应先静脉给予抗生素治疗。在将患者转至手术室时,应以无菌的盐水纱布或盐水–抗生素纱布覆盖伤口。骨折或脱位的肢体应以夹板或牵引维持于中立位。

1. 术前准备

在手术室内将控制肢体伤口出血的血压袖带更换为手术止血带。如果伤口位于肢体近侧,去除手指压迫、加压敷料或血压袖带会导致致命的大出血。手术医师应立即戴上无菌手套,在患肢消毒、铺单时用手指直接压迫伤口止血。

由于骨伤患者都有可能合并血管损伤,手术的消毒范围应足够大,以备血管探查之用。同时应消毒一侧或双侧的下肢,以备术中取大隐静脉移植修复血管缺损。可将健侧下肢完全消毒,以便于根据缺损血管口径从不同部位切取相应的大隐静脉。可用无菌塑料袋包裹患肢的远端,以便修复血管后观察肢体远端的颜色变化及检查血管搏动情况。最后以骨科袜套包裹已消毒的肢体。

2. 切口

周围血管损伤的患者手术切口应能充分暴露损伤血管的远近端。因此,对经验不太丰富的创伤医师最好用较大的手术切口。

周围血管损伤的探查、修复有一些经典的手术入路。上肢血管探查的手术切口有:①锁骨上切口,探查锁骨下动脉的第二、三段,术中根据需要可切断锁骨;②锁骨下切口,探查腋动脉的第一、二段;③锁骨下切口,向上臂内侧延长,探查腋动脉的第三段及肱动脉的近端;④臂内侧切口,于肱二、三头肌之间探查肱动脉;⑤由臂内侧至前臂外侧的肘前"S"切口,探查肱动脉及其分支。探查尺、桡动脉时,常采用沿血管走行的前臂纵行切口。

下肢血管探查常用的手术切口:①腹股沟处的纵切口,探查股总动脉及股动脉、股深动脉的近侧;②股前内侧切口,探查股动脉;③窝内侧切口,探查动脉。可直接切开小腿前筋膜间室探查胫前动脉,以小腿内侧切口并切断部分比目鱼肌探查胫后动脉,以小腿外侧切口探查腓动脉,必要时可切除部分腓骨。

3. 动脉修复技术

于伤口或血肿附近做辅助切口,以外科手术膜或无菌治疗巾包裹患者消毒区。如果助手能以手指或加压敷料压迫伤口控制出血,可在伤口远近端做辅助切口,探查损伤的血管,而不应直接在伤口中探查血管。辅助切口过小是最常犯的错误之一,尤其是缺乏经验的创伤医师。充分的辅助切口便于暴露损伤血管的远近端,可用血管夹夹住血管控制出血。

动脉损伤后形成巨大血肿,血管夹应夹在靠近动脉破裂处的部位,才能一并阻断侧支循环而达到彻底止血的目的,但这是很困难的。对活动性出血的患者,不可能细致地分离血管,而要立即控制出血。如果做辅助切口探查血管会耽误较多时间，或助手不能长时间压迫止血，可直接在伤口或血肿中操作，找出损伤血管，直接钳夹或以手指压迫止血，再在其两端夹上血管夹。这就需要在伤口中分离血管，而不是上文介绍的在伤口两侧的辅助切口中常规探查血管。

无论以何种方法探查血管，都应立即以普通血管夹、狗头夹、硅胶血管环等夹持血管，控制出血。有时动脉血管损伤正好位于血管分叉处，可用 Fogarty 球囊管或 Garrett 支架控制出血。

通常以 5-0 或 6-0 的聚丙烯缝线横行缝合由刀刺伤或枪弹伤所致的肢体血管的小裂口，即动脉修补术（或静脉修补术）。如横行缝合会造成血管明显狭窄，则应采用血管成形术，以自体血管管壁修补血管破口。任何受损的静脉或健侧肢体的大隐静脉都可作为血管供区，将其修剪成椭圆形，以 6-0 聚丙烯缝线缝合，修复损伤血管的管壁。

闭合性骨折合并血管损伤患者修复血管时常需切除一段损伤的血管。在美国，由于枪支的威力越来越大，由其造成的开放性血管损伤也要相应切除一段损伤的血管。血管管壁大段缺损、血管内膜多处剥脱（如闭合性牵拉伤）或血管壁多处破裂，应切除损伤的血管，以端端吻合法修复血管。年轻患者的周围血管有一定的弹性，但如果血管缺损达 2~3 cm，可游离血管，结扎血管分支，以降低血管吻合口的张力。张力过大会使血管吻合口呈沙漏状，术后很容易形成血栓阻塞血管。儿童血管端端吻合常规使用间断缝合法，成人 4~5 mm 口径的血管可用连续缝合法修复[30,31]。

对腋动脉或动脉等暴露比较困难的血管损伤，可以用开放式缝合法（即缝合后一起打结），先缝合后侧稍稀的血管壁，这样便于操作。这可以使后侧血管壁缝合得更整齐，防止通血后漏血。后三分之一血管壁缝合后，拉紧缝线两端，使动脉两端对合整齐。

血管吻合前应先用 Fogarty 取栓管将血管远近端管腔内的栓子取出。通常远侧管腔内栓子较多，尤其是术前已栓塞的血管。栓子取出后，血管局部分别注入 15~20 mL 肝素盐水（50 U/mL），并以血管夹夹持血管。局部注射 30~40 mL 肝素盐水（即 1500~2000 U 或 15~20 mg 肝素）的效果不如按照 1~2 mg/kg 的剂量进行全身肝素化。后者有可能导致损伤部位大出血而应尽量避免。

继续缝合已拉拢的血管，直至一周缝合完毕。留下最后几针缝线，放松血管夹通血后再拉紧缝线。应先松开近侧的血管夹，过血后再夹紧血管夹，待管腔充盈后去除远端的血管夹，这样可排出管腔中残存的空气。当返流血完全充盈血管后，拉紧缝线，打结，最后去除近侧的血管夹。如缝线针眼处漏血，可暂时局部应用止血药物。

如不能保证血管在无张力条件下缝合，应以血管替代物填补血管缺损区。自体健侧肢体大隐静脉是常用的血管供区[35,88,92]（图 12-4）。损伤血管口径 4~5 mm，可切取内踝附近的大隐静脉。如损伤血管口径较大，可切取大腿近侧的大隐静脉。以大隐静脉作为血管供区，其最大的优点是血管位置表浅、恒定，便于切取，血管缝合通畅率较高，在心血管外科领域使用多年，效果良好。切取血管时应轻柔分离，避免过度牵拉，以肝素化的自体血及罂粟碱充盈管腔可提高术后的血管通畅率。

如果切取大隐静脉移植修复血管缺损，可先缝合操作比较困难的远端吻合口。因大隐静脉管壁松软，可以 6-0 聚丙烯缝线做二定点法缝合。Carrel 于 1907 年提出的三定点法也是一种较好的血管吻合方法[11]。远侧吻合口修复后，用 Garrett 扩张器探查血管吻合口是否通畅，再缝合近侧吻合口。血管移植时以 Fogarty 管清除栓子，局部注射肝素盐水，管腔充盈后再拉紧缝线，具体操作同上文所述（图 12-5）。

如果大隐静脉已被切取，双侧肢体损伤，大隐静脉过细或与损伤血管口径不一致，或要迅速恢复肢体血液供应，此时可以用聚四氟乙烯管（PTFE 管）作为血管的替代物[36]。其术后早期并发症和感染率与移植大隐静脉相仿，但长期的血管通畅率较低。使用聚四氟乙烯管时应使用 11 号手术刀片，而不是剪刀来修

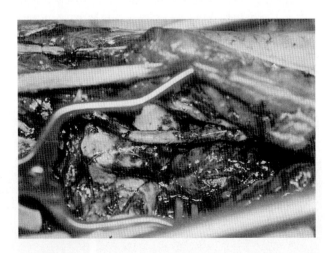

图 12-4　Gustilo ⅢC 型胫骨骨折患者，移植大隐静脉修复胫前动脉缺损。

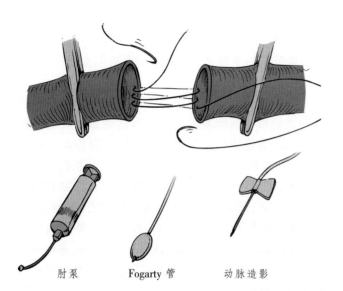

肘泵　　　Fogarty 管　　　动脉造影

图 12-5　正确的周围血管修复操作应包括：使用合适的血管夹，开放式血管吻合技术，局部肝素盐水灌注、冲洗，Fogarty 管清除栓子及术后动脉血管造影检查。(Courtesy of Baylor College of Medicine, 1981.)

整其长度。聚四氟乙烯管具有坚硬的特性，管壁不会塌陷，因而可迅速完成血管吻合，恢复肢体血供。术中使用 Fogarty 管和局部肝素化的方法同上。实验室和临床研究均已证实，有新生血管内膜覆盖于吻合口。患者如无胃溃疡及十二指肠溃疡，术后早期常规每日 2 次应用阿司匹林直肠栓剂。然后每日 2 次口服阿司匹林片至术后 3 个月。

广泛的血管损伤，根据情况可选用旁路血管移植术。例如，为控制大出血，将损伤的血管结扎，可将一段大隐静脉以端侧吻合的方法重建血流通路。

在肘前、腹股沟或膝关节附近广泛软组织损伤同时伴有主干血管损伤，可行异位旁路血管移植术。伤口彻底清创后，将一段大隐静脉经正常的软组织通道，与损伤血管做端端吻合，以恢复远侧肢体血供(图 12-6)[28,32]。

软组织缺损区可先以负压敷料覆盖，再行延迟一期修复或游离植皮治疗[28,32,78]。这使伤口处理变得相对简单，也避免了感染引发的血管吻合口破裂的危险。

股深动脉、前臂或小腿的单一主干血管损伤，而肢体损伤并不严重，肢端血运良好，可考虑结扎损伤的血管。这种方法适用于血液高凝患者或生命体征不稳定的患者。表 12-4 列出了不同种类的血管修复方法。

4. 动脉造影术

重建动脉血供后，肢体远端应能触及血管搏动。腕部触及血管搏动是上肢血管通畅的可靠指征，因为除非术前长期应用止血带，患者术后很少发生血管栓塞。但一些创伤医师更愿意在修复下肢损伤血管之后做动脉血管造影，以检查血管是否通畅，并及时发现血管吻合口栓塞或局部血栓形成等情况。可以在血管吻合口附近放置一金属夹，以便在动脉血管造影中标记血管吻合口的位置，有助于医师及时发现吻合口狭窄。

将 20 号涂有聚四氟乙烯的金属导管插入动脉血管中后，术中动脉造影就更易于操作。通常在动脉吻合口近侧，于动脉前壁插入导管。可以用血管夹固定导管。当针头或金属导管较粗，而置管时动脉血管不固定，要注意不要损伤动脉血管后壁。导管后连接装有 50 mL 肝素盐水的注射器，通过推注肝素盐水检查导管是否准确置入血管腔内。导管内搏动性回血也是导管位置正确的证据。将肢体伸直，置于 X 线片盒前方，经导管快速推入 35 mL 60%的泛影葡胺显影剂。显影剂将要完全推入时摄片效果最好[30,31](图 12-7)。下肢通常拍摄正位片，如下肢外旋明显，膝关节会遮住附近的血管，而影响造影效果。

动脉造影术后经导管注入肝素盐水。导管先保留在静脉腔内，直至 X 线片报告血管修复结果满意后再拔出导管，然后以 6-0 聚丙烯线 U 形修补血管。

如果动脉造影显示血管内膜游离，吻合口处血栓

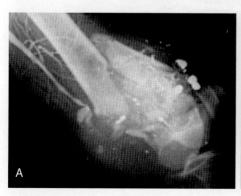
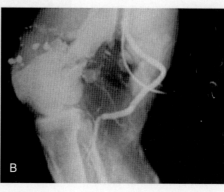

图 12-6　(A)枪击伤造成的股骨远端骨折合并动脉损伤。图中所示术前动脉血管造影表现。(B)于膝关节后方行大隐静脉旁路移植术，图中显示术后动脉血管造影术表现。(B, from Feliciano, D. V.; Accola, K. D.; Burch, M. J.; et al. Extra-anatomic bypass for peripheral arterial injuries. Am J Surg 158:506,1989.)

表 12-4　血管修复技术
侧面动脉或静脉缝合术
片状管壁移植血管成形术
并排或螺旋式静脉移植术
切除血管损伤段
血管端端吻合术
血管移植术
自体静脉移植
聚四氟乙烯管移植
涤纶管移植
血管旁路移植
原位
非解剖位(旁路移植)
结扎

形成或吻合口远端栓塞,则要切开血管处理上述问题。如果吻合口以远血管痉挛,但肢端仍能维持一定的血液灌注,可继续观察,因为 4~6 小时后血管痉挛常自行缓解。如果血管痉挛已影响到肢体远端的血液灌注,则要除外筋膜间室综合征的可能。

(二)静脉损伤的修复

腹股沟平面的深静脉栓塞或结扎会影响股动脉对肢体的血液灌注,静脉的损伤也会影响小腿的存活[54]。因此,现代创伤学主张尽量修复损伤的大静脉

血管[102,119]。但随访中静脉血管造影显示,25%直接吻合的静脉和 35%血管移植修复的静脉术后会出现栓塞。但幸运的是,很多再栓塞的血管可以再通[119]。目前大多数人认为,如果患者生命体征平稳,无输血引发的血液高凝状态,就应该修复腹股沟或窝等平面的较大静脉损伤。如果患者生命体征不平稳,或因麻醉时间延长术后可能出现严重的并发症,则要结扎血管。虽然这一观点还有争论,但近年报道的对结扎静脉血管病例的长期随访结果证实,其术后并发症并不像早期越南战争期间报道的那么严重[6,93,102]。

由于管腔大、管壁薄、分支多的特点,静脉损伤的处理相对较困难。对静脉血管操作不当会导致术后血肿、出血。应先以手指或海绵棒压迫止血,而不应急于用血管夹夹持静脉血管及其分支。待血管暴露清楚后,再尝试行静脉修复术。有时可能要以自体血管壁修复静脉管壁缺损,或切除部分损伤血管行端端吻合或血管移植修复术[102]。修复静脉血管总的原则与修复动脉血管相似,但术中不用 Fogarty 管清除栓子,术后一般也不用行静脉造影术。

如果术中需切除一段损伤的静脉血管,可游离血管两端,并结扎部分分支,以便在适当张力条件下吻合血管。如果需以血管替代物修复血管缺损,取自健侧肢体的大隐静脉是最理想的血管供体。但即使腹股沟处的大隐静脉管径比股静脉、腋静脉、锁骨下静脉的管径小,如果血管管径不匹配,则术后会极易发生栓塞。

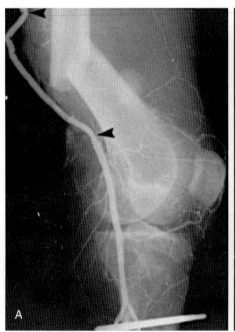
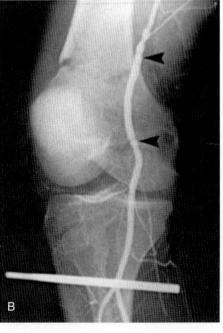

图 12-7　双侧股骨干骨折合并股动脉栓塞,行大隐静脉移植术修复股动脉。(A)动脉血管造影显示骨折复位前大隐静脉过长、迂曲。(B)骨折复位后显示血管移植长度适当。图中箭头示出移植的大隐静脉血管远、近端吻合口。(From Feliciano, D.V. Managing peripheral vascular trauma. Infect Surg 5: 659-669,682,1986.)

为解决上述问题,可将移植静脉剖开,以螺旋式或并列式方法缝合。螺旋式静脉修复术是将大隐静脉纵向剖开,螺旋型缠绕圆管状物,缝合血管边缘,使其形成管径与损伤血管相似的血管。但这一方法费时费力,术后血管通畅率约为 50%[101]。因此,这种方法在临床工作中并不常用。并列缝合法是将大隐静脉纵向剖开后并列缝合成一个管径较大的血管。但这种方法同样是十分耗时,临床较少使用。临床医师常用 PTFE 管作为血管替代物修复管径较大的血管缺损。这种方法可提供合适管径的血管替代物,但如果术后不服用抗凝药物,血管只能保持 2~3 周的通畅[36]。因此使用 PTFE 管后,患者需长时间服用抗凝药。同时为了使患肢其他静脉血管扩张以代偿逐渐栓塞的 PTFE 管,患者治疗期间应将患肢抬高,并以弹力绷带包裹患肢。

(三)筋膜切开术的适应证

筋膜间室综合征的诊断与治疗见第 13 章。

(四)合并骨折的血管损伤

关于骨折和血管损伤的修复次序一直存有争议[3,4,25,48,56,75,132]。一些学者主张优先修复血管以减少肢体的缺血时间,降低形成血栓的风险[56]。另一些学者强调骨折稳定的重要意义,认为有助于暴露、修复血管,减少吻合口栓塞的发生[58](图 12-8)。这两种修复方法都有较高的截肢率(表 12-5)。

对冷缺血(肢体远端无脉、无毛细血管充盈)或长时间热缺血(毛细血管充盈反应存在)的患者,骨折和血管的修复次序主要取决于骨折的稳定性。如果骨折相对稳定,医师对血管修复的经验丰富,可先修复动脉血管。如为不稳定的粉碎骨折,血管修复较为困难,可先固定骨折。创伤中心对治疗骨折合并血管损伤的病例很有经验,可由诊治医师共同协商制定手术方案。

如果患者表现为肢体远端凉、无脉、无毛细血管充盈,或长时间的冷缺血(或热缺血)表现,应先修复动脉血管,可以吻合血管或将血管断端以插入式血液分流管暂时连接。如果骨折相对稳定,可直接修复动脉。如果骨折不稳定,则先以插入式血液分流管连接血管断端以恢复肢体的血液循环。

(五)插入式血液分流管

这是一种可暂时插入血管断端以恢复肢体血液循环的塑料导管。最早于 1919 年开始在临床使用,近 20 年来已广泛应用于各创伤中心[18,27,37,63]。插入式血

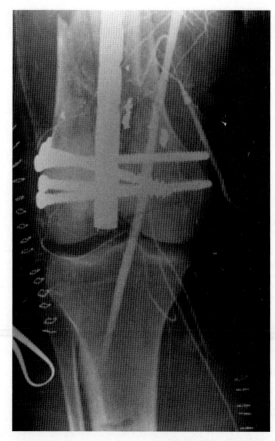

图 12-8　严重骨折合并广泛血管损伤,行骨折内固定,血管移植修复动脉。术后血管造影显示肢体远侧血管广泛栓塞。该患者最终行膝上截肢术。

液分流管的适应证包括:①合并骨折的血管损伤(包括肢体的毁损伤);②在再植前保持上臂、前臂或腕关节平面离断的肢体的血供;③抢救过程中需要迅速恢复损伤血管的通血功能。

如上所述,插入式血液分流管可迅速恢复合并骨折、血管损伤肢体的血液循环,以争取时间清创、处理骨折。适当的插入式血液分流管可以承受骨折复位时的张力。骨折固定后,血管外科医师可根据情况处理血管。如果患者血流动力学稳定,术中没有出现低温、代谢性酸中毒、血液高凝状态等表现,可去除插入式血液分流管,以自身血管移植修复血管损伤。如果患者血流动力学不稳定,体温低于 35 ℃,碱剩余达到 -15~-10,或血液高凝状态,可先结束手术。24~48 小时之内再次手术取出插入式血液分流管,修复血管损伤。对肢体毁损伤,可用这种方法暂时维持肢体远端的血液供应,以便医师、患者共同协商手术方案。

插入式血液分流管暂时维持严重损伤的上肢远端肢体的血液循环是非常有意义的, 可以为鉴定、标

表 12-5 肢体骨折合并血管损伤的截肢率		
作者,年份	骨折或脱位部位	截肢率
Weaver et al.1984[133]	股骨、膝关节、胫骨	36%
Gustilo et al.1984[48]	肱骨、股骨、膝关节、胫骨	42%
Lange et al.1985[75]	胫骨	61%
Howe et al.1987[56]	股骨、胫骨	43%
Caudle et al.1987[12]	胫骨	78%
Drost et al.1989[26]	股骨、胫骨	36%
Alexander et al.1991[3]	股骨、胫骨	28%
		46%(平均值)

记神经、肌腱,骨折复位和内固定争取宝贵的时间。

随着医疗救护水平的提高,越来越多的危及生命的严重创伤患者得以转至急救中心救治。插入式血液分流管可暂时恢复上臂、肘前、腹股沟、大腿、窝附近合并骨折、脱位损伤血管的通血功能,避免结扎昏迷患者的损伤血管以控制出血。抢救时,使用插入式血液分流管的适应证如下:①体温低于 34 ℃~35 ℃;②动脉血 pH<7.2,碱剩余<−15(患者小于 55 岁)或碱剩余<−6(患者大于 55 岁);③手术中凝血时间检查超过正常值 50%以上。出现上述表现之一,需立即中止手术,转至重症监护病房,给予复温、血流动力学监测、输血、使用调节肌肉收缩力的药物、纠正血液凝血机制异常等抢救措施。待患者继发于低血容量休克的代谢衰竭表现纠正之后,再转至手术室精细地修复损伤血管[116,134]。

开展心脏外科手术的手术室应常规备有插入式血液分流管,其管径为 8~14F 不等,以 2-0 线与血管断端固定。胸廓造口术导管有助于将较大口径的插入式血液分流管插入静脉、股静脉等血管(图 12-9)[37]。

(六)肢体毁损伤的处理

肢体毁损伤是由高速车辆撞击或碾压造成的肢体血管、骨、软组织、肌腱、神经等组织广泛而严重的损伤。约三分之二的患者是由摩托车、汽车交通事故中的巨大能量撞击所致[20]。Chapman 强调,具有缓冲装置的以 20 mph(英里/小时)行驶的汽车撞击所产生的能量(<100 000 英尺·磅)比高速子弹的能量(<2000 英尺·磅)大 50 倍[13]。

当肢体毁损伤的患者转至急诊室后,急诊医师要迅速对下列情况做出判断:①患者有无生命危险,损伤肢体能否保留?②如果患者生命体征平稳,能否手术挽救损伤的肢体?③如术后肢体能够成活,其功能如何?④如果手术失败,何时截除损伤的肢体?

是否保留严重损伤的肢体是很难抉择的。自 1985 年以来,至少发表了 5 种对损伤肢体伤情评估的体系(表 12-6)[47,56,64,114,117]。通过对肢体伤情及相关因素进行评估,以决定是否保留(或截除)肢体。但只有 Johansen 等人[53,64]提出的肢体毁损伤评估体得到了前瞻性研究。临床医师对这些评估体系也有很多不同见解[8,111]。

对于严重的肢体损伤,临床医师主要从以下两个

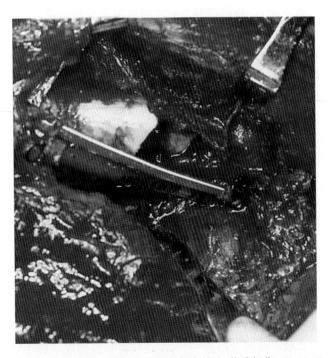

图 12-9 挤压伤致股骨开放性骨折合并动、静脉损伤。以 14-F 的动脉分流管连接动脉,以 24-F 的胸腔引流管连接静脉,暂时维持血液循环。由于术中进行降温处理,18 小时之后才取出连接导管,行血管移植术修复动、静脉。

表 12-6 肢体毁损伤的评估体系

作者,年份	评估体系名称	评估指标数
Gregory et al.1985[47]	肢体毁损伤综合指标	9
Seiler et al.1986[117]	—	4
Howe et al.1987[56]	预期肢体保留标准	4
Johansen et al.1990[64]	肢体毁损伤评分标准	4
Russell et al.1991[114]	肢体保留指标	7

方面考虑肢体是否有保留价值。如果严重损伤的肢体有下列情况之一,就应考虑截肢[50,74]:①肢体缺血时间超过 6 小时,特别是挤压伤引起的中、小血管严重损伤的肢体[74,90];②胫后神经断裂[64,74,75]。

Lange[74]和 Hansen 等人[50]认为,Gustilo ⅢC 型的胫骨骨折也是截肢的指征之一。这包括多发伤、单足严重损伤,一般进行软组织覆盖和胫骨修复等治疗十分困难[75]。当上述两种情况同时存在时,应考虑截肢[50,75]。

(七)软组织损伤的处理

周围大、中血管损伤,输血后有凝血机制异常表现的患者,术后软组织渗液明显增多。因此伤口内要放置引流管,以防局部血肿形成压迫血管吻合口。

如果血管吻合口附近有较大的软组织缺损区,可以用周围的肌肉及软组织填塞。应在伤口及血管吻合口对侧的皮肤上做辅助切口置管引流。这有助于将渗液充分引出,防止局部血肿形成以及在血管吻合口附近继发蜂窝织炎及脓肿[31]。

对于修复血管损伤的患者,如肌肉渗血较多、软组织水肿或凝血机制异常,则不应强行闭合伤口。可暂时以小猪皮覆盖创面,并以浸有抗生素溶液的纱布包扎[76,77]。术后抬高患侧肢体,24 小时后于手术室再次闭合伤口或以肌皮瓣覆盖创面[106]。

(八)改善肢体血液循环的相关方法

如血管造影显示血管吻合口通畅,但由于血管痉挛、血管分支广泛损伤、缺血时间过长等原因使肢体远端血循环障碍,在排除原发或继发筋膜间室综合征后,应采取一些补救措施[130],如在动脉血管近侧以 30 mL/h 输入肝素-妥拉苏林-生理盐水溶液(1000 mL 生理盐水内含 1000 U 肝素和 500 mg 妥拉苏林)[23,104],并静脉输入低分子右旋糖酐 500 mL/12 h[30]。

六、术后监护

患者转至重症监护病房后,如已结扎损伤静脉,应将患侧肢体抬高,并以弹性绷带外包扎。术后应密切监测筋膜间室内压力变化,以防因静脉压过高和外敷料压迫出现急性筋膜室综合征。应常规检查肢体远端血管搏动情况,或以多普勒血流探测器监测。有时也可用测定皮下组织氧分压的方法监测肢体血液循环[72]。血管吻合术后 24 小时内应持续静脉滴注抗生素。如果以人工血管修复血管缺损,术后抗生素需维持 72 小时。

七、术后并发症

(一)动脉早期栓塞

术后动脉早期栓塞与患者因临床表现不典型等原因而延误诊治、手术操作不当、静脉栓塞等原因有关。延误诊治的患者术后 6 小时内易出现动脉吻合口远端血管栓塞[90]。由于 Fogarty 管不能取出血管分支的栓子,因而并不适用。

手术操作不当,如血管张力过大,术中未能以 Fogarty 管取净栓子,吻合口狭窄,闭合吻合口之前未能通血冲出血管内残存栓子等原因,也可引起血管术后早期栓塞。静脉栓塞或结扎对动脉也有较大的影响。

如果肢体远端脉搏消失,需立即重返手术室探查血管、取出栓子或重新修复血管。如术中并未发现明显的血管栓塞,应检查凝血功能以排除肝素源性的血小板减少症、抗凝血因子Ⅲ缺乏、C 蛋白或 S 蛋白缺乏、抗磷脂综合征等凝血功能异常。

(二)动脉损伤诊断延误

有时,临床上动脉血管损伤漏诊,后期会出现创伤性假性动脉瘤或动静脉瘘等并发症[34,121]。经验丰富的放射科介入医师可以导入血管内支架，并以局部栓塞的方法治疗这些并发症[99]。如果主干血管受损伤，则应根据上文提及的治疗原则来处理（图 12-10）。

（三）血管吻合口附近软组织感染

对于骨折合并血管损伤，特别是下肢损伤的患者，动脉血管吻合口附近的软组织感染是术后最严重的并发症之一。对感染组织清创后常造成血管裸露，可暂时以小猪皮覆盖创面，希望通过肉芽组织增生来覆盖血管。如果血管吻合口破裂，需立即手术探查。将损伤的动脉段切除、结扎，切取大隐静脉作血管旁路移植，以绕开感染伤口，恢复肢体远端的血供。术中要确保移植血管的吻合口均位于正常的软组织之内[28,29]。

另外，彻底清创后以局部肌瓣或肌皮瓣转移覆盖血管等深部组织，或以游离皮瓣覆盖创面也是一种可供选择的治疗方法[106]。

（四）动脉血管晚期栓塞

以大隐静脉移植修复动脉血管缺损，移植的血管壁会逐渐出现动脉硬化样改变，并可能最终形成血管栓塞。

其处理方法同早期的动脉血管栓塞一致，即依据临床症状进行动脉血管造影检查，并根据结果选择血管旁路移植等治疗方法。

小 结

本章提出的血管损伤治疗原则可挽救大多数非枪弹伤所致的单纯的周围动脉血管损伤肢体。这些治疗原则包括：早期诊断，术前行动脉血管造影术或复式超声血流图检查，移植血管修复血管缺损，术后以动脉血管造影术检查血管的通畅情况，尽可能地修复损伤的静脉血管，积极使用筋膜切开减张技术[30,31,35,36,97]。如果动脉血管损伤同时伴有骨折脱位，常会因诊断延误、动脉血管损伤范围较大、软组织及血管分支广泛损伤及术后感染等并发症，从而使保留肢体较为困难[9,47,52,56,74,75,117]。即使这样，在现代创伤中心正确地使用本文提及的治疗手段，也可尽可能地挽救患者的肢体[6,35]。

（王晓南 译　阚世廉 李世民 校）

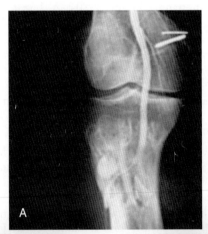
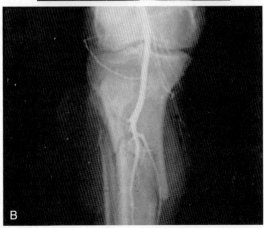

图 12-10　(A)胫、腓骨骨折合并胫前动脉假性动脉瘤。(B)结扎胫前动脉。图示为术后动脉造影表现。

参考文献

1. Abbott, W.M.; Darling, R.C. Axillary artery aneurysms secondary to crutch trauma. Am J Surg 125:515–519, 1973.
2. Ahuja, N.; Ostomel, T.A.; Rhee, P.; et al. Testing of modified zeolite hemostatic dressings in a large animal model of lethal groin injury. J Trauma 61:1312–1320, 2006.
3. Alexander, J.J.; Piotrowski, J.J.; Graham, D.; et al. Outcome of complex vascular and orthopedic injuries of the lower extremity. Am J Surg 162:111–116, 1991.
4. Alonso, D.T.; Feliciano, D.V.; Rozycki, G.S.; et al. Combined lower extremity arterial and orthopaedic injuries from penetrating trauma: Which to repair first. In press.
5. Bergstein, J.M.; Blair, J.P.; Edwards, J.; et al. Pitfalls in the use of color-flow duplex ultrasound for screening of suspected arterial injuries in penetrated extremities. J Trauma 33:395–402, 1992.

6. Bermudez, K.M.; Knudson, M.M.; Nelken, N.A.; et al. Long-term results of lower extremity venous injuries. Arch Surg 132:963–968, 1997.

7. Biffl, W.L.; Moore, E.E.; Offner, P.J.; et al. Optimizing screening for blunt cerebrovascular injuries. Am J Surg 178:517–522, 1999.

8. Bonanni, P.; Rhodes, M.; Lucke, J.P. The futility of predictive scoring of mangled lower extremities. J Trauma 34:99–104, 1993.

9. Bondurant, P.J.; Cotler, H.B.; Buckle, R.; et al. The medical and economic impact of severely injured lower extremities. J Trauma 28:1270–1273, 1988.

10. Callow, A.D. Development of vascular surgery and medicine. In Callow, A.D.; Ernst, C.B., (eds.). Vascular Surgery: Theory and Practice. Stamford, CT, Appleton & Lange, 1995, pp. xxiii–xxxv.

11. Carrel, A. The surgery of blood vessels. Johns Hopkins Hosp Bull 18:18–28, 1907.

12. Caudle, R.J.; Stern, P.J. Severe open fractures of the tibia. J Bone Joint Surg Am 69:801–807, 1987.

13. Chapman, M.W. Role of bone stability in open fractures. Instr Course Lect 31:75–87, 1982.

14. Cheng, S.L.; Rosati, C.; Waddell, J.P. Fatal hemorrhage caused by vascular injury associated with an acetabular fracture. J Trauma 38:208–209, 1995.

15. Cooper, C.; Rodriguez, A.; Omert, L. Blunt vascular trauma. Curr Probl Surg 29:281–357, 1996.

16. Crawford, D.L.; Yuschak, J.V.; McCombs, P.R. Pseudoaneurysm of the brachial artery from blunt trauma. J Trauma 42:327–329, 1997.

17. Crowley, J.G.; Masterson, R. Popliteal arteriovenous fistula following meniscectomy. J Trauma 24:164–165, 1984.

18. Dawson, D.L.; Putnam, A.T.; Light, J.T.; et al. Temporary arterial shunts to maintain limb perfusion after arterial injury: An animal study. J Trauma 47:64–71, 1999.

19. DeBakey, M.B.; Simeone, F.C. Battle injuries of the arteries in World War II: An analysis of 2,471 cases. Ann Surg 123:534–579, 1946.

20. Dellinger, E.P.; Miller, S.D.; Wertz, M.J.; et al. Risk of infection after open fracture of the arm or leg. Arch Surg 123:1320–1327, 1987.

21. Dennis, J.W.; Frykberg, E.R.; Crump, J.M.; et al. New perspectives on the management of penetrating trauma in proximity to major limb arteries. J Vasc Surg 11:84–93, 1990.

22. Dennis, J.W.; Frykberg, E.R.; Veldenz, H.C.; et al. Validation of nonoperative management of occult vascular injuries and accuracy of physical examination alone in penetrating extremity trauma: Five- to 10-year follow-up. J Trauma 44:243–253, 1998.

23. Dickerman, R.M.; Gewertz, R.L.; Foley, D.W.; et al. Selective intra-arterial tolazoline infusion in peripheral arterial trauma. Surgery 81:605–609, 1977.

24. Dregelid, E.; Jenssen, G.; Jonung, T.; et al. Pseudoaneurysm of the abdominal aorta due to a needle-like osteophyte on the first lumbar vertebra. J Vasc Surg 45:1059–1061, 2007.

25. Drost, T.F.; Rosemurgy, A.S.; Proctor, D.; et al. Outcome of treatment of combined orthopedic and arterial trauma to the lower extremity. J Trauma 29:1331–1334, 1989.

26. Ebong, W.W. False aneurysm of the profunda femoris artery following internal fixation of an intertrochanteric femoral fracture. Injury 9:249–251, 1978.

27. Eger, M.; Golcman, L.; Goldstein, A. The use of a temporary shunt in the management of arterial vascular injuries. Surg Gynecol Obstet 32:67–70, 1971.

28. Feliciano, D.V. Heroic procedures in vascular injury management: The role of extra-anatomic bypasses. Surg Clin North Am 82:115–124, 2002.

29. Feliciano, D.V. Management of infected grafts and graft blowout in vascular trauma patients. In Flanigan, D.P., ed. Civilian Vascular Trauma. Philadelphia, Lea & Febiger, 1992, pp. 447–455.

30. Feliciano, D.V. Managing peripheral vascular trauma. Infect Surg 5:659–669, 1986.

31. Feliciano, D.V. Vascular injuries. Adv Trauma 2:179–206, 1987.

32. Feliciano, D.V.; Accola, K.D.; Burch, M.J.; et al. Extra-anatomic bypass for peripheral arterial injuries. Am J Surg 158:506–510, 1989.

33. Feliciano, D.V.; Bitondo, C.G.; Mattox, K.L.; et al. Civilian trauma in the 1980s: A 1-year experience with 456 vascular and cardiac injuries. Ann Surg 199:717–724, 1984.

34. Feliciano, D.V.; Cruse, P.A.; Burch, J.M.; et al. Delayed diagnosis of arterial injuries. Am J Surg 154:579–584, 1987.

35. Feliciano, D.V.; Herskowitz, K.; O'Gorman, R.B.; et al. Management of vascular injuries in the lower extremities. J Trauma 28:319–328, 1988.

36. Feliciano, D.V.; Mattox, K.L.; Graham, J.M.; et al. Five-year experience with PTFE grafts in vascular wounds. J Trauma 25:71–81, 1985.

37. Subramanian, A.; Vercruysse, G.; Dente, C.; et al. A decade's experience with temporary intravascular shunts at a civilian level I trauma center. J Trauma, Publication pending.

38. Freischlag, J.A.; Sise, M.; Quinones-Baldrich, W.J.; et al. Vascular complications associated with orthopaedic procedures. Surg Gynecol Obstet 169:147–152, 1989.

39. Friedman, R.J.; Jupiter, J.B. Vascular injuries and closed extremity fractures in children. Clin Orthop Relat Res 188:112–119, 1984.

40. Frykberg, E.R.; Dennis, J.W.; Bishop, K.; et al. The reliability of physical examination in the evaluation of penetrating extremity trauma for vascular injury: Results at one year. J Trauma 31:502–511, 1991.

41. Frykberg, E.R.; Vines, F.S.; Alexander, R.H. The natural history of clinically occult arterial injuries: A prospective evaluation. J Trauma 29:577–583, 1989.

42. Gable, D.R.; Allen, J.W.; Richardson, J.D. Blunt popliteal artery injury: Is physical examination alone

enough for evaluation? J Trauma 43:541–544, 1997.

43. Gagne, P.J.; Cone, J.B.; McFarland, D.; et al. Proximity penetrating extremity trauma: The role of duplex ultrasound in the detection of occult venous injuries. J Trauma 39:1157–1163, 1995.

44. Gates, J.D.; Knox, J.B. Axillary artery injuries secondary to anterior dislocation of the shoulder. J Trauma 39:581–583, 1995.

45. Gonzalez, E.A.; Moore, F.A.; Holcomb, J.B.; et al. Fresh-frozen plasma should be given earlier to patients requiring massive transfusion. J Trauma 62:112–119, 2007.

46. Goyanes, D.J. Substitution plastica de las arterias por las venas o'arterioplastia venosa, aplicada, como nuevo metodo, al tratamiento de las aneurismas. El Siglo Medico Sept. 1, 1906, p. 346; Sept. 8, 1906, p. 561.

47. Gregory, R.T.; Gould, R.J.; Peclet, M.; et al. The mangled extremity syndrome (M.E.S.): A severity grading system for multisystem injury of the extremity. J Trauma 25:1147–1150, 1985.

48. Gustilo, R.B.; Mendoza, R.M.; Williams, D.N. Problems in the management of type III (severe) open fractures: A new classification of type III open fractures. J Trauma 24:742–746, 1984.

49. Guthrie, C.C. Blood Vessel Surgery. London, Edward Arnold, 1912.

50. Hansen, S.I., Jr. The type IIIC tibial fracture: Salvage or amputation? J Bone Joint Surg Am 69:799–800, 1987.

51. Hayes, J.M.; Van Winkle, G.N. Axillary artery injury with minimally displaced fracture of the neck of the humerus. J Trauma 23:431–433, 1983.

52. Helfet, D.L.; Howey, T.; Sanders, R.; et al. Limb salvage versus amputation: Preliminary results of the Mangled Extremity Severity Score. Clin Orthop Relat Res 256:80–86, 1990.

53. Helfet, D.J.; Schmeling, G.J. Fractures of the acetabulum: Complications. In Tile, M., ed. Fractures of the Pelvis and Acetabulum, 2nd ed. Baltimore, MD, Williams & Wilkins, 1995, pp. 451–467.

54. Hobson, R.W. II; Howard, E.W.; Wright, C.B.; et al. Hemodynamics of canine femoral venous ligation: Significance in combined arterial and venous injuries. Surgery 74:824–829, 1973.

55. Holcomb, J.B.; Jenkins, D.; Rhee, P.; et al. Damage control resuscitation: Directly addressing the early coagulopathy of trauma. J Trauma 62:302–310, 2007.

56. Howe, H.R., Jr.; Poole, G.V., Jr.; Hansen, K.J.; et al. Salvage of lower extremities following combined orthopedic and vascular trauma: A predictive salvage index. Am Surg 53:205–208, 1987.

57. Hughes, C.W. Arterial repair during the Korean War. Ann Surg 147:555–561, 1958.

58. Iannacone, W.M.; Taffet, R.; DeLong, W.G. III; et al. Early exchange intramedullary nailing of distal femoral fractures with vascular injury initially stabilized with external fixation. J Trauma 37:446–451, 1994.

59. Iftikhar, T.R.; Kaminski, R.S.; Silva, I., Jr. Neurovas-

cular complications of the modified Bristow procedure: A case report. J Bone Joint Surg Am 66:951–952, 1984.

60. Itani, K.M.F.; Burch, J.M.; Spjut-Patrinely, V.; et al. Emergency center arteriography. J Trauma 32:302–307, 1992.

61. Jarstfer, B.S.; Rich, N.M. The challenge of arteriovenous fistula formation following disc surgery: A collective review. J Trauma 16:726–733, 1976.

62. Jendrisak, M.D. Spontaneous abdominal aortic rupture from erosion by a lumbar spine fixation device: A case report. Surgery 99:631–633, 1986.

63. Johansen, K.; Bandyk, D.; Thiele, B.; et al. Temporary intraluminal shunts: Resolution of a management dilemma in complex vascular injuries. J Trauma 22:395–402, 1982.

64. Johansen, K.; Daines, M.; Howey, T.; et al. Objective criteria accurately predict amputation following lower extremity trauma. J Trauma 30:568–573, 1990.

65. Johnson, E.E.; Eckardt, J.J.; Letournel, E. Extrinsic femoral artery occlusion following internal fixation of an acetabular fracture: A case report. Clin Orthop Relat Res 217:209–213, 1987.

66. Johnson, R.; Thursby, P. Subclavian artery injury caused by a screw in a clavicular compression plate. Cardiovasc Surg 4:414–416, 1996.

67. Kendall, K.M.; Burton, J.H.; Cushing, R. Fatal subclavian artery transection from isolated clavicle fracture. J Trauma 48:316–318, 2000.

68. Kendall, R.W.; Taylor, D.C.; Salvian, A.J.; et al. The role of arteriography in assessing vascular injuries associated with dislocations of the knee. J Trauma 35:875–878, 1993.

69. Kheirabadi, B.S.; Acheson, E.M.; Deguzman, R.; et al. Hemostatic efficacy of two advanced dressings in an aortic hemorrhage model in swine. J Trauma 59:25–35, 2005.

70. Knudson, M.M.; Lewis, F.R.; Atkinson, K.; et al. The role of duplex ultrasound arterial imaging in patients with penetrating extremity trauma. Arch Surg 128:1033–1038, 1993.

71. Kootstra, G.; Schipper, J.J.; Boontje, A.H.; et al. Femoral shaft fracture with injury of the superficial femoral artery in civilian accidents. Surg Gynecol Obstet 142:399–403, 1976.

72. Kram, H.B.; Wright, J.; Shoemaker, W.C.; et al. Perioperative transcutaneous O_2 monitoring in the management of major peripheral arterial trauma. J Trauma 24:443–445, 1984.

73. Kuzniec, S.; Kauffman, P.; Molnar, L.J.; et al. Diagnosis of limb and neck arterial trauma using duplex ultrasonography. Cardiovasc Surg 6:358–366, 1998.

74. Lange, R.H. Limb reconstruction versus amputation decision making in massive lower extremity trauma. Clin Orthop Relat Res 243:92–99, 1989.

75. Lange, R.H.; Bach, A.W.; Hansen, S.T., Jr.; et al. Open tibial fractures with associated vascular inju-

ries: Prognosis for limb salvage. J Trauma 25:203–208, 1985.

76. Ledgerwood, A.M.; Lucas, C.E. Biological dressings for exposed vascular grafts: A reasonable alternative. J Trauma 15:567–574, 1975.

77. Ledgerwood, A.M.; Lucas, C.E. Split-thickness porcine graft in the treatment of close-range shotgun wounds to extremities with vascular injury. Am J Surg 125:690–695, 1973.

78. Leininger, B.E.; Rasmussen, T.E.; Smith, D.L.; et al. Experience with wound VAC and delayed primary closure of contaminated soft tissue injuries in Iraq. J Trauma 61:1207–1211, 2006.

79. Lexer, E. Die ideale Operation des Arteriellen und des Arteriell-Venosen Aneurysma. Arch Klin Chir 83:459–477, 1907.

80. Lim, E.V.; Lavadia, W.T.; Blebea, J. Vascular impingement by external fixator pins: A case report. J Trauma 38:833–835, 1995.

81. Lipsky, A.M.; Gausche-Hill, M.; Henneman, P.L.; et al. Prehospital hypotension is a predictor of the need for an emergent therapeutic operation in trauma patients with normal systolic blood pressure in the emergency department. J Trauma 61:1228–1233, 2006.

82. Lynch, K.; Johansen, K. Can Doppler pressure measurement replace "exclusion" arteriography in the diagnosis of occult extremity arterial trauma? Ann Surg 214:737–741, 1991.

83. Makins, G.H. On Gunshot Injuries to the Blood Vessels. Bristol, England, John Wright, 1919, pp. 1–251.

84. Marin, M.L.; Veith, F.J.; Cynamon, J.; et al. Initial experience with transluminally placed endovascular grafts for the treatment of complex vascular lesions. Ann Surg 222:449–469, 1995.

85. Martin, L.C.; McKenney, M.G.; Sosa, J.L.; et al. Management of lower extremity arterial trauma. J Trauma 37:591–599, 1994.

86. Mattox, K.L.; Feliciano, D.V.; Burch, J.; et al. Five thousand seven hundred sixty cardiovascular injuries in 4459 patients: Epidemiologic evolution, 1958–1987. Ann Surg 209:698–707, 1989.

87. McAuley, C.E.; Steed, D.L.; Webster, M.W. Arterial complications of total knee replacement. Arch Surg 199:960–962, 1984.

88. McCready, R.A.; Logan, N.M.; Daugherty, M.E.; et al. Long-term results with autogenous tissue repair of traumatic extremity vascular injuries. Ann Surg 206:804–808, 1987.

89. McNeese, S.; Finck, E.; Yellin, A.E. Definitive treatment of selected vascular injuries and post-traumatic arteriovenous fistulas by arteriographic embolization. Am J Surg 140:252–259, 1980.

90. Miller, H.H.; Welch, C.S. Quantitative studies on the time factor in arterial injuries. Ann Surg 130:428–438, 1949.

91. Miranda, F.E.; Dennis, J.W.; Veldenz, H.C.; et al. Confirmation of the safety and accuracy of physical examination in the evaluation of knee dislocation for popliteal artery injury: A prospective study. J Trauma 52:247–252, 2002.

92. Mitchell, F.L. III; Thai, E.R. Results of venous interposition grafts in arterial injuries. J Trauma 30:336–339, 1990.

93. Mullins, R.J.; Lucas, C.E.; Ledgerwood, A.M. The natural history following venous ligation for civilian injuries. J Trauma 20:737–743, 1980.

94. Noszczyk, W.; Witkowski, M.; Weglowski, R. The Zamosc period in the work of Romuald Weglowski. Polski Przegl Chir 1985;57:440–445.

95. Ochsner, M.G., Jr.; Hoffman, A.P.; DiPasquale, D.; et al. Associated aortic rupture–pelvic fracture: An alert for orthopedic and general surgeons. J Trauma 33:429–434, 1992.

96. Odland, M.D.; Gisbert, V.L.; Gustilo, R.B.; et al. Combined orthopedic and vascular injury in the lower extremities: Indications for amputation. Surgery 108:660–666, 1990.

97. O'Gorman, R.B.; Feliciano, D.V. Arteriography performed in the emergency center. Am J Surg 152:323–325, 1986.

98. O'Gorman, R.B.; Feliciano, D.V.; Bitondo, C.G.; et al. Emergency center arteriography in the evaluation of suspected peripheral vascular injuries. Arch Surg 119:568–573, 1984.

99. Pais, S.O. Assessment of vascular trauma. In Mirvis, S.E.; Young, J.W.R., eds. Imaging in Trauma and Critical Care. Baltimore, MD, Williams & Wilkins, 1992, pp. 485–515.

100. Palazzo, J.C.; Ristow, A.V.B.; Schwartz, F.; et al. Traumatic vascular lesions associated with fractures and dislocations. J Cardiovasc Surg 27:688–696, 1986.

101. Pappas, P.J.; Haser, P.B.; Teehan, E.P.; et al. Outcome of complex venous reconstructions in patients with trauma. J Vasc Surg 25:398–404, 1997.

102. Parry, N.G.; Feliciano, D.V.; Burke, R.M.; et al. Management and short-term patency of lower extremity venous injuries with varied repairs. Am J Surg 186:631–635, 2003.

103. Paul, M.A.; Patka, P.; van Heuzen, E.P.; et al. Vascular injury from external fixation: Case reports. J Trauma 33:917–920, 1992.

104. Peck, J.J.; Fitzgibbons, T.J.; Gaspar, M.R. Devastating distal arterial trauma and continuous intra-arterial infusion of tolazoline. Am J Surg 145:562–566, 1983.

105. Pretre, R.; Bruschweiler, I.; Rossier, J.; et al. Lower limb trauma with injury to the popliteal vessels. J Trauma 40:595–601, 1996.

106. Reath, D.B.; Jeffries, G.E. The mangled lower extremity: Management and long-term results. Adv Trauma Crit Care 6:113–164, 1991.

107. Reid, J.D.S.; Weigelt, J.A.; Thal, E.R.; et al. Assessment of proximity of a wound to major vascular structures as an indication for arteriography. Arch Surg 123:942–946, 1988.

108. Reisman, J.D.; Morgan, A.S. Analysis of 46 intra-abdominal aortic injuries from blunt trauma: Case reports and literature review. J Trauma 30:1294–1297, 1990.

109. Rich, N.M.; Baugh, J.H.; Hughes, C.W. Acute arterial injuries in Vietnam: One thousand cases. J Trauma 10:359–369, 1970.

110. Robbs, J.V.; Baker, L.W. Cardiovascular trauma. Curr Probl Surg 21:1–87, 1984.

111. Roessler, M.S.; Wisner, D.H.; Holcroft, J.W. The mangled extremity: When to amputate? Arch Surg 126:1243–1249, 1991.

112. Ross, S.E.; Ransom, K.J.; Shatney, C.H. The management of venous injuries in blunt extremity trauma. J Trauma 25:150–153, 1985.

113. Roth, S.M.; Wheeler, J.R.; Gregory, R.T.; et al. Blunt injury of the abdominal aorta: A review. J Trauma 42:748–755, 1997.

114. Russell, W.L.; Sailors, D.M.; Whittle, T.B.; et al. Limb salvage versus traumatic amputation: A decision based on a seven-part predictive index. Ann Surg 213:473–481, 1991.

115. Schlosser, V.; Spillner, G.; Breymann, T.H.; et al. Vascular injuries in orthopaedic surgery. J Cardiovasc Surg 23:323–327, 1982.

116. Schwartz, M.; Weaver, F.; Yellin, A.; et al. The utility of color flow Doppler examination in penetrating extremity arterial trauma. Am Surg 59:375–378, 1993.

117. Seiler, J.G. III; Richardson, J.D. Amputation after extremity injury. Am J Surg 152:260–264, 1986.

118. Shapiro, M.B.; Jenkins, D.H.; Schwab, C.W.; et al. Damage control: Collective review. J Trauma 49:969–978, 2000.

119. Sharma, P.V.P.; Shah, P.M.; Vinzons, A.T.; et al. Meticulously restored lumina of injured veins remains patent. Surgery 112:928–932, 1992.

120. Snyder, W.H.; Thal, E.R.; Bridges, R.A.; et al. The validity of normal arteriography in penetrating trauma. Arch Surg 113:424–428, 1978.

121. Soubbotitch, V. Military experiences of traumatic aneurysms. Lancet 2:720–721, 1913.

122. Spirito, R.; Trabattoni, P.; Pompilio, G.; et al. Endovascular treatment of a post-traumatic tibial pseudoaneurysm and arteriovenous fistula: Case report and review of the literature. J Vasc Surg 45:1076–1079, 2007.

123. Stain, S.C.; Yellin, A.E.; Weaver, F.A.; et al. Selective management of nonocclusive arterial injuries. Arch Surg 124:1136–1141, 1989.

124. Stanton, P.E., Jr.; Rosenthal, D.; Clark, M.; et al. Percutaneous transcatheter embolization of injuries to the profunda femoris artery. Angiology 36:650–655, 1985.

125. Starnes, R.W.; Bruce, J.M. Popliteal artery trauma in a forward deployed Mobile Army Surgical Hospital: Lessons learned from the war in Kosovo. J Trauma 48:1144–1147, 2000.

126. Stephen, D.J.G. Pseudoaneurysm of the superior gluteal arterial system: An unusual cause of pain after a pelvic fracture. J Trauma 43:146–149, 1997.

127. Stephen, D.J.G.; Kreder, H.J.; Day, A.C.; et al. Early detection of arterial bleeding in acute pelvic trauma. J Trauma 47:638–642, 1999.

128. Storm, R.K.; Sing, A.K.; de Graaf, E.J.R.; et al. Iatrogenic arterial trauma associated with hip fracture treatment. J Trauma 48:957–959, 2000.

129. Tile, M. Disruption of the pelvic ring: Management. In Tile, M., ed. Fractures of the Pelvis and Acetabulum, 2nd ed. Baltimore, MD, Williams & Wilkins, 1995, pp. 102–134.

130. Tile, M. Fractures of the acetabulum: Management. In Tile, M., ed. Fractures of the Pelvis and Acetabulum, 2nd ed. Baltimore, MD, Williams & Wilkins, 1995, pp. 321–354.

131. Tremblay, L.N.; Feliciano, D.V.; Rozycki, G.S. Secondary extremity compartment syndrome. J Trauma 53:833–837, 2002.

132. Urban, W.P.; Tornetta, P. III. Vascular compromise after intramedullary nailing of the tibia: A case report. J Trauma 36:804–807, 1995.

133. Weaver, F.A.; Rosenthal, R.E.; Waterhouse, G.; et al. Combined skeletal and vascular injuries of the lower extremities. Am Surg 50:189–197, 1984.

134. Weller, S.J.; Rossitch, E., Jr.; Malek, A.M. Detection of vertebral artery injury after cervical spine trauma using magnetic resonance angiography. J Trauma 46:660–666, 1999.

135. Wyrzykowski, A.D.; Feliciano, D.V. Trauma damage control. In Feliciano, D.V.; Mattox, K.L.; Moore, E.E., ed. Trauma, 6th ed. New York, McGraw-Hill, 2008.

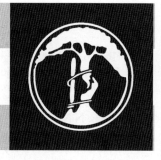

第 **13** 章

筋膜室综合征

Bruce C. Twaddle, M.D., F.R.A.C.S., Annunziato Amendola, M.D., F.R.C.S.(C.)

第一节 历史回顾

筋膜室综合征是指在一密闭间室内，由于压力升高影响血液循环，而造成间室内肌肉、神经等组织不可逆性的损害。该病的临床认识归功于 Richard von Volkmann 的工作。1881 年，他在文章中将前臂发生的不可逆性手部屈肌挛缩解释为缺血性损伤。他认为，广泛的静脉血液瘀滞同时伴有动脉供血不足是发生屈肌挛缩的病理生理基础，而绷带包扎过紧可引起上述病理过程，这已在临床上得到证实[121]。

当时很多学者支持 Volkmann 的观点，认为继发于炎症反应的肌肉瘢痕形成导致了 Volkmann 挛缩[14,105]。另一些学者认为供血不足导致的神经损伤引起 Volkmann 挛缩。1888 年，Petersen[91]介绍了通过松解挛缩的瘢痕组织来治疗 Volkmann 挛缩，结果是部分恢复了手部功能。这也间接证明供血不足是 Volkmann 挛缩的致病原因[85,120,121]。

1906 年 Hildebrand[47]用"Volkmann 缺血性挛缩"这一术语描述了未经治疗的筋膜室综合征的最终结局，并提出局部组织压升高可引起缺血性挛缩。虽然没有科学的证据，但 Hildebrand 仍坚信静脉血液瘀滞引起肌肉内压力升高，并最终影响肌肉的动脉血供而导致缺血性肌挛缩的发生。

1909 年 Thomas[120]回顾并总结了当时发表的关于 Volkmann 缺血性挛缩的文献资料。在 112 例病例中，骨折所致的 Volkmann 缺血性挛缩占了很大比例。其他一些病因还包括动脉损伤、栓塞及绷带包扎过紧等。在 112 例 Volkmann 缺血性挛缩病例中，107 例发生于上肢。

1910 年 Rowlands[105]指出，长时间缺血后再灌注可引起肌肉、神经组织淤血、水肿，出现"急性筋膜室综合征"。1914 年 Murphy[85]提出，早期行筋膜切开术可防止 Volkmann 缺血性挛缩的发生。Murphy 同时提出，在筋膜室综合征中，局部组织压升高、继发性肌肉挛缩及筋膜切开术三者之间的关系密切。

Brooks 等人[14]对急性筋膜室综合征做了进一步研究。他们认为，急性的静脉回流受阻引起肢体动脉血供减少，最终导致 Volkmann 缺血性麻痹。当解除外在压迫（如绷带、夹板等），局部仍可肿胀、发热，发生急性进行性挛缩。

第二次世界大战期间及其以后的一段时间，Volkmann 缺血性挛缩被认为是高能枪伤所致肢体骨折后的并发症，是骨折时伴发的动脉血管痉挛导致了其后 Volkmann 缺血性挛缩的发生[16]。

当时很多医师都知道骨折可合并动脉损伤，但修复血管后筋膜切开减压却并未受到重视。解除动脉血管痉挛成为预防 Volkmann 缺血性挛缩的关键。尽管多数病例术中并没有发现动脉血管损伤，但很多病例经手术探查后，肢体远端却重新出现血流灌注，急性筋膜室综合征的症状也得到缓解[88]。这很可能是在探查动脉血管的过程中，手术医师事实上已经切开了部分筋膜组织，从而缓解了筋膜室综合征的症状。

1970 年，Patman 和 Thompson[88]对 164 名周围动脉血管损伤，并在修复损伤血管后行筋膜切开术的患者进行了长期随访，认为筋膜切开术对挽救肢体功能具有重要意义，建议在重建肢体动脉血供后常规行筋膜切开术。1967 年，Chandler 和 Knapp[19]在救治越南战争时期的伤者时也持有相似的观点。他们发现，在肢体动脉血管修复后行筋膜切开术的患者远期功能明显优于单纯修复损伤血管的患者。

早期关于筋膜室综合征的报道多见于上肢，直至1958 年 Ellis[26] 报道，胫骨骨折后有 2% 的患者出现缺血性挛缩的并发症，才引起大家对下肢的关注。下肢筋膜室综合征的报道开始多集中于前筋膜室，Seddon[99] 于 1966 年，Kelly 和 Whitesides[50] 于 1967 年分别撰文指出，小腿存在 4 个筋膜室，并强调仅对前筋膜室切开减张是不够的。

从 Lisfranc 骨折脱位患者合并足部坏疽的描述中，已间接提到了足部筋膜室综合征，关于这方面的报道并不少见[55,86]。同样，现在也已经充分认识到大腿和臀肌筋膜室受累的病例，特别是作为严重多发伤患者的合并症[16,107,108]。很多学者致力于研究这些部位筋膜室的解剖，以便设计出理想的外科手术入路[49,86]。

一些学者阐述了筋膜室综合征的病理生理变化，并将晚期的肌肉挛缩归因于筋膜室内压升高，肌肉、神经组织缺血坏死所致[81,87,102,103,110,123]。他们同时强调，只要存在一定的诱发因素，肢体的任何一个筋膜室都可发生筋膜室综合征[56]。

第二节　病理生理学

多种原因引起的筋膜室内压力升高都可导致筋膜室综合征的发生。筋膜室内容积和压力的变化可影响间室内的急性筋膜室综合征[56]。间室内容积减少或内容物增加，可引起急性筋膜室综合征。间室内压力增大的常见病因包括：出血、骨折、烧伤所致毛细血管通透性增加，缺血后再灌注损伤等[8,20,21,36,37,40,42,46,51,58,67,75,81,88,90,92,93,97,102,112,119]。

即使不考虑那些诱发因素的影响，局部组织压升高就可导致筋膜室内静脉回流障碍，并使间室内压持续升高，最终超过肌肉内的动脉血管内压。此时筋膜室内毛细血管网无血液灌注，循环通路关闭。如果未采取必要的措施降低间室内压力，肌肉和神经组织缺血性变性、坏死将成为不可逆性病理变化[44,101,102]。动物模型(狗)显示，压力的大小和作用时间决定组织损害的程度。Rorabeck 等人[101,102]指出，在一定压力作用下，随着时间的延长，肌肉和神经组织的损害呈进行性加重。在动物模型中，狗下肢前筋膜室内压升高至 30 mmHg，持续 8 小时后腓神经出现传导速度改变。然而，随着间室内压力的升高，腓神经耐受损伤的时限逐渐减少[35,47,61,68,79]。

动脉血管损伤患者，修复动脉血管，恢复间室内动脉血供之后易出现筋膜室综合征。动脉血管损伤后，筋膜室内的肌肉和神经组织血液供应明显减少或中断，局部组织缺氧，毛细血管基底膜完整性被破坏，横纹肌内的毛细血管通透性也明显增高，大量液体渗出[98]。动脉血管修复后，血液供应重新恢复，更多的液体经由损伤的毛细血管管壁进入筋膜室。由于筋膜室外有坚韧的筋膜组织包裹，间室内容积不能随着迅速增多的内容物而增大，因而间室内压力增高，最终使间室内的小动脉闭塞，局部血液循环中断。间室内压升高也使局部静脉压升高，动静脉压力差减少。但是，如不考虑各种诱发因素的作用，筋膜室内的压力很少能阻断穿行于间室内主干血管的血流[98]。

实验室和临床研究均表明，筋膜室综合征并不仅仅是一过性的缺血性变化[43,44]。Heppenstall 等人通过动物模型证实，血液灌注压与不可逆性的肌肉缺血坏死密切相关。平均动脉压和筋膜室内压的压力差决定着间室内的血液灌注和肌肉组织存活。McQueen 和 Court-Brown[71]认为，间室内压和心脏舒张压的差值小于 30 mmHg 时就容易发生筋膜室综合征。这个压力差以 Δp 表示，这也是临床诊断的重要参考指标。

在动物模型中通过 ^{99m} 锝和 ^{133} 氙证实，急性筋膜室综合征骨骼肌血流明显减少[102,103]。在筋膜切开术中可见肌肉上散在分布的斑片状坏死区，表明同一肌肉不同区域的血液供应状态是不同的。

挤压伤和挤压综合征有时也被归于筋膜室综合征之中，但这很可能是概念性错误。这类患者通常有肢体被长时间夹挤、压迫的病史，临床上的特征性表现为肢体无力、麻痹，疼痛不明显；受累肢体很快发展为高度肿胀，张力增大，但是这种表现是细胞内损伤所致。挤压综合征与筋膜室综合征的治疗原则也不一样[72,94]。特别地，由于挤压综合征患者行筋膜切开术有较高的致残率和死亡率，因此挤压综合征患者应禁止行筋膜切开术。

麻醉和昏迷患者易发生筋膜室综合征，但常被忽视。气管插管患者在全身护理的同时要重视受伤肢体的诊查，特别是高能损伤已行呼吸道支持的患者，要进行反复多次的查体。很多因素都可以诱发筋膜室综合征，肢体长期固定体位，如髋关节骨折行牵引术或石膏外固定[69]，尤其是内出血较多的患者，可发生筋膜室综合征。某些固定体位可影响健侧肢体血液回流而诱发筋膜室综合征。如果为使胫骨或股骨骨折暴露充分，常采用侧卧位，健侧髋关节过伸，则就可能引发健侧肢体筋膜室综合征。如果术中体位影响了健侧肢体的动脉血液供应，术后会发生再灌注损伤，使健侧肢体发生筋膜室综合征。因此，对手术时间较长的患者，术后应仔细检查双侧肢体，尤其是下肢，以避免筋膜室综合征的发生。

通过筋膜室综合征的病生理变化，可以认为其特异性的致病因素是使间室容积减少或间室内容物增加的因素[58]。致使间室容积减少的致病因素较常见，如石膏或绷带过紧，应用抗休克服等[20,30,52,70,119]。

筋膜间隔的缺陷也可引起筋膜室综合征，这多见于小腿前侧筋膜室肌疝患者继发的慢性筋膜室综合征。如不能准确诊断并修复筋膜间隔的缺损，将引发严重的后果[73,89,110]。对需要切开小腿前侧筋膜室的手术，例如胫骨平台骨折，如果强行闭合筋膜室，术后也易发生筋膜室综合征。考虑到患肢术后肿胀、出血及血液的高凝状态，切开的筋膜间隔的缝合应慎重。

一些增加筋膜室内容物的因素可诱发筋膜室综合征，如间室内出血或积液。前者多见于胫骨、肘关节、前臂或股骨骨折患者。后者多见于动脉损伤或栓塞的患者，重建动脉血供后血液再灌注引发的组织水肿[5,12,29,33,34,37,45,64,69,77,87,98,104,108,111,117,125,126]。以关节镜治疗胫骨平台骨折术后也有发生筋膜室综合征的报道，这很可能与骨折部位较多的出血进入筋膜室有关[9]。这种情况比常规关节镜检查术后皮下组织间隙积液（在关节镜检查时使用液体泵时多见）严重。这是因为筋膜层外的积液对筋膜室内压力的变化影响较小。

筋膜室综合征在下列情况也有见报道：肢体软组织损伤、血友病患者，以及接受透析治疗、抗凝治疗、截骨手术及骨牵引过度的患者[18,24,28,32,36,37,58,64,77,79,87,95,125]。

由此可见，急性筋膜室综合征的病因涉及骨科、普外科、血管外科和创伤科等多学科领域[1,8,13,15,20,42,52,67,93,119]。

第三节　诊断：临床评估

有时，急性筋膜室综合征的临床表现很明显，但大多数病例表现并不典型。由于合并的其他损伤掩饰了筋膜室综合征的症状，因此准确地做出早期诊断是很困难的[30,54,97,98,116]。

开放性骨折患者并不能排除筋膜室综合征的发生。6%~9%胫骨开放性骨折患者可发生筋膜室综合征，其发病率和软组织损伤的程度密切相关[12,22]。

神志清醒患者所发生的筋膜室综合征的早期症状表现为与损伤程度不相称的剧烈疼痛。一般骨折复位后患者疼痛明显减轻，但很快（几个小时之内）又出现的剧烈疼痛预示筋膜室综合征的发生。患者会感到疼痛与肢体的体位及制动关系不大。石膏或绷带过紧可使疼痛加重，拆除石膏或绷带可暂时轻微地缓解疼痛。患者也可有肢体远端麻木或刺痛感，但这些症状并不是特异性的。可通过患者使用的镇痛药物来判断疼痛的程度，通常这类患者需要更大剂量或更强药效的镇痛药。要特别重视围术期长期应用局部或硬膜外麻醉的患者，他们常常需要高级医师指导用药以缓解痛苦。同时，要密切观察以排除筋膜室综合征的发生。因延误诊断而错过手术时机，从而造成肌肉组织不可逆性损伤的报道已经很多[83,113]。

患者的疼痛感觉不减轻，可能与肢体体位或未固定无关。疼痛因为管型或包扎得太紧而加重，有些患者在进行松解后，患者疼痛就马上有了轻微的减小。患者也可能诉说患肢有麻木或麻刺感。这些症状难以准确定位，因此不能作为诊断依据。

排除致病因素的影响，急性筋膜室综合征的临床体征包括：间室肿胀、触痛、肌肉被动牵拉痛、受累神经支配区感觉减弱、受累肌肉肌力减弱。急性筋膜室综合征早期表现为间室肿胀、张力大、触痛明显（图13-1）。这常和骨折自身的症状相混淆，但筋膜室综合征的间室内压力很大，皮肤张力也很大，在远离骨折部位触压受累间室可引起剧烈疼痛。有时筋膜室的肿胀并不明显，特别是前臂指深屈肌间室或小腿后侧深部间室单独受累时，很容易被忽视。

手指被动牵拉痛是诊断急性筋膜室综合征的可靠指标（图13-2）。牵拉痛实质上是由于肌肉肿胀、缺血性变性所致，并不反映间室内压的变化。因此，单纯骨折患者也可存在一定程度的牵拉痛。

急性筋膜室综合征的早期表现是间室肿胀、张力大、疼痛和被动牵拉痛。当受累神经支配区出现明显感觉障碍时，神经和肌肉组织可能已发生不可逆性损害。在排除神经损伤的情况下，神经支配区感觉变化是急性筋膜室综合征的主要诊断指标之一。急性小腿前筋膜室综合征时，第一趾蹼感觉减退（图13-3）。假如该神经无合并损伤，那急性筋膜室综合征的感觉缺失表现是一种可靠的诊断体症。

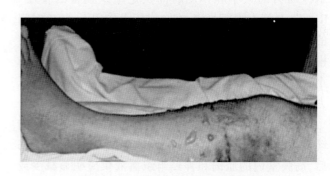

图13-1　小腿急性筋膜室综合征。

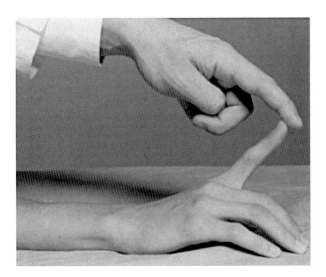

图 13-2　手指被动外展引发与该筋膜室相关的疼痛。

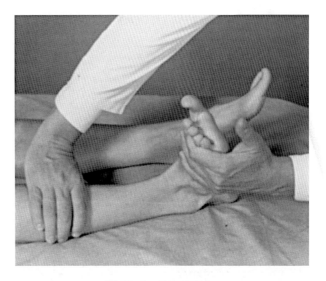

图 13-4　足背屈无力。

不要等到肌肉麻痹出现后才做出筋膜室综合征的诊断,那已经是晚期表现(图 13-4)。需要立即手术治疗,而且此时筋膜室综合征的早期表现会有所改变。肌肉组织变性、坏死后,疼痛作为间室内压升高指征的可靠性将降低,这使诊断变得更加困难。

不伴有动脉血管损伤的急性筋膜室综合征,其肢体远端动脉搏动很少消失,手指毛细血管充盈一般正常,有时会减慢。

筋膜室综合征时,间室内压不会超过大动脉血管内的收缩压,穿行于间室内的大动脉血流不会中断[31,53,102]。因而肢体远端动脉搏动和毛细血管充盈正常并不能排除筋膜室综合征的发生。

急性筋膜室综合征要注意与动脉栓塞、周围神经损伤及挤压伤相鉴别。

大量失血、骨折血肿压迫或骨折复位不良等因素可使动脉搏动减弱或消失,这会影响对动脉血管损伤的早期诊断。高能创伤患者的急性肢体缺血易被误认为是休克的表现。但是,只要对动脉损伤保持警惕,其诊断并不困难。

Johansen 等人[48]认为,多普勒测量动脉压力指数(损伤肢体的动脉压除以健侧上臂的动脉压)具有重要的临床价值。在动脉压指数低于 0.90 的患者中,进一步的动脉造影证实 94% 的患者有血管损伤。应用这一标准,没有遗漏 1 例大动脉损伤的患者[48]。因此 Johansen 建议,将动脉压指数低于 0.90 作为手术探查血管的指标。如仍不能确定动脉血管是否有损伤,可行动脉血管造影术(图 13-5)。虽然动脉造影本身有一定的风险,但与延误诊治动脉损伤所造成的后果相比,其危险是微不足道的。多普勒超声波对动脉血管的检查,特别是对保守治疗的非主干动脉血管损伤患者进行监测,是很有意义的。但它并不能监测间室内是否有充足的血液灌注。与神经损伤的鉴别并不困难,因为神经损伤患者很少有筋膜室综合征那样的剧烈疼痛。通常诊断神经损伤时,要排除筋膜室综合征和动脉血管损伤。

挤压伤由持续、长期受压所致,多见于长时间固定体位,尤其是酒醉或服用过量镇静药后昏睡或昏迷的患者。这类患者早期并无疼痛等症状,仅表现为患肢部分肌肉麻痹和小块皮肤感觉减弱,肢体远端动脉大多搏动良好,随后会出现患肢明显肿胀。

诊治的关键是要将挤压伤和筋膜室综合征相鉴别,挤压伤一定有肢体长时间受压的病史。建筑物坍

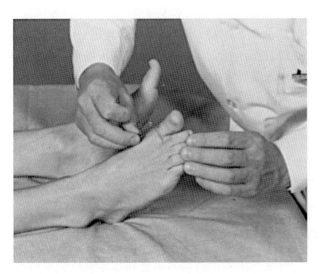

图 13-3　第一趾蹼感觉减退。

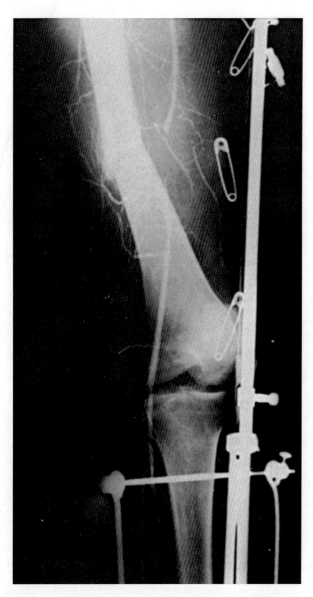

图 13-5 动脉造影显示股动脉于股骨干骨折平面断裂。(From Seligson, D., ed. Concepts in Intramedullary Nailing. Orlando, FL, Grune & Stratton, 1985, p. 111.)

塌、高处坠落的重物压砸,服用过量镇静药物后长时间固定姿势昏睡,一氧化碳中毒等都可发生挤压伤。患者早期表现为部分肌肉麻痹,疼痛不明显,几个小时后肢体迅速肿胀,这是由于细胞内水分大量释出所致。患者 1~2 天内就可发生肌肉坏死、肌红蛋白尿、急性肾衰竭等症状,病情发展较筋膜室综合征更急。由于病情发展迅速,而筋膜切开术又是禁忌,所以早期鉴别诊断更加重要。

挤压综合征是指挤压伤的全身表现。患者血流动力学迅速恶化,循环血容量减少,如没有及时救治,肌肉组织崩解和低循环血量可导致急性肾衰竭。确诊为挤压伤,有挤压综合征的表现,即使筋膜室内压升高也不能行筋膜切开术,调整代谢异常是治疗的关键[72,94]。

第四节　组织压测定

组织压升高是导致急性筋膜室综合征骨骼肌损伤的早期致病因素。如无组织压升高,就不会发生急性筋膜室综合征。前文已论述急性筋膜室综合征的临床表现,但我们应牢记组织压升高之后才会出现上述症状和体征。通过对间室内组织压的监测可预测筋膜室综合征的发生。组织压的测量方法较多,了解不同方法的优缺点和应用的适应证是很重要的。

一、适应证

如果可以常规监测四肢骨折患者的筋膜室内组织压,则是最理想的。但这是极其昂贵的,也是不现实的。因此,医师必须了解组织压监测的适应证。

急性胫骨骨折的患者,如果出现剧烈疼痛、足趾被动跖屈或背伸引起筋膜室疼痛、足背伸无力、第一趾蹼感觉减退等症状,组织压测定已无意义,需立即行小腿筋膜切开减张术。如果患者对止痛药物的要求增高、间室张力增高、有压痛,但没有其他的症状和体征,则应考虑间室内压监测。下文将要讨论的组织压监测的适应证只是一个指导,临床病例表现各异,医师要根据自己的经验来选择(图 13-6)。

二、多发伤患者

在多发伤患者中,急性筋膜室综合征的发生率较高,有以下两个原因。首先,患者合并颅脑损伤、药物或酒精中毒,或应用气管插管术、麻醉药物等因素使询问病史和查体较为困难。其次,大部分多发伤患者的心脏舒张压较低,舒张压与组织压的差值减少,因而易导致筋膜室综合征的发生。

对多发伤患者,如有前臂或小腿筋膜室受累,应置管进行持续的组织压监测,以及时诊断筋膜室综合征的发生。这虽然很繁琐,但高度警惕多发伤患者筋膜室综合征的发生是十分必要的。其他部位的筋膜室如无特殊原因,很少置管持续地监测组织压。

(一) 化学药物中毒或颅脑外伤合并长管状骨骨折的患者

对这类患者进行询问病史和临床查体也很困难。由于没有其他更好的监测方法,筋膜室内组织压测定

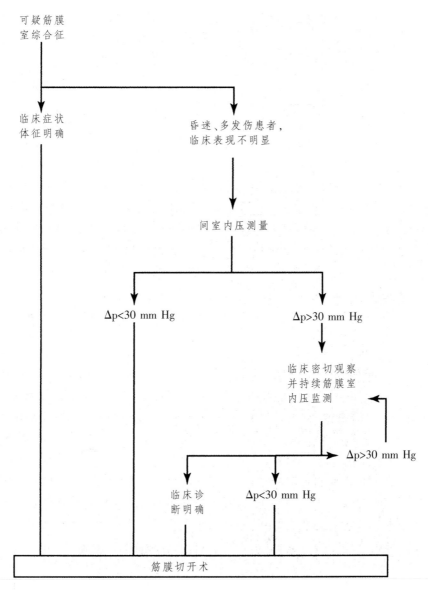

图 13-6　急性筋膜室综合征的诊断流程。Δp(mmHg)是患者心脏舒张压与筋膜室内压的压力差，由 McQueen 和 Court-Brown[71]于 1996 年提出。

是很必要的。

胫骨骨折患者要注意监测小腿前侧和后侧深层筋膜室内组织压。前臂骨折患者要注意监测前臂掌侧深、浅层筋膜室内组织压。如有异常变化，应于筋膜室内置管以持续监测组织压变化。

(二) 临床诊断不明确的患者

通常由于患者的临床症状和体征与损伤性质不一致造成诊断困难。虽然周围神经损伤与筋膜室综合征相鉴别并不困难，但某些情况下也易混淆。一些神经损伤的患者可并发筋膜室综合征，对此要采取筋膜室内组织压监测的方法以明确诊断，及时行筋膜切开术减压。

术减压。

虽然有些病例行筋膜室内组织压监测有一定的临床价值，但也不应作为常规监测应用。例如胫骨(或股骨)闭合性骨折，可行闭合复位，髓内针固定。有学者认为术后需行间室内组织压监测，但在临床工作中并未发现髓内针使筋膜室组织压升高的情况。可能是骨折早期复位，牢固的内固定防止了筋膜室综合征的发生。对肢体骨折的患者应注意其临床症状和体征的变化。如果查体比较困难，就应考虑筋膜室内组织压的监测[69,109,119]。

测定组织压对于修复血管及筋膜切开术的患者是一很好的监测手段。由于这种条件下很难判断筋膜切开是否彻底,只能采用组织压监测的方法。

三、组织压监测技术

(一) 针式压力计

1884年,Landerer[53]进行了直接测量筋膜室内组织压的尝试。随后French和Price[27]报道了这项技术对慢性筋膜室综合征诊断的重要意义。Whitesides[123,124]等人首先通过针式压力计测量筋膜室内压来诊断急性筋膜室综合征。他们将装有空气的20 mL注射器与标准水银气压表连接于18号针头,当针头刺入筋膜室后,注射器内压力升高,推动注射器活塞移动。稳定后旋转三通阀,就可在气压表上读出筋膜室内组织压的大小(图13-7)[123,124]。

针式压力计使用的设备均为临床常用设备,很容易在临床工作中推广。但它不能像其他测压器那样可重复测量[101],也不适于对组织压的持续监测[102]。

Matsen等人[59,62,64,65,75]对针式气压计进行了改进。他们将注射器、三通阀、压力表用导管连接起来,远端连接18号针头,然后将针头刺入筋膜室(图13-8)。注射器中的生理盐水经三通阀注入筋膜室。通过测量灌注生理盐水的压力来检测组织压变化。Mubarak[76]认为,这种方法测量的准确性与机体组织的顺应性有关。当组织压超过30 mmHg时,组织顺应性降低。而间室内持续灌注生理盐水也会人为地使组织压测量值偏高[101]。但这种方法操作简便,而且可以持续监测组织压的变化。

(二) 烛芯式导管测压计

Scholander等人[106]设计的烛芯式导管,即在PE60聚乙烯管一端置入一簇聚羟基乙酸线(图13-9)。最初用来测量海龟、蛇、鱼等动物组织压[104],后来经过改良,应用于临床[38,39,78,80,83]。这也是第一种不需要持续灌注测量筋膜室内组织压的方法。

这种测量方法是将套管、烛芯式导管和压力传感器通过三通阀连接起来,并与记录器相连。烛芯式导管通过套管针进入筋膜室后,拔出套管针,用胶布带将导管固定在皮肤上。

烛芯式导管测压计特别适合于筋膜室内组织压的持续监测。但烛芯式导管口易被血凝块堵塞,聚羟基乙酸也可被水解。

(三) 裂隙式导管测压计

Rorabeck等人[100,101]设计了裂隙式导管,即将PE60聚乙烯管的顶端均匀地纵向劈成5个3 mm长的聚乙烯瓣(图13-10)。这种结构既保留了烛芯式导管的特点,又避免了导管顶端遗留于筋膜室的可能。

裂隙式导管测压计由三通阀将裂隙式导管、套管针、压力传感器和压力监测器连接而成,导管内充满无菌生理盐水。与烛芯式导管测压计一样,整套设备内没有混入的气泡是准确测量间室内压力的关键。裂隙式导管测压计使用前要调节压力监测器的微调按钮,使压力监测器显示为0.00(图13-11)。

用16号套管针引导裂隙式导管斜行刺入肢体筋

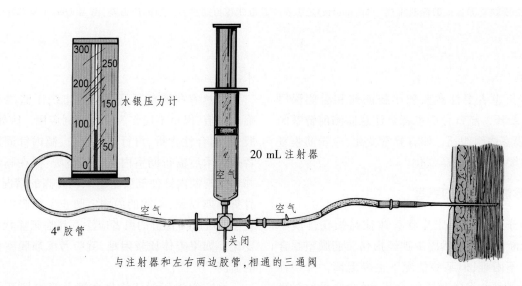

图13-7 针刺法,通过查看气液面移动测量筋膜隔室内压力。(Redrawn from Whitesides, T. E., Jr.; Haney, T. C.; Morimoto, K.; Hirada, H. Clin Orthop 113:46, 1975.)

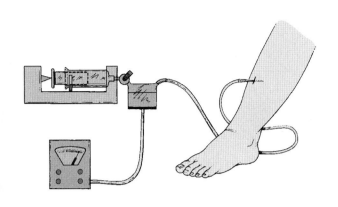

图 13-8 持续灌注法测量筋膜室内压。(Redrawn from Matsen, F. A., Ⅲ; Winquist, R.A.; Krugmire, R. B. J Bone Joint Surg Am 62: 286, 1980.)

膜室后,去除套管针,以胶布带将导管固定于肢体皮肤上(图 13-12)。如使用正确,当轻轻按压所测筋膜室表面皮肤时,显示器上显示的压力便出现迅速而明显的变化。如果患者配合得当,当他做足背伸或跖屈时,压力显示器上也会出现相应的变化。

(四) STIC 导管测压计

Stryker 设计的 STIC 导管测压计是一种便携式测压计,使医师可以方便快捷地测量筋膜室内压力(图 13-13)。它使用简便,准确度与裂隙式测压计相近。

由于 STIC 导管测压计便于携带,并且使用方便,已被广泛应用于临床工作中,但它使用之前要进行充分的调试。以三通阀将装有无菌生理盐水的一次性注射器、一次性针式导管、压力显示器连接起来。当整个系统内充满无菌生理盐水,且压力显示器调零时,就可以使用。针式导管刺入筋膜室后,压力显示器上的数值就会迅速降低,直至显示出间室内压。在持续监测组织压时,随着时间推移,除少数患者会有一些特殊变化外,显示器所示间室内压一般会缓慢下降。

(五) 微毛细管灌注

Styf 和 Korner[114]将微毛细管灌注技术应用于慢

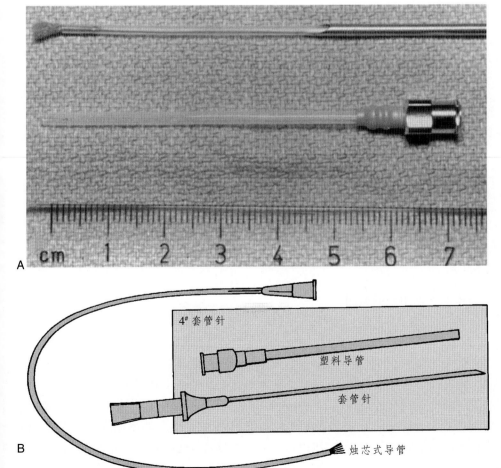

图 13-9 (A, B)烛芯式导管。

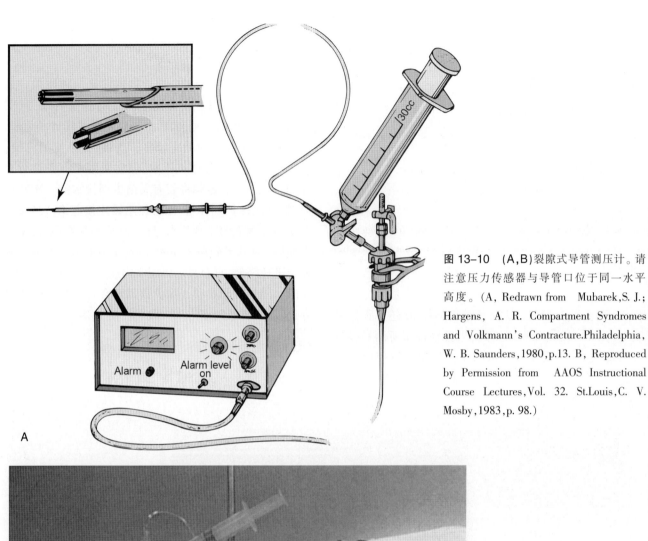

图 13-10 (A,B)裂隙式导管测压计。请注意压力传感器与导管口位于同一水平高度。(A, Redrawn from Mubarek, S. J.; Hargens, A. R. Compartment Syndromes and Volkmann's Contracture. Philadelphia, W. B. Saunders, 1980, p.13. B, Reproduced by Permission from AAOS Instructional Course Lectures, Vol. 32. St.Louis, C. V. Mosby, 1983, p. 98.)

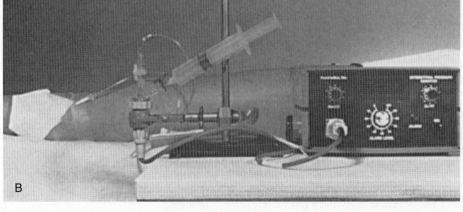

性筋膜室综合征的诊断。这项技术对长期组织压监测和血流动力学监测十分有效。

(六)动脉压力传感器监测

随着动脉监测技术的提高,附有压力传感器的静脉导管也被应用于筋膜室内压的监测。建议导管直径至少为16号,其内预先充满生理盐水后连于压力显示器,经校对后即可使用。将导管置入筋膜室后,显示器上就显示出间室内压的大小。

(七)无创性组织压监测技术

无创性组织压监测技术已在临床使用,主要用于运动后发生慢性筋膜室综合征的患者。这项技术对于急性筋膜室综合征的监测也有较好的效果。

Edwards 等人[25]应用 99m锝-甲氧基异丁基异氰化物(99mTc-MIBI)闪烁扫描法监测不同强度踏车运动后肌肉血液灌注的异常。这种方法也可为有创性压力监测法初步筛选患者。

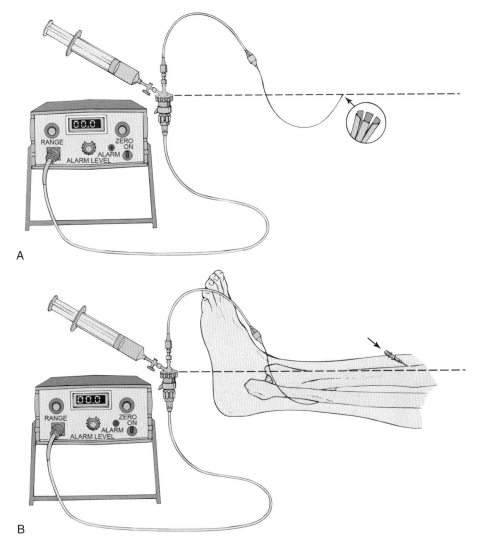

图 13-11　裂隙式导管测压计。(A)第一步:整套设备内灌注无菌生理盐水,排除气泡。通过调节导管与压力传感器水平高度及压力显示器的微调钮,使显示器初始值为 0.00。(B)第二步:压力传感器应与导管刺入筋膜室的水平高度一致。穿刺部位消毒后,将 14 号导管与肢体长轴成锐角刺入筋膜室。(A,B,Redrawn by Permission from AAOS Instructional Course Lectures,Vol. 32. St. Louis,C.V. Mosby,1983,pp. 99–101.)

Abraham 等人[2]对一组慢性筋膜室综合征的患者做激光多普勒血流监测,并与对照组进行比较,发现二者有显著性差异。

近紫外光波谱仪也用于监测运动后筋膜室内的一系列变化,并证实对照组较慢性筋膜室综合征患者能更快地恢复运动前状态。虽然急性筋膜室综合征患者的临床表现有很大个体差异,但在急性筋膜室综合征的相应诊断标准确定后,这项技术将会有很好的应用前景[35]。

(八)不同方法的对比

Moed 和 Thorderson[74]通过动物模型比较了裂隙式导管测压计、针式测压计和侧孔针式测压计的测量结果。当使用 18 号针头时,针式测压计较其他两种方法的测量结果升高 18~19 mmHg。Wilson 等人[127]分别使用带或不带侧孔的 16 号导管测压计与裂隙式导管或 STIC 导管测压计相比,发现有 4~5 mmHg 的误差。

四、筋膜切开术的间室内压标准

关于筋膜室内压升高到什么程度需要行筋膜切开术仍存在很大分歧,部分是由于不同的组织压测定方法对筋膜室内压力测定结果不一致所致。例如针式测压计测量的组织压结果偏高,而使用烛芯式导管、裂隙式导管和 STIC 导管测压计时, 施行筋膜切开术的组织压指征低于针式测压计[78,83,100]。Whitesides 等人[123]认为,如果患者的间室内压与舒张压差为 10~30 mmHg,则患者有急性筋膜室综合征的症状,就应行筋膜切开术。Matsen 等人[62,64,65]认为,以持续灌注的方法测量组织压时, 如果间室内压超过 45 mmHg 就应行筋膜切开术。

Heckman 等人[41]指出,另一个影响组织压测量结

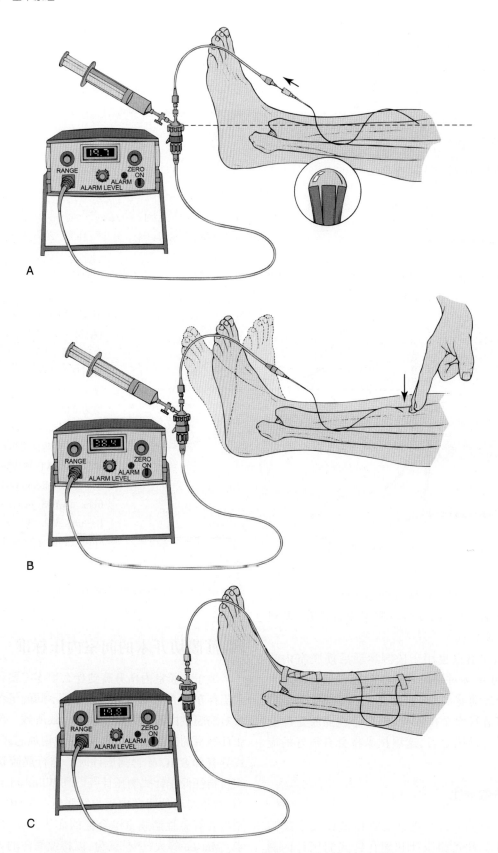

图 13-12 (A)第三步:调节导管顶端液面呈半球形,将导管通过套管针穿入筋膜室后,拔除套管针。(B)第四步:通过足背伸、跖屈或手指按压筋膜室,观察压力显示器所示压力的变化。(C)第五步:去除注射器,根据临床需要可间断或持续监测组织压。(A-C, Redrawn by Permission from AAOS Instructional Course Lectures,Vol. 32. St. Louis,C. V. Mosby,1983,pp. 99-101.)

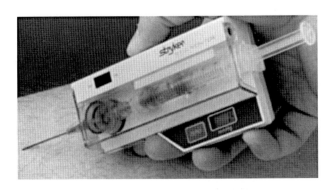

图 13-13 STIC 导管测压计。(Courtesy of Stryker Mississauga, Ontario, Canada.)

果的因素是检测部位与骨折的间距。当间距超过几厘米时,就会因不能准确测出骨折附近的筋膜室(高压区)组织压而延误诊治。

随着组织压检测技术的提高,不同筋膜室内压的正常值的确定就更加重要。手部和臀部筋膜室内压是否一致还不得而知。对于可疑病例,最好将临床检查和组织压监测相结合以做出诊断。

另一些学者将筋膜室内压超过 30~35 mmHg 作为筋膜切开术的指征[75,78,101]。虽然大家都在尝试确定筋膜切开术的间室内压标准,但一定要结合患者的临床表现,特别是患者舒张压的变化来确定。例如休克患者舒张压较低,间室内压在较低水平就可发生急性筋膜室综合征[44,124]。反之,如果患者舒张压较高,即使间室内压已超过筋膜室综合征的诊断标准,也不一定发病。各种组织压测量技术都有其应用价值,临床医师要了解不同方法的利弊,以便更好地应用。

McQueen 和 Court-Brown[71]证实,对于诊断筋膜室综合征,舒张压和筋膜室内压的差值(Δp)比单纯检测筋膜室内压更为有效。他们认为应将 Δp 小于 30 mmHg 作为筋膜切开术的指征。对伴有舒张压降低的患者,如失血性休克、服用过量镇静药物或呼吸道支持的患者,这是非常重要的。

五、治疗

对于骨科医师来说,能否及时准确地诊断和治疗骨折患者合并的血管损伤或筋膜室综合征是问题的关键。筋膜切开术是急性筋膜室综合征唯一有效的治疗方法。临床医师能够了解急性筋膜室综合征的病理生理变化过程,认识该病对患者造成的巨大损害,在筋膜室内组织发生不可逆损害之前施行筋膜切开术是非常重要的。

六、早期筋膜室综合征

早期筋膜室综合征是指已有筋膜室综合征的前驱表现,如未采取适当的措施,将会发展成为筋膜室综合征。筋膜室综合征一经诊断,必须立即手术切开减张。而在其早期阶段,临床医师可以采取某些非手术方法阻止病情的发展。

当患者肢体出现异常疼痛时,要立即拆除过紧的外敷料或外固定。Garfin 等人[30]通过动物实验证明,使用石膏管型的动物因肢体筋膜室受压而导致组织压升高,且较对照组多出 40%。动物后肢外固定由石膏管型更换为石膏托后,筋膜室内压下降了 30%。如将石膏管型更换为双石膏托,同时剖开内衬软垫,有 55%的动物筋膜室内压降低。其他学者也发现,外敷料过紧可诱发筋膜室综合征[9,11,57,68]。以上这些研究说明,通过拆除过紧的外敷料和(或)外固定,就可以降低肢体的筋膜室内压,进而改善肌肉、神经的血液循环状况。

关于早期筋膜室综合征患者肢体体位的调整一直存有争议。抬高肿胀的肢体应该能促进静脉回流,但在临床和实验研究中均发现,这同时也降低了肢体动脉压,使筋膜室内血液灌注减少[7,66]。抬高患肢也会降低肢体的动静脉压差,减少组织的氧气交换而促使筋膜室综合征的发生[60]。因此,对于早期筋膜室综合征患者,应将其患侧肢体放置于心脏水平,以提高动脉灌注压。

七、典型的筋膜室综合征

典型的筋膜室综合征既有神经、肌肉缺血性改变的症状和体征,又有筋膜室内组织压的升高。诊断流程图(见图 13-6)具有较高的临床指导价值。

治疗急性筋膜室综合征时,切开减张一定要彻底,所有可能受累的筋膜室都要切开。皮肤、脂肪、筋膜层要广泛切开且保持开放。Matsen 等人[59,64]证实,这些组织都有可能压迫、束缚筋膜室。而筋膜切开术时,任何缝合或部分缝合减张切口的做法都可能造成肌肉组织的严重损害。

(一)手部筋膜室综合征

手部筋膜室综合征较少见且难于诊断[92]。Spinner 等人[111]描述,手内在肌的被动牵拉痛和手内在肌麻痹是其特有的临床表现。手部筋膜室综合征多见于挤压伤患者,也可由腕骨骨折引起[3,111]。另外,也有报道其他一些原因导致的手部筋膜室综合征[1,3,40,95]。

手部筋膜室综合征最易累及骨间肌间室,可行手背纵向切口减压(图13-14)。

(二)前臂筋膜室综合征

前臂筋膜室综合征相对较少见,通常见于直接暴力或挤压伤引起的前臂骨折患者。Court-Brown 和 McQueen 认为,桡骨远端骨折易并发前臂急性筋膜室综合征。另外,静脉输液外漏、注油枪损伤、静脉药物滥用引起的深部组织感染、前臂骨折内固定术后强行闭合张力较大的伤口,都是较常见的危险因素。

前臂筋膜室由浅屈肌间室、深屈肌间室及伸肌间室组成。

前臂屈肌间室筋膜切开术可通过掌尺侧入路或掌侧入路(Henry 入路)完成。背侧间室常以 Thompson 入路暴露。Garber[29]建议,在前臂采用单纯切开肘前筋膜的部分筋膜切开术,但其效果并不可靠。Eaton 和 Green[23]较为推崇标准的 Henry 入路。Whitesides 和 Matsen[123,63]则更愿意采用掌尺侧入路。Gelberman 等人[32,33]分别用上述两种手术入路对前臂筋膜室综合征患者施行掌侧筋膜室切开减张术后,认为二者效果相似。无论采用哪种手术入路,都要彻底切开前臂掌侧深、浅两个筋膜室。

1.掌侧(Henry)入路

前臂掌侧深、浅筋膜室的切开减张术可通过肘窝至手掌的单一切口完成(图13-15)。临床医师可术中测量筋膜室组织压确定手术效果。术中禁止使用止血带。切口起自肱二头肌腱内侧,经过肘窝弧向前臂桡侧,沿肱桡肌内侧缘下行,过腕关节后沿大鱼际纹至掌心。前臂浅屈肌间室的筋膜由肘上1~2 cm向下切开,打开腕管后直至掌心。如切开范围太小,就可能造成减压不彻底(图13-16)。

桡神经浅支位于肱桡肌下方,术中将肱桡肌连同其下方的桡神经浅支牵向桡侧,桡侧腕屈肌和桡动脉牵向尺侧,就可暴露指深屈肌、拇长屈肌、远侧的旋前方肌及近侧的旋前圆肌。由于前臂急性筋膜室综合征最易累及掌侧深屈肌间室,彻底切开这些肌肉表面的筋膜是十分重要的。Eaton 和 Green[23]认为,筋膜切开术中还要切开这些肌肉的外膜,但对急性筋膜室综合征常无必要。术中判断肌肉组织活性较为困难,对可疑的失活组织应予以切除。术后24~48小时应重返手术室更换敷料并再次清创。术中应保护好正中神经,如果神经水肿明显,可行神经松解术。

2.掌尺侧入路

与 Henry 入路相似。患者仰卧手术台上,患肢外展,上臂外旋。切口起自肱二头肌腱内侧近端,经肘窝沿前臂尺侧缘下行,绕腕管至大鱼际纹(图13-17)。切开肘前腱膜及尺侧腕屈肌表面筋膜直至腕管远端。向两侧牵开指浅屈肌和尺侧腕屈肌,可见其下方的尺动脉和尺神经(图13-18)。再切开前臂深屈肌间室,如有必要,要充分松解正中神经和尺神经(图13-19)。

3.背侧入路

前臂浅、深屈肌筋膜室被彻底切开之后,还要考虑前臂背侧(伸肌)筋膜室是否需要切开减张。这可通

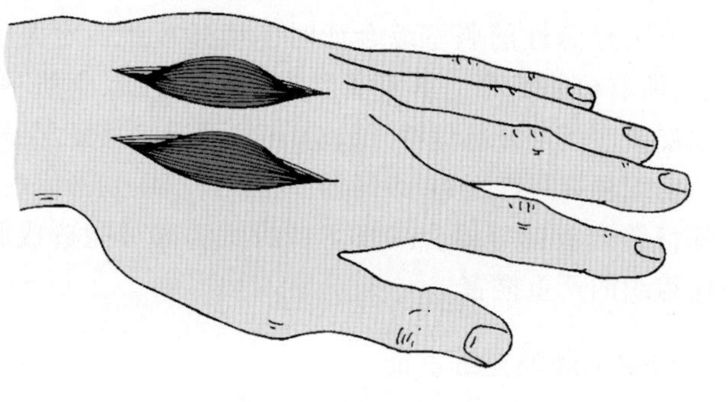

图 13-14　治疗手部急性筋膜室综合征的手背减张切口。(From　Mubarak,S. J.; Hargens,A. R. Compartment Syndromes and Volkmann's Contracture. Philadelphia, W.B. Saunders, 1981.)

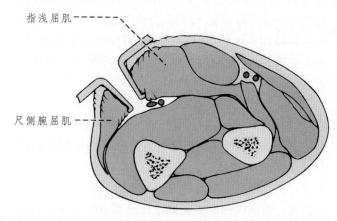

指浅屈肌

尺侧腕屈肌

图 13-15　臂掌侧的 Henry 手术入路。(Modified from　Whitesides, T., Jr.; Haney, T.C.; Morimoto, K.; Hirada, H. Clin Orthop 113:46,1975.)

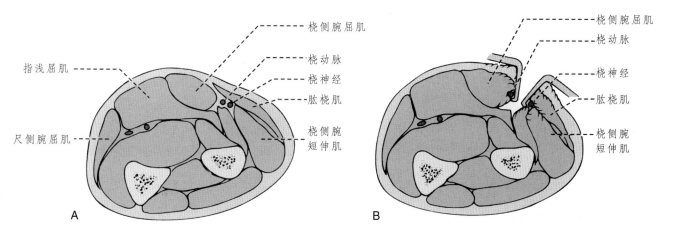

图 13-16 (A)前臂中段横切剖面,显示掌侧屈肌筋膜室的解剖关系。(B)Henry 入路暴露前臂掌侧浅、深筋膜室。(A,B,Modified with Permission from AAOS Instructional Course Lectures,Vol. 32. St. Louis, C.V. Mosby, 1983, p. 106.)

过术中测量背侧筋膜室内组织压来判断。如果组织压较高或继续升高,就要切开背侧间室。可做肱骨髁上到腕关节中部的前臂背侧直切口,于桡侧腕短伸肌及指总伸肌之间切开筋膜组织减张(图 13-20)。

(三)小腿筋膜室综合征

治疗小腿急性筋膜室综合征需要彻底切开小腿的 4 个筋膜室。有三种手术方法可供选择:腓骨切除术、腓骨周围筋膜切开术及双切口筋膜切开术。小腿急性筋膜室综合征不应采用皮下筋膜切开术。

1.腓骨切除术

虽然由 Patman 和 Thompson 提出[88],经 Kelly 和 Whitesides[50]大力推广的腓骨切除术可以对小腿 4 个筋膜室进行减压,但这种方法过于激进且损伤过大,现在已经很少使用。

2.腓骨周围筋膜切开术

Matsen 等人[64]提出的腓骨周围筋膜切开术可通

过腓骨头至外踝, 沿腓骨皮肤投影的直切口对小腿 4 个筋膜室进行减压。皮肤切开后向两边牵开,就可暴露前侧和外侧筋膜室的肌间隔。距此肌间隔两侧各 1 cm 分别纵向切开前侧和后侧筋膜室(图 13-21A 和 B),进而暴露并切开小腿后侧浅层间室(图 13-21C)。将小腿外侧间室和后侧浅层间室向两侧牵拉,于其间暴露后侧深层间室。于腓骨后方显露骨间膜并切开,使后侧深层筋膜室内组织压降低(图 13-21D)。术中注意保护腓总神经,尤其是继发于严重创伤,局部解剖结构已被破坏的病例。对于一个近乎毁损的肢体,4 个间室彻底减压是很困难的。

3.双切口入路

双切口入路采用间距至少 8 cm 宽的两个纵行直切口(图 13-22 和图 13-23)[82,99]。第一个切口以前侧和外侧筋膜室之间的室间隔为中心。第二个切口以胫骨内后侧缘后方 1~2 cm 为中心, 两个切口均由膝关节切至踝关节。分离皮肤和皮下组织,注意保护表浅

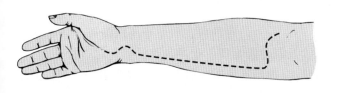

图 13-17 尺侧入路暴露前臂掌侧屈肌筋膜室。(Modified from Whitesides, T., Jr.; Haney, T.C.; Morimoto, K.; Hirada, H. Clin Orthop 113:46,1975.)

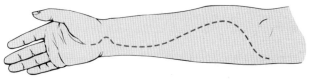

图 13-18 尺侧入路暴露前臂掌侧深、浅屈肌筋膜室。注意尺动、静脉位于深侧屈肌筋膜室的浅层。(Modified with Permission from AAOS Instructional Course Lectures,Vol.32. St. Louis, C. V. Mosby, 1983, p. 105.)

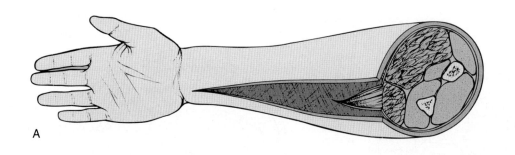

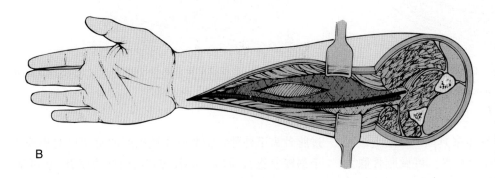

图 13-19　(A) 与 (B) 尺侧入路于尺侧腕屈肌及指浅屈肌之间进入前臂屈肌筋膜室。(A, B, Modified with Permission from AAOS Instructional Course Lectures, Vol.32. St. Louis, C. V. Mosby, 1983, p. 105.)

的腓神经。于室间隔前两侧各 1 cm 分别切开小腿前侧和外侧间室。只有从肌肉起始处切至腱腹交界处,才能彻底减压。

后内侧切口要注意保护大隐静脉和隐神经。切开腓肠肌表面的筋膜组织至小腿中远三分之一,暴露小腿后侧深层间室。充分松解后侧深层间室,有时需要部分切开肌肉于胫骨的附着部。切开趾长屈肌及后侧深层间室表面筋膜后,完成小腿筋膜减张术 (图 13-24)。双切口入路操作相对简单,但需要做两个皮肤切口。这对某些患者,特别是创伤患者,可造成骨、神经、血管的外露而不宜应用(图 13-25)。

(四)大腿筋膜室综合征

大腿筋膜室综合征虽较少见,但近来也屡见报

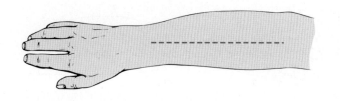

图 13-20　前臂背侧入路暴露伸肌筋膜室。(Modified with Permission from AAOS Instructional Course Lectures, Vol. 32. St. Louis, C. V. Mosby, 1983, p. 107.)

道[8,69,96,108]。Schwartz 等人[108]认为,闭合复位髓内针固定的股骨干骨折可并发大腿筋膜室综合征。其发生率与创伤严重性指数及大腿软组织损伤程度有关。另外,牵引过度会降低筋膜室容积,也是导致筋膜室综合征发生的一个原因。

大腿由股四头肌间室、腘绳肌间室及内收肌间室组成。McLaren[69]报道过单纯内收肌间室发生筋膜室综合征的个案病例。但闭合复位,髓内针固定并发的急性筋膜室综合征多见于股四头肌间室。

临床医师可通过组织压检测确定受累筋膜室并设计手术入路。如股四头肌间室发生筋膜室综合征,可行大腿前外侧切口,劈开髂胫束后,将筋膜间隔彻底切开(图 13-26)。术中也可切开肌间间隔对绳肌间室减压,但要注意对股动脉穿支的保护。如有必要,还要对内收肌间室减压,这时可另做一个纵行切口来完成。

(五)足部筋膜室综合征

和手一样,足的内在肌位于不同筋膜室内。如果不能及时诊断足部发生的急性筋膜室综合征,就会导致肌肉、神经不可逆性损伤,产生爪形趾畸形[13]。这多见于跟骨骨折、Lisfranc 损伤或严重的足部钝性损伤患者。

依据我们的临床经验,一般足部急性筋膜室综合征的临床表现并不明确。筋膜室综合征所致疼痛很

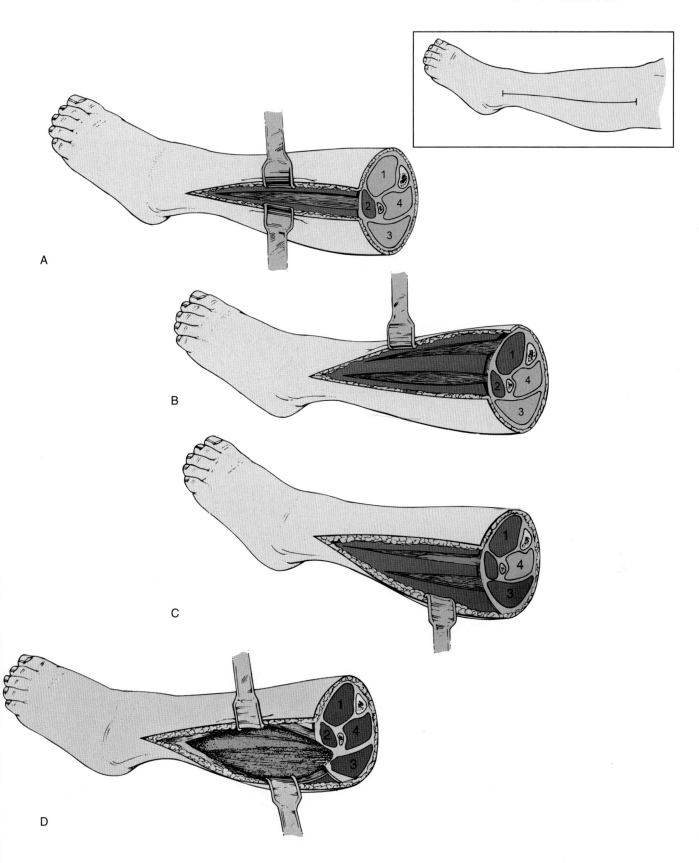

图 13-21　(A)暴露小腿腓侧筋膜室(2)的外侧切口。(B)皮肤切口向前方牵开,暴露小腿前侧筋膜室(1)。(C)皮肤切口向后方牵开,暴露小腿后侧浅层筋膜室(3),其筋膜组织已被切开。(D)小腿腓侧和后侧浅层筋膜室被牵开,后侧深层筋膜室(4)的筋膜组织被切开。(A-D, Redrawn from　Seligson, D. Concepts in Intramedullary Nailing. Orlando, FL, Grune & Stratton, 1985, pp. 114-115.)

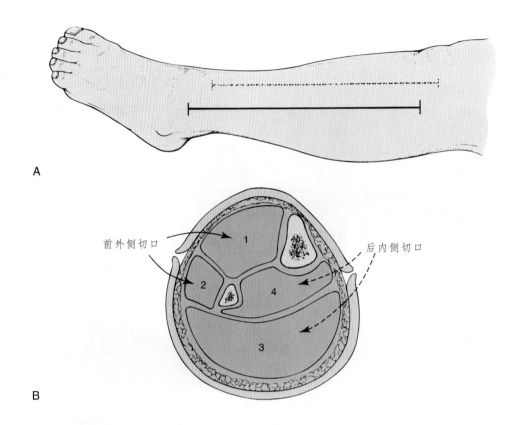

图 13-22 **(A)** 可暴露小腿四个筋膜室的双切口入路。**(B)** 小腿横切剖面,显示前外侧和后内侧手术入路暴露小腿前方(1)和腓侧(2)筋膜室及后侧浅层(3)和深层(4)筋膜室。(A,B,Modified with Permission from AAOS Instructional Course Lectures,Vol.32. St. Louis,C.V. Mosby,1983,p. 110.)

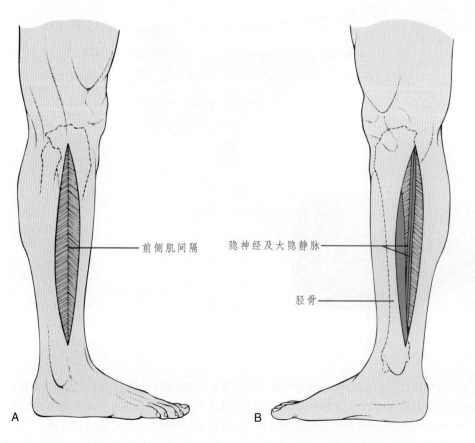

图 13-23 **(A)** 位于胫腓骨之间的小腿前方直切口。图中所示前方肌间隔及两侧的筋膜减张切口。**(B)** 距胫骨后内侧缘后方 2 cm 的小腿直切口,注意保护好大隐静脉和神经。(A,B,Redrawn with Permission from AAOS Instructional Course Lectures, Vol.32. St. Louis, C.V. Mosby, 1983, pp. 519–520.)

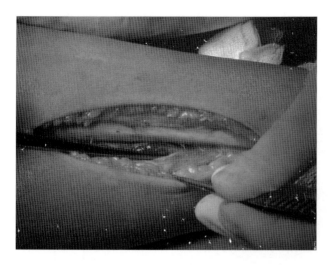

图 13-24　经胫骨骨间膜后入路松解小腿后侧深层间室。

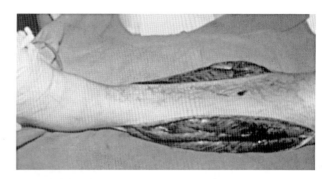

图 13-25　小腿急性筋膜室综合征的双切口入路,行筋膜切开术。

难与足部自身损伤的症状相鉴别。而且被动牵拉痛也不像手部那样明显。诊断主要依据于筋膜室内压检测,但临床上又没有可供参考的足部正常组织压数值。因此,如高度怀疑足部急性筋膜室综合征,就应该行筋膜切开术。

足部筋膜室包括内侧间室、中间间室、外侧间室和跖骨间间室(图 12-27),还有容纳跖方肌的跟骨间室[55]。急性筋膜室综合征的诊断明确后,可以设计各种减张切口。一般做两个纵行切口,背侧切口暴露跖骨间间室,内侧切口暴露深部屈肌。也有报道指出,可以根据临床受累筋膜室的情况而采取单纯内侧切口或足背两条纵行切口的治疗方法(图 12-28)。

(六)筋膜切开术后伤口处理

筋膜切开术的伤口有可能感染并导致严重的后果。早期可用人造丝及大量敷料包裹伤口。48 小时后需要再次探查伤口,清除坏死组织。

术后保持减张伤口开放是治疗急性筋膜室综合征的重要一步,临床医师需要Ⅱ期缝合伤口或游离植皮覆盖创面。

很多学者提出了各自对减张切口的处理方法,并极力提倡在临床上广泛使用。

由 Bulstrode 及同事设计的手术部位纱卷[17],提出一种小腿或前臂较大手术切口不用再麻醉的闭合胶水。这种方法是于术部位的胶水纱布超出敞开的手术切口连续变紧,其也很容易由护理员或患者进行。该闭合手术切口方法的随机研究显示,对大多数切口的闭合有效[118]。

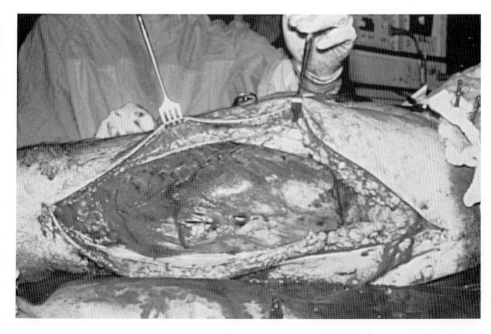

图 13-26　大腿筋膜切开术(内侧间室)。

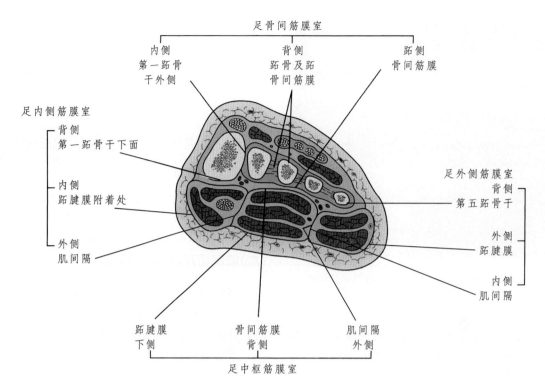

图 13-27　足部的筋膜室。MRI 显示的足横截面。(Redrawn with Permission from AAOS. Orthopaedic Knowledge Update：Foot and Ankle. Rosemont, IL, American Academy of Orthopaedic Surgeons, 1994, p. 263.)

　　"鞋带"式闭合技术是并拢伤口边缘，避免Ⅱ期游离植皮覆盖创面的简便有效方法。将橡皮条像系鞋带一样曲折穿过固定于皮肤上的"U"形钉并拉紧，使伤口并拢并保持一定张力[10]。随着皮肤张力减低，可重新调紧橡皮条，从而使伤口面积逐渐减小直至分阶段缝合。Asgari 和 Spinelli 用这种方法在 3 周内成功地闭合了所治疗的全部筋膜切开术的减张切口（图 13-29）。

　　也有学者使用钢丝缝线和张力调节旋轴闭合减张切口，并获得成功[67,125]。

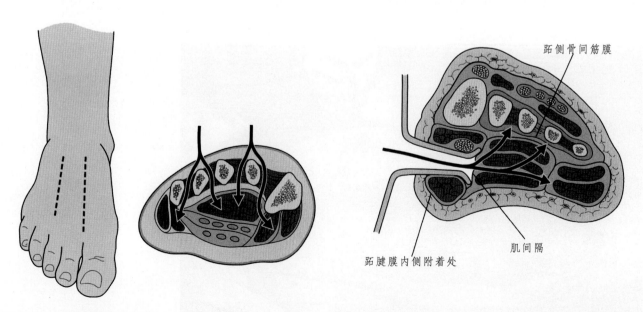

图 13-28　足部筋膜室减张切口。(Redrawn with Permission from AAOS. Orthopaedic Knowledge Update：Foot and Ankle. Rosemont, IL, American Academy of Orthopaedic Surgeons, 1994, p. 264.)

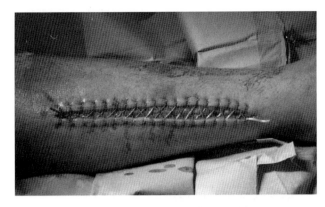

图 13-29　以"鞋带"式技术拉拢减张切口。

第五节　骨折的处理

　　四肢急性筋膜室综合征多继发于长管状骨骨折,特别是胫骨或肱骨髁上骨折。前臂或股骨骨折并发急性筋膜室综合征的报道也很多[4,5,12,25,29,33,34,77,87,98,104,110,115]。对于这样的病例要特别注意筋膜室综合征和骨折的关系,因为筋膜切开术后伤口开放,给骨折的治疗带来一系列问题。

　　无论骨折的部位和损伤的性质,筋膜切开术是骨折牢固内固定的绝对指征。可根据不同情况选用钢板、髓内针或外固定架固定骨折,但应以减少对已有循环障碍肢体的损伤为准(图 13-30)。因此,建议尽量优先考虑髓内针固定。骨折固定后应以软组织覆盖,随后的治疗同筋膜切开术后减张伤口的处理[34]。Gershuni 等人[34]强调,在肌肉神经发生不可逆损害之前及时诊断筋膜室综合征并做筋膜切开术都会有满意的效果。反之,如果临床医师未能及时发现而延误了手术时机,就会造成灾难性的后果[34]。筋膜切开术的失败多是由于延误了手术时机或筋膜切开不彻底所

致。对于小腿急性筋膜室综合征,要将 4 个间室都切开。同样,浅臂切开减张时要同时切开掌侧深、浅两个间室。临床医师一定要全面了解肢体的解剖结构,才能正确地实施筋膜切开术而挽救患者肢体。

（王晓南　译　阚世廉　李世民　校）

参考文献

1. Abdul-Hamid, A.K. First dorsal interosseous compartment syndrome. J Hand Surg [Br] 12:269, 1987.
2. Abraham, P.; Leftheriotis, G.; Saumet, J.L. Laser Doppler flowmetry in the diagnosis of chronic compartment syndrome. J Bone Joint Surg Br 80:365, 1998.
3. Ali, M.A. Fracture of the body of the hamate bone associated with compartment syndrome and dorsal decompression of the carpal tunnel. J Hand Surg [Br] 11:207, 1986.
4. Allen, M.J.; Steingold, R.F.; Kotecha, M.; Barnes, M. The importance of the deep volar compartment in crush injuries of the forearm. Injury 16:173, 1985.
5. Allen, M.J.; Stirling, A.J.; Crawshaw, C.V.; Barnes, M.R. Intracompartmental pressure monitoring of leg injuries: An aid to management. J Bone Joint Surg Br 67:53, 1985.
6. Asgari, M.M.; Spinelli, H.M. The vessel loop shoelace technique for closure of fasciotomy wounds. Ann Plast Surg 44:225, 2000.
7. Ashton, H. The effect of increased tissue pressure on blood flow. Clin Orthop 113:15, 1975.
8. Bass, R.R.; Allison, E.J., Jr.; Reines, H.D.; et al. Thigh compartment syndrome without lower extremity trauma following application of pneumatic anti-shock trousers. Ann Emerg Med 12:382, 1983.
9. Belanger, M.; Fadale, P. Compartment syndrome of the leg after arthroscopic examination of a tibial plateau fracture. Case report and review of the literature. Arthroscopy 13:646, 1997.
10. Bermann, S.S.; Schilling, J.D.; McIntyre, K.E.; et al. Shoelace technique for delayed primary closure of fasciotomies. Am J Surg 16:435, 1994.
11. Bingold, A.C. On splitting plasters: A useful analogy. J Bone Joint Surg Br 61:294, 1979.
12. Blick, S.S.; Brumback, R.J.; Poka, A.; et al. Compartment syndrome in open tibial fractures. J Bone Joint Surg Am 68:1348, 1986.
13. Bonutti, P.M.; Bell, G.R. Compartment syndrome of the foot: A case report. J Bone Joint Surg Am 68:1449, 1986.
14. Brooks, B. Pathologic changes in muscle as a result of disturbances of circulation. Arch Surg 5:188, 1922.
15. Brumback, R.J. Compartment syndrome complicating avulsion of the origin of the triceps muscle: A case report. J Bone Joint Surg Am 69:1445, 1987.

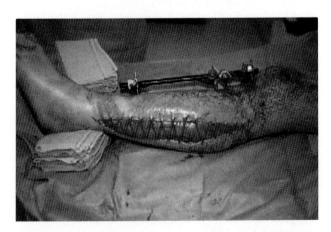

图 13-30　骨折合并小腿筋膜间室综合征患者,以外固定架固定骨折。

16. Brumback, R.J. Traumatic rupture of the superior gluteal artery, without fracture of the pelvis, causing compartment syndrome of the buttock. J Bone Joint Surg Am 72:134, 1990.

17. Bulstrode, C.K.; King, J.B.; Worpole, R.; Ham, R.J. A simple method for closing fasciotomies. Ann R Coll Surg Engl 67:119, 1985.

18. Bywaters, E.G.L.; Beall, D. Crush injuries with impairment of renal function. Br Med J 1:427, 1941.

19. Chandler, J.G.; Knapp, R.W. Early definitive treatment of vascular injuries in the Viet Nam conflict. JAMA 202:136, 1967.

20. Christensen, K.S. Pneumatic antishock garments (PASG): Do they precipitate lower extremity compartment syndromes? J Trauma 26:1102, 1986.

21. Christensen, K.S.; Klaerke, M. Volkmann's ischemic contracture due to limb compression in drug-induced coma. Injury 16:543, 1985.

22. DeLee, J.C.; Stiehl, J.B. Open tibial fractures with compartment syndrome. Clin Orthop 160:175, 1981.

23. Eaton, R.G.; Green, W.T. Epimysiotomy and fasciotomy in the treatment of Volkmann's ischemic contracture. Orthop Clin North Am 3:175, 1972.

24. Eaton, R.G.; Green, W.T. Volkmann's ischemia: A volar compartment syndrome of the forearm. Clin Orthop 113:58, 1975.

25. Edwards, P.D.; Miles, K.A.; Owens, S.J.; et al. A new non-invasive test for detection of compartment syndromes. Nucl Med Commun 20:215, 1999.

26. Ellis, H. Disabilities after tibial shaft fractures. J Bone Joint Surg Br 40:190, 1958.

27. French, E.B.; Price, W.H. Anterior tibial pain. Br Med J 2:1291, 1962.

28. Galpin, R.D.; Kronick, J.B.; Willis, R.B.; Frewen, T.C. Bilateral lower extremity compartment syndromes secondary to intraosseous fluid resuscitation. J Pediatr Orthop 11:773, 1991.

29. Garber, J.N. Volkmann's contracture of fractures of the forearm and elbow. J Bone Joint Surg 21:154, 1939.

30. Garfin, S.R.; Mubarak, S.J.; Evans, K.L.; et al. Quantification of intracompartmental pressure and volume under plaster casts. J Bone Joint Surg Am 63:449, 1981.

31. Geary, N. Late surgical decompression for compartment syndrome of the forearm. J Bone Joint Surg Br 66:745, 1984.

32. Gelberman, R.H.; Garfin, S.R.; Hergenroeder, P.T.; et al. Compartment syndromes of the forearm: Diagnosis and treatment. Clin Orthop 161:252, 1981.

33. Gelberman, R.H.; Zakaib, G.S.; Mubarak, S.J.; et al. Decompression of forearm compartment syndromes. Clin Orthop 134:225, 1978.

34. Gershuni, D.H.; Mubarak, S.J.; Yaru, N.C.; Lee, Y.F. Fracture of the tibia complicated by acute compartment syndrome. Clin Orthop 217:221, 1987.

35. Giannotti, G.; Cohn, S.M.; Brown, M.; et al. Utility of near-infrared spectroscopy in the diagnosis of lower extremity compartment syndrome. J Trauma Injury Infect Crit Care 48:396, 2000.

36. Gibson, M.J.; Barnes, M.R.; Allen, M.J.; Chan, R.N. Weakness of foot dorsiflexion and changes in compartment pressures after tibial osteotomy. J Bone Joint Surg Br 68:471, 1986.

37. Graham, B.; Loomer, R.L. Anterior compartment syndrome in a patient with fracture of the tibial plateau treated by continuous passive motion and anticoagulants: Report of a case. Clin Orthop 195:197, 1985.

38. Hargens, A.R.; Akeson, W.H.; Mubarak, S.J.; et al. Tissue fluid states in compartment syndromes. Bibl Anat 15(Pt I):108, 1977.

39. Hargens, A.R.; Romine, J.S.; Sipe, J.C.; et al. Peripheral nerve conduction block by high muscle compartment pressure. J Bone Joint Surg Am 61:192, 1979.

40. Hastings, H.; Misamore, G. Compartment syndrome resulting from intravenous regional anesthesia. J Hand Surg [Am] 12:559, 1987.

41. Heckman, M.M.; Whitesides, T.E., Jr.; Grewe, S.R.; et al. Histologic determination of the ischemic threshold in the canine compartment syndrome model. J Orthop Trauma 7:199, 1993.

42. Heim, M.; Martinowitz, U.; Horoszowski, H. The short foot syndrome: An unfortunate consequence of neglected raised intracompartmental pressure in a severely hemophilic child. A case report. Angiology 37:128, 1986.

43. Heppenstall, R.B.; Sapega, A.A.; Izant, T.; et al. Compartment syndrome: A quantitative study of high-energy phosphorus compounds using ^{31}P-magnetic resonance spectroscopy. J Trauma 29:1113, 1989.

44. Heppenstall, R.B.; Scott, R.; Sapiga, A.; et al. A comparative study of the tolerance of skeletal muscle to ischemia. J Bone Joint Surg Am 68.820, 1986.

45. Hernandez, J., Jr.; Peterson, H.A. Fracture of the distal radial physis complicated by compartment syndrome and premature physeal closure. J Pediatr Orthop 6:627, 1986.

46. Hieb, L.D.; Alexander, A.H. Bilateral anterior and lateral compartment syndromes in a patient with sickle cell trait: Case report and review of the literature. Clin Orthop 228:190, 1988.

47. Hildebrand, O. Die Lehre von den ischamische Muskellahmungen und Kontrakturen. Samml Klin Vortr 122:437, 1906.

48. Johansen, K.; Lynch, K.; Paun, M.; Copass, M. Noninvasive vascular tests reliably exclude occult arterial trauma in injured extremities. J Trauma 31:515, 1991.

49. Kamel, R.; Sakla, F.B. Anatomical compartments of the sole of the human foot. Anat Rec 140:57, 1961.

50. Kelly, R.P.; Whitesides, T.E., Jr. Transfibular route for fasciotomy of the leg. J Bone Joint Surg Am 48:1022, 1967.

51. Khalil, I.M. Bilateral compartment syndrome after prolonged surgery in the lithotomy position. J Vasc Surg 5:879, 1987.

52. Kunkel, J.M. Thigh and leg compartment syndrome in the absence of lower extremity trauma following MAST application. Am J Emerg Med 5:118, 1987.

53. Landerer, A.S. Die Gewebspannung in ihrem Einfluss auf die ortliche Blutbewegung und Lymphbewegung. Leipzig, Vogel, 1884.

54. Lee, B.Y.; Brancato, R.F.; Park, I.H.; Shaw, W.W. Management of compartmental syndrome: Diagnosis and surgical considerations. Am J Surg 148:383, 1984.

55. Manoli, A., II. Compartment syndromes of the foot: Current concepts. Foot Ankle 10:340, 1990.

56. Matsen, F.A., III. Compartmental syndrome: A unified concept. Clin Orthop 113:8, 1975.

57. Matsen, F.A., III. Compartment Syndromes. New York, Grune & Stratton, 1980.

58. Matsen, F.A., III. A practical approach to compartmental syndromes: Part I, definition, theory and pathogenesis. Instr Course Lect 32:88, 1983.

59. Matsen, F.A., III; Hargens, A.R. Compartment Syndromes and Volkmann's Contracture. Philadelphia, W.B. Saunders, 1981, p. 111.

60. Matsen, F.A., III; Krugmire, R.B., Jr. Compartmental syndromes. Surg Gynecol Obstet 147:943, 1979.

61. Matsen, F.A., III; Mayo, K.A.; Krugmire, R.B., Jr.; et al. A model compartment syndrome in man with particular reference to the quantification of nerve function. J Bone Joint Surg Am 59:648, 1977.

62. Matsen, F.A., III; Mayo, K.A.; Sheridan, G.W.; Krugmire, R.B., Jr. Monitoring of intramuscular pressure. Surgery 79:702, 1976.

63. Matsen, F.A., III; Staheli, L.T. Neurovascular complications following tibial osteotomy in children: A case report. Clin Orthop 110:210, 1975.

64. Matsen, F.A., III; Winquist, R.A.; Krugmire, R.B. Diagnosis and management of compartmental syndromes. J Bone Joint Surg Am 62:286, 1980.

65. Matsen, F.A., III; Wyss, C.R.; King R.V. The continuous infusion technique in the assessment of clinical compartment syndromes. In: Hargens, A.R., ed. Tissue Fluid Pressure and Composition. Baltimore, Williams & Wilkins, 1981, p. 255.

66. Matsen, F.A., III; Wyss, C.R.; Krugmire, R.B., Jr.; et al. The effects of limb elevation and dependency on local arteriovenous gradients in normal human limbs with particular reference to limbs with increased tissue pressure. Clin Orthop 150:187, 1980.

67. McKenney, M.G.; Nir, I.; Fee, T.; et al. A simple device for closure of fasciotomy wounds. Am J Surg 172:275, 1996.

68. McLaren, A.; Rorabeck, C.H. The effect of shock on tourniquet-induced nerve injury. Proceedings of the Fifteenth Annual Meeting of the Canadian Orthopaedic Research Society, 1981. Orthop Trans 5:482, 1981.

69. McLaren, A.C.; Ferguson, J.H.; Miniaci, A. Crush syndrome associated with use of the fracture table: A case report. J Bone Joint Surg Am 69:1447, 1987.

70. McLellan, B.A.; Phillips, J.H.; Hunter, G.A.; et al. Bilateral lower extremity amputations after prolonged application of the pneumatic antishock garment: Case report. Can J Surg 30:55, 1987.

71. McQueen, M.M.; Court-Brown, C.M. Compartment monitoring in tibial fractures. J Bone Joint Surg Br 78:99, 1996.

72. Michaelson, M. Crush injury and crush syndrome. World J Surg 16:899, 1992.

73. Miniaci, A.; Rorabeck, C.H. Compartment syndrome: A complication of treatment of muscle hernias. J Bone Joint Surg Am 68:1444, 1968.

74. Moed, B.R.; Thorderson, K. Measurement of intracompartmental pressure: A comparison of the slit catheter, side-ported needle, and simple needle. J Bone Joint Surg Am 75:231, 1993.

75. Mohler, L.R.; Styf, J.R.; Pedowitz, R.A.; et al. Intramuscular deoxygenation during exercise in patients who have chronic anterior compartment syndrome of the leg. J Bone Joint Surg Am 79:844, 1997.

76. Mubarak, S.J. A practical approach to compartmental syndromes: Part II, diagnosis. Instr Course Lect 32:92, 1983.

77. Mubarak, S.J.; Carroll, N.C. Volkmann's contracture in children: Aetiology and prevention. J Bone Joint Surg Br 61:285, 1979.

78. Mubarak, S.J.; Hargens, A.R. Compartment Syndromes and Volkmann's Contracture. Philadelphia, W.B. Saunders, 1981, p. 113.

79. Mubarak, S.J.; Hargens, A.R.; Garfin, S.R.; et al. Loss of nerve function in compartment syndromes: Pressure versus ischemia? Transactions of the Orthopedic Research Society 25th Annual Meeting, San Francisco, February 20, 1979.

80. Mubarak, S.J.; Hargens, A.R.; Owen, C.A.; et al. The wick catheter technique for measurement of intramuscular pressure: A new research and clinical tool. J Bone Joint Surg Am 58:1016, 1976.

81. Mubarak, S.J.; Owen, C.A. Compartment syndrome and its relation to the crush syndrome: A spectrum of disease. Clin Orthop 113:81, 1975.

82. Mubarak, S.J.; Owen, C.A. Double-incision fasciotomy of the leg for decompression in compartment syndromes. J Bone Joint Surg Am 59:184, 1977.

83. Mubarak, S.J.; Owen, C.A.; Hargens, A.R.; et al. Acute compartment syndromes: Diagnosis and treatment with aid of the wick catheter. J Bone Joint Surg Am 60:1091, 1978.

84. Mubarak, S.J.; Wilton, N.C. Compartment syndromes and epidural analgesia. J Pediatr Orthop 17:282, 1997.

85. Murphy, J.B. Myositis. JAMA 63:1249, 1914.

86. Myerson, M.S. Experimental decompression of the fascial compartments of the foot: The basis for fasciotomy in acute compartment syndromes. Foot Ankle 8:308, 1988.

87. Owen, R.; Tsimboukis, B. Ischaemia complicating closed tibial and fibular shaft fractures. J Bone Joint

Surg Br 49:268, 1967.

88. Patman, R.D.; Thompson, J.E. Fasciotomy in peripheral vascular surgery. Arch Surg 101:663, 1970.

89. Paton, D.F. The pathogenesis of anterior tibial syndrome. J Bone Joint Surg Br 50:383, 1968.

90. Peck, D.; Nicholls, P.J.; Beard, C.; Allen, J.R. Are there compartment syndromes in some patients with idiopathic back pain? Spine 11:468, 1986.

91. Petersen, F. Uber ischämische Muskellahmungen. Arch Klin Chir 37:675, 1888.

92. Phillips, J.H.; Mackinnon, S.E.; Beatty, S.E.; et al. Vibratory sensory testing in acute compartment syndromes: A clinical and experimental study. Plast Reconstr Surg 79:796, 1987.

93. Reddy, P.K.; Kaye, K.W. Deep posterior compartmental syndrome: A serious complication of the lithotomy position. J Urol 132:144, 1984.

94. Reis, N.D.; Michaelson, M. Crush injury to the lower limbs. J Bone Joint Surg Am 68:414, 1986.

95. Roberts, R.S.; Csencsitz, T.A.; Heard, C.W., Jr. Upper extremity compartment syndromes following pit viper envenomation. Clin Orthop 193:184, 1985.

96. Rooser, B. Quadriceps contusion with compartment syndrome: Evacuation of hematoma in 2 cases. Acta Orthop Scand 58:170, 1987.

97. Rorabeck, C.H. A practical approach to compartmental syndromes: Part III, management. Instr Course Lect 32:102, 1983.

98. Rorabeck, C.H. The treatment of compartment syndromes of the leg. J Bone Joint Surg Br 66:93, 1984.

99. Rorabeck, C.H.; Bourne, R.B.; Fowler, P.J. The surgical treatment of exertional compartment syndrome in athletes. J Bone Joint Surg Am 65:1245, 1983.

100. Rorabeck, C.H.; Castle, G.S.P.; Hardie, R.; Logan, J. The slit catheter: A new device for measuring intracompartmental pressure. Proceedings of the Canadian Orthopedic Research Society, 14th Annual Meeting, Calgary, Alberta, Canada, June 1980, Surg Forum 31:513, 1980.

101. Rorabeck, C.H.; Castle, G.S.P.; Hardie, R.; Logan, J. Compartmental pressure measurements: An experimental investigation using the slit catheter. J Trauma 21:446, 1981.

102. Rorabeck, C.H.; Clarke, K.M. The pathophysiology of the anterior tibial compartment syndrome: An experimental investigation. J Trauma 18:299, 1978.

103. Rorabeck, C.H.; Macnab, I. The pathophysiology of the anterior tibial compartment syndrome. Clin Orthop 113:52, 1975.

104. Rorabeck, C.H.; Macnab, I. Anterior tibial compartment syndrome complicating fractures of the shaft of the tibia. J Bone Joint Surg Am 58:549, 1976.

105. Rowlands, R.P. Volkmann's contracture. Guys Hosp Gaz 24:87, 1910.

106. Scholander, P.F.; Hargens, A.R.; Miller, S.L. Negative pressure in the interstitial fluid of animals. Science 161:321, 1968.

107. Schwartz, J.T., Jr.; Brumback, R.J.; Lakatos, R.; et al. Acute compartment syndrome of the thigh. J Bone Joint Surg Am 71:392, 1989.

108. Schwartz, J.T.; Brumback, R.J.; Poka, A.; et al. Compartment syndrome of the thigh: A review of 13 cases. Proceedings of the 55th Annual Meeting of the American Academy of Orthopaedic Surgeons: Paper 357. Rosemont, IL, American Academy of Orthopaedic Surgeons, 1988, p. 188.

109. Seddon, H.J. Volkmann's ischemia in the lower limb. J Bone Joint Surg Br 48:627, 1966.

110. Sirbu, A.B.; Murphy, M.J.; White, A.S. Soft tissue complications of fractures of the leg. Calif West Med 60:1, 1944.

111. Spinner, M.; Aiache, A.; Silver, L.; Barsky, A. Impending ischemic contracture of the hand. Plast Reconstr Surg 50:341, 1972.

112. Straehley, D.; Jones, W.W. Acute compartment syndrome (anterior, lateral and superficial posterior) following tear of the medial head of the gastrocnemius muscle: A case report. Am J Sports Med 14:96, 1986.

113. Strecker, W.B.; Wood, M.B.; Bieber, E.J. Compartment syndrome masked by epidural anesthesia for postoperative pain. Report of a case. J Bone Joint Surg Am 68:1447, 1986.

114. Styf, J.R.; Korner, L.M. Microcapillary infusion technique for measurement of intramuscular pressure during exercise. Clin Orthop 207:253, 1986.

115. Sundararaj, J.G.D.; Mani, K. Pattern of contracture and recovery following ischaemia of the upper limb. J Hand Surg [Br] 10:155, 1985.

116. Sundararaj, G.D.; Mani, K. Management of Volkmann's ischemic contracture of the upper limb. J Hand Surg [Br] 10:401, 1985.

117. Tarlow, S.D.; Achterman, C.A.; Hayhurst, J.; Ovadia, D.N. Acute compartment syndrome in the thigh complicating fracture of the femur: A report of three cases. J Bone Joint Surg Am 68:1439, 1986.

118. Tasman-Jones, T.C.; Tomlinson, M. Tissue rollers in the closure of fasciotomy wounds. J Bone Joint Surg Br 75:49, 1993.

119. Templeman, D.; Lange, R.; Harms, B. Lower extremity compartment syndromes associated with use of pneumatic antishock garments. J Trauma 27:79, 1987.

120. Thomas, J.J. Nerve involvement in the ischaemic paralysis and contracture of Volkmann. Ann Surg 49:330, 1909.

121. Volkmann, R. Die ischaemischen Muskellahmungen und Kontrakturen. Zentralbl Chir 8:801, 1881.

122. Wallis, F.C. Treatment of paralysis and muscular atrophy after prolonged use of splints or of an Esmarch's cord. Practitioner 67:429, 1901.

123. Whitesides, T.E., Jr.; Haney, T.C.; Morimoto, K.; Hirada, H. Tissue pressure measurements as a determinant for the need of fasciotomy. Clin Orthop

113:43, 1975.

124. Whitesides, T.E., Jr.; Haney, T.C.; Hirada, H.; et al. A simple method for tissue pressure determination. Arch Surg 110:1311, 1975.

125. Wiger, P.; Tkaczuk, P.; Styf, J. Secondary wound closure following fasciotomy for acute compartment syndrome increases intramuscular pressure. J Orthop Trauma 12:117, 1998.

126. Wiggins, H.E. The anterior tibial compartmental syndrome: A complication of the Hauser procedure. Clin Orthop 113:90, 1975.

127. Wilson, S.C.; Vrahas, M.S.; Berson, L.; et al. A simple method to measure compartment pressures using an intravenous catheter. Orthopedics 20:403, 1997.

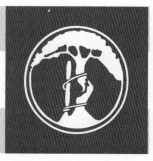

第14章

伴有软组织损伤的骨折

Michael Sirkin, M.D., Frank Liporace, M.D., Fred F. Behrens, M.D.(d)

第一节　历史回顾

从古代开始，人们对开放骨折的严重性就有了比较明确的认识[178]。古希腊医师认识到，伤口范围、骨折的稳定性和邻近神经血管结构损伤情况都会影响这些严重损伤的最终结果。他们强调，要在迅速摘除外露的骨片，伤口用无菌敷料(在葡萄酒内浸泡过)包扎，在损伤部位无过高张力的情况下行骨折稳定复位，每两天就要进行更换无菌敷料，脓液要充分引流。他们最终的建议听起来也比较先进："如果有充分的理由，应该特别回避这种病例，因为这种情况的预后比较差，风险性也相对较大。此外，如果一名医师当时没有将骨折复位，人们会认为他的医疗技术差。如果他将骨折复位，他会将患者推向死亡边缘，而不会有助于患者康复[107]。"

在随后的几个世纪，开放骨折通常意味着患者会在一个月内因败血症而死亡。挽救生命成为治疗的主要目标，而用火治疗似乎成为一个有效手段。用烧得红热的铁器和沾有沸腾热油的接骨木来清洁伤口，破坏失活的组织，预防伤口脓毒症的发生。这种方法一直在沿用，直到1538年，一名法国军医Ambroise Paré(1510~1590年)在都灵被包围期间用完热油为止[132]。他只有"一种由蛋黄、玫瑰和松节油制成的消化剂"，当那些"只涂抹这些消化剂"的患者第二天早晨都存活和疼痛明显减轻时，他也感觉迷惑[178]。

尽管有细心和及时的照料,应用结扎措施和止血带,施行肢体残端延期关闭,开放伤口手术治疗仍然保留,直到19世纪中叶,截肢手术施行。1842年,Malgaigne发现,所有截肢手术患者的死亡率为30%,

大型截肢手术死亡率为52%,而大腿截肢手术死亡率为60%[111,178]。

尽管认为对开放骨折早期行截肢手术是一种比较安全的治疗方法,但一些外科医师对于这种截除肢体和威胁生命的方法并不满意。Guy de Chauliac(1546年)首先采用了扩大开放和污染伤口以利引流的方法[44]。Paré只对开放骨折伴有发热的患者行截肢手术[178]。Paré建议:"如果有一些异物,如木头、铁器、骨头、损伤的肌肉组织、凝固的血块或其他类似物质,无论它们来自体内或体外……都必须将它们清除,否则不会有骨折愈合的希望","伤口必须扩大……这样可使体内物质或碎屑通畅引出[178]。"伤口用成块的软麻布或成卷的亚麻布填塞,保持开放状态。在法国大革命之前,Pierre Joseph Desault(1738~1795年)提出了现代清创手术概念[178],但直至第一次世界大战这种方法才被零星采用,因为当时许多有名的战地外科医师(如Larrey)对战伤都倾向于截肢手术。

半个世纪后,Lister介绍的灭菌法是肢体保存治疗方法发展历程上的另一重要里程碑;然而,在普法战争(1870~1871年)中单独应用这种方法时却失败了[178]。直到在俄国与土耳其的战争中(1877年),在俄国军队服役的一名叫Carl Reyher的德国外科医师通过对照病例发现,灭菌法治疗与早期清创手术相结合应用可明显降低死亡率[177]。尽管他的发现很快被实验所证实,但直到第一次世界大战结束,同盟国外科医师会议才建议对开放损伤可早期切除污染组织,清除异物,除非受伤短于8小时,否则伤口不能一期关闭[58]。

过去150年里的重大医学发现[178],如麻醉、灭菌法、消毒、感染病原学理论、院前护理的进展、液体和心肺复苏、骨折早期固定[21,123],为手术伤口的治疗方面带来了革命性的改变。过去,开放骨折治疗成功的标准是通过计算死亡或截肢数目来确定的,而现在将目标确定在减少伤口感染和缩短伤口愈合的时间上。最终,我们的目标是及时治疗,尽量使患者恢复到伤前的身体状况。尽管过去一个世纪所发明的许多技术很重要,但人们更应学习清创术,提高对清创术的认识,在 21 世纪开端的今天,这一点也仍然是重要的[178]。

　　尽管本章论述的重点是开放性骨折和脱位,但也涉及有软组织损伤的闭合性骨折。除非这种损伤按开放损伤那样处置,否则可出现并发症和其他危险[172,173]。令人好奇的是,2000 年前的古希腊医师已认识到:"伤口这种处置可应用于那些受伤时没有伤口,而在处理过程中由于绷带加压或夹板压力或其他因素形成伤口的骨折病例。在这些病例中,当疼痛减轻时常发生皮肤溃疡……处理这种疾病的方法应与最初有开放伤口的处理方法相同。每隔一天更换敷料……保持骨折良好位置也有助于取得好结果……[107]。"

第二节　病因、发病机制和特征

　　由暴力所致的皮肤及皮下组织崩裂是开放骨折最明显的特征,但这只是暴力损伤在人体和环境之间相互作用所引起的许多表现中的一种。这种暴力潜在的损伤与在损伤过程中能量的消散有关。根据公式 $KE=1/2mv^2$,动能(KE)与质量(m)和速度(v)的平方成正比[66]。从传统意义上讲,战争或自然灾害可产生大量可致死或致残的能量。在过去 200 年中,对自然资源的利用不仅对工业生产活动和运输行业产生了革命性改变,同时也将人类身体暴露于超过其器官和组织所能承受力量和恢复能力的暴力之下(表 14-1)[33]。今天,在创伤中心所见到的超过 2/3 的开放骨折是由与上个世纪相同的物体和机制所引起的(表 14-2)[48]。

　　在军事战役、郊区战斗和打猎不幸事件中,致伤

表 14-1　损伤中消散的能量

损伤	消散的能量(英尺·磅)
从围栏处摔下	100
滑雪损伤	300~500
高速枪弹伤	2000
每小时 20 千米时速的机动车撞伤	100 000

Source: Chapman M. Role of stability in open fractures. Instr Course Lect 31:75,1982.

表 14-2　平民中导致开放骨折的原因

原因	%
摩托车事故	28
机动车事故	24
坠落伤	13
行人被汽车撞伤	12
挤压伤	8
火器伤	2
其他类损伤	13

Source: Dellinger,E.;Miller,S.D.;Wertz,M.J.;et al. Risk of infection after open fractures of the arm or leg. Arch Surg 123:1320–1327,1987.

物体虽质量小,但移动速度快。虽然伤情是致命的,但伤口比较局限,多局限于身体某一部位。在现代交通伤中,司机或乘客身体成为一个高质量、高速度的抛射体,承受多种碰撞,这就造成患者在躯干和四肢处多部位损伤,后果是严重的[32,49,69,147]。

　　由直接暴力所致的损伤通常被认为是严重的,因为它们破坏了局部软组织,污染了伤口。而间接暴力所致的损伤常被严重地低估了。这种损伤多由动力带动的农机具或其他装备所致,这种高能量损伤会引起长骨爆裂为尖利骨折片,它们会飞快地穿破深部的神经血管束结构和周围的软组织。

　　典型的高能量损伤导致伴有严重软组织损伤的骨折,它与简单的闭合损伤有着本质区别。大约 40%~70% 的病例有其他部位损伤[156],特别是头部损伤、心胸和腹部损伤[156],及其他肢体骨折或韧带损伤[49]。在损伤局部,通常开放骨折比闭合伤害可引起更多损伤;因此,更常见伴有严重软组织丢失、筋膜室综合征[17,47]、神经血管损伤[31,42,49,73,96,103,126],以及相邻关节韧带损伤。除了可能有骨质缺失,开放骨折的骨折块移位程度比闭合损伤更大,骨质粉碎也更严重[172]。

第三节　损伤的分类

　　伴有软组织损伤的骨折和脱位,其治疗效果和预后情况受发病前身体状况、损伤情况和不同治疗方法的影响;多数因素所起的作用是独立的,每种因素通过不同的严重度评分来表达。将所有损伤因素都考虑在内是人们所希望的,但在进行计算总和时却发现,

这可引起混乱,因为在不同变量之间进行适当加权是比较困难的,常导致过分强调或忽视某一评分。基于这些或其他原因,对伴有软组织损伤骨折的许多可接受的分类都比较简单和实用,而不采用那些多因素和更繁琐的方法。

一、开放性骨折

对开放的骨骼、肌肉系统损伤的多数分类都遵循Cauchoix 和其同事的最初标准[30],他们主要关注皮肤缺失程度、皮肤挫伤和软组织破坏程度以及骨质损伤的复杂程度。Rittmann 和同事也将损伤分为三个级别,但其注重于直接和非直接损伤模式、伤口内坏死物质和外来污染物的数量以及所涉及的神经血管结构损伤情况[147,148]。Gustilo 和 Anderson 分类也是基于早期方法,他们建议在农场所受到的机械性损伤归结为第Ⅲ型损伤[60]。

尽管这些分类可提供一些治疗和预后信息,但对严重性范围的上限部分都缺乏敏感性。1982 年,Tscherne 和 Oestern 采用了一种多因素的分类方法,将损伤分为四种类型[173]。每种类型涉及皮肤损伤范围、软组织损伤程度、骨折严重程度和污染程度。1984 年,Gustilo 和其同事将其第Ⅲ型损伤又分为三个亚型[72]。ⅢA 型骨折特点为,虽有大范围软组织撕裂伤,但在骨质表面有充分软组织覆盖;ⅢB 型骨折特点是有大量软组织缺失和大量失去血运的骨质;ⅢC 型损伤伴有需要治疗的大血管破裂(表 14-3)。这个修改的分类法更精炼,现被大多数学者所采用。但是,与许多其他分类方法一样[23,52,102,164,169],有两项研究发现,采用这种分类方法,不同观察者之间的一致性不超过 60%[27,86]。尽管分类方法的可靠性还值得怀疑,现代固定技术可允许早期行骨折固定,但实质上对软组织损伤治疗的建议没有改变[71]。

由割草机和龙卷风所致的开放骨折应值得特别注意。这两种损伤可通过直接打击(3000 转/分旋转的割草机扇叶可产生 2100 英尺·磅的动能[134])或通过含有土壤和其他污染物质的飞旋物体造成严重的开放性高能量损伤。创伤后的感染比较常见,多为混合细菌群,多数含有革兰阴性杆菌[118]。草地上的割草机损伤多发生在小于 14 岁的孩子。这种损伤多伴有筋膜室综合征而使病情变得复杂[134]。由龙卷风和草地割草机所致的损伤应该按照农场损伤来治疗,应用广谱抗生素,包括青霉素或类似药物,反复大范围清创,尽可能施行大范围软组织和其他组织重建过程。

表 14-3　开放骨折分型	
骨折分型	描述
Ⅰ	皮肤开放伤口小于或等于 1 cm,非常清洁。多为骨折块由内向外损伤所致。肌肉挫伤。骨折为简单横行或短斜行
Ⅱ	伤口撕裂超过 1 cm,广泛软组织损伤,皮瓣形成或撕脱。小或中等范围挤压伤。骨折为简单横行或短斜行,但有小粉碎骨折块
Ⅲ	广泛软组织损伤,包括肌肉、皮肤和神经血管结构。多为高能量损伤伴有严重挤压成分
ⅢA	广泛软组织撕裂伤,但骨表面有软组织覆盖。节段性骨折,枪弹伤
ⅢB	广泛软组织损伤,伴有骨膜剥离和骨质外露。通常伴有严重污染
ⅢC	血管损伤需要修补

Source: Gustilo, R.B; Mendoza, R.M.; Williams, D.N. Problems in the management of type Ⅲ (severe) open fractures: A new classification of type Ⅲ open fractures. J Trauma 24:742-746,1984.

二、受伤的肢体

随着院前救护的不断发展,许多严重的肢体损伤,包括血管损伤[31,42,49,73,94,96,103,126]或部分肢体残缺的患者可存活下来[59,91]。按照过去的传统惯例,这种患者有 50%~100%行截肢治疗[103]。随着游离皮瓣[60,182]、暂时血管分流术[90]和微血管重建的发展,现在许多这类损伤肢体均可获得再植、再血管化或用局部或游离皮瓣覆盖。过去认为早期截肢后再行积极的康复和专业的训练可取得良好效果的观点[31,59,73],现在受到下肢评估方案(Lower Extremity Assessment Project,LEAP)数据的质疑[110]。

有几项调查表明,在牺牲可能有用的肢体部分与试图通过花费很长时间和大量资源来挽救一个可能功能不健全的肢体之间进行选择是比较困难的[66,87,91,103,110]。Johansen 和其同事回顾性地分析了 25 例严重下肢开放骨折患者,发现肢体能否保留与损伤能量消散、血液动力状态、肢体缺血程度和患者年龄等有关[91]。他们根据损伤程度对这四种变量的每一个变量进行评分,将这些分值总和称为损伤肢体严重程度评分(Mangled Extremity Severity Score,MESS)(表 14-4)。尽管病例数量少,但通过回顾性和以后前瞻性评估显示,MESS 7 分或更高分值可明确地预示这种损伤需要早期或晚期截肢,而 6 分或更低分值的肢体可保

表 14-4 　MESS(损伤肢体严重度评分)变量	
成分	评分
骨和软组织损伤	
低能量伤(稳定;简单骨折;"普通枪伤")	1
中等能量伤(开放或复杂骨折,脱位)	2
高能量伤(近距离猎枪或军事枪伤,挤压伤)	3
非常高能量伤(上述损伤加严重污染,软组织撕裂)	4
肢体缺血(缺血超过 6 小时评分加倍)	
脉搏减弱或消失,但血液灌注正常	1
无脉搏;感觉异常,毛细血管再充盈减少	2
冷、麻痹、无感觉、麻木	3
休克	
收缩期血压经常>90 mm Hg	0
一过性低血压	1
持续性低血压	2
年龄(岁)	
< 30	0
30~50	1
> 50	2

Source: Johansen, K.; Daines, M.; Harvey, T.; et al. Objective criteria accurately predict amputation following lower extremity trauma. J Tauma 30:568–572,1990.

持存活[77]。这个评分系统还需要在大样本病例中进一步证实。这种分类除了能对下肢损伤进行评估外,还不知道它可多大程度上对儿童损伤或骨折进行明确评估。

尽管一些研究对 MESS[116] 和其他类似的根据简单、易获得和可量化的参数所总结的严重度评分的敏感性和可重复性有质疑,但这些损伤评分可应用于损伤治疗的最初决断过程,因为它们可为医师提供合理的参考标准来引导经常受个人情绪影响的决断过程。MESS 评分最大的缺点是对无血管损伤、失血少而肌肉和骨组织损伤严重的年轻患者易造成假阴性结果[135,152]。尽管这种损伤 MESS 评分小于 7 分,但早期截肢通常为合适的治疗选择。目前没有一种评分可帮助决断二期截肢。

LEAP 研究表明,无论早期行保肢治疗还是早期截肢治疗,术后 2 年和 7 年时肢体功能没有差异[110]。两者均包括治疗效果不佳和明显长期肢体功能丧失。治疗结果受患者经济、社会和个人资源的影响较多,与患者损伤的治疗,无论是截肢还是重建关系不大。

三、闭合性骨折

并不是所有暴力所造成的骨折和关节损伤都是开放性的。事实上,闭合性损伤的软组织破坏程度要比肉眼所见的开放损伤更广泛、更严重[107,172,173]。这些损伤常伴有皮肤挫伤、深部擦伤、烫伤、皮肤病或皮肤与皮下组织明显分离。如果这些不易观察的软组织损伤隐藏在支具下或出现在手术切口处,可导致灾难性的后果,轻者伤口延迟愈合,重者部分或全部软组织坏死,导致严重的开放伤口感染。

Tscherne 和其同事将这些闭合性损伤分为 0~3 期[172,173]。尽管这种评分尚不具备十分实效性,但它可提高医师对损伤严重程度的认识,并提供一些处理指导方案(图 14-1 和表 14-5;也见图 14-28A)[157]。

第四节　肌肉骨骼系统损伤的病理生理学

暴力对肌肉骨骼系统的损伤可导致软组织和骨组织的广泛破裂。它们可带来外来物质和细菌[89],可产生局部软组织缺血和代谢改变,以及明显的组织坏死和无效腔形成。继而含有外界污染物质的血肿侵入损伤局部,沿破裂组织层面流动,填充空隙,这为细菌的繁殖提供了理想培养基。在最初几个小时内,中性粒细胞和巨噬细胞进入伤口内,但以后单核细胞在伤口内多见。同时,补体和凝血系统被激活。血小板和凝血反应所释放的 5-羟色胺、前列腺素和激肽可导致血管扩张,再加上嗜碱性粒细胞和肥大细胞所释放的组

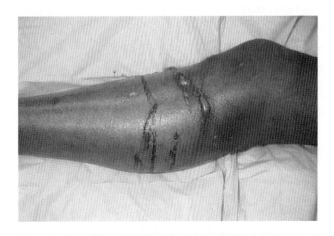

图 14-1　伴有软组织 II 型损伤的闭合性胫骨平台粉碎骨折,即将发生筋膜室综合征。施行筋膜切开和暂时性外固定。15 天后行明确重建和内固定。

表14-5　伴有软组织损伤的闭合骨折的分类

骨折分类	描述
0期	轻微软组织损伤,间接暴力,简单骨折,如滑雪者胫骨旋转骨折
Ⅰ期	由软组织内部压力致浅表擦伤或挫伤,轻度至中度骨折,如内踝处伴有软组织损伤的踝关节旋前型骨折脱位
Ⅱ期	局部有皮肤或肌肉挫伤的深部污染擦伤,即将出现筋膜室综合征,严重骨折,如胫骨多节段撞伤骨折
Ⅲ期	广泛皮肤挫伤或挤压伤,深部肌肉损伤严重,皮下组织撕脱,非代偿筋膜室综合征,相关大血管损伤,严重或粉碎骨折

Source: Tscheme, H.; Oestern, H.J. Die Klassifizierung des Weichteilschadens bei offenen und geschlossenen Frakturen. Unfallheilkunde 85:111–115, 1982. Copyright Springer-Verlag.

胺,使血管的通透性增加。然后,血浆中的蛋白质和白细胞大量渗出。补体系统中的 C3b 成分增强了细菌和外来物质的调理素作用,而 C5a 成分和组胺是最强力的趋化因子。这些过程标志着机体进入由中性粒细胞和巨噬细胞对细菌和坏死物质进行吞噬作用的阶段[35,55,80,151]。

如果损伤比较小或彻底清创并应用抗菌药物将大部分坏死和外来物质移除,这种炎症反应可得到控制,接着组织修复开始。然而,若严重损伤、严重污染或治疗不彻底,就会看到不同的治疗结果。巨噬细胞对细菌种植没有作用,它们会死亡,并释放溶酶体酶或其他蛋白水解酶,进而可导致周围组织的进一步坏死。随着组织压力的增高,这种坏死过程会加重恶性循环,导致进行性炎症反应、肌肉组织缺血、筋膜室综合征、组织缺失和感染播散(图 14-2)[17,47]。这种进行性炎症反应多出现在严重污染的开放骨折,但也可出现在闭合骨折和关节脱位以及较轻的肌肉间室挤压伤。

第五节　治疗计划和早期护理

一、概述

因为伴有严重软组织损伤的骨折经常伴有身体其他部位的损伤,因此应将患者作为一个整体考虑,将其认定为多发性损伤。对这些患者的治疗要从早期

急救时期到重建阶段,再至康复阶段。急救阶段包括:①早期复苏和损伤部位的固定;②对患者行全面伤情评估,包括开放骨折,同时注意致命性损伤;③适当抗微生物治疗;④对伤口行广泛清创,然后伤口覆盖;⑤骨折部位固定;⑥采用自体骨或其他方法来促进骨折愈合;⑦早期关节运动和患者活动[158]。重建阶段是针对治疗后期出现的创伤后并发症,如骨不连接、骨折对位不佳和迟发性感染。康复阶段注重患者的心理和专业康复。

通常情况下,这三个阶段是逐级进行的,彼此间很少有交叉。重建问题,如骨不连接,只有损伤后 8~12个月才能断定,而专业康复只有在软组织和骨损伤完全愈合后才可进行。因此,会经常看到患者丧失治疗信心,看到他们家庭分裂,只有少数人可在 18~24 个月前返回工作岗位[59]。现在,我们正努力来实现患者在伤后 1 年内回到工作岗位,享受生活。为了达到这个目标,初期在医院治疗时期就要仔细列出患者的治疗和康复过程;这三个治疗过程要相互重叠,治疗中心要将患者作为一个整体看待,而不仅仅是各种损伤的集合体。

二、院前和急诊室的救护

开放骨折属于外科急症。在受伤现场、运送过程,或在急诊室、放射科、或手术室,任何一处发生耽搁都会危及肢体的存留和痊愈[158]。在心肺复苏和生命指征稳定后,现场的营救人员要用无菌敷料覆盖伤口,将变形的伤肢大致恢复力线,复位并夹板固定。湿性敷料可预防局部的软组织发生干燥。一些学者应用生理盐水或聚乙烯吡酮磺(Betadine)浸泡纱布后覆盖在开放损伤处。由于聚乙烯吡酮磺对骨细胞的长期增殖和功能活性有影响,作者倾向于应用浸泡生理盐水的纱布[29]。用局部加压方法来控制大量出血。止血带可应用于创伤性离断的肢体和不能控制的出血。充气时间要明确标记出来。长途转运时要保证有规律的间断性暂时松开止血带。抗休克裤应用时要注意,因为对大多数类型的损伤,应用它们有可能增加死亡率,而不是减少死亡率[114]。

当患者到达急诊室后,要对患者的生命指征进行重新评估,尽量使其保持稳定,建立通畅的静脉通路。然后,对所有器官进行系统检查。将敷料和夹板部分拆除以便检查软组织损伤情况和神经肌肉功能。对引起皮肤过高张力的骨折块或脱位要大体复位,然后将肢体再用夹板固定,保持正常力线。

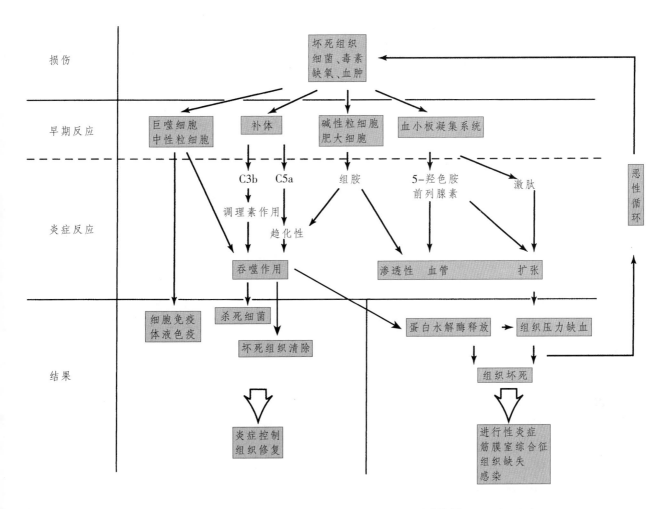

图 14-2　坏死过程结果:损伤引起的细胞、血液和免疫反应可导致修复或进一步组织坏死。

所有消毒的伤口敷料要保持在原处,因为在急诊室更换伤口敷料会使其最终感染率增加 3~4 倍[172]。在患者被运送至放射室或手术室前,要完成病史和物理检查,并要抽出血样来进行全血细胞计数、血清电解质、血型、交叉配血等检查,必要时行动脉血气分析。注意预防破伤风(表 14-6)[165,179],并开始静脉滴注抗生素。如果在病情检查中怀疑肢体缺血,应缩短患者在急诊室时间,快速转移到血管造影室,或最好直接送到手术室做进一步评估,必要时行血管探查。

第六节　伤口感染和抗微生物制剂

一、伤口污染

为便于实际操作,所有开放骨折和有皮肤失活的闭合性损伤均认为已被污染。严重的伤口破裂,广泛污染,相关血管损伤,患者年龄高和一些发病前的身体病理情况(如糖尿病),所有这些都易造成感染率增加。

Dellinger 和其同事发现,下肢感染的发生情况比上肢高 3 倍[40]。在同一调查中,7%的 I 型、11%的 II 型、18%的 III A 型和 56%的 III B 型和 III C 型患者可发生感染。I 型、II 型和 III A 型损伤平均感染率为 12%,而所有骨折的感染率为 16%。这些感染率代表现在的临床情况,即患者在最初的 1~5 天内已经系统应用抗生素[48]。经长期观察发现,在受伤和清创之间耽搁时间可增加感染率。根据 Friedrich 1898 年的实验研究,6 小时是损伤与清创之间允许的最长时间[56]。对于这个神圣时间间隔的正确性很少有异议。然而,Patzakis 和 Wilkins[139] 撰文认为,对开放骨折 12 小时内清创所发生的感染率为 6.8%,12 小时后清创所发生感染率为 7.1%[9,74,97]。在三级救护中心进行的近 12 年开放骨折治疗的一项回顾性研究没有证明在伤后 6、8、12、16 或 24 小时清创有增加并发症发生的风险性,但作者

表 14-6　主动免疫方案		
剂量	年龄和间隔	疫苗
年龄<7 岁		
初次剂量 1	年龄 6 周	DPT
初次剂量 2	第 1 次剂量后 4~8 周	DPT
初次剂量 3	第 2 次剂量后 4~8 周	DPT
初次剂量 4	第 3 次剂量后大约 1 年	DPT
增强剂量	年龄 4~6 岁	DPT
额外增强剂量	最后 1 次剂量后每 10 年	Td
年龄≥7 岁		
初次剂量 1	第 1 次就诊	Td
初次剂量 2	第 1 次剂量后 4~6 周	Td
初次剂量 3	最后 2 次剂量后 6 个月至 1 年	Td
增强剂量	最后 1 次剂量后每 10 年	Td

缩写：DPT，白喉、破伤风类毒素和百日咳菌苗混合制剂。Td，破伤风和剂量减少的白喉类毒素（成人用）

Source: Cates，T.R. In：Mandell，G.L.；Douglas，R.G.，Jr.；Bennett，J.E.，eds. Principle and Practice of Infectious Diseases. New York，Churchill Livingstone，1990.

也提出这是一项回顾性研究，最好还是尽可能早期手术治疗[113]。对 106 例开放骨折进行的另一项回顾性研究表明，伤后 2 小时内治疗骨折没有感染发生。然而，比较伤后超过 6 小时治疗与伤后 2~6 小时治疗的感染情况，发现前者没有明显升高[97]。

在急诊室所做的开放骨折细菌培养，其阳性率为 60%~70%[136,138]。多数培养出的是腐物寄生菌，如微球菌、白喉菌和食腐杆菌[172]。一项研究表明，40%~73%在清创前培养出致病微生物的骨折最终会出现由一种微生物所致的感染[172]。另一项研究发现，清创前培养致病微生物为阴性的病例中有 7%发生感染[106]。在所有感染患者中，清创前培养出的感染生物体只占同时期感染的 22%。在预测感染方面，清创后培养更准确。然而，在发生感染的病例中，感染生物体的出现只占同时期的 22%。基于这些争论和不相一致的数据，同时考虑到实际费用，在急诊这一时期行清创前和清创后细菌培养似乎没有多大价值。

占优势的感染生物体种类随时间和损伤程度的不同而变化。Gustilo 和其同事发现，在 20 年的一个期限内，感染骨折中革兰阴性细菌的比例从 24%上升至 77%[68,72]。Dellinger 和其同事注意到，在Ⅰ型、Ⅱ型和Ⅲ A 型骨折中，有 43%的金黄色葡萄球菌阳性和 14%需氧或兼性革兰阴性杆菌阳性患者发生感染[49]。大多数

Ⅲ B 型和Ⅲ C 型骨折发展为混合菌群感染；而复发感染的细菌中，金黄色葡萄球菌只占 7%，而需氧或兼性革兰阴性杆菌占 67%。

二、梭状芽孢杆菌感染

(一)破伤风

破伤风是由破伤风梭状芽孢杆菌引起的高致命性疾病，比较罕见[165,179]。破伤风梭状芽孢杆菌是一种厌氧革兰阳性杆菌，产生一种神经毒素。在自然界中，破伤风芽孢广泛存在，特别是在泥土、尘土、动物粪便和人类皮肤表面。这种细菌适合在厌氧和坏死组织存在的条件下生长。美国每年发生 100~200 例，多数为超过 50 岁的患者。致死率为 20%~40%。

破伤风痉挛外毒素在不同受体位点上的效应是导致疾病所有临床表现的原因。破伤风痉挛毒素沿运动神经传播，黏附于骨骼肌、脊髓和脑部的神经节细胞。破伤风发作有局部形式和全身形式。全身发作性破伤风比较常见，早期症状为伤口周围肌肉痉挛、反射亢进、颈部强直、面部表情发生变化。后期出现全身肌肉挛缩，导致角弓反张和急性呼吸功能衰竭。局部型破伤风特点为损伤处周围肌肉强直，角弓反张很少发生，通常不会有不良后果。

用破伤风类毒素行主动免疫是防止这类疾病发生的最好和最有效的方法。对于 7 岁以下儿童，破伤风类毒素可与 7~8 絮凝限度(Lf)单位白喉、5~12.5 Lf 单位破伤风和少于 16 混浊单位的百日咳(DTP)或不含百日咳(TD)联合应用。对于成年人和大龄儿童，破伤风疫苗(Td)含有少于 2 Lf 单位的白喉和 2~10 Lf 单位的破伤风。为了获得长久保护水平的抗毒素，在 2 个月、4 个月和 6 个月龄时给予 3 个剂量的破伤风类毒素注射，然后在 12~18 个月龄和在 5 岁时再追加激活剂一次。初期治疗后，在以后生活中每 10 年追加一次激活剂。对于那些在受伤前没有完成系统类毒素免疫或在受伤前 5 年里没有接受一个剂量激活剂注射的患者，应接受破伤风类毒素。如果伤口易被破伤风杆菌感染，可用人破伤风免疫球蛋白(HTIG)行被动免疫。任何有伤口的患者，如果离最后一次追加激活剂超过 10 年，应该接受 HTIG 和 Td。通常肌肉注射 250~500 IU 的 HTIG，同时可注射类毒素，但要在不同部位注射。HTIG 的保护作用可持续 3 周(表 14-6)。

对于怀疑有免疫缺陷病和在过去 5 年内没有接受足量免疫易得破伤风的患者，除接受主动免疫外，

还要接受 HTIG(250~500 IU)的被动免疫。易于得破伤风的伤口包括：被尘土、唾液或粪便污染的伤口；刺伤，包括不干净注射所致的伤口；飞弹伤；烧伤；冻疮；撕脱伤和压榨伤[16]。

(二)气性坏疽

气性坏疽是一种长期令人恐怖的疾病[54,62,83]，多发生于ⅢB和ⅢC型严重损伤，农场或有泥土处发生的损伤，伤口被肠内容物污染和糖尿病患者的开放伤口行初期关闭后。梭状芽孢杆菌的芽孢可在泥土和人及动物的肠道内存在。在人类疾病中，以产气荚膜梭状芽孢杆菌和败血梭状芽孢杆菌为多见。梭状芽孢杆菌是一种革兰阳性厌氧细菌，能产生几种外毒素，它们可致人死亡或起扩散因子的作用。这些毒素可致局部组织水肿，肌肉、脂肪和筋膜坏死，以及局部血管的血栓形成。它们也可产生硫化氢和二氧化碳气体。因为这些气体很容易沿周围组织扩散，使组织水肿、坏死和血管的血栓形成过程持续发生，同时导致感染爆发播散。可发生以血红蛋白明显降低为标志的溶血，并可继发肾小管坏死、肾衰竭[83]。初期的体温经常低于正常体温。在局部的伤口处可有难闻的血清样液体流出。水肿出现较早，多在远离受伤部位注意到。接着，通过捻发音或放射检查，在筋膜层内可见透光裂隙，发现组织内有气体形成。多数患者出现过度紧张，一些患者害怕死亡。

当患者被怀疑或确认为气性坏疽时，应接受静脉输青霉素治疗，一天输20×10⁶~30×10⁶单位，分几次输。如果患者对青霉素过敏，可静脉输克林霉素1.8~2.7 g/d，或甲硝唑2~4 g/d。加用头孢霉素和氨基糖苷类抗生素来消灭其他细菌。然而，挽救生命和肢体的关键是行广泛筋膜切开和在短时间内重复彻底清创。将患者转移至大的创伤中心，特别是具备高压氧舱的医院，这一点是值得注意的。尽管严重的梭状芽孢杆菌感染十分可怕，但在现代医疗技术治疗下，只有8%~10%的患者不能挽救生命。

三、抗微生物治疗

(一)全身性抗生素治疗

在开放骨折治疗中，通过全身应用抗生素来预防创伤后的伤口感染一直存在争议，直到1974年，Patzakis通过随机双盲试验证实了其有效性[136,138]。其他试验也证实了这些发现[49,70,120,135,137,139,167]，并最终确立了对所有开放骨折患者在最初3~5天内常规采用静脉方式应用抗生素的现行惯例。

抗生素的合理选用依软组织的损伤程度、污染源种类和院内菌群而定[130,161]。现在，第一代头孢菌素已用于Ⅰ型和Ⅱ型开放骨折和有软组织损伤的闭合骨折。这些抗生素对大多数革兰阳性菌和许多革兰阴性菌都有效(除了假单胞菌属)。例如，成人一般负荷头孢唑啉的剂量为2 g，以后每8小时静脉应用1~2 g。对于Ⅲ型开放骨折可加用氨基糖苷类抗生素(庆大霉素或妥布霉素)。过去采用按人体无脂体重3~5 mg/kg且在24小时内分几次给药的方式，现在则按5.1 mg/kg且1天内1次给药方式。

通过实验发现，分次给药与肾脏毒性的高发生率有关，因为这可造成药物最低浓度过高；相反，一次性给药所形成的比较高的峰值浓度更易杀灭埃希杆菌属和假单胞菌属细菌[184]。在一项随机前瞻性研究中，庆大霉素一次剂量给药与多次给药一样安全，而且还有轻度降低感染率的倾向[167]。对发生在农场环境中的骨折，若伴有血管损伤或广泛软组织挤压伤，可每4小时加用2×10⁶~4×10⁶单位水性青霉素G。

尽管通常认为，应在伤后1~5天初期应用抗生素，但现在有明确证据表明，对于污染不严重的简单开放骨折，一代头孢菌素应用24小时与用5天的效果一样[148]。复杂的开放骨折，抗生素可应用至伤口闭合后48小时。

(二)局部防腐剂和抗生素应用

尽管古代医师用热的液体和铁器处理伤口是有害的，但用浸泡有酸、酒精和石炭酸的敷料处理伤口是有益的[178]。已经证明许多防腐剂有细胞毒性作用，但这些破坏作用只局限于表层细胞，这些防腐剂的应用还处于争论状态。许多外科医师用等渗盐水[5]，具有广谱杀菌和杀芽孢的含碘溶液[18]，或一些局部抗生素，如新霉素、杆菌肽和多黏菌素来浸泡伤口敷料。但验证这些方法是有益还是有害的临床资料比较少。

(三)缓释载体介导的局部抗生素应用

为了增加抗生素在伤口局部的浓度，延长抗生素作用时间，可将抗生素与缓释载体，如聚亚甲基-甲基丙烯酸树脂(PMMA)相混合[78,79,162,175,176]。由于这些载体在治疗感染关节假体中的成功应用，它们已经被应用在治疗慢性骨骼感染病例中。最近它们也被应用在高危险的开放骨折治疗中(图14-3至图14-6)。在以后

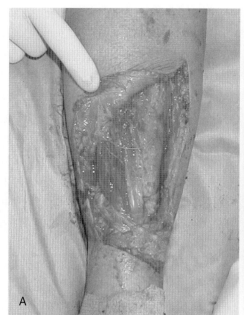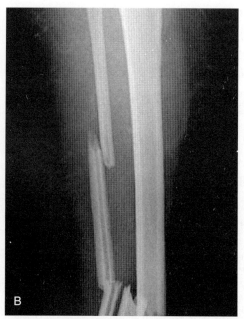

图 14-3 患者为一名中年男性，(A)和(B)为ⅢB型开放胫骨骨折。

的应用中，聚亚甲基–甲基丙烯酸树脂与所选用的抗生素相混合，将其塑成 5~15 mm 的小珠，以便于取出；然后将这些小珠用细钢丝或缝线串在一起 (图 14-7)[100]。当将这些小珠放入伤口后，将伤口紧密缝合至不漏水或用黏性敷料覆盖伤口[78,79]。在间隔 3 天至 6 周的过程中，可将念珠取出或更换。如果长期保存，便很难将

小珠与长入的软组织相剥离。有报道称，曾发生长期保留体内小珠所致的血液感染。

尽管这种给药方式比静脉给药的浓度常常要高出 10~30 倍[22,108,117,120]，但现在对载体性能、小珠的合适大小和形状、药物释放特点、聚合过程中抗生素变化或药物释放后抗生素的效应了解的仍比较少[175]。曾对

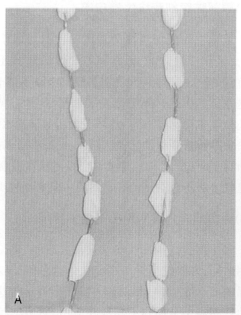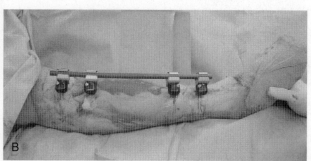

图 14-4 与图 14-3 为同一患者。伤口行冲洗、清创和骨折外固定架固定。(A)钢丝上带抗生素的链珠。(B)链珠放置在粘贴的敷料下，来填充无效腔和使伤口内"无菌"。

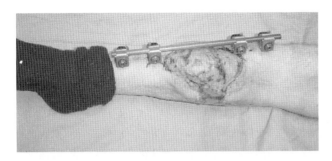

图 14-5 与图 14-3 为同一患者。第 6 天时用游离皮瓣覆盖伤口。

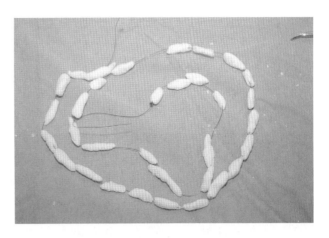

图 14-7 穿在 1 号聚丙烯缝线上的由 PMMA 和妥布霉素制成的抗生素链珠。

许多抗生素做过实验,但多数研究工作多集中在氨基糖苷类抗生素和万古霉素。与静脉大剂量抗生素相比,这种局部应用药物的方式比较便宜,避免了应用静脉输液管,减轻了护理工作,而对诸如肝脏、内耳和肾脏等敏感器官也无毒性,利于减少严重开放骨折的感染率[79,129]。应用小念珠的另一优势为患者能行动,没有什么抱怨。一项研究表明,抗生素小珠单独应用的功效与静脉输液给抗生素相似[120]。

同样结果可从以通过固定比率在伤口内释放抗生素的内置泵取得。尽管有些贵,但这种途径也同样可取[141]。硫酸钙也可用来作为抗生素释放载体。在动物模型中发现,含有抗生素的硫酸钙在治疗感染方面与浸泡抗生素的 PMMA 小珠一样有效[8,171]。硫酸钙潜在的优势是可被吸收,不需要移除,但需要更多的临

床病例来证实。

第七节 伤口护理

一、伤口冲洗和清创

在手术室,当麻醉成功后,应将所有夹板和绷带拆除,清洗伤口周围皮肤,身体受伤部位要做好准备并覆盖好。上好止血带,但只有在大出血时才给止血带充气。这些方法可预防进一步缺血损害,并可容易判断软组织的存活情况。通过伤口清创和冲洗来清除伤口内所有坏死和外来物质。

(一)清创

清创是指从伤口中完全彻底地清除和切除所有外来物质和坏死组织[178]。虽然清创不能清除所有细菌,但它可大量减少细菌数量,留下存活组织,因此可以大大减少细菌增殖的机会。偶然的、非正规和不完全的清创可造成严重后果:细菌保持大量增殖,周围软组织水肿,它们的血液供应减少,导致进一步坏死。进而,沿多个组织层面和坏死肌肉的肌腹内出现明显感染,会造成截肢,甚至发展为向近端的进一步截肢。

只有在细心计划和系统实施时,清创才能有效,不要盲目修剪坏死皮肤边缘和从伤口露出的肌肉纤维。要通过彻底探查伤口来判断损伤的实际大小和范围,通常情况下,实际损伤比从外面所看到的伤口要大(图14-8)。当将所有外来物质和坏死组织彻底切除,清洁的伤口内只留下健康组织时,才可真正探明损伤的实际范围。

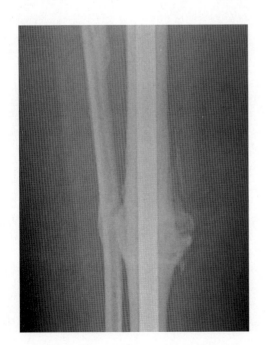

图 14-6 与图 14-3 为同一患者。在 2 周时,将外固定架和链珠拆除。插入髓内钉,骨折出现愈合现象。

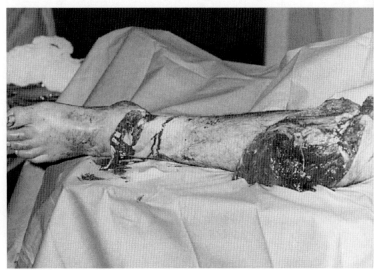
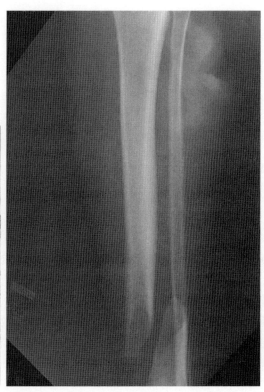

图14-8 (A) ⅢB型前踝和内踝伤口,伴有多处肌腱撕裂,近侧胫骨开放损伤,大量软组织缺失。注意前侧胫骨和深筋膜之间的软组织封套撕裂。(B)胫骨远端简单斜行骨折和踝骨折。

(二)评估创伤范围

在评估损伤部位的真正范围时,要综合从不同方面获得的信息,包括:损伤机制,事件发生处的一些情况(如在行夹板前外露的骨折片是否回缩),损伤肢体的检查(其他部位的挫伤,相邻关节不稳定,血管和神经的情况,伤口的大小、部位和污染情况),实验室检查,放射线检查。普通放射线检查除了描述骨折类型和部位以外,还可通过观察在不同组织平面内潜在的空气来确定软组织的损伤范围,通常它与明显的损伤部位有一段距离。导致损伤的能量大小可通过骨折的复杂程度、骨折粉碎严重性和骨折移位距离来反映。对于有动脉或神经与骨骼相贴近部位的骨折,医师应注意可能有神经或血管损伤。除非有其他因素,否则同一损伤机制在同一肢体部位的复杂软组织损伤多为一个骨折片段所致。通常这种伤口彼此之间和骨折部位之间相通,它预示一个严重的肢体损伤(图14-8和图14-9)[91]。

在肢体近端和比较丰满的软组织覆盖的骨组织部位,如股骨或小腿后侧,软组织损伤的严重性往往被错误判断。因为这些部位的外部伤口比较小,很容易遮盖

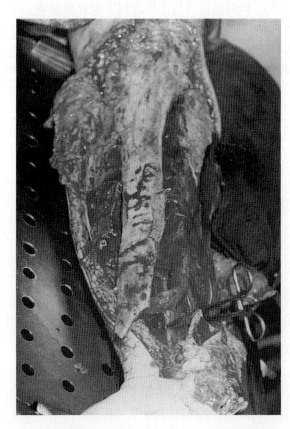

图14-9 与图14-8为同一患者。两处伤口连起来和清创完成后真正的损伤范围。

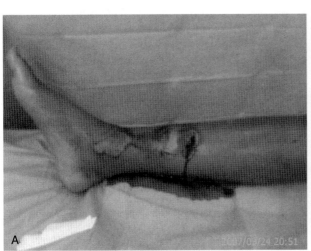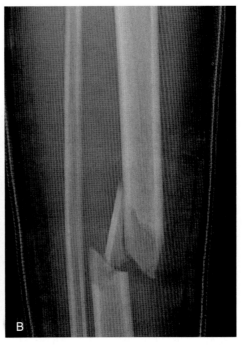

图 14-10 1 例 12 岁儿童,机动车撞伤后开放骨折的临床(A)和影像学(B)表现。

下方肌肉的损伤范围、骨膜剥脱严重程度和骨折部位污染程度。

(三)扩大伤口

因为皮肤伤口多是深处严重损伤向浅表的小的外延,所以必须按 3~5 倍延长伤口,直到充分显露所有损伤组织。扩大的伤口必须是可延伸的,不能产生皮瓣,而且必须注意神经和血供区域(图 14-10 至图 14-12)。切口应利于内置物的放置、远处软组织皮瓣

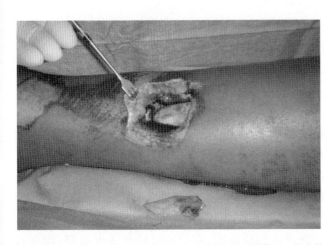

图 14-11 与 14-10 为同一患者。扩大和清创后的伤口。完全缺乏软组织相连的蝶形骨折块,将其移除。注意,在伤口扩大前骨膜剥脱范围不明确。

的转移和伤口的闭合。

(四)皮肤组织

在初期清创时要尽量多保留皮肤,而不要一开始就大量清除皮肤边缘。要修剪掉比较明显的坏死和破损组织,而对存活情况难以判断的区域,在 24 小时内会变得明朗,可在接下来的清创中轻易去除。皮下组织(主要是脂肪)缺乏血运,当受污染时要彻底清除。对于离断肢体的皮肤,大的、无活性的皮瓣可用取皮刀断层取皮。取下的皮片可在手术最后阶段应用,或保存起来以后应用。

(五)筋膜

皮下组织深处的筋膜是可以清除的,如果已失活或污染可充分切除。与传统观念相反,开放骨折不能够完全减低筋膜室内的压力[72]。如果筋膜室张力高,持续肿胀的组织会增高局部压力,从而阻断局部血液供应。筋膜室内组织进一步坏死,进而造成感染是比较常见的结果。因此在初次和接下来的清创中,可充分行预防性的筋膜切开和肌外膜切开术。

(六)肌肉和肌腱

因为坏死的肌肉组织是细菌肥沃的培养基,因此要充分切除坏死的肌肉组织。"4C"(即连续性、收缩能

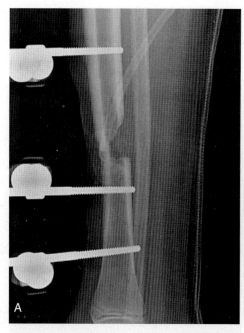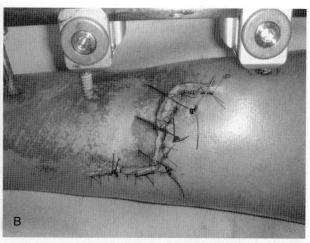

图 14-12 与图 14-10 为同一患者。(A)用外固定固定骨折。(B)通过保留缝线和尼龙线皮肤缝合伤口基本关闭。

力、颜色和血供能力)不总是观察肌肉存活能力的可靠指标;通过用齿牙镊子轻轻夹持后观察其收缩能力和动脉血运情况来判断比较更可靠。用电灼装置刺激所引起的肌肉反应可造成错误判断,因为尽管肌肉失去活性,但失活肌肉肌质的网状组织内存留的钙对刺激也可产生反应。

伤口范围内的每组肌肉都要分别检查,而且要超过伤口水平到达起止点。损伤或切断一条小血管可导致整个肌肉节段的缺血坏死。偶尔发现整个肌群无血供,必须整个切除该肌群。污染的肌腱应仔细清洁,要完整保留。它们比较容易显露,因此可在后续过程中进一步清创。

(七)骨组织

当遇到一个小伤口时,医师往往试图修剪伤口周缘皮肤,并盲目通过开放的伤口进行冲洗。这种处理很容易漏掉外来物质或污染的骨折片,从而会造成严重的伤口深部感染,最后形成截肢的结局。大多数开放骨折,至少有一个骨折断端会从伤口穿出,与周围没有消毒的环境相接触。因此,开放的伤口必须扩大,以便将所有主要骨折块的游离端暴露出来,进行仔细检查和清创。

骨髓腔内所有脏物和其他外来物质要彻底清除。将所有失活的皮质骨折块清除(见图 14-11)。如有可

能,大的关节骨折块要清洗,用于关节重建。非常严重的污染骨折块要抛弃,以后可通过植骨或牵引成骨的方式来治疗骨质缺损。

(八)神经血管结构

损伤区域内的大血管和神经严重阻碍伤口的充分清创。要仔细辨认和游离它们,将它们从周围失活的组织中分离出来。对于有横断损伤的大血管和神经,则必须修复。

(九)伤口冲洗

尽管冲洗可清除血凝块和碎屑,特别是对深部的间隙有效,但它只是一种辅助治疗,不能够替代彻底的清创治疗。

只有充分估算了损伤范围,并将所有失活组织完全清除后,才可进行冲洗治疗。大量等渗液体冲洗目的是清洗血凝块、新鲜出血、外来物体、坏死组织和细菌。通常的冲洗方法包括应用关节镜管的重力注入法、低压力冲洗(球囊)和高压力脉冲式灌洗法。带有喷水器头的脉冲冲洗对清除葡萄球菌特别有效[5],特别是对伤后耽搁 3 小时或更长时间的伤口[14]。高压力的灌洗可损伤骨组织,在早期可延迟骨折愈合,但对骨折愈合过程没有副影响[1,53]。现在脉冲式灌洗建议应用在有严重污染的开放骨折或治疗延迟的患者,因为其

只对早期骨折愈合有延迟影响。对污染较轻的伤口，可应用球状注射器[105]。然而，最近在体外研究中发现，与低压力冲洗相比较，高压力的灌洗可引起软组织和骨髓腔内的细菌向深部组织穿透，因此应用高压力灌洗必须小心[6,75]。

动物实验表明，添加抗生素不比单独使用盐水更有效。事实上，清除葡萄球菌最有效的添加剂是苯扎氯胺[5,57,170]。尽管它对大鼠是无毒的，但在应用时发现并发症的发生率增高[36]。然而，用苯扎氯胺连续冲洗伤口后，再用橄榄油香皂水和盐水顺序冲洗，可避免并发症的发生。对于假单胞菌，与正常盐水比较，选用橄榄油香皂水或用苯扎氯胺连续冲洗伤口，再用正常盐水冲洗伤口，可减少其阳性培养率[3]。Anglen 研究了458 例开放骨折病例，比较了加抗生素溶液与橄榄油香皂水的冲洗情况。两者感染率没有差异，但应用加抗生素溶液的伤口在愈合上所发生的问题比较多。

二、血管损伤和筋膜室综合征

(一)血管损伤

当开放骨折伴有大血管损伤时，特别是在下肢，肢体存活的预后情况不容乐观。Lange 及其同事注意到，在需要血管修复的 23 例开放胫骨骨折中，61%最终截肢[103]。对于那些通过成功血管修复而使肢体最终获得保存的患者，50%以上出现慢性问题，影响其日常生活。如果热缺血时间(一个关键性存活参数)超过 4 小时，截肢率为 50%；当热缺血时间超过 6 小时，肢体便没有存活希望。在另一项研究中，最终截肢率为 58%[94]。尽管单独的胫前动脉和腓动脉损伤预后好一些，但对于腘动脉或胫后动脉横断损伤或在三支分叉处以远所有三根大动脉都损伤的病例，其结果会差一些。

对于有大血管损伤的肢体，在运送到有能力处理这种损伤的最近创伤中心的过程中，要对肢体损伤部位降温[31,42,49,73,96,103,126]。当患者生命功能稳定后，肢体外科医师和血管外科医师要联合对损伤肢体进行评估。要确定一个合适的治疗方案，尽量在 6 小时内完全使肢体血管再通，在某种程度上，采取暂时弹性聚硅酮动脉分流术可延长此宽限时间[90]。鉴于这种非常严格的时间限制，而且在大多数情况下初期内固定花费时间又较多，采取临时外固定后立即行血管修复是比较安全的。要记住，在越南战争期间有一项研究表明，血管修复后用骨牵引可取得良好结果[144]。对肢体损伤部位所有筋膜室行筋膜切开是重要的，特别是对下肢[17]。

(二)筋膜室综合征

有一种比较普遍的观点认为，开放骨折筋膜室综合征比较少见[153]。然而在 4 组研究中发现，开放胫骨骨折病例诊断为筋膜室综合征的有 2%~16%[26,38,85,88]。筋膜室综合征的发生与损伤严重程度有直接关系[68]。它们多发生在多发伤患者、被汽车撞的患者、有严重粉碎性Ⅲ型开放骨折患者。严重损伤、长期麻醉患者和由于药物或残疾所致的感觉减退患者及不能交流患者、脊髓横断伤或局部神经损伤的患者，易造成筋膜室综合征延误诊断或漏诊。对存在上述危险因素的患者，初期手术前后要确定筋膜室内的压力，以后也要定期测量筋膜室内的压力。如果任何一个小腿筋膜室压力升高，则要对所有 4 个筋膜室进行充分减压[17]。

三、截肢

在开放骨折,中急诊采用截肢治疗的指征为：患者肢体存在严重破坏(ⅢB 型损伤)或累及肢体存活的不可修复的动脉损伤或损伤动脉修复失败(ⅢC 型损伤)。只要有可能，截肢手术均要在进行初期清创时再做决定。尽管没有广泛可接受的标准，但强烈建议截肢信息要包括以下方面：MESS 7 分或更高[91,103]，热缺血时间超过 6 小时[103]，在同一肢体或足部内存在严重的继发性骨或软组织损伤(图 14-13)。

过去，足部失去有保护作用的感觉功能曾是截肢的另一指征[19]。但如果这种情况是由胫后神经损伤引起的，过一段时间有恢复的可能。在国际文献中，有 20 例对胫后神经损伤行直接修复和移植结果的详细报道。多数神经移植是在损伤 6 个月以后进行的。70%~80%患者取得较好结果，感觉神经功能恢复，行走时不需要支持物，没有营养溃疡发生[50,76,82,109,125,180]。

因为早期截肢比二期截肢或复杂的肢体重建可取得比较好的远期疗效，所以正确做出急诊截肢决定的重要性多被低估[19,59,96]。在 LEAP 研究的长期随访中，过去的观点受到了挑战，研究表明截肢患者或肢体保留患者远期都有明显的功能障碍[110]。早期截肢也可提高患者存活率，减轻疼痛和致残，缩短住院时间。

鉴于在多数肢体伤害中损伤能量一般比较大，在初期清创中行开放截肢是比较适宜的。如果做出截肢决定，首先对局部伤口进行仔细清创。术中要尽量保留软组织封套，只将失活组织切除。截下的残肢要打开敷裹，当保留下来的软组织套大小和功能明确后，

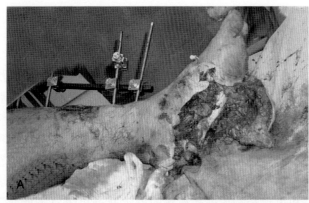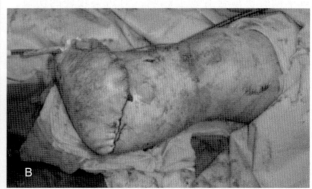

图14-13 (A)和(B),患者为Ⅲ型开放胫骨骨折和严重足部损伤,需要膝关节下截肢。

在进一步清创中要明确决定截肢平面和伤口关闭方式。所谓铡除刀式截肢,即在损伤平面近侧横行切断所有软组织和骨,在拿破仑时期的战场上可保存生命,但在现在创伤中心这种情况是不应该出现的(图14-14)。目前,我们试图尽量多保留存活的软组织和骨组织,以达到最适宜的截肢水平。应注意的是,将截下的肢体送病理检查前,应尽量保留以后可用于重建的皮肤和其他存活组织。

四、伤口覆盖

在清创结束后,伤口内所有的组织都要有血运。保存的软组织一定不要被有约束作用的筋膜层所束缚,一定要保证在组织水肿期,软组织可自由膨胀。只要有可能,神经、血管、肌腱和暴露的骨表面都要用局部的软组织覆盖。

在早期的一些研究中,Ⅰ型和Ⅱ型伤口的早期闭合导致感染和骨不连的发生率明显上升[41,157]。同时也注意到,伤口一期闭合也是发生气性坏疽的主要因素[24,131]。然而,对两个小样本的连续研究提示,对低度的开放骨折行一期伤口闭合不会增加危险因素的发生[51,163]。伤口内可用浸有加入抗菌剂或防腐剂的等渗盐水的绷带包扎[18,154]。另一选择是制作一种带有抗生素的小球囊(图14-4B)[78]。为了防止软组织的过度回缩,可通过保留缝线将皮肤边缘置于适度的牵引状态(图14-12B)。这种技术有利于伤口的二期闭合,并可避免不必要的皮肤移植或皮瓣转移。

相反,在动物实验中发现多次清创可延迟骨折愈合[133]。在119例开放骨折中,在对Gustilo Ⅰ至ⅢA型患者治疗中,与反复清创开放骨折相比较,急诊彻底清创后立刻闭合伤口的患者没有明显感染增加或骨折愈合问题[51]。彻底清创后,早期闭合伤口可潜在性地减少多次清创所致的软组织损害和减少多次进出手

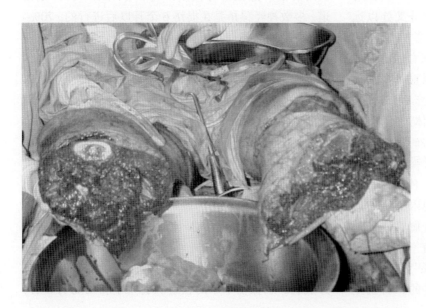

图14-14 牵引拖车事故后双侧断头台样截肢。尽可能不应用断头台样截肢。应该确定适宜的截肢平面来保存大量存活软组织。

术室对患者心理的伤害。在决定清创是否充分和是否需要反复清创方面,外科医师的经验和对损伤情况的理解是十分重要的。

对于有严重软组织损伤的骨折,48~72 小时内可在手术室再次行彻底的伤口暴露和清创。可将初次清创后再形成的坏死组织清除,如需要可行广泛筋膜切开术或肌外膜切开术。如有必要,对于严重污染的伤口,清创治疗可每 2~3 天重复一次,直到伤口干净,可行伤口闭合或覆盖[121]。

当首次面对损伤时,要对伤口覆盖时间和方法进行仔细评估。如果需要复杂的软组织技术,要向软组织和微血管专家进行咨询(图 14-15 至图 14-18)。如有可能,要在一周内和伤口继发微生物种植前,将开放的骨折用软组织覆盖[135]。

对于大多数 I 型、II 型和一些 III A 开放伤口行延期或早期闭合是可行的,如果需要反复清创,要避免伤口边缘的回缩(见图 14-12B)。对于不在骨表面或关节处的 I 型小伤口行二期愈合是可以接受的。这样在一周内就会有肉芽和上皮组织生成。在处理感染伤口反复清创时,初期最好的目标是有一层致密肉芽组织床生成。如果细菌计数低,可选用局部或游离皮瓣;否则,用断层皮片移植物作为过渡治疗措施。断层皮片移植物是覆盖活性组织(如肌肉组织表面的大面积皮肤缺损)的理想材料。它们也可为骨和关节周围表面的肉芽组织提供良好的暂时性覆盖材料。

肌筋膜皮瓣、局部皮瓣和游离肌瓣的应用革新了对大的、急性或慢性软组织或骨质缺损的治疗[28,63,145,183]。局部皮瓣比较理想,但其大小受到限制,不能用在肢体远端。如果受伤时肌肉组织被破坏,则不能用这种皮瓣。游离肌肉和复合皮瓣可治疗身体任何部位的缺损(见图 14-17)。除了可用做覆盖材料和可能的结构支持外,肌瓣还可在接受部位清除低毒细菌污染,并可增加骨折的愈合率[145]。在复杂的肢体重建中,游离皮瓣可用做第一阶段治疗[63,183]。在初期清创中皮瓣很少应用,因为损伤的实际范围经常不明确,对供处肌肉的损伤情况比较难以估计。

最近介绍的负压伤口治疗方法(也称真空支持的闭合,或 VAC)为治疗不十分严重的伤口提供另一途径。由于 Gopal 等提出的损伤后 72 小时内"固定和皮瓣"方式在现实治疗中经常达不到[61],而 VAC 是一种提供暂时性覆盖的有效方法,与湿性至干性敷料相比,这种方法可同时消肿、增加局部组织灌注、增进肉芽组织生长和减少细菌数量(图 14-19)[6,46,122]。Herscovici 等评估了 21 例高能量软组织损伤行 VAC 治疗平均 19 天的患者[81],只有 43%需要游离组织转移。Dedmond 等对 31 例可疑 III B 型胫骨骨折患者行 VAC

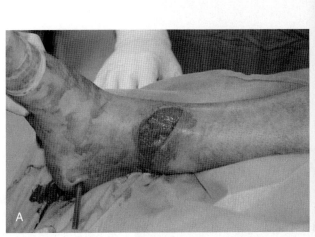
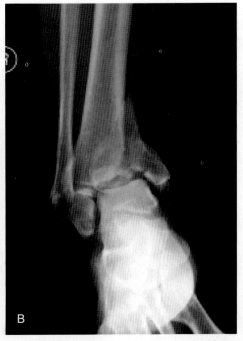

图 14-15　(A)和(B),III B 型开放 pilon(胫骨穿隆)骨折。

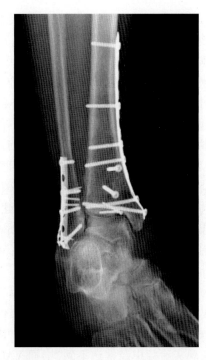

图 14-16　与图 14-15 为同一患者，冲洗、清创、伤口延长、内固定。

治疗，需要游离组织转移者减少了 45%[45]。

第八节　骨折的固定

良好的固定是软组织和骨组织愈合的关键[128,149]。对骨折片的固定可防止其对周围软组织的进一步损伤，限制炎症反应的强度和持续时间，减少细菌播散，促进组织灌注，有利于早期伤口修复。对骨骼损伤的固定可减少疼痛，增加活动范围[123]，减少呼吸系统并发症，如易致人死亡的呼吸窘迫综合征的发生[20,21,92]，大大减轻护理工作和方便治疗其他部位的损伤。

几个世纪里，骨折固定一直是一种间接的、对骨折周围软组织产生压力和对邻近肢体部位行长期制动的治疗方式[178]。这种治疗方法有可能造成肢体短缩、畸形愈合、骨不连接、肌肉萎缩、关节挛缩、骨量减少和长期流液，妨碍肢体功能的恢复。相反，现代骨折治疗的目的是：达到稳定骨折，清洁损伤部位，促进骨折在良好力线和肢体长度情况下愈合，最终获得接近正常的肢体功能[123]。开放骨折固定后可为反复清创、局部或远处皮瓣转移和植骨提供方便的途径，这样才能达到上述目标。这些方法不干扰骨折片的血运，牢固的固定可允许关节早期活动，至少可部分负重。最后，这些结果必须在避免发生危险和并发症的情况下获得。

固定的牢固程度决定着骨折愈合是以一期愈合方式愈合，还是以二期愈合方式愈合[119,140]，但它对骨折愈合时间和愈合率没有明确影响。尽管有文献充分证明，在骨折固定中一种方法优于另一种方法，但多数研究是集中在对已选定患者群体进行有限定的数据收集。他们排除了严重损伤患者，没有充分随访，对肢体长度、骨折对位情况和邻近关节活动情况也没有记录。他们很少说明患者肢体功能、工作和娱乐活动

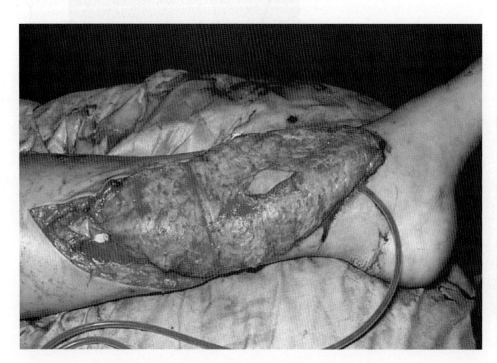

图 14-17　ⅢB 型开放胫骨骨折患者。完全清创后不可能在无张力情况下关闭伤口。在第 5 天时行游离皮瓣治疗。

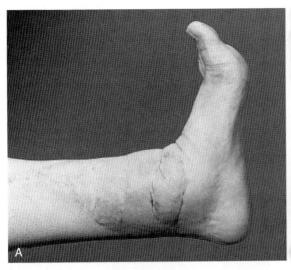
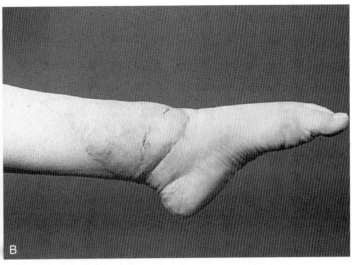

图 14-18　与图 14-17 为同一患者。(A)和(B)1 年后踝关节活动。

的情况。对特殊开放骨折来说,适当固定方法的选择依据许多因素,包括患者情况、损伤和治疗情况,还有手术医师的技术和经验。随着新观念和新技术的产生,适宜的固定方法是不断变化的。同时或相继应用多种方法治疗患者,往往会取得最好的结果并缩短愈合时间(图 14-20 至图 14-27)。

一、吊带、夹板、石膏和牵引

几个世纪以来,对开放骨折只采用非坚强固定方法,包括吊带、夹板、石膏和牵引[178]。现在这些方法只作为更复杂骨折的一种暂时性治疗方法。

吊带治疗指征是对肱骨颈、肱骨干以及前臂损伤行内固定或外固定后提供辅助支持。夹板可由不同材料制成,可为开放骨折提供初期固定,直到做出对软

组织损伤或骨折固定的明确治疗决定。

在对开放骨折的早期治疗中,不适宜应用环形石膏管型,因为它们会包裹住肿胀的肢体,妨碍对软组

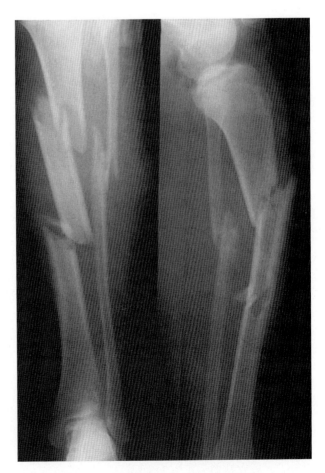

图 14-20　胫骨 Ⅲ A 型节段型开放骨折。

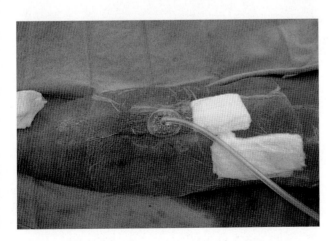

图 14-19　患者为 Ⅲ 型开放骨折。伤口行 VAC 治疗。

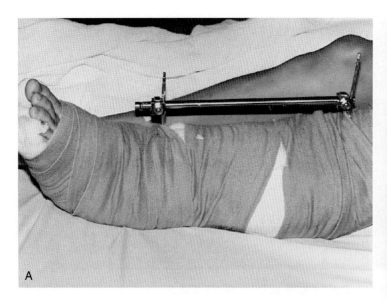

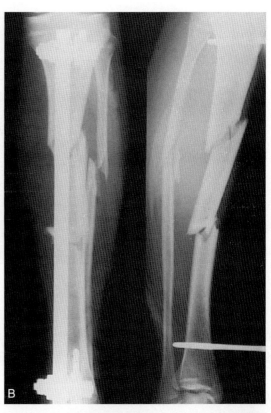

图 14-21 与图 14-20 为同一患者。(A) 冲洗、清创,用双针外固定架临时固定,Robert Jones 敷料包裹。第3天伤口闭合。(B) 影像学:外固定保持长度;Robert Jones 包扎防止前侧弯曲。

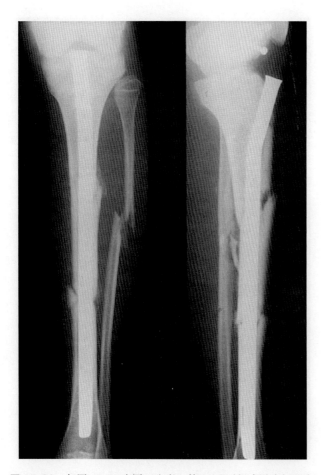

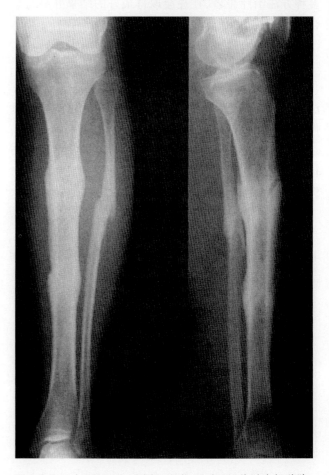

图 14-22 与图 14-20 为同一患者。第10天时闭合髓内钉固定。

图 14-23 与图 14-20 为同一患者。1 年后,将髓内钉移除。

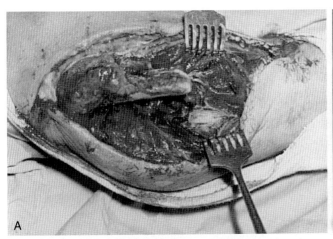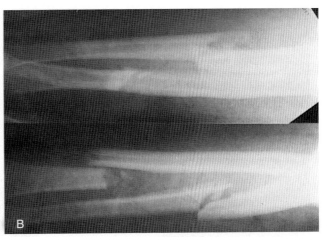

图 14-24 (A)同时发生的ⅢA型开放尺骨骨折和Ⅱ型开放桡骨骨折。(B)治疗前的影像学表现。

织损伤、血液循环损害或筋膜室压力增高的进一步观察,它们也阻挡了损伤部位。有开窗的石膏可产生窗口水肿,限制对下方伤口的充分评估。然而,在特定的情况下,对于稳定的Ⅰ和Ⅱ型开放胫骨骨折患者,当软组织伤口已经关闭和肿胀消退后,石膏管型固定是一种比较理想的治疗方法[25,159]。尽管石膏管型应用比较广泛,但有报道表明,对于骨折部分愈合而将外固定拆除后再用石膏管型进行固定来作为辅助固定方法的,其效果不理想。这种情况下,易造成继发性肢体畸形和骨折畸形愈合[84]。对于不适宜外固定架固定的患者,可采用钢针和石膏托相结合的方法。

骨牵引很少应用在上肢骨折的治疗,但对骨盆损伤、髋臼损伤和Ⅲ型开放股骨干骨折在行内固定治疗

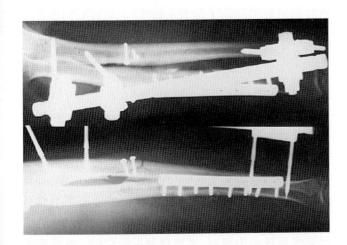

图 14-25 与图 14-24 为同一患者。入院当天行伤口冲洗、清创,桡骨骨折行内固定。尺骨骨折行简单内固定和外固定,可允许长时间的软组织愈合和早期康复。

前,骨牵引治疗是适宜的。

二、内固定治疗

二战后,随着内固定器材在机械力学和性能方面的改善和更安全手术技术的发展,许多骨折的内固定治疗方法出现了革命性变化[123]。它们在损伤部位提供了良好牢固性,允许损伤肢体和患者早期活动,促进肢体骨折在保持良好力线和避免长度丢失情况下的愈合。多数内固定治疗方法需要扩大伤口,这样会导致骨膜、皮质骨或骨髓内血运部分缺失,从而增加骨不连接和感染发生的危险性(见图 14-15 和图 14-16)。尽管一些证据表明,坚强的骨折内固定可促进感染骨折的愈合[148,149],但在污染伤口内的金属物可刺激金属周围产生生物膜[67],这些生物膜会阻挡抗生素和机体防御机制对细菌的作用,从而可促进和维持慢性感染过程[142]。

(一)钢丝和螺钉

金属线圈环扎、钢丝和螺钉单独应用在骨干骨折固定中,很少能提供稳定的固定。螺钉固定比较适宜应用在关节内或关节周围骨折,它可单独应用或与钢板或外固定架相结合使用(见图 14-25)。

(二)钢板

对伴有严重污染或有ⅢB或ⅢC型软组织损伤的所有骨折,应用钢板治疗一定要十分谨慎[7,34,127]。在治疗上肢不十分严重的骨干骨折、关节周围骨折和关节内骨折上,钢板和螺钉是比较成功的[93,119,150]。这些内固定物对下肢关节周围骨折的治疗也比较有效(图 14-

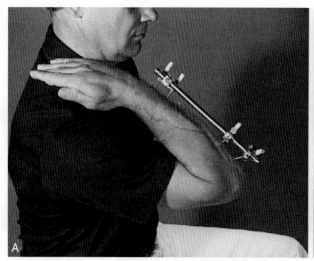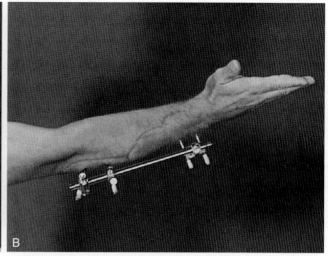

图 14-26　与图 14-24 为同一患者。在第 4 周时,患者肘关节活动已经达到正常范围。

15 和图 14-16)[181],但对股骨干或胫骨干骨折,钢板不是首选的治疗方法[7,127]。对有节段性骨质缺损的患者,钢板治疗是不合适的[140],但锁定钢板可以挑战这种观念。

应用钢板时,要尽量减少软组织和骨膜的剥离,钢板最好被血运良好的软组织覆盖,特别是肌肉组织[119]。通常情况下,钢板不通过伤口,而经另外一切口来达到固定的目的[172]。有时,钢板也可应用在非常规部位,如后侧胫骨表面。如果不希望在 3~5 天后行延迟一期伤口闭合,应立刻请有经验的软组织治疗医师将皮瓣覆盖伤口,在继发感染发生前行内固定治疗(图 14-17 和图 14-18)[183]。对前臂骨折伴有广泛软组织剥离、粉碎或部分骨缺损的患者,在骨折部位可行一期植骨[119]。而在下肢只有皮瓣和软组织愈合后才能

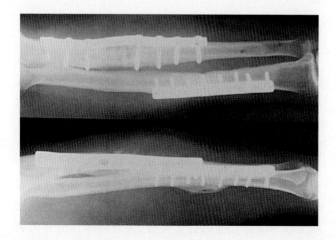

图 14-27　图 14-24 为同一患者。在第 10 周时将外固定架拆除,对于尺骨骨折不愈合采取钢板固定和植骨治疗。

行骨移植,时间多为伤口覆盖后 4~6 周。

(三)髓内钉

因为许多骨干骨折碎片末端缺乏骨膜,行扩髓的髓内钉治疗时要注意:髓内血运的破坏可能增加感染和骨折不愈合概率。事实上,动物实验表明,未扩髓的髓内钉破坏大约 30% 的中心区皮质骨血运。而扩髓治疗,中心性皮质骨血运可减少 70%[99,160]。这些实验与早期人类胫骨骨折治疗经验相矛盾,他们发现扩髓髓内钉[37,38]治疗比非扩髓治疗骨折愈合时间短,并发症发生率也低[146]。随机研究发现,对于胫骨髓内钉治疗,扩髓与非扩髓的结果相似[95]。

如果骨折类型允许,对Ⅰ型至ⅢA型开放骨干骨折行髓内钉治疗似乎是安全的[30,95]。尽管它们或许对ⅢB型损伤也是安全的[31,157],但短暂的外固定治疗相对更安全[9,55,58,85,92,122]。

三、外固定

长期以来,外固定器似乎是治疗伴有软组织损伤骨折的理想方法[10,11,104,174],但在过去的 20 年间,技术和理念的发展才使我们能更有效地、在可接受风险条件下应用这些装置[10,11,13,40,43]。在适当应用中,外固定架可在离伤口一段距离处固定骨折,而不会将外来物带到伤口内。应用它们时不会损伤其他软组织,如果需要进一步清创,也很容易拆除它们。在所有外固定架治疗的患者中,30% 可出现固定针导液,但这种针道感染除了进行局部治疗外,很少需要其他进

一步治疗。

与其他固定骨折的方法相比,外固定架治疗更具有多样性和可塑性,因为可通过改变它们的构型和坚强度来适应许多不同的和新出现的情况。它们可轻易被拆除,被替代或与其他固定方法相结合(图 14-3 至图 14-6,图 14-20 至图 14-27)。

大多数有污染的ⅢB 和ⅢC 型开放骨折和有严重软组织损伤的许多闭合骨折是使用外固定器治疗的指征[13,40,43]。对一些关节周围和关节内骨折及关节脱位,可暂时应用跨关节固定器(图 14-28 至图 14-33)[4,166]。为避免发生关节挛缩,当软组织损伤愈合后,改用非跨关节外固定架或内固定取代跨关节外固定架(图 14-3 至图 14-6,图 14-15 至图 14-18)。环形外固定架在涉及或不影响关节伸展的情况下为开放关节周围骨折提供了更适宜方法[168]。

在过去 20 年中,如果按原则操作,外固定架治疗可取得比较好的治疗效果[11-13,43,112]。如果在应用外固定架治疗时骨折复位良好,直到骨折愈合时外固定还保持良好,则多数骨折畸形愈合可避免发生[13,43,112]。应用外固定架治疗 8 周时,如果在骨折或针道部位没有感染发生[15],则应用髓内针取代外固定架治疗多数是可行的。但如果在针道和骨折部位有化脓感染,二期应用髓内针治疗所发生感染的概率可高达 70%[115]。尽管在干骺端骨折治疗中,多数内外固定联合应用比较成功[168],但在治疗骨干骨折中,这种治疗方法会延长骨

折愈合时间,增加并发症的发生率[101]。

如果用外固定架固定的骨折发生延迟愈合,而又不能用二期髓内钉固定,则只有在植骨情况下才能获得骨折愈合。为了保证良好的肢体力线,外固定架要一直保持到骨折完全愈合。如前文所提到的,如果过早去除外固定架,而用石膏管型固定延迟愈合的骨折,则 30%的病例会发生继发性肢体成角畸形。

第九节　骨折愈合的获得

大多数开放性骨干骨折的骨不连接率为 5%～60% [26,38,124,155]。这些骨不连接率与最初骨折移位范围、骨折粉碎程度、软组织损伤程度、骨质缺损情况和感染的存在成正比[38,98,124,155]。当已诊断为骨不连接时,如果骨折能在 6~8 个月内愈合,肢体功能会得到改善,痊愈时间会缩短,返回工作的机会也会增加[13]。

有许多方法可促进骨折愈合,包括部分腓骨切除、骨移植和二期内固定治疗[143]。从理论上讲,不严重的骨折,如Ⅰ型和Ⅱ型开放骨折,通常不需要其他措施便可达到骨折愈合;如果需要采取措施,也必须观察 8~12 周。一旦软组织覆盖良好,没有渗出液,对大多数严重Ⅲ型损伤[38,65]可考虑二期措施,如行骨移植[13]。如存在大量骨质缺损,一旦软组织条件愈合良好,可选用游离腓骨移植、游离复合植骨,或行牵引成骨方法。

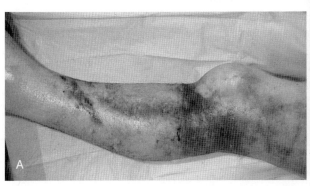
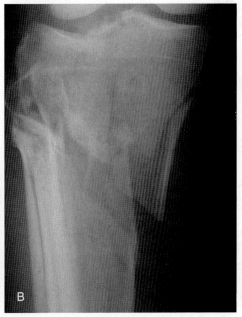

图 14-28　(A)和(B),"Bumper"损伤引起胫骨近端粉碎骨折,累及膝关节。伴有软组织 Tscherne Ⅱ型的闭合性骨折。

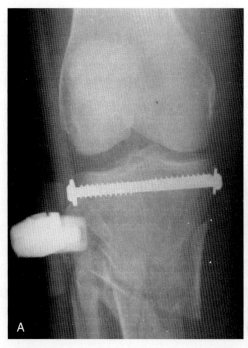
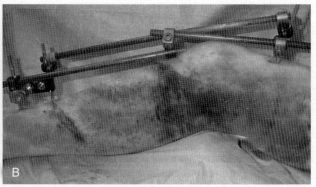

图 14-29　与图 14-28 为同一患者。在入院当天,经皮螺钉固定关节面。用一个桥接的外固定来维持骨折稳定、长度和力线。

最近,在治疗开放胫骨骨折中评价了重组人骨形成蛋白(rhBMP)的应用情况。在一项 450 例开放胫骨骨折单盲研究中,发现了 rhBMP-2 的剂量依赖型反应。与对照组比较,发现应用 1.5 mg/mL 组患者可明显减少再次侵袭性干预的需要,缩短骨折愈合时间,加快软组织愈合,减少内固定失败率,减少感染的发生[64]。假定考虑到应用 rhBMP-2 治疗可减少并发症的发生和需要额外治疗的机会,那么初期治疗开放胫骨骨折中的先期这种费用补偿了花费和节省了财政支出。

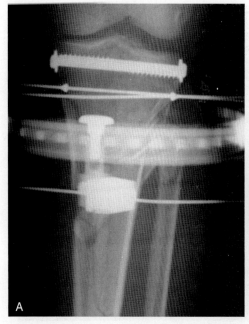
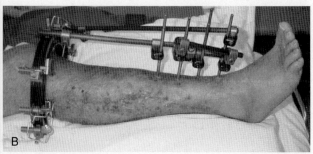

图 14-30　与图 14-28 同一患者。(A)和(B),在第 12 周,软组织稳定后,桥接外固定架改为组合式外固定架。

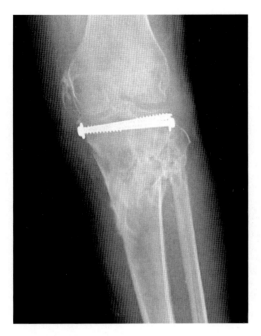

图 14-31 与图 14-28 为同一患者。在第 6 个月时将外固定架拆除后的骨折愈合影像学表现。

第十节 肢体功能的恢复

当患者从创伤所造成的初期打击中恢复时,他或她应清楚意识到,这些损伤对身体健康、社交、娱乐及工作都会产生影响。要成为康复群体中最重要的一员,患者必须与家人和朋友相联合,共同建立每个康复阶段的目标。

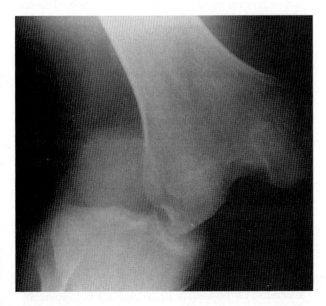

图 14-32 膝关节闭合性脱位,两侧副韧带和交叉韧带均撕裂,没有血管损伤。

骨折固定后,家人和朋友应鼓励患者起床活动,移到椅子上,保持未损伤肢体的活动和力量。当损伤肢体伤口闭合后,开始帮助患者行主动功能锻炼(图 14-18 和图 14-26)。如果存在大的伤口,可在每天日常生活中保持关节活动。对用钢板固定的下肢损伤,要避免负重,对用髓内钉或外固定架治疗的稳定损伤,可逐渐加大力量传导。

第十一节 干预措施的协调和分期

伴有软组织损伤的骨折存在比较复杂的问题。这些损伤不但影响几种组织和器官系统的功能,还需要采取不同的治疗措施,这通常需要几个独立的治疗团队来完成,包括从创伤现场行初期夹板固定的急救人员,到在最后制定刻苦的职业训练计划的理疗科医师。一般的创伤外科医师通常在复苏阶段抢救患者,而由肢体外科医师来组织和协调局部损伤的治疗及评估其对患者最终的健康影响。

然而,一些局部治疗措施也要同期进行(如在应用抗生素的同时行污染伤口的清创),而其他一些治疗措施要在特定治疗阶段完成后再循序进行(如移植骨块的放置,只有在开放伤口充分清创或有健康软组织覆盖后再进行)。在救治患者的过程中应早期实施的重要工作包括以下几项。

(1)伤口护理:尽管对低度开放儿科骨折一期清创后,将伤口闭合是一种常规处置方法[39],但对成人ⅢB型开放胫骨骨折的治疗,则要按以下阶段实施:①清创和伤口包扎,放置抗生素链珠或 VAC 治疗;②反复清创和包扎;③分阶段二期伤口闭合或应用局部游离肌肉瓣。

(2)骨干骨折的固定:目前,许多成人Ⅰ型和Ⅱ型开放胫骨干骨折可用扩髓髓内钉固定,无张力下将伤口一期闭合。对伴有胫后动脉损伤开放的ⅢB和ⅢC损伤,则需要:①动脉分流,清创,功能动脉和静脉血流的再恢复,放置抗生素链珠和外固定;②将外固定构件拆除后行伤口再清创,将外固定架再组装,放抗生素链珠;③在外固定存在的情况下用皮瓣覆盖伤口;④将外固定移除,二期髓内钉固定。

(3)闭合性关节内和关节周围骨折的固定:对于这类损伤,特别是在上肢,应立即行切开复位固定,再行早期一定范围的活动练习,则可取得良好的功能效果。但对胫骨平台骨折和 Pilon 骨折采用同样的方法会导致灾难性后果,而对这种骨折按如下顺序治疗是比较安全的:①经关节外固定架固定(经皮或不经皮

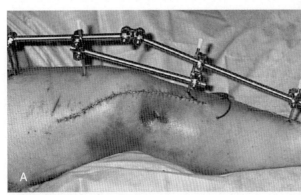
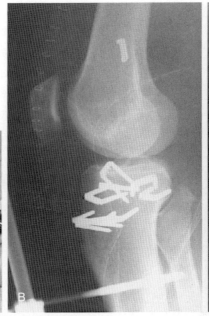
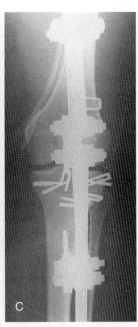

图 14-33 与图 14-32 为同一患者。(A~C)，在第 3 天，修复和重建所有韧带。用外固定架固定膝关节 3 周，这可利于软组织评估，维持正确的解剖对位。

关节固定)；②去除经关节外固定，用关节周围固定器或干骺端钢板行有限切开关节复位、固定；③大运动量关节活动练习和逐渐负重。

虽然在分阶段治疗软组织和骨组织损伤中包含不同步骤，但它们经常相互独立又互相协助。在保留肢体长度与解决软组织肿胀方面，经关节外固定架固定一样重要。

如早期所述，在重建和康复阶段选择各种相互作用方法的适当时间是同样重要的。对特殊患者的损伤，在选择合适治疗的过程中，外科医师很难在以下两方面进行选择：一是希望及时完成治疗，这样或许可取得良好结果；二是采取公认的延期处理，这或许更安全，但易招致病情变得复杂，治疗效果欠佳。

（王敬博 译 李世民 校）

参考文献

1. Adili, A.; Bhandari, M.; Schemitsch, E.H. The biomechanical effect of high-pressure irrigation on diaphyseal fracture healing in vivo. J Orthop Trauma 16:413–417, 2002.

2. Alt, V.; Heissel, A. Economic considerations for the use of recombinant human bone morphogenetic protein-2 in open tibial fractures in Europe: The German model. Curr Med Res Opin 22(Suppl 1):S19–S22, 2006.

3. Anglen, J.O. Comparison of soap and antibiotic solutions for irrigation of lower-limb open fracture wounds: A prospective, randomized study. J Bone Joint Surg Am 87:1415–1422, 2005.

4. Anglen, J.; Aleto, T. Temporary transarticular external fixation of the knee and ankle. J Orthop Trauma 12:431–434, 1998.

5. Anglen, J.; Apostoles, S.; Christiansen, G.; et al. The efficacy of various irrigation solutions in removing slime-producing Staphylococcus. J Orthop Trauma 8:390–396, 1994.

6. Argenta, L.C.; Morykwas, M.J. Vacuum-assisted closure: A new method for wound control and treatment: Clinical experience. Ann Plast Surg 38:563–576; discussion 577, 1997.

7. Bach, A.; Hansen, S. Plates versus external fixation in severe open tibial shaft fractures: A randomized trial. Clin Orthop 241:89–94, 1989.

8. Beardmore, A.A.; Brooks, D.E.; Wenke, J.C.; et al. Effectiveness of local antibiotic delivery with an osteoinductive and osteoconductive bone-graft substitute. J Bone Joint Surg Am 87:107–112, 2005.

9. Bednar, D.; Parikh, J. Effect of time delay from injury to primary management on the incidence of deep infection after open fractures of the lower extremities caused by blunt trauma in adults. J Orthop Trauma 7:532–535, 1993.

10. Behrens, F. External fixation. In Chapman, M., ed. Operative Orthopaedics. Philadelphia, J.B. Lippincott, 1988.

11. Behrens, F. General theory and principles of external

fixation. Clin Orthop 241:15–23, 1989.

12. Behrens, F.; Johnson, W. Unilateral external fixation: Methods to increase and reduce frame stiffness. Clin Orthop 241:48–56, 1989.

13. Behrens, F.; Searls, K. External fixation of the tibia. J Bone Joint Surg Br 68:246–254, 1986.

14. Bhandari, M.; Schemitsch, E.H.; Adili, A.; et al. High- and low-pressure pulsatile lavage of contaminated tibial fractures: An in vitro study of bacterial adherence and bone damage. J Orthop Trauma 13:526–533, 1999.

15. Blachut, P.; Meek, R.; O'Brien, P. External fixation and delayed intramedullary nailing of open fractures of the tibial shaft: A sequential protocol. J Bone Joint Surg Am 72:729–735, 1990.

16. Bleck, T. *Clostridium tetani*. In Mandell, G.; Douglas, R.; Bennet, J., eds. Principles and Practice of Infectious Diseases. New York, Churchill-Livingstone, 1995, pp. 2173–2178.

17. Blick, S.; Brumback, R.J.; Poka, A.; et al. Compartment syndrome in open tibial fractures. J Bone Joint Surg Am 68:1348–1353, 1986.

18. Bombelli, R.; Giangrande, A.; Malacrida, V.; et al. The control of infection in orthopaedic surgery. Orthop Rev 10:65–72, 1981.

19. Bondurant, F.; Cotler, H.B.; Buckle, R.; et al. The medical and economic impact of severely injured lower extremities. J Trauma 28:1270–1273, 1988.

20. Bone, L.; Johnson, K. Treatment of tibial fractures by reaming and intramedullary nailing. J Bone Joint Surg Am 68:877–887, 1986.

21. Bone, L.; Johnson, K.D.; Weigelt, J.; et al. Early versus delayed stabilization of femoral fractures: A prospective randomized study. J Bone Joint Surg Am 71:336–340, 1989.

22. Bowyer, G.W.; Cumberland, N. Antibiotic release from impregnated pellets and beads. J Trauma 36:331–335, 1994.

23. Brien, H.; Noftall, F.; MacMaster, S.; et al. Neer's classification system: A critical appraisal. J Trauma 38:257–260, 1995.

24. Brown, P.; Kinman, P. Gas gangrene in a metropolitan community. J Bone Joint Surg Am 56:1145–1451, 1974.

25. Brown, P.; Urban, J. Early weight-bearing treatment of open fractures of the tibia: An end result study of 63 cases. J Bone Joint Surg Am 51:59–75, 1969.

26. Brumback, R.J. Open tibial fractures: Current orthopaedic management. Instr Course Lect 41:101–117, 1992.

27. Brumback, R.; Jones, A. Interobserver agreement in the classification of open fractures of the tibia. J Bone Joint Surg Am 76:1162–1166, 1994.

28. Byrd, H.; Spicer, T.; Cierney, G. Management of open tibial fractures. Plast Reconstr Surg 76:719–728, 1985.

29. Cabral, C.T.; Fernandes, M.H. In vitro comparison of chlorhexidine and povidone-iodine on the long-term proliferation and functional activity of human alveolar bone cells. Clin Oral Investig 11:155–165, 2007.

30. Cauchoix, J.; Duparc, J.; Boulez, P. Traitement des fractures ouvertes de jambe. Med Acta Chir 83: 811–822, 1957.

31. Caudle, R.; Stern, P. Severe open fractures of the tibia. J Bone Joint Surg Am 69:801–807, 1987.

32. Chapman, M. Open fractures. In Chapman, M., ed. Operative Orthopaedics. Philadelphia, J.B. Lippincott, 1988, pp. 173–178.

33. Chapman, M. Role of stability in open fractures. Instr Course Lect 31:75–87, 1982.

34. Chapman, M.; Mahoney, M. The role of internal fixation in the management of open fractures. Clin Orthop 138:120–131, 1979.

35. Clowes, G. Stresses, mediators and responses of survival. In Clowes, G., ed. Trauma, Sepsis and Shock: The Physiological Bases of Therapy. New York, Marcel Dekker, 1988, pp. 1–55.

36. Conroy, B.; Anglen, J.O.; Simpson, W.A.; et al. Comparison of castile soap, benzalkonium chloride, and bacitracin as irrigation solutions for complex contaminated orthopaedic wounds. J Orthop Trauma 13:332–337, 1999.

37. Court-Brown, C.; Christie, J.; McQueen, M. Closed intramedullary tibial nailing: Its use in closed and type I fractures. J Bone Joint Surg Br 73:959–964, 1990.

38. Court-Brown, C.; McQueen, M.M.; Quaba, A.A.; et al. Locked intramedullary nailing of open tibial fractures. J Bone Joint Surg Br 73:959–964, 1991.

39. Cullen, M.; Roy, D.R.; Crawford, A.H.; et al. Open fracture of the tibia in children. J Bone Joint Surg Am 78:1039–1046, 1996.

40. Dabezies, E.J.; D'Ambrosia, R.; Shaji, H.; et al. Fractures of the femoral shaft treated by external fixation with the Wagner device. J Bone Joint Surg Am 66:360–364, 1986.

41. Davis, A. Primary closure of compound fracture wounds. J Bone Joint Surg Am 30:405, 1948.

42. DeBakey, M.; Simeone, F. Battle injuries of the arteries in World War II: An analysis of 2471 cases. Ann Surg 123:534–579, 1946.

43. DeBastiani, G.; Aldegheri, L.; Brivio, L. The treatment of fractures with a dynamic axial fixator. J Bone Joint Surg Br 66:538–545, 1984.

44. DeChauliac, G. Ars Chirurgica. Venice, 1546.

45. Dedmond, B.T.; Kortesis, B.; Punger, K.; et al. The use of negative-pressure wound therapy (NPWT) in the temporary treatment of soft-tissue injuries associated with high-energy open tibial shaft fractures. J Orthop Trauma 21:11–17, 2007.

46. DeFranzo, A.J.; Argenta, L.C.; Marks, M.W.; et al. The use of vacuum-assisted closure therapy for the treatment of lower-extremity wounds with exposed bone. Plast Reconstr Surg 108:1184–1191, 2001.

47. DeLee, J.; Stiehl, J. Open tibia fractures with compartment syndrome. Clin Orthop 160:175–184, 1981.

48. Dellinger, E.P.; Caplan, E.S.; Weaver, L.D.; et al.

Duration of preventive antibiotic administration tor open extremity fractures. Arch Surg 123:333–339, 1988.

49. Dellinger, E.; Miller, S.D.; Wertz, M.J.; et al. Risk of infection after open fractures of the arm or leg. Arch Surg 123:1320–1327, 1987.

50. Dellon, A.; McKuinnon, S. Results of posterior tibial nerve grafting at the ankle. J Reconstruct Microsurg 7:81–83, 1991.

51. DeLong, W.G., Jr.; Bom, C.T.; Wei, S.Y.; et al. Aggressive treatment of 119 open fracture wounds. J Trauma 46:1049–1054, 1999.

52. Dirschl, D.; Adams, G. A critical assessment of factors influencing reliability in the classification of fractures, using fractures of the tibial plafond as a model. J Orthop Trauma 11:471–476, 1997.

53. Dirschl, D.R.; Duff, G.P.; Dahners, L.E.; et al. High pressure pulsatile lavage irrigation of intra-articular fractures: Effects on fracture healing. J Orthop Trauma 12:460–463, 1988.

54. Drake, S.; King, A.; Slack, W. Gas gangrene and related infections: Classification, clinical features and etiology, management and mortality. Br J Surg 64:104–112, 1977.

55. Farber, J.; Chien, K.; Mittnacht, S. The pathogenesis of irreversible cell injury in ischemia. Am J Pathol 102:271–281, 1981.

56. Friedrich, P. Die aseptische Versorgung frischer Wunden. Arch F Klin Chir 57:288–310, 1898.

57. Gainor, B.; Hockman, D.E.; Anglen, J.O.; et al. Benzalkonium chloride: A potential disinfecting irrigation solution. J Orthop Trauma 11:121–125, 1997.

58. General principles guiding the treatment of wounds of war: Conclusions adopted by the InterAllied Surgical Conference held in Paris, March and May, 1917. London, H. M. Stationery Office, 1917.

59. Georgiadis, G.; Behrens, F.F.; Joyce, M.J.; et al. Open tibia fractures with severe soft tissue loss: Limb salvage with microvascular tissue transfer versus below-knee amputation: Complications, functional results, and quality of life. J Bone Joint Surg Am 75:1431–1441, 1994.

60. Ger, R. The management of open fractures of the tibia with skin loss. J Trauma 10:112–121, 1970.

61. Gopal, S.; Majumder, S.; Batchelor, A.G.; et al. Fix and flap: The radical orthopaedic and plastic treatment of severe open fractures of the tibia. J Bone Joint Surg Br 82:959–966, 2000.

62. Gorbach, S. Other Clostridium species (including gas gangrene). In Mandel, G.; Douglas, R.; Bennett, J., eds. Priniciples and Practice of Infectious Diseases. New York, John Wiley, 1985, pp. 1362–1367.

63. Gordon, L.; Chiu, E. Treatment of infected nonunions and segmental defects of the tibia with staged microvascular muscle transplantation and bone grafting. J Bone Joint Surg Am 70:377–386, 1988.

64. Govender, S.; Csimma, C.; Genant, H.K.; et al. Recombinant human bone morphogenetic protein-

2 for treatment of open tibial fractures: A prospective, controlled, randomized study of four hundred and fifty patients. J Bone Joint Surg Am 84:2123–2134, 2002.

65. Green, A.; Trafton, P. Early infectious complications in the management of open femur fractures. Clin Orthop 243:36–40, 1989.

66. Gregory, G.; Chapman, M.; Hansen, S. Open fractures. In Rockwood, C.; Green, D., eds. Fractures in Adults. Philadelphia, J.B. Lippincott, 1984, pp. 169–218.

67. Gristina, A.; Costerton, J. Bacterial adherence to biomaterials and tissue: The significance of its role in clinical sepsis. J Bone Joint Surg Am 67:264–273, 1985.

68. Gustilo, R.B. Current concepts in the management of open fractures. Instr Course Lect 36:359–366, 1987.

69. Gustilo, R.B. Management of open fractures and complications. Instr Course Lect 31:64–75, 1982.

70. Gustilo, R.B.; Anderson, J.T. JSBS classics: Prevention of infection in the treatment of one thousand and twenty-five open fractures of long bones: Retrospective and prospective analyses. J Bone Joint Surg Am 84:682, 2002.

71. Gustilo, R.; Anderson, J. Prevention of infection in the treatment of one thousand and twenty-five open fractures of long bones. J Bone Joint Surg Am 58:453, 1976.

72. Gustilo, R.B.; Mendoza, R.M.; Williams, D.N. Problems in the management of type III (severe) open fractures: A new classification of type III open fractures. J Trauma 24:742–746, 1984.

73. Hansen, S. The type IIIC tibial fracture: Salvage or amputation. J Bone Joint Surg Am 69:799–800, 1988.

74. Harley, B.J.; Beaupre, L.A.; Jones, C.A.; et al. The effect of time to definitive treatment on the rate of nonunion and infection in open fractures. J Orthop Trauma 16:484–490, 2002.

75. Hassinger, S.M.; Harding, G.; Wongworawat, M.D. High-pressure pulsatile lavage propagates bacteria into soft tissue. Clin Orthop Relat Res 439:27–31, 2005.

76. Hattrup, S.; Wood, M. Delayed neural reconstruction in the lower extremity: Results of interfascicular nerve grafting. Foot Ankle 7:105–109, 1986.

77. Helfet, D.; Howey, T.; Sanders, R.; et al. Limb salvage versus amputation: Preliminary results of the mangled extremity severity score. Clin Orthop Relat Res 256:80–86, 1990.

78. Henry, S.L.; Ostermann, P.A.; Seligson, D. The antibiotic bead pouch technique: The management of severe compound fractures. Clin Orthop Relat Res 295:54–62, 1993.

79. Henry, S.L.; Ostermann, P.A.; Seligson, D. The prophylactic use of antibiotic impregnated beads in open fractures. J Trauma 30:1231–1238, 1990.

80. Heppenstall, R.; Sapega, A.A.; Scott, R.; et al. The compartment syndrome: An experimental and clinical

study of muscular energy metabolism using phosphorus nuclear magnetic resonance spectroscopy. Clin Orthop 226:138–155, 1988.

81. Herscovici, D., Jr.; Saunders, R.W.; Scaduto, J.M.; et al. Vacuum-assisted wound closure (VAC therapy) for the management of patients with high-energy soft tissue injuries. J Orthop Trauma 17:683–688, 2003.

82. Higgins, T.; Deluca, P.; Ariyan, S. Salvage of open tibial fracture with segmental loss of tibial nerve: A case report and review of the literature. J Orthop Trauma 13:380–390, 1999.

83. Hitchcock, C. Gas gangrene in the injured extremity. In Gustilo, R., ed. Management of Open Fractures and Their Complications. Philadelphia, W.B. Saunders, 1982, pp. 183–201.

84. Holbrook, J.; Swiontowski, M.; Sanders, R. Treatment of open fractures of the tibial shaft: Ender nailing versus external fixation. J Bone Joint Surg Am 71:1231–1238, 1989.

85. Hope, P.; Cole, W. Open fractures of the tibia in children. J Bone Joint Surg Am 74:546–553, 1992.

86. Horn, B.D.; Rettig, M.E. Interobserver reliability in the Gustilo and Anderson classification of open fractures. J Orthop Trauma 7:357–360, 1993.

87. Howe, H.R., Jr.; Poole, C.V., Jr.; Hansen, K.J.; et al. Salvage of lower extremities following combined orthopaedic and vascular trauma: A predictive salvage index. Am Surg 53:205–208, 1987.

88. Irwin, A.; Gibson, P.; Ashcroft, P. Open fractures of the tibia in children. Injury 26:21–24, 1995.

89. Jensen, J.; Jensen, T.G.; Smith, T.K.; et al. Nutrition in orthopaedic surgery. J Bone Joint Surg Am 64:1263–1272, 1982.

90. Johansen, K.; Bandyk, D.; Thiele, B.; et al. Temporary intraluminal shunts: Resolution of a management dilemma in complex vascular injuries. J Trauma 22:395–402, 1982.

91. Johansen, K.; Daines, M.; Harvey, T.; et al. Objective criteria accurately predict amputation following lower extremity trauma. J Trauma 30:568–572, 1990.

92. Johnson, K.; Cadambi, A.; Siebert, G. Incidence of adult respiratory distress syndrome in patients with multiple musculoskeletal injuries: Effect of early operative stabilization of fractures. J Trauma 25:375–384, 1985.

93. Jupiter, J. Complex fractures of the distal part of the humerus and associated complications. J Bone Joint Surg Am 76:1252–1264, 1994.

94. Katzman, S.; Dickson, K. Determining the prognosis for limb salvage in major vascular injuries with associated open tibial fractures. Orthop Rev 21:195–199, 1992.

95. Keating, J.; O'Brien, P.J.; Blachut, P.A.; et al. Locked intramedullary nailing with and without reaming for open fractures of the tibial shaft. J Bone Joint Surg Am 79:334–341, 1997.

96. Keeley, S.; Snyder, W.; Weigelt, J. Arterial injury below the knee: Fifty-one patients with 82 injuries. J Trauma 23:285–290, 1983.

97. Khatod, M.; Botte, M.J.; Hoyt, D.B.; et al. Outcomes in open tibia fractures: Relationship between delay in treatment and infection. J Trauma 55:949–954, 2003.

98. Kindsfater, K.; Johassen, E. Osteomyelitis in grade II and III open tibia fractures with late debridement. J Orthop Trauma 9:121–127, 1995.

99. Klein, M.; Rahn, B.A.; Frigg, R.; et al. Reaming versus non-reaming in medullary nailing: Interference with cortical circulation of the canine tibia. Arch Orthop Trauma Surg 109:314–316, 1990.

100. Klemm, K. Antibiotic bead chains. Clin Orthop 295:63–76, 1993.

101. Krettek, C.; Haas, N.; Tscherne, H. The role of supplemental lag screw fixation for open fractures of the tibial shaft treated with external fixation. J Bone Joint Surg Am 73:893–897, 1991.

102. Kristiansen, B.; Andersen, U.L.; Olsen, C.A.; et al. The Neer classification of fractures of the proximal humerus: An assessment of interobserver variation. Skeletal Radiol 17:420–422, 1988.

103. Lange, R.; Bach, A.W.; Hansen, S.T., Jr.; et al. Open tibial fractures with associated vascular injuries: Prognosis for limb salvage. J Trauma 25:203–207, 1985.

104. Lawyer, R.; Lubbers, L. Use of the Hoffman apparatus in the treatment of unstable tibial fractures. J Bone Joint Surg Am 62:1264–1273, 1980.

105. Lee, E.W.; Dirschl, D.R.; Duff, G.; et al. High-pressure pulsatile lavage irrigation of fresh intra-articular fractures: Effectiveness at removing particulate matter from bone. J Orthop Trauma 16:162–165, 2002.

106. Lee, J. Efficacy of cultures in the management of open fractures. Clin Orthop 339:71–75, 1997.

107. Lloyd, G. Hippocratic Writings. New York, Pelican Books, 1988, pp. 277–314.

108. Lob, G. Lokale antibiotikatherapie bei knochen, gelenk und weichteilinfektionen. Chirurg 56:564–567, 1985.

109. Lusskin, R.; Battista, A.; Lenza, S.; et al. Surgical management of late post-traumatic and ischemic neuropathies involving the lower extremities: Classification and results of therapy. Foot Ankle 7:95–104, 1986.

110. Mackenzie, E.J.; Bosse, M.J. Factors influencing outcome following limb-threatening lower limb trauma: Lessons learned from the Lower Extremity Assessment Project (LEAP). J Am Acad Orthop Surg 14:S205–S210, 2006.

111. Malgaigne, J. Etudes stastiques sur les resultats des grandes operations dans les hopitaux de Paris. Arch Gen Med 13:399, 1842.

112. Marsh, J.; Napola, J.V.; Wuest, T.K.; et al. Unilateral external fixation until healing with the dynamic axial fixator for severe open tibial fractures. J Orthop Trauma 5:341–348, 1991.

113. Mathes, S.; Guy, P.; Brasher, P. Paper No. 64. Orthopaedic Trauma Association, 2006 Annual Meeting, Phoenix, AZ, 2006. Available at: www. ota.org/meetings06_annualmeeting.html.

114. Mattox, K.; Bickell, W.; Pepe, P.E.; et al. Prospective MAST study in 911 patients. J Trauma 29:1104–1111, 1989.

115. Maurer, D.; Merkow, R.; Gustilo, R. Infection after intramedullary nailing of severe open tibial fractures initially treated with external fixation. J Bone Joint Surg Am 71:835–838, 1989.

116. McNamara, M.; Heckman, J.; Corley, F. Severe open fractures of the lower extremity: A retrospective evaluation of the Mangled Extremity Score System (MESS). J Orthop Trauma 8:81–87, 1994.

117. Miclau, T.; Dahners, L.E.; Lindsey, R.W. In vitro pharmacokinetics of antibiotic release from locally implantable materials. J Orthop Res 11:627–632, 1993.

118. Millie, M.; Senkowski, C.; Stuart, L.; et al. Tornado disaster in rural Georgia: Triage response, injury pattern and lessons learned. Am Surg 66:223–228, 2000.

119. Moed, B.R.; Kellam, J.F.; Foster, R.J.; et al. Immediate internal fixation of open fractures of the diaphysis of the forearm. J Bone Joint Surg Am 68:1008–1017, 1986.

120. Moehring, H.D.; Gravel, C.; Chapman, M.W.; et al. Comparison of antibiotic beads and intravenous antibiotics in open fractures. Clin Orthop Relat Res 372:254–261, 2000.

121. Moore, T.; Mauney, C.; Barron, J. The use of quantitative bacterial counts in open fractures. Clin Orthop 248:227–230, 1989.

122. Morykwas, M.J.; Argenta, L.C.; Shelton Brown, E. I.; et al. Vacuum-assisted closure: A new method for wound control and treatment—Animal studies and basic foundation. Ann Plast Surg 38:553–562, 1997.

123. Muller, M.; Allgower, M.; Schneider, R.; et al. Manual of Internal Fixation, 3rd ed. New York, Springer-Verlag, 1991.

124. Nicoll, E. Fractures of the tibial shaft: A survey of 705 cases. J Bone Joint Surg Br 46:373–387, 1964.

125. Nunley, J.; Gabel, G. Tibial nerve grafting for restoration of plantar sensation. Foot Ankle 14:489–492, 1993.

126. O'Donnell, T.F., Jr.; Brewster, D.C.; Darling, R.C.; et al. Arterial injuries associated with fractures and/or dislocations of the knee. J Trauma 17:775–784, 1977.

127. Olerud, S.; Karlstrom, G. Tibial fractures treated by AO compression osteosynthesis. Acta Orthop Scand 140(Suppl):3, 1972.

128. Orr, H. The treatment of osteomyelitis by drainage and rest. J Bone Joint Surg 9:733, 1927.

129. Ostermann, P.A.; Henry, S.L.; Seligson, D. The role of local antibiotic therapy in the management of compound fractures. Clin Orthop Relat Res 295:102–111, 1993.

130. Pancoast, S.; Neu, H. Antibiotic levels in human bone and synovial fluid. Orthop Rev 10:49–61, 1980.

131. Pappas, A.; Filler, R.M.; Eraklis, A.J.; et al. Clostridial infections (gas gangrene): Diagnosis and early treatment. Clin Orthop Relat Res 76:177–184, 1971.

132. Paré, A. The works of that famous chirurgien Ambrose Paré, ed. T.b.T. Johnson. London, 1634.

133. Park, S.H.; Silva, M.; Bahk, W.J.; et al. Effect of repeated irrigation and debridement on fracture healing in an animal model. J Orthop Res 20:1197–1204, 2002.

134. Park, W.; DeMuth, W. Wounding capacity of rotary lawn mowers. J Trauma 15:36–38, 1975.

135. Patzakis, F.; Wilkins, J.; Moore, T. Considerations in reducing the infection rate of open tibial fractures. Clin Orthop 178:36–41, 1983.

136. Patzakis, M. Management of open fractures. Instr Course Lect 31:62–64, 1982.

137. Patzakis, M.; Harvey, J.; Ivler, D. The role of antibiotics in the management of open fractures. J Bone Joint Surg Am 56:532–541, 1974.

138. Patzakis, M.; Wilkins, J. Factors influencing infection rate in open fracture wounds. Clin Orthop 243:36–40, 1989.

139. Patzakis, M.J.; Bains, R.S.; Lee, J.; et al. Prospective, randomized, double-blind study comparing single-agent antibiotic therapy, ciprofloxacin, to combination antibiotic therapy in open fracture wounds. J Orthop Trauma 14:529–533, 2000.

140. Perren, S. The biomechanics and biology of internal fixation using plates and nails. Orthopedics 12:25–35, 1989.

141. Perry, C.; Rice, S.; Ritterbusch, J.K.; et al. Local administration of antibiotics with an implantable osmotic pump. Clin Orthop Relat Res 192:284–290, 1985.

142. Petty, W.; Spanier, S.; Shuster, J.J.; et al. The influence of skeletal implants on incidence of infection: Experiments in a canine model. J Bone Joint Surg Am 67:1236–1244, 1985.

143. Reckling, F.; Waters, C. Treatment of nonunions of fractures of the tibial diaphysis by posterolateral cortical cancellous bone grafting. J Bone Joint Surg Am 62:863–875, 1980.

144. Rich, N.; Metz, C.W., Jr. Internal versus external fixation of fractures with concomitant vascular injuries in Vietnam. J Trauma 11:463–473, 1971.

145. Richards, R.; Orsin, E.C.; Mahoney, J.L.; et al. The influence of muscle flap coverage on the repair of devascularized tibial cortex: An experimental investigation in the dog. Plast Reconstr Surg 79:946–956, 1987.

146. Riemer, B.; DiChristina, D.G.; Cooper, A.; et al. Nonreamed nailing of tibial diaphyseal fractures in blunt polytrauma patients. J Orthop Trauma 9:66–75, 1995.

147. Rittmann, W.; Matter, P. Die Offene Fraktur. Bern,

Switzerland, Hans Huber, 1977.

148. Rittmann, W.; Matter, P.; Allogower, M. Behandlung offener frakturen und infekthaufigkeit. Acta Chir Austriaca 2:18, 1970.

149. Rittmann, W.; Perren, S. Corticale Knochenheilung nach Osteosynthese und Infektion: Biomechanik und Biolgie. Berlin, Springer, 1974.

150. Rittmann, W.; Schibli, M.; Matter, P.; et al. Open fractures: Long-term results in 200 consecutive cases. Clin Orthop Relat Res 138:132–140, 1979.

151. Robbins, S.; Cotran, D.; Kumar, V. Pathologic Basis of Disease, 3rd ed. Philadelphia, W.B. Saunders, 1984, pp. 1–84.

152. Robertson, P. Prediction of amputation after severe lower limb trauma. J Bone Joint Surg Br 73:816–818, 1991.

153. Rorabeck, C. The treatment of compartment syndromes of the leg. J Bone Joint Surg Br 66:93–97, 1984.

154. Rosenstein, B.; Wilson, F.; Funderburk, C. The use of bacitracin irrigation to prevent infection in postoperative skeletal wounds. J Bone Joint Surg Am 71:427–430, 1989.

155. Rosenthal, R.; MacPhail, J.; Ortiz, J. Nonunion in open tibial fractures: Analysis of reasons for failure of treatment. J Bone Joint Surg Am 59:244–248, 1977.

156. Rothenberger, D.; Velasco, R.; Strate, R.; et al. Open pelvic fracture: A lethal injury. J Trauma 18:184–187, 1978.

157. Russel, G.; Henderson, R.; Arnett, G. Primary or delayed closure for open tibial fractures. J Bone Joint Surg Br 72:125–128, 1990.

158. Salter, R.; Simmonds, D.F.; Malcolm, B.W.; et al. The biological effect of continuous passive motion on the healing of full-thickness defects in articular cartilage: An experimental investigation in the rabbit. J Bone Joint Surg Am 62:1232–1251, 1980.

159. Sarmiento, A.; Sobol, P.A.; Sew Hoy, A.L.; et al. Prefabricated functional braces for the treatment of fractures of the tibial diaphysis. J Bone Joint Surg Am 66:1328–1339, 1984.

160. Schemitsch, E.; Kowalski, M.J.; Swiontkowski, M.F.; et al. Cortical bone blood flow in reamed and unreamed locked intramedullary nailing: A fractured tibia model in sheep. J Orthop Trauma 8:373–382, 1994.

161. Schurman, D.; Hirshman, H.; Burton, D. Cephalothin and cefamandole penetration into bone, synovial fluid, and wound drainage fluid. J Bone Joint Surg Am 62:981–985, 1980.

162. Scott, D.; Rotschafer, J.; Behrens, F. Use of vancomycin and tobramycin polymethylmethacrylate impregnated beads in the management of chronic osteomyelitis. Drug Intell Clin Pharm 22:480–483, 1988.

163. Shtarker, H.; David, R.; Stolero, J.; et al. Treatment of open tibial fractures with primary suture and Ilizarov fixation. Clin Orthop 335:268–274, 1997.

164. Sidor, M.; Zuckerman, J.D.; Lyon, T.; et al. The Neer classification system for proximal humeral fractures: An assessment of interobserver reliability and intraobserver reproducibility. J Bone Joint Surg Am 75:1745–1750, 1993.

165. Simon, B. Treatment of wounds. In Rosen, P., ed. Emergency Medicine: Concept in Clinical Practice. St. Louis, MO, Mosby, 1988, p. 371.

166. Sirkin, M.; Sanders, R.; DiPasquales, T.; et al. A staged protocol for soft tissue management in the treatment of complex pilon fractures. J Orthop Trauma 13:78–84, 1999.

167. Sorger, J.I.; Kirk, P.G.; Ruhnke, C.J.; et al. Once daily, high dose versus divided, low dose gentamicin for open fractures. Clin Orthop Relat Res 366:197–204, 1999.

168. Stamer, D.; Schenk, R.; Staggers, B.; et al. Bicondylar tibial plateau fractures treated with a hybrid ring external fixator: A preliminary study. J Orthop Trauma 8:455–461, 1994.

169. Swiontkowski, M.; Sands, A.K.; Agel, J.; et al. Interobserver variation in the AO/OTA fracture classification system for pilon fractures: Is there a problem? J Orthop Trauma 11:467–470, 1997.

170. Tarbox, B.; Conroy, B.P.; Malicky, E.S.; et al. Benzalkonium chloride: A potential disinfecting irrigation solution for orthopaedic wounds. Clin Orthop Relat Res 346:255–261, 1998.

171. Thomas, D.B.; Brooks, D.E.; Bice, T.G.; et al. Tobramycin-impregnated calcium sulfate prevents infection in contaminated wounds. Clin Orthop Relat Res 441:366–371, 2005.

172. Tscherne, H.; Gotzen, L. Fractures with Soft Tissue Injuries. Berlin, Springer-Verlag, 1984.

173. Tscherne, H.; Oestern, H. Die klassifizierung des weichteilschadens bei offenen und geschlossenen frakturen. Unfallheilkunde 83:111–115, 1982.

174. Velazco, A.; Flemin, L. Open fractures of the tibia treated by the Hoffmann external fixator. Clin Orthop 180:125–132, 1983.

175. VonFraunhofer, J.; Polk, H.; Seligson, D. Leaching of tobramycin from PMMA bone cement beads. J Biomed Mater Res 19:751–756, 1985.

176. Wahlig, H.; Dingeldein, E.; Bergmann, R.; et al. The release of gentamicin from polymethylmethacrylate beads. J Bone Joint Surg Br 60:270–275, 1978.

177. Wangensteen, O.; Wangensteen, S. Carl Reyher (1846–1890): Great Russian military surgeon: His demonstration of the role of debridement in gunshot wounds and fractures. Surgery 74:641–649, 1973.

178. Wangensteen, O.; Wangensteen, S. The Rise of Surgery from Empiric Craft to Scientific Discipline. Minneapolis, MN, University of Minnesota Press, 1978, pp. 3–64, 301–325, 407–452, 479–525.

179. Wassilak, S.; Brink, E. Tetanus. In Last, J., ed. Public Health and Preventive Medicine. Norwalk, CT, Appleton-Century-Crofts, 1986.

180. Williams, M. Long-term cost comparison of major limb salvage using Ilizarov method versus amputation. Clin Orthop 335:268–274, 1994.

181. Wiss, D.; Gilbert, P.; Merritt, P.O.; et al. Immediate internal fixation of open ankle fractures. J Orthop Trauma 2:265–271, 1988.

182. Yaremchuk, M.J. Acute management of severe soft-tissue damage accompanying open fractures of the lower extremity. Clin Plast Surg 13:621–632, 1986.

183. Yaremchuk, M.; Brumback, R.J.; Manson, P.N.; et al. Acute and definitive management of traumatic osteocutaneous defects of the lower extremity. Plast Reconstr Surg 80:1–14, 1987.

184. Yourassowsky, E.; Van der Linden, M.P.; Crokaert, F. One shot of high-dose amikacin: A working hypothesis. Chemotherapy 36:1–7, 1990.

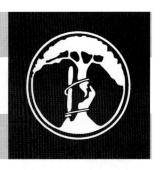

第 15 章

软组织覆盖

Randy Sherman, M. D.

由高速创伤引起的开放性骨折所导致的软组织损伤区比骨折部位所看到的要大(图 15-1)[12,13,38,89,95,100]。当伴有烧伤时,创伤区越靠近撞击点则越加严重(图 15-2),一大部分损伤早期好像能够存活的软组织最终会坏死或为瘢痕所代替,整个区域几乎都以纤维化、组织水肿、缺血、正常肌肉骨骼结构丧失或无效腔为特点。如果合并骨质破裂、骨膜剥离以及骨髓血运破坏,则损伤经常导致骨折不愈合或创伤后慢性骨髓炎。开放性骨折时,损伤区域的早期评价对骨折固定、清创和软组织覆盖至关重要。理想的设计,合理和循序渐进的治疗方案对患者的预后非常有利。无意或有意的试图肢体短缩以及严格遵循伤口处理原则可避免出现骨髓炎、骨不连或慢性不稳定。

不仅对骨折点,特别是对整个受损区进行彻底的重复清创,对解决这类复杂问题是至关重要的。如果不将坏死物和异物从伤口处清除干净,骨折愈合和软组织重建都无从谈起。为了创造骨折愈合的适宜环境以及避免骨髓炎,不仅要清除所有的感染和失活组织,而且要去除无效腔[62]。同样,当治疗已经确诊的骨感染时,也必须彻底切除坏死骨、瘢痕以及感染的肉芽组织。

为了增加骨折愈合的可能性,通常都会尽量保留骨皮质的连续性,让无活性骨保持于原位,这样做反而增加了外科大夫所希望的避免并发症的发生。现在还没有证据表明,开放骨折处的无血运骨可以促进骨折愈合。相反,却有相当多文献报道,坏死骨中藏有细菌。作为一种异物,它在骨髓炎的发生中扮演着重要角色[37]。过去,由于骨外科大夫缺少可靠的骨重建和软组织覆盖方法,故而不愿进行彻底的清创。然而,即使在没有处理外伤的新型整形外科塑形技术的情况下,单纯行彻底清创,随后用 Papineau 技术行骨移植或在新生肉

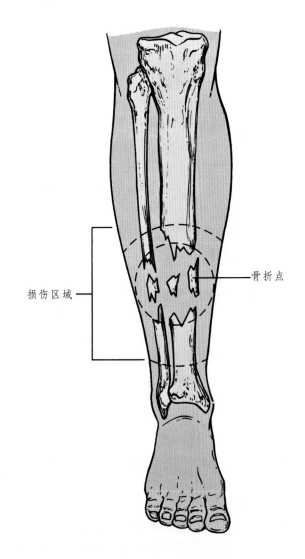

图 15-1 受伤区的示意图,合并损伤面积比骨折点大。

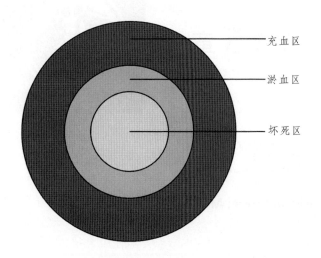

充血区

淤血区

坏死区

图 15-2 烧伤的损伤程度分区类似于软组织损伤分区的概念。

芽组织上进行植皮,也具有明显的好处。

对于肌肉骨骼组织和头颈部的肿瘤,它们的切除程度常会受到外科医师关闭手术缺损能力的限制。这类肿瘤的复发可能性取决于无肿瘤边缘的范围。创伤后肌肉骨骼疾病(例如骨髓炎)的预防和治疗,可以参照为治愈恶性肿瘤所进行的充分切除。当具备把带血运组织转移至创伤缺损内的能力时,骨创伤医师及肿瘤外科医师就可以根据治愈的需要不受限制地切除组织。Godina 和 Lister[34]曾展示出这种治疗策略的好处,而且和许多医疗中心一样,笔者的经验也印证了他们的统计数据[79,98]。

第一节 伤口准备

如何最好的准备开放伤口而使其最终稳定和持久闭合,近几年有了明显的进展。逐渐在生理学、微生物学和内分泌学方面对伤口进行创新,包括抗菌串珠袋、真空辅助闭合引流(vacuum-assisted closure,VAC 治疗)和伤口有关的生长因子,如血管内皮生长因子(vascular endothelial growth factor,VEGF)。

一、串珠

在处理开放骨折时,骨科医师将杀菌抗菌的药物放入病灶内。在局部,一天更换几次抗生素敷料不会立刻见效。在伤口部位使用不渗透型敷料,如使用已经改革的 OpSite 粘贴敷料,该敷料含有抗生素浸润甲基丙烯酸甲酯串珠,在关闭伤口之前、清创时期使用。现在采用的方法是在后期植骨最终骨愈合之前,在血管化覆盖伤口后留有无效腔的肌间隙内放置一个串珠。这种方法除能有效地抑制病原菌外,还能明显地减少住院期间医师的工作量。

二、伤口真空辅助闭合引流和伤口负压治疗

另一个创新性伤口护理的装置是创伤 VAC,此机器传递负压到闭合伤口处。1997 年第一次报道,这一装置作为所有主要外科领域伤口处理的重要组成部分而被广泛的接受。技术相当简单,效果非常满意。伤口清理干净后,海绵放置在伤口上,在海绵上放置有通透性的管道。用干净塑料、不渗透敷料构成可靠的密闭空间。这样使伤口出现一系列的变化,加速肉芽组织的生长。随着这一装置的使用和经验积累,正在对它的效果进行判断。对海绵不同大小的孔眼进行专业化的制定。银制外罩的海绵对抑制细菌污染更为有效,结合冲洗系统能更好地清理残余的废弃物质。在肢体上使用最为广泛,包括骨外露和金属外露的创伤。肉芽组织可以覆盖和关闭开放的伤口,但有些病例与内固定的钢板螺钉直接接触,应使用负压引流治疗,然后植皮。

三、生长因子

各种细胞诱导蛋白在伤口愈合阶段有一定的作用。VEGF 出现在低氧环境下,在形成新血管过程中促进内皮细胞的生长和聚集。血小板诱导生长因子(Platelet-derived growth factor,PDGF)由人体冻干重组细胞诱导而来,现在使用的是 Regranex 凝胶。这是蛋白凝胶体,直接用在一些下肢损伤伤口。明显的促进伤口愈合,最终伤口关闭。临床使用表明,糖尿病足溃疡患者的效果最明显。现在正进行边缘领域使用疗效的研究。

第二节 时机的选择

过去,基于外科清创的性质与时间的不同,对于治疗方法各医疗中心有自己的选择,因此在关闭伤口的时间选择上曾有争议。复杂手外伤后进行早期带血管蒂移植并关闭创口一直被认为是最佳功能恢复的先决条件[6,20]。在美国和欧洲的几个医疗中心,积极的清创并以肌皮瓣早期关闭下肢伤口都曾降低了骨髓炎、骨不连和截肢的发生率。Godina 和 Lister 对 534 例采用游离组织移植治疗的肢体创伤病例进行了回顾性研究[34],研究发现彻底清创并早期关闭伤口(72 小时以内)具有明显的好处(图 15-3)。当这项技术用于挽救伤肢时,骨不连和骨髓炎的比率都有所下降。另外,住院

天数、麻醉药用量和骨折愈合时间都有显著的降低[34]。

Parkland 医疗中心的 Byrd 和其同事[12]在预期研究的基础上，比较了早期清创治疗Ⅲ型胫骨骨折的传统治疗方法和用带血运肌肉移植早期关闭伤口的方法。尽管病例数较少，但所有参数都显示后一种方法具有确切的益处。两项研究[12,34]都发现，如果不在早期关闭伤口，治疗过程中的并发症例数会显著上升（Byrd 及同事规定为伤后最初的 6 天，而 Godina 和 Lister 规定为伤后最初的 72 小时）。随后的研究已经证实用带丰富血运组织早期闭合伤口有许多优点。每项研究都发现，当保持伤口开放时，伤口的炎症性本质将更易导致持续性感染，并且会提高延期皮瓣闭合伤口时血栓形成的发生率。

尽管从开始受伤到最终闭合经历了很长的时间，但后来，Yaremchuk 和其同事[100]获得了圆满的结果，而且在之前的研究中，我们也注意到了相似的结果。这些方法的共同特征是彻底的反复清创起了决定性作用，这是后期闭合伤口技术成功的关键（表 15-1）。

第三节　伤口覆盖技术

当开始对运动系统的开放性操作进行治疗时，要牢记重建阶梯的基本原则。对于不存在或仅很少软组织缺少的损伤，在清除所有坏死组织并确认不存在张力之后即可尝试直接关闭伤口。如果创伤造成了皮肤及其支持结构缺失，但存留软组织足以保证关节的运动及重要结构(神经、肌腱、血管和骨)的覆盖，可以考虑应用游离中厚皮瓣或全层皮瓣的移植。对于不符合以上标准的复杂创伤伤口，则需行带蒂或游离的血运组织移植，以恢复血运，替代缺失或失活的组织，并提供稳定的覆盖。

一、植皮术

中厚皮瓣指的是皮瓣未达全部真皮层，可将其分为不足 0.04 cm 的薄中厚皮瓣和厚中厚皮瓣。这种皮瓣移植的优点是易于获取、可靠的取量以及具有供区上皮再生能力，这就使得中厚皮瓣移植被大量应用于覆盖大创面。其相应的缺点是取皮工具很复杂、供皮区有瘢痕形成，以及移植于受体床上的中厚皮瓣会产生不同程度的收缩。

全厚皮片植皮指的是皮片，包括全部真皮和上皮层结构。它的优点是移植后保留原来的结构，移植皮肤收缩程度小，较好的肤色匹配和更好的耐受性。此外，供皮以细线瘢痕愈合，尽可能地避免了供皮区的不美观。全厚皮片的缺点是它对供皮大小和取皮量的限制。

二、皮瓣分类

植皮需由受皮床供血以确保其存活，而皮瓣则不同，根据定义，皮瓣是带有血运的组织，而且其包含的血运不仅能保证自己的存活而且有助于缺损受皮区的修复。当研究可以获得的各种皮瓣时，必须考虑这

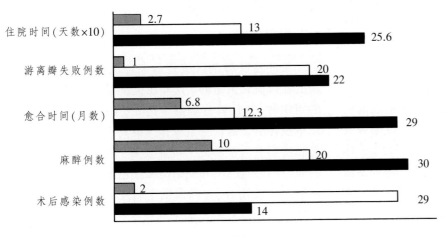

图 15-3　由 Lister 发表的 Godina 制作的图解一览表，说明伤口早期闭合有许多好处。(Modified from Godina, M.; Lister, G. Early microsurgical reconstruction of complex trauma of the extremities. Plast Reconstr Surg 78; 285, 1986.)

表 15-1 南加利福尼亚大学处理 Ⅲ 型骨折的方案
患者的固定
预防破伤风
应用广谱抗生素
骨折复位并外固定
所有损伤组织的彻底清创
如果需要,在 24、48、72 小时行再次清创
如果可能,5 天以内行早期肌皮瓣覆盖
在 6 周时行骨移植

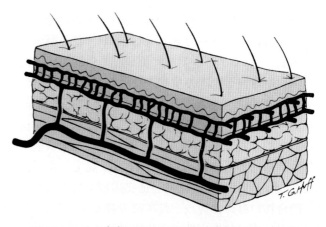

图 15-4 肌肉骨骼系统的代表性横断面及其动脉血供。

两种分类系统[16,63]。

皮瓣按照其取材处特定部位的皮肤或肌肉(如背阔肌、手臂外侧、腓骨)进行分类。分类还应明确规定参与转移的组织类型(例如,肌皮瓣指肌肉和皮肤,骨皮瓣指骨和皮肤,筋膜皮瓣指包被筋膜及皮肤、神经、内脏)。另外,皮瓣还必须依据其血供加以分类(图 15-4),主要的类型包括随意皮瓣和轴样皮瓣。后一种类型又可以细分为带蒂皮瓣、岛状皮瓣和游离皮瓣,主要依据其对轴内血管的处理方式来区分:保持与周围组织相连,保留相连但有节略,断开并应用显微技术于远处位置重建血运(图 15-5)。

在提供闭合伤口和软组织重建的选择方法上,当前所取得的成功都应归功于内科医师的工作:他们通过尸体解剖、钡剂成像和动物模型进行了生理学验证,描绘出了由各个动静脉单位供血的各个解剖与生理分区的分布图。我们对肌肉骨骼解剖学的了解已经达到了空前的高度,目前已能提供各种经过精心裁切的复合组织瓣(图 15-6)[64,69]。

(一)随意皮肤皮瓣

随意皮肤皮瓣依赖其新形成的皮肤蒂基底部所保留的血供来供血,但在皮肤蒂基底部并不能明确找出输入或输出的血管。传统皮瓣的长宽比例为 1:1,即设计的皮瓣长度不应大于皮瓣基底的宽度。但许多报道记载的皮瓣设计,其长宽比远大于 1,然而这种皮瓣远端部分的存活率不太可靠。

在转移较长的随意皮肤皮瓣时,耗时的步骤是去除皮瓣基底以外的来自各个方向的血供。这种手术是造成皮瓣组织的相对缺氧,间隔 10~14 天后,才可以诱导皮瓣基底的血供,进而允许行更多的组织转移[28,75]。这种延时操作的技术一直沿用到近期出现的制作大型皮瓣以覆盖复杂伤口的标准方法才结束。随着轴样皮

瓣的发展,这种方法已很少应用。应用随意皮瓣的例子包括用于覆盖手背小块缺损的局部、旋转、移位和推进皮瓣(见下文)。皮瓣的血供来自真皮下的血管丛,该血管丛的位置紧靠真皮皮下接合处的下方。

(二)轴样皮瓣

轴样皮瓣的最好例子是腹股沟皮瓣,轴样皮瓣由皮肤和皮下组织构成,血运来自于确定的动静脉血管蒂,血管蒂可位于浅表至深层的肌肉或者包埋的筋膜内。该血管蒂与前述的真皮下血管丛相连,它通过优势血管蒂的树状分支提供指定皮肤区域的全部血运。这种皮瓣的优点是,仅依靠动静脉单位自身宽度就可以于血管蒂基底转移大量组织。它们可以应用于带蒂皮瓣或游离皮瓣的转移。

(三)筋膜皮瓣

某些皮肤解剖区域是由来自包埋于肌肉的筋膜内的穿行血管供血的。这样就提供了一种有良好血供的组织片,并且具有解剖学边界,于是该组织片就可以单独存活于血管蒂上或作为游离组织被转移。这种筋膜皮瓣有时被称之为隔膜皮瓣,它的优点是避免了肿胀,并且韧性好,并使结构和颜色配比得到改善。常可通过原位闭合(比如借助于肌皮瓣)使供皮区的畸形减小到最低程度。如果存在皮神经,有时可将感觉神经分布归还给转移组织。

(四)肌皮瓣

从 20 世纪 80 年代中早期开始,肌皮瓣已经成为轴样皮瓣的最常用形式[62]。这种皮瓣的血供来自向所选择肌肉供血的主要血管蒂或次要血管蒂中的一支优

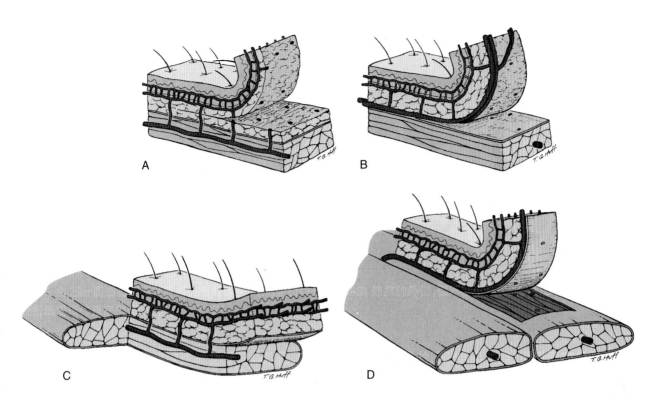

图 15-5　皮瓣依其血运来源的分类。(A)随意皮瓣。(B)轴样皮瓣。(C)肌皮瓣。(D)筋膜皮瓣。

势支。通过来自肌肉的穿行血管，可以连同肌肉一起转移皮下组织或(和)皮肤，以提供一块既大又厚的皮瓣。

在一些特殊的重建情况下，若运动神经也被取用，这种皮瓣可用于重建另外的一组麻痹或无功能的肌肉群，例如，带有运动神经的股薄肌可用于重建前臂屈曲功能或用于治疗面瘫[61]。因为它能提供受伤组织愈合所需的所有成分，因此，肌皮瓣可用于覆盖肢体无法重建的伤口[67]。在上、下肢骨髓炎的治疗中，肌肉和肌皮瓣扮演着越来越重要的角色[97]。

(五)穿支皮瓣

最近，穿支皮瓣已经列入分类目录。这种皮瓣是含有筋膜皮肤皮瓣的亚型，血运来自穿过肌肉的血管。一般来说，肌皮瓣是在局部留有很薄的肌肉，从相应的肌肉中解剖出血管。这一结构的优点是保留肌肉的功能，但有更多的并发症，手术时间更长，有些病例血运减弱。前外侧大腿皮瓣是这一结构比较常用的皮瓣。其他常用的皮瓣包括腹壁下动脉穿支(deep inferior epigastric perforator，DIEP)皮瓣，胸背动脉穿支(thoracodorsal artery perforator，TAP)皮瓣，臀肌动脉穿支(gluteal artery perforator，GAP)皮瓣。我们相信，数年后还会出现许多使外科医师满意的不同类型的穿支

皮瓣。

第四节　局部软组织覆盖

一、上肢

(一)手及手指

复杂手指尖损伤是最严重的一种损伤，因为在人触摸物体时，这个部位起着至关重要的作用。手尖指腹比身体其他部位的神经末梢分布更密集，更具特殊化。检查时必须评价其完整性，不仅应包括指甲而且应包括其支持成分、甲上皮及甲床。指腹损伤的治疗应根据其组织丢失的大小和下层结构暴露情况来决定。对于小于 1 cm 的指腹损伤，几位学者认为应首选保守治疗，包括应用无菌绷带覆盖、肉芽组织生成、伤口收缩以及最终的上皮形成或中厚皮片覆盖移植。如果患者失去了大量组织或软组织损伤合并远端指骨或屈肌腱暴露，则行软组织转移更适合。因为指腹是基本的抓握表面，因而对于成功修复指尖而言，坚固性与感觉是最重要的。要满足这些先决条件就必须应用各种局部皮瓣[51,82]。

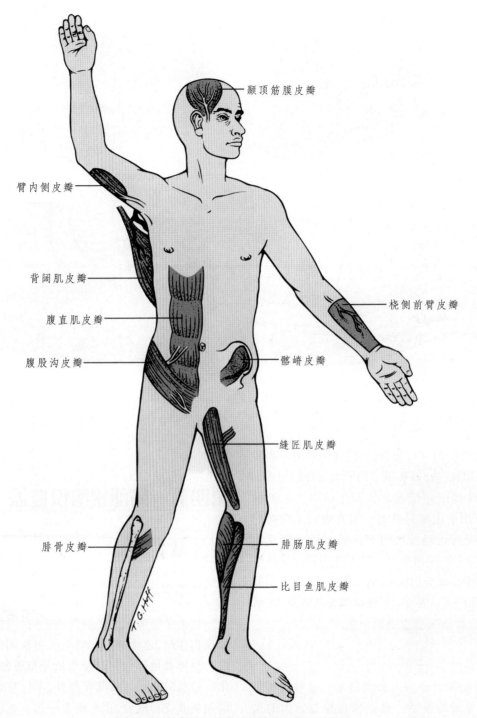

颞顶筋膜皮瓣

臂内侧皮瓣

背阔肌皮瓣

腹直肌皮瓣

腹股沟皮瓣

桡侧前臂皮瓣

髂嵴皮瓣

缝匠肌皮瓣

腓骨皮瓣

腓肠肌皮瓣

比目鱼肌皮瓣

图 15-6 最常用于游离组织转移的供区示意图。

1.Atasoy-Kleinert 皮瓣

这是一种近端基础随意皮瓣,这种皮瓣应用 V-Y 徙前术原则,使更多的近侧掌指组织移向远端以覆盖指尖缺损。这种皮瓣的优点是:转移的皮肤和支持成分带有血运,有感觉,而且来自于邻近的正常无损伤区域。这种皮瓣应用的先决条件是:受伤的指尖近侧指骨无相关损伤,而且指尖缺损程度有限(图 15-7)。

2.剪刀样皮瓣

除了位置与来源以外,剪刀形皮瓣在设计与制备上与 Atasoy-Kleinert 皮瓣相似。这种随意基础皮瓣来自远端手指外侧的软组织。如果伤口的形状或先前形成的手指掌部瘢痕影响了 Atasoy-Kleinert 皮瓣的应用,可以选用剪刀样皮瓣(见图 15-7)[27]。

3.鱼际皮瓣

由 Beasley[6]清楚描述的这种近端基底带蒂皮瓣,当局部远端手指组织不能完全覆盖食指和中指的缺损时,可应用鱼际部位的皮肤和皮下组织(即鱼际皮瓣)来达到上述目的。这种皮瓣的优点是具有良好的颜色和结构相称性、出色的耐受性以及通过外科修复手术重建指尖形状的能力。如果取皮得当且没有发生意外,供皮区应能完全愈合。因为手指被固定,当对这种皮瓣的束缚超过 2 周时,受皮手指发生屈曲挛缩的风险将很高。分离并积极进行术后活动可防止这种并发症的发生(图 15-8)[74]。

4.掌侧推进皮瓣

在 1964 年[3]Moberg 最先描述了这种皮瓣,作为指尖覆盖的另一种选择,采用受伤指掌面近侧到拇指掌指关节或到其余手指近侧指间关节最近处的皮肤[11,58]。取皮瓣时,沿侧方中轴线切开,然后沿腱鞘线游离解剖皮肤和皮下组织。神经血管束保留于皮瓣内,而且要保留这些血管神经束的手背支,以确保远端背皮肤继续

存活。患指指间关节轻度屈曲,将皮瓣前移至指尖缺损的远端边缘。然后把皮瓣在该位置缝合并加以敷裹以保持一定的姿势,防止对前移组织产生牵拉力。在实际操作中,这种方法最适于拇指,对其他手指意义不大。早期积极的适宜锻炼可防止指间关节的挛缩。

5.手指交叉皮瓣

在选择这种指尖重建方案时,还要考虑到对贯穿指骨全长的屈伸肌腱暴露处的充分覆盖。标准的手指交叉皮瓣采用中指伸肌表面腱鞘下方的手背皮肤和皮下组织到伸指肌腱表面作为供区。皮瓣的血运来源于手指神经血管束向供皮指供血的手背支。自桡侧向尺侧取皮瓣,反之也可,然后敷于指尖或其他缺损处。同时把供皮区缺损用全厚皮片移植覆盖,以达到最适外观效果(图 15-9)。在分离前要留出 10~14 天时间,使皮瓣可以从受皮床获得血运重建[19,41,48,49,52,85,96]。

6.神经血管岛状皮瓣

作为手指交叉皮瓣的改进型,已报道有大量各种各样的基于手指神经血管束的动脉化的岛状皮瓣[84]。它们的优点在于比上述那种用于手指中、近节损伤的

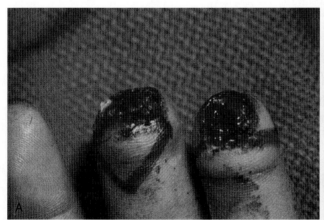
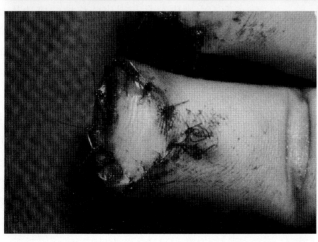
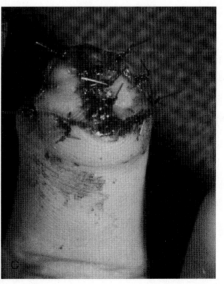

图 15-7 (A)伴有指骨暴露的中指和环指指尖的复杂损伤。(B)Atasoy-Kleinert 皮瓣修复完成后的中指。(C)Cutler 皮瓣修复完成后的环指。

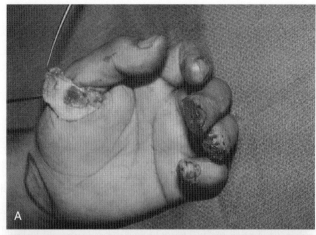

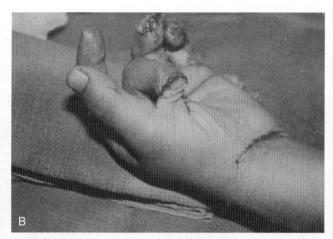

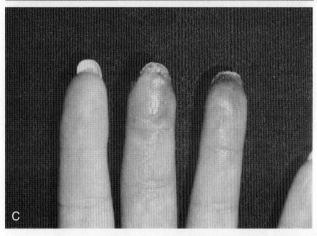

图 15-8　(A)鱼际皮瓣的制备提取,用以覆盖中指指尖损伤伴掌面指腹缺损和远端指骨暴露。(B)皮瓣就位。(C)分离后 2 个月。

皮瓣获得更大的转移弧。它们提供的带蒂血管组具有良好的颜色和结构相称性,同时具有优良的耐用性,而且在应用血管神经岛状带蒂皮瓣时,其感觉能力甚至能达到原有组织的水平。这种皮瓣转移的主要缺点是需要进行大脑皮层的再训练。经过细心的专业治疗,患者也许能够把来自这些皮瓣的传入刺激当做来自受皮手指的刺激。但是,经过一段时间的废用或制动后,皮质定位又会恢复到供皮手指[11,57,72]。

7.其他局部皮瓣

对于手背、腕或前臂的小块缺损,若不能直接闭合或通过植皮术修复,可以采用局部转移皮瓣、旋转皮瓣或推进皮瓣。但它们主要是游离皮瓣,因此其应用受到软组织基底的大小和旋转弧度偏小的限制。但对于单纯肌腱或骨外露的转移伤口覆盖,这种皮瓣特别适用(图 15-10)[55,71]。

(二)前臂

需要广泛软组织覆盖的前臂区域损伤包括开放性骨折伴软组织缺损过多、脱套伤(不可避免会有肌腱和

神经外露)以及形成引流窦道的骨髓炎性损伤。如前所述,由脱套伤造成的大的开放性伤口可通过清创和中厚皮片移植得到充分的治疗,只要能给创口提供足够的肉芽组织床即可。许多研究者指出,把中厚皮片直接覆盖于完整的腱鞘便可恢复相应的肌腱功能。若肌腱、神经或骨骼上的被覆组织失去血运,则必须采用带血运的软组织进行覆盖。细菌学定量方法有助于选择长出肉芽组织的伤口的最佳关闭时间。如果每克组织内的微生物计数小于 10^3,则更容易获得皮肤移植的成功[53]。

最先由 McGregor 和 Jackson[73]于 1972 年描述的腹股沟皮瓣,一直是这一区域软组织移植的主要方法[72]。这种皮瓣的制取快速而简便,并具有较大的可靠性。制取区域的皮肤,至少在髂前上棘以外 10 cm 处不必担心会出现远端坏死。该区域几乎可以提供复合性缺损所需的全部皮瓣,包括手臂、手、腕或前臂处的缺损。该皮瓣的另一优点是供皮区易于闭合,并且其疤痕位置不影响美观。对所有带蒂皮瓣而言,其主要的缺点是在分离之前需要把手固定在腹股沟区14~21 天(图 15-11)[56,73]。

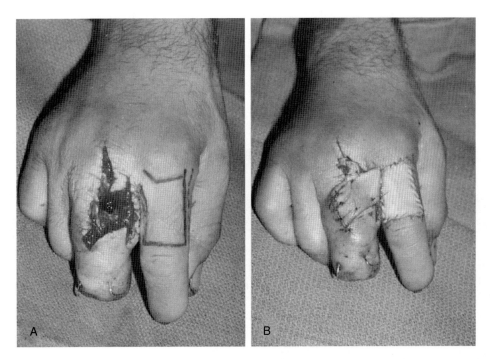

图 15-9　(A)中指近节指骨枪击伤伴指骨暴露,合并开放粉碎骨折及肌腱缺失。显示为跨指皮瓣。(B)皮瓣已转移,并且供皮区已行全厚皮片植皮术。

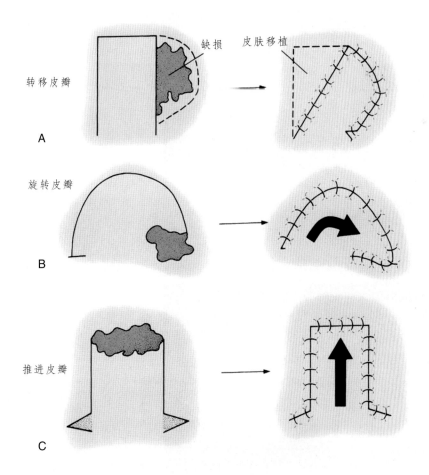

图 15-10　(A)转移皮瓣。(B)旋转皮瓣。(C)推进皮瓣。

　　腹股沟皮瓣的动脉供血来自位于腹股沟韧带下方2.5 cm处的股动脉。这条血管与腹股沟韧带平行走行，并于髂前上嵴表面与其相会。该血管穿过缝匠肌筋膜并于此点向下发出深支和向皮下组织发出浅支。如果该皮瓣被掀向缝匠肌的膜内侧，则应包括该肌肉，以保护上述两个分支。静脉回流依赖旋髂浅静脉的吻合支，但也可由腹壁下静脉作为优势回流。静脉回流的变化，在应用这种皮瓣时，可以不将考虑在内。在保证供皮区一期闭合的前提下，一个10 cm宽的皮瓣可以轻松获得。

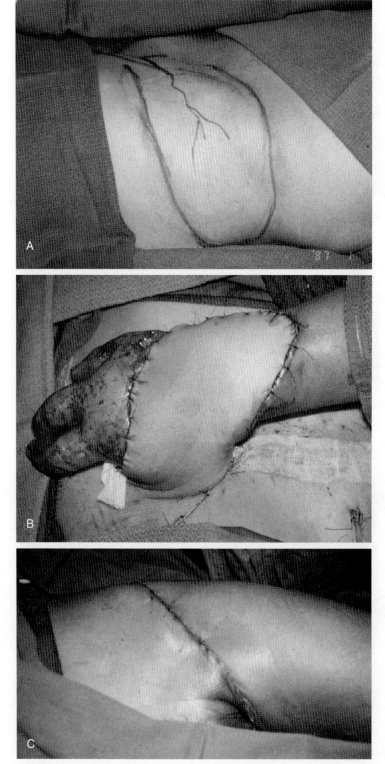

图 15-11　(A)标出的带旋髂浅动脉的腹股沟皮瓣的供皮区。(B)手部复合伤已行皮瓣覆盖。(C)供区瘢痕。

三角肌胸肌皮瓣与腹股沟皮瓣类似，它取自前外侧胸壁区域。这种中厚层基底皮肤皮瓣的血运来自乳内动脉的穿行支。这种皮瓣呈横向并在胸筋膜水平由外向内侧掀起。这种组织可提供与上肢相配的良好肤色。然而，供区皮肤缺损需植皮闭合，从而会留下不美观的供区缺损。像其他大的胸腹皮瓣一样，这种皮瓣作为游离组织转移的新选择，曾具有重要意义。

对于这个部位更大面积的伤口，可以应用轴样下腹或胸腹部皮瓣（腹壁下动静脉供血）和腹直肌肌皮瓣。这些皮瓣的优势在于可以大量获得。如前所述，这种皮瓣的缺点主要是患者需制动或相对受限10天到3周。从感觉上，这种皮瓣像一个寄生物，因为在供皮区分离后没有产生新的血供来源。它的血运全部依赖于创面，而不能指望伤口环境的改善。在发生骨髓炎或其他后遗感染的情况下，必须移植另外带有血运的组织。

一种用于手腕和远端前臂背侧的新型皮瓣是桡动脉蒂前臂皮瓣，叫做中国式皮瓣[26]。这种筋膜皮瓣的血供近侧来自于桡动脉和贵要静脉，远侧来自于桡动脉和头静脉。只有经过Allen实验和动脉造影检查证实尺循环完整时，才能应用远端皮瓣。无论是远侧还是近侧血管蒂，这种皮瓣的旋转弧都很大，因此可用于治疗前臂、腕部和手的背面与掌面的创伤。然而，这种软组织成分不能用于累及皮瓣本身的复杂创伤（图15-12）[23,26,76,92]。

传统上，带蒂皮瓣的断蒂在术后14~21天进行，这就给皮瓣留出了从受皮床获得血运的时间。在特殊情况下，如皮瓣包括绝对优势血管蒂或受体床重建皮瓣血运能力有限，则应采取延缓步骤，即断主蒂以增加侧支循环的发展。Meyers及同事[75]与Furnas及同事[28]均证明，应用皮瓣蒂夹诱导造成的局部间断缺血期，可以增加并加快受体床侧支循环的形成。在一项采用改良间断夹闭技术的有限临床研究中，他们能够在首次应用皮瓣后5天就分离开两个皮瓣蒂[28]。夹闭皮瓣蒂技术同荧光染色技术的使用，可以实现在分离前对受体部位的血流进行定量测定。

(三)游离皮瓣在上肢的应用

虽然带蒂皮瓣像腹股沟皮瓣一样，在许多情况下作为软组织覆盖已经取得了令人羡慕的效果，但是应用显微技术从远处部位进行复合组织转移的适应证仍在不断增加，并且也已研发出许多种这类皮瓣[63,64,69,88,91]。

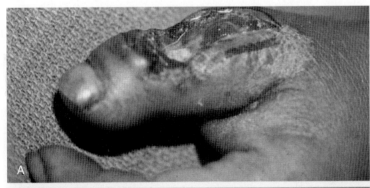
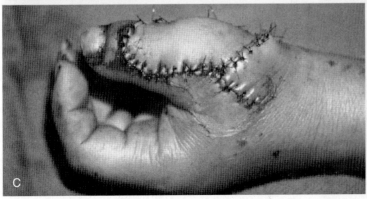
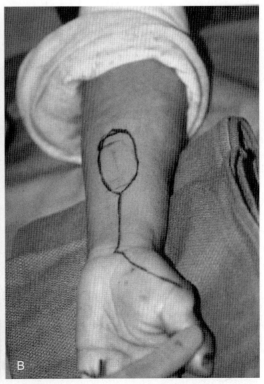

图15-12　(A)拇指复合损伤伴拇长伸肌及指间关节暴露。(B)远端桡侧前臂皮瓣。(C)术后当时结果。

1. 适应证

在许多复杂的肢体创伤中,伤口的大小和复杂程度以及结构的丧失,使得不能应用局部或带蒂皮瓣来转移足够的组织。在这种情况下,有几种可满足特殊需要的供皮区供选择。通常,受皮床不能支持转移组织的血供需求。然而在一些少见的情况下,如上肢骨髓炎伴被覆组织缺失,最好的治疗是清创后转移游离肌肉组织。在实验模型中,加上这种血运丰富的组织可以提高氧气张力并降低细菌计数[15,62]。

成功修复手和上肢损伤的关键是早期活动,尤其是手和腕部损伤,更需要早期活动。而且对大的软组织缺损,最好应结合应用游离组织转移。这样可使患者从供皮区制动中解放出来,并允许早期功能锻炼以预防强直。

实施复合组织转移可以满足手部多发伤的治疗需要。通常需要肌腱和皮肤联合或皮肤和骨骼联合以完成重建。通过采用恰当的复合转移,组织重建经常可以一步完成,从而加快了愈合和早期恢复。

进行该项治疗的术前评价时,要求患者在其他方面都处于稳定状态,而且其他更严重的损伤已得到解决。建议用血管造影来描绘出损伤区域的血管解剖情况[101]。清创术与骨固定(最好行外固定)应当作为手术过程的第一步。这些步骤必须使用单独一套器械和冲洗工具来完成;在使伤口清洁并使所有保留组织有活性后,应当更换手术衣和手套,然后再完成组织转移。可能需要重复清创,而且在转移完成之前还需要完成其他一些操作。通常要两个手术组同时工作,一组在供区,一组在受区。这种安排可缩短手术中的间歇,降低与手术部位相关的肺、血管、神经并发症,并有助于避免术者的体力不支。

多种游离肌肉瓣或肌皮瓣可用于手和前臂复杂创伤的软组织覆盖。以我们的经验,腹直肌作为一种纯肌肉单位单独转移已获得令人羡慕的成果(图15-13)。股薄肌肌皮瓣经常作为运动单位进行转移,用于治疗Volkmann缺血性肌挛缩以及伴有屈肌功能丧失的病症(图15-14)[61]。游离颞顶筋膜皮瓣只有在覆盖面最小化并且血运可以保证良好伤口闭合的情况下才能发挥作用(图15-15)。这当然是指前臂远端骨髓炎的情况。作为游离组织转移的主力军,背阔肌往往在任何部位的软组织覆盖上都占有一席之地。但在这一肌肉转移供区,更易发生浆液肿,因此需要长时间负压

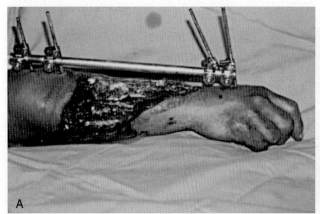

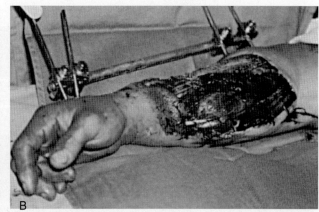

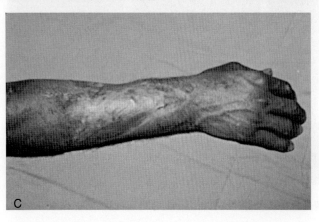

图15-13　(A)伴有皮肤、肌肉和骨缺失的近端前臂损伤。(B)损伤经彻底清创处理并已行腹直肌转移。(C)行松质骨移植并相继拆除外固定后4个月的照片。

引流、重复透皮吸引或两种同时应用。Buncke 和其同事已成功地应用前锯肌皮瓣来覆盖手背和鱼际的创伤缺损。可以选取较低的三块前锯肌,余下应保留以避免发生翼状肩。

2. 可以获得的皮瓣类型

上肢可用的游离皮肤和筋膜皮瓣,包括腹股沟、肩胛、臂外侧、足背和桡侧前臂等皮瓣(图 15-16)[4,50,59,77,78]。

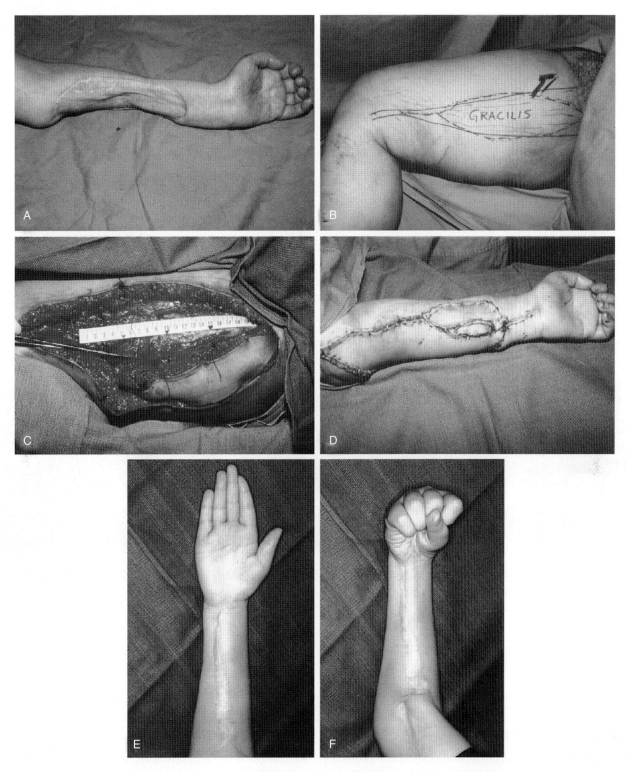

图 15-14 (A)刀砍伤造成的掌面肌肉组织缺失伴屈腕屈指障碍。(B)运动化缝匠肌皮瓣轮廓。(C)肌肉已被游离,由缝线牵引于原位以测定肌肉纤维的长度。(D)转移后的即时照片。(E)另一行缝匠肌转移的患者,放松位。(F)完全屈曲位。

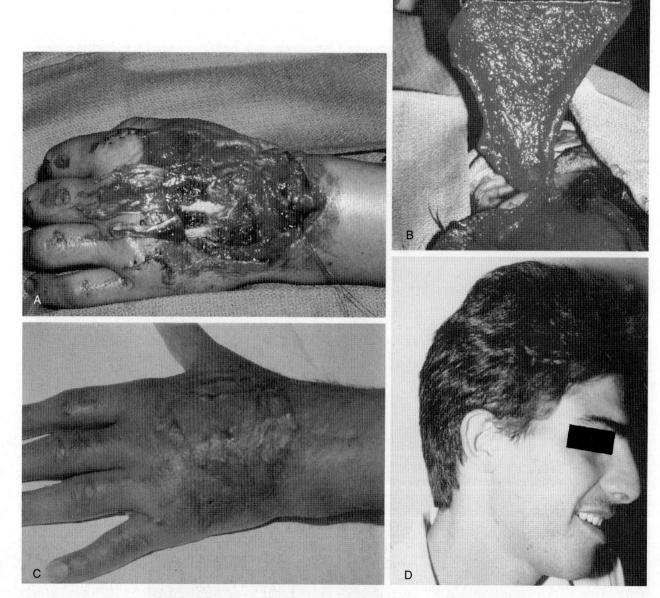

图 15-15   (A)手的复合伤,伴皮肤缺损、伸肌腱撕裂和中心掌骨暴露。(B)由颞浅动静脉供血的颞顶筋膜被提取和游离。(C)皮瓣转移伴同时肌腱移植和中厚皮片移植术后 3 个月。(D)手术后 2 个月供皮区缺失已不易看出。

(1)腹股沟皮瓣:这种皮瓣在游离组织转移上的应用已越来越普遍,因为其可取皮的量大并且对供皮区的美观影响较小[1,5](图 15-17)。1973 年,Daniel 和 Taylor 最早采用了这一皮瓣作为游离组织转移。但很快就因供皮区蒂多变且短暂而弃用。这些问题目前仍存在,但随着对其认识的加深以及更加精良的技术保障,这些问题得以克服。尽管并不经常用于手的重建,但它经常用于颌部的重建,这需要联合应用带有腹壁

肌肉一起的髂前上棘片段,其血供来自旋髂深动、静脉[93]。这种方法允许骨-肌-皮肤的转移,因此可用于位于骨下结构成分随其上的软组织一起被破坏的情况[88]。

(2)足背皮瓣:足背皮瓣的血运来自于足背动静脉,它可以转移薄且有良好柔韧性的皮肤和皮下组织(可能附加有血运的肌腱或遮骨),以适应不同受皮区的需要[59]。手臂皮肤损伤缺失常常合并肌腱破坏一起

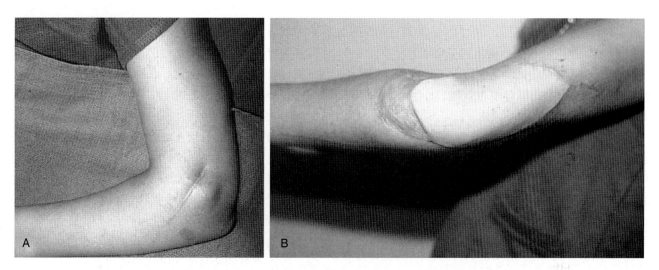

图 15-16 （A）肱骨远端肿瘤。（B）骨和周围软组织切除及肩胛骨游离皮瓣转移术之后。

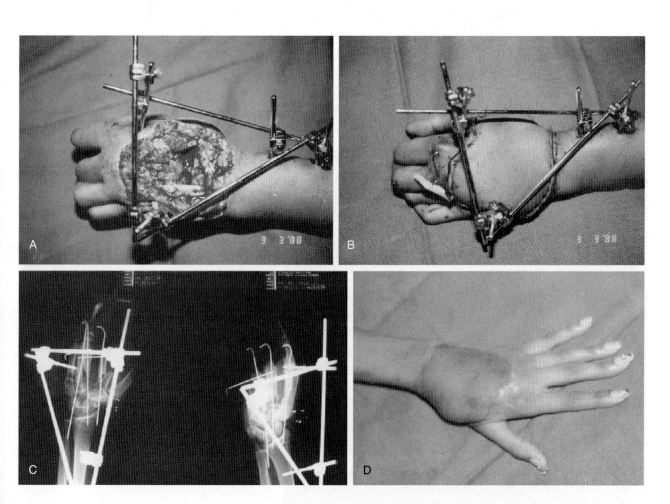

图 15-17 （A）累及皮肤、肌肉、肌腱、骨骼的复合高能枪击伤。（B）游离腹股沟皮瓣转移术后1周,积极的功能锻炼在术后不久即开始,患者最终实施了骨移植和肌腱转移。（C）结合采用对骨的内固定和外固定。（D）伤口已闭合,骨折已愈合。患者正在接受专业的治疗。

发生,此时,这种皮瓣尤其适用。这种皮瓣的主要缺点是解剖提取皮瓣用时长,并需要细心操作,以及供皮区的某些问题。即使施行了成功的植皮术,患者仍可能会因为足背皮肤感觉的丧失而受到困扰,并且植皮区足背不能适应穿鞋袜的需要。由于这种皮瓣受尺寸的限制,当整个手背部需要覆盖时,则会构成一定困难(图15-18)。

(3)肩胛及肩胛旁皮瓣:这种新型皮瓣可以从后背组织制取大面积皮瓣(无论横向或纵向)。这种皮瓣的血运来自环肩胛动静脉丛的肩胛下动静脉分支。肩胛皮瓣可以长达20 cm,肩胛旁皮瓣可以长达30 cm。血管的直径为2.5~3.5 mm,蒂的长度至少为6 cm。制备并提取皮瓣时可以附带其下的背阔肌或肩胛骨外侧缘或两者兼取,并可构成复合转移来治疗复杂性缺损(图15-19)。这种皮瓣的主要缺点与它的组成(厚的后背皮肤)有关,其质地和肤色与前臂或手不相配。供皮区通常可以一期愈合,但沿着腋后线或横过后躯干会留下宽大瘢痕。这种皮瓣特别适用于由机器造成的需要大面积皮肤覆盖的大型脱套伤[4,33,77]。

(4)手臂外侧皮瓣:这种筋膜皮瓣的血运来自桡后侧动(静)脉后分支并伴行感觉神经。这些血管为肱深动脉的分支,血管蒂长为6~7 cm,并包含2 mm直径的血管。这种皮瓣适用于需6~8 cm组织覆盖的手和腕部的软组织缺损(图15-20)。皮瓣可以制备得更长更宽,但供皮区需要植皮。这种皮瓣的一个优点是可作为有神经支配的皮瓣来转移[50]。

(5)腓骨的骨和骨皮肤皮瓣:这种皮瓣主要作为带血运骨转移,最适用于长段的桡骨、尺骨或肱骨皮质缺损的重建。它既可以作为皮质骨单独应用,也可以携带其被覆皮肤(带或不带比目鱼肌)来应用,通过筋膜皮肤穿孔器来制取,主要取自小腿下1/3。它的血运来自胫腓干分支腓动脉,但经过胫前、腓后供应足部血运的侧支有变异情况,从而术前是否需要进行血管造影尚有疑问。而现在应用非侵入性的二维超声检查,这种扫描方式可以作为术前描述解剖结构的恰当选择。通过修剪从主蒂到腓骨的最初几个分支可以轻易地延长皮瓣蒂,从而使外科医师能更自如地嵌入皮瓣而不伴血运的减少。图15-21给我们展示了两个使用这种皮瓣转移的示例,一个是肱骨干重建,另一个是尺骨段重建。可制取腓骨头进行关节重建,但由于

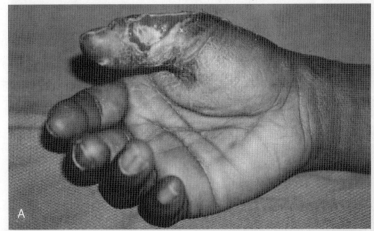

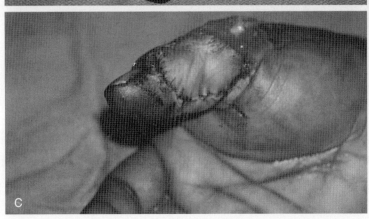

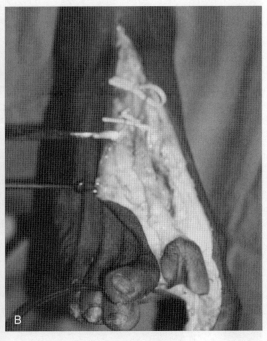

图15-18 (A)拇指指间关节的复合伤伴骨外露。(B)取足背带蒂第一趾蹼间皮瓣。(C)皮瓣已覆盖。

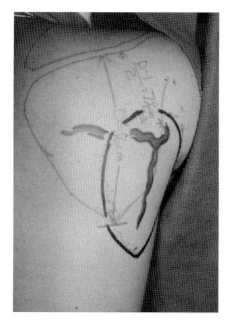

图 15-19　肩胛周皮瓣的轮廓，注意它与肩胛骨和肩周血管环的皮肤分支关系。

血运变异需要进行血管造影检查。这种类型的转移取得的结果有利也有弊。腓骨皮瓣的另一个优点是：当转移至头颈区行下颌骨重建时，能够填充多种截骨术后的骨质缺损。

　　(6)前臂桡侧皮瓣：这是一种带蒂筋膜皮瓣，它通过桡动脉和头静脉或深部并行静脉获得。它可以作

为带蒂皮瓣或者游离移植物来使用。由于桡骨骨膜有滋养动脉分支分布，所以它的一个小楔形部位可作为骨皮瓣的一部分来使用。该皮瓣的优点是蒂部来自前臂丰富的组织，有较大的血管作为供体。有一点必须要肯定，那就是近端尺动脉必须完整并能提供整个手的血液供应，这一点可以通过临床的 Allen 试验或者动脉造影来评估。该皮瓣的最大缺点是供体部位畸形比较明显。许多学者建议，通过全厚皮片移植或者近侧或远侧组织的移位来改善供体部位的外观[76,86]。

(四)肘部

　　因为肘部正常软组织弹性较大而且肘关节活动度也大，所以对肘部软组织缺损和肘部开放性骨折或者开放性关节损伤需要特别加以注意。前面提到的为前臂损伤所准备的皮瓣在这种情况下使用会受到一定限制[20]。胸腹部皮瓣常用于肘中部或尺侧的组织缺损(图 15-22)。前面提到的一些游离组织移植也能用于肘部。上臂外侧皮瓣通过绕轴线向远侧移位可以用来关闭小的缺损，特别是后面和外侧的创面。

(五)上臂及肩部

　　肱骨的复合骨折很少行带血管的软组织移植，但确实能通过同侧背阔肌或肌皮瓣移植来改善情况[94](图 15-23)。通过从蒂上分离皮瓣，吻合胸背动静脉，

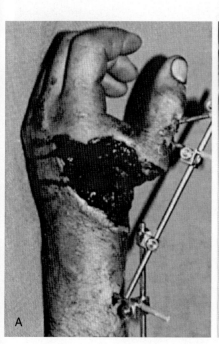

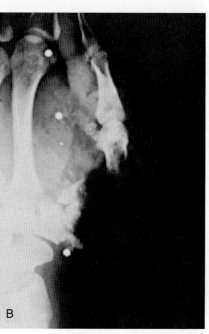

图 15-20　开放性复杂骨折。**(A)**左手拇指第一掌骨骨折。**(B)**掌骨骨性缺损。(待续)

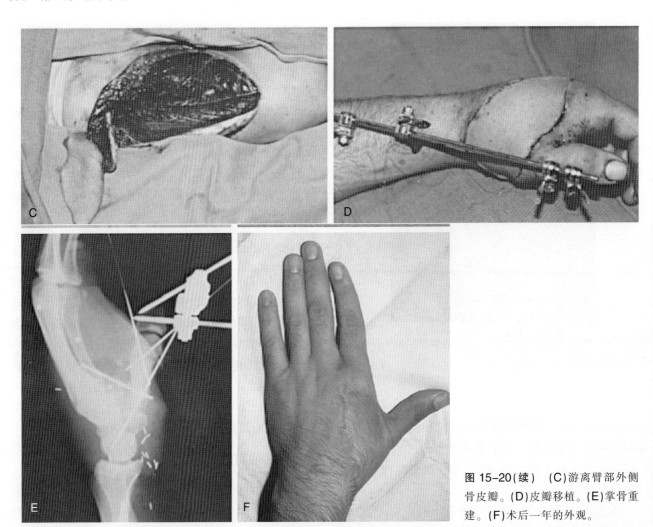

图 15-20(续)　(C)游离臂部外侧骨皮瓣。(D)皮瓣移植。(E)掌骨重建。(F)术后一年的外观。

图 15-21　(A)长的肱骨中段缺失。(B)分离腓骨骨皮瓣。(C)移植。(待续)

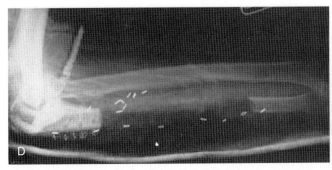
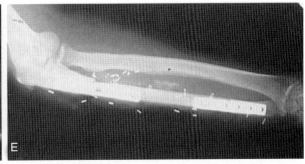

图 15-21(续)　(D)尺骨部分缺损。(E)利用带血管的腓骨进行重建。

游离肌肉起点和止点,就可以覆盖整个上臂的腹侧或背侧,并使背阔肌一直延伸到前臂近侧。肌肉的起点和止点可以重新复置并可替代受损或缺失的肱二头肌以恢复肘关节的屈曲功能。在这种情况下,必须保护好和动静脉蒂并行的胸背神经。胸大肌同样可用于修复这些缺损,但它的旋转弧不如背阔肌大。此外,其供体部位的外观畸形也比用背阔肌大。

二、下肢

(一)骨盆

复杂的骨盆骨折或者髋臼骨折极少伴有明显的软组织缺损。虽然多数复杂骨盆骨折的患者都有皮肤和皮下组织挫伤,但愈合后多不伴有皮肤和软组织的明显缺损。对于少数骨盆区需要软组织覆盖修复的病例,前区和对侧区通常使用的皮瓣包括腹直肌肌瓣或扩展的肌皮瓣、阔筋膜张肌肌瓣以及股直肌肌瓣或肌皮瓣。臀大肌皮瓣最常用来修复背侧的损伤,包括髂骨翼和骶髂关节区域的损伤[80]。由于腹直肌从肋骨下一直延伸到股骨远端,向外越过腋中线,具有良好的旋转性能,所以与以上的皮瓣相比具有较强的优越性。它从腹壁下动静脉获得稳定的血供,具有长的蒂,并且没有遗留下移植后的外观畸形,以上这些特点使它广泛应用于髂部和骨盆部位的修复[36]。利用上述皮瓣的组合可以治疗多个部位由外伤或慢性骨髓炎造成的损伤(图 15-24)。

(二)大腿

由于大腿肌肉组织丰富,股骨开放性骨折在复位后极少伴有软组织缺损以致需要从别处转移组织来覆盖软组织。在少数需要软组织修复的患者中三分之二的损伤位于大腿前面,可用同侧腹直肌翻转来修复(如前所述)。在髁上区,无论损伤位于前面或后面,都可以通过一侧或两侧腓肠肌来修复。如果发生大面积的损伤伴明显软组织缺损,游离组织移植仍然是一项可靠的选择,可用来修复大腿任何一个侧面的损伤。

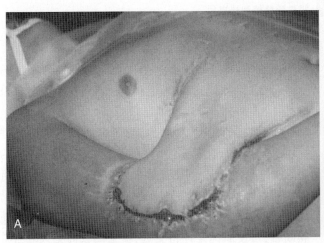
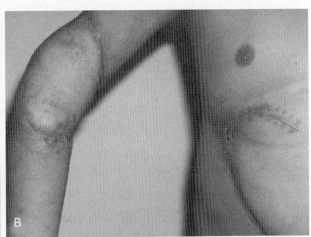

图 15-22　(A)胸腹壁皮瓣移植后,肘前区域较大缺损和关节外露被修复。(B)断蒂后 1 个月。

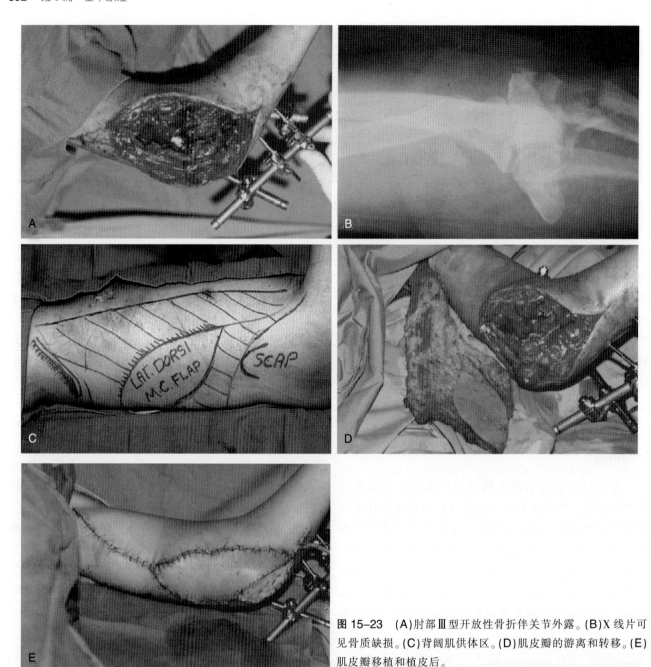

图 15-23 (A)肘部Ⅲ型开放性骨折伴关节外露。(B)X 线片可见骨质缺损。(C)背阔肌供体区。(D)肌皮瓣的游离和转移。(E)肌皮瓣移植和植皮后。

(三)膝关节和胫骨近端

严重的胫骨平台移位性骨折伴软组织缺损是单纯应用内固定或合并应用跨膝关节外固定支架的典型病例,通过以上措施为患者的骨折愈合和关节面的适应性提供了最好的保障。在这些开放性损伤中,软组织的剥离和两侧钢板的放置通常会把一处小的损伤变成一个无法一期闭合的损伤。对于这些损伤,以及胫骨近端 1/3 处的Ⅲ型骨折,腓肠肌在闭合伤口方面有无可替代的优越性,它所造成的供区缺损最

小[2,24,29,31,32]。由于腓肠动静脉是腘动静脉在膝上区的直接分支,因此腓肠肌两头都可以游离和移植以覆盖近端 1/3 处的伤口(图 15-25)。

在其皮肤作为供体被取走后,腓肠肌仍可单独移植,或者可作为肌皮瓣使用,并可提供 10~23 cm 长的组织。在这种情况下,供皮区必须植皮。为了扩大它所能到达的范围,可以把腓肠肌从股髁上起点处游离,这至少能延长 2~3 cm。此外,一系列的前筋膜和后筋膜断蒂,可使肌肉延伸得更远,覆盖的创面更大。当游离腓肠肌两侧时必须小心,以免损伤腓神经。腓神经

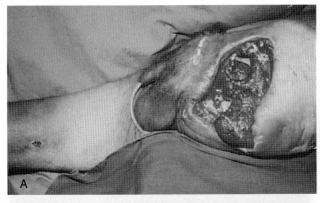
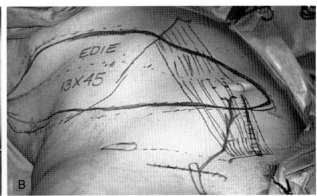
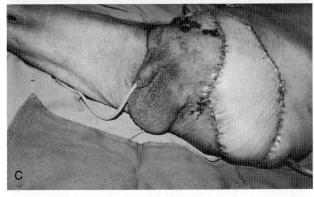

图 15-24　(A)髋关节外伤性离断伴骨和髋臼外露。(B)扩展的下腹部皮瓣。(C)基于腹壁下动静脉的对侧腹直肌肌皮瓣移植术后。

位于腓骨头下端,并在腓肠肌前面下降。

(四)胫骨的中 1/3

通常,可通过移植比目鱼肌来覆盖这个区域的Ⅲ型骨折创面。比目鱼肌在后筋膜室腓肠肌的深面。它具有双重血液供应,内侧由胫后动脉供血,外侧由腓动脉供血,因此当修复较小的创面时,可根据需要纵行劈开。由于其血供性质、结构及附着面积较大,因此其旋转弧相对较局限。分离时应尽量向远侧,同时要小心地将其从 Achilles 腱上游离,并尽可能保持 Achilles 腱的完整性。由于它在小腿下 1/3 处有变异,因此在决定使用该皮瓣前必须通过长的纵行切口来暴露整个肌肉。已有使用远侧比目鱼肌肌瓣的报道,但发现这是不合理的。因为它的远侧血供变异极多,所以必须立刻停止应用。趾长屈肌偶尔也可单独或作为比目鱼肌的补充来用于这些区域的某些小缺失[68]。

曾报道,胫前肌和趾长伸肌都可作为小肌瓣而应用于前中 1/3 处的软组织缺损。我们发现:这两种肌肉的肌腹都较小,血供呈节段性,旋转弧有限,且供体部位出现畸形,所以它们的应用较少。此外,我们还曾用局部肌移植来治疗严重的胫骨中 1/3 处Ⅲ型骨折,例如由高速运动物质引起的损伤。比目鱼肌常会受到

急性损伤或在一些慢性损伤中发生纤维化,从而妨碍它发挥带血管肌瓣的应有作用。因此,越来越多地采用游离组织移植,使用背阔肌或腹直肌来修复较大的缺失,用股薄肌或腹股沟皮瓣来修复小的缺损(图 15-26)[10,54,65,67,90]。这些手段的应用降低了并发症的发生率。一期复合重建,同时更换皮肤、软组织及骨骼,已在临床上取得了成功,但是这些都只适用于经过严格选择的病例[86]。比目鱼肌作为供体是否会对行走产生影响,有无潜在的危险,仍在进一步研究中。

(五)胫骨的下 1/3

胫骨下 1/3 基本不存在可作为皮瓣供体的肌肉 1/3。因此使用皮瓣修复下 1/3 的严重粉碎性骨折是不可能的,只能选择游离肌肉移植[22]。再一点,首选用背阔肌或腹直肌来修复大的缺损,而用股薄肌来修复小伤口(图 15-27)[10,35]。筋膜皮瓣也可用于Ⅲ型损伤中软组织缺损的修复(图 15-28)。在一些病例中,颞顶筋膜及皮肤移植可有更接近正常的外形,还为伤口提供了一个血管丰富的覆盖(图 15-29)。此外,穿孔瓣在该区域覆盖方法中也有重大作用,前外侧股瓣就是例子。使用大块肌肉虽然开始时显得厚笨,外形也不美观,但它们很快就会由于移植后支配神经的破坏而萎

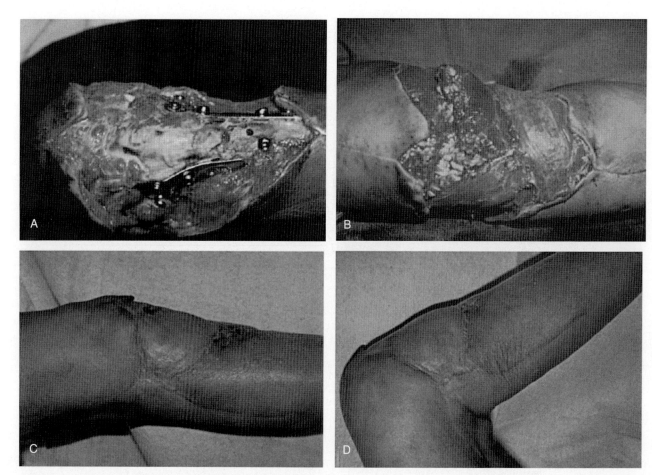

图 15-25 (A)Ⅲ型胫骨平台骨折,Ⅲ型感染坏死,清创术后,内植物外露。(B)双侧腓肠肌翻转皮瓣移植术后。(C)术后6个月,全负重伸直。(D)完全屈曲。

缩,进而使受区和周围组织的外观趋于一致(图15-30)。如果严重外伤使小腿下端血液循环受到破坏,那么从窝处取材行静脉移植有助于移植物的血管长入(图 15-31)。

(六)踝和足

为了在踝部和足部重建软组织,首先要明确损伤的严重程度,确定需要重建的区域,最重要的是要明确重建的相对和绝对禁忌证[17]。Hidalgo 和 Shaw[43-45]发明了一种足部损伤的分类方法,全面考虑了软组织及其相关骨质的破坏程度。Ⅰ型损伤仅限于小范围软组织缺失。Ⅱ型损伤包括较大范围的软组织丢失,伴或不伴有远端肢体离断。最严重的损伤是Ⅲ型:较大范围的软组织缺失伴有踝跟骨开放性骨折或胫腓骨远端的复杂骨折。根据以上分类方法,足部被分成四个较大的重建区域:背面、远跖承重面、跟部承重区或足后部和中节区域、跟部非承重区和跟腱[43-45]。

虽然 May 和其合作者[66]发现表皮感觉功能对重建足的承重不是绝对的必要条件,但是胫骨近端节段性骨折使胫后神经撕脱而导致趾肌感觉功能完全丧失,这是Ⅲ型损伤中重建足部的绝对禁忌证[66]。完全的足跖侧表皮撕脱合并多处跖骨和跟骨骨折,其最好的处理方法是截肢术。

在对患者的骨组织、软组织和血管神经情况进行详细评估之后,对认为可以进行重建的病例,还要考虑缺失面积的大小和位置,以决定重建的方法。对一些小的足背部或者非承重区跖面的小面积缺损,完全可以用中厚皮片移植来修复。利用远端腓肠筋膜或筋膜皮瓣来修复踝或足背的复合缺失,正在被越来越多地应用。这要求在踝上至少有5~6 cm的连续接触,以利于皮瓣有足够的血管长入。皮瓣末端被翻转的距离越远,它的成活就越不可靠。图 15-32 示出用一个这样的皮瓣来关闭外踝的伤口。对足跟和跖面近侧的小面积缺损,软组织填塞和保留感觉功能是非常有好处

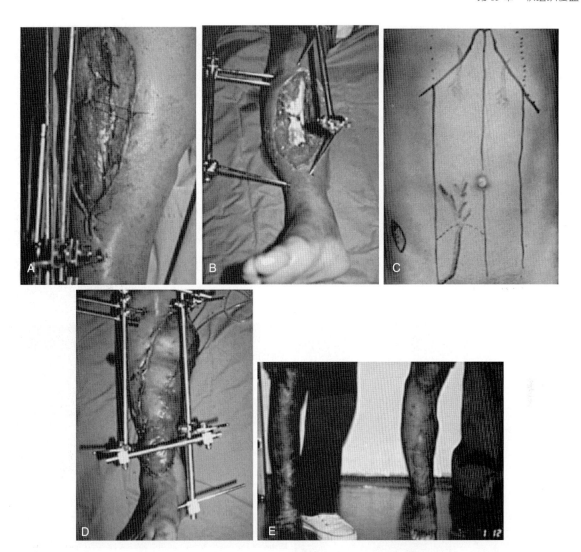

图 15-26　(A)大的胫骨中 1/3 处Ⅲ型骨折。伤口张力较大时,缝线勉强拉拢了伤口。(B)拆除大张力缝线,显示软组织缺损的真实情况。(C)腹直肌供体部位。(D)术后外观。(E)术后 6 个月,可完全负重。

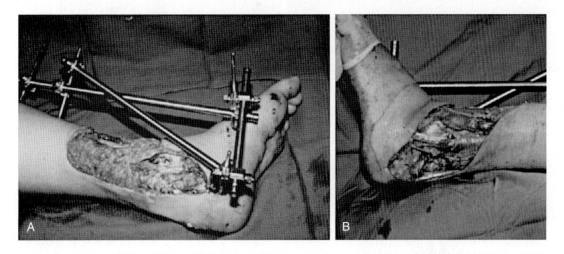

图 15-27　(A)大的胫腓骨下 1/3 处Ⅲ型骨折,内侧位像。(B)伤口远端游离皮片供区轮廓的侧位观。(待续)

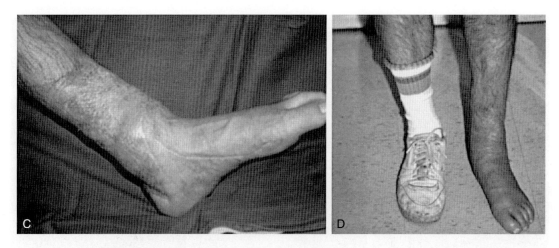

图 15-27(续)　(C)背阔肌移植和皮肤移植术后 8 个月。(D)完全负重。

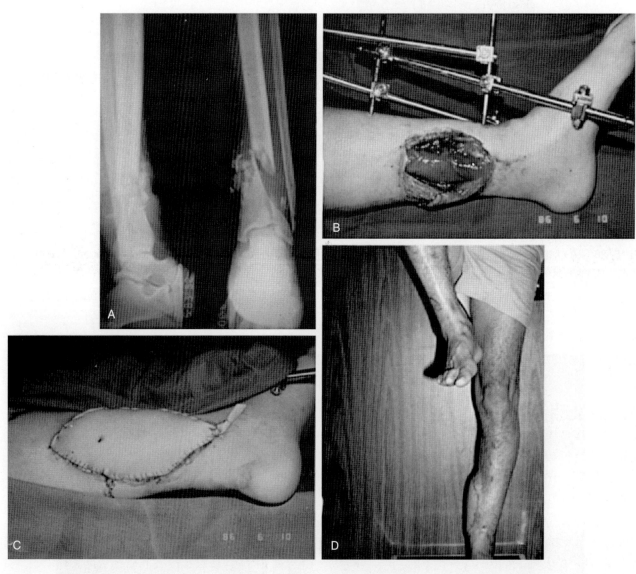

图 15-28　(A)胫腓骨下 1/3 处Ⅲ型骨折。(B)相应的软组织缺失。(C)伤后 4 天内进行了肩胛周皮瓣移植术。(D)5 个月后完全负重。

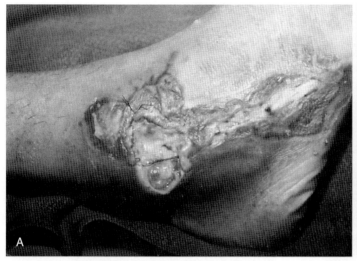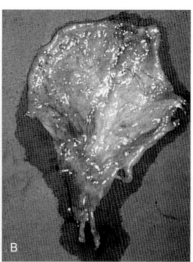

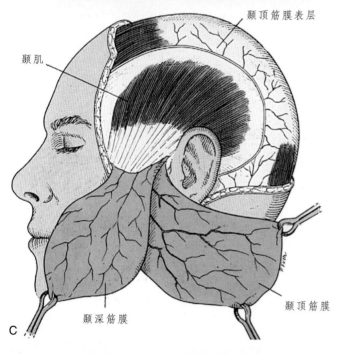

颞顶筋膜表层

颞肌

颞深筋膜

颞顶筋膜

C

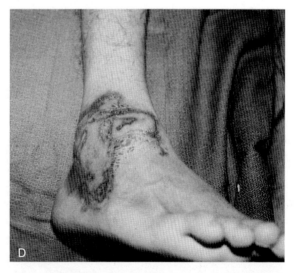

D

图 15-29 (A)外踝感染创面。注意保留通过软组织的缝线,张力较大。(B)制备的最小体积的颞顶筋膜。(C)双层皮瓣。(D)广泛清创后移植颞顶筋膜和中厚皮片。保持了正常外观。

的。趾短屈肌翻转皮瓣、足背岛状皮瓣、局部跖筋膜皮肤翻转皮瓣或基于近跖面皮下血管丛皮瓣,都能很好地修复它[7,14,18,21,39,40,46,70,81,99]。

　　和胫骨下 1/3 处Ⅲ型骨折一样,由于邻近部位缺少能作为移植物的组织,足跖面的大面积损伤也被认为是难以修复的。许多作者提到,可以用带中厚皮片的游离肌肉修复足跟跖面承重区,我们的经验也支持这种做法(图 15-33)。May 和其合作者[66]发现,应用这种方法不但可以关闭创面,还可以恢复相对正常的步态和承重区外形。通过力矢量分析和 Harris mat 分析

证实了这一结果。

第五节 撕脱伤

　　肢体末端撕脱伤和套脱伤的治疗仍然是一个有待解决的问题。这些损伤通常由高能量剪切力造成。这种高能量损伤不但使大面积的皮肤和皮下组织从其下血管剥离,还使被掀起的皮肤结构发生断裂。最初评价时,许多撕脱皮肤看起来已坏死,可能需要立即清创(图 15-34A)。需要特别关注的是那些皮肤看

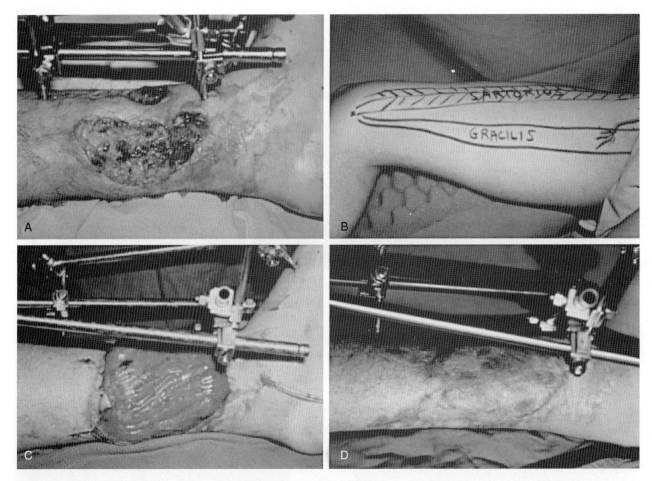

图 15-30 (A)下 1/3 处Ⅲ型胫腓骨骨折。(B)股薄肌供体位置。(C)肌肉被移植。注意其体积较大。(D)肌肉和皮肤移植术后 2 个月,肌肉缩小后和周围外观保持一致。这一现象在游离肌肉移植中常有发生。

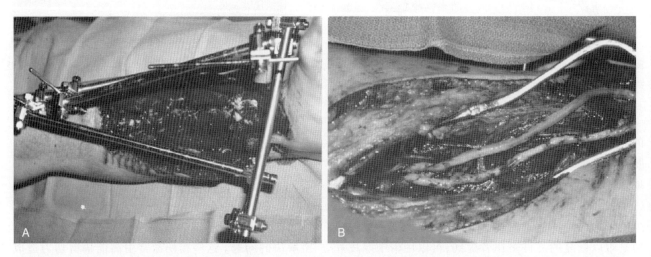

图 15-31 (A)严重的Ⅲ型胫腓骨骨折,分叉处有一不合适的回流血管。(B)在窝处建一动静脉瘘,用来连接远端的背阔肌。

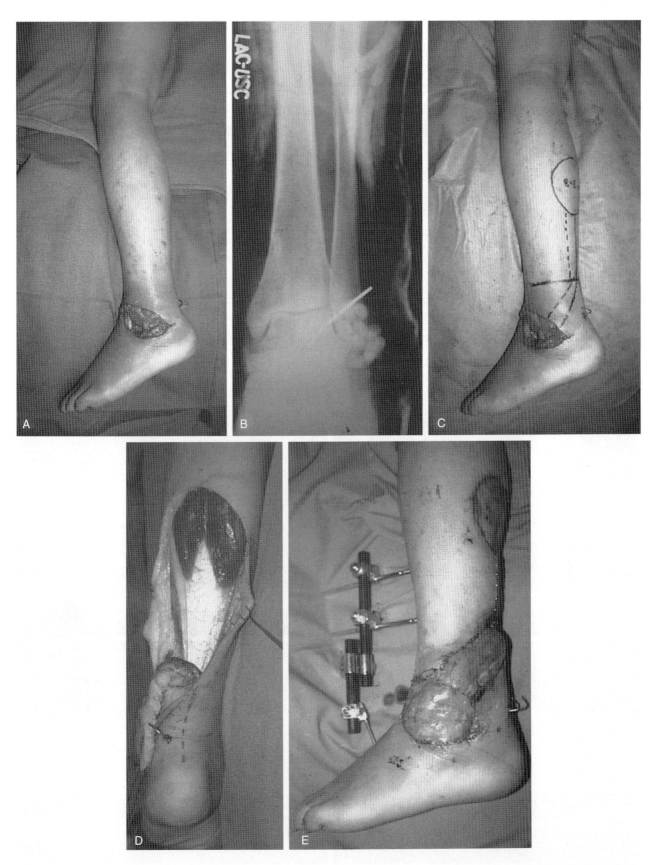

图 15-32　(A)外踝开放性伤口。(B)合并骨折,(C)腓肠肌皮瓣的设计和翻转点。(D)翻转的皮瓣。(E)肌瓣移植和皮肤移植。

起来有活力甚至边缘有渗血的脱套伤。治疗趋势是保留有明显活力的组织,最糟糕的是最初就将其重新套上并关闭创面。然而,由于生理上的双重损伤,这些组织基本上难以成活。再次关闭之后,更大的张力会加重损伤,使这些边缘组织不能成活。

虽然用清创后的套脱组织作为移植物有些极端,但也是治疗的一种选择(图15-34)。以前已有用套脱组织制成的中厚或全厚皮片再植成功的报导。从我们的经验来看,从这些组织中获取的皮肤移植物是可能成活的。如果撕脱组织能提供移植物,那么可以选择应用。从正常部位获得的全厚或中厚皮片能很好地修复这些损伤(图15-34C)。

在一些病例中,会有剥离较少皮肤和损伤较轻的宽阔基部的撕脱组织,慎重地做是要保持伤口开放并监测撕脱物是否能继续存活。使用荧光素15~25 mg/kg(根据患者色素沉着情况决定)静脉给药,可以较可靠地判断组织的活力。当用伍德光(汞蒸汽灯,通过氯化镍滤器,透射可见光谱中只有一部分紫外线可透过)或其他的紫外线照射组织时,呈现深紫亮色意味着无活力,而出现黄绿色斑点则意味着还有血流。用皮肤荧光计可以进行定量估计,此时的血流量可用正常值的百分数来表示[42,60]。任何伴套脱物的骨折,即使骨折远离撕脱部位也必须被归类到Ⅱ型骨折并按此加以处理。游离组织移植尤其适用于这些情况[47]。

第六节 骨髓炎:带血管肌皮瓣覆盖的作用

1946年,Stark[87]第一次报道用肌肉移植来覆盖骨髓炎的伤口。Ger[30]于1977年更进一步证实其做法有效,他用肌肉覆盖来治疗并改善胫骨骨髓炎。

19世纪70年代末,虽然有一些医疗中心采取了上述的治疗方法,但是直到Chang和Mathes[15]以及后来的Feng和其合作者[25]创立了以生理学为基础的关

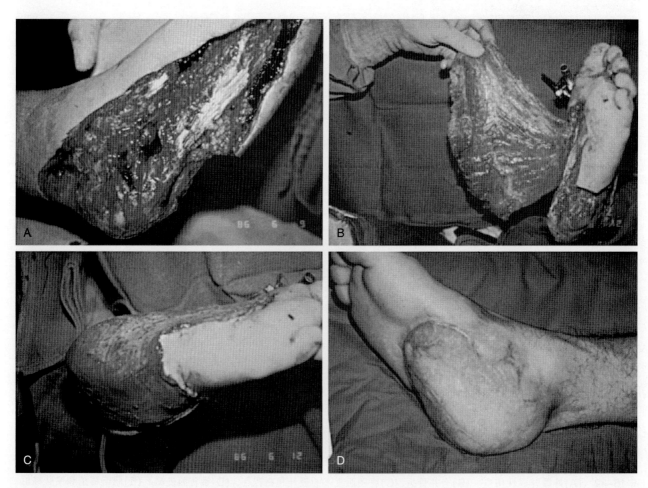

图15-33 (A)足跟部大面积软组织缺失伴跟骨外露。(B)背阔肌移植后。(C)肌瓣移植后。(D)术后6个月,患者可完全负重行走,移植皮肤无断裂。

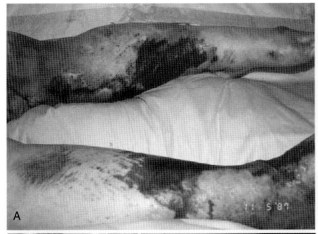

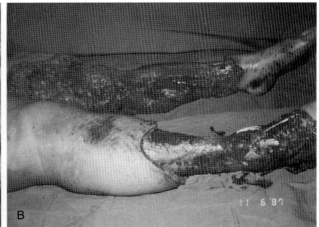

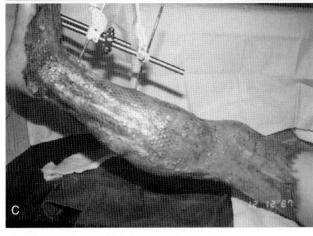

图 15-34　(A)复杂的双腿下端脱套伤。(B)彻底清除无活力的组织后。(C)皮肤移植术后不久。注意为护理创面而使用的外固定支架的位置。

于带血运肌肉和皮肤的创伤生理学后,才肯定了它的积极作用。在创伤实验室,我们以大鼠为模型发现,肌瓣比随意皮瓣更能减少标准化圆柱形伤口的细菌计数。圆柱形伤口和肌瓣接触面的氧饱和度明显比肌肉高[15,25]。很明显,彻底清除坏死骨、痂皮和感染肉芽组织,是治疗这种难以愈合伤口的基础。没有严格的清创,任何带血管的肌瓣都不可能修复这些伤口。

骨髓炎的传统治疗需要进行多个疗程的为期 6 周的静脉输注抗生素,其中很多药物具有肾毒性,而且治疗的失败率和复发率较高。就算情况再好,这些受刺激生物体的抑制作用也是预料之中的,因为有残留的死骨和无效腔,抗生素要到达这些隐藏细菌的地方是不可能的。鉴于我们对皮瓣生理的认识,现在我们已能彻底清除所有死骨和其他一些无血运的组织,移置或移植带血管的肌瓣来改善血运,并能更有效地应用短疗程的抗生素,从而增加了愈合的机会[12,13,97]。

关于皮瓣的制备和移植,曾提出过一些好的建议,包括用内窥镜来制备游离皮瓣和带蒂皮瓣。Bostwick和其同事在他们的教科书里详细描述了这些方法步骤。带蒂背阔肌和游离背阔肌移植在技术要点和暴露方面非常接近,是最常用的皮瓣。其他能使用内窥镜制备的组织有腹直肌、股薄肌、神经、静脉和阔筋膜。虽然使用内窥镜制备仍未被普遍采用,但可以肯定的是,内窥镜的使用在软组织覆盖方面的作用会越来越大。

(孙景城 译　李世民 校)

参考文献

1. Alpert, B.S.; Parry, S.W.; Buncke, H.; et al. The free groin flap. In: Buncke, H.J.; Furnas, D.W., eds. Symposium on Clinical Frontiers in Reconstructive Microsurgery. St. Louis, C.V. Mosby, 1984, pp. 71-83.

2. Arnold, P.G.A.; Mister, R. Making the most of the gastrocnemius muscles. Plast Reconstr Surg 22:4, 1985.

3. Atasoy, E.; Ioakimidis, E.; Kasdem, M.; et al. Reconstruction of the amputated finger tip with a triangular volar flap. J Bone Joint Surg Am 52:921, 1970.

4. Barwick, W.J.; Goodkind, D.J.; Serafin, D. The free scapular flap. Plast Reconstr Surg 69:779, 1982.

5. Baudet, J.; LeMaire, J.M.; Gumberteau, J.C. Ten free groin flaps. Plast Reconstr Surg 57:577, 1976.

6. Beasley, R.W. Hand Injuries. Philadelphia, W.B. Saunders, 1981.

7. Bostwick, J. Reconstruction of the heel pad by muscle transposition and split thickness skin graft. Surg Gynecol Obstet 143:973, 1976.

8. Bostwick, J.; Eaves, F.; Nahai, F. Endoscopic Plastic Surgery. St. Louis, Quality Medical Publishing, 1995.

9. Brent, B.; Upton, J.; Acland, R.D. Experience with the temporoparietal fascia free flap. Plast Reconstr Surg 76:177, 1985.

10. Brownstein, M.C.; Gordon, L.; Buncke, H.J. The use of microvascular free groin flaps for the closure of difficult lower extremity wounds. Surg Clin North Am 57:977, 1977.

11. Buchau, A.C. The neurovascular island flap in reconstruction of the thumb. Hand 1:19, 1969.

12. Byrd, H.S.; Cierny, G.; Tebbets, J.B. The management of open tibial fractures with associated soft tissue loss: External pin fixation with early flap coverage. Plast Reconstr Surg 68:73, 1981.

13. Byrd, H.S.; Spicer, R.E.; Cierny, G. III. The management of open tibial fractures. Plast Reconstr Surg 76:719, 1985.

14. Caffee, H.H.; Hoefflin, S.M. The extended dorsalis pedis flap. Plast Reconstr Surg 64:807, 1979.

15. Chang, N.; Mathes, S.J. Comparison of the effect of bacterial inoculation in musculocutaneous and random pattern flaps. Plast Reconstr Surg 70:1, 1982.

16. Ciresi, K.; Mathes, S. The classification of flaps. Orthop Clin North Am 24:383, 1993.

17. Clark, N.; Sherman, R. Soft tissue reconstruction of the foot and ankle. Orthop Clin North Am 24:489, 1993.

18. Cohn, L.B.; Buncke, H.J. Neurovascular island flaps from the plantar vessels and nerves for foot reconstruction. Ann Plast Surg 12:327, 1984.

19. Curtis, R.M. Cross-finger pedicle flap in hand surgery. Ann Surg 145:650, 1957.

20. Daniel, R.K.; Weiland, A.J. Free tissue transfers for upper extremity reconstruction. J Hand Surg [Am] 7:66, 1982.

21. Duncan, M.J.; Zuker, R.M.; Manktelow, R.T. Resurfacing weight-bearing areas of the heel: The role of the dorsalis pedis innervated free tissue transfer. J Reconstr Microsurg 1:201, 1985.

22. Ecker, J.; Sherman, R. Soft tissue coverage of the distal third of the leg and ankle. Orthop Clin North Am 24:481, 1993.

23. Fatale, M.F.; Davies, D.M. The radial forearm island flap in upper limb reconstruction. J Hand Surg [Br] 9:234, 1984.

24. Feldman, J.J.; Cohen, B.E.; May, J.W. The medial gastrocnemius myocutaneous flap. Plast Reconstr Surg 61:531, 1978.

25. Feng, L.; Price, D.; Hohu, D.; et al. Blood flow changes and leukocyte mobilization in infections: A comparison between ischemic and well-perfused skin. Surg Forum 34:603, 1983.

26. Foucher, G.; van Genecten, F. A compound radial skin forearm flap in hand surgery: An original modification of the Chinese forearm flap. Br J Plast Surg 37:139, 1984.

27. Freiburg, A.; Manktelow, R. The Cutler repair for fingertip amputations. Plast Reconstr Surg 50:371, 1972.

28. Furnas, D.W.; Lamb, R.C.; Achauer, B.M.; et al. A pair of five-day flaps: Early division of distant pedicles after serial cross-clamping and observation with oximetry and fluorometry. Ann Plast Surg 15:262, 1985.

29. Galumbeck, M.; Colen, L. Soft tissue reconstruction—Coverage of the lower leg: Rotational flap. Orthop Clin North Am 24:473, 1993.

30. Ger, R. Muscle transposition for treatment and prevention of chronic posttraumatic osteomyelitis of the tibia. J Bone Joint Surg Am 59:784, 1977.

31. Ger, R. The management of open fractures of the tibia with skin loss. J Trauma 10:112, 1970.

32. Ger, R. The technique of muscle transposition in the operative treatment of traumatic and ulcerative lesions of the leg. J Trauma 11:502, 1971.

33. Gilbert, A.; Teot, L. The free scapular flap. Plast Reconstr Surg 69:601, 1982.

34. Godina, M.; Lister, G. Early microsurgical reconstruction of complex trauma of the extremities. Plast Reconstr Surg 78:285, 1986.

35. Gordon, L.; Buncke, H.J.; Alpert, B.S. Free latissimus dorsi muscle flap with split thickness skin graft cover: A report of 16 cases. Plast Reconstr Surg 70:173, 1982.

36. Gottlieb, M.E.; Chandrasekhar, B.; Terz, J.J.; Sherman, R. Clinical application of the extended deep inferior epigastric flap. Plast Reconstr Surg 78:782, 1986.

37. Gustilo, R.B.; Anderson, J.T. Prevention of infection in the treatment of one thousand and twenty five open fractures of long bones. J Bone Joint Surg Am 58:453, 1976.

38. Gustilo, R.B.; Mendoza, R.M.; Williams, D.N. Problems in the management of type III (severe) open fractures: A new classification of type III open fractures. J Trauma 24:742, 1984.

39. Harrison, D.H.; Morgan, D.G.B. The instep island flap to resurface plantar defects. Br J Plast Surg 34:315, 1981.

40. Hartrampf, C.R.; Scheflan, M.; Bostwick, J. The flexor digitorum brevis muscle island pedicle flap: A new dimension in heel reconstruction. Plast Reconstr Surg 66:264, 1980.

41. Henderson, N.P.; Reid, D.A.C. Long-term follow-up of neurovascular island flaps. Hand 1:21, 1969.

42. Hidalgo, D.A. Lower extremity avulsion injuries. Clin Plast Surg 13:701, 1986.

43. Hidalgo, D.A.; Shaw, W.W. Anatomic basis of plantar flap design. Plast Reconstr Surg 78:627, 1986.

44. Hidalgo, D.A.; Shaw, W.W. Anatomic basis of plantar flap design: Clinical applications. Plast Reconstr Surg 78:637, 1986.

45. Hidalgo, D.A.; Shaw, W.W. Reconstruction of foot injuries. Clin Plast Surg 13:663, 1986.

46. Ikuta, Y.; Murakami, T.; Yoshioka, K.; Tsuge, K. Reconstruction of the heel pad by flexor digitorum brevis musculocutaneous flap transfer. Plast Reconstr Surg 74:86, 1984.

47. Imaya, T.; Harii, K.; Yamada, A. Microvascular free flaps for the treatment of avulsion injuries of the feet in children. J Trauma 22:15, 1982.

48. Iselin, F. The flag flap. Plast Reconstr Surg 52:374, 1973.

49. Johnson, R.K.; Iverson, R.E. Cross finger pedicle flaps in the hand. J Bone Joint Surg Am 53:913, 1971.

50. Katsaros, J.; Schusterman, M.; Beppu, M.; et al. The lateral arm flap: Anatomy and clinical applications. Ann Plast Surg 12:489, 1984.

51. Keitler, W.A. A new method of repair for fingertip amputation. JAMA 133:29, 1947.

52. Kleinert, H.E.; McAlister, C.G.; MacDonald, C.J.; et al. A critical evaluation of cross finger flaps. J Trauma 14:756, 1974.

53. Krizek, T.J.; Robson, M.C. Biology of surgical infection. Surg Clin North Am 55:6, 1975.

54. LaRossa, D.; Mellissinos, E.; Mathews, D.; et al. The use of microvascular free skin-muscle flaps in the management of avulsion injuries of the lower leg. J Trauma 20:545, 1980.

55. Lister, G. Local flaps to the hand. Hand Clin 1:621, 1985.

56. Lister, G.D.; McGregor, L.A.; Jackson, I.T. The groin flap in hand injuries. Injury 4:229, 1973.

57. Littler, J.W. Neurovascular pedicle transfer of tissue in reconstructive surgery of the hand. J Bone Joint Surg Am 38:917, 1956.

58. Macht, S.D.; Watson, H.K. The Moberg volar advancement flap for digital reconstruction. J Hand Surg [Am] 5:372, 1980.

59. Man, D.; Acland, R.D. The microarterial anatomy of the dorsalis pedis flap and its clinical applications. Plast Reconstr Surg 65:419, 1980.

60. Mandel, M.A. The management of lower extremity degloving injuries. Ann Plast Surg 6:1, 1981.

61. Manktelow, R.T.; McKee, N.H. Free muscle transplantation to provide active finger flexion. J Hand Surg [Am] 3:416, 1978.

62. Mathes, S.J.; Alpert, B.S.; Chang, N. Use of the muscle flap in chronic osteomyelitis: Experimental and clinical correlation. Plast Reconstr Surg 69:815, 1982.

63. Mathes, S.J.; Nohai, F. Classification of vascular anatomy of muscles: Experimental and clinical correlation. Plast Reconstr Surg 67:177, 1981.

64. Mathes, S.J.; Nahai, F. Clinical Applications for Muscle and Musculocutaneous Flaps. St. Louis, C.V. Mosby, 1982.

65. Maxwell, G.P.; Manson, P.N.; Hoopes, J.E. Experience with thirteen latissimus dorsi myocutaneous free flaps. Plast Reconstr Surg 64:1, 1979.

66. May, J.W.; Halls, M.J.; Simon, S.R. Free microvascular muscle flaps with skin graft reconstruction of extensive defects of the foot: A clinical and gait analysis study. Plast Reconstr Surg 75:627, 1985.

67. May, J.W., Jr.; Lukash, F.N.; Gallico, G.G. III. Latissimus dorsi free muscle flap in lower extremity reconstruction. Plast Reconstr Surg 68:603, 1981.

68. McCraw, J.B. Selection of alternative local flaps in the leg and foot. Clin Plast Surg 6:227, 1979.

69. McCraw, J.B.; Arnold, P.G. McCraw and Arnold's Atlas of Muscle and Musculocutaneous Flaps. Norfolk, VA, Hampton Press, 1986.

70. McCraw, J.B.; Furlow, L.T. The dorsalis pedis arterialized flap, a clinical study. Plast Reconstr Surg 55:177, 1975.

71. McGregor, I. Flap reconstruction in hand surgery: The evolution of presently used methods. J Hand Surg [Am] 4:1, 1979.

72. McGregor, I.A. Less than satisfactory experiences with neurovascular island flaps. Hand 1:21, 1969.

73. McGregor, L.A.; Jackson, I.T. The groin flap. Br J Plast Surg 25:3, 1972.

74. Melone, C.P.; Beasley, R.W.; Carstens, J.H. The thenar flap. J Hand Surg [Am] 7:291, 1982.

75. Meyers, M.B.; Cherry, G.; Milton, S. Tissue gas levels as an index of the adequacy of circulation: The relation between ischemia and the development of collateral circulation (delay phenomenon). Surgery 71:15, 1972.

76. Muhlbauer, W.; Hernall, E.; Stock, W.; et al. The forearm flap. Plast Reconstr Surg 70:336, 1982.

77. Nassif, T.M.; Vidal, L.; Bovet, J.L.; Baudet, J. The parascapular flap: A new cutaneous microsurgical free flap. Plast Reconstr Surg 69:591, 1982.

78. Ohmori, K.; Harii, K. Free dorsalis pedis sensory flap to the hand with microsurgical anastomosis. Plast Reconstr Surg 58:546, 1976.

79. Patzakis, M.J.; Abdollahi, K.; Sherman, R.; et al. Treatment of chronic osteomyelitis with muscle flaps. Orthop Clin North Am 24:505, 1993.

80. Pederson, W.C. Coverage of hips, pelvis, and femur. Orthop Clin North Am 24:461, 1993.

81. Reading, G. Instep island flaps. Ann Plast Surg 13:488, 1984.

82. Rockwell, W.B.; Lister, G. Coverage of hand injuries. Orthop Clin North Am 24:411, 1993.

83. Russell, R.C.; Zamboni, W.A. Coverage of the elbow and forearm. Orthop Clin North Am 24:425, 1993.

84. Russell, R.C.; Van Beek, A.L.; Warak, P.; et al. Alternative hand flaps for amputations and digital defects. J Hand Surg [Am] 6:399, 1981.

85. Smith, J.R.; Bom, A.F. An evaluation of fingertip reconstruction by cross-finger and palmar pedicle flap. J Plast Reconstr Surg 35:409, 1965.

86. Song, R.; Gao, Y.; Song, Y.; et al. The forearm flap. Clin Plast Surg 9:21, 1982.

87. Stark, W.J. The use of pedicled muscle flaps in the surgical treatment of chronic osteomyelitis resulting from compound fractures. J Bone Joint Surg 28:343, 1946.

88. Swartz, W.M. Immediate reconstruction of the wrist and dorsum of the hand with a free osteocutaneous groin flap. J Hand Surg [Am] 9:18, 1984.

89. Swartz, W.M.; Jones, N.F. Soft tissue coverage of the lower extremity. Curr Probl Surg 22:4, 1985.

90. Swartz, W.M.; Mears, D.C. The role of free tissue transfers in lower extremity reconstruction. Plast Reconstr Surg 76:364, 1985.

91. Takayanagi, S.; Tsukii, T. Free serratus anterior muscle and myocutaneous flaps. Ann Plast Surg 8:277, 1982.

92. Taylor, G.L.; Watson, N. One-stage repair of compound leg defects with free vascularized flaps of groin skin and iliac bone. Plast Reconstr Surg 61:494, 1978.

93. Taylor, T.L.; Townsend, P.; Corlett, R. Superiority of the deep circumflex iliac vessels as a supply for the free groin flap: Clinical work. Plast Reconstr Surg 64:745, 1979.

94. Vasconez, H.C.; Oishi, S. Soft tissue coverage of the shoulder and brachium. Orthop Clin North Am 24:435, 1993.

95. Vasconez, L.O.; Bostwick, J., III; McCraw, J. Coverage of exposed bone by muscle transposition and skin grafting. Plast Reconstr Surg 53:526, 1974.

96. Villian, R. Use of the flag flap for coverage of a small area on a finger or the palm. Plast Reconstr Surg 51:397, 1973.

97. Weiland, A.J.; Moore, J.R.; Daniel, R.K. The efficacy of free tissue transfer in the treatment of osteomyelitis. J Bone Joint Surg Am 66:181, 1984.

98. Wiss, D.; Sherman, R.; Oechsel, M. External skeletal fixation and rectus abdominis free tissue transfer in the management of severe open fractures of the tibia. Orthop Clin North Am 24:549, 1993.

99. Yanai, A.; Park, S.; Iwao, T.; Nakamura, N. Reconstruction of a skin defect of the posterior heel by a lateral calcaneal flap. Plast Reconstr Surg 75:642, 1985.

100. Yaremchuk, M.J.; Brumback, R.J.; Manson, P.N.; et al. Acute and definitive management of traumatic osteocutaneous defects of the lower extremity. Plast Reconstr Surg 80:1, 1987.

101. Yaremchuk, M.J.; Bartlett, A.P.; Sedacca, T.; May, J.W., Jr. The effect of preoperative angiography on experimental free flap survival. Plast Reconstr Surg 68:201, 1981.

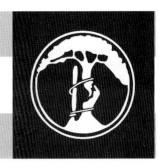

第 **16** 章

肌肉骨骼系统的枪弹伤

Gregory A. Zych, D.O.,Steven P. Kalandiak, M. D.,

Patrick W. Owens, M.D.

第一节　概述

一、引言

　　近5年来暴力犯罪有所下降,但据美国疾病控制中心(CDC)报道,2004年大约有64 000名非致命的枪弹伤患者。火器/枪弹伤的治疗费用约为总体创伤费用的9%,即每年414亿美元[25],但对于肌肉骨骼系统损伤的具体费用还不太明确。枪弹伤所致的骨折主要发生在市区和战场,但也可见于其他任何场所,因此骨科医师应该熟悉各种类型的枪弹伤及其相关治疗。

二、弹道学

　　火器发射物的目的是致伤组织,其继发影响是结构的撕裂和组织的拉伸。当发射物击中身体后,在组织内形成一个大小可变的永久性空腔。这个空腔根据发射物的类型而有所不同,它代表着组织受伤的程度。空腔周围的一些组织会弹性变形(拉伸),称为临时空腔。组织损伤的程度主要与发射物的速度、质量、密度和类型有关。

　　发射物的动能定义为$KE=1/2mv^2$。这个方程式表示发射物的速度比质量更为重要,因为速度加倍动能则变成原来的四倍;而质量加倍动能仅为原来的两倍。根据子弹从枪口出来的速度,将其分为低速(<2000 fps)和高速(≥2000 fps)。许多文献认为子弹的速度是决定组织损伤的最重要因素,其实这只是需要考虑的因素之一,而更为重要的是动能传递到体内组织的程度[6]。人体内有多种密度组织。相比于骨和实质

脏器等高密度组织,肺、脂肪和肌肉等低密度组织一般损伤较轻。

　　高速子弹穿过肺或肌肉等低密度组织时,由于较小的动能转移,则造成的损伤较小。如果低速子弹能将主要动能转移至组织,则损伤相对较大。

　　发射物的重量也是关键因素之一。9 mm口径手枪的子弹重150格令,.44型的子弹重230格令,而散弹猎枪的子弹重650格令。动能随质量的增加而增长,同时对组织造成损伤也就更大。

　　发射物的设计与其造成损伤的程度有很大影响。子弹通过改变形状增加横断面积,造成更大程度的组织损伤。碎裂的弹片相当于许多二次发射的子弹,分散穿入组织内,形成各自的弹道。一些子弹在进入身体前后会出现震动或偏移,增加了与组织的接触面积,从而造成的损伤更重。

　　多数枪弹伤均由低速手枪所致,软组织损伤程度较轻,是骨科医师最常见的一种枪弹伤。由于骨的密度较高且物理性质较脆,直接暴力会造成严重的粉碎性骨折。相比而言,骨干比干骺端更易出现。一些高能量的枪支比如.357型和.44型,由于子弹尺寸大且发射负荷高,则破坏程度更大。

　　冲锋枪和狩猎枪的枪口速度很快,而且子弹膨胀或碎裂,这种设计可以使子弹所有的碎片完全进入内部组织以产生严重的损伤,因此可作为谋杀工具。

　　散弹猎枪可以发射出多个小弹珠或单个较大子弹,根据枪口速度属于低速(1200 fps),但是根据应用散弹或大而重的子弹的不同,破坏力逐渐增加。散弹猎枪的装载量变化很大,一般在短程内发挥最大的组织破坏力。而射程较远时,弹珠分散,对组织的破坏力

也会有所减低。

散弹猎枪在密闭范围内会造成大面积的损伤。多数弹壳内在弹头和火药之间混有由塑料或纤维构成的某种填充物,它可以随弹片进入组织,因此清创时,应尽可能将其取出,以免感染。

三、诊断

枪弹伤病史作为重要的线索有利于诊断和治疗。如果有可能,应向患者、第一救援人员或警察询问武器的类型、射击范围及其射程。高速、中速或散弹猎枪可以造成较大范围的组织损伤,但也并不绝对。大部分手枪常在数英尺内致伤,因此小口径手枪造成的损伤相对明显。

标准的进展性创伤生命维持(ATLS)试验设计应遵照早期的物理检查和治疗。对于枪弹伤患者的一些特殊物理检查要详细描述,并且寻找皮肤处的子弹出入伤口、部位、尺寸和外观情况。两个以上伤口为多发伤。要尽可能检查每个入口对应的出口。如果枪弹伤造成的粉碎骨折位于皮下,有时可在伤口内发现骨折块。搏动性出血为主要血管损伤的早期表现。

穿过人体的子弹通道应该予以确定。受累的所有结构都需要进行评估。详细的神经系统和血管检查会发现所有的损伤。如果没有明显的骨折,四肢应该可以进行大范围的活动。被穿透的四肢关节会出现渗液并伴有明显的疼痛感。

早期检查后,用无菌敷料覆盖伤口。传统操作方法为敷料表面放置显影标记物(纸夹、硬币),利于通过 X 线检查确定表面伤口与深部解剖结构的关系(图 16-1)。

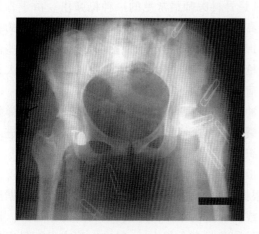

图 16-1　骨盆、大腿多发枪弹伤患者的正位骨盆平片,每一个纸夹表示一个枪弹入口或出口。

接下来对所有骨折进行夹板固定或骨牵引治疗。

然后,拍照两个对立角度的肢体 X 线片,尽可能多的将关节上下部位包括在内。必要时需拍摄骨盆或脊柱的特殊影像以利于评估。影像学检查有助于明确所有金属弹片的部位和数量。一些枪弹碎片会穿过身体组织,遗留明显的弹道。比如,只有一个入口的枪弹伤,弹片肯定存留于体内某处。如果两张 X 线片(投照角度垂直)均显示弹片位于关节囊的解剖范围内,那么就可以确定其位于关节内。虽然全身 CT 检查在弹道轨迹显影上的效果较差,但由于能准确定位金属弹片,所以目前常常采用[47]。对于可疑病例,关节穿刺会发现隐匿的关节内损伤。无论枪弹的机械结构如何,只要涉及关节损伤或骨折,均应进行标准的肌肉骨骼影像学检查。

四、一般治疗原则

(一) 抗生素的应用

早在 1892 年,Lagarde[41]就已指出子弹在射出前后均不是无菌的。近来 Grosse Perdekamp 和 Vennemann[74]证实,从子弹在体内的轨迹中发现了枪弹伤入口和出口处皮肤表面的颗粒及粘附在上面的细菌,因此可以确定枪弹伤口是被细菌污染的,如果合并有骨折,应属于开放性。然而,大多数患者的枪弹伤口很小,组织损伤有限,根据 Gustilo 和 Anderson 分型,属于Ⅰ型开放骨折。

Howland 和 Ritchey[34]在研究稳定低速枪弹伤患者的非手术治疗及抗生素预防应用之后认为,没有必要对伤口进行切开引流以及使用抗生素。但他们强调,普通枪弹伤与战争枪弹伤应该予以明显区分。

Dickey[21]治疗了 73 位无需手术的枪弹骨折患者,并前瞻性的随机分成两组:静脉应用抗生素组和不应用抗生素组,每组均有一例出现感染。因此,他们认为静脉预防应用抗生素并没有明显的效果。

Knapp[39]报道了一组 190 名枪弹所致的 222 例关节外长管状骨骨折患者,他们均为无需手术固定。将其随机分入 72 小时静脉应用头孢匹林和庆大霉素组及 72 小时口服环丙沙星组,每组出现两例感染(每组 2%)。由此认为,这种损伤可以采用口服抗生素治疗。

因此,对于不需手术固定的小口径(低速)枪弹骨折预防应用抗生素的证据是不够充分的。虽然如此,但对于穿透伤患者伤后常应用 24~48 小时抗生素。这种方案治疗此类开放损伤是行之有效的,因为患者常合并营养不良或免疫力低下。根据医师的判断,需要固定骨折的患者术中会常规预防应用抗生素。多数情况下,散弹和高速枪弹所致骨折需要手术切开引流,有必要静脉应用 24~48 小时抗生素。

(二)伤口评估

对于枪弹伤,医师常需面对的一个难题就是对其性质的评估。伤口的大小往往代表着组织损伤的程度,但有时也不准确,多数小枪弹出入伤口均合并明显损伤。因此这种情况下,应该详细检查内部组织的损伤情况。

广泛的淤血和严重的局部肿胀是枪弹伤口手术探查的适应证。近来,作者一直在强调"治疗创伤"的重要性,而不是致伤的机械病史。也就是说,枪弹速率是决定手术探查的唯一因素。

近距离枪弹伤需要彻底清创探查,取出异物。通常没有必要将内部的弹片完全取出,因为手术对正常组织也会造成一定程度的干扰。术中最好去除没有血运的骨碎片,除非是关节内结构或影响内植物固定。远距离枪弹伤常存在多个弹片入口而没有出口,如果位于关节内应将其取出。

高能量手枪、自动手枪和冲锋步枪是非战争枪伤的另一半组成。这类武器造成的一些损伤表面看起来很轻,但较大的出口伤常伴有严重的软组织挤压撕裂,是手术探查引流的绝对适应证。

第二节 上肢

Steven Kalandiak, M.D.

一、肱骨近端和肩关节

(一)血管神经损伤

肩关节附近的血管损伤时,通常伴有神经损伤。Hardin 等[31]回顾了 99 例低速枪弹所致的上肢血管损伤。21 名患者中 11 人(52%)为腋动脉损伤,43 例肢体中的 27 例(63%)为上肢动脉损伤及其伴行神经损伤。最终随访结果中仅 1 人(9%)完全恢复功能。散弹枪伤可以造成最大程度的组织损伤(图 16-2)及其永久的功能障碍,并常导致整个或部分肢体的截除。Borman 等[9]报道了许多血管成功重建的病例,但如果合并神经丛的损伤,常常会出现永久严重的功能障碍。

对于枪弹伤后是否需要及何时进行臂丛损伤探

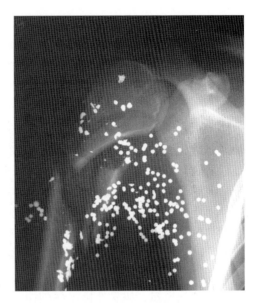

图 16-2 肩关节的散弹枪击伤。

查,目前还没有明确的标准。Armine 和 Sugar[2]认为,当合并血管损伤需要手术探查时,应一期修复损伤的臂丛神经。Leffert[43]认为,如果没有血管或肺损伤,早期可以对外伤和骨折采取保守治疗以及必要的理疗。

Brooks[12]在一项对二战期间臂丛损伤患者的研究中发现,25 例手术探查的臂丛神经损伤中仅有 4 例出现了神经的分裂。对于神经损伤的部位与预后的关系,Brooks 建议分成三种类型:①C5、C6 神经根和神经干的损伤;②后束的损伤;③C8-T1 的内侧束损伤。第一种类型预后最好;第二种其次;第三种预后最差。如果神经连续性中断,手部小肌肉的功能则无法恢复。Brooks 因此得出结论,臂丛神经的开放损伤是手术探查的绝对指征。

当神经损伤采取非手术处理时,我们发现轴突再生最有效的临床检查方法是逐渐增强的 Tinel 征。由于对神经末梢的刺激,叩击神经损伤部位会产生放射性"电休克"的感觉。如果 3 个月内神经没有恢复,或伴有主要区域神经感觉缺失的不完全损伤,或经过 3 个月的保守治疗 Tinel 征没有变化,则应考虑对损伤的神经进行手术探查。

探查神经时,如果发现神经横断,可以进行修复或移植。如果存在神经瘤,则应切除后予以修复或进行神经松解。如果高位神经损伤恢复的可能性很小,无论探查结果如何,合理的治疗方法是进行肌腱转移。

(二)骨折

低能量枪弹伤应采取局部伤口护理及静脉或口

服应用抗生素治疗。对于闭合性损伤，医师可以选择非手术或手术治疗，不必常规进行冲洗引流。如果选择手术，除非位于手术范围内，否则无需暴露弹道。对于高能量枪弹伤，应按照Ⅲ型开放伤予以适当的冲洗引流，临时外固定架固定骨折，待软组织条件允许再行最终的固定。

低能量枪弹所致的无移位和轻度移位的肱骨近端骨折可以采取非手术治疗。肱骨头颈部移位骨折的手术适应证与移位超过 1 cm 或成角大于 45° 的肱骨近端一部分闭合骨折相同。根据手术医师的经验和擅长，钢板螺钉固定、闭合或切开髓内钉固定及闭合复位经皮克氏针固定均是恰当的治疗方法。无骨缺损的外科颈粉碎骨折可以选择锁定钢板或髓内钉固定。肱骨近端允许适度的短缩，如果外科颈存在骨质缺损，通常将其短缩 1~2 cm（图 16-2 和图 16-3）。

虽然大多数上肢带的低速枪弹伤可以采取保守治疗，但如果累及盂肱关节，应行关节镜或关节切开探查，因为弹道有时会与关节腔相通[17]。由于铅会从关节内的子弹中析出而沉积于滑膜组织，导致关节周围纤维化，同时也可对关节软骨产生毒性反应，因此应取出关节内的子弹[45]。术中尽量取出关节内无法固定的小骨软骨碎片，但对于累及关节面的较大骨块要予以修复，通常需要埋头或无头螺钉固定（图 16-4 和图 16-5）。如果关节面极度粉碎，假体置换或关节成形也

许是唯一选择。用于固定假体的水泥内放置万古霉素或妥布霉素可以降低感染发生率。

外固定架可作为肱骨近端骨折的临时或最终固定，特别是对严重软组织损伤或粉碎骨折患者（图 16-6）。许多美国中心地区对其应用的经验很少，但作为外固定架在严重枪弹伤和冲击波损伤中应用的报道，近来巴尔干半岛和中东地区的战争为我们采用外固定架治疗上肢高能量枪弹伤提供了重要的文献参考[19]。文献中约 1/2 患者直接对肱骨近端进行了固定，但大多数严重损伤患者应用了肩胛骨和/或锁骨固定。肩关节周围的大面积软组织缺损可以采用带血管蒂的背阔肌肌皮瓣旋转覆盖。一旦软组织条件得以恢复，如果需要可以换成长期外固定架或内固定。由于针或钢丝长时间固定肱骨头会刺激软组织或造成感染，因此如果外固定架需要应用至骨折愈合，要进行严格护理。

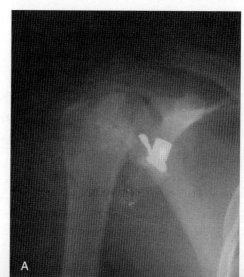

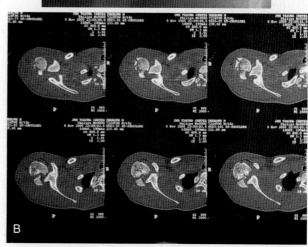

图 16-3　一期短缩接骨板固定。

图 16-4　(A)和(B)，青少年男性患者肱骨头低速枪弹伤。

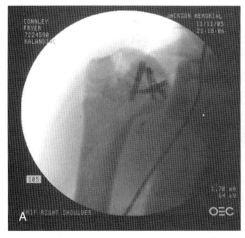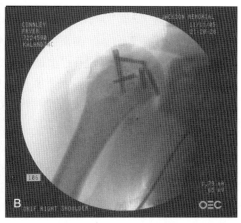

图 16-5　(A)和(B),行切开复位无头螺钉内固定治疗。

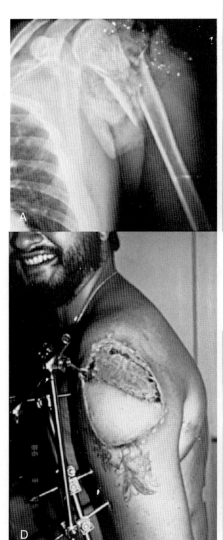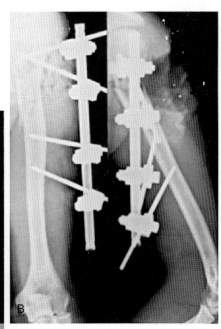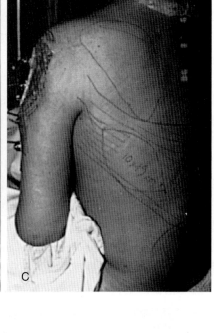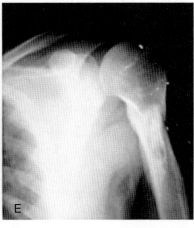

图 16-6　(A)枪弹伤所致的肱骨近端粉碎骨折伴大面积软组织缺损。(B)冲洗清创后,骨折复位外固定架固定。(C)带血管蒂的背阔肌肌皮瓣重建软组织缺损。(D)皮瓣移植后肩部外形的恢复情况。(E)1 年后骨折愈合。

二、肱骨干和前臂

(一)血管神经损伤

肩部枪弹伤除了造成骨折以外,还会经常损伤上肢的动脉和神经。如果血管损伤处理及时,很少出现肢体缺血[79]。有些作者[50]认为,如果合并血管损伤,应首先固定骨折以保护修复的血管,但也有人持有不同意见。McHenry 等[54]回顾了一组合并血管损伤的四肢骨折患者,其中 5 例首先固定了骨折,22 例血管损伤中 13 例在骨折固定前进行了血管吻合,9 例进行了血管修补。由于血管再形成之前仍需骨科治疗,因此必要的筋膜切开以及住院时间均需增加。血管再形成后处理骨折不会造成吻合或修补血管的破裂。即便如此,为了尽可能提高血管修复后的安全性,我们认为首先应根据软组织条件对骨折进行内固定或外固定,然后再修复损伤的血管。

如果血管损伤合并骨折,则会增加血管损伤并发症的发生率。McNamara 等[55]报道,在 64 例不合并肱骨骨折而进行了肱动脉损伤的修复患者中,没有出现截肢病例,而 20 例伴有肱骨骨折的患者中 10%进行了截肢手术。44 例不伴骨折的患者中 1 例(2.3%)血管修复失败,伴有骨折的患者中 2 例(10%)出现了修复失败。

目前,对于肱骨干骨折合并同侧臂丛神经损伤的处理是一个特别棘手的问题。California 南部医学中心的 Los Angeles 大学和 Rancho Los Amigos 医院收治了 19 例肱骨干骨折合并同侧臂丛神经损伤的患者,3 例采用了加压钢板固定,4 例髓内钉固定,2 例外固定架固定,10 例石膏管型或支具固定。加压钢板固定的所有骨折均获得了愈合,而 6 例髓内针或外固定架治疗中的 4 例以及 10 例石膏支具固定中的 4 例出现了骨折不愈合[11]。所有不愈合病例均需要再次手术加压钢板固定。

如果上臂枪弹损伤部位有神经走行,并伴有功能障碍,则应在清创的同时探查神经。虽然有时可以早期修复受损神经,但如果神经损伤的程度尚未明确,常需对神经的损伤部位加以标记二期修复。对于低能量发射物造成的骨折,常采用非手术治疗,其合并的周围神经损伤也可酌情观察对症处理。虽然有些医师认为探查修复上臂损伤的神经效果不明显,但也有大量报道显示,如果神经损伤位于前臂以远,预后较好[37,38]。

(二)骨折

不伴血管损伤的肱骨干骨折通常最恰当的处理

方法为局部伤口处理,石膏管型制动。如果伤口条件允许,支具固定越早越好。低速枪弹伤所致的无合并损伤的肱骨骨折与肱骨闭合骨折相比,即使存在一定程度的粉碎或移位,骨折愈合也没有明显的区别[35]。对于低能量或中等能量软组织损伤,如果骨折情况适宜,髓内钉或钢板固定均是快捷、安全的治疗选择。但如果软组织损伤严重,应一期清创内固定,这样便于伤口及软组织的护理,同时为二期固定提供有利条件。单臂外固定架治疗的患者在肩肘关节开始活动时常会出现针道问题,我们认为必要时应改为钢板或髓内钉固定,因为骨折愈合时间较长,固定针则很难维持。当然,如果对外固定架及针道护理得当,也可以作为最终固定方式。

根据创伤中心在外固定架应用方面的经验,Ilizarov 外固定架也可以获得满意的治疗效果[61]。复合伤的护理常常比较困难,而且要根据患者情况、骨折及损伤的不同区别对待(图 16-7 至图 16-10)。

高能量枪弹伤除了会造成神经血管损伤和软组织缺损外,还可能会导致明显的肱骨干骨缺损。虽然有报道认为应同期重建骨缺损,但手术治疗通常仅仅需要恢复骨的连续性。目前存在多种治疗方法,包括松质骨植骨波形钢板固定[64],植入带有移植骨的钛网[5],包含肩胛骨外缘骨质的复合皮瓣转移[68],带血管

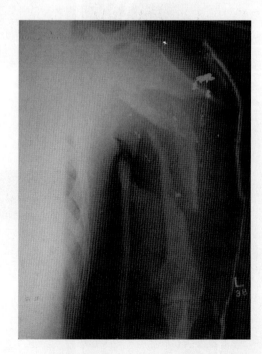

图 16-7　无明显神经血管或软组织损伤的肱骨干近段的粉碎骨折。

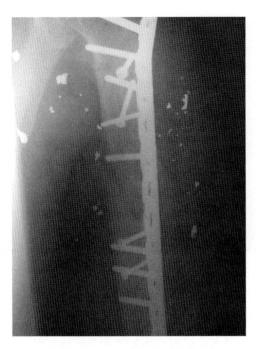

图 16-8 钢板固定治疗。

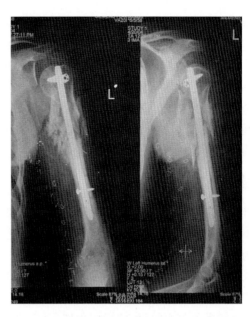

图 16-10 经多次清创感染得以控制后，改为髓内钉固定带蒂皮瓣覆盖。

蒂的腓骨移植[32]，以及应用 Ilizarov 外固定架进行骨搬移[52]。

目前，还没有大宗病例及实体试验证实哪种治疗方法重建肱骨骨缺损更为有效。

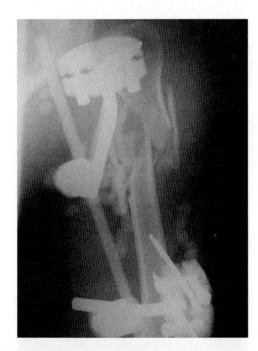

图 16-9 伴有血管损伤的肱骨干近段粉碎骨折二期血管重建外固定。患者出现感染和间隔综合征患者，三角肌下大量肌肉坏死缺失。

三、肘

肘关节解剖结构复杂，且创伤后易造成关节的僵硬，因此肘关节枪弹伤治疗起来相当困难。目前，人们还没有意识到肘关节严重创伤后，屈曲/伸直及前臂旋转功能到何种程度才可以满足基本日常生活。虽然关节囊松解和异位骨化切除等二次手术有时可以改善肘关节的功能，但是如果损伤非常严重，最好的治疗结果应该是肘关节稳定，活动无疼痛感。

由于肘部肱动脉位置特殊，因此很容易受到损伤。除了发射物本身造成的损伤，肘关节移位的骨折块也可能会划破或刺穿动脉。另外，骨折块和血肿也可能会压迫或闭塞肱动脉，造成长时间缺血后再灌注，出现前臂间隔综合征患者[8]。目前，有一组 6 例单纯尺骨近端骨折逐渐发展为间隔综合征的报道，其中5 例为延迟发生，均为低速枪弹伤。如果肘部存在神经损伤，则前臂间隔综合征患者不会有疼痛和感觉异常的表现，高度可疑时，唯一可靠的检查方法为间隔压力测定。Ashbell 等[3]报道了肘部血管损伤的研究结果，其中 86% 的患者伴有动脉损伤，同时合并相同部位肌肉、神经和骨的损伤。合并肘部单个或多个主要神经损伤的患者为 69%，其次为合并肌肉损伤的患者（66%），同时伴有神经和肌肉损伤的患者为 45%。

当存在严重软组织和肌肉损伤时，我们建议行早期肘关节外固定。这种方法保护了修复的动脉，有利于软组织的护理和愈合。如果伴有软组织缺损,应早期恢复软组织的覆盖。对于肘部大面积的骨和软组织缺损,Evans 和 Luethke[24]认为可采用复合皮瓣进行覆盖,同时恢复骨缺损。当软组织覆盖充分时,医师可以对关节损伤进行固定并重建关节周围的骨缺损。如果固定超过4~6周,肘关节功能会明显丢失,但很多时候因为损伤严重,而无法进行其他处理。

四、肱骨远端

针对这些复杂关节损伤,虽然早期的文章提出过理论上的治疗方法,但随着技术和内植物的发展,许多更为严重的关节损伤也得到了手术重建。

长期以来,对于关节周围粉碎骨折,外固定架治疗可以减小手术部位显露,恢复肢体力线,允许早期活动[71]。如果关节面粉碎,软组织条件允许,也可以进行切开复位内固定。

通过医师术前评估,可以行三头肌劈开或鹰嘴截骨显露关节内骨折。肱骨髁的粉碎骨块可以采用多根带螺纹的细克氏针或可吸收钉固定,然后恢复内外侧柱的完整,再分别采用3.5 mm的钢板进行固定。对于内外侧柱的粉碎骨折,必要时可以联合应用小的手科钢板固定。如果肱骨髁上骨质部分缺损,可以行髁上短缩,应用磨钻重建鹰嘴窝和冠状窝;如果内外侧柱骨质缺损,可以采用髂嵴皮质骨块重建,或松质骨植骨桥接钢板固定,目的是为了获得早期关节活动的足够稳定性。如果无法获得有效的固定,尽管早期会出现关节僵硬,并且可能需要手术松解,但也应对肘关节进行制动。

目前,医疗技术及内植物已经有了很大的发展,但由于关节骨质粉碎缺损或软组织严重损伤,一些肱骨远端损伤无法进行手术重建。对于这些损伤,传统的尺骨近端骨牵引允许部分患者早期活动肘关节,从而可以适当恢复骨折部位的力线情况。

五、尺骨

鹰嘴和尺骨近端枪弹伤也是目前治疗的难题。通常,低速枪弹伤所致的轻度粉碎骨折可以采用切开复位改良张力带或钢板螺钉固定。如果鹰嘴粉碎明显(累及75%~80%关节面),可行粉碎骨块切除,将三头肌止点重建于剩余骨质[18,51]。如果鹰嘴和冠突关节面能够复位,可行桥接钢板跨过粉碎区域进行固定。尺骨冠突对于肘关节解剖异常重要,要尽可能予以保留。图16-11和图16-12显示,小螺钉、细钢丝和髓内小钢板固定冠突粉碎骨折,维持关节面平整,桥接钢

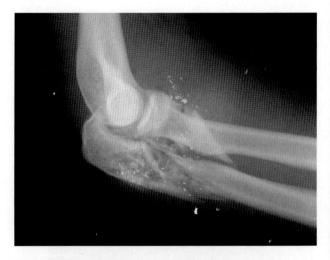

图16-11 尺骨近端枪弹伤。

板固定关节周围粉碎骨折。这种固定强度允许早期活动,患者基本可以完全恢复肘关节活动范围。

对于严重的肘关节损伤,仍需要一些行之有效的治疗方法。但目前还没有理想的治疗方案,医师需根据损伤情况和自身经验,进行个体化治疗。关节固定术可以缓解患者的疼痛无力症状,提供足够的稳定性,但会丧失肘关节的活动度。另外,可以采用内[53]、外固定[46]或联合固定[7]以及带血管的游离腓骨移植填充骨缺损[66]来进行肘关节融合。

由肱骨远端关节面缺损造成的肘关节僵直,可以通过关节松解、稳定性修复、骨桥切除或筋膜植入关节成形来恢复部分关节功能,然后应用带铰链的外固定维持恢复的关节功能。这种技术尤其适用于年轻的或不可靠的全肘关节置换患者以及拒绝行关节固定

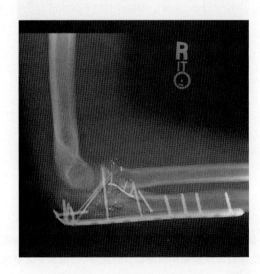

图16-12 切开复位内固定治疗。

术的患者。

当肘关节出现明显的骨缺损时，可采用同种异体骨移植取代关节固定术来作为最终的治疗选择。Dean 等[20]报道了 20 年来的 23 例全肘关节同种异体骨移植功能重建，其中 16 例出现了合并症，6 例根据病情需要取出了移植的异体骨。14 名患者中有 10 人平均随访了 7.5 年，均获得了满意的疗效。Dean 等回顾了这些仅作为补救的手术，并指出其为后期的关节固定术或成形术重建了骨结构。总之，虽然手术适应证很少，但对于那些骨量充足，软组织覆盖良好，并且没有较高功能要求的老年患者，可行全肘关节成形术。

六、前臂

枪弹所致的前臂骨折在伴发周围神经损伤和手功能丧失方面具有较高发生率。早期评估应包括详细的神经检查以及前臂肿胀情况的准确判定。间隔综合征患者很常见，应予以高度重视，尤其是那些前臂近 1/3 骨折的患者。Moed 和 Fakhouri[57]报道了 131 例前臂低速枪弹伤患者，其中间隔综合征患者的发生率为 10%(其中 60 例合并骨折，71 例不合并骨折)。骨折部位是唯一显著的危险因素，预示着间隔综合征的发生；而骨折移位、粉碎程度以及伤口内的金属异物等对其都没有影响。如果怀疑间隔综合征，可测量间隔内压力。对于可疑血管损伤，应行血管造影检查。

Elstrom 等[23]回顾了 29 例枪弹所致的前臂关节外骨折病例，88% 的无移位骨折大约 7 周愈合，移位骨折则相对较差，且 77% 预后欠佳。移位骨折采取择期手术切复内固定，其预后强于保守治疗组。27% 的患者长期残疾，其次为神经损伤的后遗症，或骨折愈合困难。Lenihan 等[44]回顾了 32 例枪弹所致的前臂骨折，他们发现，几乎所有无移位骨折采用非手术治疗均获得了满意的疗效，而移位骨折则效果欠佳。在 9 例神经损伤患者中，有 55% 自然恢复。2 例(7%)前臂间隔综合征患者进行了筋膜切开术。

对于枪弹所致的不合并血管损伤的前臂无移位骨折，我们建议采取局部伤口护理、抗感染治疗及其石膏管型固定。然而，对于移位的尺、桡骨骨折或前臂双骨折，最佳治疗方法为初期夹板固定，尽早行切复内固定术。对于此类患者应至少严密观察 24 小时，以判定是否存在局部缺血或筋膜间隔综合征的倾向。

如果软组织损伤较重，外固定可作为快捷有效的固定方法，有利于患肢护理和病情恢复[33]。外固定架可以作为最终固定方式，也可以待软组织条件允许后改

为钢板固定。

由于大多数神经损伤可自行恢复，因此一般采取保守治疗。如果骨折采取切开治疗，可同时对损伤的神经进行探查，但在受伤早期，常很难确定损伤的程度。神经恢复过程中，应对瘫痪的关节适当固定，进行被动关节活动度训练以防止关节挛缩的发生。最有效的夹板为尺神经损伤所用的蚓状条杆夹板（防止 4、5 指近指间关节屈曲挛缩)和正中神经损伤所用的拇指对掌夹板(防止虎口挛缩)。桡神经损伤通常不需夹板固定，因为被动活动度锻炼一般可防止肌肉挛缩。

当前臂存在骨缺损时，可以采取多种方法治疗以获得骨折的愈合。如果软组织覆盖尚可，存在有限缺损，且肌肉血运丰富，那么自体松质骨移植钢板坚强固定可以获得较高的愈合率，可以有效改善尺骨和/或桡骨干骨缺损患者的上肢功能[64]。对于 6 cm 内的前臂污染骨折，Georgiadis 和 DeSilva[26]认为可以采用带抗生素的水泥填充，延期松质骨植骨治疗。为了提高稳定性，减少骨折愈合时间、力学失败的可能性以及内植物的松动，也可以采用自体髂骨带皮质的三角骨块填充缺损[63]。

另外，Jupiter[36]和 Adani[1]等还报道了应用带血管蒂的自体腓骨移植治疗 6~13 cm 内的前臂骨缺损。

第三节　手和腕部的枪弹骨折

Patrick W. Owens, M.D.

近年来，由于城市创伤中心内枪弹伤人数的增加，其所致的手外伤也越来越常见，约占枪弹伤总数的 20%。虽然这些病例为典型的低速伤，但也可为高速伤。一项关于住院和手术治疗的研究显示，每例手部枪弹骨折患者平均直接医疗费用为 14 000 美元，经济影响巨大[16]。由于有些患者经济困难而无法及时就诊，因此对这些患者治疗起来比较困难。一项城区人口手部枪弹伤的研究显示，85% 的患者在骨折愈合前失去随访，26% 的患者在固定装置去除后失去了随访[30]。

由于手及腕部枪弹伤患者的伤处多数是重要结构的损伤，因此治疗相对复杂。高速和低速枪弹伤中均常合并骨、肌腱、神经和动脉的损伤。通过急诊对患者进行全面的检查很有必要，同时应详细采集病史，评估组织覆盖程度、活力、感觉及血运情况，以制定治疗计划。对于骨折应拍照 X 线片确诊，并评估严重程度。

损伤评估后，进行浅表伤口消毒，处理外伤部位。简单伤口允许二期再进行处理。由于伤口污染程度不明确，常预防应用抗生素，但并不是必须使用[69]。手的

骨折比身体其他部位骨折更容易出现感染。骨折的固定以及合并的损伤均需要进一步治疗。手部稳定骨折可以采用相应的石膏管型或夹板保守治疗。背侧石膏夹板维持伸腕20°,掌指关节屈曲70°~90°,指间关节伸直位固定。

枪弹伤主要由低速火器所致,如手枪。其造成的软组织损伤和骨折粉碎程度较轻。因此,这些骨折常可采用非手术治疗[16,30]。

Gonzalez等[29]将枪弹伤所致的掌骨骨折手术适应证定义为:50%或更严重的粉碎,成角超过15°,对位小于50%,短缩超过5 mm或多发骨折。指骨近端骨折适应证与其相似[28,29](图16-13)。

对于需要手术治疗的损伤,仅仅是小心地清除完全失活的组织。由于手外伤后愈合能力较强,因此应尽可能保留无法判断是否坏死的组织,以利于损伤结构功能的恢复。对于手和腕部损伤,应清理出关节囊内的弹片(图16-14)。因为有报道认为,关节内弹片由于毒性作用可能会导致铅中毒性关节炎[75]。

20%~30%的枪弹伤合并肌腱损伤[14],其中大部分可以一期修复,但有些损伤需要一期或二期肌腱移植,甚至后期肌腱转移。如果条件允许,在固定骨折时可同时修复肌腱。在掌指关节背侧,肌腱紧贴骨质。如果存在肌腱损伤,可由于瘢痕粘连或骨痂包裹而造成影响。因此,应早期活动手指以降低肌腱粘连的可能

性。手部骨折应坚强固定以允许肌腱损伤后的康复锻炼。如果术后不能及时有效治疗,功能预后则会受到影响。如果肌腱明显缺损,可行肌腱移植或转移术。

屈肌腱的A2和A4滑车对屈指功能至关重要,可通过局部组织松解修复或进行重建[77]。对于张力过大、不能一期修复的屈肌腱,应行肌腱移植术。滑车部位损伤,肌腱移植应从手掌插入,延伸至末节指骨指深屈肌(FDP)抵止处。对于腕掌部损伤,肌腱部分移植应避免缝合于腕管内。当伸指肌腱损伤且合并骨折时,近指间关节(PIP)常活动受限。对于手或腕部伸肌腱损伤,缺损部分可采用食指固有伸肌(EIP)或小指伸肌腱(EDQ)移植,或者通过相邻指伸肌腱缝合修复。

手肌受累极不常见,主要为骨间肌损伤。该肌肉损伤可引起握力减小,通常不需要进一步治疗。大鱼际和小鱼际损伤可导致拇指和小指外展和对指力减小,如果严重可能要行肌腱转移恢复功能。

手的枪弹伤可继发间隔综合征。末梢感觉、血运或疼痛的缺乏可由创伤造成,也可因患者反应迟钝、不敏感所致,因此难以诊断。如果诊断可疑,应行骨间肌内压力测量。筋膜切开可以降低肿胀肌肉张力。

30%~40%的手部枪弹伤患者伴有神经损伤,且常合并骨折,其中70%~90%可以自行恢复[62]。如果手术探查时发现神经完全断裂,则应在低张力下进行修复。对于高能量损伤,一期静脉移植或建立其他的神

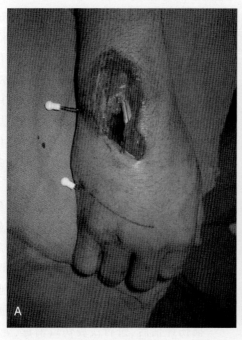
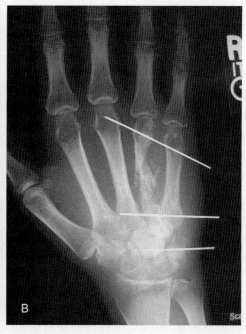

图16-13 (A)患者为手部高能量枪弹伤造成的大面积软组织缺损,伸肌腱损伤以及掌骨、头状骨和钩骨的严重粉碎骨折。(B)一期清创后1周,患者行骨移植、肌腱修复并闭合伤口。

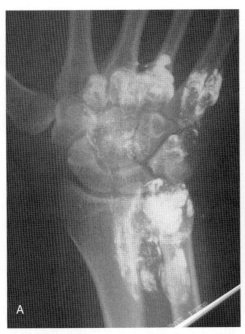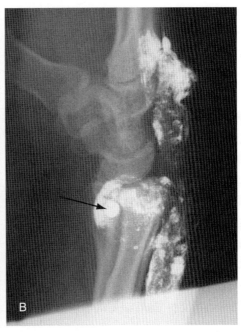

图 16-14 (A)和(B),患者腕背部肿胀 1 年。10 年前患者腕部枪弹伤,由于受伤部位的弹片影响逐渐减弱,第四、五伸肌腱间隔和下尺桡关节对位基本恢复正常,但仍可见弹片残留(箭头所指)。

经通道可以获得满意的疗效[72]。

轻度的皮肤和皮下组织损伤可以很快发展成为大面积的软组织缺损,因此这类伤口应按照上文描述去处理。对于较大面积的软组织缺损,目前存在多种治疗方法[13]。手部伤口建议二期闭合,可以减少并发症并获得满意功能[13]。手外伤的早期处理,以及患者的配合对于获得满意疗效同样重要。其他方法包括不同厚度皮肤移植、皮肤替代物覆盖择期植皮、真空辅助装置覆盖和皮瓣转移术。在许多病例中,一期覆盖肌腱、神经和重建的骨质,有利于早期活动。以往经常使用腹股沟皮瓣,但考虑到手部的外形以及更好的术后恢复,前臂桡侧带蒂皮瓣、钻孔皮瓣或骨间背侧皮瓣可以提供良好的覆盖[15]。

手及腕部骨折治疗是为了进行早期康复锻炼。对于腕部稳定无移位或轻度移位的骨折,前臂短的石膏管型或夹板可以获得满意的固定。掌骨或近节指骨的稳定骨折应保持掌指关节(MCP)背伸于 70°~90°PIP 关节伸直位固定,石膏固定后即可开始练习关节的屈曲活动。指骨中远段稳定骨折时不应固定其近侧关节。

由于骨质粉碎或伴有缺损,许多掌、指骨骨折均不稳定,必要时需采用钢板、螺钉、髓内针或联合应用坚强固定。骨缺损应该行松质骨或带有松质的皮质骨移植填充,但目前还没有关于这类骨折移植替代物研究的报道。早期骨移植并发症发生率较低,愈合率较

高[28,29]。但晚期处理的病例也能获得骨愈合及满意的活动度。一些骨折不需要牢固的内固定,可以通过克氏针或外固定架将其临时固定于邻近掌骨。外固定也非常适用于合并严重软组织损伤的患者[27]。

对于手及腕部关节受累的骨折,治疗起来比较困难。基本上所有枪弹伤导致的腕部骨折均累及关节面,需行部分或全腕关节融合术。许多损伤都需要外固定器撑开来恢复关节的对应关系[77]。如果通过牵引可以恢复关节的对位,则近指间关节损伤可以采用动力性外固定架治疗,并允许早期活动。对于没有重建拇指掌指关节(MP)或指间关节(IP)损伤,以及远侧指间关节(DIP)损伤,应首选关节融合术。而对于手指MP 或 IP 的类似损伤,首选外固定架来维持长度和力线,暂不采取关节融合、成形或带游离血管的关节移植等方法治疗。

第四节 下肢

Gregory A. Zych, D.O.

一、骨盆

军事枪弹伤或普通枪击伤均很少累及骨盆。在骨盆环内部及其周围存在许多不同的解剖结构。对于所有可能受累的器官系统均应进行彻底地评估,包括泌

尿生殖系统、神经系统、血管系统以及胃肠道系统。最易受损的部位位于盆腔内部，骶髂关节的前后以及耻骨结节的外侧。弹片可穿入4个关节——两侧骶髂关节及两侧髋关节。由于损伤为直接暴力，因此典型特征为骨盆前环或后环的断裂，但很少同时累及。体内弹道越多，重要组织器官损伤的可能性越大，这就需要医师进行认真的评估。枪弹可能会造成腹腔贯通伤，而腹部盆腔区域损伤时，需要手术开腹探查还是采取暂时保守治疗，目前还存在争论。

枪弹导致的所有骨盆损伤患者，均需要创伤医师对明显的腹部或血管损伤情况进行会诊评估[80]。对于血流动力学不稳定的患者，根据ATLS标准进行彻底有效的复苏，同时常需要创伤医师小组急性开腹探查。诊断明确后，立即静脉应用广谱抗生素。对于病情稳定的患者需要认真评估损伤程度，并进行必要的影像学检查。

(一)影像学检查

首先拍照高质量的骨盆正位X线片了解骨盆损伤情况，然后进行其他部位的影像检查，确定子弹存留部位及弹片数量，明确骨折。CT扫描有助于明确：①骨盆内弹道情况；②骨与关节损伤情况；③实质脏器及空腔脏器损伤情况；④重要动脉损伤情况(图16-15至图16-17)。金属伪影有可能会影响弹片的精确定位。矢状面和冠状面CT重建会减少伪影，对明确关节内弹片尤为重要。另外，也应进行其他适当的影像检查。而由于MRI强磁性对子弹碎片的影响，骨盆部位常不采用此项检查。

(二)关节内子弹

由于骨质密度相对较高，多数子弹穿入后会"停留在"骨盆的关节内，同时可能合并骨折或单纯子弹

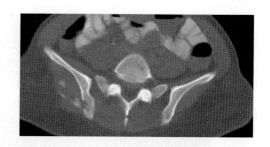

图16-15 枪弹所致髂骨后侧关节外骨折的CT轴位扫描像。

穿入关节内。由于浸泡于关节液内，会对关节软骨产生直接力学影响，以及产生弹片的排异反应等不利影响。目前有少量关于采用关节切开、微创手术以及关节镜手术取出弹片的报道[48,70,76]。弹片取出后，必要时需行关节清创、彻底灌洗处理，并短期(24~48小时)应用抗生素。对于移位的髋臼关节内骨折应解剖复位固定。手术医师对未完全明确的粉碎压缩骨折应有足够的意识，并在术中做好充分的准备。

(三)肠道污染

子弹在接触骨盆骨质之前有可能会穿破肠道组织，这只有在开腹探查之后才能明确。对于污染子弹造成的骨盆骨折，问题在于采用何种恰当的治疗方法。如果污染的子弹侵犯骨盆的关节，特别是髋关节，则需要对骨折进行清创，同时关节灌洗。但是，如果子弹或弹片穿入骨盆关节外骨质，经过预防性应用抗生素基本不会造成严重的感染。目前，还没有对这个问题进行特殊研究；但目前已有报道，肠穿孔后子弹穿入脊柱。Kumar等[40]经过回顾性研究发现，没有证据显示不经过严格手术清创会造成脊髓炎。然而Romanick等[67]的一篇文章显示，8名子弹穿过结肠的患者中有7人与脊柱感染或脊髓炎有关，因此建议这种情况下应

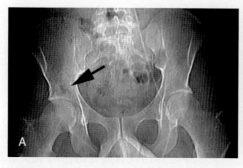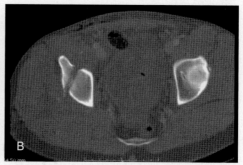

图16-16 (A)枪弹伤位于髋臼上部髋关节区域，但未累及关节。骨盆正位X线片可见射线缺失(黑箭头)，但没有清楚显示弹道。(B)相应CT轴位影像显示子弹穿入髋臼上部骨质未进入髋关节。

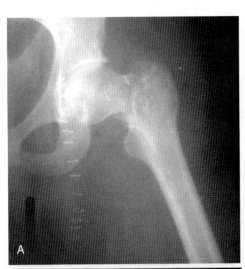

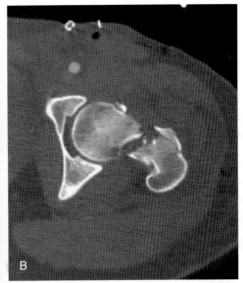

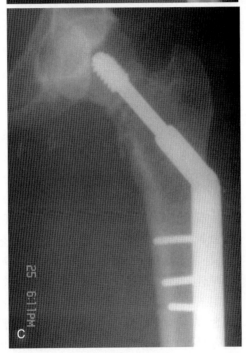

图 16-17 (A)骨盆多发枪弹伤合并股骨颈粉碎骨折。(B)CT 轴位影像显示股骨颈严重粉碎骨折合并骨缺损。股深动脉损伤一期修复。(C)术后 X 线片显示应用髋加压螺钉手术固定。

严格手术清创。与此一致,多数脊柱骨折和肠穿孔的患者不能仅仅对枪弹伤口进行清创处理。

骨盆枪弹伤能仅从此信息得以推断吗?也许有可能。脊柱和骨盆主要为松质骨,血供良好。抗生素浓度在此较高,从而使得疗效最大化。有效手术清创需要扩大伤口,从而有可能损伤某些解剖结构。通常由于肠道损伤,盆腔污染的可能性较大,从而造成骨盆骨质持续为细菌所附着。假如是这种重度污染,一次清创术不可能完全解决问题。对于高能量(速率)枪弹伤,更具有清创手术的适应证。针对特殊临床表现,医师必须通过分析风险-效益比来确定最有效的治疗方法。

(四)骨折处理

骨盆骨折位于枪弹伤的第二位,其应作为特殊骨折而不以枪弹机理来进行处理。无移位骨折应在数周内进行保护性负重。骨盆环的破裂很少由普通枪弹伤造成,如果存在,可能是由于严重高速率/能量发射损伤(如散弹猎枪或冲击步枪所致)或者非枪弹伤造成,后者的发生位于枪弹伤之后。不稳定的骨盆环损伤可通过骨牵引、外固定或内固定来进行处理。在方法的选择上主要根据医师的专长、喜好以及软组织和骨折的程度。多数这种类型的病例应由创伤中心具有治疗骨盆创伤特长的创伤骨科专家进行处理。

二、股骨

股骨是枪弹经常致伤的部位之一。由于大腿面积较大,因此相对容易受伤。没有经验的射手会尝试瞄准下肢而不是"致命区域"(胸腹部),因此常会击中大腿。典型的手枪子弹会击中股骨造成骨干碎块插入干骺端。皮质内应力增加导致继发性延伸,通过负重和肌肉收缩联合作用造成完全性骨折,尤其是当受害人试图躲避火器时。另一种机制是子弹将能量完全传递至骨骼,从而造成明显的粉碎骨折。

Long 等[49]根据股骨干枪弹伤的伤口大小和影像学表现提出了一种分型系统。Ⅰ型损伤为存在入口伤和出口伤,其影像学改变小于 2 cm。Ⅱ型损伤为具有入口伤和出口伤,影像学改变小于 5 cm。Ⅲ型损伤为查体发现有坏死的肌肉、广泛的软组织损伤以及 X 线片上显示有节段性的骨破坏。他们用这种分型指导了 100 名股骨干枪弹骨折患者的治疗。虽然Ⅲ型损伤采取了反复的手术清创和骨折固定,但仍有 50% 发生了深部感染,说明这种损伤的严重性。这种分型还没有得以验证或被任何病例组所报道。

(一)病史与体格检查

医师应尽可能从病史和体格检查中获得更多的信息。患者常常知道武器的类型和射程。当然也可从法律角度获取有效信息。通常患者不能站立或行走,但有些患者伤后也能跑一小段距离。

查体时应注意神经和血管情况,对软组织肿胀要予以重视,同时与健侧进行对比。对于贯通伤要检查伤口的大小及其损伤的特点。对于出口比子弹直径大的伤口要特别注意高能量转移至骨和软组织的可能。

(二)影像学检查

标准 X 线片应包括股骨全长正侧位。如果骨折靠近髋关节和膝关节应加照关节 X 线片。子弹或碎片的数量、部位和与股骨的距离要予以标记。骨折粉碎情况不能完全反映子弹类型或软组织损伤的程度。可以认为大量移位的股骨碎块是"爆炸抛射物"能量转移的可靠征象。由于产生的抽吸作用,骨和子弹碎片伴随高能量或强破坏性子弹沿着发射物假定路径形成空洞和坍塌。因此,健侧股骨正位全长影像有利于评估骨干粉碎骨折的稳定情况。

(三)早期处理

一旦枪弹开放骨折诊断明确,要立即静脉应用有效抗生素,首选第一、二代头孢菌素。移位骨折可仅采用胫骨近端(首选)或股骨远端骨牵引即可获得满意固定。一般成年人的牵引重量最少为体重的 15%,70 kg 体重大约需 20 磅。软组织出血肿胀有可能造成大腿间隔综合征,从而骨牵引延迟进行。无移位或不完全骨折可采用夹板制动,如果骨折位于远端可以应用膝关节矫形器固定。对于枪弹伤口要无菌包扎,伤口较小时无需清创处理。另外要严密监测血压变化,因为大腿内出血经常会造成血压下降。

(四)确定性治疗

股骨枪弹骨折的确定性治疗通常遵循开放骨折治疗原则,但也有一些例外。低能量(速率)枪弹伤与股骨干闭合骨折治疗相类似。高能量(速率)枪弹伤要求对软组织和骨进行手术清创处理。对于骨折,医师可以选择应用外固定或内固定来稳定骨折。所有开放骨折都需应用抗生素。对于伴有组织缺损的严重病例,软组织的覆盖尤为重要。

(五)骨干和转子下骨折

股骨闭合髓内钉固定已成为多数闭合骨折和开放骨折的治疗选择,其功能和临床效果一直较为满意,甚至也适用于一些高能量骨折(图 16-18)。以前,枪弹骨折被认为是一种特殊类型的开放骨折,需短程应用抗生素择期髓内钉固定。通过少数研究发现,低、中速率(能量)股骨枪弹骨折一期髓内钉固定效果与闭合骨折基本相同[60]。多数市区创伤中心的实践经验表明,择期髓内钉固定不具备明显优势。低、中速率(能量)股骨枪弹骨折是否及时髓内钉固定主要取决于医师的缜密判断以及可用的医疗资源。

因为手枪、散弹猎枪或步枪所致的高速率(能量)骨折常伴有明显的骨与软组织严重损伤,则应该属于Ⅲ型严重开放骨折。发射物形成空腔和撞击作用造成大量肌肉坏死及骨折块失活,因此必须手术清创。较大伤口清创时应根据需要适当解剖延长。伤口彻底灌洗有助于去除疏松组织和碎片。作者认为,如果张力允许,仅闭合手术延长部分,而保留原始伤口延期闭合。

手术清创后,存在很多固定骨折的方法。如果骨折的最终固定方式尚未确定或者对软组织情况存在

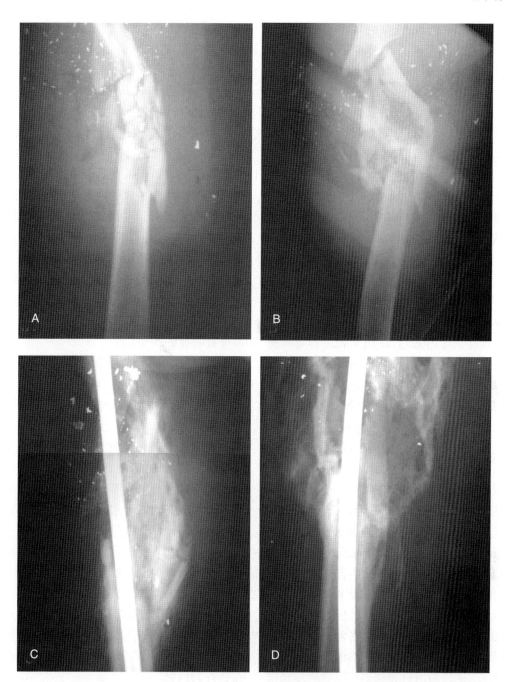

图 16-18　中等速率(.357 口径手枪)枪弹伤所致的股骨干广泛粉碎。(A)正位像。(B)侧位像。早期手术清创处理,急性间隔综合征患者行大腿筋膜切开术。骨牵引稳定骨折,5 天后手术固定。术后 4 个月 X 线片。(C)正位像,(D)侧位像,显示鹅头钉固定后大量骨痂形成。

担忧, 可以采用骨牵引这种传统的股骨固定方法, 但是牵引骨的护理存在困难。这种方法可以 "争取时间", 但很少作为最终治疗。

外固定架作为稳定骨折的一种非常好的治疗方法, 主要用于临时(偶尔为最终的)固定。对于包括这些枪弹损伤的多发伤患者, "损害控制"已得到广泛实践。急症外固定架的应用可以减少手术及患者制动的

时间, 同时有利于软组织的保护。Miric 和 Nikolic[56,59] 报道了外固定应用于大量战伤所致的股骨转子下和股骨髁上骨折的治疗经验。他们指出, 最终疗效不是主要取决于骨折, 而是取决于软组织损伤的程度。研究表明, 至少对于严重枪弹伤患者, 应用外固定架治疗一般可以获得骨折的愈合, 但是常会出现关节挛缩活动受限, 以及长期的神经功能障碍等并发症。

对于骨折的进一步护理,外固定架和某些治疗方法一样具有其特有的优势。无论患者是否适合内固定,一期外固定架固定均可以维持至骨折完全愈合。单臂外固定支架可以转换成环形固定系统,从而对大段骨缺损患者进行牵拉成骨。但是,如果股骨干骨折的受伤时间不超过2周,髓内钉则是最常见且最佳的固定方式。对于适当的骨折部位,外固定架治疗后也可改用钢板内固定。

对于枪弹伤造成的股骨骨折,仅有 Necmioglu 等[58]的报道采用钢板内固定,他们治疗了17例高速枪弹骨折,分别为转子下骨折(7例),髁上骨折(7例),骨干骨折(3例)。所有患者早期均行清创术。其中7名患者平均伤后1.3天时采用微创经皮钢板固定术,其余10名患者为平均伤后11.5天。平均随访25个月。16名患者骨折平均愈合时间为4.4个月。前组1名采用自体骨移植者骨折延迟愈合,后组4名患者骨缺损钢板固定的同时进行植骨治疗。8名患者成角畸形骨折不愈合(平均5°;范围3°~8°),2例感染——1例表浅,1例位于深部。他们认为,钢板固定是股骨高速枪弹骨折的治疗方法之一。

(六) 股骨远端骨折

大腿远端枪弹伤可能会造成关节外或关节内骨折。Tornetta 等[73]报道了一组应用顺行髓内钉治疗骨干远端和干骺端骨折的病例。骨折距离远端锁钉至少5cm,强调了远端骨折的部位。所有38名患者的愈合时间平均为8.6周。现在,对这些患者中的许多骨折可以采用逆行髓内钉或新一代股骨远端钢板固定。

中度枪弹损伤造成的向关节内延伸的髁上骨折常较为隐匿(图16-19)。术前X线片可能无法确定粉碎程度,建议行CT轴位、冠状面及矢状面重建来评估骨折的整体情况。逆行髓内钉和解剖型股骨远端锁定钢板可以对这些骨折进行有效固定。固定方式的选择取决于医师的喜好和股骨远端的整体情况。

三、胫骨

枪弹经常会致伤胫骨,因为其前内侧面没有周围肌肉的缓冲,子弹动能无法分散,会直接到达胫骨,因此这个部位易受损伤。许多枪弹伤者受伤时处于站立位,体重作用于胫骨,常常造成骨折移位。小腿直径比大腿细很多,因此神经缺损的可能性相对较大。无移位和轻度移位的骨折可以采取石膏管型或支具外固定等保守治疗。移位骨折可以按照开放胫骨骨折处

理。粉碎骨折比较常见,常提示软组织损伤较重。与所有枪弹伤相同,较大的出口伤即表示深部软组织损伤严重。如果无法确定,最安全的处理是清创手术探查。

Leffers 和 Chandler[42]对市区创伤中心内的41例胫骨枪弹骨折患者进行了回顾性调查。根据发射物的速率(低速、中速和高速)将患者分成3组,他们发现低速枪弹伤所致的骨折粉碎程度很轻,而其他骨折则明显粉碎。骨折常采用石膏管型固定,少数患者应用外固定架固定。中速和高速组患者的住院时间、愈合时间以及患病时间有所延长,三组患者均有骨折不愈合病例发生。

移位的胫骨干枪弹骨折有多种固定方式,但目前还没有关于髓内钉固定这类骨折的特异的前瞻性或回顾性研究。胫骨髓内钉固定的大多数病例组都包括一些枪弹骨折(低速),与其他开放骨折相比,治疗效果没有明显的区别。

文献中缺乏有关胫骨枪弹骨折内固定特殊治疗效果的直接证据。对于其他损伤机制造成的胫骨开放骨折,报道的临床经验应该与枪弹骨折的预期结果相近。

对于较严重的胫骨骨折,近来报道采用外固定架治疗效果较好,尤其是那些伴有骨缺损的病例。少数患者采用环形外固定架固定、皮瓣覆盖和牵张成骨可以有效恢复骨长度及连续性。环形外固定架由于其自身优势通常允许早期负重。

Atesalp 等[4]报道了7例采用环形外固定架和加压-牵拉技术治疗的胫骨枪弹粉碎骨折的病例。所有骨折的平均愈合时间为3.5个月,并没有感染发生。这些病例均为低速损伤,预期在这个时间段内愈合。环形外固定架的主要问题为针道感染,以及进行牵张成骨的骨折部位可能需要额外手术。在所有移位骨折中均存在这样的问题。

(一)关节内骨折

枪弹伤造成的胫骨远、近端关节内骨折并不常见。不幸的是,作者曾见到许多关节面和干骺端骨质缺损的病例。急症关节切开或关节镜手术适用于游离关节液浸泡的骨折块和弹片的清创手术。然而,任何带有关节软骨的骨块均应保留并进行固定。临时外固定架固定,骨块桥接可以维持骨折的长度和位置。如果软组织条件允许,应以恢复关节面的解剖为目标,但不一定能做到。骨缺损可采用自体骨或骨替代物填充。建议采用稳定的内固定或者有限内固定结合环形

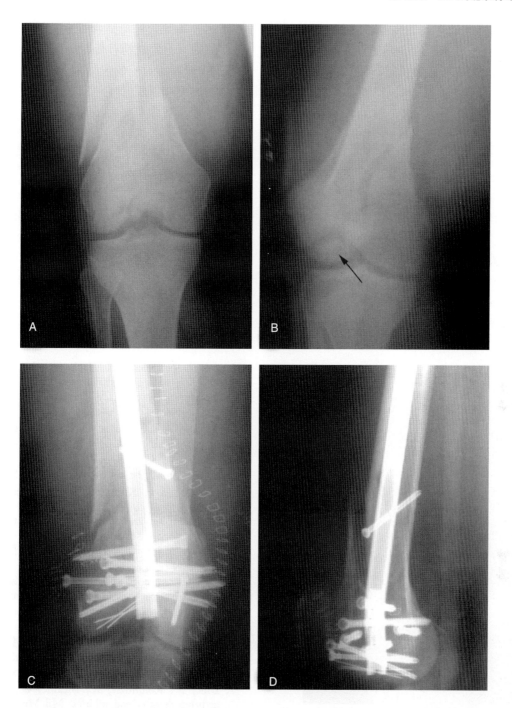

图 16-19 (A)一名单纯股骨远端枪弹贯通伤的肥胖患者。早期 X 线片,(A)和(B)侧位像显示股骨髁上轻度粉碎骨折累及髁间。(A)由于患者体重较重,无法获得 CT 影像。切开关节囊后发现粉碎严重,并伴有多处骨软骨骨折,手术采用逆行髓内钉联合多枚拉力螺钉及钢丝固定。(C)正位像。(D)侧位像。

外固定架治疗骨折。早期关节在一定范围内的活动有利于关节面的润滑和营养。多数患者均可获得骨折愈合,但对于一些严重创伤患者,由于其关节软骨损伤无法修复以及功能预后不佳,创伤性关节炎的发生率很高。

Yildiz 等[78]报道了 13 例胫骨平台高速枪弹骨折

的回顾性结果,其中包括 11 例ⅢA 型和 2 例ⅢB 型开放骨折。治疗采用清创,Ⅰ 期闭合伤口和 Ilizarov 外固定。关节内骨折采用外固定架间接牵引或克氏针直接固定,不行螺钉或钢板固定。3 例骨折由于骨缺损需要进行牵张成骨。所有骨折骨性愈合,胫距关节保持平均 30°的活动度。平均随访 38.4 个月,4 例 X 线显示有关节炎表现。多数患者存在针道感染。2例发生表浅伤口感染。根据关节受累程度,这组胫骨远端关节内骨折可能被错误地进行了分类,而没有采用一些有限内固定来重建关节对应关系,但以作者看来,这种情况并不常见。

四、足

足的低速枪弹伤多由自身无意或故意造成的。骨折通常粉碎伴轻度移位。足部存在许多关节,且常常受累。多数病例软组织无法承受明显损伤。一些枪弹伤具有穿过足部的弹道,因此可以造成骨缺损及严重粉碎(图16-20)。

伤者不能很好地耐受弹片位于足内,而且弹片常会对负重及穿鞋造成影响。这是"弹片取出"的手术适应证之一,尤其是其位于足部表浅位置。

多数足部低速枪弹骨折应遵循足部闭合骨折的治疗原则。不同时期石膏固定,有可能的情况下进行负重,可以在相对短的时间内获得骨折愈合。枪弹伤常会造成关节僵硬,但很少致残。伴有骨缺损或出现畸形的严重损伤可以采取适当的手术重建及必要的软组织覆盖[22]。

Boucree等[10]回顾了101例足的枪弹伤患者,其中包括81例骨折。约有12%发生了感染,平均分布于低速、高速及散弹损伤。根据这些经验,他们建议对低速枪弹及散弹损伤患者静脉应用72小时抗生素,对于高速枪弹及散弹伤患者行手术清创及静脉抗生素治疗。

(刘兆杰 译 叶伟胜 校)

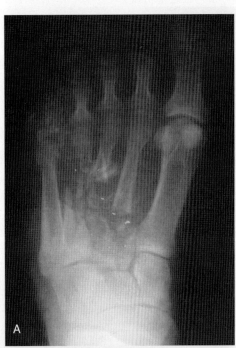
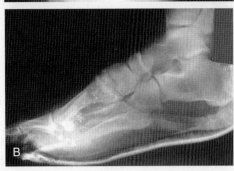

图16-20 足背低速枪弹伤导致的多发跖骨严重粉碎骨折合并骨缺损。(A)正位像。(B)侧位像。

参考文献

1. Adani, R.; Delcroix, L.; Innocenti, M.; et al. Reconstruction of large posttraumatic skeletal defects of the forearm by vascularized free fibular graft. Microsurgery 24:423–429, 2004.
2. Armine, A.R.C.; Sugar, O. Repair of severed brachial plexus. JAMA 235:1039, 1976.
3. Ashbell, T.S.; Kleinert, H.E.; Kutz, J.E. Vascular injuries about the elbow. Clin Orthop 50:107, 1967.
4. Atesalp, A.S.; Komurcu, M.; Demiralp, B.; et al. Treatment of close-range, low-velocity gunshot fractures of tibia and femur diaphysis with consecutive compression-distraction technique: A report of 11 cases. J Surg Orthop Adv 13:112–118, 2004.
5. Attias, N.; Lehman, R.E.; Bodell, L.S.; et al. Surgical management of a long segmental defect of the humerus using a cylindrical titanium mesh cage and plates: A case report. J Orthop Trauma 19:211–216, 2005.
6. Bartlett, C.S.; Helfet, D.L.; Hausman, M.R.; et al. Ballistics and gunshot wounds: Effects on musculoskeletal tissues. J Am Acad Orthop Surg 8:21–36, 2000.
7. Bilic, R.; Kolundzic, R.; Bicanic, G.; et al. Elbow arthrodesis after war injuries. Mil Med 170:164–166, 2005.
8. Bleckner, S.A. Proximal ulna shaft fractures and associated compartment syndromes. A J Orthop 30:703–707, 2001.
9. Borman, K.R.; Snyder, W.H.; Weigelt, J.A. Civilian arterial trauma of the upper extremity: An 11-year experience in 267 patients. Am J Surg 148:796, 1984.
10. Boucree, J.B., Jr.; Gabriel, R.A.; Lezine-Hanna, J.T. Gunshot wounds to the foot. Orthop Clin North Am 26:191–197, 1995.
11. Brien, W.; Gellman, H.; Becker, V.; et al. Management of upper extremity fractures in patients with brachial plexus injuries. J Bone Joint Surg Am 72:1208, 1990.

12. Brooks, D.M. Open wounds of the brachial plexus. J Bone Joint Surg Br 31:17, 1949.

13. Burkhalter, W.E.; Butler, B.; Metz, W.; et al. Experiences with delayed primary closure of war wounds of the hand in Vietnam. J Bone Joint Surg Am 50:945, 1968.

14. Burkhalter, W.; Calkins, M.S.; Reyes, F. Traumatic segmental bone defects in the upper extremity: Treatment with exposed grafts of corticocancellous bone. J Bone Joint Surg Am 69:19–27, 1987.

15. Chang, J.; Page, R. Reconstruction of hand soft-tissue defects: Alternatives to the radial forearm fasciocutaneous flap. J Hand Surg 31A:847–856, 2006.

16. Chappell, J.E.; Mitra, A.; Walsh, L.; et al. Gunshot wounds to the hand: Management and economic impact. Ann Plast Surg 42:418–423, 1999.

17. Cho, M.S.; Warme, W.J. Arthroscopic treatment of a transarticular low-velocity gunshot wound using tractoscopy. Arthroscopy 18:532–537, 2002.

18. Compton, R.; Bucknell, A. Resection arthroplasty for comminuted olecranon fractures. Orthop Rev 18:189–192, 1989.

19. Davila, S.; Mikulic, D.; Davila, N.J.; et al. Treatment of war injuries of the shoulder with external fixators. Mil Med 170:414–417, 2005.

20. Dean, G.S.; Holliger, E.H., IV; Urbaniak, J.R. Elbow allograft for reconstruction of the elbow with massive bone loss: Long-term results. Clin Orthop Rel Res 341:12–22, 1997.

21. Dickey, R.L.; Barnes, B.C.; Kearns, R.J.; et al. Efficacy of antibiotics in low-velocity gunshot fractures. J Orthop Trauma 3.6–10, 1989.

22. Durkin, R.C.; Coughlin, R.R. Management of gunshot wounds to the foot. Injury 28:6–10, 1997.

23. Elstrom, J.A.; Pankovich, A.M.; Egwele, R. Extra-articular low-velocity gunshot fractures of the radius and ulna. J Bone Joint Surg Am 60:335, 1978.

24. Evans, G.R.D.; Luethke, R.W. A latissimus/scapula myo-osseous free flap based on the subscapular artery used for elbow reconstruction. Ann Plast Surg 30:175, 1993.

25. Finkelstein, E.A.; Corso, P.S.; Miller, T.R.; et al. Incidence and Economic Burden of Injuries in the United States. New York, Oxford University Press, 2006. [As quoted in The Economic Costs of Injuries. Available at: www.cdc.gov/ncipc/factsheets/Cost_of_Injury.htm.]

26. Georgiadis, G.M.; DeSilva, S.P. Reconstruction of skeletal defects in the forearm after trauma: Treatment with cement spacer and delayed cancellous bone grafting. J Trauma 38:910, 1995.

27. Gomez, W.; Putnam, M.D.; Rosenwasser, M.P.; et al. Management of severe hand trauma with a mini–external fixateur. Orthopedics 10:601–610, 1987.

28. Gonzalez, M.H.; Hall, M.; Hall, R.F. Low-velocity gunshot wounds of the proximal phalanx: Treatment by early stable fixation. J Hand Surg 23A:150–155, 1998.

29. Gonzalez, M.H.; Hall, M.; Hall, R.F. Low-velocity gunshot wounds of the metacarpal: Treatment by early stable fixation and bone grafting. J Hand Surg 18A:267–270, 1993.

30. Gutowski, K.A.; Kiehn, M.W.; Mitra, A. Fracture management of civilian gunshot wounds to the hand. Plast Reconstr Surg 115:478–481, 2005.

31. Hardin, W.D.; O'Connell, R.C.; Adinolfi, M.F.; et al. Traumatic arterial injuries of the upper extremity: Determinants of disability. Am J Surg 150:266, 1985.

32. Heitmann, C.; Erdmann, D.; Levin, L.S. Treatment of segmental defects of the humerus with an osteoseptocutaneous fibular transplant. J Bone Joint Surg Am 84:2216–2223, 2002.

33. Helber, M.U.; Ulrich, C. External fixation in forearm shaft fractures. Injury 31(Suppl 1):45–47, 2000.

34. Howland, W.S., Jr.; Ritchey, S.J. Gunshot fractures in civilian practice: An evaluation of the results of limited surgical treatment. J Bone Joint Surg Am 53:47–55, 1971.

35. Joshi, A.; Labbe, M.; Lindsey, R.W. Humeral fracture secondary to civilian gunshot injury. Injury 29 (Suppl 1):SA13–SA17, 1998.

36. Jupiter, J.B.; Gerhard, H.J.; Guerrero, J.; et al. Treatment of segmental defects of the radius with use of the vascularized osteoseptocutaneous fibular autogenous graft. J Bone Joint Surg Am 79:542–550, 1997.

37. Kim, D.H.; Kam, A.C.; Chandika, P.; et al. Surgical management and outcome in patients with radial nerve lesions. Neurosurg 95:573–583, 2001.

38. Kim, D.H.; Kam, A.C.; Chandika, P.; et al. Surgical management and outcomes in patients with median nerve lesions. J Neurosurg 95:548–594, 2001.

39. Knapp, T.P.; Patzakis, M.J.; Lee, J.; et al. Comparison of intravenous and oral antibiotic therapy in the treatment of fractures caused by low-velocity gunshots: A prospective, randomized study of infection rates. J Bone Joint Surg Am 79:1590, 1997.

40. Kumar, A.; Wood, G.W., II; Whittle, A.P. Low-velocity gunshot injuries of the spine with abdominal viscous injury. J Orthop Trauma 12:514–517, 1998.

41. Lagarde, L.A. Can a septic bullet infect a gunshot wound? N Y Med J 56:458–465, 1892.

42. Leffers, D.; Chandler, R.W. Tibial fractures associated with civilian gunshot injuries. J Trauma 25:1059–1064, 1985.

43. Leffert, R.D. Brachial Plexus Injuries. New York, Churchill-Livingstone, 1985.

44. Lenihan, M.R.; Brien, W.W.; Gellman, H.; et al. Fractures of the forearm resulting from low-velocity gunshot wounds. J Orthop Trauma 6:32, 1992.

45. Leonard, M.H. Solution of lead by synovial fluid. Clin Orthop 64:255, 1969.

46. Lerner, A.; Stein, H.; Calif, E. Unilateral hinged external fixation frame for elbow compression arthrodesis: The stepwise attainment of a stable 90-degree flexion position: A case report. J Orthop Trauma 19:52–55, 2005.

47. Levy, A.D.; Abbott, R.M.; Mallak, C.T.; et al. Virtual autopsy: Preliminary experience in high-velocity gunshot wound victims. Radiology 240:522–528, 2006.

48. Long, W.T.; Brien, E.W.; Boucree, J.B., Jr.; et al. Management of civilian gunshot injuries to the hip. Orthop Clin North Am 26:123–131, 1995.

49. Long, W.T.; Chang, W.; Brien, E.W. Grading system for gunshot injuries to the femoral diaphysis in civilians. Clin Orthop Rel Res 408:92–100, 2003.

50. Luce, E.A.; Griffen, W.O. Shotgun injuries of the upper extremity. J Trauma 18:487, 1978.

51. MacAusland, W.R.; Wyman, E.T. Fractures of the adult elbow. Instr Course Lect 24:169, 1975.

52. Mandrella, B.; Abebaw, T.H.; Hersi, O.N. [Defect fractures of the upper arm and their treatment in difficult circumstances: Three case reports from Ethiopian and Somalian provincial hospitals.] Unfallchirurg 100:154–158, 1997.

53. McAuliffe, J.A.; Burkhalter, W.E.; Ouellette, E.A.; et al. Compression plate arthrodesis of the elbow. J Bone Joint Surg Br 74:300–304, 1992.

54. McHenry, T.P.; Holcomb, J.B.; Aoki, N.; et al. Fractures with major vascular injuries from gunshot wounds: Implications of surgical sequence. J Trauma 53:717–721, 2002.

55. McNamara, J.; Brief, D.K.; Stremple, J.F.; et al. Management of fractures with associated arterial injury in combat casualties. J Trauma 13:17, 1973.

56. Miric, D.M.; Bumbasirevic, M.Z.; Senohradski, K. K.; et al. Pelvifemoral external fixation for the treatment of open fractures of the proximal femur caused by firearms. Acta Orthop Belg 68:37–41, 2002.

57. Moed, B.R.; Fakhouri, A.J. Compartment syndrome after low-velocity gunshot wounds to the forearm. J Orthop Trauma 5:134, 1991.

58. Necmioglu, N.S.; Subasi, M.; Kavikci, C. Minimally invasive plate osteosynthesis in the treatment of femur fractures due to gunshot injuries. Acta Orthop Traumatol Turc 39:142–149, 2005.

59. Nikolic, D.K.; Jovanovic, Z.; Turkovic, G.; et al. Supracondylar missile fractures of the femur. Injury 33:161–166, 2002.

60. Nowotarski, P.; Brumback, R.J. Immediate interlocking nailing of fractures of the femur caused by low- to mid-velocity gunshots. J Orthop Trauma 8:134–141, 1994.

61. Okcu, G.; Aktuglu, K. [Management of shotgun-induced open fractures of the humerus with Ilizarov external fixator.] Ulus Travma Acil Cerrahi Derg 11:23–28, 2005.

62. Omer, G.E. Injuries to the nerves of the upper extremity. J Bone Joint Surg Am 56:1615, 1974.

63. Ouellette, E.A. Gunshot wounds to the upper extremity. Video J Orthop 10: , 1995.

64. Ring, D.; Allende, C.; Jafarnia, K.; et al. Ununited diaphyseal forearm fractures with segmental defects: Plate fixation and autogenous cancellous bone-grafting. J Bone Joint Surg Am 86:2440–2445, 2004.

65. Ring, D.; Jupiter, J.B.; Quintero, J.; et al. Atrophic ununited diaphyseal fractures of the humerus with a bony defect: Treatment by wave-plate osteosynthesis. J Bone Joint Surg Br 82:867–871, 2000.

66. Ring, D.; Jupiter, J.B.; Toh, S. Transarticular bony defects after trauma and sepsis: Arthrodesis using vascularized fibular transfer. Plast Reconstr Surg 104:426–434, 1999.

67. Romanick, P.C.; Smith, T.K.; Kopaniky, D.R.; et al. Infection about the spine associated with low-velocity-missile injury to the abdomen. J Bone Joint Surg Am 67:1195–1201, 1985.

68. Seghrouchni, H.; Martin, D.; Pistre, V.; et al. [Composite scapular flap for reconstruction of complex humeral tissue loss: A case report.] Rev Chir Orthop Reparatrice Appar Mot 89:158–162, 2003.

69. Simpson, B.M.; Wilson, R.H.; Grant, R.E. Antibiotic therapy in gunshot wound injuries. Clin Orthop Rel Res 408:82–85, 2003.

70. Singleton, S.B.; Joshi, A.; Schwartz, M.A.; et al. Arthroscopic bullet removal from the acetabulum. Arthroscopy 21:360–364, 2005.

71. Skaggs, D.L.; Hale, J.M.; Buggay, S.; et al. Use of a hybrid external fixator for a severely comminuted juxta-articular fracture of the distal humerus. J Orthop Trauma 12:439–442, 1998.

72. Stahl, S.; Rosenberg, N. Digital nerve repair by autogenous vein graft in high-velocity gunshot wounds. Mil Med 164:603–604, 1999.

73. Tornetta, P., III; Tiburzi, D. Anterograde interlocked nailing of distal femoral fractures after gunshot wounds. J Orthop Trauma 8:220–227, 1994.

74. Vennemann, B.; Grosse Perdekamp, M.; Kneubuehl, B.P.; et al. Gunshot-related displacement of skin particles and bacteria from the exit region back into the bullet path. Int J Legal Med 121(2):105–111, 2007.

75. Watson, N.; Songcharoen, G.P. Lead synovitis in the hand: A case report. J Hand Surg [Br] 10:423–424, 1985.

76. Williams, M.S.; Hutcheson, R.L.; Miller, A.R. A new technique for removal of intra-articular bullet fragments from the femoral head. Bull Hosp Joint Dis 56:107–110, 1997.

77. Wilson, R.H. Gunshots to the hand and upper extremity. Clin Orthop Rel Res 408:133–144, 2003.

78. Yildiz, C.; Atesalp, A.S.; Demiralp, B.; et al. High-velocity gunshot wounds of the tibial plafond managed with Ilizarov external fixation: A report of 13 cases. J Orthop Trauma 17:421–429, 2003.

79. Zellweger, R.; Hess, F.; Nicol, A.; et al. An analysis of 124 surgically managed brachial artery injuries. Am J Surg 188:240–245, 2004.

80. Zura, R.D.; Bosse, M.J. Current treatment of gunshot wounds to the hip and pelvis. Clin Orthop Rel Res 408:110–114, 2003.

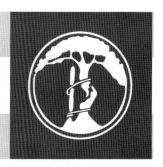

第 **17** 章

病理性骨折

Alan M. Levine, M.D., Albert J. Aboulafia, M.D.

第一节　概述

病理性骨折的根本原因是骨的力学性能减弱。其主要病因包括肿瘤性和非肿瘤性。导致病理性骨折最常见的非肿瘤性病因为骨质疏松和代谢性骨病。

原发性的良、恶性骨肿瘤早期均可出现病理性骨折。早期即可合并明显病理性骨折的良性病变包括孤立性骨囊肿(solitary bone cysts, SBC)、动脉瘤样骨囊肿(aneurysmal bone cysts, ABC)、非骨化性纤维瘤(nonossifying fibromas, NOF)、纤维结构不良(fibrous dysplasia, FD)及巨细胞瘤(giant-cell tumor, GCT)等(图 17-1)。

虽然疼痛是最常见的症状,但约 10% 原发恶性骨肿瘤比如骨肉瘤、软骨肉瘤患者常以病理性骨折为首发症状。良性骨肿瘤导致的长骨病理性骨折,其治疗方法取决于肿瘤的组织学类型及临床分期。活动性的、非侵袭性病变,例如非骨化性纤维瘤(NOF)和单房性骨囊肿(unicameral bone cyst, UBC)(Ⅱ期),当肿瘤在局部得到控制后,甚至是之前,其骨折愈合的方式通常与非病理性骨折有些类似。对于大多数的骨囊肿病例,对病灶局部进行处理,如行病灶刮除术,肿瘤即可得到控制。即使是进展期（Ⅲ期）的良性肿瘤(GCT、ABC),初发的骨折也可以自发愈合。然而,如果为了局部控制肿瘤而进行骨截除,以及应用辅助方法来控制

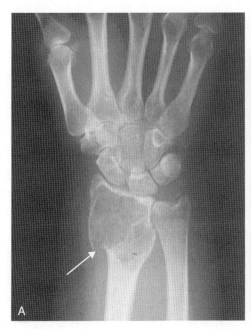
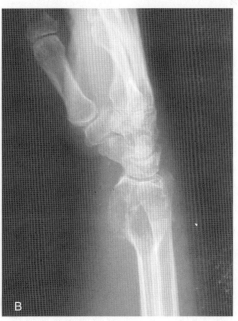

图 17-1　女性患者,主诉:因轻微外力导致腕部骨折(A,B)。**(待续)**

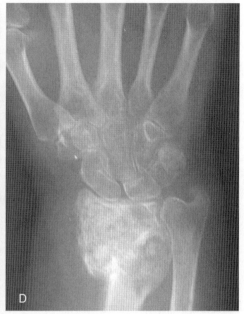

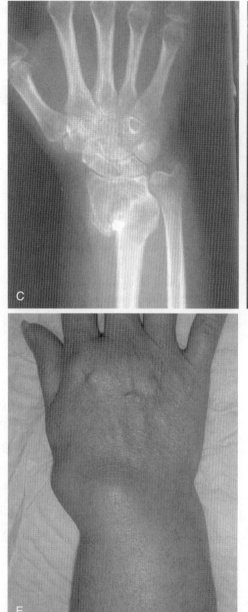

图 17-1(续)   经固定治疗后骨折愈合(C)。患者最初被诊断为一个囊性病变，接受了物刮术与同种异体移植(D)。在刮除术后被诊断为骨巨细胞瘤。而后患者出现骨与软组织浸润而复发形成巨大肿块，不得不再行挠骨下端及软组织包括受累的拇伸肌切除术；为彻底清除病灶，行肌腱移植术与腕关节成形术(E)。

肿瘤，则大的骨质缺损的愈合需要进行骨移植及内固定。原发性恶性骨肿瘤所致的病理性骨折的治疗要与肿瘤的治疗相结合。恶性肿瘤的治疗大多需要进行骨切除，而骨折的愈合并不是治疗目的(图 17-2)。本章的重点是关于由转移瘤和骨髓瘤引起的病理性骨折处理，不包括原发性肿瘤。虽然骨髓瘤学术上是原发性肿瘤，但它是一种全身性疾病，就这一点而言，骨髓瘤引起病理性骨折的处理与转移瘤的密切关系远超过原发性肿瘤。本章也强调病理性骨折和创伤性骨折的区别。这些生物学的区别是达到转移瘤患者受益增至最大和并发症减至最小的必要条件。

肿瘤的病理性骨折原因，有转移瘤以及原发性良性和恶性肿瘤。骨骼转移瘤是病理性骨折最常见的肿瘤性原因。病理性骨折可发生于已确诊癌瘤患者坐下时，或是患癌瘤患者的第一表现。由于没能认识到潜在肿瘤引起骨折的原因，可导致开始治疗措施的不当，或固定方式的失败(图 17-3)。

随着更新化疗方案和靶向生物制剂的应用，延长了很多实性肿瘤患者的生存时间，在过去的 10 年中有症状的骨转移瘤的绝对发病率有所增加。然而随着二磷酸盐化合物的应用，骨转移性疾病继发的病理性骨折的相对发病率开始有所下降[17,45,133]。在转移性骨

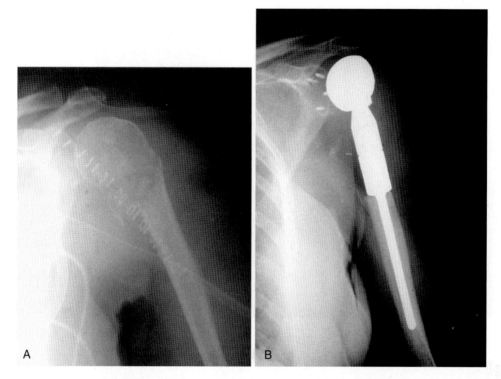

图 17-2　(A)女性患者,62 岁,肱骨近端病理性骨折。针吸活检未能诊断,仅显示为血肿,但切取活检诊断为平滑肌肉瘤。(B)瘤段切除和假体置换适当地处理了此例病理性骨折。

疾患的患者中应用双磷酸盐的最初数据只是局限性的来源于乳癌和骨髓癌,但更多的近期研究已经将他们扩展应用到所有肿瘤上,甚至应用于如肾细胞癌这样的具有成骨性的肿瘤患者中。从生物学上讲,包括由转移性骨肿瘤导致的病理性骨折不同于非肿瘤因素引起的骨折(如创伤)。因此,由转移性肿瘤引起骨折的治疗原则不同于创伤性骨折(表 17-1)。通过经典简单治疗非肿瘤病理性骨折的方法来治愈肿瘤病理性骨折的假说不能使肿瘤因素病理性骨折的患者达到满意的治疗效果(图 17-4)。而且,治疗由创伤导致的骨折的目的是在尽可能减小并发症的同时最大限度地促进骨折愈合。治疗病理性骨折的目的是尽快最大限度地恢复骨折处功能,从而最大限度提高生活质量。当给予患者适当的治疗后,患处功能得到改善,但在剩余生命时间内骨折处未必达到愈合。

　　从转移性疾病累及频率和引起的并发症来讲,骨骼是排在第三位上的最常见转移灶 (肺和肝为前两位)。因为骨的转移性肿瘤要比原发恶性骨肿瘤的发生概率高, 所以由转移性骨肿瘤引发的骨折比原发性骨肿瘤性骨折更常见。总体上讲,尽管尸检发现实体性肿瘤的骨转移率接近 70%[159],但仅有 20%的实体性

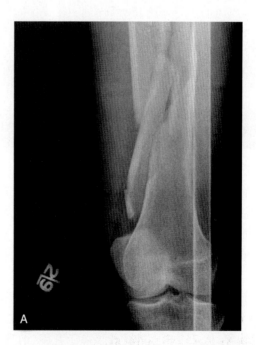

图 17-3　一旦对病理性骨折与创伤性骨折的鉴别诊断失误,对患者预后的影响显然极为重要。这是一个相对低暴力形成的严重的股骨干粉碎性骨折患者(A)。(待续)

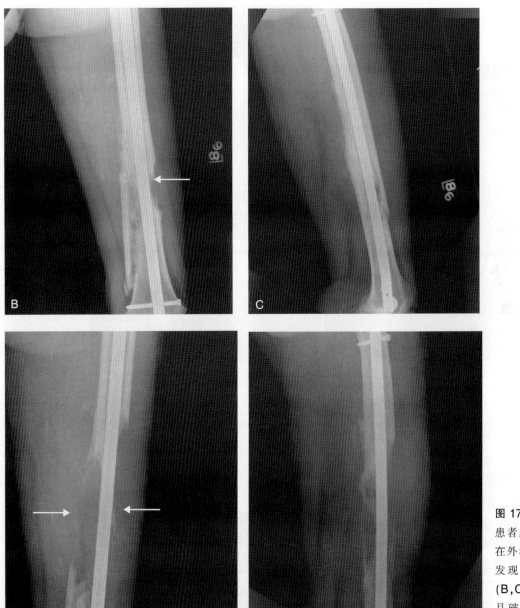

图 17-3(续) 入院时忽略了患者胸部有一个微小的病灶。在外科术后 1 个月的随访中,发现皮质骨出现明显的病灶(B,C)(箭头示)。术后 12 个月破坏范围已十分广泛(D, E)。(待续)

肿瘤骨转移患者出现临床症状[59]。因此,很显然,许多死于癌症的患者有骨转移但始终无症状,因而无需治疗。不同类型的肿瘤,其骨转移率不同。最易发生股转移的肿瘤包括乳腺癌[47]、前列腺癌[22,24]、甲状腺癌、肾癌及肺癌。尸检结果显示,乳腺癌骨转移发生率高达80%,前列腺癌达85%,甲状腺癌达50%,肺癌达44%,肾细胞癌达30%[23]。虽然任何类型的肿瘤均可以发生骨转移,但75%以上的骨转移源于乳腺、前列腺、肺或肾脏肿瘤[29]。然而骨转移瘤几乎可以呈现任何肿瘤组织学形态,包括胃肠道及泌尿生殖系统肿瘤、黑色素瘤甚至脊索瘤[1,138]。

从诊断原发瘤至发展到骨转移之间的时间可以有很大的差别,常具有预后意义。有些患者,甚至在一个很长的无瘤生存期后,骨转移可能是肿瘤复发的首发症状。这一现象尤其多见于乳腺癌和甲状腺癌患者,在原发瘤诊断10~15年后,骨病变可能是复发的第一个症状(图 17-5)。骨转移瘤患者的生存率与多种因素有关,包括内脏转移情况、无病间期、对放疗/化疗反应及组织学分级[24,47]。甲状腺滤泡癌骨转移的中位生存时间为48个月,前列腺癌为40个月,乳腺癌为24个月,恶性黑色素瘤及肺癌为6个月[30]。仅有骨转移的乳腺癌患者的平均生存期接近30个月,但

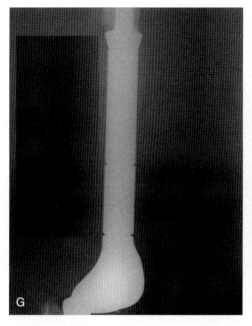

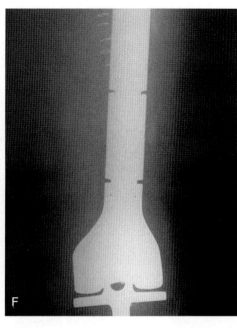

图 17-3（续）　并且胸部也出现明显肿块。为减少患者的疼痛和保存肢体功能，再次行大段股骨切除术与长柄膝关节置换术（F，G）。

合并内脏受累者的中位生存期仅 18 个月[125,136,182]。骨转移的范围同样具有预后意义。肾癌的孤立性骨转移可以生存许多年，尤其是接受广泛切除治疗后[60,172]。但是如果出现多个转移灶或病理性骨折，则生存期将缩短[58]。

　　恶性肿瘤的播散常通过两种方式中的一种：局部蔓延或血行传播。100 多年前，Paget 发现，肿瘤从原发灶转移到另一个部位并不是随机的[132]。他提出"种子和土壤"的假说，认为肿瘤和宿主自身的性质将影响转移灶的形成。此后，许多因素被证实可影响骨转移的部位。有三个基本而复杂的步骤在骨转移的形成过程中具有重要意义。第一个步骤与肿瘤细胞脱离原发灶移动到远处部位的能力有关。此步骤是从细胞接触性抑制的丧失及肿瘤血管生成因子的产生开始

的。细胞接触性抑制受细胞黏附分子（cell adhesion molecules, CAM）的调节[123,130]。CAM 调节肿瘤细胞的黏附性能。为使肿瘤细胞与原发灶分离，CAM 表达必须下调[84]。然后，CAM 表达上升使肿瘤细胞在远处部位聚集[127]。除细胞接触性抑制丧失以外，肿瘤细胞必须有一个进入血管或淋巴管系统发生转移的通路。肿瘤细胞分泌血管生成因子促进新生血管的产生。肿瘤细胞最终穿过血管基底膜而进入淋巴管及静脉系统。第二个步骤涉及宿主的解剖学特点，它与肿瘤转移的好发部位有关。骨转移最常见的部位包括脊柱、骨盆、股骨近端及肱骨。肘关节或膝关节以远的转移很少见且常与原发性肺癌有关。骨转移的好发部位也是造血性骨髓的常见部位。这些部位富含血窦，可允许循环中的肿瘤细胞进入骨髓[7]。有些部位，特别是脊椎，对于一些特定部位的原发瘤具有特殊的亲和力（前列腺癌易转移至腰椎，乳腺癌易转移至胸椎）。有研究试图确定脊椎转移的播散途径（动脉或静脉），但未发现明显差异。Batson 丛[7]可能在肿瘤转移至骨骼的过程中发挥着重要的作用（如前列腺癌和乳腺癌骨转移）[38]。骨组织仅接受心输出量的 10%，但肿瘤的转移率明显高于其他血流丰富的部位，因而不能单独用血液循环的分布情况来预测转移的部位[96]。早期的研究发现，将肺组织种植于动物的皮下，然后给其注射与肺组织有亲和性的恶性肿瘤细胞，肿瘤则会转移至皮下的肺组织。这一结果在具有骨转移倾向的 Walker 癌肉瘤中再次得到了证实。因而，在骨转移的形成过程中还涉及

表 17-1　病理性骨折的治疗原则
1. 病理性骨折与创伤性骨折有极大的区别，固定器的作用目的也不同
2. 诊断需要拍摄正、侧位 X 线片
3. 二磷酸盐类药物能降低病理性骨折的发生率
4. 骨盆、四肢损伤骨折很少采用非手术治疗
5. 在决定治疗方案时，缓解患者疼痛的原因显得十分重要
6. 固定的方法应该尽可能允许活动，不需要达到稳定的骨折愈合为目的
7. 对脊柱转移瘤伴神经损伤的患者，外科治疗要考虑立即给予脊髓减压术

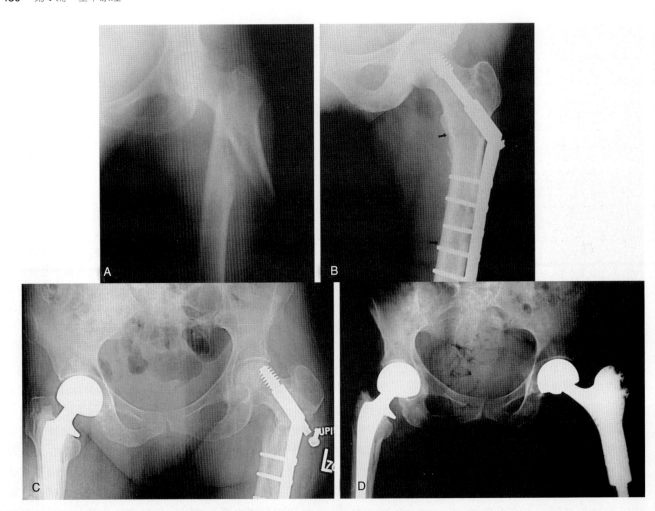

图 17-4 女性患者,52 岁,曾有乳腺癌骨转移病史。起初,右股骨颈病理性骨折伴股骨干中央缺损,行长柄骨水泥半关节成形术。1 年后,左侧股骨转子下病理性骨折(A)按创伤性病变治疗,(B)髋部滑动螺钉固定,缺损处未固定(箭头所指)。患者靠支架来承担部分身体重量达 6 个月,(C)术后 9 个月患肢因迟缓愈合和骨储备不足而缩短、疼痛。需要进行 次修补,切除塌陷部分并局段置换重建手术(D),在对病理性骨折的初期治疗时只要足够的刚性即可,而无必要通过愈合达到稳定。

第三个因素,即宿主对肿瘤细胞的反应,也就是 Paget 的"种子与土壤"假说中所指的土壤[132]。肿瘤细胞要在骨组织中存活,则必定存在使其离开脉管系统并进入骨组织的机制,这是通过分泌蛋白水解酶、Ⅳ型胶原及金属蛋白酶来完成的。骨蛋白所产生的骨钙对肿瘤细胞起趋化作用。骨中的其他趋化物可能来源于再吸收骨或 Ⅰ 型胶原肽[10,131]。一些学者证实,这种因素可能与破骨细胞有关,因为任何骨的吸收都是通过刺激破骨细胞完成的。然而,骨吸收因子与趋化活性之间的关系目前尚不清楚[109]。如果没有上述过程,则进入骨组织中的肿瘤细胞也不能存活。通过打断这些通路而控制骨转移的研究目前正在进行[二磷酸盐、核因子 κβ 链受体活化因子, (RANKL),deno-sumab][17]。

骨转移瘤可以表现为溶骨性、生骨性或混合性[96]。虽然一些肿瘤类型是典型的生骨性、溶骨性或混合性,但是不同肿瘤类型,甚至同一患者的表现也有差异。肿瘤的新生骨主要有两种类型:基质性和反应性[64]。基质性新生骨的形成可能是由刺激成骨细胞的体液因子介导的对肿瘤侵袭的反应。反应性新生骨的形成可以简单地理解为薄弱的骨质在应力下产生新生骨。某些肿瘤(如骨髓瘤、淋巴瘤及白血病),即使它们有明显的溶骨性骨破坏也不能刺激反应性新生骨的生成。另外一些肿瘤(例如前列腺癌),除破骨细胞活性外,还往往形成相当数量的基质性新生骨。骨转移瘤的骨溶解可通过两种潜在的机制介导:在很多实验模型中已被证实的破骨细胞[62],以及破骨细胞消失的晚期骨破坏。破骨细胞性骨吸收是主要的机制,使用二

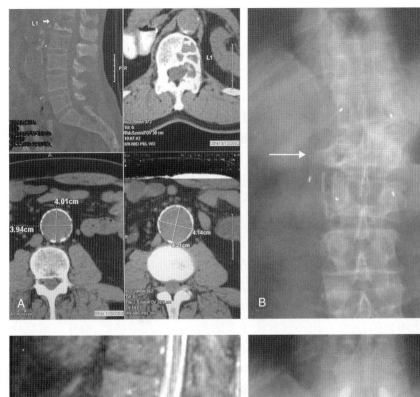

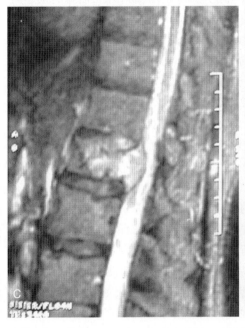

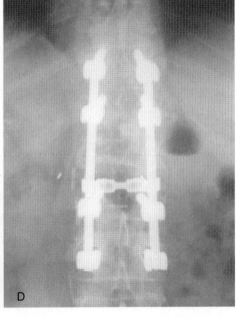

图 17-5 大约 10 年前，患者因肾细胞癌行肾细胞切除术。患者每年进行腹部 CT 扫描监测其腹主动脉瘤发展。缓慢进展的病变，原以为此病变为良性，与肾细胞癌无关 (A)。2 年后，出现骨折、持续疼痛，脊柱侧弯 (B)。硬脊膜压迫 (C)。经穿刺活检证实，与原先的肾细胞癌一致。支架固定后，症状消失，病变范围缩小 (D)。

磷酸盐阻断此机制可以降低骨折发生率。例如使用唑来膦酸[148]不仅用于溶骨性病变，而且可以用于生骨性病变。在后一种机制中，可能由于恶性肿瘤细胞产生溶解酶作用，从而可能产生恶性肿瘤细胞造成骨质破坏的结果。现已发现，人类乳腺癌可以直接吸收骨质[127]。这一现象，在肺癌、表皮样瘤、腺癌、少数的小细胞间变性癌和大细胞肿瘤中同样得到证实[35]。

一直以来，骨转移瘤的外科治疗首先针对股骨病变。这大概是因为股骨是骨转移瘤主要发病及功能丧失部位。股骨骨折的危险性高于其他部位，同时其预防性治疗也很重要。骨转移瘤患者病理性骨折的发病率只有 4%，但乳腺癌骨转移患者股骨病变的发生率因在股骨上定位不同可高达 30%[58]。然而，随着二磷酸盐的使用，相关的并发症减少。骨转移瘤在特定的骨骼分布不是随机的。股骨近端病变较股骨远端常见。肘关节和膝关节以远发生转移相对罕见，而且大部分与肺原发肿瘤相关。随着外科技术的发展，过去 20 年的研究重点不仅是对有症状骨转移瘤的治疗，还包括对其他长骨以及骨盆和脊柱转移癌的治疗。脊椎转移最常见于乳腺癌、肺癌、前列腺癌[5]及肾细胞癌患者，并主要发生在胸椎和腰椎[101]。引发症状的原因可能是肿瘤侵袭机体、病理性骨折、骨骼失稳，或神经压迫,伴随神经根病或脊髓病。伴发脊椎病理性骨折的患者[56]可以采用有效并低损伤的椎体成形术及脊柱成形术。

虽然有些患者的骨转移瘤是通过 CT、MRI、PET/CT 检查发现,但大多数骨转移瘤患者是在因疼痛而就诊时被发现。发生骨质溶解并削弱骨质时,大体骨折或微细骨折很可能是引起症状的原因。然而,由纯生骨性病变或无明显溶骨性病变所导致骨并发症的机制,并不能充分解释患者出现该症状的原因。在这组患者中,伴有体液因子分泌的肿瘤直接侵犯可能起重要作用。在大部分病例中,一旦转移灶表现症状,通常就有一定程度的骨吸收。不论是发生在长骨、骨盆还是脊椎,明确骨转移瘤患者疼痛的原因是最关键的。疼痛可能是因肿瘤体积膨胀压迫周围神经组织,或损伤骨结构的完整性引起。根据肿瘤类型不同,未发生明显骨皮质破坏的病变对放疗、化疗反应较好。一旦发生明显的骨质破坏,尤其是在股骨、骨盆、脊椎肿瘤,其病情对放疗、化疗不敏感。在大多数病例中,患者在出现病理性骨折之前就表现机械性症状,尤其是发生在长骨、脊椎和骨盆的肿瘤。未发生前驱症状的病理性骨折常见于锁骨和肋骨。然而,没有前期的局部疼痛史,就不会累及神经。考虑到手术治疗病理性骨折与预防性固定来防止即将发生的骨折相比,发病率会有所升高,因而最好在骨折发生前对可能发生骨折的危险病变进行诊断。脊椎转移瘤患者可能没有症状或者表现为局部疼痛、机械性疼痛,或根性神经症状,或者脊髓型神经症状。在最新的这类病例中,症状发生通常继发于椎体转移造成的硬膜外压迫,但也可能是由急性病理性骨折造成。硬膜外压迫是导致根性症状和脊髓性症状的常见原因,而显著的脊椎失稳定、椎骨塌陷、骨折脱位的原因并不常见。转移性病变引起明显骨折也不常见。我们要仔细评估有症状患者,选择适当的患者进行预防性固定或在骨折发生前进行脊椎成形术。

第二节　骨转移瘤的诊断

最终被诊断为骨转移瘤的患者可以分为三组。第一组是已知癌症病史,因为局部骨组织症状(背部、颈部或髋部疼痛)而就医的患者。第二组是已被确诊为癌症,接受肿瘤分期研究时被发现无症状的骨组织病变的患者。第三组是那些出现骨组织病变症状,就医时以骨转移瘤为首发症状而以前未诊断癌症的患者。对于这三组患者的诊断,第一步是详细了解病史。对

于第一组患者,一旦患者出现症状,应高度怀疑骨转移的可能性。一般来说,患者就医是因为包括髋部、膝部、颈部或背部骨骼肌肉疼痛。很多时候,医师未能详细了解患者病史,认为是孤立的病变。对任何先前已经确诊为癌症的患者,一旦出现症状都要考虑到骨转移癌的可能性。通常,患者没有提供先前癌症病史,医师也没有掌握到该病史。有一些病例,患者无病间隔可能很长,以至于患者、医师都感觉患者已被"治愈",在这么长时间后出现转移不太可能。不幸的是,在无病间隔很长时间以后,出现骨转移癌并不少见,尤其是乳腺癌、甲状腺癌或肾细胞癌的患者甚至在初次诊断癌症 10 年之后仍可能出现骨转移(图 17-5)。癌症病史应该包括所有先前的外科、组织学诊断以及全部的放疗、化疗。对那些曾进行"皮肤病变切除"或"乳腺手术"且并不确定最后诊断的患者更是如此。了解病史不仅有助于癌症患者的骨转移诊断,而且有助于许多其他无癌症患者的诊断。此外,对于 40 岁以上、出现疼痛及 X 线片显示骨组织破坏病变的患者,最常见诊断仍是骨转移瘤。明确的家族史及危险因素,例如吸烟、暴露于致癌物(烟草、石棉、放射线),可以使医师直接确定原发肿瘤部位。一次完整的针对体重减轻及呼吸系统、内分泌系统、泌尿生殖系统症状的系统回顾,可以加强这种怀疑诊断。胁腹痛及血尿应该高度怀疑潜在的肾癌,持续性咳嗽、咯血应该高度怀疑潜在的肺癌。包括皮肤损伤、甲状腺结节以及内脏器官疼痛和肿块的查体有助于诊断原发灶。血清及尿液检查对于评价先前没有癌症诊断而怀疑转移癌的患者作用不大。血清及尿蛋白电泳可以确诊大部分骨髓瘤患者。前列腺特异性抗原(PSA)的检测可以确诊某些前列腺转移癌患者。肿瘤标记物[11,43],如 CEA、CA125 及 CA19-9 缺乏特异性,但对于监测治疗反应是非常有意义的。现在有多种影像学检查可以用来评价可疑或已知转移性疾病的患者,包括 X 线平片、CT、锝骨扫描、SPECT、MRI 及 PET[98,152]。出现症状的部位的 X 线平片必须至少拍照两张高质量、最好角度垂直的平片(图 17-6)。虽然标准的前后位(AP)和侧位像在某些病例中可能不完全适合,但一般用其来诊断。因为正常长骨的海绵骨质至少被破坏 50% 才显示溶骨性缺损,因此早期通过 X 线片不一定能显示转移瘤。某些部位的缺损(如髋臼上部)通过 X 线平片不易诊断,需要专业化的角度观察(例如骨盆斜位像)(图 17-7)。不恰当的线平片可能使医师认为患者的症状是无关紧要的。髋部病变的患者可能主诉膝关节疼痛,而且这种病变可能

直到进行髋部影像学检查时才被发现。这个问题可通过恰当的包括四肢在内的体格检查来避免。

如果 X 线平片不能确定患者疼痛的根源，仍然高度怀疑骨转移瘤时，应该做 PET 或全身骨扫描。依照肿瘤病史可以选择单一的骨骼扫描或同时扫描内脏转移病灶。随访时应该在骨扫描或 PET 扫描活性增高区域拍摄 X 线片。不同显像方式的检查对评估骨转移瘤患者都是有效的。对怀疑骨转移瘤患者评估，最恰当的是依赖于患者癌症病史的存在与否。对一些先前已知癌症病史（如肺癌、乳腺癌）的患者，骨转移性肿瘤的基本影像学检查已经不再是用 ⁹⁹ᵐ 锝骨扫描对潜在骨转移灶进行扫描。它的时限和适用条件随着骨转移的相对危险性，是否存在病理性骨折，治疗周期间隔，可疑肿瘤的组织学分型而不同。某些组织学分型如骨髓瘤和肾细胞癌对 ⁹⁹ᵐ 锝骨扫描的敏感性低。它也会给一些乳腺癌骨转移女性患者以误导，误认为骨扫描后突发促进疾病发展。⁹⁹ᵐ 锝骨扫描对骨转移瘤的敏感性为 95%～97%[16,28,51,68]。虽然对诊断骨转移瘤有敏感

性，但也存在局限性[92,97,102,159]。局限性之一表现为缺乏特异性，在一些非肿瘤性疾病中出现假阳性结果，如骨质疏松性骨折、Paget 病，甚至骨性关节炎。同样，某些病变，如骨髓瘤及高度侵袭性溶骨性肿瘤造成的广泛性破坏，对骨扫描的敏感性低。这时可以用 ⁹⁹ᵐ 锝骨扫描，效果会更好，甚至可显影[102]。对无症状骨转移癌高危患者及适合进行系统治疗患者早期诊断的肿瘤分期研究，骨扫描是有效的。

PET，尤其是 PET/CT 扫描，对肺癌、前列腺癌、淋巴瘤、乳腺癌及其他原发病变骨转移癌患者是一种有效的筛查工具。对于潜在的非骨性部位的转移灶，PET 扫描比骨扫描更具优越性[52,90,91,98,152,155]。在检测骨转移瘤时，PET 比骨扫描的假阳性率低[91]。在敏感度和特异性上，全身 MRI 和 PET/CT 的相关性还不清楚。但 PET 可以通过一次扫描有效查得全身转移灶（图 17-8）。但 PET 并非对全部组织学分类肿瘤有效。一些患者如肉瘤患者，一部分患者用 PET 可以检测出病变，而另外一部分患者则不能查得转移灶。联合应用 CT 和 PET

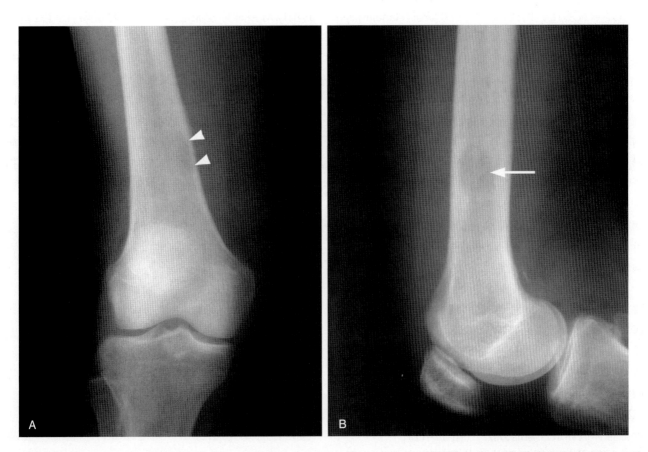

图 17-6　女性患者，70 岁，正侧位片，患者表现为剧烈的右膝疼痛。随后，PET 及 CT 扫描显示肺内大肿块，病理诊断为非小细胞性肺癌。该影像学图片表明管状骨的病变必须具备正侧位片。(A)患者的正位片未能清晰地显示股骨远端的溶骨性病变(箭头所示)，(B)但侧位片清楚地显示了溶骨性病变(箭头所示)。

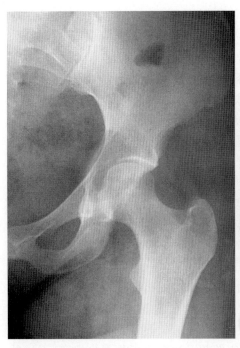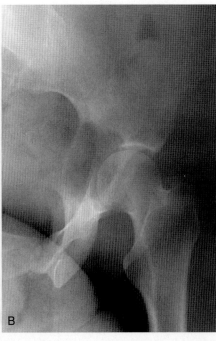

图 17-7 女性患者,39 岁,髋部平片,乳腺癌伴髋部剧烈疼痛。骨扫描显示髋臼上部及股骨近端轻微活性增强之后,患者开始接受放疗,但是 X 线诊断为阴性。(A)骨盆正位片提示髋臼处有一溶骨性病变。(B)骨盆斜位像完全显示溶骨性病变的范围。可见倾斜的髂骨,病灶侵犯髋臼上部及关节盂唇后部。

可提高脊柱扫描的敏感性。非肿瘤性疾病应用 PET 也可以显示有活性,因此已知标准摄取量(standardized uptake value, SUV)对评判病变的性质很重要,但也许不能作为诊断。

对于骨盆的病变,由于其结构的叠合,X 线平片不能充分反映骨骼病变,这时就需要进行 CT 检查以证实骨扫描显示的病变(图 17-9)。骨扫描前,在膀胱内置入一根 Foley 导管,避免放射性药物蓄积在膀胱影响骶骨区域成像。在检测骨转移瘤上,MRI 较骨闪烁法更敏感[51,68,92,93]。虽然 MRI 对骨髓异常很敏感,但在一些病例中不能区别良恶性病变[118]。放疗、化疗引起的骨髓非特异性改变可以表现为假阳性。MRI能评价 X 线平片或 CT 不易发现的肢体和骨盆的转移瘤小病灶,有助于评价伴发软组织肿块的骨病变。

对脊椎转移性病变和骨折的评价可能很复杂,需要进一步系统检查。对于有症状的脊椎转移瘤患者,医师在诊断中必须回答两个问题:一是,特定椎体累及的转移程度,及由此是否导致椎体不稳定;二是,是否存在神经受压迫。正侧位片可以提供椎体侵犯范围的线索,但不确切(图 17-10)。如果 1/2 椎体存在而另 1/2 完全缺失,则侧位片可能看上去相对正常。CT 是评估椎体破坏最准确的方法[20](图 17-11)。

尽管骨扫描用于评估椎体平面病变侵犯范围,但因为 MRI 能够同时描述椎体受累的数量及有无脊髓压迫,所以 MRI 在脊椎转移性疾病的诊断中代替骨

扫描。中央矢状面图像可以进行快速全脊椎评价,尤其可以对多椎体侵犯患者的诊断有帮助(图 17-12)。MRI 对脊椎转移癌患者的治疗计划影响很大[31],尤其是脊髓受压患者(图 17-13)。Cook 和研究组发现,25%患者出现感觉障碍平面,MRI 证实脊髓压迫位于感觉平面远侧 4 个或 4 个以上节段,或近侧 3 个或 3 个以上节段[33]。应用 MRI 发现,39%患者存在多段脊髓受压迫。其他研究证实,全脊椎 MRI 适用于已知癌症病史及怀疑椎管转移的患者。MRI 也同样用于识别骨扫

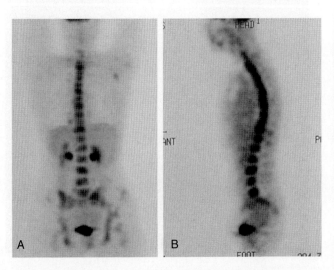

图 17-8 女性患者,34 岁,已知乳腺癌病史,CEA 水平增高,骨扫描及胸腹 CT 显示阴性。(A)和(B)PET 扫描显示全身多发区域弥漫性骨转移。

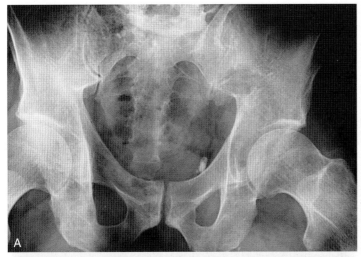

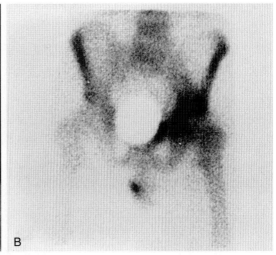

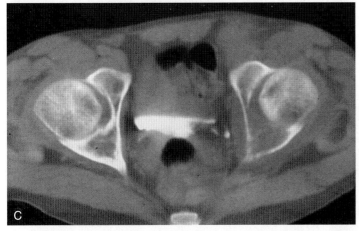

图 17-9 男性患者,53 岁,曾有肺癌病史,原以为病情已经缓解,但后来出现左腿疼痛。患者脊椎检查未见转移性病变。(A)骨盆正位像起初认为阴性。而后显示髋臼软骨下骨板缺失,髋臼上部及后部大范围弥漫性溶骨性病变。(B)骨扫描显示骨盆前位弥漫性摄取增强。(C)CT 精确地描绘出病变。CT 显示髋臼关节盂后唇、髋臼上部区域受累伴部分软骨下骨板缺失。

描不明显的极度破坏椎体,如骨髓瘤或肾细胞癌。矢状位 MRI 可作为重要的术前检查,因为其能精确定位侵及而无症状的椎体,从而指导减压手术和为固定做准备。然而,MRI 有两个缺点:缺乏特异性(不能精确分辨转移瘤骨折和骨质疏松性压缩性骨折)[118],不能精确描述转移所累及的状况及骨破坏的程度。MRI 不能区分脊柱高度侵袭性与低度侵袭性肿瘤,也不能用于佩戴心脏除颤器、起搏器的患者。对于那些有神经系统症状体征和可能行手术治疗的患者,应采用综合性检查才最有助于发现神经挤压平面、程度和方向,以及发现可能需要治疗的更多的非相邻受累及平面。MRI 用来描述肿瘤侵犯骨髓的面积、侵犯平面、脊髓受压程度和压迫的方向。MRI 检查后,增加非对比 CT 扫描,可以进一步描绘脊髓压迫的性质(骨片突入脊髓腔内以及局部软组织肿物浸润),阐明脊髓结构压迫,受累平面及其上下平面的结构,也可用于内置器械(图 17-14)。对于确定在两个不连续平面的脊髓压迫,MRI 对预后的指导作用不大。

第三节 病理性骨折的治疗

已经出现骨转移症状,但未发生骨折的患者可以进行保守治疗或手术治疗。保守治疗包括靶向治疗、口服二磷酸盐、化疗、激素治疗及放疗[21,34,105,120,144]。一部分有症状的转移性病变(依照肿瘤类型、范围、侵袭程度)保守治疗有效。在近 5 年中,骨转移瘤患者标准化地使用二磷酸盐,骨相关事件(病理性骨折发生率、骨并发症手术率、放射线治疗骨损伤及高钙血症)发生率明显降低。乳腺癌骨转移患者使用唑来膦酸,其骨相关事件的发生率比使用帕咪膦酸减低 20%,比激素治疗减低 30%[17,45,105,144,148,162,167]。研究表明,唑来膦酸甚至可以用于生骨性转移瘤患者的治疗,当用于乳腺癌、脊髓瘤、前列腺癌、肾细胞癌等生骨性转移瘤时,4 mg.i.v./3~4 周,比使用安慰剂患者骨相关事件发生率减低 40%,推迟患者首次出现骨并发症的时间[105,120,144]。椎体骨折患者应用二磷酸盐的研究数据不清楚,然而它使压缩

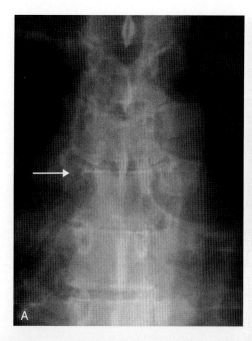

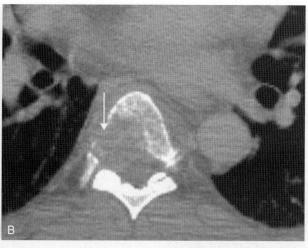

图 17-10 头颈部肿瘤患者,出现肩胛间区疼痛。正位 X 线片(A),关节突消失(箭头所示),实际上 CT 显示大部分椎体消失(B)。

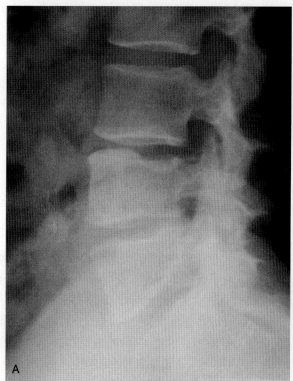

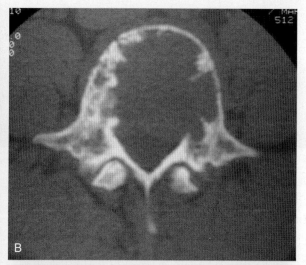

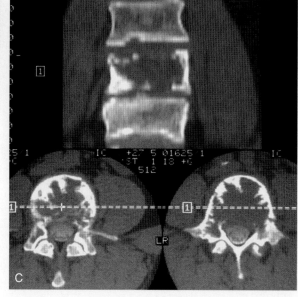

图 17-11 男性患者,46 岁,长期甲状腺癌病史伴背痛,正位 X 线片显示正常。(A)侧位片显示上部椎板小灶性异常;(B)然而,CT 显示大部分椎体及全部后侧壁均被破坏,甚至存在一定程度的椎管侵犯。(C)骨重建。摄影显示出破坏范围。此病例提示,侧位片对筛查脊椎转移癌不是一个好方法;单一骨皮质破坏甚至残存椎体的彻底破坏在 X 线片上的表现可以看似正常。

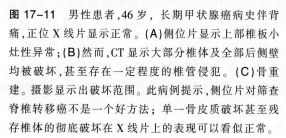

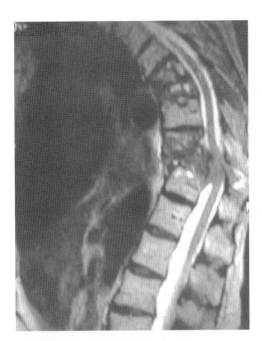

图 17-12 老年女性患者,骨质疏松及乳癌病史,肩胛间区持续疼痛,X 平片结果为骨质疏松。核磁共振结果显示多椎体受侵犯,穿刺活检证实为转移性乳癌。

性骨折和椎体疼痛的发生率减低 40%,但应用双磷酸盐不能减少脊髓压迫的发生。这可能因为压迫是来自软组织侵犯的结果,也可能只是被其应用于乳腺癌与骨髓癌的抗肿瘤效应所影响。

联合应用激素及化疗药物对骨转移相骨修复具有肯定的疗效[12]。乳腺癌和前列腺癌患者用激素疗法能显著地使骨病变修复。雌激素治疗前列腺癌可以明显减轻疼痛。用己烯雌酚(1 mg/d)或亮丙瑞林和氟他胺的激素治疗[36],其疗效可高达 80%。PSA 水平降低提示病情好转。一般来说,化疗对无症状性肿瘤进展者更有效,但对已经出现疼痛症状的患者作用小。在进行系统治疗后仍有症状或病变继续发展的患者,则需要进行手术固定或放疗,之后才能继续化疗[80,157]。放疗对骨转移癌病变的治疗效果可能与结构损伤的程度成反比,但大部分溶骨性病变仍存在问题[94]。90%以上患者在治疗的前 4 周疼痛可以减轻,然而彻底缓解疼痛的平均时间却仅有 6 个月[14,67]。化疗的持续时间依赖于许多因素,包括肿瘤大小、部位、组织学类型,甚至是治疗方法(剂量、骨折、a/b 比率)。然而,放疗可以缓解疼痛却不能明显的促进骨愈合[99]。Matsubayashi 和其同事详细描述了放疗后骨转移癌病变的修复[124]。他们阐明了替代转移癌细胞增生的纤维组织所产生的胶原通过线形骨化,形成了放疗后溶骨性病变的再次矿化。骨折延迟愈合或不愈合,是由使用放疗可能

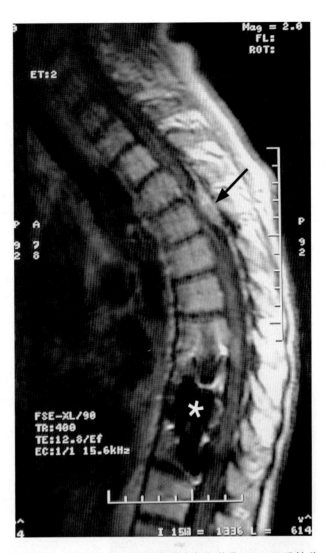

图 17-13 男性患者,56 岁,胸椎中部矢状位 MRI,显示转移性脂肪肉瘤,椎体明显受累及硬膜受压而无明显骨受累。患者先前因低位胸椎出现破坏和压缩行外科治疗(＊所示),但 6 个月后发展为严重的胸椎中段疼痛而无 X 线异常表现。MRI 检查发现,于硬膜外可见一大肿块压迫硬脊膜(箭头所示)。

引起并发症所造成,如椎体塌陷、脊髓压迫或长骨骨折,这在一系列通过外线束放射治疗骨转移的病例中多有报告[67,83,165]。

转移瘤发生病理性骨折前,放射疗法治疗有效。不过一旦发生病理性骨折,如果没有手术治疗,其疗效就有限。放疗的目的是缓解疼痛和控制局部肿瘤。放射法可由许多不同的方式给予。提供治疗的时间和粒子数都不尽相同。最新研究结果显示,单发骨折治疗(8 Gy)与多发骨折治疗(10×3 Gy)的结果相似,缓解疼痛达到 60%;单发骨折需要再次化疗的比率较多发骨折高(分别为 19% 和 8%)[83,165]。一般来说,患者发生脊椎转移瘤,不伴病理性骨折或脊髓压迫,放疗缓解疼痛接

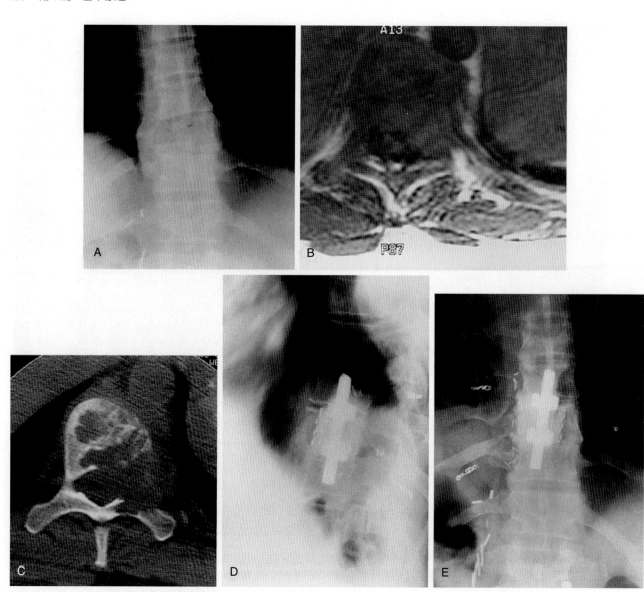

图 17-14　(A)患者为肾细胞癌骨转移,出现剧烈、放射性背痛。患者接受姑息性放疗(35 Gy),但未能缓解疼痛。(B)MRI 显示在 T10 水平,存在严重的硬脊膜压迫影像,将硬脊膜挤向右侧。(C)CT 清晰显示肿瘤破坏及残存骨结构,与后侧附件受累范围。患者在适当的栓塞后,从左侧入路,保留椎体的右侧皮质骨壁。(D,E)尽管先前做过放疗,但手中冰冻切片明显可见有活跃肿瘤成分。前侧缺损采用加有 125 碘粒子的甲基丙烯酸骨水泥填充三个非面对硬膜囊的空腔。患者术后 15 个月,局部肿瘤未复发。

近 60%~70%(这决定于肿瘤的放疗敏感性),近似于脊椎外骨骼肌肉组织。评价放疗效果和反应持续时间是困难的,因为大部分研究不能说明病理性骨折的稳定性、肿瘤对放疗的敏感性。疼痛反应的持续时间与肿瘤组织学类型和结构压迫直接相关,越具有有利的组织学特点,对首次放疗的反应性越好,持续时间越长。疼痛对放疗的反应与剂量、骨折时间表无关,通常将 30~35 Gy 用于 5~10 处骨折。最近单次使用 8 Gy 或连续 2 次使用 8 Gy,与高剂量疗效相近。脊椎使用高剂量 45 Gy(敏感度-调节放疗,IMRT),下肢使用 50 Gy。

然而,在 Trans-Tasman 放射癌基因组的前瞻性实验中对比单一骨折 8 Gy 和 5 处骨折 20 Gy。就疼痛缓解效果而言,59%患者疼痛完全缓解,32%部分缓解。但治疗失败的中位时间为 3.2 个月,平均生存时间为 5.1 个月。新发脊髓压迫或骨折 14%[143]。再发疼痛时间为 2~3 个月,其他用药方式如立体定位放射外科(stereotactic radiosurgery)能延长疼痛缓解的持续时间。放射性药物 89 锶和 32 磷在放射性治疗原发于乳腺癌、前列腺癌的骨肉瘤广泛骨转移中,其效果令人鼓舞[27,36,44,129,151]。在放疗过程中或紧随放射治疗后,骨事件及多种并发症随即出现，其发生率因肿瘤类型不同而变化，乳腺癌患者并发症的发生率高于前列腺癌患者。类似地，放疗后溶骨病变患者出现脊髓压迫以及长骨骨折的并发症发生率高于生骨性病变患者。已经发生病理性骨折的患者，放疗作为固定术后的辅助治疗可以在局部最大限度地控制肿瘤。虽然以上这些都是非手术治疗的良好方法，但手术仍然是预防和治疗病理性骨折的有效且必要的治疗方法。

一、骨盆和肢体的病变

发生骨转移瘤的最常见部位包括肋骨、肱骨和股骨。约4%实体性肿瘤患者在这些部位发生病理性骨折[58]。乳腺癌、肾细胞癌、骨髓瘤和肺癌是发生病理性骨折患者中最常见的肿瘤组织学类型。由于大部分患者发现病理性骨折后仍可以生存相当长一段时间，因此病理性骨折的积极治疗在提高患者的生活质量方面就越发重要。在治疗肱骨发生病理性骨折后，患者的平均生存时间近8个月[113]，股骨治疗后平均生存时间为14个月。预期生存时间的长短取决于肿瘤类型、内脏侵犯程度及患者的全身情况。

骨盆和四肢骨病理性骨折的保守治疗，不论是牵引或石膏固定，已被证明不利于患者功能恢复，控制疼痛及改善生活质量。在相当多的患者中，骨折的复位结合部位是肿瘤的分解代谢场所，即使使用低剂量20 Gy放射治疗也会显著抑制并延缓骨折愈合[19]。因为放疗时电子集合束穿过石膏模具，所以采用石膏模具者发生皮肤损伤的可能性大于未用石膏模具者。因此，通过管型照射，伴发皮肤损伤的发生率，高于肢体不包有管型照射者。虽然病理性骨折可以不用外科手术而愈合，但是否采用手术不仅取决于骨折部位，也取决于肿瘤的组织学类型。尽管有报道表明，病理骨折中自发性骨折的愈合率达16%~35%，但对骨折愈合更有实际意义的指标是肿瘤组织学类型。在6个月内的病理性骨折愈合率：多发性骨髓瘤为67%，肾细胞癌为44%，乳腺癌为37%，肺癌少于10%[62]。保守治疗中，骨折发生的解剖部位对非手术治疗的愈合可能性也有决定性意义。即使采用内固定，股骨颈病理性骨折也很难愈合。下肢长骨骨折、骨盆骨折采用保守治疗时，需要延长卧床时间。这样就增加了并发症发生的概率，例如肺栓塞、皮肤损伤、骨质减少、高钙血症。

由于非手术治疗病理性骨折具有不可接受的高并发症率、疼痛控制不理想、骨愈合率低，因此手术治疗在治疗中的作用越来越重要。对于长骨的病理性骨折，

包括肱骨、桡骨、尺骨、股骨和胫骨，手术治疗是大部分患者的首选方法。适当的固定可以减轻疼痛、改善功能、减少关节僵硬发病率，大大提高生活质量。对于期望寿命短，或者全身情况不允许适当麻醉的患者，不适于手术治疗。手术的一个先决条件就是有足够靠近骨折端的骨量供满意固定。因为所有患者都要进行肿瘤的局部控制，防止继发性固定失败和保持长期机构稳定性，所以固定术后化疗是必要的[26]。当考虑手术稳定性时，也应同时考虑软组织成分大小和术后放疗的功效。一些肿瘤，如肾细胞癌、甲状腺癌以及其他一些肿瘤具有高复发率，固定失败的风险是由于局部复发的增加。另外，在那些与骨折相关的大软组织肿物中，分段替换切除术的好处超越内固定后放疗(图17-15)。

在考虑手术之前，应该确定的基本标准如下：

(1)手术的等级要考虑到患者总体情况、预期寿命、恢复时间和期望的功能结果。先前有人建议，预期寿命长于3个月的患者应进行手术。采用这条原则时还应考虑到患者疼痛程度和功能情况。在一些病例中，相对较短时间的手术(如肱骨插钉术或桡骨平台)可以立即控制疼痛并恢复功能，而不需要延长住院时间。

(2)计划好的手术过程应该可以在某方面提高其活动度，减少疼痛，有利于患者全身康复。

(3)骨折近端和远端的骨质量必须足以支撑通过病理性缺损区的固定器。如果骨质量不好，可考虑进一步治疗，如切除术和假体置换。

(4)尽可能进行局部肿瘤控制，可通过肿瘤切除或者术后辅助治疗，如放疗。

即将发生骨折(大范围病变)的患者，采用放疗、手术干预、射频消融-骨水泥成形术，或者通过联合性治疗来减轻疼痛和预防骨折是有好处的。这些治疗方法的相对适应证已经制定，但缺乏绝对的指征。当预测组织学类型时，放疗后症状性疼痛的缓解，不能有充分的说明骨的完整性和对放疗的敏感性。试图单纯用影像学的评估来预测骨折的风险大多未取得成功。Harrington应用影像标准，即直径2.5 cm缺损或累及大于50%皮质，作为即将发生病理性骨折的前兆[74]。然而，这些只是基于一些股骨转子下病变患者。另一些学者已将Harrington标准用于其他长骨。然而，因为骨的承重能力存在较大变异，因此直径2.5 cm缺损或累及大于50%皮质标准未被广泛应用[87]。另外，这项推荐标准是以溶骨性病变为基础的[8,53]。除了病变大小和部位，宿主骨对肿瘤的反应也是影响骨折危险的考虑因素。弥散浸润性病变比单纯溶骨性病变难于评估其病

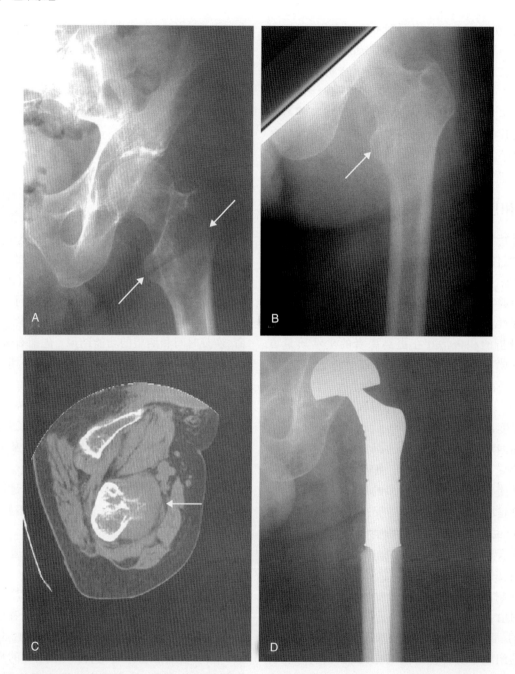

图 17-15 中年男性患者,剧烈髋部疼痛及腹股沟区疼痛几个月,正位 X 平片(A,B)股骨转子间病灶呈筛状。(C)CT 示软组织肿块包裹股骨。穿刺活检证实为胃肠道原发腺癌转移至股骨,但没有找到原发灶。行股骨近端切除,假体置换术,减轻疼痛,恢复功能(D)。

理性骨折的可能性[99]。类似地,对生骨性病变(如前列腺或乳腺转移癌)骨折危险性的评估,比单纯溶骨性病变更难预测。实验数据表明,骨皮质上的一个洞可以使其抗扭转能力降低 60%[137]。类似研究表明,当骨干缺损累及骨皮质 50%时,骨强度将减少 60%~90%[87]。其他作者利用限定的因素,假定损伤的大小和形状进行分析研究,提出皮质 30 mm 缺损都是重要参数[100,173]。Mirels 制定了一套评分系统,用以评估长骨转移瘤患者

的骨折危险性。评分系统包括的因素有病变的部位、疼痛、病变影像学特征(生骨性、混合性、溶骨性)及大小。对这 4 项因素进行 1~3 分评分,总分最高 12 分,最低 3 分。Mirels 建议,总分 9 分或以上者符合预防性固定的适应证[126]。一些研究发现,Mirels 评分系统不精确[40,173],并且近期一项研究表明,在股骨干,有效性和可重复性标准轴向大于 30 mm,水平方向皮质大于 50%[173]。

正如上文所述,外科干预可应用于大部分病理性

骨折患者、长骨大片溶骨性病变或对其他方法治疗后仍有症状性疼痛的患者[150]。研究表明,在股骨病变的患者中,实行预防性固定患者的入院治疗时间和保留助行器时间要短于在完全骨折之后才给予固定的患者[176]。

在对骨转移瘤进行外科治疗之前,医师应该彻底了解转移瘤累及的解剖学范围。对累及长骨的病变还应了解其破坏程度(如单纯皮质破坏还是环状侵犯),这会加速同一骨骼的近端或远端部位骨折。当同一骨骼发生两处或多处骨折时,应采用同时保护两处骨折部位的固定模式。了解肿瘤的生物学和自然病史对减少与肿瘤复发、进展相关和失去固定所造成的并发症是至关重要的。在一些肿瘤中,如肾细胞癌、甲状腺癌等,通常对规范缓解剂量(10 个部分 30~35 Gy)的放疗相对抵抗,局部肿瘤容易复发,转移病变较大范围的切除可能会使局部骨折的危险性减到最小(图 17-16)。被控制的较大病变(如骨盆)也可以用射频消融来治疗,从而可以达到控制局部肿瘤的目的,即使患者在前次放疗中未获成功。同一骨骼发生多处骨折的肿瘤(如乳腺癌,骨髓瘤),一处骨折的单独固定会导致同一骨骼远端骨折。因此,应考虑整块骨骼的预防性固定而非单一部位固定(图 17-17)。在一些病例中,当患者生存期间骨折不容易愈合时(稳定性取决于连接情况),假体置换比骨折固定更合适(例如置换髋关节的股骨头下型骨折),可使其立刻完全承重和恢复功能。当需要固定骨折时,这种固定手术与非病理性骨折的固定不同。骨的重建和固定不必达到骨折愈合和完全承重的程度,患者能活动就可以。承重器械,例如压缩性髋部螺钉适用于非肿瘤性疾病中。在非肿瘤性疾病中,内固定器械要持续固定到骨组织愈合。在肿瘤性病变中,骨组织不愈合或延迟愈合,因此骨组织愈合与植入失败不会并存。同样,骨组织大块缺损进一步危及固定的稳定性,缺损部位的骨质需要用甲基丙烯酸骨水泥填充。内固定的目的在于即刻获得刚性旋转和中轴稳定性。如果剩余骨质的重建不能完全承重,就应考虑手术切除及选择性重建技术,如假体置换。

外科手术的目的除了即刻刚性内固定以外,还有对局部肿瘤的控制。刮除术后固定和甲基丙烯酸骨水泥填充可以降低肿瘤负重,因而可以提高放疗效果及降低局部复发的危险性[50,73]。刮除术和边缘切除术的应用通常不能达到足够的局部控制,术后放疗是重要的辅助治疗。随着新一代带锁髓内钉的使用,更多长骨骨折的治疗使用闭合钉替代了开放钉。因为新一代髓内钉更坚固,更易抵抗反复周期性负重引发的骨折,所以比以前使用的髓内钉能更长时间保持稳定。使用前要仔细检查髓内钉的强固性,因为该钉较其他钉更强固[106]。然而,当出现局部破坏扩大、骨折未愈合、期盼更长的生存时间等情况时,就需要用甲基丙烯酸骨水泥增强。

二、上肢病变

一直以来,上肢病理性骨折通常采用非手术治疗。虽然,肱骨和桡骨骨折不同于下肢骨折,患者可以在院外进行非手术治疗,但这种治疗模式会导致功能受损、独立性降低和疼痛延长。仅有少量报道(大多数都是 30 年前的报道)表明,肱骨病理性骨折的非手术治疗效果满意[29,110],然而大部分手术固定的患者可以有效地缓解疼痛,降低并发症[46,49,57,100,107]。因此对于实际的病理性骨折来说,除非患者自身有禁忌,手术固定适用于大多数患者。对于有较大病变的肱骨和桡骨来说,治疗方案的制定稍微有些难度,因为他们都不是承重骨,他们的骨折也不像股骨骨折一样具有灾难性。此外,那些病变到足够程度的标准和保证固定的结构都是基于对股骨力学的研究。无论是肱骨还是桡骨,如果 X 线片提示有 50% 的骨直径病变(皮质破坏),就应该实施内固定术,因为在这种情况下骨折的概率相当高。对于较大且较厚但没有浸入皮质的内髓病变的治疗方案的制订应根据病变是发生在优势肢体还是非优势肢体上,患者经历的疼痛和其对于放化疗的反应性来决定。如果病变引起相当的疼痛且发生在优势肢体上,那么就应手术治疗,尤其是当肿瘤对于放化疗没有特殊的反应性,如肺癌、肾癌、甲状腺癌、黑色素瘤、肉瘤。如果病变不引起疼痛,且是对于放化疗敏感的组织学类型,那么就应实行非手术治疗。

从 20 世纪 60 年代开始,有人提倡采用肱骨病理性骨折固定,那时顺行 Rush 棒顺行钉是最常用的方法,这种方法已经被淘汰,因为其伴发很多的并发症且在患者生存期难以愈合所导致的缺乏旋转和纵向稳定性。近年来,随着器械和外科手术方法的改进,对于肱骨和桡骨的病理性骨折,根据临床的情况可以选择最佳的治疗方案。对于肱骨来说,选择治疗方案与骨的区域和肿瘤破坏范围有关。

对于累及肱骨头损坏和解剖颈,甚至外科颈骨折的肱骨近端病变,假体置换是最有效、最可重复实现且最具有稳定预后的方法[25,49,61,156]。虽然功能有所受限,但结果优于尝试用钢板和甲基丙烯酸骨水泥来修复骨折,且稳定性更优,功能恢复更直接。

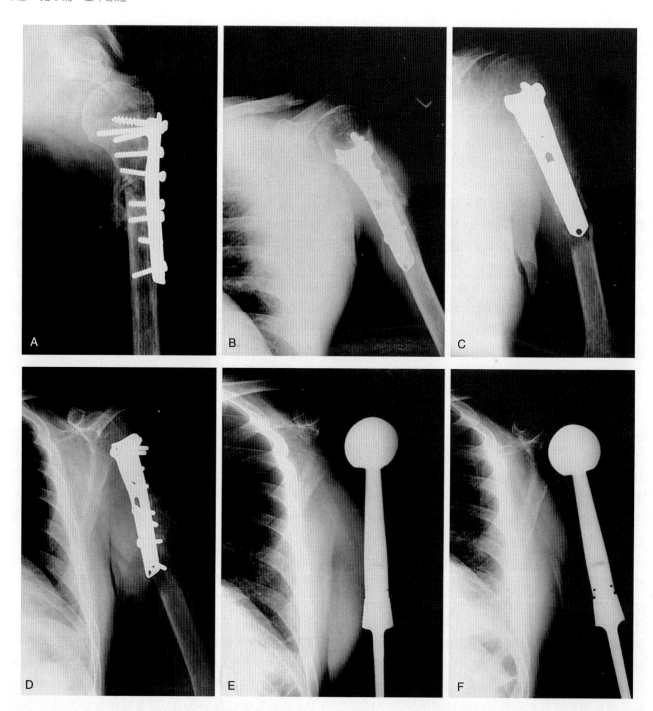

图 17-16　(A,B)男性患者,57 岁,肾细胞癌伴肱骨近端持续骨折,钢板固定,术后放疗。(A)初次手术时证实肿瘤侵犯软组织,肱骨远端碎裂。既没有进行绕过缺损的髓内固定,也没有考虑到切除肿瘤。已知该肿瘤对放疗和大部分化疗不敏感。(C,D)在 6 个月内,肱骨远端完全溶解,显著不稳定伴软组织肿物。(E,F)行 60%肱骨近端大块切除,结合假体置换重建。切除术后 1 年,患者功能良好,恢复了钓鱼爱好。

　　如果病变的近端和远端剩余足够多的骨组织,那么用髓内钉来固定肱骨病变可以达到直接和长期缓解疼痛的作用[117,157]。与这种髓内钉比较,锁定髓内钉的应用提高了手术的水平,使其直接达到稳定,防止前一种内植物的滑脱[41,46,70,140]。钉子进入的方案有顺向

和逆向两种水平,后者的优点在于不损伤肌腱袖[121]。然而,在功能性恢复结果上运用顺向技术是不同的,一部分是因为钉子被嵌入肌腱袖,一部分是因为病变多在肱骨近端。因为病理性骨折患者的功能性预期恢复是很小的,所以结果是可以接受的[37,89,95,174]。大

宗研究表明，应用顺向技术治疗包括病理性骨折和非病理性骨折患者，其肩关节功能损伤率达到 10%~37%[86,168,170]。肩关节功能损伤是因肱骨近端螺钉固定、钉子不能完全固定于骨组织以及术中损伤了肌腱套所致[55,86,119]（图 17-18）。推荐使用逆行性闭合肱骨钉是因为其既能达到固定，又能避免 Rush 棒和顺行带锁髓内钉的并发症[88,119,141,142]。逆行带锁钉结合了远端入口和更安全固定的优点，可用于大范围近端骨折的固定（图 17-19）。这种方法治疗近端骨折，从远端入口，可以延伸到肱骨头软骨下骨板（图 17-20）。第二种术式为切口直接位于病变处，现在切除病变填充甲基丙烯酸骨水泥已经很少应用锁定钉。在钉子尖端置于肱骨头软骨板下区时，近端骨折块可以徒手通过三头肌小刺伤进行交锁来固定。这样可以减少出血，并且可以尽早开始活动。这种技术潜在的好处在于不损伤肩关节，因而可以避免由于肌腱袖受损而产生的问题。这种方法可以使 95% 患者缓解疼痛，达到固定。如果近侧端没有足够的剩余骨干，那么就应该牺牲肱骨头来获得满意的固定，由此应考虑给予末段假体置换术（用长棒假体和甲基丙烯酸骨水泥加固）[25,61,156]（见图 17-16）。肌腱袖的功能重建比较困难，尤其是肿瘤侵及三角肌或肌腱袖肌肉。然而，假体置换可以满意地缓解疼痛及恢复部分肢体功能。肱骨远端病变不常见，但如果发生骨折则不容易固定。通常需要用甲基丙烯酸骨水泥加强固定，让肢体不受限制地活动（图 17-21）。

鉴于 20% 转移性病变发生在上肢，仅 0.4% 发生于桡骨，0.2% 在尺骨[157]。如果残留足够的骨质，最常用

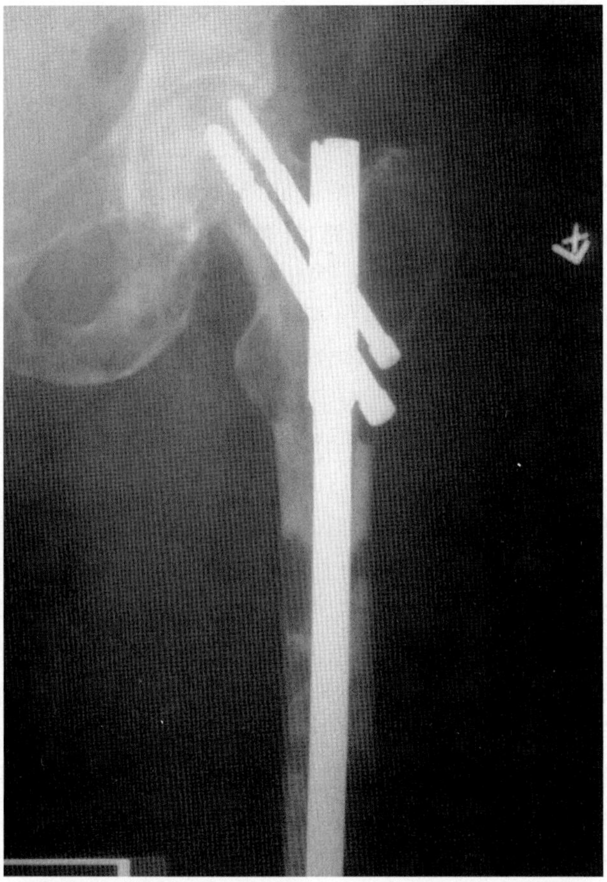

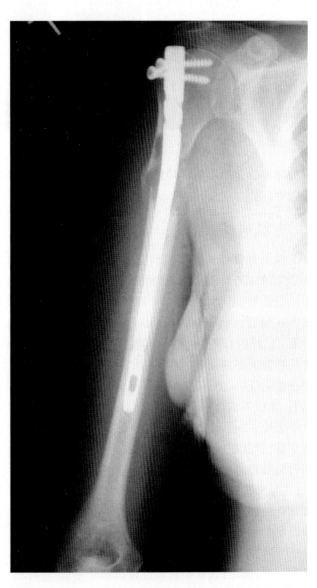

图 17-17 尤其是在股骨，整个股骨固定很重要，其可以预防固定后的松动及先前固定部位上方或下方骨折。这例骨髓瘤患者，在股骨颈转子间区及股骨远端都加以保护，以便于预防肿瘤远端侵犯或出现新病变。在该病变处使用标准股骨钉进行保护，在近端有潜在失败的可能。

图 17-18 患者出现肱骨近端病理性骨折，用顺行钉进行了固定。钉杆左侧突出，引起疼痛及肩关节功能受限。

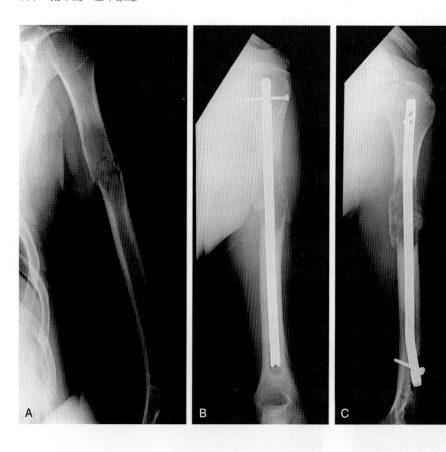

图 17-19 男性患者,45 岁。(A)在挥动高尔夫球杆时,不能支配的上肢突发病理性骨折。随后发现肾脏有一大肿物。(B,C)患者接受了肱骨闭合手术,带锁髓内钉通过骨干缺损处,恢复了肱骨长度和稳定性。术后几天开始放疗和化疗。

的治疗方法是用甲基丙烯酸骨水泥加强,有时也使用髓内钉(图 17-22)。

三、下肢病变

在全身各处骨转移性病变中,约 25%发生在股骨[29,80]。然而,当医师考虑到并发病理性骨折时,股骨往往已经发生了严重破坏[122]。股骨病理性骨折大多数发生在股骨颈、转子间及转子下区域,股骨干及远端少见。治疗的目的是术后立即恢复股骨完全负重能力及其功能的尽快恢复,这对生活质量的最佳化和减少全身性化疗引起的破坏都极其重要。对于特定的骨折模型,往往采取不同于非肿瘤因素导致骨折的患者的治疗措施。虽然股骨病理性骨折患者的平均生存期约14 个月,但从非小细胞肺癌患者少于 9 个月的生存期到骨髓瘤或者乳腺癌患者 10 年甚至更长的生存期可见,其时间幅度波动很大。因此,要选择可以即刻固定以及持久固定的治疗方法。

股骨颈和转子间病理性骨折最常采用假体置换治疗[41,111,116,164](图 17-23)。这种方法优于标准固定的原因有三个:第一,股骨颈病理性骨折愈合率低[63];第二,假体置换术使得生存期短的患者不必长期限制性承重;第三,股骨颈和转子间骨折通常发生明显的骨组织丢失,不利于成功的内固定[136]。该治疗的常见并发症有三种,即假体置换错位、术后外展肌受限以及增加术前进行局部放疗患者的伤口恶化率[177]。在系列股骨近端损伤治疗病例中进行重建钉和假体置换术的直接比较显示,以假体置换术治疗股骨近端1/3 处损伤时并发症较少[177]。为了达到最佳的疗效,需要考虑几个技术特征,其中之一是适当填充全部缺损。当出现大面积肿瘤破坏时,该区域往往要被切去以清除所有可见的瘤组织,然后再以甲基丙烯酸骨水泥完全填充。当破坏出现在小转子以下时,应用甲基丙烯酸骨水泥填充,但可能需要行距置换,因为甲基丙烯酸骨水泥不能保证即刻和长期的稳定性。而假体行距置换则可以充分地重新附着于外展肌。那些股骨干远侧转移瘤患者或者具有发展为远侧转移的高危患者,同时要采取保护该处病变的长柄假体置换[111]。绕过病变处非常重要,这样在事先灌注了骨水泥的半关节成形术的下方就不会发生骨折[104]。因此,在半关节成形手术前,要用全股骨正侧位平片评估是否采用预防性固定。对于潜在股骨近端骨折的择期手术者,不但需要拍全股骨平片,还应进行骨扫描或 MRI,然后评估。没有灌注骨水泥的关节成形术,即使是年轻患者,也会因为肿瘤进展而引起骨储备不足,愈合的可能性小,而且有假

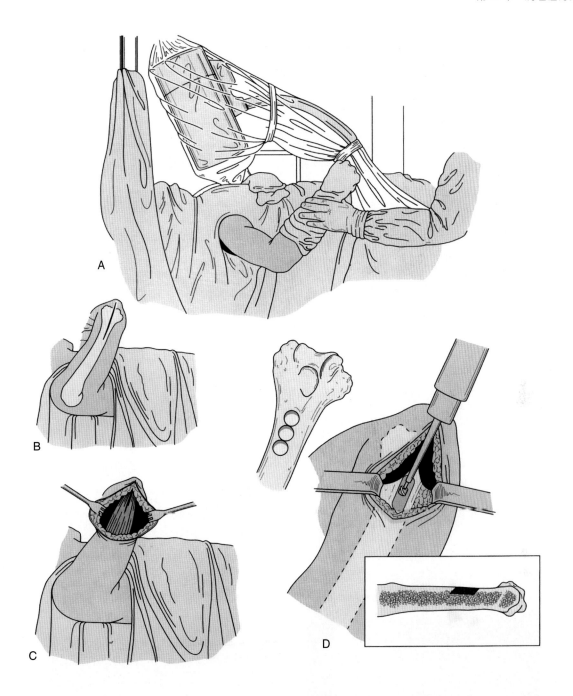

图 17-20 病理性病变逆行性肱骨钉手术技术。在全麻或局麻(例如锁骨上阻滞)下完成病理性骨折钻孔逆行性肱骨钉手术。(A)患者仰卧在手术台上,患侧肢体暴露于床旁。患者的姿势应该是患侧肩胛骨位于床边,用强化影像适当显示肱骨头。前臂用指套包裹,头转向手术对侧,患者准备好,用无菌单从肩部到腰部盖好,手臂可以自由活动。(B)手臂置于外展位与胸平齐,下垫毛巾卷,使肩肘呈 90°。切口位于鹰嘴末端,向上长约 8 cm。(C)切开皮肤、皮下层,暴露三头肌肌腱。确认三头肌肌腱,入口要穿过肌腱中间。肌腱从鹰嘴近端分开。沿切口钝性分离三头肌纤维。完全剖开肱骨后面的骨膜。(D)置入 Hayes 牵开器,在肱骨髁上方牵开骨膜,暴露肱骨后方。从鹰嘴窝上方 2 cm 处开始,在肱骨后面骨皮质钻开一个 1/4 英寸(原文为 14 英寸,有误)的孔。这个孔必须居中,在内外侧皮质之间。第二、三个钻孔在第一个孔的近侧。用高速钻头钻出椭圆形孔,扩展到内外侧皮质之间。如图所示,用圆头钻钻出一斜面,远端向鹰嘴窝倾斜;后面近侧皮质要有一凹槽。这样使扩孔钻容易弯进肱骨。在这一点,把 9 mm 端刃和侧刃的扩孔钻放入槽中,确保它合适而且不太紧。(待续)

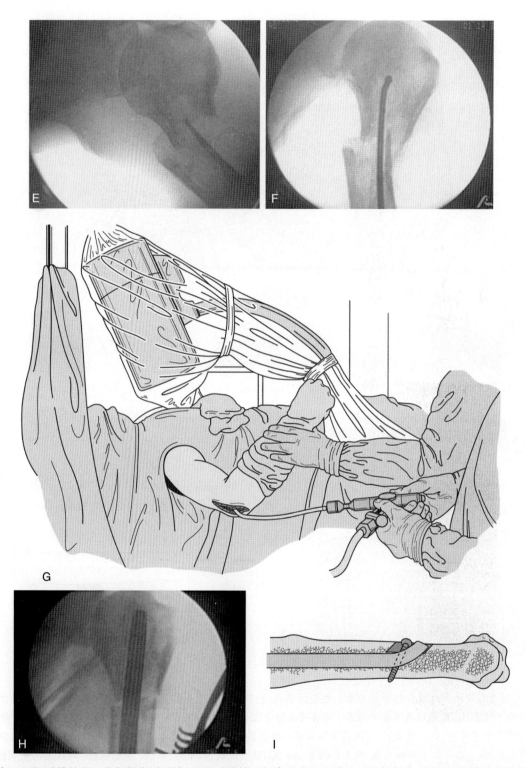

图17-20(续) (E)引导针通过骨折部位到近端。(F)引导针以闭合方式置入并通过骨折部位,扩孔钻要跨过引导针,小心地沿着沟槽进入,不要钻到前面的皮质。(G)用强化图像辅助清晰显示肱骨,前臂置于与手术台呈45°的位置。肱骨干钻孔增大0.5 mm。因为大部分病变位于肱骨近端1/3处,不必在此钻孔。所有的皮质孔都在峡部,位于肱骨中远1/3处。不要在近1/3松质骨打孔,这样固定能持久些。在峡部打孔要小心保护皮质骨。钉子大小在8 mm以上,尽可能用小钉子保护皮质骨。钻孔必要超过钉子0.5~1 mm。(H)测量钉子的长度,保证其顶端到达肱骨头下1 cm软骨下骨板处。选择大小合适的钉子使其远端坐在凹槽中。钉子超过引导针,完全插入。如果需要,就在钉子刚刚到达病变远端时做病变刮除术。引导针跨过骨折处向左。在肱骨近侧面做切口,彻底刮除病变。将引导针作为标记。刮除病变,在近侧肱骨填充甲基丙烯酸骨水泥,而后将钉子完全置入,撤除引导针。(I)如果选择带锁钉,先置入远端的固定点,在峰的远侧直视下钻入皮质螺钉。(待续)

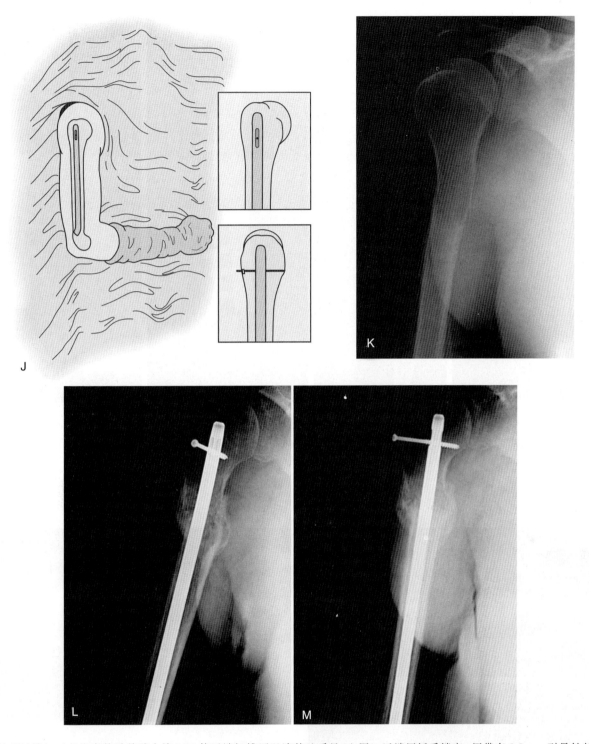

图 17-20(续)　(J)患者仰卧前臂内旋 90°,使近端钉槽可以清楚地看见(上图),近端用扳手锁定。用带有 2.0 mm 引导针的插入套 3.5 mm 空心螺钉。在插槽处皮肤切开一小口,推入引导针通过三角肌到达骨组织。用强化影像调整引导针,使之变为一点,意味着其与钉槽平行。依据骨密度的高低推入或钻入肱骨头到对侧皮质。再次用强化影像确定位置,小心地旋转前臂 90°,检查位置(下图)。要小心,不能弯曲引导针,如果需要再次定位,先内旋前臂看见钉槽再改变引导线的位置。最后,通过强化影像检查钉子的位置和关节的情况。检查肱骨远端钉子的位置,确保其在槽内,两处伤口放置引流管,关闭切口。术后前臂悬吊固定 3 天,一旦拔除引流管就开始活动。带锁钉术后第 3 天就可以在病变处进行放疗。(K)男性患者,70 岁,肱骨近端骨髓瘤引起病理性骨折。采用带锁逆行性置钉手术治疗,术后第 3 天去除悬吊,到 2 周时肘部功能完全恢复。(L,M)3 个月时,骨折处形成骨性连接。

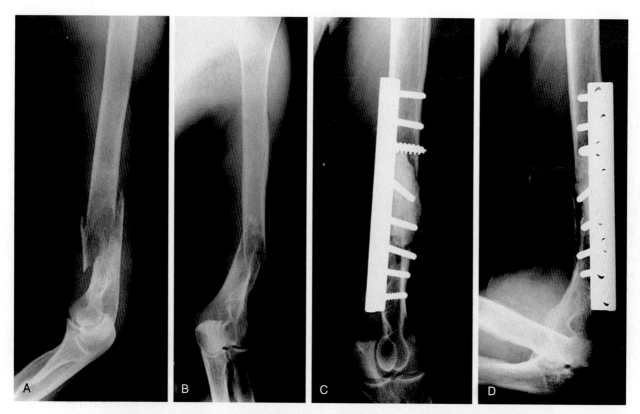

图 17-21　(A,B)该多发性骨髓瘤患者遭受了优势臂的肱骨远端粉碎性骨折。(C,D)行切开复位内固定,而且增加甲基丙烯酸甲酯加强固定和提高稳定性。只用三枚螺钉获得临时固定,然后在螺钉钻孔和开孔未达到部位,通过充填丙烯酸甲酯置放螺钉剩余部分。

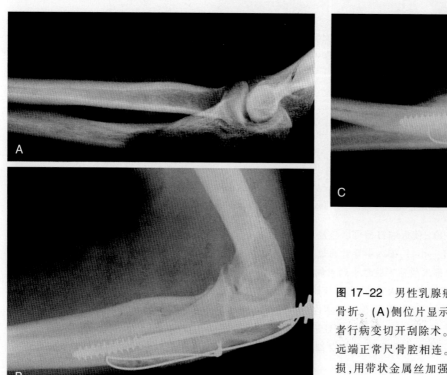

图 17-22　男性乳腺癌患者,37 岁,尺骨近端 1/3 处病理性骨折。(A)侧位片显示 3 cm 穿透性病变伴病理性骨折。患者行病变切开刮除术。一个 6.5 mm 松质骨钉通过病变处与远端正常尺骨腔相连。(B,C)用甲基丙烯酸骨水泥填充缺损,用带状金属丝加强修复。患者疼痛即刻缓解,2 周时肘部完全恢复活动。

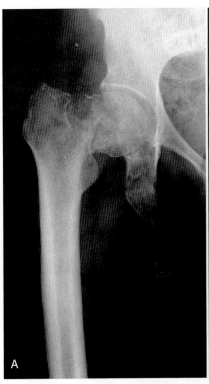
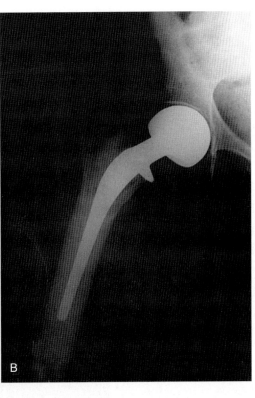

图 17-23 女性患者,55 岁,乳腺癌弥漫性转移,表现为双侧髋部疼痛，中段胸椎病变导致不完全截瘫。患者接受了中段胸椎减压固定术，左股骨用重建钉预防性固定。(A)右侧股骨头下骨折,接受双极灌注骨水泥关节成形术。(B)手术1年后患者拄拐杖可以自由行走。

体松动等问题,从而使转移癌患者效果不佳。

对于潜在股骨颈和转子间骨折的患者,有几种治疗方法可供选择(图 17-24)。首选方法取决于肿瘤局部浸润程度、病变范围大小、肿瘤的组织性质(对放疗的敏感性)以及同一股骨是否存在其他部位伴发肿瘤。股骨颈病变已经得到很好的控制或预期寿命有限的患者(例如肺腺癌、鳞状细胞癌或其他实体性肿瘤患者),股骨发生其他病变的可能性较小。在这种病例

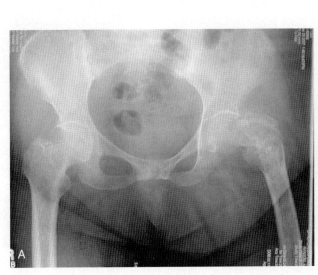
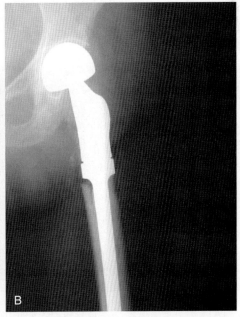

图 17-24 女性,乳癌病史,髋部渐进性疼痛几个月,直至不能行走。X 线正位片显示严重的转子间病理性骨折(A)。由于急性的对侧股骨病例性骨折,行股骨近端切除,假体置换,使得患者能够恢复功能(B)。2 周后,对股骨单独操作进行预防性固定。

中,病变刮除术及髋部加压螺钉术可能适用,但应该用甲基丙烯酸骨水泥加强固定并进行术后放疗[82]。股骨受累一处以上或多发性骨转移且预期寿命较长者(例如乳腺癌、多发性骨髓瘤患者),应当考虑一次手术进行全股骨预防性固定。这样可以把同一骨组织并发远端病变可能出现的症状或骨折的概率降到最小。使用股骨颈带锁的塑形螺钉向上进入股骨颈,可以保护股骨颈、股骨干及股骨远端,使这类患者群的治疗更为容易[85,108]。股骨转子下病变最具潜在破坏性,也最难处理。钢板和螺钉组合治疗已经被禁用于转子下病理性骨折(见图17-4),因为癌症患者的骨质流失、愈合迟缓以及对即刻负重能力的需求,失败的治疗是无法承受的。这些治疗手段最初被兹克钉(Zickel nail)所取代,它可以有效地改善治疗结果但具有很多技术难题[70]。目前,兹克钉已经被更新设计。

新一代带锁钉允许在转子下固定并保护全股骨。

转子下合并股骨干中段、股骨远端病变的患者,以及在生存期限内潜在发生其他部位转移的患者(例如骨髓瘤、乳腺癌、前列腺癌患者),最好的治疗是近端和远端带锁髓内钉,近端固定上达股骨颈(图17-25)。对于有转移病变的患者,往往不采用横截或近端倾斜的不保护转子间或股骨颈区域的标准股骨钉(非重构,不固定至股骨颈)[176]。钉子的构型至少有一颗大螺钉直接上至股骨颈,远端有两颗螺钉将锁紧固定,这样才能在无辅助时支撑身体的全身重量。在大部分病例中,发生其他股骨干近侧或转子间病变的可能性非常高,因而需使用保护全股骨的器械。甲基丙烯酸骨水泥加强固定并非必需,除非是一个或多个螺钉打孔点接近肿瘤区域或在肿瘤区域内。不进入瘤组织或者切除瘤组织可以减少出血和病变发病率。嵌入技术与治疗急性创伤性骨折相类似。现行的将钉子插入转子顶端而不是梨状窝内的方法更为简便而且对股骨的压

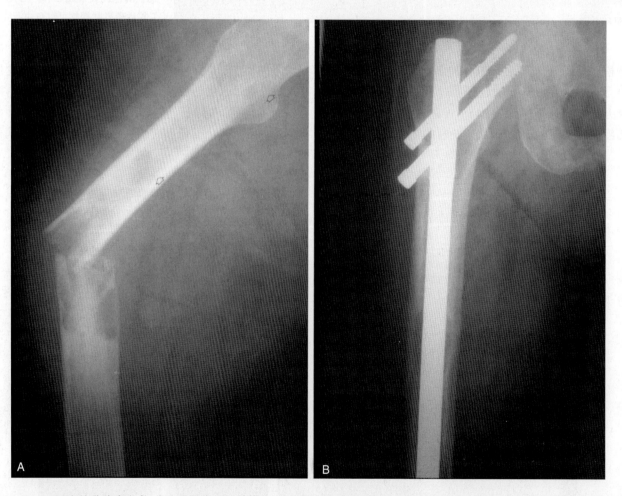

图17-25　(A)女性乳腺癌患者,发生股骨病理性骨折,用带锁髓内重建钉固定。骨折处不开放。(B)尽管骨质丢失,但保留了股骨长度和旋转,在骨折近端股骨颈及远端用带锁螺钉固定。12个月后随访,骨折处明显愈合,而且因为这种病例生存期长,转子间及股骨颈部也被保护。

力也更小，这也就可能减少预防固定后患者无效手术
骨折的发病率。因为骨质丢失，可能必须在螺钉进入
后调节近侧碎片进行校准。对于是否需要在股骨上穿
孔以减少扩眼时的压力存在极大的争议，因为经过研
究发现，这种操作在具有转移病变并进行预防固定的
患者中可能引起栓塞和心肺功能障碍[6]。虽然实验显
示穿孔可以减少压力[146]，但新近的调查显示大部分的
外科医师都不采用该技术[39]。

在一些转子间或者转子下区域大量骨质丢失的
病例中，最好采用边缘切除术和假体置换术。此外，当
骨质损坏伴随着大量软组织损伤时，以切除术和重构
术治疗非常有效（图 17-15）。因为这是一个边缘切除
术，极少甚至没有正常肌组织会被切除，发病率相对
较低而且术后功能有较满意的效果[177]。对于股骨颈或
转子间病理性骨折的半关节成形术和切除术后的假
体置换，柄的长度需要进行考虑。那些生存期很短，股
骨上没有其他病变并且潜在发病率低的患者，髓内柄
的长度可以相对较短。但是，如果患者有多发性股骨
病变或者预计生存期长，柄则要保护股骨全长直到膝
盖部。这就略微增加了扩眼和巩固时栓塞的危险性，
但可以考虑穿孔。

股骨干远端至中段转移性病变较股骨干近端至
中段少见，但治疗原则相似。我们提倡用适当的第二
代钉子保护股骨颈和转子间区域。股骨干较远端处病
变（距离关节面 6 cm 以内）且生存期有限的患者，行
刮除术，充填甲基丙烯酸骨水泥，远端用螺钉加钢板
联合固定。顺行性带锁的髓内钉固定可用于病变位于
股骨远端 1/3 处及病变未浸透股骨髁者。逆行性髓内
钉同样有效，在操作上比顺行性钉简单，并可减少手
术时间（图 17-26）[85]。这些手术方法都可以立即缓解
疼痛，并达到完全承重。重要的是，这些股骨病变不能
用标准骨折治疗方法。因为存在明确的骨质丢失，所
以必须固定于状态好的近端及远端骨质中，或者固定
必须充填甲基丙烯酸骨水泥以恢复承重能力[3,16,125,161]。
为了减少松动和骨折愈合不良及骨质丢失导致的承
重失败，远端锁的螺钉应与近端的螺钉一起使用。甲
基丙烯酸骨水泥并不妨碍骨折愈合，除非它被置于
骨折碎片之间[181]。在肱骨及股骨近侧端，如果保留的
骨质不足以达到即刻稳定性，必须采用内部假体置
换。对少数骨破坏范围大的病例，需要订做假体。这
些假体可以在手术室内组装以适用于不同情况的骨
质丢失[25,156]。

胫骨病变少见，但其治疗方式类似于股骨病变。
小的孤立性病变可行刮除术并灌注骨水泥，用或不用
内固定均可。类似于股骨，胫骨也可用带锁的胫骨钉，
它可以提供稳定性并保护剩余的骨质（图 17-27）。插
入置换或部分置换可用于孤立的肾或甲状腺转移。

四、骨盆病变

累及骨盆病变的评估和治疗最具挑战性。因为在
正位平片中骨盆前后部分重叠，致使髋臼的缺损难以
分辨而需要特殊的视角观察。通常，即使 99m 锝骨扫描
活跃而且与疼痛相关，骨盆转移癌也容易被忽略，直
到出现大范围破坏。Harrington 提出一种影像学分级来
描述髋臼周围转移导致的各种类型骨质丢失[75,77,80,82]。
他的描述分为四级：Ⅰ级，髋臼壁的各部分都存在；Ⅱ
级，中间壁缺损；Ⅲ级，髋臼侧壁和上壁缺损；Ⅳ级，必
须切除治疗。治疗骨盆转移癌，最重要的是早期发现
髋臼周围病变。早期通过放疗或手术刮除病变干预，同
时直视或经皮穿刺填充甲基丙烯酸骨水泥，从而可达
满意的效果：中度缓解疼痛，髋臼达到长期稳定，避免
髋臼塌陷并通过全髋关节成形术重建髋臼（图 17-
28）。利用射频消融对肿瘤进行经皮穿刺破坏，然后填
充甲基丙烯酸骨水泥可以避免放疗，而且可以恢复病
变处直径 5 cm 范围内区域的稳定性（图 17-29）。

髋臼转移癌常发于两个部位。第一个是髋臼中间
壁（图 17-30）。在平片上可见到耻骨支上部侧方破坏。
因为耻骨支构成髋臼中间壁的大部分，那个区域的破
坏看上去如同髋臼中间壁破坏。早期放疗可以阻止破
坏发展，保持髋臼中间壁的完整。未发现此处病变可
导致病理性骨折及股骨头经缺损处突出。

另一处常见转移部位是髋臼上方区域延伸到其
后壁。同样的，这在平片中不易发现，需要骨盆斜位显
像（见图 17-7）。它可使前、后柱独立成像，还能观察到
在骨盆前后位平片中可能不明显的上方及后方大的
病变。髋臼上方一旦出现 1~2 mm 溶骨性病变，髋关节
承重线会受到严重影响。这样的患者接受放疗来缓解
疼痛很少有效，原因可能是承重强度减低，侧壁或中
间壁由于不明显缺损导致的反复微细骨折。CT 扫描
可更好的显示骨结构，使这些区域显像。通过局限的
关节外前、后病变刮除术和填充甲基丙烯酸骨水泥，
可以长期缓解疼痛[114,128]（图 17-31）。通常，如果肿瘤没
有侵犯到髋臼顶的软骨下骨板，不需要进一步的髋臼
重建。在 30 位手术治疗髋臼上缘转移癌的患者中，28

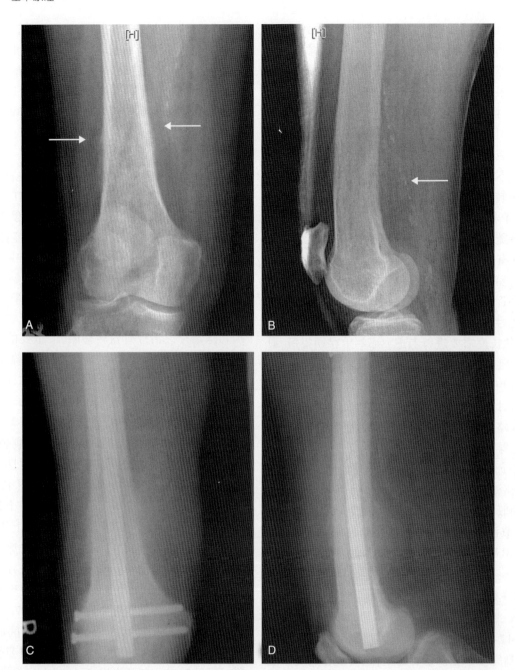

图 17-26 老年男性患者,前列腺癌病史,近期发现背部及股骨远端疼痛,不能行走。PAS 检测水平低,正位 X 线片示股骨远端病变(A),侧位 X 线片示软组织肿块(箭头示)(B)。因为病变靠近骨端,行逆行性髓内钉固定(C,D),达到完全承重。

位获得了长期满意的疗效(图 17-32)。而且,在病变范围相对较大但未累及软骨下骨板时,通过这种限制性手术方法也可以取得满意疗效(图 17-33)。一些有溶骨性病变但不伴随实性肿瘤的患者也可经皮穿刺填充甲基丙烯酸骨水泥。如果髋关节早期破坏未及时发现,承重的顶部会骨折,股骨头向近侧移位进入缺损处从而病情恶化。这种破坏需要改良全髋成形术使髋部得到合理的重建,用更近端的髂骨支撑髋臼上方大

面积缺损的重建(图 17-34)。这些更复杂的重建术能得到长期满意的疗效[175],但与那些发现缺损,主要用髋臼上方及髋关节外重建治疗的患者相比,这些患者的手术期和围术期死亡率相当高(图 17-35)。有时,一些患者的髋臼破坏十分严重,以致关节无法挽救,也不能用常规的手术方法重建。在那些罕见病例中,切除术和用鞍形假体重建为切除关节成形术提供了更稳定的备选方法[2,41,149]。

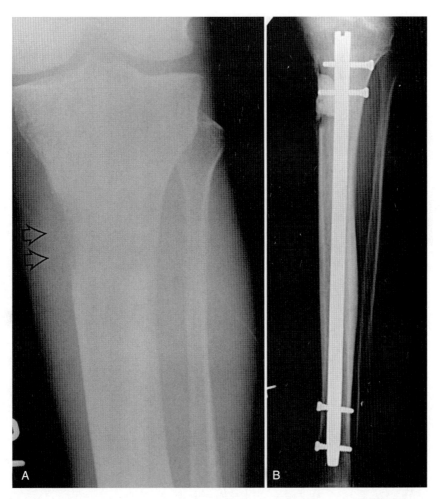

图 17-27 男性肺癌患者,56 岁,胫骨近端疼痛严重,放疗后不能缓解。(A)术前 X 线平片显示胫骨近端 43 cm 大小溶骨性病变(箭头示)。(B)患者接受皮下和髓腔内病变的刮除术,并行带锁髓内钉固定。达到立刻缓解疼痛,完全承重。

五、脊柱转移性疾病

脊柱转移是骨转移疾病中较常见的。据估计,在转移性疾病患者中脊柱转移占 36%~70%,依据肿瘤组织学分,高至前列腺癌的 90%,低至肾细胞癌的 30%[149,180]。尽管脊柱转移发病率相对较高,其中只有 10%~20% 出现临床症状,5%~10% 出现硬膜外挤压症状。脊髓压迫症状可以伴随或不伴随椎骨病理性骨折,或者只是由于硬膜外软组织肿瘤取代椎骨而导致压迫。

现今对脊柱病理性骨折的认识比初始认识更普遍。它们基本上可以分为三种类型。第一种是压缩性骨折,其可能发展缓慢或者突然,而且在影像学和临床表现上常与骨质疏松导致的压缩性骨折相混淆。第二种是急性椎骨损伤,从平片看类似于爆破骨折或者骨折错位(图 17-36),但是由于骨质置换或者软组织肿块,其往往伴有神经损伤。最后一种是最常见的,即

由于肿瘤破坏导致的椎骨部件的损坏(常见的有面关节、Pars 或者椎弓根部),致使持久的、有时是无法辨清的疼痛(图 17-37)。这在腰骶部接合处尤其常见,但特点为只是在站位平片中可见细微畸形(有限的脊柱侧凸或脊柱后凸)。椎骨部件损坏伴随轻微的不稳定可能是导致看似相对少数的椎骨转移疾病放疗后持久疼痛的原因。为了从类型和椎骨累及范围(以及其他因素)来评估潜在椎骨病理性骨折发生率,多种病例正在研究中。同样的,这类研究也试图评估硬膜外挤压的发病率和对应于各种治疗方法的死亡率。Taneichi 和其同事研究了胸椎和腰椎的病理性骨折伴随溶骨性椎骨转移的危险因素[166]。胸椎病变中,50%~60%椎体发生溶骨破坏或肋椎接合处受累且椎体有 25%~30%破损(单侧累及)的患者更容易发生骨折(表 17-2)。在腰椎中,仅 30%腰椎被肿瘤破坏累及椎弓根或者后部附件即可导致骨折[166]。普遍认为,如果 L1-L3

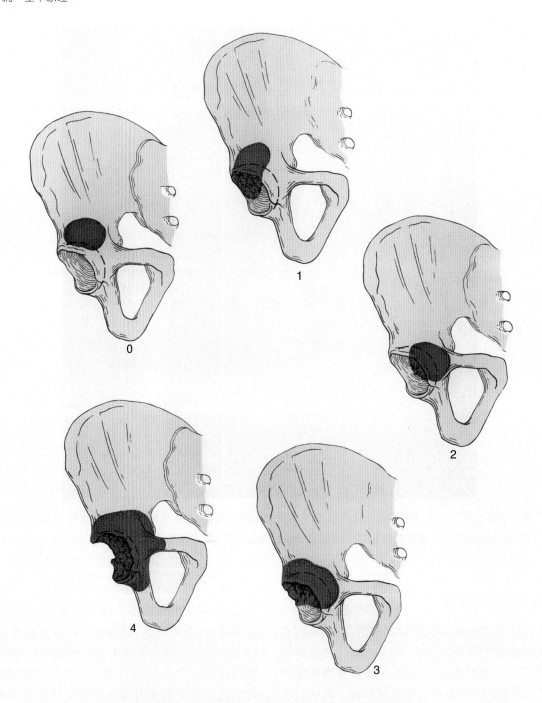

图 17-28 图示为髋臼缺损分期。0 期,髋臼上方病变未侵及软骨下骨板。1 期,髋臼顶部明显累及,但中间壁未受损。2 期,明显累及中间壁。3 期,累及后壁、上壁、中间壁。4 期,全部髋臼受损,需要救治切除。

区域对称的椎骨被未分化肿瘤侵袭,则最容易发生骨折(图 17-38)。一些学者提出,椎体破坏程度接近 80% 将增加骨折的发生率,然而在那些研究中,可能是肿瘤完全侵犯溶骨区域和生骨区域导致了差别[145,153]。

目前没有确切的影响因素供内科医师鉴别硬膜外挤压发生的时间和方式。然而,硬膜外挤压的患者开始发生活动性损伤的概率似乎在康复治疗和预后

中比较明显。那些损伤发生慢即多于 14 天后发生的患者与损伤发生快(＜7 天)的患者相比,其愈合较快。同样,建议那些肿瘤对化疗和放疗较敏感的患者(乳腺癌、淋巴瘤等)和具有较好后动能力的患者进行外科手术,将会有极好的疗效。

不管是原因还是结果,脊柱的病理性骨折都比中轴骨和四肢骨的病理性骨折复杂。因为看似非常合理

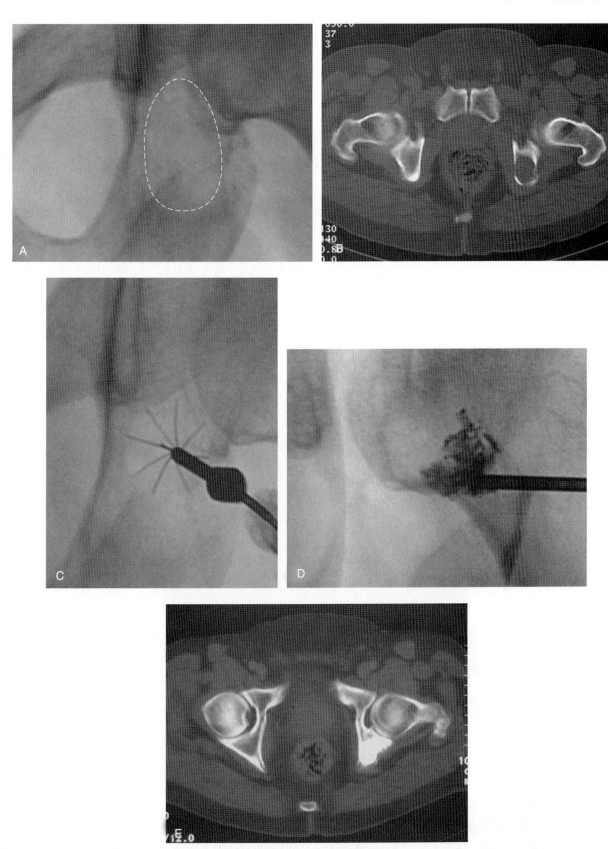

图 17-29　患者有肾细胞癌骨转移病史,刚刚发现坐骨疼痛。X 线片(A)和 CT(B)示溶骨性病变。(C)病变处行射频消融术(radiofrequency ablation, RFA),并填充甲基丙烯酸骨水泥(D)。患者疼痛消失,术后 5 年没有复发(E)。

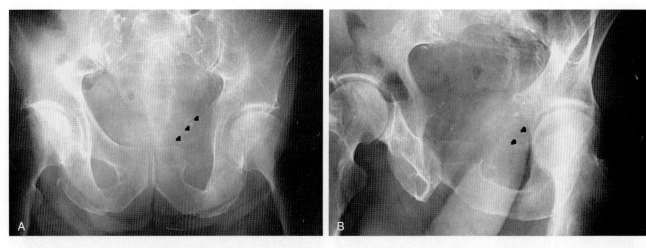

图 17-30 男性患者,63 岁,喉部鳞状细胞癌转移,髋部剧烈疼痛。(A)骨盆正位片显示:耻骨上支完全缺失(箭头示)。患者接受放疗但持续髋部疼痛。(B)骨盆斜位像显示髋部疼痛由髋臼中间壁缺失引发,髋臼是由耻骨上支(箭头示)延伸形成。

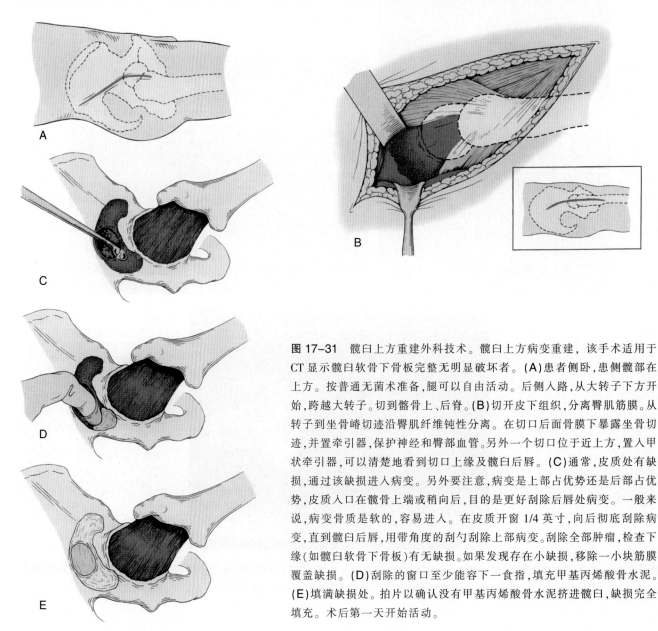

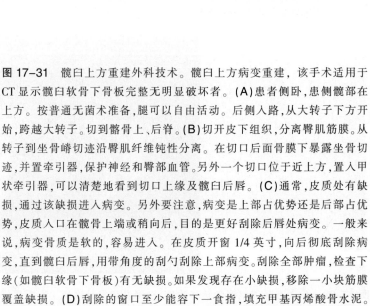

图 17-31 髋臼上方重建外科技术。髋臼上方病变重建,该手术适用于 CT 显示髋臼软骨下骨板完整无明显破坏者。(A)患者侧卧,患侧髋部在上方。按普通无菌术准备,腿可以自由活动。后侧入路,从大转子下方开始,跨越大转子。切到髂骨上、后脊。(B)切开皮下组织,分离臀肌筋膜。从转子到坐骨崤切迹沿臀肌纤维钝性分离。在切口后面骨膜下暴露坐骨切迹,并置牵引器,保护神经和臀部血管。另外一个切口位于近上方,置入甲状牵引器,可以清楚地看到切口上缘及髋臼后唇。(C)通常,皮质处有缺损,通过该缺损进入病变。另外要注意,病变是上部占优势还是后部占优势,皮质入口在髂骨上端或稍向后,目的是更好刮除后唇处病变。一般来说,病变骨质是软的,容易进入。在皮质开窗 1/4 英寸,向后彻底刮除病变,直到髋臼后唇,用带角度的刮勺刮除上部病变。刮除全部肿瘤,检查下缘(如髋臼软骨下骨板)有无缺损。如果发现存在小缺损,移除一小块筋膜覆盖缺损。(D)刮除的窗口至少能容下一食指,填充甲基丙烯酸骨水泥。(E)填满缺损处。拍片以确认没有甲基丙烯酸骨水泥挤进髋臼,缺损完全填充。术后第一天开始活动。

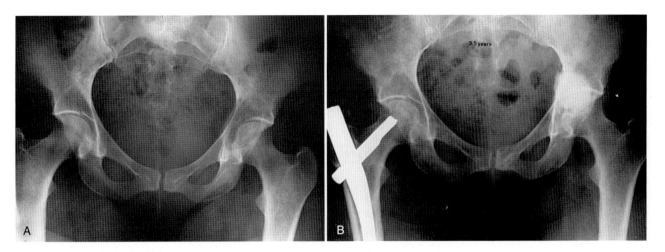

图 17-32 (A)乳腺癌患者,髋臼上方及后方大病变。后侧入路,从髋臼后、上方切除肿瘤。软骨下骨板有一小缺损,用筋膜移植覆盖,缺损处填充甲基丙烯酸骨水泥。(B)术后 3.5 年随访,患者髋部没有退行性变和疼痛。在这期间,对侧股骨用兹克钉固定大的病理性病变。

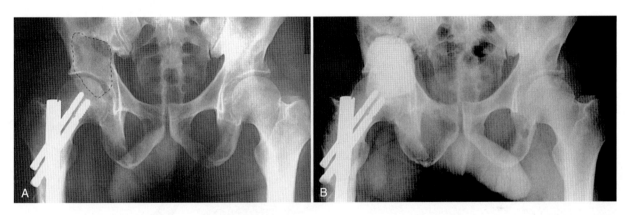

图 17-33 肾细胞癌骨转移患者。先前因转子间病变,疼痛,行预防性螺钉固定。随后出现髋部疼痛,放疗不能缓解。(A)髋臼上部大的病变(虚线区),没有破坏软骨下骨板。(B)患者接受刮除术并填充病变,彻底缓解疼痛。注意对侧开始出现类似病变。

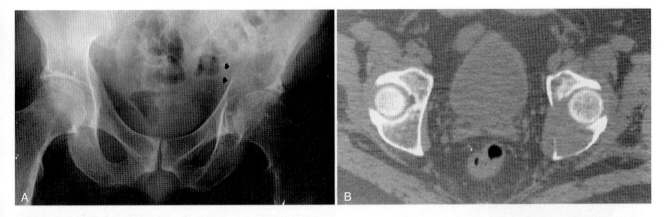

图 17-34 多发性骨髓瘤患者,隐约出现髋部疼痛 6 个月。(A)髋臼上壁、中间壁明显破坏(箭头示)。(B)CT 显示髋臼上壁、中间壁破坏(3 级病变)。(待续)

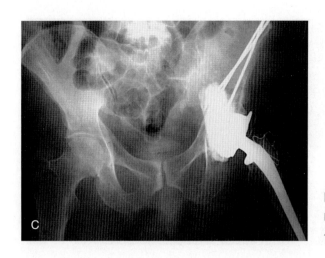

图 17-34(续) (C)患者需要 Steinmann 钉进行通过髂骨支撑髋部的复杂重建。术后患者很满意,疼痛缓解,且功能恢复非常好,使用化疗已控制住病情发展。

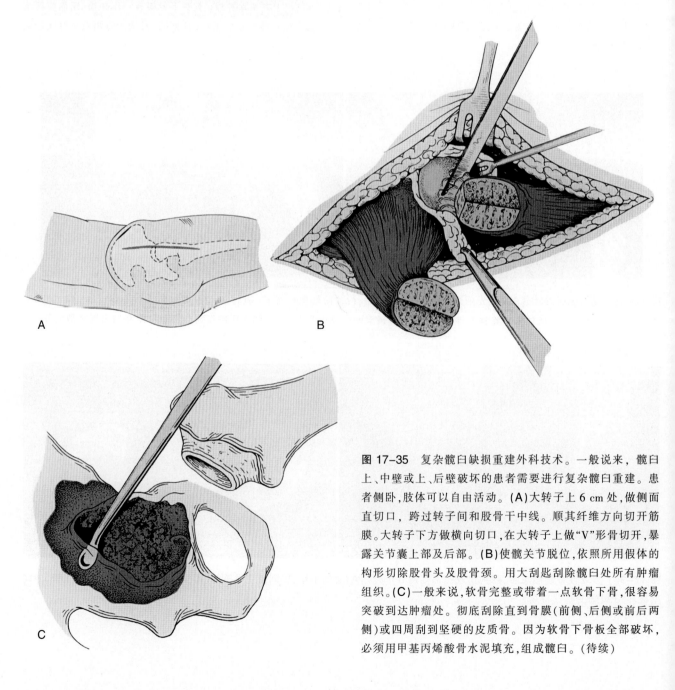

图 17-35 复杂髋臼缺损重建外科技术。一般说来,髋臼上、中壁或上、后壁破坏的患者需要进行复杂髋臼重建。患者侧卧,肢体可以自由活动。(A)大转子上 6 cm 处,做侧面直切口,跨过转子间和股骨干中线。顺其纤维方向切开筋膜。大转子下方做横向切口,在大转子上做"V"形骨切开,暴露关节囊上部及后部。(B)使髋关节脱位,依照所用假体的构形切除股骨头及股骨颈。用大刮匙刮除髋臼处所有肿瘤组织。(C)一般来说,软骨完整或带着一点软骨下骨,很容易突破到达肿瘤处。彻底刮除直到骨膜(前侧、后侧或前后两侧)或四周刮到坚硬的皮质骨。因为软骨下骨板全部破坏,必须用甲基丙烯酸骨水泥填充,组成髋臼。(待续)

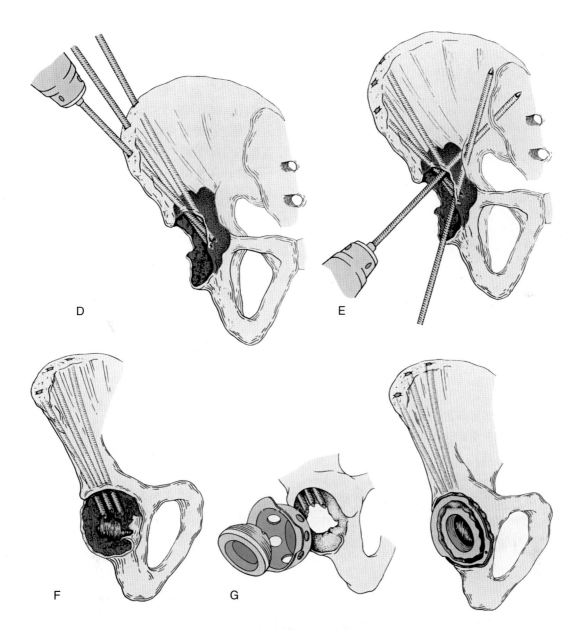

图 17-35(续)　(D)在髂骨嵴上方约 3~4 cm 处直接分离切开后、前、上棘,钻入 Steinmann 螺纹钉。建议在髂骨内外侧骨板行骨膜下剖开,用一个手指确认螺纹钉穿过髂骨位置。要将螺纹钉瞄准进入髋臼顶的大缺损部位。通常,钻入 3 颗 Steinmann 螺纹钉,呈扇形展开覆盖缺损的宽度,与甲基丙烯酸骨水泥紧密接触。注意不能让钉子探出太多,否则会阻碍放入髋臼假体。(E)如果髋臼破坏范围大,包绕髋臼前、后部分,可以由髋臼对准髂后上棘钻入第二组 Steinmann 螺纹钉。局部不需要分离切开。然而,由于髋部结构特点可以导致螺纹钉不能呈直线,局部需要沿着髂后上棘分离切开,可以直接由髂后上棘向缺损处再打一颗螺纹钉。多数情况下,Steinmann 钉由缺损钻入髂嵴。小心钉子不要横穿坐骨切迹。这就要求直接触摸或术中影像确认。通常,仅需用髂骨前部的钉子。(F)经彻底刮除后,检查钉子长度,切掉髂嵴外部的钉子。(G)用大小适宜的前突杯填充缺损。这个杯要求前部、上部与髋臼边缘平齐(如果有残留骨),以便于更好地固定。将高密度聚乙烯杯或衬有金属的聚乙烯杯灌注水泥后放入前突杯内。混合两包甲基丙烯酸骨水泥,趁它柔软时填在 Steinmann 钉周围,充填全部缺损。把前突杯压进软的甲基丙烯酸骨水泥,再填一层甲基丙烯酸骨水泥。把髋臼组件放进去,放在正确的方向直到甲基丙烯酸骨水泥硬化。把金属丝放入转子,用于转子截骨术修复,而后按常规方式置入股骨。常规缝合,嘱患者开始用足趾接触承重,直到转子截骨术愈合,而后完全承重。

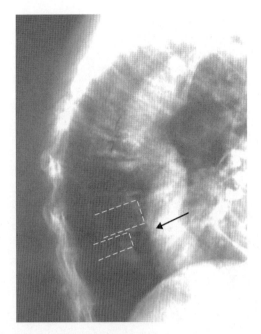

图 17-36 乳腺癌骨转移患者,X 线平片示压缩性骨折,并突发轻度瘫痪,T9、T10 骨折脱位(虚线)。

的方案也总是无法出现预期的结果,所以其诊断和治疗时常被打乱。正如下文将讨论的,在两种都可能发生的患者中鉴别骨质疏松和肿瘤转移导致的骨折极其困难。类似的,看似有完全减压的骨髓病患者并不说明神经系统康复或者继续恶变,却可能是肿瘤侵犯了血管。最后,在病理性骨折穿透整个骨骼的患者中,要谨记治疗目的是持久的症状减轻,从而使患者能尽

快地恢复功能。在脊柱转移性病变患者中,进行受累椎体放疗患者的平均生存期为 6 个月,而进行外科手术治疗患者的平均生存期为 12~14 个月。很少甚至没有数据支持完全移除转移病变可以延长生存期的观点。因此,我们应该致力于在尽少干预将来功能(不需要术后固定或者重建就可以达到稳定愈合)和全身治疗管理的情况下减轻症状。

脊柱转移性疾病患者可分为三类(图 17-39)。第一类患者无自觉症状,无神经系统症状。在影像学检查(骨扫描、PET/CT、MRI 和 X 线平片)中可以发现脊柱病变。骨扫描、PET/CT 或 MRI 阳性患者应该拍摄适当的 X 线平片(直立位)以评估侵犯程度。至少 50% 的松质骨遭到破坏,才能在平片中显示出来,但没有其他研究表明其相对稳定性[18]。当病变侵及椎弓根时可能会较早发现,因为椎弓根主要由皮质骨构成,从而当该部位被侵蚀则比松质骨更容易被发现。因此,侵及椎体及椎弓根的转移性病变,即使椎体病变更为广泛,影像学上最初也只能见到椎弓根的变化。即使患者没有症状,如果正侧位平片提示有破坏性病变,也应该做MRI,以便更好地判断椎骨被侵犯的范围并评估发生硬膜外挤压的概率。对椎体侵犯范围小、病变不会影响椎体稳定性及无症状的患者,应该继续系统治疗(如化疗、药物治疗或激素控制)。然而,罹患放疗敏感性肿瘤且椎体破坏大于 50% 的患者,即使没有症状、没有脊柱不稳也应该考虑放疗。但是大部分病变广泛侵及椎体的患者都有症状(见图 17-37 和图 17-38)。

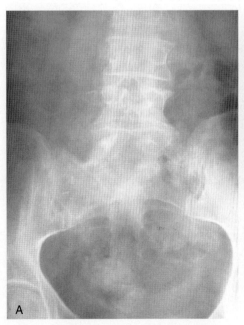

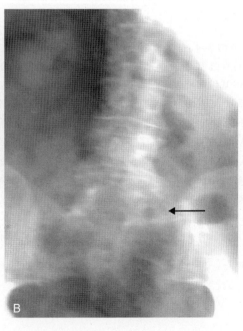

图 17-37 乳腺癌患者,发生骶骨转移,行放疗(30 Gy),不能缓解症状。患者疼痛加剧,不能平躺。仰卧位 X 线片,骶髂关节病变不明显(A)。直立位 X 线片示骶骨边缘病变(箭头)(B)。(待续)

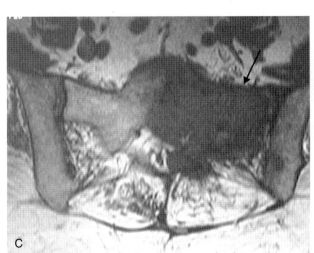

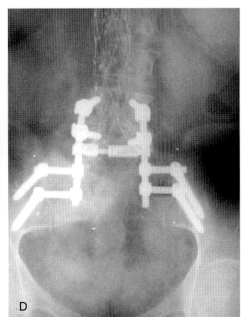

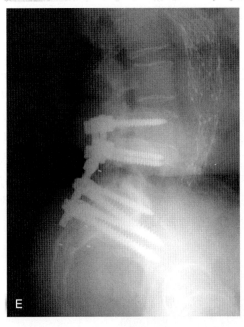

图 17-37(续)　MR 示骶骨翼、L5-S1 侧面病变(C)。旁路固定,疼痛缓解,肿瘤行立体定向放射治疗(stereotactic radio-surgery)(D,E)。

　　第二类是有症状的患者[9]。这类患者表现为局部疼痛、神经症状或两者并存。对于单纯表现为疼痛而无神经症状的患者,医师必须评价疼痛是由神经压迫引起,还是由骨破坏、骨折或脊柱失稳引起。详细了解病史和体检后,应该先做胸椎、腰椎和骶椎的立位平片以及颈椎的直立平片检查。如果有问题,应该结合卧位平片进行病变判断,如局限性的脊柱侧凸或脊柱后凸或塌陷。很少需要做屈伸位平片,但是有时是很有效的。在肿瘤侵袭范围内,有局限性脊柱侧凸的患者常采用 MRI,可以显示凹面关节突关节和椎弓根的破损。这些发现提示,单独放疗后的预后不良(见图

17-38A 和 B)。经过一段时间,如果椎体塌陷,就能解释究竟是骨折还是神经压迫引起疼痛的问题。任何出现椎体明显塌陷的患者都要做 MRI 扫描,以评价其椎管损伤程度、神经根或硬膜囊受压程度。MRI 的局限性在于不能精确评估皮质骨结构。此外,MRI 对骨髓变化敏感但不特异。因此,椎体骨髓的改变可能与肿瘤、骨质疏松、放疗变化或化疗效应相关(尤其与生长因子相关)[118](图 17-40)。因此,尽管 MRI 可以特异地评估软组织和硬膜外被侵袭范围,但对于判断脊索上下椎骨结构的完整性则缺乏特异性,而且可能由于与肿瘤无关的骨髓改变而导致过多的侵袭范围评价。对

表 17-2　胸椎、腰椎转移瘤塌陷的危险因素
胸椎
危险因素
肋椎关节破坏
部分椎体受累及
潜在塌陷标准
单独累及 50%~60%椎体
侵及 25%~30%椎体及肋椎关节
腰椎
危险因素
椎弓根破坏
部分椎体受累及
潜在塌陷标准
单独累及 35%~40%椎体
25%椎弓根和(或)后部附件破坏

From Taneichi H, Kaneda K, Takeda N, et al. Risk factors and probability of vertebral body collapse in metastases of the thoracic and lumbar spine. Spine 22:239–245,1997.

于这些患者,术前进行 CT 评估较为有效。

最后一类是已经出现神经损伤和局部症状的患者。在干预治疗之前,要充分了解脊柱侵犯程度。对出现神经损伤表现的患者,联合应用 MRI 和 CT 扫描可以从有限的检查中获得更多的信息,以制定适当的治疗方案。准备外科手术干预的患者一定要满足下列标准才能手术。首先,患者应该只有一个或最多两个相邻脊髓水平的硬脊膜受压。初始 MRI 检查显示两个或更多不相邻脊髓水平出现硬脊膜受压的患者,生存期限很短,而且术中出现神经系统并发症的概率高,少有例外。多发病变患者较单一病变患者预后差,而且预期寿命短[108]。第二,要描述病变侵袭硬脊膜囊的范围、性质和方向。MRI 可以提示范围和方向,但导致硬脊膜囊受压的组织性质难以决定。对这种病例,CT 可以辅助确定诊断。第三,不论是前入路还是后入路手术,病变脊髓水平上下都要有足够的骨质用来固定。尽管 MRI 可以了解压迫情况,但不能反映受压迫脊髓水平上下皮质骨能否满足固定的要求。虽然影像学家指出,MRI 足以评价病理性骨折导致的神经损伤情况,但 CT 扫描可提供对制定手术计划非常重要的其他信息。最后,除非已经对肿瘤进行适当的 PET/CT 检查,否则患者应该进行脊柱正中矢状位 MRI 以排除其他不相邻层面的硬膜外挤压。存在其他不相邻层面的硬膜外挤压预后极差,而且是手术禁忌证。

一旦确定患者病变的解剖部位,就可以开始治疗。治疗要考虑到患者全身情况、肿瘤组织学类型以及是否会出现脊柱失稳或神经缺损。Tokuhashi 等学者制定了一套评分系统,用以在术前评价脊柱转移癌患者的预后因素。这个评分系统有 6 项基本参数(表 17-3),包括全身状况、脊柱外转移灶数量、侵及椎骨数量、主要涉及器官、原发灶、脊髓瘫痪。每项参数评分 0~2 分,总分最高 12 分。他们发现,评分为 5 分或以下的患者,平均生存期为 3 个月或更短;9 分或以上患者,平均生存期为 12 个月或更长[169]。

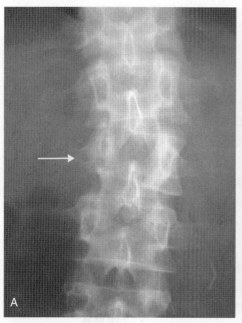
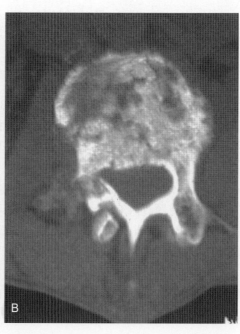

图 17-38　患者为结肠癌 L2 椎体转移(箭头)(A,B)。(待续)

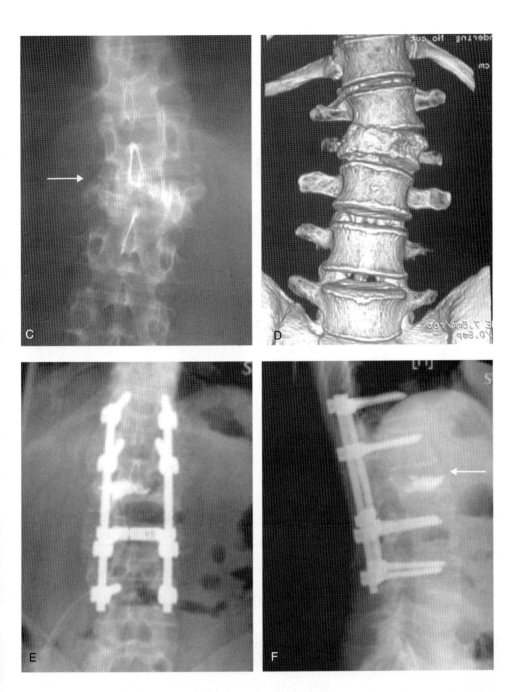

图 17-38（续）　接受放疗,不能缓解症状,无法坐、站,只能平卧。站立正位 X 线片(C)显示脊椎侧弯,椎体不对称(箭头)。三维重建像(D)。脊柱后侧固定,完全缓解疼痛(E,F)。

对某些特定患者群,外科手术干预可以明显的减轻症状。对无症状、椎体破坏明显的肿瘤患者,仍考虑放疗。对于疼痛但不伴神经损伤的患者,应以 X 线平片、CT、MRI 等影像学检查为基础进行手术治疗。如果影像学不能说明椎体的主要破坏(如破坏<50%)、脊髓压迫或脊柱失稳导致疼痛,应考虑放疗、放疗联合化疗或放疗联合激素治疗。骨转移伴疼痛的患者采用脊椎后凸成形术有效[4,56,178](图 17-41)。这种治疗对于骶骨同样有效[42]。手术适用于肿瘤未侵及椎体后壁和没有硬脊膜受压的患者。手术过程包括经皮向椎体内注射丙烯酸外科用水泥或者先插入一个气囊以扩宽椎

骨制造空间使外科用水泥能在更少的压力下以更少的液体形态灌注(后凸成形术),这些操作都是在荧光镜控制下进行。这些操作比手术损害小而且对疼痛控制有极高的成功率,但存在一些并发症。最常见的并发症是渗出的骨水泥挤到邻近的盘腔或软组织中,而且往往没有症状[4]。在疼痛得以缓解的患者中,70%以上在随后的 6 个月内脊柱稳定性好转。

脊柱转移性病变的患者进行外科手术干预最常见的原因有硬膜外挤压、脊髓病、神经根病、脊髓失稳和其他疗法无效的肿瘤病变。适宜手术类型和方法的选择涉及的因素有解剖学的问题(硬脊膜压迫来自前

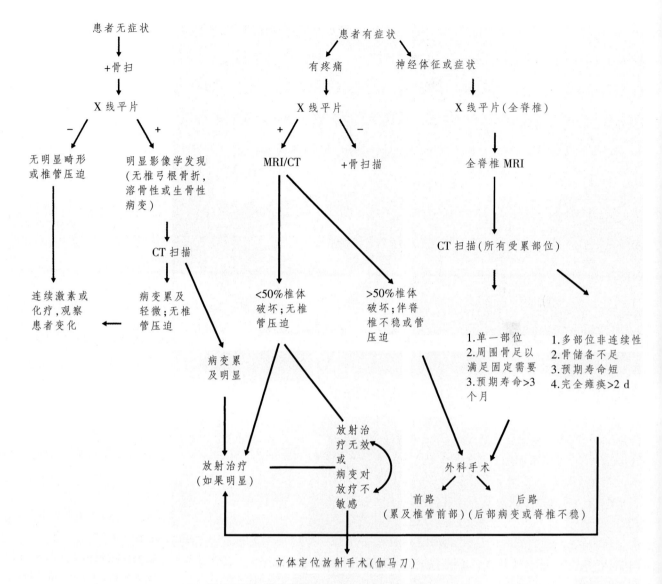

图 17-39　脊柱转移性疾病患者的诊断过程。

方、侧方还是后方)、椎体破坏即塌陷和畸形的类型和范围、后部附件和椎弓根损坏的程度、患者状态以及手术目的(解压、稳定或两者皆有)。

因椎骨附件损坏导致脊柱失稳或骨折(不是由后凸成形术导致的)引发疼痛,伴或不伴椎管损伤的患者,应该选择手术联合放疗的方案。普遍采取的是手术稳定和减压后进行化疗,因为研究表明术前化疗患者具有极高的伤口并发症发生率[66,179]。然而,随着治疗脊柱转移疾病的立体定位放射外科学的出现,术前以该技术治疗的患者,其伤口并发症的发生率明显低于传统外部射线治疗的患者,而与术后化疗者几乎无区别。除非硬膜外挤压导致的骨髓病,脊柱失稳或骨折导致疼痛患者的手术可以局限在椎弓根后侧的螺钉固定,而不需要进行肿瘤切除。患者随后可以进行术

后体外射线治疗或者立体定位放射治疗(因组织学不同而对射线的敏感性不同,如肺、肾、甲状腺等)来控制肿瘤(图 17-42)。这对发病率、住院时间和全身化疗管理的延缓有所局限,但是可以达到很好的疼痛缓解和肿瘤控制效果。与以前相比,现在已经很少为了稳定而需要进行前方的或者联合前后位的手术。椎体塌陷患者的后固定可以用开放式后凸成形术联合独立的前方固定来巩固,也能达到很好地稳定和疼痛缓解效果(见图 17-38)。当椎骨后部附件完整而且没有硬膜外索压迫时,往往不需要进行前方的椎体切除术。

因为缺乏确切的 I° 治疗资料,致使以前转移性硬膜外挤压导致脊髓病的患者的治疗决策很复杂,但新的依据已使决策简单化。了解患者的人口统计数据和转移性疾病中脊髓压迫的病理生理学就可以使治疗

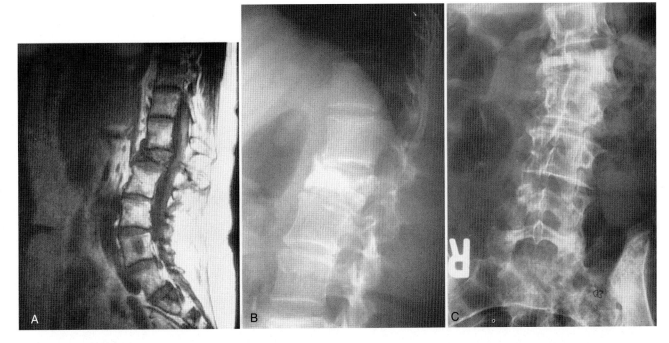

图 17-40 (A)乳腺癌转移患者,MRI 显示明显异常,硬脊膜受压,此时患者无症状。(B,C)影像学医师不能确定肿块的性质。然而,先前的平片显示,已愈合 1.5 年的病理性骨折无改变。

决策简单化。转移性病变大约 15%发生在颈椎,50% 在胸椎,30%在腰椎。最重要的特征是病变在脊椎节段的位置及肿瘤是从哪个方向压迫硬脊膜囊。70%的患者前侧出现压迫,外侧出现压迫的患者占 20%,后侧 10%。已经证实,放疗使 50%脊髓压迫导致神经损伤的患者好转[15,69,135,171]。因为对凭据质量的手术决策的重新强调,现在正进行转移性脊髓压迫切除手术治疗 I° 预期的随机研究和几个变换分析。Patchell 和其助手发布的统计数据表示,84%手术治疗的患者恢复行走功能,而放疗患者为 57%,而且维持时间更长[134]。而那些放疗失败后进行手术的患者则不及初始就进行手

术的患者。Klimo 和其同事进行一个变换分析,对 24 组手术治疗患者(1020 个患者)和 4 组放疗患者(578 个患者)进行比较后也获得了类似的结果[103]。Ryken 和其同事提出基于 4 个 2°研究和一个数目较多的 3°研究发现,脊柱转移病变患者进行手术治疗后改善了生活质量[147]。预后也显示,手术治疗患者优于放疗患者。作者认为,没有足够的证据以取得绝对的结论。然而,他们根据 1985~2003 年的相关文献建议,具有不完全神经损伤或多处疼痛的患者应该进行手术减压和术后放疗。放疗在罹患放疗敏感性肿瘤患者、疼痛很轻或者无疼痛患者和完全截瘫患者中仍作为首要治疗

	评分 *		
症状	**0**	**1**	**2**
全身情况(表现状态)	差(10%~40%)	中度(50%~70%)	好(80%~100%)
脊柱外骨转移数目	>3	1~2	0
内脏转移	无法切除	可以切除	无转移
肿瘤原发灶	肺、胃	肾、肝、子宫、不详	甲状腺、前列腺、乳腺、直肠
脊椎转移数目	>3	2	1
脊髓瘫痪	完全	不完全	无

表 17-3 脊柱转移性肿瘤 Tokuhashi 预后评分系统

* 总分与生存时间的关系:9~12 分,>12 个月生存;0~5 分,<3 个月生存。From Tokuhashi Y, Matsuzaki H, Toriyama S, et al. Scoring system for the preoperative evaluatiosn of metastatic spine tumor prognosis. Spine l5:1110–1113, 1999.

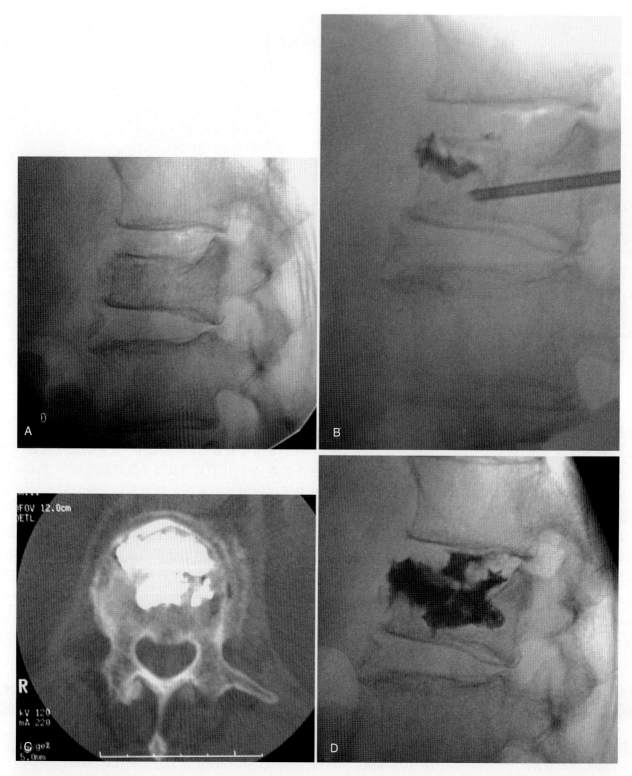

图 17-41 对椎体塌陷不伴脊髓压迫及后壁完好者,脊椎成形术或脊柱后突成形术可以明显缓解症状。该例脊髓瘤患者,疼痛,50%椎体压缩(A),经皮椎体成形术(B),甲基丙烯酸骨水泥填充椎体前 2/3(C)。尽管后壁完整,但上缘终板可见甲基丙烯酸骨水泥溢出至椎间盘间隙(D),但患者疼痛明显缓解。

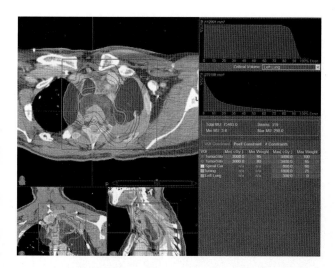

图 17-42　该患者患上位胸椎转移性软骨肉瘤。由于个别脊椎继发的转移瘤性骨髓病疼痛而进行减压术,目前疼痛复发,在同一部位出现转移瘤性骨髓病之外的神经根病。对其进行定向性射线照射外科治疗,疼痛完全缓解,通过最近 6 个月的生活来看,疗效持久。其用 3 粒级 (fractions) 30 000 Gy 治疗,在生物学上,这与标准分次给予 8000 Gy 剂量等效。提示:这种利用弯绕硬膜囊同射线量的方法,节省了高射线疗法的剂量。(见彩图)

模式。疗效因肿瘤类型不同而不同,对放疗敏感的肿瘤患者往往优于不敏感的肿瘤患者。此外,对已经出现脊柱失稳及侵犯到骨质引起椎体塌陷的患者,放疗效果不理想;单纯侵犯软组织、脊柱稳定的患者,其相对效果较好。对硬膜外索压迫进行单纯椎板切除术,原则上是禁止的,因为只有 30% 的患者有效[71,158],而在前侧压迫的患者中只有 9% 有效[15]。不伴有后方稳定者总常规地因为后方柱的不足而导致失稳,继而发生塌陷和疼痛。椎板切除术联合放疗与单纯椎板切除术疗效相似[32,160]。如前所述,最新的研究巩固了先前研究的一个观点,就是前椎体切除术(例如前方病变的直接前部减压)的成功率明显高于椎板切除术[78,139]。不论是软组织压迫还是骨组织后移引起肿瘤压迫,前椎体切除术使 80% 患者好转[78,79,81]。脊柱失稳不会影响手术结果,因为手术过程中需要对硬脊膜囊前方直接减压并用前方隔离物(架子、假体或甲基丙烯酸骨水泥)进行重构以达到稳定[48,72]。近期数据表明,前椎体切除术对单纯前部肿瘤是最合理的根除治疗方法,其预后最好[54](图 17-45)。后外侧椎弓根入路适于有选择的病例[13]。然而,术后联合放疗对局部肿瘤控制至关重要。在有效的减压术和康复后,对放疗不敏感的肿瘤常见局部复发[101]。有效手术辅助局部治疗能降低复发率(图 17-46)。辅助治疗,例

如栓塞和近距放射疗法,可以有效控制局部病变[115]。放疗耐受肿瘤如肾细胞癌治疗后进行立体定位放射外科治疗可以有效地减少局部复发率[65]。这也可以用于治疗传统的体外射线治疗后的局部复发。单纯前侧疾病和前侧硬脊膜受压的患者,如果还留有足够的骨质及硬脊膜压迫是孤立的(范围未达到相邻节段),前椎体切除术和固定可以满足缓解疼痛、恢复神经缺损的要求[75]。虽然一些初期的研究支持胸腔镜前方减压和固定,但是这个技术并没有被广泛采用。可能由于许多肿瘤血管性质和重构的需求,扩展性的开胸手术仍是标准治疗方法。

在前椎体切除术减压后有很多重构方式可供选择。最优先考虑的原则是,肿瘤患者中用于修复脊柱稳定性的重构方法不需要进一步的固定而且患者可以即刻活动和恢复功能。因为大部分的手术区域都接受过放疗或者会进行术后放疗,所以在患者生存期内(12~14 个月)移植愈合的可能性极低。自体移植和异体移植都不建议作为首选重构材料,除非肿瘤恶性程度低不需要化疗并且患者预计生存期长。在预计生存期长的转移性病变患者中(乳腺癌的骨转移),可以在初步固定后进行骨移植(图 17-44)。因此,在多数情况下,支架、假体装置和甲基丙烯酸骨水泥是前椎体切除术缺损的最有效重构材料。早期的工作[76]提示,甲基丙烯酸骨水泥可以作为椎体替代物用在脊柱前部,从而能有效地抵抗挤压。这可以用后固定和自体移植巩固(图 17-43)。该方法不需要前方骨移植运用,但是患者可以即刻活动(图 17-45)。此外,前方以甲基丙烯酸骨水泥置换椎体和后方骨移植的联合结构可以即刻获得稳定性,而且随时间发生融合后将会更坚固。前方甲基丙烯酸骨水泥支柱加上钢板的使用可以减少手术时间并获得很好延长生存期的效果。在颈椎、胸椎或者腰椎后方使用甲基丙烯酸骨水泥作为延伸的固定结构是绝对的禁忌证。从生物力学角度而言,它对固定用的杆或者螺钉技术几乎不起作用,而且往往占用空间从而增加感染概率。

最后,对于存在周围病变的患者,医师应该评估椎体侵犯的情况。如果主要神经压迫在后侧,前侧出现脊柱失稳,应该选择椎板切除术联合后侧固定[163]。对病变主要在前侧伴后侧失稳或先前做过椎板切除术的患者,就需要前侧椎体切除术及更坚固的固定(见图 17-45)。在一些病例中,前、后侧都需要适当的手术减压。手术强度应该考虑到患者预后、全身健康状况以及康复的可能性[112]。

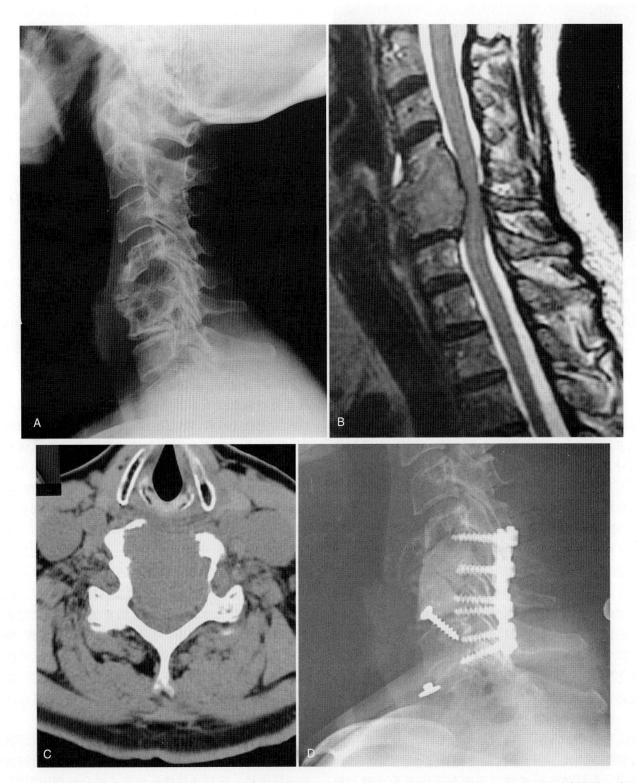

图 17-43 女性患者,63 岁,颈部疼痛 3 个月,无神经症状。(A)侧位片显示 C4、C5、C6 明显破坏。(B)MRI 显示脊髓明显受压,不明来源。(C)CT 扫描有助于显示椎体破坏程度。(D)患者接受切开活检,诊断为孤立性浆细胞瘤,根据破坏的程度,对部分 C4、全部 C5、C6 用甲基丙烯酸骨水泥支撑重建,再行后侧钢板固定加自体骨移植,术后放疗。

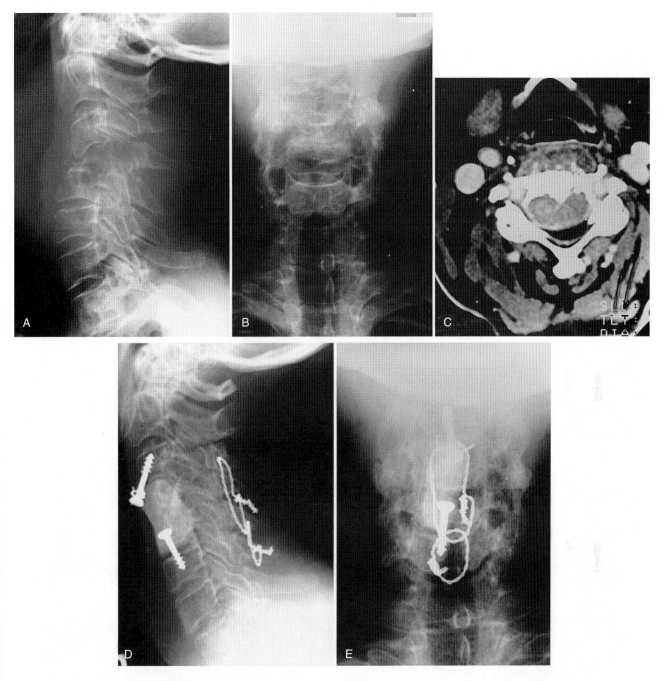

图 17-44　女性患者,64 岁,乳腺癌伴颈部渐进性疼痛。初期抗炎治疗。(A)其后 X 线片显示 C4 椎体完全破坏,脊柱后突伴失稳。(B)正位片显示 C4 椎体完全破坏。(C)术前 CT 扫描显示椎管内软组织大肿块伴椎体破坏。患者术前接受牵引,椎体高度缓慢恢复。进行 C4、C5 前侧皮质切除术,后者已部分受累。上下椎体置入松质骨螺钉,将插入间隙内充填缺损的甲基丙烯酸骨水泥固定。然后患者朝 Stryker 支架俯卧,进行棘突间髂骨移植钢丝固定。(D,E)随访 10 年评估表明,患者无症状,活动正常,神经系统正常。

第四节　小结

治疗骨转移性疾病要遵循几条不变的原则。应充分评估转移病变区域。在采取措施之前,应该评估中轴骨及肢带骨的肿瘤情况、力学损伤程度和不稳定性。如果首先考虑到肿瘤,且没有明确身体损伤部位特定结构稳定性,应该考虑非手术治疗合并放疗或(和)化疗。如果存在明确的力学损伤,不论是骨折还是潜在骨折,都要考虑外科手术固定。有观点认为病

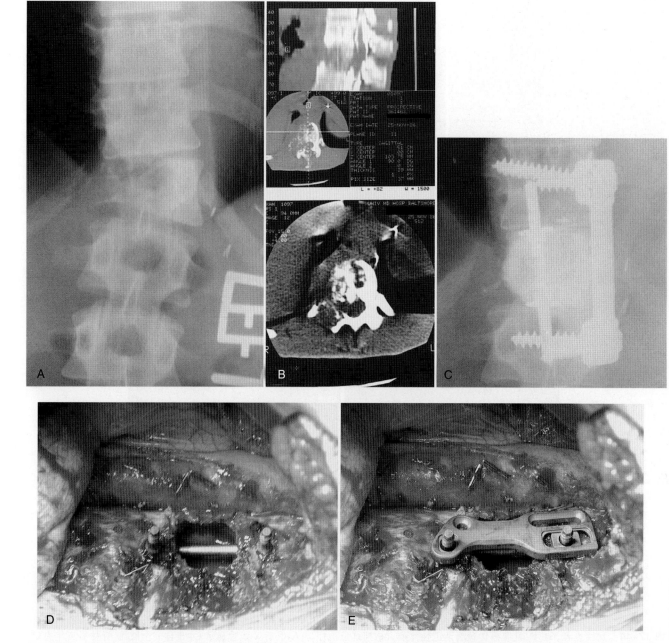

图 17-45　(A)患者表现为疼痛及 T12 病理性骨折,软组织肿块压迫硬脊膜囊。(B)该患者行 T12 椎体切除,软组织肿块切除。(C)T11~L1 钢板固定,甲基丙烯酸骨水泥加固代替椎体。术后患者疼痛即刻缓解,功能完全恢复。(D,E)术中照片显示金属棒插入技术,即跨距椎体切除术和钢板应用技术。

理性骨折患者的手术风险度、住院时间和系统化疗的延迟时间都高于预防性固定患者。病理性骨折后的外科重建应遵循的原则不同于非肿瘤性原因引发的骨折的治疗。转移瘤引起骨折损伤愈合的可能性小,从而表明需要刚性固定,联合应用甲基丙烯酸骨水泥等材料才能重新获得结构的稳定性。骨转移瘤固定本身

不能延长患者生命。但外科手术的目的在于改善生活质量、降低骨转移性疾病相关的并发症发生率(如失去活动能力、结构失稳、疼痛、神经功能缺陷)。术后一段时间就应该达到目的。此外,要想达到长期疗效,必须控制局部肿瘤,术后放疗(可能影响骨愈合)对病理性缺损和骨折的固定是至关重要的。如果遵循这些原

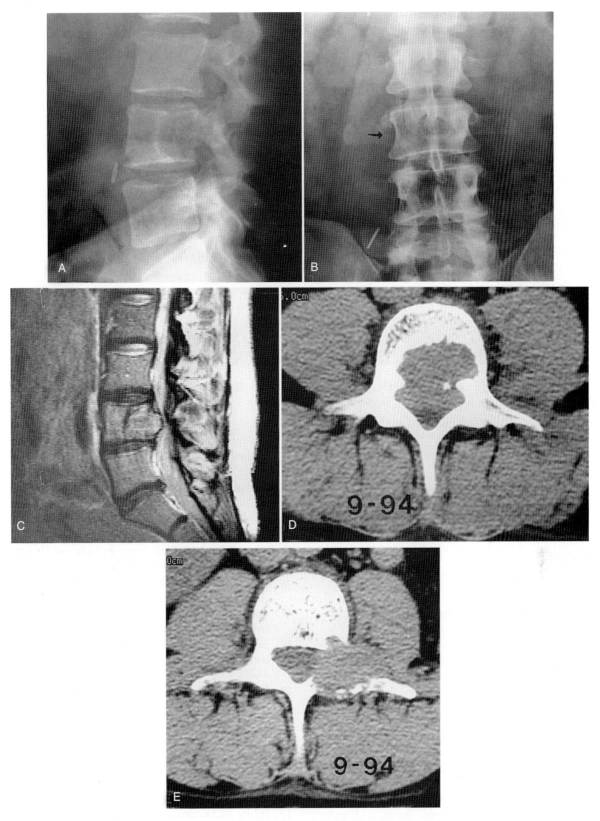

图 17-46　(A)该患者为肾细胞癌,由于 L4 膨胀性病变导致背痛,行放疗后疼痛缓解 3 个月。(B)术前发生 L3 左侧神经根病,影像学显示椎弓根完全缺损(箭头示)。(C)术前 MRI 扫描显示 L4 硬脊膜囊受压,L3 完全分离。术前 L4(D)和 L3(E)CT 扫描显示先前放疗区域结构累及和压缩的程度。(待续)

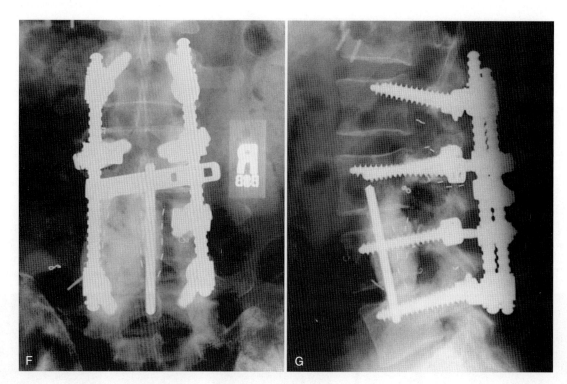

图 17-46(续) (F,G)该患者行前侧和后侧减压及固定,前侧植入混有 [125] 碘粒子的甲基丙烯酸骨水泥块,后侧在椎弓根缺损处植入明胶海绵。患者术后 18 个月,保持稳定,无瘤生存。

则,骨科手术可以极大地改善骨转移性疾病患者的生活质量。

(于顺禄 译 李世民 刘林 校)

参考文献

1. Abdul-Karim, F.W.; Kida, M.; Wentz, W.B.; et al. Bone metastasis from gynecologic carcinomas: A clinicopathologic study. Gynecol Oncol 39:108–114, 1990.

2. Aboulafia, A.J.; Buch, R.; Mathews, J.; et al. Reconstruction using the saddle prosthesis following excision of primary and metastatic periacetabular tumors. Clin Orthop 314:203–213, 1995.

3. Anderson, J.T.; Erickson, J.M.; Thompson, R.C.J.; et al. Pathologic femoral shaft fractures comparing fixation techniques using cement. Clin Orthop Relat Res 131:273–278, 1978.

4. Barragan-Campos, H.M.; Vallee, J.N.; Lo, D.; et al. Percutaneous vertebroplasty for spinal metastases: Complications. Radiology 238:354–362, 2006.

5. Barron, K.D.; Harano, A.; Araki, A.; et al. Experiences with metastatic neoplasms involving the spinal cord. Neurology 9:91–106, 1959.

6. Barwood, S.A.; Wilson, J.L.; Molnar, R.R.; et al. The incidence of acute cardiorespiratory and vascular dysfunction following intramedullary nail fixation of femoral metastasis. Acta Orthop Scand 71:147–152, 2000.

7. Batson, O.V. The function of the vertebral veins and their role in the spread of metastases. Ann Surg 112:138–149, 1940.

8. Beals, R.K.; Lawton, G.D.; Snell, W.E. Prophylactic internal fixation of the femur in metastatic breast cancer. Cancer 28:1350–1354, 1971.

9. Bernat, J.L.; Greenberg, E.R.; Barrett, J. Suspected epidural compression of the spinal cord and cauda equina by metastatic carcinoma. Clinical diagnosis and survival. Cancer 51:1953–1957, 1983.

10. Berrettoni, B.A.; Carter, J.R. Mechanisms of cancer metastasis to bone. J Bone Joint Surg [Am] 68:308–312, 1986.

11. Berruti, A.; Dogliotti, L.; Bitossi, R.; et al. Incidence of skeletal complications in patients with bone metastatic prostate cancer and hormone refractory disease: Predictive role of bone resorption and formation markers evaluated at baseline. J Urol 164:1248–1253, 2000.

12. Bhardwaj, S.; Holland, J.F. Chemotherapy of metastatic cancer in bone. Clin Orthop Relat Res 169:28–37, 1982.

13. Bilsky, M.H.; Boland, P.; Lis, E.; et al. Single-stage posterolateral transpedicle approach for spondylectomy, epidural decompression, and circumferential fusion of spinal metastases. Spine 25:2240–2249, 2000.

14. Blake, D. Radiation treatment of metastatic bone disease. Clin Orthop 73:89–100, 1970.

15. Black, P. Spinal metastasis: Current status and recommended guidelines for management. Neurosurgery 5:726–746, 1979.

16. Blari, R.J.; McAfee, J.G. Radiographic detection of skeletal metastases: Radiographs vs scans. J Radiation Oncol 1:1201, 1976.

17. Boissier, S.; Ferreras, M.; Peyruchaud, O.; et al. Bisphosphonates inhibit breast and prostate carcinoma cell invasion, an early event in the formation of bone metastases. Cancer Res 60:2949–2954, 2000.

18. Boland, P.J.; Lane, J.M.; Sundaresan, N. Metastatic disease of the spine. Clin Orthop Relat Res 169:95–102, 1982.

19. Bonariqo, B.C.; Rubin, P. Nonunion of pathologic fractures after radiation therapy. Radiology 88:889–898, 1967.

20. Braunstein, E.M.; Kuhns, L.R. Computed tomographic demonstration of spinal metastases. Spine 8:912–915, 1983.

21. Bremner, R.A.; Jelliffe, A.M. The management of pathological fractures of the major long bones from metastatic cancer. J Bone Joint Surg [Br] 40B:652–659, 1958.

22. Bubendorf, L.; Schopfer, A.; Wagner, U.; et al. Metastatic patterns of prostate cancer: An autopsy study of 1,589 patients. Hum Pathol 31:578–583, 2000.

23. Cadman, E.; Bertino, J.R. Chemotherapy of skeletal metastases. Int J Radiat Oncol Biol Phys 1:1211–1215, 1976.

24. Carlin, B.I.; Andriole, G.L. The natural history, skeletal complications, and management of bone metastases in patients with prostate carcinoma. Cancer 88:2989–2994, 2000.

25. Chan, D.; Carter, S.R.; Grimer, R.J.; et al. Endoprosthetic replacement for bony metastases. Ann R Coll Surg Engl 74:13–18, 1992.

26. Cheng, D.S.; Seitz, C.B.; Eyre, H.J. Nonoperative management of femoral, humeral, and acetabular metastases in patients with breast carcinoma. Cancer 45:1533–1537, 1980.

27. Ciezki, J.; Macklis, R.M. The palliative role of radiotherapy in the management of the cancer patient. Semin Oncol 22:82–90, 1995.

28. Citrin, D.L.; Bessent, R.G.; Greig, W.R. A comparison of the sensitivity and accuracy of the 99Tcm-phosphate bone scan and skeletal radiograph in the diagnosis of bone metastases. Clin Radiol 28:107–117, 1977.

29. Clain, A. Secondary malignant lesions of bone. Br J Cancer 19:15–29, 1965.

30. Coleman, R. Skeletal complications of malignancy. Cancer 80:1588–1594, 1997.

31. Colletti, P.M.; Siegel, H.J.; Woo, M.Y.; et al. The impact on treatment planning of MRI of the spine in patients suspected of vertebral metastasis: An efficacy study. Comput Med Imaging Graph 20:159–162, 1996.

32. Constans, J.P.; de Divitiis, E.; Donzelli, R.; et al. Spinal metastases with neurological manifestations. Review of 600 cases. J Neurosurg 59:111–118, 1983.

33. Cook, A.M.; Lau, T.N.; Tomlinson, M.J.; et al. Magnetic resonance imaging of the whole spine in suspected malignant spinal cord compression: Impact on management. Clin Oncol (R Coll Radiol) 10:39–43, 1998.

34. Coran, A.G.; Banks, H.H.; Aliapoulios, W.A.; et al. The management of pathologic fractures in patients with metastatic carcinoma of the breast. Surg Gynecol Obstet 132:1225–1230, 1968.

35. Cramer, S.F.; Fried, L.; Carter, K.J. The cellular basis of metastatic bone disease in patients with lung cancer. Cancer 48:2649–2660, 1981.

36. Crawford, E.D.; Allen, J.A. Treatment of newly diagnosed state D2 prostate cancer with leuprolide and flutamide or leuprolide alone, phase III, intergroup study 0036. J Steroid Biochem Molec Biol 37:961–963, 1990.

37. Crolla, R.M.; de Vries, L.S.; Clevers, G.J. Locked intramedullary nailing of humeral fractures. Injury 24:403–406, 1993.

38. Cumming, J.; Hacking, N.; Fairhurst, J.; et al. Distribution of bony metastases in prostatic carcinoma. Br J Urol 66:411–414, 1990.

39. Dalgorf, D.; Borkhoff, C.M.; Stephen, D.J.; et al. Venting during prophylactic nailing for femoral metastases: Current orthopedic practice. Can J Surg 46:427–431, 2003.

40. Damron, T.A.; Morgan, H.; Prakash, D.; et al. Critical evaluation of Mirels' rating system for impending pathologic fractures. Clin Orthop Relat Res 415 (Suppl):S201–S207, 2003.

41. Damron, T.A.; Sim, F.H. [Surgical treatment for metastatic disease of the pelvis and the proximal end of the femur]. Instr Course Lect 49:461–470, 2000.

42. Dehdashti, A.R.; Martin, J.B.; Jean, B.; et al. PMMA cementoplasty in symptomatic metastatic lesions of the S1 vertebral body. Cardiovasc Intervent Radiol 23:235–237, 2000.

43. Demers, L.M.; Costa, L.; Lipton, A. Biochemical markers and skeletal metastases. [Review] [40 refs]. Cancer 88:2919–2926, 2000.

44. Dickie, G.J.; Macfarlane, D. Strontium and samarium therapy for bone metastases from prostate carcinoma. Australas Radiol 43:476–479, 1999.

45. Diel, I.J.; Solomayer, E.F.; Bastert, G. Bisphosphonates and the prevention of metastasis: First evidences from preclinical and clinical studies. [Review] [51 refs]. Cancer 88:3080–3088, 2000.

46. Dijkstra, S.; Stapert, J.; Boxma, H.; et al. Treatment of pathological fractures of the humeral shaft due to bone metastases: A comparison of intramedullary locking nail and plate osteosynthesis with adjunctive bone cement. Eur J Surg Oncol 22:621–626, 1996.

47. Domchek, S.M.; Younger, J.; Finkelstein, D.M.; et al. Predictors of skeletal complications in patients with metastatic breast carcinoma. Cancer 89:363–368, 2000.

48. Dunn, E. The role of methylmethacrylate in the stabilization and replacement of tumors of the cervical spine: A project of the cervical spine research society. Spine 2:15–24, 1977.

49. Eckardt, J.J.; Kabo, J.M.; Kelly, C.M.; et al. Endoprosthetic reconstructions for bone metastases. Clin Orthop Relat Res 415(Suppl):S254–S262, 2003.

50. Eftekhar, N.S.; Thurston, C.W. Effect of irradiation on acrylic cement with special reference to fixation of pathological fractures. J Biomech 8:53–56, 1975.

51. Eil, P.J. Skeletal imaging in metastatic disease. Curr Opin Radiol 3:791–796, 1991.

52. Even-Sapir, E.; Metser, U.; Mishani, E.; et al. The detection of bone metastases in patients with high-risk prostate cancer: 99mTc-MDP planar bone scintigraphy, single- and multi-field-of-view SPECT, 18F-fluoride PET, and 18F-fluoride PET/CT. J Nucl Med 47:287–297, 2006.

53. Fidler, M. Anterior decompression and stablization of metastatic spinal fractures. J Bone Joint Surg [Br] 68:83–90, 1986.

54. Fielding, J.W.; Pyle, R.N.J.; Fietti, V.G., Jr. Anterior cervical vertebral body resection and bone-grafting for benign and malignant tumors. A survey under the auspices of the Cervical Spine Research Society. J Bone Joint Surg [Am] 61:251–253, 1979.

55. Flinkkila, T.; Hyvonen, P.; Lakovaara, M.; et al. Intramedullary nailing of humeral shaft fractures. A retrospective study of 126 cases. Acta Orthop Scand 70:133–136, 1999.

56. Fourney, D.R.; Schomer, D.F.; Nader, R.; et al. Percutaneous vertebroplasty and kyphoplasty for painful vertebral body fractures in cancer patients. J Neurosurg 98:21–30, 2003.

57. Frassica, F.J.; Frassica, D.A. Metastatic bone disease of the humerus. J Am Acad Orthop Surg 11:282–288, 2003.

58. Friedl, W. Indication, management and results of surgical therapy for pathological fractures in patients with bone metastases. Eur J Surg Oncol 16:380–396, 1990.

59. Friedlaender, G.E.; Johnson, R.M.; Brand, R.A.; et al. Treatment of pathological fractures. Conn Med 39:765–772, 1975.

60. Fuchs, B.; Trousdale, R.T.; Rock, M.G. Solitary bony metastasis from renal cell carcinoma: Significance of surgical treatment. Clin Orthop Relat Res 431:187–192, 2005.

61. Fuhrmann, R.A.; Roth, A.; Venbrocks, R.A. Salvage of the upper extremity in cases of tumorous destruction of the proximal humerus. J Cancer Res Clin Oncol 126:337–344, 2000.

62. Gainor, B.J.; Buchert, P. Fracture healing in metastatic bone disease. Clin Orthop Relat Res 178:297–302, 1983.

63. Galasko, C.S. Pathological fractures secondary to metastatic cancer. J R Coll Surg Edinb 19:351–362, 1974.

64. Galasko, C.S. Mechanisms of bone destruction in the development of skeletal metastases: Mechanisms of lytic and blastic metastatic disease of bone. Nature 263:507–508, 1976.

65. Gerszten, P.C.; Burton, S.A.; Ozhasoglu, C.; et al. Stereotactic radiosurgery for spinal metastases from renal cell carcinoma. J Neurosurg Spine 3:288–295, 2005.

66. Ghogawala, Z.; Mansfield, F.L.; Borges, L.F. Spinal radiation before surgical decompression adversely affects outcomes of surgery for symptomatic metastatic spinal cord compression. Spine 26:818–824, 2001.

67. Gilbert, H.A.; Kagan, A.R.; Nussbaum, H.; et al. Evaluation of radiation therapy for bone metastases: Pain relief and quality of life. AJR Am J Roentgenol 129:1095–1096, 1977.

68. Gold, R.I.; Seeger, L.L.; Bassett, L.W.; et al. An integrated approach to the evaluation of metastatic bone disease. [Review] [29 refs]. Radiol Clin North Am 28:471–483, 1990.

69. Greenberg, H.S.; Kim, J.H.; Posner, J.B. Epidural spinal cord compression from metastatic tumor: Results with a new treatment protocol. Ann Neurol 8:361–366, 1980.

70. Habernek, H.; Orthner, E. A locking nail for fractures of the humerus [see comments]. J Bone Joint Surg [Br] 73:651–653, 1991.

71. Hall, A.J.; Mackay, N.N. The results of laminectomy for compression of the cord or cauda equina by extradural malignant tumour. J Bone Joint Surg [Br] 55:497–505, 1973.

72. Harrington, K.D. The use of methylmethacrylate as an adjunct in the internal fixation of malignant neoplastic fractures. J Bone Joint Surg [Am] 54:1665–1676, 1972.

73. Harrington, K.D. Methylmethacrylate as an adjunct in internal fixation of pathological fractures. J Bone Joint Surg [Am] 58:1047–1054, 1976.

74. Harrington, K.D. The role of surgery in the management of pathologic fractures. Orthop Clin North Am 8:841–859, 1977.

75. Harrington, K.D. Management of unstable pathologic fracture dislocations of the spine and acetabulum, secondary to metastatic malignancy. Instr Course Lect 29:51–61, 1980.

76. Harrington, K.D. The management of acetabular insufficiency secondary to metastatic malignant disease. J Bone Joint Surg [Am] 63:653–664, 1981.

77. Harrington, K.D. The use of methylmethacrylate for vertebral body replacement and anterior stabilization of pathological fracture dislocations of the spine due to metastatic malignant disease. J Bone Joint Surg [Am] 63:36–46, 1981.

78. Harrington, K.D. Anterior cord decompression and spinal stabilization for patients with metastatic lesions of the spine. J Neurosurg 561:107–117, 1984.

79. Harrington, K.D. Current concepts review: Metastatic disease of the spine. J Bone Joint Surg [Am]

68:1110–1115, 1986.

80. Harrington, K.D. Impending pathologic fractures from metastatic malignancy: Evaluation and management. Instr Course Lect 35:357–381, 1986.

81. Harrington, K.D. Anterior decompression and stabilization of the spine as a treatment for vertebral collapse and spinal cord compression from metastatic malignancy. Clin Orthop 233:177–197, 1988.

82. Harrington, K.D. Orthopaedic management of extremity and pelvic lesions. Clin Orthop 312:136–147, 1995.

83. Hartsell, W.F.; Scott, C.B.; Bruner, D.W.; et al. Randomized trial of short- versus long-course radiotherapy for palliation of painful bone metastases. J Natl Cancer Inst 97:798–804, 2005.

84. Hashimoto, M.; Hiwa, O.; Niotta, Y.; et al. Unstable expression of E-cadherin adhesion molecules in metastatic ovarian cancer cells. Jpn J Cancer Res 80:459, 1989.

85. Healey, J.H.; Lane, J.M. Treatment of pathologic fractures of the distal femur with the Zickel supracondylar nail. Clin Orthop Relat Res 250:216–220, 1990.

86. Hems, T.E.; Bhullar, T.P. Interlocking nailing of humeral shaft fractures: The Oxford experience 1991 to 1994 [see comments]. Injury 27:485–489, 1996.

87. Hipp, J.A.; Springfield, D.S.; Hayes, W.C. Predicting pathologic fracture risk in the management of metastatic bone defects. [Review] [68 refs]. Clin Orthop Relat Res 312:120–135, 1995.

88. Hyder, N.; Wray, C.C. Treatment of pathological fractures of the humerus with Ender nails. J R Coll Surg Edinb 38:370–372, 1993.

89. Ikpeme, J.O. Intramedullary interlocking nailing for humeral fractures: Experiences with the Russell-Taylor humeral nail. Injury 25:447–455, 1994.

90. Israel, O.; Kuten, A. Early detection of cancer recurrence: 18F-FDG PET/CT can make a difference in diagnosis and patient care. J Nucl Med 48(Suppl 1):28S–35S, 2007.

91. Ito, S.; Kato, K.; Ikeda, M.; et al. Comparison of 18F-FDG PET and bone scintigraphy in detection of bone metastases of thyroid cancer. J Nucl Med 48:889–895, 2007.

92. Jacobson, A.F.; Cronin, E.B.; Stomper, P.C.; et al. Bone scans with one or two new abnormalities in cancer patients with no known metastases: Frequency and serial scintigraphic behavior of benign and malignant lesions. Radiology 175:229–232, 1990.

93. Jacobsson, H.; Goransson, H. Radiological detection of bone and bone marrow metastases. [Review] [54 refs]. Med Oncol Tumor Pharmacother 8:253–260, 1991.

94. Janjan, N.A. Radiation for bone metastases: Conventional techniques and the role of systemic radiopharmaceuticals. [Review] [96 refs]. Cancer 80:1628–1645, 1997.

95. Jensen, C.H.; Hansen, D.; Jorgensen, U. Humeral shaft fractures treated by interlocking nailing: A preliminary report on 16 patients. Injury 23:234–236, 1992.

96. Johnston, A.D. Pathology of metastatic tumors in bone. [Review] [141 refs]. Clin Orthop Relat Res 73:8–32, 1970.

97. Kamby, C.; Vejborg, I.; Daugaard, S.; et al. Clinical and radiologic characteristics of bone metastases in breast cancer. Cancer 60:2524–2531, 1987.

98. Kao, C.H.; Hsieh, J.F.; Tsai, S.C.; et al. Comparison and discrepancy of 18F-2-deoxyglucose positron emission tomography and Tc-99m MDP bone scan to detect bone metastases. Anticancer Res 20:2189–2192, 2000.

99. Keene, J.S.; Sellinger, D.S.; McBeath, A.A.; et al. Metastatic breast cancer in the femur. A search for the lesion at risk of fracture. Clin Orthop Relat Res 203:282–288, 1986.

100. Keyak, J.H.; Kaneko, T.S.; Rossi, S.A.; et al. Predicting the strength of femoral shafts with and without metastatic lesions. Clin Orthop Relat Res 439:161–170, 2005.

101. King, G.J.; Kostuik, J.P.; McBroom, R.J., et al. Surgical management of metastatic renal carcinoma of the spine. Spine 16:265–271, 1991.

102. Kirchner, P.T.; Simon, M.A. Radioisotopic evaluation of skeletal disease. J Bone Joint Surg [Am] 63:673–681, 1981.

103. Klimo, P., Jr.; Thompson, C.J.; Kestle, J.R.; et al. A meta-analysis of surgery versus conventional radiotherapy for the treatment of metastatic spinal epidural disease. Neurooncology 7:64–76, 2005.

104. Kocialkowski, A.; Wallace, W.A. Reconstruction of the femur with the aid of a combination of a joint replacement and an intramedullary nail. Injury 22:63–65, 1991.

105. Kohno, N.; Aogi, K.; Minami, H.; et al. Zoledronic acid significantly reduces skeletal complications compared with placebo in Japanese women with bone metastases from breast cancer: A randomized, placebo-controlled trial. J Clin Oncol 23:3314–3321, 2005.

106. Kraemer, W.J.; Hearn, T.C.; Powell, J.N.; et al. Fixation of segmental subtrochanteric fractures. A biomechanical study. Clin Orthop Relat Res 332:71–79, 1996.

107. Kunec, J.R.; Lewis, R.J. Closed intramedullary rodding of pathologic fractures with supplemental cement. Clin Orthop Relat Res 188:183–186, 1984.

108. Kurdy, N.M.; Kay, P.R.; Paul, A.S.; et al. The huckstep nail. Stable fixation of mechanically deficient femoral bone. Clin Orthop Relat Res 316:214–220, 1995.

109. Lam, W.C.; Delikatny, E.J.; Orr, F.W.; et al. The chemotactic response of tumor cells. A model for cancer metastasis. Am J Pathol 104:69–76, 1981.

110. Lancaster, J.M.; Koman, L.A.; Gristina, A.G.; et al. Pathologic fractures of the humerus. South Med J 81:52–55, 1988.

111. Lane, J.M.; Sculco, T.P.; Zolan, S. Treatment of pathological fractures of the hip by endoprosthetic replace-

ment. J Bone Joint Surg [Am] 62:954–959, 1980.

112. Lee, C.K.; Rosa, R.; Fernand, R. Surgical treatment of tumors of the spine. Spine 11:201–208, 1986.

113. Levine, A.M. Reamed retrograde intramedullary nailing for metastatic lesions of the humerus. Presented at the ENSOS/AMSTS/ISOLS Meeting 1995.

114. Levine, A.M.; Kenzora, J.E. Management of periacetabular metastatic lesions of bone. J Bone Joint Surg 9:1, 1985.

115. Levine, A.M.; Virkus, W.; Amin, P. Brachytherapy in the treatment of spinal neoplasm. Orthop Trans 20:35, 1996.

116. Levy, R.N.; Sherry, H.S.; Siffert, R.S. Surgical management of metastatic disease of bone at the hip. Clin Orthop Relat Res 169:62–69, 1982.

117. Lewallen, R.P.; Pritchard, D.J.; Sim, F.H. Treatment of pathologic fractures or impending fractures of the humerus with Rush rods and methylmethacrylate. Experience with 55 cases in 54 patients, 1968–1977. Clin Orthop Relat Res 166:193–198, 1982.

118. Li, J.; Tio, F.O.; Jinkins, J.R. Contrast-enhanced MRI of healed pathologic vertebral compression fracture mimicking active disease in a patient treated for lymphoma. Neuroradiology 35:506–508, 1993.

119. Lin, J.; Hou, S.M.; Hang, Y.S.; et al. Treatment of humeral shaft fractures by retrograde locked nailing. Clin Orthop Relat Res 342:147–155, 1997.

120. Lipton, A.; Colombo-Berra, A.; Bukowski, R.M.; et al. Skeletal complications in patients with bone metastases from renal cell carcinoma and therapeutic benefits of zoledronic acid. Clin Cancer Res 10:6397S–6403S, 2004.

121. Loitz, D.; Konnecker, H.; Illgner, A.; et al. [Retrograde intramedullary nailing of humeral fractures with new implants. Analysis of 120 consecutive cases]. [German]. Unfallchirurg 101:543–550, 1998.

122. MacAusland, W.R.J.; Wyman, E.T., Jr. Management of metastatic pathological fractures. Clin Orthop Relat Res 73:39–51, 1970.

123. Mareel, M.M.; Behrens, J.; Birchmeier, W.; et al. Down-regulation of E-cadherin expression in Madin Darby canine kidney (MDCK) cells inside tumors of nude mice. Int J Cancer 47:922–928, 1991.

124. Matsubayashi, T.; Koga, H.; Nishiyama, Y.; et al. The reparative process of metastatic bone lesions after radiotherapy. Jpn J Clin Oncol 11(Suppl):253–264, 1981.

125. Miller, F.; Whitehill, R. Carcinoma of the breast metastatic to the skeleton. Clin Orthop Relat Res 184:121–127, 1984.

126. Mirels, H. Metastatic disease in long bones. A proposed scoring system for diagnosing impending pathologic fractures. Clin Orthop Relat Res 249:256–264, 1989.

127. Mundy, G.R.; Eilon, G.; Altman, A.J.; et al. Non-bone cell mediated bone resorption. In Horton, S.E.; Tarpley, T.M.; Davis, W.M.F., eds. Mechanisms of localized bone loss. Washington, D.C.

128. Murray, J.A.; Parrish, F.F. Surgical management of secondary neoplastic fractures about the hip. Orthop Clin North Am 5:887–901, 1974.

129. Needham, P.R.; Mithal, N.P.; Hoskin, P.J. Radiotherapy for bone pain. J R Soc Med 87:503–505, 1994.

130. Oka, J.; Shiozaki, H.; Kobayashi, K.; et al. Expression of E-cadjerin cells adhesion molecules in breast cancer tissues and its relationship to metastasis. Jpn J Cancer Res 53:1696, 1993.

131. Orr, W.; Varani, J.; Ward, P.A. Characteristics of the chemotactic response of neoplastic cells to a factor derived from the fifth component of complement. Am J Pathol 93:405–422, 1978.

132. Paget, S. The distribution of secondary growths in cancer of the breast. 1889 [classical article]. Cancer Metastasis Rev 8:98–101, 1989.

133. Papapoulos, S.E.; Hamdy, N.A.; van der Pluijm, G. Bisphosphonates in the management of prostate carcinoma metastatic to the skeleton. Cancer 88:3047–3053, 2000.

134. Patchell, R.A.; Tibbs, P.A.; Regine, W.F.; et al. Direct decompressive surgical resection in the treatment of spinal cord compression caused by metastatic cancer: A randomised trial. Lancet 366:643–648, 2005.

135. Patterson, R.H., Jr. Metastatic disease of the spine: Surgical risk versus radiation therapy. Clinical Neurosurgery 27:641–644, 1980.

136. Poigenfurst, J.; Marcove, R.C.; Miller, T.R. Surgical treatment of fractures through metastases in the proximal femur. J Bone Joint Surg [Br] 50:743–756, 1968.

137. Pugh, J.; Sherry, H.S.; Futterman, B.; et al. Biomechanics of pathologic fractures. Clin Orthop Relat Res 169:109–114, 1982.

138. Ratanatharathorn, V.; Powers, W.E.; Steverson, N.; et al. Bone metastasis from cervical cancer. Cancer 73:2372–2379, 1994.

139. Raycroft, J.F.; Hockman, R.P.; Southwick, W.O. Metastatic tumors involving the cervical vertebrae: Surgical palliation. J Bone Joint Surg [Am] 60:763–768, 1978.

140. Redmond, B.J.; Biermann, J.S.; Blasier, R.B. Interlocking intramedullary nailing of pathological fractures of the shaft of the humerus. J Bone Joint Surg [Am] 78:891–896, 1996.

141. Rommens, P.M.; Blum, J.; Runkel, M. Retrograde nailing of humeral shaft fractures. Clin Orthop Relat Res 350:26–39, 1998.

142. Rommens, P.M.; Verbruggen, J.; Broos, P.L. Retrograde locked nailing of humeral shaft fractures. A review of 39 patients [see comments]. J Bone Joint Surg [Br] 77:84–89, 1995.

143. Roos, D.E.; Davis, S.R.; Turner, S.L.; et al. Quality assurance experience with the randomized neuropathic bone pain trial (Trans-Tasman Radiation Oncology Group, 96.05). Radiother Oncol 67:207–212, 2003.

144. Rosen, L.S. Efficacy and safety of zoledronic acid in the treatment of bone metastases associated with lung cancer and other solid tumors. Semin Oncol 29:28–32, 2002.

145. Roth, S.E.; Mousavi, P.; Finkelstein, J.; et al. Meta-static burst fracture risk prediction using biomechanically based equations. Clin Orthop Relat Res 419:83–90, 2004.

146. Roth, S.E.; Rebello, M.M.; Kreder, H.; et al. Pressurization of the metastatic femur during prophylactic intramedullary nail fixation. J Trauma 57:333–339, 2004.

147. Ryken, T.C.; Eichholz, K.M.; Gerszten, P.C.; et al. Evidence-based review of the surgical management of vertebral column metastatic disease. Neurosurg Focus 15:E11, 2003.

148. Saad, F.; Lipton, A. Zoledronic acid is effective in preventing and delaying skeletal events in patients with bone metastases secondary to genitourinary cancers. BJU Int 96:964–969, 2005.

149. Schaberg, J.; Gainor, B.J. A profile of metastatic carcinoma of the spine. Spine 10:19–20, 1985.

150. Schurman, D.J.; Amstutz, H.C. Orthopedic management of patients with metastatic carcinoma of the breast. Surg Gynecol Obstet 137:831–836, 1973.

151. Serfini, A.N. Current status of systemic intravenous radiopharmaceuticals for the treatment of painful metastatic bone disease. Int J Radiat Oncol Biol Phys 30:1187–1194, 1994.

152. Seto, E.; Segall, G.M.; Terris, M.K. Positron emission tomography detection of osseous metastases of renal cell carcinoma not identified on bone scan. Urology 55:286, 2000.

153. Shah, A.N.; Pietrobon, R.; Richardson, W.J.; et al. Patterns of tumor spread and risk of fracture and epidural impingement in metastatic vertebrae. J Spinal Disord Tech 16:83–89, 2003.

154. Sherry, H.S.; Levy, R.N.; Siffert, R.S. Metastatic disease of bone in orthopedic surgery. Clin Orthop Relat Res 169:44–52, 1982.

155. Shreve, P.D.; Steventon, R.S.; Gross, M.D. Diagnosis of spine metastases by FDG imaging using a gamma camera in the coincidence mode. Clin Nucl Med 23:799–802, 1998.

156. Sim, F.H.; Frassica, F.J.; Chao, E.Y. Orthopaedic management using new devices and prostheses. [Review] [12 refs]. Clin Orthop Relat Res 312:160–172, 1995.

157. Sim, F.H.; Pritchard, D.J. Metastatic disease in the upper extremity. Clin Orthop Relat Res 169:83–94, 1982.

158. Smith, R. An evaluation of surgical treatment for spinal cord compression due to metastatic carcinoma. J Neurol Neurosurg Psychiatry 152–158, 1965.

159. Soloway, M.S.; Hardeman, S.W.; Hickey, D.; et al. Stratification of patients with metastatic prostate cancer based on extent of disease on initial bone scan. Cancer 61:195–202, 1988.

160. Stark, R.J.; Henson, R.A.; Evans, S.J. Spinal metastases. A retrospective survey from a general hospital. Brain 105:189–213, 1982.

161. Stubbs, B.E.; Matthews, L.S.; Sonstegard, D.A. Experimental fixation of fractures of the femur with methylmethacrylate. J Bone Joint Surg [Am] 57:317–321, 1975.

162. Sun, Y.C.; Geldof, A.A.; Newling, D.W.; et al. Progression delay of prostate tumor skeletal metastasis effects by bisphosphonates. J Urol 148:1270–1273, 1992.

163. Sundaresan, N.; Galicich, J.H.; Lane, J.M. Harrington rod stabilization for pathological fractures of the spine. J Neurosurg 60:282–286, 1984.

164. Swanson, K.C.; Pritchard, D.J.; Sim, F.H. Surgical treatment of metastatic disease of the femur. J Am Acad Orthop Surg 8:56–65, 2000.

165. Sze, W.M.; Shelley, M.D.; Held, I.; et al. Palliation of metastatic bone pain: single fraction versus multifraction radiotherapy—a systematic review of randomised trials. Clin Oncol (R Coll Radiol) 15:345–352, 2003.

166. Taneichi, H.; Kaneda, K.; Takeda, N.; et al. Risk factors and probability of vertebral body collapse in metastases of the thoracic and lumbar spine. Spine 22:239–245, 1997.

167. Theriault, R.L.; Lipton, A.; Hortobagyi, G.N.; et al. Pamidronate reduces skeletal morbidity in women with advanced breast cancer and lytic bone lesions: A randomized, placebo-controlled trial. Protocol 18 Aredia Breast Cancer Study Group. J Clin Oncol 17:846–854, 1999.

168. Thomsen, N.O.B.; Mikkelsen, J.B.; Svendsen, R.N.; et al. Interlocking nailing of humeral shaft fractures. J Orthop Sci 3:199–203, 1998.

169. Tokuhashi, Y.; Matsuzaki, H.; Toriyama, S.; et al. Scoring system for the preoperative evaluation of metastatic spine tumor prognosis. Spine 15:1110–1113, 1990.

170. Tome, J.; Carsi, B.; Garcia-Fernandez, C.; et al. Treatment of pathologic fractures of the humerus with Seidel nailing. Clin Orthop Relat Res 350:51–55, 1998.

171. Tong, D.; Gillick, L.; Hendrickson, F.R. The palliation of symptomatic osseous metastases: Final results of the Study by the Radiation Therapy Oncology Group. Cancer 50:893–899, 1982.

172. Tongaonkar, H.B.; Kulkarni, J.N.; Kamat, M.R. Solitary metastases from renal cell carcinoma: A review. J Surg Oncol 49:45–48, 1992.

173. Van der Linden, Y.M.; Dijkstra, P.D.; Kroon, H.M.; et al. Comparative analysis of risk factors for pathological fracture with femoral metastases. J Bone Joint Surg [Br] 86:566–573, 2004.

174. Varley, G.W. The Seidel locking humeral nail: The Nottingham experience. Injury 26:155–157, 1995.

175. Walker, R.H. Pelvic reconstruction/total hip arthroplasty for metastatic acetabular insufficiency. Clin Orthop Relat Res 294:170–175, 1993.

176. Ward, W.G.; Holsenbeck, S.; Dorey, F.J.; et al. Metastatic disease of the femur: Surgical treatment. Clin Orthop Relat Res 415(Suppl):S230–S244, 2003.

177. Wedin, R.; Bauer, H.C. Surgical treatment of skeletal metastatic lesions of the proximal femur: Endoprosthesis or reconstruction nail? J Bone Joint Surg [Br] 87:1653–1657, 2005.

178. Weill, A.; Chiras, J.; Simon, J.M.; et al. Spinal metastases: Indications for and results of percutaneous injection of acrylic surgical cement. Radiology 199:241–247, 1996.

179. Wise, J.J.; Fischgrund, J.S.; Herkowitz, H.N.; et al. Complication, survival rates, and risk factors of surgery for metastatic disease of the spine. Spine 24:1943–1951, 1999.

180. Wong, D.A.; Fornasier, V.L.; MacNab, I. Spinal metastases: The obvious, the occult, and the impostors. Spine 15:1–4, 1990.

181. Yablon, I.G. The effect of methylmethacrylate on fracture healing. Clin Orthop Relat Res 114: 358–363, 1976.

182. Yamashita, K.; Koyama, H.; Inaji, H. Prognostic significance of bone metastasis from breast cancer. Clin Orthop Relat Res 312:89–94, 1995.

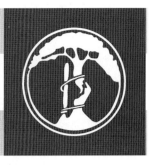

第 **18** 章

骨质疏松的脆性骨折

Joseph M. Lane, M.D., Charles N. Cornell, M.D.

第一节 流行病学

在美国人口中,骨质疏松症是大多数老年人与绝大部分妇女最为常见的代谢性骨病[112]。按世界卫生组织(World Health Organization,WHO)基本标准评估,15%的绝经后美国白人妇女和35%的年龄大于65岁的女性患有骨质疏松症[114],有50%的妇女存在髋部不同程度的骨密度下降。估计每年有150万骨折患者可归因于骨质疏松,这包括每年70万的脊椎骨折与30万的髋部骨折和20万的前臂(Colles')骨折[60,78,101]。而且,随着年龄的增加骨折的发生率显著性地增多[82]:60岁年龄组的腕部骨折发生率上升;70岁年龄组的脊椎骨折发生率上升;80岁年龄组的髋部骨折发生率上升[111]。每2名白人女性中就有1人在人生的某一阶段经历了骨质疏松性骨折的折磨[71]。如果他们活到90岁以上,女性中的32%,男性中的17%将会出现髋部骨折[77]。而这一结果将导致这些髋部骨折患者中的24%在1年内会死亡。50%的患者需要长期看护,而最终仅有30%的患者能够恢复到他们骨折前的行走能力[16,77,83,87]。在那些被看护的患者中,又有70%的患者生存不到1年[3,50,51,62,65]。

另一方面,随着人口的老龄化,骨质疏松的治疗负担也迅速上升[99]。骨质疏松脆性骨折患者的治疗更造成显著的经费压力。为了治疗骨质疏松,每年要多动用40万张医院病床和250万医师的人力和物力[113]。每年仅用于骨质疏松性骨折的卫生医疗开支就在138亿美元,其中白人女性骨折的治疗费用就为103亿美元[97]。在美国,每年仅股骨近端骨质疏松性骨折的早期治疗与长期护理治疗的花费就超过100亿

美元[90]。预计在将来的50年,美国仅花费在髋部骨折的治疗费用就超过2400亿美元[111]。这些统计资料提示,在认识上和诊断上,更重要的是在强调预防骨质疏松的发生上,临床医师应足够重视。

第二节 骨骼也是一个代谢器官

代谢性骨病的发生与骨折愈合过程都密切关系到骨的更新代谢过程[67]。骨组织的构成包括矿物质成分(主要为羟基磷灰石结晶)和有机成分(其中90%为 I 型胶原)[84]。骨的矿物质成分中,钙的含量占全身总钙量的98%以上[69]。因此,骨骼被视为身体重要的钙调节器官。同时,骨的力学形态结构与其具有的广阔骨表面结构能轻易完成对人体形态的支撑和体内钙的动员。骨骼本身就具有复合材料的特征,其中胶原纤维提供了弹力强度,而羟基磷灰石提供了抗压强度[61]。

骨组织通过细胞调节作用在不断地进行自身的重建过程[46]。骨组织本身是一种结缔组织,在机体重力、机械应力和对其自身代谢所必要的调控因素作用下,骨组织具有的这种重建能力能维持整个人的一生[73]。依据一个人对骨结构与代谢的需要,骨组织处在多种形态与结构中。成骨细胞的活跃程度(检测指标为碱性磷酸酶和骨钙素)是骨形成的条件,而骨吸收(检测指标为 I 型胶原 N 端肽)是在破骨细胞作用下完成的[84]。

骨转换与骨重建过程依次出现,并受局部环境因子、生物力学需要(Wolff's 定律,"遵守功能排列")和身体的要求而改变[84]。在激素中,维生素 D、甲状旁腺素(PTH)、降钙素和雌激素是调控骨代谢的激素。维生

素 D,尤其是 1,25-二羟维生素 D,对于促进肠钙的吸收和破骨细胞性骨吸收具有重要作用[49]。甲状旁腺素(PTH)的作用是导致钙从骨中释放入血[59]。不论女性或男性,雌激素的水平均直接与骨量密切相关[105]。骨组织主要分皮质骨(有较大的骨体积与较少的骨表面积)与骨小梁(有较大的骨表面积与较少的骨体积),活跃的代谢活动主要在骨内的表面和骨小梁上和在其周围存在巨大的表面与体积比[56,57,66]。

骨的材料特性绝大部分取决于构成物质的微观密度特性[11],因为仅由于年龄的增加,在最低限度上骨量的绝对值就下降。骨量与骨结构决定主要的骨强度[11,58]。已经证明,与相同横断层面的材料面积相比,小梁的结构分布具有更大的屈服力和扭力强度,特别是当"骨质量"有缺陷时,惯性矩值最大(不在受力中心力的分布),自然使增加骨结构的强度出现下降。10%的骨外在结构改变就能补偿30%的骨的屈服和扭力强度。

在老年人中,皮质骨的减少可通过骨皮质的直径扩张来实现部分的功能代偿,然而这种长管状骨直径的增加,每年极少超过原先直径的2%[34,98]。所以,人在中年以后,就存在皮质骨的绝对值下降,骨折的危险性也就增加。另外,与骨结构强度也十分密切相关的是小梁结构的连续性——骨与骨结构之间的相互连接程度的差异[15,98]。最终,一个单位体积的骨强度依赖于骨胶原蛋白及骨矿化程度的材料特性。

第三节　骨质减少性骨折的机理

骨骼属于一种复合结构,能承载压力与拉力应力,同时具有极好的弯曲和扭转强度[104]。骨小梁通常承载大部分的冲击压力,而皮质骨来承载扭转与弯曲的应力。椎体承受的力大部分依靠骨小梁承载,而股骨颈的承载力要依赖于皮质和骨小梁协同结构承载[11,66]。

骨密度的下降和骨结构连接性的缺损是骨质疏松症的标志[37,45,75]。骨质疏松的骨量减少致使骨皮质和骨小梁二者的承载负荷能力下降,结果导致了骨折的危险性增加。骨质疏松首先发生在骨小梁丰富的骨骼部分,特点为单位面积中骨小梁稀疏,这种现象说明破骨细胞性骨吸收导致了小梁间的断裂和分离[71]。在绝经后,骨小梁本身存在着一种较高的(每年8%)重吸收率,而皮质骨每年仅为0.5%。Riggs 和 Melton[100]认为,正是利用这一差异而将伴有骨折的骨质疏松分为

两类。

Ⅰ型为绝经后骨质疏松症。主要好发在55~65岁妇女,伴有雌激素的缺乏,主要表现为骨小梁的缺失,以脊椎发生骨折最为常见。Ⅱ型为老年性骨质疏松症。好发于老年人(女性和男性,2:1),两者年龄都在65岁以上,多有全身的慢性钙丢失疾病,表现为皮质骨的骨量减少,容易发生长管状骨的骨折。

虽然骨量明显与骨折风险密切相关,但实际上骨折与否不只是单靠骨量多少来界定。"骨质量"包括骨结构、跌倒暴力大小与反应能力[1],以及那些由于衰老而发生微损伤的修复情况,所有这些都在骨折风险因素的判断中起着重要作用。表18-2显示,随测量骨量平均值的下降,骨折发生率的百分比变化(表18-1和表18-2)。

仅就发生髋部骨折的患者而言,Riggs 和 Melton[93]研究证实,在骨量减少50%时,骨折的发生率增加了4倍,骨折的发生率与骨量减少呈指数相关。这一结论也同 Carter 和 Hayes[11]的实验观察结果相一致。老年人的骨丢失增加了骨折发生的风险,并且在骨折的治疗上也应该关注骨量的维持(见下文)。Greenspan 等人[43]在研究髋部骨折发生的原因后证实,除与患者的骨密度相关外,还应包括跌倒方式、低体重指数和一个较大的跌倒力[43]。Courtney 等人[17]报道,中年人股骨的强度和能量吸收的容量仅为青年人股骨强度的1/2。在中年以上人群中,50%的人从直立高度跌倒的力超过了自身股骨的断裂强度;但在青年人中,同一高度跌倒而超过股骨断裂强度的仅有20%[47]。

Cummings 等人[20]计算髋部骨折风险的依据是:低骨量、老龄、家族髋部骨折史、身高、老年后体重减轻、健康状况,以前是否做过甲状腺的治疗(甲状腺功能减退),是否用过地西泮(苯二氮卓类药物)、镇静剂(抗惊厥剂)等药物,日常锻炼步行的不足,每天不足4小时无支撑的站立时间,静息期每分钟脉搏高于80次和50岁以后自身骨折的病史。如果患者存在这些因素中的2条,在未来1年将会有1‰的患者出现髋部骨折。如果患者出现的这些因素多于5条,并同时

表18-1　正值更年期住院患者的 DEXA 值在脊椎骨折与非脊椎骨折间的关系($P = 0.001$)	
脊椎骨折　(n = 81)	0.80 (0.14 g/cm²)
非脊椎骨折 (n = 225)	0.89 (0.16 g/cm²)

缩写:DEXA,双能 X 骨密度测量仪。

表 18-2　绝经后，女性脊椎骨折发生率与 DEXA 测定骨量的相关性表	
DEXA(g/cm²)	脊椎骨折发生率(%)
0.8~0.926	26
0.7~0.833	33
0.6~0.751	51
0.5~0.663	63

缩写：DEXA，双能 X 骨密度测量仪。

出现骨量降低，则 1 年内将会出现高达 27‰的患者发生髋部骨折[21]。

尽管极低骨量的患者有骨折发生的极大危险性，但大多数骨折是发生在一般性骨量减少的病例中。骨密度即骨量仅能代表 18%的骨折危险相关因素，而骨质量即骨结构本质的问题占据骨折发生与否的支配地位。如先前有过椎体或髋部骨折病史，则会极大地增加今后再次发生骨折的风险[9]。

第四节　骨质疏松与骨折愈合

正常的骨折愈合是一个特定的过程，在这一过程中，骨的完整结构可以通过骨的再生过程完全修复[54]。一般来讲，骨折愈合过程要经过软骨内骨化成骨的 6 个阶段，即创伤充血、诱导、炎症反应、软的纤维性骨痂(软骨性骨痂)、骨性骨痂(成骨细胞形成)和骨塑型[67]。虽然骨质疏松患者在骨折初期到软骨骨痂形成阶段无明显改变，但在后期愈合过程中，骨性骨痂和骨塑型则有明显的异常[90]。

新骨的形成和骨的矿化过程依赖充足的钙摄取，骨质疏松的患者本身就存在血清可溶性钙的减少，这包括饮食中钙摄入缺陷和骨钙存储缺陷[66]。这使新骨形成钙的矿化作用延迟，同时骨塑型期因与更需要游离钙的机体其他功能产生竞争而延长。而且在这种状态下，机体为维持体内的钙平衡，会进行钙调节的总动员(甲状旁腺激素和维生素 D 水平增加)，从而也会影响骨折愈合后期的修复过程。另外，至少有 40%的老年患者，同时存在一些不同程度的营养代谢疾病问题，而这些情况可不同程度的影响着骨折的愈合[86]。老年人骨折后近 4 个月的骨扫描结果显示，骨代谢重建过程一直在持续，并且直到 4 个月时，也不能完全确定骨折修复过程的完成[28]。有研究表明，骨质疏松的大鼠会出现骨折迟缓愈合。但目前仍不清楚影响骨折

修复的原因是骨质疏松还是雌激素缺乏[74,110]。

四肢长管状骨骨折后，即使保障患者有足够的钙摄入量，通常也会发生全身非骨折骨的骨丢失[109]。典型骨质疏松患者存在长期的钙缺乏，这种骨丢失会更严重一些。理论上认为，为促进此类患者的骨折愈合，给予生理剂量的维生素 D(400~800 IU/d)和活性钙(1500 mg/d)、正常的氮平衡和适当的活动锻炼是十分必要的[82]。最近一系列的动物研究已经证实，间歇性给予 PTH 治疗，可以促进骨折愈合过程中软骨内骨化阶段骨折的修复[89]。

第五节　骨质疏松的鉴别与诊断

骨质疏松症是一种骨组织骨量减少与骨微结构退变性疾病。在临床上有三种最常见的骨折风险：一是脆性骨折(最常见部位：腕部、肋骨、髋部和脊柱)；二是无明显症状的胸腰椎的楔型压缩骨折，这种压缩骨折患者中超过 65%的病例没有明显的外伤[40]；三是全身的 X 线片上的骨量减少。骨折发生的风险判断与骨量丢失的程度和诱发因素有关。骨量减少的诊断必须区分有无骨髓内病变、内分泌疾病、骨软化症、骨质疏松症[5,84]。骨量减少的诊断可采用有损伤性或无损伤的方法进行。

依据骨量或骨密度来作出对骨质疏松症或骨量减少的诊断。用非损伤技术测定骨量减少，用骨密度来定量骨量并用来评估治疗的疗效。单纯 X 线平片存在着技术上的困难，在骨量丢失未达到 30%时可能看不出来[55]。目前常用的方法有双光子骨密度测量仪、定量计算机层体扫描仪(qCT)和利用双能量的超声波测量仪、双能的 X 线骨密度测量仪(DEXA)[73,63,105]。DEXA 能校正软组织并可以直接测量总的骨量(包括骨皮质与骨小梁)，并能选定特定的区域如脊椎或髋部，其进行统计分析时以 g/cm² 的方式表达出来。这种方法受辐射低(5 个毫拉德)、精确度高(在脊柱达 1%，髋部 3%~4%)，并且灵敏度好(4%~6%)。但骨的压缩骨折、骨赘生物、骨的退行性变和椎管的钙化均能升高局部数值。对这些假象需要测量脊柱的侧位像来纠正。

骨密度值测定后，计算机会自动将成人骨峰值数据(t test)与相同人群组数据(z score)进行比较分析。骨量丢失在 1 个标准差以内为正常；骨量丢失在峰值骨量的 1~2.4 个标准差内定为骨量减少；如丢失骨量达峰值骨量的 2.5 个标准差以上即可诊为骨质疏松

症。如患者骨丢失在峰值骨量的 1.5 个标准差以上，应当考虑患者是否患有继发性骨质疏松症的可能。

测量骨量常常有多种方法可供选择，CT 常用来测量脊柱的椎体并能测定骨小梁的质量，在测量的同时可进行骨小梁的虚拟重建模型，以这种方式，更好地显示骨小梁的质量，但它需要 20 次的 DEXA 测量辐射量且比 DEXA 的灵敏度低[39]。超声波检查常用来测量跟骨、髌骨、胫骨和肢体远端部位并能做一些骨形态性质的测定，这种测定结果与纵轴骨密度结果有 0.75 的相关系数[107]。传统的观点认为，这些非损伤性测量方法不能够准确评估骨折的风险性，但它已被广泛用于骨质疏松的分类诊断，并用于判定患者治疗后的效果。

骨代谢也有一些标志性产物，如骨形成的标志产物是骨的特异性碱性磷酸酶、骨钙素和 PNIP(Ⅰ型胶原氨基端前肽)。在骨折发生的 5 天内，骨性碱性磷酸酶升高并一直持续；这是因为骨折后，骨修复有一较高的骨转换率出现，直到骨折愈合。另外，在甲状旁腺功能亢进与软骨病的患者中，也能见到骨转换率的升高。骨胶原的代谢产物也常被用来作为测量骨转换的标志物。在骨基质中，胶原纤维交叉排列形成原纤维，其以共价交联包含了羟基赖氨酰吡啶啉(吡啶啉，Pyd)与赖氨酰基吡啶啉(脱氧吡啶啉，Dpd)。脱氧吡啶啉具有优异的诊断特异性，因为在其他的结缔组织中不存在 Dpd。吡啶啉和脱氧吡啶啉与胶原结合在 2 个氨基尾肽(N-telopeptides『NTX』和 C-telopeptides)螺旋部位

上，在破骨细胞进行骨吸收时被释放入血。这些产物释放入血后经肝、肾降解并通过尿排出体外。

临床上常用这些标志物来监控治疗功效[36]与预测骨折危险程度[35]，并为患者选择抗骨吸收疗法[13]。在临床实践中，NTX 和 DEXA 有较高的敏感度，常常用来提示骨代谢活动的强弱与骨量的多少[75]。高骨转换率状态的患者，例如甲状旁腺功能亢进，其 NTX 水平升高。由此，将骨质疏松症(用 DEXA 确诊的)分成高骨转换率型(存在高水平 NTX)与低骨转换率型(NTX 检测值正常或低于正常)；前者与破骨细胞活性增加有关，后者提示破骨细胞性骨吸收水平低[75]。

骨质疏松的诊断没有特异性症状、体征、诊断与鉴别诊断标准。在研究中发现，在患骨质疏松症的妇女中，有 31% 的患者可能存在除绝经后的骨质疏松这一主要骨骼系统疾病之外的其他可能影响骨骼健康的病症[14]。表 18-3 描述了已经发生有骨量减少的患者的鉴别诊断流程。当确诊患者有骨量减少并排除了骨骼系统本身局部的骨疾病后，便要开始进行鉴别诊断。首先要做血液学方面的检查，以及血清蛋白电泳和生化全项检测。常见的骨髓疾病包括白血病和骨髓瘤(1%~2% 的骨质疏松症病例是由这两种病引起)。骨髓瘤常常出现血象异常(贫血、白细胞计数减少和血小板计数下降)。生化检测提供了肝、肾功能的情况，原发性甲状旁腺机能亢进(出现高血钙)和可能出现的营养不良(贫血、低钙、低磷和低蛋白)。

表 18-3　最常用的骨软化症诊断检查流程

全血细胞计数	不正常的占 1%~2%→骨髓活组织检查	骨髓瘤
红细胞沉降率	↓正常	白血病
血清蛋白电泳		良性的骨髓病变
甲状旁腺激素	不正常的占 15%~25%→	甲状旁腺功能亢进
促甲状腺激素	↓正常	甲状腺功能亢进
Ⅰ型糖尿病病史		Ⅰ型糖尿病
使用类固醇病史		库兴氏综合征
正常↓	不正常的占 8%→	骨软化症
钙 (血清与尿钙)	↓正常	
磷 (血清)	骨质疏松症	
碱性磷酸酶		
血液尿素氮		
25-羟维生素 D		
甲状旁腺素		
髂骨的骨活组织检查(?)		

如果骨髓方面的检查结果为阴性,应当进一步进行内分泌方面的鉴别诊断检验。询问是否有过早的绝经、医源性库欣综合征和 I 型糖尿病的病史。甲状旁腺素和促甲状腺激素的测定可鉴别甲状旁腺机能亢进和甲状腺功能亢进。近期才出现的骨质疏松和急剧体重下降可能是甲状腺激素的替代治疗或肥胖患者为控制体重而过量使用甲状腺素而出现的医源性甲亢[85]。骨质疏松的患者常常伴有营养不良,在已发生脆性骨折患者中有 30%~80% 的病例被认为存在软骨病;并且在首次经历全髋置换的病例中也有 22% 的病例存在骨软化症[41]。可见有 1/22 受累人群的病例存在骨软化症,从而证实骨软化症是诱发骨质疏松的一个较为常见的病因[42]。鉴别骨软化症可通过 25-羟维生素 D 水平下降,继发出现血清中甲状旁腺素水平升高、碱性磷酸酶升高、低尿钙、低血磷和低于正常值的血钙。在病理实验检查中能发现有轻度的类骨质增多和骨矿化时间延长。决定鉴别诊断骨质疏松与骨软化症的特异诊断需要髋骨环钻骨活体组织检查和做不脱钙骨切片的骨组织形态计量学观察[70]。这些方法完全可以做出最终的诊断。

如果不考虑成本代价,几乎所有绝经后妇女都应该检测骨密度。在美国,现在的医疗保险支付范围已经覆盖了对 65 岁以上、雌激素缺乏妇女的 DEXA 检查费用。由全国骨质疏松基金会提供费用进行效益分析得出的结论为,对任何年龄段的患有椎体骨折的妇女和大于 60 或 65 岁的白人妇女进行骨密度测量,其花费是值得的。在 50~60 岁的健康绝经期妇女中,做 DEXA 的指征包括:有轻微暴力骨折史、体重低于 127 磅、有吸烟史或有骨质疏松的家族史[27]。大多数专家同时赞同,应该给那些不知原因的继发骨丢失的所有患者做骨密度测定检查。对伴有危险因素且大于 70 岁的男性也应该进行 DEXA 筛查。

第六节 骨质疏松的药物治疗与预防

骨质疏松是由多种因素导致的非特异性疾病。其病征内科药物治疗的基本原则是必须强调维持或增加骨量。如果患者的骨量丢失已超过他(她)的骨折阈值,必须选用增加骨量的方法。这里可以不管创伤强度是否大到发生骨折,甚至即使在骨折发生之后,骨量维持的治疗也是必不可少的。特别要关注那些有过骨折病史的患者,有必要进行非侵袭性的骨量测量。

当每年的骨丢失率为 2% 时,适当强度的锻炼[1,22,52,64,90]、充足的钙制剂[43,48]和维生素 D 的摄入(800 IU/d)可维持除早期绝经之外的脊柱骨的骨皮质和骨小梁的骨量。1994 年,在美国国立卫生研究院会议上一致认为,人体正常生理水平的钙摄入量为:12~24 岁之间为 1200~1500 mg/d;25 岁直至绝经应为 1000 mg/d;绝经后为 1500 mg/d[88]。治疗药物分为抗骨吸收剂(二磷酸盐、降钙素、合成雌激素调节剂[SERM])和同化激素类药(促进骨形成药,如 PTH)。雌激素已不再是美国食品及药物管理局(FDA)认可的用于治疗骨质疏松症的标准药物。

国际骨质疏松基金会已经批准了有关可能发生脆性骨折患者的治疗预防方案[90]。治疗方案用于 DEXA 检测 T 值为 -2.0 以上,或 -1.5 左右同时具备 4 个主要危险因素的患者,预防治疗主要针对那些存在轻度骨量减少的患者。如果患者已经出现椎体骨折,可考虑使用激素替代疗法、阿伦膦酸钠或降钙素治疗。对于没有骨折的患者和不愿意或不能接受药物治疗的患者,可建议补充生理剂量的钙、维生素 D(800 IU/d),多锻炼身体和戒烟。绝经后小于 65 岁、无其他危险因素的患者,应建议适当的补充钙、戒烟和身体锻炼。这些建议连同雌激素替代治疗骨质疏松症,均是美国食品与药品监督管理局所推荐的。但最新研究认为,使用雌激素替代疗法预防和治疗骨质疏松的利弊评价有待进一步观察。

一、雌激素

雌激素[2,32,52,74,110]是预防骨质疏松症最常用的药物,也是文献报道研究最多的药物。流行病学调查与多中心对照研究显示,雌激素替代治疗,可降低妇女绝经后 6 个月至 3 年期间的骨转换率(25%~50%)和骨丢失率[13,76]。另一项对 9704 例 65 岁以上绝经后妇女大宗长期对照研究发现,雌激素疗法可明显降低腕部骨折的发生率(相对危险系数 0.39),并且没有 1 例发生脊柱骨折(相对危险系数 0.66),并使髋骨骨折危险性降低 20%~60%(女性)[11]。在使用雌激素替代疗法治疗的骨质疏松症中,可导致包括心肌梗死、中风、静脉炎、肺栓塞、乳腺癌等不良作用。

二、SERM(选择性雌激素受体调节剂)

研究发现选择性雌激素受体调节剂是一种合成的类雌激素调节因子。这些因子可以和雌激素竞争结合在受体上,在骨组织其作用非常类似于雌激素,可有效的作为抗骨吸收因子而起作用。它主要用于预防骨质疏松和治疗脊椎骨折。它莫西芬可作为雌激素的拮抗剂,尤其对于乳腺癌患者,骨细胞也对它莫西芬有反应[95]。在应用它莫西芬的患者中,有 70%的患者出现维持骨量的雌激素效用[16]。但它并不常用做抗骨质疏松治疗,因为 70%绝经后的妇女都存在有显著的绝经后症状和潜在的子宫癌的高发生率。而雷洛昔芬不同,它是一种新合成因子,与用药伴随的子宫癌发生率升高无相关性。并且早期研究数据表明,与对照组的受试者相比,应用雷洛昔芬患者的乳腺癌发生率是降低的[24]。另外,一项有关他莫西芬和雷洛昔芬对乳腺癌预防作用的实验正在进行中[19]。

雷洛昔芬被批准用于预防骨质疏松。雷洛昔芬可以降低 40%~50%椎骨骨折的危险性,但是没有文献表明其对髋骨折有保护作用[32]。与应用雌激素对照组相比,它的副作用包括:有 8%的患者发生腿部痛性痉挛,以及血栓性静脉炎的发生危险性增高。在绝经后的前 5 年内一般不推荐使用此类药,因为它可能加重绝经后的症状。

三、降钙素

降钙素是甲状腺特殊细胞分泌的肽类激素,其可能在胚胎和胎儿骨骼发育中起着重要的作用。它对骨组织的首要作用是降低破骨细胞性骨吸收,这种作用是通过减少破骨细胞活性(细胞皱缩、皱褶缘的丢失、降低骨吸收活性和增加细胞的凋亡)来实现的[12]。在临床上,降钙素已经有效地应用于高钙血症、Paget's 病(畸形性骨炎)和骨质疏松症。对于骨质疏松的治疗,其主要应用指征是治疗那些与绝经前健康妇女相比,绝经 5 年后妇女骨量显著性偏低的患者。采用每天一次性鼻吸入 200 UI 的降钙素治疗,可达到增加脊柱骨的骨量和降低 37%的脊柱骨折发生率。但目前为止,还没有关于其药物有预防髋部骨折发生率的报道[10,92]。降钙素另外还有益于患者的治疗作用即止痛效果。所以其被应用于骨质疏松性骨折疼痛的患者,可明显减轻患者的疼痛,同时并不妨碍骨折的愈合[96]。其已知的唯一副作用是可诱发鼻炎(与安慰剂对照比较为 23%对 7%)[29]。

四、二磷酸盐

二磷酸盐是一种有效的具有焦磷酸盐(或酯)活性的镇痛药[73],可以抑制破骨细胞性骨的重吸收,通过药物结合于破骨细胞吸收表面,充当不能被降解的屏障

而发挥抑制骨吸收与使破骨细胞活性降低,降低骨转换率作用[30,55,63,94]。二磷酸盐的生物利用度很低,经口服其吸收率小于 1%。阿伦膦酸钠是最近被批准用来治疗骨质疏松的首选的二磷酸盐。低剂量使用(5 mg/d或 10 mg,3 次/周)可有效地预防骨质疏松症。已经证实阿伦膦酸钠可同时增加髋骨和脊柱的骨量,经 1 年的治疗,它可减少所有部位约 50%的骨折危险性[6,18,72]。不管骨量增加的程度如何,所有经阿伦膦酸钠治疗的患者,同时具有相似的预防骨折效果,这被认为与其提高骨的结构质量有关。

阿伦膦酸钠常伴有食道刺激,在一组严格控制的研究中,与对照组相比,约有 30%的患者出现食道炎[72]。目前阿伦膦酸钠已有 70 mg 片装产品,1 周仅需口服 1 片且疗效相同,可显著降低胃肠道不良反应的发生。

利塞膦酸盐(5 mg/d 或 35 mg/wk)是另一种被批准用于预防和治疗骨质疏松症的二磷酸盐类药物。它具有和阿伦膦酸钠相似的结构和功效,同时具有较少的食道刺激症状。与同期对照组比较,药物治疗 3 年后,治疗组新发椎体骨折危险性下降 49%($P < 0.001$),新发非椎体骨折危险性降低 33%($P = 0.06$)[103]。使用利塞膦酸盐治疗 6 个月,即可显著增加脊柱和髋骨的骨密度。利塞膦酸盐的不良反应与使用安慰剂对照组相似,主要包括一些胃肠道反应[102]。目前还没有以上两种制剂一对一单因素比较研究的报道。

二磷酸盐对骨的作用有一种长期效应。一组对绝经后妇女的(骨密度值低于绝经前峰值骨量 2.5 的标准)双盲、多中心的研究[108],比较了阿伦膦酸钠 70 mg(n = 519),1 周 1 次口服治疗和 35 mg(n = 369),1 周 2 次口服治疗,以及 10 mg(n = 370),每日口服 1 次 3 种服药方式,为期 1 年治疗的有效性和安全性评估,发现 3 种用药方法的全髋、股骨颈、股骨粗隆和全身骨密度的增加值相似。所有 3 个治疗组中反映骨吸收的生化指标均下降(尿 NTC),骨形成指标(血清特异性骨碱性磷酸酶)在绝经前参考范围的中位数水平。所有治疗组均有相似的食道反流刺激不良反应。1 周 1次服药与每日服药相比,食道副作用的发生率有降低的趋势。该项研究证实,二磷酸盐的每周 1 次服用方法提供了一种对于骨质疏松患者更加便捷的给药治疗方法。

以静脉给药形式的药物,包括唑来膦酸(Reclast)5 mg/年,帕米膦酸钠(pamidronate;Aredia)30 mg/3 个月,伊班膦酸钠(ibandronate)3 mg/3 个月,其都能有效增加骨密度。伊班膦酸钠已被美国 FDA 批准为治疗骨

质疏松症药物,但除了唑来膦酸以外[78a],没有以静脉给药形式来防治骨折的文献报导[31,38,44]。

二磷酸盐具有 3.5~10 年的半衰期,长期的使用会导致大量的磷酸盐晶体的骨内沉积。仅使用二磷酸盐 10 个循环剂量的动物研究即证实这种骨内沉积会降低骨的韧性。这是因为其积累影响了骨组织显微骨折更新出现的骨重建过程[80,81]。Odvina[93]报道了 9 例在服用 5 年阿伦膦酸钠后骨折的病例。这些患者活检显示骨的脆性增加。到目前为止,还不清楚二磷酸盐到底在体内能够残留多长时间。在以外科手术为目的的医院里,我们建议每个病例都通过 NTX 检测进行评价。5 年之后,如果 NTX 小于 15 mg/肌酐水平,我们建议停止服用二磷酸盐直到 NTX 回升至 25 或以上时再用,或者我们干脆考虑使用间歇 PTH 治疗(见下文)。

另一个新的二磷酸盐类药物伊班膦酸钠,150 mg/月。据文献介绍,其具有预防脊柱压缩骨折的功效。证实只在重度骨质疏松患者中能够降低髋部骨折风险。这种药每月 1 次的服用方法对患者有着更好的顺从性和极少出现胃肠道消化不良,但是该药仅是一种新药尚需更多的临床验证[44]。

五、促骨合成代谢药物(甲状旁腺激素 1-34)

甲状旁腺激素(PTH)已经成为唯一的一个用于治疗骨质疏松的促进骨合成药物[79]。PTH 共有 84 个氨基酸,用于骨质疏松治疗作用的 PTH 仅有 34 个氨基酸。在连续不间断给予 PTH 时,可增加破骨细胞活性、加快骨转换速率,导致骨量减少。然而,每天一次小剂量皮下注射,一次 20μg,间歇给药,已经证实 PTH 能够促进新骨形成,经 2 年的治疗,脊柱骨量增加可达 13%,髋部骨量也有较小程度的增加[8,25,91]。已有的大多数研究显示,PTH 在女性骨质疏松治疗中可以产生与二磷酸盐相应的效果,即显著性降低骨折的发生率。在使用 PTH 2 年之后继续施以二磷酸盐治疗,其增加的骨量仍能够被维持,同时也能显著性地增加骨密度。有研究显示,PTH 与二磷酸盐同时使用,不会出现协同作用[7],不论其使用时间长短,还是二者同用都不如单独使用作用大,所以有学者推荐二者应单独地使用或采用序贯方法给药。一般是在给予 2 年的 PTH 治疗后,骨密度已有了增加,再转为使用二磷酸盐以巩固骨密度性治疗的序贯方法。近年来的研究已经证实,雷洛昔芬(Evista 公司)或雌激素与 PTH 有协同作用,但也仅适用于初期绝经的女性[23]。男性患者使用 PTH 的病例资料比较少,但大都显示出一定的治疗效果[33]。不论男性

或女性患者,使用 PTH 治疗的适应证包括骨密度下降的程度;已使用了二磷酸盐治疗,其骨密度仍有下降或者二磷酸盐已长期使用,患者骨转换率已处于非常低的水平;使用二磷酸盐治疗期间仍旧发生骨折;以及 PTH 使用于那些最初即有极低的骨转换率,很显然需要增加骨形成的患者。

绝经前妇女的药物使用指征比较特别。因为二磷酸盐类药物有一个长达 10 年的半衰期,对那些处于孕龄的绝经前期妇女更需要特别注意,二磷酸盐类药物可能干扰胎儿的发育与生长,在这些情况下使用 PTH 治疗是最理想的药物。至于男性生育期性功能是否受影响,目前没有这方面的相关报导。另外,PTH 能促进迟缓愈合的骨折愈合,有不少的动物实验研究已经证实,PTH 比二磷酸盐类药物更能促进骨折的愈合[89]。

第七节　骨质疏松性骨折的治疗

当骨开始不能经受正常负载时,骨骼也就丧失了骨架最为显著的骨防御冲击力功能。骨质疏松症所造成的最严重结果,就是骨骼在结构和功能上的损害,即发生骨折。骨质疏松患者最重要的骨折治疗目标是使其伤肢达到早期固定和后期稳定性的维持。

在纽约外科专科医院建立有骨质疏松症治疗中心。依据在对大量患者治疗过程中所获得的经验,制定下列治疗原则和方案:

(1)中老年患者应进行迅速登记住院、有效地骨折固定,并在照看下早期活动。对有并发症出现或实验室结果显著异常的病例,手术前应进行医学评价和纠正那些可逆性的代谢失调[40]。多数情况下,患者体内的内环境稳定状态是进行手术的最佳时机,此时进行手术,其治疗效果是最为理想的。

(2)外科治疗的目的是获得稳定的骨折固定,以尽早的恢复功能。在下肢,这意味着早期负重,解剖学上的骨折对位对于关节内骨折非常重要,然而保持稳固性是进行干骺端和骨干骨折治疗的主要目标。

(3)手术过程中,应注意减少操作的时间、出血和生理应激刺激。

(4)对于骨密度减少的骨质疏松患者,其骨骼的骨强度下降,对螺丝钉和金属板的承受能力明显减弱,更易于发生骨骼的破碎[10]。这样常常导致内固定术失败,其原因主要是骨本身的质量结构差,而并非由于上置不成功所致。内固定装置应允许骨折碎片嵌入

成稳固模式的骨内固定装置,可最低限度地减少植入物的应用。此外,少使用植入物可使应力遮挡减少到最低,低的应力遮挡可以防止受累及更进一步的骨重建失调。由于这些原因,临床应选择允许骨折端存在纵向压力的滑动金属板装置或髓内钉装置。

(5)由于这些骨折多数与潜在的代谢性骨病有关,因此应对患者进行有关病因学情况的全面评价。同时,针对每个患者的具体情况,应当设计一个适宜的药物治疗计划。

(6)钙摄入量不足可导致骨痂形成时骨矿化或骨重建延迟[28]。另外,由于许多中老年患者常存在营养不良,也应当对患者进行营养的评估。

有关膝部骨折、Colles′骨折,髋部、脊柱、肱骨上端及骨盆骨折的特殊处理在其他章节进行介绍。本章主要讨论股骨颈骨折,由于其和代谢性骨病的发生有着重要的关系。纽约医院骨伤科的系列研究显示[106],8%的股骨颈骨折患者存在明显的骨软化症。虽然40%的患者有显著的骨小梁体积减小(骨小梁体积低于15%,正常值在22%以上),但所有大于50岁的患者与未成年人比较都会出现一些骨量的降低。25%的患者出现高水平的骨转换指标,包括破骨细胞计数指标值升高等。

Scileppi和其同事进行的研究显示[108],骨组织计量学对股骨颈骨折处理的结果是一个有用的监测[66]。骨小梁体积在正常范围的60%之内 (即小梁骨体积大于15%)时,其患者的骨折愈合率为85%~95%。而存在严重骨小梁丢失的患者(骨小梁体积小于15%),骨折愈合率在女性低于33% ,男性低于50%。纽约医院的综合研究显示,明显的代谢性骨病,尤其是骨质疏松症,导致股骨颈骨折不愈合的发生率很高。目前,仍缺乏伴随骨质疏松症的其他部位骨折的比较研究,但是可以推测骨质疏松症本身影响这些部位发生骨折的类型、严重程度及骨折的修复过程。

关于股骨颈骨折与骨量减少关系的研究结果,导致了纽约外科专科医院和纽约教会医院均制定了一套专门的治疗方案。对于上岁数的股骨颈骨折存在移位的患者,我们一般多采用闭合复位和使用滑动加压螺钉或带锁髓内钉的骨折稳定内固定方案作为治疗的基本原形。如果骨折稳定性不易维持,可使用关节成形术进行处理。对于生理年龄较大(70岁以上)但仍要求有良好活动能力的患者,宜采用单关节成形术。对于不太要求有活动度的患者,闭合复位术和钢丝钉固定是可供选择的治疗方法。对于重度的骨钙丢失(严

重骨质疏松症)、肿瘤灶继发转移性病理性骨折,或限制行走而长期卧床的神经系统疾病的患者,以及不能完成一般术后康复功能锻炼的患者,可选用施行单关节成形术。

一般来说, 对于脊椎压缩性骨折的治疗主要是采用解除疼痛等对症的治疗方法。在 1984 年,用聚甲基丙烯酸甲酯骨水泥来增加椎体结构强度的 "椎体成形术"首先被用于治疗骨质疏松性脊椎压缩骨折。椎体成形术的主要目标是解除患者的疼痛。椎体成形术的操作在局部或全身麻醉下进行, 从对侧椎弓根或外侧椎弓根到达椎体前下缘。在高压条件下,用 Luer-Lok 注射器将不透 X 线的聚甲基丙烯酸甲酯骨水泥注入椎体,每次 2~3 mL。多数研究报告显示,这一方法可使 80%~90%患者的疼痛发生率下降,且该方法的并发症发生率为 5%~6%,同时没有压缩骨折的复位能力[4,26,53]。

椎体前曲畸形气囊整形术(Kyphoplasty)是一种与上述方法相似的操作程序,这种方法也可以显著地减轻患者的疼痛,使患者尽快恢复日常的生活活动,恢复椎体正常生理高度并减少脊柱的畸形。操作时,首先将一个能充气的气囊插入被压缩的椎体中央,并在 X 线透视导向下,注入液体硫酸钡进行充填气囊并使之逐渐膨大。在纽约外科专科医院的整个操作过程中,为预防患者出现神经损伤,应进行肌电神经感觉诱发电位的连续检测。气囊膨胀可扩展其周围的松质骨,从而减少椎体的变形,并逐步恢复椎体的高度。随后,充气的气囊被排气并移出,气囊遗留的空间被术者注入准备好的生物材料进行填充,从而起到稳定骨折的作用。

目前,有越来越多的患者采用这种技术手段进行治疗。在对 121 例患者实施 226 次椎体前曲畸形气囊整形术的回顾性研究发现[69],采用疼痛模拟表评测,有96%的患者获得疼痛缓解。有45%的患者恢复了原先椎体的正常高度,1/2 患者能恢复71%的椎体高度,剩下的患者也能恢复原先高度的 54%。在这一系列的研究中,1 例发生硬膜外出血需要减压处理,1 例发生不完全性脊髓损伤,1 例发生短暂的呼吸窘迫综合征;没有发生感染、肺栓塞, 或心肌梗死的病例。在这项研究中,患者的平均年龄为 73.7 岁,每位患者平均患有 3.7 项并存的疾病。

有文献用生活质量问卷调查表(统称为 SF-36 表),对实施椎体前曲畸形气囊整形术前后的患者进行测评[69]。该调查表是标准化的且经多项研究证实是有效的,其主要用于评测患者的功能状态和对生活质量的

满意程度。所提问题主要针对患者的身心健康进行全面的测量,比如躯体疼痛及躯体功能。全面的测评指标被量化为 1~100 分,1 分是最低分,而 100 分是最高分即最佳值。测评结果发现,实施椎体前曲畸形气囊整形术手术后 1 周,这些统计患者的躯体疼痛分和躯体功能分均有显著性的改善(躯体疼痛分,$P <0.004$;躯体功能,$P < 0.02$)。这些初步资料显示,对于解除患者疼痛和恢复椎体高度,椎体前曲畸形气囊整形术是一种安全有效的、低损伤性的介入治疗技术。

(于顺禄 李世民 译　李世民 刘林 校)

参考文献

1. Aloia, J.E.; Cohn, S.H.; Ostuni, J.A.; et al. Prevention of involutional bone loss by exercise. Ann Intern Med 89:356, 1978.

2. American College of Physicians. Guidelines for counseling postmenopausal women about preventive hormone therapy. Ann Intern Med 117:1038, 1992.

3. Avioli, L.V. Postmenopausal osteoporosis: Prevention vs. cure. Fed Proc 40:2418, 1981.

4. Barr, J.D.; Barr, M.S.; Lemley, T.J.; et al. Percutaneous vertebroplasty for pain relief and spinal stabilization. Spine 25:923, 2000.

5. Barth, R.W.; Lane, J.M. Osteoporosis. Orthop Clin North Am 19:845, 1988.

6. Black, D.M.; Cummings, S.R.; Karph, D.B.; et al. Randomized trial of effect of alendronate on risk of fracture in women with existing vertebral fractures. Lancet 348:1535, 1996.

7. Black, D.M.; Greenspan, S.L.; Ensrud, K.E.; et al. PaTH Study Investigators: The effects of parathyroid hormone and alendronate alone or in combination in postmenopausal osteoporosis. N Engl J Med 25 (349):1207–1215, 2003.

8. Body, J.J.; Gaich, G.A.; Scheele, W.H.; et al. A randomized double-blind trial to compare the efficacy of teriparatide recombinant human parathryroid hormone (1-34) with alendronate in postmenopausal women with osteoporosis. J Clin Endocrinol Metab 87:4528–4535, 2002.

9. Bouxsein, M.L.; Kaufman, J.; Tosi, L.; et al. Recommendations for optimal care of the fragility fracture patient to reduce the risk of future fracture. J Am Acad Orthop Surg 12:385–395, 2004.

10. Cardona, J.M.; Pastor, E. Calcitonin versus etidronate for the treatment of postmenopausal osteoporosis: A meta-analysis of published clinical trials. Osteoporos Int 7:165, 1997.

11. Carter, D.R.; Hayes, W.C. The compressive behavior of bone as a two-phase porous structure. J Bone Joint Surg Am 59:954, 1977.

12. Chambers, T.J.; Moore, A. The sensitivity of isolated osteoclasts to morphological transformation by calcitonin. J Clin Endocrinol Metab 57:819, 1983.

13. Chesnut, C.H. III; Bell, N.H.; Clark, G.S.; et al. Hormone replacement therapy in postmenopausal women: Urinary N-telopeptide of type I collagen monitors therapeutic effect and predicts response of bone mineral density. Am J Med 102:29, 1997.

14. Clark, J.; Tannenbaum, C.; Posnett, K.; et al. Laboratory testing in healthy, osteopenic women. J Bone Miner Res 12:S137, 1997.

15. Compston, J.E. Connectivity of cancellous bone: Assessment and mechanical implications. Bone 15:63, 1994.

16. Cosman, F.; Lindsay, R. Selective estrogen receptor modulators: Clinical spectrum. Endocr Rev 20:418, 1999.

17. Courtney, A.C.; Washtel, E.F.; Myers, E.R.; et al. Age-related reductions in the strength of the femur tested in a fall-loading configuration. J Bone Joint Surg Am 77:387, 1995.

18. Cummings, S.R.; Black, D.M.; Thompson, D.E.; et al. Effect of alendronate on risk of fracture in women with low bone density but without vertebral fractures. JAMA 280:2077, 1998.

19. Cummings, S.R.; Eckert, S.; Kreuger, K.A.; et al. The effects of raloxifene on the risk of breast cancer in postmenopausal women: Results from the MORE (Multiple Outcome of Raloxifene Evaluation) randomized trial. JAMA 281:2189, 1999.

20. Cummings, S.R.; Kellsey, J.L.; Nevitt, M.C.; et al. Epidemiology of osteoporosis and osteoporotic fractures. Epidemiol Rev 7:178, 1985.

21. Cummings, S.R.; Nevitt, M.C.; Browner, W.S.; et al. Risk factors for hip fracture in white women: Study of Osteoporotic Fractures Research Group. N Engl J Med 332:767, 1995.

22. Dalsky, G.P.; Stocke, K.S.; Ehsani, A.A.; et al. Weight-bearing exercise training and lumbar bone mineral content in postmenopausal women. Ann Intern Med 108:824, 1988.

23. Deal, C.; Omizo, M.; Schwartz, E.N.; et al. Combination teriparatide and raloxifene therapy for postmenopausal osteoporosis: Results from a 6-month double-blind placebo-controlled trial. J Bone Miner Res 20:1905–1911, 2005.

24. Delmas, P.D.; Bjarnason, N.H.; Mitlak, B.H.; et al. Effects of raloxifene on bone mineral density, serum cholesterol concentrations, and uterine endometrium in postmenopausal women. N Engl J Med 337:1641, 1997.

25. Dempster, D.W.; Cosman, F.; Kurland, E.S.; et al. Effects of daily treatment with parathyroid hormone on bone microarchitecture and turnover in patients with osteoporosis: A paired biopsy study. J Bone Miner Res 16:1846–1853, 2001.

26. Deramond, H.; Darrason, R.; Galibart, P. Percutaneous vertebroplasty with acrylic cement in the treatment

of aggressive spinal angiomas. Rachis 1:143, 1989.

27. Eddy, D.M.; Cummings, S.R.; Johnson, C.C.; et al. Osteoporosis: Review of the evidence for prevention, diagnosis, and treatment and cost-effectiveness analysis. Osteoporos Int 8(Suppl 4):S1–S80, 1998.

28. Einhorn, T.A.; Bonnarens, F.; Burstein, A.H. The contributions of dietary protein and mineral to the healing of experimental fractures: A biomechanical study. J Bone Joint Surg Am 68:1389, 1986.

29. Ellerington, M.C.; Hillard, T.C.; Whitcroft, S.I.J.; et al. Intranasal salmon calcitonin for the prevention and treatment of postmenopausal osteoporosis. Calcif Tissue Int 59:6, 1996.

30. Endo, Y.; Nakamora, M.; Kikuchi, T.; et al. Aminoalkylbisphosphonates, potent inhibitors of bone resorption, induce a prolonged stimulation of histamine synthesis and increase macrophages, granulocytes, and osteoclasts in vivo. Calcif Tissue Int 52:248, 1993.

31. Epstein, S. Update of current therapeutic options for the treatment of postmenopausal osteoporosis. Clin Ther 28:151–173, 2006.

32. Ettinger, B.; Black, D.M.; Mitlak, B.H.; et al. Reduction of vertebral fracture risk in postmenopausal women with osteoporosis treated with raloxifene: Results from a three-year randomized clinical trial. JAMA 282:637, 1999.

33. Finkelstein, J.S.; Hayes, A.; Hunzelman, J.L.; et al. The effects of parathyroid hormone, alendronate, or both in men with osteoporosis. N Engl J Med 349:1216–1226, 2003.

34. Frost, H.M. Tetracycline-based histological analysis of bone remodeling. Calcif Tissue Res 3:211, 1969.

35. Garnero, P.; Hausherr, E.; Chapuy, M.C.; et al. Markers of bone resorption predict hip fracture in elderly women: The EPIDOS prospective study. J Bone Miner Res 11:1531, 1996.

36. Garnero, P.; Shih, W.J.; Gineyts, E.; et al. Comparison of new biochemical markers of bone turnover in late postmenopausal osteoporotic women in response to alendronate treatment. J Clin Endocrinol Metab 79:1693, 1994.

37. Genant, H.K.; Boyd, D.P. Quantitative bone mineral analysis using dual energy computed tomography. Invest Radiol 12:545, 1977.

38. Geusens, P.; Reid, D. Newer drug treatments: Their effects on fracture prevention. Best Pract Res Clin Rheumatol 19:983–989, 2005.

39. Glaser, D.L.; Kaplan, F.S. Osteoporosis: Definition and clinical presentation. Spine 22(Suppl 24):12S, 1997.

40. Glimcher, M.A. On the form and structure of bone from molecules to organs: Wolff's law revisited. In Veis, A., ed. The Chemistry and Biology of Mineralized Tissues. New York, Elsevier-North Holland, 1982, p. 613.

41. Glowacki, J.; Hurwitz, S.; Thornhill, T.S.; et al. Osteoporosis and vitamin-D deficiency among postmenopausal women with osteoarthritis undergoing total hip arthroplasty. J Bone Joint Surg Am 85:2371–2377, 2003.

42. Green, P.H. The many faces of celiac disease: Clinical presentation of celiac disease in the adult population. Gastroenterology 128(4 Suppl 1):S74–S78, 2005.

43. Greenspan, S.L.; Myers, E.R.; Maitland, L.A.; et al. Fall severity and mineral density as risk factors for hip fracture in ambulatory elderly. JAMA 271:128, 1994.

44. Guay, D.R. Ibandronate, an experimental intravenous bisphosphonate for osteoporosis, bone metastases, and hypercalcemia of malignancy. Pharmacotherapy 26:655–673, 2006.

45. Hakkinen, K. Force production characteristics of leg extensor, trunk flexor, and extensor muscles in male and female basketball players. J Sports Med Phys Fitness 31:325, 1991.

46. Hansen, M.A.; Overgaard, K.; Riss, B.J.; et al. Role of peak bone mass and bone loss in postmenopausal osteoporosis: Twelve-year study. BMJ 303:1548, 1991.

47. Hayes, W.C.; Myers, E.R.; Morris, J.N.; et al. Impact near the hip dominates fracture risk in elderly nursing home residents who fall. Calcif Tissue Int 52:192, 1993.

48. Heaney, R.P. Effect of calcium on skeletal development, bone loss, and risk of fractures. Am J Med 91(5B):23S, 1991.

49. Heaney, R.P. Nutrition and Osteoporosis. In Favus, M.J., ed. Primer on the Metabolic Bone Diseases and Disorders of Mineral Metabolism. Philadelphia, Lippincott Williams & Wilkins, 1999, p. 270.

50. Holbrook, T.; Grazier, K.; Kelsey, J.; et al. The Frequency of Occurrence, Impact and Cost of Selected Musculoskeletal Conditions in the United States. Chicago, American Academy of Orthopedic Surgeons, 1984.

51. Horseman, A.; Gallagher, J.C.; Simpson, M.; et al. Prospective trial of oestrogen and calcium in postmenopausal women. BMJ 2:789, 1977.

52. Jacobsen, P.C.; Beaver, W.; Grubb, S.A.; et al. Bone density in women college athletes and older athletic women. J Orthop Res 2:328, 1984.

53. Jansen, M.E.; Evans, A.J.; Mathis, J.M.; et al. Percutaneous polymethylmethacrylate vertebroplasty in the treatment of osteoporotic vertebral body compression fractures: Technical aspects. AJNR 18:1897, 1997.

54. Johnson, T.R.; Tomin, E.; Lane, J.M. Perspectives on growth factors, bone graft substitutes and fracture healing. In Obrant, K., ed. Management of Fractures in Severely Osteoporotic Bone. London, Springer, 2000, p. 111.

55. Johnston, C.C., Jr.; Epstein, S. Clinical, biochemical, epidemiologic, and economic features of osteoporosis. Orthop Clin North Am 12:559, 1981.

56. Jones, B.H.; Bovee, M.W.; Harris, J.M.; et al. Intrinsic risk factors for exercise-related injuries among male and female army trainees. Am J Sports Med 21:705, 1993.

57. Jones, B.H.; Cowan, D.N.; Tomlinson, J.P.; et al. Epidemiology of injuries associated with physical training among young men in the army. Med Sci Sports Exerc 25:197, 1993.

58. Jowsey, J. Bone morphology: Bone structure. In Sledge, C.B., ed. Metabolic Disease of Bone. Philadelphia, W.B. Saunders, 1977, pp. 41–47.

59. Juppner, H.; Brown, E.M.; Kronenberg, H.M. Parathyroid hormone. In Favus, M.J., ed. Primer on the Metabolic Bone Diseases and Disorders of Mineral Metabolism. Philadelphia, Lippincott Williams & Wilkins, 1999, p. 80.

60. Kelsey, J.F. Osteoporosis: Prevalence and incidence. In Proceedings of the NIH Consensus Development Conference, April 2–4, 1984. Bethesda, MD, National Institutes of Health, 1984, p. 25.

61. Kempson, G. The mechanical properties of articular cartilage and bone. In Owen, R.; Goodfellow, J.; Bullough, P., eds. Scientific Foundations of Orthopaedics and Traumatology. Philadelphia, W.B. Saunders, 1980, p. 49.

62. Kenzora, J.E.; McCarthy, R.E.; Lowell, J.D.; et al. Hip fracture mortality: Relation to age, treatment, preoperative illness, time of surgery, and complications. Clin Orthop 186:45, 1985.

63. Kimmel, P.L. Radiologic methods to evaluate bone mineral content. Ann Intern Med 100:908, 1984.

64. Krolner, B.; Toft, B.; Pors Nielsen, S.; et al. Physical exercise as a prophylaxis against involutional vertebral bone loss: A controlled trial. Clin Sci (Colch) 64:541, 1983.

65. Lane, J.M. Metabolic bone disease and fracture healing. In Heppenstall, R.B., ed. Fracture Treatment and Healing. Philadelphia, W.B. Saunders, 1980, p. 946.

66. Lane, J.M.; Vigorita, V.J. Osteoporosis. Orthop J 1:22, 1985.

67. Lane, J.M.; Werntz, J.R. Biology of fracture healing. In Lane, J., ed. Fracture Healing. New York, Churchill Livingstone, 1987, p. 49.

68. Lane, J.M.; Cornell, C.N.; Healey, J.H. Orthopaedic consequences of osteoporosis. In Riggs, B.L.; Melton, L.J. III, eds. Osteoporosis: Etiology, Diagnosis and Management. New York, Raven Press, 1988, p. 111.

69. Lane, J.M.; Girardi, F.; Parvataneni, H.; et al. Preliminary outcomes of the first 226 consecutive kyphoplasties for the fixation of painful osteoporotic vertebral compression fractures. World Congress on Osteoporosis 2000, Chicago, 2000.

70. Lane, J.M.; Healey, J.H.; Schwartz, E.; et al. The treatment of osteoporosis with sodium fluoride and calcium: Effects on vertebral fracture incidence and bone histomorphometry. Orthop Clin North Am 15:729, 1984.

71. Lane, J.M.; Russell, L.; Khan, S.N. Osteoporosis. Clin Orthop 372:139, 1999.

72. Lane, J.M.; Vigorita, V.J.; Falls, M. Osteoporosis: Current diagnosis and treatment. Geriatrics 39:40, 1984.

73. Leiberman, U.A.; Weiss, S.R.; Broll, J.; et al. Effect of oral alendronate on bone mineral density and the incidence of fracture in postmenopausal osteoporotic women. N Engl J Med 333:1437, 1995.

74. Lindsey, R.; Hart, D.M.; Aitken, J.M.; et al. Long-term prevention of postmenopausal osteoporosis by estrogen. Lancet 1:1038, 1976.

75. Lindsey, R.; Hart, D.M.; Aitken, J.M.; et al. Prevention of spinal osteoporosis in oophorectomised women. Lancet 2:1151, 1980.

76. Lindsey, R.; Hart, D.M.; MacLean, A. Bone response to termination of oestrogen treatment. Lancet 1:1325, 1978.

77. Loucks, A.B.; Motorola, J.F.; Girton, L.; et al. Alterations in the hypothalamic-pituitary-ovarian and the hypothalamic-pituitary-adrenal axis in the athletic woman. J Clin Endocrinol Metab 68:402, 1989.

78. Lufkin, E.G.; Wahner, H.W.; O'Fallon, W.M.; et al. Treatment of postmenopausal osteoporosis with transdermal estrogen. Ann Intern Med 117:1, 1992.

78a. Lyles, K.W.; Colón-Emeric, C.S.; Macaziner, J.S.; et al. Zoledronic acid and clinical fractures and mortality after hip fracture. N Engl J Med 357:1799, 2007.

79. Madore, G.R.; Sherman, P.J.; Lane, J.M. Parathyroid hormone. J Am Acad Orthop Surg 12:67–71, 2004.

80. Mashiba, T.; Hui, S.; Turner, C.H.; et al. Bone remodeling at the iliac crest can predict the changes in remodeling dynamics, microdamage accumulation and mechanical properties in the lumbar vertebrae of dogs. Calcif Tissue Int 77:180–185, 2005.

81. Mashiba, T.; Turner, C.H.; Hirano, T.; et al. Effects of suppressed bone turnover by bisphosphonates on microdamage accumulation and biomechanical properties in clinically relevant skeletal sites in beagles. Bone 28:524–531, 2001.

82. Melton, L.J. III; Riggs, B.L. Epidemiology of age-related fractures. In Avioli, L.V., ed. The Osteoporotic Syndrome. New York, Grune & Stratton, 1987, pp. 1–30.

83. Melton, L.J. III; Riggs, B.L. Epidemiology of age-related fractures. In Avioli, L.V., ed. The Osteoporotic Syndrome: Detection, Prevention and Treatment. Orlando, FL, Grune & Stratton, 1983, p. 45.

84. Melton, L.J.I.; Khosla, S.; Atkinson, E.J.; et al. Relationship of bone turnover to bone density and fractures. J Bone Miner Res 12:1083, 1997.

85. Meunier, P.J. Prevention of hip fractures. Am J Med 95:755, 1993.

86. Mohler, D.G.; Lane, J.M.; Cole, B.J.; et al. Skeletal fracture in osteoporosis. In Lane, J.M.; Healey, J.H., eds. Diagnosis and Management of Pathological Fractures. New York, Raven Press, 1993, p. 13.

87. Mosekilde, L.; Eriksen, E.F.; Charles, P. Effects of thyroid hormone on bone and mineral metabolism. Endocrinol Med Clin North Am 19:35, 1990.

88. Mullen, J.O.; Mullen, N.L. Hip fracture mortality: A prospective multifactorial study to predict and minimize death risk. Clin Orthop 280:214, 1992.

89. Nakazawa, T.; Nakajima, A.; Shiomi, K.; et al. Effects of low-dose, intermittent treatment with recombinant human parathyroid hormone (1-34) on chondrogenesis in a model of experimental fracture healing. Bone 37:711–719, 2005.

90. National Osteoporosis Foundation. Osteoporosis: Review of the evidence for the prevention, diagnosis, and treatment and cost-effectiveness analysis. Osteoporos Int 8:1, 1998.

91. Neer, R.M.; Arnaud, C.D.; Zanchetta, J.R.; et al. Effect of parathyroid hormone (1-34) on fractures and bone mineral density in postmenopausal women with osteoporosis. N Engl J Med 10:344:1434–1441, 2001.

92. NIH Consensus Conference. Optimal calcium intake. JAMA 272:1942, 1994.

93. Odvina, C.V.; Zerwekh, J.E.; Rao, D.S.; et al. Severely suppressed bone turnover: a potential complication of alendronate therapy. J Clin Endocrinol Metab 90:1294–1301, 2005.

94. Ott, S.M. Clinical effects of bisphosphonates in involutional osteoporosis. J Bone Miner Res 8 (Suppl):597, 1993.

95. Overgaard, K.; Hansen, N.A.; Jensen, S.B.; et al. Effect of calcitonin given intranasally on bone mass and fracture rates in established osteoporosis: A dose response study. Bone Miner 305:556, 1992.

96. The Postmenopausal Estrogen/Progestin Interventions (PEPI) Trial. Effects of estrogen on estrogen/progestin regimens on heart disease risk factors in postmenopausal women. JAMA 273:199, 1995.

97. Powels, T.J.; Hicklish, T.; Kanis, J.A.; et al. Effect of tamoxifen on bone mineral density measured by dual-energy x-ray absorptiometry in healthy premenopausal and postmenopausal women. J Clin Oncol 18:78, 1995.

98. Pun, K.K.; Chan, L.W. Analgesic effect of intranasal salmon calcitonin in the treatment of osteoporotic vertebral fractures. Clin Endocrinol (Oxf) 30:435, 1989.

99. Ray, N.F.; Chan, J.K.; Thamer, M.; et al. Medical expenditures for the treatment of osteoporotic fractures in the United States in 1995: Report from the National Osteoporosis Foundation. J Bone Miner Res 12:24, 1997.

100. Recker, R.R.; Kimmel, D.B.; Parfitt, A.M.; et al. Static and tetracycline-based bone histomorphometric data from 34 normal postmenopausal females. J Bone Miner Res 3:133, 1988.

101. Riggs, B.L.; Melton, L.J. III. Evidence for two distinct syndromes of involutional osteoporosis. Am J Med 75:899, 1983.

102. Riggs, B.L.; Melton, L.J. III. Involutional osteoporosis. N Engl J Med 314:1676, 1986.

103. Riggs, B.L.; Melton, L.J. III. The prevention and treatment of osteoporosis. N Engl J Med 327:620, 1992.

104. Riginster, J.; Minne, H.W.; Sorsenson, O.H.; et al. Randomized trial of the effects of risedronate on vertebral fractures in women with established postmenopausal osteoporosis: Vertebral Efficacy with Risedronate Therapy (VERT) Study Group. Osteoporos Int 11:83, 2000.

105. Rosen, C.J.; Kiel, D.P. The aging skeleton. In Favus, M.J., ed. Primer on the Metabolic Bone Diseases and Disorders of Mineral Metabolism. Philadelphia, Lippincott Williams & Wilkins, 1999.

106. Rubin, C.T.; Rubin, J. Biomechanics of bone. In Favus, M.J., ed. Primer on the Metabolic Bone Diseases and Disorders of Mineral Metabolism. Philadelphia, Lippincott Williams & Wilkins, 1999.

107. Schneider, R.; Math, K. Bone density analysis: An update. Curr Opin Orthop 5:66, 1994.

108. Schnitzer, T.; Bone, H.G.; Crepaldi, G.; et al. Therapeutic equivalence of alendronate 70 mg once-weekly and alendronate 10 mg daily in the treatment of osteoporosis: Alendronate Once Weekly Study Group. Aging 12:1, 2000.

109. Seeger, L.L. Bone density determination. Spine 22 (Suppl 24):49S, 1997.

110. Smith, R.W., Jr.; Walter, R.R. Femoral expansion in aging women: Implications for osteoporosis and fractures. Science 145:156, 1964.

111. Steier, A.; Gegalia, I.; Schwartz, A.; et al. Effect of vitamin D and fluoride on experimental bone fracture healing in rats. J Dent Res 46:675, 1967.

112. Walsh, W.R.; Sherman, P.; Howlett, C.R.; et al. Fracture healing in a rat osteopenia model. Clin Orthop 342:218, 1997.

113. Wasnich, R.D. Epidemiology of Osteoporosis. In Favus, M.J., ed. Primer on the Metabolic Bone Diseases and Disorders of Mineral Metabolism. Philadelphia, Lippincott Williams & Wilkins, 1999, p. 257.

114. Weiss, N.S.; Ure, C.L.; Ballard, J.H.; et al. Decreased risk of fractures of the hip and lower forearm with postmenopausal use of estrogen. N Engl J Med 303:1195, 1980.

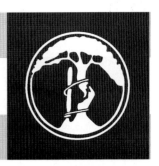

第 **19** 章

外科手术部位感染预防

Amir Mostofi, M.D., Bruce D. Browner, M.D., M.S., F.A.C.S., Neil Grey, M.D., Jason H. Calhoun, M.D., Susan MacArthur, R.N., M.P.H., C.I.C.

第一节　前言

外科手术部位感染(SSI)是外科患者最常见的并发症和导致患者死亡的原因之一。2002年,美国4300多万例外科手术中60多万例为切开复位内固定手术[56]。外科手术切口感染是医源性感染的第二大常见病因, 外科患者死亡与SSI有关,SSI影响患者的生理和心理。SSI除了给患者和医疗人员带来痛苦外,还对国家医疗成本造成巨大经济负担。报道表明,外科手术切口感染使每位患者平均住院天数增加6.5天,使直接医疗费用增加3089美元。如将再入院率纳入考虑,手术切口感染将使每位患者住院天数增加12天,医疗费用增加5038多美元。此外,手术切口感染患者死亡率是未感染患者的2倍,60%多的患者需要进入ICU治疗,且再入院率增加5倍[54]。

美国已开始重视院内感染和术后感染率及死亡率。公开报道医师和医疗机构的行为方式如今已成现实。美国最近有几个州已经通过立法要求公开报道医源性感染。这一措施很大程度上是在医疗消费者的推动下完成的,消费者认为医院应该公开医疗行为。美国各州的调节机构如健康机构联合鉴定委员会(JCA-HO)和保险公司也都支持这一措施,因为这样可提高医疗质量,并使医疗人员更加负责任。当今,还没有精确评估医源性感染率的体系。因此评估医生和医疗机构对准则的依从性以降低院内感染(如SSI)的有效方法是,制定医疗质量措施和坚持准则。将医疗质量措施公布之后,下一步就是医疗费用支付程序。这一程序发生在医疗提供者提供了规定质量的医疗措施的详细资料,而且付费方如医疗保险方案、医疗补助方案和保险公司,按预定治疗措施得到治疗效果支付了相应医疗费用之后。

外科护理改进机构(SCIP)就以实例说明了国家对手术并发症的关注。近年来,国家疾病控制中心(CDC)通过国家院内感染监测系统监测了院内感染率。通过与医疗保险和医疗服务中心(CMS)合作完成了外科切口感染项目(SSIP)。从这些项目中所获得的经验以及与多个组织的合作, 为SCIP打下了基础。SCIP是许多组织旨在提高外科护理质量的一次合作。表19-1列出了指导委员会和技术专家组的成员,共同构成了这个机构的基本结构。指导委员会由多个国家性组织组成,并承诺全力支持SCIP。包括美国矫形外科医师学会(AAOS)在内的技术专家组(TEP)提出了SCIP的四大领域:围术期心脏并发症,手术相关感染(如SSI),肺炎,深静脉血栓。这几个新组织提供技术性专业知识和资源以保证循证医学研究完全支持SCIP提出的方案。各医院均可加入SCIP,成为在2010年实现手术并发症减少25%这一全国性运动的一部分。

降低手术部位感染率的成功,需要在全国和地方设立一个有组织的持续监测体系。1970年成立的美国国家疾病控制中心的国家性院内感染监测体系(NNIS),负责监测院内感染在美国的发展趋势。如今这个自愿报告系统包括有大约300家医院。NNIS的职责包括:监测有害事件,评估危险因素和保护性因素,评价预防性干预措施,向事件报告和资金提供者提供信息并和他们一起制定有效的预防策略。NNIS要提供全国

表19-1 外科护理改进机构(SCIP)成员		
指导委员会	专家组	专家组
医疗保健研究和质量机构	美国结直肠外科医师协会	Ascension 健康协会
		医疗保险和医疗服务中心
美国外科医师学院	美国卫生系统药剂师协会	疾病控制和预防中心
美国医院学会		美国骨科医师学会
美国麻醉医师学会	美国麻醉护士协会	美国危重病护理护士协会
围术期注册护士协会	Ascension 健康协会	美国麻醉护士协会
疾病控制和预防中心	围术期注册护士协会	美国妇产科医师学会
医疗保险和医疗服务中心	感染控制和流行病专业协会	美国外科医师学会
卫生保健促进协会		美国老年病学协会
医疗机构联合鉴定委员会	美国感染性疾病协会	美国医院协会
退伍军人健康管理局	健康机构联合鉴定委员会	美国麻醉医师学会
	医学快讯	美国卫生保健流行病协会
	俄克拉荷马州医疗质量基金会	胸外科医师学会
		外科手术感染协会
		VHA 公司
		权威公司
		Qualis 健康协会
		桑福德指导

院内感染率的年度报告。这个体系目前正经历一项重大改革,使其成为以网络为基础的信息管理和有害事件报告体系,称之为(美国)国家医疗安全网(NHSN)。这将使许多医院加入 NNIS,将其院内感染率和全国平均水平进行比较。

随着院内感染的公开报道和医疗费用支付程序的建立,各医院正在想方设法表明其领先地位,以及献身于监测和预防手术部位感染的精神。有效的监督需要有标准化的感染定义、标准化的风险评估指标以及数据反馈。NNIS 提出了手术部位感染的定义(图 19-1 和表 19-2)。采用此定义可以精确记录和比较患者感染的严重性。调整影响感染率的混杂因素也很重要。重要的是,标准的定义和风险指标可为任何监督体系对医师和医院之间进行感染率比较提供相关信息。NNIS 的风险指标分层表有 3 个组成部分:美国麻醉医师协会身体状况分级(表 19-3),污染伤口分级(表 19-4);手术时间大于 T 小时(T 为特定手术持续时间的 75%)的时间。患者评分范围从最小值 0 到最大值 3。用这个方案可以比较相似风险指标患者之间的感染率,从而减低一些混杂变量。标准化定义和风险指标是交流的基础。下一个重大挑战是精确且一致地识别出有害事件(如 SSI)的患者。其总体思路是对住院患者、出院后患者和门诊患者进行全面的感染随访。可以通过外科医师、受培训的护士或者感染控制人员对手术部位进行直接观察,也可间接观察复查表和实验室资料或患者调查表。对这两种观察方法尚未达成共识,都有其优点

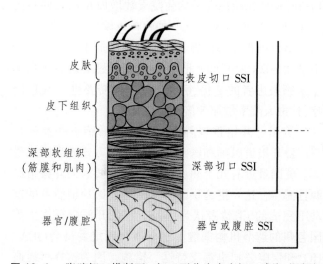

图 19-1 腹壁切口横断面。切口可分为表皮切口感染、深部切口感染、器官或腹腔感染。SSI,手术部位感染。(From Mangram, A.J.; Horan, T.C.; Pearson, M.L.; et al. Guideline for Prevention of Surgical Site Infection, 1999. Centers for Disease Control and Prevention (CDC)Hospital Infection Control Practices Advisory Committee. Am J Infect Control 27:97–132, 1999.)(见彩图)

表 19-2　外科切口感染的定义标准

表皮切口感染

感染发生于术后 30 天内,而且感染仅累及切口处皮肤或者皮下组织,同时至少满足以下一项:

　　1. 表皮化脓性引流物,经过或未经过实验室确认

　　2. 从切口表皮组织或引流液无菌获得的培养物中分离出微生物

　　3. 至少有以下一种感染症状和体征:疼痛或触痛,局部肿胀,发红或发热,以及外科医师有意打开表皮切口,除外切口为培养阴性

　　4. 经外科医师或主治医师诊断为表皮切口感染

以下情况不得作为 SSI 进行报告:

　　1. 缝线脓肿(局限于穿线点的轻微炎症和排出物)

　　2. 外阴切开感染或新生儿包皮环切口感染

　　3. 感染的烧伤伤口

　　4. 表皮切口感染延伸到皮下筋膜和肌肉层(见深部切口感染)

注:鉴别外阴切开术和包皮环切术切口感染和烧伤伤口感染采用专项标准。

深部切口感染

　　若无植入物 * 遗留,感染发生于术后 30 天以内;若有植入物遗留,则感染发生于术后 1 年内,而且感染显然与手术有关并且感染累及深部软组织(如筋膜和肌肉层),深部切口感染至少应满足以下一项:

　　1. 来自深部组织的化脓性引流物而不是来自深部器官或腹腔

　　2. 当患者有以下至少一项体征或症状深部切口会自行裂开或被外科围生有意打开:体温>38℃,局部疼痛或触痛,除外切口为培养阴性

　　3. 查体、二次术中、组织病理学或影像学检查发现有累及深部切口的脓肿或其他感染证据

　　4. 经外科医师或主治医师诊断为深部切口感染

注:

　　1. 同时累及深部和表皮切口的感染应作为深部切口感染报告

　　2. 通过切口引流的器官/腹腔感染应作为深部感染报告

器官/腹腔感染

　　若无植入物 * 遗留,感染发生于术后 30 天以内;若有植入物遗留,则感染发生于术后 1 年内,而且感染显然与手术有关并且感染累及切口以外的某一解剖部位,此部位在手术过程中曾稍移开或处理过,并至少应满足以下一项:

　　1. 通过刺伤口将化脓性引流物†带入器官/腹腔

　　2. 器官/腹腔组织或体液无菌培养分离出微生物

　　3. 查体、二次术中、组织病理学或影像学检查发现有累及器官或腹腔的脓肿或者其他感染证据

　　4. 经外科医师或主治医师诊断为器官/腹腔感染

*国家医院内感染监视的定义:在手术过程中永久性放入患者体内的非人类衍生的可植入异体(如心脏瓣膜假体、机械心脏或髋关节假体)。

†如果刺伤伤口周围发生感染,则不是外科手术部位感染(SSI)。根据感染的深度,可视为是皮肤或软组织感染。

和缺点。然而外科医师需要懂得,监督是未来医学的一部分, 不仅要对感染发生率和医疗措施承担责任而且要协助建立优质的医疗保险。

　　手术部位感染对医疗结果影响较大,并且会显著影响患者健康。这一章综述了 SSI 预防的一些重要措施。医师要认识到患者的易感性,并通过围术期补氧、体温和血糖调控是预防感染的关键因素。手术室设施、医师手部消毒、皮肤准备、围术期抗生素使用等都是降低微生物在手术切口部位寄生的方法。以上概念的理解和应用将有助于外科医师在现有手术条件下对患者进行综合治疗。

第二节　外科手术无菌法[15]

一、皮肤准备

　　外科医师刷手遵守无菌原则是至关重要的。自从 Lister 使用碳酸洗手以来, 已经将各种溶液用于降低

表 19-3 美国麻醉医师协会的身体状况分级*	
分级	**患者术前身体状况**
1	身体状况良好患者
2	患者有轻微系统性疾病
3	患者有严重系统性疾病,但非致残性
4	患者有致残性系统性疾病且危及生命
5	不管手术与否,预期生存期不超过 24 h 的濒死患者

*上面是 ASA 身体状况分类系统的修订版在续用,而且正在制定 NNIS 危险指数。与此同时,ASA 也修订了他们的分类系统;最新修订版可从下列网址获得:http://www.asahq.org/profinfo/physical-status.html.

Source: American Society of Anesthesiologists(ASA).

手术室人员皮肤细菌数量。皮肤表面有暂存菌群和常住菌群。常住菌群更易寄生在皮肤深层,因而很难将其清除;暂存菌群寄生在皮肤表皮,是医源性感染的主要致病菌。外科医师刷手定义为术前手术人员抗菌性洗手以清除暂存菌群和降低常住菌群数量。使用具有广谱杀菌活性的消毒液快速降低细菌数量,并且这种消毒液具有持续的活性[15]。

(一)酒精

在用于手术人员手部消毒的各种消毒溶液中,最基本的是抗菌肥皂。尽管肥皂具有去垢特性,可清除污物、油腻以及连接疏松的暂存菌群,但是肥皂不能有效降低手术环境下皮肤菌群数量。酒精包括异丙醇、乙醇、丙醇酒精或者这三种混合物,多年来一直使

表 19-4 外科伤口分级
一级(清洁伤口):无污染手术伤口,表现为伤口无炎性反应并且不切开呼吸道、消化道、生殖道或未感染的泌尿道。此外,清洁伤口是一期闭合,若有需要,可用闭合引流管引流。非穿透创伤的手术切口,如果符合标准,也可归入这一级。
二级(清洁污染伤口):在可控条件下切开呼吸道、消化道、生殖道或未感染的泌尿道而且没有常规污染的手术伤口。特殊条件下也包括累及胆道、阑尾、阴道及口咽部的手术,但不得出现感染或严重损伤。
三级(污染伤口):开放、新鲜的交通事故伤。此外,无菌技术方面有重大突破的手术操作(如开放式心脏按压)或胃肠道溢出物以及急性非化脓性炎症切口,均属于此分级。
四级(感染伤口):带有失活组织,以及存在临床感染或内脏穿孔的陈旧创伤性伤口。这个定义表明,术前手术区域已存在导致术后感染的微生物。

用酒精进行手术人员皮肤消毒。酒精通过使微生物蛋白变性降低表皮微生物数量,从而具有快速抗菌活性。酒精可使蛋白变性,其中水的存在是至关重要的;因此,酒精用水稀释,并且大部分酒精产品以重量或体积来表示其纯度。酒精对革兰阳性菌、革兰阴性菌、多重耐药菌及分枝杆菌和各种真菌都有抗菌活性,酒精同样具有抗病毒活性如 HIV、乙肝病毒、丙肝病毒。但是酒精对细菌芽孢、原生物囊合子及特定的病毒无抗菌活性。酒精的缺点包括缺乏持久的抗菌活性、易燃性和可挥发性。由于其易燃性,必须确保含有易燃化学物质产品的完全蒸发。酒精缺乏持久的抗菌性能使其需要和其他抗菌剂联合使用以增加其抗菌时间,并且和护肤产品一起使用以防止皮肤皲裂。

(二)葡萄糖酸洗必泰

葡萄糖酸洗必泰是一种可以使细胞质膜断裂的水溶性化合物,可以产生瞬间和长期抗病原菌活性。它有很好的抗革兰阳性菌、革兰阴性菌及包膜病毒的活性,并且用于手部消毒也是安全的。

(三)聚维酮碘

外科皮肤消毒中,含碘消毒产品是使用时间最长的。它们通过渗入生物体,结合其氨基酸和游离脂肪酸,从而影响蛋白质合成和细胞壁的完整性。目前,碘必须以一种聚合物载体(如聚维酮)的形成来更好地发挥其可溶性和持久杀菌作用,同时也导致它更大的负面作用,如对皮肤的刺激性。碘具有杀火革兰阴性菌、革兰阳性菌、分枝杆菌、病毒和真菌等非常广谱的作用。尽管碘持续发挥作用的能力不稳定,但是其一贯被作为一种安全有效的用来备皮时的皮肤消毒剂。

(四)其他的皮肤消毒剂

其他皮肤消毒剂包括六氯酚、氯二甲酚、三氯生。三氯生是一种安全的产品,它具有相对较好、较持久的抗菌能力。它在一个相对高的浓度时具有较好的杀菌能力。目前,三氯生主要用于医护人员所用的杀菌洗手液和商用抗菌肥皂中。六氯酚的手部清洗作用受到一定限制,因为它没有其他同类产品的广谱抗菌作用,而且其可以通过皮肤吸收,造成全身副作用。尽管这些产品单独用于外科手术手部清洗时并不理想,但是将其与其他一些产品联合使用(如酒精)证明是有效的。氯二甲酚,如同 PCMX,通过改变细菌酶和细胞壁来发挥广泛、持久的抗菌能力。氯二甲酚也可以通

过皮肤吸收,但是尚可以耐受。

目前尚没有任何一种产品可以超越其他产品,从而得到大多数文献的支持[30]。酒精和含有酒精的产品对于杀灭常驻菌是最快的,对于减少皮肤的细菌数量也是最有效的。2%~4%的洗必泰就具有最持久的杀菌力[4]。有关足和踝的研究文献显示,将酒精和洗必泰混合后使用刷子来清洗,其效果优于碘伏[9,53,72]。但是,这其中的绝大多数研究关注的都是皮肤的细菌数量,而不是不同皮肤消毒产品的临床意义。

无论哪种产品,都要符合外科手部消毒体外和体内试验的一定要求,然后才能获得美国 FDA 的批准。计划用于外科手部消毒的产品都要用美国 FDA 关于卫生保健消毒药品试验专项规定(TFM)中列出的标准方法来进行评估。

对于临床医师,有效的外科擦洗技术和对机构协议的遵守是至关重要的。不幸的是,由于不同种类的产品和一些可靠证据的缺乏,目前仍没有一种标准的擦洗方法。过去曾提倡持续 10 分钟的刷手消毒。现在建议解剖式擦洗(不用刷子)和缩短擦洗时间。擦洗消毒所需的时间是遵守规定的主要障碍之一。研究显示,5分钟擦洗与 10 分钟擦洗效果相同。有证据表明,缩短擦洗时间也能把细菌数量减少到可以接受的水平。用刷子擦洗并没有显示有明显优势,而且会刺激皮肤,导致遵从性的进一步降低。目前,使用抗菌肥皂进行 5 分钟解剖擦洗是标准消毒方法[23]。酒精杀菌快并有广谱杀菌活性,将酒精和一些具有持久杀菌活性的消毒剂联合起来,实践证明是一种最佳选择。用含有酒精的产品刷洗与常规外科刷手同样有效,而且可以缩短皮肤准备时间并减少对皮肤的刺激[18,59,74]。采用这种方式时,在用这类产品之前一定要先洗手并让手完全晾干。建议遵守厂家推荐的使用方法。让正确的外科手部消毒成为一种制度性的规定有助于对相关的每一个人进行手部消毒重要性的教育。无论是哪种产品,要掌握真正的抗菌技术,必须遵循厂家推荐的使用说明。为了提高遵从性,一定要让洗手间便于接近,为医护人员提供足够的洗手时间,并给他们提供护手液以防止副作用。

二、手术衣和消毒巾

戴外科手套可以有效减少医护人员手上携带的微生物进入无菌伤口。使用超过消毒有效期的手套反而为细菌的生长提供了有利环境。外科刷手消毒必须对阻止这种形式的细菌生长有持久的活性。双层手套能防止污染,建议在具有利器穿透伤高风险的骨科手术中戴双层手套[58,88]。戴双层手套并定期更换手套可减少无菌操作铺巾时不经意的破口引起的污染以及未注意到的穿刺伤引起的污染[3,66]。戴手套之前一定要取下手上的饰品。人工指甲已广泛流行。建议外科医师的人工指甲要短一些以防止划破手套。

无菌手术衣和铺巾可防止医护人员暴露于感染性病原体;同时也为外科手术保持了一个无菌环境。美国材料测试学会等组织制定的现行测试标准,按照其防止液体渗透的程度对手术衣和铺巾进行分类。耐渗透手术衣可以阻止液体渗漏,但其作用在流体静压力下会减弱。防水布材料可以防止被液体弄湿。最有效的防护材料归类为不可渗透材料,具有不透液性,可阻止液体和微生物的渗透。现行测试方法并非绝对可靠,而且耐液体渗透并不等同于耐微生物渗透。可重复使用的手术衣和铺巾是用聚酯薄膜或针织纤维复合材料制成的。通常对纤维进行编织再压制成薄膜或在涂上其他材料的涂层以增强其耐液体和病原菌穿透的能力。一次性使用的材料通常为没有进行编织的天然纤维(如棉絮),或使用化工产品进行过特殊加工、处理以提高其保护性能的人造纤维。一次性或可重复使用手术衣哪个更好尚没有得到证据[81]。手术衣和铺巾的性能取决于其纤维构造和处理方法、孔隙度和防水性[61]。理想的手术衣和铺巾应该是低成本、穿着舒适、连接紧密、耐久性高、能够灭菌,并能够阻止污染液体和微生物的渗透。

三、身体排气系统

在 20 世纪 70 年代早期,Charles Charnley 提出一个观念,认为在全关节置换手术中,身体排气系统可以降低创口的空气污染。虽然这一系统在关节重建手术中被多人采用,但极少用于传统的骨折手术。多项因素会影响手术部位感染发生率,包括空气污染、皮肤污染、患者危险因素、手术期间抗生素的使用。因此,难以对身体排气系统的其真正益处进行评估。在无菌操作中,通过使用身体排气系统,可以减少医务人员不恰当的头发覆盖和不经意的破裂。许多外科医师在使用身体排气系统,因为即使少量的影响感染率也由于临床上所见的患者数量大而具有重要的临床意义。现在,尚没有明确的理论知识支持或反对在骨折处理中使用身体排气系统。

四、手术室环境

手术室空气污染是导致手术切口感染的原因之

表 19-5　手术室通风参数	
室温	68°F~73°F,取决于正常环境温度
相对湿度	30%~60%
空气运动	从清洁区向相对不洁净区流动
空气变换	每小时最少净化 15 次
	每小时最少 3 次更换新鲜空气

Source: American Institute of Architects, 1996.

一。限制手术人员数量和室内人员走动可减少不必要的气流运动[2]。相对于室外环境,所有手术室都应保持正压,从而影响气流方向,防止未净化的室外空气进入室内。所有医院都应安装具有双层过滤的通风系统,以增加空气净化效率。气流应通过安装在地板上的增压、强制通风装置从天花板的进风口进入室内。手术室通风系统最少应将室内空气每小时更换 15 次,其中 3 次必须来自室外新鲜空气[63]。表 19-5 列出了美国建筑协会与卫生和公共事业部合作制定的手术室参数。

Charley Charnley 首次对层流系统进行了一些研究。在层流系统中,经过过滤的无微粒起洁净空气在垂直或水平方向均以 0.3~0.5 μm/s 的均一速度吹过手术区,防止了污染颗粒落在敞开的手术区。Charnley 和 Lidwell 所做的研究支持在关节置换手术中使用层流超净空气系统[22,62]。当今,空气可以通过高效微粒空气过滤系统进行过滤,把大于 0.3μm 的微粒都滤除掉。研究表明,层流系统降低了空气和表面污染,从而导致临床感染率的降低[1,42,43,55]。据报道,紫外线照射也能给手术室提供超净化空气,然而这种空气净化方式引起人们对患者和手术室人员安全的担忧。高效流动通风系统降低

了人们采用紫外线照射来降低空气污染的兴趣。这种通风系统在降低骨折手术中手术部位感染方面的效果如何目前还不清楚。关于这方面的大部分知识来自全关节置换的相关文献,的确有一些骨折手术涉及广泛性伤口开放,手术时间较长,并且有时需要安装假体。当然,在这些手术中空气污染会非常显著,因而通风系统在预防手术室空气污染中具有重要作用。

第三节　患者准备

一些与患者相关的因素会影响手术部位感染。1999 年,CDC 将术前淋浴定为ⅠB 类推荐方案,强烈要求各医疗机构采纳这一建议[58]。术前使用氯己定淋浴可降低皮肤菌群数量,但是术前淋浴的临床意义还不清楚[37,45,60,63,96]。同样,CDC 也强烈建议,除非在患者毛发区进行手术,否则不要去毛备皮。要用剃刀剃除隐藏有细菌的皮片上的毛发。如果必须去除毛发,应使用脱毛修整液[63]。

外科刷手用的化学剂也可用于患者皮肤消毒。表 19-6 总结了一些最常用的消毒剂,以及其杀菌机制和杀菌谱。详细讨论这些消毒剂请参阅手部消毒一节。此外还有酒精与氯己定和碘伏的复合消毒剂。在刷手前应使用肥皂清除手部污垢或血迹。留有机和无机复合物(如血液和污垢)会影响一些消毒剂(如聚维酮碘)的杀菌活性。在消毒前应将皮肤晾干。用刷子以手术切口为起点,同心圆状逐渐向外扩展,达到手中可能暴露的所有区域。大部分杀菌剂需要 2~5 分钟才可达到最大杀菌活性。使用酒精性杀菌剂时,避免杀菌剂浓聚,而且在使用电凝前必须让皮肤完全晾干。

表 19-6　术前皮肤消毒和外科手臂消毒常用消毒剂的杀菌机制和杀菌谱										
试剂	作用机制	革兰阳性杆菌	革兰阴性杆菌	Mtb	真菌	病毒	起效速度	持续活性	毒性	使用
酒精	蛋白变性	E	E	G	G	G	非常迅速	无	干燥,易挥发	SP,SS
氯己定	细胞膜破裂	E	G	P	F	G	中等速度	E	耳毒性,角膜炎	SP,SS
碘伏制剂	氧化/碘离子置换	E	G	G	G	G	中等速度	很小	从皮肤吸收的可能毒性,皮肤刺激	SP,SS
PCMX	细胞壁破裂	G	F*	F	F	F	中等速度	G	需要更多数据	SS
三氯生	细胞壁破裂	G	G	G	P	U	中等速度	E	需要更多数据	SS

缩写:E,极好;F,尚可;G,好;Mtb,结核分枝杆菌;P:差;PCMX,对氯间二甲苯酚;SP,皮肤准备;SS,手术擦洗;U,未知。
*尚可,除外假单胞菌种;通过附加螯合剂(如 EDTA)使活性增加。

Source:From Mangram, A.J.; Horan, T.C.; Pearson, M.L; et al. Guideline for Prevention of Surgical Site Infection, 1999. Centers for Disease Control and Prevention (CDC) Hospital Infection Control Practices Advisory Committee. Am J Infect Control 27:97–132, 1999.

第四节　患者因素

当患者不能清除术中带入的细菌时，手术部位就会发生感染。任何导致机体防御能力减低和污染加重的因素均可导致感染。吸烟是与感染有关的可预防性危险因素。教育并帮助患者戒烟是预防感染的一项重要因素[85,86]。尽管还未确定营养不良是手术部位感染的独立危险因素，但是营养不良确实影响患者的发病率，因而补充营养应作为综合治疗计划的一部分[63]。鼻咽部金黄色葡萄球菌寄存与院内感染增加相关。临床使用莫匹罗星软膏和降低感染率之间的相关性尚不确定[76,92]。围术期输血和感染的担忧仍然存在[51]。由于输血相关性免疫调节而增加感染的可能性，现已使用白细胞减少的血制品[10,52]。对输血使感染危险性增加以及过滤粒细胞可降低这种风险一直存在争议[50]。拒绝为有症状的失血性贫血者输血并不可取，但已经证明使用粒细胞减少的血制品属于高成本低效益。最后，在所有与患者相关的影响感染因素中，高血糖可能是研究最广泛的一项因素。血糖控制在手术部位感染的预防中具有重要作用。

第五节　围术期血糖控制

骨科患者最重要的并发症之一是高血糖。大量糖尿病患者需进行择期和急诊骨科内固定手术。创伤后，许多非糖尿病患者患有未被认出的高血糖症。危重症患者的高血糖定义为血糖水平大于 200mg/dL。在 ICU 治疗的高血糖患者中糖尿病的发生率大约为 13%[41,91]。在多发伤患者中血糖水平升高相当普遍，加强监控患者中发生率高达 50%以上[34]。

应激导致高血糖是多因素的。患者处于分解代谢状态，肠外营养提供的热量碳水化合物成分高。出现碳水化合物代谢的改变，包括胃肠道糖吸收增加、肝糖原生成增多以及胰岛素抵抗导致血糖升高[67]。此外，调节激素和细胞因子分泌过多也是血糖升高的原因[65]。

反向调节激素包括肾上腺素、生长因子和糖皮质激素。肾上腺素通过三种方式影响血糖水平。通过激活 α 肾上腺素能受体直接抑制内源性胰岛素分泌。此外，肾上腺素通过刺激糖原生成和糖原分泌增加肝脏的糖生成和分泌。最后，肾上腺素可引起脂肪分解，引起游离脂肪酸浓度增加从而导致胰岛素抵抗[11]。这三种机制导致高血糖。生长因子和糖皮质激素增加胰岛

素抵抗和肝糖原输出，因而会促进血糖升高。

急性应激反应产生以下几种重要的对糖代谢产生影响的细胞因子。肿瘤坏死因子(TNF-α)是一种炎性刺激因子，可改变胰岛素与其受体的相互作用。酪氨酸磷酸化是胰岛素与其受体正常作用所必需的。TNF-α 引起胰岛素受体丝氨酸磷酸化而导致胰岛素抵抗[49]。肾上腺素、生长因子、糖皮质激素和细胞因子如 TNF-α 的联合作用是非糖尿病危重患者以及糖尿病血糖控制很好患者血糖升高的原因。

围术期血糖升高至关重要，因为其可减低患者对感染的抵抗力。血糖升高通过降低化学趋化性、吞噬性和氧化杀菌作用从而影响多核巨细胞的功能(图 19-2)[26,68,70]。此外，血糖升高导致血清蛋白糖基化。血清蛋白和免疫球蛋白糖基化引起全面的免疫抑制[46]状态。

血糖升高对手术患者的感染率、死亡率及医疗费用具有显著影响。临床对照实验证实，严格控制血糖水平可明显降低这些不利结果。van den Burge 的研究证实，对危重患者严格控制血糖是有益的。在这项前瞻性随机实验研究中，需要机械通气的患者被随机分为强化胰岛素治疗组和常规胰岛素治疗组。常规胰岛素治疗组，患者仅仅在血糖水平超过 215 mg/dL 时开始注射胰岛素，血糖水平维持在 180~200 mg/dL 之间。强化胰岛素治疗组通过滴注胰岛素将血糖水平控制在 80~110 mg/dL 之间。败血症(46%)、急性肾衰(41%)和机械通气需求均显著降低。住院患者总的死亡率(34%)和 ICU 患者死亡率也明显下降[91](图 19-3)。

其他研究也发现严格控制血糖有类似的益处。在

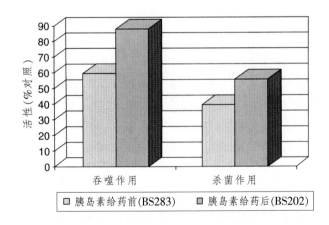

图 19-2　胰岛素治疗前后，高血糖对白细胞的影响。(From Grey, N.J.; Perdrizet, G.A. Reduction of nosocomial infections in the surgical intensive-care unit by strict glycemic control. Endocr Pract 10(Suppl 2):46–52, 2004.)

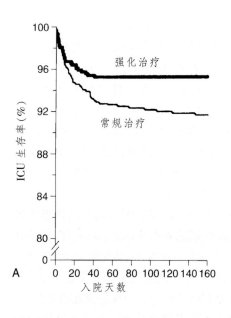

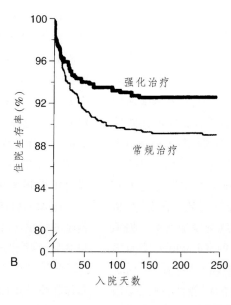

图 19-3 严格控制血糖,减少 ICU 治疗天数和降低医院死亡率。(From van den Berghe, G.; Wouters, P.; Weekers, F.; et al. Intensive insulin therapy in the critically ill patient. N Engl J Med 345:1359–1367, 2001.)

Grey 和 Perdrizet 的一项研究中,与常规组(血糖水平维持在 180 mg/dL)相比,通过注射胰岛素严格控制血糖(血糖平均水平维持在 125 mg/dL)的患者败血症、线性感染、手术部位感染率降低了 5~8 倍(图 19-4)。低血糖很少发生,也未发生心肌梗死、休克或心律失常之类的严重并发症[41]。

心血管相关文献报道证实,严格控制血糖对手术部位感染有益处。进行心血管手术的患者发生胸骨切口感染是致命性并发症。研究表明,高血糖是胸骨切口感染的高危因素[79,90]。为了降低胸骨切口深部感染,多位研究者采用血糖控制方案来降低血糖水平。在过去的 20 年中,Furnary 和 Zerr 一直使用胰岛素使患者

术前术后血糖水平控制在 200 mg/dL 以下[36,97]。20 世纪 80 年代后期至 20 世纪 90 年代,他们开始对进行心血管手术患者使用胰岛素降低血糖水平,发现随着血糖控制的改进,胸骨切口感染率有所下降 (图 19-5)。这项研究强调了在预防手术部分感染中高血糖的作用以及严格控制血糖的重要性。

对于危重病房的多发伤患者,在注射胰岛素治疗患者高血糖中内分泌学家起着重要作用。这种治疗是维持正常血糖安全有效的方案。治疗方案应包括:静脉内给予胰岛素的开始时间,血糖控制的目标水平,如依据血糖水平改变调节胰岛素剂量, 以及当患者离开 ICU时如何把静脉内输注胰岛素改为皮下注射。应该教育护

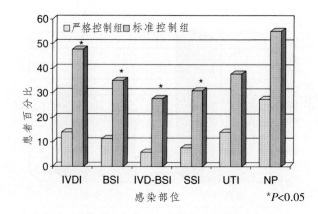

图 19-4 严格控制血糖可减少手术部位感染(SSI)以及其他医源性感染,包括静脉器具感染(IVDI)、输血感染(BSI)、尿路感染(UTI)和医源性肺炎(NP)。(From Grey, N.J.; Perdrizet, G.A. Reduction of nosocomial infections in the surgical intensive-care unit by strict glycemic control. Endocr Pract 10(Suppl 2):46–52, 2004.)

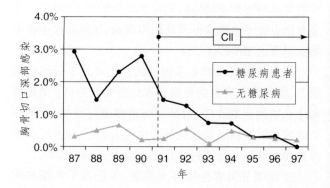

图 19-5 实施胰岛素连续输注治疗方案,降低了胸骨切口深部感染(DSWI)的发生率。(From Furnary, A.P.; Zerr, K.J.; Grunkemeier, G.L.; et al. Continuous intravenous insulin infusion reduces the incidence of deep sternal wound infection in diabetic patients after cardiac surgical procedures. Ann Thorac Surg 67:352 – 360, 1999.)

士在对危重患者严格控制血糖以及如何这项治疗方案。

患者从 ICU 转入普通病房后,严格控制血糖仍然至关重要。从静脉内输注胰岛素转为皮下注射会有一定困难。如果患者血糖在此前 6 h 内保持稳定,每小时的胰岛素需求量可以延长至 24 h。联合应用基础和膳食胰岛素可以实现生理性胰岛素替代治疗。长效胰岛素每 24 h 应用 1 次。基础胰岛素应含有胰岛素需要量的 50%。其余 50% 应在每餐前均分给予。例如,如果患者每小时需要 3 U 胰岛素,那么每天要用 72 U。一半的剂量(36 U)可以按日常规剂量给予长效胰岛素,其余 36 U 进行等分,让患者每餐前接受 12 U 短效胰岛素。随着患者从 ICU 转出以及生理和碳水化合物负担的改变,有必要重新调整胰岛素剂量。经常进行血糖监测并使血糖维持在 180 mg/dL 以下是保证患者在围术期对高血糖进行充分治疗所必需的。

内科医师面临两个完全不同的高血糖情况。在病房,糖尿病患者对创伤科医师是一种挑战。简单骨折患者需要亚急性处理到复杂的翻修手术。不管做什么手术,糖尿病患者血糖控制很差将增加发生围术期并发症和感染的风险。详细询问病史、体格检查以及药物使用情况对于外科医师详细了解患者病情是必需的。外科医师应该意识到糖尿病患者会增加患心血管疾病的风险。糖尿病患者在治疗其骨折前常需要就诊于初诊医师、心血管医师和内分泌医师。外科医师通常可在患者和相应的内科专家之间进行沟通。这对教育患者了解其病情及其含义是很有价值的。对于择期手术,对患者进行饮食咨询以及转诊到初诊医生进行糖尿病咨询可避免外科医师和患者选错治疗方案和手术时机。一旦让患者住进医院接受外科手术,围术期膳食和代谢发生改变将严重影响血糖水平。术前和术后的血糖监测、合适的胰岛素治疗以及向内分泌医师咨询是确保严格控制血糖所必需的。

第六节　围术期供氧和体温调节

患者在麻醉状态下,吸氧浓度为 30%~50%。术后护理中患者使用鼻导管吸氧,因为鼻导管可使氧浓度达到 40%。现已证实,术中和术后高浓度吸氧可降低手术部位感染率。对于接受 80% 氧浓度的患者,麻醉科医师往往应用高比例氧和氧化氮,并在术后让患者使用面罩吸氧。高浓度吸氧预防感染的分子机制尚不清楚,但与 NADPH 加氧酶系统的增强有关。

2000 年,Greif 和 Sessler 进行了一项随机双盲实验,测试术中和术后 2 小时吸入氧浓度为 30% 和 80% 的氧气对机体的影响。作者发现,接受氧浓度为 80% 的患者,术后感染的发生率降低 6%[40]。Pryor 及其同事得出的结论与此相反[78]。他们在研究中发现,围术期吸氧导致感染率增加。对这项研究结果尚有争议。反对者指出这项研究存在偏见且样本量不够。Pryor 及其同事确实没有报道重要的指标,例如体温和液体调节。基于以上矛盾,Belda 及其同事又进行了另外一项支持围术期吸氧的研究 [8],这项随机双盲实验包括 300 例结直肠手术患者。研究者监测患者术后 14 天感染体征,作者发现 80% 氧浓度组发生感染的风险比 30% 氧浓度组低 39%。

3 项研究中 2 项支持围术期高浓度吸氧可降低手术部位感染。这 3 项研究的综合数据表明,围术期高浓度(80%)吸氧使患者发生感染的绝对风险降低 7%,相对风险降低 45%[27]。吸氧疗法具有低成本、低风险的优点,受到两项研究的支持。这对患者发病率和医疗费用具有重要影响。

正常体温是指体核温度为 36℃~38℃之间。体核温度可在肺动脉和食道深部测量。直肠、口腔、鼻腔、鼓膜和皮肤体温是估计体核温度最方便的测量方式。麻醉状态下血管舒张,周围环境温度较低,皮肤和软组织暴露于低温环境中促进低体温(体核温度<36℃)发生。医师必需认识到促进低体温发生的状态(表 19-7)。低体温与手术部位感染增加有关。Kurz 在《新英格兰医学杂志》上报道了 200 例结直肠术后患者的研究结果[57],对照组患者使用传统保温措施,体核温度为 34.7℃,感染率为 19%。相反,采取积极保温组患者的平均体核温度为 36.6℃,感染率为 6%。可采取保温棉被、袜子、头套、限制皮肤外露和循环水床垫以及增加环境温度等

表 19-7　低体温的危险因素

老年人和婴幼儿

环境室温

严重液体转移

应用全麻

应用局麻

已患疾病(周围血管疾病、内分泌疾病、妊娠、烧伤、开放伤等)

女性

手术时间长短和类型

冷水冲洗

恶病质

方法预防低体温发生。通过加热液体和限制空气对流系统有助于维持正常体温。采取被动和主动保温措施使围术期体温正常,花费较低而且可降低感染。

第七节　围术期抗生素的使用

手术部位感染是由于细菌侵入手术切口,机体免疫系统不能将其清除。使用抗菌药物可降低切口细菌数量,因此有助于免疫系统预防感染。认识到这一理论的第一位医师 Lister,使用碳酸尝试降低伤口感染率。在此之前,手术风险包括感染导致的高死亡率和截肢率。随着无菌技术的进步,抗生素很快改变了许多疾病的治疗。然而,抗生素的使用是需要付费的。起初,使用抗生素最关心的问题是其毒副作用和过敏反应。表 19-8 列出了常用抗生素的一些毒性反应。了解抗生素的毒性反应、选择的多样性以及医疗方法的进步,医师已发现有多种方法可以减少抗生素的这些毒副作用。如今我们面对的新挑战是抗生素的耐药性问题。

于是便开始在术后使用抗生素,但由于抗生素未能显著降低感染率而使其有效性受到质疑。事实上,20世纪50年代的一些报道是反对使用抗生素的[71]。为了检验抗生素预防感染的能力,Bruke 将葡萄球菌接种到豚象的皮内伤口中,发现在接种前给予抗生素可降低感染率。Bruke 认为,必须在接种前的伤口内给予合适水平的抗生素才对预防感染有益[19]。1976 年,Stone 报道了 400 例胃、胆囊和结肠手术后患者的研究结果。在这项随机双盲对照研究中,按照抗生素使用时间分为 4 组:术前 12 h 使用;切口前即刻使用;术后使用;没有预防性使用。结果显示:术前使用抗生素可降低感染率[87]。此临床结果与 Burke 的研究成果相一致。切口时间必须与抗生素的组织内峰值水平一致。充分预防要求抗生素在手术切口时以及手术过程中达到并保持在有效平均抑制浓度(MIC)。无效的抗生素预防归因于抗生素选择和使用时间不当[77]。

骨科相关文献提供了类似的证据,表明预防性使用抗生素有益。1965 年 Campbel 和 1970 年 Fogelberg 分别研究了青霉素对骨科手术部位感染的预防作用。在 Fogelberg 的前瞻性研究中,术前使用青霉素对脊柱融合和铸模关节成形术患者有益。笔者把在其他文献中看到的没有预防性使用抗生素归因于这些回顾性研究的处理方法不当:将使用不同抗生素以及不同时间点使用抗生素的多位外科医师的研究结果合在了一起[32]。在 Fogelberg 的研究后不久,Boyd 和 Pavel 报道了大量随机双盲前瞻性研究,为骨科手术预防性使用抗生素提供了进一步支持[16,75]。

几年后,有关预防性使用抗生素仍无定论,一些研究还在同时进行当中,这都在试图确定预防性使用抗生素可对预防手术部位感染的有效性。Burnett 和 Tengve 针对髋关节骨折预防性使用抗生素进行了研究[20,89]。二位研究者用的都是头孢噻吩。患者在手术切口前开始使用抗生素,一直用到术后 2~3 天。作者指出安慰剂组患者的感染率增加具有统计学意义。由于骨折治疗方法的多变性,Hill 对重复性好的全髋关节成形术进行了预防性使用抗生素的研究。在这项大样本前瞻性双盲研究中观察 2137 例髋患者,Hill 等发现使用头孢唑林的感染率显著降低[48]。这些研究为骨科术前预防性使用抗生素来降低伤口感染率奠定了基础。

尽管大部分学者认为骨科手术使用抗生素是有效的,但是有关其确切作用机制尚有争议。为了确定某些特定手术中使用抗生素的必要性目前正在进行临床研究[73,88]。在关节镜检查和清洁这种不涉及硬件置入的手术中是否要使用抗生素仍存在疑问。大部分学者认为,由于感染发生率低,需要进行大样本临床研究,或者对此前的研究进行统计学综合分析,得出具有统计学意义的结果。为了进一步支持在骨折治疗中预防性使用抗生素,Boxma 对荷兰创伤中心的 2195 例患者进行了多中心、随机双盲研究。研究结果显示,术前使用头孢曲松可明显降低表浅和深部伤口感染以及医源性感染[14]。Gillespie 和 Walenkamp 搜索了 Cochrane 数据库有关骨折内固定和关节置换患者预防性使用抗生素的文献,进行了全面研究。他们对

表 19-8　长期使用抗生素的常见副作用

抗生素类	毒性
β-内酰胺	CNS 毒性,出血,肾毒性
万古霉素	组胺释放
氨基糖式类	肾毒性,(中)耳毒性,神经肌肉毒性
四环素类	牙齿,骨头
红霉素	肝炎,胃肠毒性
克林霉素	大肠炎
氯霉素	灰色综合征,再生障碍性贫血,乳汁分泌
喹诺酮类	CNS 毒性,关节成形术,QT 延长
磺胺类	溶血性贫血
甲氧苄啶	叶酸盐对抗

表 19-9　支持预防性使用抗生素的研究项目				
研究项目	发表时间	手术治疗	使用抗生素	实验组与安慰剂组对比
Fogelberg 等[32]	1970	模式关节成形术或脊柱融合	青霉素	1.7% 比 8.9%
Boyd 等[16]	1973	髋骨折	乙氧萘青霉素	0.8% 比 4.8%
Pavel 等[75]	1974	清洁骨科手术	头孢噻啶	2.8% 比 5%
Tengve 等[89]	1978	髋骨折	头孢菌素 头孢菌素 IV	1.8% 比 16.9%
Burnett 等[20]	1980	股骨近端	头孢菌素	0.7% 比 4.7%
Hill 等[48]	1981	全髋置换	头孢唑林	0.9% 比 3.3%
Bodoky 等[12]	1993	髋骨折	头孢替安	1% 比 5% 深层 4% 比 11% 浅表
Boxma 等[14]	1996	闭合骨折	头孢曲松	3.6% 比 8.3%

22 项实验资料进行系统分析，最后结果支持闭合性骨折患者术前使用抗生素[38]。表 19-9 列出一些支持预防性使用抗生素的实验。基于以上研究和较低的并发症发生率，CDC 和 AAOS 推荐术前预防性使用抗生素。

一、抗生素使用时机

抗生素使用时间非常重要。Burke 的研究首次表明，皮肤切开后使用抗生素几乎不能预防术后感染[19]。Stone 的研究表明，手术切开皮肤前使用抗生素可使术后感染率降低[87]。预防性使用抗生素的目的是减少手术切口区域细菌数量，增强机体免疫系统清除细菌的能力。注射萘夫西林、头孢唑林和庆大霉素 20 分钟后血药浓度达峰值。尽管骨组织绝对血药浓度不及血浆血药浓度高，但是这些抗生素确实能穿透骨组织与血浆血药浓度峰值相一致[93]。Classen 等在一项大样本前瞻性研究中观察了 2847 例预防性使用抗生素的用药时间。这项研究按照抗生素使用时间分为 4 组：术前 2~24 h 使用；切口前 0~2 h 使用；手术开始时使用；手术开始后 3~24 h 使用。结果显示，切口前 2 h 使用抗生素的患者，伤口感染率最低（图 19-6）[24]。

万古霉素和克林霉素是青霉素过敏患者最常使用的两种药物。预防性应用抗生素，建议用 600 mg 克林霉素，用 50 ml 生理盐水稀释后静脉滴注 30 分钟；万古霉素最少稀释至 5 mg/mL，静脉滴注不少于 60 分钟。快速注射 IV 代万古霉素会导致"红人"综合征，其特征是在快速注射 IV 代万古霉素过程中突然出现低血压，伴或不伴有面部、颈胸部、四肢出现斑丘疹。术前使用抗组胺药可减低万古霉素发生"红人"综

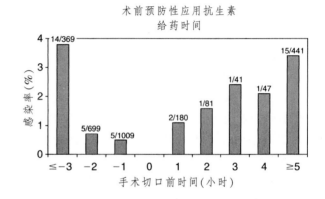

术前预防性应用抗生素给药时间

图 19-6　术前 2 h 使用抗生素可最大限度降低感染发生率。(From Classen, D.C.; Evans, R.S.; Pestotnik, S.; et al. The timing of prophylactic administration of antibiotics and the risk of surgical-wound infection. N Engl J Med 326:281–286, 1992.)

合征的概率。停用万古霉素后，低血压和斑丘疹将逐渐消失。有青霉素过敏史者、局部分离出多量耐甲氧西林金黄色葡萄球菌者、正在 ICU 病房或曾经在 ICU 病房接受治疗者，可以应用万古霉素。

使用止血带患者需要在驱血前使用全剂量抗生素。据文献报道，抗生素穿透软组织和骨组织的时间不等，为 2~20 分钟[6,29,35]。我们认为，只要患者在手术室麻醉诱导前使用抗生素，让患者镇静、摆放体位、术前准备及铺单也要用去足够长的时间。这就要求在麻醉诱导前所有手术相关人员同力协作。一定要识别出那些需要用万古霉素或克林霉素但不能静脉团注的患者，在进入手术室之前给他们留出足够的时间。

尽管大部分患者可在术前按时使用抗生素，但是据报道只有 55.7% 的患者在术前 1 小时使用抗生素

(图 19-7)[17]。传统上在手术室都写有随叫随到(on call)的警示语,旨在提醒手术区或手术前区的医护人员及时开始使用抗生素。在此过程中由于个别人员的延误和职责不明,曾使此项工作没有达到预想的效果。医护人员可能以为别人已经按时给予了抗生素。此外,如果给得过早,短效抗生素可能在手术中或手术结束时有效血药浓度很低了[28]。指定一名外科团队成员专门负责在术前给予抗生素可提高此项工作的遵从性和责任心。要求外科医师安排好术前使用抗生素,并标出需要使用万古霉素或克林霉素的患者,对于定时给予抗生素至关重要。每个医院必须有一个可靠的协作体系。在我们医院所有患者必须有术前使用抗生素的医嘱。抗生素要从药房取出并储存在病房。麻醉医师有责任在麻醉诱导前使用抗生素。此外,为增强术前使用抗生素的意识和遵从性,我们已经开始将术前使用抗生素纳入我们手术定时暂停制度内。

二、抗生素使用时间长短

抗生素使用时间也一直是争论的热点问题。置入带有细菌的假体可使患者术后使用抗生素的时间延长,尤其在关节置换或半髋关节置换中,感染的结果将导致发病率和死亡率增加。另一方面,按照 Burke 的理论和过去几十年的研究结果,许多外科医师缩短了术后抗生素的用药时间。这可见于接受门诊手术患者数量的增多,而过去需要住院才使用抗生素。20 世纪 80 年代早期,Nelson 认为,在 Pavel、Fogelberg 和 Boyde 的一些早期研究中持续使用抗生素并不能显著改变感染率。Nelson 对 358 例全髋关节置换术、全膝关节置换和髋关节骨折修复术患者进行的研究发现,

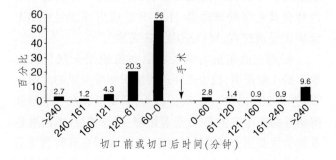

图 19-7 尽管大部分患者术前按时使用抗生素,但在这项研究中仅 56%的患者切口前 1 h 使用抗生素。(From Bratzler,D.W.; Houck,P.M.; Richards,C.; et al. Use of antimicrobial prophylaxis for major surgery: Baseline results from the National Surgical Infection Prevention Project. Arch Surg 149:174-182,2005.)

延长抗生素使用时间并无益处[69]。Nelson 和 Heydemann 发表了对 466 例关节置换术患者的抗生素使用数据,Nelson 进一步支持短期使用抗生素。术中给予一剂抗生素与术后给予 48 小时、3 天或 7 天抗生素相比,感染率并无差异[47]。

Williams 和 Gustillo 回顾性查看了 1975~1982 年间髋和膝全关节置换患者的抗生素使用记录。1980 年,他们缩短了术后抗生素使用时间,发现感染率并无差异[94]。在 20 世纪 90 年代早期,Mauerhan 和 Bodoky 就同样问题进行了前瞻性随机双盲研究。Mauerhan 发现,在全关节置换患者中头孢呋辛使用 1 天与头孢唑林使用 3 天相比没有统计学差异[64]。Bodoky 比较了髋关节骨折围术期给予两剂头孢替安与安慰剂的结果。只两剂抗生素即可显著降低伤口感染,表明延迟抗生素给药时间并不正确[12]。其他外科专家也得出相似的结论。Scher 观察了 801 例非骨科手术连续病例后发现,1 g 头孢唑林可充分预防手术切口感染,术后进一步使用抗生素对预防感染无益[82]。

抗生素的选择和使用时间对细菌耐药性的产生至关重要。在 Burnett 的研究中,使用头孢噻吩的患者除手术切口感染率低外,对这些患者的血、痰、尿细菌培养表明,细菌头孢噻吩的耐药性增加[20]。Harbarth 研究了延长使用抗生素对行冠状动脉搭桥术患者的手术切口感染率以及对细菌耐药性的影响。结果表明术后较长时间使用抗生素对手术切口感染预防无益,相反却可增加细菌的耐药性(比数比 1.6)。尽管越来越多的文献支持短期使用抗生素和关注细菌耐药性,但术后 24 小时内停用抗生素的仅占 40.7%[17](图 19-8)。目前 AAOS 和 SCIP 推荐抗生素应在术后 24 h 内停药[21]。

三、抗生素的选择

所选择的抗生素应具有较强的骨和软组织穿透力,并对常见微生物具有杀菌活性。在骨和软组织的手术过程中必须保持高于最低抑制浓度(MIC)的杀菌活性。骨外科最常见的细菌是葡萄球菌和链球菌以及不太常见的革兰阴性菌。抗葡萄球菌的青霉素类抗生素抗革兰阳性菌的活性强,但是抗革兰阴性菌的活性差。第二代及第三代头孢菌素对革兰阴性菌具有较强的广谱活性,但对革兰阳性菌几乎无效。第一代头孢菌素对革兰阳性菌具有优异的抗菌活性,同时对一部分革兰阴性及厌氧菌也有抗菌活性。头孢菌素具有较广的抗菌活性以及相对较小的毒副作用,这一特点使其成为

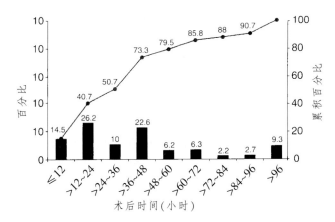

图 19-8 尽管多项研究否认延长使用抗生素有效，但该研究的患者中却仅有 26.2% 患者按推荐的 12~24 h 停用抗生素。(From Bratzler, D.W.; Houck, P.M.; Richards, C.; et al. Use of antimicrobial prophylaxis for major surgery: Baseline results from the National Surgical Infection Prevention Project. Arch Surg 149:174–182, 2005.)

骨科手术较理想的抗生素[31]。头孢菌素同时具有较好的骨和软组织穿透性。表 19-10 列出了 5 种头孢菌素的骨和血浆浓度[95]。图 19-9 示出头孢唑林的血浆和骨组织浓度以及头孢唑林对常见菌群 50%、90% 的最低抑制浓度[95]。Cunha 等[25]发现，头孢唑林、头孢菌素和头孢噻吩注射 25~40 分钟后，骨组织血药浓度峰值分别是青霉素对葡萄球菌最低抑制浓度的 60、6.7 和 15 倍。与其他第一代头孢菌素相比，头孢唑林具有更高的软组织血药浓度和更长的半衰期，使其成为预防性用药的首

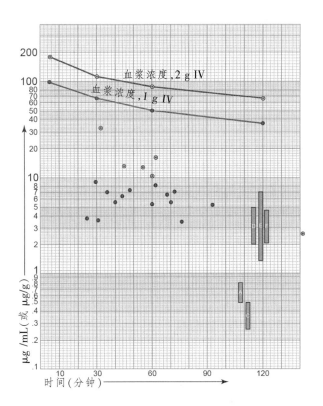

图 19-9 头孢唑林在骨和血浆浓度高于大部分常见感染微生物的 50%、90% 最低抑制浓度。(From Williams, D.N.; Gustilo, R.B.; Beverly, R.; et al. Bone and serum concentrations of five cephalosporin drugs:Relevance to prophylaxis and treatment in orthopedic surgery. Clin Orthop Rela Res 179:253–265, 1983.)

	表 19-10 5 种头孢菌素的骨和血浆浓度					
抗生素	1 g/次, 平均抗生素浓度		2 g/次, 平均抗生素浓度		骨标本平均时间	
	骨 *(μg/g)	血浆†(μg/mL)	骨 *(μg/g)	血浆†(μg/mL)	1 g/次	2 g/次
头孢菌素	0.5	5.3	0.9*	31.5	91†	63‡
	(SD=0.21)		(SD=0.45)			
头孢唑啉	5.9	51.7	14.9	98.3	69	51
头孢孟多	–		6.7	46.7	–	69
头孢西丁	3.6	17.5	6.3	39.0	74	69
头孢胺四唑	9.1	67.8	13.4	144.0	62	82

* 差异有统计学意义(*P*<0.01)；1 g 与 2 g 抗生素血药浓度比较。

†静脉完全给药后 1 分钟。

‡差异有统计学意义(*P*<0.01)；1 g 与 2 g 标本平均时间比较。

Source：From Williams D.N.; Gustilo R.B.; Beverly, R.; et al. Bone and serum concentrations of five cephalosporin drugs: Relevance to prophylaxis and treatment in orthopedic surgery. Clin Orthop Rela Res 179:253–265, 1983.

选(图 19-10)。万古霉素和克林霉素对革兰阳性菌也具有较好的抗菌活性，静脉注射 300 mg 克林霉素 1.75~3.75 h 后骨的血药浓度可达 5.01 μg/mL[5]。组织对克林霉素敏感性的最低抑制浓度少于 1.6 μg/mL。克林霉素的骨组织穿透性和对革兰阳性细菌的最低抑制浓度优于甲氧西林[84]。使用 15 mg/kg 万古霉素所引起的松质骨血药浓度为 2.3 μg/mL。万古霉素对易感甲氧苯青霉素菌的最低抑制浓度为 1.0 μg/mL，对耐甲氧西林金葡菌的最低抑制浓度为 1.5 μg/mL，对凝固酶阴性葡萄球菌的最低抑制浓度为 3.1 μg/mL[39]。万古霉素对骨组织的穿透性次于头孢菌素和克林霉素，然而，其血药浓度确实能超过骨科大部分致病菌的最低抑制浓度。关于外科常用抗生素及其剂量和使用方法的详细列表，可登录 http://www.，并见表 19-11。

四、局部抗生素输送

局部抗生素系统使得局部组织抗生素浓度较高但

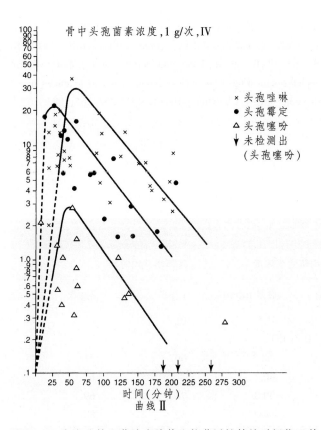

图 19-10 头孢唑林血药浓度峰值和抗菌活性持续时间优于其他头孢菌素类药物。(From Cunha, B.A.; Gossling, H.R.; Pasternak, H.S.; et al.The penetration characteristics of cefazolin, cephalothin, and cephradine into bone in patients undergoing total hip replacement. J Bone Joint Surg Am 59:856–859, 1977.)

没有全身性毒副作用。曾应用承载抗生素的骨水泥来为骨髓炎和发炎的全髋关节置换术患者局部输送高浓度抗生素。当今临床上使用经过高剂量抗生素浸润的骨水泥是为了让局部抗生素达到治疗水平。这种方式显然会对骨水泥的机械性能带来负面影响，因此是以假体衬垫和串珠形式应用的[44]。FDA 批准应用的小剂量抗生素骨水泥，可用于预防伤口深部感染。小剂量抗生素（<2 g/40 g 骨水泥）并不会影响骨水泥的生物力学性能[13]。将这种产品预防性应用于各种手术目前尚有争议，目前可将其用于全关节置换这类感染风险较高的患者。抗生素输送系统的主要障碍是抗生素抵抗和对生物力学性能的影响，因此必须进行严格的售后监督通过临床前和临床实验加以验证[13]。

当前正在研究各种预防肌肉骨骼感染的生物降解性产品，包括骨移植材料、天然和合成聚合物[44]。2005 年，Beardmore 等用山羊骨折模型证实，妥布霉素涂层硫酸钙材料和脱钙骨基质可有效预防开放性骨折的髓内金黄色葡萄球菌感染。聚合物涂层是携载抗生素的一种新型骨替代材料。体外研究显示这些产品具有很大的开发潜力[83]。临床实验结果初步表明，使用涂层乳酸和庆大霉素螺钉治疗胫骨开放性骨折具有广阔的应用前景。然而，在将这些产品广泛应用于骨科手术之前，还需进行进一步体内外实验研究。

抗生素涂层缝线复合物是另一种降低手术切口感染的方式。体内研究发现，三氯生涂层缝线材料可抑制细菌生长[80]。动物实验和早期的人体实验表明，三氯生涂层缝线材料对人体是安全的并且不影响缝线的特性[7,33]。目前还没有临床研究支持留存抗生素缝线的有效性。如果遵从以上推荐的感染预防措施，则将需要进行一项大规模临床实验证实使用抗生素缝线降低感染率具有统计学意义。

小　结

手术部位感染导致发病率和死亡率显著增加。感染会影响治疗质量并对社会经济产生重大影响。社会和政府机构期望医师遵从预防手术部位感染专家委员会提出的感染预防指南，以降低可预防的感染。医师应合理使用抗生素、控制血糖、吸氧、保持正常体温和遵守无菌原则。手术计划应包括采取必要的措施预防感染。

抗菌剂	正常肾功能半衰期(h)	末期肾病半衰期(h)	推荐注射时间(min)	标准静脉注射剂量(g)	根据标准体重推荐剂量*(mg)	推荐再给药间隔时间†(h)
氨曲南	1.5~2	6	3~5‡ 20~60§	1~2	最大 2 g（成人）	3~5
环丙沙星	3.5~5	5~9	60	400 mg	400 mg	4~10
头孢唑林	1.2~2.5	40~70	3~5‡ 15~60§	1~2	20~30 mg/kg 1 g<80 kg 2 g≥80 kg	2~5
头孢呋辛	1~2	15~22	3~5‡ 15~60§	1.5	50 mg/kg	3~4
头孢孟多	0.5~2.1	12.3~18‖	3~5‡ 15~60§	1		3~4
头孢西丁	0.5~1.1	6.5~23	3~5‡ 15~60§	1~2	20~40 mg/kg	2~3
头孢替坦	2.8~4.6	13~25	3~5‡ 20~60§	1~2	20~40 mg/kg	3~6
氯林肯霉素	2~5.1	3.5~5.0¶	10~60(速度不能超过 30 mg/min)	600~900 mg	<10 kg:最少 37.5 mg;≥10 kg:3~6 mg/kg	3~6
红霉素	0.8~3	5~6	NA	手术前 19、18、9 h 口服 1 g	9~13 mg/kg	NA
庆大霉素	2~3	50~70	30~60	1.5 mg/kg#	见脚注††	3~6
新霉素	2~3 h(正常胃肠条件吸收 3%)	12~24 或更长	NA	手术前 19、18、9 h 口服 1 g	20 mg/kg	NA
双唑泰栓	6~14	7~21;不变	30~60	0.5~1	15 mg/kg(成人)随后剂量 7.5 mg/kg	6~8
万古霉素	4~6	44.1~406.4 (Cl$_{cr}$<10 mL/min)	1 g 超过 60 min(如果剂量>1 g,则注射时间延长)	1.0	10~15 mg/kg(成人)	6~12

表 19-11　外科常用抗生素的推荐剂量和使用时间

* 标准体重剂量最初来自出版的儿科建议。

†对于持续时间长的操作,在药的半衰期内需要再给药 1~2 次。表中的给药时间是根据正常肾功能计算的。

‡药物一次性注入静脉或静脉注射液。

§间歇静脉滴注。

‖血肌酐 5~9 mg/dL 的患者。

¶末期肾病患者氯林肯霉素的半衰期与正常肾功能患者的半衰期相同或稍增加。

如果患者体重超过理想体重(IBW)30%,计算剂量体重(DW)可定义为 DW=IBW+0.4(体重-IBW)

From MedQIC. Available at: http://www.medqic.org.

（闫富宏　李世民　译　李世民　校）

参考文献

1. Ahl, T.; Dalen, N.; Jorbeck, H.; et al. Air contamination during hip and knee arthroplasties: Horizontal laminar flow randomized vs. conventional ventilation. Acta Orthop Scand 66:17–20, 1995.

2. Allo, M.D.; Tedesco, M. Operating room management: Operative suite considerations, infection control. Surg Clin North Am 85:1291–1297, xii, 2005.

3. Al-Maiyah, M.; Bajwa, A.; Mackenney, P.; et al. Glove perforation and contamination in primary total hip arthroplasty. J Bone Joint Surg Br 87:556–559, 2005.

4. Aly, R.; Maibach, H.I. Comparative antibacterial efficacy of a 2-minute surgical scrub with chlorhexidine gluconate, povidone-iodine, and chloroxylenol spongebrushes. Am J Infect Control 16:173–177, 1988.

5. Baird, P.; Hughes, S.; Sullivan, M.; et al. Penetration into bone and tissues of clindamycin phosphate. Postgrad Med J 54:65–67, 1978.

6. Bannister, G.C.; Auchincloss, J.M.; Johnson, D.P.; et al. The timing of tourniquet application in relation to prophylactic antibiotic administration. J Bone Joint Surg Br 70:322–324, 1988.

7. Barbolt, T.A. Chemistry and safety of triclosan, and its use as an antimicrobial coating on Coated VICRYL* Plus Antibacterial Suture (coated polyglactin 910 suture with triclosan). Surg Infect (Larchmt) 3 (Suppl 1):S45–S53, 2003.

8. Belda, F.J.; Aguilera, L.; Garcia de la Asuncion, J.; et al. Supplemental perioperative oxygen and the risk of surgical wound infection: A randomized controlled trial. JAMA 294:2035–2042, 2005.

9. Bibbo, C.; Patel, D.V.; Gehrmann, R.M.; et al. Chlorhexidine provides superior skin decontamination in foot and ankle surgery: A prospective randomized study. Clin Orthop Relat Res 438:204–208, 2005.

10. Bilgin, Y.M.; van de Watering, L.M.; Eijsman, L.; et al. Double-blind, randomized controlled trial on the effect of leukocyte-depleted erythrocyte transfusions in cardiac valve surgery. Circulation 109:2755–2760, 2004.

11. Boden, G. Free fatty acids, insulin resistance, and type 2 diabetes mellitus. Proc Assoc Am Physicians 111:241–248, 1999.

12. Bodoky, A.; Neff, U.; Heberer, M.; et al. Antibiotic prophylaxis with two doses of cephalosporin in patients managed with internal fixation for a fracture of the hip. J Bone Joint Surg Am 75:61–65, 1993.

13. Bourne, R.B. Prophylactic use of antibiotic bone cement: An emerging standard: In the affirmative. J Arthroplasty 19:69–72, 2004.

14. Boxma, H.; Broekhuizen, T.; Patka, P.; et al. Randomised controlled trial of single-dose antibiotic prophylaxis in surgical treatment of closed fractures: The Dutch Trauma Trial. Lancet 347:1133–1137, 1996.

15. Boyce, J.M.; Pittet, D. Guideline for hand hygiene in health-care settings: Recommendations of the Healthcare Infection Control Practices Advisory Committee and the HIPAC/SHEA/APIC/IDSA Hand Hygiene Task Force. Am J Infect Control 30:S1–S46, 2002.

16. Boyd, R.J.; Burke, J.F.; Colton, T. A double-blind clinical trial of prophylactic antibiotics in hip fractures. J Bone Joint Surg Am 55:1251–1258, 1973.

17. Bratzler, D.W.; Houck, P.M.; Richards, C.; et al. Use of antimicrobial prophylaxis for major surgery: Baseline results from the National Surgical Infection Prevention Project. Arch Surg 149:174–182, 2005.

18. Bryce, E.A.; Spence, D.; Roberts, F.J. An in-use evaluation of an alcohol-based pre-surgical hand disinfectant. Infect Control Hosp Epidemiol 22:635–639, 2001.

19. Burke, J.F. The effective period of preventive antibiotic action in experimental incisions and dermal lesions. Surgery 50:161–168, 1961.

20. Burnett, J.W.; Gustilo, R.B.; Williams, D.N.; et al. Prophylactic antibiotics in hip fractures: A double-blind, prospective study. J Bone Joint Surg Am 62:457–462, 1980.

21. Calhoun, J.H. Use of antibiotic prophylaxis in primary TJA: AAOS Board adopts advisory statement. Available at: http://www2.aaos.org/aaos/archives/bulletin/aug04/fline2.htm.

22. Charnley, J.; Eftekhar, N. Postoperative infection in total prosthetic replacement arthroplasty of the hipjoint: With special reference to the bacterial content of the air of the operating room. Br J Surg 56:641–649, 1969.

23. Cheng, S.M.; Garcia, M.; Espin, S.; et al. Literature review and survey comparing surgical scrub techniques. AORN J 74:218, 221–224, 2001.

24. Classen, D.C.; Evans, R.S.; Pestotnik, S.; et al. The timing of prophylactic administration of antibiotics and the risk of surgical-wound infection. N Engl J Med 326:281–286, 1992.

25. Cunha, B.A.; Gossling, H.R.; Pasternak, H.S.; et al. The penetration characteristics of cefazolin, cephalothin, and cephradine into bone in patients undergoing total hip replacement. J Bone Joint Surg Am 59:856–859, 1977.

26. Delamaire, M.; Maugendre, D.; Moreno, M.; et al. Impaired leukocyte functions in diabetic patients. Diabet Med 14:29–34, 1997.

27. Dellinger, E.P. Increasing inspired oxygen to decrease surgical site infection: Time to shift the quality improvement research paradigm. JAMA 294:2091–2092, 2005.

28. DiPiro, J.T.; Vallner, J.J.; Bowden, T.A., Jr.; et al. Intraoperative serum and tissue activity of cefazolin and cefoxitin. Arch Surg 120:829–832, 1985.

29. Dounis, E.; Tsourvakas, S.; Kalivas, L.; et al. Effect of time interval on tissue concentrations of cephalosporins after tourniquet inflation: Highest levels achieved by administration 20 minutes before inflation. Acta

Orthop Scand 66:158–160, 1995.

30. Edwards, P.S.; Lipp, A.; Holmes, A. Preoperative skin antiseptics for preventing surgical wound infections after clean surgery. Cochrane Database Syst Rev 3:CD003949, 2004.

31. Fitzgerald, R.H., Jr.; Thompson, R.L. Cephalosporin antibiotics in the prevention and treatment of musculoskeletal sepsis. J Bone Joint Surg Am 65:1201–1205, 1983.

32. Fogelberg, E.V.; Zitzmann, E.K.; Stinchfield, F.E. Prophylactic penicillin in orthopaedic surgery. J Bone Joint Surg Am 52:95–98, 1970.

33. Ford, H.R.; Jones, P.; Gaines, B.; et al. Intraoperative handling and wound healing: Controlled clinical trial comparing coated VICRYL plus antibacterial suture (coated polyglactin 910 suture with triclosan) with coated VICRYL suture (coated polyglactin 910 suture). Surg Infect (Larchmt) 6:313–321, 2005.

34. Frankenfield, D.C.; Omert, L.A.; Badellino, M.M.; et al. Correlation between measured energy expenditure and clinically obtained variables in trauma and sepsis patients. JPEN J Parenter Enteral Nutr 18:398–403, 1994.

35. Friedman, R.J.; Friedrich, L.V.; White, R.L.; et al. Antibiotic prophylaxis and tourniquet inflation in total knee arthroplasty. Clin Orthop 260:17–23, 1990.

36. Furnary, A.P.; Zerr, K.J.; Grunkemeier, G.L.; et al. Continuous intravenous insulin infusion reduces the incidence of deep sternal wound infection in diabetic patients after cardiac surgical procedures. Ann Thorac Surg 67:352–360, 1999; discussion 67:360–362, 1999.

37. Garibaldi, R.A.; Skolnick, D.; Lerer, T.; et al. The impact of preoperative skin disinfection on preventing intraoperative wound contamination. Infect Control Hosp Epidemiol 9:109–113, 1988.

38. Gillespie, W.J.; Walenkamp, G. Antibiotic prophylaxis for surgery for proximal femoral and other closed long bone fractures. Cochrane Database Syst Rev 1: CD000244, 2001.

39. Graziani, A.L.; Lawson, L.A.; Gibson, G.A.; et al. Vancomycin concentrations in infected and noninfected human bone. Antimicrob Agents Chemother 32:1320–1322, 1988.

40. Greif, R.; Sessler, D.I. Supplemental oxygen and risk of surgical site infection. JAMA 291:1957, 2004; author reply 291:1958–1959, 2004.

41. Grey, N.J.; Perdrizet, G.A. Reduction of nosocomial infections in the surgical intensive-care unit by strict glycemic control. Endocr Pract 10(Suppl 2):46–52, 2004.

42. Gruenberg, M.F.; Campaner, G.L.; Sola, C.A.; et al. Ultraclean air for prevention of postoperative infection after posterior spinal fusion with instrumentation: A comparison between surgeries performed with and without a vertical exponential filtered air-flow system. Spine 29:2330–2334, 2004.

43. Hansen, D.; Krabs, C.; Benner, D.; et al. Laminar air flow provides high air quality in the operating field even during real operating conditions, but personal protection seems to be necessary in operations with tissue combustion. Int J Hyg Environ Health 208:455–460, 2005.

44. Hanssen, A.D. Prophylactic use of antibiotic bone cement: An emerging standard: In opposition. J Arthroplasty 19:73–77, 2004.

45. Hayek, L.J.; Emerson, J.M.; Gardner, A.M. A placebo-controlled trial of the effect of two preoperative baths or showers with chlorhexidine detergent on postoperative wound infection rates. J Hosp Infect 10:165–172, 1987.

46. Hennessey, P.J.; Black, C.T.; Andrassy, R.J. Nonenzymatic glycosylation of immunoglobulin G impairs complement fixation. JPEN J Parenter Enteral Nutr 15:60–64, 1991.

47. Heydemann, J.S.; Nelson, C.L. Short-term preventive antibiotics. Clin Orthop Relat Res 205:84–87, 1986.

48. Hill, C.; Flamant, R.; Mazas, F.; et al. Prophylactic cefazolin versus placebo in total hip replacement: Report of a multicentre double-blind randomised trial. Lancet 1:795–796, 1981.

49. Hotamisligil, G.S.; Spiegelman, B.M. Tumor necrosis factor alpha: A key component of the obesity-diabetes link. Diabetes 43:1271–1278, 1994.

50. Innerhofer, P.; Klingler, A.; Klimmer, C.; et al. Risk for postoperative infection after transfusion of white blood cell–filtered allogeneic or autologous blood components in orthopedic patients undergoing primary arthroplasty. Transfusion 45:103–110, 2005.

51. Innerhofer, P.; Walleczek, C.; Luz, G.; et al. Transfusion of buffy coat–depleted blood components and risk of postoperative infection in orthopedic patients. Transfusion 39:625–632, 1999.

52. Jensen, L.S.; Kissmeyer-Nielsen, P.; Wolff, B.; et al. Randomised comparison of leukocyte-depleted versus buffy-coat-poor blood transfusion and complications after colorectal surgery. Lancet 348:841–845, 1996.

53. Keblish, D.J.; Zurakowski, D.; Wilson, M.G.; et al. Preoperative skin preparation of the foot and ankle: Bristles and alcohol are better. J Bone Joint Surg Am 87:986–992, 2005.

54. Kirkland, K.B.; Briggs, J.P.; Trivette, S.L.; et al. The impact of surgical-site infections in the 1990s: Attributable mortality, excess length of hospitalization, and extra costs. Infect Control Hosp Epidemiol 20:725–730, 1999.

55. Knobben, B.A.; van Horn, J.R.; van der Mei, H.C.; et al. Evaluation of measures to decrease intraoperative bacterial contamination in orthopaedic implant surgery. J Hosp Infect 62:174–180, 2006.

56. Kozak, L.J.; Owings, M.F.; Hall, M.J. National Hospital Discharge Survey: 2002 annual summary with detailed diagnosis and procedure data. Vital Health Stat 13:1–199, 2005.

57. Kurz, A.; Sessler, D.I.; Lenhardt, R. Perioperative normothermia to reduce the incidence of surgical-

wound infection and shorten hospitalization: Study of Wound Infection and Temperature Group. N Engl J Med 334:1209–1215, 1996.

58. Laine, T.; Aarnio, P. Glove perforation in orthopaedic and trauma surgery: A comparison between single, double indicator gloving and double gloving with two regular gloves. J Bone Joint Surg Br 86:898–900, 2004.

59. Larson, E.L.; Butz, A.M.; Gullette, D.L.; et al. Alcohol for surgical scrubbing? Infect Control Hosp Epidemiol 11:139–143, 1990.

60. Leigh, D.A.; Stronge, J.L.; Marriner, J.; et al. Total body bathing with "Hibiscrub" (chlorhexidine) in surgical patients: A controlled trial. J Hosp Infect 4:229–235, 1983.

61. Leonas, K.K.; Jinkins, R.S. The relationship of selected fabric characteristics and the barrier effectiveness of surgical gown fabrics. Am J Infect Control 25:16–23, 1997.

62. Lidwell, O.M.; Elson, R.A.; Lowbury, E.J.; et al. Ultraclean air and antibiotics for prevention of postoperative infection: A multicenter study of 8,052 joint replacement operations. Acta Orthop Scand 58:4–13, 1987.

63. Mangram, A.J.; Horan, T.C.; Pearson, M.L.; et al. Guideline for Prevention of Surgical Site Infection, 1999: Centers for Disease Control and Prevention (CDC) Hospital Infection Control Practices Advisory Committee. Am J Infect Control 27:97–132, 1999.

64. Mauerhan, D.R.; Nelson, C.L.; Smith, D.L.; et al. Prophylaxis against infection in total joint arthroplasty: One day of cefuroxime compared with three days of cefazolin. J Bone Joint Surg Am 76:39–45, 1994.

65. McCowen, K.C.; Malhotra, A.; Bistrian, B.R. Stress-induced hyperglycemia. Crit Care Clin 17:107–124, 2001.

66. McCue, S.F.; Berg, F.W.; Saunders, E.A. Efficacy of double-gloving as a barrier to microbial contamination during total joint arthroplasty. J Bone Joint Surg Am 63:811–813, 1981.

67. Mizock, B.A. Alterations in carbohydrate metabolism during stress: A review of the literature. Am J Med 98:75–84, 1995.

68. Mowat, A.; Baum, J. Chemotaxis of polymorphonuclear leukocytes from patients with diabetes mellitus. N Engl J Med 284:621–627, 1971.

69. Nelson, C.L.; Green, T.G.; Porter, R.A.; et al. One day versus seven days of preventive antibiotic therapy in orthopedic surgery. Clin Orthop Relat Res 176:258–263, 1983.

70. Nielson, C.P.; Hindson, D.A. Inhibition of polymorphonuclear leukocyte respiratory burst by elevated glucose concentrations in vitro. Diabetes 38:1031–1035, 1989.

71. Oishi, C.S.; Carrion, W.V.; Hoaglund, F.T. Use of parenteral prophylactic antibiotics in clean orthopaedic surgery: A review of the literature. Clin Orthop Relat Res 296:249–255, 1993.

72. Ostrander, R.V.; Botte, M.J.; Brage, M.E. Efficacy of surgical preparation solutions in foot and ankle surgery. J Bone Joint Surg Am 87:980–985, 2005.

73. Paiement, G.D.; Renaud, E.; Dagenais, G.; et al. Double-blind randomized prospective study of the efficacy of antibiotic prophylaxis for open reduction and internal fixation of closed ankle fractures. J Orthop Trauma 8:64–66, 1994.

74. Parienti, J.J.; Thibon, P.; Heller, R.; et al. Hand-rubbing with an aqueous alcoholic solution vs. traditional surgical hand-scrubbing and 30-day surgical site infection rates: A randomized equivalence study. JAMA 288:722–727, 2002.

75. Pavel, A.; Smith, R.L.; Ballard, A.; et al. Prophylactic antibiotics in clean orthopaedic surgery. J Bone Joint Surg Am 56:777–782, 1974.

76. Perl, T.M.; Cullen, J.J.; Wenzel, R.P.; et al. Intranasal mupirocin to prevent postoperative *Staphylococcus aureus* infections. N Engl J Med 346:1871–1877, 2002.

77. Polk, H.C., Jr.; Trachtenberg, L.; Finn, M.P. Antibiotic activity in surgical incisions: The basis of prophylaxis in selected operations. JAMA 244:1353–1354, 1980.

78. Pryor, K.O.; Fahey, T.J., 3rd; Lien, C.A.; et al. Surgical site infection and the routine use of perioperative hyperoxia in a general surgical population: A randomized controlled trial. JAMA 291:79–87, 2004.

79. Ridderstolpe, L.; Gill, H.; Granfeldt, H.; et al. Superficial and deep sternal wound complications: Incidence, risk factors and mortality. Eur J Cardiothorac Surg 20:1168–1175, 2001.

80. Rothenburger, S.; Spangler, D.; Bhende, S.; et al. In vitro antimicrobial evaluation of Coated VICRYL* Plus Antibacterial Suture (coated polyglactin 910 with triclosan) using zone of inhibition assays. Surg Infect (Larchmt) 3(Suppl 1):S79–S87, 2002.

81. Rutala, W.A.; Weber, D.J. A review of single-use and reusable gowns and drapes in health care. Infect Control Hosp Epidemiol 22:248–257, 2001.

82. Scher, K.S. Studies on the duration of antibiotic administration for surgical prophylaxis. Am Surg 63:59–62, 1997.

83. Schmidmaier, G.; Lucke, M.; Wildemann, B.; et al. Prophylaxis and treatment of implant-related infections by antibiotic-coated implants: A review. Injury 37:S105–S112, 2006.

84. Schurman, D.J.; Johnson, B.L., Jr.; Finerman, G.; et al. Antibiotic bone penetration: Concentrations of methicillin and clindamycin phosphate in human bone taken during total hip replacement. Clin Orthop Relat Res 111:142–146, 1975.

85. Silverstein, P. Smoking and wound healing. Am J Med 93:22S–24S, 1992.

86. Sorensen, L.T.; Karlsmark, T.; Gottrup, F. Abstinence from smoking reduces incisional wound infection: A randomized controlled trial. Ann Surg 238:1–5, 2003.

87. Stone, H.H.; Hooper, C.A.; Kolb, L.D.; et al. Antibi-

otic prophylaxis in gastric, biliary and colonic surgery. Ann Surg 184:443–452, 1976.

88. Tanner, J.; Woodings, D.; Moncaster, K. Preoperative hair removal to reduce surgical site infection. Cochrane Database Syst Rev 3:CD004122, 2006.

89. Tengve, B.; Kjellander, J. Antibiotic prophylaxis in operations on trochanteric femoral fractures. J Bone Joint Surg Am 60:97–99, 1978.

90. Trick, W.E.; Scheckler, W.E.; Tokars, J.I.; et al. Modifiable risk factors associated with deep sternal site infection after coronary artery bypass grafting. J Thorac Cardiovasc Surg 119:108–114, 2000.

91. Van den Berghe, G.; Wouters, P.; Weekers, F.; et al. Intensive insulin therapy in the critically ill patient. N Engl J Med 345:1359–1367, 2001.

92. Wertheim, H.F.; Vos, M.C.; Ott, A.; et al. Mupirocin prophylaxis against nosocomial *Staphylococcus aureus* infections in nonsurgical patients: A randomized study. Ann Intern Med 140:419–425, 2004.

93. Wiggins, C.E.; Nelson, C.L.; Clarke, R.; et al. Concentration of antibiotics in normal bone after intravenous injection. J Bone Joint Surg Am 60:93–96, 1978.

94. Williams, D.N.; Gustilo, R.B. The use of preventive antibiotics in orthopaedic surgery. Clin Orthop Relat Res 190:83–88, 1984.

95. Williams, D.N.; Gustilo, R.B.; Beverly, R.; et al. Bone and serum concentrations of five cephalosporin drugs: Relevance to prophylaxis and treatment in orthopedic surgery. Clin Orthop Relat Res 179:253–265, 1983.

96. Zdeblick, T.A.; Lederman, M.M.; Jacobs, M.R.; et al. Preoperative use of povidone-iodine: A prospective, randomized study. Clin Orthop Relat Res 213:211–215, 1986.

97. Zerr, K.J.; Furnary, A.P.; Grunkemeier, G.L.; et al. Glucose control lowers the risk of wound infection in diabetics after open heart operations. Ann Thorac Surg 63:356–361, 1997.

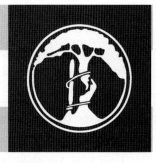

第 20 章

并发症的诊断与治疗

Craig S. Roberts, M.D., Gregory E. Gleis, M.D., David Seligson, M.D.

并发症是指基础疾病过程中产生的一种额外的疾病过程。在诊断相关分组的领域里,并发症是指并存的疾病状态。但是,在桡骨干骨折愈合过程中出现的骨板断裂似乎并不符合以上的两种定义。在骨创伤的术语中,并发症是用来描述在一种特定疾病治疗过程中出现的意外情况的变化。并发症可分为局部和全身性,由生理因素、治疗中的决策失误、意外及其他一些原因而产生。Codivilla 将并发症形容为"麻烦事"[62]。有的学者曾将外固定的针道感染描述为一种问题,而不是并发症。外固定支架阻碍了感染针道的引流,这的确是一个需要解决的问题,但如果发生在患者身上,就成了一种并发症。康复治疗鉴定组织的关节委员会引入了一些额外术语,例如"医疗事件",用以描述诸如肢体丧失、在错误身体部位进行手术、输血出现溶血反应等一类主要的并发症。

当今,人们对骨折治疗的要求几近完美。围绕骨折的治疗,目前部分不切实际的期望与法医学所处的环境背道而驰。关于疗效判定存在很多标准,但针对并发症的评价尚无标准。首先可将手术意外分类如下:①使恢复过程减慢的非预期事件——如扩髓器的污染;②影响了手术但未造成长期影响的事件——如钻头折断;③造成长期损害的事件——如切断了神经。

本章提供了目前对三种全身并发症(脂肪栓塞综合征、血栓栓塞性疾病和多器官功能衰竭)及五种局部骨折相关并发症[软组织损伤、血管问题、创伤后关节病、外周神经损伤、复杂性区域疼痛综合征(交感神经反应性营养不良)]的相关知识。

第一节　全身性并发症

一、脂肪栓塞综合征

脂肪栓塞综合征(FES)为长骨骨折数日后出现的以缺氧、精神错乱、瘀斑为表现的疾病。FES 不同于创伤后肺功能不全、休克肺以及成人呼吸窘迫综合征(ARDS)。当除外造成创伤后肺功能不全的已知原因(如肺挫伤、吸入性肺炎、高氧毒性、输液性肺损害)后,仍有一部分长骨骨折后 FES 的患者出现了不可预测的呼吸功能受损。

FES 于 1861 年最先被 Zenker 报道,出现于一名受到胸腹联合撞击伤的铁道工人[383]。最初的假说认为,骨髓腔的脂肪栓塞肺部造成了肺的损害[323]。Fenger 和 Salisbury 认为脂肪栓塞会进入大脑导致死亡[96]。Von Bergmann 于 1873 年第一次临床诊断出了一位股骨骨折患者患有脂肪栓塞[362]。1913 年,Talucci 等广泛扩展了这方面的病例记录,并在第一次和第二次世界大战及朝鲜战争期间进行了广泛研究[347]。Mullins 描述了死于"肝样肺"患者的一些临床表现[234]。Wong 等报道了应用持续脉搏血氧监护(CPOM)和日常间断动脉血气(ABG)以明确长骨骨折患者中 FES 的发生率及严重度,并与对照组进行比较;他们发现长骨骨折患者骨折前后与对照组相比发生的去饱和作用更多,全部去饱和作用的持续时间更长,并且去饱和作用的总面积更大[378]。

虽然肺中的脂肪来自骨骼,但仍需其他病理过程才能对肺、脑等组织造成实质上的损害。"FES"描述此种状态的病理机制与早期假说不同。但传统上认为，来自受伤部位骨髓的活性物质和脂肪是栓子的来源。不过，最近的研究却提示有另一种情况。Mudd 等在FES 的患者尸检中没有在肺中发现任何来自于骨髓的组织，因此提示 FES 发生的首要原因是软组织损伤，而不是骨折[231]。Ten Duis 在一篇文献回顾中认为，"未来对此种疾病的探索……应当全力集中在长管状骨骨折周围所伴发的软组织损伤范围的鉴别上[348]"。Aydin 等通过兔子模拟试验发现，在脑的脂肪栓塞形成中，肺挫伤比骨折的有害影响更大[11]。

虽然对于 FES 有许多悬而未决的问题，但有几个问题比较清楚。其常发生于年轻且健康的患者，而明显股骨近段骨折的老年患者却似乎没有此种危险。FES 通常在上肢骨折的患者中比较少见，而多见于下肢骨折患者，尤其是闭合性骨折[64]。Russel 等报道了 1 例孤立肱骨骨折患者发生脂肪栓塞的病例[303]。McDermott 等报道了 3 例踢足球导致胫骨骨折并伴有脱水症状的患者，也出现了 FES。因此他们认为，尤其是对于剧烈运动造成的损伤患者，术前大量补液可以减少 FES 的发生[208]。在对此病的预期性研究中，Chan 等发现，各种骨折的患者 FES 的发生率为8.75%，死亡率为 2.5%[56]。对于多发骨折患者，其发生率上升到 35%。其他研究报道，FES 的发生率为 0.9%~3.5%[199,266,349]。

FES 的早期发现对于复杂的潜在性致命病程的出现是至关重要的[5]。临床上，FES 表现为骨折患者出现缺氧、精神错乱和瘀斑三联征[92]。疾病通常发生于骨折后 1~2 天内，这段时间被称为潜伏期或静止期[323]。60% 的 FES 患者发生于伤后 24 小时内，90% 患者出现在伤后 72 小时内 [24]。目前广泛应用的是 Gurd 和Wilson 诊断标准，其根据患者的临床表现分为主要征象和次要征象[126]。主要征象包括呼吸功能不全、脑功能受损和瘀斑样损害。次要征象包括发热、心动过速、视网膜改变、黄疸及肾脏改变。瘀斑由脂肪栓子产生，为暂时性，分布于脸颊、颈部、腋窝、上颚及结膜。视网膜上的脂肪肉眼可见[1]。实验室检查可见白细胞计数降低[87]，并伴有凝血功能的改变，包括凝血酶原时间延长。当患者具有 1 个主要征象和 4 个次要征象（表 20-1），并伴有巨球蛋白血症表现时即可做出诊断[235]。最有效的实验室检查为测量患者室内的动脉血氧分压。如果 PO₂ 60 mmHg，则提示患者处于 FES 的早期。

Lindeque 等 [193] 认为，Gurd 的诊断标准局限性太大，还应包括以下标准：

表 20-1　FES 诊断的主要与次要标准 *	
主要标准	**次要标准**
低氧血症（PaO₂<60 mmHg）	心动过速>110 bpm
中枢神经系统抑制	发热>38.3℃
瘀斑损害	眼底镜见视网膜脂肪栓塞
肺水肿	脂肪尿
	唾液中含脂肪
	血小板减少
	血细胞计数下降

* 阳性诊断至少需要 1 个主要指标和 4 个次要指标。

Source: Gurd, A. R.; Wilson R. I. The fat embolism syndrome. J Bone Joint Surg Br 56:408-416,1974.

(1)PCO₂>55 mmHg 或 pH 值小于 7.3；
(2)持续性呼吸频率大于 35 次/分钟；
(3)呼吸困难、心动过速和焦虑。

存在以上三条中任意一条都可以诊断为 FES。其他一些支持诊断的表现包括心电图 ST 段改变以及胸片上有肺浸润表现[95]。

80% 的脂肪栓塞综合征患者都可出现神经系统的改变[157]。因此，评估患者的神经系统状态对于鉴别脂肪栓塞与颅内损害是很重要的。虽然单纯缺氧可以引起神志混乱，但 FES 患者有点状出血，尤其是位于视网膜系统时，也会出现意识改变。即使进行充分的氧疗，这些症状仍可能会持续存在[24,97,121]。因此，应进行集中的神经学检查，以除外由于相关的头部创伤所造成的脑损害。持续性意识改变或癫痫发作则提示预后不良。

临床上，常通过排除法诊断 FES。突发的肺部损害于伤后数日内也可以出现肺栓塞(PE)、心力衰竭、呼吸衰竭及药物反应。当排除这些可能因素后，FES 就成了下肢长骨骨折患者死亡的主要原因。

在 FES 患者的血液[179]、唾液、尿液和脑脊液中均可发现脂肪颗粒。尿及唾液中的脂肪颗粒可以被苏丹Ⅲ的饱和酒精溶液染色。苏丹Ⅲ一般将中性脂肪颗粒染成黄色或棕色。Gurd 试验，即血清采用苏丹Ⅲ进行处理以检测脂肪，也具有诊断价值。这些试验对于住院医师检测样本都具有重要意义。

但是，这些试验的特异性存在问题。正常唾液中也可能含有脂肪颗粒[238]。Peltier 认为，检测血液及尿液中的脂肪颗粒试验太过于敏感，不适合作为 FES 的临床检测指标[264]。而且，FES 的栓塞现象是暂时的，在抽样检测中未必能被发现，所以这些试验一般用于实验室研究,而不作为临床常规检查的一部分。

　　历史上,FES 的试验性研究一直与血液循环的研究、静脉注射及输液治疗的进展相联系。早在 1866 年,Busch 就对兔子胫骨骨髓损伤进行过研究,结果发现髓腔中的脂肪会造成 PE[49]。而将一组兔子胫骨中的脂肪注射到另一组无骨折的兔子体内,可使其产生肺部症状[30]。

　　关于骨内脂肪造成 FES 有几个不确定因素。首先,研究者们未能在动物模型中发现与人类相似的综合征。其次,通过给动物静脉注射人类骨髓脂肪的实验表明,中性脂肪是相对良性的物质,而且不能确定人类骨骼中是否存在足够的脂肪可以造成 FES。有种假说认为,出现在肺中的脂肪来源于软组织储存,于创伤后休克时聚集在血液中[143]。然而,对股骨骨折的狗肺内脂肪的层析法分析却显示,这些脂肪和髓腔内的脂肪很相似[170]。与之相反,最近 Mudd 等报道,在 FES 患者的尸检中,未在肺中检出明确的有骨髓来源组织的证据[231]。另外,对于人类髓腔脂肪的抽吸显示,其所含脂肪完全足够出现在 FES 患者的肺和其他组织中[261]。儿童骨骼中,三油酸甘油酯相对缺乏,这也许能说明为什么他们与成人相比发生 FES 的机会要小得多[121,129,171]。

(一)病因学

　　虽然 FES 的病理机制还不清楚,但在文献回顾中,Levy 发现了许多与 FES 相关的非创伤或创伤性因素[190]。最简单的假说认为,受损的骨骼释放出骨髓脂肪造成了 PE。这些脂肪颗粒产生的机械和代谢影响最终导致 FES。机械理论假设认为,来自骨髓的脂肪颗粒通过骨折部位周围损伤的静脉进入血管。

　　Peltier[262]使用“血管内渗”来描述脂肪进入循环的过程。血管床的结构条件使“血管内渗”得以发生,也导致了骨髓栓塞的发生[228]。事实上,当肺中发现脂肪时,同时也发现了骨髓颗粒(图 20-1)[350]。

　　肺血管机械性梗阻的发生与栓塞颗粒的绝对大小有关。在狗的模型实验中,Teng 等[350]发现,80%的脂肪颗粒直径在 20~40 μm 之间。因此,肺中直径小于 20 μm 的血管将被阻塞。人类受伤后,发现有 10~40 μm 的脂肪颗粒[190]。体循环栓子一般是经动静脉短路栓塞肺静脉,或是通过未闭的卵圆孔产生[260]。

　　生化理论认为,正常的乳糜颗粒直径小于 1 μm,由于骨折端释放的介质会改变这些脂质在液体中的溶解度,从而造成它们的凝集。很多栓子在组织学上

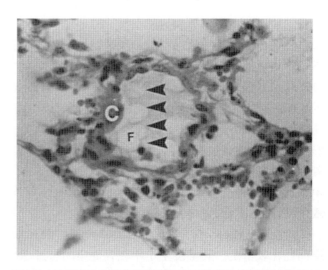

图 20-1　在肺脂肪栓塞中肺泡组织血管中的脂肪组织学表现。C,毛细血管;F,脂肪颗粒(箭头所示)。(From Teng,Q.S.;Li,G.;Zhang,B.X. Experimental study of early diagnosis and treatment of fat embolism syndrome. J Orthop Trauma 9[3]:183–189,1995.)

都含有一个脂肪中心,并在外层有血小板和纤维的附着[379]。大量的促凝血酶原激酶随着受伤部位骨髓的释出而释放,导致了凝血反应的发生。

　　对于循环系统内注射脂肪的生理反应的研究显示,未皂化的游离脂肪酸的毒性明显强于一般的中性脂肪。Peltier 假说认为,在中性脂肪栓塞形成后,血清中的脂肪酶水平升高,并将中性脂肪脱水成游离脂肪酸,造成肺与其他组织的内皮损伤,最终导致 FES[261]。这个化学过程可以部分解释为何在脂肪栓子到达肺时与发生严重肺功能不全之间会存在潜伏期。目前发现,临床症状严重的 FES 患者的血清脂肪酶水平有一定升高[292,316]。另外一种理论也可以解释脂肪对于肺毛细血管床的毒性作用。脂肪、纤维、可能还有骨髓的复合物可不经中性脂肪的酶化脱水,本身就可以产生一种生化级联反应,造成肺损伤[121,143,311]。肺出血会伴有红细胞比容的降低[82]。最终,肺的机械和生化改变会导致严重的低氧血症,甚至造成患者的死亡。

　　Pape 等[258]研究发现,扩髓的股骨骨折患者,其中心静脉血的中性粒细胞蛋白酶水平有所升高。Pape 等[255]通过另一项试验发现,髓腔内会释放血小板来源的血栓素(具有强效的收缩肺微血管作用)。Peltier[263]证明了这种作用于血管的血小板胺类的释放。这些因子可以造成肺血管和支气管痉挛,导致血管内皮损伤和肺通透性增高。事实上,血小板减少症作为一种持续性表现,可作为 FES 的诊断标准之一。Barie 等[16]认为,肺功能不全会出现凝血级联反应的改变以及纤溶

活性的增高。

尸检发现,死于 FES 的患者并不完全呈一致的表现[323]。这不是单纯由于缺乏这类疾病的明确诊断标准,而是因为它的表现随大量患者的病情及治疗选择而有所不同[262]。

对于创伤患者脂肪栓塞和 FES 的发病率,需要考虑到一些致病或突发因素,如休克、败血症或弥散性血管内凝血,导致了脂肪栓塞现象而引起 FES[115]。Müller 等[233]对此作了如下概括,"FES 可能是肺组织对休克、高凝状态和脂质动员所做出的病理反应"。

现在出现了两个与临床治疗相关的问题:① FES 是否与髓内钉固定和其他损伤有关? ②各种不同的髓内钉固定是否会影响 FES 的发生率? Pape 等[253,254]发现,早期髓内钉治疗会增加胸部损伤患者发生成人呼吸窘迫综合征(ARDS)的风险。而对于不合并胸部损伤的患者,结果却完全不同,因为胸部损伤往往会造成肺挫伤,Lozman 等[197]对其发病机制进行了验证。因此,治疗时机与有无合并损伤对于确定髓内钉固定时间与方法至关重要。

在一项前瞻性研究中,Pape 等[254]发现,多发伤者使用扩髓髓内钉会显著损害其氧合功能。而使用非扩髓髓内钉固定的同类患者并没有出现类似的肺功能不全征象。研究者们推测,这两组患者最可能的不同是非扩髓组脂肪栓塞的程度较低。Pape 等[233]通过对绵羊进行实验发现,脂肪进入血管与扩髓有关。他们认为,非扩髓髓内钉比扩髓髓内钉固定造成的肺损害要小得多。但 Heim 等[139]发现,插入非扩髓髓内钉时,髓内压力也会明显增高,并且,扩髓与非扩髓髓内钉固定都会导致骨髓进入血管(图 20-2)。因此,非扩髓髓内钉的应用并不能解决骨髓栓塞以及所造成的肺功能不全。

什么会影响脂肪栓塞的程度呢? 这个问题目前还不是十分明确,但髓内高压已被认为与脂肪栓塞和 FES 有关[163]。Wozasek 等[379]观察了扩髓及插入髓内钉时脂肪渗入血管的程度,确定了其与髓内压力变化和超声心动图表现的关系。他们发现,胫骨和股骨髓内钉固定最早的两个扩髓步骤中会出现髓内峰压。插入髓内钉只会引起轻微的压力升高(不过是在扩髓后)。而超声心动图证实,在插入髓内钉时脂肪颗粒最容易进入血管。因此他们认为,脂肪进入血管与髓内压的升高没有明显关系。Pinney 等通过对 274 例单纯股骨骨折病例的研究发现,损伤后等待治疗超过 10 个小时的患者,FES 的发生率会增加 2.5 倍[269]。Bulger 等认

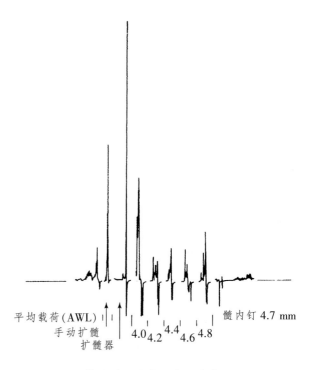

图 20-2 股骨扩髓时髓腔内压力的变化。(From Heim. D.; Regazzori, P.; Tsakiris, D. A.; et a1. Intramedullary nailing and pulmonary embolism: Does unrearmed nailing prevent embolization? An in vivo study in rabbits. J Trauma 38[6]:899-906, 1995.)

为,早期髓内固定似乎并不能增加 FES 的发生率或加重其病情[47]。

(二)预防和治疗

目前可以采取一些措施降低 FES 发生的风险。适当的夹板固定和快速的转运,伤后的氧疗,以及下肢长骨骨折的早期手术固定是三种可行的重要措施[7]。另外监测患者的血压、尿量、血气参数以及严重患者的肺毛细血管楔压,可以准确了解体液状态和组织灌注情况[190]。急救医学转运技术的进步,使复杂多发伤和高创伤评分患者的存活机会大大提高。但是,在某种程度上也增加了"急搬急走"而不进行牵引和夹板固定的趋势。未固定的长骨骨折患者如果经过长距离搬运,会导致脂肪渗入静脉。面具或鼻导管氧疗处理,可以纠正骨折后动脉氧合不足,对防止 FES 的发生具有一定的价值。

如果手术延期,必须每天观察患者在呼吸室内空气时的动脉血氧分压,并给予氧气吸入,直到患者渡过创伤后的低氧期,并且在呼吸室内空气时 PaO_2 恢复正常。此外,如果能够准确测量氧气吸入的浓度(FiO_2),则可以用分流指数来监测其肺功能情况。Teng

等[350]通过对狗进行模拟实验,建立了一种敏感性和特异性较高的标准以早期诊断 FES。他们将血气分析样本与油红 O-染色肺动脉血样的电脑图像分析情况联系在一起。虽然骨折的固定,尤其是髓内钉的使用会导致患者暂时的氧合作用减低,但是,在低氧症状加重之前早期固定骨折,可能会防止 FES 的发生[293]。

Bone 等[32]通过对 178 例患者进行前瞻性随机研究发现,伤后 24 小时内固定骨折可以降低肺部并发症的发生率。同样,Lozman 等[197]通过前瞻性随机研究得出结论,早期对多发伤和长骨骨折患者进行手术固定,其肺功能不全的发生率要低于保守治疗。

虽然目前多数文献支持早期固定骨折,但对于固定的方式仍存在着争论。Böstmann 等发现,钢板固定时局部感染、骨折延迟愈合以及骨稳定性降低等并发症的发生要多于扩髓髓内钉固定[40]。通常,扩髓髓内钉是首选的固定方法,但固定时机的选择是目前争论的焦点[47]。有些观点认为,伤后早期对长骨骨折进行髓内钉固定可能会增加肺部并发症的发生率,比如 FES。主要长骨骨折的非手术治疗方法包括平衡骨牵引、延期进行骨折坚强固定,或者两者进行结合。长骨骨折外固定可以作为扩髓髓内钉的临时替代疗法。早期研究显示,没有证据表明扩髓会导致脂肪进入血管,也没有证据认为早期扩髓髓内钉固定会造成肺损害[13,347]。实际上,这种相反的观点却是正确的,可能是由于骨折的固定去除了血管内骨髓脂肪颗粒的来源,减少了其在肺内的分流,因此患者可以逐渐向良好的状态发展[204,220,349]。

Talucci 等[346]对 57 例早期髓内钉固定患者进行了回顾性研究,没有 FES 的发生。Behrman 等[25]报道了 339 例手术治疗的创伤患者,其中早期固定的患者中肺部并发症的发生率很低。Lozman 等[197]通过研究发现,骨折延期固定患者的肺内分流指数要高于早期固定。

早期扩髓髓内钉固定并非没有并发症。Pell 等[260]通过术中经食管超声心动图证明,在扩髓髓内钉固定过程中,会有不同程度的栓塞现象发生。3 例患者术后出现 FES,并且有 1 例死亡。还有一些研究显示,股骨干骨折早期扩髓髓内钉固定,会增加肺部并发症的发生率[236,258,370]。

医生们一直在尝试应用一些特殊治疗方法来降低 FES 的发生。加大输液量、应用高张葡萄糖液、酒精、肝素、低分子右旋糖酐以及阿司匹林,但在临床上对 FES 的发生率都没有产生影响。多项研究显示,皮质醇对于减轻 FES 的临床症状具有一定的疗效。伤后立即应用大剂量类固醇的确有效。[10,97,193,298,340,350]皮质醇最有可能限制游离脂肪酸对内皮细胞的损害,从而降低 FES 的发生。Babalis 等[12]进行了一项前瞻性研究,随机将 87 名长骨骨折患者分为安慰剂组和静脉小剂量甲强龙治疗组,他们发现应用甲强龙可以明显减少单纯下肢长骨骨折患者创伤后低氧血症及脂肪栓塞发生的可能性,尤其是对于骨折无法早期固定的患者。因此他们认为,小剂量甲强龙可以有效预防创伤后低氧血症和 FES。虽然研究结果令人振奋,但常规应用类固醇也存在一定的风险,其并发症,尤其是感染和胃肠道出血的发生可能会起到相反的作用。

FES 其实是呼吸系统的疾病,当前主要采取氧疗及精细调控的机械通气治疗[265]。目前 FES 主要以支持疗法为主[47]。

总之,预防严重创伤后 FES 的发生,不能单纯依靠书本知识,必须要通过临床经验的不断积累以及科学的调查研究。虽然确切的临床病历资料有可能会反映出病情的变化,但也不尽然。比如 PaO$_2$ 恢复正常一天后行髓内钉治疗可以防止并发症的发生,但也有可能在这一天以后病情会再次恶化。

二、血栓栓塞性疾病

(一)发病机制

在 1846 年,Virchow 提出了血栓形成的三联征:血液的高凝状态,血流阻滞和血管壁损伤(图 20-3)[360]。不利的是,所有这些因素都受创伤的影响。Virchow 还将肺栓塞(PE)和深静脉血栓形成(DVT)的出现联系在一起,并推论前者是因为股部大静脉中脱落的栓子栓塞了肺[358]。Laennec[184]在 1819 年首先描述了 DVT 这种疾病。而 1828 年 Crureilhier[77]首先描述了近端 DVT 的形成机制。有迹象表明,静脉血栓形成在正常内皮组织的静脉瓣口附近,而与静脉壁有无炎症反应没有必然联系[324]。

创伤使血液处于高凝状态,而血管壁及内皮的损伤使血液暴露于组织因子、胶原、基底膜和 von Willebrand 因子中,这些物质可以通过血小板聚集、内源及外源性的凝血途径引起凝血[167]。抗凝血活酶(AT-Ⅲ)能够降低凝血酶和 Xa 因子的活性,在严重创伤患者中,有 61% 的患者其 AT-Ⅲ 活性低于正常水平[249]。而且,由于 PAI-1 的增多抑制了组织纤溶酶原活化因子,减少了纤溶酶的产生,使得纤溶系统也受到了抑制[130,202]。

仅存在心脏疾病,就可使 PE 的发生率增加 3.5

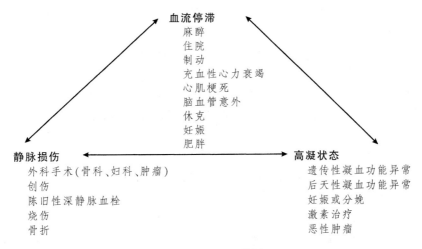

图 20-3　Vichow 三联征。

倍,如果患有心房颤动或充血性心力衰竭,风险将会更大[72,73]。DVT 发生的风险在妊娠期会有所增加,尤其是产后期,风险非常大。脊髓损伤可使大腿 DVT 和 PE 的风险增加 3 倍。

Velmahos 等[359]对创伤患者的 DVT 及其危险因素进行了 meta 分析。研究表明,性别、头外伤、长骨骨折、骨盆骨折以及输血量等因素与 DVT 风险的增加在统计学上没有显著的相关性。而具有统计学意义的是,脊柱骨折和脊髓损伤分别使 DVT 的发生风险增加了 2 倍和 3 倍。Velmahos 等无法确定一些被普遍认为增加 DVT 发生率的因素,如骨盆骨折、长骨骨折、头外伤等,会对血栓的形成产生怎样的影响,但是他们也确实注意到多发伤是发生 DVT 最危险的因素。

对于制动的创伤患者, 如果未采用预防性治疗,经静脉造影证实大腿及髂股部血栓的发生率为 60%~80%[105,181]。即便采取了充分的预防措施,DVT 的发生率仍高达 12%[175]。Stannard 等[334,335]报道,对于高能量骨创伤患者,虽然进行了预防血栓的治疗,但 DVT 的发生率仍然很高。他们通过对一组 312 名高能量创伤患者的研究发现, 静脉血栓栓塞性疾病的发生率为11.5%,不合并骨盆骨折的患者发生率为 10%,而骨盆骨折患者尽管进行了预防性治疗, 其发生率仍为12.2%。一些研究者得出的结论是:"对于创伤患者,没有绝对的预防措施可以避免 DVT 的发生[331]。

骨盆和下肢的创伤极大地增加了 DVT 和 PE 的发生率[71,147,374]。Sevitt 和 Gallagher[325]对 486 例创伤后死亡患者进行尸检后发现,有 95 例发生了 PE,占 20%。尸检中,髋部骨折患者的 PE 发生率为 46%(52/114);胫骨骨折为 60%(6/10);股骨骨折为 53%(9/17)。通过对尸体的静脉系统进行特殊检查后发现,髋部骨折患者的 DVT 发生率增至 83%(39/47), 股骨骨折增至86%(6/7)。

PE 是下肢损伤患者死亡的一个显著原因。严重PE 患者有 2/3 在伤后 30 分钟内死亡(图 20-4)[84]。在未采取预防措施的情况下,髋部骨折患者择期手术后致死性 PE 的发生率为 0.34%~3.4%;而急诊手术后的发生率为 7.5%~10%[98,128,210,367,376]。

Solheim[329]报道,在一组胫腓骨骨折的患者中,致死性 PE 的发生率为 0.5%。Phillips 等[268]报道,在 138 例严重踝关节骨折患者中,有 1 例(0.7%)发生了非致死性PE。Nylander 和 Semb[240]通过对 15 例胫骨骨折患者的研究发现,70%的患者静脉造影结果符合 DVT 改变。

腘窝或近端的大腿或骨盆大静脉内的 DVT 造成PE 的可能性更高。Moser 和 LeMoine[229]发现,下肢远端

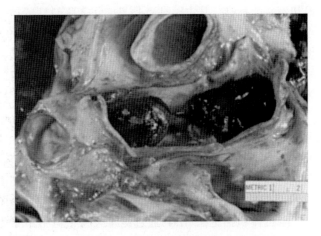

图 20-4　肺动脉内的大块栓子是导致死亡的原因。(Courtesy of James E. Parker, M.D., University of Louisville, Louisville, KY.)

DVT 造成 PE 的概率较小。开始局限于小腿的 DVT 中,20%~30%会延伸至膝关节以上[26,275]。Kakkar 等[162]推测,仅存在于小腿的血栓附着牢固,可以迅速地自发溶解。但是,由"仅存在于小腿"的静脉栓子造成的栓塞现象也确实会发生。小腿静脉的血栓可引起 5%~35%伴有症状的 PE[196,259],15%~25%的致死性 PE,以及33%的无症状性 PE[223,226]。

除了 PE 以外,DVT 的并发症还包括复发性血栓和血栓后综合征。血栓后综合征表现为水肿、硬化、疼痛、色素沉着、溃疡、蜂窝织炎和阻塞性皮炎[155,159]。20%~40%的 DVT 患者会出现此类症状。

上肢的 DVT 并不常见(2.5%),可分为原发性和继发性两种。原发性病因为自发的或肌紧张后血栓形成(Padget-Schroetter 综合征)。肌紧张后血栓形成在反复屈伸肩关节的运动员或劳动者中最常见。对于造成胸廓出口阻塞的原因应该予以查明。继发性因素包括静脉置管、静脉损伤、外在压迫或肿瘤以及血液的高凝状态。

(二)诊断

DVT 的临床症状和体征没有明显的特异性。尸检发现的血栓患者或下肢静脉造影阳性的患者中,大约2/3 的 DVT 没有明确的临床表现[102,325]。

临床上对 DVT 和 PE 的诊断通常比较困难。虽然一些 PE 患者会发生猝死,但更多的患者表现为病情逐渐恶化,出现类似肺炎、充血性心力衰竭或低血压等。由于小栓子的栓塞,患者可多次出现一过性肺损伤的表现。因为临床诊断困难,为了早期治疗,必须进行诊断性研究。文献中描述了许多检查方法及其优缺点。

静脉造影一直以来作为 DVT 的诊断性检查方法,但却不是金标准。其主要缺点是只能作为临时性的检查,无法进行连续观察。有报道,4%~24%的患者会出现静脉炎[27,306],而且有可能形成血栓[3]。因为技术上的原因,5%~15%的静脉造影图像无法读片[373]。患者有可能出现造影剂过敏反应。

具有放射活性的纤维蛋白原对于检测小腿血栓很有效,但对于大腿血栓效果不理想[150]。纤维蛋白原Ⅰ-125附着于正在形成的血栓,因此可被检测到。但大腿的 DVT 使用这种技术却很少能检测到,因此对创伤患者不使用这种方法。

阻抗体积描记法(IPG)通过测量大腿止血带下暂时出现静脉阻塞时小腿的血容量以及放开气囊3秒内减少的血容量情况,检测是否存在 DVT[152,369,371]。IPG对诊断近端的 DVT 很敏感,但对远端的 DVT 效果不佳[48,137,149,372]。这种方式不适用于创伤患者的筛查。

无创静脉多普勒检查是当前诊断 DVT 的一项标准。连续波多普勒(CWD)或多普勒超声检查操作简便易行,并可在床边操作,但操作人员需要有丰富的经验,以减少假阳性结果的出现[17]。DVT 的特征表现是:在预期部位深静脉血流消失,静脉血流失去与呼吸相关的波动,压迫远端肢体或放开近端肢体时静脉血流增加的程度都有所减小,进行 Valsalva 操作时血流无变化。Barnes 等[18]发现,超声多普勒检查的总体准确率是 94%,其在膝关节以上准确率达 100%,但对于独立的小腿 DVT,CWD 并不十分敏感。CWD 的另一个缺点是,可能会漏诊非阻塞性血栓,即使位于近端[63]。

彩色双重超声(CFDU)沿用了多普勒的部件,使用了色彩增强,并可以通过高频声波回声的频率变化来检测血流。频率的变化量、色彩的浓度均与血流速度成比例。黑色图像表示没有血流、血流速度低于0.3 cm/s 或血流的方向与二次超声方向成直角[205]。超声检查结果增加了颜色显示,使血管结构的检查变得更便捷。远离传感器探头的血流表现为蓝色,而流向探头的血流表现为红色。这项技术改进了腹股沟区、收肌管内的股静脉以及腓肠静脉的图像[286]。CF-DU 在诊断非阻塞性血栓方面比双重超声和 B 超更有优势,因为它便于检测血管中的血流情况[205]。一些研究报道,这项技术对有症状的患者具有很高的敏感性和特异性[22,41,207,299]。

对于有症状的创伤患者,超声是检测 DVT 的一种很好的方法,但对无症状患者敏感性较差,尤其是小腿。连续超声检查已经作为检测创伤患者 DVT 的筛查手段,但是认为这种方法花费大于收益[132,310]。当小腿发生 DVT 时,如果不给予治疗,25%会延伸至大腿。如果超声漏诊了无症状的 DVT,也未给予治疗,大约2%的患者在1周后近端静脉会发生异常[165]。

近来 MRI 开始应用于骨盆骨折患者的 DVT 检查。Rubel 等[300]报道了应用 MR 静脉造影检查骨盆和髋臼骨折患者的 DVT。Stannnard 等[334,335]报道,超声在诊断 DVT 方面与 MR 静脉造影相比有 77%的假阴性率。Stover 等[341]通过对 MR 静脉造影与强化 CT 的前瞻性研究报道,MR 静脉造影的假阳性率为 100%,而强化 CT 的假阳性率为 50%。他们认为,由于具有较高的假阳性率,因此对于无症状血栓患者,不建议单独应用 CT 或 MR 静脉造影。MR 静脉造影的另一个劣势就是价格昂贵,其费用通常是超声扫描的2~2.5倍,是静脉造影的 1.4 倍[52,188]。

PE 可以通过血管造影、通气灌注(VQ)扫描或螺旋 CT 进行确诊。大多数病例中，螺旋 CT 几乎可以取代血管造影和 VQ 扫描检查。如果 VQ 扫描结果异常，但不足以诊断 PE，可根据临床症状的严重程度，行肺血管造影或静脉超声检查。在肺扫描诊断不明的患者中，有 5%~10% 的患者静脉超声检查会出现阳性结果。静脉超声结果为阴性，但怀疑 PE，而且 VQ 扫描又无诊断意义时，80% 可排除诊断，剩下的 20% 将会出现 PE，但下肢血管中的血栓太小达不到诊断标准或根本不存在。复发性 PE 和复发性 DVT 的风险在开始的 2 周内最高，可以使用连续超声进行监测以确定治疗方案。采用这种治疗方法，在连续检测中静脉超声异常的发生率约为 2%。对于连续无创超声检测的效果目前还没有充分的评价。如果高度怀疑 PE，应当行肺血管造影[268]。

静脉内显影(CT 肺血管造影)的螺旋 CT 逐渐成为诊断 PE 的检查方法[313,354]。如果 CT 肺血管造影(CT-PA)阴性，则发生 PE 的风险较低[267,280]。Moore 等[225]进行了 meta 分析，发现 CT-PA 检查阴性后的 3 个月内静脉血栓脱落，栓塞的发生率为 1.4%，PE 的发生率为 0.5%。这些研究表明 CT-PA 阴性后静脉血栓栓塞的发生率与肺血管造影阴性后的发生率基本相同。这些作者认为，CT-PA 阴性后停止抗凝治疗是安全的。Schoepf 等认为螺旋 CT 检查阴性后可以不进行抗凝治疗。但随着多排探测器螺旋 CT 的应用，增加了肺周围动脉的显影，可以发现较小的栓子[313]。CT-PA 诊断的准确性也发生了变化[287]。CT-PA 作为 PE 的最佳检查方法，如果是阴性结果可以排除诊断，但一旦出现明显的临床表现应该加以注意[287]。Rathbun 等认为，螺旋 CT 检查为阴性结果时是否可以停用抗凝治疗目前还不明确[287]。因此，在获得前瞻性随机研究资料之前，螺旋 CT 检查阴性但怀疑 PE 的患者应该根据具体情况进行认真分析。如果螺旋 CT 结果阴性但高度可疑，那么应该考虑增加其他检查，比如肺血管造影。另外，多排探测器螺旋 CT 可能会经过不断改进，未来有望在诊断 PE 方面取代其他检查方法。

(三)治疗

如果骨折治疗前出现 DVT 或 PE，由于需要进行溶栓，会使骨折的治疗发生相应的改变。治疗 DVT 主要有三种方法：防护患者不形成血栓(创伤处理中，预防其实是个误称)，如果形成了血栓则不予处理，或

者进行治疗。决定采取任一方法都需考虑以下两点：①人为干涉的危险性，②没有人为干涉时的危险性。保护患者不形成血栓时，使用药物的风险及 DVT 与其并发症的风险各是什么？一旦出现了 DVT，如果不进行治疗，相对于治疗的并发症而言，PE 的危险性都包括什么？

对于创伤骨科中肌肉骨骼系统损伤患者进行静脉血栓栓塞预防的说法是错误的，因为血栓的形成很有可能早就开始了。预防实际上是后期的处理[296]。对于创伤骨科患者而言，"防治"比预防表达要更精确。

创伤骨科中有四种类型的患者应该对 VTE(静脉血栓和 PE)进行防治：多发伤患者、老年髋部骨折患者、单独的肢体损伤患者以及脊髓损伤患者。对于这四组患者，很难将 VTE 的预防概括在一起。因此，应对每种患者 VTE 的预防/防治单独进行讨论。

1.多发伤患者

如果不采用预防措施，多系统损伤或严重创伤患者 DVT 的发生率超过 50%，致命性 PE 的发生率为 0.4%~2.0%。PE 是创伤患者死亡的常见原因。9% 的创伤患者因 VTE 再次入院。多发伤作为特殊类别存在于许多患者。这些患者通常需要多种治疗(如普外手术、病危护理、骨科手术)。多数多发伤患者存在酸中毒、凝血机制紊乱和低体温表现，需要早期进行损害控制(如长骨骨折临时外固定架固定)。

虽然对于这些患者预防 VTE 需要个体化治疗，但目前已有一些明确的标准。美国胸内科医师学会(ACCP)的标准每 2~3 年就在胸部杂志作为补充发表[106]。第七版 ACCP 标准指出，"我们建议所有创伤患者只要存在导致 VTE 的危险因素就应该采取预防性措施"[106]。因此，任何伴有肌肉骨骼损伤(脊柱骨折、骨盆髋臼骨折或四肢骨折)的创伤患者(多系统或严重创伤)均应采取预防性处理。然而 ACCP 的标准可能会造成由于经济利益而进行不必要的药物治疗。

如果患者没有明显禁忌证，建议应用低分子量肝素(LMWH)[106]。但是，如果由于出血或血肿形成无法应用 LMWH，建议采用器械预防[间歇气压疗法(IPC)或带刻度的加压弹力袜(GCS)][106]。VTE 高危患者或未进行最佳预防措施的患者应该予以多普勒监测[106]。对于创伤患者，不建议将下腔静脉滤器(IVC)植入作为常规预防措施[106]。对于影响活动的患者，术后康复阶段以及出院以后，建议维持 LMWH 或维生素 K 拮抗剂[国际标准化比率(INR) 2.5；INR 范围，2.0~3.0 预防

治疗。

2. 老年髋部骨折患者

如果没有预防措施,这些患者 DVT 的发生率为 50%,近端 DVT 的发生率为 25%。通常,髋部骨折患者比全髋和全膝关节置换患者更容易出现致命性 PE,建议采用合成的戊多糖、LMWH 或调整量的维生素 K 拮抗剂(INR,2.5;INR 范围,2.0~3.0)进行预防[106]。反对应用阿司匹林。如果延期进行髋部骨折手术,建议应用小剂量无分割肝素或 LMWH[106]。如果患者有抗凝治疗禁忌证,可采用器械预防[106]。根据伦理学的观点,不禁会产生疑问,过于积极的抗凝治疗是否适用于每一例患者,如由于不慎摔伤导致髋部骨折的养老院内的老年痴呆患者。

3. 单纯肢体损伤患者

单纯肢体损伤可能是骨科最常见的损伤类型。反对这种患者常规采用预防血栓治疗[106]。目前的观点为:"对于单纯下肢损伤患者,建议临床医生不用常规进行预防血栓治疗"[106]。另一方面,对 VTE 患者的监护以及防护/预防需谨慎,至少要采取单独的措施(早期活动、踝关节泵的使用、GCS、IPC 联合或不联合 GCS),或者更多措施(术前和即刻术后应用 GCS、短程应用 LMWH、合成的戊多糖或者调整量的维生素 K 拮抗剂)。

4. 脊髓损伤患者

在严重创伤患者中,急性脊髓损伤是形成 DVT 最主要的危险因素[105]。Rogers 等[297]通过 meta 分析指出,脊髓损伤或脊柱骨折是静脉血栓栓塞的高危因素,因此建议"对所有急性脊髓损伤患者均应采取预防血栓治疗"[106]。反对单独应用小剂量无分割肝素(LDUH)、GCS 或 IPC 进行预防[106]。一旦出现凝血时间缩短,即采用低分子肝素 LMWH 预防性治疗[106]。目前建议从单纯应用 LMWH 改为 IPC 和 LDUH 或 LMWH 联合应用[106]。创伤早期,药物抗凝治疗属于禁忌,推荐应用 IPC 和(或)GCS[106]。不应预防性放置下腔静脉滤器。当脊髓损伤患者渡过急性期处于恢复期时,建议 LMWH 连续预防性应用,或者改为口服维生素 K 拮抗剂(INR: 2.5;范围,2.0~3.0)[106]。临床治疗可以存在多种变化,目前没有令人信服的证据证明一日两次比一日一次更有效,也无法说明小剂量肝素或 1.5 INR 华法林不如 ACCP 推荐的剂量有效。实际上,过度抗凝治疗会出现许多并发症,尤其对于老年患者会导致出血、休克及特殊意外情况的发生。

5.DVT 和 PE 的治疗

一旦怀疑存在 DVT 或 PE,需进行诊断性检查来证实临床上的表现。如无禁忌证,应立即应用肝素,直至获得诊断性试验结果。禁忌证包括神经系统损伤、脊髓损伤或眼外伤,由于出血会造成加重。首先静脉使用肝素,以最快的速度达到治疗效果,防止血栓扩散并降低 PE 的风险。皮下注射 LMWH 也已被证实对 DVT 的早期治疗有效。然而还需要进一步地证实,因为对照试验组患者如果在伤后的 5~7 天内手术,则不能应用抗凝药物[150,328]。在 DVT 患者中,通过静脉应用肝素与 LMWH 的对照试验发现,两者在症状加重、血栓再发、PE 和严重出血等方面没有明显的差异[150,176,189,194,276]。LMWH 也被应用于 PE 的治疗[65,328]。

如果患者出现 DVT,应维持使用肝素直至过度为华法林。目前对华法林的用量没有统一的标准,而且年轻患者的剂量更难以掌握。对于初始剂量为 5 mg 和 10 mg 的两项对比研究表明,5 mg 更为合适[76,133]。而且华法林不需要首剂负荷量。使用华法林治疗 DVT 和 PE 的时间为 3~6 个月[51,167],延长治疗时间会降低血栓复发的概率。与具有明确的暂时性危险因素相比,没有明确的危险因素时 DVT 和 PE 的复发率更高[277,289,314]。对于结扎了主要静脉的创伤患者和出现截瘫的脊髓损伤患者,需要延长其治疗时间。再栓塞迹象的出现是长期抗凝治疗和下腔静脉滤器植入的适应证[339]。

溶栓药物是肝素以外的另一种选择,但对创伤或术后患者至少在 2 周内不宜使用,因为它会导致手术部位出血。溶栓药物的优点是静脉血栓溶解后静脉系统即可恢复正常,而肝素主要是简单地防止血栓增加。尿激酶 PE 试验(UPET)发现,溶栓治疗的患者比抗凝治疗的患者在统计学上具有明显的低死亡率[356]。理论上讲,接受溶栓治疗的患者发生一过性栓塞后综合征的概率要小于肝素治疗患者,但目前尚缺乏随机试验的验证,并且溶栓治疗的同时也伴有出血风险的增加[2,308]。IVC 滤器目前很少用,并且不再建议 IVC 滤器作为静脉血栓栓塞的首要预防措施。IVC 滤器植入也有可能会出现并发症,比如静脉淤滞导致的水肿、疼痛、静脉曲张和皮肤溃疡等,这些被统称为静脉炎后综合征[368]。其他并发症包括滤器放置部位出血或血栓形成、滤器移位和腔静脉穿孔[122,123]。Martin 等[205]报道了 1 例髋臼骨折患者,为预防 PE 植入 IVC 滤器而出现了疼痛性蓝肿。另外,滤器并非 100% 有效[78]。

当患者具有肝素化治疗禁忌时,比如患者存在出血性疾病、严重高血压、神经损伤,或者合并肺、胃肠、神经源性或泌尿系统出血性疾病时,应进行腔静脉的人为干预治疗。如果阻止肺栓塞的抗凝治疗失败或者抗凝治疗出现了合并症,也应采取腔静脉的人为干预治疗[161]。另一种情况是,对于具有极端 PE 风险患者,在骨科手术前进行腔静脉的人为干预治疗。对创伤患者行预防性静脉腔阻断也是经过验证的。

手术取栓的指征仅适用于巨大血栓,以及具有溶栓治疗的绝对禁忌证或溶栓治疗无效的患者[20]。当溶栓无效或对于肺动脉大块栓塞致血流动力学不稳定的患者,可行肺动脉栓子切除术[153]。

目前文献明确指出,一些创伤患者的确具有静脉血栓栓塞的风险,可以进行某些预防或监护。许多专家认为,DVT 的预防比监护检查更为安全,并且具有更高的性价比[149,218,250,305]。在对多发伤患者的预防评估中,通过对 DVT 进行监护静脉扫描,Meyer 等[218]进行了 261 次扫描,92% 的结果正常。在他们的研究机构内,诊断每个近端 DVT 患者需要 6688 美元,而使用预防药物的患者临床上明确诊断为近端 DVT 的发生率为 6%。因此得出结论,对于高危或有症状的患者应常规应用静脉监护扫描仪。

(四)小结

DVT 和 PE 是创伤患者发病、死亡[57,99,296]及关于护理情况提起诉讼的常见原因。由于创伤不可预见,因此要完全避免血栓栓塞是不可能的。伤后患者常表现出 Virchow 三联征中的至少一条,因此"预防 DVT"这种说法是不准确的。

欧洲关于 VTE 的经验和资料有助于提高创伤者的临床护理质量。有人不禁会问:"VTE 具有遗传倾向吗?"在医学的其他领域一直在使用风险层化,但骨创伤方面才刚刚开始。另外,联合损伤、下肢多发骨折合并脊髓损伤或骨盆骨折合并股骨骨折患者 VTE 的风险可能呈指数增长。但是,由于急性出血、无法抗凝治疗、软组织挫伤,以及肢体损伤无法使用 IPC 和 GCS,使得我们对 VTE 诊断和预防的能力受到了限制。因此预防治疗不太可能,我们能做的就是尽量避免 VTE 的发生。目前有许多关于 DVT 的监测和防护措施。虽然理想的检查方法或处理措施还不是分明确,但我们发现,某些针对"无临床症状的 PE/DVT"及 VTE 的防护/预防方案似乎是合理可行的。胸部医学补充版中每 2~3 年出版一次的统一规范也会对医生的临床工作有所指导。

虽然目前对创伤患者采取的预防措施明显降低了 DVT 和 PE 的相对风险,但没有任何一种方法是 100% 有效的,仍需进行深入的随机试验研究。

三、多器官功能不全和衰竭

多器官功能衰竭(MOF)是指,远离创伤、手术或脓毒症原发部位的两个或两个以上的器官或系统序贯发生的衰竭。衰竭器官包括肺、肾、肝、胃肠道、中枢神经系统和血液系统等[89,272]。这些系统可以通过衰竭的客观标准予以监测,但是随衰竭器官的不同标准也会有所变化(表 20-2 和 20-3)[103,271]。通过测量某些特殊系统的受损情况,可以对 MOF 的发生风险和严重程度进行分级[120]。

MOF 是器官为了维持生理功能,从正常代谢反应到损伤再到持续高代谢反应,最后出现器官衰竭这一系列过程的最终结果。1991 年,经一致讨论改用多器官功能障碍综合征(MODS)来描述这一变化[33]。器官功能障碍是直接损伤或全身炎性反应的结果,临床称为全身炎性反应综合征(SIRS)[23],这种状态是可逆的,也可进展成为 MODS 或 MOF。SIRS 可由各种感染或非感染刺激因素造成[33](图 20-5)。对病因的治疗一定要尽早开始,因为器官衰竭一旦开始,治疗效果就会越来越差[54]。Fry 指出,两个或两个以上器官衰竭的死亡率为 75%。如果有两个器官衰竭并合并肾衰竭,死亡率达 98%[103]。目前,MOF 已成为外科 ICU 患者死亡的首要原因。

从 20 世纪 70 年代和 80 年代中期开始,阐述 MOF 及与其密切相关的 ARDS 发生机制的基本理论经历了多次修改。Moore 和 Moore[224]描述了早期的模拟试验,建立了 ARDS/MOF 的感染基础,有两种可能情况:①损伤→ARDS→肺脓毒症→MOF;②损伤→脓毒症→ARDS/MOF。当前的观点提出了一种 MOF 的炎性模式,其通过大量的感染和非感染性因素的刺激而表达炎症反应。其包括两种模式:①单击模式(大面积损伤→严重 SIRS→早期 MOF),以及更通用的双击模式（中等损伤→中度 SIRS→二次损伤→迟发性 MOF)。最近几年,MOF 的病理学研究集中在不依赖感染的情况下炎性反应是如何进展的。Moore 和 Moore 提出了全球公认的假说,他们认为创伤后 MOF 是功能障碍性炎性反应的结果[224]。Deitch 创建了 MOF 发生

器官或系统	功能障碍	晚期衰竭
表 20-2　器官功能障碍和衰竭的判断标准		
肺	缺氧,需要插管 3~5 天	ARDS 需要 PEEP>10 cmH$_2$O 和 FiO$_2$>0.5
肝	血清总胆红素≥2~3 mg/dL 或肝功试验指标≥两倍正常值	临床黄疸,血清总胆红素≥8~10mg/dL
肾	少尿≤479 mL/d 或肌酐≥2~3mg/dL	需透析
胃肠道	肠梗阻并对肠内营养不耐受>5 天	应激性溃疡,胆囊炎
血液系统	PT/PTT>125%正常值,血小板<50000~80000	DIC
中枢神经系统	意识不清,轻度定向障碍	进展性昏迷
心血管系统	射血分数降低或毛细血管泄露综合征	难治性心源性休克

注:ARDS,成人呼吸窘迫综合征;PEEP,呼气末正压;FiO$_2$,吸入氧浓度;PT,凝血酶原时间;PTT,部分凝血激酶时间;DIC,弥散性血管内凝血。

Source: Deitch,E.A.;Goodman,E.R. Prevention of multiple organ failure. Surg Clin North Am 79 (6),1998;which was adapted from Deitch,E.A. Pathophysiology and potential future therapy. Ann Surg 216:117–134,1992,with permission.

表 20-3　根据 Fry 判断标准器官功能衰竭的定义	
肺	连续 5 天需要呼吸机支持且 FiO$_2$≥0.4
肝	高胆红素血症>2.0 g/dL,血清谷草转氨酶升高
胃肠道	有记录或假定的急性胃应激性溃疡出血,可通过胃镜检查发现;如果没有使用胃镜,那么至少需要输入 2 单位的血液以补充失血量
肾	血清肌酐水平大于 2.0 mg/dL。如果患者患有伴血清肌酐升高的肾损害,那么肾衰竭标准应为原来的 2 倍

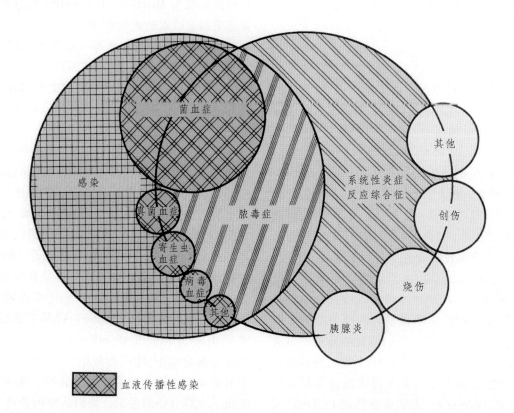

图 20-5　系统性炎症反应综合征(SIRS)、脓毒症和感染之间的内在联系。(From Bone,R.C.;Balk,R.A.;Cerra,F.C.;et al. Definitions for sepsis and organ failure and guidelines for the use of innovative therapies in sepsis. Chest 101:1644–1655,1992.)

机制的综合表格[79]。总的来说,对 MOF 的发病机制曾提出过三种内容相互重叠的假说：①巨噬细胞假说;②微循环假说;③内脏假说。要想深入了解这种高度复杂的综合征,必须要把研究范围扩展到细胞和分子水平。

MOF 中器官的损伤主要是由机体自身产生的介质所导致,很少由于外源性因素比如细菌或内毒素造成(表 20-4)[79]。越来越多的证据表明,对于 MOF 发生的风险,生物学标记物比损伤的解剖研究更为重要。Nast-Kolb 等[236]在对 66 名多发伤[损伤严重程度评分(ISS)>18] 患者的前瞻性研究中测量了各种炎性标记物,结果发现,炎性反应的程度与创伤后器官衰竭的

表 20-4　多器官功能衰竭发病机制中涉及的介质

体液介质
 补体
 花生四烯酸产物
  脂肪氧化酶产物
  环氧合酶产物
 肿瘤坏死因子
 白介素(1~13)
 生长因子
 黏附分子
 血小板活化因子
 降钙素前体
 凝血因子前体
 纤维连结蛋白和调理素
 毒性氧自由基
 内源性阿片样内啡肽
 血管活性多肽和氨基酸
 缓激肽和其他激肽
 神经内分泌因子
 心肌抑制因子
 凝血因子及其降解产物
细胞炎性介质
 多形核白细胞
 单核/巨噬细胞
 血小板
 内皮细胞
外源性介质
 内毒素
 外毒素和其他毒素

Source: Adapted with permission from Balk, R.A.Pathogenesis and management of multiple organ dysfunction or failure in severe sepsis and septic shock. Crit Care Clin 16(2):337–352,2000.

发展有关[236]。特别是乳酸、中性弹性蛋白酶、白介素-6 和白介素-8,研究发现其与器官功能障碍密切相关。Strecker 等[342]在对 107 名患者的前瞻性研究中发现,血清白介素-6 和肌酸激酶可以早期评估骨折和软组织损伤的程度,并且对了解创伤后的远期结果具有重要意义。这些研究者发现,骨折和软组织损伤与在 ICU 停留时间、住院时间、感染、系统性炎症反应综合征、MOF 评分,以及创伤后第 1 个 24 小时内的血清白介素-6 与白介素-8 及肌酸激酶浓度与活性等有紧密的相关性。

创伤患者常常需要输血治疗,而输血是发生 MOF 的一个独立的危险因素。Zallen 等验证了浓缩红细胞(PRBC)时间的危险度,如果超过 14~21 天就会成为 MOF 独立的危险因素[382]。老化但尚未更新的 PRBCs 作为 MOF 致病性介质,其内部含有大量产生过氧化物的中性粒细胞和活化的内皮细胞。

我们对于 MOF 病因的认识正在逐渐增加。由此 Seely 提出了一个关于"复杂非线性系统"的假说[320]。虽然对 MOF 的认识有所提高,但过去的 20 年中其死亡率却没有什么变化[80]。对于未来治疗措施的建议是,必须使用既能减少炎性反应又能保持免疫系统完整性和抗微生物防御机制的多种形式组合的治疗方案[80]。

MOF 是一种不同于呼吸衰竭的综合征,可能并发于某个意外事故后的气道损伤、复苏或者麻醉过程中。随着对患者分类、转运和急救治疗的发展,人们意识到存在一个界限,超过这个界限创伤患者的存活就成了问题。轻度创伤(如摔倒后踝关节骨折和软组织损伤)没有生理学上的影响。而高能量钝性创伤,如肺挫裂、脾破裂和骨盆骨折,生理学上的影响则非常大。

用于对创伤程度进行定量评估的 ISS[14],起源于美国医学会关于汽车安全医学方面的简化创伤评分(AIS)[67]的 1985 年修订版 AIS-85。它将人体六个部位(头颈部、面部、胸部、腹部和盆腔脏器、四肢和骨盆、体表部分)的损伤分为：①轻度;②中度;③重度;④危重——预后通常较好;⑤危重——结果常为死亡。ISS 等于三个最高 AIS 等级评分的平方和。ISS 最高评分为 75 分。

当 ISS≥25 分时,患者属于多发伤,并具有发生 MOF 的风险,这些患者应该于特殊创伤中心进行治疗。致死的 ISS 中位分值是根据年龄组别(按照年龄范围)确定的:15~44 岁,ISS 为 40 分;45~64 岁,ISS 为 29 分;65 岁以上,ISS 为 20 分[124]。Moore 和 Moore[224]确

定了下面的变量以评估 MOF 的发生：年龄大于 55 岁，ISS ≥25 分，入院第一个 24 小时内输血超过 6 个单位，严重低碱以及高乳酸血症。研究人员按照 MOF 发生的风险对患者进行了分类(表 20-5)。

MOF 的一个结果是身体内蛋白储存量的缺失。能量系统维持着身体的内环境稳定，而氨基酸是其重要的成分。这种缺陷无法通过静脉输入葡萄糖或脂质来完全补充[37]。随着 MOF 的进展，外周的能量代谢从常规的葡萄糖、脂肪酸和甘油三酯的能量供给转化到必需的支链氨基酸的分解。多发伤患者就像位于海洋底部的一艘空气供给不足的柴油潜水艇一样，一旦空气耗尽，就不可能再维持其损害控制系统。当肌肉氧化成能量时，氨基酸便会丢失，而且这种能量供给是无法补充的[136,228]。

Tscherne 强调了坏死组织在 MOF 发病过程中的影响[254]。众所周知，例如，坏疽的肢体可以激活全身的分解代谢反应。有过军队生活的人曾注意到，因坏疽而紧急截肢的患者的预警症状会发生戏剧性的逆转。Pape 等指出了钝性创伤后软组织损伤(四肢、肺、腹部和骨盆)对于病理生理改变的重要性[257]。

死亡组织(如肌肉、骨髓和皮肤)可以激活炎性自噬细胞性应答反应[118,239]。目前一直在测量上述情况下补体和血浆调理素的消耗情况[4,138,227]。当 C3 和 C5 因子耗尽，C3a 水平升高，以及 C5a 代谢增强时，补体系统便被激活。C3a 和 C5a 具有过敏毒素，通过影响 ARDS 患者的平滑肌收缩和血管通透性，造成肺水肿[138]。随着补体系统的消耗，调理素活性逐渐降低。调理素对抵御微生物至关重要，其消耗可导致感染性的增加[4]。个别学者识别出了造成肌肉损毁的血清因子[15,61]。多种介质和效应物都与 MOF 的发病有关，但是究竟哪种介质或介质组合造成了高代谢反应目前还不清楚[135]。这种反应消耗了个体的能量储存，进而导致了 MOF。

一旦发生 MOF，器官衰竭的顺序将遵循一个固定的模式，首先是肺，然后是肝、胃黏膜和肾[104]。

75% 的 MOF 患者血清培养结果呈阳性，但感染是 MOF 发生的原因还是单纯伴随的疾病目前还不清楚[104,200]。Goris 等[118]给老鼠注入了一种可引起炎症反应的物质，从而诱发了 MOF。脓毒症会造成组织损毁，而且就像骨折一样，它将自噬系统的激活物释放入血。

多发伤患者的免疫系统反应可以进行测量。Polk 等[271]制定了一个评分系统，通过联合 ISS 分数及单核细胞功能测量情况(D-相关抗原的表面表达)用于预后评估，其对于生存率的评价很有效[144]。

由于严重创伤后的相同损伤的患者可能会出现完全不同的炎症反应，因此，关于创伤后的免疫系统抑制可能存在着遗传倾向。Hildebrand 等[145]对 ISS 大于 16 分的患者进行了一项前瞻性队列研究，他们发现，IL-6-174G/C 的多态现象与伤后系统炎症反应的严重程度有关。这些作者认为，可能存在的遗传倾向会增强伤后的炎症反应，从而造成相反的结果。

一种对多发伤患者多系统的治疗方法被证明可有效阻止 MOF 的发展(表 20-6)。避免肺衰竭、预防脓毒症和营养支持是治疗的关键[21]。在重症监护领域具有相当经验且训练有素的麻醉学家或创伤学家的监管下，在特殊病房内可对机械通气进行调整。伤口早期清创和伤口细节处理的持续关注、肺洗涤、接触通路的清洁以及尿路的无菌处理是防止脓毒症必不可少的基本要求。对于开放骨折，应静脉给予或伤口局部应用抗生素。对于存留营养状态的评估，包括三头肌皮肤褶皱的测量、淋巴细胞计数和血浆转铁蛋白的测量，有利于决定是否进行营养支持。如果可能应使用胃管，但是对于腹部广泛损伤和营养状况较差的患者，早期使用静脉营养治疗和氨基酸补充至关重要。

表 20-5　损伤后多系统器官功能衰竭的风险分类

分类	危险因子	MSOF 可能性(%)
I	ISS 15~24	4
II	ISS ≥25	14
III	ISS ≥25 且前 12 小时输入了 6 个单位以上的红细胞	54
IV	ISS ≥25 且前 12 小时输入了 6 个单位以上的红细胞，12~24 小时血清乳酸水平 ≥2.5 mmol	75

注：ISS，创伤严重度评分；MSOF，多系统器官功能衰竭。

Source: Moore, F.A.; Moore, E.E. Evolving concepts in the pathogenesis of postinjury multiple organ failure. Surg Clin North Am 75: 257–277, 1995.

表 20-6　多器官功能障碍的预防
复苏期
治疗早期行激进的容量复苏
对容量复苏进行适当的监测，测量动脉血碱剩余和血清乳
酸盐水平，应用肺动脉导管，计算氧输送量和消耗量，测
定胃张力
手术期
软组织损伤及时手术处理，清除失活和感染的组织
早期固定所有可能的长管状骨骨折以及骨盆骨折
提高警惕，避免遗漏损伤
ICU 期
早期营养支持
抗生素的适当应用
特殊器官支持
及时对遗漏的损伤和创伤并发症再次手术处理

营养支持在防止细菌和毒素从肠道进入内脏血管方面有重要作用；一旦细菌和毒素入血，便被转运至肝，改变肝（Kupffer）细胞的功能并引起进展性肝细胞高代谢，最终导致肝衰竭[53,220]。

骨科处理

骨盆、脊柱和股骨骨折早期全面干预，对于避免肺衰竭、脓毒症和死亡等一系列情况具有重要作用[160,195,302]。随着对骨折术后代谢结果的认识深入，进一步明确了多发伤患者进行骨科手术的时机；尤其是何时进行骨折全面干预是安全的，何时进行骨科损害控制是有效的？比较乐观的是，多发伤患者进行骨科损害控制会降低多器官功能障碍和衰竭的发生[256,294]。目前已经证实，股骨髓内钉治疗对患者存在"二次打击"[114]。Harwood 等报道骨科损害控制存在着较少的系统炎症反应[134]。尽管在许多医学中心对患有致命三联征即酸中毒、血液高凝、高体温的患者采用骨科损害控制，但没有明确的科学依据（如随机、前瞻性研究）证明这种处理的有效性。许多研究支持骨折早期固定。Demling[83]强调，快速去除损伤组织，以及骨折早期固定防止进一步的软组织损伤，可以控制炎症过程以避免激惹 MOF。

总体说来，早期固定已被证明可降低肺、肾和肝衰竭的发生率[50]。Seibel 等的研究结果表明，在 ISS 为 22~57 分的钝性多发损伤患者中，早期呼吸通气支持骨折内固定可明显降低呼吸衰竭、血培养结果阳性、骨折治疗的并发症及 MOF 的发生[321]。同样进行通气支持的患者，如果骨折固定前进行了 10 天的牵引治疗，其肺衰竭持续时间增加了 2 倍，血培养阳性结果增加了 10 倍，骨折并发症增加了 3.5 倍。对于不使用通气支持且维持牵引 30 天的患者，其肺衰竭可持续 3~5 倍的时间，血培养阳性结果增加了 74 倍，骨折并发症增加了 17 倍。Carlson 等证明，伤后 24 小时内进行骨折固定与非手术处理相比，迟发性脓毒症死亡率会从 13.5% 降低到不足 1%[50]。Goris 等[119]通过对 56 例多发伤患者进行研究得出结论，通气控制结合早期骨折固定比单纯通气或单纯固定更为有效，主要见于 ISS 大于 50 分的患者[119]。

Meek 等[212]回顾性研究了 71 例年龄和 ISS 评分相近的多发伤患者的骨折固定时间选择。24 小时内长骨骨折制动组的患者死亡率明显低于牵引石膏固定组。Bone 等[33]在一项前瞻性研究中，对 178 例急性股骨骨折患者分别进行早期（伤后 24 小时内）或延期（伤后 48 小时以上）固定，比较了肺功能障碍的发生率。患者被进一步分为多发伤组和单纯股骨骨折组。单纯股骨骨折组无论早期或晚期制动，无 1 例发生肺功能不全或需要插管而进入 ICU 治疗。而多发伤组中，晚期骨折固定患者肺功能不全的发生率明显偏高。

然而，在治疗相对积极的外科 ICU 中，早期股骨骨折固定对预后可能并不起重要作用。Reynolds 等研究了 424 例髓内钉固定的股骨骨折患者，其中半数患者为伤后 24 小时内固定[290]。在这 424 例患者中，105 例的 ISS 为 18 分或更高；对这些患者骨折、固定、手术时机及预后之间的关系进行了研究。105 例中 35 例患者在伤后 24 小时内进行了髓内钉固定，12 例在 24~48 小时内进行了固定，58 例在 48 小时以后才进行了固定。骨折固定时间的略微延迟并不会对预后产生负面影响，而创伤严重程度比骨折固定时机对于肺部并发症的联系更为紧密。其实，"骨折固定"只是一个统称，它包括从转子下骨折切开手术到经皮拧入螺纹针安装外固定架。只有回顾性研究才能确定哪些变量最重要——麻醉、失血、坏死、通气还是微动。股骨髓内钉固定在生理上产生的后果最为明确，但仍需要对创伤患者进行大量试验以比较髓内钉与其他治疗方法。

如果考虑危险因素，则可能对骨折固定方式产生一定影响。使用扩髓髓内钉时，会出现更多的骨髓栓子及造成肺功能障碍的可能性。Pape 等发现，在股骨骨折合并严重的胸部损伤的患者中，早期使用扩髓髓内钉的患者发生 ARDS 的可能性较高（8/24，33%），高于延迟使用患者（2/26，8%）[258]。Charash 等重复了 Pape 的研究，但报道了相反的结果。他们认为，早期扩髓髓内钉固定比延迟固定效果好，肺炎发生率为 14% vs. 48%，肺部并发症的发生率为 16% vs. 56%[58]。Bosse 等研究了合并股骨骨折的严重胸部创伤患者，于伤后 24 小时内对其股骨骨折采用了扩髓髓内钉或钢板进行固定[39]。他们将这些患者分组进行回顾性研究，其中，A 组为合并胸部损伤的股骨骨折患者；B 组为无胸部损伤的股骨骨折患者；C 组为无股骨骨折的胸部损伤患者。453 例股骨骨折患者中，有 10 例出现了 ARDS（2%）。无论股骨骨折使用髓内钉还是钢板固定，在 ARDS 或肺部并发症/MOF 的发生率方面均没有显著的差异。Bosse 等发现即使合并胸部损伤，伤后 24 小时内进行股骨扩髓髓内钉固定也没有明确手术禁忌证。Pape 等评估了两组早期（伤后 24 小时内）股骨扩髓髓内钉固定患者的肺功能情况[253]。一组为扩髓髓内钉（RFN）固定患者，另一组为未扩髓的小直径髓内钉（UFN）固定患者。他们发现，UFN 组患者的肺功能情况稳定，而 RFN 组患者肺功能恶化。因此，他们认为扩髓髓内钉固定可能会造成肺损害，尤其是对于已有肺损伤（如肺挫伤）的患者。而 Heim 等通过对兔子进行动物实验，比较了股骨干骨折扩髓髓内钉和非扩髓髓内钉两种固定方式，结果发现两种固定方式均导致了骨髓血管内渗及肺功能障碍，情况与上述研究结果相反[139]。目前有些问题一直存在争论，比如扩髓还是不扩髓，使用髓内钉固定还是钢板固定，早期还是延期固定等，针对这些问题还需要更为深入的研究，以指导疑难患者的治疗。近来关于骨调控主要机制的研究表明，骨折修复不仅需要局部介质，而且还需要中枢性介质。针对创伤造成的损害效应，机体的应答反应是为了优化体内的修复系统。但是，"及时发现并修复这种损害效应"仍然不太可能；并且疼痛程度也需要根据具体情况而定，从生理学的观点讲，疼痛与损伤的修复密切相关。

对于伴有明显 MOF 的患者，医生应该意识到这种疾病具有潜在的致命性，并且其特殊并发症（如肺炎，肾衰竭，胃肠道出血）的常规治疗措施常常无法起效。因此，要将患者作为一个整体，通过有效的干预措施来进行处理。延迟手术通常是不明智的选择，另外对于长管状骨、骨盆和脊柱明显的不稳定型骨折应该进行固定。长骨骨折固定要遵循骨科损害控制原则（外固定器临时固定），以避免对患者造成"二次打击"，导致 MOF 预后不良。患者通常需要进行输血、补充营养（如果可行，首选肠内营养）、有效抗感染治疗、控制性通气以及透析治疗。所有处理均要连续性监测。Keel 和 Trentz 认为，免疫监测的发展有利于为多发伤患者选择最适合的治疗方法[166]。另外，要仔细评价 MOF 患者的风险效益比，以制定恰当的治疗措施。如果抗凝治疗防止了血栓的增加，那么也有可能会造成出血。如果患者死于 PE，则会认为是"预防"措施做得不够，但是如果患者因为出血而死呢？对于许多这样的问题，回顾性研究显示治疗措施应该有所区别。但如果患者或家属不配合，争论则变成了如何采取治疗。无论医生具有多高的医术也无法避免患方会对一些不良并发症进行法律诉讼。因此，则会产生一定程度的损害赔偿。

骨科医生的任务就是评估那些造成患者持续卧床的骨折情况，以及确定肌肉骨骼系统内失活组织及脓毒症的来源。牺牲严重损伤但可成活的肢体，不对骨折进行早期复位，或采用快速但并非最佳的肢体固定方式，这些都是在拯救生命过程中不得不面对的困难选择或必须进行的程序。外固定架（移动牵引）的应用[148]，即所谓的骨科损害控制[148,256,294,311]，由于其造成的软组织损伤较小，可以暂时稳定骨折，并且有助于移动患者，因此是很好的治疗选择。

总之，如果患者合并严重的胸部和头部外伤，在早期进行骨科处理时，存在加重脑损害或突发 ARDS 的潜在风险。Carlson[50]和 Velmahos 等[359]发现，对胸部和头部外伤患者进行早期骨折固定并没有增加并发症的发生率。而 Townsend[353]和 Pape 报道，早期固定增加了继发性脑损害及 ARDS 发生的风险[253]。Reynolds 等认为，适当延迟手术固定并不会影响治疗结果[290]。Dunham 等[86]指出，早期和延迟进行骨折固定没有明显的区别。Bhandari 等[28]认为，头外伤并不是扩髓髓内钉治疗的手术禁忌证。Giannoudis 等认为，对于头外伤患者骨科情况的处理，文献并没有提出明确的治疗原则。这些作者都认为最好应该采取个体化治疗[113]。总之，就像 Deitch 和 Goodman 的观点一样，治疗 MOF 最好的方法就是在早期预防 MOF 的发生[80]。

第二节   骨折的局部并发症

局部并发症意味着会有一个非期望的治疗结果，它是骨折治疗的一部分。骨折治疗局部的失败可表现为早期的、迟发的或长期的不良后果。迟发性并发症包括复杂性区域疼痛综合征和失用性萎缩——即所谓的"骨折病"。关节病和对位不良是长期不良后果的具体实例，会造成永久性损害以及经济上的巨大损失。任何治疗方案,无论如何精心策划、认真操作,在某种程度上都存在着无法避免的失败率。每个临床治疗机构在患者、医师和系统方面都存在各自的可变性因素,这意味着实际操作中,并发症的发生率通常要高于文献上的报道。对于多发伤患者,并发症的发生率更高。其在ISS 评分上用各创伤部位的平方和来表示[14]。这节将对骨折的局部并发症提供一个基本的概况。

一、软组织和血管问题

不同于选择性手术,当意外事故发生时,会有大小无法估量的外力作用于人体组织。但是通过对事故的重构,可以估算出能量转移的多少。比如,从 30 英尺(约 9.1 米)高处摔下,相当于被时速 30 英里(约 48 千米)的汽车撞伤。伤后的数小时、数天甚至两周内,常常会出现皮肤坏死分界、剥脱、淤血或血管内血栓形成等。如果上述情况是在采取了恰当的手术后出现,则属于创伤结果而不是由治疗所造成。另外,接骨术后,还会发生因骨折处渗血造成血肿缓慢积聚的可能。目前,缩短住院时间和术后早期活动会增加血肿的发生率。术后血肿表现为肿胀、疼痛、功能丧失以及偶尔出现的伤口或术区内大量渗液。明显的血肿无法自行吸收,反而会持续增加造成伤口裂开、皮肤蜕皮及感染。超声检查可以探测到液性暗区。出现上述情况最好在麻醉下切开探查,清除血肿,骨折部位冲洗,局部引流,然后加压包扎。

动脉损伤可以有急性出血或缺血表现,或者出现延迟表现,如动静脉瘘或假性动脉瘤。伴有骨折或脱位的非军事创伤,动脉损伤的发生率为 2%~6%。单纯骨折或脱位,其动脉损伤的发生率不到 1%。战伤多数由高速枪击所致,其中约 1/3 的病例为伴有血管损伤的长管状骨骨折[59]。即使可触及血管搏动,动脉仍存在损伤的可能性。最准确的诊断方法是血管造影,如果肢体出现缺血表现、动脉搏动减弱、消失或出现血管杂音,以及弹道位于大动脉附近,均应进行血管造影检查。一些特殊损伤的病例,如膝关节脱位,尤其是后脱位,30%会伴有腘动脉的损伤。因此,如果有条件,均应进行血管造影检查。目前,CT 血管造影正在逐渐取代动脉 X 线造影检查。CT 血管造影避免了动脉穿刺造成的损伤,另外还可以提供极佳的血管树影像。在许多医疗中心,CT 血管造影已经取代了传统的血管造影检查方法。

Rieger 等回顾性地评估了多控排探器 CT 血管造影(MDCT),他们认为对于严重创伤患者,可以准确检查动脉损伤情况[291]。前瞻性研究的敏感性和特异性分别为 95%和 87%,回顾性研究的敏感性和特异性分别为 99%和 98%。Inaba 等也研究了多层螺旋CT 血管造影(MCTA)在创伤患者中检查血管损伤的应用[156]。MCTA 对于临床上明显的动脉损伤检查具有100%的敏感性和特异性。在平均 48.2 天的随访期内,没有遗漏的损伤病例出现[156]。尽管这些检查方法非常准确,但也可见关于 MDCT 局限性的报道。如Portugaller 等指出,由于腘窝以下血管较细,其敏感性有所减低[274]。

CT 血管造影对于未来血管系统检查具有明确的趋向性。但尽管广为应用,其在临床上也存在一些问题。不过由于技术的改进以及读片的准确性,增加了CT 血管造影广泛应用的证据。

股骨骨折伴股动脉损伤患者,动脉修复及肢体功能的预后较好,但是如果出现假性动脉瘤及跛行,延迟诊断则会给治疗造成一定的困难[100]。延迟诊断的病例往往最终需要截肢。腘动脉损伤如果早期诊断,可以进行血管修复。但腘窝三叉分支以远的血管损伤预后要差得多。如果血管造影发现血管未完全闭塞,且远端的压力为分支动脉压的 50%时,通常不需要血管重建。对于需要进行血管重建的患者,只有25%的病例可获得良好的预后。Flint 和 Richardson 所进行的试验组中,16 例于三叉分支以远血管重建的患者中,有 6 例早期需要截肢,另有 6 例因骨髓炎、骨不连及持续的神经疾病表现和相关并发症晚期需要截肢(12/16)[100]。对于血运丧失、长管状骨骨折、神经断裂及广泛软组织损伤的患者,往往需要早期截肢而不进行血管重建。即使进行了血管重建,也可能因为感染及其他高发合并症的出现而截肢[322]。

二、创伤后关节炎

创伤后关节病常为骨折的并发症之一(图 20-6),但是对急性创伤后关节病病理机制的深入研究却十分有限。Wright 是一名退休法官,他用问卷调查的形式,确定了创伤后关节病发生的相关因素[43]。他发现,下肢关节比上肢关节更有可能发生关节炎,老年患者是创伤性关节病发生的高危人群(尽管年轻患者会有更长的时间发生创伤性关节病),职业性质也属于危险因素之一。Kern 等也报道,骨关节炎的发生与某些职业有关[169]。可能造成创伤后关节病的原因包括:①关节面的不协调;②负荷作用部位改变造成的软骨损伤;③对线不良;④关节对位不良;⑤负荷作用导致反

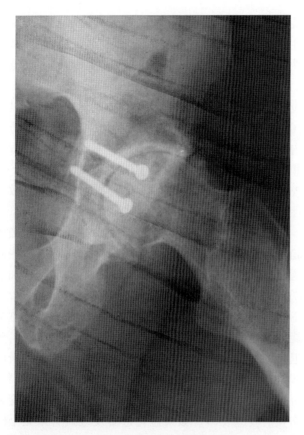

图 20-6 髋臼后壁骨折采用老式技术有限内固定术后 18 年的髋关节 X 线片,片中所见的创伤后关节病很有可能继发于关节软骨的损伤和退变,以及关节的对合不良。

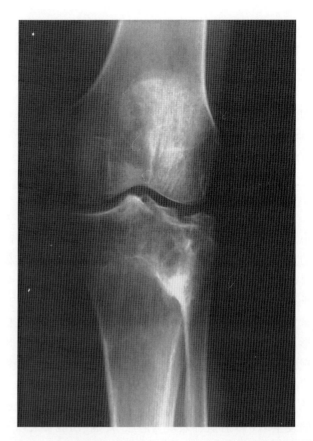

图 20-7 高能量胫骨平台骨折 5 年后的正位 X 线片,可见继发于关节对合不良和关节软骨退变的创伤后关节病。

复性损伤。

(一)关节不协调

骨折手术解剖复位的关键在于关节协调性的重建,但常需剥离周围附着的软组织。关节面的粉碎,尤其是膝关节和胫骨远端关节面,会使关节协调性的重建变得异常困难,甚至无法完成。髋臼骨折就是典型实例,常会出现创伤后关节病[211],主要是由于关节软骨的损伤以及无法重建关节的协调性[206]。

(二)关节软骨损伤

高能量创伤可能会造成关节软骨的损伤,并导致创伤后关节病的发生(图 20-7 和图 20-8)。但目前并没有明确的临床报道。Volpin 等报道,通过对膝关节骨折患者平均 14 年的随访,发现优良率达 77%[361]。Repo 等认为,造成驾驶员股骨骨折的冲击载荷也足以造成明显的关节软骨损伤(软骨细胞坏死、分离)[288]。

目前人们对冲击造成的软骨坏死的认识越来越深

入。膝关节 MRI 检查有利于我们对关节面损伤(骨挫伤)进行更为有效的评估(图 20-9)。Spindler 等经过对54 例前交叉韧带断裂患者研究发现,80%的患者出现

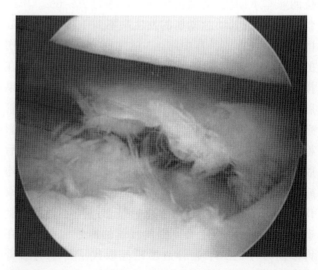

图 20-8 图 20-7 病例的膝关节外侧间隙的关节镜影像,显示高能量胫骨平台骨折 5 年后继发于关节对合不良,关节软骨和半月板退变的创伤后关节病。

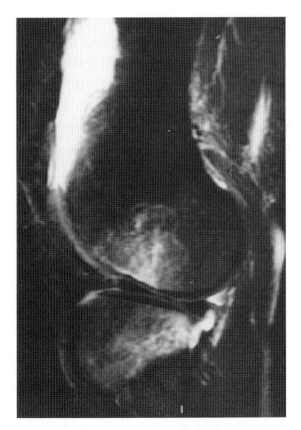

图 20-9 膝关节外侧间隙的矢状位 MRI,图中所示股骨外髁和胫骨外侧平台骨挫伤,合并前交叉韧带新鲜撕裂。(Courtesy of Theresa M. Corrigan,M.D.)

了骨挫伤,其中 68% 发生在股骨外髁[332]。Miller 等研究了 MRI 检查发现的 65 例骨小梁微骨折合并单纯内侧副韧带损伤患者[222]。虽然骨挫伤的发生率只有合并前交叉韧带断裂的一半左右,但是他们发现,内侧副韧带合并骨小梁微骨折可能是更好的自然病史模型[222]。骨挫伤合并前交叉韧带断裂可能会导致以后发生骨关节炎。Wright 等发现,不伴有韧带或半月板损伤的单纯骨挫伤患者,预后要优于这些合并损伤患者[380]。

软骨退变的生物学基础目前正处于研究中,其病理过程包含有关节软骨的降解[230]。理论上讲,受伤当时,冲击力对关节软骨本身或其血供造成了不可逆的损伤,开始了创伤后关节病的发病过程[288]。但目前并没有对这种冲击性关节炎的病因进行详细的研究[288,352,363]。有些学者一直在尝试建立实验模型。Vrahas 等采用兔子模型,建立了可对关节软骨造成量化冲击的方法[363]。但软骨损伤,尤其是不伴骨结构改变的软骨损伤,不一定会发展成为骨关节炎[281]。Radin 发现,软骨全层损伤范围小于 1 cm 的患者不会发展成为骨关节炎[281]。

(三)对线不良

Tetsworth 和 Paley 着重研究了关节对线不良与退行性关节病之间的关系[351]。研究内容包括退行性关节炎与承重力线及机械轴的改变(对线不良),关节面相对于其骨骼轴线位置上的改变(对位不良),以及关节协调性的改变。他们发现,下肢各关节基本位于一条直线,而任何造成这种关系改变(对线不良)的因素都将影响通过关节面的负荷传导[351]。

由于髋关节和肩关节属于球形关节,因此它们可以代偿部分对线不良。踝关节也允许部分畸形,因为距下关节也有一定的代偿能力。但膝关节对下肢冠状面结构改变的适应能力最弱[351]。膝关节的对线不良会使受力轴发生改变,产生一个力臂,通过膝关节内侧或外侧间隔增加应力传导[251,252]。

但是关于这些因素是否会造成创伤后关节病,临床研究结果各有不同。Kettlekamp 等认为,没有资料表明对线不良一定会导致退行性关节炎[172]。Kristensen 等报道,胫骨骨折对线不良 20 年后没有发生踝关节创伤后关节病[178]。相反,Puno 等研究了 27 例患者的 28 个胫骨骨折,他们发现随着踝关节对线不良度数的增加,临床结果变差[279]。Merchant 和 Dietz 报道,对于"成角畸形会对关节软骨产生剪切力而不是压应力,并且这种剪切力将导致关节炎早期出现"的假说,并没有足够的证据予以支持[216]。

(四)对位不良

对位不良(关节位置相对于力学轴的改变)是另一种骨折后残留畸形,也可能导致创伤后关节病。膝关节对位不良和骨性关节炎的关系已经被证实[69,70]。对位不良可能因为平移或旋转所致。理论上认为,当关节位置相对于力学轴有明显改变时,将使关节软骨和软骨下骨板承受异常负荷,这会加速关节退变,并最终导致骨关节炎。承重关节(如膝关节),因为承重较大且较频繁,因此更容易出现对位不良。

(五)反复负荷性损伤

关节软骨损伤可由突然撞击负荷或反复冲击负荷所造成[81,85,203,282]。其可能会导致部分基质发生骨折,软骨坏死,并在软骨钙化带产生亚临床微骨折[110]。这会影响软骨内环境,并发生骨关节炎的相关改变[81,282,364]。半月板切除后膝关节炎的影像学表现被称为 Fairbanks 改变[94],通常是膝关节负荷分布改变后反复作用于关节的负荷所造成。由于软骨相对没有神经支配,因此反复负荷性损伤造成的关节软骨退变可能没有临床症状。

间接钝性创伤后的成年犬关节软骨在组织学、生物力学及超结构特性方面都出现明显的改变,但没有造成关节面的破坏[85]。Tompson 等在关节负载后 6 个月内的动物模型中发现了软骨的类似关节炎样退变[352]。研究者们还发现,关节创伤患者中发生的退行性变,其表现与动物实验相似[94]。

组织结构在肉眼观察下没有明显改变时,可能会出现关节软骨的损伤[110]。而且软骨的自我修复能力十分有限。但是有证据表明,某种程度的软骨修复是可能存在的,这就为自体软骨移植[44]和微骨折[338]等技术的发展提供了可行性。

(六)小结

我们用表格形式列出了一些常见骨折脱位所伴发的创伤后关节病的发生率(表 20-7),另外,还在文中其余部分对创伤后关节病进行了讨论。

关节炎并不是必然出现的。Letournel 对少量伤后 5~10 年的胫骨远端 Pilon 骨折患者进行了随访研究,结果发现关节表现随时间逐渐好转,而并不是朝关节炎方向发展。对于肌肉骨骼系统损伤而言,创伤后关节病几乎是无法避免的结果。它的发生可能与原始损伤程度有关。骨折的手术治疗并不能完全逆转关节软骨的损伤。Gelber 等报道,年轻人的膝关节损伤会明显增加未来发生骨关节炎的概率[108]。

关节正常退行性改变会与骨折所造成的关节炎相混淆。Bonsell 等报道,在无症状患者中,年龄是影像学上观察到肩关节退行性变的明显指标之一[36]。

创伤后关节病病理机制的特点包括:对线不良,对位不良,关节不协调,关节软骨损伤,韧带或纤维软骨损伤,以及反复负荷性损伤。一些挽救性措施,如关节置换或截骨术,对创伤后关节病治疗的成功率要低于骨关节炎[186]。创伤后的咨询与宣教会使患者对术后的恢复情况具有清醒的认识。长期多中心的前瞻性研究能够更好地了解创伤后关节病的病史,并且可以与年龄相关的骨关节病相区别。

三、外周神经损伤

外周神经损伤会严重影响骨折治疗的预后。因此,无论术前还是术后诊断为神经麻痹,医患双方均应引起足够重视。临床检查常无法确定骨创伤患者周围神经损伤的程度,因此相关的报道也比较少。神经电生理检查比单纯临床检查更为敏感,有利于诊断创伤导致的周围神经损伤。对于这种损伤,必须要采取科学的方法。当出现多部位神经损伤时,临床上常常很难区分,但肌电图描记法(EMG)却可以进行有效定位。比如,对于尺神经损伤,可以确定损伤部位是位于前臂还是肘部。虽然这种方法可以帮助医生明确神经损伤部位,以及间隔一定时间后重复检查以确定恢复情况,但是并没有明显优于其他临床检查方法。

(一)神经损伤的治疗史

George Omer 经过历史调查,确定最早施行外周神经损伤治疗的医生为美国内战期间的 William A 将军[245]。Omer 追溯了自美国内战到二次世界大战,越南战争和朝鲜战争,以及"桑德兰社会"的发展过程中,对外周神经损伤的理解和治疗的演化过程[245]。其中最大的进步来自术中显微镜的应用以及医生精湛的医疗技术[333]。

(二)神经损伤的分类

Seddon 科学地将外周神经损伤分为三种类型:神经断裂,轴突断裂及神经失用(表 20-8)[319]。但这三个术语并非由他命名,而是 Henry Cohen 于 1941 年最先使用的[319]。外周神经损伤的理解取决于有髓鞘神经的解剖(图 20-10)。

神经断裂是指神经相关部分的切断或分离,其所有重要结构均被"离断"[319]。Seddon 指出,虽然神经可能没有明显的分离移位,而且外鞘可能完整,但其等同于神经不连续[319]。

轴突断裂是一种导致 wallerian 变性的严重外周神经损伤,但神经外膜和支持性结构"未受到损害,使内部结构得到了较好保护"[319]。

神经失用是指一种神经麻痹性损伤,其不合并神经纤维的变性。Seddon 认为,"神经失用"这一术语比"暂时性阻滞"要准确,因为其恢复时间可能很长,但不会留下后遗症[319]。

Seddon 认为,对于这三个概念,神经断裂最好理解,而临床上轴突断裂和神经失用只能通过推测而定[319]。但神经电生理检查却可以轻易区分轴突断裂与神经断裂。Seddon 指出,作为最常见的类型,神经断裂是指解剖学上的离断。Wallerian 神经变性发生于外周神经,临床表现为神经传导的完全性中断。

表 20-7 创伤后关节病发生率			
上肢			
肩部			
	肩锁关节脱位		25%~43%
	肩胛骨骨折	上外侧角	61%
	肩关节前脱位		7%
肘部			
	单纯肘关节脱位	24 年随访	38%
	肘关节脱位合并桡骨小头骨折		63%
腕部			
	Colles 骨折		3%~18%
	Colles 骨折	年轻人	57%~65%
	舟月关节脱位		58%
	经舟骨月骨周围骨折脱位	4.3 年随访	50%
下肢			
髋臼骨折			6.5%~56%
髋关节脱位	前脱位		17%
	后脱位	6 小时内复位	30%
	后脱位	6 小时后复位	76%
股骨髁上/髁间骨折			22%(髌股关节)
			5%(胫股关节)
髌骨骨折			18%
胫骨平台骨折	骨折类型	双侧骨折	42%
		内侧平台骨折	21%
		外侧平台骨折	16%
		外翻	31%
	平台骨折后的对线情况	正常	13%
踝关节骨折			20%~40%
距骨颈骨折	踝关节	距下关节	
Hawkins Ⅰ	15%	24%	
Hawkins Ⅱ	36%	66%	
Hawkins Ⅲ	69%	63%	
距下关节脱位			56%
跖骨骨折-脱位 (Lisfranc 关节损伤)			78%(15 年随访)

Source: Foy, M.A.; Fagg, P.S. Medicolegal Reporting in Orthopaedic Trauma. New York, Churchill Livingstone, 1996, pp.2.1-01-4.1-16

表 20-8 外周神经损伤的类型		
损伤	**病理生理学**	**预后**
神经失用	可逆性传导阻滞,表现为局部缺血和轴突鞘的选择性脱髓鞘	良好
轴突断裂	更为严重的损伤,伴轴突和髓鞘断裂,但外膜完整	一般
神经断裂	神经完全断裂伴内膜破裂	差

Source: Brinker, M.R.; Lou, E.C. General principles of trauma. In: Brinker M.R., ed. Review of Orthopaedic Trauma. Philadelphia, W.B. Saunders, 2001, p.8, with permission.

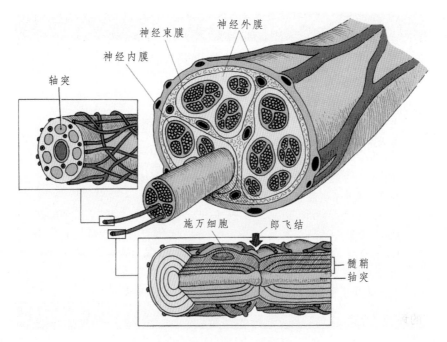

图 20-10 外周神经的横断面解剖图像。左边的插图显示的是无髓鞘神经纤维。下方插图显示的是有髓鞘神经纤维。(From Lee, S.K.; Wolfe, S. W. Peripheral nerve injury and repair. J Am Acad Orthop Surg 8:243-252, 2000.)

轴突断裂的特点为轴突的完全断裂,但神经的支持性结构(Schwann 鞘、内膜和束膜)完好。在组织学水平表现为轴突的完全断裂、Schwann 鞘和内膜完整以及周围神经发生的 Wallerian 变性。Seddon 发现,在神经开始恢复之前,无法鉴别轴突断裂和神经断裂,但轴突断裂的恢复是自发的[319]。如果手术探查发现神经完整,则可以确诊为轴突断裂[319]。如果发现梭形神经瘤,则表示同时存在轴突断裂和神经断裂,但以前者为主[319]。如果发现神经内纤维化则表示为神经断裂。

Seddon 发现,神经失用不合并轴突的变性,但会出现髓鞘局部变性。钝性损伤和压迫伤是造成神经失用的最常见原因[319]。其在临床上常表现为运动神经完全麻痹,感觉神经部分麻痹[319]。此外,这类损伤恢复时不会出现神经缝合或轴突断裂后所见的"爬行现象"[319]。最后,Seddon 还发现,很多神经损伤实际上是这三种神经损伤的混合类型[319]。在 537 例神经损伤患者中,他发现 96 例为神经断裂和轴突断裂的合并损伤[319]。

Sunderland 在 Seddon 分类的基础上,将外周神经损伤分为 5 度,保留了神经失用(1 度损伤)和轴突断裂(2 度损伤),将神经断裂细分为 3 度(第 3、4、5 度损伤)[343]。他根据正常神经所发生的改变定义了这五种损伤程度。Seddon 按其影响的先后顺序描述了这些损伤:①轴突的传导性;②轴突的连续性;③轴突及其内膜鞘;④神经纤维及其内容物;⑤整个神经

干[343]。Sunderland 分型最主要的一点,就是他对之前 Seddon 神经损伤分型进行了细化,因为神经断裂并不完全相同。

Sunderland 分型还增加了对部分和混合神经损伤的认识。他指出,某些神经纤维可能不会受到损伤,但其他纤维会出现不同程度的损害[343]。但在神经部分断裂和 4 度损伤中,那些神经纤维受损也是不可避免的,这种损伤应称之为"混合损伤"[343]。但是,4 度和 5 度损伤不会同时存在,或与其他任何轻度损伤类型同时出现[343]。

目前,对于外周神经损伤的分型仍存在一些问题。许多神经损伤都是混合性的,而其中的所有神经纤维均会出现不同程度的损伤[187]。另外,Seddon 分型中的亚型只能通过神经组织学检查来予以区分,而通过临床或肌电图检查却很难鉴别。

(三)骨折合并神经损伤的发生率

某些常见骨折具有相当高的神经损伤发生率(表20-9)。Conway 和 Hubbell 报道,骨盆骨折患者可出现肌电图异常表现,尤其是双侧垂直型骨盆骨折(合并骨盆环前 1/3 及骶髂关节处的损伤),其神经损伤的发生率最高,达 46%[68]。Goodall 发现合并神经损伤的骨折 95% 发生在上肢[116]。其中肱骨骨折最常合并神经损伤[19]。Omer 进行相关资料收集后报道,骨折和骨折-脱

表 20-9　常见的骨折合并周围神经损伤		
解剖部位	损伤类型	神经损伤发生率
肱骨	骨干中段骨折	12%~19% 出现桡神经麻痹
骨盆	双侧垂直型骨盆骨折	46% 出现神经损伤
胫骨	胫骨骨折	髓内钉固定后 19%~30% 出现神经系统表现
踝关节	踝外翻损伤	86% 出现神经系统表现

位合并神经损伤概率分别为:桡神经(60%),尺神经(18%),腓总神经(15%),正中神经(6%)[116,127,191]。

(四)外周神经损伤的评估

对于多发伤患者,在早期整体评价时应同时进行神经系统评估,ABCD 的字母评价顺序中,D 就代表着伤残程度及神经系统的评估[345]。Teasdale 和 Jennet 提出的格拉斯哥昏迷等级 (Glasgow Coma Scale,GCS)专门用于评估睁眼、运动反应和语言反应,最高为 15 分。

在骨科手术或急诊检查时,常将外周神经损伤的评估术语简化为神经血管的完整或不完整。我们认为,这种方法虽然方便,但不能常规使用,除非已经进行了全面的神经系统检查(皮肤感觉,包括轻触觉、疼痛和温度,振动感觉,所有肌肉肌力等级,深肌腱反射,以及特殊检查如阵挛等)和血管检查(搏动,毛细血管再充盈,静脉检查,血栓检查,杂音听诊等)。另外,外周神经损伤的评估还需要进行电生理检查,如肌电图(EMG)和神经传导速度(NCVs)检查。

1. 肌电图和电生理检查

从广义上讲,EMG 是指对神经和肌肉采用神经生理技术所进行的一系列诊断试验[344]。严格来说,EMG 是这些试验中的一种,试验中使用小针探测所需检查的肌肉,记录肌纤维发出的电位[344]。

虽然以往电生理检查不太常用,但由于在脊柱、臂丛和髋臼手术中运动激发电位和感觉激发电位的应用,使得电生理检查逐渐增多。

曾有学者认为,电生理检查最佳时间是受伤的前一天及伤后的 10~14 天。前者当然不太可能,但也因此强调了基线研究和随时间改变的重要性,尤其是选择神经移植(与轴突断裂一致)或神经切除(与神经断裂一致)时。后者强调的是,Wallerian 变性后神经支配恢复至少需要 10~14 天,电生理检查才能显示出有效结果。

(1)电生理检查的基础知识:要想了解 EMG,首先要对神经结构和功能的基础知识进行必要的回顾。在脊髓内部,每个运动神经元都有一个细胞体,它们延伸至神经根,成为离开脊髓的一个轴突,然后横越神经丛与神经伴行,并分出许多不同的分支[344]。一个运动单位包含一个细胞及它支配的几根肌肉纤维[344]。肌肉内部有许多运动单位,就好像一把彩笔[344]。肌肉的力量是在大脑的支配下激活了越来越多的运动单位而产生的[344]。当运动单位被激活时,便产生了一个小的电信号,并可通过一根经皮插入运动单元肌纤维附近肌肉内的细针将其记录起来,就好比插入一根天线一样[344]。这个信号被放大、滤波、数字化,然后显示在电脑屏幕上[344]。单个运动神经单位的电位最先出现在示波器上。当加大用力时,更多的运动单位补充进来,使得激活率增加了[344]。当肌肉产生最大的力量时,示波器屏幕上充满了信号,这时呈现的表现被称为"完全干涉图像"[344]。解读 EMG 的另一重要部分是动作电位的声音,它可以通过扩音器放大播放[344]。有经验的检查医生可以识别出特异性的声音[344]。

对于创伤患者,EMG 能根据肌肉失神经支配的类型,确定出神经损伤的部位。另外,EMG 也常用于神经损伤患者的随访检查。

(2)肌电图特异性模式:如果轴突受损,比如轴突断裂或神经断裂,神经末端变性(Wallerian 变性)会导致电过敏[344]。探针位置的改变可产生去神经电位(称为纤颤)和正向波,它们在示波器上均有特殊性表现,并在扩音器中可听到特异性声音[344]。这些表现常在伤后至少 10 天时延迟出现,即便是神经完全断裂。轴突断裂再生的神经萌芽及恢复支配阶段会产生高幅度的多相运动单位电压(表 20-10)[344]。

2. 神经的传导性研究

神经的传导性研究与 EMG 不同。神经传导性试验可用来测试感觉和运动神经以及骨骼肌。这些研究只能测试粗大的有髓鞘神经纤维的功能。通常评估的神经纤维包括尺神经、正中神经、桡神经和胫神经(运动和感觉神经纤维),坐骨神经、股神经和腓神经(仅运动

表 20-10　创伤相关的肌电图表现

情况	插入表现	静息表现	最小收缩	干涉
正常组	正常	沉默	双相和三相点位	完整
神经失用	正常	沉默	产生点位减少	降低
轴突断裂(2 周后)	增加	纤颤和正相尖波	无	无
神经断裂(2 周后)	增加	纤颤和正相尖波	无	无

Source: Adapted with permission from Brinker, M.R.; Lou, E.C. General Principles of Trauma. In Brinker, M.R., ed. Review of Orthopaedic Trauma. Philadelphia, W.B. Saunders, 2001, p. 9, of which the data were adapted with modifications from Jahss, M.H. Disorders of the foot. In Miller, M.D., ed. Review of Orthopaedics, 3rd ed. Philadelphia, WB Saunders, 2000.

神经纤维),以及肌皮神经、腓浅神经、腓肠神经和隐神经(仅感觉神经纤维)。神经传导性试验过程为用表面电极,通常是银盘或环状电极,记录来自肌肉或神经的细胞外电活动。EMG 机器有一个神经刺激器,可对达到神经点的皮肤表面施加电休克[344]。这种刺激能使部分神经去极化,产生动作电位,并由刺激部位向两侧传导[343]。当测试感觉神经时,可以在远端记录到动作电位(表面电极或手指电极)[344]。通过测量刺激点到记录点的距离,并使用示波器的延迟时间值和动作电位的幅度,检查者可以检测出感觉的传导速度[344]。

运动神经的传导速度(运动 NCVs)是由绑在远侧肢体肌肉上的表面电极记录的[343]。使用不同年龄的运动神经传导速度的规范控制值来进行比较。这个差别主要是髓鞘形成程度造成的,在发展早期,其随年龄而增长。虽然从 3 岁起至成人神经传导速度大体上是一致的[344],但神经传导速度可因某些条件的不同而改变。出生时神经传导的速度大约是成人的 50%。当体表温度降到 34℃以下时,传导的潜伏期会逐渐增加,传导速度则有所下降[31]。上肢的传导速度通常比下肢快 10%~15%,近端比远端快 5%~10%[31],这与神经根的直径有关。

为了研究运动神经的传导,需要在神经走行最表浅的部位,对其进行两个或多个点的超强刺激。然后在神经所支配的远侧肌肉端记录下运动反应[342]。测量的多项参数包括潜伏期、传导速度、幅度和持续时间。表 20-11 记录了各种神经损伤时的特征性神经传导

表 20-11　与创伤相关的神经传导研究结果

试验条件	延迟	传导速度	激发反应
正常组	正常	上肢>48 m/s 下肢>40 m/s	双向
神经失用			
损伤近侧	低电压(部分)或缺失	低电压(部分)或缺失	缺失
损伤远侧	正常	正常	正常
神经轴突损伤			
损伤近侧	缺失	缺失	缺失
损伤远侧(立刻)	正常	正常	正常
损伤远侧(>7 天)	缺失	缺失	缺失
神经损伤			
损伤近侧	缺失	缺失	缺失
损伤远侧(立刻)	正常	正常	正常
损伤远侧(>7 天)	缺失	缺失	缺失

Source: Adapted with permission from Brinker, M.R.; Lou, E.C. General Principles of Trauma. In: Review of Orthopaedic Trauma. Philadelphia, W.B. Saunders, 2001, p. 8, of which the data were from Jahss, M.S. Disorders of the foot. In: Miller, M.D.; Brinker, M.R., eds. Review of Orthopaedics, 3rd ed. Philadelphia, W.B. Saunders, 2000.

表现。

感觉神经传导一般不受脊神经后根神经节损伤的影响,即使伴有感觉缺失[31]。感觉试验可以对后根神经节的近侧损伤(神经根或脊髓)——这类患者 NCV 是正常的,还是远侧(神经丛或周围神经)损伤——这类患者 NCV 是异常的,进行有效定位。另外,感觉神经的电位幅度比混合运动神经低,并且可能会受到电活动或人为的干扰。感觉性轴突可通过四种方式来进行评估:①刺激并记录皮神经;②刺激混合神经时记录皮神经;③刺激皮神经时记录混合神经;④刺激皮神经或混合神经时在脊柱进行记录[31]。测量的变量包括起始潜伏期、峰潜伏期和峰峰幅度。

测量的另外两个参数是 F 波和 H 反射。F 波是原始刺激冲动到达细胞体后,产生的迟发性运动反应,以支配小部分肌纤维收缩。这些 F 波尤其适用于外周神经近端的评价[31],但仅在神经远端没有病变的情况下,才能对近端进行评估。F 波反应也有多样性,因为每次收缩纤维不同,所以难以量化。H 反射一种电激活的脊髓单突触反射,从而激活 Ⅰa 型传入神经(粗大的有髓鞘神经纤维激活域值最低)。跟腱反射(S1)最容易记录,并且可以鉴别 S1 和 L5 的神经根病变[31]。同样,如果潜伏期延长,并用于评估是否为近端病变造成,则需除外远端病变。

3. 体感诱发电位

进行体感诱发电位(SSEP)的方法为神经受到刺激后,具有较大神经纤维感觉活性的传入冲动沿近侧传导进入脊髓,并经脑干后束上行到达大脑[344]。这个突触后冲动最终到达丘脑和大脑顶叶皮质[344]。神经刺激后的一段固定时间内会产生一个小的脑电波,可经头皮表面电极予以记录[344]。这些 SSEP 可以同时在多个不同点上记录,例如臂丛外面的 Erb 点、颈椎棘突上各点以及大脑皮质外的头皮处[344]。SSEP 对于监测脊柱手术的下肢情况很有帮助。在臂丛手术中,上肢 SSEP 同样有效。

虽然 SSEP 在髋臼骨折患者中的应用很广泛[141],但是,当需要监测时,SSEP 已逐渐被自发性 EMG 所代替[140]。然而,SSEP 或肌电图的普遍使用似乎并不合理[221]。

(五)外周神经损伤合并灼痛

外周神经损伤和灼痛(Ⅱ型复杂性区域疼痛综合征)之间有潜在的重叠。Bonica 认为,灼痛的发生率为

外周神经损伤的 1%~5%[34]。越南战争的资料显示,灼痛的发生率低于第二次世界大战期间(1.5% vs.1.8%~13.8%)。Rothberg 和 Bonica[34]认为,灼痛发生率相对较低是由于伤员转运及时,并且治疗质量较高。

(六)预后

1. 开放和闭合性骨折脱位伴发的神经损伤

Omer 注意到,骨折伴发的神经损伤有 83% 能自行恢复[244]。最好的例子可能就是肱骨骨折伴发的桡神经麻痹,大约有 90% 的病例可以恢复[172,272,326,330]。在预后方面也有不同,开放骨折神经功能恢复率要低于闭合性骨折(17% vs. 83.5%)[318]。Omer 还报道,脱位伴发的神经损伤的自发恢复率要低于骨折伴发的神经损伤[248]。Omer 注意到,闭合骨折伴发的外周神经损伤通常为神经失用,预后恢复非常好[248]。开放骨折伴发的外周神经损伤,其预后与受伤原因有关:撕裂伤常造成神经断裂,因此需要进行严格检查,手术探查及缝合处理[248]。

2. 枪弹伤伴发的神经损伤

Omer 通过研究越南战争中的 595 例枪弹伤资料发现,高速和低速枪弹伤伴发的神经损伤自发恢复率均为 69%[246]。肢体近端神经损伤比远端损伤临床恢复的时间要长,因为细胞修复是从细胞接收器远侧的活性细胞开始的[246]。枪弹伤导致的合并血管受损的外周神经损伤病例预后较差。在这样的一组患者中,仅有 10% 的神经损伤得以恢复[131]。散弹枪造成神经损伤的概率要大于其他枪弹伤,同时预后更差(自行恢复率为 45%)[198],发生神经完全断裂的概率甚至要超过高速枪弹伤。高速子弹通常会造成轴突断裂,但其预后要优于低速枪弹伤[246]。

(七)小结

在急性创伤的情况下,骨折脱位伴发的外周神经损伤常常会被低估。骨科医生应避免使用"血管神经完好"这个术语,除非已经进行了全面的神经血管检查。另外,记录内容应仅限于观察到的情况和已进行的检查(如"能背伸大脚趾","足背动脉搏动 1+")。加强神经损伤的监管,可以有效保护医生,因为神经损伤漏诊可能会造成患者的不满或残疾,甚至遭到起诉。骨科医生应该熟悉神经损伤的术语(神经失用、轴突断裂和神经断裂),以便与神经科医生进行交流。从临床上讲,外周神经损伤后恢复的评价最好通过一系

列物理检查。其次,电生理检查也会起到一定作用,尤其是对于没有神经功能恢复迹象的患者。电生理检查一般至少要延迟3周进行,并且常需连续重复多次。另外,神经再生技术的研究也有可能在未来会成为外周神经损伤治疗的关键。

四、复杂性区域疼痛综合征

肌肉骨骼损伤后的疼痛通常会逐渐减轻。如果患者在伤后数周出现了罕见的持续性疼痛,则很有可能出现了复杂性区域疼痛综合征(CRPS)。目前医生开始逐渐认识到CRPS是伤后致残的原因之一[365]。但通常对CRPS的重视程度还远远不够,因此许多患者直到最后预后不良时才被诊断[365]。目前对于CRPS的理解和治疗已经有了很大进展。但许多治疗措施仍是经验性的,还需要进一步地研究[365]。

(一)现代术语

过去的20年里,英国、法国和德国的文献中曾用过70多个不同的术语来描述I型CRPS,以前将其称之为交感神经反射性营养不良(RSD)[365]。RSD的复杂性术语是从“疼痛性功能障碍综合征”[8]这一较为广泛的类型中演化来的,1994年被国际疼痛研究学会纳入“复杂性区域疼痛综合征”[337]。CRPS分为I型CRPS(RSD)和II型CRPS(灼痛)。区别在于I型没有神经损伤的证据,而II型灼痛则有(表20-12)。另外一种称为复杂性区域无痛综合征的变异CRPS,也已经有所报道[88]。这种变异的CRPS几乎具有I型所有的临床表现,除了没有疼痛表现,或表现很轻微。至于这种变异的I型CRPS的常见程度,还有待于进一步研究。这里我们重点介绍创伤骨科合并的伴疼痛的I型CRPS。

(二)病因和流行病学

仅次于意外损伤的创伤,被认为是I型CRPS的最常见原因[34]。这些创伤包括:扭伤,脱位,手、腕、足部骨折,创伤性截指,手、腕、指的挤压伤,擦伤,以及手、手指和足趾的裂伤或刺伤[34]。据报道,外周神经损伤患者中约有1%~5%发生CRPS,Colles骨折患者中约有28%发生CRPS[29],而胫骨骨折患者中约有30%发生CRPS,但这些数据比我们统计的Colles骨折和胫骨骨折要高[309]。最近一项研究发现,三种最常见的原因分别为:扭伤或劳损为29%,手术为24%,骨折为16%[290]。另外在这项研究中,有6%的患者无法回忆起受伤原因[6]。隐神经疼痛被称之为膝关节周围“不完全型”交感神经介导性疼痛[270]。外固定似乎与上肢的CRPS有关,但究竟神经是由于骨折制动或牵引损伤,还是由固定针直接损伤,目前仍不清楚。关节镜手术[75]和长时间使用止血带也可能会出现CRPS。

Allen等[6]报道了CRPS患者在流行病学上的多样性。他们对慢性疼痛门诊中的134例患者进行了评估,发现来诊的患者此前都有治疗史,平均就诊于4.8名不同的医生[6]。就诊前CRPS的症状平均持续了30个月[6]。另外,54%的患者提出过误工赔偿,17%的患者提出过与CRPS相关的起诉[282]。135例患者中,有51例进行过骨扫描,其中仅53%符合CRPS的诊断标准[6]。

表20-12　国际疼痛研究学会:复杂性区域疼痛综合征的诊断标准

I型复杂性区域疼痛综合征(交感神经反射性营养不良)
1. 存在原始损伤或需要制动
2. 与病因不相符的持续性疼痛、异常性疼痛或痛觉过敏
3. 疼痛部位有时出现水肿、皮肤血流改变或异常排汗
4. 诊断需除外存在其他可以解释疼痛程度和功能障碍的因素

注:第2、3和4条是诊断复杂性区域疼痛综合征所必需的

II型复杂性区域疼痛综合征(灼痛)
1. 神经损伤后出现持续性疼痛、异常性疼痛或痛觉过敏,并不局限于损伤神经的支配区域
2. 疼痛部位有时出现水肿、皮肤血流改变或异常排汗
3. 诊断需除外其他可能引起疼痛和功能障碍的因素

注:所有这三条都必须符合

Source: Adapted with permission from Pittman, D.M.; Belgrade, M.J. Complex regional pain syndrome. Am Fam Phys 56:2265 – 2270, 1997; which was adapted with permission from Merskey, H.; Bodguk, N., eds. Classification of Chronic Pain, Descriptions of Chronic Pain Syndromes and Definitions of Pain Terms, 2nd ed. Seattle, IASP Press, pp. 40–43.

(三)病理生理学

Breivik 注意到,如国际疼痛研究学会所描述的那样,CRPS 是一种复杂的神经系统疾病,以不同的组合累及躯体感觉、运动和自主神经系统,而且传入的脊髓感觉信号被扭曲处理[42,217]。自主神经系统失调仅发生于 25%~50% 的 CRPS 患者[35,94,217]。Ide 等进一步阐述了交感神经系统的作用,他们使用非侵袭性激光多普勒来评估指尖血流和血管收缩反应,发现随着疾病治疗的好转,皮肤血流和血管收缩反应也逐渐恢复正常[154]。这些研究者认为,交感神经系统的功能会发生改变,而且在 I 型 CRPS 的各个阶段有所不同。

许多 I 型 CRPS 患者都合并有交感神经持续性疼痛和交感神经独立性疼痛。交感神经持续性疼痛 (SMP)是指,由交感传出神经的活性或循环中的儿茶酚胺所维持的疼痛[35,94,217]。SMP 可以通过交感神经阻滞得以缓解[42],其并不随解剖学分布[192]。虽然如此,SMP 对于 CRPS 的出现并不起到主要作用,这就是不再使用"交感神经反射性营养不良"这个术语的原因[42]。某些患者中,抗交感神经药物不能缓解患者的疼痛[42]。Breivik 发现,超过半数的 CRPS 患者具有交感神经独立性疼痛。在一项研究中,57% 的患者出现了交感神经活性增加的症状,而 90% 的患者出现了炎症表现和肌肉功能障碍[357]。

(四)临床表现

I 型 CRPS 的鉴别诊断很多(表 20-13),但如果症状明显,诊断并不困难[307]。然而,对于症状较轻的患者,诊断却不太容易。因为这种综合征的临床表现随时间而变化(首先是血管舒张,然后是血管收缩,最终为退行性改变),而且是动态改变(包括日常波动)以及某些主诉的主观性[307]。尽管如此,越早进行治疗,效果越好,说明了早期诊断的重要性。

Sandroni 等进行了前瞻性研究,以明确 I 型 CRPS 的临床特征与实验室指标的关系[307]。他们发现,以临床为基础的 I 型 CRPS 评分系统(将异常性疼痛、血管舒缩症状和肿胀进行了分级) 和以实验室检查为基础的 I 型 CRPS 分级系统(包括了排汗指数、血管舒缩指数和静息排汗指数)都是敏感可靠的评价手段,可以联合使用,成为改良的 I 型 CRPS 诊断标准。Oerlemans 等发现,床旁使用 Veldman 标准来评估 I 型 CRPS,其结果与心理测试结果或实验室检查结果相一致[243]。Veldman 标准包括:①存在下列 4~5 个症状和体征:无

表 20-13　I 型 CRPS 的鉴别诊断
肌肉骨骼系统
滑囊炎
肌筋膜痛综合征
肩袖撕裂(Buerger 疾病)
未做出诊断的局部病变(如骨折或扭伤)
神经系统
脑卒中后疼痛综合征
外周神经病变
带状疱疹后神经痛
神经根病变
感染
蜂窝织炎
感染性关节炎
不明原因的疼痛
血管系统
雷诺病
血栓闭塞性脉管炎
血栓形成
创伤性血管痉挛
风湿病
类风湿性关节炎
系统性红斑狼疮
精神病
假精神病
癔症转换反应

Source: Adapted with permission from Pittman, D. H.; Belgrade, M. J. Complex regional pain syndrome. Am Fam Phys 56:2266 – 2270, 1997.

法解释的弥漫性疼痛, 肢体颜色发生改变, 弥漫性水肿, 肢体温度发生改变, 肢体活动受限;②使用肢体后出现上述表现或有所加重; ③上述症状和体征发生范围比原始损伤或手术的范围大, 并累及原发损伤的远侧区域[357]。Schurmann 等研究了 I 型 CRPS 患者和正常创伤后患者的特异性临床征象的发生率, 并且评价了测量交感神经功能的床旁试验的诊断价值[315]。与患者常见骨折类型的年龄匹配的对照相比, I 型 CRPS 患者中患手的交感神经活性有所减少或消失[315]。

(五)分期

I 型 CRPS 分为三期:急性期,营养失调期(缺血期)和萎缩期[185,273,317]。这些分期一般是按时间顺序划分的, I 期持续约 3 个月, II 期为症状出现后的第 3~6 个月, III 期从伤后第 6~9 个月开始[74]。分期也取决于患者

的症状，Ⅰ期的特征为积液、水肿、肢体温度升高以及活动伴疼痛加重。Ⅰ期伴有痛觉过敏（对于疼痛性刺激的延迟过度反应和残留感觉，尤其是对重复性刺激）、夸大的痛觉反应、多汗和异常性痛觉（正常无害刺激产生的疼痛，尤其是重复性或长时间的刺激）[74,283]，急性期内行交感神经阻滞可以缓解症状。Ⅱ期出现于 3 个月后，典型表现为顽固性水肿，皮肤出现营养不良性改变，关节可以出现发绀，伴活动度减少。Ⅲ期疼痛开始减轻，营养不良性改变逐渐明显，水肿减轻，皮肤变得干冷，并且薄而平滑，以及出现关节僵直[74]。

(六)诊断性试验

Ⅰ型 CRPS 的诊断一般根据临床表现。新的诊断标准不包括交感神经阻滞这种诊断性试验的结果，而且一些有经验的医生认为并不存在Ⅰ型 CRPS。以下将对一些诊断性试验进行讨论。

1.X 线摄影

CRPS 的早期表现是手足的骨骺及短管状骨斑片状脱矿[283]。Genant 等[109]对可能发生于Ⅰ型 CRPS 的五种骨吸收类型进行了定义，分别为：造成斑片状骨质疏松的干骺端松质骨的不规则吸收；骨膜下骨吸收；皮质内骨吸收；骨内骨吸收；以及软骨下和近关节骨的表面溶蚀[109]。其他影像学表现，如骨膜下吸收、皮质的条痕和隧道形成等不足以诊断Ⅰ型 CRPS，因为任何废用性疾病都有可能会出现[283]。而一旦出现斑片状骨量减少，患者通常已处于 CRPS 的Ⅱ期[93,377]。髌骨骨量减少是膝关节 CRPS 最常见的表现[74]。

2.骨扫描

锝的三相骨扫描早已应用于Ⅰ型 CRPS 的诊断性研究，目前广泛认为其对 CRPS 的三个时期均适用。虽然急性期经常会应用骨扫描，但其对Ⅱ、Ⅲ期的敏感性更高，因此，出现了许多假阴性结果[284]。Raj 等发现，在Ⅱ期中，骨扫描的前两个时相是正常的，而延迟影像（静态相）则显示活性增加[284]。Ⅲ期中，前两个时相显示活性减低，而Ⅲ时相（延迟相或静止相）显示活性正常[284]。但是另一项对三相闪烁扫描术的量化分析所得出的结论与之相反，它认为闪烁扫描术不应作为诊断Ⅰ型 CRPS 的决定性方法[386]。

骨扫描一直用于评估Ⅰ型 CRPS 对治疗的反应，但对于治疗的监测没有任何意义[385]。然而研究者们发现，骨扫描对预后评估具有一定的价值：标记物的明显增强一般表示最终结果较好。

3.温度描记术

温度描记术可显示体表的温度情况[283]。Gulevich 等报道了使用应激红外线远程温度描记术来诊断Ⅰ型 CRPS，认为这种方法是一种敏感性和特异性都很高的检查方法[125]。但在温度描记术广泛应用之前，还需要进一步的研究。

(七)心理学或精神病学评估

CRPS 患者的心理学评估包括组织临床会诊以及进行个体化测试，比如明尼苏达多项人格调查表（MMPI）和绝望指数[283]。CRPS 患者的 MMPI 情况与慢性疼痛患者相似（疑病症、抑郁症和癔症症指标增加的程度）[283]。Ⅰ患者表现得比Ⅱ、Ⅲ期患者更为悲观。年轻患者比老年患者更为悲观和抑郁[284]。

Bruehl 和 Carlson 通过查阅文献，证明了心理因素会造成个别患者发生 CRPS[45]。他们发现，20 项研究中有 15 项报道了 CRPS 患者会出现抑郁、焦虑和(或)生活压力[45]。因此他们假设了一种理论模型，模型内的因素通过影响 α-肾上腺素活性，从而影响着 CRPS 的发生。他们也无法确定抑郁、焦虑和生活压力是发生于 CRPS 之前，还是与 CRPS 的发生有关。

(八)当前的治疗观念

1.概述

Ⅰ型 CRPS 的一线治疗包括非甾体类抗炎药（NSAID）、局部使用辣椒素软膏、低剂量抗抑郁药和物理治疗[冷热交替浴，经皮电刺激神经疗法(TENS)治疗，适当活动避免关节挛缩和等长练习防止肌肉萎缩]。此时通常由骨科医生负责治疗。然而，如果治疗无效，应安排患者转诊至疼痛专家就诊，也可以考虑具有疼痛治疗经验的麻醉学专家。二线治疗包括可能的交感神经阻滞，抗惊厥药（加巴喷丁），钙离子通道拮抗剂（硝苯地平），肾上腺素能阻滞剂（酚苄明）和大剂量的抗抑郁药。三线治疗包括可能的交感神经阻断术（手术或化学），植入脊髓刺激器和皮质激素的应用。表 20-14 列出了治疗 CRPS 的常用药物。

2.非甾体类抗炎药

炎症反应在 CRPS 的病理生理过程中[377]非常重要，这也强调了 NSAIDs 在治疗中的作用。Veldman 等[357]认为，CRPS 的早期症状更可能是机体对创伤或手术所造成的炎症反应的放大，而不是交感神经系统的紊

表 20-14　治疗交感神经反射性营养不良的常用药物	
药物	初始剂量*
交感神经兴奋药	
β 受体阻滞剂：普萘洛尔（Inderal）	40 mg bid
α 受体阻滞剂：酚苄明（Dibenzyline）	10 mg bid
α 和 β 受体阻滞剂：胍乙啶（Guanethidine）	10 mg/d
α 受体激动剂：可乐定（Catapres-TTS）	0.1 mg 1 贴/周
钙离子通道拮抗剂	
硝苯地平（Adalat, Procardia）	30 mg/d
治疗神经痛药物	
三环抗抑郁药：	
阿米替林（Elavil）	10~25 mg/d
多塞平（Sinequan）	25 mg/d
5-羟色胺再摄取抑制剂：	
氟西汀（Prozac）	20 mg/d
抗惊厥药：	第 1 天 300 mg，第 2 天 300 mg bid，
加巴喷丁（Neurontin）	以后维持 300 mg tid
皮质醇类	
泼尼松	60 mg/d，2~3 周后快速减药

* 初始剂量可根据个体进行调整。请查阅药物手册以获得药物的更多信息。

Source: Adapted with modifications with permission from Pittman, D.M; Belgrade, M.J. Complex regional pain syndrome. Am Fam Phys 56:2265-2270, 1997.

乱[357]。但是 Seiweke 等发现抗炎治疗无效，因此他们推论，CRPS 的非炎症性机制才是病因的重点[327]。

3.抗抑郁药

抗抑郁药物可有效治疗 CRPS，主要作用为镇静、镇痛和情绪调节。镇痛作用是由于通过抑制末梢神经元对 5-羟色胺的再摄取，阻止了疼痛的传递，从而延长了 5-羟色胺受体的活性[90]。

4.麻醉性镇痛药

对伴有慢性疼痛的 CRPS 患者应用毒麻药品属于滥用药物的范畴。这些药物对于减轻交感神经介导的疼痛几乎没有作用。但如果将毒麻药品联合局麻药物进行硬膜外给药，却能起到一定效果。芬太尼硬膜外给药（0.03~0.05 mg/h），作用于脊髓背侧角时能达到最大效能，而且血浆浓度很低，不良反应也很小。

5.抗惊厥药

Mellick 报道了对合并严重顽固性 CRPS 疼痛患者应用加巴喷丁（Neurontin）的治疗结果[214]。他指出这种药物能有效缓解疼痛，减轻病情，甚至在 CRPS 患者中出现了 1 例单纯应用加巴喷丁成功治愈的病例。其特殊的治疗效果包括减轻触觉过敏、异常性疼痛、痛觉过敏以及皮肤和软组织症状早期好转的表现。

6.钙离子通道拮抗剂（硝苯地平）和肾上腺素能阻滞剂（酚苄明）

硝苯地平作为一种钙离子通道拮抗剂，曾用于口服治疗 CRPS。剂量为每天 10~30 mg，分 3 次口服，具有扩张外周血管的作用。最初治疗时剂量为 10 mg，每天 3 次，疗程 1 周；若无效，把剂量增加到 20 mg，每天 3 次，用药 1 周；如果仍无效，可增至 30 mg，每天 3 次，服用 1 周。如果其中任一剂量对病情有部分减轻或改善，则此剂量连用两周后，逐渐减量至停药[279]。硝苯地平最常见的不良反应是头痛，很有可能是因为药物造成了脑部血流增加所致。Muizelaar 等[232]对 59 例 Ⅰ 型和 Ⅱ 型 CRPS 患者单独应用硝苯地平和酚苄明（或两者合用）的治疗效果进行了评价。他们发现，酚苄明治疗的成功率更高，12 例使用的患者中，11 例治疗有效。这些药物对慢性 CRPS 治疗的有效率较低，仅为 40%。虽然有长期口服酚苄明治疗 CRPS 的报道，但其直立性低血压的发生率较高,近43%[111]。为了避免这些不良反应,少数病例已采用酚苄明局部静脉内注射,效果良好[201]。

7.皮质激素

虽然皮质激素不常用于治疗 CRPS,但 Raj 等经试验证明,皮质激素对长期持续性疼痛且经阻滞治疗无效的患者,具有一定的治疗作用[283]。据报道,对皮质激素有反应的患者都有较长时间的慢性疼痛史,平均疼痛时间为 25 周[177]。

8.物理治疗

长期以来物理治疗一直是 I 型 CRPS 治疗的有机组成部分。Olerlemans 等对物理治疗或职业治疗能否降低 CRPS 患者最终损害等级的问题进行了前瞻性研究。他们发现,物理治疗和职业治疗均不能降低 CRPS 患者的损害率[241]。但这些研究者也指出,对 CRPS 患者辅助物理治疗,可以更快改善总的损害程度[242]。

9.电针疗法

Chan 和 Chow 报道了 20 例具有 CRPS 特征的患者采用电刺激针刺治疗的效果[55]。他们发现,70%的患者疼痛有明显缓解,另外有 20%患者获得了更大程度的改善。此外,随后对这些病例的后期随访评估表明,在电针治疗后的 3~22 个月,患者的疼痛继续有所减轻[55]。一直以来,对电针治疗的研究兴趣还在逐渐增加[146,285]。

10.局部动静脉内阻滞治疗

动静脉内注射神经节阻滞剂,在 CRPS 的治疗中应用越来越普遍[283]。胍乙啶、溴苄胺和利血平的疗效已得到肯定[315]。为减少不良反应,局部静脉内阻滞剂应用药物中,利血平已经取代了胍乙啶[283]。

11.交感神经阻滞剂

交感神经阻滞剂一直以来作为一项诊断性试验(阻滞后包括应用安慰剂和体温升高的记录)和基础疗法来使用。由于对 CRPS 非交感神经介导性疼痛认识的逐渐增加,目前已减少了诊断性交感神经阻滞剂的应用。

患者通常可在门诊进行连续注射治疗。如果患者不能或不愿在门诊治疗,也可入院,然后给予持续性硬膜外注射[75]。

对于上肢 CRPS,阻滞部位可为星状神经节或臂丛神经。对于下肢 CRPS,交感神经阻滞的常见部位为腰交感神经链或硬膜外间隙。

12.经皮电刺激

经皮电刺激(TENS)也可有效治疗 CRPS。其最有可能是通过疼痛的门控理论而起效,这个理论是由 Melzack 和 Wall 于 1965 年提出的。该理论认为,经刺激粗大的神经纤维可关闭"门通道",因此可抑制疼痛的传导[215]。

13.局部应用辣椒素

以前曾局部应用浓度为 0.025%~0.075%的辣椒素软膏治疗带状疱疹后神经痛和疼痛性糖尿病神经病变,目前发现其还可用来治疗局部痛觉过敏[60,336]。每天使用辣椒素软膏,几周后其药效会逐渐减低。

14.化学性交感神经阻断术

破坏性交感神经阻断是下肢 CRPS 的一种替代治疗方式,但在上肢却不常应用。由于颈部交感神经链和臂丛在位置上的相邻性,使颈部交感神经阻断术具有非常大的风险,除非在荧光镜或 CT 引导下进行。破坏性腰部交感神经阻滞被认为是交感神经切除术治疗下肢 CRPS 的有效替代疗法[283]。但这种方法也有可能会出现并发症,包括术后两三周出现的皮肤病变和"交感神经性疼痛",其特征表现是肌肉疲劳、深部痛和触痛[142]。

15.交感神经切除术

对于那些应用阻滞剂无法永久缓解疼痛的患者,建议行交感神经切除术,这是治疗的最终方法。行选择性交感神经切除术的患者应具备以下标准:患者应用交感神经阻滞剂曾有过暂时性的疼痛缓解,疼痛缓解时间应与阻滞剂在血管内的作用时间一样长,注射安慰剂无法缓解疼痛,而且还应排除继发性获益以及精神病理学因素[283]。但是交感神经切除术也有失败的可能,主要是由于双侧交感神经链的神经恢复支配所造成[173,174]。因此,我们认为交感神经切除术的效果不如化学性交感神经阻断术。

16.脊髓电刺激治疗

脊髓电刺激治疗常用于治疗无效的重度疼痛患者。Kemler 等回顾性研究了炎髓电刺激治疗 CRPS 患者的临床疗效和可能出现的不良反应[168]。研究发现 78%(18/23)的患者在试验期有主观改善,50%的患者出现与仪器有关的并发症。对脊髓电刺激治疗的疗效评估仍需进一步研究。

17.非传统疗法

非传统的治疗措施,如艺术或音乐疗法、中药及按摩可能会对某些患者有效。我们要以开放的心态来对待这些方法,因为循证医学疗法可能无法缓解 CRPS 患者的疼痛。

(九)预防

术后疼痛的有效缓解可降低慢性术后疼痛综合征的发生率,例如,几乎 50% 的开胸手术患者会出现此综合征[164]。这个假说的理论基础是,异常夸大和延长的痛觉过敏反应与复杂的创伤后综合征的发生有关[42]。虽然需考虑剂量增大和药物依赖性的潜在危险,但围术期使用适宜的止痛药可以有效预防 CRPS。

(十)预后

回顾病例可以发现,CRPS 的预后基本上都比较差。大多数 I 期 CRPS 患者都会逐渐发展成为 II 期、III 期。另外,预后也与诊断的时间有关,早期明确诊断患者预后相对较好。Zyluk 调查了未经治疗的创伤后 CRPS 患者的自然病史,并在诊断后 13 个月时完成了研究,他发现 27 例患者中有 26 例症状和体征基本上都消失了[384]。但是手部仍存留功能障碍,而且 3 例中途退出研究的患者,其症状和体征有所加重[381]。Geertzen 等对 65 例 CRPS 患者进行了研究,以分析损害与残疾的关系[108]。他们发现,CRPS 患者平均 5 年后均出现了功能障碍和明确的残疾[107]。而且研究者还发现,伤后 2 个月内确诊的患者和伤后 2~5 个月确诊的患者,二者之间没有明显的差异。但是有证据表明,交感神经介导的疼痛在发病初期的几个月内,其治疗效果更好[42]。Cooper 和 DeLee 指出,关于膝关节 CRPS 的处理,最好的预后指标是早期进行诊断和治疗(发病后 6 个月内)[74]。

(十一)小结

骨科医生重点需要意识到骨折患者可能会出现 CRPS,并要与其他疾病进行鉴别。CRPS 的发生就意味着出现了毒麻药品的过度使用、不适宜的急诊就诊,以及与治疗人员的频繁接触。任何时候,一旦疼痛超过了预期的限度,都应该考虑 CRPS。在 CRPS 症状明显之前,可能需要多次门诊评估。对于此类患者,应提高警惕,并要与其他未被发现的疾病相鉴别;尤其是对于多发伤患者,早期诊断有助于及时有效地治疗。国际疼痛研究学会对于 I 型 CRPS 的新标准使诊断更为容易,但是特异性较低。

第三节　并发症的处理

在这一章里,骨折治疗的并发症被定义为一种在骨折治疗中不希望出现的病情变化。但是因为医生、患者和保险公司对医疗结果的评价标准各不相同,因此就提出了这样一个问题:"这是谁所不愿看到的?"比如,医生和患者都认为应对伴有污染及动脉损伤的复杂胫骨骨折尽力治疗。但对于保险公司而言,花费 25 万美元进行血管修补、皮瓣转移、骨折固定、骨移植,如果出现感染还需进行多次手术,并且在患者返回工作岗位之前还要经历长时间的全身残疾状态,这是他们所不愿意看到的,他们更希望患者行膝关节以下截肢,然后安装假肢,这样能使患者尽早重返工作岗位。

因此,了解疾病过程对识别并发症是十分重要的。从这个角度讲,骨折的治疗不同于骨科其他领域,一般而言有两个原因:首先,虽然通常并没有规定,但是骨折治疗的目的很明确,就是确保骨折完全功能性康复以及恢复全部活动能力;其次,患者并不能预见损伤的发生,因此,对患者的教育在围术期才开始,而且对医生的选择主要取决于就诊机构的安排。同时,患者还要适应疼痛、不便甚至是无法预见的劳动能力的丧失。而更为困难的是,一些患者还存在心理问题,因而难于沟通[182]。这些患者可能被认为是"精神病",从而使相应的治疗难以开展。

许多治疗结果较好的骨折也出现了永久的功能损害。复杂的肱骨髁上骨折,即使切开复位,也可能会丢失 15° 的肘关节伸直范围。尽管出现了适当的永久性损害,但这种临床和影像学结果对于现在的医疗水平来说,已经达到了最佳程度。患者摔倒时肘部着地是造成这种损伤的原因。强调损伤的这种因果关系很有必要。如果医生术前不告知有功能损害的可能性,甚至意识不到患者会有不安心理,比如鹰嘴截骨术后螺钉明显突出,那么患者或其律师会尽量避开受伤原因,而将功能的损害归咎于手术。因此,应该让患者认识到这种功能的损害是由受伤所造成的,并且医生应该承认并发症的存在,这不仅对化解潜在纠纷至关重要,而且对合理地控制和治疗并发症也有重要意义。

骨折治疗后期发生的局部并发症大多与骨折愈合障碍有关。这些并发症可能在数周或数月后隐匿出现。通常在这些病例中,患者正期盼着能早日恢复,医生也忽视了可能会出现畸形,而在回顾随后的 X 线片时却发现畸形已十分明显。

每例骨折都必须解决两个问题,即生物学问题和力学问题。生物学问题是指为骨折愈合提供适宜的条件。大多数简单的闭合性骨折都存在适当的生物学因素,因此骨折可以愈合。而对于严重的复杂骨折,生物学问题则是重要的一部分。目前有几种方式可提高骨折部位的生物学活性,包括自体骨移植、电刺激、游离组织转移和骨形态发生蛋白。使用基因技术可确保和加速骨折愈合, 这项新技术于不久后就将开始使用。这些方法的安全性和性价比仍然需要深入的证据质量研究。力学问题包括选择手术或非手术治疗,以预测骨折的力学性能,并为骨折愈合的生物学过程提供适当的环境。Goodship 等[117]以及 Rubin 和 Lanyon[301]的研究开始对有益于骨折愈合的力学环境做出了规定。虽然闭合扩髓髓内钉破坏了髓腔内容物,但是固定效果理想,因为并没有对周围的软组织造成干扰,又保证了骨折部位的生物力学负荷。当骨折周围组织的活力无法保证时,安全限度则有所下降,不利影响也会随之增加。这种情况下,改进治疗方法,比如不进行扩髓,使用机械强度大但较细的改良型内植物,可使并发症的发生率降到可以接受的水平。

新的治疗方法,比如带可吸收抗生素的内植物、生物骨“胶”、刺激骨折愈合的可植入性蛋白、可吸收的骨折固定装置以及基因治疗,有可能会改善治疗结果。

分析并发症的重点在于资料的管理。当今信息技术的飞速发展为骨折治疗的资料管理提供了巨大的便利。但是收集的资料必须是有意义的。输入数据库的信息决定了治疗的结果。骨创伤学会所采用的标准骨折分类方法,就是尝试建立类似病例分组以供长期研究。

因为风险效益比是决定骨折治疗的核心问题,并且有利于结果分析,所以将一些新的因素会对骨折治疗的资源消耗产生巨大的影响。另外,并发症的分类非常重要[375]。这就要求建立骨折治疗模型,以确保对特定治疗方式的长期结果给予适当的评估,并使关注的焦点从短期经济效益(如住院时间,2 周内再次入院,内植物的费用)中移除,因为这些因素并不能揭示这种疾病真正的社会经济学弊端,以及骨折治疗中出现的局部并发症的潜在持续性影响。保险业打算建立一套切实可用的运算规则以预测和控制经费。标准化治疗程序的问题在于,疾病治疗的运算法则是建立在一些错误的假设基础之上的[304]。尽管当今微处理产品已进入了系统化,但实用模式取决于一些人为变量,

而且肢体损伤的治疗既是一门艺术,也是一门科学。

一、风险管理

如果不对并发症的风险和法医学联系进行回顾,就无法完成并发症的讨论。许多并发症都有一定程度的持续性表现,或是疼痛、活动度减小,或是肌无力。仅存在一种并发症就符合了损害的判断标准,即医疗事故的三项标准之一。医疗事故可简单定义为违反“治疗标准”而造成的损害事件。Rogal 指出,医生对患者进行治疗时发生的任何不利结果可能都有一种错误的理论基础[295]。而术后的不利结果却可能会被提起诉讼[43]。

骨科医生的医疗事故索赔例数一直居高不下,其原因有以下几点[295]。骨科医生的治疗结果一般在 X 线片上可以见到 [295]。因为强调的是 X 线片上的骨折处理,因此骨折手术容易受到任何人的详细审视。由于这些因素的存在, 再加上骨折手术很难做到十全十美, 使其成为了医疗事故中的攻击目标。Rogal 还指出, 许多骨科损伤无法完全恢复,例如关节面的严重损伤,但是公众则认为现代技术能将任何损伤完全治愈[295]。另外,他还指出,许多情况下时间是非常重要的(例如神经血管损伤、筋膜间隔综合征),因此他认为诉讼的原因常常是由于治疗被延误,或是出现了很小的不良结果。最后,与此相关的还有骨创伤中遗漏的损伤。

二、遗漏损伤

据报道,多发伤患者中遗漏损伤的发生率为 2%～9%, 且多数为肌肉骨骼损伤 [38,46,91,182]。Buduhan 和 McRitchie 报道了一组病例, 其中遗漏的损伤 54% 为肌肉骨骼损伤,14.3% 为外周神经损伤 (图 20-11)[46]。他们指出,严重损伤或合并神经损伤的患者容易被漏诊。Buduhan 和 McRitchie 报道的 567 例损伤中,漏诊 46 例(8.1%),其中 43.8% 是无法避免的[46]。Born 等在 1989 年报道,1006 例钝性损伤患者中有 26 例肌肉骨骼损伤诊断延迟,39 例骨折诊断延迟[38]。延迟诊断最常见的原因是入院时缺少 X 线片。Enderson 等在 1990 年[91]报道,第三次创伤检查可以发现前两次遗漏的损伤,而且损伤率比患者在创伤记录中的 2% 更高 (达 9%)。他们指出,创伤漏诊的最常见原因是由于颅脑损伤或酒精所导致的意识改变。Ward 和 Nunley 在 1991 年报道, 在 111 例多发伤患者中,6% 的骨折并没有在早期做出诊断[365]。70% 的隐匿性骨折最后是通过体格

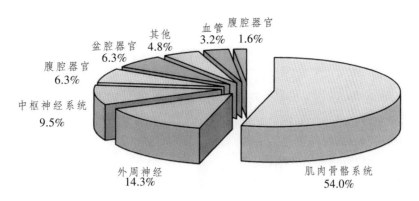

图 20-11　多发伤患者遗漏损伤类型的比例分布图。图中显示遗漏的主要损伤为肌肉骨骼系统损伤。(From Buduhan, G.; McRitchie, D.I. Missed injuries in patients with multiple trauma. J Trauma 49:600–605, 2000 with permission.)

检查以及单纯依靠 X 线片诊断的。隐匿性骨折的危险因素包括：①严重的多系统创伤合并同一肢体的明显骨折；②创伤患者很不稳定，难以在早期做出骨科评估；③神志的改变；④早期夹板固定，使不太明显的损伤未能被发现；⑤X 线片质量差或不充分；⑥对主要创伤患者的其他细微症状或体征没有给予足够重视。他们指出，不能只凭对患者的最初评估就做出所有的骨科诊断。

脊柱损伤经常会出现延迟诊断。1996 年 Anderson 等报道，181 例胸腰段脊柱骨折的患者中，有 43 例诊断延迟[9]。诊断延迟与患者情况不稳定有关，需要进行比急诊拍照脊柱胸腰段 X 线片更重要的操作。据报道，腰椎横突骨折也会伴发明显的腰椎骨折(11%)，如果只拍摄 X 线片而未行 CT 检查的话，很容易漏诊[180]。

因为许多这类患者病情都比较危重，使得早期检查时忽略了损伤情况，从而有可能会促进 MOF 的发生。早期漏诊常见于地方创伤中心。Janjua 等通过对一组 206 例患者的调查发现，遗漏损伤约占 39%，其中包括 12 例胸腹损伤，7 例血气胸，并有 2 例患者死于遗漏损伤所出现的并发症[158]。对于这些损伤，24~48 小时内行第三次查体以及随后的系统性检查很有必要。

三、并发症的记录

记录并发症时需要考虑几个因素。一个关键因素就是要记录与患者进行并发症讨论的具体日期。在这些讨论中，医生的常识和机智显得尤为重要。大型教学医院中，患者和家属可以每天见到住院医师，但和主治医师见面较少，进行这些讨论可能会更困难。在和患者及其家属讨论并发症时，明智的做法就是避免自责。在法律性文章中，像"我真希望我们确实采取了

不同的处理"这样的语句，具有坦白的意思，被看作是承认了。这些并发症应该予以公开，但并不是说就要承担责任。近来，医疗错误完全公开的趋势如何，将影响着对这些并发症的公开和讨论。仅仅因为出现了并发症就可能使医生面临被起诉的危险，因为创伤的致残率越高，医疗事故起诉的可能性就越大[43]。

当对创伤患者采用多种处理时，医疗记录中对责任的描述就显得十分重要。对于患者或家属来说，可能并不清楚这些治疗措施分别针对的是患者的哪个方面。例如，患者可能认为创伤骨科治疗应对其掌骨骨折负责，而事实上医院设有独立的手外科。虽然如此，治疗小组还是要作为一个"联合阵线"来开展工作，因为患者常常需要多种处理。

另一个明显的发展是需要在医疗记录中的手术方面，使参与人员得到认可。这些条例规定，需要记录参与手术关键部分的主治医生。患者将获得一份医学记录的拷贝，从而让他们知道哪部分是由主治医生操作的。如果术中出现了并发症，特别是当手术相应部分的主治医生不在场时，这种情况就可能演变成为法医学上的噩梦。另外，要向患者和家属明确，骨折治疗需要团队人员共同处理。

系统性问题的记录对创伤骨科医生来说是另一项潜在的挑战。医学记录中的某些内容，例如"因为没有空闲的手术室，手术被推迟了 2 天"，对医生来说可能存在风险。通常，从患者及其律师的角度看，医生和医疗机构是密不可分的，甚至认为医生就是一个独立的承包者。此外，对医生来说，使他们去支持而不是批评他们的工作单位需承受巨大的压力。创伤骨科作为一个学科能否继续生存下去，除了患者记录以外，还取决于我们对医疗环境是否适合肌肉骨骼治疗方面

的谈判技能。

小　结

　　这章定义了骨折治疗的并发症，并提供了可由骨折引起的三种重要系统并发症(脂肪栓塞综合征、血栓栓塞性疾病和多器官功能衰竭)的特殊资料。另外，对治疗骨折的特殊并发症——软组织和血管问题、创伤后关节病、外周神经损伤和 I 型复杂性区域疼痛综合征提供了一个框架。最后，给出了并发症的处理建议。

　　比如遗漏损伤这种并发症，是骨折治疗所固有的，也是骨折自然病程的一部分，而并非属于治疗过程中的过错。最后要指出的是，并发症的处理首先需要了解创伤治疗的科学基础，聆听患者的病史，并且接受骨科医生无法避免的一些困难处境的事实。

（吴英华　刘兆杰　李世民　译　李世民　校）

参考文献

1. Adams, C.B. The retinal manifestations of fat embolism. Injury 2:221, 1971.

2. Ageno, W. Treatment of venous thromboembolism. Thromb Res 97:V63–V72, 2000.

3. Albrechtsson, U. Thrombotic side effects of lower limb phlebography. Lancet 1:7234, 1976.

4. Alexander, J.W.; McClellan, M.A.; Ogle, C.K.; et al. Consumptive opsoninopathy: Possible pathogenesis in lethal and opportunistic infection. Ann Surg 184:672–678, 1976.

5. Alho, A. Fat embolism syndrome: A variant of post-traumatic pulmonary insufficiency. Ann Chir Gynaecol Suppl 186:31–36, 1982.

6. Allen, G.; Galer, B.S.; Schwartz, L. Epidemiology of complex regional pain syndrome: A retrospective chart review of 134 patients. Pain 80:539–544, 1999.

7. Allgower, M.; Durig, M.; Wolff, G. Infection and trauma. Surg Clin North Am 60:133–144, 1980.

8. Amadio, P.C. Current concepts review: Pain dysfunction syndromes. J Bone Joint Surg Am 70:944–949, 1988.

9. Anderson, S.; Biros, M.H.; Reardon, R.F. Delayed diagnosis of thoracolumbar fractures in multiple-trauma patients. Acad Emerg Med 3:832–839, 1996.

10. Ashbaugh, D.G.; Petty, T.L. The use of corticosteroids in the treatment of respiratory failure associated with massive fat embolism. Surg Gynecol Obstet 123:493, 1966.

11. Aydin, M.D.; Akcay, F.; Aydin, N.; et al. Cerebral fat embolism: Pulmonary contusion is a more important etiology than long bone fractures. Clin Neuropathol 24:86–90, 2005.

12. Babalis, G.A.; Yiannakopoulos, C.K.; Karliaftis, K.; et al. Prevention of posttraumatic hypoxaemia in isolated lower limb long bone fracture with a minimal prophylactic dose of corticosteroids. Injury 35:309–317, 2004.

13. Bach, A.W. Physiologic effects of intramedullary nailing: Fat embolism syndrome. In Seligson, D., ed. Concepts in Intramedullary Nailings. New York, Grune & Stratton, 1985, pp. 91–99.

14. Baker, S.P.; O'Neill, B.; Haddon, W. Jr.; et al. The Injury Severity Score: A method for describing patients with multiple injuries and evaluating emergency care. J Trauma 14:187–196, 1974.

15. Baracos, C.; Rodemann, P.; Dinarello, C.A.; et al. Stimulation of muscle protein degradation and prostaglandin E_2 release by leukocytic pyrogen (interleukin-1). N Engl J Med 308:553–558, 1983.

16. Barie, P.S.; Minnear, F.L.; Malik, A.S. Increased pulmonary vascular permeability after bone marrow injection in sheep. Am Rev Respir Dis 123:648–653, 1981.

17. Barnes, R.W. Current status of noninvasive tests in the diagnosis of venous disease. Surg Clin North Am 62:489–500, 1982.

18. Barnes, R.W.; Wu, K.K.; Hoak, J.C. Fallibility of the clinical diagnosis of venous thrombosis. JAMA 234:605–607, 1975.

19. Barton, N.J. Radial nerve lesions. Hand 3:200–208, 1973.

20. Bates, S.M.; Hirsh, J. Treatment of venous thromboembolism. Thromb Hemost 82:870–877, 1999.

21. Baue, A.E.; Chaudry, I.H. Prevention of multiple systems failure. Surg Clin North Am 6:1167–1178, 1980.

22. Baxter, G.M.; McKechnie, S.; Duffy, P. Colour Doppler ultrasound in deep venous thrombosis: A comparison with venography. Clin Radiol 42:32–36, 1990.

23. Beal, A.L.; Cerra, F.B. Multiple organ failure syndrome in the 1990s: Systemic inflammatory response and organ dysfunction. JAMA 271:226–233, 1994.

24. Beck, J.P.; Collins, J.A. Theoretical and clinical aspects of post-traumatic fat embolism syndrome. Instr Course Lect 23:38–87, 1973.

25. Behrman, S.W.; Fabian, T.C.; Kudsk, K.A.; et al. Improved outcome with femur fractures: Early vs. delayed fixation. J Trauma 30:792–797, 1990.

26. Benetar, S.R.; Immelman, E.J.; Jeffery, P. Pulmonary embolism. Br J Dis Chest 80:313–334, 1986.

27. Bettman, M.A.Q.; Paulin, S. Leg phlebography: The incidence, nature and modification of undesirable side effects. Radiology 122:101–104, 1977.

28. Bhandari, M.; Guyatt, G.H.; Khera, V.; et al. Operative management of lower extremity fractures in patients with head injuries. Clin Orthop Relat Res 407:187–198, 2003.

29. Bickerstaff, D.R.; Kanis, J.A. Algodystrophy: An under-recognized complication of minor trauma. Br J Rheumatol 33:240–248, 1994.

30. Bisgard, J.D.; Baker, C. Experimental fat embolism. Am J Surg 47:466–478, 1940.

31. Bodine, S.C.; Lieber, R.L. Peripheral nerve physiology, anatomy, and pathology. In Simon, S.R., ed. Orthopaedic Basic Science. Rosemont, IL, American Academy of Orthopaedic Surgeons, 1994, pp. 325–396.

32. Bone, L.B.; Johnson, K.D.; Weigelt, J.; et al. Early versus delayed stabilization of femoral fractures. J Bone Joint Surg Am 71:336–340, 1989.

33. Bone, R.C.; Balk, R.A.; Cerra, F.C.; et al. Definitions for sepsis and organ failure and guidelines for the use of innovative therapies in sepsis. Chest 101:1644–1655, 1992.

34. Bonica, J.J. Causalgia and other reflex sympathetic dystrophies. In Bonica, J.J., ed. The Management of Pain, 2nd ed. Philadelphia, Lea & Febiger, 1990, pp. 221–222.

35. Bonica, J.J. Causalgia and other sympathetic dystrophies. In Bonica, J.J.; Ventafridda, V., eds. Advances in Pain Research and Therapy. New York, Raven Press, 1979, pp. 141–166.

36. Bonsell, S.; Pearsall, A.W. IV; Heitman, R.J.; et al. The relationship of age, gender, and degenerative changes observed on radiographs of the shoulder in asymptomatic individuals. J Bone Joint Surg Br 82:1135–1139, 2000.

37. Border, J.R.; Chenier, R.; McMenamy, R.H.; et al. Multiple systems organ failure· Muscle fuel deficit with visceral protein malnutrition. Surg Clin North Am 56:1147–1167, 1976.

38. Born, C.T.; Ross, S.E.; Iannacone, W.M.; et al. Delayed identification of skeletal injury in multisystem trauma: The "missed" fracture. J Trauma 29:1643–1646, 1989.

39. Bosse, M.J.; Riemer, B.L.; Brumback, R.J.; et al. Adult respiratory distress syndrome, pneumonia and mortality following thoracic injury and a femoral fracture treated with intramedullary nailing with reaming or with a plate. J Bone Joint Surg Am 79:799–809, 1997.

40. Böstmann, O.; Varjonen, L.; Vainionpaa, S.; et al. Incidence of local complications after intramedullary nailing and after plate fixation of femoral shaft fractures. J Trauma 29:639–645, 1989.

41. Bradley, M.J.; Spencer, P.A.; Alexander, L. Colour flow mapping in the diagnosis of the calf deep vein thrombosis. Clin Radiol 47:399–402, 1993.

42. Breivik, H. Chronic pain and the sympathetic nervous system. Acta Anesthesiologica Scand 1:131–134, 1997.

43. Brennan, T.; Sox, C.M.; Burstin, H.R. Relationship between negligent adverse events and the outcome of medical-malpractice litigation. N Engl J Med 335:1963–1967, 1996.

44. Brittberg, M.; Lindahl, A.; Nilsson, A.; et al. Treatment of deep cartilage defects in the knee with autologous chondrocyte transplantation. N Engl J Med 331:889–895, 1994.

45. Bruehl, S.; Carlson, C.R. Predisposing psychological factors in the development of reflex sympathetic dystrophy: A review of the empirical evidence. Clin J Pain 8:287–299, 1992.

46. Buduhan, G.; McRitchie, D.I. Missed injuries in patients with multiple trauma. J Trauma 49:600–605, 2000.

47. Bulger, E.M.; Smith, D.G.; Maier, R.V.; et al. Fat embolism syndrome: A 10-year review. Arch Surg 132:435–439, 1997.

48. Büller, H.R.; Lensing, A.W.A.; Hirsh, J.; et al. Deep vein thrombosis: New noninvasive tests. Thromb Haemost 66:133–137, 1991.

49. Busch, F. Über feltembolie. Virchows Arch (A) 35:321, 1866.

50. Carlson, D.W.; Rodman, G.H., Jr.; Kaehr, D.; et al. Femur fractures in chest-injured patients: Is reaming contraindicated? J Orthop Trauma 12:164–168, 1998.

51. Carman, T.L.; Fernandez, B.B., Jr. Issues and controversies in venous thromboembolism. Cleve Clin J Med 66:113–123, 1999.

52. Carpenter, J.P.; Holland, G.A.; Baum, R.A.; et al. Magnetic resonance venography for the detection of deep venous thrombosis: Comparison with contrast venography and duplex Doppler ultrasonography. J Vasc Surg 18:734–741, 1993.

53. Carrico, C.J.; Meakins, J.L.; Marshall, J.C.; et al. Multiple organ failure syndrome. Arch Surg 121:196–208, 1986.

54. Cerra, F.B.; West, M.; Keller, G.; et al. Hypermetabolism/organ failure: The role of the activated macrophage as a metabolic regulator. Clin Biol Res 264:27–42, 1988.

55. Chan, C.S.; Chow, S.P. Electroacupuncture in the treatment of post-traumatic sympathetic dystrophy (Sudeck's atrophy). Br J Anaesth 53:899–901, 1981.

56. Chan, K.; Tham, K.T.; Chiu, H.S.; et al. Post-traumatic fat embolism: Its clinical and subclinical presentations. J Trauma 24:45–49, 1984.

57. Channon, G.M.; Wiley, A.M. Aspirin prophylaxis of venous thromboembolic disease following fracture of the upper femur. Can J Surg 22:468–472, 1979.

58. Charash, W.E.; Croce, M.A. Delayed surgical fixation of femur fractures is a risk factor for pulmonary failure independent of thoracic trauma. J Trauma 37:667–672, 1994.

59. Chervu, A.; Quinones-Baldrich, W.J. Vascular complications in orthopaedic surgery. Clin Orthop Relat Res 235:275–288, 1988.

60. Cheshire, W.P.; Snyder, C.R. Treatment of reflex sympathetic dystrophy with topical capsaicin: Case report. Pain 42:307–311, 1990.

61. Clowes, G.H.A., Jr.; George, B.C.; Villee, C.A., Jr.; et al. Muscle proteolysis induced by a circulating peptide in patients with sepsis or trauma. N Engl J Med 308:545–552, 1983.

62. Codivilla, A. On the means of lengthening, in the lower limbs, the muscles and tissues which are shortened through deformity. Am J Orthop Surg 2:353, 1904.

63. Cogo, A.; Lensing, A.W.A.; Prandoni, P.; et al. Comparison of real-time B-mode ultrasonography and Doppler ultrasound with contrast venography in the diagnosis of venous thrombosis in symptomatic outpatients. Thromb Haemost 70:404–407, 1993.

64. Collins, J.A.; Hudson, T.L.; Hamacher, W.R. Systemic fat embolism in four combat casualties. Ann Surg 167:493–499, 1968.

65. The Columbus Investigators. Low-molecular-weight heparin in the treatment of patients with venous thromboembolism. N Engl J Med 337:657–662, 1997.

66. Comerota, A.J. Deep vein thrombosis and pulmonary embolism: Clinical presentation and pathophysiologic consequences. Cardiovasc Intervent Radiol 11:9–14, 1988.

67. Committee on Medical Aspects of Automotive Safety. Rating the severity of tissue damage. I. The abbreviated scale. JAMA 215:277–280, 1971.

68. Conway, R.R.; Hubbell, S.L. Electromyographic abnormalities in neurologic injury associated with pelvic fracture: Case reports and literature review. Arch Phys Med Rehab 69:539–541, 1988.

69. Cooke, T.D.V.; Pichora, D.; Siu, D.; et al. Surgical contributions of varus deformity of the knee with obliquity of joint surfaces. J Bone Joint Surg Br 71:560–565, 1989.

70. Cooke, T.D.V.; Siu, D.; Fisher, B. The use of standardized radiographs to identify the deformities associated with osteoarthritis. In Noble, J.; Galasko, C.S.B., eds. Recent Developments in Orthopaedic Surgery. Manchester, Great Britain, Manchester University Press, 1987, pp. 264–273.

71. Coon, W.W. Risk factors in pulmonary embolism. Surg Gynecol Obstet 143:385–390, 1976.

72. Coon, W.W. Venous thromboembolism: Prevalence, risk factors, and prevention. Clin Chest Med 5:391–401, 1984.

73. Coon, W.W.; Coller, F.A. Some epidemiologic considerations of thromboembolism. Surg Gynecol Obstet 109:487–501, 1959.

74. Cooper, D.E.; DeLee, J.G. Reflex sympathetic dystrophy of the knee. J Am Acad Orthop Surg 2:79–86, 1994.

75. Cooper, D.E.; DeLee, J.C.; Ramamurthy, S. Reflex sympathetic dystrophy of the knee: Treatment using continuous epidural anesthesia. J Bone Joint Surg Am 71:365–369, 1989.

76. Crowther, M.A.; Ginsberg, J.S.; Kearon, C.; et al. A randomized trial comparing 5-mg and 10-mg warfarin loading doses. Arch Intern Med 159:46–48, 1999.

77. Cruveilhier, J. Anatomie pathologique du corps humain. Paris, J.B. Bulligère, 1828.

78. Decousus, H.; Leizorovicz, A.; Parent, F.; et al. A clinical trial of vena cava filters in the prevention of pulmonary embolism in patients with proximal deep-vein thrombosis. N Engl J Med 338:409–415, 1998.

79. Deitch, E.A. Multiple organ failure: Pathophysiology and potential future therapy. Ann Surg 216:117–134, 1992.

80. Deitch, E.A.; Goodman, F.R. Prevention of multiple organ failure. Surg Clin North Am 79:1471–1488, 1998.

81. Dekel, S.; Weissmann, S.L. Joint changes after overuse and peak overloading of rabbit knees in vivo. Acta Orthop Scand 49:519, 1978.

82. Deland, F.H. Bone marrow embolism and associated fat embolism to the lungs. Graduate thesis, University of Minnesota, Minneapolis, MN, June 1956.

83. Demling, R. Wound inflammatory mediators and multisystem organ failure. Prog Clin Biol Res 236A:525–537, 1987.

84. Donaldson, G.A.; Williams, C.; Scannell, J.G.; et al. A reappraisal of the Trendelenburg operation to massive fatal embolism. N Engl J Med 268:171–174, 1963.

85. Donohue, J.M.; Buss, D.; Oegema, T.R.; et al. The effects of indirect blunt trauma on adult canine articular cartilage. J Bone Joint Surg Am 65:948–957, 1983.

86. Dunham, C.M.; Bosse, M.J.; Clancy, T.V.; et al. EAST practice management guidelines work group: Practice guidelines for the optimal timing of long-bone fracture stabilization in polytrauma patients: The EAST practice management guidelines work group. J Trauma 50:958–967, 2001.

87. Dunphy, J.E.; Ilfeld, F.W. Fat embolism. Am J Surg 77:737, 1949.

88. Eisenberg, E.; Melamed, E. Can complex regional pain syndrome be painless? Pain 106:263–267, 2003.

89. Eisman, B.; Beart, R.; Norton, L. Multiple organ failure. Surg Gynecol Obstet 144:323–326, 1977.

90. Elgazzar, A.H.; Abdel-Dayem, H.M.; Clark, J.D. Multimodality imaging of osteomyelitis. Eur J Nucl Med 22:1043–1063, 1995.

91. Enderson, B.L.; Reath, D.B.; Meadors, J.; et al. The tertiary trauma survey: A prospective study of missed injury. J Trauma 30:666–669, 1990.

92. Evarts, C.M. The fat embolism syndrome: A review. Surg Clin North Am 50:493–507, 1970.

93. Fahr, L.M.; Sauser, D.D. Imaging of peripheral nerve lesions. Orthop Clin North Am 19:27–41, 1988.

94. Fairbanks, T.J. Knee joint changes after meniscectomy. J Bone Joint Surg Br 30:665–670, 1948.

95. Feldman, F.; Ellis, K.; Green, W.M. The fat embolism syndrome. Radiology 114:535, 1975.

96. Fenger, C.; Salisbury, J.H. Diffuse multiple capillary fat embolism in the lungs and brain is a fatal complication in common fractures: Illustrated by a case. Chicago Mod J Examin 39:587–595, 1879.

97. Fischer, J.F.; Turner, R.H.; Riseborough, E.J. Massive steroid therapy in severe fat embolism. Surg Gynecol Obstet 132:667, 1971.

98. Fisher, C.G.; Blachut, P.A.; Salvian, A.J.; et al. Effectiveness of pneumatic leg compression devices for the prevention of thromboembolic disease in orthopedic trauma patients: A prospective, randomized study of compression alone versus no prophylaxis. J Orthop Trauma 9:1–7, 1995.

99. Fitts, W.T.; Lehr, H.B.; Bitner, R.L.; et al. An analysis of 950 fatal injuries. Surgery 56:663–668, 1964.

100. Flint, L.M.; Richardson, J.D. Arterial injuries with lower extremity fracture. Surgery 93:5–8, 1983.

101. Foy, M.A.; Fagg, P.S. Medicolegal Reporting in Orthopaedic Trauma. New York, Churchill Livingstone, 1996, pp. 2.1-01–4.1-16.

102. Freeark, R.J.; Bostwick, J.; Fardin, R. Post-traumatic venous thrombosis. Arch Surg 95:567–575, 1967.

103. Fry, D.E. Multiple system organ failure. Surg Clin North Am 68:107–122, 1988.

104. Fry, D.E.; Pearlstein, L.; Fulton, R.L.; et al. Multiple system organ failure: The role of uncontrolled infection. Arch Surg 115:136–140, 1980.

105. Geerts, W.H.; Code, K.I.; Jay, R.M.; et al. A prospective study of venous thromboembolism after major trauma. New Engl J Med 331:1601–1606, 1994.

106. Geerts, W.H.; Pineo, G.F.; Heit, J.A.; et al. Prevention of venous thromboembolism: The seventh ACCP conference of antithrombotic and thrombolytic therapy. Chest 126(3 Suppl):338S–400S, 2004.

107. Geertzen, J.H.B.; Dijkstra, P.U.; Groothoff, J.W.; et al. Reflex sympathetic dystrophy of the upper extremity: A 5.5-year follow-up. Acta Orthop Scand 69(Suppl 279):12–18, 1998.

108. Gelber, A.C.; Hochberg, M.C.; Mead, L.A.; et al. Joint injury in young adults and risk for subsequent knee and hip osteoarthritis. Ann Intern Med 133:321–328, 2000.

109. Genant, H.; Kozin, F.; Bekerman, C.; et al. The reflex sympathetic dystrophy syndrome. Radiology 117:21–32, 1975.

110. Ghivizzanni, S.C.; Oligino, T.J.; Robbins, P.D.; et al. Cartilage injury and repair. Physical Med Rehab Clin North Am 1:289–307, 2000.

111. Ghostine, S.Y.; Comair, Y.G.; Turner, D.M.; et al. Phenoxybenzamine in the treatment of causalgia: Report of 40 cases. J Neurosurg 60:1263–1268, 1984.

112. Giachino, A. Relationship between deep-vein thrombosis in the calf and fatal pulmonary embolism. Can J Surg 31:129–130, 1988.

113. Giannoudis, P.V.; Pape, H.C.; Cohen, A.P.; et al. Review: Systemic effects of femoral nailing: From Kuntscher to the immune reactivity era. Clin Orthop Relat Res 404:378–386, 2002.

114. Giannoudis, P.V.; Smith, R.M.; Bellamy, M.C.; et al. Stimulation of the inflammatory system by reamed and unreamed nailing of femoral fractures: An analysis of the second hit. J Bone Joint Surg Br 81:356–361, 1999.

115. Gong, H., Jr. Fat embolism syndrome: A puzzling phenomenon. Postgrad Med 62:40, 1977.

116. Goodall, R.J. Nerve injuries in fresh fractures. Tex Med 52:93–94, 1956.

117. Goodship, A.E.; Lanyon, L.E.; McFie, H. Functional adaptation of bone to increased stress. J Bone Joint Surg Am 61:539–546, 1979.

118. Goris, R.J.A.; Boekholtz, T.P.A.; Nuytinck, J.K.S.; et al. Multiple organ failure: Generalized autodestructive inflammation? Arch Surg 120:1109–1115, 1985.

119. Goris, R.J.A.; Gimbrere, J.S.F.; van Niekerk, J.L.M.; et al. Early osteosynthesis and prophylactic mechanical ventilation in the multitrauma patient. J Trauma 22:895–903, 1982.

120. Goris, R.J.A.; Nuytinck, H.K.S.; Redl, H. Scoring system and predictors of ARDS and MOF. Prog Clin Biol Res 236B:3–15, 1987.

121. Gossling, H.R.; Pellegrini, V.D., Jr. Fat embolism syndrome: A review of the pathophysiology and physiological basis of treatment. Clin Orthop Relat Res 165:68–82, 1982.

122. Grassi, C.J. Inferior vena caval filters: Analysis of five currently available devices. Am J Roentgenol 156:813–821, 1991.

123. Greenfield, L.J. Assessment of vena caval filters. J Vasc Interv Radiol 2:425–426, 1991.

124. Greenspan, L.; McLellan, B.A.; Greig, H. Abbreviated Injury Scale and Injury Severity Score: A scoring chart. J Trauma 25:60–64, 1985.

125. Gulevich, S.J.; Conwell, T.D.; Lane, J.; et al. Stress infrared telethermography is useful in the diagnosis of complex regional pain syndrome, type I (formerly reflex sympathetic dystrophy). Clin J Pain 13:50–59, 1997.

126. Gurd, A.R.; Wilson, R.I. The fat embolism syndrome. J Bone Joint Surg Br 56:408–416, 1974.

127. Gurdjian, E.S.; Smathers, H.M. Peripheral nerve injury in fractures and dislocations of long bone. J Neurosurg 2:202–211, 1945.

128. Haake, D.A.; Berkman, S.A. Venous thromboembolic disease after hip surgery: Risk factors, prophylaxis, and diagnosis. Clin Orthop Relat Res 242:212–231, 1989.

129. Haddad, F.S., ed. Fat embolism. In Annual Report. Beirut, Lebanon, The Orient Hospital, 1951, p. 25.

130. Hamsten, A.; Wiman, B.; deFaire, U.; et al. Increased plasma levels of a rapid inhibitor of tissue plasminogen activator in young survivors of myocardial infarction. N Engl J Med 313:1557, 1985.

131. Hardin, W.D.; O'Connell, R.C.; Adinolfi, M.F.; et al. Traumatic arterial injuries of the upper extremity: Determinants of disability. Am J Surg 150:226–270, 1985.

132. Harris, L.M.; Curl, G.R.; Booth, F.V.; et al. Screening for asymptomatic DVT in SICU patients. J Vasc Surg 26:764–769, 1997.

133. Harrison, L.; Johnston, M.; Massicotte, P.; et al. Comparison of 5-mg and 10-mg loading doses in initiation of warfarin therapy. Ann Intern Med 126:133–136, 1997.

134. Harwood, P.J.; Giannoudis, P.V.; van Griensven, M.; et al. Alternations in the systemic inflammatory response after early total care and damage control procedures for femoral shaft fracture in severely injured patients. J Trauma 58:446–454, 2005.

135. Hasselgren, P.O.; Pedersen, P.; Sax, H.C.; et al. Current concepts of protein turnover and amino acid transport in liver and skeletal muscle during sepsis. Arch Surg 123:992–999, 1988.

136. Hasselgren, P.O.; Talamini, M.; James, J.H.; et al. Protein metabolism in different types of skeletal muscle during early and late sepsis in rats. Arch Surg 121:918–923, 1986.

137. Hayt, D.B.; Binkert, B.L. An overview of noninvasive methods of DVT detection. Clin Imaging 14:179–197, 1990.

138. Heideman, M.; Hugli, T.E. Anaphylatoxin generation in multisystem organ failure. J Trauma 24:1038–1043, 1984.

139. Heim, D.; Regazzori, P.; Tsakiris, D.A.; et al. Intramedullary nailing and pulmonary embolism: Does unreamed nailing prevent embolization? An in vivo study in rabbits. J Trauma 38:899–906, 1995.

140. Helfet, D.L.; Anand, N.; Malkani, A.L.; et al. Intraoperative monitoring of motor pathways during operative fixation of acute acetabular fractures. J Orthop Trauma 11:2–6, 1997.

141. Helfet, D.L.; Hissa, E.A.; Sergay, S.; et al. Somatosensory evoked potential monitoring in the surgical treatment of acute acetabular fractures. J Orthop Trauma 5:161–166, 1991.

142. Hermann, L.G.; Reineke, H.G.; Caldwell, J.A. Post-traumatic painful osteoporosis: A clinical and roentgenological entity. Am J Radiol 47:353–361, 1942.

143. Herndon, J.H.; Risenborough, E.J.; Fischer, J.E. Fat embolism: A review of current concepts. J Trauma 11:673, 1971.

144. Hershman, M.J.; Cheadle, W.G.; Kuftinec, D.; et al. An outcome predictive score for sepsis and death following injury. Injury 19:263–266, 1988.

145. Hildebrand, F.; Pape, H.C.; van Griensven, M.; et al. Genetic predisposition for a compromised immune system after multiple trauma. Shock 24:518–522, 2005.

146. Hill, S.D.; Lin, M.S.; Chandler, P.J. Reflex sympathetic dystrophy and electroacupuncture. Tex Med 87:76–81, 1991.

147. Hjeimsiedt, A.; Bergvali, U. Phlebographic study of the incidence of thrombosis in the injured and uninjured limb in 55 cases of tibial fracture. Acta Chir Scand 134:229–234, 1968.

148. Hughes, J.L.; Sauer, W.G. Wagner apparatus: A portable traction device. In Seligson, D.; Pope, M., eds. Concepts in External Fixation. New York, Grune & Stratton, 1982, pp. 203–217.

149. Hull, R.D.; Hirsh, J.; Sackett, D.L.; et al. Replacement of venography in suspected venous thrombosis by impedance plethysmography and 125I fibrinogen leg scanning. Ann Intern Med 94:12–15, 1981.

150. Hull, R.D.; Raskob, G.E.; LeClere, J.R.; et al. The diagnosis of clinically suspected venous thrombosis. Clin Chest Med 5:439–456, 1984.

151. Hull, R.D.; Raskob, G.E.; Pineo, G.F.; et al. Subcutaneous low-molecular-weight heparin compared with continuous intravenous heparin in the treatment of proximal-vein thrombosis. N Engl J Med 326:975–982, 1992.

152. Hull, R.; Van Aken, W.G.; Hirsh, J.; et al. Impedance plethysmography using the occlusive cuff technique in diagnosis of venous thrombosis. Circulation 53:696–700, 1976.

153. Hyers, T.M.; Agnelli, G.; Hull, R.; et al. Antithrombotic therapy for venous thromboembolic disease. Chest 114:561S–578S, 1998.

154. Ide, J.; Yamaga, T.; Kitamura, T.; et al. Quantitative evaluation of sympathetic nervous system dysfunction in patients with reflex sympathetic dystrophy. J Hand Surg Br 22:102–106, 1997.

155. Immelman, E.J.; Jeffery, P.C. The postphlebitic syndrome. Clin Chest Med 5:537–550, 1984.

156. Inaba, K.; Potzman, J.; Munera, F.; et al. Multi-slice CT angiography for arterial evaluation in the injured lower extremity. J Trauma 60:502–506, 2006.

157. Jacobson, D.M.; Terrence, C.F.; Reinmuth, O.M. The neurologic manifestations of fat embolism. Neurology 36:847–851, 1986.

158. Janjua, K.J.; Sugrue, M.; Deanne, S.A. Prospective evaluation of early missed injuries and the role of tertiary trauma survey. J Trauma 44:1000–1007, 1998.

159. Johnson, B.F.; Manzo, R.A.; Bergelin, R.O.; et al. Relationship between changes in deep venous system and the development of the post-thrombotic syndrome after an acute episode of lower limb deep vein thrombosis: A one- to six-year follow-up. J Vasc Surg 21:307–313, 1995.

160. Johnson, K.D.; Cadambi, A.; Seibert, G.B. Incident of adult respiratory distress syndrome in patients with multiple musculoskeletal injuries: Effect of early operative stabilization of fractures. J Trauma 25:375–384, 1985.

161. Jones, T.K.; Barnes, R.W.; Greenfield, L.J. Greenfield vena caval filter: Rationale and current indications. Ann Thorac Surg 42(Suppl):48–55, 1986.

162. Kakkar, V.V.; Howe, C.T.; Flanc, C.; et al. Natural history of deep venous thrombosis. Lancet 2:230, 1969.

163. Kallos, T.; Jerry, E.E.; Golon, F.; et al. Intramedullary pressure and pulmonary embolism of femoral medullary contents in dogs during insertion of bone cement and a prosthesis. J Bone Joint Surg Am 56:1363–1367, 1974.

164. Kaslo, E.; Perttunen, K.; Kaasinen, S. Pain after thoracic surgery. Acta Anaesthesiol Scand 36:96–100, 1992.

165. Kearon, C.; Ginsberg, J.S.; Hirsh, J. The role of venous ultrasonography in the diagnosis of suspected deep venous thrombosis and pulmonary embolism. Ann Intern Med 129:1044–1049, 1998.

166. Keel, M.; Trentz, O. Pathophysiology of polytrauma. Injury 36:691–709, 2005.

167. Kelsey, L.J.; Fry, D.M.; VanderKolk, W.E. Thrombosis risk in the trauma patient. Hematol Oncol Clin North Am 14:417–430, 2000.

168. Kemler, M.A.; Barendse, G.A.M.; Van Kleef, M.; et al. Electrical spinal cord stimulation in reflex sympathetic dystrophy: Retrospective analysis of 23 patients. J Neurosurg 90:79–83, 1999.

169. Kern, D.; Zlatkin, M.B.; Dalinka, M.K. Occupational and post-traumatic arthritis. Radiol Clin North Am 26:1349–1358, 1998.

170. Kerstell, J. Pathogenesis of post-traumatic fat embolism. Am J Surg 121:712, 1971.

171. Kerstell, J.; Hallgren, B.; Rudenstam, C.M.; et al. The chemical composition of the fat emboli in the postabsorptive dog. Acta Med Scand 186(Suppl 499):3, 1969.

172. Kettlekamp, D.B.; Hillberry, B.M.; Murrish, D.E.; et al. Degenerative arthritis of the knee secondary to fracture malunion. Clin Orthop Relat Res 234:159–169, 1988.

173. Kleiman, A. Evidence of the existence of crossed sensory sympathetic fibers. Am J Surg 87:839–841, 1954.

174. Kleinert, H.E.; Cole, N.M.; Wayne, L.; et al. Posttraumatic sympathetic dystrophy. Orthop Clin North Am 4:917–927, 1973.

175. Knudson, M.M.; Morabito, D.; Paiement, G.D.; et al. Use of low molecular weight heparin in preventing thromboembolism in trauma patients. J Trauma 41:446–459, 1996.

176. Koopman, M.M.; Prandoni, P.; Piovella, F.; et al. Treatment of venous thrombosis with intravenous unfractionated heparin administered in the hospital as compared to subcutaneous low-molecular-weight heparin administered at home. N Engl J Med 334:682–687, 1996.

177. Kozin, F.; Ryan, L.M.; Carrera, G.F.; et al. The reflex sympathetic dystrophy syndrome (RSDS). 3. Scintigraphic studies, further evidence for the therapeutic efficacy of systemic corticosteroids, and proposed diagnostic criteria. Am J Med 70:23–30, 1981.

178. Kristensen, K.D.; Kiaer, T.; Blicher, J. No arthrosis of the ankle 20 years after malaligned tibial-shaft fracture. Acta Orthop Scand 60:208–209, 1989.

179. Kroupa, J. Fat globulinemia in early diagnostics of traumatic fat embolism. Czech Med 9:90–108, 1986.

180. Krueger, M.A.; Green, D.A.; Hoyt, D.; et al. Overlooked spine injuries associated with lumbar transverse process fractures. Clin Orthop Relat Res 327:191–195, 1996.

181. Kudsk, K.A.; Fabian, T.; Baum, S.; et al. Silent deep vein thrombosis in immobilized multiple trauma patients. Am J Surg 158:515–519, 1989.

182. Kuhn, W.F.; Lacefield, P.K. Patient, surgeon, nurse: The psychological impact of fracture treatment. In Seligson, D., ed. Concepts in Intramedullary Nailing. New York, Grune & Stratton, 1985, pp. 187–197.

183. Laasonen, E.M.; Kivioj, A. Delayed diagnosis of extremity injuries in patients with multiple injuries. J Trauma 31:257–260, 1991.

184. Laennec, R.T.H. De l'auscultation mediate. Paris, Brossen et Shaude, 1819.

185. Lankford, L.L.; Thompson, J.E. Reflex sympathetic dystrophy, upper and lower extremity: Diagnosis and management. Instr Course Lect 26:163–178, 1977.

186. Laskin, R. Rheumatologic and degenerative disorders of the knee. In Dee, R., ed. Principles of Orthopaedic Practice. New York, McGraw-Hill, 1989, p. 1371.

187. Lee, S.K.; Wolfe, S.W. Peripheral nerve injury and repair. J Am Acad Orthop Surg 8:243–252, 2000.

188. Lensing, A.W.A.; Prins, M.H.; Davidson, B.L. Treatment of deep venous thrombosis with low-molecular-weight heparins. Arch Intern Med 155:601–607, 1995.

189. Levine, M.; Gent, M.; Hirsch, J.; et al. A comparison of low-molecular-weight heparin administered primarily at home with unfractionated heparin administered in the hospital for proximal deep vein thrombosis. N Engl J Med 334:677–681, 1996.

190. Levy, D. The fat embolism syndrome: A review. Clin Orthop Relat Res 261:281–286, 1990.

191. Lewis, D.; Miller, E.M. Peripheral nerve injuries associated with fractures. Ann Surg 76:528–538, 1922.

192. Lindenfeld, T.N.; Bach, B.R.; Wojtys, E.M. Reflex sympathetic dystrophy and pain dysfunction in the lower extremity. J Bone Joint Surg Am 78:1936–1944, 1996.

193. Lindeque, B.G.P.; Schoeman, H.S.; Dommisse, G.F.; et al. Fat embolism and the fat embolism syndrome: A double-blind therapeutic study. J Bone Joint Surg Br 69:128–131, 1987.

194. Lindmarker, P.; Holmstrom, M.; Granqvist, S.; et al. Comparison of once-daily subcutaneous Fragmin with continuous intravenous unfractionated heparin in the treatment of deep vein thrombosis. Thromb Haemost 72:186–190, 1994.

195. Livingston, D.H.; Deitch, E.A. Multiple organ failure: A common problem in surgical intensive care unit patients. Ann Med 27:13–20, 1995.

196. Lohr, J.M.; Kerr, T.M.; Lutter, K.S.; et al. Lower extremity calf thrombosis: To treat or not to treat? J Vasc Surg 14:618–623, 1991.

197. Lozman, J.; Deno, D.C.; Feustel, P.J.; et al. Pulmonary and cardiovascular consequences of immediate fixation or conservative management of long bone fractures. Arch Surg 121:992–999, 1986.

198. Luce, E.A.; Griffin, W.O. Shotgun injuries of the upper extremity. J Trauma 18:487–492, 1978.

199. Magerl, F.; Tscherne, H. Diagnose, therapie und prophylaxe der fettembolic. Langenbecks Arch Klin Chir 314:292, 1966.

200. Malangoni, M.A.; Dillon, L.D.; Klamer, T.W.; et al. Factors influencing the risk of early and late serious infection in adults after splenectomy for trauma. Surgery 96:775–784, 1984.

201. Malik, V.K.; Inchiosa, M.A.; Mustafa, K.; et al. Intravenous regional phenoxybenzamine in the treatment of reflex sympathetic dystrophy. Anesthesiology 88:823–827, 1998.

202. Mammen, E. Pathogenesis of venous thrombosis. Chest 102:641S, 1992.

203. Mankin, H.J. The response of articular cartilage to mechanical injury. J Bone Joint Surg Am 64:460, 1982.

204. Manning, J.B.; Bach, A.W.; Herman, C.M.; et al. Fat release after femur nailing in the dog. J Trauma 23:322–326, 1983.

205. Martin, J.G.; Marsh, J.L.; Kresowik, T. Phlegmasia cerulea dolens: A complication of use of a filter in the vena cava. J Bone Joint Surg Am 77:452–454, 1995.

206. Matta, J.M. Fractures of the acetabulum: Accuracy of reduction and clinical results in patients managed operatively within three weeks after injury. J Bone Joint Surg Am 78:1632–1645, 1996.

207. Mattos, M.A.; Londrey, G.L.; Leutz, D.W.; et al. Color-flow duplex scanning for the surveillance and diagnosis of acute deep venous thrombosis. J Vasc Surg 15:366–375, 1992.

208. McDermott, I.D.; Culpan, P.; Clancy, M.; et al. The role of rehydration in the prevention of fat embolism syndrome. Injury 33:757–759, 2002.

209. McMenamy, R.H.; Birkhahn, R.; Oswald, G.; et al. Multiple systems organ failure. 1. The basal state. J Trauma 21:99–114, 1981.

210. McNally, M.A.; Mollan, R.A.B. Venous thromboembolism and orthopedic surgery. J Bone Joint Surg Br 75:517–519, 1993.

211. Mears, D.C.; Velyvius, J.H. Primary total hip arthroplasty after acetabular fracture. J Bone Joint Surg Am 82:1328–1353, 2000.

212. Meek, R.N.; Vivoda, E.; Crichton, A.; et al. Comparison of mortality with multiple injuries according to method of fracture treatment: Abstract. J Bone Joint Surg Br 63:456, 1981.

213. Meissner, M.H.; Caps, M.T.; Bergelin, R.O.; et al. Propagation, rethrombosis, and new thrombus formation after acute deep vein thrombosis. J Vasc Surg 22:558–567, 1995.

214. Mellick, G.A.; Mellick, L.B. Reflex sympathetic dystrophy treated with gabapentin. Arch Phys Med Rehabil 78:98–105, 1997.

215. Melzack, R.; Wall, P.D. Pain mechanisms: A new theory. Science 150:971–978, 1965.

216. Merchant, T.C.; Dietz, F.D. Long-term follow-up after fractures of the tibial and fibular shafts. J Bone Joint Surg Am 71:599–606, 1989.

217. Merskey, H.; Bogduk, N., eds. Classification of Chronic Pain. Seattle, WA, IASP Press, 1994, pp. 40–44.

218. Meyer, C.S.; Blebea, J.; Davis, K., Jr.; et al. Surveillance venous scars for deep venous thrombosis in multiple trauma patients. Ann Vasc Surg 9:109–114, 1995.

219. Meyers, J.R.; Lembeck, L.; O'Kane, H.; et al. Changes in functional residual capacity of the lung after operation. Arch Surg 110:576–583, 1975.

220. Michelsen, G.B.; Askanazi, J. The metabolic response to injury: Mechanisms and clinical implications. J Bone Joint Surg Am 68:782–787, 1986.

221. Middlebrooks, E.S.; Sims, S.H.; Kellam, J.F.; et al. Incidence of sciatic nerve monitoring in operatively treated acetabular fractures without somatosensory evoked potential monitoring. J Orthop Trauma 11:327–329, 1997.

222. Miller, M.D.; Osborne, J.R.; Gordon, W.T.; et al. The natural history of bone bruises: A prospective study of magnetic resonance imaging–detected trabecular microfractures in patients with isolated medial collateral ligament injuries. Am J Sports Med 26:15–19, 1998.

223. Mitchell, D.C.; Grasty, M.S.; Stebbings, W.S.C.; et al. Comparison of duplex ultrasonography and venography in the diagnosis of deep venous thrombosis. Br J Surg 78:611–613, 1991.

224. Moore, F.A.; Moore, E.E. Evolving concepts in the pathogenesis of postinjury multiple organ failure. Surg Clin North Am 75:257–277, 1995.

225. Moores, L.K.; Jackson, W.L., Jr.; Shorr, A.F.; et al. Meta-analysis: Outcomes in patients with suspected pulmonary embolism managed with computed tomographic pulmonary angiography. Ann Intern Med 141:866, 2004.

226. Moreno-Cabral, R.; Kistner, R.L.; Nordyke, R.A. Importance of calf vein thrombophlebitis. Surgery 80:735–742, 1976.

227. Morgan, E.L.; Weigle, W.O.; Hugli, T.E. Anaphylatoxin-mediated regulation of the immune response. J Exp Med 155:1412–1426, 1982.

228. Morton, K.S.; Kendall, M.J. Fat embolism: Its production and source of fat. Can J Surg 8:214, 1965.

229. Moser, K.M.; LeMoine, F.R. Is embolic risk conditioned by location of deep venous thrombosis? Ann Intern Med 94:439–444, 1981.

230. Moskowitz, R.W.; Howell, D.S.; Goldberg, V.M.; et al. Osteoarthritis Diagnosis and Management. Philadelphia, W.B. Saunders, 1984.

231. Mudd, K.L.; Hunt, A.; Matherly, R.C.; et al. Analysis of pulmonary fat embolism in blunt force fatalities. J Trauma 48:711–715, 2000.

232. Muizelaar, J.P.; Kleyer, M.; Hertogs, I.A.M.; et al. Complex regional pain syndrome (reflex sympathetic dystrophy and causalgia): Management with the calcium channel blocker nifedipine and/or the alpha-sympathetic blocker phenoxybenzamine in 59 patients. Clin Neurol Neurosurg 99:26–30, 1997.

233. Müller, C.; Rahn, B.A.; Pfister, U.; et al. The incidence, pathogenesis, diagnosis, and treatment of fat embolism. Orthop Rev 23:107–117, 1994.

234. Mullins, M. Personal communication. December 1988.

235. Murray, D.G.; Racz, G.B. Fat embolism syndrome (respiratory insufficiency syndrome): A rationale for treatment. J Bone Joint Surg Am 56:1338–1349, 1973.

236. Nast-Kolb, D.; Waydhas, C.; Jochum, M.; et al. Günstigster operationszeitpunkt für die versorgung von femurschafttrakturen bei polytrauma? Chirurg 61:259–265, 1990.

237. Nowotarski, P.J.; Turen, C.H.; Brumback, R.J.; et al. Conversion of external fixation to intramedullary nailing for fractures of the shaft of the femur in multiply injured patients. J Bone Joint Surg Am 82:781–788, 2000.

238. Nuessle, W.F. The significance of fat in the sputum. Am J Clin Pathol 21:430, 1951.

239. Nuytinek, J.K.S.; Goris, R.J.A.; Heinz, R.; et al. Post-traumatic complications and inflammatory mediators. Arch Surg 121:886–890, 1986.

240. Nylander, G.; Semb, H. Veins of the lower part of the leg after tibial fracture. Surg Gynecol Obstet 134:974–976, 1972.

241. Oerlemans, H.M.; Goris, R.J.A.; de Boo, T.; et al. Do physical therapy and occupational therapy reduce the impairment percentage in reflex sympathetic dystrophy? Am J Phys Med Rehabil 78:533–539, 1999.

242. Oerlemans, H.M.; Oostendorp, R.A.B.; de Boo, T.; et al. Adjuvant physical therapy versus occupational therapy in patients with reflex sympathetic dystrophy/complex regional pain syndrome type I. Arch Phys Med Rehabil 81:49–56, 2000.

243. Oerlemans, H.M.; Oostendorp, R.A.B.; de Boo, T.; et al. Signs and symptoms in complex regional pain syndrome type I/reflex sympathetic dystrophy: Judgment of the physician versus objective measurement. Clin J Pain 15:224–232, 1999.

244. Omer, G.E., Jr. Injuries to nerves of the upper extremity. J Bone Joint Surg Am 56:1615–1624, 1974.

245. Omer, G.E., Jr. Peripheral nerve injuries: 45-year odyssey . . . and the quest continues. In Omer, G.E., Jr.; Spinner, M.; Van Beek, A.L., eds. Management of Peripheral Nerve Problems. Phila-delphia, W.B. Saunders, 1998, pp. 3–6.

246. Omer, G.E., Jr. Peripheral nerve injuries and gunshot wounds. In Omer, G.E., Jr.; Spinner, M.; Van Beek, A.L., eds. Management of Peripheral Nerve Problems. Philadelphia, W.B. Saunders, 1998, pp. 398–405.

247. Omer, G.E., Jr. The prognosis for untreated traumatic injuries. In Omer, G.E., Jr.; Spinner, M.; Van Beek, A.L., eds. Management of Peripheral Nerve Problems. Philadelphia, W.B. Saunders, 1998, pp. 365–370.

248. Omer, G.E., Jr. Results of untreated peripheral nerve injuries. Clin Orthop Relat Res 163:15–19, 1982.

249. Owings, J.; Bagley, M.; Gosselin, R.; et al. Effects of critical injury on antithrombin activity: Low antithrombin levels are associated with thromboembolic complications. J Trauma 41:396, 1996.

250. Paiement, G.D.; Wessinger, S.J.; Harris, W.H. Cost effectiveness of prophylaxis in total hip replacement. Am J Surg 161:519–524, 1991.

251. Paley, D.; Tetsworth, K. Mechanical axis deviation of the lower limbs: Preoperative planning of uniapical angular deformities of the tibia or femur. Clin Orthop Relat Res 280:48–64, 1992.

252. Paley, D.; Tetsworth, K. Mechanical axis deviation of the lower limbs: Preoperative planning of multiapical frontal plane angular and bowing deformities of the femur and tibia. Clin Orthop Relat Res 280:65–71, 1992.

253. Pape, H.C.; Auf'm'Kolk, M.; Paffrath, T.; et al. Primary intramedullary fixation in multiple trauma patients with associated lung contusion: A cause of post-traumatic ARDS. J Trauma 34:540–547, 1993.

254. Pape, H.C.; Dwenger, A.; Grotz, M.; et al. The risk of early intramedullary nailing of long bone fractures in multiple traumatized patients. Contemp Orthop 10:15–23, 1995.

255. Pape, H.C.; Dwenger, A.; Regel, G.; et al. Pulmonary damage after intramedullary femoral nailing in traumatized sheep: Is there an effect from different nailing methods? J Trauma 33:574–581, 1992.

256. Pape, H.C.; Giannoudis, P.V.; Krettek, C.; et al. Timing of fixation of major fractures in blunt polytrauma: Role of conventional indicators in clinical decision making. J Orthop Trauma 19:551–562, 2005.

257. Pape, H.C.; Giannoudis, P.; Krettek, C. The timing of fracture treatment in polytrauma patients: Relevance of damage control orthopedic surgery. Am J Surg 183:622–629, 2002.

258. Pape, H.C.; Regel, G.; Dwenger, A.; et al. Influences of different methods of intramedullary femoral nailing on lung function in patients with multiple trauma. J Trauma 35:709–716, 1993.

259. Passman, M.A.; Moreta, G.L.; Taylor, L.M., Jr. Pulmonary embolism is associated with the combination of isolated calf vein thrombosis and respiratory symptoms. J Vasc Surg 25:39–45, 1997.

260. Pell, A.C.H.; James, C.; Keating, J.F. The detection of fat embolism by transesophageal echocardiography during reamed intramedullary nailing. J Bone Joint Surg Br 75:921–925, 1993.

261. Peltier, L.F. Fat embolism: The amount of fat in human long bones. Surgery 40:657, 1956.

262. Peltier, L.F. Fat embolism: An appraisal of the problem. Clin Orthop Relat Res 187:3–17, 1984.

263. Peltier, L.F. Fat embolism: A current concept. Clin Orthop Relat Res 66:241, 1969.

264. Peltier, L.F. Fat embolism: A perspective. Clin Orthop Relat Res 232:263–270, 1988.

265. Peltier, L.F. Fat embolism: A pulmonary disease. Surgery 62:756–758, 1967.

266. Peltier, L.F.; Collins, J.A.; Evarts, C.M.; et al. Fat embolism. Arch Surg 109:12–16, 1974.

267. Perrier, A.; Roy, P.M.; Sanchez, O.; et al. Multidetector-row computed tomography in suspected pulmonary embolism. N Engl J Med 352:1760, 2005.

268. Phillips, W.A.; Schwartz, H.S.; Keller, C.S.; et al. A prospective, randomized study of the management of severe ankle fractures. J Bone Joint Surg Am 67:67–78, 1985.

269. Pinney, S.J.; Keating, J.F.; Meek, R.N. Fat embolism syndrome in isolated femoral fractures: Does timing of nailing influence incidence? Injury 29:131–133, 1998.

270. Poehling, G.C.; Pollock, F.E., Jr.; Koman, L.A. Reflex sympathetic dystrophy of the knee after sensory nerve injury. Arthroscopy 4:31–35, 1988.

271. Polk, H.C., Jr.; Shields, C.L. Remote organ failure: A valid sign of occult intra-abdominal infection. Surgery 81:310–313, 1977.

272. Pollock, F.H.; Drake, D.; Bovill, E.G.; et al. Treatment of radial neuropathy associated with fractures of the humerus. J Bone Joint Surg Am 63:239–243, 1981.

273. Poplawski, Z.J.; Wiley, A.M.; Murray, J.F. Posttraumatic dystrophy of the extremities. J Bone Joint Surg Am 65:642–655, 1983.

274. Portugaller, H.R.; Schoellnast, H.; Hausegger, K.A.; et al. Multislice spiral CT angiography in peripheral arterial occlusive disease: A valuable tool in detecting significant arterial lumen narrowing? Eur Radiol 14:1681–1687, 2004.

275. Powers, L.R. Distal deep vein thrombosis: What's the best treatment? J Gen Intern Med 3:288–293, 1988.

276. Prandoni, P.; Lensing, A.W.; Buller, H.R.; et al. Comparison of subcutaneous low-molecular-weight heparin with intravenous standard heparin in proximal deep vein thrombosis. Lancet 339:441–445, 1992.

277. Prandoni, P.; Lensing, A.W.A.; Buller, H.R.; et al. Deep vein thrombosis and the incidence of subsequent symptomatic cancer. N Engl J Med 327:1128–1133, 1993.

278. Prough, D.S.; McLeskey, C.H.; Weeks, D.B.; et al. Efficacy of oral nifedipine in the treatment of reflex sympathetic dystrophy. Anesthesiology 61:3A, 1984.

279. Puno, R.M.; Vaughan, J.J.; Stetten, M.L.; et al. Long-term effects of tibial angular malunion on the knee and ankle joints. J Orthop Trauma 5:247–254, 1991.

280. Quiroz, R.; Kucher, N.; Zou, K.H.; et al. Clinical validity of a negative computed tomography scan in patients with suspected pulmonary embolism: A systematic review. JAMA 293:2012, 2005.

281. Radin, E.L. Factors influencing the progression of osteoarthrosis. In Ewing, J., ed. Articular Cartilage and Knee Joint Function: Basic Science and Arthroscopy. New York, Raven Press, 1990, p. 301.

282. Radin, E.L.; Ehrlich, M.G.; Chernack, R.; et al. Effect of repetitive impulsive loading on the knee joints of rabbits. Clin Orthop Relat Res 131:288, 1978.

283. Raj, P.P.; Calodney, A. Complex regional pain syndrome (reflex sympathetic dystrophy). In Browner, B.; Jupiter, J.; Levine, A.; et al., eds. Skeletal Trauma, 2nd ed. Philadelphia, W.B. Saunders, 1998, pp. 589–617.

284. Raj, P.P.; Cannella, J.; Kelly, J.; et al. Management protocol of reflex sympathetic dystrophy. In Stanton-Hicks, M.; Janig, W., eds. Reflex Sympathetic Dystrophy. Boston, Kluwer, 1989.

285. Ramamurthy, S. Electroacupuncture's role in the management of reflex sympathetic dystrophy. Tex Med 87:82, 1991.

286. Ramchandani, P.; Soulen, R.L.; Fedullo, L.M.; et al. Deep venous thrombosis: Significant limitations of noninvasive test. Radiology 156:47–49, 1985.

287. Rathbun, S.W.; Raskob, G.E.; Whitsett, T.L. Sensitivity and specificity of helical computed tomography in the diagnosis of pulmonary embolism: A systematic review. Ann Intern Med 132:227, 2000.

288. Repo, R.U.; Finlat, J.B. Survival of articular cartilage after controlled impact. J Bone Joint Surg Am 59:1068–1076, 1977.

289. Research Committee of the British Thoracic Society. Optimal duration of anticoagulation for deep vein thrombosis and pulmonary embolism. Lancet 340:873–876, 1992.

290. Reynolds, M.A.; Spain, D.A.; Seligson, D.; et al. Is the timing of fracture fixation important for the patient with multiple trauma? Ann Surg 222:470–481, 1995.

291. Rieger, M.; Mallouhi, A.; Tauscher, R.; et al. Traumatic arterial injuries of the extremities: Initial evaluation with MDCT angiography: Comment. Am J Roentgenol 186:656–664, 2006.

292. Riseborough, E.J.; Herndon, J.H. Alterations in pulmonary function, coagulation and fat metabolism in patients with fractures of the lower limbs. Clin Orthop Relat Res 115:248, 1976.

293. Riska, E.B.; Myllynen, P. Fat embolism in patients with multiple injuries. J Trauma 22:891–894, 1982.

294. Roberts, C.S.; Pape, H.C.; Jones, A.L.; et al. Damage control orthopaedics: Evolving concepts in the treatment of patients who have sustained orthopaedic trauma. Instr Course Lect 54:447–462, 2005.

295. Rogal, M.J. Comment: Orthopaedic malpractice: Identifying and managing the high risk of orthopaedic surgery. Pitt Orthop J 11:242–243, 2000.

296. Rogers, F.B. Venous thromboembolism in trauma patients. Surg Clin North Am 75:279–291, 1995.

297. Rogers, F.B.; Cipolle, M.D.; Velmahos, G.; et al. Practice management guidelines for the prevention of venous thromboembolism in trauma patients: The EAST practice management guidelines work group. J Trauma 53:142–164, 2002.

298. Rokkanen, P.; Alho, A.; Avikainen, V.; et al. The efficacy of corticosteroids in severe trauma. Surg Gynecol Obstet 138:69, 1974.

299. Rose, S.D.; Zwiebel, W.J.; Nelson, B.D.; et al. Symptomatic lower extremity deep venous thrombosis: Accuracy, limitations, and role of color duplex flow imaging in diagnosis. Radiology 175:639–644, 1990.

300. Rubel, I.F.; Potter, H.; Barie, P.; et al. Magnetic resonance venography to evaluate deep venous thrombosis in patients with pelvic and acetabular trauma. J Trauma 51:178, 2001.

301. Rubin, C.T.; Lanyon, L.E. Regulation of bone formation by applied dynamic loads. J Bone Joint Surg Am 66:397–402, 1984.

302. Ruedi, T.; Wolff, G. Vermeidung posttraumatischer Komplikationen durch fr'duhe definitive Versorgung von Polytraumatisierten mit Frakturen des Bewegungsapparats. Helv Chir Acta 42:507–512, 1975.

303. Russell, G.V.; Kirk, P.G.; Biddinger, P. Fat embolism syndrome from an isolated humerus fracture. J Orthop Trauma 11:141–144, 1997.

304. Sadler, C. Pitfalls in the use of clinical algorithms. Orthop Clin North Am 17:545–547, 1986.

305. Salzman, E.W.; Davies, G.C. Prophylaxis of venous thromboembolism: Analysis of cost effectiveness. Ann Surg 191:207–218, 1980.

306. Salzman, E.W.; Harris, W.H. Prevention of venous thromboembolism in orthopaedic patients. J Bone Joint Surg Am 58:903–913, 1976.

307. Sandroni, P.; Low, P.A.; Ferrer, T.; et al. Complex regional pain syndrome I (CRPS I): Prospective study and laboratory evaluation. Clin J Pain 14:282–289, 1998.

308. Sanson, B.J. Is there a role for thrombolytic therapy in venous thromboembolism? Haemostasis 29(Suppl 1):81–83, 1999.

309. Sarangi, P.P.; Ward, A.J.; Smith, E.J.; et al. Algodystrophy and osteoporosis after tibial fractures. J Bone Joint Surg Br 75:450–452, 1993.

310. Satiani, B.; Falcone, R.; Shook, L.; et al. Screening for major DVT in seriously injured patients: A prospective study. Ann Vasc Surg 11:626–629, 1997.

311. Scalea, T.M.; Boswell, S.A.; Scott, J.D.; et al. External fixation as a bridge to intramedullary nailing for patients with multiple injuries and with femur fractures: Damage control orthopaedics. J Trauma 48:613–621, 2000.

312. Schnaid, E.; Lamprey, J.M.; Volgoen, M.J.; et al. The early biochemical and hormonal profile of patients with long bone fractures at risk of fat embolism syndrome. J Trauma 27:309–311, 1987.

313. Schoepf, U.J.; Goldhaber, S.Z.; Costello, P. Spiral computed tomography for acute pulmonary embolism. Circulation 109: 2160, 2004.

314. Schulman, S.; Rhedin, A.S.; Lindmarker, P.; et al. A comparison of six weeks with six months of oral anticoagulant therapy after a first episode of venous thromboembolism. N Engl J Med 332:1661–1665, 1995.

315. Schurmann, M.; Gradl, G.; Andress, H.J.; et al. Assessment of peripheral sympathetic nervous function for diagnosing early post-traumatic complex regional pain syndrome type I. Pain 80:149–159, 1999.

316. Schuttemeyer, W. Klinische auswertungen der lipasebestimmungen zur diagnose der fettembolie. Arch Klin Chir 270:50, 1951.

317. Schutzer, S.F.; Gossling, H.R. The treatment of reflex sympathetic dystrophy. J Bone Joint Surg Am 66:625–629, 1984.

318. Seddon, H.J. Nerve lesions complicating certain closed bone injuries. JAMA 135:691–694, 1947.

319. Seddon, H.J. Three types of nerve injuries. Brain 66:238–288, 1943.

320. Seely, A.J. Multiple organ dysfunction syndrome: Exploring the paradigm of complex nonlinear systems. Crit Care Med 28:2193–2200, 2000.

321. Seibel, R.; LaDuca, J.; Hassett, J.M.; et al. Blunt multiple trauma (ISS 36), femur traction, and the pulmonary failure septic state. Ann Surg 202:283–293, 1985.

322. Seiller, J.G.; Richardson, J.D. Amputation after extremity injury. Am J Surg 152:260–264, 1986.

323. Sevitt, S. Fat embolism. London, Butterworths, 1962.

324. Sevitt, S. Pathology and pathogenesis of deep vein thrombi in venous problems. In Bergan, J.J.; Yao, J.S.T., eds. Venous Problems. Chicago, Year Book Medical, 1978, pp. 257–279.

325. Sevitt, S.; Gallagher, N. Venous thrombosis and pulmonary embolism: A clinico-pathological study in injured and burned patients. Br J Surg 48:475–489, 1961.

326. Shah, J.J.; Bhatti, N.A. Radial nerve paralysis associated with fractures of the humerus. Clin Orthop Relat Res 172:171–176, 1983.

327. Sieweke, N.; Birklein, F.; Riedl, B.; et al. Patterns of hyperalgesia in complex regional pain syndrome. Pain 80:171–177, 1999.

328. Simonneau, G.S.; Charbonnier, B.; Page, Y.; et al. A comparison of low-molecular-weight heparin with unfractionated heparin for acute pulmonary embolism. N Engl J Med 337:663–669, 1997.

329. Solheim, K. Fractures of the lower leg: Immediate results of treatment in a series of 500 cases of fractures of the shafts of tibia and fibula treated with plaster, traction plaster and internal fixation, with and without exercise therapy. Acta Chir Scand 119:268–279, 1960.

330. Sonneveld, G.J.; Patka, P.; van Mourik, J.C.; et al. Treatment of fractures of the shaft of the humerus accompanied by paralysis of the radial nerve. Injury 1:404–406, 1987.

331. Spain, D.A.; Richardson, J.D.; Polk, H.C., Jr.; et al. Venous thromboembolism in the high-risk trauma patient: Do risks justify aggressive screening and prophylaxis? J Trauma 42:463–469, 1997.

332. Spindler, K.P.; Schils, J.P.; Bergfeld, J.A.; et al. Prospective study of osseous, articular, and meniscal lesions in recent anterior cruciate ligament tears by magnetic resonance imaging and arthroscopy. Am J Sports Med 21:551–557, 1993.

333. Spinner, M. Peripheral nerve problems: Past, present, and future. In Omer, G.E., Jr.; Spinner, M.; Van Beek, A.L., eds. Management of Peripheral Nerve Problems. Philadelphia, W.B. Saunders, 1998, p. 7.

334. Stannard, J.P.; Lopez-Ben, R.R.; Volgas, D.A.; et al. Prophylaxis against deep-vein thrombosis following trauma: A prospective, randomized comparison of mechanical and pharmacologic prophylaxis. J Bone Joint Surg Am 88:261–266, 2006.

335. Stannard, J.P.; Singhania, A.K.; Lopez-Ben, R.R.; et al. Deep-vein thrombosis in high-energy skeletal trauma despite thromboprophylaxis. J Bone Joint Surg Br 87:965–968, 2005.

336. Stanton-Hicks, M.; Baron, R.; Boas, R.; et al. Complex regional pain syndrome: Guidelines for therapy. Clin J Pain 14:155–166, 1998.

337. Stanton-Hicks, M.; Janig, W.; Hassenbusch, S.; et al. Reflex sympathetic dystrophy: Changing concepts and taxonomy. Pain 63:127–133, 1995.

338. Steadman, J.R.; Rodkey, W.G.; Singleton, S.B.; et al. Micro-fracture technique for full-thickness chondral defects: Technique and clinical results. Oper Tech Orthop 7:300–304, 1997.

339. Stephen, J.M.; Feied, C.F. Venous thrombosis: Lifting the clouds of misunderstanding. Postgrad Med 97:36–47, 1995.

340. Stoltenberg, J.J.; Gustilo, R.B. The use of methylprednisolone and hypertonic glucose in the prophylaxis of fat embolism syndrome. Clin Orthop Relat Res 143:211–221, 1979.

341. Stover, M.D.; Morgan, S.J.; Bosse, M.J.; et al. Prospective comparison of contrast-enhanced computed tomography versus magnetic resonance venography in the detection of occult deep pelvic vein thrombosis in patients with pelvic and acetabular fractures. J Orthop Trauma 16:613–621, 2002.

342. Strecker, W.; Gebhard, F.; Rajer, J.; et al. Early biomedical characterization of soft-tissue trauma and fracture trauma. J Trauma 47:358–364, 1999.

343. Sunderland, S. A classification of peripheral nerve injuries producing loss of function. Brain 74:491–516, 1951.

344. Swenson, M.R.; Villasana, D.R. Neurologic evaluation of the upper extremity. In Kasdan, M.L., ed. Occupational Hand and Upper Extremity Injuries and Diseases. Philadelphia, Hanley & Belfus, 1991, pp. 115–130.

345. Swiontkowski, M.F. The multiply injured patient with musculoskeletal injuries. In Rockwood, C.A., Jr.; Green, D.P.; Bucholz, R.W.; et al., eds. Fractures in Adults, 4th ed. Philadelphia, Lippincott-Raven, 1996, p. 121.

346. Talucci, R.C.; Manning, J.; Lampard, S.; et al. Early intramedullary nailing of femoral shaft fractures: A cause of fat embolism syndrome. Am J Surg 148:107–111, 1983.

347. Talucci, R.C.; Manning, J.; Lampard, S.; et al. Traumatic lipaemia and fatty embolism. Int Clin 4:171, 1913.

348. ten Duis, H.J. The fat embolism syndrome. Injury 28:77–85, 1997.

349. ten Duis, H.J.; Nijsten, M.W.N.; Klasen, H.J.; et al. Fat embolism in patients with an isolated fracture of the femoral shaft. J Trauma 28:383–390, 1988.

350. Teng, Q.S.; Li, G.; Zhang, B.X. Experimental study of early diagnosis and treatment of fat embolism syndrome. J Orthop Trauma 9:183–189, 1995.

351. Tetsworth, K.; Paley, D. Malalignment and degenerative arthropathy. Orthop Clin North Am 25:367–377, 1994.

352. Thompson, R.C.; Oegema, T.R.; Lewis, J.L.; et al. Osteoarthrotic changes after acute transarticular load: An animal model. J Bone Joint Surg Am 73:990–1001, 1991.

353. Townsend, R.H.; Protech, J.; et al. Timing fracture repair in patients with severe brain injury (Glasgow Coma Scale <9). J Trauma 44:977–982, 1998.

354. Trowbridge, R.L.; Araoz, P.A.; Gotway, M.B.; et al. The effect of helical computed tomography on diagnostic and treatment strategies in patients with suspected pulmonary embolism. Am J Med 116:84, 2004.

355. Tscherne, H.A. Keynote Address. Orthopedic Trauma Association Annual Meeting, Dallas, Texas, October 1988.

356. UPET Investigators. The Urokinase Pulmonary Embolism Trial: A national cooperative study. Circulation 47(Suppl 2):1–108, 1973.

357. Veldman, P.H.; Reynen, H.M.; Arntz, I.E.; et al. Signs and symptoms of reflex sympathetic dystrophy: Prospective study of 829 patients. Lancet 342:1012–1016, 1993.

358. Velmahos, G.C.; Nigro, J.; Tatevossian, R.; et al. Inability of an aggressive policy of thromboprophylaxis

to prevent deep venous thrombosis in critically injured patients: Are current methods of DVT prophylaxis insufficient? J Am Coll Surg 187:529–533, 1998.

359. Velmahos, G.C.; Ramicone, E.; et al. Timing of fracture fixation in blunt trauma patients with severe head injuries. Am J Surg 176:324–329, 1998.

360. Virchow, R. Cellular Pathology. Translated by F. Chance. New York, R.M. de Witt, 1860.

361. Volpin, G.; Dowd, G.S.E.; Stein, H.; et al. Degenerative arthritis after intra-articular fractures of the knee: Long-term results. J Bone Joint Surg Br 72:634–638, 1990.

362. Von Bergmann, E. Ein fall tödlicher Fettembolie. Berl Klin Wochenschr 10:385, 1873.

363. Vrahas, M.S.; Smith, G.A.; Rosler, D.M.; et al. Method to impact in vivo femoral rabbit cartilage with blows of quantifiable stress. J Orthop Res 15:314–317, 1997.

364. Walker, J.M. Pathomechanics and classification of cartilage lesions, facilitation of repair. J Orthop Sports Phys Ther 28:216, 1998.

365. Ward, W.G.; Nunley, J.A. Occult orthopaedic trauma in the multiply injured patient. J Orthop Trauma 5:308–312, 1991.

366. Ward, W.W. Posttraumatic reflex sympathetic dystrophy. In Foy, M.A.; Fagg, P.S., eds. Medicolegal Reporting in Orthopaedic Trauma. New York, Churchill Livingstone, 1995, pp. 5.5-05–5.5-08.

367. Warkentin, T.E.; Levine, M.N.; Hirsh, J.; et al. Heparin-induced thrombocytopenia in patients treated with low molecular weight or unfractionated heparin. N Engl J Med 332:1330–1335, 1995.

368. Webb, L.X.; Rush, P.T.; Fuller, S.B.; et al. Greenfield filter prophylaxis of pulmonary embolism in patients undergoing surgery for acetabular fracture. J Orthop Trauma 6:139–145, 1992.

369. Wells, P.S.; Ginsberg, J.S.; Anderson, D.R.; et al. Use of a clinical model for safe management of patients with suspected pulmonary embolism. Ann Intern Med 129:997–1005, 1998.

370. Wenda, K.; Ritter, G.; Degreif, J. Zur genese pulmonaler Komplikationen nach Marknagelosteosynthesen. Unfallchirurg 91:432–435, 1988.

371. Wheeler, H.B. Diagnosis of deep venous thrombosis: Review of clinical evaluation and impedance plethysmography. Am J Surg 150(4A):7–13, 1985.

372. Wheeler, H.B.; Anderson, F.A.; Cardullo, P.A.; et al. Suspected deep vein thrombosis. Arch Surg 117:1206–1209, 1982.

373. Wheeler, H.B.; Pearson, D.; O'Connell, D.; et al. Impedance phlebography: Technique, interpretation and results. Arch Surg 104:164–169, 1972.

374. White, R.H.; McGahan, J.P.; Daschbach, M.M.; et al. Diagnosis of deep vein thrombosis using duplex ultrasound. Ann Intern Med 111:297–304, 1989.

375. Wiesel, S.W.; Michelson, L.D. Monitoring orthopedic patients using computerized algorithms. Orthop Clin North Am 17:541–544, 1986.

376. Wiley, A.M. Venous thrombosis in orthopaedic patients: An overview. Orthop Surg 2:388, 1979.

377. Wilson, P. Sympathetically maintained pain. In Stanton-Hicks, M., ed. Sympathetic Pain. Boston, Kluwer, 1989.

378. Wong, M.W.; Tsui, H.F.; Yung, S.H.; et al. Continuous pulse oximeter monitoring for inapparent hypoxemia after long bone fractures. J Trauma 56:356–362, 2004.

379. Wozasek, G.E.; Simon, P.; Redl, H. Intramedullary pressure changes and fat intravasation during intramedullary nailing: An experimental study in sheep. J Trauma 36:202–207, 1994.

380. Wright, R.W.; Phaneuf, M.A.; Limbird, T.J.; et al. Clinical outcome of isolated subcortical trabecular fractures (bone bruise) detected on magnetic resonance imaging in knees. Am J Sports Med 28:663–667, 2000.

381. Wright, V. Posttraumatic osteoarthritis: A medicolegal minefield. Br J Rheumatol 29:474–478, 1990.

382. Zallen, G.; Offner, P.J.; Moore, E.E.; et al. Age of transfused blood is an independent risk factor for postinjury multiple organ failure. Am J Surg 178:570–572, 1999.

383. Zenker, F.A. Beitrage zur Anatomie und Physiologie de Lunge. Dresden, Germany, J. Braunsdorf, 1861.

384. Zyluk, A. The natural history of post-traumatic reflex sympathetic dystrophy. J Hand Surg [Br] 23:20–23, 1998.

385. Zyluk, A. The usefulness of quantitative evaluation of three-phase scintigraphy in the diagnosis of post-traumatic reflex sympathetic dystrophy. J Hand Surg [Br] 24:16–21, 1999.

386. Zyluk, A.; Birkenfeld, B. Quantitative evaluation of three-phase scintigraphy before and after treatment of post-traumatic reflex sympathetic dystrophy. Nucl Med Commun 20:327–333, 1999.

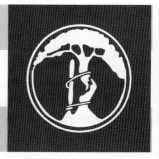

第 **21** 章

慢性骨髓炎

Craig M. Rodner, M.D., Bruce D.Browner, M.D., M.S., F.A.C.S.,
Ed Pesanti, M.D., F.A.C.P.

在成人,骨感染在直接骨损伤之后或骨手术之后是很常见的。这些感染通常称之为创伤后的、外源性的或慢性骨髓炎,普遍难以治疗而且疗程很长。外科清创术是治疗的基础,而抗生素治疗仅起辅助的治疗作用。

第一节 命名学

在概述慢性骨髓炎之前,明智之举是明确几个基本概念。

骨髓炎这一术语专指骨内感染。这种感染最常见的是由化脓性细菌(例如金黄色葡萄球菌)引起的,但也有由分枝杆菌和真菌等其他微生物引起的。在血源性骨髓炎中,来自血液中的细菌种植在原来健康的骨内,最多见的是感染儿童。在创伤后或外源性骨髓炎中,感染几乎总是伴随着创伤。这种创伤或是意外的,如交通事故;也可是有计划的,如外科手术。急性骨髓炎这一术语经常与血源性骨髓炎互换使用,在现行的应用中,这两个术语均表示发生这种骨髓炎时还没有骨坏死发生。在此病种的另一端是慢性骨髓炎,其定义为预示着已经有了骨坏死的骨内感染。注意:急性与慢性骨髓炎的区别不是像字面意义所示那样,基于感染的持续时间,而是取决于有无死骨的存在。因此,非常明确,死骨的存在使慢性骨髓炎原本就成了外科疾病。

虽然从理论上慢性骨髓炎可以来自未予治疗的或者治疗不当的血源性感染,但最常见的还是来源于创伤性感染。虽然骨损伤时出现的感染按时间顺序应为急性的,但重要的是要清楚地意识到,事实上从感染的初始就是慢性骨髓炎。与急性骨髓炎时微生物繁殖于原先健康的骨组织明显相反,在伤后的情况下,条件致病菌利用的是因创伤而失活的骨组织。基于骨坏死与创伤病史之间的高度相关,慢性的、创伤后的或外源性的骨髓炎这些术语是可以频繁互换使用的,只要理解它们相互间的细微差别就是合理的。

第二节 流行病学

在成人人群中,骨感染更多的可能是源于外源性而非血源性,其部分的原因是由于存在着大量的高速机动车交通事故和骨科手术,另外也是由于骨骺的闭合终止了细菌的传播。基于这个原因,血源性骨髓炎罕见于青少年以上的人群,除非发生在那些有免疫缺陷的个体中[32]。

创伤后骨髓炎是本世纪较流行的几个感染性疾病之一,可能是因为它是几种因科学技术而增多的疾病之一。伴随着越来越大、越来越有力的汽车、摩托车、枪弹和地雷,在过去的数百年里,毁坏软组织和骨组织的能力一直在增加。感染的出现与这些损伤紧密相关有两个原因:第一,因为骨头暴露于污染的事故现场,创伤为无处不在的微生物提供了突破宿主防线的机会。第二,一旦微生物突破外层防线,创伤的存在为微生物的附着和繁殖提供了理想的环境,即失活的骨和软组织。因此,继发于开放性骨折的深层感染(无论是骨或软组织)的频发,是意料之中的。

一份由 Gustilo[54]提供的综述表明,全身各处开放性骨折后的深层感染率为 2%~50%。当然,并不是所有的开放性骨折都承受着同样的危险。依据 Gustilo 和 Anderson[55]提出的标准,根据软组织的损伤范围,开放性骨折的严重程度传统上被分为Ⅰ、Ⅱ、或Ⅲ型。毫无意外，开放性骨折越严重，出现感染的可能性就越大。Ⅰ和Ⅱ型开放性骨折的感染可能性为 2%，Ⅲ型开放性骨折的感染可能性为 10%~50%[27,54,55,118]。Gustilo[27]列举了Ⅲ型开放性骨折易感染的几个原因，如骨折处缺少覆盖、创面污染严重、不当的冲洗和骨折的不稳定。

胫骨是开放性骨折最常见的部位[37]，因而也是最多见的感染之处。在一项回顾性研究报告中，948 例高能损伤所致开放性胫骨骨折患者有 56% 的伤后感染率[135]。虽然不如下肢那样常见受累，但上肢也易受交通事故损伤和继发感染[143]。除创伤性损伤之外，慢性骨髓炎也可能由外科植入物或（少见于）未经治疗的或治疗不当的血源性骨髓炎所致。

慢性骨髓炎的流行病学讨论，必须包括宿主因素的作用。已知患者伴有血管功能不全，如糖尿病和外周血管疾病的情况，已知对创伤后或手术后骨髓炎均是高危因素[154]。在这些类人群中，即使轻微的损伤，如一小块慢性压迫性溃疡，亦可导致发生骨外露、周边的蜂窝织炎和最终的软组织坏疽[123]。在存在外周血管疾病、神经疾病和反复的损伤时，糖尿病性溃疡进展迅速[61,91]。宿主的其他因素，如营养不良和酒精中毒，亦认为会促进创伤后骨髓炎的发展，只是未经严格地研究[81]。虽然没有专门关注吸烟与创伤后慢性骨髓炎发病率之间的相关研究，却有非吸烟者患胫骨感染比吸烟者明显愈合要快的证据[52]。此外，还有许多关于吸烟（特别是尼古丁）有害伤口愈合、肌瓣和皮片的存活以及骨折的愈合率的文献报道[154]。

虽然血管损伤使人易感染慢性骨髓炎，但不能只看到感染的危险性与血流的减少有关。在任何急性炎症过程中，宿主与微生物间的平衡主要是由对抗感染的免疫反应决定的。例如，患有多核白细胞疾病的患者，其慢性骨髓炎发生和发展的危险都会增加。在一组 42 例患慢性肉芽肿病的儿童中，文章的作者确认其中 13 例患者患有骨髓炎[134]。其他免疫抑制的个体，例如器官移植的受体[73,154]、肾病晚期患者、接受化疗的患者，同样有容易患骨髓炎的危险。虽然人类免疫缺陷病毒感染并未被确认为骨髓炎发生的独立危险因素[92]，在这些人群中，骨感染明显伴有更严重的转归，致残率和死亡率均增高[149]。

第三节　病理机制

虽然急性骨髓炎和慢性骨髓炎均为骨感染，但两者的根本差别在于慢性骨髓炎有死骨存在。急性骨髓炎常继发于血源性播散，通常位于常管状骨的干骺端，与此不同的是，慢性骨髓炎通常位于创伤部位，可以是骨骺、干骺端或骨干。

一、血源性骨髓炎

在血源性感染中，微生物渗透过长管状骨的终动脉并繁殖，从而引起宿主充满生命力的炎症反应。因为骨是硬实的组织，炎症细胞涌入骨管内会导致骨内压意外升高并阻断骨的血运[158]。除非由于早期应用抗菌素使该处感染所继发的炎症被很快控制，否则骨的失活区域就会开始形成。这块坏死的骨块，通常是骨皮质并被炎症渗出物和肉芽组织包绕，通常称之为死骨。反应性骨形成的包壳（sheath）包绕着死骨，有效地把死骨与血流封闭开来，如同一个无壁脓肿。有死骨产生时，该处感染则应恰当地称之为慢性骨髓炎。由于感染的过程能被早期应用抗生素和引流术所阻断，所以急性血源性感染罕见发展为慢性骨髓炎[153]。

二、慢性骨髓炎

在成人，正常的免疫系统使得细菌在骨内繁殖非常困难。在正常人，仅有极少的几种情况下可能发生感染。这些情况包括：大量接种物（每克组织大于 10^5 个细菌）[82,119]，骨和周围软组织缺血的环境，或有异物存在[32,97]。不幸的是，对于有污染的开放性骨折的个体，实际上所有这些情况都存在。由于骨创伤的发生和所继发的缺血，本该能抵抗细菌浸润的骨却成为细菌附着和随后繁殖的理想靶位[98]。

慢性骨髓炎发病机制的第一步是病源微生物的入侵，穿过宿主的外层防御皮肤和黏膜，这在正常时很难，而在有开放性骨折时就变得很容易做到。然而，骨折处有外源微生物的存在并不足以产生感染。虽然绝大多数开放性骨折被细菌所污染，而其中的确仅有一部分发展成骨髓炎[144]。骨髓炎的发生，微生物不仅要穿透宿主的外层防护，还要着实贴着骨黏附。正常的骨骼能抵抗细菌的附着，而受伤的组织则易于受细菌的攻击。之所以这样，部分原因是病源菌具有许多宿主蛋白的受体，而这些蛋白则因骨损伤被变成开放的状态。例如，金黄色葡萄球菌有胶原蛋白的受体，胶原在骨损伤时暴露出来，纤维结合蛋白在胫骨损伤后短期内就覆盖于损伤的组织上[39,51,59,144]。并且成为细菌的基本生理学特征性改变，寄宿于生物膜，主要表现为骨或金属内置物的感染[14]。此外在开放性骨折的病例中,外源性的碎屑甚至还有坏死的碎骨片,本身均没有血液供应,进而成为细菌附着的病灶。这样,随着骨坏死范围的增大,暴露给条件致病菌附着的位点增多,于是疾病便持续进展。在因内固定而患慢性骨髓炎的病例中,内固定物本身为病菌提供了另一种附着面[35,39,51,62]。细菌成功地附着于骨之后,它们能在失活的组织内聚集和复制。无血运感染灶内的微生物,在以死骨、凝血和死腔所形成的培养基内,可有效地避开宿主的免疫系统和抗生素,不受限制地繁殖。随后细菌扩散到邻近的骨组织和软组织,感染得以扩大。细菌的快速生长能导致脓肿和瘘管的形成。随着邻近坏死组织的软组织内脓液的聚集和脓肿的形成,患者经历着疼痛进而引流的循环发作。如果不用侵入性的外科清创术来清除所有无血运的组织,慢性的病程将继而发生。

三、细菌学

Gustilo 和 Anderson[54,55]报告,在开放性骨折在治疗开始之前,70%伤口的细菌培养是阳性的。当然,并不是所有污染的伤口均导致受累骨的感染。在有些情况下,宿主的防御和各种治疗的结合,可成功防止细菌达到形成感染的程度。正如上面所述,有几个因素可增加骨感染的危险性,例如:大量的接种物、骨和周围软组织缺血的环境或异物的存在[32,97]。在上述任何一种情况下,细菌污染一个开放的伤口常能成功地附着于骨上并引起骨髓炎。

金黄色葡萄球菌无疑是在所有类型骨感染中最常分离出来的细菌,而且涉及 50%~75%的慢性骨髓炎的病例[23,28]。虽然凝血酶阳性的葡萄球菌(金黄色葡萄球菌)常可在初次检查时从伤口中培养出来,但和其他多种微生物的混合感染也经常发生,例如溶血酶阴性葡萄球菌(表皮葡萄球菌)和需氧的革兰阴性菌(大肠杆菌和假单胞菌)[55]。一项研究提示,表皮葡萄球菌和各种革兰阴性杆菌,每一种都涉及 1/3 的慢性骨髓炎病例[143]。其他研究表明,革兰阴性杆菌牵扯到 50%的病例[110]。虽然从一项研究到另一项研究,准确的微生物分布可能会有变化,但发现是一致的:与血源性骨髓炎相比,在慢性骨髓炎中,多种微生物感染的发生率是非常高的[11]。在为被认定患有创伤后感染的患者选择抗生素时,不要忘记这种差别。

在开放伤口中,经常培养出葡萄球菌,就因为它

们是无处不在的微生物。金黄色葡萄球菌和表皮葡萄球菌两者均是正常皮肤菌群的组分,在鼻孔和肛门黏膜就有大量金黄色葡萄球菌,而表皮葡萄球菌在皮肤上更为普遍。任何创伤事件都给这些细菌提供了一个进入组织内部管道。如上所述,当存在受伤的组织时,金黄色葡萄球菌对宿主蛋白有更强的亲和力,这种现象是细菌囊壁的多糖与受伤骨上暴露的胶原和纤维结合蛋白之间的一种反应[39,51,59,144]。

虽然金黄色葡萄球菌可产生各种各样的酶,例如凝血酶,但它们在体内减弱宿主防御能力的作用还不清楚。在致病性中起重要作用的表面因子是 A 蛋白,它与免疫球蛋白 G 结合,从而抑制宿主的调理作用和吞噬作用。金黄色葡萄球菌能导致持久感染的另外的一个原因,或许是它具有在无细胞壁存活时能整体改变自身结构的能力。这种静止的"L 状态"使金黄色葡萄球菌和各种其他细菌能持续存活多年,即使是存在有达到杀菌水平的抗生素亦可如此[34,44]。那些通过破坏细菌细胞壁的合成来达到杀菌作用的抗微生物制剂,例如贝塔内酰胺抗生素(青霉素和头孢菌素),当细菌的细胞壁缺陷和代谢不活跃时也变得无效[152]。

葡萄球菌,特别是表皮葡萄球菌,躲避抗菌药作用的另一种方法是分泌生物膜,即一种多糖黏液层,可以大幅度增加细菌对几乎任何底物的黏附性[16,51,87,128,157]。Zobell 和 Anderson 在 1936 年第一次报告[163],生物膜在骨髓炎发病机制中有着特殊的意义[45,69],因为它可黏附到无活力的底物上,例如骨坏死的骨、假体和丙烯酸骨水泥。与底物的糖蛋白建立紧密的黏合,生物膜能有效地分离球菌,形成黏附的固着菌落。同金黄色葡萄球菌的细胞壁缺陷株一样,这些休眠细菌的菌落已被证实增加了对抗菌药的抵抗力[49,95]。生物膜还表现出,以类似的方式保护表皮葡萄球菌免受宿主对它的免疫反应。

像葡萄球菌一样,绿脓杆菌也是一种无处不在的细菌,土壤和淡水是最主要贮主。大约 95%的足刺伤病例受过绿脓杆菌的累及[67],或许是因为绿脓杆菌在土壤和皮肤的湿润多汗部位普遍存在的缘故。假单胞菌和许多机会感染有关,所以,当发生慢性骨髓炎时它的出现就毫不意外了。然而,一旦绿脓杆菌进入宿主的组织,它的致病性就不如葡萄球菌那样容易确定。与金黄色葡萄球菌为兼性厌氧菌相反,这种细菌是少数几种专性需氧致病菌之一,所以,它存留在低氧的无血骨区域着实令人费解。

第四节 分类

骨髓炎有很多种分类方法。一种是根据其感染发生的年龄,分为儿童和成人骨髓炎。另一种是根据其感染的发病机制,分为血源性和外源性-创伤后骨髓炎。最后,还有一种是根据其是否存在骨坏死,分为急性和慢性骨髓炎。用这些分类方法比用其致病菌来描述骨髓炎更普遍,后一种方法是其他大多数感染性疾病的标准分类方法,例如"链球菌性"肺炎或"脑膜炎双球菌性"脑膜炎。有关骨髓炎的文献之所以不用致病菌命名法,很可能是因为它与预后无关。例如,对临床医生来讲,知道骨感染中是否存在有骨坏死,远比知道培养出的几种细菌中有一种是金黄色葡萄球菌,对治疗和预后要重要得多。

不论这种感染被称为成人的、创伤后的或慢性骨髓炎,进一步应用 Cierny 及其同事在 1985 年开发的分期系统将会很有帮助[25]。这个系统是目前最为广泛使用的骨髓炎分类法[63]。Cierny-Mader 分期系统根据以下两个因素对骨感染进行了分类:①受累骨的解剖范围②宿主的免疫活性。结合骨髓炎的四种解剖类型(Ⅰ,髓型;Ⅱ,浅表型;Ⅲ,限局型;Ⅳ,弥漫型)和宿主免疫活性的三度分级(A,B,C),这个系统可达到 12 个临床分期[52]。或许记住在骨髓炎中可能累及的解剖范围要比记住每一个分期更加重要(图 21-1)[25]。

正如 Cierny 及其同事所描述的,髓内型骨髓炎(Ⅰ型)为最初病损是骨内膜,并且仅限于骨髓内的表面(即血源性骨髓炎或骨髓腔内感染)。浅表型骨髓炎(Ⅱ型)是其正接触的局灶性感染,此时骨的最外层感染于邻近的病灶,如褥疮溃疡或烧伤。局限型骨髓炎(Ⅲ型)在坚固的骨内有一段出现穿透骨皮质全层的破孔。这在骨折固定处或邻近内植物的骨感染时常见到。当感染的骨折不愈合,并且病灶遍及骨和软组织时,这种情况称为弥漫型骨髓炎(Ⅳ型)。患者患有创伤后骨髓炎时几乎总是Ⅲ型和Ⅳ型骨髓炎。

Cierny-Mader 分类法的免疫活性部分依据患者产生免疫反应的能力分为不同层次。具有正常免疫反应的患者称为 A 宿主,免疫抑制的患者称为 B 宿主。患者的免疫抑制程度达到若实行外科干预会出现比感染本身更大的危险时,该患者称为 C 宿主。而 B 宿主又可根据其伤口愈合情况进一步分为局部性(B^L)、全身性(B^S)或混合性(B^{S,L})愈合障碍。伤口愈合局部障碍的例证之一是损伤部位的静脉淤滞,而全身性障碍

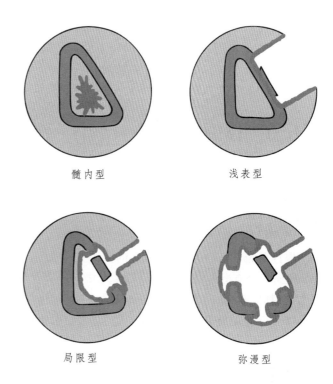

图 21-1 骨髓炎的解剖类型以及其与骨间隔的关系。(Redrawn from Cierny, G. Ⅲ; Mader, J;Adult osteomyelitis. Penninck, J. Contemp Orthop 10(5):21,1985.)

髓内型 浅表型

局限型 弥漫型

则包括营养不良、肾衰竭、糖尿病、吸烟、饮酒或艾滋病。

还有一些较少使用的其他分类系统。较老的分类系统之一是由 Kelly 及其同事创立的[70,71],根据病因来分类骨感染:Ⅰ型为继发于血源性播散的感染,Ⅱ型为骨折愈合伴感染,Ⅲ型为骨折不愈合伴感染,Ⅳ型为不伴有骨折的外源性骨感染。针对创伤后胫骨骨髓炎的进一步分类是基于外科清创术后胫骨和腓骨的状态[86]。

虽然针对骨髓炎开发的分类系统大多数涉及骨感染的范围,但它们却没有给出受累骨的详细情况。特别是没有涉及诸如肢体长度、肢体对线、邻近关节受累或骨折块间隙这样一些关注点。诚然这些都是重要的,但这些描述性特征对骨髓炎的早期评估是不必要的,而且只会干扰医生做出是否必须实行外科治疗的决定。

为了做出这样的决定,查询 Cierny 和 Mader 的分类系统是有帮助的。在他们的方案中,对任何一个被视为髓内型(Ⅰ型)或浅表型(Ⅱ型)的骨髓炎,感染死腔的处理均不起大的作用。然而,如果一种感染被称之为局限型(Ⅲ型)骨髓炎,则需要清理死腔并简

单地稳定患肢骨。若一处感染被归类为弥漫型（Ⅳ型）骨髓炎，则需广泛地清理死腔和广泛的患肢骨稳定。由此而言，Cierny-Mader分类法对骨髓炎领域是非常有用的。

第五节 诊断

一、初步评估

(一)病史

慢性骨髓炎有可能通过患者的完整病史做出诊断。任何一个有既往外伤史或骨科手术史并伴有骨痛的患者，都应有所怀疑。主述包括持续疼痛、红斑、肿胀，以及原先的外伤、手术或伤口感染处的引流口。Walenkamp[155]对典型的病史做了如下描述：周期性疼痛，发展为"严重的深处紧张性疼痛伴发热"，当脓液通过瘘管穿破出来后疼痛常常平息。虽然这些周期性发作对慢性骨髓炎几乎是具有诊断特征的，但并不是每一个患者都会出现。大多数时候，症状是含糊的、一般化的(例如,我的腿发红和疼痛)，使得鉴别是蜂窝织炎还是真正的骨感染出现困难。

(二)检查

炎症的典型特征是红、肿、热、痛。如果在体格检查时注意到有这些体征，得出存在有感染的结论是合理的。然而和了解病史一样，急性骨髓炎的体征通常很难与覆盖于其上的软组织感染的体征相区别。怀疑骨感染时，可以通过存在有暴露的坏死骨、外科植入物或引流瘘管得以证实(图21-2)。然而，这样的体检结果十分少见。而较常见的是，看似细小的瘘管的反复引流则是可能存在感染的唯一体征(图21-3)。感染的范围和这些瘘管与骨相通的真实情况往往难以准确评估。除了确定感染的存在，此外，还要在体格检查时对受累的肢体进行评估。这些评估包括对其神经血管状况、软组织的情况、肢体的长度、肢体的对线和出现任何结构畸形的全面评价。

(三)培养

如果有引流液存在，在医院培养引流液是容易做的。虽然这对确定致病菌和选择抗生素有潜在的帮助，但培养的结果需认真地解读，因为这些样本常常生长出条件致病菌，而条件致病菌在营养丰富的渗出液中就能培养出来。其结果是，这些培养并不能为到

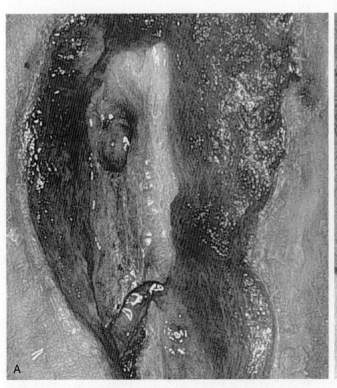
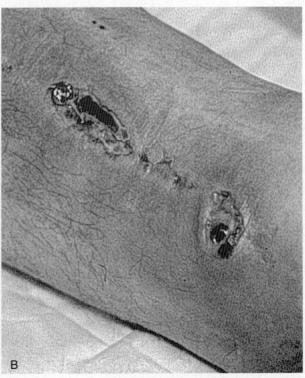

图21-2 存在外露管(A)或外露固定件(B)可能是存在潜在骨感染的明显征象。

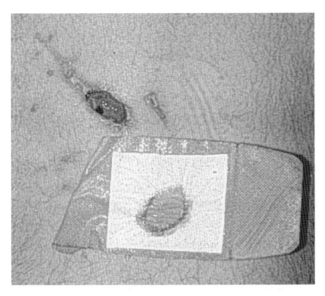

图 21-3　骨骼感染的范围在查体时常被低估。

底是哪种细菌感染的骨提供明确的证据[26]。因为瘘管和脓性排出物的培养结果不能确定诊断,所以慢性骨髓炎的诊断只能由术中活检来确定[81]。

(四)平片

X 线平片在慢性骨髓炎的病情检查中起着非常重要的作用,因为它能使临床医生对总体骨结构、肢体的长度和对线、骨料内植物的存在,以及任何骨折、骨折愈合不良和不愈合有一个大致的了解。慢性骨髓炎的 X 线平片所见可能是隐匿的,并可能包括骨量减少、骨皮质变薄和松质骨骨小梁结构丢失[114]。一旦此部分骨组织发生坏死,并且由一个包壳与正常骨分离开,在平片上辨认死骨就容易了。这样分离开后,死骨块看上去比正常骨的放射密度相对要高。

获得受累骨的影像最基本的是要包括邻近关节,这样,才能对骨和关节的整体做出恰当的评估。另外,包括斜位像也很重要,这样可以检查出隐匿的骨愈合不良,而这单在前后位像上可能就看不见。平片在急性骨髓炎最初的病情检查中起不了多大作用,因为感染发生后的 10~14 天才能表现出骨髓炎的骨结构改变。

(五)实验室研究

对于任何怀疑有肌肉骨骼感染的患者,白细胞计数(WBC)、血沉(ESR)和 C-反应蛋白(CRP)水平,已成为常规检查的一部分。在具有免疫活性的个体中,这些化验结果的升高是某些类型急性感染相当敏感

的指标,特别是当白细胞计数有所谓的核左移(即多核白细胞对其他白细胞的比率升高)。血沉测量的是血红细胞与血浆分离沉降至试管底部的速率。当红细胞异常聚集时血沉就升高,因为通常在对炎症反应中会产生大量的血清球蛋白,如纤维蛋白原。CRP 是另一个急性象限反应物和全身性炎症的相似标志物。

只有很少量研究表明化验值与骨感染的存在相关,然而有一组研究者发现 CRP 在早期检测有后遗症倾向的急性骨髓炎中是有用的[120]。

不幸的是,所有这些化验值对骨感染都相当不是特异性,对临床医生鉴别是浅表性感染(如蜂窝织炎)还是深层骨髓炎感染几乎提供不了任何帮助。另外,虽然从理论上讲 WBC 计数、ESR 和 CRP 能够帮助筛选出急性感染,但在慢性骨髓炎检验时结果常常是正常的,因此对慢性骨髓炎这些检查既没有敏感性又没有特异性[155]。

要理解为什么会是这样,回顾急性和慢性骨髓炎的病理生理学会有帮助。因为急性骨髓炎是一种血源性传播于骨的疾病,以巨噬细胞和其他炎症细胞涌入为特征,随后,那些显示全身性感染的化验检查项目才是敏感的。然而,在慢性骨髓炎则不必如此,慢性骨髓炎是一种以失活组织和沉默的炎症反应为特征的疾病。这就容易理解,为什么 WBC 计数和 ESR、CRP 这些急性期反应物在慢性骨髓炎的病例则往往是正常的。虽然 Cieny 和 Mader[26]推荐对他们的患者每月查一次 WBC 和 ESR,随访 6 个月;但这种根据锥体骨髓炎文献的缘由而做的检查,其结果并不总是与治疗反应相关的,而且可能是没有价值的。

在对可疑的慢性骨髓炎患者进行检查时,获得白蛋白、白蛋白原和转移因子等营养参数是有帮助的,这样可及时发现患者的营养不良并在术前得到及时纠正。现已表明,营养不良的患者要比营养正常的患者骨科手术感染率明显增高[68]。可以推测,已感染的患者,若治疗之前保持良好的营养,则治疗效果就比较明显。

二、进一步的影像学检查

病史、查体、平片和化验检查通常可明确感染的诊断,但并非总能确定骨受累的范围以及真的存在有急性骨髓炎。其他的影像学检查,如各种核医学检查、CT 和磁共振成像(MRI),在确定骨骼是否存在感染以及评价感染的范围常常是有帮助的。

(一)核医学检查

　　传统上,放射核素扫描是首先安排的进一步影像学检查。所熟知的三相骨扫描,被认为是慢性骨髓炎的出色筛选手段,其敏感性可达90%[85]。用 99m 锝甲基二磷酸盐进行三相骨扫描,当骨扫描头两相(动脉和静脉相)为阳性时,而第三相(局灶性骨摄取)为阴性时,提示软组织感染。当三相全都是阳性时,包括延迟(2~4 小时)影像都是阳性时,将认为是真正的骨骼感染(图 21-4)[105]。不过现已清楚地知道,各种对骨的非感染性的伤害,如反复的手术和硬性植入物,在这类患者中十分常见,也可导致第三相为阳性。因此,三相骨扫描对慢性骨髓炎是众所周知的非特异性试验(特异性低至 10%)[127]。由于高敏感性和低特异性,三相骨扫描被看做是疑似骨感染患者的筛选工具,但不能依靠其提供明确的诊断。

　　在骨髓炎诊断中传统上应用的另一种放射药品是枸橼酸镓。镓闪烁法结合三相锝扫描是可用于诊断慢性骨髓炎的第一个双标技术[78]。作为钙和铁的类似物,镓被认为可结合于转铁蛋白,随之从血流中渗出至骨骼炎症区。现在镓闪烁法的主要作用是评估疑似椎体骨髓炎的患者[105]。

　　虽然镓为椎体骨髓炎的放射诊断提供了最好的方法,但标记白细胞成像是评价身体其他部位骨髓炎的首选核素成像检查[105]。放射性标记白细胞成像的原理是,使用放射性核素(如碘和锝)标记位于炎症部位周围的白细胞(图 21-5)。使这项技术在理论上如此有用的是,它与三相骨闪烁法不同,只有在感染存在时,标记的白细胞才聚积在骨矿物质持续减少部位的周围。应用几年里的研究结论各不相同,一些研究报告的检验准确性相当差[161],而另一些报告则非常好,在非椎体部位慢性骨髓炎病例中,其敏感性和特异性均超过 90%[76,89]。

　　总体来讲,绝大多数调查者发现,白细胞标记法与三相骨闪烁法在检测慢性骨髓炎中同样敏感,但白细胞标记法的特异性要明显增高。一项由 Blume 及其同事[10]在 1997 年实施的相当负责任的研究表明,在足部骨髓炎检测中,白细胞标记法的特异性(86%)较三相骨闪烁法的特异性(29%)几乎增加了 60%。当与骨髓扫描一起应用时,白细胞标记显像的特异性能进一步增加。例如使用胶体硫的骨髓扫描,由于能显现出正常骨髓腔的范围,以便与其他部位增加的核素摄

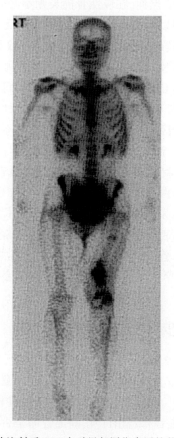

图 21-4　随着注射后 3~4 小时局部同位素活性的增加,这三项骨扫描提示患者的左侧股骨远端感染。

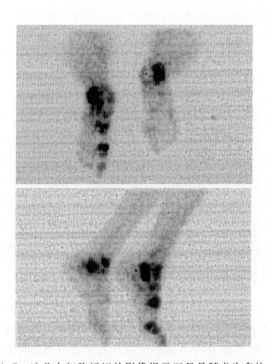

图 21-5　这些白细胞标记的影像提示双足骨髓炎为多块足被感染。

入范围比较,因此可增进诊断的准确性。若白细胞标记显像中的核素摄入与骨髓扫描时是一致的,则提示没有急性感染存在(图21-6)。相反,若两者之间不一致,则强烈提示存在感染,据报告其准确性高达98%[104,105]。

(二)CT和磁共振成像

虽然在骨感染评估中,作为平片的补充,核医学的研究常首选放射学检查方法,但CT和磁共振同样有作用。CT观察皮质骨和死骨效果好,而且对手术难度大的感染行术前判断有帮助[131]。在20世纪90年代,磁共振开始在大多数医院取代CT来评估骨髓炎的范围,因为它可提供非常详细的骨和软组织的影像(图21-7)。磁共振对制定手术计划非常有益,因为其既可以提供软组织肿胀范围的信息,又可以观察到隐藏的瘘管和脓肿的位置。初步检查通常由T1和T2像组成。在T1像上,感染处骨髓的信号强度减低。在T2

像上,感染处的信号增强或无变化。这个亮度的信号是由于肉芽组织水含量较高所致[138]。

虽然存在着由肿瘤和愈合中骨折导致的假阳性[148],但磁共振在骨髓炎诊断中的敏感性和特异性依然是极好的,分别为92%~100%和89%~100%[7,138,148]。由于阴性的磁共振检查结果可以有效地除外慢性骨髓炎的诊断,所以在平片无法做出诊断之后被一些医生推荐为最适合的检查步骤[151]。虽然磁共振对慢性骨髓炎有着非常高的敏感性和特异性,但是却因感染部位存在有金属物而常常不能实施这项检查,而这在有骨骼损伤病史的患者中是常见的事情。

第六节 治疗

一、决策概述

慢性骨髓炎的最终治疗包括手术清除所有失活的骨和软组织。只有彻底切除无血运的组织才有可能阻止这种可永远继续存在的感染。充填由清创引出的死腔,提供适当的软组织覆盖物,稳定骨折和骨折不愈合(如果存在),并应用抗生素,均是治疗的重要辅助手段。

在限制慢性骨髓炎患者的感染中,切除坏死组织

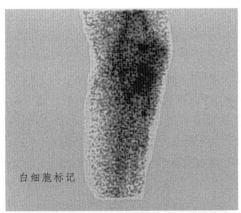

白细胞标记

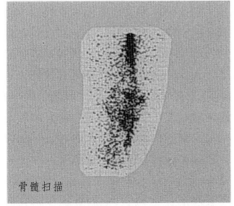

骨髓扫描

图21-6 作为正常骨髓活动的对照,胶体硫骨髓扫描可与其检查方法联合应用。白细胞标记放射性核素摄取(WBC)和胶体硫骨髓扫描(Marrow)的一致,提示在患者的胫骨近端不存在感染。仅看白细胞标记可能会使医师做出不正确的诊断。

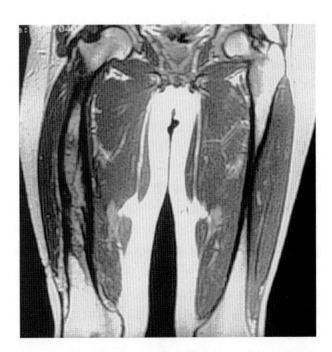

图21-7 磁共振成像(MRI)提供了清晰的骨和软组织的细部。这张磁共振图像表明,这位创伤后骨髓炎患者的右侧股骨干及髓腔内广泛受累,并伴有周围软组织肿胀。

是关键的步骤。在某些病例中,其骨坏死的范围是局限的,仅仅需要适度的切除即可。然而,在另一些病例中,骨坏死的范围可能大到若要彻底的清创就需要截肢的程度。因此,当处置患有慢性骨髓炎的患者时,首先要明确的问题是,患肢能否保留得住。如果认为可能保留患肢,第二个问题是,患者是否能耐受常常是反复多次的清创过程。其答案取决于患者系统的和局部的伤口愈合能力。例如,对一名健康的青少年可行的肢体保留过程,而对一位患有癌症的老人来说则可能是致命威胁的。

宿主免疫能力的这些差别需要重温 Cierny-Mader 类法,在该分类法中介绍了 C 宿主的概念,这种患者的手术风险超过了感染的风险[25]。在这样的个体中,一种可供选择的限制感染的治疗过程是,保留死骨并用长效抗生素抑制细菌的活动。若肢体可以保留,而且患者能够耐受手术,所要问的第三个问题是,患者是否愿意承受在数年或数月内频繁多次外科手术所带来的肉体和精神上的痛苦。回答这个问题需要医生和患者及其家属之间进行漫长而透彻的谈话。

最后,患者及其家属还要认识到,即使付出保留肢体的努力,其结果也可能是还得截肢。一项研究回顾了 31 例患有长管状骨慢性骨髓炎的患者,经过清创术、抗生素球珠植入和植骨治疗,在平均 4 年的随访中,有 4 例接受了截肢(占 13%)[22]。在我们的病例中,经初始积极准确地抢救的伤肢中,有 6% 的患者实施了截肢[124]。这个数字不是没有意义的,而是提示,对有一些患者来说,早期就选择截肢是有益的。因为大量的医疗资源消耗到最终保留肢体失败的过程中,遴选出这类患者,从整个社会来讲亦会是有益的[12]。

虽然并非专门针对患慢性骨髓炎的人群,但在过去的几十年内曾提出过几种分类方法,试图分选出哪种创伤后损伤最有可能最终会导致截肢。在 1976 年,Gustilo 和 Anderson[55]证实,Ⅲ型开放性骨折有着最坏的预后,可能会截肢。10 年后,他们对Ⅲ型骨折又提出了进一步的分类(ⅢC,定义为累及到动脉损伤需要修复的骨折),来预测其更坏的结果[56]。据报告,ⅢC型骨折的截肢率超过了 50%[58,77]。肢体撕裂伤严重度指数[48]和肢体撕裂伤严重度评分[58]传统上都曾用于指导预后。尽管出现了许多分类系统,但截肢与否仍是一个高度取决于医生的经验和患者的期望的主观决定。除非达到明显的需要截肢标准,截肢的决定确实仍然是一个艺术性大于科学性的决定[33]。

二、截肢

如上所述,在慢性骨髓炎每个治疗步骤的初始,事实上都会遇到肢体能否保留的问题。在患者患有严重感染和骨坏死的情况下,节段性切除和肢体重建是不可能的,为了控制病情,截肢可能是必要的。早期截肢给严重感染的患者提供了一个消除感染症状并尽快恢复其功能水平的最好机会。

一旦选择了截肢为治疗方法,必然要选择截肢的平面。在 20 世纪 30 年代,胫骨骨髓炎的截肢多在膝关节以上,此处可为充分的愈合提供足够的血液供应。从第二次世界大战中积累的大量膝关节以下截肢的经验体会到,这种方式要比断股骨的截肢,对致残患者将来的假肢使用和行走会带来更多的好处[93]。

虽然已经表明,膝上截肢比膝下截肢的患者在行走时要付出更多的能量[43],但比较不同节段经胫骨截肢者的能量消耗的研究指出,仍没有一个实施膝下截肢(BKA)的理想的节段。不同患者的一个合理的经验性指导方针是,截肢的高度应选择在腓肠肌腹变平到腱膜的平面。依然能有适当功能的膝下截肢的最近端平面是,伸膝肌腱插入胫骨结节的远程处。用于膝关节下 15 cm 或距胫骨结节 3~4 横指宽作为界标证明是可保证安全的标志[5,15]。虽然医生间实行截肢的手术技术各有不同,但多数人会同意手术的关键是辨别和结扎主要的神经血管结构。不同于干性坏疽的截肢,处置感染性或湿性坏疽常是分期做,先是开放截肢而后延迟闭合伤口(图 21-8)。

(一)技术

膝下截肢术中,术者应遵循顺着小腿逐个肌肉间隔系统地操作,首先切开前肌间隔的软组织(前面到骨间膜),并分离和结扎胫骨前的血管和腓深神经。用骨膜剥离器从截骨处向远端剥开胫骨的骨膜。这个操作延续向后,小心避免损伤深部后方间隔的胫部血管。在胫骨截骨处的近端几厘米处清理掉腓骨的软组织。通常用摆动锯或钢丝锯截断胫骨和腓骨,然后,分离和结扎后方的胫后动静脉和腓动静脉以及胫神经。

从腓肠肌的内侧和外侧头到胫骨残端之外,切除后侧间隔表层的比目鱼肌,截断处就在结扎的神经血管的远端。后侧皮瓣由残留的腓肠肌形成,接受来自腘腓肠动脉的血液供应。离断外侧间隔的肌肉,钳夹腓浅神经。结扎所有的血管,向远程牵拉、结扎、切断

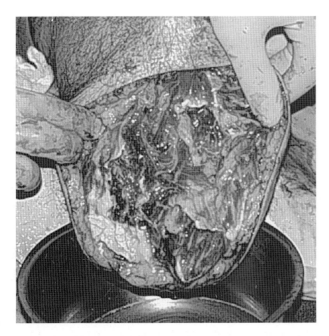

图 21-8　骨髓炎的膝下截肢通常采用开放、延迟闭合切口的方式，以减少感染的机会。

神经，任其自行回缩至残端之上。为防止结扎脱落，搏动的动脉要用缝扎。胫骨的残端，特别是其前面就在皮下，应锉去锐利的周边使前缘抹斜。

不论是立即或延迟闭合残端，均应以即刻用的加压敷料(如热缩塑料薄膜或布织绷带)包扎，这对保护伤口、促进伤口愈合以及减轻水肿均是重要的。除非出现了感染症状或体征，这些敷料通常要保留几天。

(二)术后护理

在术后头几天内，在转运中、在床上活动和力量训练中就应开始物理治疗。不久之后应持单拐杖、双拐或在步行器辅助下不负重行走。通常在术后 6~8 周，切口缝合处已愈合后，患者就要准备好去适应临时假肢[5]。甚至在缝合处愈合之前，即术后 10~14 天，适应一些假肢都会有益于患者。假肢有极大的使用价值，因为用它行走所消耗的能量远比持拐杖行走所消耗的能量低得多[90]。

术后护理的一项重要却又常常被忽略的方面是，教会患者如何穿上假肢，这样才会使截肢的残端与假肢的靴筒之间有充分接触。单侧膝下截肢者需要 2~3 周的训练。术后头几周过后，物理及职业治疗师应将他们的努力集中在增加活动性和功能独立的目的上，特别是与日常生活有关的活动功能。患者通常需要大约 3~6 个月的时间适应永久性假肢，即在残端出现大

量皱缩之后。

上述讨论集中在膝下截肢，就是因为胫骨的创伤后骨髓炎十分普遍。诚然，当骨坏死的继发感染范围扩大到更近端时，膝上或经膝关节的截肢就是必要的。这些步骤的原则，以及身体其他部位截肢的原则，基本上与这些膝下截肢的概述是相同的。切开术必须是一个间隔再一个间隔进行，识别并且结扎主要的神经血管结构。大约在 6~8 周，膝上截肢者就能适应假肢并开始步行训练[5]。

三、保留肢体

在确定骨破坏有进展的情况下，要保留肢体仍被视为是可行的，这就要求患者能承受手术，而彻底的清创术被认为是最基本的治疗方法。即使患者没有症状，只要骨坏死的区域存在，如发热和疼痛的症状是很可能复发的。如果达到预期的标准，并且患者感到保留肢体手术的利益大于其风险和痛苦，治疗就应遵循如下步骤开始[24-26,54,139,155]：

(1) 彻底清除坏死组织和死骨；

(2) 稳定患肢骨；

(3) 术中组织取样培养；

(4) 处置死腔；

(5) 软组织覆盖；

(6) 肢体重建；

(7) 系统抗菌素治疗。

我们将依次讨论以上每一条治疗原则。

(一)清创术

"造一个将彻底显露感染区域的切口或开口……尽可能多的去处异物和已死或要死的组织……不要去除那些能有助于修复的骨或软组织……充填整个空腔……"[103]

虽然这看似最近期的治疗慢性骨髓炎的指导原则，事实上这些摘录选自 H. Winnett Orr 写于 1930 年的一篇文章。虽然他推荐的骨感染的处置方法有些已过时了，但他对彻底清创和填充继发死腔的重视，至今依然如同 75 年前一样中肯。尽管这期间所有的医疗技术均在进步，但在成功地治疗慢性骨髓炎中，手术清创的质量依然是最为关键的因素[139]。

即使用详细的影像学技术，如磁共振，术前估计死骨和感染的范围亦常是困难的。在做切口前，Walenkamp[155]鼓励先向明显的瘘管内注射亚甲蓝染料，以确定感染灶的位置。他说这样会引起患者出现

相同于感染灶积脓或类似的感觉。不过,Cierny 及其同事[25]却没有发现使用染料会有什么帮助。

一旦确定骨坏死范围的位置,应使用各种各样的器械实行清创术,例如刮匙、咬骨钳和高速电钻。简单地讲,手术的目的就是彻底切除所有坏死的或缺血的骨和软组织(图 21-9)。若不将其切除,坏死组织将成为感染复发的病灶,而治愈将不可能。如果充分的清创术是治疗的关键,那么所出现的问题是:外科医生怎么会知道何时所有的坏死骨均已被切除了? 术中点状的哈佛管出血,被经典地归结为红辣椒粉征[25],已被用作正常骨的标志并用以帮助建立清创的界限。然而,这种标志并不总是可靠的,例如在致密骨的皮质骨清创时或术中使用止血带时。在这种出血少的情况下,使用激光多普勒探测会帮助确定骨骼的活性[136]。然而一般地讲,这种检查可能相当难达到,所以通常不作为标准的检测方法[139]。

除了手术切除所有的坏死组织以外,还要对感染的区域进行充分的冲洗。从 Patzakis 及其同事[110]到 Gustilo 和 Anderson[55],均推荐用 10~14 升生理盐水冲洗去除污染物。要用每平方英寸 50~70 磅的压力和每分钟 800 个脉冲的高压脉动泵进行冲洗,可使清创达到最大的效果[9]。虽然在冲洗中加入各种抗生素溶液已成为许多外科医生的普遍做法,但这种做法并未获得文献的支持。事实上,Anglen 及其合作者的著作表

明[1,2],在减少细菌数量上,肥皂溶液是唯一一种比生理盐水更有效的混合液。

虽然一次彻底的清创对减少所有的病源菌是必要的,但常常是不够的。由于存在有细菌分泌的生物膜等对抗生素的抵抗因子,所以不幸的是,原本持久的感染又常常会复发。在一项对 53 例首次清创时细菌培养均为阳性的慢性胫骨骨髓炎患者的研究中,第二次清创时仍有 26% 的患者细菌培养为阳性[162]。因此为治疗慢性骨髓炎,常常需要几次进出手术室,反复去做清创和各种重建手术。

在一组综述了 189 例慢性骨髓炎的研究中,Cierny 及其同事[25]发现,保留肢体患者的平均手术次数是 3.8 次。在 Cierny 治疗慢性骨髓炎步骤中,第一次手术的焦点是彻底清除所有的坏死组织,稳定骨折和获得组织活检。他一般在首次术后的第 5~7 天,带着患者又回到手术室再做一次清创术。Cierny 通过第二次探查来确保伤口是能存活的,同时进行死腔处置[通常是放置抗生素球珠和(或)松质骨植骨]。

(二)稳定患肢骨

Rittman 和 Perren[117]在 1974 年进行的一项研究说明,在慢性骨髓炎的治疗中,坚强的骨稳定有助于患骨的愈合。在该项研究中,在羊身上行胫骨截骨术,并以不同硬度的接骨板稳定。在手术 1 周后将致病菌注射到截骨处,该处产生了与慢性骨髓炎一样的改变。8 周随访后表明,感染处的骨愈合与骨骼的稳定程度是正相关的。其原因之一是,骨骼的稳定促进了血管再生,这样就提高了骨折处的血流灌注[98]。增加的血运能增强患者的免疫反应能力,使骨折处能更有效地抗感染[21]。

使骨折获得稳定的方法并非无关紧要。虽然一些研究支持在胫骨开放性骨折时,初始即用髓内针固定而不是外固定,并报告了优良的术后转归[125,126,140];但当伤后超过 12 小时,有广泛的软组织损伤,或已有骨髓炎存在时,通常就不推荐采用这项技术[113]。在这样的病例中,细菌更有可能到达骨髓腔并感染整个骨干。

有资料支持在感染存在时使用外固定。在实验性截骨术后,分别用外固定器和髓内针固定,而后以金黄色葡萄球菌污染此处。1995 年的一组研究人员发现,用外固定器固定处的感染要比用内固定的感染少,感染程度也不那么严重[30]。Gustilo[54]主张,Ⅲ 型开放性骨折应避免首选髓内针固定,因为开放性骨折创伤已经损害了骨膜和骨膜外血液循环(如源自周围肌肉的)。对这样的病例,他推荐用接骨板或外固定器来

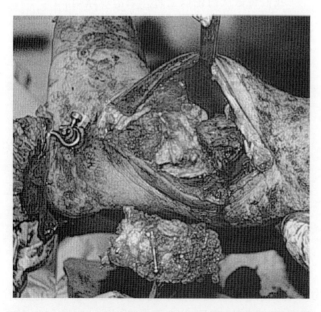

图 21-9 彻底切除所有失活的组织是治疗慢性骨髓炎的基础。虽然充分的清创有时可能需要截肢,但另一些时候,如图所示,去除硬化的坏死组织块和金属物就足够了。

实现骨骼的稳定(图 21-10)[54]。

(三)术中培养

做出创伤后骨髓炎的明确诊断,有赖于从受感染累及骨的术中活检取样标本中分离出细菌[81]。虽然一般认为最好的标本是直接取自感染中心的组织块[155],但有证据提示,从不同处取材的多块术中标本培养是有益的。比较从长管状骨慢性骨髓炎的不同部位取材的细菌培养结果,Patzakis 及其合作者[111]发现,骨活检标本的培养不适合确定所有微生物的存在。因此,他们推荐术中培养的标本应取自瘘管、脓性物的样本、软组织的样本,当然还有受累及的骨。

为避免出现假阴性结果,应要求患者在术前至少 1 周停用抗生素。不幸的是,这么做可能会引起软组织的蜂窝织炎这一不愿看到的结果。如果出现了蜂窝织炎,并且患者感到非常不适,医生可能会想重性开始使用抗生素。如果蜂窝织炎的症状是可对症处置的,出于对患者最大利益的考虑,在术前要坚持不用抗生素。在手术室深层组织培养取材之后,要开始静脉给予广谱抗生素,因为尚不知道何为致病菌。当从化验室得到细菌培养和药物敏感试验结果后,所用抗生素的抗菌谱要窄。

(四)处置死腔

当认为失活的骨和软组织已被去除后,焦点转移

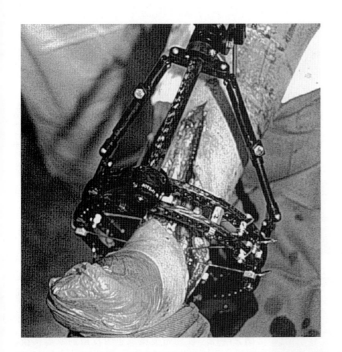

图 21-10　当有感染或大块软组织损伤时,常用外固定架来实现骨折的稳定。

到处置所遗留的死腔上。不主张选择二期愈合,因为即将充填缺损的瘢痕组织是无血运的,可能会导致引流不止[25]。

1. 抗生素球珠

自 20 世纪 80 年代起,许多外科医生,至少是在开始时,喜欢用灌满抗生素的聚甲基丙烯酸甲酯球珠,通常是氨基糖苷类(如庆大霉素)或万古霉素(图 21-11)。虽然甲基丙烯酸甲酯是最广泛使用的药物释放系统,但可被结合进宿主骨的钙羟基磷灰石内植物,表明也是有效的[162]。最近,浸渗入抗菌素的硫钙(骨填充物)珠被证实有效[42],甲基丙烯酸树脂也被用于抗菌素载体,完成抗菌素局部释放[13]。不论什么材料,装满了抗生素的球珠被直接置入手术的伤口内,然后多要闭合伤口。除非制作球珠所用的材料是可以生物降解的,否则几乎所有的抗生素球珠链都要在以后的日子里取出来。通常在伤口内保留大约 4 周。放置在髓腔内的球珠应该在肉芽组织层形成之前尽快取出(2 周内),否则肉芽组织会使其难以取出[139]。要由深至浅逐层摆放球珠。只有当抗生素从球珠扩散进入术后伤口的血肿里,才达到适当的抗生素浓度,血肿充当转运媒介物。因此,开放伤口治疗或抽吸冲洗引流同这种治疗方法是不相容的[74]。

几位医生的试验支持局部用抗生素球珠植入的作用[20,74,156]。即使在植入后 30 天,庆大霉素的浓度仍保持在有效水平,一些持怀疑态度的人仍声称只有充满死腔时,抗生素球珠才是有益的。依据动物实验证明,抗生素球珠在根除骨髓炎上远优于没放抗生素的安慰剂球珠的功效,这使得上述争论得以化解[96]。这

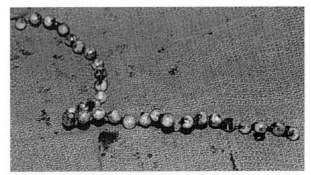

图 21-11　抗生素球珠有两个作用,可作为抗生素局部释放的仓库,也可暂时充分填清创所造成的死腔。聚甲基丙烯酸甲酯(PMMA)球珠串在一起形成一条珠链,是最广泛使用的药粉释放系统。

就表明，球珠链不仅可作为重建前暂时的死腔充填物，同时还是局部投放抗生素的有效仓库。

2. 松质骨植骨块

放置抗生素球珠后，伤口上包扎好敷料并及时更换以促进健康肉芽组织层的生长，这个过程需要 2~4 周时间。这段时间之后，伤口通常已适合做二期的死腔处置，即再进入死腔实施骨重建。骨重建通常是用自体松质骨植骨块完成的。一般是从髂嵴、大转子或胫骨近端削取骨片。植骨术包括把从这些地方获取的松质骨做成骨条，然后将其逐层摆放在清创处新鲜的肉芽床上。

Papineau 及其同事[108]首先尝试了这项技术，并推荐切取 3~6 cm 长、3 mm 厚、4 mm 宽的植骨条，同心性地逐层摆放，完全填满骨缺损处[30]。松质骨植骨块具有能很快再血管化，并与最终的骨结构结合为一体的优点。开放式松质骨植骨法已经取得了一些优良的结果，其临床成功率从 1979 年的 89%[108]到 1984 年的 92%[122]，再到 1995 年的 100%[37]。

(五)软组织覆盖

覆盖于骨骼损伤部位的软组织必须能愈合，否则会有持续或反复感染的危险。在坏死组织被切除后，被清创区(可能已被植骨)可想到的覆盖方法有三种：①简单地任其组织愈合由二期处置，②植入分层皮片，③转移肌肉瓣(图 21-12)。在几乎所有的创伤后骨髓炎的病例中均倾向于使用后两项技术，并要在长出一层肉芽组织之后施行。

用血运丰富的组织移植物覆盖清创处，为骨愈合提供了新的血液供应，并减少了深层感染机会[83,160]。延迟覆盖会导致较高的慢性感染发生率[120]。邻近肌肉瓣的优点是保持血液供应的连接，因此如果附近有可提供的肌肉，几乎总是使用肌瓣。虽然局部肌瓣对胫骨的近端 2/3 部分效果很好，但远端 1/3 则需要用转移皮瓣才能为骨愈合提供充分的软组织包裹。这种所谓的游离肌瓣发展于 20 世纪 80 年代，通常来源于如下供体肌肉：腹直肌、背阔肌、股薄肌和阔筋膜张肌[3]。

肌肉移植在临床转归上的单独作用很难进行研究。毕竟，这项技术几乎总是和其他几种治疗方法一起使用，如植骨、抗生素，当然还有清创术。虽然如此，还是有相当大量的证据支持使用肌瓣作为治疗的组成部分[3,4,40,88]。Fitzgerald 及其同事[40]用邻近肌瓣或游离肌瓣，结合彻底的清创术和抗生素，一共治疗 42 例慢性骨髓炎患者，报告的成功率为 93%。这个结果证明，比原先不使用肌瓣的治疗方案取得了有意义的进步。在另一项研究中，回顾性地总结了 34 例胫骨慢性骨髓炎的病例，经过 7 年多的随访，发现那些接受游离肌瓣移植作为其手术治疗一部分的患者，要比只接受清创术的患者不易出现瘘管引流[88]。

虽然邻近或游离肌瓣的最初目的是使清创处再血管化，但也类似于植骨达到了单纯充填手术造成的死腔的目的。这种观点受到了几项受研究的支持，研究发现，当肌瓣完全包盖住手术清创留下的死腔时，小腿骨髓炎患者的感染复发率明显减少[130,146]。

(六)肢体重建

有时清创留下的或由损伤本身造成的节段性缺损，不能单独以抗生素球珠、移植骨、肌瓣来修复。的确，畸形愈合和成角畸形在感染的开放性骨折治疗中很常见，用于修复这些缺陷的重建技术取决于患者和所存在的畸形的类型[113]。例如，长期石膏固定就是一项治疗比较小的骨折不愈合的适当手段。其他可行的治疗方法包括切开复位和接骨板固定、髓内针固定以

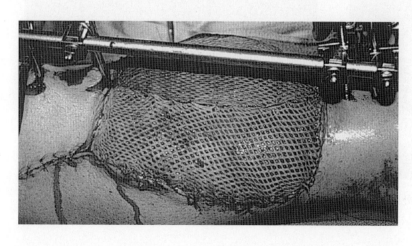

图 21-12 使用带皮瓣或不带皮瓣的肌瓣移植，能以血液供应好的组织充分填由手术清创所造成的死腔，从而可防止持续性或复发性感染。

及电刺激治疗。电刺激治疗将在下文"辅助治疗"一节中讨论。较严重的骨折不愈合和伴有感染的骨折不愈合，近期的治疗进展之一是由 Ilizarov 介绍的动态外固定技术。

在使用 Ilizarov[66] 方法时，要切开一部分没有感染的骨皮质，使其开始一个正常的骨痂形成愈合过程。而后这一部分骨痂由一种外固定架以小增量逐渐牵引。这样，Ilizarov 外固定架可逐渐刺激骨的再生，因此，在矫正创伤后骨髓炎患者中常见的重叠、旋转、横行和成角畸形中，具有明显的价值。这种方法被称为张力骨生成，在那里，受牵引的骨每 6 小时被延长 1/4mm；它区别于加压骨生成，即在骨折或骨折延迟愈合情况下，把骨折的两个断端压在一起，直到骨折断端间足够稳定而能愈合。在牵引和加压这两项技术中，骨移植可作为辅助手段以促进节段间缺损的骨生成。虽然 Ilizarov 方法存在许多缺点，如因使用外固定架而引起的疼痛、频发的固定针感染和固定架的固定期间长（平均大约 9 个月）[17,31]，但仍在一些研究中取得了出色的结果[31,47,106,116,147]。这种治疗方法对患者之所以很有价值，是因为它允许患者在整个固定期间保持行走[17,46,53,66]。

虽然多次地表明张力骨生成方法有助于肢体的重建，但还是要记住，它不能挽救所有的肢体。正如本章开头时曾强调的，有些肢体因遭受创伤、感染、手术清创的损害，以致截肢是不可避免的结果。要早期识别出这类患者，这样可省去徒劳的重建患肢的努力。然而，即使在可保留肢体的患者中，Ilizarov 的重建肢体长度的方法也不是万能的。其成功在一定程度上取决于骨科医生的术前计划，他必须决定在重建过程中如何应用张力骨生成的原则。

一般而言，骨科医生可能会愿意实行以下两种重建方法之一：①通过切除有病的或不愈合的节段及断端处加压确实缩短了肢体，而后再重建肢体长度；②保持肢体长度并用骨移植充填缺损处。对于仅有很短的一段患病骨（即大约 4 cm 或更少）的患者，第一种方法可能更好。然而，如果骨坏死的长度超过 4 cm，这种方法就不是很有益，因为肢体既要短缩很大一段，又会因此使包绕的软组织出现剩余，皱缩会压迫血管使其弯曲从而造成潜在危险。在存在大的骨缺损间隙的情况下，特别要注意保持肢体的长度，并要在缺损处内植骨。

为说明这两种方法的应用，下文将讲述在康涅狄格大学健康中心的骨感染门诊中所见到的患者是如何应用每一种方法来治疗的。

重建策略的说明病例

病例 1

快速短缩肢体和恢复肢体长度

快速短缩肢体和恢复肢体长度的重建战略由如下几部分组成：①切除坏死骨和无血运的骨痂；②应用 Ilizarov 外固定架；③通过在切除端加压立即短缩肢体；④在断端的近侧端或远侧端处行截骨术；⑤如果必要，提供软组织覆盖；⑥通过截骨处的骨痂延长而逐渐恢复肢体长度。

如果骨坏死的长度等于或短于 4 cm，应用这种方法是非常有效的。说明的病例：J. S.先生，男性，27 岁，因右胫骨慢性骨髓炎和骨折不愈合来门诊就诊。3 年前，在一次机动车车祸中，他的右胫骨骨干遭受了ⅢB 度的开放性骨折。在车祸发生后，起初对他实行外固定治疗，后来又采用髓内针固定治疗。不幸的是，因为 J. S.先生继而患上了骨干骨髓炎，使得髓内针不得不被取出，并且第二次用了外固定器（图 21-13）。除了骨折呈大的碎骨块并且有移位之外，由于车祸他的右腿还遭受了严重的软组织损伤，因此需要腓肠肌瓣和分层皮片充分地覆盖骨外露处（图 21-14）。

当患者来到我们门诊室时，他已不再用外固定器了，皮片也愈合得很好（图 21-15）。他主述行走时疼痛。在查体时，患者的右腿明显内翻。没有发红、波动感，覆盖的皮肤上看不到瘘管。他的腓肠肌瓣呈粉色，无神经血管损伤，膝和踝关节的活动近乎于达到完全的正常范围。放射线检查显示右侧胫骨骨折不愈合伴有约 25 度的内翻和 30 度的后侧成角（图 21-16）。检查活动性感染的骨扫描是阴性的。基于此，与患者进行了漫长的谈话并且决定要保留肢体。如前面所讲述的那样，指导 J.S.先生停止他当时用的口服抗生素（为增大术中取样培养的检出率），安排在这次就诊几周后做手术。

在手术室，最重要的是决定究竟多大范围的胫骨受疾病所累。为直视有疑问的部位，在胫骨前肌瓣的外侧切口，向下切开深至先前骨折处的骨膜。使用骨膜剥离器来确定其骨皮质，发现在距骨折不愈合处约 1.5cm 的两端骨质明显硬化。没有明显的脓创。在此处，术中活检取材并送去培养。已知的情况是坏死范围是局限的，因此决定实行快速的短缩和随后的肢体重建长度的过程。

手术的另一方面是对骨折不愈合处及其周围的硬化骨组织做彻底的清创。用摆动电锯切除包括骨折

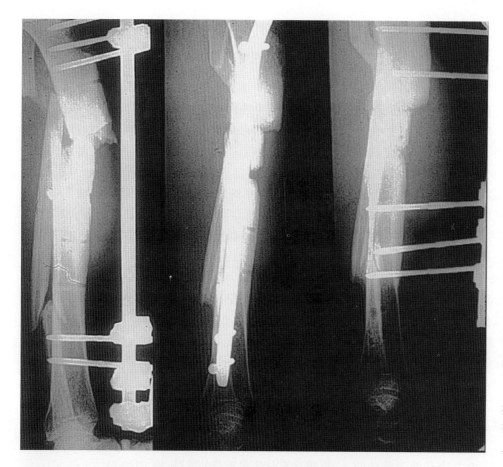

图 21-13 从左到右为 J.S.先生的系列平片，最初损伤后的腿（有外固定架在内）；去除外固定架，带髓内针的小腿片；最后一张片是因感染去除髓内针后，带上第二个外固定架的小腿片。

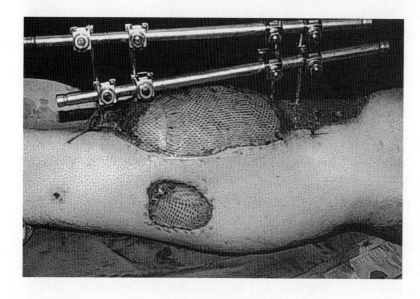

图 21-14 J. S.先生在最初的损伤中造成大块软组织缺失，需用腓肠肌瓣和分层皮片覆盖物遮盖的区域。

不愈合处一共 4 cm 的胫骨部分。清创处近端和远端的骨干骨断面要刮出血。以脉动冲洗器用数升肥皂和生理盐水冲洗患处。在远近两端钻孔，以便允许复位钳充分地抓紧并在骨干上加压。加压前，在同一水平也要做腓骨切除术，大约是在腓骨的中远 1/3 交界处。在胫骨骨折处的两端被加压在一起时，在前后位及侧方荧光屏监测下将对线调整好。

在妥当的复位后，手术的焦点转移到安装 Ilizarov 外固定架。当外固定架被穿骨针接到胫骨的近端和远端后，先在荧光屏下矫正旋转移位，而后拧牢外固定架，此后胫骨的断端即处于外力的加压下。手术的最后部分是尽可能地靠近远侧干骺端实行截骨术，为随

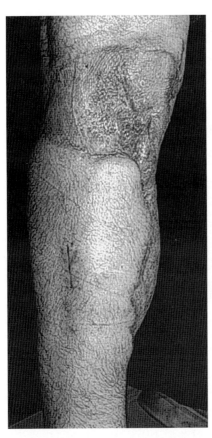

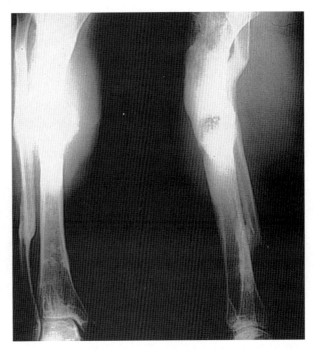

图 21-16　在我们门诊室 J.S.先生的最初放射线片，显示其右侧胫骨骨折不愈合，伴有大约 25 度的内翻和 30 度的向后成角。

图 21-15　在我们的最初查体时，可见 J.S.先生小腿的软组织愈合良好。

后的肢体长度重建做准备。虽然在这项技术中也经常实行近侧的截骨术，但这位患者之所以选用远侧位置，仅仅是因为贴于骨面的皮片更靠近近端。若是通过皮片做截骨术，余下的闭合伤口所需要的软组织将缺失顺从性和弹性。这样，为了将来的肢体长度重建，则用于形成重建区的截骨术就要选在切开处的远端。

J.S.先生的术后即刻疗程是不值得注意的。他接受了早期活动右下肢耐受负重的物理治疗。在术后第 3 天出院前，指导患者如何从术后第 1 周开始，每天 4 次、每次 1/4mm 延长 Ilizarov 外固定架。虽然他在住院期间由静脉给予抗生素，出院回家后又口服抗生素（第一代的头孢类抗生素和异烟肼），但他的术中培养（金黄色葡萄球菌）仍对其敏感。

他术后 2 周时的 X 线平片显示，在远端截骨术处对线和牵张均良好，但不幸的是在近端加压处出现裂隙。在诊室往一块系紧 Ilizarov 外固定架近端的两个环，以进一步加压该处。术后 3 周的时候，患者持双拐行走没有困难。虽然在术后 4 个月内，测量右腿发现确实短好多，但加压处是否融合依然是成问题的，因

而决定多个单侧穿针扩大该处间隙，从髂后上嵴取松质骨块植入。植骨后，患者反映良好，而后几个月的放射线随访显示，在加压处植骨愈合融合增加，以及再生区的逐渐延长和骨形成（图 21-17）。

因为 Ilizarov 外固定架是允许早期负重的，所以在治疗期间 J.S.先生始终保持活动，并且继续从事许多他喜欢的活动，包括射箭（图 21-18）。到我们门诊就诊 7 个月后，在近端加压处和远端骨再生区均出现了良好骨形成的放射线证据，J.S.先生又回到手术室去除外固定架。随后的几个月他做得非常好，仅使用一个矫正器支撑右腿。首次术后的一年，J.S.先生发现腿的长度已没有差别，因而将享受极其有活动能力的生活。放射线检查显示，腿的力线良好，在近端和远端处均有进一步的骨痂形成（图 21-19）。

病例 2

骨移植

如果要切除的骨和组织坏死的节段较大，应用快速短缩和肢体长度重建的策略可能会困难。虽然有可能加压的骨干两端的距离远大于 4 cm，但会使余下的包绕软组织生成大皱褶并损害其血液供应。在这种情况下，更有益的重建策略是根本不要短缩肢体，而是保留肢体长度，随后用骨移植充填节段性的裂隙。这项技术有以下几步组成：①切除坏死骨和缺血的瘢

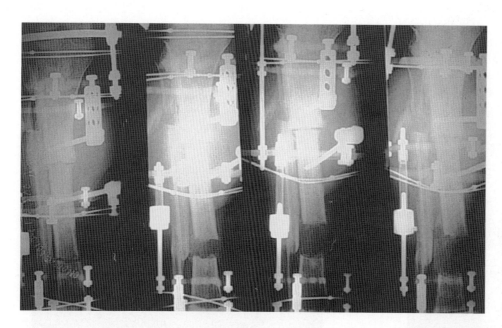

图 21-17　从左到右为 J.S.先生小腿几个月的系列平片，在近端的加压处植骨逐渐相融一致，并且在较远端的再生区域逐渐地变长。

痕；②用 Ilizarov 外固定器；③保持肢体的长度；④在切除处的近端或远端截骨；⑤若有必要，以软组织覆盖；⑥通过截骨处延长肢体骨；⑦向骨切除处移植骨。

这个策略可用于充填大的骨内间隙，融合患病的

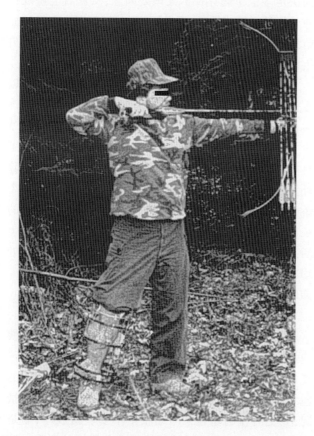

图 21-18　J.S.先生的这张照片显示，他带着 Ilizarov 外固定架在地上射箭，这表明患者在其治疗期间是可以保持活动的。

关节，或两者均可。J.L.先生就是这样的病例，男，39岁，其左胫骨在一次机动车车祸中遭受ⅢB度开放性骨折，15个月后，来我们门诊室就诊。他的既往史主要是胰岛素依赖型糖尿病、静脉使用毒品，20多年每天吸烟2包。以前的术中培养金黄色葡萄球菌呈阳性，对新霉素耐药，曾静脉用万古霉素治疗数月。外科的治疗，开始给他用外固定架、植骨和游离肌瓣覆盖。直到他伤后1年时，在植骨处遭受骨折之前，他的具体状况一直都挺好。这时他的骨折不愈合已经修复，随后再一次植骨。从那时起，在首次受伤后的12~15个月，他一直主述间歇性发热和从伤口处有持续的引流。

在首次查体时发现，患者的左下肢内外踝两侧，均有明显的引流瘘管口。其踝关节的后面有游离肌皮瓣覆盖，而且看似健康。小腿后侧的神经血管未损伤，踝关节的活动范围良好。平片显示其胫骨和腓骨远端骨折不愈合，伴远端骨折段内翻及向后成角（图 21-20A）。因此得出已有累及踝关节的胫骨远侧骨骺端感染的推断性诊断。此时,针对治疗方法的选择，与患者及其家属进行了长时间的讨论。特别是由于患者患有多种疾病、曾经几次手术、长期应用万古霉素、15个月的治疗失败，所以极力建议患者考虑接受截肢手术。

J.L.先生认识到，与坚持保留肢体手术的过程相比，只有接受截肢他才可能较快地返回工作岗位。此外，他也意识到，要进行保留肢体的治疗，可能还要再带1年的外固定架。对他强调了戒毒及戒烟的重要性。最后讨论到的是，即使每一个人都尽到最大的努力，坚持保留肢体的治疗过程最后的结局可能还会以膝下截

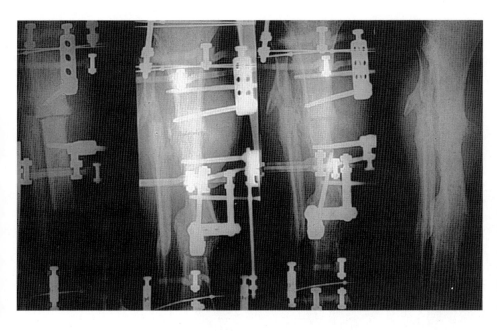

图 21-19　从左到右的系列放射线片证实,在近端加压处和远端再生区域均逐渐有骨形成。最后一张 X 线片是 J.S. 先生最初手术 1 年后,大约是外固定架去除 5 个月后所摄。在近端和远端处均可见大量的骨痂形成。

肢结束。最后,J.L.先生仍坚持他的决定,试图保留肢体。因此,停用了所有的抗生素并为其安排手术。因为呈现出的患病部分范围较大（累积及胫骨远端及踝关节）,计划的方案是切除所有的坏死组织,保留肢体长度,并用骨移植达到残留的胫骨与距骨之间的融合。

在他首次就诊 3 周后,J.L.先生在手术室接受了根治性的切除术,大约 7 cm 长的坏死胫骨远端被切除。用脉冲泵多次冲洗患处。除了留置抗生素球珠、放置 Ilizarov 外固定架以外,还在切除处的近端实行截骨术。在这个病例中使用抗生素球珠,而在 J.S.先生身上则不用,这是因为这里要保持而不是要压缩患病处的长度。结果出现了巨大的潜在腔隙,细菌可能会在其中繁殖。在用抗生素球珠充填死腔之前,采取术中活检标本并送培养。

在手术后的数月中,J.L.先生口服抗生素(三甲氧苄啶-磺胺甲基异唑),即对术中培养(新霉素耐药金黄色葡萄球菌)敏感的抗生素,以保持不发热和无引流。放射线片显示在近端截骨处的牵张间隙增大（见图 21-20B）。在放置后大约 3 个月和 5 个月各更换一次抗生素球珠。更换抗生素球珠之所以重要,不仅是为了维持一个局部抗生素的存放处,也是为了对切除后遗留的死腔的变小做出调整。首次术后的 10 个月时,放射线片显示在近端截骨处已有 9 cm 长的牵张区域,使胫骨几乎接触到距骨(见图 21-20C)。对线始终保持良好。

因为判定肢体几乎牵引至预计的长度,J.L.先生再回到手术室做骨移植部分的重建。已经完成暂时充填死腔使命的抗生素球珠被移出,为植骨块腾出空间。对胫骨的下缘和距骨清创至健康的、出血的骨面,从髂后上嵴取松质骨用来植骨,以增大融合的地方。虽然患者在术后开始时很好,但手术 1 个月后复查时他主述,有闻着恶臭的引流物从他内外踝伤口内流出。为此,患者不久又回到手术室做切开引流。此时的培养为假单胞杆菌和大肠杆菌,对多西环素敏感。患者对多西环素、三甲氧苄啶-磺胺甲基异唑和甲硝唑联合治疗反应良好,在此几个月后他的伤口得以闭合。

大约在最初放置外固定架后的 14 个月时,所有的引流均已清理干净。放射线片显示,在胫骨对接处的骨融合及再生区的骨生长均很明显（见图 21-20D）。由于融合处及再生区均不再需要保护,所以决定带患者回到手术室去除外固定架。拆架后的过程很顺利,在 6 个月后,J.L.先生已没有症状并能行走。此时及 1 年后的放射线片证实,胫骨的融合及再生区的连续骨皮质再形成均很成功(图 21-21)。

(七)全身性抗生素治疗

如本章开始所提及的,急性骨髓炎时患骨的血管还是好的,所以,全身性抗生素治疗最适合急性骨髓炎的治疗。椎体骨髓炎的治疗也以应用抗生素为主[72],然而对严重的椎体破坏的病例还要做手术[84]。

当然,对慢性骨髓炎的治疗,恰好与其相反,全身抗生素的主要作用是辅助性的,有助于防止清创后周围能存活组织的感染。在过去,注意力集中在各种抗生素对骨组织的穿透力上,以及血液中抗生素水平的高低对促进穿透力的作用上。以我们的观点,这是有疑问的,因为最关心的感染部位是死骨,而死骨通常由炎症

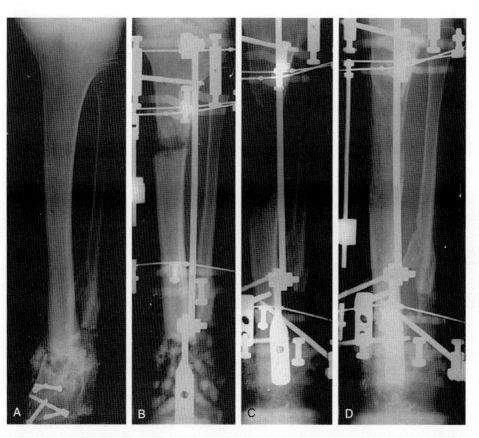

图 21-20　(A)最初就诊时 J.L.先生左腿的放射线平片显示，左侧胫骨和腓骨骨折不愈合，伴有远端骨折块向内成角，骨折片有 5 个螺钉；(B) 术后 3 个月时的平片显示，近端截骨处间隙增大；(C)首次术后 10 个月的平片显示近端截骨处 9 cm 长的间隙，使得胫骨几乎接触到距骨。(D)在最初放置外固定架后的 14 个月，平片证实在胫骨对接处的骨融合以及再生区域的骨生长。

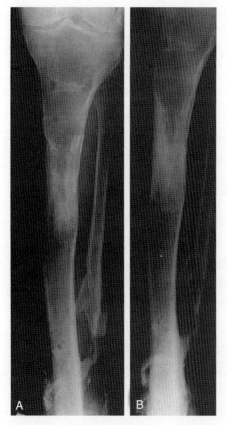

图 21-21　在术后(A)2 年和(B)3 年的 J. S. 先生小腿的放射线平片，证实胫距融合以及再生区处持续的皮质骨的再形成均很成功。

细胞或直接由脓液包绕。因此，病灶处不但没有血液供应，而且还由酸性的和无氧的环境包绕着，确实如此，这样的环境会使青霉素和头孢菌素不稳定，并使氨基糖苷类抗生素失活[45,115,141,150]。此外，在坏死骨内，细菌的代谢可能不是很活跃，这使任何抗生素的作用都会降低[50,94]。显然在慢性骨髓炎的治疗中，应把全身性抗生素应用视为一辅助手段，治疗应以手术为主。

抗生素的使用有助于手术处及时的愈合，并可减少手术处周围和远隔处的感染危险[142]。在从感染的骨上采取了术中组织培养标本之后，还要重新开始给患者静脉用广谱抗生素，抗菌谱要包括常见的病原菌，如金黄色葡萄球菌和绿脓杆菌[55]。当得到了培养结果后，要根据患者的特异性致病菌及其药物敏感性选择抗生素。对金黄色葡萄球菌，抗青霉素酶的青霉素和第一代头孢菌素通常是最好的选择。如果该金黄色葡萄球菌对苯唑西林耐药（我们所遇病例大多数是这样），就必须应用其他的药物。作者的经验是应用万古霉素。如果分离出对苯甲异恶唑青霉素敏感的金黄色葡萄球菌，可改用双氯西林，三甲氧苄啶—磺胺甲基异恶唑，多西环素，二甲胺四素或根据敏感谱给药。基于动物实验[101,102,133]和临床资料[99,100]，我们的习惯是，用任何抗菌素治疗的同时辅助使用1~2个月的利福平，因为利福平是一种有力的细胞色素活性诱导剂，它可以显著加快麻醉剂的排除，并使给药剂量发生困难，所以应在疼痛已缓解后再开始给药。

对其他葡萄球菌和革兰阴性菌的治疗与此类似：根据体外敏感性试验来选择抗生素，因实验室证实了利福平的敏感性，所以辅助应用利福平。虽然利福平常规用于结核病的治疗，而且很难用于葡萄球菌感染，但利福平确实是一种广谱抗生素，可抑制各个种类的大多数细菌。虽然利福平是一种非常活跃的药品，但它却不能单独用于治疗，因为在葡萄球菌、分枝杆菌和可以推测的其他种类细菌中，存在着很高的自发性突变率。单独应用利福平治疗化脓性感染的患者，由于在1~2周内即产生利福平耐药，所以预计会出现活动性感染。

全身抗生素治疗的适当疗程目前尚不知道。有趣的是，文献报告的最好的结果却是仅在围术期，结合积极的清创术使用抗生素的一组报告[36]。回顾慢性骨髓炎的病理生理学，这种治疗方案看上去完全符合逻辑的，但是需要建立在患者和医生双方难以置信的、坚忍不拔的努力之上。在这项研究中，许多患者在治疗的第一周就曾几次进出手术室。在康涅狄格大学健康中心，我们一般给患者持续应用抗生素，直至手术之处完全愈合（约3~4个月）。

只要体外实验表明，所选择的抗生素对造成感染的微生物是有效的，给药的途径（即口服或静脉）可能无关紧要[137]。虽然静脉给药在创伤后骨髓炎的治疗中已久为常规，但建议在术后的早期改为口服用药，有证据表明可产生同样的效果。Swiontkowski及其同事[137]发表了一项研究，在他们治疗的93例慢性骨髓炎患者中，联合采用清创术、软组织覆盖和静脉给予抗生素5~7天，而后口服给抗生素6周的治疗方案。他们与一组22例先前同样用清创术，但根据培养的特异性静脉给药6周治疗的患者比较，有趣的是，这两组的治疗效果并无差别。我们的数据[124]和一项应用利奈唑酮治疗由金黄色葡萄球所致骨髓炎的研究结果表明，易于吸收的口服抗菌素作为外科治疗骨髓炎的辅助方式，有着肯定的效果。口服药治疗的优势（提高患者的舒适度，降低了输液感染的机会，改进了治疗的费用与疗效比）决定着以口服抗菌素为基本的治疗方式可以很快取代过长的胃肠外给药方法。

(八)辅助治疗

还有几种曾常规用于治疗慢性骨髓炎的所谓辅助治疗，在本节中值得一提。这些辅助治疗的目的是改进人体对感染的反应，或促进骨的愈合。作为一种改善患者感染部位防御能力的辅助治疗方法，高压氧已久被推荐。这种治疗的原理是，骨感染处的氧张力低，可抑制免疫介质（如巨噬细胞和多核粒细胞）的正常活动。在体外，以金黄色葡萄球菌为例，在严重低氧或无氧培养条件下，不会被多核粒细胞杀死；在中度低氧的情况下可明显减小杀伤力。此外，正如上文所讨论的，许多抗生素的活性在有氧的环境中最大。高压氧治疗，即增加氧张力到大约250 mmHg，理论上讲能增强患者的免疫系统，创造出对厌氧菌不利的环境，形成过氧化物杀死细菌，促进伤口愈合[79,80]。虽然高压氧的治疗在一些研究中显现出美好的前景[60,65,79,80]，但据我们所知，现在还没有一项带对照的研究，证明其在治疗慢性骨髓炎中有效。

其他一些辅助治疗方法在控制感染后试图促进骨的愈合。方法之一是电刺激。电刺激可能对延迟愈合和不愈合的骨折的愈合有诱导作用，而且人们发现骨的骨折处有负电荷，并且控制其电位可导致骨折愈合的变化[6,41]。常见的有三种不同类型的电刺激释放方式（直流电、电感耦合和电容耦合）[112]，它们中的每一种均有数据证明其功效。1990年的一项随机双盲的研究证明，以电感耦合治疗的胫骨延迟愈合的20例患者中有12例治愈，而安慰剂对照组20例中仅有1例愈合[132]。1994年的一项研究报告有同样令人印象深刻的结果，在长管状骨骨折不愈合的病例中，电容耦合组10例中有6例愈合，而安慰剂治疗组10例患者中无一例愈合[129]。这种治疗的指征是骨折不愈合的对线状况是可以接受的。电刺激的禁忌证包括不可接受的对线畸形、存在化脓性的假关节以及骨折间隙大于患骨直径的一半[29]。

另一种刺激骨愈合的方法是超声波。在一项多中心、前瞻性、随机、双盲、安慰剂对照的研究中，使用低强度超声波治疗移位的桡骨远端骨折，结果表明会减少放射线上可见的骨折愈合时间[75]。虽然这种发现背后的原因现在还不清楚，但理论上认为，超声波是一种机械的变形作用力，因此可作为一种原动力来加速骨的形成[121]。超声在治疗慢性骨髓炎中的作用目前尚不很明确。

小 结

慢性骨髓炎通常是由于创伤所致，而且病程一般迁延、顽固。应该认为它是一种混凝土样脓肿，所以应采用联合治疗，包括手术清创、患骨稳定、死腔处置、软组织覆盖以及抗生素治疗。虽然这些原则是治疗的基础，但更重要的是慢性骨髓炎患者要意识到:在他们的治疗中,治疗方案要涉及多种学科,所要面对的是难以对付的躯体和心理挑战。所有专业工作人员,从医生和护士到理疗师和社会工作者,都必须协同工作,有效和富有同情心地与患者和家属进行沟通,以建立生动而不间断的对话模式。只有这样,我们才能不仅治疗了疾病,而且还能根据患者的情况教育患者,从更换敷料或戒烟的实际重要性,到全面理解该病常见的冷酷无情的性质。

(蔡迎 马光辉 译 李世民 张佐光 校)

参考文献

1. Anglen; J.O.; Apostles; P.S.; Christensen, G.; et al. Removal of surface bacteria by irrigation. J Orthop Res 14:251, 1996.

2. Anglen, J.O.; Apostles, P.S.; Christensen, G.; et al. The efficacy of various irrigation solutions in removing slime-producing Staphylococcus. J Orthop Trauma 8:390, 1994.

3. Anthony, J.P.; Mathes, S.J.; Alpert, B.S. The muscle flap in the treatment of chronic lower extremity osteomyelitis: Results in patients over 5 years after treatment. Plast Reconstr Surg 88:311, 1991.

4. Arnold, P.G.; Yugueros, O.; Hanssen, A.D. Muscle flaps in osteomyelitis of the lower extremity: A 20-year account. Plast Reconstr Surg 104:107, 1999.

5. Barnes, R.W. Amputations: An Illustrated Manual. Philadelphia, Hanley & Belfus, 2000.

6. Becker, R.O. The bioelectric factors in amphibian limb regeneration. J Bone Joint Surg Am 43:643, 1961.

7. Beltran, J.; Noto, A.M.; McGhee, R.B.; et al. Infection of the musculoskeletal system: High field strength MR imaging. Radiology 164:449, 1987.

8. Bergman, B.R. Antibiotic prophylaxis in open and closed fractures—A controlled clinical trial. Acta Orthop Scand 53:57, 1982.

9. Bhaskar, S.N.; Cutright, D.; Hunsuck, E.E.; et al. Pulsating water jet devices in the débridement of combat wounds. Mil Med 136:264, 1971.

10. Blume, P.A.; Dey, H.M.; Daley, L.J.; et al. Diagnosis of pedal osteomyelitis with Tc-99m HMPAO labeled leukocytes. J Foot Ankle Surg 36:120, 1997.

11. Bohm, E.; Josten, C. What's new in exogenous osteomyelitis? Pathol Res Pract 1888:254, 1992.

12. Bondurant, F.J.; Cotler, H.B.; Buckle, R.; et al. The medical and economic impact of severely injured lower extremities. J Trauma 28:1270, 1988.

13. Borzsei, L.; Mintal, T.; Koos, Z.; et al. Examination of a novel, specified local antibiotic therapy through polymethylmethacrylate capsules in a rabbit osteomyelitis model. Chemotherapy 52:73–79, 2006.

14. Brady, R.A.; Leid, J.G.; Camper, A.K.; et al. Identification of Staphylococcus aureus proteins recognized by the antibody-mediated immune response to a biofilm infection. Infect Immun 74:3415–3426, 2006.

15. Burgess, E.M. The below-knee amputation. Bull Prosthet Res 10:19, 1968.

16. Buxton, T.B.; Horner, J.; Hinton, A.; et al. In vivo glycocalyx expression by Staphylococcus aureus phage type 52/52A/80 in S. aureus osteomyelitis. Infect Dis 156:942, 1987.

17. Calhoun, J.H.; Anger, D.M.; Mader, J.; et al. The Ilizarov technique in the treatment of osteomyelitis. Tex Med 87:56, 1991.

18. Carragee, E.J. Pyogenic vertebral osteomyelitis. J Bone Joint Surg Am 79:874, 1997.

19. Carragee, E.J.; Kim, D.; Van Der Vlugt, T.; et al. The clinical use of erythrocyte sedimentation rate in pyogenic vertebral osteomyelitis. Spine 22:2089, 1997.

20. Chan, Y.S.; Ueng, S.W.; Wang, C.J.; et al. Management of small infected tibial defects with antibiotic-impregnated autogenic cancellous bone grafting. J Trauma 45:758, 1998.

21. Chapman, M.W. Role of bone stability in open fractures. Instr Course Lect 31:75, 1982.

22. Cho, S.H.; Song, H.R.; Koo, K.H.; et al. Antibiotic-impregnated cement beads in the treatment of chronic osteomyelitis. Bull Hosp Joint Dis 56:140, 1997.

23. Cierny, G. III. Classification and treatment of adult osteomyelitis. In Evarts, C.M., ed. Surgery of the Musculoskeletal System, 2nd ed. London, Churchill Livingstone, 1990, p. 4337.

24. Cierny, G. III. Infected tibial nonunions (1981–1995): The evolution of change. Clin Orthop 360:97, 1999.

25. Cierny, G. III; Mader; J.; Penninck, J. A clinical staging system for adult osteomyelitis. Contemp Orthop 10:5, 1985.

26. Cierny, G. III; Mader, J.T. Approach to adult osteomyelitis. Orthop Rev 16:259, 1987.

27. Clansey, B.J.; Hansen, S.T. Open fractures of the tibia: A review of 102 cases. J Bone Joint Surg Am 60:118, 1978.

28. Clawson, D.K.; Dunn, A.W. Management of common bacterial infections of bones and joints. J Bone Joint Surg Am 49:165, 1974.

29. Connolly, J.F. Selection, evaluation and indications for electrical stimulation of ununited fractures. Clin Orthop 161:39, 1981.

30. Curtis, M.J.; Brown, P.R.; Dick, J.D.; et al. Contaminated fractures of the tibia: A comparison of treatment modalities in an animal model. J Orthop Res 13:286, 1995.

31. Dendrinos, G.K.; Kontos, S.; Lyritisis, E. Use of the Ilizarov technique for treatment of non-union of the tibia associated with infection. J Bone Joint Surg Am 77:835, 1995.

32. Dirschl, D.R.; Almekinders, L.C. Osteomyelitis: Common causes and treatment recommendations. Drugs 45:29, 1993.

33. Dirschl, D.R.; Dahners, L.E. The mangled extremity: When should it be amputated? J Am Acad Orthop Surg 4:182, 1996.

34. Domingue, G.J.; Woody, H.B. Bacterial persistence and expression of disease. Clin Microbiol Rev 10:320, 1997.

35. Dougherty, S.L.T.; Simmens, R.L. Infections in bionic man: The pathology of infections in prosthetic devices. Curr Probl Surg 19:265, 1982.

36. Eckardt, J.J.; Wirganowicz, P.Z.; Mar, T. An aggressive surgical approach to the management of chronic osteomyelitis. Clin Orthop 298:229, 1994.

37. Emami, A.; Mjoberg, B.; Larson, S. Infected tibial nonunion: Good results after open cancellous bone grafting in 37 cases. Acta Orthop Scand 66:447, 1995.

38. Emami, A.; Mjoberg, B.; Ragnarsson, B.; et al. Changing epidemiology of tibial shaft fractures: 513 cases compared between 1971–1975 and 1986–1990. Acta Orthop Scand 67:557, 1996.

39. Fischer, B.; Vaudaux, P.; Magnin, M.; et al. Novel animal model for studying the molecular mechanisms of bacterial adhesion to bone-implanted metallic devices: Role of fibronectin in Staphylococcus aureus adhesion. J Orthop Res 14:914, 1996.

40. Fitzgerald, R.H., Jr.; Ruttle, P.E.; Arnold, P.G.; et al. Local muscle flaps in the treatment of chronic osteomyelitis. J Bone Joint Surg Am 67:175, 1985.

41. Friedenberg, Z.B.; Brighton, C.T. Bioelectric potentials in bone. J Bone Joint Surg Am 48:915, 1966.

42. Gitelis, S.; Brebach, G.T. The treatment of chronic osteomyelitis with a biodegradable antibiotic-impregnated implant. J Orthop Surg (Hong Kong):10:53–60, 2002.

43. Gonzalez, E.G.; Corcoran, P.J.; Reyes, R.L. Energy expenditure in below-knee amputees: Correlation with stump length. Arch Phys Med Rehabil 55:111, 1974.

44. Gordon, S.L.; Greer, R.B.; Craig, C.P. Report of four cases culturing L-form variants of staphylococci. J Bone Joint Surg Am 53:1150, 1971.

45. Gray, E.D.; Peters, G.; Verstegen, M.; et al. Effect of extracellular slime substance from Staphylococcus epidermidis on human cellular immune response. Lancet 1:365, 1984.

46. Green, S.A. Osteomyelitis: The Ilizarov perspective. Orthop Clin North Am 22:515, 1991.

47. Green, S.A. Skeletal defects: A comparison of bone grafting and bone transport for skeletal defects. Clin Orthop 301:111, 1994.

48. Gregory, R.T.; Gould, R.J.; Peclet, M.; et al. The mangled extremity syndrome (M.E.S.): A severity grading system for multi-system injury of the extremity. J Trauma 25:1147, 1985.

49. Gristina, A.B.; Jennings, R.A.; Naylor, P.T.; et al. Comparative in vitro antibiotic resistance of surface colonizing coagulase-negative staphylococci. Antimicrob Agents Chemother 33:813, 1989.

50. Gristina, A.G.; Naylor, P.T.; Myrvik, Q.N. Mechanisms of musculoskeletal sepsis. Orthop Clin North Am 22:363, 1991.

51. Gristina, A.G.; Oga, M.; Webb, L.X.; et al. Adherent bacterial colonization in the pathogenesis of osteomyelitis. Science 228:990, 1985.

52. Gualdrini, G.; Zati, A.; Degli Esposti, S. The effects of cigarette smoke on the progression of septic pseudoarthrosis of the tibia treated by Ilizarov external fixator. Chir Organi Mov 81:395, 1996.

53. Gugenheim, J.J., Jr. The Ilizarov method: Orthopedic and soft tissue applications. Clin Plast Surg 25:567, 1998.

54. Gustilo, R.B. Management of infected non-union. In Evarts, C.M., ed. Surgery of the Musculoskeletal System, 2nd ed. London, Churchill Livingstone, 1990, pp. 4429, 4455.

55. Gustilo, R.B.; Anderson, J.T. Prevention of infection in the treatment of one thousand and twenty-five open fractures of long bones. J Bone Joint Surg Am 58:453, 1976.

56. Gustilo, R.B.; Mendoza, R.M.; Williams, D.N. Problems in the management of type III (severe) open fractures: A classification of type III open fractures. J Trauma 24:742, 1984.

57. Harwood, P.J.; Talbot, C.; Dimoutsos, M.; et al. Early experience with linezolid for infections in orthopaedics. Injury 37:818–826, 2006.

58. Helfet, D.L.; Howery, T.; Sanders, R.; et al. Limb salvage versus manipulation: Preliminary results of the mangled extremity severity score. Clin Orthop 256:80, 1990.

59. Hermann, M.; Vaudaux, P.E.; Pittet, D.; et al. Fibronectin, fibrinogen and laminin act as mediators of adherence of clinical staphylococcal isolates to foreign material. J Infect Dis 158:693, 1988.

60. Hill, G.B.; Osterhout, S. Experimental effects of hyperbaric oxygen on selected clostridial species: In vitro studies. J Infect Dis 125:17, 1972.

61. Hill, S.L.; Holtzman, G.I.; Buse, R. The effects of peripheral vascular disease with osteomyelitis in the diabetic foot. Am J Surg 177:282, 1999.

62. Hogt, A.; Dankert, J.; Feijen, J. Adhesion of coagulase-negative staphylococci to methacrylate polymers and copolymers. J Biomed Mater Res 20:533, 1986.

63. Holtom, P.D.; Smith, A.M. Introduction to adult posttraumatic osteomyelitis of the tibia. Clin Orthop 360:6, 1999.

64. Hong, S.W.; Seah, C.S.; Kuek, L.B.; et al. Soft tissue coverage in compound and complicated tibial fractures using microvascular flaps. Ann Acad Med Singapore 27:182, 1998.

65. Hunt, T.K.; Pai, M.P. The effect of varying ambient oxygen tensions on wound metabolism and collagen synthesis. Surg Gynecol Obstet 135:756, 1972.

66. Ilizarov, G.A. Transosseous Osteosynthesis: Theoretical and Clinical Aspects of the Regeneration and Growth of Tissue. Berlin, Springer-Verlag, 1992.

67. Jacobs, R.F.; McCarthy, R.E.; Elser, J.M. Pseudomonas osteochondritis complicating puncture wounds of the foot in children: A 10-year evaluation. J Infect Dis 160:657, 1989.

68. Jensen, J.E.; Jensen, T.G.; Smith, T.K.; et al. Nutrition in orthopaedic surgery. J Bone Joint Surg Am 64:1263, 1982.

69. Johnson, G.M.; Regelmann, W.E.; Gray, E.D.; et al. Interference with granulocyte function by *Staphylococcus epidermidis* slime. Infect Immun 54:13, 1986.

70. Kelly, P.J. Infections of bones and joints in adult patients. Instr Course Lect 26:3, 1977.

71. Kelly, P.J.; William, W.J.; Coventry, M.B. Chronic osteomyelitis: Treatment with closed irrigation and suction. JAMA 213:1843, 1970.

72. Khan, I.A.; Vaccaro, A.R.; Zlotolow, D.A. Management of vertebral diskitis and osteomyelitis. Orthopedics 22:758, 1999.

73. Klein, M.B.; Chang, J. Management of hand and upper-extremity infections in heart transplant recipients. Plast Reconstr Surg 106:598, 2000.

74. Klemm, K. Antibiotic bead chains. Clin Orthop 295:63, 1993.

75. Kristiansen, T.K.; Ryaby, J.P.; McCabe, J.; et al. Accelerated healing of distal radial fractures with the use of specific low-intensity ultrasound. J Bone Joint Surg Am 79:961, 1997.

76. Krznaric, E.; DeRoo, M.; Verbruggen, A.; et al. Chronic osteomyelitis: Diagnosis with technetium-99m-D, l-hexamethylpropylene amine oxime labeled leukocytes. Eur J Nucl Med 23:792, 1996.

77. Lange, R.H. Limb reconstruction versus amputation decision making in massive lower extremity trauma. Clin Orthop 243:92, 1989.

78. Lisbona, R.; Rosenthall, L. Observations on the sequential use of 99mTc-phosphate complex and 67Ga imaging in osteomyelitis, cellulitis, and septic arthritis. Radiology 123:123, 1977.

79. Mader, J.T.; Adams, R.K.; Wallace, W.R.; et al. Hyperbaric oxygen as adjunctive therapy for osteomyelitis. Infect Dis Clin North Am 4:433, 1990.

80. Mader, J.T.; Brown, G.L.; Guckian, J.C.; et al. A mechanism for the amelioration by hyperbaric oxygen of experimental staphylococcal osteomyelitis in rabbits. J Infect Dis 142:915, 1980.

81. Mader, J.T.; Cripps, M.W.; Calhoun, J.H. Adult posttraumatic osteomyelitis of the tibia. Clin Orthop 360:14, 1999.

82. Marshall, K.A.; Edgerton, M.T.; Rodeheaver, G.T.; et al. Quantitative microbiology: Its application to hand injuries. Am J Surg 131:730, 1976.

83. Mathes, S.J.; Alpert, B.S.; Chang, N. Use of the muscle flap in chronic osteomyelitis: Experimental and clinical correlation. Plast Reconstr Surg 69:815, 1982.

84. Matsui, H.; Hirano, N.; Sakaguchi, Y. Vertebral osteomyelitis: An analysis of 38 surgically treated cases. Eur Spine J 7:50, 1998.

85. Maurer, A.H.; Chen, D.C.P.; Camargo, E.E. Utility of three-phase scintigraphy in suspected osteomyelitis: Concise communication. J Nucl Med 22:941, 1981.

86. May, J.W.; Jupiter, J.B.; Weiland, A.J.; et al. Clinical classification of post-traumatic tibial osteomyelitis. J Bone Joint Surg Am 71:1422, 1989.

87. Mayberry-Carson, K.J.; Tober-Meyer, B.; Smith, J.K.; et al. Bacterial adherence and glycocalyx formation in osteomyelitis experimentally induced with *Staphylococcus aureus*. Infect Immun 43:825, 1984.

88. Maynor, M.L.; Moon, R.E.; Camporesi, E.M.; et al. Chronic osteomyelitis of the tibia: Treatment with hyperbaric oxygen and autogenous microsurgical muscle transplantation. J South Orthop Assoc 7:43, 1998.

89. McCarthy, K.; Velchik, M.G.; Alavi, A.; et al. Indium-111-labeled white blood cells in the detection of osteomyelitis complicated by a pre-existing condition. J Nucl Med 29:1015, 1988.

90. Moshirfar, A.; Showers, D.; Logan, P.; et al. Prosthetic options for below knee amputations and nonunion of the tibia. Clin Orthop 360:110, 1999.

91. Muha, J. Local wound care in diabetic foot complications: Aggressive risk management and ulcer treatment to avoid amputation. Postgrad Med 106:97, 1999.

92. Munoz-Fernandez, S.; Macia, M.A.; Pantoja, L.; et al. Osteoarticular infection in intravenous drug abusers: Influence of HIV infection and differences with non drug abusers. Ann Rheum Dis 52:570–574, 1993.

93. Murdoch, G. Levels of amputation and limiting factors. Ann R Coll Surg Engl 40:204, 1967.

94. Musher, D.M.; Lamm, N.; Darouiche, R.O.; et al. The current spectrum of *Staphylococcus aureus* infection in a tertiary care hospital. Medicine (Baltimore) 73:186, 1994.

95. Naylor, P.T.; Myrvik, Q.N.; Gristina, A.B. Antibiotic resistance of biomaterial-adherent coagulase-negative and coagulase-positive staphylococci. Clin Orthop 26:126, 1990.

96. Nelson, C.L.; Hickmon, S.G.; Skinner, R.A. Treatment of experimental osteomyelitis by surgical débridement and the implantation of bioerodable, polyanhydride-gentamicin beads. J Orthop Res 15:249, 1997.

97. Norden, C.W. Experimental osteomyelitis: A description of the model. J Infect Dis 122:410, 1970.

98. Norden, C.W. Lessons learned from animal models of osteomyelitis. Rev Infect Dis 10:103, 1988.

99. Norden, C.W.; Bryant, R.; Palmer, D.; et al. Chronic osteomyelitis caused by *Staphylococcus aureus*: Controlled clinical trial of nafcillin therapy and nafcillin-rifampin therapy. South Med J 79:947, 1986.

100. Norden, C.W.; Fierer, J.; Bryant, R. Chronic staphylococcal osteomyelitis: Treatment with regimens containing rifampin. Rev Infect Dis 5(Suppl 3): S495, 1983.

101. Norden, C.W.; Shaffer, M. Treatment of experimental chronic osteomyelitis due to *Staphylococcus*

aureus with vancomycin and rifampin. J Infect Dis 147:352, 1983.

102. O'Reilly, T.; Kunz, S.; Sande, E.; et al. Relationship between antibiotic concentration in bone and efficacy of treatment of staphylococcal osteomyelitis in rats: Azithromycin compared with clindamycin and rifampin. Antimicrob Agents Chemother 36:2693–2697, 1992.

103. Orr, H.W. A New Era of Treatment for Osteomyelitis and Other Infections. St. Paul, MN, Bruce Publishing, 1930, p. 48.

104. Palestro, C.J.; Roumanas, P.; Swyer, A.J.; et al. Diagnosis of musculoskeletal infection using combined In-111 labeled leukocyte and Tc-99m SC marrow imaging. Clin Nucl Med 17:269, 1992.

105. Palestro, C.J.; Torres, M.A. Radionuclide imaging in orthopedic infections. Semin Nucl Med 27:334, 1997.

106. Paley, D.; Catagni, M.A.; Argnani, F.; et al. Ilizarov treatment of tibial nonunions with bone loss. Clin Orthop 241:146, 1989.

107. Panda, M.; Ntungila, N.; Kalunda, M.; et al. Treatment of chronic osteomyelitis using the Papineau technique. Int Orthop 22:37, 1998.

108. Papineau, L.J.; Alfageme, A.; Dalcourt, J.P.; et al. Ostéomyélite chronique: Excision et greffe de spongieux a l'air libre après mises a plat extensives. Int Orthop 3:165, 1979.

109. Patzakis, M.J.; Greene, N.; Holtom, P.; et al. Culture results in open wound treatment with muscle transfer for tibial osteomyelitis. Clin Orthop 360:66, 1999.

110. Patzakis, M.J.; Harrey, J.P.; Ivler, D. The role of antibiotics in the management of open fractures. J Bone Joint Surg 56:532, 1974.

111. Patzakis, M.J.; Wilkins, J.; Kumar, J.; et al. Comparison of the results of bacterial cultures from multiple sites in chronic osteomyelitis of long bones. J Bone Joint Surg Am 76:664, 1994.

112. Perry, C.R. Bone repair techniques, bone graft, and bone graft substitutes. Clin Orthop 360:71, 1999.

113. Perry, C.R.; Rames, R.D.; Pearson, R.L. Treatment of septic tibial nonunions with local antibiotics and intramedullary nail. Orthop Trans 12:657, 1989.

114. Peters, K.M.; Adam, G.; Biedermann, M.; et al. Osteomyelitis today: Diagnostic imaging and therapy. Zentralbl Chir 118:637, 1993.

115. Reynolds, A.V.; Hamilton-Miller, J.M.T.; Brumfitt, W. Diminished effect of gentamicin under anaerobic and hypercapnic conditions. Lancet 1:447, 1976.

116. Ring, D.; Jupiter, J.B.; Toh, S. Salvage of contaminated fractures of the distal humerus with thin wire external fixation. Clin Orthop 359:203, 1999.

117. Rittman, W.W.; Perren, S.M. Cortical Bone Healing after Internal Fixation and Infection. New York, Springer-Verlag, 1974.

118. Rittmann, W.W.; Schibili, M.; Matter, P.; et al. Open fractures: Long-term results in 200 consecutive cases. Clin Orthop 138:132, 1979.

119. Robson, M.C.; Duke, W.F.; Krizek, T.J. Rapid bacterial screening in the treatment of civilian wounds. J Surg Res 14:426, 1973.

120. Roine, I.; Arguedas, A.; Faingezicht, I.; et al. Early detection of sequelae-prone osteomyelitis in children with use of simple clinical and laboratory criteria. Clin Infect Dis 24:849, 1997.

121. Rubin, J.; McLeod, K.J.; Titus, L.; et al. Formation of osteoclast-like cells is suppressed by low frequency, low intensity electric fields. J Orthop Res 14:7, 1996.

122. Sachs, B.L.; Shaffer, J.W. A staged Papineau protocol for chronic osteomyelitis. Clin Orthop 184:256, 1984.

123. Saltzman, C.L.; Pedowitz, W.J. Diabetic foot infections. Instr Course Lect 48:317, 1999.

124. Salvana, J.; Rodner, C.; Browner, B.D.; et al. Chronic osteomyelitis: Results obtained by an integrated team approach to management. Conn Med 69:195–202, 2005.

125. Santoro, V.; Henley, M.; Benirschke, S.; et al. Prospective comparison of unreamed interlocking IM nails versus half-pin external fixation in open tibial fractures. J Orthop Trauma 5:238, 1991.

126. Schandelmaier, P.; Krettek, C.; Rudolf, J.; Tscherne, H. Outcome of tibial shaft fractures with severe soft tissue injury treated by unreamed nailing versus external fixation. J Trauma 39:707, 1995.

127. Schauwecker, D.S. The scintigraphic diagnosis of osteomyelitis. AJR Am J Roentgenol 158:9, 1992.

128. Schurman, D.J.; Smith, R.L. Bacterial biofilm and infected biomaterials, prostheses and artificial organs. In Esterhai, J.L.; Gristina, A.G.; Poss, R., eds. Musculoskeletal Infection. Park Ridge, IL, American Academy of Orthopaedic Surgeons, 1992, p. 133.

129. Scott, G.; King, J.B. A prospective, double-blind trial of electrical capacitative coupling in the treatment of non-union of long bones. J Bone Joint Surg Am 76:820, 1994.

130. Sekiguchi, J.; Haramoto, U.; Kobayashi, S.; et al. Free flap transfers for the treatment of osteomyelitis of the lower leg. Scand J Plast Reconstr Surg Hand Surg 32:171, 1998.

131. Seltzer, S.E. Value of computed tomography in planning medical and surgical treatment of chronic osteomyelitis. J Comput Assist Tomogr 8:482, 1984.

132. Sharrard, W.J. A double-blind trial of pulsed electromagnetic fields for delayed union of tibial fractures. J Bone Joint Surg Br 72:347, 1990.

133. Shirtliff, M.E.; Mader, J.T.; Calhoun, J. Oral rifampin plus azithromycin or clarithromycin to treat osteomyelitis in rabbits. Clin Orthop 359:229, 1999.

134. Sponseller, P.D.; Malech, H.L.; McCarthy, E.F.; et al. Skeletal involvement in children who have chronic granulomatous disease. J Bone Joint Surg Am 73:37, 1991.

135. Sudekamp, N.; Barbey, N.; Veuskens, A.; et al. The incidence of osteitis in open fractures: An analysis of 948 open fractures. J Orthop Trauma 7:473, 1993.

136. Swiontkowski, M.F. Surgical approaches in osteo-myelitis: Use of laser Doppler flowmetry to determine non-viable bone. Infect Dis Clin North Am 4:501, 1990.

137. Swiontkowski, M.F.; Hanel, D.P.; Vedder, N.B.; et al. A comparison of short- and long-term intravenous antibiotic therapy in the postoperative management of adult osteomyelitis. J Bone Joint Surg Br 81:1046, 1999.

138. Tang, J.S.H.; Gold, R.H.; Bassett, L.W.; et al. Musculoskeletal infection of the extremities: Evaluation with MR imaging. Radiology 166:205, 1988.

139. Tetsworth, K.; Cierny, G. III. Osteomyelitis débridement techniques. Clin Orthop 360:87, 1999.

140. Tornetta, P.; Bergman, M.; Watnik, N.; et al. Treatment of grade IIIB open tibial fractures. J Bone Joint Surg Br 76:13, 1994.

141. Tresse, O.; Jouenne, T.; Junter, G.A. The role of oxygen limitation in the resistance of agar-entrapped, sessile-like Escherichia coli to aminoglycoside and beta-lactam antibiotics. J Antimicrob Chemother 36:521, 1995.

142. Trueta, J.; Morgan, J.D. Late results in the treatment of one hundred cases of acute haematogenous osteomyelitis. Br J Surg 41:449–457, 1954.

143. Tsai, E.; Failla, J.M. Hand infections in the trauma patient. Hand Clin 15:373, 1999.

144. Tsukayama, D.T. Pathophysiology of posttraumatic osteomyelitis. Clin Orthop 360:22, 1999.

145. Tsukayama, D.T.; Guay, D.R.; Gustilo, R.B.; et al. The effect of anaerobiosis on antistaphylococcal antibiotics. Orthopedics 11:1285, 1988.

146. Tvrdek, M.; Nejedly, A.; Kletensky, J.; Kufa, R. Treatment of chronic osteomyelitis of the lower extremity using free flap transfer. Acta Chir Plast 41:46, 1999.

147. Ueng, S.W.; Wei, F.C.; Shih, C.H. Management of femoral diaphyseal infected nonunion with antibiotic beads, local therapy, external skeletal fixation, and staged bone grafting. J Trauma 46:97, 1999.

148. Unger, E.; Moldofsky, P.; Gatenby, R.; et al. Diagnosis of osteomyelitis by MR imaging. AJR Am J Roentgenol 150:605, 1988.

149. Vassilopoulos, D.; Chalasani, P.; Jurado, R.L.; et al. Musculoskeletal infections in patients with human immunodeficiency virus infection. Medicine (Baltimore) 76:284, 1997.

150. Verkin, R.M.; Mandell, G.M. Alteration of effectiveness of antibiotics by anaerobiosis. J Lab Clin Med 89:65, 1977.

151. Vesco, L.; Boulahdour, H.; Hamissa, S.; et al. The value of combined radionuclide and magnetic resonance imaging in the diagnosis and conservative management of minimal or localized osteomyelitis of the foot in diabetic patients. Metabolism 48:922, 1999.

152. Von Eiff, C.; Bettin, D.; Proctor, R.A.; et al. Recovery of small colony variants of Staphylococcus aureus following gentamicin bead placement for osteomyelitis. Clin Infect Dis 25:1250, 1997.

153. Waldvogel, F.A.; Medoff, G.; Swartz, M.N. Osteomyelitis: A review of clinical features, therapeutic considerations, and unusual aspects. Pt. 1. N Engl J Med 282:198, 1970.

154. Waldvogel, F.A.; Medoff, G.; Swartz, M.N. Osteomyelitis: A review of clinical features, therapeutic considerations, and unusual aspects. Pt. 3. N Engl J Med 282:316, 1970.

155. Walenkamp, G.H. Chronic osteomyelitis. Acta Orthop Scand 68:497, 1997.

156. Walenkamp, G.H.; Kleijn, L.L.; de Leeuw, M. Osteomyelitis treated with gentamicin-PMMA beads: 100 patients followed for 1–12 years. Acta Orthop Scand 69:518, 1998.

157. Webb, L.X.; Holman, J.; de Araujo, B.; et al. Antibiotic resistance in staphylococci adherent to cortical bone. J Orthop Trauma 8:28, 1994.

158. Weiss, S.J. Tissue destruction by neutrophils. N Engl J Med 320:365, 1989.

159. Williams, R.L.; Fukui, M.B.; Meltzer, C.C.; et al. Fungal spinal osteomyelitis in the immunocompromised patient: MR findings in three cases. AJNR Am J Neuroradiol 20:381, 1999.

160. Wood, M.B.; Cooney, W.P.; Irons, G.B. Lower extremity salvage and reconstruction by free-tissue transfer. Clin Orthop 201:151, 1985.

161. Wukich, D.K.; Abreu, S.H.; Callaghan, J.J.; et al. Diagnosis of infection by preoperative scintigraphy with indium-labeled white blood cells. J Bone Joint Surg Am 69:1353, 1987.

162. Yamashita, Y.; Uchida, A.; Yamakawa, T.; et al. Treatment of chronic osteomyelitis using calcium hydroxyapatite ceramic implants impregnated with antibiotic. Int Orthop 22:247, 1998.

163. Zobell, C.E.; Anderson, D.Q. Observations on the multiplication of bacteria in different volumes of stored seawater and the influence of oxygen tension and solid surfaces. Biol Bull 71:324, 1936.

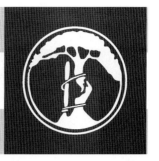

第 **22** 章

骨不连:评估与治疗

Mark R. Brinker, M.D. Daniel P. O'Connor, Ph.D.

骨不连在创伤医生接诊的病例中比重很小,但很大程度上可使医生压抑、焦虑和失落。骨不连预计常常出现在严重创伤 (如开放性骨折伴有节段性骨缺损)的病例中,但也可能出现在低能量骨折似乎必然愈合的病例中。

骨不连表现为慢性病程,伴有疼痛和功能及社会心理的丧失[180]。患者对不同家庭压力[177]和影响(如人际关系、收入)的反应不同,这些病例常难以处理。

90%~95%的骨折愈合没有问题[87,245]。骨不连仅占较小比例,此时骨折愈合的生物过程无法对抗骨创伤的局部生物学和力学变化。

第一节 定义

骨骼的正常生物愈合过程如果没有额外干预将无法获得坚强愈合,称之为"即将骨不连"。这个定义是主观的,其标准在观察者之间差异性很大。

文献报道的骨不连定义有很多种。为便于临床研究,美国食品和药品监督管理局(FDA)将骨不连定义为骨折至少已过 9 个月,且连续 3 个月无任何迹象表明愈合有进展[125,307]。Müller[209]将骨不连定义为非手术治疗 8 个月后的骨折(胫骨)愈合失败。虽然这两个定义是应用最多的标准,但其对时间武断的限制是错误的[113]。例如不应使用数月的观察时间来明确股骨干骨折伴有 10 cm 节段骨缺损属于骨不连;相反,骨科医生该如何定义一个持续加固,但需要用 12 个月时间来观察其愈合的骨折[264]?

我们将骨不连定义为主治医生认为没有进一步干预则无法愈合的骨折。骨折延迟愈合则定义为主治

医生认为比预期愈合进程缓慢,如果没有额外干预将成为骨不连风险很大的骨折。

为理解骨折不连接的生物学进程和临床相关性,需要明确正常的骨折愈合进程。本章将讨论骨折愈合的局部生物学、骨愈合的必要因素以及正常骨折的愈合类型。

第二节 骨折修复

骨折修复是一个繁杂的过程,包括骨组织的自发结构性再生和力学稳定性的恢复在骨损伤的同时骨折修复过程即已开始,首先引发组织增生,最终出现骨折部位的愈合。

骨折部位的早期生理反应是炎症反应伴出血和血肿形成。骨外膜、骨内膜以及血源性细胞中的骨前体细胞能分泌生长因子,于是骨愈合反应便迅速发生。骨折愈合后的骨塑形过程遵循 Wolff 原理[20,21,238,273,328]。

骨折修复过程包括膜内成骨和软骨内成骨的形成。此过程需要力学稳定、足够的血供,良好的骨骼接触,以及恰当的内分泌和代谢反应。特殊的生理反应与损伤的类型和程度以及治疗方式相关(表 22-1)。

一、骨痂愈合

有些骨折治疗方式(如石膏管型制动),在骨折处缺乏完全坚强的固定时,骨块稳定性由骨膜和内骨痂形成来完成。骨折处血供充足时,在骨折表面骨块间区会形成大量的骨痂。骨痂形成增加了骨折处的横截面积,因而可增进骨折稳定性。骨折处纤维软骨的形成替代了肉芽组织,也有利于骨折的稳定。只有纤维

表 22-1 根据固定种类的骨折愈合分类

固定种类	愈合优势类型
管型(闭合治疗)	骨膜桥接骨痂和骨块间软骨内骨化
加压钢板	一期皮质愈合(切锥形塑形)
髓内钉	初期:骨膜桥接骨痂
	晚期:髓内骨痂
外固定架	取决于坚强程度
	低度坚强:骨膜桥接骨痂
	高度坚强:一期皮质愈合
制动不足	
血供充足	肥大性骨不连(软骨内骨化失败)
血供不足	萎缩性骨不连
复位不良伴骨折处移位	营养不良性骨不连

软骨钙化才会出现软骨内骨化过程,骨组织才能替代软骨组织。

二、直接骨愈合

直接骨愈合过程不形成外骨痂,其特征是骨折线的逐渐消失。这种生理过程需要骨折处有足够的血供和绝对坚强的固定,在多数情况下可用加压钢板实现。在骨和骨直接接触区域骨折愈合过程类似于切锥形重塑。如果在骨块相对端有小间隙,可通过外加式骨形成获得"间隙愈合"。

三、间接骨愈合

如果骨折处固定不够绝对坚强,可出现间接骨愈合过程。例如,髓内钉固定、张力带钢丝固定、环扎钢丝、外固定、钢板螺钉固定应用欠佳时,会导致间接骨愈合。间接愈合包括在骨折处同时有骨吸收和骨形成。骨折愈合是外骨痂形成和软骨内骨化过程的共同作用结果。

第三节 骨不连的病因

一、骨不连的易感因素:不稳定、血供不足和骨接触不良

骨折愈合最基本的要求包括力学稳定性、足够的血供(即骨血运)以及骨和骨的接触。缺少这些因素中的一种或多种都易于导致骨不连。损伤严重程度,由于计划不足或计划实施欠佳导致的固定不足,或同时存在严重损伤和手术步骤操作不良,都会对愈合的基本要求产生不利影响。

(一)不稳定

内固定或外固定的机械性不稳定可使骨折处过度活动。所产生的力学不稳定因素包括:器械固定不足(即内植物过小或过细),骨折块间牵拉形成间隙(切记:骨科器械不但能将骨聚拢,也可将其分开),骨丢失以及骨质不佳(如抗拔力欠佳)(图 22-1)。如果血运丰富,骨折处的过度活动可导致大量的骨痂形成、骨折线增宽、纤维软骨矿化失败和骨替代失败,以及骨折愈合失败。

(二)血供不足

严重损伤和手术剥离都可导致骨折表面血供丢失。有几项研究已经阐明了软组织损伤程度与骨不愈合率的关系[50,62,124]。开放性骨折和高能量闭合损伤都会伴有软组织剥离及骨膜血供的损害。这些损伤还可破坏营养血管和骨内膜血供。

特定解剖部位的血管(如胫后动脉)损伤也可增加发生骨不连的风险[34]。切开复位时过多地剥离骨膜以及植入器械时损伤骨和软组织,也可破坏骨折处的血运。无论何种原因所致的血运不足,都可使骨折块末端骨质坏死。坏死的表面妨碍了骨折愈合,常导致骨不连。

(三)骨接触不良

软组织嵌夹、骨块对位或对线不良、骨缺损或骨块间移位,都可导致骨折处的接触不良(见图 22-1)。无论何种原因,骨接触不良都可导致机械不稳定并形成缺损,从而影响骨愈合过程。随着骨缺损尺寸的增大,骨折愈合的可能性会进一步降低。通过直接骨愈合方式迅速桥接皮质缺损的阈值(即所谓的成骨细胞跨越距离),在兔约为 1 mm[291],但物种不同其大小也不同。较大的皮质缺损也可能愈合,但速度极慢,而且需通过编织骨实现桥接。临界缺陷是指未经干预无法桥接的骨折表面间的间距。其大小取决于损伤的相关因素和物种间的差异。

二、其他相关因素

除了力学不稳定、血供不足和骨接触不良以外,其他因素也可能导致骨不连(表 22-2)。但这些因素本身不是骨不连的直接病因。

(一)感染

　　骨折部位的感染使骨不愈合的危险增加[124]。骨折部位(包括骨或周围软组织)的感染并不能直接导致骨不连。但感染可产生非感染骨折愈合失败相同的局部环境。感染的骨(即骨质较差)会使内植物松动,从而在骨折处产生活动和不稳定。骨折处的坏死骨(即死骨)是感染的常见并发症,这些部位没有血管,因此极不利于骨愈合。此外,由于骨感染的肉芽组织的长入会使骨折部位产生骨质溶解,因此感染还可造成骨接触不良。

(二)尼古丁摄入和吸烟

　　吸烟不利于骨折愈合。实验表明,尼古丁会抑制血管长入和骨的早期再血管化[65,256],并减弱成骨细胞的功能[76,96,248]。动物研究发现,吸烟和尼古丁可妨碍兔

的骨折愈合[247]、脊柱融合[298,337]以及胫骨延长[315,316]。

　　已有研究报道在吸烟患者中骨折延迟愈合和骨不连发生率较高。Schmitz 等[293]报道了 146 例闭合和Ⅰ型开放性胫骨干骨折病例, 其中吸烟患者骨折愈合明显延迟。Kyro 等[171]和 Adams 等[4]报道胫骨骨折的吸烟患者延迟愈合或不愈合的发病率较高。Hak 等[122]报道吸烟者股骨持续性骨不连的发病率明显较高。Cobb 等[58]报道踝关节融合术后吸烟者骨不连的发病率明显增高。吸烟与骨质疏松和广泛骨丢失相关,因此由于骨质不良所致的力学不稳定都可能在其中发挥作用。

(三)特殊药物

　　有几项动物实验表明,NSAID 会对实验性骨折和截骨愈合产生不利影响[8,9,38,92,134,157,181,265,305]。但其他研究者认为,NSAID 对动物骨折修复没有明显影响[138,204]。

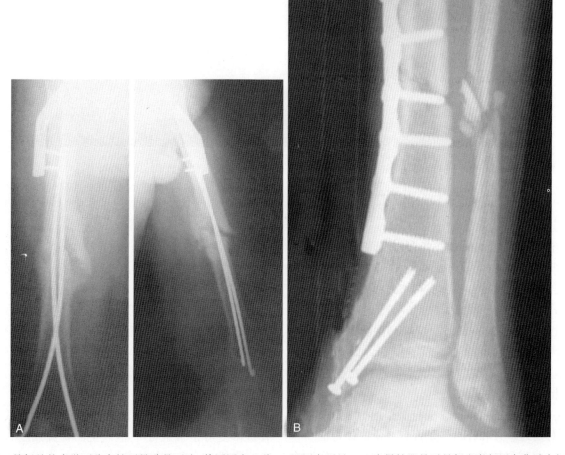

图 22-1　骨折处的力学不稳定性可导致骨不连,其原因有 2 种。(A)固定不足。33 岁男性股骨干骨折患者行可弯曲髓内钉固定不足,术后 8 个月导致骨不连。(B)牵拉。19 岁男性胫骨骨折患者行钢板螺钉固定,由于骨折处牵开而出现骨不连危险。(待续)

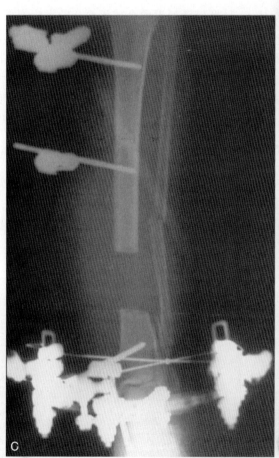

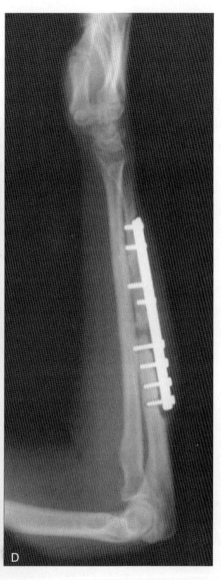

图 22-1(续)　(C)骨缺失。57 岁男性高能量开放性胫骨骨折患者,清创后有节段性骨缺损。(D)骨质不良。31 岁女性尺骨干骨折患者行切开复位内固定术后 2 年,由于慢性骨髓炎所致的骨质较差导致固定丧失。

已有报道 NSAID 的长骨骨折延迟愈合的情况[39,110,161]。Giannoudis 等[110]报道,股骨干骨折延迟愈合及不愈合与应用 NSAID 药物有明显的相关性。Butcher 和 Marsh[39]报道的胫骨骨折与 Khan[161]报道的锁骨骨折的结果相似。虽然许多文献表明 NSAID 是骨折延迟愈合的原因之一,但并没有达成完全共识。即使认为存在有某些副作用,其作用机制也不清楚(即,是直接作用于骨折处,还是通过激素效应间接作用)。目前还不清楚,是否所有 NSAID 都表现相似作用,以及特定的 NSAID 对延迟愈合和骨不连是否有剂量依赖特征。

其他药物据推测也有可能对骨折愈合有不良影响,包括苯妥英[125]、环丙沙星[136]、皮质类固醇、抗凝剂和其他制剂。

(四)其他因素

其他因素也会延缓骨折愈合或发生骨不连,这类因素包括高龄[125,171,271]、全身疾病(如糖尿病)[104,236]、功能水平差伴不能承重、静脉瘀滞、烧伤、放射、肥胖[102]、酗酒[102,104,236]、代谢性骨病、营养不良和恶病质、维生素缺乏[78]。

动物实验(鼠)发现缺乏白蛋白的动物虽然早期骨折修复可正常进行[88],但产生的骨痂强度和硬度都有所降低[242]。在骨折修复时,每日补充蛋白质可逆转这些反应并增进骨折愈合[73,88],但并未发现摄入超出

表 22-2　骨不连的病因	
易感因素	**相关因素**
机械不稳定	感染
固定不良	尼古丁或吸烟
牵开	特殊药物
骨丢失	高龄
骨质差	全身内科病情
血供不足	功能水平差
严重损伤	静脉淤滞
软组织挛缩过多	烧伤
血管损伤	放射
骨接触差	肥胖
软组织嵌入	酗酒
对位或对线不良	代谢性骨病
骨缺损	营养不良
牵开	维生素缺乏

正常日需要量的蛋白质对骨折有益[117,242]。老年人热量摄入不足也可导致骨不连[303]。

第四节　骨不连的评估

骨不连患者的情况各不相同。评估过程可能是治疗途径最关键的一步，也是医师制订治疗方案的开始。评估的目的是寻找骨不连的病因和制订治疗方案。如不确切发现病因便无法根据骨折生理特点制定治疗策略。骨不连患者的记录表是整合不同数据的最佳方法(图 22-2)。

一、病史

评估过程首先是完整的病史，包括损伤时间和初始骨折的损伤机制。应明确任何预先存在的可能影响治疗计划或预期结果的病情，如内科疾病糖尿病及有无其他损伤。询问患者与骨不连相关的疼痛和功能障碍。必须了解以往治疗骨折和骨不连的手术，包括每次手术的细节特点。可通过与患者及家庭成员以及过去治疗医生讨论，查找所有病历以便获得信息。

了解所有过去手术方式对制定正确治疗手段是关键的；相反，若忽视过去手术资料可能会导致不必要地重复过去失败的手术。更为严重的是，忽视以前的手术可以导致本来能够避免的并发症。比如，计划行髓内钉固定时应明确既往有无接受过外固定治疗，

以降低感染发生的风险[27,148,189,192,198,257,338]。

医院病历和初次骨折手术记录，对判断损伤处组织情况也是有用的信息(如开放性作伤口、污染、挤压伤、骨膜剥脱、失活骨块等的描述)，同时也可由此了解过去的软组织闭合方式。

病史还应包括过去伤口感染的详情。培养报告、应用静脉及口服抗生素，尤其是患者就诊时仍然使用抗生素等情况也应明确。有关伤口愈合和软组织分解的问题也应详细记录。应查明其他既往可能影响治疗方案的围术期并发症(如静脉血栓、神经血管损伤等)。辅助和非手术治疗如电磁和超声治疗等，也应知晓。

应询问患者有无其他可能导致骨不连的因素(见表 22-2)。有服用 NSAID 药物病史的应当停药。记录下患者每年的吸烟量及吸烟史，应给吸烟量大的患者提供一份戒烟计划。从实用角度出发，患者戒烟后才对有症状的骨不连进行治疗不实际。

二、体格检查

掌握完整病史后开始进行体格检查。应评价患者一般健康状况和营养状况，因为营养不良和恶病质是导致骨折修复减慢的因素[90,117,242,303]。测量上肢肌围是评估营养状况的最好方法。肥胖患者由于负荷过大，需要处理较大的软组织皮瓣，因而获得力学稳定有一些其特殊问题[152]。

应观察骨折区表面皮肤和软组织的情况。注意有无活动性渗出和窦道。记录下骨折处是否有畸形，并加以描述。

骨不连处应进行手动施加应力检查，以评价活动和疼痛。一般情况下，仅有微小或没有临床明显活动的骨不连，会有一定程度的骨痂形成，而且骨折面有良好的血运。活动大的骨不连，骨痂形成一般欠佳，但其骨折面可有血抑或无血抑。双下肢如有一侧骨完整，则确切评估骨不连处的活动很困难。

应当进行神经血管检查，以排除或记录血供不足以及运动或感觉障碍。检查骨不连远近端关节的主动和被动活动范围。有时，骨不连处的活动代替了毗邻关节的活动，因此减少了该关节的活动度。例如长期胫骨远端骨不连的患者常有踝关节马蹄式固定挛缩和踝关节活动弧减少(图 22-3)。而肱骨髁上骨不连的患者常有肘关节的纤维强直(图 22-4)，这些问题都会影响治疗计划以及对最终功能结果的预测。

伴有成角畸形的僵硬骨不连，可能已存在毗邻关

图 22-2　骨不连患者记录表

一般信息

患者姓名：_____　年龄：_____　性别：_____

治疗医生：_____　身高：_____　体重：_____

创伤(描述)：_____

创伤日期：_____

创伤机制：_____　疼痛(0~10 VAS)：_____

职业：_____　创伤与工作相关否？：　是　否

既往史

最初骨折治疗(日期)：_____

骨不连手术总次数：_____

　　手术 #1(日期)：_____

　　手术 #2(日期)：_____

　　手术 #3(日期)：_____

　　手术 #4(日期)：_____

　　手术 #5(日期)：_____

　　手术 #6(日期)：_____

　　(其他既往手术记于此表背面)

曾否使用电磁或超声刺激？_____

吸烟　　　　　　包数/天 _____　吸烟年数 _____

感染史(包括培养结果)_____

软组织问题史：_____

内科疾病：_____

用药情况：_____

NSAID 使用：_____

麻醉剂使用：_____

过敏史：_____

体格检查

一般情况：_____

肢体：

　　骨不连：_____ 僵硬 _____ 松弛

　　毗邻关节(活动度,代偿畸形)：_____

　　软组织(缺损,渗出)：_____

　　神经血管检查：_____

影像学检查

　　内容 _____

其他相关信息_____

_____

_____

骨不连类型

_____肥大性

_____营养不良性

_____萎缩性

_____感染性

_____滑膜假关节

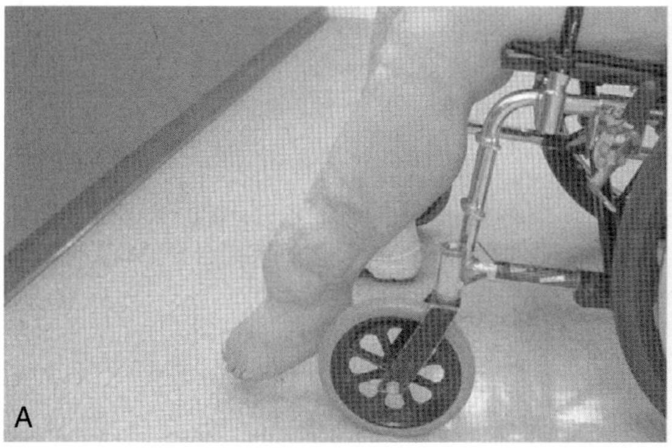

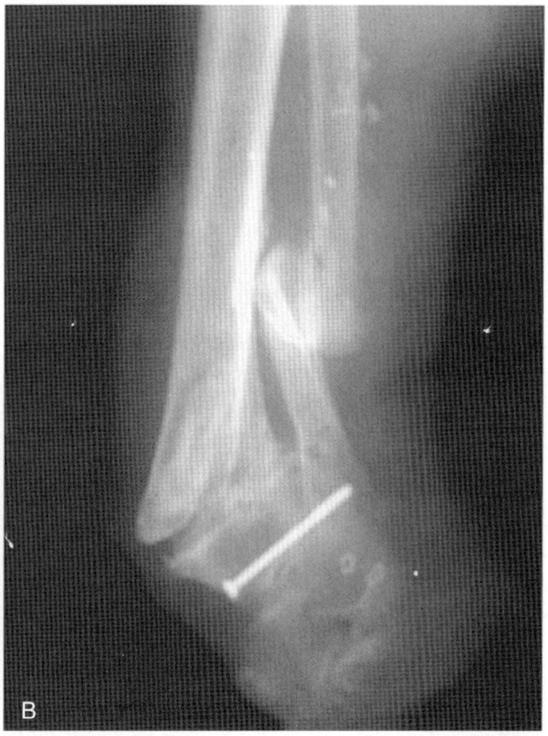

图 22-3　20 岁女性患者,胫骨远端高能开放骨折后 22 个月出现骨不连。临床照片(A)以及侧位 X 线片(B)显示,骨折处顶端前方成角导致严重马蹄挛缩。

节代偿性固定畸形。术前发现这些畸形并将其纳入矫正计划是很关键的。如仅塑形伴有畸形的僵硬骨不连,而未治疗毗邻关节的代偿性畸形,会形成直的长骨伴关节畸形,进而导致肢体功能障碍。如胫骨远端僵硬骨不连伴内翻畸形,常有距下关节代偿性外翻畸形,有踮行步态。视觉观察肢体远端反常的对线尚可,但 X 线检查可发现胫骨远端内翻畸形。将患者的距下关节内翻(如内转患足),以检查距下关节的代偿性外翻畸形是固定的还是活动的(可复的)。如患者无法在距下关节翻转,并且检查者也无法翻转距下关节,则畸形是固定性的,此时需在骨不连和距下关节处矫正畸形。如果患者可以翻转距下关节,矫正骨不连处畸形后可解决关节畸形。总之,如果患者无法将患肢关节达到与骨不连处畸形相平行的位置,此关节的畸形是固定的,需要进行矫正。如果可达到此位置,重建长骨畸形后可以解决关节畸形(图 22-5)。

如果打算进行骨移植,应检查双侧前后髂嵴并获得前次手术切取的证据(如切口)。如患者曾行脊柱手术并自后正中切口取骨,判断从哪处侧后髂嵴取骨较为困难,可以行 X 线平片或 CT 扫描,检测左右后侧髂嵴。

三、放射学检查

(一)X 线平片

从回顾原始骨折的 X 线片开始进行影像学检查。这一步可仔细观察了解初始骨损伤的特征和严重程度。与最近的 X 线平片比较可判断骨折愈合有无进展。

除原始 X 线片外,还应回顾既往治疗提供的各重要方面的 X 线片。既往 X 线片常能提供治疗中所见的骨不连情况应仔细观察这些 X 线片,以了解骨科内植物的状态(如松动、断裂或尺寸、数量不足),包括在后期 X 线上检查其取出或植入的情况。还要通过以前的 X 线片评价骨不连处畸形的变化。它是逐渐发生的,还是某次事件后出现的畸形?还要分辨出愈合或未愈合的关节骨块、蝶形骨块和楔形骨块。应明确骨块丢失或移位的情况,并了解加入骨移植物和植入骨刺激物的时间间隔,以便评价之后的骨折修复反应。

接下来用高质量 X 线片仔细分析骨不连。这一步应包括患肢(包括毗邻的近端关节和远端关节)前后位和侧位 X 线片,以及骨不连部位的前后位、侧位和双斜位片 (用小的摄片盒拍摄以增加放大率和清晰度)

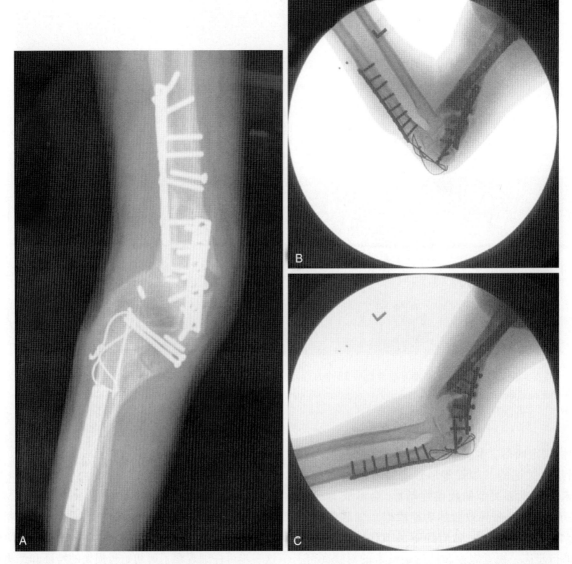

图 22-4   (A)对 32 岁男性肱骨髁上骨不连患者拍摄的前后位 X 线片。体检时很难区分骨不连处的活动和肘关节活动。此例的肘关节活动度很小,但骨不连处活动度较大。X 线透视有助于判断毗邻关节和骨不连处对活动弧的影响。(B)和(C)X 线透视下屈伸肘关节发现大多数活动出现在骨不连处而非肘关节。术前应告知患者固定骨不连后会存在的肘关节僵硬。

(图 22-6)。还应包括下肢骨不连的双侧下肢前后位和侧位 51 英寸对线位片 (用以判断下肢的不等长和畸形)(图 22-7), 以及屈伸位侧位片, 以便了解活动弧度,并分析关节和骨不连部位对总活动弧的相对作用。

当前的 X 线平片可用来评价骨不连的几种影像学特点:解剖位置,愈合程度,骨质量,表面特征,以往内植物的状态以及畸形。

1. 解剖位置

骨干骨不连主要累及皮质骨,而干骺端和骨骺骨不连则主要累及松质骨。此外还应明确有无延伸至关节内的骨不连。

2. 愈合反应和骨质量

骨不连在 X 线片上的愈合情况和骨质量有助于明确骨不连的生物学和机械学病因。评价愈合应包括对透亮线和间隙的评估和对骨痂形成的评估。评估骨质量包括对硬化、萎缩、骨量减少和骨缺损的观察。

平片上沿骨折表面出现透亮线, 提示有间隙存在,使骨折未愈合。平片上只有透亮线形成并不等同于骨不连。相反,平片上未显示明显的透亮线也并不能证明骨折愈合(图 22-8)。

骨痂形成仅发生在有足够血供的骨折和骨不连中。但是,有骨痂存在并不一定意味着骨已牢固连接。

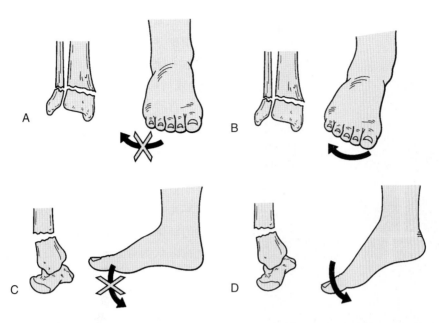

图 22-5　骨不连处关节附近的成角畸形可导致相邻关节代偿畸形。例如，胫骨远端冠状面畸形可在距下关节产生冠状面代偿畸形。如患足无法置于胫骨远端畸形位置(A)便是距下关节固定畸形，如可活动置于胫骨远端畸形位置(B)便是柔软畸形。胫骨远端矢状面畸形可产生踝关节矢状面畸形,患足无法置于胫骨远端畸形(C),则踝关节固定畸形;如可置于胫骨远端畸形(D)则为柔软畸形。

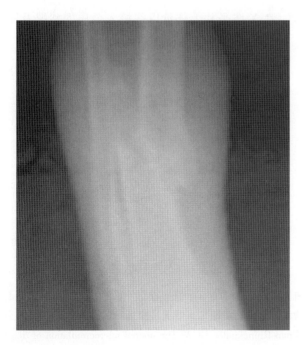

图 22-6　小片盒 X 线片显示骨不连优于大片盒 X 线片；与图 22-7 比较。

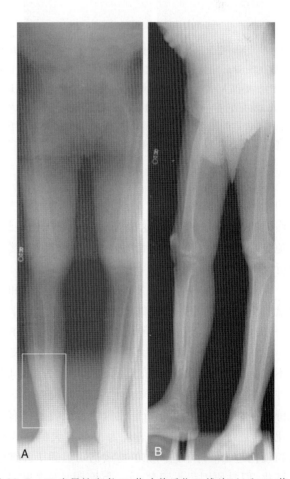

图 22-7　60 岁男性患者 51 英寸前后位 X 线片(A)和 51 英寸侧位 X 线片(B)。可见胫骨骨不连出现的斜面成角畸形。

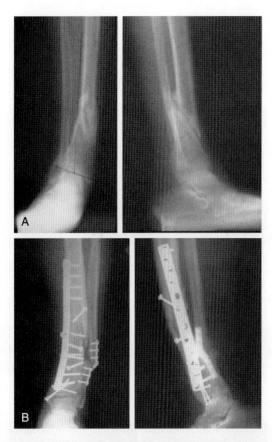

图 22-8　不应完全根据平片来做出骨愈合的最终决定。(A)88 岁女性的胫骨远端骨折,在外院行外固定治疗 14 个月后,前后位(AP)和侧位 X 线片上显示的骨折处。这处骨折愈合了,还是骨不连?请与图 22-17 比较。(B)49 岁男性患者切开复位内固定胫骨远端骨折后 13 个月行 AP 和侧位 X 线检查。此骨折愈合了,还是骨不连? 请与图 22-17 比较。

应拍摄前后位、侧位和斜位 X 线片来观察骨痂桥接和损伤处的情况。仔细检查这些 X 线片上有无透亮线,以免把那些有大量骨痂的骨不连误认为牢固连接的骨折(图 22-8)。

Weber 和 Cech[329]根据 X 线片上的愈合反应和骨质量将骨不连分为有活力的骨不连 (即有生物学活性)和失活的骨不连(即没有生物学活性的骨不连)。

有活力骨不连包括肥大性骨不连和营养不良性骨不连。肥大性骨不连有充足的血运并有骨痂生成。这种骨不连是由于缺乏机械稳定性,在骨折面之间存在持续运动而产生的。骨折部位进行性吸收并伴有未钙化,但是纤维软骨积聚,表现为持续扩大的透亮间隙和硬化边缘。骨不连间隙的持续运动阻碍了纤维软骨钙化,但是原因仍不清楚[237]。骨不连两端都出现毛细血管和血管,但无法穿过纤维软骨组织(图 22-9)[252]。

由于骨不连部位的活动持续存在或增加,使骨内膜骨痂积聚并封闭了髓腔,从而导致肥大骨膜骨痂形成的增加。肥大性骨不连可细分为象足型(即大量骨痂形成)或马蹄型(即虽然肥大但骨痂形成较少)。

营养不良性骨不连血供充足并产生愈合反应,但形成骨痂较少或无骨痂形成。这种骨不连是由于复位不良伴骨折移位所致。

失活性骨不连不会形成骨痂,而且没有生物活性由于血运不足,无法形成外骨膜骨痂和骨内膜骨痂。X 线平片上显示有透亮间隙形成。此间隙由没有成骨活性的纤维组织桥接。萎缩性骨不连是最常见的种类。既往多认为骨表面末端没有血供,但最近一项研究对这一观点提出了质疑[37,249]。影像学发现,骨折面部分吸收而且常有骨量减少。严重病例可见到大的硬化无血运骨块或骨块缺失。

3. 表面特征

骨不连部位的表面特征(图 22-10)是判断不同治疗手段对愈合影响的重要预后因素。应利用 X 线平片评价的表面特征,包括:毗邻骨片的表面,骨接触程度,骨折线的走行(即骨块形状),以及对轴向压缩的稳定性(由骨折的表面积和粉碎程度决定)。最容易治疗的骨不连是那种骨折毗邻表面较大且为横向骨折线的骨不连,其骨性接触良好且对轴向加压稳定。

4. 既往内植物情况

在 X 线平片上评价以往植入金属的状况及固定

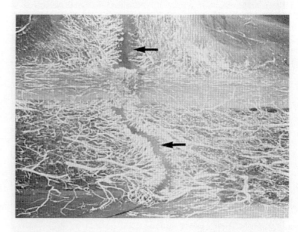

图 22-9　犬桡骨肥大性延迟愈合的微血管造影。可见局部血运的大量增加。但毛细血管无法穿过间隔的纤维软骨 (箭头)。(From Rhinelander, F. W.The normal microcirculation of diaphyseal cortex and its response to fracture.J Bone Joint Surg Am 50:78,1968.)

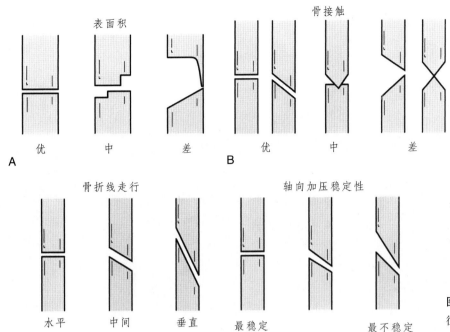

图 22-10　应考虑骨不连部位的表面特征。(A)表面积。(B)骨接触。(C)骨折线走行。(D)轴向加压稳定性。

骨的整体力学稳定性。内植物的松动或断裂表明骨不连处不稳定（即内植物断裂使骨无法愈合）[209,226,267-270,273,275]，需要进一步固定骨折以获得愈合。影像学有助于计划应取出何种内植物及下一步治疗方案。

5. 畸形

　　在临床体格检查评价畸形之后,应利用 X 线平片来观察骨不连所伴发的各种畸形的特点。分析各畸形的部位(即骨干、干骺端或骨骺)、大小和方向,包括描述其长度、角度、旋转和移位情况[219]。

　　涉及长度变化的畸形包括缩短、牵伸过度,应在 X 线平片上以厘米为单位进行测量,然后与对侧正常肢体进行比较(用 X 线标尺可对放大率进行校正)。骨缺失(即损伤或清创所致)或骨折块重叠(即复位不良)可产生短缩。牵拉性损伤或外科固定时复位不良可产生牵伸过度。

　　涉及角度变化的畸形,通过其大小和成角尖端所指方向来描述。单纯矢状位或冠状位畸形较易于判断。如果下肢骨不连处在冠状位存在成角畸形,常会导致下肢力线异常(即力线偏移)(图 22-11)。内翻畸形会使力线内移,而外翻畸形则使力线外移。

　　斜位成角畸形出现在既非矢状位也非冠状位的单一平面上。可用三角法或图示法来判断成角畸形的大小和方向(图 22-11)[33,133,221-223]。

　　骨干骨不连成角在 X 线平片上较明显。成角导致

远近端骨块解剖轴线（即骨干中线）偏移（见图 22-11）。在 X 线平片上画出远近端骨块的解剖轴线可测量出成角的大小和方向(见图 22-11)。

　　伴干骺端和骨骺骨不连的成角畸形(即近关节畸形)在原始 X 线片上可能不明显。这种畸形不像骨干畸形那么容易评价,并且骨干中线法不能描述出近关节畸形的特点。需要应用关节线和畸形骨的解剖或力学轴线相交形成的角来辨认和分析此类畸形 (见图 22-12)。当形成的角与对侧正常肢体差异较大时,便可确认存在关节周围畸形。如果对侧肢体也异常(例如双侧损伤的患者),则要应用既定的下肢正常评分值来分析(表 22-3)[35,223]。

　　成角面旋转中心(CORA)是近端骨块轴线和远端骨块轴线的交点(图 22-13)[219]。骨干畸形适宜用解剖轴线，而关节周围畸形用下列 3 种方法之一重建较短部分的轴线:如果毗邻完整骨的解剖正常,可延长其轴线;如果对侧肢体正常,可与其比较关节水平线成角角度;或者画一条线与关节水平线相交成总体正常角度。

　　分角线是经过 CORA 并平分近侧和远侧轴线夹角的线(见图 22-13)[219]。沿分角线可以完全矫正成角畸形,而不会导致移位畸形[33,221-223]。

　　体格检查和影像学检查往往仅注意比较明显的问题(如骨未愈合、疼痛和感染),可能会忽略骨不连伴旋转畸形。当发现旋转畸形后,临床检查很难精确

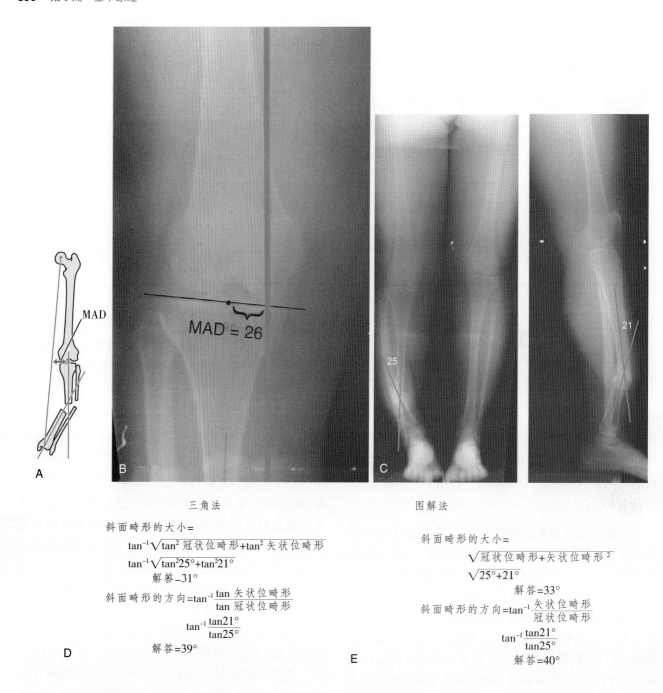

三角法

斜面畸形的大小=

$tan^{-1}\sqrt{tan^2\text{冠状位畸形}+tan^2\text{矢状位畸形}}$

$tan^{-1}\sqrt{tan^225°+tan^221°}$

解答 -31°

斜面畸形的方向=$tan^{-1}\dfrac{tan\text{矢状位畸形}}{tan\text{冠状位畸形}}$

$tan^{-1}\dfrac{tan21°}{tan25°}$

解答=39°

图解法

斜面畸形的大小=

$\sqrt{\text{冠状位畸形}+\text{矢状位畸形}^2}$

$\sqrt{25°+21°}$

解答=33°

斜面畸形的方向=$tan^{-1}\dfrac{\text{矢状位畸形}}{\text{冠状位畸形}}$

$tan^{-1}\dfrac{tan21°}{tan25°}$

解答=40°

图 22-11　(A)胫骨干骨不连内翻畸形导致力线内向偏移(MAD)。注意胫骨近端和远端解剖轴线的差别。(B)51 英寸前后位 X 线片的近观。37 岁女性患者 18 年病程的胫骨骨不连,可见 26 mm 的内侧 MAD。(C)前后位和侧位 X 线片显示 25°内翻畸形和 21°顶端前方成角畸形。(D)应用三角法界定斜面成角畸形。(E)用图解法界定斜面成角畸形。

测量畸形的大小,X 线平片可提供的帮助也很有限。影像学评价旋转不良的最好方法是 CT 扫描。

伴骨不连的移位畸形与成角畸形相似,也应判断其大小和方向。移位的大小可测量近端骨块轴线和远端骨块轴线间的垂直距离来表示。对成角和移位复合畸形病例(骨块相互不平行),可在远端骨块的近端水平测量其移位(图 22-14)。

如果在骨不连部位出现成角和移位畸形,则在前后位和侧位 X 线片的不同水平上观察 CORA (图 22-15)。如果仅有成角畸形(无移位),则在前后位和侧位 X 线片的相同水平上判断 CORA。

除了评估与骨块移位有关的骨性畸形外,还应从

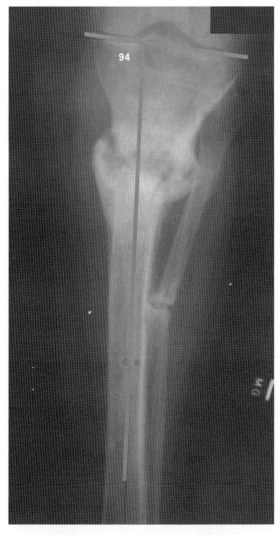

X 线片上评价骨不连毗邻关节有无代偿畸形。部分病例初次检查即可发现明显的代偿畸形，但并非总是如此。已如前述，不能认识和校正代偿畸形，愈合及力线就不能达到理想的功能状态。

如果骨不连处存在畸形，应从 X 线片上分析毗邻关节有无代偿性成角畸形。这在有冠状面成角畸形的胫骨骨不连病例中尤为重要，因为常会忽略存在的距下关节代偿性畸形。胫骨内翻畸形常导致距下关节外翻畸形，而胫骨外翻畸形常可出现距下关节内翻畸形。可用伸展 Harris 位像来评估距下关节代偿畸形（图 22-16）。双下肢伸展 Harris 位像可测量出正常和异常下肢在冠状面上跟骨相对于胫骨干的方向（见图 22-16）。

(二)CT 与平面断层成像

平片并不总能提供骨折愈合状况的所有信息。硬化骨和金属内植物可使骨折部位模糊，尤其是存在硬化性骨不连或金属固定牢固时[26]。CT 与平面断层成像有助于进一步评价此类病例(图 22-17)。CT 扫描在评估桥接骨占横截面积的比例时更有效(图 22-18)。典型的骨不连，桥接骨占骨折面横截面积的比例少于5%(见图 22-18)。而已愈合或正在愈合的骨折不连接，桥接骨占骨折面横截面积的比一般高于 25%。可以用连续 CT 扫描来评估骨折固化的进展情况（见图 22-18)。CT 扫描还有助于评价关节内骨不连病例的关节面的突降和关节面不连续。

当 CT 影像受金属人造物影响时，平面断层成像

图 22-12　胫骨近端骨不连伴外翻畸形导致力学轴线外侧偏移。胫骨近端内侧角为 94°，与对侧正常肢体以及正常人相比明显偏离(见表 22-3)。

表 22-3　评价下肢骨骺和干骺端骨不连伴畸形(关节周围畸形)的正常值				
畸形的解剖部位	平面	角度	描述*	正常值
股骨近端	冠状面	颈干角	股骨颈方向和股骨解剖轴间的关系	130°(124°~136°)
		股骨近端内侧解剖角	股骨解剖轴线和大转子尖与股骨头中心连线间的关系	84°(80°~89°)
		股骨远端外侧力线角	股骨力线和大转子尖与股骨头中心连线间的关系	90°(85°~95°)
股骨远端	冠状面	股骨远端外侧解剖角	股骨远端关节线和股骨解剖轴间的关系	81°(79°~83°)
		股骨远端外侧力线角	股骨远端关节线和股骨力线间的关系	88°(85°~90°)
	矢状面	股骨远端后侧解剖角	股骨远端矢状位关节线和股骨远端骨干中线间的关系	83°(79°~87°)
胫骨近端	冠状面	胫骨近端内侧力线角	胫骨近端关节线和胫骨力线间的关系	87°(85°~90°)
	矢状面	胫骨近端后侧解剖角	矢状位胫骨近端关节线和胫骨干中线间的关系	81°(77°~84°)
胫骨远端	冠状面	胫骨远端外侧力线角	胫骨远端关节线和胫骨力线间的关系	89°(88°~92°)
	矢状面	胫骨远端前侧解剖角	矢状位胫骨远端关节线和胫骨骨干中线间的关系	80°(78°~82°)

* 解剖轴线：股骨，骨干中线；胫骨，骨干中线。力学轴线：股骨，股骨头中点至膝关节中点连线；胫骨，膝关节中点至踝关节中点连线；下肢，股骨头中点至踝关节中点连线。

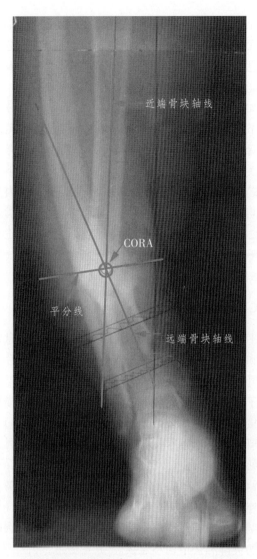

图 22-13 与图 20-11 为同一病例,骨干骨不连和畸形。图中标出了成角旋转中心(CORA)和平分线。

在评价骨性愈合程度上尤其有效。

CT 可精确定量旋转畸形。然后把受累骨近侧和远侧骨块的相对方向与对侧正常骨相比较。这种技术虽然更常用于评价股骨旋转异常[129,135,184],但也可用于任何长骨。

(三)核素成像

几项核素成像研究有助于评价骨不连处的骨血运、滑膜假关节形成和感染。

99m锝焦磷酸盐复合物可反映血流增加和骨代谢情况,并在创伤、感染和肿瘤区可被吸收在羟基磷灰石结晶上。由于骨折面有良好的血供和成骨细胞活性,99m锝骨扫描在有活力骨不连病例中可显示摄取增

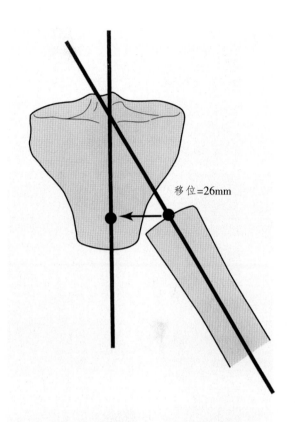

图 22-14 在远端骨块的近端水平测量移位畸形的大小。

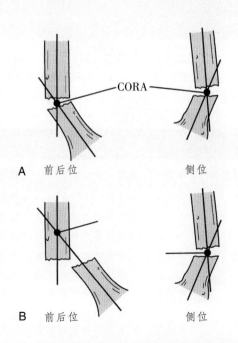

图 22-15 (A)如果骨不连处成角畸形不伴移位畸形,则成角旋转中心(CORA)在前后位(AP)和侧位 X 线上处于相同水平。(B)如果骨不连处的畸形包括成角畸形和移位畸形,AP 位和侧位 X 线上 CORA 在不同水平。

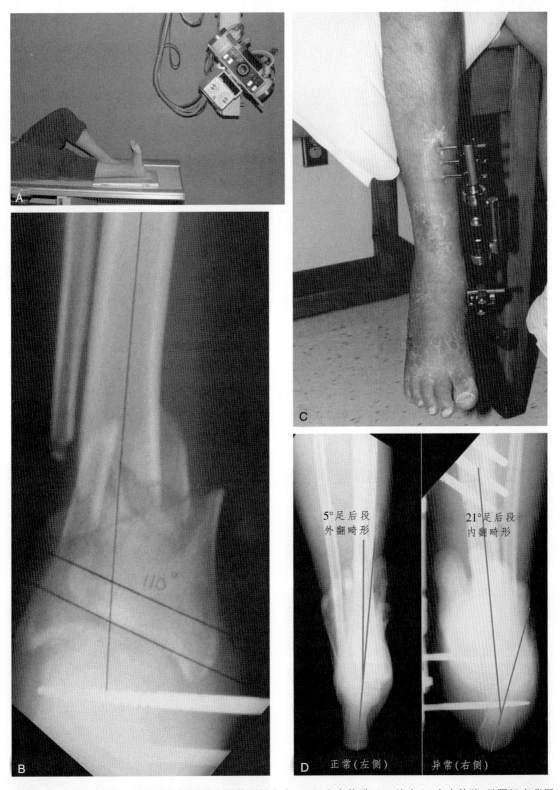

图 22-16　伸展 Harris 像示出足后段相对于胫骨干在冠状面的方向。(A)患者仰卧于 X 线床上,完全伸膝,足踝极度背屈。X 线球管成 45°对准跟骨,距离为 60 英寸。(B)前后位 X 线示出胫骨远端骨不连伴外翻畸形。曾在外院行外固定治疗,为矫正胫骨远端畸形曾将足后段通过距下关节固定于内翻位。(C)这种情况在临床检查时并不总是很明显,往往被忽略。(D)伸展 Harris 像比较正常左侧和异常右侧。可见右下肢明显的距下内翻畸形,必须矫正其胫骨远端外翻畸形和距下内翻畸形。

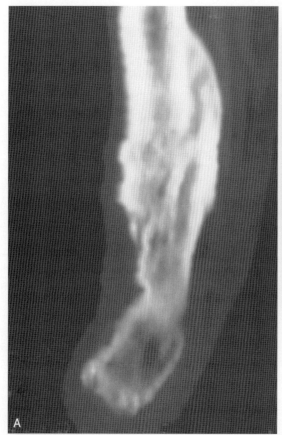

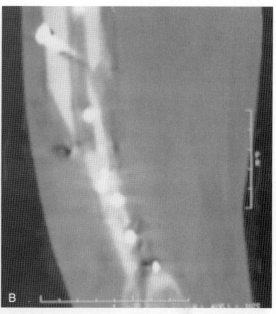

图 22-17　(A)88 岁女性患者(见图 22-8A)的 CT 图像,可见此骨折已愈合。(B)49 岁男性患者(见图 22-8B)的 CT 图像,可见骨折已发展成骨不连。

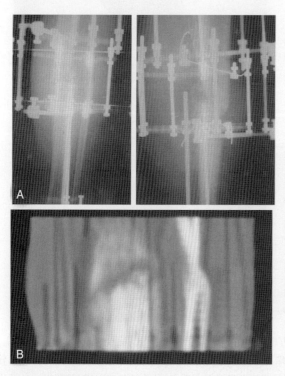

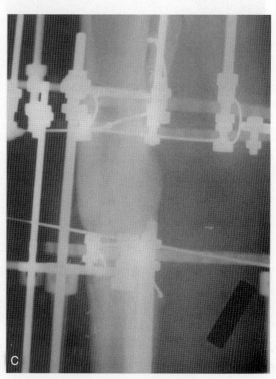

图 22-18　CT 有助于判断骨折愈合还是骨不连,并可评估随时间延长断面的愈合情况,此例为胫骨中段感染性骨不连。(A)胫骨创伤后 4 个月从 X 线片上难以确定骨折是否愈合。(B)CT 扫描发现一处明显的间隙,而没有出现骨接触或桥接(断面愈合区为 0%)。(C)骨不连区逐渐加压 6 个月后的 X 线影像。(待续)

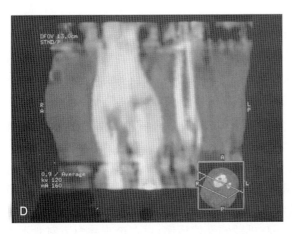

图 22-18(续) (D)CT 扫描显示坚固骨性愈合(超过 50%断面愈合)。

加(图 22-19)。

滑膜假关节有滑膜样固定的假关节囊包绕充满液体的空腔。髓腔被封闭,而且在此"假关节"处存在活动[274,329]。滑膜假关节可在血供丰富、肥大性骨痂形成区域或骨痂少血运差的部位出现。可用 99m 锝焦磷酸盐复合物骨扫描确立诊断。在骨不连的两端热区之间的假关节处存在一个 "冷断层" (见图 22-19)[32,93,94,274]。

放射性标记白细胞扫描 (如 111 铟或 99m 锝-六甲基丙烯胺肟,HMPAO)是评价急性骨感染的有用工具。在急性感染处出现标记的多形核白细胞聚集。

镓扫描对评价慢性骨感染有效。67 镓柠檬酸盐聚集于慢性感炎的部位联合应用 67 镓柠檬酸盐扫描和 99m 锝-磺胺胶体骨髓扫描,可进一步明确骨不连时慢性感染的诊断。

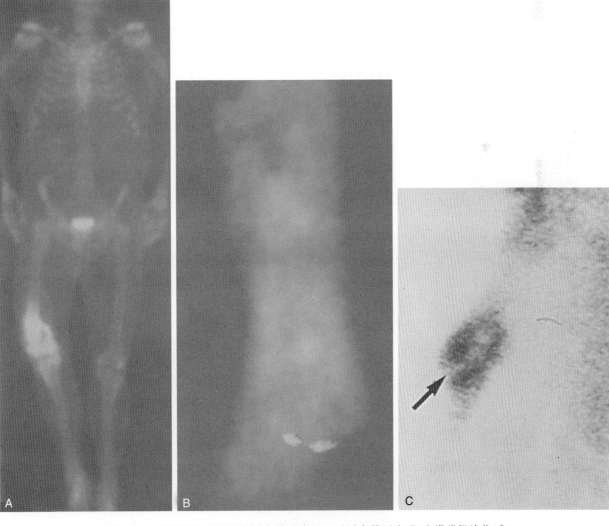

图 22-19 3 例锝骨扫描显示有活力骨不连(A)、无活力骨不连(B)和滑膜假关节(C)。

(四)其他影像学研究

透视和放射线摄影(见图 22-4)可在屈伸位侧位 X 线片的基础上判断关节和毗邻骨不连在总运动弧中的比重。透视对导引针吸骨不连部位也有帮助。

超声检查对骨转运或骨延长时评价骨再生状况(即牵引成骨)也有帮助。用超声技术可观察含液体囊腔的再生延迟成熟,并可在监视下进行抽吸(图 22-20)。对核素检查怀疑有滑膜假关节形成的病例,超声也有助于判断是否存在有液体充盈的假关节囊。

磁共振成像有时可用于评价骨不连部位的软组织或毗邻关节的软骨与韧带的结构。

窦腔 X 线照相可用于检查感染骨不连病例的窦道形成。

血管造影可观察瘢痕和畸形肢体中的血管解剖情况。这项检查对大多骨不连患者并非必须,但如果要考虑肢体的活力则需行此检查。

对下肢骨不连,需长期轮椅活动或卧床的患者,术前需行静脉多普勒检查,以除外深静脉血栓形成。对术前未做彻底筛检的患者,在术中或术后进行静脉栓塞或栓子的重新鉴别,对患者及其家庭以及骨科医生都是不利的。

四、实验室检查

常规实验室检查,包括电解质检查和全血细胞计数,有助于评估患者的一般健康状况。对感染者应检查血细胞沉降率和 C-反应蛋白。有必要时还需检查无反应性全项、白蛋白水平和转铁蛋白水平,以评估患者的营养状况。如对患者伤口愈合能力有疑问,可检查其白蛋白水平(应 ≥3.0 g/dL)和全淋巴细胞计数(应 >1500 细胞/mm³)。有多次输血史的患者,应检查其肝炎全项和人免疫缺陷病毒(HIV)。

对可疑感染的病例,可在透视导引下对骨不连部位进行穿刺或活检。对抽吸或活检材料进行细胞计数和革兰染色,并进行培养,以便发现需氧菌、厌氧菌、真菌和耐酸杆菌等微生物。为提高检出率,在骨不连处的穿刺前至少停用所有抗生素 2 周时间。

五、会诊

骨不连患者常伴有软组织问题,感染,慢性疼痛,压抑,运动或感觉障碍,关节僵硬,以及不相关的内科疾病。这些复杂的问题需要集合一个医疗专业小组来帮助治疗骨不连患者。会诊医生应参与患者的初次检查,并参与整个治疗过程。

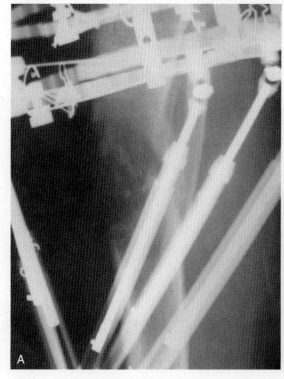
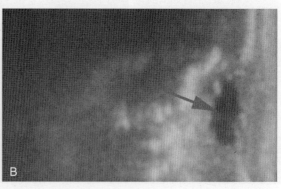

图 22-20　(A)X 线显示胫骨近端再生逐渐成熟。(B)超声显示有充液囊(箭头)。

术前整形重建外科医生的会诊,对评估软组织状况,尤其是当感染性骨不连行多次清创后需要覆盖创面时,十分必要。如对肢体活力(即血运)有疑问,应请血管外科医生会诊。

感染病专家的会诊有助于制定出术前、术中以及术后的最佳抗生素用药方案。尤其是那些有长期感染性骨不连病史的患者,这一点更为重要。

许多骨不连患者会对口服麻醉性止痛剂有依赖性。疼痛诊疗专家有助于在整个治疗过程中处理患者的问题,并最终使患者摆脱麻醉性止痛剂[111,286,309]。

慢性疾病患者常有情绪压抑[79,155,156,170]。这在骨不连患者中也是常见的。请精神科医生治疗会有很大帮助。

有运动或感觉障碍的患者应请神经科医生协助诊治。行肌电图和神经传导检查可以判断神经损伤的部位和程度,并可决定是否需要行神经探查和修复。

可请理疗师协助进行术前和术后训练。术前进行数次物理治疗,可对患者提供术后预期活动方面的教育,并指导患者如何使用辅助器械。术后开始的康复(住院患者)包括移动训练、步态训练、活动度联系和一项简单的力量训练计划,目的是在可能的情况下进行独立的移动和行走。门诊理疗主要包括肌力和关节活动度练习,也可包括无菌或含药物的涡流浴治疗,以治疗或预防微小的感染(如外固定患者的钉道刺激)。

职业性治疗对恢复日常活动和工作相关活动是有益的,尤其是那些需要良好的肌肉功能的动作,如化妆、穿衣和使用手动工具。在骨不连修复过程中如需辅助设备来完成日常活动,也可进行职业性治疗。

对营养不良或肥胖患者应咨询营养师。日常摄入蛋白质(白蛋白)或维生素不足可能导致骨折延迟愈合或骨不连[73,88-90,117,242,303]。营养师可建议严重肥胖患者减轻体重。处理肥胖患者骨不连的技术要求较高,并发症的发生率也较高[152]。

对于老年患者或者可能有严重内科疾患的患者,应提早请麻醉师和内科医生会诊。术前计划好特殊的麻醉和内科治疗用药要求可减少术中和术后内科并发症的可能性。

第五节　治疗

一、目的

显然,治疗的目标是使骨折愈合,但这不是唯一的目的,因为即使骨不连获得了牢固愈合,一个无功能、感染、畸形的肢体并伴有疼痛和邻近关节僵硬,对于大多数患者来说也是一个不满意的结果。重点应放在治疗过程中和治疗之后能使肢体和患者恢复完整的功能。

治疗骨不连就好比下棋,在开始之前很难预料其过程。有些骨不连一次治疗就迅速愈合,而其他一些病例则需要多次手术的长期治疗。但往往那些初始条件最好的骨不连也会出现愈合困难。因此,治疗计划的每一步都要预计到有失败的可能,允许实施进一步的治疗选择,切不可自断退路。

在治疗开始之前,应仔细了解患者的动机、功能障碍状况、社会问题、法律问题、心理状况和期望值。患者对治疗的期望现实否?在开始任何治疗之前,都必须获得患者的知情同意。患者必须明白骨不连愈合的不确定性、治疗的时间间隔和需要的手术次数。治疗医生不要对患者做任何承诺和保证。如果患者无法忍受较长时间的治疗过程或治疗和结果的不确定性,可与其讨论截肢的选择。虽然肢体截除有其缺点,但可以迅速解决问题,因此对部分患者来说,这也是较好的选择[29,57,132,276,306]。劝诱患者参与或退出任何治疗选择是不明智的,对截肢手术尤为如此。

如有可能,应在治疗时消除感染并矫正让人难以接受的畸形。但这并不总是切实可行的,因此要把治疗计划分为几个阶段。为改进功能,应优先治疗下列各项:①骨愈合;②消除感染;③纠正畸形;④最大限度增加关节动度和肌力。

应明确,治疗的优先顺序并不一定表示手术的时间顺序。例如,对感染性骨不连伴畸形者首要的治疗是使骨愈合,也可能先做清创以消除感染,但最为首要的优先治疗仍是使骨愈合。

二、治疗方案

在深入分析患者的病史、体格检查结果、影像学检查、实验室结果和内科医生会诊意见之后,应评价患者的总体状况。这些评价对制定特殊情况患者的特殊治疗方案时是必需的。

治疗方案的选择基于对骨不连的准确评价和分类(表 22-4)。分类是根据骨不连类型和 13 项治疗修正项目做出的(表 22-5)。

三、骨不连类型

设计治疗方案时首先应考虑骨不连类型(图 22-

骨不连类型	体格检查	X线平片	核素成像	实验室检查
		表22-4 骨不连类型及其特征		
肥大性	一般无过度活动,手动应力试验可引发疼痛	大量骨痂形成,骨不连处有透亮线（未钙化的纤维软骨）	锝骨扫描显示骨不连处摄取增加	不明显
营养不良性	多变(取决于目前金属植入物的稳定)	骨痂少或无骨痂,骨折处有分离	锝骨扫描显示骨不连处骨表面摄取增加	不明显
萎缩性	多变(取决于目前金属植入物的稳定性)	骨表面部分吸收,无骨痂形成,骨质不良;骨块缺血硬化;节段骨缺损	锝骨扫描显出缺血骨块冷区(摄取减少)	不明显
感染性	取决于感染的特性:活动性脓性渗出活动性无渗出——无渗出但感染区热、红肿、疼痛静息性——无渗出或无感染的局部症状和标志	骨溶解;骨质不良;骨块缺血硬化;节段性骨缺损	锝骨扫描显示摄取增加;急性感染铟扫描显示摄取增加;慢性感染镓扫描显示摄取增加	红细胞沉降率和C-反应蛋白增高,更严重和急性病例白细胞计数增高;虚弱患者可行血培养;骨不连处穿刺抽液有助于对感染的处理
滑膜假关节	多变	表现各异(肥大性、营养不良性或萎缩性)	锝骨扫描显示骨不连处有"冷断层",未愈合骨端周围摄取增加	不明显

21)。通过将骨不连归为5种类型之一,骨科医生可明确其机制和骨折愈合的生理需求,进而制定出相应的治疗方案。

(一)肥大性骨不连

肥大性骨不连是有活力的,有足够的血供[252],而

且有大量骨痂形成[207],但是缺少机械稳定性。肥大性骨不连如获得机械稳定性则可在骨块间隙内产生软骨细胞介导的纤维软骨矿化过程(图22-22)。牢固固定后可早在6周时出现纤维软骨矿化,并伴有血管长入矿化的纤维软骨[207,290](图22-22)。到固定后8周时,出现钙化纤维软骨吸收,其呈柱状排列作为模板以供

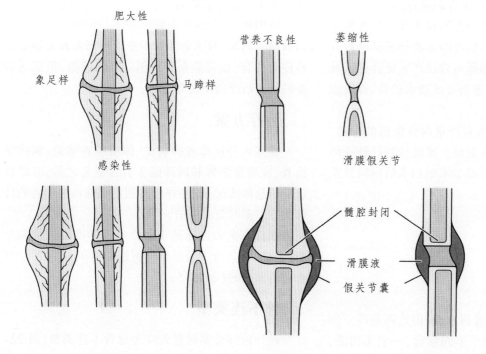

图 22-21 骨不连的分类。

分类	治疗方案	
	生物性	机械性
初步考虑(骨不连种类)		
肥大性	表面特性差,无骨痂形成者	加强稳定性
营养不良性	植骨	改进复位(骨接触)
萎缩性	通过植骨或骨搬运进行生物刺激	增加稳定性,加压
感染性	清创,抗生素珠链,死腔处理全身应用抗生素治疗,生物刺激骨愈合(植骨或骨搬运)	提供力学稳定性,加压
滑膜假关节	切除滑膜和假关节组织,钻通髓腔并扩髓,植骨	加压
治疗修正项目		
解剖部位	治疗修正项目在正文中阐述	
干骺端		
骨骺		
骨干		
节段性骨缺损		
既往失败治疗		
畸形		
长度		
成角		
旋转		
移位		
表面特征		
疼痛和功能		
骨量减少		
骨不连处活动性		
僵硬		
松弛		
金属植入物状况		
运动或感觉障碍		
患者健康情况和年龄		
毗邻关节问题		
软组织问题		

表 22-5 根据不同分类的骨不连治疗方案

编织骨沉积。继而编织骨塑形成为成熟的板层骨(见图 22-22)[290]。

肥大性骨不连无需植骨[68,142,207,208,268,270,273,275,327-329]。应切除骨不连处组织。仅需在正确的方向上轻"推"一把即可(图 22-23)。如果牢固固定措施需要显露骨不连部位(如加压钢板固定),对骨不连处行去皮质处理可加速其固化过程。如固定过程无需显露骨不连部位(如髓内钉固定、外固定),则不必切开准备骨不连部位。

(二)营养不良性骨不连

营养不良性骨不连也有活力。其血供充足但骨痂形成很少或无骨痂形成。典型的病因是复位不良导致骨性接触很少或无接触(图 22-24)。治疗营养不良性骨不连的方法包括:骨块的复位以增加骨性接触,骨移植以刺激局部的生物学环境或两者都使用。可使用内固定或外固定来复位骨块,以增强骨接触。对表面较大、无粉碎的营养不良性骨不连采用复

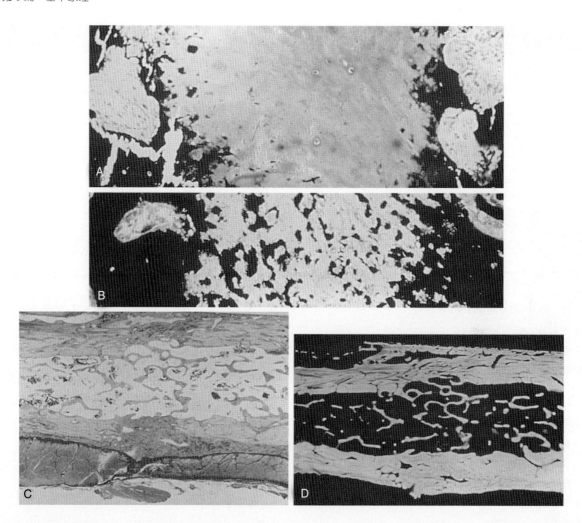

图 22-22　(A)显微成像显示,犬肥大性骨不连未矿化的纤维软骨(Von Kassa 染色)。(B)钢板固定后 6 周在肥大性骨不连处可见软骨细胞介导的纤维软骨矿化。(C) 逐渐形成编织骨。(D) 固定后 16~24 周塑形成压缩皮质骨。(From Schenk, R. K.History of fracture repair and nonunion. Bull Swiss ASIF October,1978.)

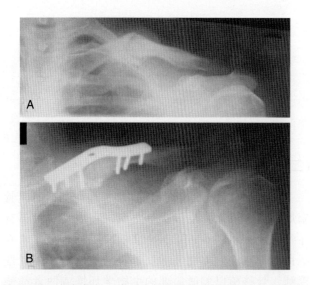

图 22-23　钢板螺钉固定肥大性锁骨骨不连迅速产生骨愈合。(A)创伤后 8 个月 X 线显示肥大性骨不连。(B)切开复位内固定(未行植骨)后 15 周 X 线显示已完全坚固骨性愈合。

位加压。对表面特征不佳或无骨痂形成者则适宜采用骨移植。

(三)萎缩性骨不连

萎缩性骨不连是无活力的,其血供较差,无法获得生物活性(图 22-25)。其首要问题是生物性的,因此萎缩性骨不连需要的治疗方案包括生物学技术和机械学技术。生物学刺激法常是将自体松质骨植入到骨不连部位经广泛去皮质处理的区域。应切除小的游离坏死骨块,然后由移植骨充填残余的缺损。处理较大骨缺损的方法较多,稍后再述。可采用内固定或外固定来获得力学稳定性。固定方法必须能使质量较差的骨(骨质疏松)获得足够的稳定性。固定并刺激后,数月内萎缩性骨不连会缓慢出现再血管化过程,X 线片上可见,骨质疏松贯穿硬化的失活骨[267,329]。

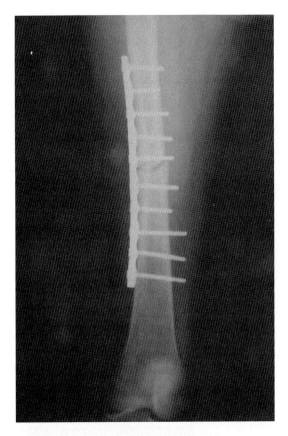

图 22-24　股骨干骨折钢板螺钉固定术后 21 个月,显示营养不良性骨不连。图中可见无骨痂形成,且骨性接触较差。

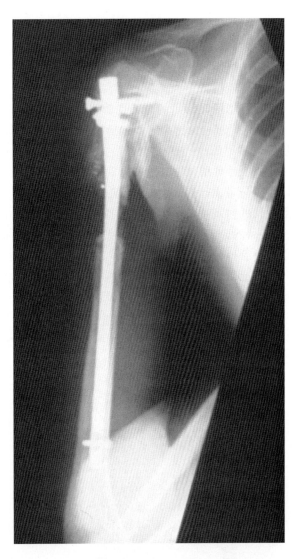

图 22-25　肱骨近端萎缩性骨不连。图中可见无骨痂形成、骨缺损和骨表面缺血性表现。

是否需切除非感染性骨不连处较大的硬化骨尚未达成共识。常用钢板螺钉固定者倾向于保留大的硬化骨。他们认为坚固的钢板固定、去皮质处理和植骨后可在数月内使硬化骨缓慢再血管化并愈合。善于用其他方法治疗者则认为应切除大的硬化骨块,产生的骨块缺损可用其他几种方法重建。这两种治疗方案都可在较大比例上成功治疗骨不连。笔者的决定在很大程度上依赖于治疗修正项目(下文讨论)。

(四)感染性骨不连

感染性骨不连有双重困难。更为复杂的是,患者常有难以控制的疼痛(常有麻醉剂依赖性)、软组织问题、畸形、关节问题(例如挛缩、畸形、活动受限)、运动和感觉障碍、骨量减少、健康状况差、压抑以及混杂的其他问题。感染性骨不连是所有骨不连中最难处理的一种。

治疗感染性骨不连的目标是:获得坚实的骨愈合,消除感染,最大限度的保留患者和肢体的功能。开始治疗程序之前,应与患者及其家属讨论所需的治疗过程、时间长度、预期的手术次数以及治疗计划的强度。骨不连治疗过程难以预料,尤其是感染性骨不连。应和患者讨论充足的治疗后出现持续感染和骨不连仍存在的可能性,以及将来截肢的可能性。

感染性骨不连的治疗方案取决于感染的性质(如渗出性、活动性非渗出性、静止性)[271],并要涉及生物学和力学途径。

1.活动性脓性渗出:当有化脓性渗出存在时,骨不连更长久,更难以愈合(图 22-26)。活动性感染渗出需要数次彻底清创来消除感染。首次清创应取深部组织培养,包括软组织和骨标本。术中取深部组织培养之前至少 2 周应停用围术期抗生素。切除所有坏死软组织(如筋膜、肌肉、脓腔、窦道)、骨和异物(如松动的骨科金属、霰弹)[147,233]。窦道组织样本送病理检查,以排除肉瘤的可能[233]。用抗生素溶液脉冲冲洗是清洗开放腔洞的有效措施。

清除完毕活动渗出的感染性骨不连之后,常会出现一个死腔。最初的治疗一般包括植入含抗生素的聚甲基丙烯酸甲酯珠链(PMMA)[233],并在每次清创后更换珠链。然后可用几种方法来处理死腔。最常用的方法是用旋转带血运肌瓣(如腓肠肌、比目鱼肌[232,238])或带微血管的游离皮瓣(如背阔肌、腹直肌[331,332])覆盖移植。另一种处理死腔的方法是用敞开伤口湿敷[226],待肉芽生成后再行皮肤移植。

清创后骨缺损可通过各种骨移植技术进行重建。这些方法将在"节段性骨缺损"中讨论。

会诊的感染科专家一般主张全身应用抗生素治疗。在取得深部组织培养结果之前可静脉应用广谱抗生素,而在培养结果明确之后则应针对感染原应用抗生素。

2.活动性无渗出感染:无渗出感染性骨不连可有肿胀、感觉过敏和局部红斑(见图 22-26)。病史常有长期发热。其治疗原则与活动性渗出感染性骨不连相似:清创、术中培养、软组织处理、力学稳定性、骨愈合刺激和全身应用抗生素治疗。这种病例一般需要切开引流脓肿,仅切除少量的骨和软组织。非渗出感染性骨不连,常可切开引流后一期闭合,也可行闭式冲洗引流直至感染消除或转为静止性。

3.静息感染:非渗出性、静息感染性骨不连患者,有感染史但无渗出或症状持续 3 个月或 3 个月以上[271],或者无感染病史但铟或镓扫描阳性(见图 22-26)。其治疗类似于萎缩性骨不连,可用内固定或外固定。如果行钢板螺钉固定,在手术时可切除残余的死骨。将骨去皮质处理并固定,也可植骨。如选择行外固定,无需切开清创或植骨,加压即可消除感染和骨不连[294]。

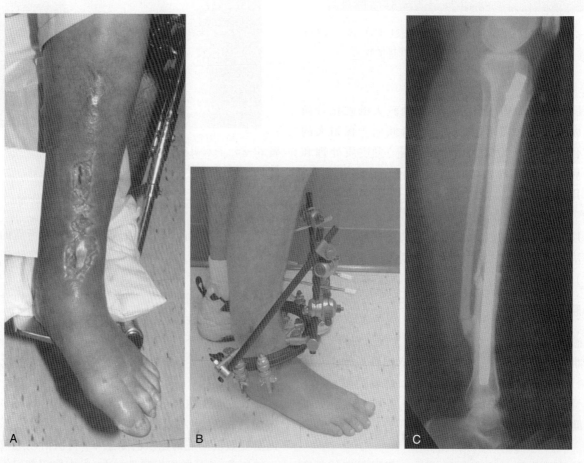

图 22-26 (A)临床照片显示胫骨感染性骨不连活动性渗出。(B)另张照片显示无渗出的感染性胫骨骨不连。注意有局部肿胀(并有红斑)但无脓性渗出。(C)X 线显示无渗出静止的感染性胫骨骨不连(患者有多次脓性渗出病史,镓扫描证实存在感染)。

(五)滑膜假关节

滑膜假关节形成的特点是液体充填在封闭的髓腔周围,而且有固定的滑膜样假关节囊(图 22-27)。治疗包括生物学刺激和增加机械稳定性。手术切除滑膜和假关节组织,钻通近端和远端髓腔并扩髓。通过骨端塑形后用内固定或外固定加压骨块来闭合主要骨块间的空隙。骨不连处行植骨和去皮质处理有助于加速愈合。

根据 Ilizarov 教授的治疗方法,通过在滑膜假关节两端缓慢逐步加压来产生局部坏死和炎症,最终刺激愈合过程[143,294]。笔者结合使用了此方法,认为,切除骨不连处之后再行单边加压或骨转运可获得更好的

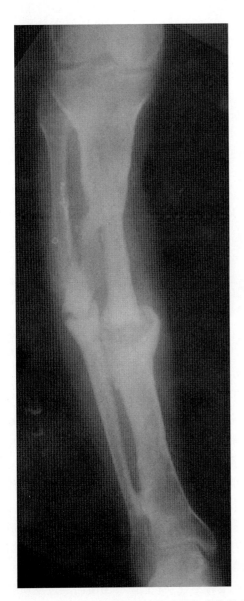

图 22-27　平片可见胫骨骨不连伴滑膜假关节形成。

结果。

四、治疗修正项目

治疗修正项目(见表 22-5)能对骨不连进行更具特异性的分类,有利于调整治疗计划。

(一)解剖部位

受累骨和骨不连穿行的特殊部位(如骨骺、干骺端、骨干)可界定骨不连的解剖部位。本章仅大体讨论解剖部位对骨不连治疗的影响。

1.骨骺骨不连:骨骺骨不连相对少见。出现的主要原因是复位不佳,因而在骨折处留下了间隙。因此这类骨不连一般表现有营养不良的特征,评估骨骺骨不连需考虑的重要因素是:关节内各部分的复位(消除关节面的台阶),近关节的畸形(如长度、角度、旋转、移位),关节动度(常因关节纤维化受限),以及毗邻关节的代偿畸形。

骨骺骨不连一般采用骨块间加压螺钉固定来治疗。最好使用空心拉力螺钉技术(即在滑动孔上过度钻孔),并在螺钉头下放置垫圈。过去放置的螺钉,若使骨不连处出现分离,应将其去除。关节镜对骨骺骨不连是一种有效的辅助治疗(图 22-28)。可在关节镜下评估关节面的台阶形成以及镜下进行直视复位,并可用空心螺钉系统在透视下经皮放置拉力螺钉。必要时可用磨钻将关节内骨不连处进行修整,但一般不需要此步骤。关节镜还有助于松解关节内的粘连,促进关节动度的改善。有时需切开复位关节内或近关节畸形。此时可延长切口以切开关节松解粘连。

2.干骺端骨不连:干骺端骨不连相对常见。一般而言,由骨不连的类型决定治疗方案。治疗不稳定干骺端骨不连,包括内固定和外固定。

钢板螺钉固定可提供牢固固定并常与骨移植联用,但肥大性骨不连除外(图 22-29)。单纯用螺钉固定(不用钢板)切勿用于干骺端骨不连。

髓内钉固定是治疗干骺端骨不连的另一种选择(见图 22-29)。由于干骺端髓腔较骨干宽大,这种固定方法可能会不稳定。因此需要考虑采用特殊的技术用髓内钉来固定干骺端骨不连,并要在骨不连处保持良好的骨对骨接触。至少要用 2 枚交锁钉来固定较短的骨块[斜行(非平行)的交锁钉可增加稳定性,专门设计的钉可以提供多枚交锁钉固定]。可放置阻滞(Poller)螺钉[168,169]来增加稳定性(见图 22-29)。用髓内

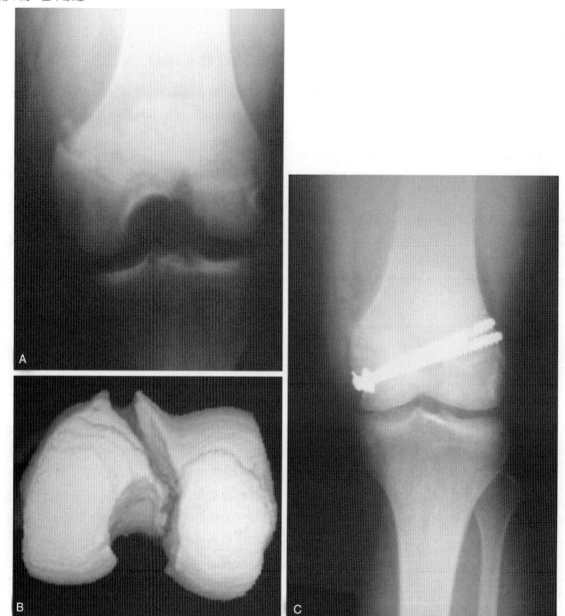

图 22-28 18 岁患者术前 X 线照片(**A**)和术后CT 扫描像(**B**),显示创伤后 5 个月股骨近端骨骺骨不连(营养不良性)。关节镜辅助闭合复位经皮空心螺钉内固定后产生牢固骨性愈合(**C**)。

钉固定治疗干骺端骨不连时,术中必须在 X 线透视下进行手法应力检测以确保稳定的固定。

也可用外固定来治疗干骺端骨不连。Ilizarov 外固定架是首选的方法,其不仅可提供良好的稳定性和早期负重(下肢骨不连),也可在骨不连处逐渐加压(见图 22-29)。干骺端骨不连由于多为松质骨,因此尤其适于因平行细针外固定进行治疗。但有两处特殊的解剖部位使用内固定优于外固定治疗,即胫骨近端和股骨近端干骺端,在这些部位,骨干近端使得放置外固定框架在技术上有一定困难。

稳定的干骺端骨不连大多数是营养不良性,在刺激之后常愈合较快。常规松质骨移植或经皮骨髓注射可对营养不良性干骺端骨不连产生生物刺激。虽然两种方法的成功率都较高,但经皮骨髓注射具有微创手术的所有优点[131]。

干骺端骨不连需特殊考虑的问题与骨骺骨不连相似,包括近关节畸形、毗邻关节活动度和代偿畸形。这些问题的处理下文将详细阐述。

3.骨干骨不连:骨干骨不连横向经过皮质骨,因此愈合难度大于主要横穿松质骨的干骺端骨不连和骨

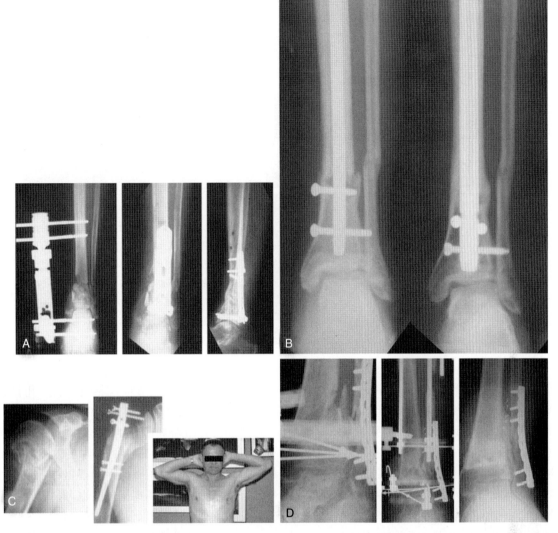

图 22-29 许多方法可用于治疗干骺端骨不连。(A)术前和最终 X 线照片显示,萎缩性胫骨远端骨不连应用钢板螺钉固定及自体松质骨移植治疗的情况。(B)术前和最终 X 线照片显示,胫骨远端营养不良性骨不连行换钉治疗的情况。注意在远端较短骨块上使用了 Poller 螺钉增加稳定性。(C)术前和最终 X 线照片以及最终临床照片显示,肱骨近端骨骺骨不连使用髓内钉固定及自体骨移植治疗的情况。(D)用 Ilizarov 外固定治疗胫骨远端骨不连的术前、术中和治疗后 X 线照片。

骺骨不连。但是由于其位置更偏中央,所以使用骨科器械可运用许多固定方法处理(图 22-30)。

4.经过多处解剖部位的骨不连:经过一处以上解剖位置的骨不连更为复杂,需要针对每个位置确定治疗方案。有时每个位置可使用相同的治疗计划,但其他一些情况则必须联合使用几种治疗方案。例如,胫骨近端干骺端延伸至骨干的骨不连,可使用一种方法处理。在这种情况下,可用扩髓髓内钉在近端和远端交锁螺钉固定,使用一种治疗方法便对两处骨不连同时提供力学稳定性和生物学刺激(扩髓)。又如,胫骨远端骨骺骨不连向近端延伸进入干骺端和骨干,可联合应用多种方案进行治疗:空心螺钉固定(加压)骨

骺,经皮骨髓注射进入干骺端,以及用 Ilizarov 外固定架来固定所有这三处解剖部位。

(二)节段性骨缺损

节段骨缺损伴骨不连是由以下因素引起的:高能量开放骨折后使骨质失落在创伤现场,在高能量开放骨折后手术清创失活力骨块使其剥离软组织附着处,手术清创感染骨不连,切除萎缩型骨不连的死骨,手术修整骨不连处以改善表面特性。

节段性骨缺损伴骨不连可以是部分(不完全)骨丢失或环状(完全)骨丢失(图 22-31)。治疗可分为三大类:静态方法,一期加压方法和逐渐加压法。

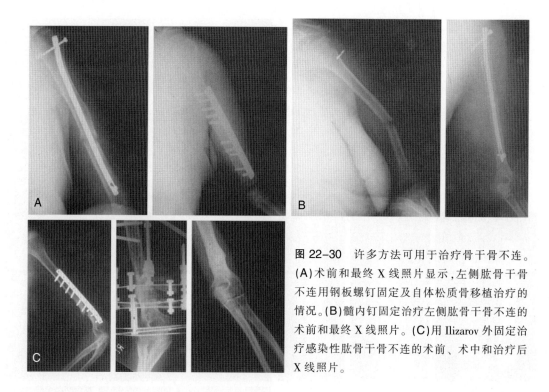

图 22-30　许多方法可用于治疗骨干骨不连。(A)术前和最终 X 线照片显示,左侧肱骨干骨不连用钢板螺钉固定及自体松质骨移植治疗的情况。(B)髓内钉固定治疗左侧肱骨干骨不连的术前和最终 X 线照片。(C)用 Ilizarov 外固定治疗感染性肱骨干骨不连的术前、术中和治疗后 X 线照片。

　　1.静态治疗方法:静态方法治疗骨缺损是对骨端之间的缺损进行充填。使用这种方法时,并不移动远、近端的骨块使用内固定或外固定。重要的是确保骨断端既不短缩也不过度牵引。治疗骨缺损的静态方法包括:自体松质骨移植,自体皮质骨移植,带血运自体骨移植,大块皮质骨同种异体移植,结构性皮质骨同种异体移植、网笼-骨移植体和接骨技术。

　　自体松质骨移植可用于治疗部分或环状缺损。其他方法主要用于治疗环状节段性缺损。这些方法将在治疗方法有关章节中讨论。

　　2.一期加压方法:一期加压法通过缩短肢体长度立刻获得骨对骨的接触。可能缩短的长度受软组织的顺应性、手术切口或开放伤口、神经血管结构的限制。有些学者[115,144,294]认为,在骨不连部位缩短 2~2.5 cm 以上可产生伤口闭合困难或使血管和淋巴管扭曲。笔者的经验是,在多数患者中,软组织可耐受术中缩短 4~5 cm 以内的骨不连部位(图 22-32)。一期短缩适用于7 cm 以内的缺损。一期短缩时如行纵切口可使残余组织皱缩。有经验的整形重建外科医生有助于关闭此类切口。而横行切口皱缩较少,所以关闭的困难较小。

　　有双骨的肢体必须部分切除未受累骨(如腓骨),以便在未愈合骨(如胫骨)两端施行加压。

　　一期加压法的优点是,在骨不连部位即刻获得骨与骨的接触和压缩,以尽早开始愈合过程。骨端应塑

形成一个平台部位,骨面应尽量平行。用摆锯平切可增加骨性接触,但可能损伤平台区的骨组织。用骨刀、骨锉和咬骨钳对局部骨组织的损伤较小,但在平面切骨时效果稍差。关于何种塑形方法最佳仍无统一意见。笔者倾向于使用宽而平的摆锯(间断窄幅切骨)并进行持续冲洗。一期加压短缩也可同时在骨不连处移植去皮质的松质骨,以促进骨的愈合。

　　一期加压节段性缺损的缺点是,肢体短缩对功能的影响。在上肢,短缩 3~4 cm 影响不大。下肢 2 cm 的短缩可用鞋垫来矫正。许多短缩 2~4 cm 患者用鞋

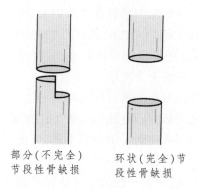

部分(不完全)　　环状(完全)节
节段性骨缺损　　段性骨缺损

图 22-31　节段性骨缺损可伴有部分(不完全)骨丢失或环状(完全)骨丢失。

垫不能进行很好矫正，而且大多数无法耐受的 4 cm 以上的短缩。许多行一期加压短缩治疗节段性缺损的患者需要做延长患肢或短缩对侧下肢的治疗(图 22-32)。

一期加压骨不连部分常用于治疗环状节段性缺损。当使用内固定器械时，在术中使用股骨牵开器或外固定架都能有效地实施一期加压。当使如用钢板螺钉固定时，可以用带关节的张力装置来获得骨块间的进一步加压。动力加压钢板(DCP,Synthes,Paoli,PA)可以提供进一步的骨块间加压和牢固固定。斜向平行切骨有利于拉力螺钉加压固定骨块(图 22-33)。在使用髓内钉固定时，术中也可用股骨牵开器或外固定架来获得骨块间的加压(图 22-34)。用这些暂时辅助装置来实施加压，可在钉置入之前或在钉置入之后，且尚

未使用静力交锁时来完成。对于这两种情况，髓腔应扩髓至比髓内钉直径至少大 1.5 mm 的程度。这样可使加压(缩短)后植入钉时不会牵开骨不连部位。同样，在插入钉后用外部装置加压时，过度扩髓也可允许远近骨端沿钉滑动加压而不与钉发生挤压。术中去除暂时性加压装置之前，应仔细明确髓内钉已使骨不连处近端稳定锁定到远端。有些髓内装置，如 Biomet 踝融合钉(Warsaw,IN)，在设计上允许在术中通过骨折或骨不连处一期加压(图 22-35)。笔者的经验是，在这种特殊类型治疗中使用允许一期加压的螺钉优于普通的螺钉。

也可以用外固定架进行一期加压作为最终治疗方式。横向平行截骨可增加轴向加压，并减少骨不连处的剪切应力。笔者倾向于使用 Ilizarov 外固定架来

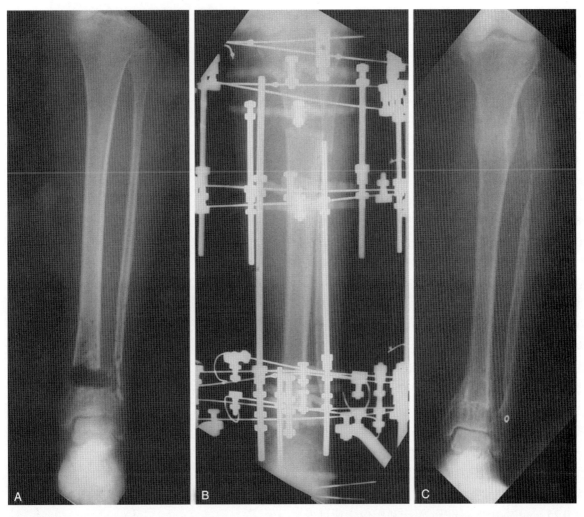

图 22-32　(A)66 岁女性患者感染性胫骨远端骨不连有环状(完整)节段性骨缺损。她正使用大剂量类固醇治疗严重类风湿性关节炎。(B)用 Ilizarov 外固定架一期加压(2.5 cm)和骨不连处植骨治疗中的 X 线片。(C)最终 X 线片显示胫骨远端骨不连愈合而且同时延长胫骨近端皮质恢复了原有长度。

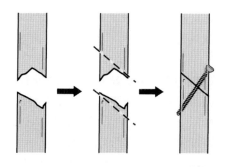

图 22-33   在使用一期加压钢板固定治疗节段性缺损时,骨块间斜向平行平面截骨可在拉力螺钉固定期间加强骨块间的压缩。

进行节段性骨缺损的一期加压。也可将 Ilizarov 框架用于在延长骨的另一部位的同时用皮质截骨术恢复长度(即双区治疗)的病例。

3.逐渐加压方法:治疗环形节段缺损骨不连的逐渐加压法包括单部位单纯逐渐加压(即短缩)或骨转运。这两种方法大多采用外固定来完成,笔者喜爱用 Ilizarov 装置。逐渐加压或骨转运都不会在一期加压时出现严重的软组织和伤口问题。另一方面,这两种方法都有平台部位的对线不良问题(最严重者远端骨块完全错位),而一期加压则无此问题。

当选用单侧逐渐加压治疗时,所用的外固定架应允许 0.25 mm 的递增加压(图 22-36)。以每天 0.25~1.0 mm 的速度缓慢加压,加 1 个或 4 个加压增量。如果缺损较大,可以每日 1.0 mm 的速度加压。

如果位置接近骨接触点可把速度减慢至每天 0.25~0.5 mm。对双骨肢体加压需部分切除未受累的骨。如使用骨转运方法,所用固定架应允许在隔天 0.25 mm 至每天 1.5 mm 的范围选择加压速度(图 22-37)。骨转运速度开始时常用每天 0.5 mm(2 个增量)或每天 0.75 mm(3 个增量)的速度。根据骨再生质量增加或减少速度。

如果表面特性较差,则建议切开修整骨不连部位。如果最初手术时已做过切开修整,若预计延长时间大约为 2 个月或更短(例如用逐渐短缩或骨转运法治疗 6 cm 缺损,速度是 1.0 mm/d)则可在平台部位植骨。如果预期时间明显多于 2 个月(例如更大型缺损)可有两种选择。第一种是,即使在 X 线平片上发现平台部位有骨接触之后也要继续加压或转运。继续加压的速度可以为 0.25 mm/周~0.25 mm/天,临床和影像学便可发现固定针弯曲,说明外固定环比远近段骨块移动得多;另一种方法是,在骨性接触之前(缺损通常约为 1~2 cm)

可显露平台区,清理远近端骨面,然后通过植骨充填缺损。然后再对植骨材料缓慢加压或转运。

笔者的经验是,对断端平台部位加压但不切开植骨和清理表面,许多患者也可成功获得骨性愈合。有学者则认为,在平台区植骨可明显减慢愈合时间。文献报道也无法明确此点。另一种有用的方法是经皮注射骨髓进入骨断端。笔者将此法应用于存在持续骨不连的风险较高的患者,这类患者常有一个或两个骨不连的"致病因素"(见表 22-2)。对于经过 4 个月连续加压并有骨性接触但 X 线片仍无愈合进展的患者,对于平台处持续性骨不连风险增高的患者(有超过了项骨不连致病因素的患者),以及那些骨端表面接触较差

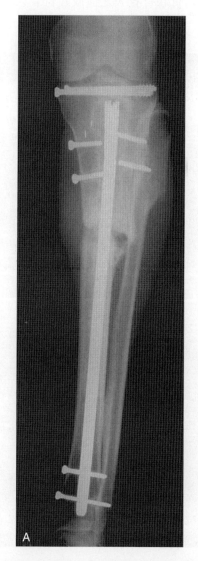

图 22-34   胫骨骨不连伴节段性缺损,用临时性(仅在术中用)外固定架进行一期压缩。最终固定使用髓内钉。注意在近端骨块使用 Poller 螺钉来增加稳定性。(A)术前 X 线片。(待续)

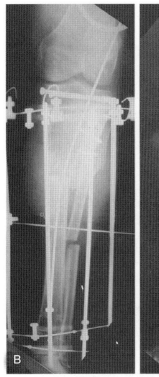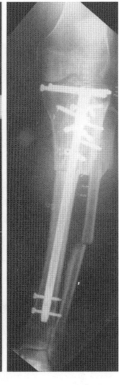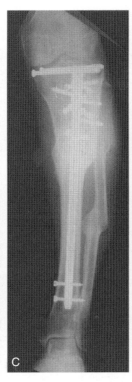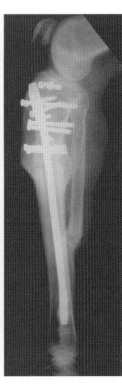

图 22-34(续)　(B)术中 X 线片。(C)最终结果。

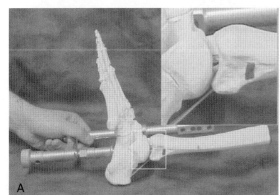

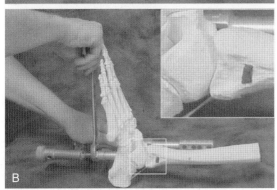

图 22-35　有些髓内钉可经过骨折处或骨不连处进行一期加压。本例为 Biomet 踝融合钉(Warsaw，IN)，可在手术时一期加压。(A)加压前。(B)使用压缩装置经踝关节一期压缩。

的患者(需要修整骨端以改善表面特性)，笔者主张在平台区行切开植骨术。

前面讨论的治疗方案并不完全适用于部分节段性缺损骨不连。这些缺损经常用静态方法治疗，如自体松质骨移植加内固定或外固定。随着节段部分缺损长度的增加，使用普通植骨技术获得成功骨愈合的机会将减少。对于骨不连伴有较大节段(>6 cm)的部分(不完整)骨缺失，治疗选择是:片状(长条)骨转运(图 22-38)，修整骨端改善表面特性，然后用一期或逐渐加压法或者用结构性同种异体皮质骨移植。

伴节段骨缺损的骨不连患者情况各异使文献的综合分析十分困难。外科医生对完整节段性骨缺损的一些治疗建议见表 22-6。笔者对不同情况的首选治疗方案见表 22-7。

(三)既往失败的治疗

各种方法治疗骨不连(或缺损)的效果可反映病变性质。为什么先前治疗失败? 治疗方案对患者情况是否合适? 既往治疗有无技术方面的问题? 既往治疗有无积极的生物反应? 既往的治疗失败有无机械不稳定? 治疗是否改善了患者的疼痛和功能?

既往的治疗方法经临床和影像证实不能使骨折

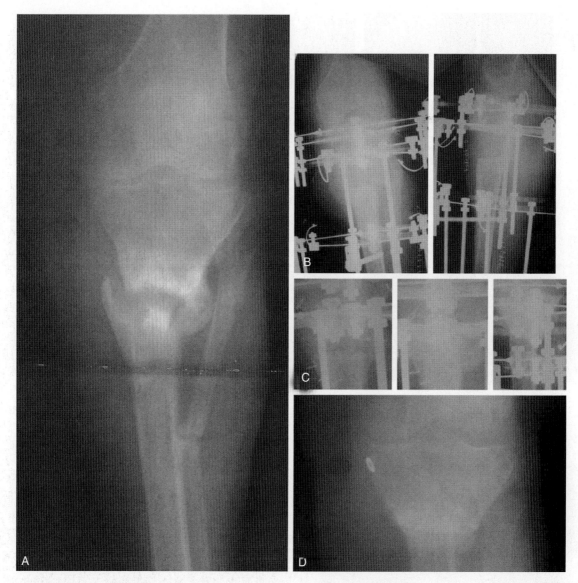

图 22-36　一例感染性骨不连使用逐渐单处加压治疗。(A)术前 X 线片显示胫骨近端骨不连,患者为 79 岁女性,有多次手术失败和慢性骨髓炎病史。(B)术中 X 线片显示截骨和使用 Ilizarov 外固定架后的节段性骨缺损。(C)在骨不连处缓慢加压数周后的 X 线片。(D)最终 X 线片显示牢固骨性愈合。

愈合,这些方法不应重复使用,除非治疗医师认为改进技术能够使骨折愈合。如果证实骨不连有可测量的临床或影像学进展也可重复过去失败的方案。例如,重复更换股骨髓内钉对部分患者是有效的治疗骨不连方法[122],但对其他患者则相对无效[335]。经数次更换髓内钉后愈合的患者,可发现其在每次成功的手术后均有改善的倾向。而那些骨不连持续存在的患者,则每次更换髓内钉术后临床和影像学反应都很小或没有反应(图 22-39)。

骨不连专家必须既是医生,又是侦探和历史学家。历史有重复的现象。如果不明确先前治疗为什么失败,那么学习曲线将是一个圆形。

(四)畸形

骨不连且畸形的患者,应优先考虑的是骨性愈合。虽然应尽一切努力来同时解决骨愈合和纠正畸形,但并非总能如此。初次治疗时纠正畸形的努力是否会明显增加持续性骨不连的风险?如果答案是肯定的,治疗计划应首先处理骨不连,然后再考虑愈合骨的畸形问题(即顺序方式)。如果答案是否定的,则可同时处理这两个问题。

笔者的经验是,多数骨不连伴畸形可同时治疗。

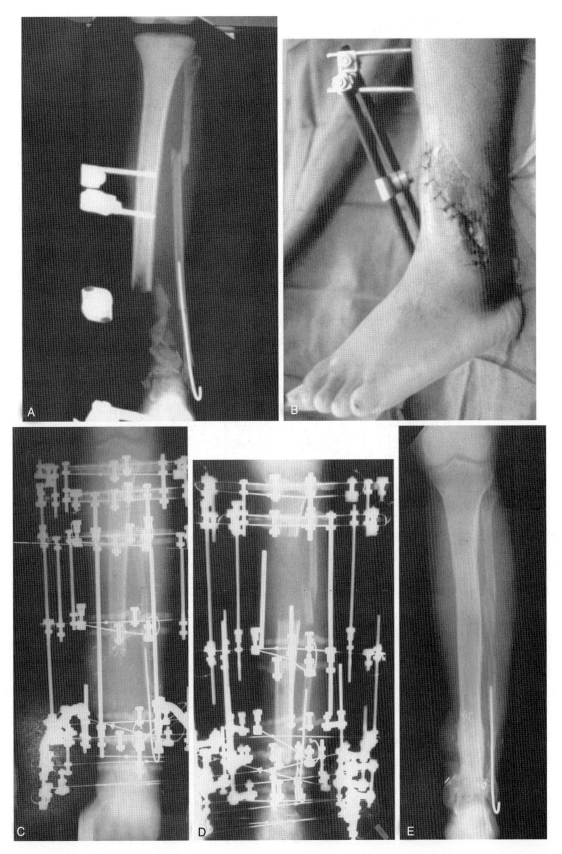

图 22-37　(A)就诊时的 X 线片,患者高能量开放性胫骨骨折外固定治疗后 8 个月。(B)就诊时大体照片。(C,D)骨转运以每天 1.0 mm(增量 0.25 mm,每天 4 次)的速度进行。(E)最终 X 线片显示交接区牢固愈合,近端皮质截骨处成熟骨再生。在交接区缓慢逐渐加压而未行植骨已获得牢固骨愈合。

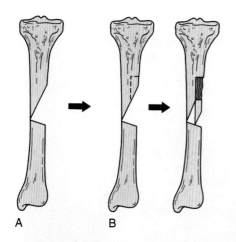

图 22-38 （A）骨不连伴部分（不完全）节段性骨缺损。（B）可通过长条骨片转运桥接此缺损。

纠正畸形常可改进骨性接触，因此可加速骨愈合，但部分病例最好采取顺序方式治疗。这样的病例包括：骨愈合后畸形不可能最终影响其功能者，让骨块留在畸形位置可获得足够骨性接触者，以及受软组织限制使得同时手术比顺序手术更为复杂者。

可一期或逐渐矫正骨不连处的畸形。松动的骨不连一般容易一期纠正，尤其是有节段性骨缺损时。在准确的一期矫正可以使医生能集中精力去治疗矫正后无畸形的骨愈合。

伴僵硬骨不连的畸形更难以矫正。一期矫正常需切除骨不连处或在骨不连处行截骨术。两种方法对矫正畸形都有效，但会损伤骨不连处从而妨碍骨愈合。如果畸形较大，在计划一期矫正畸形时必须考虑周围软组织和毗邻血管神经结构的情况。可采用 Ilizarov 外固

	表 22-6 节段性骨缺损近期文献的回顾	
作者	患者情况	发现/结论
May 等，1989[195]	根据作者治疗 250 多例创伤后胫骨骨髓炎的经验所作的当前情况综述	作者建议的节段性骨缺损治疗选择如下： 6 cm 或更小的胫骨缺损、腓骨完整——开放植骨或 Ilizarov 重建 大于 6 cm 胫骨缺损、腓骨完整——胫腓骨联合技术或游离带血运骨移植或无血运自体皮质骨移植或同种异体皮质骨移植或 Ilizarov 重建 大于 6 cm 胫骨缺损，无可用的完整腓骨——对侧带血运腓骨或 Ilizarov 重建
Esterhai 等，1990[95]	42 例感染性胫骨骨不连伴节段性缺损，平均胫骨缺损 2.5 cm（0~10 cm）；用 3 种方法治疗。对所有病例行清创和固定，并注射抗生素；根据此方案对 23 例行开放松质骨移植（Papineau 技术），10 例行后外侧植骨，9 例先行软组织转移后行松质骨移植	3 组的骨愈合率分别为： Papineau 技术=49% 后外侧植骨=78% 软组织转移=70%
Cierny 和 Zorn，1994[55]	44 例感染性胫骨节段性缺损：23 例常规治疗（大量松质骨移植，组织转移，结合内、外固定），21 例用 Ilizarov 法治疗	两组治疗最终结果相似。Ilizarov 法更迅速，对有伴发病者更安全，费用少，且易操作。传统治疗建议用于牵开区预计长度超过 6 cm，且一般情况较差或需支持治疗的患者。如果患者情况允许使用传统方法或 Ilizarov 法，作者建议使用 Ilizarov 法重建 2~12 cm 的缺损
Green，1994[116]	32 例节段性骨缺损患者：15 例行开放植骨，17 例行 Ilizarov 骨转运法治疗	作者建议如下： 缺损不大于 5 cm——松质骨移植或骨转运 缺损大于 5 cm——骨转运或游离替代组织转移
Marsh 等，1994[185]	25 例感染性胫骨骨不连伴≥2.5 cm 的节段性骨缺损：15 例行清创、外固定、植骨和软组织覆盖；10 例切除后用单边外固定架行骨转运	两组在愈合率、清除感染、治疗时间、并发症数量和治疗后成角畸形方面效果相当。骨转运组的下肢不等长发生率明显较少

（待续）

表 22-6 节段性骨缺损近期文献的回顾(续)

作者	患者情况	发现/结论
Emami 等,1995[91]	37 例胫骨干感染性骨不连行开放松质骨移植(Papineau 技术),并用外固定:15 例在骨不连处有部分接触,22 例有完全性节段缺损,长度为 1.5~3 cm	所有骨不连植骨后平均 11 个月愈合,作者建议松质骨移植用于完全节段性缺损不大于 3 cm 者
Patzakis 等,1995[232]	32 例感染性胫骨骨不连,骨缺损小于 3 cm;所有患者在软组织覆盖后平均 8 周时行外固定和自体髂骨移植	91%患者(29/32)平均在植骨后 5.5 个月愈合;剩余 3 例再行后外侧植骨后愈合
Moroni 等 1995[205]	24 例骨不连(15 例尺骨、9 例桡骨),平均缺损 3.6 cm。治疗均采用清创、夹层骨移植、皮质骨植骨对侧钢板内固定	术后平均 3 个月,骨不连愈合率为 96%(23/24)
Polyzois 等 1997[243]	42 例骨不连(25 例胫骨、17 例股骨),平均缺损 6 cm。其中 19 例(45%)为感染活动期,9 例有既往感染史。均采用 Ilizarov 技术骨搬运治疗	所有患者均愈合(100%),其中 4 例(10%)需植骨。所有感染未经进一步处理均愈合。所有患者最终肢体长度相差小于 1.5 cm
Song 等 1998[304]	27 例胫骨缺损,平均缺损 8.3 cm。其中 13 例(48%)有活动期感染。均采用 Ilizarov 技术骨搬运治疗	所有患者骨不连均愈合(100%),其中 25 例(96%)需植骨。所有感染未经进一步处理均愈合
Atkins 等 1999[15]	5 例大量胫骨骨缺损患者,均采用 Ilizarov 技术腓骨转移至骨缺损	所有患者(100%)移植近端和远端均愈合,所植骨块生长
McKee 等 2002[195]	25 例感染性骨不连(15 例胫骨,6 例股骨,3 例尺骨,1 例肱骨),合并骨缺损平均 30.5 cm。使用妥布霉素注入骨移植替代物(α-半水合硫酸钙颗粒)	25 例患者中 23 例(92%)清除感染后骨不连愈合。其中 9 例(39%)需要自体骨移植,3 例(12%)发生再骨折,2 例(8%)再发感染,2 例(8%)未愈合
Ring 等 2004[259]	35 例前臂骨折未愈合(11 例尺骨,16 例桡骨,8 例尺桡骨)伴骨缺损,平均缺损 2.2 cm。其中 11 例有既往感染史。所有患者均采用钢板螺钉固定和自体松质骨移植	术后 6 个月,所有患者均愈合(100%)。其中 11 例(31%)肘或腕部僵硬导致功能恢复不佳,1 例(3%)骨愈合后出现畸形,预后较差

定架来逐渐矫正僵硬骨不连的畸形。在纠正长度、成角、旋转和移位的同时,也可压缩和(或)牵拉骨不连处。Taylor 立体框架(Smith & Nephew,Memphis,TN)大大简化了框架的组装,并扩大了可同时矫正的畸形种类(图 22-40 至图 22-43)[97]。

可以接受的无须矫正的畸形程度因人而异,并且因解剖部位而异。一般而言,如果预计骨愈合后畸形会限制功能,则必须进行纠正。

(五)表面特征

如果骨不连有大的横行走向的毗邻表面且骨性接触良好,则一般对轴向加压稳定,因此相对容易实现骨愈合。相反,若骨不连有小的垂直走向表面且骨接触较差,则较难愈合(图 22-44)。

相对骨块有较大表面积的骨不连病例,加压即可实现愈合。若表面积较小,可能需要修整骨端以增大骨性接触面积(图 22-45)。同样,横行走向骨不连也对压缩反应良好。斜行或垂直走行骨不连当施加轴向压力时会有剪切力存在(骨相互滑开)。这些剪切应力可用骨块间螺钉(使用钢板螺钉固定时)或钢针(使用外固定时)来减小(图 22-33,图 22-46)。

(六)疼痛和功能

在下列 3 种情况下可见到"无痛"骨不连:肥大性

骨	受区	节段缺损	建议的治疗方式
锁骨	健康或受损	<1.5 cm	自体松质骨移植,固定骨骼
锁骨	健康或受损	≥1.5 cm	带三侧皮质的自体髂骨移植;固定骨骼
肱骨	健康	<3 cm	自体松质骨移植或短缩;固定骨骼
肱骨	健康	≥3 cm	大块异体皮质骨移植或自体带血管皮质骨移植或骨搬运;固定骨骼
肱骨	受损	<3 cm	自体松质骨移植或短缩;固定骨骼
肱骨	受损	3~6 cm	大块异体皮质骨移植或自体带血管皮质骨移植或骨搬运;固定骨骼
肱骨	受损	>6 cm	大块异体皮质骨移植或自体带血管皮质骨移植;固定骨骼
桡骨或尺骨	健康	<3 cm	自体松质骨移植或自体三侧皮质髂骨块移植或短缩;固定骨骼
桡骨或尺骨	健康	≥3 cm	大块异体皮质骨移植或自体带血管皮质骨移植或骨转运或骨联合;固定骨骼
桡骨或尺骨	受损	<3 cm	自体松质骨移植或自体三侧皮质髂骨块移植或短缩;固定骨骼
桡骨或尺骨	受损	3~6 cm	大块异体皮质骨移植或自体带血管皮质骨移植或骨转运或骨联合;固定骨骼
桡骨或尺骨	受损	>6 cm	大块异体皮质骨移植或自体带血管皮质骨移植或骨联合;固定骨骼
股骨	健康	<3 cm	自体松质骨移植或骨转运或双区短缩延长;固定骨骼
股骨	健康	3~6 cm	骨转运或双区短缩延长;固定骨骼
股骨	健康	6~15 cm	骨转运或大块异体皮质骨移植;固定骨骼
股骨	健康	>15 cm	大块异体皮质骨移植;固定骨骼
股骨	受损	<3 cm	自体松质骨移植或骨搬运或双区短缩延长;固定骨骼
股骨	受损	3~6 cm	骨转运或双区短缩延长或大块异体皮质骨移植;固定骨骼
股骨	受损	>6 cm	大块异体皮质骨移植并固定或支具或截肢
胫骨	健康	<3 cm	自体松质骨移植或骨转运或双区短缩延长;固定骨骼
胫骨	健康	3~6 cm	骨转运或双区短缩延长;固定骨骼
胫骨	健康	6~15 cm	骨转运或大块异体皮质骨移植;固定骨骼
胫骨	健康	>15 cm	骨转运或大块异体皮质骨移植或骨联合;固定骨骼
胫骨	受损	<3 cm	自体松质骨移植或骨转运或双区短缩延长;固定骨骼
胫骨	受损	3~6 cm	骨转运或双区短缩延长;固定骨骼
胫骨	受损	6~15 cm	骨转运或大块异体皮质骨移植或骨联合;固定骨骼
胫骨	受损	>15 cm	大块异体皮质骨移植并固定或骨联合并固定或支具或截肢

表 22-7　作者对治疗完全性节段骨缺损的建议

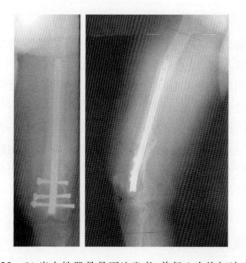

图 22-39　51 岁女性股骨骨不连患者,曾行 3 次换钉治疗均告失败。

骨不连患者、老年患者和患有 Charcot 神经病的患者。

有些肥大性骨不连具有相对稳定性,因此在日常活动时没有症状。当骨折不连接部分处于应力状态下时,如跑、跳、上提或前推时,患者会有一些不适。这些无痛肥大性骨不连常出现于锁骨、肱骨、尺骨、胫骨和腓骨。当过度曝光放射线检查发现在肥大性骨折部位有条软骨细线时便可确诊。此后的体层摄影或 CT 扫描可证实骨不连(图 22-47)。

老年患者也可有无痛性骨不连。一般出现在肱骨,但也可见于尺骨近端,偶尔也可见于股骨、胫骨或腓骨。只要不影响日常活动功能,可以接受非手术治疗。尤其是在老年患者有多种内科伴发疾病,会增加围术期并发症风险时更应首先考虑非手术治疗。对这些患

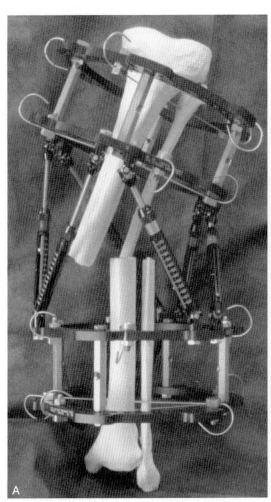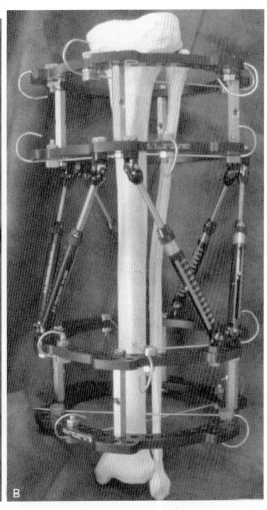

图 22-40 Taylor 立体外固定架(Smith & Nephew, Memphis, TN)可一期矫正包括长度、成角、旋转和移位等畸形。(A)可见胫骨骨不连伴明显畸形。注意 Taylor 外固定架可模拟此畸形。(B)调整 Taylor 外固定架装置可矫正畸形。生产商提供的计算机软件程序可计算出装置的长度。

者可用支具或管型制动(图 22-48),还可能要对骨折部位进行超声或电刺激[246]。如果骨折处的不稳定和症状影响了患者的日常活动,或者已明确表层软组织可能会随着时间的延长受到损坏,则必须采用手术治疗(图 22-49)。

伴有 Charcot 神经病的骨折不连接可造成严重的畸形和骨与关节的损伤,但相对无痛。这些病例常用支具治疗而避免手术,除非表层软组织已受损(见图 22-49)。

对于所有无痛性骨不连病例,在为其制订治疗方案时均应仔细考虑病史、体格检查结果及影像学检查结果。手术干预并不总能改善患者的病情或症状,有时甚至可产生严重的问题。简单的非手术治疗完全可以控制患者的症状,维持或恢复其功能,产生令人满意的结果。

(七)骨量减少

骨量减少患者的骨不连是一个特别难处理的问题。骨量减少可能仅限于受累骨,如萎缩性或感染性骨不连,也可能是原先就有的一种疾病会累及许多区域的骨骼,如骨质疏松症或代谢性骨病。在通常不会有愈合问题的部位出现骨不连的病例(图 22-50),经必要的治疗后仍不能愈合的长期不愈病例,以及无技术缺陷而金属固定丧失的病例,应怀疑其患有代谢性骨病。

髓内钉固定对骨量减少患者是非常好的技术。髓内钉在功能上相当于内夹板,具有分担负荷的优点。骨折远近端的交锁螺钉有助于保持旋转和轴向稳定

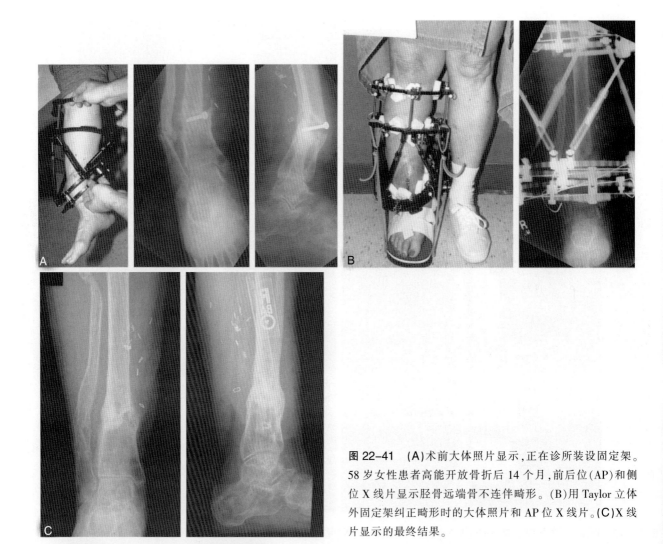

图 22-41 （A）术前大体照片显示，正在诊所装设固定架。58 岁女性患者高能开放骨折后 14 个月，前后位（AP）和侧位 X 线片显示胫骨远端骨不连伴畸形。（B）用 Taylor 立体外固定架纠正畸形时的大体照片和 AP 位 X 线片。（C）X 线片显示的最终结果。

图 22-42 60 岁男性切开复位内固定术后 6 个月，术前 X 线片显示股骨远端骨不连伴畸形。（B）使用 Taylor 立体外固定架矫正时的 X 线片。（C）X 线片显示的最终结果。

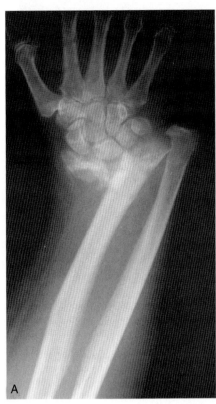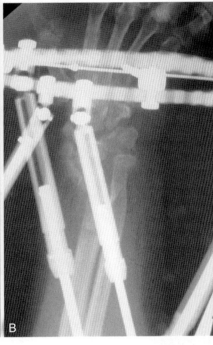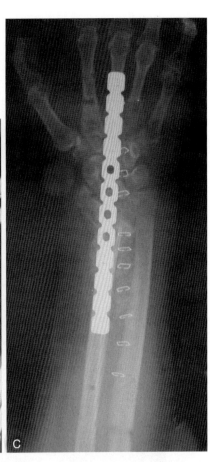

图 22-43 (A)73 岁女性患者创伤后 9 个月,术前前后位(AP)X 线片显示桡骨远端骨不连伴固定(不可复性)畸形。(B)使用 Taylor 立体外固定架矫正畸形时的 AP 位 X 线片。(C)畸形矫正并行钢板螺钉固定及腕关节植骨融合之后的术后 X 线片。

性。目前也有针对骨储备较差患者而特殊设计的交锁螺钉。如果需要坚强固定,可用"髓内钢板"装置,即在定制的髓内钉上有多个交锁螺钉固定(图 22-51)。

钢板螺钉依赖于钉-骨接合处的固定,在骨量减少患者的支点较差,有松动倾向。这样的患者需要增加固定。Van Houwelingen 和 Mckee 报道,当用标准加压钢板治疗骨量减少的肱骨不愈合时,可用柱形同种异体皮质骨和骨移植来加固钢板[320]。Weber 和 Cech[329] 报道了一种使用聚甲基丙烯酸甲酯(PMMA)骨水泥加强钉道的方法(图 22-52)。该方法特别适用于骨量减少的干骺端骨不连。锁定钢板可加强骨量减少的骨骼的固定。每个螺钉带有角度固定,可将负荷均匀地分布在螺钉和骨的接触面。交锁螺钉呈发散或聚集排列可以极大增强固定效果。

用细钢丝 Ilizarov 外固定技术治疗骨量减少骨的效果优良。用橄榄形钢丝可改进此装置的稳定性,减少了钢丝—骨界面间的移位应力。在橄榄形钢丝—骨界面间加用垫圈有助于应力的分布,并可防止钢丝穿入骨质。

(八)骨不连的活动度

根据手动应力试验结果,骨不连可分为僵硬性或松弛性。僵硬性骨不连的活动弧为 7°或更少而松弛性骨不连的活动弧则大于 7°[44,294]。这种区分尤其适用于用 Ilizarov 外固定架治疗。

僵硬肥大性骨不连可用加压、牵开或顺序进行的单部位加压-牵张进行治疗。松弛肥大性和营养不良性骨不连可用逐渐加压法进行治疗。虽然有些医生[294]建议 2~3 周加压后再逐渐牵拉,但笔者在大多数病例中未发现牵张的必要性(图 22-53)。其他医生[220]建议用顺序的单部位牵张-压缩来治疗肥大性骨不连。松弛的感染性骨不连和滑膜假关节可用前面所述的方法治疗。本章后面将更详细讨论 Ilizarov 法。

(九)内植物状况

过去内植的金属内植物的状况直接影响着骨不

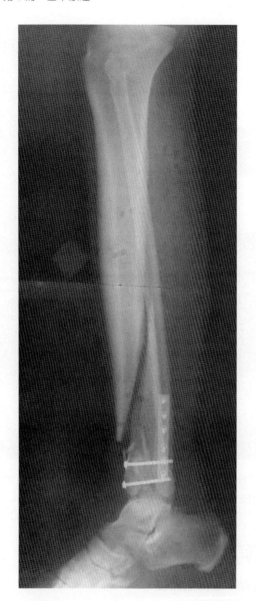

图 22-44 59 岁男性患者最初骨折后 6 个月,侧位 X 线片显示胫骨骨不连。治疗这种表面垂直走向且骨接触差的骨不连可能会很困难。

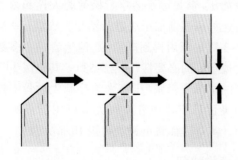

图 22-45 可通过修整骨不连处的骨端来增大骨接触的表面积。

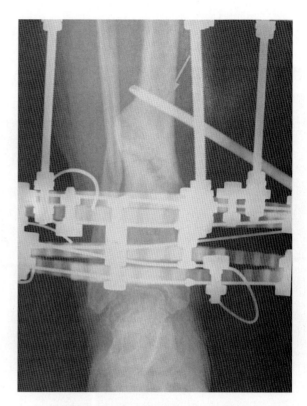

图 22-46 钢针(箭头)可加强骨骼稳定性。

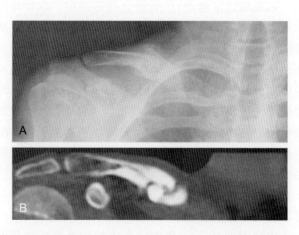

图 22-47 (A)17 岁男性患者最初骨折后 6 个月,前后位 X 线片显示锁骨骨折。其治疗医生曾告知锁骨已牢固愈合,患者不伴疼痛。由其母带来询问锁骨上肿块的情况。(B)CT 扫描证实骨不连诊断。

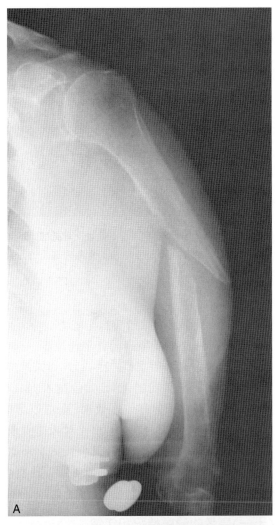

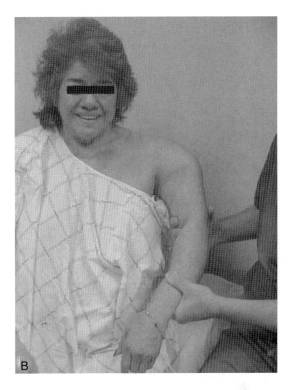

图22-48 (A)71岁女性右利患者最初损伤后27个月,前后位X线片显示左侧肱骨干骨不连,患者伴多种内科疾患。(B)临床检查发现松弛(失败)骨不连,但不伴有疼痛。此例最适宜使用功能支具进行非手术治疗。

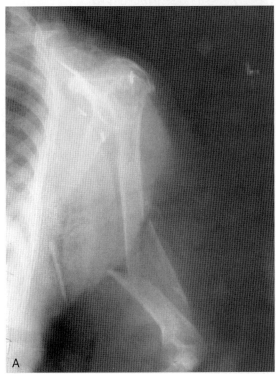

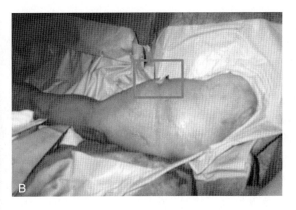

图22-49 (A)患有Charcot神经病的82岁女性患者X线片显示,左上肢有无症状的肱骨干骨不连。曾用功能支具进行过非手术治疗。(B)患者骨不连处骨隆起刺破较薄的软组织层,需固定其肱骨。(待续)

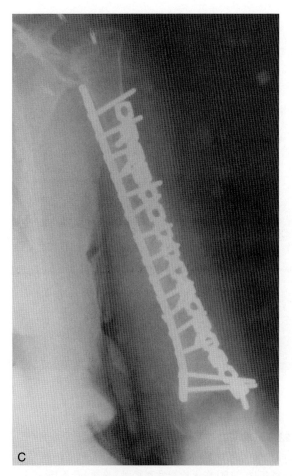

图22-49(续) (C)灌洗并清创后行钢板螺钉固定,最终获得骨性愈合。

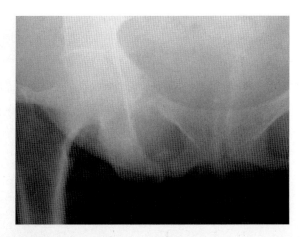

图22-50 50岁女性患者,上、下骨盆支骨折后16个月骨盆前后位X线片。此例骨不连发生在不常见的部位,行内分泌学检测发现潜在的代谢性骨病。

连治疗方案的设计。应考虑一个问题是,是否必须取出原固定物。如果是伴有感染的骨不连,或者原有内植物会影响手术计划的进行,或者是内植物断裂或松动已引发症状,则应去除原内植物。如果原内植物可增强治疗计划或手术切开去除固定物不可取(如肥胖、先前感染,或在内固定物上多次软组织重建),当固定物不影响预定治疗计划时,先前置入的固定物有时也可作为最终的治疗。如用静力型交锁钉治疗有骨块分离的营养性骨不连时,应去除近端或远端的交锁螺钉,用外固定装置一期加压骨不连部位。

(十)运动和感觉障碍

许多代偿性和适应性方案可用于治疗骨不连所伴发的明显运动或感觉障碍。使用支具、加强此区内完整肌肉的肌力,以及使用辅助设施,可以保持或恢复功能并支持保肢的治疗计划。例如,小腿前间室运动功能受损时,在骨不连治愈后可以通过设置踝-足固定件或行肌腱转位来改善行走能力。

对于伴神经功能障碍的骨不连患者,在制定治疗计划时需考虑一些因素(表22-8)。如果神经重建无法恢复预期的肢体功能,而且其他技术,如肌腱移位或支具设置,也不会有什么效果,则可以考虑截肢。虽然截除肢体有其缺点,但相比对无感觉或无力量的肢体及患者生活质量改善很小且需要多次实施的重建术而言,截肢可更迅速解决问题,花费较少,且创伤也更小。

(十一)患者的健康情况和年龄

有严重内科疾病的患者可能不适于手术治疗。老年患者更容易伴发有不宜行手术治疗的内科疾病。长时间未行走的老年患者,认知情况明显受损的老年患者,或者长期在医疗机构闭门不出的老年患者,重建手术往往不会有较好的效果。这些患者的功能状况不可能通过手术获得改善,而且对术后指导的顺应性较差还会成为产生更多并发症的重要因素。这些病例适合采用保守治疗,如支具,而且患者的顺应性也比复杂的手术康复计划更大。

当患者的健康状况使医生必须首先考虑存活而非骨不连的愈合时,则可以考虑截肢。另一方面,老年骨不连患者适于采用能使其立即负重和功能活动的治疗方案,以便减少内科并发症的发生率,如肺炎和血栓形成(图22-54)。

(十二)毗邻关节问题

骨不连毗邻关节的僵硬或畸形会使治疗结果受

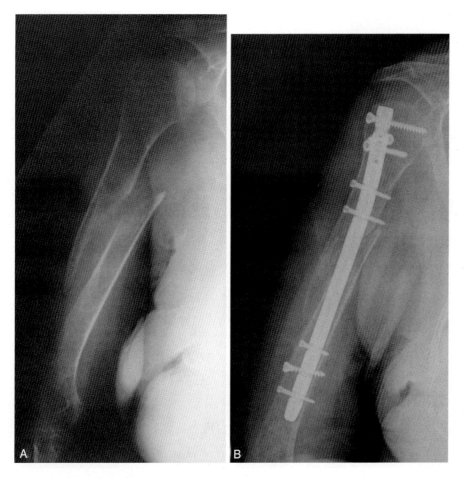

图 22-51　定制的髓内钉包括多枚交锁螺钉,增强了固定的牢固性,其作用如同髓内钢板。笔者用此种装置成功治疗了老年有症状的肱骨干骨不连伴宽大髓腔和骨质不良患者。(A)80 岁女性患者骨折后 14 个月疼痛性肱骨骨不连的术前 X 线片。(B)术后早期 X 线片显示使用了定制肱骨钉经皮打入的"髓内钢板"。

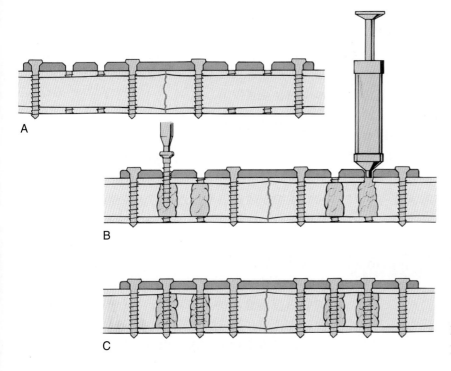

图 22-52　使用聚甲基丙烯酸甲酯骨水泥是一种有效的多步骤方法,可提高螺钉在骨质不良骨的把持力。(A)去除松动螺钉,不包括那些邻近或横穿骨不连,以及位于钢板近端或远端者的螺钉。(B)将慢凝 PMMA 混合 1 分钟后注入 20 mL 的注射器,然后将液态骨水泥注入钉道。(C)将螺钉迅速拧入钉道的骨水泥中。骨水泥不应进入骨折处或骨周围。大约 10 分钟后,待骨水泥凝固后拧紧螺钉并检查其稳定性。如果末端螺钉对于固定极其重要,当其松动时,应光移除,再混合注射骨水泥,重新拧入螺钉。(Redrawn from Weher, B. G; Cech, O. Pseudarthrosis. Bern, Hans Huber, 1976.)

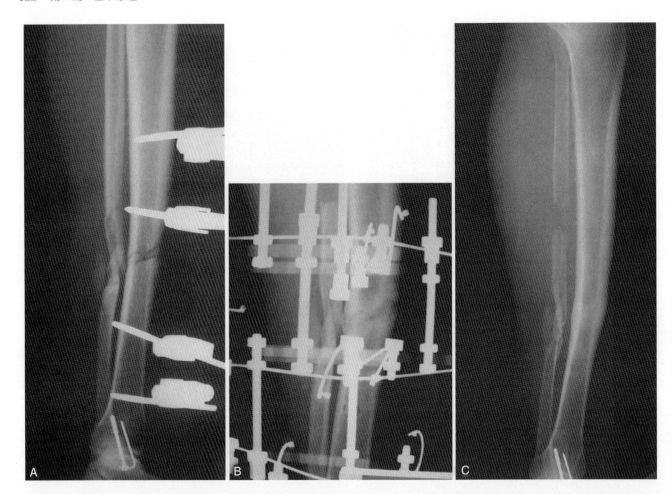

图 22-53 (A)53 岁男性患者,开放胫骨骨折行单边外固定架固定术后 10 个月,X 线片显示胫骨干中部营养不良性(松弛)骨不连。由于有反复钉道感染史,来诊前 3 周已去除外固定架,因而认为对此患者行髓内钉固定不是一种绝对安全的治疗方案。对此患者使用 Ilizarov 外固定架逐渐加压进行了治疗。(B)治疗中 X 线片显示逐渐加压后骨不连处逐渐消失。(C)X 线片显示最终结果。

到限制。非手术治疗如关节活动和活动范围训练,可纳入术前计划以便为术后活动做好准备,也可纳入术后计划,以便在骨不连治疗成功后恢复肢体的总体功能。此外,关节僵硬或畸形还可以通过关节切开术或关节镜进行治疗,这些治疗可与骨不连手术同时进行,作为后期手术来进行。伴有成角或翻转畸形的骨不连邻近处的代偿畸形的治疗方案包括:通过理疗进行关节活动,手术治疗骨不连的同时手术松解关节粘连使关节活动,骨不连在非解剖位置牢固愈合后手术松解关节粘连使关节活动,骨不连手术的同时一期矫正代偿畸形对受累关节进行融合,以及骨不连在非解剖位置牢固愈合后一期矫正代偿畸形以融合受累关节。

(十三)软组织问题

骨不连患者常有由初始损伤和(或)多次手术所致的表层软组织的明显损伤。骨不连切口是经过既往切口或掀起软组织瓣,还是经过原组织手术入路,很难做出明确的规定,要因人而异加以处理。因此在治疗前最好请教一名擅长创伤后软组织重建的整形重建外科医生。

骨不连的肢体如果有广泛软组织损伤或瘢痕,最好用侵袭性小的方法进行治疗,如 Ilizarov 外固定和经皮骨髓移植。伴软组织缺损,开放伤口或感染的骨不连需将旋转或游离皮瓣覆盖作为治疗方案的一

表 22-8 影响神经功能障碍骨不连治疗的因素

足底或手掌感觉的质量和程度

其他神经缺陷的部位和程度

运动缺失的程度、部位和大小

重建手术后感觉或运动功能改善的潜力

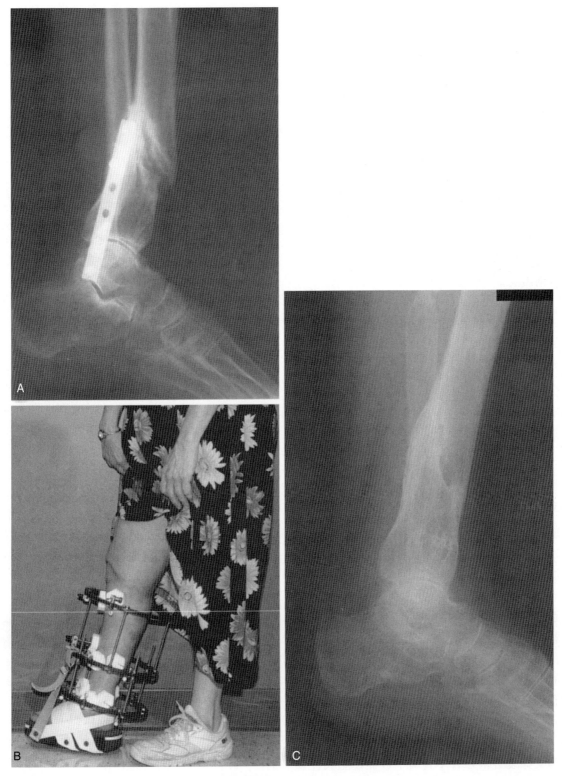

图 22-54　(A)73 岁女性患者初次创伤后 14 个月,入院时 X 线片显示胫骨远端骨不连。(B)使用 Ilizarov 外固定架可即刻负重并改善功能活动,这对老年患者减少内科并发症的风险尤为重要。(C)X 线片显示最终结果。

部分。

　　有时,在骨不连处制造一处畸形,将软组织缺损边缘向近侧推移,会有利于通过覆盖创面来改善局部软组织(图22-55)。伤口覆盖后的3~4周期间,骨不连处的畸形可缓慢矫正。此技术对老年患者、免疫缺陷患者、伴明显血管疾病的患者和有严重内科疾病不适于大范围软组织重建手术的患者尤其有效。

五、治疗方法

　　用于治疗骨折不连接患者的方法包括:增加机械稳定性,提供生物学刺激,以及可同时增加机械稳定性并提供生物学刺激的方法表(22-9)。根据骨不连的类型和并发的问题,有些骨不连采用单一方法治疗,而有一些则需要多种方法治疗。

(一)机械方法

　　机械方法通过提供稳定性,有时提供骨-骨接触,促进骨愈合。这些方法可单独应用或与其他方法联合应用。

1. 负重

　　负重是治疗下肢骨不连的一种方法,常用于胫骨骨不连。负重最常与外部支撑装置、动力化或骨质切除联合应用(图22-56)。

2. 外部支撑装置

　　管型、支具和管型支具可增加骨不连处的机械稳定性。对某些病例,尤其是肥大性骨不连,用外部支撑装置增加稳定性可产生骨愈合。外部支撑装置与负重联用对治疗下肢骨不连最有效。Sarmiento[285]提倡使用功能性管型支具加负重来治疗骨不连,尤其是胫骨骨不连。管型、支具和管型支具的优势在于它们是非侵袭性的,尤其适用于那些有严重内科疾患而不适于手术重建的患者。其缺点是:无法提供手术固定所获得的稳定程度;无法同时进行畸形矫正;可能产生或加重畸形;在松弛性骨不连时可能会破坏软组织(见图22-49)。

　　外部支撑装置治疗骨不连对下肢僵硬肥大性骨不连最有效。营养不良性骨不连在牵开位置固定不牢固者,也可用支具或管型加负重来进行治疗。但对于萎缩性骨不连、感染性骨不连或滑膜假关节患者,除非手术是绝对的禁忌证,外部支撑装置一般起不到治疗作用。

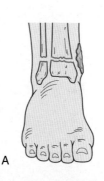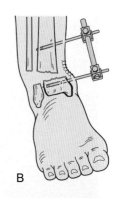

图22-55　在某些病例中,在骨不连处制造畸形便于进行创面覆盖。此技术对老年患者、免疫缺陷患者、有明显血管疾病者或有严重内科疾病不适于大范围软组织重建手术的患者尤为有效。(A)本例中胫骨远端骨不连有内侧开放伤口,行软组织收缩而无法一期闭合。(B)在骨不连处制造内翻畸形可使骨不连处皮缘接近,使其可以一期缝合。可在软组织愈合后再矫正骨不连处的畸形。

3. 动力化

　　动力化要求使用某种装置以使骨块轴向承受负荷获得骨性愈合。在可能的情况下,此装置的设计应允许轴向加压而不产生旋转、移位和剪切应力。动力化最常用作下肢骨不连用髓内钉或外固定治疗时的辅助治疗措施。

　　去除此前静力性锁定髓内钉的交锁螺钉,可使骨块在负重时沿髓内钉向对侧骨块滑动。这会增加骨性接触并在骨不连处加压。在大多数情况下,仅需去除骨不连一端的交锁螺钉(近端或远端)。一般来说,应去除距离骨不连处最远的交锁螺钉(图22-57)。计划

表22-9　骨不连的治疗方法

机械方法	生物学方法	兼具机械和生物学的方法
负重	非结构性植骨	结构性植骨
外部支撑装置	去皮质	更换髓内钉
动力化	电磁、超声和冲击波刺激	骨联合技术
切除骨质		Ilizarov法
螺钉固定		关节成形术
钢缆和钢丝		关节融合术
钢板螺钉固定		截肢
髓内钉固定		
截骨术		
外固定		

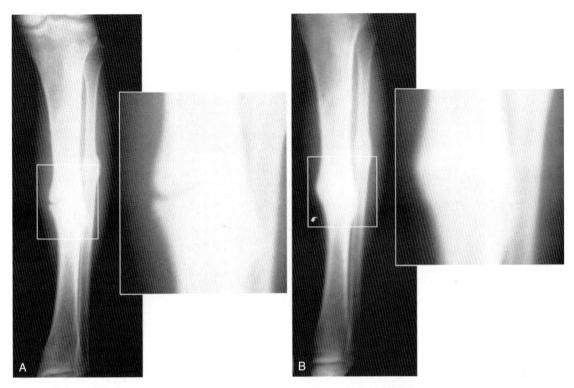

图 22-56 (A)44 岁男性胫骨干骨折后 8 个月的 X 线片。患者拒绝任何手术治疗,因此用功能支具负重方法来治疗其疼痛的肥大性骨不连。(B)就诊后 5 个月的 X 线片显示坚强骨性愈合。

行髓内钉动力化时,必须考虑轴向稳定性和短缩的可能。如果预计短缩将使髓内钉穿透骨不连近端或远端的关节,则应使用动力化以外的其他治疗方法。

动力化的优点是微创并允许立即恢复负重活动。其缺点包括导致轴向不稳定(可致短缩)[341]和旋转不稳定,尽管部分制造商设计出了椭圆形交锁螺钉孔,能允许动力化而不损失旋转稳定性(见图 22-57)。此技术适用于累及下肢长骨的肥大性和营养不良性骨不连。萎缩性、感染性骨不连和滑膜假关节最好用其他方法治疗。

外固定动力化方法包括去除、松解或更换跨越骨不连的外固定装置。这种方法对下肢骨不连最有效,通常仅在治疗医生认为骨不连处正在进行骨性结合时才使用。外固定动力化是治疗性和诊断性方法。其治疗性是在骨不连处轴向加压可促进进一步骨愈合。动力化后在骨不连处疼痛的增加对活动是诊断性的,提示骨愈合并没有达到治疗医生所设想的程度。

4. 骨质切除

通过骨质切除治疗骨不连的方法有三种截然不同的形式。用一种切除方法切除一块或更多骨块,可消除骨不连部位骨块机械活动所伴随发的疼痛。切除的骨块必须位于不破坏功能的解剖部位。向骨不连处

注入局麻药有助于判断骨质切除后疼痛缓角的程度(图 22-58)。切除骨质能减轻疼痛但不损坏功能的解剖部位,包括腓骨干骨不连(假如连接的软组织结构完整)和尺骨茎突。在某些病例中也可部分切除鹰嘴和髌骨未愈合的骨块。以及 Patel 和 Adenwalla[229]Middleton 等[200]都曾报道过部分切除锁骨来治疗骨不连,笔者不建议使用此种方法治疗锁骨骨不连。

第二种骨质切除方法用于成对骨的肢体,其中一骨完整,另一骨出现骨不连。最常见的是部分切除腓骨以便对骨不连的胫骨进行加压(图 22-59)。该技术常与外固定或髓内钉固定联用。

第三种骨质切除方法用于改善骨不连处的表面特性。通过修整和清创来改进骨不连处的表面积、骨性接触和骨质量。此技术常用于萎缩性、感染性骨不连和滑膜假关节。

5. 螺钉

骨块间拉力螺钉固定是一种治疗骨骺骨不连(见图 22-28),髌骨骨不连(图 22-60)[163]和鹰嘴骨不连[225]的有效方法。骨块间拉力螺钉固定可与其他形式的内固定或外固定联用治疗骨骺骨不连。不建议单独用螺钉固定来治疗干骺端或骨干骨不连。

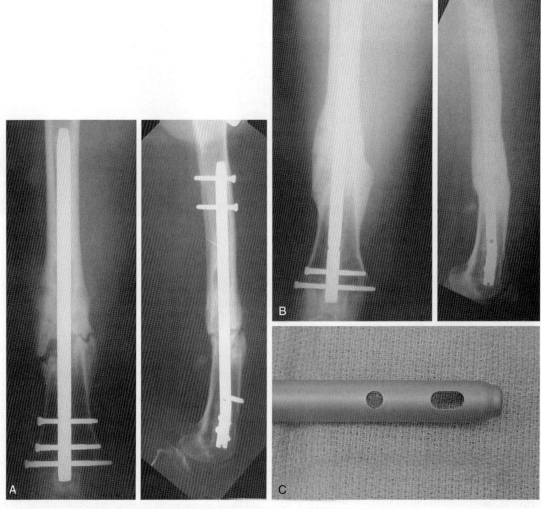

图 22-57　(A)40 岁男性患者闭合性股骨骨折后 31 个月就诊时的 X 线片。患者数次手术失败,包括更换髓内钉以及切开植骨。患者拒绝行大型手术重建,遂去除近端交锁钉采用髓内钉动力化进行治疗。(B)动力化后 14 个月的 X 线片显示坚强骨性愈合。(C)髓内钉交锁钉孔设计成椭圆形,可在不损失旋转稳定性的情况下动力化。

6.钢缆和钢丝

包含髓内内植物的假体周围骨块可用钢缆或钢缆-钢板系统固定,这样可使内植物避免经过髓腔。这种重建常需自体松质骨移植加用或不加用结构性同种异体骨移植(图 22-61)。

张力带和钢丝环扎技术也可用于治疗鹰嘴和髌骨的骨不连[163],但笔者主张采用更坚强的固定技术。

7.钢板螺钉固定

1958 年 Müller,Allgower ,Willenegger 和 Schneider 在瑞士创立 AO(Arbeitsgemeinschaftfur Osteosyn-thesefragen)开始了内固定治疗骨不连的新时代。在先驱们的基础上[49,68,83,150,151,160,172,173,234],应用瑞士手表制造业的冶金学技术和工业设备以及在达沃斯的研究队伍,AO 组织开发了至今仍使用的一系列内植物和器械。AO 组织发展了骨不连治疗中应用最广泛的现代概念(表 22-10)。

钢板螺钉固定的优点包括:固定的牢固性;适合不同的解剖部位(图 22-62),尤其是关节周围和关节内骨不连,以及诸如假体周围骨不连等情况;便于纠正成角、旋转及移位畸形(直视下);在失败的或暂时性外固定之后使用的安全性。其缺点包括:需广泛剥离软组织并有发生相关并发症的可能;内植物的应力负荷特性限制了下肢使用时的早期负重;无法纠正骨丢失所致的明显短缩。钢板螺钉固定获得的稳定性适用于所有类型的骨不连。长骨骨不连伴有大块缺损

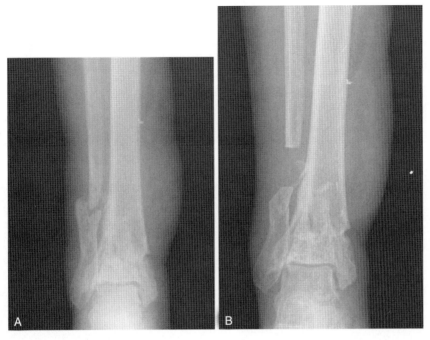

图 22-58　(A)70 岁男性患者高能量 pilon 骨折后 28 个月的 X 线片。患者主诉腓骨骨不连处疼痛。在此部位注射局麻药可完全缓解患者的疼痛。(B)部分切除治疗腓骨骨不连后最终 X 线片。此方法使疼痛完全缓解。

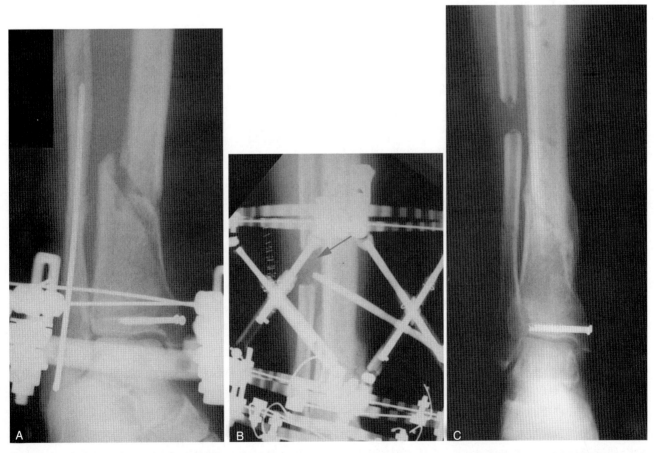

图 22-59　(A)42 岁男性患者胫骨远端骨折后 5 个月就诊时的 X 线片。(B)用 Ilizarov 外固定架矫正畸形并缓慢逐渐加压对患者进行治疗。此方法需要部分切除腓骨(箭头)。(C)X 线片显示最终结果。

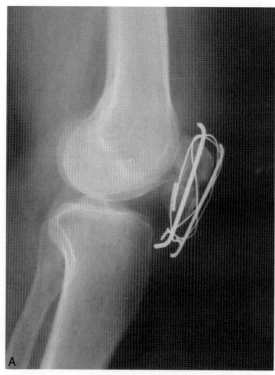
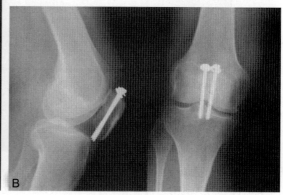

图 22-60　(A)55 岁女性髌骨骨不连患者的 X 线片。患者曾行 4 次手术治疗失败。患者正在接受切开复位和骨块间拉力螺钉固定的治疗。(B)最终 X 线片显示坚固骨性愈合。

时,需考虑骨骼固定的其他方式。

许多学者的文献报道了应用钢板螺钉固定治疗骨不连获得成功的病例,包括转子间股骨区[284]、股骨[23,314,317]、胫骨近端[40,43,339]、胫骨干[127,240]、胫骨远端干骺端[52,250]、腓骨[321]、锁骨[31,71,80,153,218,348]、肩胛骨[47,99,199]、肱骨远端[107,120]、肱骨干[109,186,274,310,345]、肱骨远端[24,128,193,260,283,299]、鹰嘴[69]、尺骨近端[262]、尺骨和桡骨干[259]、桡骨远端[88,98]。针对骨不连的各种特殊应用提供有不同类型的钢板和技术,这将在有关特殊解剖区域的各章中加以讨论。

锁定钢板是用头部带螺纹的螺钉拧入钢板上也带有螺纹的相应螺孔。锁定螺钉可以带有角度,也可以是"单横梁"结构,因为钢板和螺钉间是不允许活动的(图 22-63)[42,85,121]。锁定螺钉在骨骼愈合期间可以抵抗弯曲的力量和进展性畸形的力量。锁定钢板通过所有螺钉骨接触面分担轴向负荷,而传统的钢板螺钉结构通过螺钉不能平均分担负荷[85,121]。

在使用锁定钢板之前必须复位骨碎片,尽管新型的设计包括了各种维持复位的辅助装置[42,121]。必须注意在骨不连的部位避免留有缝隙,因为锁定板坚强的结构会使该部位的分离维持下去[121]。另外,锁定钢板比传统钢板价格更昂贵,在传统的钢板螺钉固定不能使

用的情况下才使用锁定钢板[42]。

已有采用锁定钢板成功治疗骨不连的报道,包括锁骨[165]、肱骨[263,334]、股骨[2]及其远端[23],以及假体周围股骨不愈合[253]。

8. 髓内钉固定

髓内钉固定是一种十分有效的方法,可在骨折不连接处提供机械稳定性。这种办法适用于长骨损伤后曾用髓内钉以外其他方法处理过的骨不连病例(如果损伤近期曾用髓内钉治疗,之后放置新钉进行治疗应归类于更换髓内钉,属于不同的技术将在后面讨论)。

由于髓内钉的极限强度和负荷分配特性,使其特别适用于下肢的骨不连。骨量减少患者的骨质量较差,用髓内钉治疗是其最好的选择。

髓内钉固定治疗骨不连常与生物学方法(如切开植骨、髓内植骨或扩髓)联合使用。这些生物学技术用于刺激骨不连部位的局部生物活性,但严格来说髓内钉本身属于机械治疗方法。

髓内钉固定可用于肥大性、营养不良性和萎缩性骨不连以及滑膜假关节。许多学者报道,髓内钉可用于活动性感染病例[164,167,196,296],但目前尚有争议。由于此技术用于感染患者可能有风险 (即插入髓腔内)以

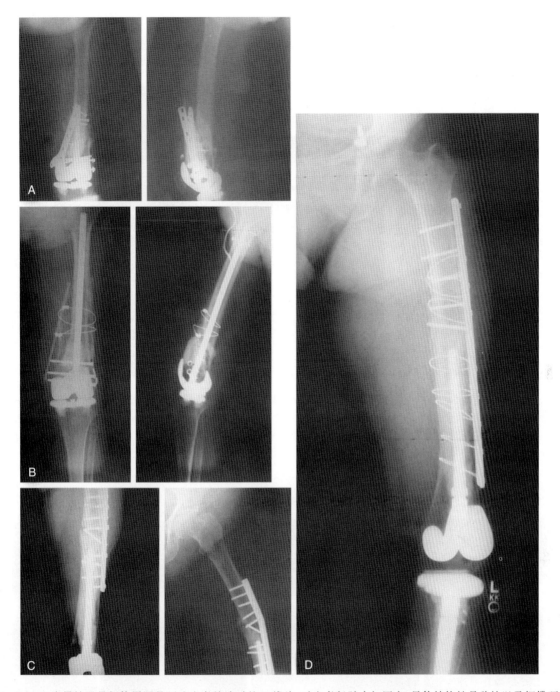

图 22-61 (A)83 岁男性股骨假体周围骨不连患者就诊时的 X 线片。对患者行髓内钉固定、异体结构性骨移植以及钢缆环扎固定。(B)最终的 X 线片显示牢固骨性愈合,而且同种异体骨无整合。(C)80 岁女性患者股骨假体周围骨不连的 X 线片,患者曾行多次手术重建均失败。正在用钢板固定同种异体结构性植骨和钢缆环扎固定对其进行治疗。(D)最终 X 线片显示坚强骨性愈合。

表 22-10　AO 概念治疗骨不连
加压下的牢固内固定
去皮质处理
在骨不连间隙或血运不良处植骨
肥大性骨不连保留未受干扰的骨不连组织
早期恢复功能

及有许多更安全的选择,笔者和其他学者[191]一般不建议将髓内钉用于活动性感染或既往的深部感染病例。而更换髓内钉用于感染病例则是完全不同情况,因为髓腔已被植入,在个别患者可以应用。

关于髓内钉固定用于先前曾用外固定处理过的患者,目前有许多不同观点[27,148,189,192,198,257,338]。先前曾用外

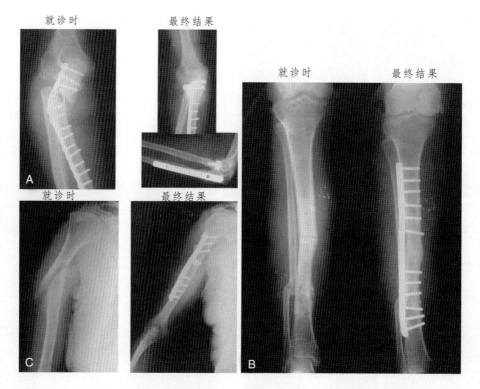

图22-62 (A)60岁男性患者尺骨近端骨不连,曾行3次手术重建失败,就诊时和最终的X线片。刃钢板固定可产生绝对坚强稳定性,结合自体骨移植可迅速产生骨愈合。(B)就诊时和最终X线片显示,胫骨干骨不连外固定架治疗失败。钢板螺钉固定加自体骨移植产生坚强的骨性愈合。(C)就诊时和最终X线片显示,肱骨干骨折非手术治疗失败导致骨不连。钢板螺钉固定加自体骨移植成功产生骨性愈合。

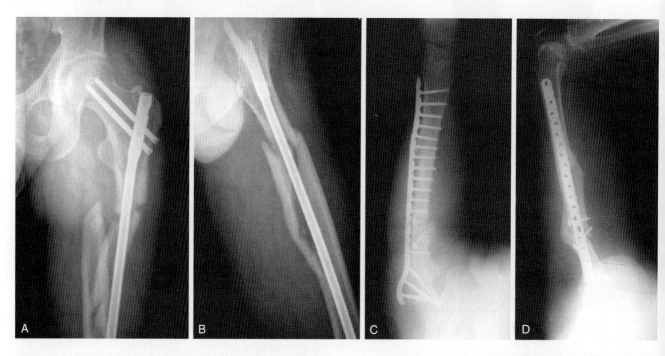

图22-63 (A,B)40岁男性,高能量股骨骨折髓内钉治疗术后4个月。(C,D)患者采用切开复位锁定钢板内固定,骨折成功愈合。

固定治疗换用髓内钉固定后的感染风险，普遍认为与外固定长时间（数月）使用、去除外固定至采用髓内钉的间隔时间较短（数天至数周），以及钉道的感染史有关（近期 X 线片可见到针道死骨）。

影响感染风险的其他因素涉及外固定应用的技术细节：器械种类（即张力钢丝或半针），手术技术（即当插入半针和钢丝时间断低速钻并持续灌洗，以减少骨的热坏死），以及内植物的位置（即植入物经过较少的软组织以减少局部刺激）。

用髓内钉治疗长骨骨不连时必须考虑到一系列其他因素。首先应在前后位和侧位 X 线片上评价远、近端骨块的对线情况，以便决定是否能闭合穿过导针的针道。其次应研究平片，必要时行 CT 扫描，以判断骨不连部位髓腔是开放还是封闭的，以及是否能通过导针和扩髓钻。使用 T 形柄扩髓钻或假关节凿（或二者合用）可行闭合扩髓再通，但仅限于远近端骨块对线良好时。如果这些方法无效，可经皮截骨（不广泛显露骨不连处）或经皮钻通远近端或双侧髓腔（在透视下），可便于通过导针和髓内钉（图 22-64）。经皮截骨后可用股骨牵开器或临时外固定架辅助纠正畸形。第三，必须考虑使用交锁螺钉固定。可用的选择包括静力交锁、动力性交锁或不交锁。应根据许多因素加以选择，这些因素包括骨不连的种类、表面特性、部位和几何形态，以及治疗医生判断的旋转稳定性的重要程度。第四，利用一些特殊技术可改善骨不连处的负荷和骨性接触。使用静力性交锁时，先远端交锁，然后"嵌紧"髓内钉（好似力图要拔出钉）可改善骨不连处的接触；继而再锁定近端。有些髓内钉进行了特殊设计，允许术中一期加压骨不连部位。使用股骨牵开器或临时的外固定架可在经髓内钉固定的骨不连处进行辅助压缩和（或）畸形纠正（见图 22-34）。胫骨骨不连可部分切除腓骨以便在插入钉时以及负重行走时在胫骨骨不连处加压。截骨或部分切除腓骨也有利一期纠正伴发的胫骨畸形。

有些学者[227,296,342,343]建议，所有用髓内钉治疗的骨不连病例，均应常规显露并切开植骨。其他学者则认为，仅在需要去除内固定物[196,198]，矫正畸形[196,198,277]"骨不连拆除"[167]、重新打通髓腔[191]，或软组织松解时[196]才切开显露骨不连处。其他学者[7,191,340]包括笔者在内，不建议髓内钉固定时常规切开显露骨不连部位。闭合穿钉而不显露骨不连处的优点在于：不会破坏骨膜血运，感染率低，而且不会破坏骨不连处有成骨潜能的组织。

在需广泛显露骨不连处以便行开放植骨、骨质切除、畸形纠正或去除内植物的时候，笔者倾向于使用另一种固定方式，如钢板螺钉或外固定架以避免破坏骨内膜（髓内钉）和外骨膜（切开暴露骨不连）血供。笔者可能不愿联用这些方法，但下列情况除外：

（1）骨质量较差的无活力骨不连患者，当需要植骨来刺激骨不连处的局部生物学环境而髓内钉固定又有力学上优势时。

（2）骨不连伴节段性骨缺损，当笔者认为扩髓不能使其愈合而髓内钉是稳定节段骨块的最佳方法时。

（3）骨不连伴畸形的患者顺应性差或认知损坏者，当需要利用髓内钉固定的生物力学优势（优于钢板固定）而外固定是较差选择时。

（4）有大段缺损的骨不连，当大块异体皮质骨移植和髓内钉固定是首先治疗时（图 22-65）。

正如 Chapman[46]所述，闭合髓内植骨可与髓内钉联合应用于治疗骨干缺损。笔者用此法治疗股骨和胫骨骨不连效果优良（图 22-66）。通过扩髓进行植骨是一项很好的治疗方法，将在"更换髓内钉"一节中讨论。

文献报道的髓内钉固定治疗胫骨愈合率为 92%～100%[7,158,191,196,198,203,240,255,277,296,302,325,338]。随着特制髓内钉的研展和定制钉的上市，可用髓内钉治疗的胫骨解剖区域较 Mayo 和 Benirschke[193]在 1990 年推荐的区域有所扩大。当计划用髓内钉治疗近端或远端干骺端骨不连时则要因人而异，评价每处胫骨骨不连。

值得注意的情况是，用 Ilizarov 骨延长或骨转运后胫骨近端再生缓慢或停滞（各种骨不连）。在个别选择病例中笔者按下列方式来处理这一问题：去除外固定，管型和支具固定 6～8 周（使钉道完全愈合），扩髓、静力性交锁髓内钉固定。

此技术仅用于因软组织问题（如病态肥胖、曾多次行软组织重建）不宜用切开技术（植骨、钢板螺钉固定）的患者。所有骨再生在扩髓插入髓内钉后 3～6 个月完全成熟，无一例感染（图 22-67）。

髓内钉治疗股骨骨不连的临床结果总体较好[19,48,100,158,196,326,343,344,346]。但 Koval 和同事[167]报道，用逆行髓内钉治疗股骨远端骨不连的失败率较高。其他可用髓内钉固定的骨不连部位包括锁骨[28]、肱骨近端[213]、肱骨干[181,342]、肱骨远端[227]、鹰嘴[66]和腓骨[3]。

9. 截骨

治疗骨不连时截骨的目的是改变骨不连平面的走向。将骨不连处由垂直位变换成走行角度更水平的

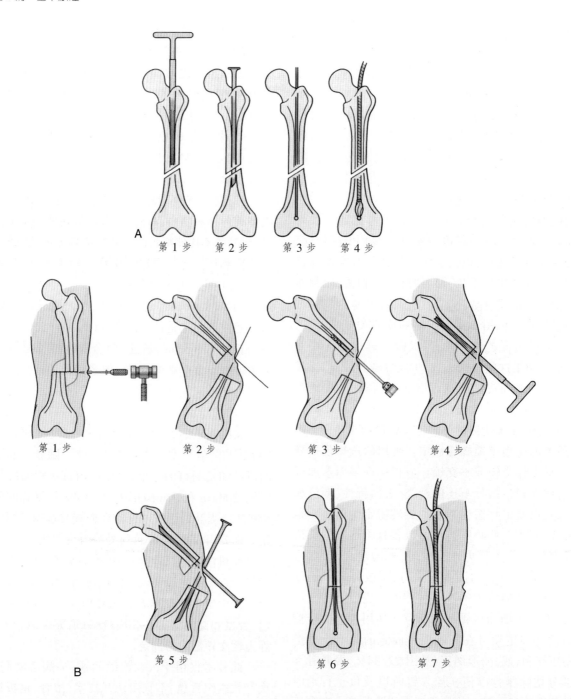

图 22-64 此方法用于骨不连伴髓腔封闭拟行髓内钉植入时的扩髓。(A)骨不连处无明显畸形(即近端和远端髓腔对线良好):第1步,手动 T 形柄手钻扩孔;第2步,假关节凿孔;第3步,通过球头导针;第4步,可弯曲钻扩孔。(B)骨不连处有明显不可复位畸形(即近端和远端髓腔对线不良):第1步,经皮截骨;第2步,经皮将导针插入近端和远端髓腔(透视下);第3步,空心钻近端和远端扩髓;第4步,假关节凿孔;第5步,手动 T 形柄手钻扩孔;第6步,通过球头导针;第7步,可弯曲钻扩孔。

位置,通过增加骨不连处两端的压缩应力促进愈合。截骨可通过骨不连部位,例如把骨端修平以减少长骨骨不连的倾斜度,或在骨不连的相邻部位截骨,如治疗股骨颈骨不连的 Pauwels 截骨术[16,188,235],或肘外翻畸形合并肱骨外髁骨不连[312]。

10. 外固定

外固定作为一种稳定骨的方法最初主要用于治疗股骨[318]、胫骨[50,91,232]和肱骨[51,176,240]感染性骨不连。这种方法常和顺序清创、抗生素珠链、软组织覆盖法及骨移植联用。Ilizarov 法将在"兼具机械和生物学的方法"一节中讨论。

(二)生物学方法

生物性方法通过刺激骨不连处的局部生物学来促进骨愈合,这些方法可单独应用,但常与机械性方法联合应用。

1.非结构性骨移植

(1)自体松质骨移植:自体松质骨移植术仍是创伤医生的重要治疗手段。成功地治疗营养不良性、萎缩性、感染性骨不连以及滑膜假关节,常常依赖于大量自体松质骨移植。

自体松质骨移植具有骨再生性、骨传导性和骨诱导性。移植物可刺激骨痂生成较差的有活力骨不连以及无活力骨不连的局部生物学活性。移植物最初的结构完整性较差,但在骨整合过程中这种状况迅速得以改善。

治疗肥大性骨不连时无须自体松质骨移植。这些骨不连有活力,经常有大量骨痂形成。

营养不良性骨不连是有活力的,常由于骨对骨接触不良所致。自体松质骨移植可促进未愈合骨间隙的桥接。应根据设计的治疗方案决定是否对营养不良性骨不连进行植骨。如果治疗方案包含手术显露骨不连部位(如钢板螺钉固定),则建议在去皮质处理的骨床

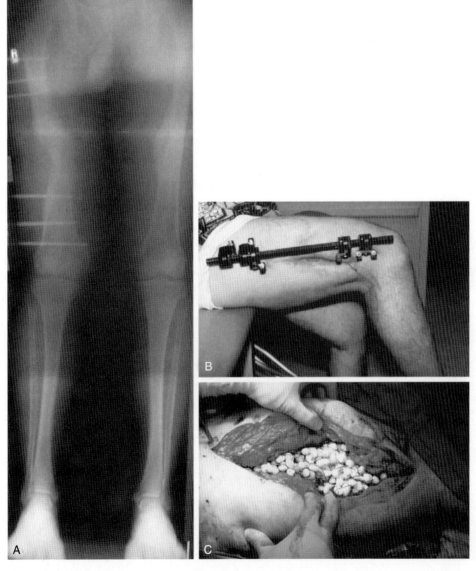

图 22-65　(A)就诊时 X 线片显示,32 年前开放性股骨骨折导致的感染性骨不连。这位 51 岁男性患者曾行超过 20 次手术重建,最近的一次是在外院行外固定及植骨治疗。(B)就诊时的临床照片。(C)临床照片显示原处的抗生素珠。(待续)

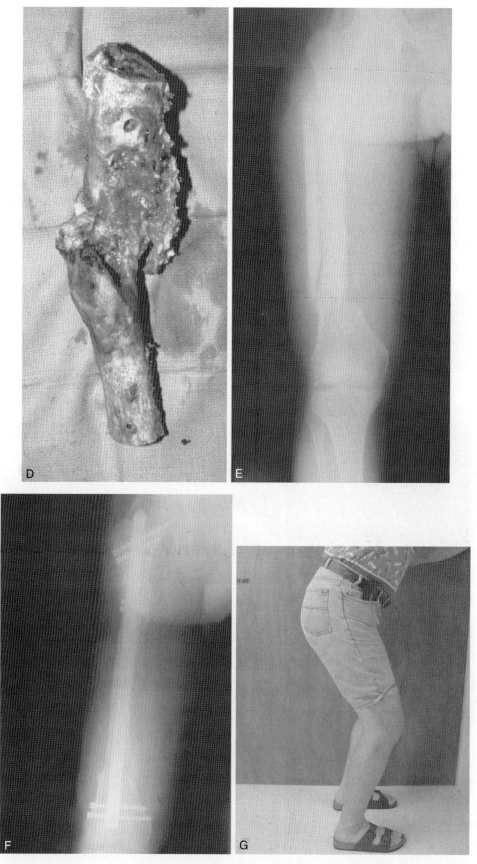

图 22-65(续)　(D)切除后的大体标本。(E)彻底切除后 3 个月的 X 线片显示大块抗生素间隔物仍在原位。(F)大块异体股骨和 2 个定制髓内钉重建后 7 个月 X 线片,髓内钉近端部分是顺行重建钉,其远端部分是逆行髁上钉。(G)重建后 7 个月的临床照片。

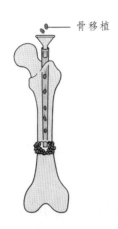

骨移植

图 22-66　闭合髓内自体松质骨移植可用于治疗骨干骨缺损。从髂嵴切取自体松质骨,通过插入髓腔的套管植入缺损处。

上行自体骨移植。如果治疗方案不包含显露骨不连处(如加压外固定),我们不常规植骨。

萎缩性和感染性骨不连是无活力的,不能形成骨痂。这两种骨不连常伴有节段性骨缺损。关于自体松质骨移植刺激时可愈合的最大完整节段性缺损的建

议各不相同(见表 22-6)[59,91,95,116,185,190,232]。笔者关于治疗节段性骨缺损的建议见表 22-7。

滑膜假关节最常采用切除假关节组织和开放髓腔来进行治疗。行去皮质处理以及自体松质骨移植可加速愈合,因此是推荐的治疗方案。

自体松质骨移植物可取自髂嵴、股骨远端、大转子、胫骨近端和桡骨远端。髂嵴骨组织最多。与髂前嵴相比,髂后嵴骨质更多,术后疼痛较轻,术后并发症较少[6],膜内成骨区髂后嵴骨质(髂骨),的骨传导性优于软骨内成骨区骨质(胫骨、股骨、桡骨)[241]。

用自体松质骨移植治疗骨不连的技术有很多种:
Papineau 技术(开放松质骨移植)[226],
胫骨后外侧植骨,
胫骨前方植骨(软组织覆盖后),
髓内植骨[46],
扩髓,
内镜下植骨[162],
经皮植骨[25,130,131,159]。

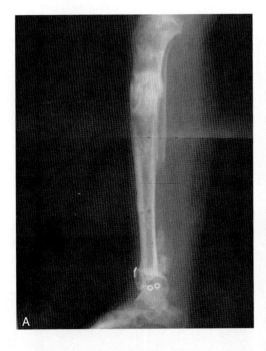
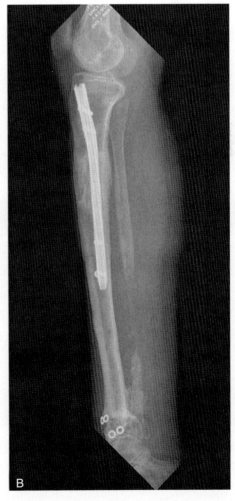

图 22-67　(A)54 岁女性感染性胫骨远端骨不连患者,行骨转运治疗,X 线片显示胫骨近端骨再生。尽管此技术使胫骨远端骨不连处牢固骨愈合,但再生的骨质无法成熟导致机械性不稳定。去除外固定架后经支具固定 8 周,钉道完全愈合,此后扩髓植入静力交锁的定制(短)髓内钉。(B)髓内钉固定后 8 周的 X 线片显示,胫骨近端再生骨成熟并且坚强愈合。

关于植骨的时机也有不同的方案：

在不清创或切除骨质的情况后早期植骨，

在清创并固定骨骼之后早期开放植骨，

在清创、骨骼固定和软组织重建之后延期植骨，自体骨移植治疗骨不连的主要缺点是：可切取骨的数量不足，以及供区的病变和并发症。

（2）异体松质骨移植：异体松质骨移植治疗骨不连最常与自体松质骨移植或骨髓混合使用。因为异体松质骨主要功能是骨传导活性移植，与自体骨混合可增加移植骨的诱导性和成骨活性。异体松质骨移植也可合并自体松质骨移植，以增加植入量数量，填充较大的骨缺损。关于单用异体松质骨移植来治疗骨不连的效率问题目前知之甚少。笔者不建议将异体松质骨移植（单用或与自体松质骨移植合用）用于那些有任何近期或既往感染的骨不连患者。

可用三种方法来准备异体骨：新鲜骨、新鲜冷冻骨和冻干骨。新鲜骨的抗原性最高。新鲜冷冻骨的免疫原性低于新鲜骨，并保留有移植骨的形态发生蛋白。冻干骨免疫原性最小，病毒传播的可能性最低，为单纯的骨传导性，但机械完整性最低。

（3）骨髓：骨髓中包含有骨前体细胞，能在骨折和骨不连处形成骨[130,131]，动物骨折和骨不连模型证实，用骨髓移植刺激可加速愈合[224,311]，尤其是将脱钙骨基质和骨髓混合可明显加速动物的愈合反应[311]。动物实验还发现，注射骨髓原性基质前体细胞后可促进鼠股骨模型中牵张成骨过程的骨形成[254]。

有些学者[60,61,295]报道，经皮骨髓注射治疗骨不连取得了良好的临床效果。经皮骨髓移植技术包括用套管针自前或后髂嵴抽取自体骨髓[131]。笔者常用一种11号，4英寸长的Lee-Lok针（Lee Medical Ltd., Minneapolis, MN）和一种20 mL肝素化注射器自髂后嵴抽取骨髓（图20-68）。分次少量抽取骨髓以增加成骨前体细胞浓度。每处抽取的骨髓量最好是2~4 mL。笔者在髂后嵴的不同位置上抽取骨髓，每次抽取4 mL。根据骨不连受区的特性（如大小、位置），笔者一般抽取的骨髓总量为40~80 mL。在X线透视下用18号

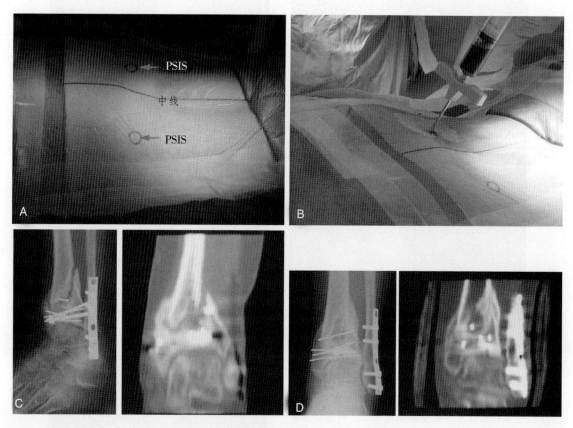

图22-68　（A）临床照片显示，自髂后嵴抽取骨髓时的骨性标志。患者取俯卧位。（B）按每处4mL的量抽取骨髓。（C）39岁女性患者存在稳定的营养不良性胫骨远端骨不连，就诊时的X线片和CT扫描。（D）经皮骨髓注射后4个月的X线片和CT扫描，显示牢固骨性愈合。PSIS：髂后上棘。

脊柱针经皮将骨髓注入骨不连处。此技术创伤小,并发症少,而且可在门诊患者中应用[131]。在缺损小(<5 mm)且机械稳定性好的骨不连患者中效果较好(见图 22-8)。在那些正在进行缓慢逐渐加压或 Ilizarov 骨转运治疗的患者的对端骨接触部位经皮注射骨髓也可促进愈合。

(4)骨移植替代物:骨移植替代物,如磷酸三钙、硫酸钙、羟基磷灰古和其他钙基陶瓷可在将来治疗骨不连中发挥积极的作用。一些替代物可以注入抗生素,用于治疗感染性骨不连[22,195]。还有一些可以结合自体植骨扩充骨移植物的容积[30,282]。目前,这些替代物在治疗骨不连时的效率和适应证目前尚不清楚。

(5)生长因子:正在进行的有关生长因子领域的研究有望加速治疗骨不连的进展[75,77,81,82,86,106]。

2. 去皮质化处理

鹅卵石技术是由 Judet 等[150,151]和 Phemister[239]提出的(图 22-69),要求用锐利骨刀或骨凿在骨不连两侧外皮质或骨痂处掀起骨膜骨块。用骨凿掀起 2~3 mm 的皮质骨块,每块长约 2 cm。掀起的骨块在骨不连的每侧产生长约 3~4 cm 的去皮质区,累计 2/3 大约桐补的骨周径。然后将仍然附着并有活力的骨膜和肌肉,用 Hohmann 拉钩仔细牵开。此方法明显增大了掀起的骨片和去皮质骨皮质之间的表面积,便于植入松质骨以促进骨愈合并填充死腔。

如果该骨有明显骨质疏松,鹅卵石技术可显著减弱薄的皮质,因此应少用或者不用。另外,在打算放置钢板的骨块部位不应行鹅卵石技术。花瓣化[159]又称鱼鳞化(见图 22-69),是用微型骨凿完成的。掀起之后骨软骨片好似花瓣或鱼鳞。也可用小钻头在冲洗冷却下钻多个孔。在骨不连每侧 3~4 cm 区域内钻孔或掀起小骨片。这些去皮质技术,尤其是在与松质骨移植联用时,可促进皮质再血管化。

3. 电磁、超声和冲击波刺激

从 20 世纪 70 年代开始[231]普遍开展了用侵袭性和非侵袭性方法对骨不连进行电刺激的治疗技术。一些学者报道该技术有很高的成功率[300]。我们也有一些成功的病例(图 22-70)。

通过电刺激治疗骨不连的设备分为三类:持续直流电、变时电感耦合(包括脉冲电磁场)和电容耦合[1,56,118,214]。直流电能够降低局部的氧分压,增加蛋白多糖和胶原的合成[214]。直流电能够降低局部的氧分压,增加蛋白多糖和胶原的合成[214]。变时电感耦合影响生长因子和其他细胞分裂的合成和功能,特别是 TGF-β,它具有调节软骨细胞和成骨细胞的功能[56,214]。脉冲电磁场可以诱导骨形成蛋白的 mRNA 的表达,产生骨电感效应[56]。电容耦合诱导骨细胞增殖,激活电压

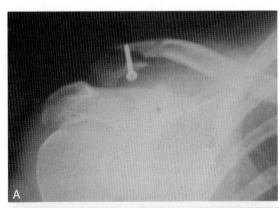
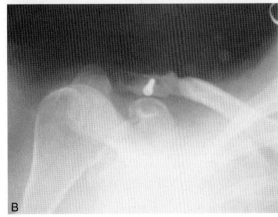

图 22-70　(A)40 岁女性患者锁骨远端骨折切开复位内固定术后 26 个月就诊时的 X 线片。患者拒绝行任何手术治疗,遂行外部电刺激。(B)电刺激后 8 个月的 X 线片显示牢固骨性愈合。

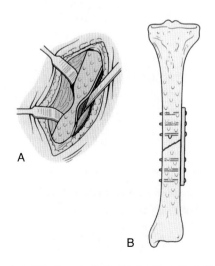

图 22-69　去皮质技术。(A)鹅卵石技术;(B)鱼鳞术(即花瓣术)。

钙通道,使前列腺素 E2,胞浆钙和降钙素增加[214]。

电刺激不能矫正畸形,通常需要较长时间(3~9个月)不负重和石膏固定,引起肌肉和骨萎缩以及关节僵硬。电刺激适用于无明显畸形和骨缺损的僵硬性骨不连。这种方法对萎缩性骨不连、感染性骨不连、滑膜假关节、缝隙大于 1 cm 的骨不连或松弛性骨不连很少有效[214]。

超声刺激是通过激活钾离子、位于软骨和骨细胞的结合钙、激活腺苷酸环化酶的活性和各种细胞分裂素来刺激骨愈合[214,228,278]。1994 年 FDA 批准超声治疗用于骨折愈合,2000 年 2 月开始用于骨不连的治疗[214]。几项超声治疗骨不连的研究显示骨愈合率为 85%~91%[108,215,278]。根据 Parvizi 和 Vegari 的观点,超声可用于治疗无明显畸形的僵硬萎缩性、营养不良性或增生性骨不连[228]。这种方法不适用于感染性骨不连、断端缺损较大的骨不连和松弛性骨不连。

有些学者报道,可用高能体外冲击波治疗骨不连,愈合率大于 75%[289,292,319,322]。这种方法可能对假关节和锝骨扫描浓集的骨不连较为有效[266]。冲击波治疗萎缩性骨不连需 6 个月以后才可观察到愈合的征象[322]。这项技术不能用于骨不连间隙大于 5 mm 的患者,冲击波区域有骨骺未闭、牙槽组织、大脑或脊髓和恶性肿瘤的患者,以及有凝血障碍的患者和孕妇[289]。

(三)兼具机械和生物学的方法

1. 结构性植骨

有 N 种类型的结构性植骨可供选择。每个类型都有各自的优缺点(表 22-11)。

(1)带血运自体皮质骨移植:带血运自体皮质骨移植可在骨缺损处提供结构完整性和有活力的

表 22-11　结构性植骨的类型

植骨类型	取骨部位	优点	缺点
带血运自体皮质骨移植	腓骨[330,340,349] 髂嵴[281] 肋骨[330]	即刻结构完整 一期完成 移植物有增长的潜能,能跨过大的节段缺损	技术要求高 易疲劳骨折,特别是在下肢 延长非负重时间 有感染病史者效果不佳[123] 供区并发症:疼痛,血管神经损伤,关节不稳定或活动受限 关节周围缺损不能很好地固定 禁用于儿童
不带血运自体皮质骨移植	腓骨 胫骨 髂嵴	重建较大缺损	延长非负重时间 上肢延长固定时间 供区并发症,包括取胫骨部位 再血管化时强度逐渐减弱(数年) 可能疲劳骨折
大块异体皮质骨移植	无限制	比带血运植骨技术要求低 没有供区并发症 用于 4 个方面:夹层移植,异体关节融合,骨关节移植,异体修复	感染 疲劳骨折 移植受区骨不连 从供体到受区传播疾病
结构性异体皮质骨移植	无限制	多功能性:治疗部分(不完全)节段缺损和完全节段缺损,增加骨质不良者的固定和稳定性,增强假关节周围骨不连的稳定性 用于长骨骨不连伴骨量减少	感染 疲劳骨折 移植受区骨不连 从供体到受区传播疾病
髓内异体皮质骨移植	无限制	作用类似髓内钉可增加稳定性,增加螺钉把持力,每个螺钉穿过 4 层皮质骨	感染 疲劳骨折 移植受区骨不连 从供体到受区传播疾病

骨组织。有证据表明，带血运移植物随功能性负荷而肥大，部分病例[45,139]会随时间延长而强度增加。考虑到可从几个部位取带血运骨块治疗各种骨不连[64,70,281,287,330,340,349]，由于腓骨的形状、强度、大小和使用性，所以最为常用[112,137,149,178,279]。

(2) 不带血运自体皮质骨移植：不带血运自体皮质骨移植可用患者自身组织填充骨缺损以恢复其结构完整性。

(3) 大块异体皮质骨移植：大块异体皮质骨可用于重建大的创伤后骨缺损[53]（图 22-64，图 22-70）。从骨库中可获得任何形状和尺寸的骨块，因此可以在任

何解剖位置上重建大块骨缺损。移植物固定的方法较多。由于其极限强度、应力分担特征和保护移植物的能力，笔者倾向于使用髓内固定大块异体皮质骨。大块异体移植可用于夹层移植、异体关节融合（图 22-71）、骨关节移植和异体修复。

感染性骨不连在彻底清创和灭菌感染腔隙后也可使用大块异体移植骨进行治疗。在用此技术治疗感染性骨不连伴大段缺损时，笔者一般会行数次清创并更换抗生素珠链直至腔隙培养阴性。然后植入一个定制的含抗生素的 PMMA 间隔物，并关闭或重建软组织瓣。至少在 3 个月后去除间隔物，并行大块异体皮质

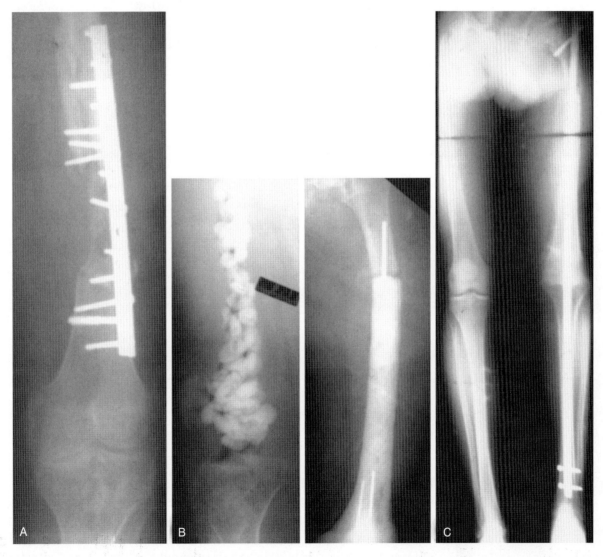

图 22-71　(A)25 岁男性患者开放性股骨骨折行切开复位内固定术后的 X 线片。患者在创伤后 16 个月来诊。临床检查发现广泛脓肿和骨不连处裸露，伴广泛的膝关节不稳定和约 20°的膝关节屈伸活动弧。关节抽吸有积脓。(B)X 线片显示彻底清创后植入抗生素珠链，之后放置抗生素间隔物。(C)用大块同种异体皮质骨和膝融合髓内钉行异体关节融合术，术后 6 年的 X 线片显示牢固骨性结合。患者可完全无痛行走，无感染迹象。

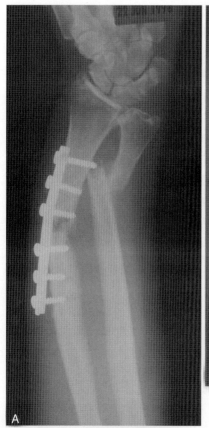

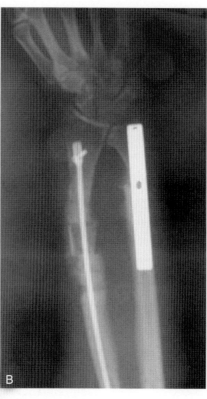

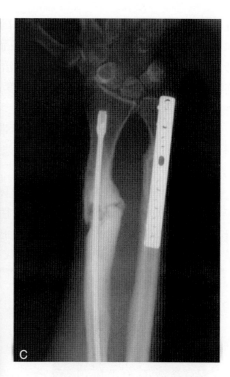

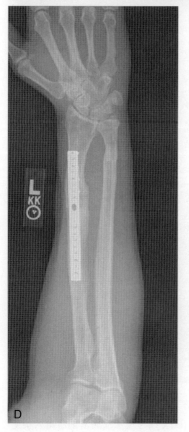

图22-72 (A)45岁男性前臂双骨折行切开复位内固定术后7个月就诊时的X线片。患者桡骨上有脓性物质渗出,行数次清创和抗生素珠链治疗。清创后桡骨残留节段性缺损。(B)X线片显示,桡骨行大块同种异体皮质骨植骨髓内钉固定,尺骨行钢板螺钉固定。(C)术后11个月随访时的X线片发现,桡骨近端受区–移植物交界处牢固愈合,但远端受区–移植物结合处产生肥大性骨不连。对胆大性骨不连行加压钢板固定,未行植骨。(D)加强钢板固定后14个月的X线片显已牢固骨性愈合。

骨移植来重建缺损(见图 22-64 和图 22-72)。活动性感染是用大块异体皮质骨移植的绝对禁忌证。

(4)结构性异体皮质骨移植:结构性异体皮质骨移植可用于:重建部分(不完整)节段性缺损,重建部分病例的完整节段性缺损,增加骨质不良者的固定和稳定性,以及增强假体周围长骨骨不连的稳定性(见图 22-61)。

(5)髓内异体皮质骨移植:髓内异体皮质骨移植最常用于长骨骨不连伴骨量减少,因而选用钢板螺钉固定自体松质骨移植的患者。此方法尤其适用于肱骨骨不连伴骨量减少且先前数次治疗失败的老年患者(图 22-73)。

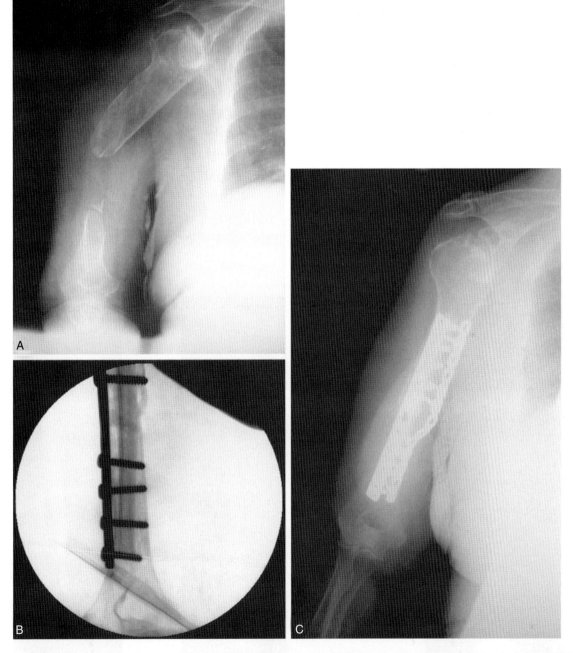

图 22-73 (A)83 岁女性患者肱骨干骨折后 15 个月就诊时的 X 线片。患者感觉骨不连处剧痛和功能障碍。由于患者骨质极差,所以采用髓内异体腓骨皮质骨移植和钢板螺钉固定进行治疗。(B)术中 X 线透视显示髓内腓骨植入物的定位。(C)骨重建后 7 个月最终 X 线片显示已骨性结合,无内植物松动或失败迹象。随访时患者无疼痛且功能明显改善。

(6)网笼-骨复合物移植:这是治疗节段性骨缺损比较新的方法[59]。此方法要用一个直径略大于毗邻骨的钛质网笼(外科钛网,DuPuy Motech,Warsaw,IN)跨越节段性缺损。在笼中填入异体松质骨条和脱钙骨基质。将一根髓内针穿过网笼-骨移植体来加固此装置。

2. 更换髓内钉

髓内钉固定是单纯的机械治疗方法。该方法同更换髓内钉有区别,区别在于后者属于兼有机械性和生物性的方法。

(1)技术:更换钉时需取出原有髓内钉。由于钉已跨过骨不连处的髓腔,不存在髓腔封闭问题。由于髓腔已有髓内钉通过,除非髓内钉断裂并逐渐出现畸形,此时往往需要切除骨不连处的骨和软组织,因此可能要考虑选择其他方式进行治疗。

去除原有髓内钉后,要对髓腔进行扩髓。要以0.5 mm 递增直径扩髓钻完成扩髓。最初扩髓溢出物中含有骨内膜纤维组织。随直径增加扩髓溢出物中可见到骨质。笔者一般使用直径比前钉大 2~4 mm 的髓内钉来更换,而且扩髓直径要比植入的新钉大

1 mm。扩髓一般要进行到钻头直径超过旧钉 3~5 mm 的程度。

扩髓后植入较大直径的髓内钉。笔者常采用闭合法来更换髓内钉,这样可保护骨膜的血运,这对此技术的成功应用极为重要。闭合换钉也可减少骨不连处的感染风险。如果骨不连处骨接触良好,笔者会将新钉静力性锁定,以增大稳定性,而其他学者对此持不同意见[62,122,308,335,346]。多数情况下,在更换胫骨髓内钉时,笔者不切除部分腓骨,因为可能会降低结构的总体稳定性。

(2)愈合模式:更换髓内钉可通过 2 种方式改善局部力学环境,并通过 2 种方式改善局部生物学环境,起到刺激骨不连愈合的作用(图 22-74)。

扩髓使髓腔扩大便于植入更强硬、更大直径的髓内钉。更坚硬的钉增加了骨不连处的稳定性,因而可促进骨性愈合。扩髓的另一个力学优点在于,加宽和延长了髓腔峡部,增加了钉与内膜皮质的接触区,从而增加了力学稳定性。

从生物学上来说,扩髓生成的组织可在骨不连处起到局部植骨材料的作用,因而可刺激髓腔愈合。扩髓的另一个生物学优势是,扩髓可明显减少内膜的血

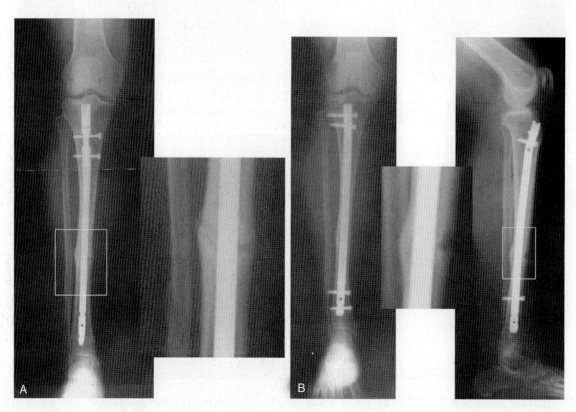

图 22-74　(A)51 岁女性胫骨开放性骨折患者,髓内钉固定术后 29 个月因疼痛性骨不连就诊时的 X 线片。(B)更换髓内钉后 5 个月,胫骨已牢固愈合。

运[35,119,146,217,301]。相伴而来的是外膜血供显著增加[251]和骨膜新骨形成[67]。

更换髓钉的机械和生物学作用使其可以用于治疗有活性和无活性的骨不连。

(3)其他因素:值得讨论的三种情况是:换钉技术可用于治疗骨接触不完全的骨不连、伴有畸形的骨不连以及感染性骨不连。

(4)骨接触:更换髓内钉对骨不连处有良好骨对骨接触的病例来说是一种极好的治疗方法。而对于那些伴大块部分缺损或完全节段性骨缺损的病例,此方法则不太适合。因为这些骨不连的愈合与许多因素(如前所述)有关,因此很难确定更换髓内钉能使哪种类型的缺损愈合。Templeman 等[308]建议,对≤30%骨周径缺损患者应进行换钉治疗 (胫骨)。Court Brown 和同事[62]报道,换钉失败仅出现于骨缺损(胫骨)长度超过 2 cm,且累及 50%以上骨周径的病例中。虽然我们使用髓内骨移植方法[46]在长骨缺损换钉中取得了优良的效果,但此技术治疗骨不连的适应证仍处于发展阶段。

(5)畸形:令我们感到惊讶的是,为什么一个直钉会导致一个非常弯曲的骨(图 22-75)。最终会使患者功能受限的畸形必须进行矫正。对于过去行髓内钉治疗的长骨,临床上明显的畸形可包括长度、成角和旋转。移位畸形由于受钉的限制(如果钉末断裂),因此在临床上一般不太明显。

矫正畸形可以在治疗骨不连的过程中一期进行,也可以在骨不连愈合后再进行矫正,此时可以更换髓钉(如前所述)。如果决定同时处理这两个问题,则应决定是逐渐矫正畸形,还是一期纠正畸形。如果认为一期矫正畸形是安全的,那么换钉并一期矫正畸形可简化总的治疗方案,是很好的方法。一期矫正畸形治疗松弛性骨不连相对简单。僵硬性骨不连可能需要经皮截骨并应用股骨牵开器或临时性外固定架来完成一期畸形校正。如果软组织和骨的状况适于逐渐矫正,应放弃更换髓钉而改用 Ilizarov 方法。

(6)感染:虽然大量文献报道过可用髓内钉治疗感染性骨不连[7,122,164,167,196,296,343],更换髓内钉治疗感染性骨不连的效果却报道不一。有些损伤患者如果之前采用的是非髓内钉治疗,现在放置髓内钉可使感染灶种植整个髓腔。更换髓内钉时情况则完全不同。因为此时髓内钉还在原位,所以很可能髓腔沿其整个长度已被感染到一定程度。由于髓腔污染已经存在,笔者

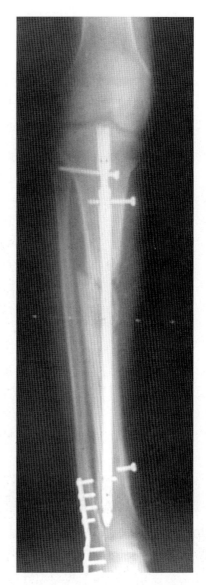

图 22-75 22 岁男性患者胫骨骨不连,在多次手术治疗失败后来此就诊时的 X 线片。注意:尽管使用的是直钉却形成了非常弯曲的骨。

并不反对使用更换髓内钉来治疗感染性骨不连 (图 22-76)。

更换髓内钉治疗感染性骨不连最适用于下列患者的下肢:不适合钢板螺钉固定(如骨量减少,曾多次软组织重建,节段性骨不连)或外固定术(如顺应性差、认知受损),因为髓内钉的负荷分担特征具有很大优势。应用更换髓内钉治疗感染性骨不连时,应对髓腔进行彻底扩髓以便清除感染。应用 0.5 mm 递增扩髓钻头逐级扩髓至溢出髓腔的组织看上去为有活力的健康骨质为止。对已知或可疑感染的病例,所有扩髓组织均应做培养和敏感试验。然后用大量抗生素溶

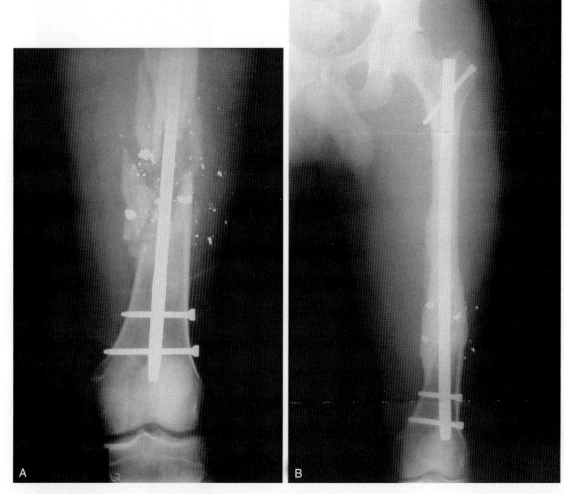

图 22-76　(A)X 线片显示,23 岁男性患者火器伤后导致的股骨感染性骨不连有活动性渗出。患者曾行数次清创,之后更换髓内钉 (髓内自体髂骨植骨)治疗。(B)治疗后 13 个月 X 线片显示牢固骨性愈合。无临床感染迹象。

液冲洗髓腔, 再按上文所述插入较大直径的髓内钉。每次手术期间,在髓腔放置抗生素冲洗髓钉进行连续清创。

　　(7)文献回顾:文献报道的换钉治疗胫骨非感染性骨不连的效果全部十分优良。Court-Brown 等[62]报道,胫骨换钉后愈合率达 88%(29/33);另 4 例再次换钉后也愈合。Templeman 等[308]报道,更换胫骨髓内钉后愈合率达 93%(25/27)。Wu 等[347]报道,更换胫骨髓内钉后的愈合率为 96%(24/25)。

　　文献报道更换髓内钉治疗股骨骨不连的效果不一致,而且差异较大。Oh 等[216]和 Christensen[54]都报道股骨骨不连换钉后愈合率为 100%,而 Hak 等[122]报道的愈合率反为 78%(18/23)。Weresh 等[335]报道的股骨干骨不连换钉后的愈合率仅为 53%(11/19)[17]。以上作者均指出,现行技术的进行使得髓内钉可用于治疗更

加严重和复杂的股骨骨折, 而这在以前是不可能的。如果这些类型的骨折进一步发展为骨不连,则不适于更换髓内钉[17,335]。

　　换钉治疗肱骨干骨不连效果相对较差。Mckee 等[194]报道的愈合率为 40%(4/10)。Flinkkila 等[101]用前倾髓内钉换钉治疗 13 例肱骨干骨不连, 换钉后愈合率仅为 23%(3/13)。

　　总结:根据文献回顾和笔者自身的经验,提供以下总结性意见和建议:

　　胫骨——90%~95%的胫骨骨不连更换髓内钉可以愈合。

　　股骨干——更换髓内钉也可用于治疗无感染的非粉碎性股骨干骨不连,但成功率低于粉碎性的复杂股骨干骨折放置内钉后引发的胫骨骨不连。

　　股骨髁上——股骨髁上骨不连不适于髓内钉固

定 Koval 等报道其效果不佳[167]。此区域髓腔宽大,而且钉和皮质骨的接触较差。此区域换钉时骨不连区扩髓效果也较差。换钉扩髓治疗髁上区骨不连可能不会增加骨膜血流和新骨形成。应采用其他治疗方法(图 22-77)。

肱骨干——换钉治疗肱骨干骨不连效果较差[101,194]。去除髓内钉、钢板螺钉固定以及自体松质骨移植更加有效。更复杂的病例可能需要采用 Ilizarov 法。

3. 骨联合技术

小腿和前臂因双骨而具有独特的结构完整性。对于这种解剖排列可用特殊方法来治疗骨不连伴骨缺损。

在有关这些技术的文献中充满了术语的不一致和相互矛盾。这种情况导致下列术语的精确含义模糊不清:胫前腓骨 (fibula-pro-tibia),腓骨转运 (fibula transfer),腓骨移位 (fibula transference),腓骨转位 (filula transposition),腓骨旁路 (fibular bypass),腓骨化 (fibulazation),腓骨内置 (medialization of the fibula),腓骨内向骨搬运 (medial-ward bone transport of the fibula),后外骨移植 (posterolateral bone grafting),骨联合 (synostosis),腓骨胫骨化 (tibialization of the fibula),经胫腓骨移植 (transtibiofibular grafting)以及带血运腓骨转位 (vascularized fibula transposition)。

为了明确和简化,可将所有不同的技术归类于骨联合技术或局部毗邻骨移植(图 22-78)。

骨联合技术治疗骨不连需要在骨不连上下方的双骨之间建立起骨连续性。未连接骨的毗邻骨必须与骨不连的近端和远端骨块相连接,以便使毗邻骨能把压力传递到骨不连处的两端。从功能角度上看,这样便形成一个单骨肢体。骨不连技术不必依赖于未愈合骨块之间的连接。

有几项技术可用来产生治疗胫骨骨不连的胫腓骨联合。Milch[201,202]的治疗骨不连胫腓骨联合技术是将腓骨纵向劈开形成一种夹板形骨,辅之以自体髂骨移植。McMaster 和 Hohl[197]用异体皮质骨桥接胫腓骨来产生治疗胫骨骨不连的胫腓骨不连。Rijnberg 和 van Linge[258]所述的方法是,用自体髂峰骨移植经外侧入路在腓骨前方制造骨联合。

Ilizarov[141]介绍的方法是将腓骨向内(水平方向)转运来形成胫腓骨联合,治疗胫骨骨不连伴大段骨缺损(见图 22-78)。

Weinberg 等[333]介绍了一种二期技术,用以形成近端和远端胫腓联合来治疗大段骨缺损。一期先形成胫

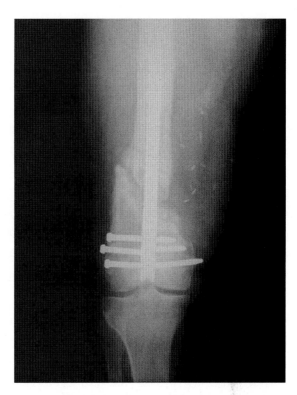

图 22-77　X 线片显示,57 岁男性患者股骨髁上骨不连经两次换钉治疗后失败,更换髓内钉对此区域骨不连效果不佳。

腓骨远端骨联合,至少在 1 个月后再形成胫腓近端骨联合。

与腓骨旁路一样,胫前腓骨这一术语在文献中也不一致。Companacci 和 Zanoli[141]介绍了一项技术,用以形成胫腓远近端骨联合来治疗不伴较大缺损的胫骨骨不连。Banic 和 Herte[18]介绍了一种双血管腓骨技术,用于治疗大的胫骨缺损。外侧移植骨是带完整血运的腓骨,可在缺损远近端形成骨联合。与之相比,其他作者[190,324]将带血管腓骨植骨填充胫骨缺损称之为胫前腓骨,但是没有形成骨联合。文献中描述的腓骨移位,腓骨转运、腓骨转位和胫骨化均未提及骨联合技术[5,15,45,137,154,297,313]。

骨联合技术也可用于治疗前臂的节段性缺损或持续骨不连(图 22-79)。这项技术最常用于桡骨和尺骨有大块骨缺损的前臂骨不连伴。

4. Ilizarov 方法

Ilizarov 技术治疗骨不连的优点较多(表 22-12)。Ilizarov 架可抵抗剪切和旋转应力。其独特性在于,张力钢丝允许在负重活动期间产生"弹床效应"。当骨不连未出现愈合进展时,这种方法也可在调整支架过程

中改善治疗。调整支架时一般无痛,因此不需要麻醉,而且可以在诊所中进行。不应把需要调整支架看作是治疗失败,而应视为继续治疗。用其他方法,如钢板螺钉或髓内钉固定,来改善疗效,则需要重复手术,因此属于治疗失败。

Ilizarov 技术适用于任何类型的骨不连。这种技术尤其适用于伴有感染、节段性骨缺损、畸形和曾多次治疗失败的骨不连病例。用 Ilizarov 外固定架可采用多种治疗方式,包括加压、牵拉、延长和骨搬运。可以单处治疗,如骨不连处的单纯加压或牵拉。双处治疗指的是,存在有双处要愈合的病灶,如骨转运,必须在牵张处(即再生骨形成)和接合处(骨不连处)实现愈合。三处治疗指的是存在有三处要愈合的病灶,如双水平骨搬运(表 22-13)。

骨加压(单处)固定术不但可以单纯加压,而且可以采用不同加压方式矫正畸形。此技术可用于肥大性骨不连 (虽然这种病例常用牵张)(图 22-80)、营养不良性骨不连 (图 22-80 至图 22-83) 以及 Ilizarov 教授建议的滑膜假关节[144,294]。缓慢逐渐加压的速度一般是每天 0.25~0.5 mm,持续 2~4 周。由于

跨过骨不连处的环相互靠近的程度高于骨移动的速度(因为骨端相互接触),所以骨不连两端的钢丝看上去是弯曲的(见图 22-79 和图 22-80)。加压可促进大多数肥大性和营养不良性骨不连的愈合。加压用于感染性骨不连伴有脓性渗出和介于坏死骨骨块的病例常常会失败。单纯加压治疗萎缩性骨不连仍有争议[174,220]。

用外固定在髓内钉上缓慢加压(SCONE)对使用髓内钉治疗失败的某些病例是一种有效的方法[36,145,230]。笔者用此技术治疗两种不同人群的股骨骨不连(保留有髓内钉)获得很大成功:经多次更换股骨髓内钉失败的病患者(图 22-84),以及股骨远端骨不连,且初次逆行髓内钉骨折固定未能愈合的病态肥胖患者(图 22-85)[36]。SCONE 技术是通过经皮加外固定架来实施的这种技术可增加稳定性,并允许对骨不连处单处加压(加压过程中髓内钉不能静力性锁定)。髓腔中存在有髓内钉可促进单纯加压施力,并可避免移位和剪切应力。

有人曾建议采用顺序单处牵拉-加压技术来治疗松弛性肥大性骨不连和萎缩性骨不连。Paley[220]认为,

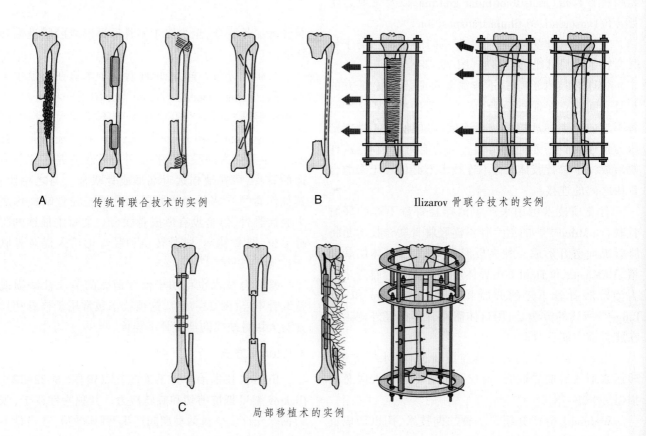

A　传统骨联合技术的实例　　　　B　Ilizarov 骨联合技术的实例

C　局部移植术的实例

图 22-78　骨联合技术治疗胫骨骨缺损(A,B),与局部腓骨移植修复胫骨骨缺损(C)的比较。

牵拉可破坏骨不连处的组织,常导致一定的骨再生不良。当把两断端重新移至接触时可促进这种骨再生不良的骨结合。

牵拉是治疗僵硬肥大性骨不连的首选方法,尤其是伴有畸形的病例(图 22-86)。对骨不连处大量纤维软骨组织的牵张可促进新骨的形成[44,141,220,280],并可使较大比例的骨不连愈合[44,166,280]。

顺序单处加压-牵拉可用于治疗僵硬肥大性骨不连和营养不良性骨不连。最初行断端加压,然后逐渐牵张延长受累骨或矫正畸形。不建议用此方法来治疗萎缩性、感染性和松弛骨不连[120,220]。

双处加压-牵拉延长包括一期或逐渐对骨不连处进行加压,以及延长至相邻皮质截骨(图 22-87)。此方法适用于骨不连伴短缩的病例,也用于伴节段性骨缺损的骨不连。骨缺损也可用双处牵张-加压转运(即骨搬运)来治疗(图 22-88)。此方法涉及在骨不连远端处产生皮质截骨(常为干骺端)。然后把皮质截骨产生的骨块逐渐向骨不连处搬运(以充填骨缺损)。搬运的骨块到达骨接触区后,压缩可使多数病例达到愈合。有时也需要行上文所述的骨髓植骨或开放式植骨。

皮质截骨和骨搬运可以造成生物学刺激与植骨

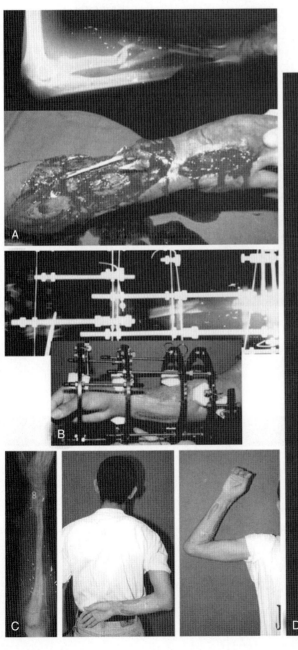

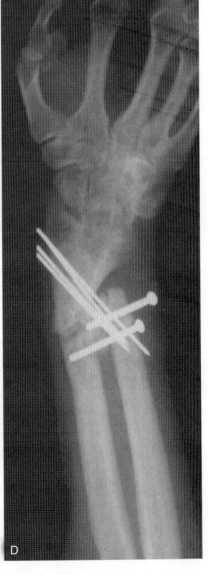

图 22-79 两侧用骨联合治疗的前臂骨不连病例。(A)32 岁男性患者前臂枪弹伤后节段性骨缺损,就诊时的大体照片和 X 线片。(B)大体照片和 X 线片显示,将尺骨近端骨转运至桡骨远端形成单骨前臂(即骨联合)。(C)大体照片和 X 线片显示出最终结果。(D)48 岁男性患者曾行数次骨联合方法治疗失败,就诊时的 X 线片。(待续)

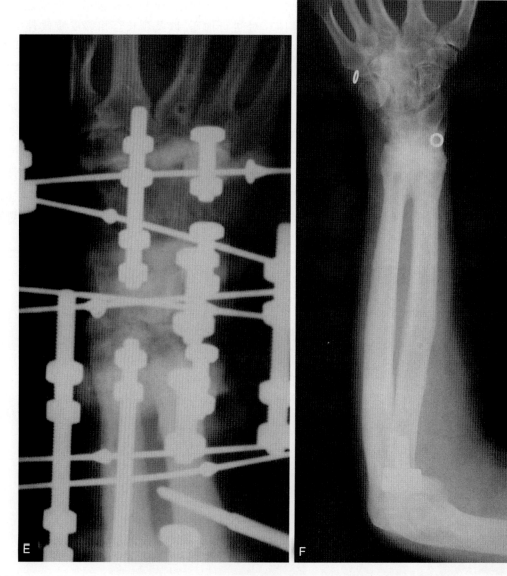

图 22-79(续)(E)X 线片显示行 Ilizarov 外固定架逐渐缓慢加压治疗时的前臂。(F)最终 X 线片显示牢固骨愈合。

表 12-12　Ilizarov 技术的优点
创伤小
促进骨组织形成
软组织剥离少
通用性
可用于急慢性感染病例
可固定关节内小骨块或关节周围骨块
可同时行骨愈合和畸形矫正
即刻负重
关节早期活动

表 12-13　Ilizarov治疗模式
单处
压缩
顺序牵张-压缩
牵张
顺序压缩-牵张
双处
压缩-牵张延长
牵张-压缩转运(骨转运)
三处
各种组合

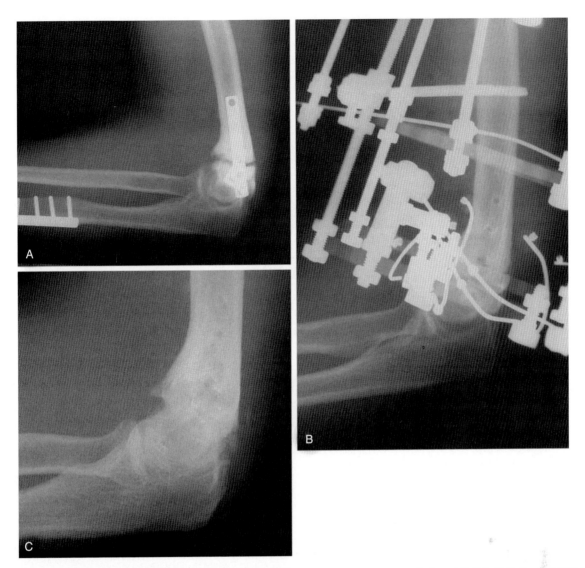

图 22-80 在该病例中,Ilizarov 治疗肱骨远端增殖型骨不连用的是逐步单处加压。(A)X 线片显示的是初始状态。(B)缓慢加压治疗时的 X 线片。注意骨不连远、近段的钢针呈弯曲状,提示有良好的骨接触。(C)愈合后的 X 线片。

相同。Aronson 报道,在对犬进行的牵张成骨中,骨牵张处的血运比对照肢体增加近 10 倍,术后 2 周达高峰[12]。自牵张部位移位的胫骨远端也出现相似类型的血运增加。因此,骨搬运也可用于治疗萎缩性骨不连。

延长和骨搬运时在皮质截骨区形成的骨是在逐渐牵张下形成的(牵张成骨)[13,14,74,140,211]。牵张的张力-应力效应可引起新血管形成及细胞增生。骨再生主要通过膜内成骨而出现。

牵张成骨依赖于要满足的一系列力学和生物学需求。必须用低能量技术进行截骨或皮质截骨。由于骨再生较多,截骨式皮骨截骨在骨骺和干骺端优于骨干处。稳固的外固定可促进良好的骨再生。建议在

牵张之前要有 7~14 天的过渡期。牵张时一般保持速度在每天 1 mm,每天进行 4 次,牵张率为 0.25 mm。牵张速度和节律由治疗医生控制,而且医生应在 X 线片密切监视骨再生的进展情况。有些医生希望骨面再生慢一些,因此要求的速度小于每天 1 mm。笔者在大多数患者中开始牵张的速度为每天 0.75 mm。牵张之后在加固期会出现再生骨的成熟和肥大。加固期的时间通常为牵张期的 2~3 倍,但在不同的患者中变化较大。

应用 Ilizarov 技术治疗感染性和伴有节段性骨缺损的骨不连可有两类不同的方案:双处压缩-牵张(即延长)或双处牵张-压缩搬运(即骨搬运)。对于这些难处理病变的治疗方法取决于许多因素(骨软组织及患

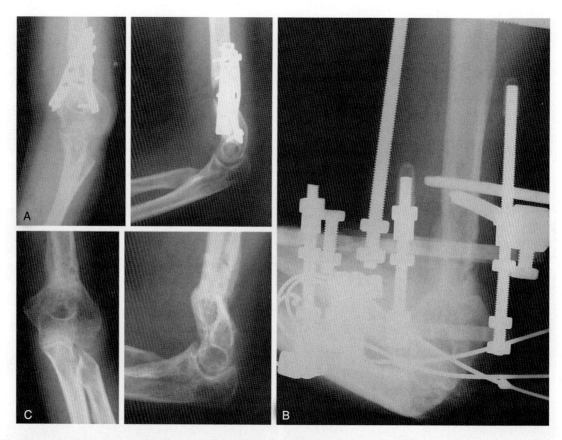

图 22-81　用 Ilizarov 外固定架缓慢逐渐加压来治疗肱骨远端的营养不良性骨不连。(A)就诊时的 X 线片显示骨不连。(B)缓慢逐渐加压治疗过程中的 X 线片。注意钢针弯曲,表明骨接触良好。(C)最终 X 线片显示牢固骨愈合。

者一般健康状况)。目前尚无明确一致的意思,治疗方法以包括传统方法(切除软组织覆盖,大量松质骨植骨、骨固定)和 Ilizarov 方法。

有很多报道比较了这几种方法。Green[116]比较了骨移植和骨搬运在治疗节段性骨缺损的效果。作者建议, 对 5 cm 或更小的缺损可以使用二者中的任一种技术进行治疗;对更大的缺损,应行骨搬运或游离复合组织转移。在 Marsh 等[185]的研究中,也比较了切除和骨搬运相对于小面积清创、外固定、骨移植和软组织覆盖的效果。结果发现在愈合率、愈合和治疗时间、感染清除、最终畸形、并发症和手术总次数等方面是相似的。骨搬运治疗组的最终下肢不等长明显较少。Cierny 和 Zorn[55]比较了用常规方法(即大量松质骨移植和组织转移)和 Ilizarov 法治疗节段性骨缺损的结果。Ilizarov 组平均手术室时间在 9 小时以内,住院时间在 23 天以内,功能障碍在 5 个月以内,每例节省约$30000。Ring 等[261]比较了自体松质骨移植和 Ilizarov 技术治疗感染性胫骨

骨不连的情况。作者认为,Ilizarov 技术最适于有较大下肢不等长的病例以及极近端的或远端的干骺端骨不连。外固定架和骨转运治疗胫骨缺损都能获得优良的总体结果,但一期短缩再顺序延长的并发症发生率和外固定时间明显较少。Mahaluxmivala 等也推荐一期短缩再顺序延长与骨搬运,因为可以缩短治疗时间,不需要附加治疗(如植骨)即可达到愈合[183]。

5. 关节成形术

在有些时候,可选择关节置换成形术来治疗骨不连。这种方法的优点是,能早期恢复功能,即刻负重并活动关节。其主要缺点是需切除原有的解剖结构(如骨、软骨、韧带)。作为治疗骨不连的方式之一, 关节成形术可用于:有严重内科疾病的老年患者,他们需相对短期的治疗和早期活动以利存活;长期的难治性关节周围骨不连患者;关节周围骨不连伴小的骨质不良骨块难以固定的患者;骨不连伴疼

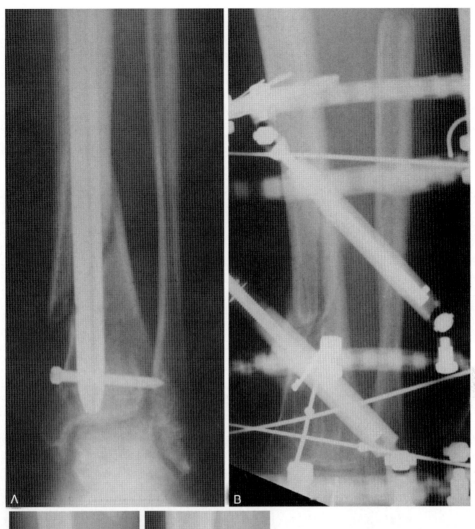

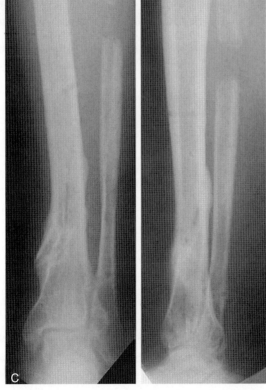

图 22-82 胫骨远端营养不良性骨不连，先用 Ilizarov 外固定架逐渐矫正畸形，继而行缓慢逐渐加压。(A)就诊时的 X 线片显示骨不连。(B)治疗中的 X 线片。(C)最终的 X 线片显示已牢固骨愈合，且畸形已完全矫正。

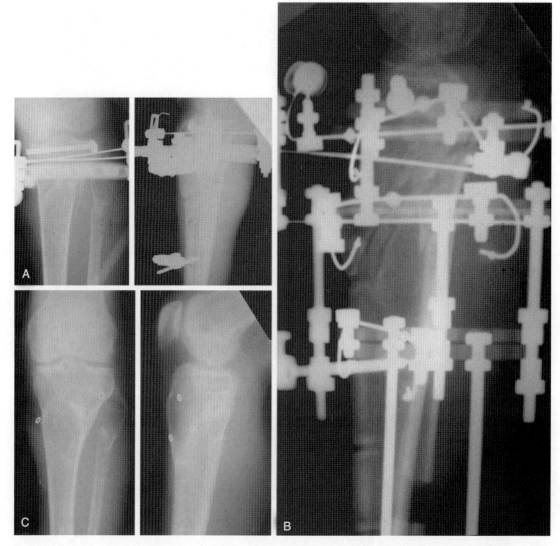

图 22-83   用 Ilizarov 外固定架缓慢逐渐加压治疗胫骨近端营养不良性骨不连。(A)就诊时的 X 线片显示骨不连。(B)逐渐缓慢加压治疗中的 X 线片。(C)最终 X 线片显示已牢固骨愈合。

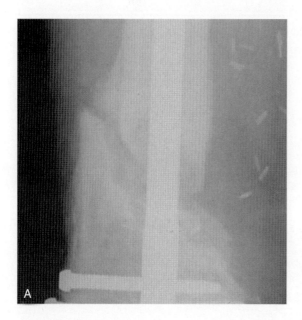

图 22-84   顽固性股骨骨不连用外固定架沿髓内钉缓慢加压成功治愈 (即 SCONE 技术)。(A)就诊时的 X 线片显示股骨骨不连。67 岁男性患者,在 2 次更换髓内钉和 2 次开放性植骨治疗失败后来此就诊。(待续)

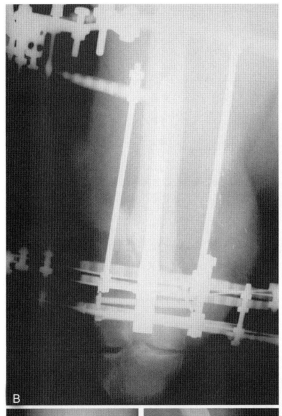

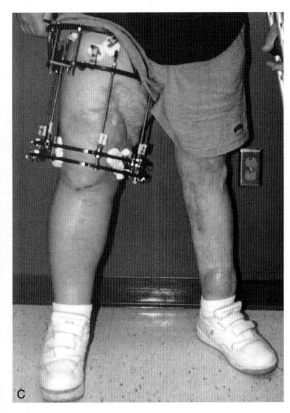

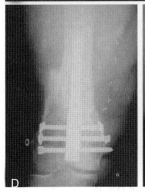

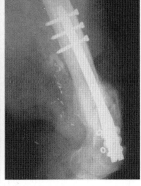

图 22-84(续)　(B)用 SCONE 技术治疗过程中的 X 线片。(C)治疗中的大体照片。(D)最终 X 线片显示已牢固骨愈合。

痛性创伤后或退行性关节炎的患者；假体周围骨不连无法用常规方法固定或传统方法固定失败的患者(图 22-89)。

关节成形术治疗骨不连可用于髋[63,182,188]、膝[10,72,103,288,336]、肩[11,105,126,213]和肘关节[206,255]。

6. 关节融合术

关节融合治疗骨不连适用于：曾行关节融合术失败(未愈合)的患者(图 22-90)，感染性关节周围骨不连的患者，无法重建的关节周围骨不连患者，其解剖位置被认为行关节置换术远期效果不佳的患者，感染性骨不连清创需去除重要关节结构的患者(见图 22-71)，以及骨不连伴无法重建的关节不

稳定、挛缩或疼痛无法用关节置换术来改善的患者(见图 22-71)。

异体关节融合术可用于节段性骨缺损波及骨骺区，且异体关节假体为禁忌证的患者(见图 22-71)。

7. 截肢术

Lange 等[175]发表了截肢治疗急性胫骨开放性骨折伴血管损伤的适应证。对于严重损伤的肢体，推迟截肢可能会导致严重的全身并发症甚至死亡，因此急救机构迅速做出这项决定是至关重要的。

截肢或重建骨不连的决定是完全不同的问题。这些患者一般是在危急情况下入院的,而且他们要带着

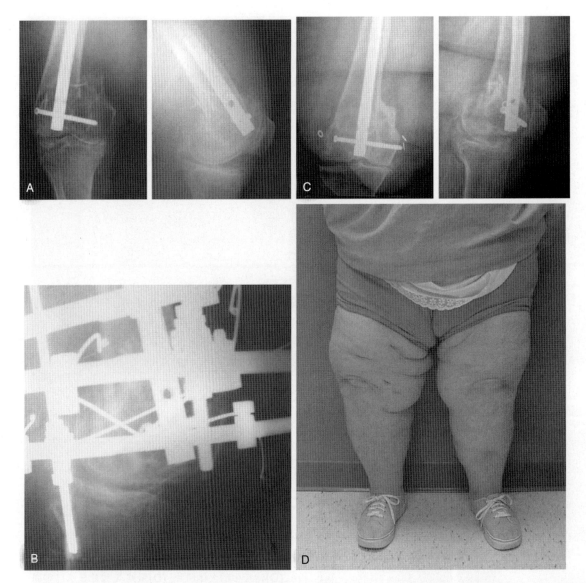

图 22-85　1 例病态肥胖老年糖尿病女性患者,股骨远端骨折逆行髓内钉固定后 10 个月来就诊,其股骨远端骨不连已成功治愈。(A)就诊时的 X 线片显示股骨远端骨不连。(B)用外固定架沿钉缓慢加压治疗(即 SCONE 技术)中的 X 线片。(C)最终 X 线片显示已牢固骨愈合。(D)大体照片证实治疗成功。

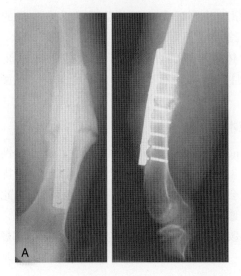

图 22-86　股骨干僵硬肥大性骨不连的牵张治疗情况。(A)就诊时的 X 线片显示骨不连。(待续)

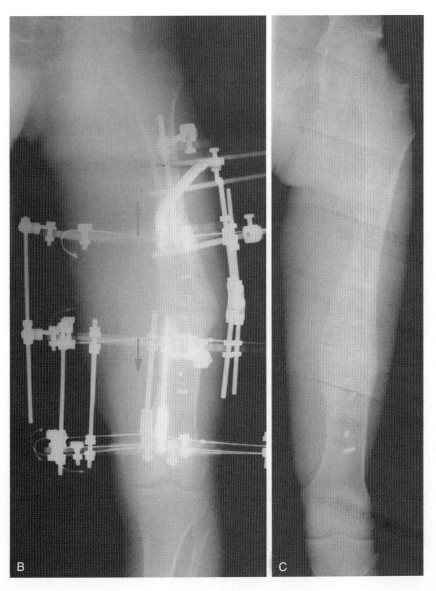

图 22-86(续)　(B)用 Ilizarov 外固定架牵张治疗中的 X 线片。注意差异性牵张也可矫正畸形。(C)最终 X 线片显示已牢固骨愈合,且畸形已矫正。

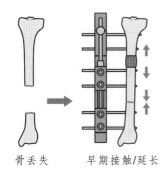

骨丢失　　　早期接触/延长

图 22-87　压缩–牵张延长术适用于伴有短缩或骨缺损的骨不连。

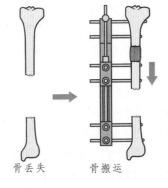

骨丢失　　　骨搬运

图 22-88　牵张–压缩搬运(即骨搬运)可用于治疗骨性缺损。

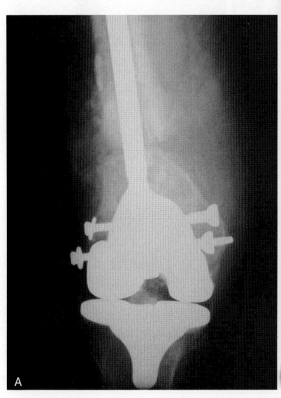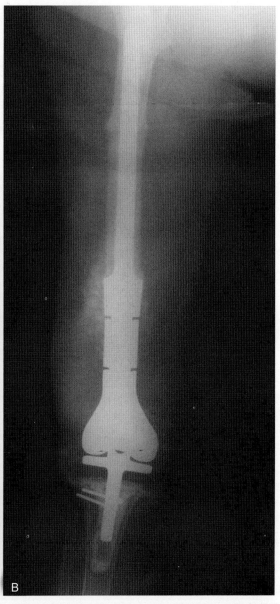

图 22-89　(A)82 岁女性患者,股骨远端假体周围骨不连就诊时的 X 线片。患者已轮椅生活 2 年,曾行 3 次治疗骨不连均失败。(B)X 线片显示骨不连切除并行人工关节翻修术后的部位。患者疼痛明显减轻,并可在无帮助下行走。

这个问题长期生存下去。Lerner 等[179]评价了 109 例长骨创伤后遗症患者的生活质量,并介绍了接受截肢患者的选择决定。

　　1.患者决定停止内科和外科治疗。

　　2.医生建议截肢。

　　3.患者认为无治愈的可能。

　　对慢性未愈合肢体并无绝对的截肢适应证,因为每例骨不连都有其特点,可能包括多种复杂情况,应用特殊的治疗方案常无收益。

　　在下列情况可考虑对未连接肢体行截肢:

　　(1)虚弱、老龄或有内科疾病的感染性骨不连患者出现感染发作,影响生命者。

　　(2)肢体的神经功能[运动和(或)感觉]无法重建至可恢复肢体功能的程度。

　　(3)慢性骨髓炎伴骨不连,且其解剖位置无法重建(如跟骨广泛慢性骨髓炎)。

　　(4)患者希望终止内科和手术治疗骨不连并愿意截肢。

　　对所有考虑截肢的骨不连患者,建议至少征求 2 名擅长骨不连重建技术的骨科医生的意见。不能单纯

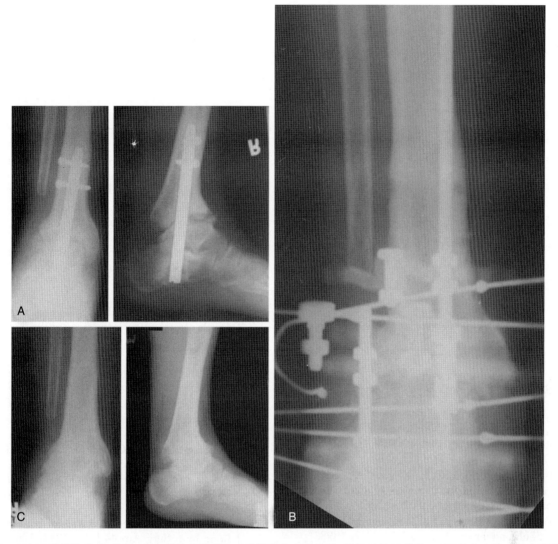

图 22-90 (A)25 岁男性患者,共行 18 次踝关节手术和 5 次踝融合术均失败,就诊时的 X 线片。(B)经皮去除内固定后用 Ilizarov 外固定架缓慢加压治疗。手术未干预踝关节,未行植骨。(C)经简单的逐渐加压后最终 X 线片显示踝关节已牢固融合。

因为治疗医生无计可施,没有治疗建议或没有毅力而实施截肢。对有难治性骨不连但希望保留其肢体的患者,医生可与同事商讨后再决定。肢体一旦离断后就不能再装上了。

小 结

治疗骨不连患者常具挑战性,有时会很困难。由于骨不连类型的不同并且常伴有许多骨、软组织、既往治疗、患者健康和其他问题,因此没有简单的治疗法则。治疗这些患者需要耐心,最终目的是骨性愈合并保留功能,减少损伤和残疾。本文提供了一种对这些患者的评价和治疗的途径,但仍需强调一些简单的

原则。

治疗骨不连的 10 戒律:

(1)检查患者并仔细考虑所有获得的信息。

(2)应从既往失败的治疗中明确骨不连的个体特点。

(3)不应重复既往失败的、没有任何愈合迹象的治疗措施。

(4)治疗方案应根据骨不连的种类和治疗修正措施,而不应根据错误的评判。

(5)不能将一种方式应用于所有情况,因为骨不连的治疗需要系统掌握内固定和外固定技术的专业技能。

(6)保护软组织并保持其完整性。

(7)当广泛手术显露失败时应考虑微创技术(如Ilizarov法、骨髓注射)。

(8)不应故意提及过去治疗医生的姓名或治疗方法或结果,尤其是当患者在场时。应尊重会诊医生并随时联系。

(9)要留有退路并应留有"下一步治疗方案"的选择。

(10)应重视稳定性、血运和骨对骨的接触。

致谢

作者感谢 Daniel P. O'Conner, Joseph J. Gugenheim, M.D., Jeffrey C, London, M.D., Ebrahim Delpassand, M.D.和 Michele Clowers 对原稿编辑工作所给予的帮助, 以及 Rodney K. Baker 对图片所给予的帮助。

(孙景城 译 李世民 校)

参考文献

1. Aaron, R.K.; Ciombor, D.M.; Simon, B.J. Treatment of nonunions with electric and electromagnetic fields. Clin Orthop Relat Res 419:21–29, 2004.
2. Abdel-Aa, A.M.; Farouk, O.A.; Elsayed, A.; et al. The use of a locked plate in the treatment of ununited femoral shaft fractures. J Trauma 57:832–836, 2004.
3. Abhaykumar, S.; Elliott, D.S. Closed interlocking nailing for fibular nonunion. Injury 29:793–797, 1998.
4. Adams, C.I.; Keating, J.F.; Court-Brown, C.M. Cigarette smoking and open tibial fractures. Injury 32:61–65, 2001.
5. Agiza, A.R. Treatment of tibial osteomyelitic defects and infected pseudarthroses by the Huntington fibular transference operation. J Bone Joint Surg Am 63:814–849, 1981.
6. Ahlmann, E.; Patzakis, M.; Roidis, N.; et al. Comparison of anterior and posterior iliac crest bone grafts in terms of harvest-site morbidity and functional outcomes. J Bone Joint Surg Am 84:716–720, 2002.
7. Alho, A.; Ekeland, A.; Stromsoe, K.; et al. Nonunion of tibial shaft fractures treated with locked intramedullary nailing without bone grafting. J Trauma 34:62–67, 1993.
8. Allen, H.L.; Wase, A.; Bear, W.T. Indomethacin and aspirin: Effect of nonsteroidal anti-inflammatory agents on the rate of fracture repair in the rat. Acta Orthop Scand 51:595–600, 1980.
9. Altman, R.D.; Latta, L.L.; Keer, R.; et al. Effect of nonsteroidal anti-inflammatory drugs on fracture healing: A laboratory study in rats. J Orthop Trauma 9:392–400, 1995.
10. Anderson, S.P.; Matthews, L.S.; Kaufer, H. Treatment of juxta-articular nonunion fractures at the knee with long-stem total knee arthroplasty. Clin Orthop Relat Res 260:104–109, 1990.
11. Antuña, S.A.; Sperling, J.W.; Sanchez-Sotelo, J.; et al. Shoulder arthroplasty for proximal humeral nonunions. J Shoulder Elbow Surg 11:114–121, 2002.
12. Aronson, J. Temporal and spatial increases in blood flow during distraction osteogenesis. Clin Orthop Relat Res 301:124–131, 1994.
13. Aronson, J.; Good, B.; Stewart, C.; et al. Preliminary studies of mineralization during distraction osteogenesis. Clin Orthop Relat Res 250:43–49, 1990.
14. Aronson, J.; Harrison, B.; Boyd, C.M.; et al. Mechanical induction of osteogenesis: Preliminary studies. Ann Clin Lab Sci 18:195–203, 1988.
15. Atkins, R.M.; Madhavan, P.; Sudhakar, J.; et al. Ipsilateral vascularised fibular transport for massive defects of the tibia. J Bone Joint Surg Br 81:1035–1040, 1999.
16. Ballmer, F.T.; Ballmer, P.M.; Baumgaertel, F.; et al. Pauwels osteotomy for nonunions of the femoral neck. Orthop Clin North Am 21:759–767, 1990.
17. Banaszkiewicz, P.A.; Sabbouheh, A.; McLeod, I.; et al. Femoral exchange nailing for aseptic non-union: Not the end to all problems. Injury 34:349–356, 2003.
18. Banic, A.; Hertel, R. Double vascularized fibulas for reconstruction of large tibial defects. J Reconstr Microsurg 9:421–428, 1993.
19. Barquet, A.; Mayora, G.; Fregeiro, J.; et al. The treatment of subtrochanteric nonunions with the long gamma nail: Twenty-six patients with a minimum 2-year follow-up. J Orthop Trauma 18:346–353, 2004.
20. Bassett, C.A.L. Current concepts of bone formation. J Bone Joint Surg Am 44:1217–1244, 1962.
21. Bassett, C.A.L.; Pilla, A.A.; Pawluk, R.J. A nonoperative salvage of surgically resistant pseudoarthroses and nonunions by pulsing electromagnetic fields. Clin Orthop Relat Res 124:128–143, 1977.
22. Beardmore, A.A.; Brooks, D.E.; Wenke, J.C.; et al. Effectiveness of local antibiotic delivery with an osteoinductive and osteoconductive bone-graft substitute. J Bone Joint Surg Am 87:107–112, 2005.
23. Bellabarba, C.; Ricci, W.M.; Bolhofner, B.R. Results of indirect reduction and plating of femoral shaft nonunions after intramedullary nailing. J Orthop Trauma 15:254–263, 2001.
24. Beredjiklian, P.K.; Hotchkiss, R.N.; Athanasian, E.A.; et al. Recalcitrant nonunion of the distal humerus: Treatment with free vascularized bone grafting. Clin Orthop Relat Res 435:134–139, 2005.
25. Bhan, S.; Mehara, A.K. Percutaneous bone grafting for nonunion and delayed union of fractures of the tibial shaft. Int Orthop 17:310–312, 1993.
26. Bhattacharyya, T.; Bouchard, K.A.; Phadke, A.; et al. The accuracy of computed tomography for the diagnosis of tibial nonunion. J Bone Joint Surg Am 88:692–697, 2006.

27. Blachut, P.A.; Meek, R.N.; O'Brien, P.J. External fixation and delayed intramedullary nailing of open fractures of the tibial shaft: A sequential protocol. J Bone Joint Surg Am 72:729–735, 1990.

28. Boehme, D.; Curtis, R.J., Jr.; DeHaan, J.T.; et al. The treatment of nonunion fractures of the midshaft of the clavicle with an intramedullary Hagie pin and autogenous bone graft. Instr Course Lect 42:283–290, 1993.

29. Bondurant, F.J.; Cotler, H.B.; Buckle, R.; et al. The medical and economic impact of severely injured lower extremities. J Trauma 28:1270–1273, 1988.

30. Borrelli, J., Jr.; Prickett, W.D.; Ricci, W.M. Treatment of nonunions and osseous defects with bone graft and calcium sulfate. Clin Orthop Relat Res 411:245–254, 2003.

31. Bradbury, N.; Hutchinson, J.; Hahn, D.; et al. Clavicular nonunion: 31/32 healed after plate fixation and bone grafting. Acta Orthop Scand 67:367–370, 1996.

32. Brighton, C.T.; Esterhai, J.L., Jr.; Katz, M.; et al. Synovial pseudoarthrosis: A clinical, roentgenographic-scintigraphic, and pathologic study. J Trauma 27:463–470, 1987.

33. Brinker, M.R. Principles of fractures. In Brinker, M.R., ed. Review of Orthopaedic Trauma. Philadelphia, W.B. Saunders, 2001.

34. Brinker, M.R.; Bailey, D.E. Fracture healing in tibia fractures with an associated vascular injury. J Trauma 42:11–19, 1997.

35. Brinker, M.; Cook, S.; Dunlap, J.; et al. Early changes in nutrient artery blood flow following tibial nailing with and without reaming: A preliminary study. J Orthop Trauma 13:129–133, 1999.

36. Brinker, M.R.; O'Connor, D.P. Ilizarov compression over a nail for aseptic femoral nonunions that have failed exchange nailing: A report of five cases. J Orthop Trauma 17:668–676, 2003.

37. Brownlow, H.C.; Reed, A.; Simpson, A.H. The vascularity of atrophic non-unions. Injury 33:145–150, 2002.

38. Burd, T.A.; Hughes, M.S.; Anglen, J.O. Heterotopic ossification prophylaxis with indomethacin increases the risk of long-bone nonunion. J Bone Joint Surg Br 85:700–705, 2003.

39. Butcher, C.K.; Marsh, D.R. Nonsteroidal anti-inflammatory drugs delay tibial fracture union [abstract]. Injury 27:375, 1996.

40. Cameron, H.U.; Welsh, R.P.; Jung, Y.B.; et al. Repair of nonunion of tibial osteotomy. Clin Orthop Relat Res 287:167–169, 1993.

41. Campanacci, M.; Zanoli, S. Double tibiofibular synostosis (fibula pro tibia) for non-union and delayed union of the tibia. J Bone Joint Surg Am 48:44–56, 1966.

42. Cantu, R.V.; Koval, K.J. The use of locking plates in fracture care. J Am Acad Orthop Surg 14:183–190, 2006.

43. Carpenter, C.A.; Jupiter, J.B. Blade plate reconstruction of metaphyseal nonunion of the tibia. Clin Orthop Relat Res 332:23–28, 1996.

44. Catagni, M.A.; Guerreschi, F.; Holman, J.A.; et al. Distraction osteogenesis in the treatment of stiff hypertrophic nonunions using the Ilizarov apparatus. Clin Orthop Relat Res 301:159–163, 1994.

45. Chacha, P.B.; Ahmed, M.; Daruwalla, J.S. Vascular pedicle graft of the ipsilateral fibula for non-union of the tibia with a large defect: An experimental and clinical study. J Bone Joint Surg Br 63:244–253, 1981.

46. Chapman, M.W. Closed intramedullary bone grafting for diaphyseal defects of the femur. Instr Course Lect 32:317–324, 1983.

47. Charlton, W.P.; Kharazzi, D.; Alpert, S.; et al. Unstable nonunion of the scapula: A case report. J Shoulder Elbow Surg 12:517–519, 2003.

48. Charnley, G.J.; Ward, A.J. Reconstruction femoral nailing for nonunion of subtrochanteric fracture: A revision technique following dynamic condylar screw failure. Int Orthop 20:55–57, 1996.

49. Charnley, J. Compression Arthrodesis. Edinburgh and London, E. and S. Livingstone, 1953.

50. Chatziyiannakis, A.A.; Verettas, D.A.; Raptis, V.K.; et al. Nonunion of tibial fractures treated with external fixation: Contributing factors studied in 71 fractures. Acta Orthop Scand Suppl 275:77–79, 1997.

51. Chen, C.Y.; Ueng, S.W.; Shih, C.H. Staged management of infected humeral nonunion. J Trauma 43:793–798, 1997.

52. Chin, K.R.; Nagarkatti, D.G.; Miranda, M.A.; et al. Salvage of distal tibia metaphyseal nonunions with the 90-degree cannulated blade plate. Clin Orthop Relat Res 409:241–249, 2003.

53. Chmell, M.J.; McAndrew, M.P.; Thomas, R.; et al. Structural allografts for reconstruction of lower extremity open fractures with 10 centimeters or more of acute segmental defects. J Orthop Trauma 9:222–226, 1995.

54. Christensen, N.O. Kuntscher intramedullary reaming and nail fixation for non-union of fracture of the femur and the tibia. J Bone Joint Surg Br 55:312–318, 1973.

55. Cierny, G. III; Zorn, K.E. Segmental tibial defects: Comparing conventional and Ilizarov methodologies. Clin Orthop Relat Res 301:118–123, 1994.

56. Ciombor, D.M.; Aaron, R.K. The role of electrical stimulation in bone repair. Foot Ankle Clin 10:579–593, vii, 2005.

57. Clarke, P.; Mollan, R.A. The criteria for amputation in severe lower limb injury. Injury 25:139–143, 1994.

58. Cobb, T.K.; Gabrielsen, T.A.; Campbell, D.C. II; et al. Cigarette smoking and nonunion after ankle arthrodesis. Foot Ankle Int 15:64–67, 1994.

59. Cobos, J.A.; Lindsey, R.W.; Gugala, Z. The cylindrical titanium mesh cage for treatment of a long bone segmental defect: Description of a new technique and report of two cases. J Orthop Trauma 14:54–59, 2000.

60. Connolly, J.F. Injectable bone marrow preparations to stimulate osteogenic repair. Clin Orthop Relat Res 313:8–18, 1995.

61. Connolly, J.F.; Shindell, R. Percutaneous marrow injection for an ununited tibia. Nebr Med J 71:105–107, 1986.

62. Court-Brown, C.M.; Keating, J.F.; Christie, J.; et al. Exchange intramedullary nailing: Its use in aseptic tibial nonunion. J Bone Joint Surg Br 77:407–411, 1995.

63. Crockarell, J.R., Jr.; Berry, D.J.; Lewallen, D.G. Nonunion after periprosthetic femoral fracture associated with total hip arthroplasty. J Bone Joint Surg Am 81:1073–1079, 1999.

64. Crow, S.A.; Chen, L.; Lee, J.H.; et al. Vascularized bone grafting from the base of the second metacarpal for persistent distal radius nonunion: A case report. J Orthop Trauma 19:483–486, 2005.

65. Daftari, T.K.; Whitesides, T.E., Jr.; Heller, J.G.; et al. Nicotine on the revascularization of bone graft: An experimental study in rabbits. Spine 19:904–911, 1994.

66. Dalal, S.; Stanley, D. Locked intramedullary nailing in the treatment of olecranon nonunion: A new method of treatment. J Shoulder Elbow Surg 13:366–368, 2004.

67. Danckwardt-Lilliestrom, G. Reaming of the medullary cavity and its effect on diaphyseal bone: A fluorochromic, microangiographic and histologic study on the rabbit tibia and dog femur. Acta Orthop Scand Suppl 128:1–153, 1969.

68. Danis, R. Theorie et Pratique de l'Osteosynthese. Paris, Masson, 1949.

69. Danziger, M.B.; Healy, W.L. Operative treatment of olecranon nonunion. J Orthop Trauma 6:290–293, 1992.

70. Davey, P.A.; Simonis, R.B. Modification of the Nicoll bone-grafting technique for nonunion of the radius and/or ulna. J Bone Joint Surg Br 84:30–33, 2002.

71. Davids, P.H.; Luitse, J.S.; Strating, R.P.; et al. Operative treatment for delayed union and nonunion of midshaft clavicular fractures: AO reconstruction plate fixation and early mobilization. J Trauma 40:985–986, 1996.

72. Davila, J.; Malkani, A.; Paiso, J.M. Supracondylar distal femoral nonunions treated with a megaprosthesis in elderly patients: A report of two cases. J Orthop Trauma 15:574–578, 2001.

73. Day, S.M.; DeHeer, D.H. Reversal of the detrimental effects of chronic protein malnutrition on long bone fracture healing. J Orthop Trauma 15:47–53, 2001.

74. Delloye, C.; Delefortrie, G.; Coutelier, L.; et al. Bone regenerate formation in cortical bone during distraction lengthening: An experimental study. Clin Orthop Relat Res 250:34–42, 1990.

75. Delloye, C.; Suratwala, S.J.; Cornu, O.; et al. Treatment of allograft nonunions with recombinant human bone morphogenetic proteins (rhBMP). Acta Orthop Belg 70:591–597, 2004.

76. de Vernejoul, M.C.; Bielakoff, J.; Herve, M.; et al. Evidence for defective osteoblastic function: A role for alcohol and tobacco consumption in osteoporosis in middle-aged men. Clin Orthop Relat Res 179:107–115, 1983.

77. Dimitriou, R.; Dahabreh, Z.; Katsoulis, E.; et al. Application of recombinant BMP-7 on persistent upper and lower limb non-unions. Injury 36(Suppl 4):S51–S59, 2005.

78. Dodds, R.A.; Catterall, A.; Bitensky, L.; et al. Abnormalities in fracture healing induced by vitamin B6 deficiency in rats. Bone 7:489–495, 1986.

79. Dworkin, S.F.; Von Korff, M.; LeResche, L. Multiple pains and psychiatric disturbance: An epidemiologic investigation. Arch Gen Psychiatry 47:239–244, 1990.

80. Ebraheim, N.A.; Mekhail, A.O.; Darwich, M. Open reduction and internal fixation with bone grafting of clavicular nonunion. J Trauma 42:701–704, 1997.

81. Eckardt, H.; Christensen, K.S.; Lind, M.; et al. Recombinant human bone morphogenetic protein 2 enhances bone healing in an experimental model of fractures at risk of non-union. Injury 36:489–494, 2005.

82. Eckardt, H.; Ding, M.; Lind, M.; et al. Recombinant human vascular endothelial growth factor enhances bone healing in an experimental nonunion model. J Bone Joint Surg Br 87:1434–1438, 2005.

83. Eggers, G.W.N. Internal contact splint. J Bone Joint Surg Am 31:40–52, 1949.

84. Eglseder, W.A., Jr.; Elliott, M.J. Nonunions of the distal radius. Am J Orthop 31:259–262, 2002.

85. Egol, K.A.; Kubiak, E.N.; Fulkerson, E.; et al. Biomechanics of locked plates and screws. J Orthop Trauma 18:488–493, 2004.

86. Einhorn, T.A. Clinical applications of recombinant human BMPs: Early experience and future development. J Bone Joint Surg Am 85(Suppl 3):82–88, 2003.

87. Einhorn, T.A. Enhancement of fracture healing. Instr Course Lect 45:401–416, 1996.

88. Einhorn, T.A.; Bonnarens, F.; Burstein, A.H. The contributions of dietary protein and mineral to the healing of experimental fractures: A biomechanical study. J Bone Joint Surg Am 68:1389–1395, 1986.

89. Einhorn, T.A.; Gundberg, C.M.; Devlin, V.J.; et al. Fracture healing and osteocalcin metabolism in vitamin K deficiency. Clin Orthop Relat Res 237:219–225, 1988.

90. Einhorn, T.A.; Levine, B.; Michel, P. Nutrition and bone. Orthop Clin North Am 21:43–50, 1990.

91. Emami, A.; Mjoberg, B.; Larsson, S. Infected tibial nonunion: Good results after open cancellous bone grafting in 37 cases. Acta Orthop Scand 66:447–451, 1995.

92. Engesaeter, L.B.; Sudmann, B.; Sudmann, E. Fracture healing in rats inhibited by locally administered indomethacin. Acta Orthop Scand 63:330–333, 1992.

93. Esterhai, J.L., Jr.; Brighton, C.T.; Heppenstall, R.B. Nonunion of the humerus: Clinical, roentgenographic, scintigraphic, and response characteristics to

treatment with constant direct current stimulation of osteogenesis. Clin Orthop Relat Res 211:228–234, 1986.

94. Esterhai, J.L., Jr.; Brighton, C.T.; Heppenstall, R. B.; et al. Detection of synovial pseudarthrosis by 99mTc scintigraphy: Application to treatment of traumatic nonunion with constant direct current. Clin Orthop Relat Res 161:15–23, 1981.

95. Esterhai, J.L., Jr.; Sennett, B.; Gelb, H.; et al. Treatment of chronic osteomyelitis complicating nonunion and segmental defects of the tibia with open cancellous bone graft, posterolateral bone graft, and soft-tissue transfer. J Trauma 30:49–54, 1990.

96. Fang, M.; Frost, P.; Iida-Klein, A.; et al. Effects of nicotine on cellular function in UMR 106-01 osteoblast-like cells. Bone 12:283–286, 1991.

97. Feldman, D.S.; Shin, S.S.; Madan, S.; et al. Correction of tibial malunion and nonunion with six-axis analysis deformity correction using the Taylor Spatial Frame. J Orthop Trauma 17:549–554, 2003.

98. Fernandez, D.L.; Ring, D.; Jupiter, J.B. Surgical management of delayed union and nonunion of distal radius fractures. J Hand Surg [Am] 26:201–209, 2001.

99. Ferraz, I.C.; Papadimitriou, N.G.; Sotereanos, D.G. Scapular body nonunion: A case report. J Shoulder Elbow Surg 11:98–100, 2002.

100. Finkemeier, C.G.; Chapman, M.W. Treatment of femoral diaphyseal nonunions. Clin Orthop Relat Res 398:223–234, 2002.

101. Flinkkilä, T.; Ristiniemi, J.; Hämäläinen, M. Nonunion after intramedullary nailing of humeral shaft fractures. J Trauma 50:540–544, 2001.

102. Foulk, D.A.; Szabo, R.M. Diaphyseal humerus fractures: Natural history and occurrence of nonunion. Orthopedics 18:333–335, 1995.

103. Freedman, E.L.; Hak, D.J.; Johnson, E.E.; et al. Total knee replacement including a modular distal femoral component in elderly patients with acute fracture or nonunion. J Orthop Trauma 9:231–237, 1995.

104. Frey, C.; Halikus, N.M.; Vu-Rose, T.; et al. A review of ankle arthrodesis: Predisposing factors to nonunion. Foot Ankle Int 15:581–584, 1994.

105. Frich, L.H.; Sojbjerg, J.O.; Sneppen, O. Shoulder arthroplasty in complex acute and chronic proximal humeral fractures. Orthopedics 14:949–954, 1991.

106. Friedlaender, G.E.; Perry, C.R.; Cole, J.D.; et al. Osteogenic protein-1 (bone morphogenetic protein-7) in the treatment of tibial nonunions. J Bone Joint Surg Am 83(Suppl 1):S151–S158, 2001.

107. Galatz, L.M.; Williams, G.R., Jr.; Fenlin, J.M., Jr.; et al. Outcome of open reduction and internal fixation of surgical neck nonunions of the humerus. J Orthop Trauma 18:63–67, 2004.

108. Gebauer, D.; Mayr, E.; Orthner, E.; et al. Low-intensity pulsed ultrasound: Effects on nonunions. Ultrasound Med Biol 31:1391–1402, 2005.

109. Gerber, A.; Marti, R.; Jupiter, J. Surgical management of diaphyseal humeral nonunion after intramedullary nailing: Wave-plate fixation and autologous bone grafting without nail removal. J Shoulder Elbow Surg 12:309–313, 2003.

110. Giannoudis, P.V.; MacDonald, D.A.; Matthews, S.J.; et al. Nonunion of the femoral diaphysis: The influence of reaming and non-steroidal anti-inflammatory drugs. J Bone Joint Surg Br 82:655–658, 2000.

111. Goldman, B. Use and abuse of opioid analgesics in chronic pain. Can Fam Physician 39:571–576, 1993.

112. Gonzalez del Pino, J.; Bartolome del Valle, E.; Grana, G.L.; et al. Free vascularized fibular grafts have a high union rate in atrophic nonunions. Clin Orthop Relat Res 419:38–45, 2004.

113. Goulet, J.A.; Templeman, D. Delayed union and nonunion of tibial shaft fractures. Instr Course Lect 46:281–291, 1997.

114. Graves, M.L.; Ryan, J.E.; Mast, J.W. Supracondylar femur nonunion associated with previous vascular repair: Importance of vascular exam in preoperative planning of nonunion repair. J Orthop Trauma 19:574–577, 2005.

115. Green, S.A. The Ilizarov method. In Browner, B.D.; Levine, A.M.; Jupiter, J.B., eds. Skeletal Trauma: Fractures, Dislocations, Ligamentous Injuries, 2nd ed. Philadelphia, W.B. Saunders, 1998, pp. 661–701.

116. Green, S.A. Skeletal defects: A comparison of bone grafting and bone transport for segmental skeletal defects. Clin Orthop Relat Res 301:111–117, 1994.

117. Guarniero, R.; de Barros Filho, T.E.; Tannuri, U.; et al. Study of fracture healing in protein malnutrition. Rev Paul Med 110:63–68, 1992.

118. Guerkov, H.H.; Lohmann, C.H.; Liu, Y.; et al. Pulsed electromagnetic fields increase growth factor release by nonunion cells. Clin Orthop Relat Res 384:265–279, 2001.

119. Gustilo, R.B.; Nelson, G.E.; Hamel, A.; et al. The effect of intramedullary nailing on the blood supply of the diaphysis of long bones in mature dogs. J Bone Joint Surg Am 46:1362–1363, 1964.

120. Gyul'nazarova, S.V.; Shtin, V.P. Reparative bone tissue regeneration in treating pseudarthroses with simultaneous lengthening in the area of the pathological focus (an experimental study). Ortop Travmatol Protez 4:10–15, 1983.

121. Haidukewych, G.J. Innovations in locking plate technology. J Am Acad Orthop Surg 12:205–212, 2004.

122. Hak, D.J.; Lee, S.S.; Goulet, J.A. Success of exchange reamed intramedullary nailing for femoral shaft nonunion or delayed union. J Orthop Trauma 14:178–182, 2000.

123. Han, C.S.; Wood, M.B.; Bishop, A.T.; et al. Vascularized bone transfer. J Bone Joint Surg Am 74:1441–1449, 1992.

124. Harley, B.J.; Beaupre, L.A.; Jones, C.A.; et al. The effect of time to definitive treatment on the rate of

nonunion and infection in open fractures. J Orthop Trauma 16:484–490, 2002.

125. Haverstock, B.D.; Mandracchia, V.J. Cigarette smoking and bone healing: Implications in foot and ankle surgery. J Foot Ankle Surg 37:69–74, 1998.

126. Healy, W.L.; Jupiter, J.B.; Kristiansen, T.K.; et al. Nonunion of the proximal humerus: A review of 25 cases. J Orthop Trauma 4:424–431, 1990.

127. Helfet, D.L.; Jupiter, J.B.; Gasser, S. Indirect reduction and tension-band plating of tibial non-union with deformity. J Bone Joint Surg Am 74:1286–1297, 1992.

128. Helfet, D.L.; Kloen, P.; Anand, N.; et al. Open reduction and internal fixation of delayed unions and nonunions of fractures of the distal part of the humerus. J Bone Joint Surg Am 85:33–40, 2003.

129. Hernandez, R.J.; Tachdjian, M.O.; Poznanski, A.K.; et al. CT determination of femoral torsion. Am J Roentgenol 137:97–101, 1981.

130. Hernigou, P.; Poignard, A.; Beaujean, F.; et al. Percutaneous autologous bone-marrow grafting for nonunions: Influence of the number and concentration of progenitor cells. J Bone Joint Surg Am 87:1430–1437, 2005.

131. Hernigou, P.; Poignard, A.; Manicom, O.; et al. The use of percutaneous autologous bone marrow transplantation in nonunion and avascular necrosis of bone. J Bone Joint Surg Br 87:896–902, 2005.

132. Herve, C.; Gaillard, M.; Andrivet, P.; et al. Treatment in serious lower limb injuries: Amputation versus preservation. Injury 18:21–23, 1987.

133. Herzenberg, J.E.; Smith, J.D.; Paley, D. Correcting tibial deformities with Ilizarov's apparatus. Clin Orthop Relat Res 302:36–41, 1994.

134. Hogevold, H.E.; Grogaard, B.; Reikeras, O. Effects of short term treatment with corticosteroids and indomethacin on bone healing: A mechanical study of osteotomies in rats. Acta Orthop Scand 63:607–611, 1992.

135. Horstmann, H.; Mahboubi, S. The use of computed tomography scan in unstable hip reconstruction. J Comput Tomogr 11:364–369, 1987.

136. Huddleston, P.M.; Steckelberg, J.M.; Hanssen, A.D.; et al. Ciprofloxacin inhibition of experimental fracture healing. J Bone Joint Surg Am 82:161–173, 2000.

137. Huntington, T.W. Case of bone transference: Use of a segment of fibula to supply a defect in the tibia. Ann Surg 41:249–251, 1905.

138. Huo, M.H.; Troiano, N.W.; Pelker, R.R.; et al. The influence of ibuprofen on fracture repair: Biomechanical, biochemical, histologic, and histomorphometric parameters in rats. J Orthop Res 9:383–390, 1991.

139. Ikeda, K.; Tomita, K.; Hashimoto, F.; et al. Long-term follow-up of vascularized bone grafts for the reconstruction of tibial nonunion: Evaluation with computed tomographic scanning. J Trauma 32:693–697, 1992.

140. Ilizarov, G.A. Clinical application of the tension-stress effect for limb lengthening. Clin Orthop Relat Res 250:8–26, 1990.

141. Ilizarov, G.A. Transosseous Osteosynthesis: Theoretical and Clinical Aspects of the Regeneration and Growth of Tissue. Berlin, Springer-Verlag, 1992.

142. Ilizarov, G.A.; Devyatov, A.A.; Kamerin, V.K. Plastic reconstruction of longitudinal bone defects by means of compression and subsequent distraction. Acta Chir Plast 22:32–41, 1980.

143. Ilizarov, G.A.; Kaplunov, A.G.; Degtiarev, V.E.; et al. Treatment of pseudarthroses and ununited fractures, complicated by purulent infection, by the method of compression-distraction osteosynthesis. Ortop Travmatol Protez 33:10–14, 1972.

144. Ilizarov, G.A.; Kaplunov, A.G.; Grachova, V.I.; et al. Close Compression-Distraction Osteosynthesis of the Tibial Pseudoarthroses with Ilizarov Method (Metodicheskoe Posobie). Kurgan, USSR, Kniiekot Institute, 1971.

145. Inan, M.; Karaoglu, S.; Cilli, F.; et al. Treatment of femoral nonunions by using cyclic compression and distraction. Clin Orthop Relat Res 436:222–228, 2005.

146. Indrekvam, K.; Lekven, J.; Engesaeter, L.B.; et al. Effects of intramedullary reaming and nailing on blood flow in rat femora. Acta Orthop Scand 63:61–65, 1992.

147. Jain, A.K.; Sinha, S. Infected nonunion of the long bones. Clin Orthop Relat Res 431:57–65, 2005.

148. Johnson, E.E.; Simpson, L.A.; Helfet, D.L. Delayed intramedullary nailing after failed external fixation of the tibia. Clin Orthop Relat Res 253:251–257, 1990.

149. Jones, N.F.; Swartz, W.M.; Mears, D.C.; et al. The "double barrel" free vascularized fibular bone graft. Plast Reconstr Surg 81:378–385, 1988.

150. Judet, R. La Decortication: Actualities de Chirurgie Orthopedique. Paris, Masson, 1965.

151. Judet, R.; Judet, J.; Roy-Camille, R. La vascularisation des pseudoarthroses des os longs d'après une étude clinique et experimentale. Rev Chir Orthop 44:5, 1958.

152. Jupiter, J.B.; Ring, D.; Rosen, H. The complications and difficulties of management of nonunion in the severely obese. J Orthop Trauma 9:363–370, 1995.

153. Kabak, S.; Halici, M.; Tuncel, M.; et al. Treatment of midclavicular nonunion: Comparison of dynamic compression plating and low-contact dynamic compression plating techniques. J Shoulder Elbow Surg 13:396–403, 2004.

154. Kassab, M.; Samaha, C.; Saillant, G. Ipsilateral fibular transposition in tibial nonunion using Huntington procedure: A 12-year follow-up study. Injury 34:770–775, 2003.

155. Katon, W. The impact of major depression on chronic medical illness. Gen Hosp Psychiatry 18:215–219, 1996.

156. Katon, W.; Sullivan, M.D. Depression and chronic medical illness. J Clin Psychiatry 51:3–11, 1990.

157. Keller, J.; Bunger, C.; Andereassen, T.T.; et al. Bone repair inhibited by indomethacin. Acta Orthop Scand 58:379–383, 1987.

158. Kempf, I.; Grosse, A.; Rigaut, P. The treatment of noninfected pseudarthrosis of the femur and tibia with locked intramedullary nailing. Clin Orthop Relat Res 212:142–154, 1986.

159. Kettunen, J.; Makela, E.A.; Turunen, V.; et al. Percutaneous bone grafting in the treatment of the delayed union and non-union of tibial fractures. Injury 33:239–245, 2002.

160. Key, J. Positive pressure in arthrodesis for tuberculosis of the knee joint. South Med J 25:909, 1932.

161. Khan, I.M. Fracture healing: Role of NSAIDs [abstract]. Am J Orthop 26:413, 1997.

162. Kim, S.J.; Yang, K.H.; Moon, S.H.; et al. Endoscopic bone graft for delayed union and nonunion. Arthroscopy 15:324–329, 1999.

163. Klassen, J.F.; Trousdale, R.T. Treatment of delayed and nonunion of the patella. J Orthop Trauma 11:188–194, 1997.

164. Klemm, K.W. Treatment of infected pseudarthrosis of the femur and tibia with an interlocking nail. Clin Orthop Relat Res 212:174–181, 1986.

165. Kloen, P. Bilateral clavicle non-unions treated with anteroinferior locking compression plating (LCP): A case report. Acta Orthop Belg 70:609–611, 2004.

166. Kocaoğlu, M.; Eralp, L.; Sen, C.; et al. Management of stiff hypertrophic nonunions by distraction osteogenesis: A report of 16 cases. J Orthop Trauma 17:543–548, 2003.

167. Koval, K.J.; Seligson, D.; Rosen, H.; et al. Distal femoral nonunion: Treatment with a retrograde inserted locked intramedullary nail. J Orthop Trauma 9:285–291, 1995.

168. Krettek, C.; Miclau, T.; Schandelmaier, P.; et al. The mechanical effect of blocking screws (Poller screws) in stabilizing tibia fractures with short proximal or distal fragments after insertion of small-diameter intramedullary nails. J Orthop Trauma 13:550–553, 1999.

169. Krettek, C.; Stephan, C.; Schandelmaier, P.; et al. The use of Poller screws as blocking screws in stabilising tibial fractures treated with small diameter intramedullary nails. J Bone Joint Surg Br 81:963–968, 1999.

170. Krishnan, K.R.; France, R.D. Chronic pain and depression. South Med J 80:558–561, 1987.

171. Kyrö, A.; Usenius, J.P.; Aarnio, M.; et al. Are smokers a risk group for delayed healing of tibial shaft fractures? Ann Chir Gynaecol 82:254–262, 1993.

172. Lambotte, A. L'Intervention Operatoire Dans les Fractures. Paris, A. Maloine, 1907.

173. Lambotte, A. Le Traitement des Fractures. Paris, Masson, 1907.

174. Lammens, J.; Bauduin, G.; Driesen, R.; et al. Treatment of nonunion of the humerus using the Ilizarov external fixator. Clin Orthop Relat Res 353:223–230, 1998.

175. Lange, R.H. Limb reconstruction versus amputation decision making in massive lower extremity trauma. Clin Orthop Relat Res 243:92–99, 1989.

176. Lavini, F.; Renzi Brivio, L.; Pizzoli, A.; et al. Treatment of non-union of the humerus using the Orthofix external fixator. Injury 32(Suppl 4):SD35–SD40, 2001.

177. Lawlis, G.F.; McCoy, C.E. Psychological evaluation: Patients with chronic pain. Orthop Clin North Am 14:527–538, 1983.

178. LeCroy, C.M.; Rizzo, M.; Gunneson, E.E.; et al. Free vascularized fibular bone grafting in the management of femoral neck nonunion in patients younger than fifty years. J Orthop Trauma 16:464–472, 2002.

179. Lerner, R.K.; Esterhai, J.L., Jr.; Polomono, R.C.; et al. Psychosocial, functional, and quality of life assessment of patients with posttraumatic fracture nonunion, chronic refractory osteomyelitis, and lower extremity amputation. Arch Phys Med Rehabil 72:122–126, 1991.

180. Lerner, R.K.; Esterhai, J.L., Jr.; Polomano, R.C.; et al. Quality of life assessment of patients with posttraumatic fracture nonunion, chronic refractory osteomyelitis, and lower-extremity amputation. Clin Orthop Relat Res 295:28–36, 1993.

181. Lindholm, T.S.; Tornkvist, H. Inhibitory effect on bone formation and calcification exerted by the anti-inflammatory drug ibuprofen: An experimental study on adult rat with fracture. Scand J Rheumatol 10:38–42, 1981.

182. Mabry, T.M.; Prpa, B.; Haidukewych, G.J.; et al. Long-term results of total hip arthroplasty for femoral neck fracture nonunion. J Bone Joint Surg Am 86:2263–2267, 2004.

183. Mahaluxmivala, J.; Nadarajah, R.; Allen, P.W.; et al. Ilizarov external fixator: Acute shortening and lengthening versus bone transport in the management of tibial non-unions. Injury 36:662–668, 2005.

184. Mahboubi, S.; Horstmann, H. Femoral torsion: CT measurement. Radiology 160:843–844, 1986.

185. Marsh, J.L.; Prokuski, L.; Biermann, J.S. Chronic infected tibial nonunions with bone loss: Conventional techniques versus bone transport. Clin Orthop Relat Res 301:139–146, 1994.

186. Marti, R.K.; Verheyen, C.C.; Besselaar, P.P. Humeral shaft nonunion: Evaluation of uniform surgical repair in fifty-one patients. J Orthop Trauma 16:108–115, 2002.

187. Martinez, A.A.; Herrera, A.; Cuenca, J. Marchetti nailing of humeral shaft delayed unions. Injury 35:257–263, 2004.

188. Mathews, V.; Cabanela, M.E. Femoral neck nonunion treatment. Clin Orthop Relat Res 419:57–64, 2004.

189. Maurer, D.J.; Merkow, R.L.; Gustilo, R.B. Infection after intramedullary nailing of severe open tibial fractures initially treated with external fixation. J Bone Joint Surg Am 71:835–838, 1989.

190. May, J.W., Jr.; Jupiter, J.B.; Weiland, A.J.; et al. Clinical classification of post-traumatic tibial osteomyelitis. J Bone Joint Surg Am 71:1422–1428, 1989.

191. Mayo, K.A.; Benirschke, S.K. Treatment of tibial malunions and nonunions with reamed intramedullary nails. Orthop Clin North Am 21:715–724, 1990.

192. McGraw, J.M.; Lim, E.V.A. Treatment of open tibial-shaft fractures: External fixation and secondary intramedullary nailing. J Bone Joint Surg Am 70:900–911, 1988.

193. McKee, M.; Jupiter, J.; Toh, C.L.; et al. Reconstruction after malunion and nonunion of intra-articular fractures of the distal humerus: Methods and results in 13 adults. J Bone Joint Surg Br 76:614–621, 1994.

194. McKee, M.D.; Miranda, M.A.; Riemer, B.L.; et al. Management of humeral nonunion after the failure of locking intramedullary nails. J Orthop Trauma 10:492–499, 1996.

195. McKee, M.D.; Wild, L.M.; Schemitsch, E.H.; et al. The use of an antibiotic-impregnated, osteoconductive, bioabsorbable bone substitute in the treatment of infected long bone defects: Early results of a prospective trial. J Orthop Trauma 16:622–627, 2002.

196. McLaren, A.C.; Blokker, C.P. Locked intramedullary fixation for metaphyseal malunion and nonunion. Clin Orthop Relat Res 265:253–260, 1991.

197. McMaster, P.E.; Hohl, M. Tibiofibular crosspeg grafting: A salvage procedure for complicated ununited tibial fractures. J Bone Joint Surg Am 57:720–721, 1975.

198. Megas, P.; Panagiotopoulos, E.; Skriviliotakis, S.; et al. Intramedullary nailing in the treatment of aseptic tibial nonunion. Injury 32:233–239, 2001.

199. Michael, D.; Fazal, M.A.; Cohen, B. Nonunion of a fracture of the body of the scapula: Case report and literature review. J Shoulder Elbow Surg 10:385–386, 2001.

200. Middleton, S.B.; Foley, S.J.; Foy, M.A. Partial excision of the clavicle for nonunion in National Hunt Jockeys. J Bone Joint Surg Br 77:778–780, 1995.

201. Milch, H. Synostosis operation for persistent nonunion of the tibia: A case report. J Bone Joint Surg Am 21:409–413, 1939.

202. Milch, H. Tibiofibular synostosis for non-union of the tibia. Surgery 27:770–779, 1950.

203. Moed, B.R.; Watson, J.T. Intramedullary nailing of aseptic tibial nonunions without the use of the fracture table. J Orthop Trauma 9:128–134, 1995.

204. More, R.C.; Kody, M.H.; Kabo, J.M.; et al. The effects of two nonsteroidal anti-inflammatory drugs on limb swelling, joint stiffness, and bone torsional strength following fracture in a rabbit model. Clin Orthop Relat Res 247:306–312, 1989.

205. Moroni, A.; Caja, V.L.; Sabato, C.; Rollo, G.; Zinghi, G. Composite bone grafting and plate fixation for the treatment of nonunions of the forearm with segmental bone loss: a report of eight cases. J Orthop Trauma 9:419–426, 1995.

206. Morrey, B.F.; Adams, R.A. Semiconstrained elbow replacement for distal humeral nonunion. J Bone Joint Surg Br 77:67–72, 1995.

207. Müller, J.; Schenk, R.; Willenegger, H. Experimentelle untersuchungen uber die entstehung reaktiver pseudoarthrosen am hunderadius. Helv Chir Acta 35:301–308, 1968.

208. Müller, M.E. Treatment of nonunions by compression. Clin Orthop Relat Res 43:83–92, 1965.

209. Müller, M.E.; Allgöwer, M.; Schneider, R. Manual of Internal Fixation: Techniques Recommended by the AO Group. Berlin, Springer-Verlag, 1979.

210. Müller, M.E.; Allgöwer, M.; Willenegger, H. Technique of Internal Fixation of Fractures. New York, Springer-Verlag, 1965.

211. Murray, J.H.; Fitch, R.D. Distraction histiogenesis: Principles and indications. J Am Acad Orthop Surg 4:317–327, 1996.

212. Muschler, G.F.; Boehm, C.; Easley, K. Aspiration to obtain osteoblast progenitor cells from human bone marrow: The influence of aspiration volume. J Bone Joint Surg Am 79:1699–1709, 1997.

213. Nayak, N.K.; Schickendantz, M.S.; Regan, W.D.; et al. Operative treatment of nonunion of surgical neck fractures of the humerus. Clin Orthop Relat Res 313:200–205, 1995.

214. Nelson, F.R.; Brighton, C.T.; Ryaby, J.; et al. Use of physical forces in bone healing. J Am Acad Orthop Surg 11:344–354, 2003.

215. Nolte, P.A.; van der Krans, A.; Patka, P.; et al. Low-intensity pulsed ultrasound in the treatment of nonunions. J Trauma 51:693–702, 2001.

216. Oh, I.; Nahigian, S.H.; Rascher, J.J.; et al. Closed intramedullary nailing for ununited femoral shaft fractures. Clin Orthop Relat Res 106:206–215, 1975.

217. Olerud, S. The effects of intramedullary reaming. In Browner, B.D.; Edwards, C.C., eds. The Science and Practice of Intramedullary Nailing. Philadelphia, Lea & Febiger, 1987, pp. 61–66.

218. Olsen, B.S.; Vaesel, M.T.; Sojbjerg, J.O. Treatment of midshaft clavicular nonunion with plate fixation and autologous bone grafting. J Shoulder Elbow Surg 4:337–344, 1995.

219. Paley, D. Principles of Deformity Correction. Berlin, Springer-Verlag, 2002.

220. Paley, D. Treatment of tibial nonunion and bone loss with the Ilizarov technique. Instr Course Lect 39:185–197, 1990.

221. Paley, D.; Chaudray, M.; Pirone, A.M.; et al. Treatment of malunions and mal-nonunions of the femur and tibia by detailed preoperative planning and the Ilizarov techniques. Orthop Clin North Am 21:667–691, 1990.

222. Paley, D.; Tetsworth, K. Mechanical axis deviation of the lower limbs: Preoperative planning of multiapical frontal plane angular and bowing deformities of the femur and tibia. Clin Orthop Relat Res 280:65–71, 1992.

223. Paley, D.; Tetsworth, K. Mechanical axis deviation of the lower limbs: Preoperative planning of uniapical angular deformities of the tibia or femur. Clin Orthop Relat Res 280:48–64, 1992.

224. Paley, D.; Young, M.C.; Wiley, A.M.; et al. Percutaneous bone marrow grafting of fractures and bony defects: An experimental study in rabbits. Clin Orthop Relat Res 208:300–312, 1986.

225. Papagelopoulos, P.J.; Morrey, B.F. Treatment of nonunion of olecranon fractures. J Bone Joint Surg Br 76:627–635, 1994.

226. Papineau, L.J.; Alfageme, A.; Dalcourt, J.P.; et al. Osteomyelite chronique: Excision et greffe de spongieux à l'air libre après mises à plat extensives. Int Orthop 3:165–176, 1979.

227. Paramasivan, O.N.; Younge, D.A.; Pant, R. Treatment of nonunion around the olecranon fossa of the humerus by intramedullary locked nailing. J Bone Joint Surg Br 82:332–335, 2000.

228. Parvizi, J.; Vegari, D. Pulsed low-intensity ultrasound for fracture healing. Foot Ankle Clin 10:595–608, vii, 2005.

229. Patel, C.V.; Adenwalla, H.S. Treatment of fractured clavicle by immediate partial subperiosteal resection. J Postgrad Med 18:32–34, 1972.

230. Patel, V.R.; Menon, D.K.; Pool, R.D.; et al. Nonunion of the humerus after failure of surgical treatment: Management using the Ilizarov circular fixator. J Bone Joint Surg Br 82:977–983, 2000.

231. Paterson, D.C.; Lewis, G.N.; Cass, C.A. Treatment of delayed union and nonunion with an implanted direct current stimulator. Clin Orthop Relat Res 148.117–128, 1980.

232. Patzakis, M.J.; Scilaris, T.A.; Chon, J.; et al. Results of bone grafting for infected tibial nonunion. Clin Orthop Relat Res 315:192–198, 1995.

233. Patzakis, M.J.; Zalavras, C.G. Chronic posttraumatic osteomyelitis and infected nonunion of the tibia: Current management concepts. J Am Acad Orthop Surg 13:417–427, 2005.

234. Pauwels, F. Grundriss liner biomechanik der fracturheilung. In Verh Dtsch Orthop Ges, 34 Kongress, 1940, pp. 62–108.

235. Pauwels, F. Schenkelhalsbruch ein mechanisches Problem: Grundlagen des Heilungsvorganges, Prognose und kausale Therapie. Stuttgart, Germany, Ferdinand Enke Verlag, 1935.

236. Perlman, M.H.; Thordarson, D.B. Ankle fusion in a high risk population: An assessment of nonunion risk factors. Foot Ankle Int 20:491–496, 1999.

237. Perren, S.M.; Cordey, J. The concepts of interfragmentary strains. In Uhthoff, H.K., ed. Current Concepts of Internal Fixation of Fractures. New York, Springer-Verlag, 1980.

238. Pers, M.; Medgyesi, S. Pedicle muscle flaps and their applications in the surgery repair. Br J Plast Surg 26:313–321, 1977.

239. Phemister, D.B. Treatment of ununited fractures by onlay bone grafts without screw or tie fixation and without breaking down of the fibrous union. J Bone Joint Surg Am 29:946–960, 1947.

240. Phieffer, L.S.; Goulet, J.A. Delayed unions of the tibia. J Bone Joint Surg Am 88:206–216, 2006.

241. Phillips, J.H.; Rahn, B.A. Fixation effects on membranous and endochondral onlay bone-graft resorption. Plast Reconstr Surg 82:872–877, 1988.

242. Pollak, D.; Floman, Y.; Simkin, A.; et al. The effect of protein malnutrition and nutritional support on the mechanical properties of fracture healing in the injured rat. J Parenter Enteral Nutr 10:564–567, 1986.

243. Polyzois, D.; Papachristou, G.; Kotsiopoulos, K.; et al. Treatment of tibial and femoral bone loss by distraction osteogenesis: Experience in 28 infected and 14 clean cases. Acta Orthop Scand Suppl 275:84–88, 1997.

244. Porter, S.E.; Hanley, E.N., Jr. The musculoskeletal effects of smoking. J Am Acad Orthop Surg 9:9–17, 2001.

245. Praemer, A.; Furner, S.; Rice, D.P. Musculoskeletal Conditions in the United States. Park Ridge, IL, American Academy of Orthopaedic Surgeons, 1992, pp. 83–124.

246. Pugh, D.M.; McKee, M.D. Advances in the management of humeral nonunion. J Am Acad Orthop Surg 11:48–59, 2003.

247. Raikin, S.M.; Landsman, J.C.; Alexander, V.A.; et al. Effect of nicotine on the rate and strength of long bone fracture healing. Clin Orthop Relat Res 353:231–237, 1998.

248. Ramp, W.; Lenz, L.; Galvin, R. Nicotine inhibits collagen synthesis and alkaline phosphatase activity, but stimulates DNA synthesis in osteoblast-like cells. Exp Biol Med 197:36–43, 1991.

249. Reed, A.A.; Joyner, C.J.; Brownlow, H.C.; et al. Human atrophic fracture non-unions are not avascular. J Orthop Res 20:593–599, 2002.

250. Reed, L.K.; Mormino, M.A. Functional outcome after blade plate reconstruction of distal tibia metaphyseal nonunions: A study of 11 cases. J Orthop Trauma 18:81–86, 2004.

251. Reichert, I.L.H.; McCarthy, I.D.; Hughes, S.P.F. The acute vascular response to intramedullary reaming: Microsphere estimation of blood flow in the intact ovine tibia. J Bone Joint Surg Br 77:490–493, 1995.

252. Rhinelander, F.W. The normal microcirculation of diaphyseal cortex and its response to fracture. J Bone Joint Surg Am 50:784–800, 1968.

253. Ricci, W.M.; Loftus, T.; Cox, C.; et al. Locked plates combined with minimally invasive insertion technique for the treatment of periprosthetic supracondylar femur fractures above a total knee arthroplasty. J Orthop Trauma 20:190–196, 2006.

254. Richards, M.; Huibregtse, B.A.; Caplan, A.I.; et al. Marrow-derived progenitor cell injections enhance new bone formation during distraction. J Orthop Res 17:900–908, 1999.

255. Richmond, J.; Colleran, K.; Borens, O.; et al. Nonunions of the distal tibia treated by reamed intramedullary nailing. J Orthop Trauma 18:603–610, 2004.

256. Riebel, G.D.; Boden, S.D.; Whitesides, T.E.; et al. The effect of nicotine on incorporation of cancellous bone graft in an animal model. Spine 20:2198–2202, 1995.

257. Riemer, B.L.; Butterfield, S.L. Comparison of reamed and nonreamed solid core nailing of the tibial diaphysis after external fixation: A preliminary report. J Orthop Trauma 7:279–285, 1993.

258. Rijnberg, W.J.; van Linge, B. Central grafting for persistent nonunion of the tibia: A lateral approach to the tibia, creating a central compartment. J Bone Joint Surg Br 75:926–931, 1993.

259. Ring, D.; Allende, C.; Jafarnia, K.; et al. Ununited diaphyseal forearm fractures with segmental defects: Plate fixation and autogenous cancellous bone-grafting. J Bone Joint Surg Am 86:2440–2445, 2004.

260. Ring, D.; Gulotta, L.; Jupiter, J.B. Unstable nonunions of the distal part of the humerus. J Bone Joint Surg Am 85:1040–1046, 2003.

261. Ring, D.; Jupiter, J.B.; Gan, B.S.; et al. Infected nonunion of the tibia. Clin Orthop Relat Res 369:302–311, 1999.

262. Ring, D.; Jupiter, J.B.; Gulotta, L. Atrophic nonunions of the proximal ulna. Clin Orthop Relat Res 409:268–274, 2003.

263. Ring, D.; Kloen, P.; Kadzielski, J.; et al. Locking compression plates for osteoporotic nonunions of the diaphyseal humerus. Clin Orthop Relat Res 425:50–54, 2004.

264. Ring, D.; Psychoyios, V.N.; Chin, K.R.; et al. Nonunion of nonoperatively treated fractures of the radial head. Clin Orthop Relat Res 398:235–238, 2002.

265. Ro, J.; Sudmann, E.; Marton, P.F. Effect of indomethacin on fracture healing in rats. Acta Orthop Scand 47:588–599, 1976.

266. Rompe, J.D.; Rosendahl, T.; Schollner, C.; et al. High-energy extracorporeal shock wave treatment of nonunions. Clin Orthop Relat Res 387:102–111, 2001.

267. Rosen, H. Fracture healing and pseudarthrosis. In Taveras, J.M., ed. Radiology: Diagnosis-Imaging-Intervention. Philadelphia, J.B. Lippincott, 1986.

268. Rosen, H. Internal fixation of nonunions after previously unsuccessful electromagnetic stimulation. In Siegel, P.G., ed. Techniques in Orthopedics: Topics in Orthopedic Trauma. Baltimore, MD, University Park Press, 1984.

269. Rosen, H. (Late) reconstructive procedures about the ankle joint. In Jahss, M.H., ed. Disorders of the Foot and Ankle: Medical and Surgical Management. Philadelphia, W.B. Saunders, 1991.

270. Rosen, H. The management of nonunions and malunions in long bone fractures in the elderly. In Zuckerman, J.D., ed. Comprehensive Care of Orthopedic Injuries in the Elderly. Baltimore, MD, Urban and Schwarzenberg, 1990.

271. Rosen, H. Nonunion and malunion. In Browner, B.D.; Levine, A.M.; Jupiter, J.B., eds. Skeletal Trauma: Fractures, Dislocations, Ligamentous Injuries, 2nd ed. Philadelphia, W.B. Saunders, 1998, pp. 501–541.

272. Rosen, H. Operative treatment of nonunions of long bone fractures. J Contin Educ Orthop 7:13–39, 1979.

273. Rosen, H. Treatment of nonunions: General principles. In Chapman, M.W.; Madison, M., eds. Operative Orthopaedics. Philadelphia, J.B. Lippincott, 1988.

274. Rosen, H. The treatment of nonunions and pseudarthroses of the humeral shaft. Orthop Clin North Am 21:725–742, 1990.

275. Rosen, H.; Stempler, E.S. A simplified method of closed suction irrigation for treating orthopedic infections. Orthopaedic Digest 5:21, 1978.

276. Rosenberg, G.A.; Patterson, B.M. Limb salvage versus amputation for severe open fractures of the tibia. Orthopedics 21:343–349, 1998.

277. Rosson, J.W.; Simonis, R.B. Locked nailing for nonunion of the tibia. J Bone Joint Surg Br 74:358–361, 1992.

278. Rubin, C.; Bolander, M.; Ryaby, J.P.; et al. The use of low-intensity ultrasound to accelerate the healing of fractures. J Bone Joint Surg Am 83:259–270, 2001.

279. Safoury, Y. Use of a reversed-flow vascularized pedicle fibular graft for treatment of nonunion of the tibia. J Reconstr Microsurg 15:23–28, 1999.

280. Saleh, M.; Royston, S. Management of nonunion of fractures by distraction with correction of angulation and shortening. J Bone Joint Surg Br 78:105–109, 1996.

281. Salibian, A.H.; Anzel, S.H.; Salyer, W.A. Transfer of vascularized grafts of iliac bone to the extremities. J Bone Joint Surg Am 69:1319–1327, 1987.

282. Sammarco, V.J.; Chang, L. Modern issues in bone graft substitutes and advances in bone tissue technology. Foot Ankle Clin 7:19–41, 2002.

283. Sanders, R.A.; Sackett, J.R. Open reduction and internal fixation of delayed union and nonunion of the distal humerus. J Orthop Trauma 4:254–259, 1990.

284. Sarathy, M.P.; Madhavan, P.; Ravichandran, K.M. Nonunion of intertrochanteric fractures of the femur: Treatment by modified medial displacement and valgus osteotomy. J Bone Joint Surg Br 77:90–92, 1995.

285. Sarmiento, A.; Burkhalter, W.E.; Latta, L.L. Functional bracing in the treatment of delayed union and nonunion of the tibia. Int Orthop 27:26–29, 2003.

286. Savage, S.R. Opioid use in the management of chronic pain. Med Clin North Am 83:761–786, 1999.

287. Sawaizumi, T.; Nanno, M.; Nanbu, A.; et al. Vascularised bone graft from the base of the second metacarpal for refractory nonunion of the scaphoid. J Bone Joint Surg Br 86:1007–1012, 2004.

288. Sawant, M.R.; Bendall, S.P.; Kavanagh, T.G.; et al. Nonunion of tibial stress fractures in patients with deformed arthritic knees: Treatment using modular total knee arthroplasty. J Bone Joint Surg Br 81:663–666, 1999.

289. Schaden, W.; Fischer, A.; Sailler, A. Extracorporeal shock wave therapy of nonunion or delayed osseous union. Clin Orthop Relat Res 387:90–94, 2001.

290. Schenk, R.K. Histology of fracture repair and nonunion. Bulletin of the Swiss Association for Study of Internal Fixation. Bern, Switzerland, Swiss Association for Study of Internal Fixation, 1978.

291. Schenk, R.; Willenegger, H. Zur Histologie der primären Knochenheilung: Modifikationen und grenzen der Spaltheilung in Abhängigkeit von der Defektgrösse. Unfallheilkunde 81:219–227, 1977.

292. Schleberger, R.; Sengem, T. Non-invasive treatment of long-bone pseudarthrosis by shock waves (ESWL). Arch Orthop Trauma Surg 111:224–227, 1992.

293. Schmitz, M.A.; Finnegan, M.; Natarajan, R.; et al. Effect of smoking on tibial shaft fracture healing. Clin Orthop Relat Res 365:184–200, 1999.

294. Schwartsman, V.; Choi, S.H.; Schwartsman, R. Tibial nonunions: Treatment tactics with the Ilizarov method. Orthop Clin North Am 21:639–653, 1990.

295. Seitz, W.H., Jr.; Froimson, A.I.; Leb, R.B. Autogenous bone marrow and allograft replacement of bone defects in the hand and upper extremities. J Orthop Trauma 6:36–42, 1992.

296. Shahcheraghi, G.H.; Bayatpoor, A. Infected tibial nonunion. Can J Surg 37:209–213, 1994.

297. Shapiro, M.S.; Endrizzi, D.P.; Cannon, R.M.; et al. Treatment of tibial defects and nonunions using ipsilateral vascularized fibular transposition. Clin Orthop Relat Res 296:207–212, 1993.

298. Silcox, D.H. III; Daftari, T.; Boden, S.D.; et al. The effect of nicotine on spinal fusion. Spine 20:1549–1553, 1995.

299. Simonis, R.B.; Nunez, V.A.; Khaleel, A. Use of the Coventry infant hip screw in the treatment of nonunion of fractures of the distal humerus. J Bone Joint Surg Br 85:74–77, 2003.

300. Simonis, R.B.; Parnell, E.J.; Ray, P.S.; et al. Electrical treatment of tibial non-union: A prospective, randomised, double-blind trial. Injury 34:357–362, 2003.

301. Sitter, T.; Wilson, J.; Browner, B. The effect of reamed versus unreamed nailing on intramedullary blood supply and cortical viability [abstract]. J Orthop Trauma 4:232, 1990.

302. Sledge, S.L.; Johnson, K.D.; Henley, M.B.; et al. Intramedullary nailing with reaming to treat nonunion of the tibia. J Bone Joint Surg Am 71:1004–1019, 1989.

303. Smith, T.K. Prevention of complications in orthopedic surgery secondary to nutritional depletion. Clin Orthop Relat Res 222:91–97, 1987.

304. Song, H.R.; Cho, S.H.; Koo, K.H.; et al. Tibial bone defects treated by internal bone transport using the Ilizarov method. Int Orthop 22:293–297, 1998.

305. Sudmann, E.; Dregelid, E.; Bessesen, A.; et al. Inhibition of fracture healing by indomethacin in rats. Eur J Clin Invest 9:333–339, 1979.

306. Swartz, W.M.; Mears, D.C. Management of difficult lower extremity fractures and nonunions. Clin Plast Surg 13:633–644, 1986.

307. Taylor, J.C. Delayed union and nonunion of fractures. In Crenshaw, A.H., ed. Campbell's Operative Orthopaedics, 8th ed. St. Louis, MO, Mosby, 1992, pp. 1287–1345.

308. Templeman, D.; Thomas, M.; Varecka, T.; et al. Exchange reamed intramedullary nailing for delayed union and nonunion of the tibia. Clin Orthop Relat Res 315:169–175, 1995.

309. Tennant, F.S., Jr.; Rawson, R.A. Outpatient treatment of prescription opioid dependence: Comparison of two methods. Arch Intern Med 142:1845–1847, 1982.

310. te Velde, E.A.; van der Werken, C. Plate osteosynthesis for pseudarthrosis of the humeral shaft. Injury 32:621–624, 2001.

311. Tiedeman, J.J.; Connolly, J.F.; Strates, B.S.; et al. Treatment of nonunion by percutaneous injection of bone marrow and demineralized bone matrix: An experimental study in dogs. Clin Orthop Relat Res 268:294–302, 1991.

312. Tien, Y.C.; Chen, J.C.; Fu, Y.C.; et al. Supracondylar dome osteotomy for cubitus valgus deformity associated with a lateral condylar nonunion in children. J Bone Joint Surg Am 87:1456–1463, 2005.

313. Tuli, S.M. Tibialization of the fibula: A viable option to salvage limbs with extensive scarring and gap nonunions of the tibia. Clin Orthop Relat Res 431:80–84, 2005.

314. Ueng, S.W.; Chao, E.K.; Lee, S.S.; et al. Augmentative plate fixation for the management of femoral nonunion after intramedullary nailing. J Trauma 43:640–644, 1997.

315. Ueng, S.W.; Lee, M.Y.; Li, A.F.; et al. Effect of intermittent cigarette smoke inhalation on tibial lengthening: Experimental study on rabbits. J Trauma 42:231–238, 1997.

316. Ueng, S.W.; Lee, S.S.; Lin, S.S.; et al. Hyperbaric oxygen therapy mitigates the adverse effect of cigarette smoking on the bone healing of tibial lengthening: An experimental study on rabbits. J Trauma 47:752–759, 1999.

317. Ueng, S.W.; Shih, C.H. Augmentative plate fixation for the management of femoral nonunion with broken interlocking nail. J Trauma 45:747–752, 1998.

318. Ueng, S.W.; Wei, F.C.; Shih, C.H. Management of femoral diaphyseal infected nonunion with antibiotic beads local therapy, external skeletal fixation, and staged bone grafting. J Trauma 46:97–103, 1999.

319. Valchanou, V.D.; Michailov, P. High energy shock waves in the treatment of delay and nonunion of fractures. Int Orthop 15:181–184, 1991.

320. Van Houwelingen, A.P.; McKee, M.D. Treatment of osteopenic humeral shaft nonunion with compression plating, humeral cortical allograft struts, and bone grafting. J Orthop Trauma 19:36–42, 2005.

321. Walsh, E.F.; DiGiovanni, C. Fibular nonunion after closed rotational ankle fracture. Foot Ankle Int 25:488–495, 2004.

322. Wang, C.J.; Chen, H.S.; Chen, C.E.; et al. Treatment of nonunions of long bone fractures with shock waves. Clin Orthop Relat Res 387:95–101, 2001.

323. Wang, J.W.; Weng, L.H. Treatment of distal femoral nonunion with internal fixation, cortical allograft struts, and autogenous bone-grafting. J Bone Joint Surg Am 85:436–440, 2003.

324. Ward, W.G.; Goldner, R.D.; Nunley, J.A. Reconstruction of tibial bone defects in tibial nonunion. Microsurgery 11:63–73, 1990.

325. Warren, S.B.; Brooker, A.F., Jr. Intramedullary nailing of tibial nonunions. Clin Orthop Relat Res 285:236–243, 1992.

326. Webb, L.X.; Winquist, R.A.; Hansen, S.T. Intramedullary nailing and reaming for delayed union or nonunion of the femoral shaft: A report of 105 consecutive cases. Clin Orthop Relat Res 212:133–141, 1986.

327. Weber, B.G. Lengthening osteotomy of the fibula to correct a widened mortice of the ankle after fracture. Int Orthop 4:289–293, 1981.

328. Weber, B.G.; Brunner, C. The treatment of nonunions without electrical stimulation. Clin Orthop Relat Res 161:24–32, 1981.

329. Weber, B.G.; Cech, O. Pseudarthrosis. Bern, Switzerland, Hans Huber, 1976.

330. Weiland, A.J. Current concepts review: Vascularized free bone transplants. J Bone Joint Surg Am 63:166–169, 1981.

331. Weiland, A.J.; Daniel, R.K. Microvascular anastomoses for bone grafts in the treatment of massive defects in bone. J Bone Joint Surg Am 61:98–104, 1979.

332. Weiland, A.J.; Moore, J.R.; Daniel, R.K. Vascularized bone autografts: Experience with 41 cases. Clin Orthop Relat Res 174:87–95, 1983.

333. Weinberg, H.; Roth, V.G.; Robin, G.C.; et al. Early fibular bypass procedures (tibiofibular synostosis) for massive bone loss in war injuries. J Trauma 19:177–181, 1979.

334. Wenzl, M.E.; Porte, T.; Fuchs, S.; et al. Delayed and non-union of the humeral diaphysis: Compression plate or internal plate fixator? Injury 35:55–60, 2004.

335. Weresh, M.J.; Hakanson, R.; Stover, M.D.; et al. Failure of exchange reamed intramedullary nails for ununited femoral shaft fractures. J Orthop Trauma 14:335–338, 2000.

336. Wilkes, R.A.; Thomas, W.G.; Ruddle, A. Fracture and nonunion of the proximal tibia below an osteoarthritic knee: Treatment by long-stemmed total knee replacement. J Trauma 36:356–357, 1994.

337. Wing, K.J.; Fisher, C.G.; O'Connell, J.X.; et al. Stopping nicotine exposure before surgery: The effect on spinal fusion in a rabbit model. Spine 25:30–34, 2000.

338. Wiss, D.A.; Stetson, W.B. Nonunion of the tibia treated with a reamed intramedullary nail. J Orthop Trauma 8:189–194, 1994.

339. Wolff, A.M.; Krackow, K.A. The treatment of nonunion of proximal tibial osteotomy with internal fixation. Clin Orthop Relat Res 250:207–215, 1990.

340. Wood, M.B.; Cooney, W.P. III. Vascularized bone segment transfers for management of chronic osteomyelitis. Orthop Clin North Am 15:461–472, 1984.

341. Wu, C.C. The effect of dynamization on slowing the healing of femur shaft fractures after interlocking nailing. J Trauma 43:263–267, 1997.

342. Wu, C.C. Humeral shaft nonunion treated by a Seidel interlocking nail with a supplementary staple. Clin Orthop Relat Res 326:203–208, 1996.

343. Wu, C.C.; Shih, C.H. Distal femoral nonunion treated with interlocking nailing. J Trauma 31:1659–1662, 1991.

344. Wu, C.C.; Shih, C.H. Treatment of 84 cases of femoral nonunion. Acta Orthop Scand 63:57–60, 1992.

345. Wu, C.C.; Shih, C.H. Treatment for nonunion of the shaft of the humerus: Comparison of plates and Seidel interlocking nails. Can J Surg 35:661–665, 1992.

346. Wu, C.C.; Shih, C.H.; Chen, W.J. Nonunion and shortening after femoral fracture treated with one-stage lengthening using locked nailing technique: Good results in 48/51 patients. Acta Orthop Scand 70:33–36, 1999.

347. Wu, C.C.; Shih, C.H.; Chen, W.J.; et al. High success rate with exchange nailing to treat a tibial shaft aseptic nonunion. J Orthop Trauma 13:33–38, 1999.

348. Wu, C.C.; Shih, C.H.; Chen, W.J.; et al. Treatment of clavicular aseptic nonunion: Comparison of plating and intramedullary nailing techniques. J Trauma 45:512–516, 1998.

349. Yajima, H.; Tamai, S.; Mizumoto, S.; et al. Vascularized fibular grafts in the treatment of osteomyelitis and infected nonunion. Clin Orthop Relat Res 293:256–264, 1993.

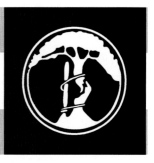

第 **23** 章

骨折后的机体损害分级

Brent B. Wiesel, M.D., Richard A. Saunders, M.D., Sam W. Wiesel, M.D.

骨折虽然仅占所有肌肉骨骼系统损伤的 10%，但是由其所引起的医疗资源的消耗却不成比例。骨折的治疗成本包括劳动力丧失、医疗费用和伤残赔偿等，从而使这类损伤往往成为雇主和社会的沉重负担。

在骨折治疗中医生的作用毋庸置疑，然而在骨折愈合康复完成时，医生的工作并未终结。在对损伤的评定过程中，医生的参与同样重要。美国许多州和联邦法律都对医生在评定永久性伤残分级中的判断力作出限制，使得医生往往处于希望患者受益同时又要遵守法律的两难境地之间。本章介绍了一些有关伤残的常见问题，回顾了美国的骨折流行病学情况，并对目前常用的伤残分级指南做出评价。

第一节　伤残的常见问题

一、概念

对于医生在评定永久性残疾中的作用，以及有关损害和残疾的区别，目前理解上仍有一定的混乱。按照美国医学会（AMA）出版的第五版《对永久性损害的评定指南》，以下概念均通用[3]。

损害是一种损失，应用的损失，或者整体某一部分、器官系统及器官功能的失常。永久性损害存在于当医疗上已获得了最大改善，而患者仍然存在着某种损失或失常的情况。医疗上已达到的改善，意味着损伤或疾病已处于稳定状态，且无论继续治疗与否，在下一年中都不会再出现预期的实质性改善或恶化。许多评判标准在确定是否已达到了医疗上的最大改善之前，都要求在损伤或最近的与损伤相关手术以后，等待至少一年的缓冲期。

残疾若是通过非医学的方法来进行评价，是指由于某种损伤而导致个人、社会或职业需要的能力发生了变更。永久性残疾的评定依赖于许多非医学的因素，包括患者的教育水平、工作培训情况和工作经历、参与工作能力以及社会经济背景等。损害反映的仅仅是患者日常生活所受的限制，而不包括对工作的影响。医生也通常被认为仅在损害的评定上具有发言权。

二、医生的作用

根据 AMA 标准，确定一种损害或疾病是否会造成永久性损害需要医生进行医疗评估。决定永久性损害的功能评价就是允许个人进行日常生活活动，除了工作。主要包括自理、交流、机体活动（包括坐、站、躺、走和爬楼梯）、感觉功能、手的一般活动、旅行、性功能和睡眠。由于肌肉骨骼系统损伤在机体损害评价中占了很大比例，因此常常需要骨科医生的参与。

依靠局部的调节，确定损害的可能是与患者建立医患关系的主治医生，或者仅以此为目的检查患者而不涉及患者治疗的其他医生。一般而言，医生仅进行会诊来确定损害等级，而不与检查的患者建立医患关系。如果在损害评估过程中发现新的诊断，医生有权告知申请单位和个人相关情况，并建议其进行适当的治疗。

三、第三方赔偿

损害评定通常由第三方赔偿者在对损害进行补偿之前提出。最大的第三方赔偿者是国有工人抚恤委员会、私有保险公司、社会保障管理局以及退伍军人事务部[12]。以上每一部门都有其各自对损害的评定标准和要求。有关工人抚恤的法律在各州与州之间差别很大,而联邦机构的有关规章每年都要进行修订。有关机构要求在进行伤残评定时,应详细说明对指定的患者应用了哪些条款,而进行评定的医师也必须遵循这些特定的条款。在某些病例的评定依据中,可能引用了州法律所结合的一些旧版的 AMA 指南条款,这种情况下就必须选择合适的版本作为参考。某些州的侵权法(民事诉讼)并不指定条款的特殊主体;在这些相关病例的评定中,医生则有充分的自由对损伤进行描述和量化。

相应的联系应该仅限于在医生和第三方赔偿者之间进行。任何进展情况均应以直邮的形式通知第三方赔偿者的代表。尽管患者在主管医生面前具有知情权,并理应受到尊重,但患者不宜在前述二者中间充当调解者的角色。

四、工作限制

除了对永久性局部损害等级进行评定外,医生还常常被要求就患者残余的工作能力进行评估。医生应负责对患者能够忍受的机体安全活动水平做出判断。目前最广为接受的发挥身体功能要求指南是由社会保障管理局出版的:

极重体力工作包括单次举重物超过100磅,以及多次举起或携带超过50磅的物体;

重体力工作包括单次举重物不超过100磅,以及多次举起或携带不超过50磅的物体;

中等体力工作包括单次举重物不超过50磅,以及多次举起或携带不超过25磅的物体;

轻体力工作包括单次举重物不超过20磅,以及多次举起或携带不超过10磅的物体;

坐位工作包括单次举重物不超过10磅,以及非经常性举起或携带记事文件、账本等物品,或小工具。

(一)暂时性全部劳动能力丧失

通常,如果一个患者被判定为暂时性全部劳动能力丧失,则根据医生的观点,患者无法在一个工作日期间的任一合理时间内从事任一工作。需要注意的是,根据这一概念,患者无法从事其本职工作并不是首要的问题。举例来说,一个建筑工人由于 Colles 骨折而行短臂石膏固定,其可能无法从事正常工作,但却可以从事坐位或单手的轻体力工作,因此这个患者并非丧失了全部劳动能力。暂时性全部劳动能力丧失包括以下几种情况:必须以麻醉剂控制的剧烈疼痛;机体活动受到严重影响,甚至无法从居住地行至工作

场所;以及住院患者。

当发生骨创伤时,患者暂时完全丧失劳动功能,直到恢复适当的活动能力,才可以不再依赖于麻醉镇痛药物进行一定程度的日常生活。很明显,在短暂完全丧失劳动能力后,患者需要进行住院治疗或者在家接受专业护理。并不是借助拐杖行走的患者会必然地永远丧失全部劳动能力,除非他们属于其他类型的暂时性完全残疾。

暂时性完全劳动能力丧失期间,医生应定期对患者进行评估。因为大多数州的工人补偿法律要求医生在此期间至少每月探视患者一次,而且许多文件都要求需将患者此时的情况记入个人档案。

(二)暂时性部分劳动能力丧失

暂时性部分劳动能力丧失开始于暂时性完全劳动能力丧失的结束,并且持续到康复完成,患者进行活动没有任何限制或被界定为永久性损害。在暂时性部分劳动能力丧失期间,主治医生对患者进行适度判定后,可以允许其返回工作单位继续某些限定工作。

一旦暂时性完全劳动能力丧失时期结束,医生应对患者进行适当地限定,允许其从事对身体要求不高的低强度工作单位,不必待完全愈合,避免给患者造成不安影响。医生有责任辨别安全活动的等级,对于伤后处于恢复早期的患者,仅限定其进行静态工作。

颈背部损伤恢复的患者需要避免进行弓背、扭转、弯腰、举物以及在头顶操作的高强度工作。上肢损伤的限制通常包括避免高强度重复性地使用患肢。下肢损伤的限制常包括禁止过多的行走、攀爬、弯腰、下跪、跑步和搬运。

许多雇员和第三方赔偿者公开分类了一系列可能进行的活动的名单,需要医生来予以确认。在这个范围内有些活动是医生所担心的,上述方式可以被应用,但通常更有效的是医生在信笺上详细说明患者可以进行的限定活动,而不是他们尝试对目前形式和分类范围内关于适当限制做出最佳判断。

患者的临床状态需要定期进行重新评估,通常时间间隔为2~6周。在暂时性部分劳动能力丧失期间,关于重新评估间隔的问题州法律有很大变化。一般来讲,州法律允许对于暂时性部分劳动能力丧失患者临床就诊时间间隔略长于完全丧失者,通常为4~8周。另一方面,关于暂时性部分劳动能力丧失患

者,恢复原因的记录文件是很重要的。保险支付需要医生的记录, 甚至有时候需要医生的证言来确定伤残。因此有必要周期性地记录活动范围、功能限制、治疗药物的应用和自主日常生活的活动程度；这些数据可能在后期需要提交的时候有效证明患者的伤残程度。

暂时性部分损害限制应该随着患者症状的变化而进行修改。如果症状加重,需要增加对患者的限制,并将其召回更多地进行坐式的活动,或者随着临床状态的允许而逐渐增加活动量。暂时性完全劳动能力丧失的有些阶段是要有所保证的,主要是在外科操作或骨折手术处理后。

(三)永久性部分劳动能力丧失

在医疗上已获得最大可能的恢复后,如果患者仍无法从事其原先的工作,则可能需要医生与其他领域的专家合作, 对患者永久性安全活动的水平做出建议。目前尚没有能够被普遍接受的指南来判定患者工作受限的水平,但通常当存在运动系统损伤继发的永久性部分功能损害时,患者便无法再安全地从事极重或重体力工作 [16,17]。如果永久性部分功能损害超过25%,则除非兼职或在家中从事坐位工作外,绝大多数患者不可能再从事其他任何工作。处于这两种极端之间,医生必须对患者合理的期望值做出判断,对损伤和损害的类型以及有可能加剧永久性疼痛的活动类别加以考虑,并利用完成的功能评估与理疗师对患者特殊活动忍耐程度的客观评价相结合。

举例来说,一个愈合良好的腰椎压缩10%的骨折遗留的慢性背痛可以导致5%的永久性部分功能损害。患者在从事如弓背、扭转、弯腰、举重物超过20磅或超时高空作业时,均可能加剧疼痛。此时患者就应从事轻体力工作,并提高给予特定的限制。

医生对损害进行评定并对工作受限情况做出界定,但寻找一份合适工作的责任则应由患者或第三方赔偿者来承担。随着职业教育和工作强化计划的发展,即使有显著功能损害的患者也有可能重返工作岗位。如果一旦被界定为丧失劳动能力,就患者和社会整体而言,则意味着几乎不再有经济来源[10]。如果损害评估的医生是患者的治疗医生,那么通常值得他与社会工作者、护士或职业治疗师进行合作,提请第三方赔偿者为患者寻找一份可以接受的工作,或适当时鼓励进行职业再教育。

第二节　美国的骨折流行病学

由于美国保健提供者的肌肉骨骼系统损伤人数众多,因此很难对骨折的流行病学进行精确地评估。遵照全国卫生统计中心提供的数据,美国矫形外科医师学会估计 2003 年肢体骨折患者急诊就诊 3 148 000 名,医生出诊 7 310 000 名,住院 867 000 名[2]。这些数字自 1999 年~2003 年保持相对稳定(图 23-1)。

美国劳动统计局调查了工作相关损伤及由此造成的工作日丧失情况。在 2004 年,出现工作日丧失的职业性损伤患者 1 259 320 名[15]。其中骨折患者 94 040 名(7.5%),扭伤和劳损患者 525 390 名(图 23-2)。这些数字说明每 10 000 名全职工人中有 10.6 名骨折患者和 59 名扭伤及劳损患者。从事建筑、制造、运输和卫生保健工作的工人最容易发生工作相关骨折。平均来讲 1 例骨折休息 28 天, 但有 46.4%的骨折会丧失31 天的工作日,甚至更长(图 23-3)。

第三节　对损害判定的指导

一、以往的观点

在上世纪 30 年代以前,全美和欧洲对个体损伤导致伤残的评价标准随意而混乱,缺乏统一。对伤残的评定过程完全由医生来决定,无论后者是否缺乏社会、经济以及职业评估等方面的特殊训练。这种情况下,往往

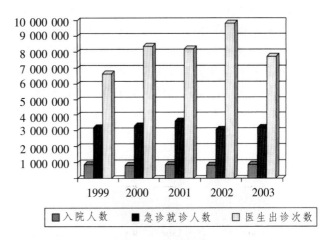

图 23-1　1999~2003 年美国四肢骨折的住院人数、急诊人数和医生出诊人数。(Source:American Academy of Orthopaedic Surgeons,2006.)

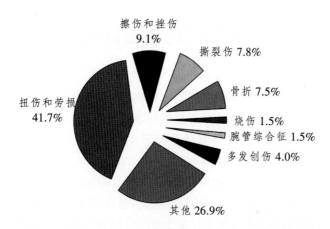

图 23-2 2004 年美国造成工作日丧失的非致命职业性损伤和疾病的百分比分布情况。(Source:U.S. Bureau of Labor Statistics, 2005.)

容易做出一项残疾的评定，但却经常导致对明显遗留不同程度残疾的个体给予相同赔偿的结果 [4,12]。从 30 年代开始，美国有个别学者提出了新的遗留缺陷分类系统,旨在使得对残疾的评估更为平等和客观。

Kessler 描述的评价方法以活动范围的角度和英尺·磅为单位测量的运动强度等客观标准为基础[4,5,6]。McBride 发表了一种 10 点分级方法,以 5 种解剖学和 5 种功能评价为基础,综合在一起即得出了一个对机体总的损害评估[7,8]。为了减少主观因素和可能的偏差资料带来的影响,Thurber 发表了单纯以运动范围为基础的损害分级标准[14]。

针对永久性部分损害的现代分级系统建立于 1956 年,它是专为医生而制定的,是在 AMA 的一系列用于提供客观、可重复的损害分级指南的基础上产生的[1,3]。这些指南的初衷是为了对工业事故导致的工人损害赔偿要求进行标准化的评估和判断。AMA 的系列指南目前正在逐步更新和完善。除提供了有关脊柱和四肢的指南之外,AMA 还提供了关于其他器官系统的

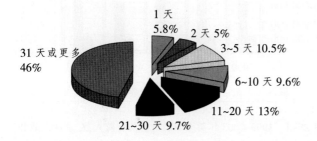

图 23-3 2004 年美国工人因二次骨折造成工作日丧失的百分比分布情况。(Source:U.S. Bureau of Labor Statistics,2005.)

评估指南(例如神经和造血系统),但是对这些系统的评估不属于骨科的培训范围。

目前美国正在应用的损害指南有很多。大多数州要求采用一个详细的组合标准来确定工人的损害补偿。有些州根据各自实际情况、特殊性或临时的政治原因建立了他们自己的独特标准。多数州和哥伦比亚区逐渐采用了 AMA 出版的指南。关于确定损害的多数联邦机构也开始使用。AMA 指南的广泛应用使得标准逐渐统一,也使大多数管辖区域的损害决定更为公正。

二、现代损害分级

AMA 指南对损害的分级是基于"整体的人"的概念。在这个系统中,机体的每一部分都被赋予一个数值,以反映此部分对患者作为一个整体的贡献。每一部分对整体贡献的百分比则基于功能的概念而言。对肢体功能丧失的表述为:首先将肢体作为一个整体计算出丧失功能所占的百分值,对整个机体的影响则在此值基础上进行计算。上肢所占整体的比值为 60%,下肢占 40%。举例来说,腕部截肢导致上肢功能丧失 90%,则对人整体损害的影响为 54%。

AMA 历史性地单独利用运动范围测量而不考虑疼痛、萎缩、短缩等其他主客观因素,来进行脊柱和四肢的部分损害的评估。第四版和第五版指南均兼顾了一个更为宽泛的评估标准范围,并介绍了所谓"诊断相关的损害评估"概念。

传统的基于运动范围基础上的评估,往往忽略致伤原因而仅考虑到测量的结果,以及局部关节或脊柱节段的特殊运动。"诊断相关的损害评估"通过对其潜在的原始诊断的关注,尝试克服那种单纯基于运动基础上的评估工具所固有的限制。例如,对所有因椎间盘突出而进行过多次手术的患者,如果能证实仍遗留有残余神经症状,则处于进行损害评价的目的应将其归为一类。对于这种较单纯使用运动范围的测量结果而言,有利于最终得到一个更为统一和公平的评价。使用"诊断相关的损害评估"的另一个好处是,可以减少对主观因素或测量变量困难的依赖性,后者如运动范围、疼痛、无力或笨拙等。

McCarthy 等通过研究确认了 AMA 指南对于评估下肢骨折后损害的可靠性[9]。他们对 302 例孤立的下肢骨折经过 1 年的评估发现,平均残余损害为 27%。应用 AMA 指南计算的损害等级与其表现的功能情况是非常具有相关性的。有趣的是,当以力量评估而不是以活动范围或相关诊断等级进行损害分级时,其相关性是最高的。

三、损害和骨折

骨折可以引起机体多种永久性的改变,其中任何一种均会导致一定程度的部分性机体损害。在判断由于特定损伤而引起的机体总的损害水平时,对骨折愈合的每一要素均应分别单独考虑。现有的损害分级囊括了部分但不是全部的上述因素。传统观念认为,损害增加的百分比中,增加的一部分应归咎于骨折愈合的后遗症,如肢体长度差异、关节运动丧失或强直等。而某些并发症如骨不连、感染和继发性软组织损伤等,在文献中并未阐明,研究者则必须以自己的判断力来进行永久性损害的判断和评估。

(一)势力手的习惯

AMA并不支持势力手或侧优势在损害评估中的作用,争论的焦点就在于日常生活活动,即医学上伤害的功能标准的判断,并未将势利手的习惯考虑在内。但是,在伤残评定中显然必须将势利手的习惯考虑在内。传统观念认为,1%~50%的优势上肢的损伤应增加5%的肢体伤害比例,而超过50%的优势上肢损伤增加的比例应达到10%。

(二)骨不连

尽管选择了最佳的治疗和外科手段,有时骨折仍然无法愈合,或者患者也可以选择不接受用于骨不连治疗的外科手段的相关风险。由于骨不连常常累及上下的关节,AMA系统认识到,这种情况下机体的损害被相应地增加了。骨不连对机体的损害要比单纯关节运动丧失复杂得多。疼痛、骨折部位的异常活动以及无力等都会并发于骨不连。对无症状性骨不连增加5%的肢体伤害比例;对导致了较关节运动丧失更为严重后果的骨不连增加10%的比重,以上的措施是合乎情理的。

(三)肢体长度

骨折后下肢长度差异所带来的后果要比上肢严重得多。下肢长度差异的处理原则是每英寸的肢体短缩计算为5%的永久性肢体损害;而肢体短缩超过0.5英寸而未到1英寸则通常可以忽略不计[11]。因此,根据上述原则,骨折后2英寸的下肢长度差异将导致15%的永久性肢体损害。

(四)畸形愈合

骨折成角愈合将导致骨折部位上下关节的部分运动丧失,对于这种情况,AMA指南中与运动丧失的相关部分提供了一个损害的正确估算方法[3]。除了关节运动丧失外如果还同时存在其他症状,则评估时应增加一个额外的比例。当畸形愈合引起了明显症状,如无力、皮肤破溃、步态改变或旋转畸形时,应允许增加10%的额外损害比例。

(五)感染

如果发生慢性骨髓炎,对这种公认的潜在并发症及其带来的日常生活不便给予补偿考虑时,对损害的评估应增加额外的比例。如果永久性损害已经定性,且伴有骨髓炎症状,则肢体损害值应额外增加10%;如果感染症状轻微或处于静息期,则损害比例以增加5%为宜。

(六)关节内受累

在进行损害评估时,骨折的远期后遗症或许并未表现出来。退行性变好发于曾有过关节内骨折的关节,尤其是在遗留有关节移位的情况下。因此,对骨折后永久性损害的判定必须考虑到今后发生创伤性关节炎的可能。例如,一个愈合良好、无疼痛的内踝骨折也未遗留有任何关节内移位,但考虑到预后可能引起残疾,对肢体的损害值应定为5%。而同样的骨折如果伴有关节移位,则损害值定为10%。

(七)原有病情与比例评估

在进行预定的肢体损害分级之前,有必要先对原来存在病情的作用进行比例评估。这里所谓的比例评估是指在从前一次损伤或患病到本次患病这段时间内,对体检发现的机体损害按程度进行划分的过程。这意味着原来存在的病情由于第二次损伤或患病而实质上或者完全加重。有许多方法可用来对原来存在疾病进行评价,但并无一种通用的标准被广为采纳。AMA指南建议,从目前的损害分级中减去用于评估原来存在病情的有关全身损害的内容。这一建议显然是假定原来存在的病情资料翔实可信,但这通常都是不现实的。大多数病例中,比例评估往往都较为随意。

在原有病情与目前病情之间,一个比较合理的比例评定出发点是50% vs. 50%。除非有新的客观资料证实,在目前的损伤或疾病发生之后,原来存在的病情明显加重了。例如一个此前患有膝关节炎的患者,同时又发生了胫骨平台骨折,其主诉骨折后原症状明显加重,则分配比例应为目前损伤的75%,原来的病情占 25%。而一个原患有下腰痛的患者在举重物损伤后主观感觉原症状加重了，在没有磁共振、肌电图或放射学等反映新损伤的证据时，则分配比例应为 50% vs. 50%。如果新的检查手段难以可靠地对新旧损伤及疾病作出界定时，应当使用 50% vs. 50% 的分配比例。

(八)神经损伤

AMA 指南对于骨与神经联合损伤概括出了适当的评估标准。通常而言，骨折后关节僵硬所继发的机体损害，应与同一损伤所引起的神经损害分别考虑。与神经损伤有关的运动损伤，如腋神经损伤后继发的肩外展受限，则宜合并考虑，因为单独的神经损伤可能引起运动功能受损。对脊柱骨折引起的神经失功能，由于无法估计瘫痪患者的脊柱活动范围，评估则应结合诊断来考虑。

(九)原先存在的骨性关节炎

骨折发生时，患者有时不可避免地已存在有某种肌肉骨骼系统疾患，最常见的比如骨性关节炎。这种情况下，患者的损伤愈合时间往往延长，而残余的关节运动丧失也更为严重[5,17]。骨折后发现的骨性关节炎症状通常导致了更高的畸形发生率。

如果损伤当时的 X 线片提示有退行性变，或者后期显示损伤后退变的发展超过了预期的适当范围，则必须承认不可避免地加重了原有疾病。为弥补损伤对原有关节炎的影响，公平起见，对主观感觉变差的患者，肢体伤害值应额外增加 5%；而对于损伤后主客观情况均有恶化的患者，应额外增加 10%[17]。

(十)脊柱骨折

个别研究者为脊柱骨折相关损害的评估提供了多种方案。例如 Miller 提出，腰椎压缩骨折在 25% 以内相当于整个机体损害的 5%；压缩在 50% 以上相当于整个机体损害的 20%。对于胸椎骨折，Miller 认为其对机体损害的影响值为腰椎的 50%；而对于已愈合的颈椎压缩骨折，除非出现神经损害等表现，通常不会对整个机体损害值产生影响[11,13]。

为设计一种公正、统一的脊柱损伤引起的机体损害的评估方法，Wiesel 等[16,17]收集了来自 75 个国际腰椎研究会成员和 53 个颈椎研究会美国成员单位的资料。目的是对于各种常见的脊柱疾患建立一种诊断相关的损害分级系统。他们的研究结果中有关脊柱骨折的部分在表 23-1 中列出。

AMA 提供了应用最为广泛的脊柱损害评估指南，

表 23-1　颈椎及腰椎骨折引起的永久性机体部分损害及工作限制

骨折类型	损害百分比(%)	允许从事的工作
颈椎		
齿状突,外固定	10	中度
齿状突,手术融合	20	轻度
Hangman 骨折,外固定	10	中度
Hangman 骨折,手术融合	15	轻度
下颈椎爆裂或压缩,外固定,无神经症状	15	轻度
下颈椎爆裂或压缩,手术融合,无神经症状	15	轻度
腰椎		
急性峡部裂或滑脱,保守治疗,完全恢复	0	重度
急性峡部裂或滑脱,保守治疗,残余不适	10	轻度
峡部裂或滑脱,椎板切除或(和)融合,完全恢复	10	轻度
峡部裂或滑脱,椎板切除或(和)融合,残余不适	20	坐位
压缩性骨折,已愈合,压缩程度:		
10%压缩	5	中度
25%压缩	10	轻度
50%压缩	20	坐位
75%压缩	20	坐位
横突骨折,无移位或畸形愈合	0	重度

并已在超过 3/4 的州和多数联邦机构中使用。从第三版指南开始并一直延续到第五版,AMA 的标准中已经包含了诊断相关的损害评估,以及仅在少数情况下使用的不适于诊断相关分类而基于运动范围基础上的评估。脊柱骨折通常应服从于诊断相关的分组,但发生于同一解剖区域的多发骨折是一个主要例外,例如同时发生于腰椎的两处压缩骨折。在诊断相关分类不适用的情况下,AMA 允许以运动范围测量为基础进行损害的评估。

小 结

建立一个公正的骨折后永久性部分劳动能力丧失的评价标准,需要借鉴许多专业人士的建议,包括骨科医生、社会工作者、职业康复治疗师等,以及来自于患者和第三方赔偿者的信息。对永久性部分损害进行评估是医生自身的职责;本章的目的是对涉及损害评估的部分因素进行评价。通过综合考虑所有影响骨折疗效的因素,从而建立一种公平对待患者的永久性损害标准。这种分级标准可以作为确定伤残等级的一个因素,公平对待于患者、第三方赔偿者以及整个社会。

(刘兆杰 译 叶伟胜 李世民 校)

参考文献

1. American Academy of Orthopaedic Surgeons. Manual for Orthopaedic Surgeons in Evaluating Permanent Physical Impairment. Chicago, American Academy of Orthopaedic Surgeons, 1962.

2. American Academy of Orthopaedic Surgeons. Hospitalizations, Physician Visits, and Emergency Room Visits for Fractures: 1999 to 2003. Available at: http://www.aaos.org/wordhtml/research/stats/fracture_all.htm.

3. American Medical Association. Guides to the Evaluation of Permanent Impairment, 5th ed. Chicago, American Medical Association, 2001.

4. Kessler, E.D. The determination of physical fitness. JAMA 115:1591, 1940.

5. Kessler, H. Low Back Pain in Industry. New York, Commerce and Industry Association of New York, 1955.

6. Kessler, H.H. Disability—Determination and Evaluation. Philadelphia, Lea & Febiger, 1970.

7. McBride, E.D. Disability Evaluation. Philadelphia, J.B. Lippincott, 1942.

8. McBride, E.D. Disability evaluation. J Int Coll Surg 24:341, 1955.

9. McCarthy, M.L.; McAndrew, M.P.; MacKenzie, E.J.; et al. Correlation between the measures of impairment, according to the modified system of the American Medical Association, and function. J Bone Joint Surg Am 80:1034–1042, 1998.

10. Melhorn, J.M. Impairment and disability evaluations: Understanding the process. J Bone Joint Surg Am 83:1905–1911, 2001.

11. Miller, T.R. Evaluating Orthopedic Disability, 2nd ed. Oradell, NJ, Medical Economics Books, 1987.

12. Mooney, V. Impairment, disability, and handicap. Clin Orthop 221:14, 1987.

13. Nordby, E.J. Disability evaluation of the neck and back: The McBride system. Clin Orthop 221:131, 1987.

14. Thurber, P. Evaluation of Industrial Disability. New York, Oxford University Press, 1960.

15. U.S. Bureau of Labor Statistics. Lost-Worktime Injuries and Illnesses: Characteristics and Resulting Time Away from Work, 2004. United States Department of Labor, Washington, DC, 2005.

16. Wiesel, S.W.; Feffer, H.L.; Rothman, R.H. Industrial Low Back Pain: A Comprehensive Approach. Charlottesville, VA, The Michie Company Law Publishers, 1985.

17. Wiesel, S.W.; Feffer, H.L.; Rothman, R.H. Neck Pain. Charlottesville, VA, The Michie Company Law Publishers, 1986.

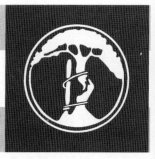

第 24 章

骨科疗效研究

William T. Obremskey, M.D., M.P.H., Rebecca Bauer, M.D., M.P.H.,
Marc F. Swiontkowski, M.D.

第一节 疗效评估

目前,疗效评估已成为临床研究人员、保险公司和卫生保健机构关注的焦点。医疗保健研究和质量机构指出,疗效评估是为了获得特殊医疗保健实践和干预的治疗结果。治疗结果包括人们所经历的和关心的问题,如功能的变化。通过随访,疗效评估已经成为了"寻求新技术来改进和提高医疗质量"的关键。近来发表的资料显示,约30%的外科治疗结果不确定[20]。这些资料对于评估当前医疗情况具有一定的意义,但是鉴于医疗费用占2003年美国国民生产总值(GNP)的15%,使得财政问题也显得尤为突出。创新的治疗方法经常会被支付医疗费用的保险公司和政府所质疑,就像患者所有的躯体功能和生活质量所代表的一样,获得理想预后的治疗方法需要证据。健康相关的生活质量结果以及良好的临床预后都能提高医疗保健,指导卫生保健资源的合理利用。

医疗一致性遵循医疗质量的建立或规范标准。在一个称为"小区域分析"的研究中,Wennberg等发现,不同地区之间人们所接受的医疗干预差别很大[78,79]。例如,纽黑文(New Haven)、康涅狄格(Connecticut)地区因椎间盘疾病需要手术治疗的患者数量是波士顿(Boston)、马萨诸塞州(Massachusetts)同年龄、性别患者的2倍。而波士顿(Boston)需要接受全髋关节置换手术的患者数量是纽黑文(New Haven)的2倍[38,40]。不同地区,相同数量的人群所接受的某些手术的数量可相差3~5倍[3,42],但是,美国各地区髋部骨折和前臂双骨折等急症手术的数量却基本相同[41,42]。与之相似,除外骨折的严重程度,手术固定比率可从Greenville,North

Carolina的5.1%变化为Casper,Wyoming的50.7%[3]。对于这些现象的解释还不是很明确,目前存在两种可能:一是医生对于最佳治疗方法不明确,二是关于最佳治疗方法的相关资料还比较缺乏。

1914年,Massachusetts著名的肩关节矫形外科医师Ernest Codman,限制M.D.提出了"治疗结果"这一概念。他认为对治疗结果的判断是医疗实践的基本能力,只有掌握了这一能力,才能针对病情选择最佳的治疗方法[17,18]。尽管他的主张在当时没有被广泛接受,但为治疗结果这一概念的进一步发展起到了催化作用。

第二节 临床与病人源性结果的比较

患者相关的治疗结果有很多类型,包括临床结果、功能结果、健康相关结果和医疗过程的满意程度。临床结果(如活动度、影像学愈合、内植物松动及感染)一直是骨科临床研究的焦点。大量文献认为,良好的临床结果不代表良好的功能结果[63]。功能结果主要是指患者功能的最大程度,评估时应将患者作为社会中的一个完整个体,而不能单纯评估关节情况[38,40,41]。健康相关生活质量是指患者所感知的整体健康状况对自身功能的影响。将患者作为完整的个体,其功能评估包括精神健康、社会功能、角色功能(如工作中的角色、夫妻角色、父母角色)、身体功能及日常活动[31,61]。

目前已发表的关于肌肉骨骼损伤治疗方面的临床文献普遍是回顾性研究,而且焦点多集中在传统的临床结果上,如活动度、对线、稳定性和影像学评价[73]。由于骨科研究缺乏对照试验,因此很难明确某种疾病最佳的治疗手段。即便是研究最为集中的领域,如关节置换,这种不足也很突出[27,30]。Gartland[27]和Gross[30]证实,有关髋关节置换的研究多与治疗过程密切相关,即这些研究主要集中在治疗过程中与手术技术有关的重要因素(如骨水泥透光性、关节脱位率),而没有强调治疗过程对患者的影响。对于创伤患者也存在病人源性功能评估资料不足的现象,常见的检查指标多与治疗过程密切相关,如患者在 ICU 的治疗时间,呼吸机使用天数,伤口感染等并发症,以及膝关节的活动度,但是传统上不再对病人源性功能结果资料进行调查。

客观的临床结果可能存在明显的缺陷。观察者内部和观察者之间的可信度已经被充分研究,而且具有客观结果的骨科文献也显示其存在着一定的问题[22,66,67]。近来 Pynsent 指出,经过精心设计严格测试的患者相关调查表可能更具有客观性[62]。许多研究者认为,治疗结果中与患者功能相关信息的缺乏是导致内科/骨科医疗实践中出现各种不确定现象的主要原因,而且这一现象越来越显著[41,78]。由于肌肉骨骼系统特殊损伤类型比较少见,因此经常会限制其性质的主、客观研究,从而不具备明显的统计学意义。而要改善这种状况,必须要强调临床试验的方法和相关的统计学,如果由于病例较少而难以进行,则应尽可能采取多中心资料收集,将数据标准化后再进行评估[64]。标准化的结果调查表有利于统一收集的数据,并且评分方式可以避免观察者内部和相互之间错误的出现。

骨科回顾性的临床报道经常根据无效的尺度随意将患者的治疗结果分为好、中、差。这种划分方法一般由文献作者自己指定,如果对多文献进行综合回顾研究就不能使用此方法,而且有些评分(如与活动相关的疼痛值、骨折对线情况)是依靠作者的判断得来的,而不是由患者所提供[23,69]。由于没有使用有效的评定标准,临床文献对创伤治疗方法的疗效评价作用被大大削弱了。例如,对于多发伤患者的长管状骨折,很多文献提示应该早期手术治疗,而仅有一篇设有对照试验研究的文献不支持早期手术,但因为这篇文献,导致目前临床上对是否早期手术仍存在分歧[13,14,26,35,56,65]。大部分创伤研究都因缺少足够的随机试验而无法进行 meta 分析,从而不能对治疗方法的疗效进行评估[13,15,28,44,45,49,55,72]。所有这些因素使得制定临床治疗方案及建议时缺少可靠的依据。

第三节 评估工具的产生

评估工具用来检测患者与正常人群的明显差别,对于工具的建立需要一个详尽的过程。医生不能单纯依靠临床经验来收集患者所表现出来的问题,因为他们对于功能的判断往往不够准确。Guyatt 等[32]描述了如何设计功能评估调查表,步骤如下:

调查项目的确定。应对所调查的患者进行鉴别和描述。功能恢复情况的调查内容应来自医生和患者相互交流或者通过文献检索和有效的调查回顾。

调查项目的删减。项目删减是由抽样患者对项目支持的频率及其重要性决定的,特别项目的重要性也可以通过统计方法比如因素分析来获得。

问卷格式的选择。问卷格式包括标尺反应或支持观点。标尺反应(如 1~10 的尺度)可以为患者的选择提供更好的区分,但选择起来相对困难。而支持观点版式(反应包括"强烈赞同"、"同意"、"强烈反对")对患者来说较为简单,并且一分为二的回答问题(是/否)患者更容易辨别,尤其是老年人。

预备调查。预备调查是指对抽样人口调查表的管理,以发现不充分的词句或混淆的项目。

重复性和反应性。简而言之就是重复性和反应性提问:"这个工具可以再次进行调查吗?"通过将回顾反应的变异性与临床情况的变异性结合在一起,来评估重复性。它是指"试验-再试验"操作,在这些操作中相同患者在数天到一周内没有临床改变发生的情况下两次完成调查表。反应性是调查表能力的一种体现,其用来检测临床上重要方面的变化,即使改变很小也可以被发现。在明确能取得一定疗效的临床干预后最少 3 个月内,反应性可以通过对调查表的管理来进行评估。

有效性。直觉有效性,是医生通过对比应用调查工具和单纯进行临床评估确定的。构造有效性,通过建立假设,推测不同主题之间以及同一主题内部问卷分数的变化情况,并将结果与已公认有效的问卷结果进行比较。标准有效性,是指通过对相同患者进行客观测试(如活动范围、自我选择走路速度),临床医生评估,或应用当前对结果评估具有特异性的"金标准",以比较问卷得分。

第四节 骨科功能结果的评价工具

以患者为基础的预后评价工具有很多种,主要包括一般性、疾病特异性、部位特异性、关节和损伤特异性以及患者特异性工具。另外,有许多种特异性工具用于评价疼痛,也适用于其他方面。而针对患者肌肉骨骼损伤后的功能情况,也有几种非常有效的健康状况评价工具（表24-1），下文中将对部分工具进行讨论。据统计，骨科文献中评价工具的应用已经从1991年的8%增长到了2001年的18%[5]。

一、疼痛

直观类比标度(VAS)是一种简便精确的工具，常常用来评价疼痛。它有10 cm的线格，告知患者将他们的疼痛情况与线格相对应，0表示无疼痛，10表示非常疼痛。通过患者对相应线格的反应得出定量应答。目前这种方法已应用于疼痛评估，许多专家在文献中也已多次报道[10,17]。但是，VAS还存在局限性。由于健康状况自我评价以及疼痛感受等原因，VAS的反馈结果可能与患者不相一致，并会影响患者的应答[37]。近来，针对患者的一种VAS标准化方法得到应用，它可以对疼痛进行特定的评分，允许不同患者间的VAS问卷进行比较[38]。

二、一般评价工具

一般评价工具用于衡量患者的一般健康状况，即健康相关生活质量(HRQOL)，包括身体和情感的症状和功能。这些评价工具无法检测出患相同疾病的患者之间，或者个体患者随时间出现的病情变化的细微差别，对于这些差别的评估需要一种更具特异性的调查表以将"天花板效应"和"地板效应"的影响减到最低。在骨科预后评估中经常会用到健康状况调查简表(SF-36)、健康质量评分(QWB)、疾病影响简表(SIP)和欧洲社区生活质量评分(EQ-5D)。这四种评价标准已广泛应用于结果评估的所有领域，并且都适用于肌肉骨骼疾病和损伤的评估。目前常用这些工具对功能结果进行评价，以致于一些机构需要结合使用一般状况调查表来设计临床课题。每种工具都可以用来评估人类活动领域，包括身体、心理、社会以及角色的功能。最终结果是对患者进行一个总体的评估，而不是针对某一疾病、损伤或单一器官系统。其对于多数患者可重复应答，并一直有效。另外，为避免影响结果的可靠性，医生不应参与调查表的管理。这些评价标准的得分易受合并疾病、年龄、性别的影响，这在SF-36中已明确指出[75,82]。特别是腰背痛的关节炎患者和抑郁症患者均会对HRQOL产生明显的影响。这些患者提供的功能情况可能会有所变化，当进行数据分析时必须要意识到这一点，因此，他们不适用于与标准人群进行比较。

SF-36是由Ware等及Rand公司在进行医疗结果评估时研发的[68,70,76,77]。此调查问卷是目前应用最为广泛的健康状况评分表，尤其适用于骨科疾病的疗效评价。它包括36个条目(0=差,100=好)，涉及8个方面：躯体疼痛、生理职能、情感职能、社会功能、生理功能、精力充沛/疲惫、精神健康和总体健康。每个方面分别进行评分，然后得出躯体部分分数和精神部分分数，但不能相加得出总分。一直以来，SF-36作为一种可信赖、可重复的调查表，可通过亲自作答或电话、邮件等方式应用于患者或受试者，在办公室或临床机构内填表大概需要10~15分钟。附有标准值的SF-36评分表已于美国出版，其随年龄和性别而有所不同，而且对于合并多种疾病的患者，由于其评分可能会影响身体功能、肢体功能、躯体疼痛、全身状况和精力等方面[74]，也分别有对应数值。SF-36评分表评价肌肉骨骼系统损伤时会出现一种"天花板效应"，即功能状况良好的部分占去大部分分值，因而不能反映出微小的功能缺陷。所以此评分表不能充分描述一些虽然微小但是对临床却非常重要的功能问题。这样就会出现轻~中度功能障碍（如过度使用损伤和轻微骨折）患者的评分非常高，影响其进一步功能恢复情况的判断。而对于上肢功能障碍患者的评估，此评分表也具有一定的局限性。

QWB是一种包括78项分数选择的调查问卷，填表大约需要25~30分钟，且需要经过培训的专业人员来管理。问卷包括身体活动、社会活动和活动度三方面。虽然QWB评分表在身体功能方面也可能会受到"天花板效应"影响，但其在检测功能微小改变时比SF-36更为敏感。QWB作为Quality Adjusted Life Years (QALYs)方法的主要组成部分，一般用于确定医疗干预的成本效应比，因此属于一种"实用工具"。将大量人群的QWB资料与预期寿命及每次医疗干预的费用相乘便得到QALY，即良好预期寿命年消费。QALY对资源分配问题提供了解决方法。此评分表用于研究医疗干预，如髋关节置换术和髋部骨折内固定术，取得了良好的结果[58,80]。

SIP问卷包括136个陈述性问题(是/否)，需经过培训的调查人员予以管理，填写需要25~35分钟[7-9]。它涉及12个不同的方面，首先分别进行评分，然后再汇总为身体情况和心理情况评分，最后相加得出总分。分值为0~100，分值越高，功能障碍越严重。得分超过总分的30%时，表示生活质量受到严重影响。SIP评分表一直用于合并多种疾病患者健康状况的评估，比较疾病对健康的影响，目前已被成功应用于肌肉骨骼

工具	填表人	填表需时	目标总体/条件	是否科学地发展?	是否确认	来源
			表 24-1 HRQOL 工具和评分来源			
SF-36	患者或调查者	5~10 min	一般健康状况/生活质量评价	是	是	http://www.sf-36.org
QWB	经培训的调查者	12 min	一般健康状况/生活质量评价	是	是	http://medicine.ucsd.edu/fpm/hoap/qwb.htm
SIP	患者或调查者	30 min	一般健康状况/生活质量评价	是	是	http://www.outcomes-trust.org/instruments.htm
EQ-5D	患者	10 min	一般健康状况	是	是	http://gsl.q4matics.corn/Euro-qoIPublshWeb/
MFA	患者或调查者	15 min	应用于肌肉骨骼疾病评价的 HRQOL	是	是	http://www.med.umn.edu/ortho/research.html
SMFA	患者或调查者	10 min	应用于肌肉骨骼疾病患者评价的 HRQOL	是	是	http://www.med.umn.edu/ortho/research.html
WOMAC	患者	10 min	关节炎	是	是	http://www.womac.org/womac/
Brigham CTS 工具	患者	10 min	腕管	是	是	Levine, D.W.; Simmons, B.P.; Koris, M.J.; et al. J Bone Joint Surg Am 75:1585–1592,1993
DASH	患者	10 min	上肢损伤或疾病	是	是	http://www.dash.iwh.on.ca/
AAOS 下肢问卷	患者	10 min	下肢功能障碍	是	是	http://www.aaos.org/research/out-comes/outcomes.asp
AAOS 足踝问卷	患者	15 min	足踝功能障碍	是	是	http://www.aaos.org/research/out-comes/outcomes. asp
AAOS 髋/膝问卷	患者	10 min	髋膝关节功能障碍	是	是	http://www.aaos.orglresearch/out-comcз.aзp
多伦多保肢评分 (TESS)	患者或调查者	20 min	保肢后功能	是	是	Davis, A.M.; Wright, J.G.; Williams, A.I.; et al. Qual Life Res 5:508–516, 1996
单纯肩关节试验	患者	10 min	肩关节功能障碍	是	否	Matsen, F,A.; Ziegler, D.W.; De-Bartolo, S.E. J Shoulder Elbow Surg 4:345–351, 1995
ASES 肩关节评估系统	患者	5 min	肩关节功能障碍	是	是	Michener, L.; McClure, P.; Sen-nett, B. J Shoulder Elbow Surg 11:587–594,2002
UCLA 肩关节等级量表	调查者	15 min	肩关节疼痛和功能障碍	否	否	Ellman, H.; Hanker, G.; Bayer, M. J Bone Joint Surg Am 68:1136–1142, 1986
肩关节常量评分	调查者	15 min	肩关节疼痛和功能障碍	否	否	Constant, C.R.; Muley, A.H.G Clin Orthop Relat Res 214:160–164, 1987
西安大略省肩关节指数	患者	20 min	肩关节疼痛和功能障碍	是	否	Kirkley, A.;Griffin, S.; McLintock, H.; et al. Am J Sports Med 26:764–772, 1998.
Morrey/Mayo 肘关节临床评价指数	调查者	15 min	肘关节疼痛和功能障碍	否	否	Morrey, B.F.; Adams, R.A. J Bone Joint Surg Am 74:479–490,1992.

(待续)

表 24-1(续) HRQOL 工具和评分来源

工具	填表人	填表需时	目标总体/条件	是否科学地发展?	是否确认	来源
Harris 髋关节评分	调查者	30 min	髋关节疼痛和功能障碍	否	否	http://exper.ural.ru/trauma/harris_e.phtml
膝关节学会膝关节评分	检查者	20 min	膝关节功能	是		http://www.kneesociety.org/index.asp/fuseaction/site.rationale
国际膝关节资料委员会韧带评估标准	患者	10 min	膝关节损伤/疼痛	是	是	http://www.esska.org/pdf/IKDCeng.pdf
Iowa 膝关节评分	调查者/检查者	15 min	膝关节功能	否	否	Merchant, T.C.; Dietz, F.R. J Bone Joint Surg Am 71:599–606, 1989
Iowa 踝关节评分	调查者/检查者	15 min	踝关节功能	否	否	Merchant, T.C.; Dietz, F.R. J Bone Joint Surg Am 71:599–606, 1989
足踝评分(AAFAOS)	患者	10 min	足踝功能障碍,特别是外踝不稳定,跟腱疾病和足底筋膜炎	是	是	http://www.koos.nu
足功能评分	患者	30 min	足功能障碍	是	是	Budiman–Mak, E.; Conrad, K.J.; Roach, K.E. J Clin Epidemiol 44:561–570, 1991

缩写:AAOS,美国矫形外科医师学会;MFA,肌肉骨骼功能评价;QWB,健康质量评分;SF-36,简表 36;SIP,疾病影响简表;WOMAC,西安大略省和 McMaster 大学骨关节炎指数。

创伤的研究[50,51]。但 SIP 评分表不能识别轻度的肌肉骨骼系统功能障碍,因此也具有"天花板效应"。由于其操作复杂且耗时较多,目前多适用于经费充足的疗效研究或对照试验。

EQ-5D 之所以如此命名,是因为它可以评估健康状况的 5 个方面:活动能力、自我护理、一般活动、疼痛/不适、焦虑/抑郁。前三项反映了躯体的功能情况。对于疼痛方面,患者需要在疼痛/不适的三个选项(无,中度,重度)中选择答案。但是,如果患者的慢性疼痛能够得到很好的控制,最好的描述应该是"轻度",但选项中并没有此项答案。调查表中的每个选项都是经过权衡的,患者根据自己健康状况的好坏选择相对应的 1 或 0,然后计算得出总分。EQ-5D 也是一种"高效能评估工具",它所得出的分数可以进行成本–效应分析。

肌肉骨骼功能评估表(MFA)和肌肉骨骼功能评估简表(SMFA)可以收集一般健康信息和肌肉骨骼功能信息,它在评估过程中出现的"地板效应"和"天花板效应"要小于 SF-36 评分表[57]。为了评估肌肉骨骼

疾病或损伤患者(四肢创伤、过度使用综合征、骨性关节炎或类风湿性关节炎)的功能结果,国家健康协会/国家儿童健康和人类发展协会提出了 MFA 这项评估工具[25,53]。MFA 主要针对肌肉骨骼的功能情况,其具有 101 项内容,包含 10 个方面:自我护理、情感状态、休闲娱乐、家居生活、工作情况、睡眠和休息、相应关系、思考行为、四肢活动情况和手部活动情况。MFA 为调查人群的功能情况提供了参考,具有灵敏性、可靠性及有效性等特点。MFA 完成问卷大约需要 15~20 分钟,可以由患者自己或调查人员协同完成。其作为一种评价工具可以对肌肉骨骼疾病的治疗结果和功能情况进行有效分析。因此认为,它可以避免其他评价工具出现的"天花板效应"[53]。

作为结果研究的常规应用工具,MFA 评估更为细致,同时对医务人员要求也更高,基于此种原因,出现了 SMFA。调查者根据普遍性、适用性、独特性、可靠性和有效性等原则从 MFA 中选择了一些问题,创建了更为简洁的 SMFA。SMFA 有 46 个问题,完成问卷大约需要 10~15 分钟,更适用于资料的收集。其分为两

部分,第一部分包含四个方面:日常活动、情感状态、上肢/手的功能和灵活程度,共有 5 个等级供患者进行选择,根据选择结果总结出"功能障碍指数"。第二部分包含 12 个问题,用于评估影响患者的娱乐活动、睡眠和休息、工作以及家庭的程度,也有 5 个等级,然后总结出"困扰指数"。SMFA 作为医院和社区诊所的一项调查工具,具有很好的顺应性和实用性[1]。SMFA 特别适用于医务人员常规监测患者随时间变化的恢复情况,并可以和其他条件下患者的恢复情况进行比较。目前,SMFA 还被翻译成了西班牙语,应用也更为广泛了。MFA 和 SMFA 对影响 SF-36 的"地板效应"和"天花板效应"都有一定的抵抗能力。

上述工具常用于对一般健康状况的评估,可以对各种疾病所造成的功能影响进行比较。对于疾病或其他情况的特殊评估工具的敏感性更高,有效限制了"地板效应"和"天花板效应"的发生。表 24-1 列举了多种一般健康状况调查工具的特点及获得途径。

三、特殊疾病的评价工具

特殊疾病结果的评分系统一直以来应用很广泛,并得到了不断地发展,其涉及的范围自心血管疾病到结肠直肠癌及闭合性颅脑损伤等。骨科最常用到的特殊疾病结果评分系统是西安大略省和 McMaster 大学骨关节炎指数(WOMAC),由于其设计目的是为了评估四肢骨关节炎,值得推荐。WOMAC 包括疼痛程度、僵硬和躯体功能三方面共 24 个问题,由患者本人填表完成。它对髋关节和膝关节骨关节炎评价效果较好,目前一直广泛应用于临床和介入性研究。

多伦多保肢评分系统包含 30 个问题,常用于评价肿瘤切除后身体的功能情况,特别是针对肌肉骨骼肿瘤保肢术后的患者。这个工具对于上述患者一直以来灵敏有效,目前在临床肌肉骨骼肿瘤学研究领域内经常被广泛报道。

四、特殊部位的评价工具

一直以来,针对肌肉骨骼及特殊部位的评价标准不断在进行开发研究。1993 年,美国矫形外科医师学会(AAOS)和肌肉骨骼创伤特别委员会开始收集资料以研发一种调查表,专门针对肌肉骨骼损伤和疾病患者的一般健康状况以及特殊疾病[69]。研究人员可以在医院内使用这种问卷对患者进行调查,并允许地方、区域及全国范围内患者疗效资料的收集,该数据库被称为肌肉骨骼治疗结果数据收集和管理系统(MODEMS)。其收录了 SF-36 评分表、人口统计学信息、复合发病率以及关于四肢、小儿患者及脊柱患者的特殊调查表。这个评分系统被证明是有效的,完成一份调查需要 10~30 分钟。AAOS 组织了一次试验以收集全国性资料,结果 3 个月内便得到了 3 万多名患者的资料[69]。AAOS 为 MODEMS 的收集工作创建了国家数据库,但是由于医生对中心资料登记工作的担忧,后于 2000 年时被取消了,但 MODEMS 问卷仍在使用(www.aaos.org)。这些问题提供了 SF-36 评分表的健康相关生活质量(HRQOL)资料,以及区域性及特殊疾病的有关信息,是进行全面评估的理想工具(表 24-2)。

上肢功能情况调查问卷包括 8 个项目,由患者来完成。其设计目的是为了评价患者上肢功能障碍程度对全身功能的影响情况。这个调查问卷评价效果确切,"地板效应"较小。

肩臂手功能缺陷调查表(DASH)在骨科文献中经常会见到,目前已被译成 17 种语言。它包括 30 个问题,涉及身体活动、疼痛、症状严重程度和上肢疾病对日常生活的影响几方面,该表的内容由患者自己填

组织	网址
表 24-2　实用网址	
骨创伤协会(OTA)	http://www.ota.crg
美国矫形外科医师学会(AAOS)	http://www.aaos.org/research
医护研究和质量管理机构(AHRQ)	http://www.ahcpr.gov
SF-36 问卷	http://www.sf-36.com/general
MODEMS 问卷	http://www.aaos.org/outcome/outcome.asp
MFA/SMFA	http://www.ortho.umn.edu/research/clinicaloutcomes.htm
Cochrane 合作组织	http://Hiru.mcmaster.ca/cochrane

写。填表结果经整理变成一个单纯的评分,以用于患者自身和患者之间的相互比较。

五、特殊关节的评价工具

Harris 髋关节评分是骨科最著名的功能评分系统之一,常用于全髋关节置换患者手术前后功能情况的比较,可以对疼痛情况、行走距离、身体功能和活动范围四方面进行评分。经过验证,目前已广泛应用于骨科文献(见表 24-1)。

对于膝关节功能的评分标准有许多。为了对胫骨骨折患者进行评估,出现了 Iowa 膝关节和踝关节评分标准。Iowa 膝关节评分标准总分为 100 分,对患者的疼痛和功能情况进行评估,功能方面包括客观的临床活动范围、步态以及畸形情况。关于膝关节疼痛和功能方面的评分系统还有膝关节协会的膝关节评分标准和国际膝关节资料委员会韧带评价表。虽然上述标准在文献中已广泛应用,但并不是所有评分标准都进行了检验。

在足踝方面的文献中经常会看到 Iowa 踝关节评分、足踝评分和足功能指数。Iowa 共 100 分,包括患者主观评价和客观临床检查。足踝评分和足功能指数都是患者对自我的评价,均经过了检验(见表 24-1)。

肩关节评价标准在文献中也经常见到。单纯肩关节试验通过患者进行最大活动的情况对其进行评价,包括 12 个患者观点选择的问题。其最常用于肩关节退行性关节疾病的研究和肩袖损伤的评价。另外,美国肩肘外科肩关节评价标准、UCLA 肩关节评定量表、常量评分、西安大略省肩关节指数也经常应用于肩关节文献,同样,并不是所有标准均经过检验。具体细节见表 24-1。

六、特殊患者的评价工具

特殊患者的评价工具是在电脑-选择试验模式下通过应用项目-应答理论对结果进行评价的调查表[2,24,29,33],也被称为"动力评估"。其借助高科技软件,将之前患者选择的答案进行电脑化测试,以获得未来恢复的情况。这个过程只需患者在结果评估方面进行选择,明显地减少了答题的数量。理论上讲,减少了结果评估"对患者造成负担"。常见的评价标准有特殊患者功能评价尺度、医疗结果自我评价简表以及"适合的"SF-36[36,59,60,71,81]。这些标准在个人评价方面具有可重复性和可靠性,但对于多组特殊损伤或疾病患者的结果评价可能还存在不足。因为个体评分系统仅适用于个别患者的评估,无法轻易推广。

第五节 临床疗效研究和疗效评估的建议

疗效评估是指通过收集患者的 HRQOL 资料来评估治疗的效果。医务人员常规在预定的时间间隔内,在医院内对特殊组段患者的满意程度和 HRQOL 资料进行收集,包括治疗前后的相关内容。这些结果包括患者所感兴趣的资料,为疗效评估提供了基础。骨科手术干预的成本效益分析有利于医患双方,它能证明骨科手术的疗效,并且费用支付者和政府代理机构可以借此评估最小资源投入所获得的治疗效果[19,58]。通常这项研究首先需要收集所有患者治疗过程的资料,因此比较耗时。工作人员的职责是管理和收集调查表,但是无法选择性收集资料使工作非常麻烦。然而,对于这些调查患者没有任何疑义,能够积极配合完成问卷,并对整个调查过程表示满意和信任,因为他们认为这些满足了他们的需要。

疗效评估开始应选择临床工作中最常见的肌肉骨骼系统疾病或创伤为研究目标。如果试验隶属于医疗中心或外部的代理机构,那么应该得到相关调查委员会的批准,符合相应道德规范和便携式健康保险,以及责任行为需求。资料收集之前,调查者应确定收集哪些临床资料来进行 HRQOL 资料分析。临床、人口统计学及影像学评估的数据应该在治疗前及选择的时间点进行收集。在治疗之前接触患者并完成 HRQOL 问卷,然后通知他们将在一定时间后完成相同的调查。资料收集的间隔没有标准,它随着肌肉骨骼系统损伤的不同而改变。单纯踝关节骨折患者的功能恢复比胫骨平台骨折患者要快,因为收集资料的频率更快。一些研究正致力于更好地判断各种肌肉骨骼系统损伤的功能恢复率,这样可以回答患者的相关问题并为相关工作或法律问题提供准确参考。根据研究,临床疗效评估初期,研究涉及的疾病越少,成果反而越丰富。通常临床上对于创伤或疾病的鉴别以及这些患者的资料收集会为评估提供有价值的数据。

为了长远起见,资料收集应遵循简便、低成本的原则。过去,美国大部分患者的疗效评估一直受阻于语言问题。但许多疗效调查在不同语言中可以通用。技术也为患者的疗效调查提供了重大改变。扫描设备、触摸屏及无线网络即时登陆使资料收集变得尤为高效。由于对试验设计的认识、统计学的影响以及大量临床和功能预后的随访,骨科研究的质量正在提高[41,53,44,47,48]。单纯的外科(专家)试验设计可以对经过特别治疗[54]的最佳疗效进行评估，但是目前还不能广泛应用以满足医生和患者的期望。多中心的多重临床设计可以提供更多的同类结果，这些结果经过骨科干预，值得期待[54]。综合骨科临床资料所得到的信息会提高肌肉骨骼系统损伤治疗的质量，从而加快患者周转，并对临床的不确定性进行即时分析。

目前随机对照试验是疗效研究的"金标准"，但是其他试验设计也是行之有效的。如果应用包含/排除原则、标准化干预和随访参数研究确定的创伤/疾病，前瞻性试验设计也能提供有效的数据资料。这种试验设计一般不会产生偏离数据，其得出的结果与随机试验相类似[62,46,52]。

以患者为基础的疗效评估在近 10 年内有了明显地提高，而且还在进一步发展。未来的临床研究将会根据时间改变，将灵敏度定义为多方面的功能预后工具。预后资料有利于比较患者与一般人群的评分，以及医生对患者功能最大程度恢复的预测和确定。患者为基础的疗效衡量改进了在经典疗效衡量中的鉴定，比如活动度、力量和影像学愈合，以能力为基础适应创伤。骨科研究需要鉴别骨科医生控制之外的可能会带来巨大影响的预后因素。比如教育水平、收入、家庭支持、职业、成瘾状态、个人类型、情感状态以及遗传学在长期疗效中会带来巨大的影响，而且这些因素也会比创伤的严重程度或治疗过程更为重要。因此，卫生保健部门对于这些方面的干预与标准的内科和手术治疗同等重要。

（刘兆杰 译 叶伟胜 校）

参考文献

1. Agel, J.; Obremsky, W.; Kregor, P.; et al. Administration of the Short Musculoskeletal Function Assessment: Impact on office routine and physician-patient interaction. Orthopaedics 26:783–788, 2003.

2. Andres, P.L.; Black-Schaffer, R.M.; Ni, P.; et al. Computer adaptive testing: A strategy for monitoring stroke rehabilitation across settings. Top Stroke Rehabil 11(2):33–39, 2004.

3. Atlas, S.J.; Deyo, R.A.; Keller, R.B.; et al. The Maine Lumbar Spine Study. II. One-year outcomes of surgical and nonsurgical management of sciatica. Spine 1:1777–1786, 1996.

4. Aune, A.K.; Ekeland, A.; Odegaard, B.; et al. Gamma nail vs. compression screw for trochanteric femoral fractures: Fifteen reoperations in a prospective, randomized study of 378 patients. Acta Orthop Scand 65:127–130, 1994.

5. Beaton, D.E.; Schemitsch, E. Measures of health-related quality of life and physical function. Clin Orthop Relat Res 413:90–105, 2003.

6. Benson, K.; Hartz, A.J. A comparison of observational studies and randomized, controlled trials. N Engl J Med 342:1878–1886, 2000.

7. Bergner, M.; Bobbitt, R.A.; Carter, W.B.; et al. The Sickness Impact Profile: Development and final revision of a health status measure. Med Care 19:787–805, 1981.

8. Bergner, M.; Bobbitt, R.A.; Kressel, S.; et al. The Sickness Impact Profile: Conceptual formulation and methodology for the development of a health status measure. Int J Health Serv 6(3):393–415, 1976.

9. Bergner, M.; Bobbitt, R.A.; Pollard, W.E.; et al. The Sickness Impact Profile: Validation of a health status measure. Med Care 14:57–67, 1976.

10. Bijur, P.E.; Silver, W.; Gallagher, E.J. Reliability of the visual analog scale for measurement of acute pain. Acad Emerg Med 8:1153–1157, 2001.

11. Blachut, P.A.; O'Brien, P.J.; Meek, R.N.; et al. Interlocking intramedullary nailing with and without reaming for the treatment of closed fractures of the tibial shaft: A prospective, randomized study. J Bone Joint Surg Am 79:640–646, 1997.

12. Bode, R.K.; Lai, J.S.; Dineen, K.; et al. Expansion of a physical function item bank and development of an abbreviated form for clinical research. J Appl Meas 7:1–15, 2006.

13. Bone, L.B.; Johnson, K.D.; Weigelt, J.; et al. Early versus delayed stabilization of femoral fractures: A prospective randomized study. J Bone Joint Surg Am 71:336–340, 1989.

14. Bone, L.B.; McNamara, K.; Shine, B.; et al. Mortality in multiple trauma patients with fractures. J Trauma 37:262–264, 1994.

15. Bracken, M.B.; Shepard, M.J.; Collins, W.F.; et al. A randomized, controlled trial of methylprednisolone or naloxone in the treatment of acute spinal-cord injury: Results of the Second National Acute Spinal Cord Injury Study. N Engl J Med 322:1405–1411, 1990.

16. Chapman, C.R.; Syrjala, K.L. Measurement of pain. In Loeser, J.D.; Butler, S.H.; Chapman, C.R.; et al., eds. Bonica's Management of Pain. Philadelphia, Lippincott Williams & Wilkins, 2001, pp. 310–328.

17. Codman, E.A. The product of a hospital, 1914. Arch Pathol Lab Med 114:1106–1111, 1990.

18. Codman, E.A. The Shoulder. Malaber, Florida, Krieger, 1934, pp. 1–29.

19. Committee on Medical Aspects of Automotive Safety. Rating the severity of tissue damage. JAMA 215:277–286, 1971.

20. Committee on Quality of Health Care in America, Institute of Medicine. Crossing the Quality Chasm: A New Health System for the 21st Century. Washington, D.C., National Academy Press, 2001.

21. Concato, J.; Shah, N.; Horwitz, R.I. Randomized, controlled trials, observational studies, and the hierarchy of research designs. N Engl J Med 342:1887–1892, 2000.

22. Coughlin, M.J.; Freund, E.; Roger, A. Mann Award: The reliability of angular measurements in hallux valgus deformities. Foot Ankle Int 22:369–379, 2001.

23. Deyo, R.A.; Inui, T.S.; Leininger, J.D.; et al. Measuring functional outcomes in chronic disease: A comparison of traditional scales and a self-administered health status questionnaire in patients with rheumatoid arthritis. Med Care 21:180–192, 1983.

24. Downing, S.M. Item response theory: Applications of modern test theory in medical education. Med Educ 37:739–745, 2003.

25. Engelberg, R.; Martin, D.P.; Agel, J.; et al. Musculoskeletal Function Assessment instrument: Criterion and construct validity. J Orthop Res 14:182–192, 1996.

26. Fakhry, S.M.; Rutledge, R.; Dahners, L.E.; et al. Incidence, management, and outcome of femoral shaft fracture: A statewide population-based analysis of 2805 adult patients in a rural state. J Trauma 37:255–260, 1994.

27. Gartland, J.J. Orthopaedic clinical research: Deficiencies in experimental design and determinations of outcome. J Bone Joint Surg Am 70:1357–1364, 1988.

28. Geisler, F.H.; Dorsey, F.C.; Coleman, W.P. Recovery of motor function after spinal-cord injury: A randomized, placebo-controlled trial with GM-1 ganglioside. N Engl J Med 324:1829–1838, 1991.

29. Gershon, R.C. Computer adaptive testing. J Appl Meas 6:109–127, 2005.

30. Gross, M. A critique of the methodologies used in clinical studies of hip-joint arthroplasty published in the English-language orthopaedic literature. J Bone Joint Surg Am 70:1364–1371, 1988.

31. Guyatt, G.H.; Feeny, D.H.; Patrick, D.L. Measuring health-related quality of life. Ann Intern Med 118:622–629, 1993.

32. Hardy, D.C.; Descamps, P.Y.; Krallis, P.; et al. Use of an intramedullary hip screw compared with a compression hip screw with a plate for intertrochanteric femoral fractures. J Bone Joint Surg Am 80:618–630, 1998.

33. Hays, R.D.; Morales, L.S.; Reise, S.P. Item response theory and health outcomes measurement in the 21st century. Med Care 38(9):II28–II42, 2000.

34. Horne, G.; Iceton, J.; Twist, J.; et al. Disability following fractures of the tibial shaft. Orthopaedics 13:423–426, 1990.

35. Johnson, K.D.; Cadambi, A.; Seibert, G.B. Incidence of adult respiratory distress syndrome in patients with multiple musculoskeletal injuries: Effect of early operative stabilization of fractures. J Trauma 25(5):375–384, 1985.

36. Jolles, B.M.; Buchbinder, R.; Beaton, D.E. A study compared nine patient-specific indices for musculoskeletal disorders. J Clin Epidemiol 58:791–801, 2005.

37. Kane, R.L.; Bershadsky, B.; Rockwood, T.; et al. Visual Analog Scale pain reporting was standardized. J Clin Epidemiol 58:618–623, 2005.

38. Keller, R.B. Outcomes research in orthopaedics. J Am Acad Orthop Surg 1:122–129, 1993.

39. Keller, R.B.; Atlas, S.J.; Singer, D.E.; et al. The Maine Lumbar Spine Study. I. Background and concepts. Spine 21:1769–1776, 1996.

40. Keller, R.B.; Rudicel, S.A.; Liang, M.H. Outcomes research in orthopaedics. J Bone Joint Surg Am 75:1562–1574, 1993.

41. Keller, R.B.; Soule, D.N.; Wennberg, J.E.; et al. Dealing with geographic variations in the use of hospitals: The experience of the Maine Medical Assessment Foundation Orthopaedic Study Group. J Bone Joint Surg Am 72:1286–1293, 1990.

42. Keller, R.B.; Wennberg, D.E.; Soule, D.N. Changing physician behavior: The Maine Medical Assessment Foundation. Qual Manag Health Care 5:1–11, 1997.

43. Kristianson, T.K.; Ryaby, J.P.; McCabe, J.; et al. Accelerated healing of distal radius fractures with the use of specific, low-intensity ultrasound: A multicenter, prospective, randomized, double-blind, placebo controlled study. J Bone Joint Surg Am 79:961–973, 1997.

44. L'Abbe, K.A.; Detsky, A.S.; O'Rourke, K. Meta-analysis in clinical research. Ann Intern Med 107:224–233, 1987.

45. Labelle, H.; Guibert, R.; Joncas, J.; et al. Lack of scientific evidence for the treatment of lateral epicondylitis of the elbow: An attempted meta-analysis. J Bone Joint Surg Br 74:646–651, 1992.

46. Loannidis, J.P.A.; Haidich, A.B.; Pappa, M.; et al. Comparison of evidence of treatment effects in randomized and nonrandomized studies. JAMA 286:821–830, 2001.

47. Loucks, C.; Buckley, R. Bohler's angle: Correlation with outcome in displaced intra-articular calcaneal fractures. J Orthop Trauma 13:554–558, 1999.

48. Lowe, D.K.; Gately, H.L.; Goss, J.R.; et al. Patterns of death, complication, and error in the management of motor vehicle accident victims: Implications for a regional system of trauma care. J Trauma 23:503–509, 1983.

49. Lu-Yao, G.L.; Keller, R.B.; Littenberg, B.; et al. Outcomes after displaced fractures of the femoral neck: A meta-analysis of one hundred and six published reports. J Bone Joint Surg Am 76:15–25, 1994.

50. MacKenzie, E.J.; Burgess, A.R.; McAndrew, M.P.; et al. Patient-oriented functional outcome after unilateral lower extremity fracture. J Orthop Trauma 7:393–401, 1993.

51. MacKenzie, E.J.; Cushing, B.M.; Jurkovich, G.J.; et al. Physical impairment and functional outcomes six months after severe lower extremity fractures. J Trauma 34:528–538, 1993.

52. MacLehose, R.R.; Reeves, B.C.; Harvey, I.M.; et al. A systemic review of comparisons of effect sizes derived from randomised and non-randomised studies. Health Technol Assess 4(34):1–154, 2000.

53. Martin, D.P.; Engelberg, R.; Agel, J.; et al. Development of a musculoskeletal extremity health status

instrument: The Musculoskeletal Function Assessment instrument. J Orthop Res 14:173–181, 1996.

54. Matta, J.M. Operative treatment of acetabular fractures through the ilioinguinal approach: A 10-year perspective. J Orthop Trauma 20(1):S20–S29, 2006.

55. Mattox, K.L.; Bickell, W.H.; Pepe, P.E.; et al. Prospective randomized evaluation of antishock MAST in post-traumatic hypotension. J Trauma 26:779–786, 1986.

56. Meek, R.N.; Vivoda, E.E.; Pirani, S. Comparison of mortality of patients with multiple injuries according to type of fracture treatment: A retrospective age- and injury-matched series. Injury 17:2–4, 1986.

57. Obremskey, W.T.; Brown, O.; Driver, R.; et al. Comparison of SF-36 and Short Musculoskeletal Functional Assessment in recovery from fixation of unstable ankle fractures. Orthopaedics 30:145–151, 2007.

58. Parker, M.J.; Myles, J.W.; Anand, J.K.; et al. Cost-benefit analysis of hip fracture treatment. J Bone Joint Surg Br 74:261–264, 1992.

59. Paterson, C.; Britten, N. In pursuit of patient-centred outcomes: A qualitative evaluation of the "Measure Yourself Medical Outcome Profile." J Health Serv Res Policy 5:27–36, 2000.

60. Paterson, C.; Langan, C.E.; McKaig, G.A.; et al. Assessing patient outcomes in acute exacerbations of chronic bronchitis: The measure your medical outcome profile (MYMOP), medical outcomes study 6-item general health survey (MOS-6A), and EuroQoL (EQ-5D). Qual Life Res 9:521–527, 2000.

61. Patrick, D.L.; Bergner, M. Measurement of health status in the 1990s. Annu Rev Public Health 11:65–83, 1990.

62. Pynsent, P.B. Choosing an outcome measure. J Bone Joint Surg Br 83:792–794, 2006.

63. Resnick, D.K.; Choudhri, T.F.; Dailey, A.T.; et al. Guidelines for the performance of fusion procedures for degenerative disease of the lumbar spine. 5. Correlation between radiographic and functional outcome. J Neurosurg Spine 2:658–661, 2005.

64. Schroder, S.A. Outcome assessment 70 years later: Are we ready? N Engl J Med 316:160–162, 1987.

65. Seibel, R.; LaDuca, J.; Hassett, J.M.; et al. Blunt multiple trauma (ISS 36), femur traction, and the pulmonary failure-septic state. Ann Surg 202:283–295, 1985.

66. Sjoden, G.O.; Movin, T.; Guntner, P.; et al. Poor reproducibility of classification of proximal humeral fractures: Additional CT of minor value. Acta Orthop Scand 68:239–242, 1997.

67. Smith, S.W.; Meyer, R.A.; Connor, P.M.; et al. Interobserver reliability and intraobserver reproducibility of the modified Ficat classification system of osteonecrosis of the femoral head. J Bone Joint Surg Am 78:1702–1706, 1996.

68. Stewart, A.L.; Ware, J.E.; Brook, R.H.; et al. Conceptualization and Measurement of Health for Adults in the Health Insurance Study. Vol. II: Physical Health in Terms of Functioning. Santa Monica, California, The Rand Corporation, 1978.

69. Swiontkowski, M.F.; Chapman, J.R. Cost and effectiveness issues in care of injured patients. Clin Orthop Relat Res (318):17–24, 1995.

70. Tarlov, A.R.; Ware, J.E., Jr.; Greenfield, S.; et al. The Medical Outcomes Study: An application of methods for monitoring the results of medical care. JAMA 262:925–930, 1989.

71. Tonidandel, S.; Quinones, M.A.; Adams, A.A. Computer-adaptive testing: The impact of test characteristics on perceived performance and test takers' reactions. J Appl Psychol 87:320–332, 2002.

72. Turner, J.A.; Ersek, M.; Herron, L.; et al. Surgery for lumbar spinal stenosis: Attempted meta-analysis of the literature. Spine 17:1–8, 1992.

73. Vrbos, L.A.; Lorenz, M.A.; Peabody, E.H.; et al. Clinical methodologies and incidence of appropriate statistical testing in orthopaedic spine literature: Are statistics misleading? Spine 18:1021–1029, 1993.

74. Ware, J.E. SF-36 Health Survey: Manual and Interpretation Guide. Boston, Massachusetts, The Health Institute, New England Medical Center Hospitals, 1996.

75. Ware, J.E.; Johnston, S.A.; Davies-Avery, A.; et al. Conceptualization and Measurement of Health for Adults in the Health Insurance Study. Vol. III. Mental Health. Santa Monica, California, The Rand Corporation, 1979.

76. Ware, J.E., Jr.; Sherbourne, C.D. The MOS 36-item short-form health survey (SF-36). I. Conceptual framework and item selection. Med Care 30:473–483, 1992.

77. Ware, J.E.; Sherbourne, C.D.; Davies, A.R. Developing and testing the MOS 20-item short-form health survey: A general population application. In Stewart, A.L.; Ware, J.E., eds. Measuring Function and Well-Being: The Medical Outcomes Study Approach. Durham, North Carolina, Duke University Press, 1992, pp. 277–290.

78. Wennberg, J.; Gittelsohn, A. Small area variations in health care delivery. Science 182(117):1102–1108, 1973.

79. Wennberg, J.E.; Roos, N.; Sola, L.; et al. Use of claims data systems to evaluate health care outcomes: Mortality and reoperation following prostatectomy. JAMA 257:933–936, 1987.

80. Williams, A. Setting priorities in health care: An economist's view. J Bone Joint Surg Br 73:365–367, 1991.

81. Wright, J.G.; Young, N.L.; Waddell, J.P. The reliability and validity of the self-reported patient-specific index for total hip arthroplasty. J Bone Joint Surg Am 82:829–837, 2000.

82. Xuan, J.; Kirchdoerfer, L.J.; Boyer, J.G.; et al. Effects of comorbidity on health-related quality-of-life scores: An analysis of clinical trial data. Clin Ther 21:383–403, 1999.

第 2 篇

脊柱

Alan M. Levine, M.D.

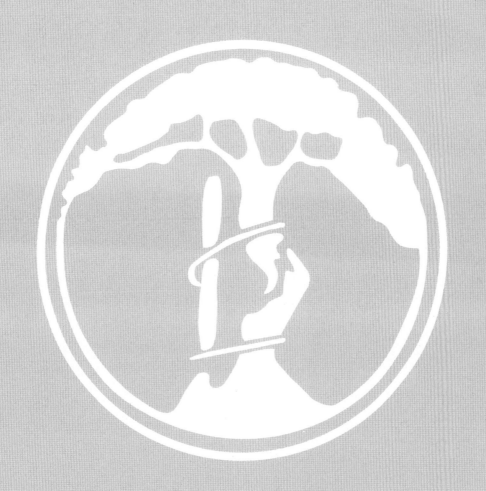

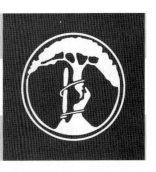

第 **25** 章

脊柱损伤患者的早期
评估与急症处理

Munith C. Guptn,M.D,Danied R.Benson, M.D,Timathy L.Keenen,M.D.

第一节 基础研究

一、发病率、病因与人口统计

　　脊柱损伤可能具有相当的破坏性。在所有节段的脊柱损伤患者中,10%~25%会发生不同程度的脊髓神经损伤[10,89],40%的患者神经损伤发生于颈椎[10,12,89],发生于胸、腰椎者为 15%~20%[10,27]。尽管已建立了专业化的脊柱创伤治疗中心,但每个患者给社会带来的负担依然是惊人的[28]。该问题的根本解决有赖于对损伤的预防,而与此同时,在早期转运和治疗过程中应用合理的技术手段来处理那些脊柱损伤患者,可使其发生远期损伤的风险降到最低。全面认识脊髓损伤的发生率、解剖和病生理,遵循合理的步骤进行早期评估和治疗,以及充分了解潜在的并发症,对于这个特殊的患者群来说都是获得最优治疗效果的关键。

　　由于以往在脊柱损伤发生率的研究中遇到了大量问题和困难,促使美国疾病防控中心建立了脊髓损伤监控系统[22]。过去的发生率统计[36,111]为 4.0/10 万人~5.3/10 万人[114],最近的多数统计基本上没有改变。这一数字表示每年有 12 000 例新发的脊髓损伤的患者接受治疗,而另外 4800 例患者在到达医院前已死亡[111]。

　　造成脊柱和脊髓损伤的病因如图 25-1 所示[10,12,13,27,89,111]。脊柱损伤的最主要的原因为机动车交通伤(45%),其次为摔伤(20%),运动损伤(15%),暴力打击伤(15%),其他原因(5%)。摔伤的比例由 0~15 岁年龄组的 9% 增长为 75 岁以上年龄组的 60%[111]。男

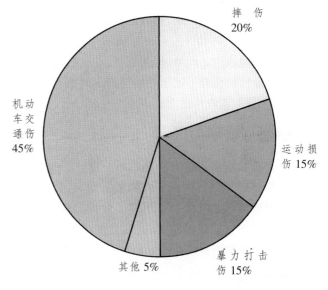

图25-1　脊柱和脊髓损伤的病因。

女比例为 4:1。当脊柱损伤伴发脊髓神经损伤时,各损伤节段的全部 10 年存活率为 86%[112]。若患者年龄超过 29 岁,则该 10 年存活率下降至大约 50%。在 55 岁以上患者、非白种人以及四肢瘫患者中,首要的死因都是肺炎。意外伤害和自杀多见于 55 岁以下、非白种人以及截瘫的患者中[112]。

　　尽管预防和治疗水平提高得缓慢,但仍能从官方统计结果中得到清晰体现。据(美国)国家脊髓损伤资料库报告,1985 年与 1973 年相比,完全性脊髓损伤有所减少,而不完全性脊髓损伤的百分率相对提高,这

种改变正是早期治疗水平提高的结果[111]。1966 年(美国)国家科学院休克与创伤研究委员会提交了一份经典报告,当时报告称,急诊医疗存在严重匮乏,由此才发生了上述改变[22,49]。而国家橄榄球运动头颈损伤记录的 14 年报告反映了在预防工作方面的进展[115],报告指出,1976~1984 年因橄榄球运动导致的永久性四肢瘫痪和颈椎骨折病例数均有所下降,1976 年分别为 34 例和 110 例,而 1984 年则分别为 5 例和 42 例。这个数字的降低归功于 1975 年出台的一些规则,禁止了故意"刺拦"以及用头盔顶部首先接触对方。

脊髓损伤治疗中心的建立以及患者院前处理水平的提高,对于这些患者的综合预后具有重大意义。作为一种独立单位,脊髓损伤治疗中心的概念始于 1943 年 Ludwin Guttman 爵士所管理的英国斯托克曼德维尔的 Ministry of Pensions 医院。随之,加拿大多伦多于 1945 年建立了该机构,此后又有 8 所这样的机构在美国的一些退伍军人医院中建立。与其他一些治疗中心相比,在美国的这些专业机构中,患者的住院时程较短,并发症(如尿路感染、肺部并发症、褥疮)发生率较低,从而总体治疗花费较少。此外,据调查显示,这些治疗中心已经使完全性损伤与不完全性损伤的比例由 65%下降至 46%[113],另一调查称由 20%下降至 9%[79]。

二、解剖与病理生理

对脊髓损伤患者进行早期物理检查并得出结论,需要掌握脊柱骨骼与神经结构的基本知识,骨结构与骨折类型详见第 28~31 章。了解了骨折类型,检查者便能够评价损伤的相对稳定程度、发生神经损伤的风险度以及治疗的指征。

(一)脊髓解剖

脊髓在寰椎水平约占据椎管容积的 35%,而在颈段和胸腰段约为 50%。椎管内的其他部分容纳着脑脊液、硬膜外脂和硬膜囊。脊髓的直径是上下不等的,在颈椎和腰椎部分膨大,其间存在有神经根丛。在颈椎和上胸椎,神经根所发出的脊髓节比同序号椎体高 1 个节段。例如,T7 脊髓节位于 T6 椎体水平。腰骶脊髓节则集中于 T11~L1 椎体处。脊髓的末端(即脊髓圆锥)通常位于 L1~L2 椎间盘水平。脊髓圆锥由 5 个骶髓节构成的。

灰质与白质的位置关系恒定并贯穿整个脊髓全长,但其比例随着节段不同而有所变化。由于白质含有从骶椎、腰椎、胸椎到颈椎的长纤维束,因而在颈髓

的断面上含量多于骶髓。灰质内汇集着下运动神经元,在颈膨大与腰膨大处最为集中,并发出轴突分布于上下肢。要做到对脊髓损伤患者准确查体,就需要充分理解反射–反射弧及运动和感觉成分的构成。

图 25-2 所示的为颈段脊髓的横切面。上运动神经元起自大脑皮层,于中脑内交叉到对侧,经皮质脊髓束侧下降,在灰质前角内与相应下运动神经元构成突触。在皮质脊髓束中骶髓纤维在最外侧,颈髓的纤维靠近中央(见图 25-2)。在灰质内的下运动神经元中,支配伸肌的神经元位于支配屈肌的神经元前方。那些未经中脑交叉到对侧的上运动神经元,则经较细的皮质脊髓腹侧束下行。上行的感觉传入支来自于椎孔处背根神经节内细胞发出的轴突。感觉传入支进入灰质后角,并根据感觉类型不同而有不同的上行方式。痛温觉纤维立即交叉到同节段脊髓对侧,经脊髓丘脑侧束上行。触觉纤维同样立即交叉到对侧,弥散上行,但主要位于脊髓丘脑前束。本体位置与震动感觉纤维经后柱(楔束、薄束)上行并在脑干内高位交叉。后柱的组成包括相对最外支和后侧的骶髓纤维,及依次的腰、胸和颈段纤维。反射弧(图 25-3,如球海绵体反射)是一种简单的感觉运动通路,不需要借助白质内上行或下行的长束轴突可发挥作用。如果反射弧所在的脊髓节段解剖和生理功能完整,即使高位脊髓节段被破坏,也可以完成反射活动。

在脊髓圆锥水平(L1~L2)以下,椎管内容纳的是马尾囊,运动和感觉神经根由此经各自的椎间孔向远

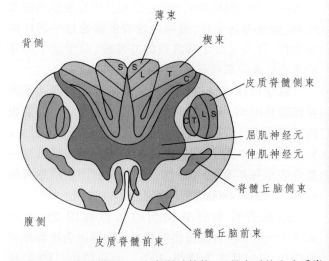

图25-2　颈脊髓横断面。注意骶髓结构(S)是在后柱和皮质脊髓侧束最外周的部分。在灰质中,伸肌是在屈肌外侧。C:颈髓结构,L:腰髓结构,T:胸髓结构。

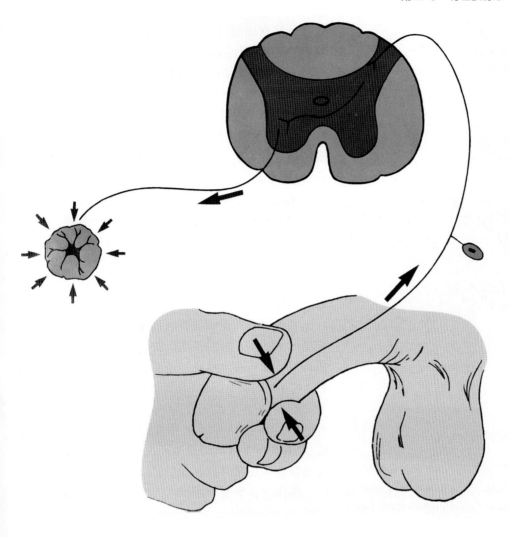

图 25-3　球海绵体反射，其反射弧是简单的感觉运动通路，不需要白质中上行和下行的长束轴突就能发挥功能。

端发出。这些神经根在椎管内有较多的空间，并且被束缚的程度不像脊髓那样大，因此它们一般不容易受到损伤。此外我们知道，运动神经根属于下运动神经元轴突（外周神经），因此在遭受创伤时比中枢神经组织耐受性更强。

（二）脊髓损伤的病理生理

　　脊髓损伤的病理生理改变包括两方面——原发性和继发性。原发性损伤发生于脊柱受到撞击的一瞬间。当传递来的能量作用于脊柱肌肉、韧带和骨结构并超出了脊柱的弹性时，脊柱和脊髓就会受到损伤。脊髓的原发性损伤可来自于两种途径：①脊髓因过度屈曲、伸展和扭转而造成的直接损伤。②移位的骨或者椎间盘组织受到挤压而造成的间接损伤。挫伤或挤压所致的损伤最为常见，且比脊髓物理性横断更易引起生理功能障碍。

　　脊髓的继发性损伤发生于早期神经组织直接损伤后。然而，在化学、细胞和组织水平发生的诸多复杂变化尚未能完全阐明（图 25-4）。这些复杂的过程相互关联，最终主要由于细胞的死亡而形成空洞（图 25-5）。细胞死亡可能是坏死或凋亡的结果。坏死可由于细胞肿胀和线粒体与细胞膜损伤引起。凋亡在细胞死亡进程中可以正常存在，但在脊髓损伤时会更为明显。电子显微镜上可以看到染色质聚集和细胞器完整，用以区分凋亡和坏死[72]。

　　继发损伤由各种互相作用的病理生理机制引起，包括感染损伤、兴奋性中毒、凋亡、自由基损伤和氧化应激[64a]。炎症反应由中性粒细胞启动，中性粒细胞侵入损伤部位，募集其他炎症细胞。他们产生细胞因子，如肿瘤坏死因子（TNF）能导致进一步的组织损伤[62a]。当细胞死亡时，他们释放分子触发细胞受体，刺激促炎介质的产生。该过程可导致兴奋性氨基酸，尤其是谷氨酸水平升高，而谷氨酸可触发兴奋性中毒的级联反应。过量的谷氨酸导致 N-甲基-D-天冬氨酸受体过度表达，导致过多的钙离子通过离子通道[71a]。过多的钙离子激活许多其他过程包括 calpin 的激活，calpin

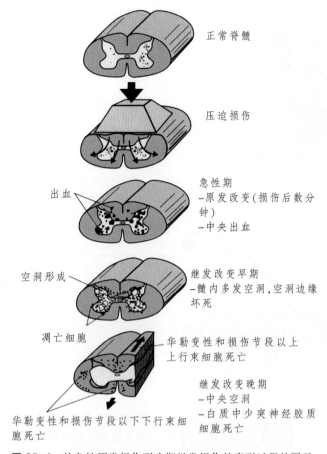

正常脊髓

压迫损伤

出血

急性期
－原发改变(损伤后数分钟)
－中央出血

空洞形成

继发改变早期
－髓内多发空洞,空洞边缘坏死

凋亡细胞

华勒变性和损伤节段以上上行束细胞死亡

继发改变晚期
－中央空洞
－白质中少突神经胶质细胞死亡

华勒变性和损伤节段以下下行束细胞死亡

图 25-4 从急性原发损伤到晚期继发损伤的序列过程的图示。(From Lu, J.; Ashwell, K.W.; Waite, P. Advances in secondary spinal cord injury: Role of apoptosis. Spine 25:1859－1866, 2000.)

已被证实在细胞凋亡中发挥作用。过多的钙也能导致其他细胞内信使的激活,如鸟苷酸环化酶、花生四烯酸、原癌基因 C-fos 表达增多,以及自由基增多[23a],破坏细胞内正常代谢过程,杀伤神经元和少突神经胶质细胞。自由基的活动能够触发细胞膜上的脂肪酸不断氧化,以致于氧化过程产生更多的自由基,超过了细胞膜的运输能力。氧化应激的结果是破坏了细胞器和核内蛋白,导致细胞死亡和更大的损伤[64a]。

炎症介质,如前列腺素和细胞毒素,是由通过血脑屏障间隙进入脊髓损伤区的炎细胞产生的。细胞因子,如肿瘤坏死因子,可以造成少突胶质细胞的损伤。花生四烯酸降解为前列腺素,而这些类花生酸可引起自由基释放量增多、血管通透性增加、血流改变以及细胞肿胀。

目前对脊髓损伤后解剖和形态学方面的变化已有详细的阐述[3,30,31]。在损伤后的30分钟内,脊髓中央灰质内可见到多发出血点,还可见髓鞘和轴浆的直接崩解。约1小时后,上述变化渐渐累及到脊髓后部。损伤几小时后,出血点趋于合并,并出现逐渐纵向发展的坏死。6小时内可见到水肿特有的组织学和超微结构改变,并在伤后2~3天时最为严重。伤后1周时,脊髓早先的坏死区发展为囊性变。

临床上,脊髓早期操作后进行性的神经功能衰退

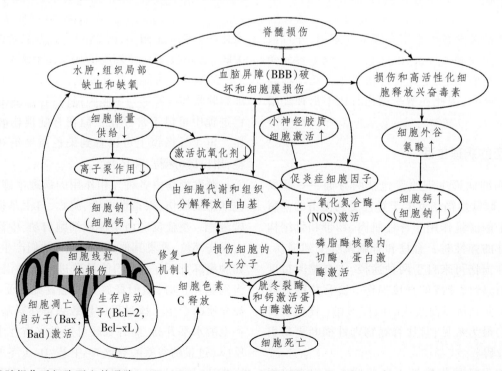

图 25-5 脊髓损伤后细胞死亡的通路。(From Lu, J.; Ashwell, K.W.; Waite, P. Advances in secondary spinal cord injury: Role of apoptosis. Spine 25:1859－1866, 2000.)

并不常见[106]。从损伤的解剖学机制上很难解释继发性损伤因素从何时起开始变得重要,但近来,根据继发性损伤机制进行的药理剂研究取得成功,意味着在一定程度上对继发性操作进行干预是可能的。

早期机械性损伤通过多种方式破坏神经元的活性。微血管内皮损伤及血栓形成可严重地降低中央灰质的局部血流使之无法再灌注。这种效应与伤后约 15 分钟时外周白质内的再灌注现象截然相反,后者可能由于血管痉挛引起。原发性损伤还可以引起全身血管运动改变和低血压,这使得或许尚能逆转的白质低灌注状态变得更加严重。

脊髓的相对缺血在神经组织的继发性代谢紊乱中起重要作用。膜限制性钠钾三磷腺苷酶 ($Na^+,K^+-ATPase$)的减少,引起高能磷酸化产物发生显著变化,并继发乳酸性酸中毒。一般认为,电解质浓度的异常与轴突的传导异常有关。细胞膜的破坏及细胞器的直接损伤可造成严重的钙平衡失调。钙离子(Ca^{2+})的大量内流进一步导致线粒体功能障碍,能量生成减少,最终导致细胞死亡。Ca^{2+}内流如未能控制,则会活化磷脂酶 A2 和磷脂 C,从而加速崩解,并产生花生四烯酸和自由基[59]。近来,在脊髓损伤的治疗中,针对继发性损伤这一环节已出现许多新的进展,并在不同程度上取得了成功。

(三)脊髓的再生

促使损伤后的脊髓神经轴突能够再生,以使脊髓重新恢复功能,可称得上一项巨大的挑战,人们已用很多方法进行了探索。许多神经营养因子在体外试验中已被证实有利于轴突的再生,如神经生长因子、脑源性神经营养因子、神经营养因子 3 以及睫状神经营养因子。当人为使某些细胞具有分泌这些神经营养因子的作用时,它们便可长久地释放营养因子并直接作用于中枢神经系统(CNS),且不必通过血脑屏障。现已证实,生长抑制因子可抑制 CNS 内轴突的再生。而这些抑制因子的抗体可增加轴突再生[97]。还有研究表明,电刺激也可影响轴突的生长,但其确切机制尚未明了。

研究显示,周围神经与施万细胞移植具有诱导运动神经传导通路再生的能力[23,51]。目前将胎儿脊髓组织移植到新生儿已经获得成功。人们已能观察到,伴随细胞生长和再生而出现的重要功能恢复[21,116]。而对于成人,该移植尚未获得类似的成功。嗅鞘神经胶质细胞可在成年期继续分裂,有报道称该细胞移植可使成年大鼠的皮质脊髓束获得再生[70]。

三、神经损伤的分类

医生通过检查对 1 例脊髓损伤患者做出评估时,最初所要做的便是判断神经损伤的程度。不完全性脊髓损伤患者的预后较好,至少能有部分运动功能的恢复。而对于完全性脊髓损伤者,仅有 3% 在伤后 24 小时内获得治疗者以后能有运动功能的恢复,超过 24~48 小时者便不会再有[12,108]。根据美国脊柱操作协会(ASIA)制定的脊髓损伤分级标准,完全性脊髓损伤指的是“脊髓损伤平面以下超过 3 个以上节段没有运动和(或)感觉功能存留”[5]。同理,不完全性脊髓损伤指损伤平面以下超过 3 个以上节段存在脊髓功能。区分的关键是对损伤平面的判定。ASIA 将其定义为双侧躯体运动和感觉检查功能完整的最远节段。如某块肌肉的肌力至少能对抗地心引力(5 级评分中的 3 级),且其近端节段达到 4 或 5 级,便可认为该肌肉功能完整[5]。按这种定义方法判断损伤的完全程度显得有些困难。至少有一项研究认为,单纯骶神经根功能的存在或缺失,可作为判断损伤完全程度更为稳定、可靠的指标[118]。

不完全性脊髓损伤者,骶神经功能残留的概念十分重要,因为这表示白质内的长束(即皮质脊髓束和脊髓丘脑束)至少还有部分结构连续。骶神经功能残留可通过肛周感觉、直肠括约肌功能和蹞趾屈曲活动来说明(图 25-6)。电生理检查方面,应用皮节体感诱发电位检测骶神经残留方法已有报道,但并不常用[99]。将图 25-2 的正常解剖和图 25-7A 损伤示意图进行比较,可以看出仅仅骶区白质功能残留是有可能的。骶神经功能残留指的是脊髓圆锥内骶髓下运动神经元及其经过脊髓到达大脑皮层的连续结构具有连续的功能。因而,存在骶神经功能残留,表明脊髓损伤为不完全性,在脊髓休克恢复后还有可能恢复更多的功能。在急诊室内进行物理检查时,骶神经功能残留可能是表示损伤为不完全性的唯一体征;对其有无进行记录是非常重要的。Waters 及其同事发现[118],肛门外括约肌肌力或屈肌力的存在,或肛周感觉的存在,能够准确地预测脊髓损伤的完全程度,在 445 例连续性病例中占 97%。另外,从预后上看,早先存在骶神经残留的患者后来证实均不属于完全性损伤。

脊髓严重损伤后,可出现一个反射完全消失期,并持续不同的时间,通常称为“脊髓休克”,一般通过球海绵体反射检查可以识别,后者是一种由圆锥内

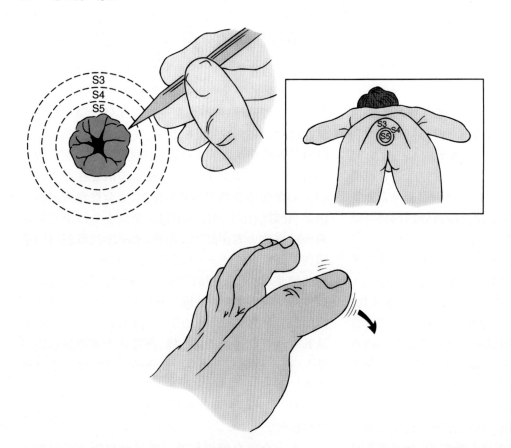

图 25-6　骶神经功能残留包括肛周感觉、直肠括约肌功能和拇趾屈曲活动。

S3~S4 区所支配的脊髓反射（见图 25-3）。该反射通常在伤后最初的 4~6 小时内消失，而在 24 小时内多可恢复。如果损伤平面以下脊髓功能消失，包括骶区也没有残留功能，而球海绵体反射尚未恢复，则不能就此做出完全性损伤的论断。24 小时后，99% 的患者可有骶髓反射恢复，表明脊髓休克的结束[107]。若此时骶髓功能仍不存在，则可认为脊髓损伤为"完全性"，而 99% 的完全性损伤患者日后将无法恢复功能[107]。该判断方法有一点例外，即脊髓远端本身的损伤。脊髓圆锥的直接损伤可破坏球海绵体反射弧，使得脊髓休克的判断缺少可靠的指标。

（一）分类系统

　　了解了脊髓损伤是否为完全性后，需要根据瘫痪的严重程度对损伤进一步分类。建立一个分类系统是有用的，因为这可在临床研究中对患者的预后进行纵向或横向的比较。最常用的分类系统是由 Frankel 及其同事制定的[39]，将脊髓损伤分为 5 个等级（表 25-1）。ASIA 制定了一套运动指数评分系统，应用 6 级评分标准对上下肢 10 个关键肌的自主肌力或功能进行测量（图 25-8），包括左右两侧的所有独

表 25-1　脊髓损伤的 Frankel 分级	
类型	**特征**
A	感觉和运动功能完全丧失
B	感觉存在，运动功能丧失，
C	感觉存在，运动存在但没有功能（肌力Ⅱ~Ⅲ级）
D	感觉存在，运动存在且有不完全的功能（肌力Ⅳ级）
E	正常的感觉和运动功能

立的肌群均被测量，最大分值为 100。Frankel 评分方法的不足在于将损伤严重程度的无限连续性划分为 5 个逐步形成独立的等级。然而，因为损伤程度改善一级，损伤部位的神经组织必须发生恢复和修复，那么 Frankel 分级改善一级，尤其改善两级，在功能上将是很有意义的。另一方面，ASIA 运动指数评分反映了损伤后进展的连续性，但评分的改善并不一定代表损伤节段脊髓的恢复。然而，评分的改善可能代表了完全性损伤者最远节段功能有了恢复，也可能表示以往肌力下降但功能尚存的肌肉出现了一般意义上的肌

力恢复。

(二)不完全性脊髓损伤综合征

按照前面所讨论的，当诊断为不完全性脊髓损伤时，通常可用若干种综合征中的一种对其进行描述(表 25-2)。一般来说，损伤平面以远功能存留越多，恢复起来越快，预后也越好[73]。

1)中央索综合征:中央索综合征是最常见的损伤类型，表示中央管灰质破坏，仅有脊髓外周结构完好，包括骶区脊髓丘脑束和皮质脊髓束的完整（见图25-7A）。患者通常表现为四肢瘫，但肛周感觉存在，二便控制能力能够很早恢复。运动功能的恢复一般开始于

骶髓所支配的肌肉(屈肌，然后为伸肌)，以后逐渐为腰髓所支配的踝、膝和髋部肌肉。上肢功能的恢复通常较差，且受中央管灰质损伤程度的影响。据文献报道，肌力恢复达到功能要求的概率约为 75%[109]。

2)前索综合征:前索综合征患者肌力和浅感觉完全丧失，仅有躯干和下肢的压力感觉和本体感觉存留[98]。该类患者功能预后最差，文献报道其肌力恢复达到功能要求的概率仅为 10%(见图 25-7B)[108]。

3)后索综合征:后索综合征少见，表现为深触觉、痛觉和本体感觉的丧失，而脊髓其他功能正常。此类患者行走时步态不稳，类似于脊髓痨患者的步态(见图 25-7C)。

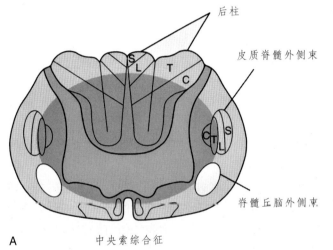

A　中央索综合征

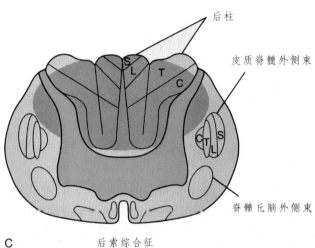

C　后索综合征

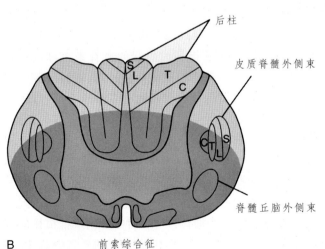

B　前索综合征

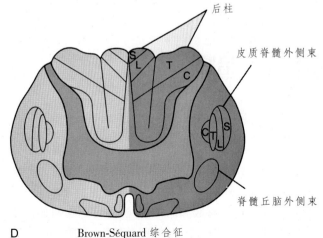

D　Brown-Séquard 综合征

图 25-7　(A)中央索综合征的图示可以与图 25-2 比较以鉴别脊髓异常。不完全脊髓损伤主要影响中央区域，而对外周的神经纤维影响不大，因此，保留了骶神经纤维。(B)前索综合征，背侧柱得以保留，患者保留了骶区和下肢的深压感觉和本体固有感觉。(C)后索综合征，一种非常罕见的损伤，其临床表现与脊髓痨相似。(D)Brown-Séquard 综合征，也被称为脊髓半切综合征，患者损伤节段以远的同侧肢体瘫痪，对侧肢体感觉减退。C:颈髓结构,L:腰髓结构,S:骶髓结构,T:胸髓结构

表 25-2　不完全性脊髓损伤综合征

综合征	发生率	描述	功能恢复(%)
中央型脊髓损伤	最常见	通常四肢瘫痪,有骶神经功能残留,上肢受累重于下肢	75
脊髓前部损伤	常见	运动功能完全丧失,躯干和下肢残留深压觉和本体固有感觉	10
脊髓后部损伤	罕见	深压觉、深痛觉和本体固有感觉丧失	
脊髓半切损伤	不常见	同侧运动功能丧失,对侧痛温觉丧失	>90
神经根损伤	常见	支配皮节区的运动和感觉丧失	30~100

4)Brown-Séquard 综合征:Brown-Séquard 综合征从解剖上看是单侧脊髓损伤,例如火器伤所致(见图 25-7D)。其临床特点为脊髓损伤同侧的运动障碍,伴有对侧的痛温觉麻痹。此类患者几乎均能获得恢复,且大多可恢复二便控制功能和行走功能[109]。

5)神经根损伤:脊髓损伤的同时可以发生相应节段的神经根损伤,当然也可单独发生神经根损伤。其运动功能的预后通常较好,约 75% 的完全性脊髓损伤患者的损伤平面上并不表现根性损伤症状,或即使有根性损伤也能够获得恢复[108]。在上颈椎损伤患者中,有 30% 的可能性可恢复一个神经根水平的功能,在中颈段有 60% 的可能性,而在下颈段骨折患者中,几乎所有患者都可恢复至少一个神经根水平的功能[109]。

第二节　治疗

一、受伤现场的处理

对各种创伤患者进行早期评估应从受伤现场即开始进行。ABC 复苏程序的应用由来已久,比如美国外科医师学会所描述的高级创伤生命支持 (ATLS)方法[1]。ABC(气道、呼吸和循环)方法还可更确切地描述为 A(气道)、B(呼吸)及 C(循环和颈椎)。所有可能存在脊柱损伤的患者来急诊室过程中都应该借助担架并使颈椎固定。所有多发伤患者都应考虑到有脊柱损伤的可能,尤其是那些神志不清或醉酒者,或那些头颈外伤患者。在受伤现场处理时必须考虑到脊柱损伤

的可能,这样才能通过有组织地解救和转运,减少对神经组织进一步损伤。

不论现场发现时患者体位如何,搬运时都应使患者脊柱处于沿躯体长轴的中立位。这就要求搬运时一只手小心托住颈后,另一只手扶住下颌,并给予非常轻柔的稳定牵引[49]。在解救患者前,首先要使用双片式颈托对患者颈部进行固定。对于受伤时戴头盔的患者,除非面罩无法拆除影响了通气,或头盔太松难以对颈椎做有效固定,或者随行医务人员接受过拆除头盔的训练,否则来急诊室过程中应始终使头盔保持原位[4]。转运时建议使用铲式担架;以前有人建议的一些方法如四人搬抬法或滚木法,可导致胸腰段骨折处活动过度[77]。随后尽快将伤员从担架移到长度足够的硬质躺板上,头部和颈部两侧放置沙袋保护,并将前额用绷带固定于躺板[86]。采用何种转运方式及选择目的地需要考虑多种因素,至少包括:患者病情是否稳定,到急救中心的距离,天气情况,以及有多少人力物力等。Vale 及其同事[117]认为,使平均血压保持在 85mmHg 以上,对脊髓操作的预后更为有利。

二、复苏

脊柱损伤患者往往是受了重伤,因而存在多发伤的可能性较大。经验表明,这样的患者在头面部外伤与颈椎损伤之间、特殊的胸腹外伤与胸腰椎骨折之间均存在一定关联。对于这些多发伤患者的低血压现象在评估和处理上存在较多争议。尽管出血和低血容量是形成低血压的重要原因,但必须要注意到颈椎或上胸椎脊髓损伤者的神经源性休克综合征的可能。神经源性休克是指脊髓损伤后引起的血管张力过低和心动过缓。在脊髓损伤的最初几分钟内,因肾上腺髓质激活引起全身增压反应。其间存在血压升高、脉压增大及心动过速,但随后即转变为血压和脉搏的下降。由于创伤所致的交感输出信号阻断(T1~L2)和迷走神经活动失调,在低血压和心动过缓的综合作用下,即可发生神经源性休克[50,85]。

低血压伴心动过速并非神经源性休克所致,因而需要考虑另外一个原因。一项对 228 例颈椎损伤的研究显示,58 例收缩压低于 100mmHg 的患者中有 40 例(69%)存在神经源性休克[103]。另外 18 例低血压是由于伴发其他严重损伤。还有研究表明,遭受钝性创伤而出现颈脊髓损伤的患者,极少数合并有腹部闭合伤。但是,如果存在血流动力学不稳定,则强烈提示存在

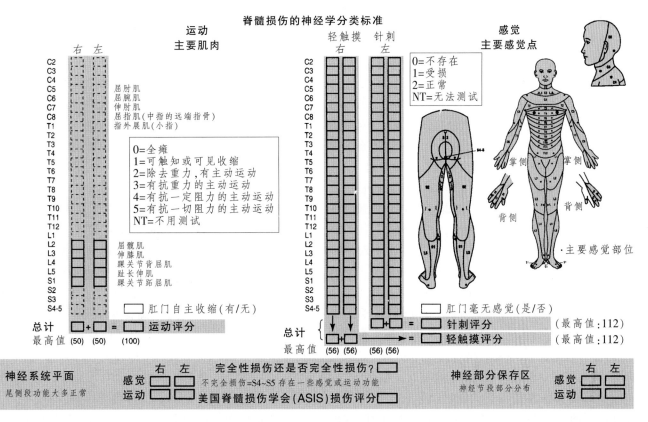

图 25-8　美国脊柱损伤协会运动指数工作量表。量表左侧 10 对关键肌肌力按照 0~5 分级，所有分数相加，满分为 100 分。(Copyright, American Spinal Injury Association, from International Standards for Neurological and Functional Classification, Revised 1996.)

隐匿性腹部闭合伤(2.6%)[2]。低血压和心动过缓的程度及发生心脏骤停的概率均与 Frankel 分级直接相关。例如，一项对 45 例急性颈脊髓损伤的研究中发现，Frankel A 级患者中,87% 的患者每日平均心律低于 55 次/分,21% 的患者发生过心脏骤停，还有 39% 的患者需要阿托品或血管升压药治疗。而在 Frankel B 级患者中，平均心律低于 55 次/分的患者为 62%,无发生心脏骤停或需要血管升压药者[85]。

　　新近有研究表明，穿透伤所致的脊髓损伤与钝性创伤相比，在造成低血压的原因方面存在明显不同[119]。穿透伤很少引起神经源性休克。75 例穿透性脊髓损伤患者中，仅有 5 例(7%)表现出典型的神经源性休克体征，而在那些发生低血压的患者中，仅有 22% 能找出发生休克的神经性原因。对于所有严重创伤的患者，尤其那些穿透性损伤者，出现低血压时更应该考虑是由于大量失血等损伤引起[119]。

　　无论造成低血压是何种原因，脊髓损伤后的最初数小时内控制血压都是至关重要的。如前所述,局部脊髓缺血是导致晚期神经功能障碍的重要原因。由于

脊髓损伤后丧失了自主调节局部血流的能力,必须依靠全身动脉压来维持[32]。出现低血压后,需要积极输血和补充血容量,必要时需对威胁生命的出血进行急诊手术,针对神经源性休克采取适当的处理。早期处理神经源性休克的方法主要是补充血容量。当血容量扩充后仍有持续低血压而不伴心动过速时,应使用血管升压药物。将患者双腿抬高,以减轻下肢的静脉充盈。脊髓损伤患者低血压时若液体量灌注过多,可发生致命的肺水肿[50]。气管内吸痰可能刺激迷走神经,导致严重的心动过缓,甚至诱发心脏骤停。重复使用阿托品来维持心率,以及使用血管升压药来维持血压都是必要的。使用作用温和的拟交感神经药物(如去氧肾上腺素)也可能有所帮助。

三、评估

　　按照 ATLS 程序的要求,当患者到达急诊室后,应立即开始对有无致命伤情做出迅速评估,并进行急症处理,做到按部就班而有条不紊[1]。首要的检查内容包括评估患者的气道、呼吸、循环、功能障碍情况(神经系

统状况),以及皮肤显露(脱掉患者衣物)(ABCDE)。在进行复苏抢救(如前述)的同时,即开始下一步检查,包括对脊柱和脊髓功能的判定。通常先进行物理检查,然后详细询问病史。急诊行颈椎侧位拍片(从枕部到 T1 上终板范围) 是脊柱损伤早期评估中必不可少的一项内容,以便采取最为安全的方式维持气道通畅。对可疑脊柱损伤的患者,在行气管插管前,应先采用抬高下颌的手法来维持气道通畅,比将头部倾斜更为有利。

对昏迷或醉酒患者,很难从疼痛和肌力感觉功能方面进行评估。关于其脊髓功能如何,也许仅能通过仔细观察肢体自主活动来获取信息,详细检查只能等到患者能够配合时再进行。从昏迷患者对刺激的反应、种反射情况以及肛门括约肌功能上能获得一些关于脊髓善的信息。同样,自主呼吸过程中吸气时出现肋弓抬高和张开,可提示胸段神经和肋间肌功能正常。对昏迷患者,应在颈椎维持固定下使其从全长的平板上翻身侧卧,检查脊柱全长,观察有无畸形、擦伤和瘀斑。还应触诊脊柱,观察无台阶征或棘间韧带增宽。

头部皮裂伤和擦伤的位置对于分析颈椎损伤是非常重要的。枕部有皮裂伤提示为屈曲型损伤,而前额或头顶的损伤则分别提示为伸展型或轴向压缩型损伤。发现一处脊柱损伤后,不能放弃对其余部分脊柱的继续检查。

所有头颈部外伤者均应高度怀疑颈椎损伤,而所有胸部或腹部外伤者(例如肩部或大腿存在勒痕)应高度怀疑胸腰椎损伤,还应充分认识到联合性损伤的一些常见类型。例如,除了头外伤与颈椎损伤有关外,多发肋骨骨折与胸外伤提示可能有胸椎损伤。严重的骨盆损伤常常伴有腰椎屈曲牵张型骨折。此外,高处坠落所致的跟骨或胫骨平台骨折常常伴有腰椎损伤。

如患者血流动力学稳定且能够应答,则可进行更详细的检查。如前所述的处理昏迷患者那样,对脊柱全长进行视诊和触诊。询问患者所有的疼痛部位,并活动其上下肢,以便对脊髓损伤的总体情况进行定位。如果可能,还要询问患者损伤的机制,有何短暂的神经症状与体征,以及曾经有过何种神经症状体征。根据神经节段检查上肢(图 25-9)和下肢(图 25-10)的运动功能。运动功能检查包括直肠指诊,以及检查肛门括约肌自主性或反射性(球海绵体肌)收缩。

感觉检查的内容包括一体感觉和痛温觉神经的

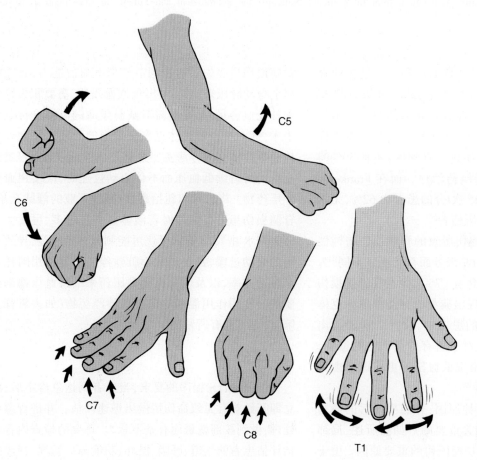

图 25-9　上肢检查至少应包括以下各神经根各自支配的特定的肌群。C5:屈肘,C6:伸腕,C7:伸指,C8:屈指,T1:手指外展。肌力(0~5 级)应登记在时间导向图表上。

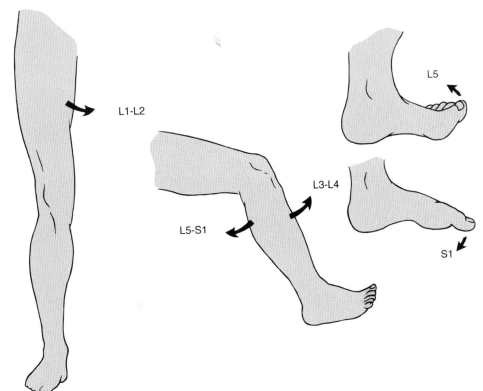

图 25-10 下肢检查至少需包括以下各神经根各自支配的特定的肌群。L1~L2 髋外展;L3-L4 伸膝;L5~S1 屈膝;L5 跗背伸;S1跗趾屈曲。

皮节分布情况,如前所述(图 25-11)。对针尖的尖锐或迟钝感受反映的为痛觉传导通路(脊髓丘脑侧束),对肛周也应测试该感觉。肛门及会阴区存在针刺感觉可能是不完全损伤的唯一证据。检查本体感觉(脊髓后柱)比较容易,检查者只需触动患者足趾,令其回答足趾逐步形成是朝上、朝下还是中立位。温度觉(脊髓丘脑侧束)的检查在嘈杂的急诊室内比较难以完成,往往需迟些时候才能实施。对感觉障碍区应在病程志或脊髓损伤流动记录单上准确地记录,并注明日期和时间。此外,建议在患者皮肤上用笔标出感觉障碍的平面,也写上日期。当存在多名检查者时,在患者皮肤标注感觉平面的做法可以免去很多麻烦。

图 25-12 示上下肢牵张反射的部位及其来源的神经根。如果存在脊髓休克,所有反射将消失达 24 小时,以后才能出现反射亢进、肌肉痉挛及阵挛。若脊柱损伤患者在脊髓操作同时还合并有头外伤,那么辨别是颅脑的上运动神经元损伤还是脊髓的下运动神经元损伤是很重要的。如患者存在肢体牵张反射,而肢体无自主活动或对刺激无反应,则提示为上运动神经元损伤。同样情况下这些反射消失,则提示为脊髓的下运动神经元损伤。

以尖锐物体稍用力划足底可引出下肢的跗反射,观察的是足趾运动的方向。正常的跗反射为足趾跗屈。跗反射异常(Babinski 征)表现为第一足趾背伸而其他足趾展开,提示上运动神经元损伤。同样,用手指沿胫骨嵴用力向下推,也能出现反常的第一足趾背伸和其余足趾展开(Oppenheim 征),可作为上运动神经元损伤的依据。

其他重要的反射还包括提睾反射、肛反射及球海绵体反射。提睾反射(T12~L1)的做法是用锐物轻划大腿内侧近端,观察阴囊的反应。正常者表现为提睾肌收缩,阴囊有向上收缩运动,异常者阴囊无活动。肛门反射(S2,S3,S4)检查方法为,轻划肛门括约肌周围的皮肤,可引起肛门括约肌正常收缩;若肛门括约肌没有收缩即为异常。球海绵体反射(S3,S4)(见图 25-3)检查方法为挤压阴茎头部(男性)或按压阴蒂(女性),同时戴手套的另一手指感觉肛门括约肌是否有收缩。该试验还可有更简单的方法,即轻拉弗雷导尿管的气囊以刺激膀胱壁,同时感觉肛门的收缩。对带尿管的女性行球海绵体反射检查时可能会出现误导;当牵拉弗雷尿管时,气囊向外压膀胱壁,被处于肛门处的手指感知,可能误以为是肛门括约肌的收缩。

很多时候,只有等患者血流动力学指标稳定下来后才能更详细地询问病史,并分析总体神经功能状态。除了常规的系统检查外,还要特别询问患者既往有无脊柱损伤或神经功能障碍,及具体的受伤机制。

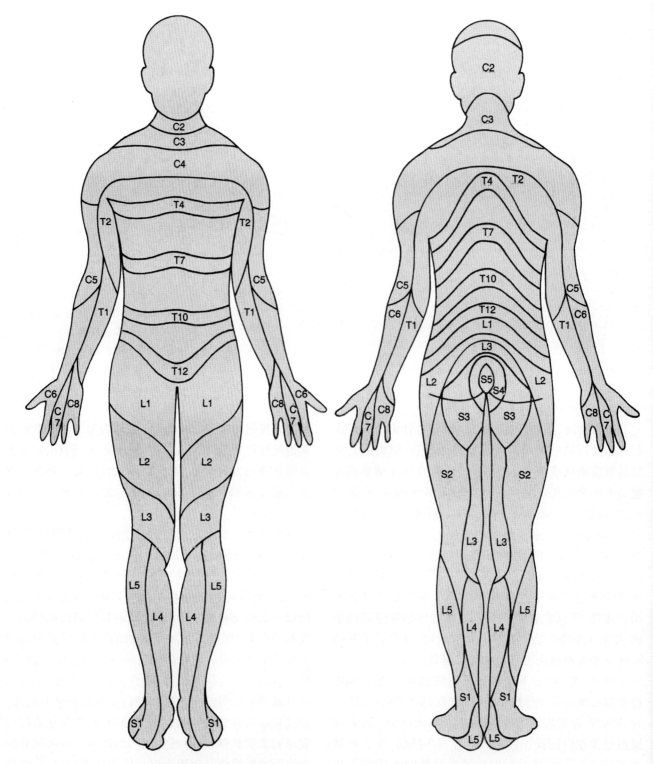

图 25-11 感觉皮节分布图。注意 C4 包括 T2 以上的上胸部。

如果患者不能回答,应亲自或电话询问患者家属。

　　进行物理检查时,早期行颈椎侧位 X 线拍片是很容易做到的。首先即应该检查该项,并确认从枕部到 T1 上终板范围能显示清楚。如果侧位像表现正常,再投照颈椎其他角度。如何读片在第 26 章内另行讨论。除非颈椎和胸腰椎经过拍片都排除了可能损伤,否则始终不能放松警惕。对多发伤患者进行评估时,必须清楚胸腰椎骨折与其他高能量内脏损伤(如主动脉和

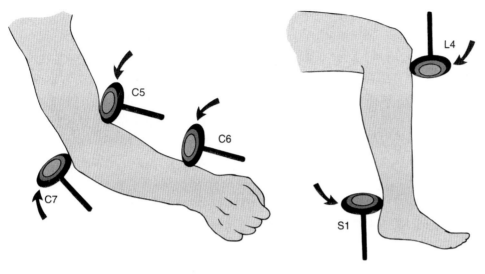

图 25-12　牵张反射和来源的神经根。

空腔脏器损伤)的关系。此类患者由于胸腰椎损伤从临床角度无法明辨,必须常规行胸椎和腰椎的正侧位拍片。另外还应知道,多发伤患者有 10%存在跳跃性骨折[61]。比如,当任何胸腰椎爆裂骨折患者在物理检查中不能充分配合或不能准确描述疼痛时,就需要对其行颈、胸、腰椎的全套 X 线片检查。

四、特殊检查

早期行颈椎侧位 X 线拍片后,应继续投照其他角度。多项研究显示,包括侧位、正位和齿状突开口位在内的一组平片,对于诊断颈椎损伤从技术上讲已经足够,敏感度接近 100%[29]。创伤情况下,由于寰枢关节和颈胸交界处难以显示,因而可能需做进一步检查。对 C7~T1 节段行 CT 平扫可排除明显的颈胸段损伤;但多数研究认为该方法的准确度并不高。另外,C1~C2 节段在平片上表现可疑时需要行 CT 检查[94]。若患者清醒并且能够交流,可根据体格检查情况决定如何进一步行影像学检查。已有诸多文献指出脊柱骨折可为多发性[61]。因而如果患者已诊断出有颈椎骨折,特别是合并有脊髓损伤,则仍需行全套胸腰椎 X 线检查。

磁共振成像(MRI)在脊柱损伤的评估中已起到越来越大的作用。如果患者临床上具有脊髓损伤表现,而在其他影像学检查中未见骨质或韧带损伤,就可以用 MRI 来辨认软组织(韧带或椎间盘)的损伤情况,同样也可以观察受损的脊髓。研究显示,MRI 所见对于脊髓拐伤的严重程度和脊髓功能恢复具有一定的预见意义[55,83]。对于儿童无影像学异常的脊髓损伤(SCIWORA)以往仅从症状上进行过描述[8,56],而近年来 MRI 的应用对于准确定义该损伤起了很大的作用[48]。对于颈椎脱位

的患者,MRI 对于分析椎间盘损伤也具有重要作用[35,91](详见下文讨论以及附带描述部分[66])。

对颈椎损伤患者行颅骨牵引,只要应用一组牵引滑轮,就可使其不论在普通病床、轮床还是翻身床上都可以做到安全搬动。翻身床一般会用于颈椎脱位复位失败者及神经损伤进行性加重者,尤其那些合并腰椎损伤患者[102]。当患者躺在放射科诊台上时,放松牵引绳和滑轮,此时可不必牵引。牵引装置的铁部件会干扰 MRI 磁场,这就带来一个问题,但解决办法还是有的。有人设计了一套牵引装置,将水牵引袋用尼龙绳拴在 halo 环上,用不含铁的锌质滑轮与铝质绳弓相连[76]。高位颈椎损伤需辅助呼吸的患者行 MRI 检查时,只能使用手动的或不含铁质部件的辅助装置[80]。胸腰椎损伤的患者处理起来就容易一些,在行普通 X 线及 RI 检查时可使用塑料结构的射板。还有一种试验性的射板式牵引装置,可使颈脊髓损伤患者搬动时不至于因为没有带牵引而发生危险。

五、治疗

当脊柱损伤患者复苏满意后,主要的治疗任务是防止已受损的脊髓进一步损伤,并保护正常的脊髓组织。要做到这一点,恢复脊柱序列和稳定脊柱是关键的环节。对多发性损伤患者,应首先处理其他危及生命的情况,而把与脊柱有关的耗费时间的治疗放在其后。在治疗方法上,药物治疗恐怕是对降低脊髓损害程度最为快捷的。

(一)药物治疗

在过去的 20 年,药物治疗已经越来越多地被用于改善脊髓损伤患者的结果。对糖皮质激素作用的研

究始于 20 世纪 60 年代中期。在动物实验中,脊髓损伤后静脉应用大剂量甲泼尼龙(MPS)可降低创伤后脂质过氧化和局部缺血的程度,预防神经元崩解,从而促进神经功能的恢复[52]。第一期国家急性脊髓损伤研究计划(NASCIS Ⅰ)曾尝试制定一份 MPS 的最佳使用剂量方案, 分别比较每天滴注 100mg 共 10 天和每天 1000mg 共 10 天的两组患者的预后,但因没有发现明显差异而未能成功。实际上,大剂量用药会增加出现并发症的风险[16]。

第二期多中心的随机实验用 MPS、纳洛酮和安慰剂进行了比较。于 1990 年完成的 NASCIS Ⅱ 研究结果显示,不论完全性脊髓损伤还是不完全性损伤,损伤后 8 小时以内应用 MPS 治疗过的患者在 1 年后都获得了部分神经功能的恢复[18,19]。而用纳洛酮治疗效果并不比对照组更好。与安慰剂对照组相比,在损伤 8 小时以后应用 MPS 的患者功能恢复较差。在使用皮质激素患者组中有并发症增多的趋势,其中伤口感染的发生率成倍增高(7.1%);但经统计学分析,该差异无显著性。由于研究中所使用的损伤分级系统并不能反应患者神经功能的真实水平,因而有人对该治疗改善的显著意义怀有疑问[34]。尽管如此,该研究结果还是使应用 MPS 的急性期治疗成为了脊髓损伤的标准治疗方案。 NASCIS Ⅱ 期试验制定出了 MPS 的用量方案,即先按 30mg/kg 静脉快速滴注, 再按 5.4mg/(kg·hr)持续滴注,并持续 23 小时。

第三期多中心随机试验 NASCIS Ⅲ 现已完成[20]。在该研究中, 第一种治疗方案为标准的 MPS 冲击量结合 23 小时持续滴注;第二种方案将持续滴注再延长 24 小时。第三种方案为先用 MPS 冲击量,再以 10mg/(kg·d)剂量替拉扎特甲磺酸酯(敏使朗)滴注 48 小时。替拉扎特甲磺酸酯是一种 21-氨基类固醇复合物, 与 MPS 结构类似,只是缺少糖皮质激素受体结合所需的羟基功能。理论上讲,该药物不具备糖皮质激素活性,但却是脂质过氧化的有效抑制剂,因而可显著降低因长时间大量使用 MPS 所致的全身不良反应[15]。研究显示,只有在伤后 8 小时以内使用大剂量激素才是有效的。如果在伤后 1~3 小时以内使用所推荐的冲击量,此后需持续滴注 24 小时。而如果在伤后 3~8 小时内用冲击量,则应继续滴注至 48 小时,而不是 24 小时。此要求虽然可能有增加并发症的风险,但同时对神经功能预后更好。综合分析 NASCIS Ⅱ 和Ⅲ的研究结论,从统计学角度尚不能证明这些方法是完全有效的。而其他能够有效防治继发性损伤的药物还没有找到。文献中

对上述研究结果引发了热烈的讨论[82,101]。

另外,有一系列研究评估 MPS 治疗患者与非 MPS 治疗患者的并发症的差异,结果显示,呼吸系统感染、总的感染和高血糖的发生显著增多, 且差异有统计学意义[112a]。这些研究并未发现两组患者的神经结果有统计学差异,故 MPS 的作用受到质疑[112a]。虽然这样,由于医疗法律的缘故,MPS 在美国仍然继续应用。最近,加拿大的一项研究对 MPS 使用条例重新进行了评估。一项对矫形外科和神经外科医师的调查显示, 对于脊髓损伤的患者,76%的医师不再描述 MPS,而 5 年前却有 76%的医师使用 MPS。在另外使用 MPS 的 24%的医师中,1/3 是害怕被起诉[57a]。在患者脊髓损伤前和损伤后,使用 MRI 评估脊髓水肿结果无统计学差异[69a]。最近的动物模型实验表明,MPS 在小鼠中具有保护少突神经胶质细胞的作用,但对中性粒细胞却没有任何作用[66a]。

神经节苷脂是存在于中枢神经系统细胞膜内的一类高浓度的复合酸性糖脂。有实验证据表明,此类复合物在离体实验中可促进神经元的再生和出芽,而在体内可使损伤后的神经功能得到恢复[45]。在一项前瞻性随机试验中,以安慰剂作为对照,将 GM1 神经节苷指用于脊髓损伤患者,结果显示,与安慰剂对照组相比,GM1 增强了肌力的恢复[45]。然而,仅有 16 例患者是每天接受 GM1 治疗, 持续了 18~32 天,且首次用药是在伤后 72 小时以内。所有病例均接受了早期激素治疗,用量远小于标准剂量。实验结果分析显示,肌力评分在 Frankel 分级和 ASIA 分级系统上都有所提高,主要原因是由于原先瘫痪的肌肉出现了肌力恢复,而不在于原先力量弱的肌肉出现的力量增强。作者认为,GM1 有助于恢复和提高外周白质中运动信号反馈的生成作用。目前有实验正在尝试将 GM1 和 MPS 相结合进行治疗,将运用大剂量 MPS 冲击疗法获得的早期抗氧化作用与 GM1 获得的晚期神经元恢复作用相结合,可能得到比二者简单相加更大的功效[44]。

如何阻断阿片受体一直是脊髓损伤药物治疗中引人关注的研究课题。理论上讲,内源性阿片的释放可引起全身低血压和脊髓血供的减少。纳洛酮和促甲状腺激素释放激素(TRH)在运动实验中已被进行了广泛的研究,并在促进神经功能恢复方面取得了不同程度的成功[24,54,78,106]。但在 NASCIS 的研究结论中,由于纳洛酮并未表现得优于对照组,因而不建议将其用于人体。目前进行的临床试验正在寻找一种更为稳定的 TRH 替代物(半衰期更长)。

还有其他一些实验室研究认为有发展前景的药

物,尚未得到临床试验的肯定。维生素 E 已被证明具有抗氧化作用,但由于需要在损伤前给药,从而使其应用受到了限制[6]。钙通道阻滞剂已被尝试用于减少继发性损伤反应中钙调节单位的数量,但已有的报道反响不一,临床上也存在诸多争议[100]。还有研究显示,内皮受体拮抗剂可预防和延缓大鼠脊髓损伤后轴突的变性。在颅脑损伤中常用的渗透性利尿剂(甘露醇、低分子右旋糖酐),对于脊髓损伤而言还无法证明其临床有效性[59,87]。表 25-3 概述了目前人类脊髓损伤治疗中研究最多的几种药物。目前,已有大量的其他试剂用于实验,没有一种药理剂有明确的调节二次损伤的作用[53a]。然而,许多新的方法正在用于研究,包括钙通道拮抗剂利鲁唑,四环素的衍生物米诺环素,聚乙烯醇共聚物融合剂,Rho 旁路拮抗剂,Cethrin(Biaone Therapeutic Inc.)和促红细胞生长素[8a,8b,64a]。

(二)物理治疗

按照 NASCIS 标准的大剂量激素方案给药后,即需对脊柱(以及脊髓)的整体序列进行评估分析。应注意到所有可导致神经结构严重受压的脊柱序列紊乱或脱位。虽然治疗脊髓损伤并不能改变原始创伤,但实验证明即刻固定可对脊髓起到保护作用[33]。另有实验证明,持续性压迫可造成损害作用的累积,导致受损的脊髓出现缺血和电生理改变[4]。极度不稳定状态可能使已经严重受损的脊髓在最轻微的活动下出现反复损伤。检查患者背部时可能会发现后凸畸形处有中断,此时即需紧急复位。如果业已诊断为完全性脊髓损伤(如球海绵体反射不完整),对复位的要求便不必过于紧急。但颈椎是例外,紧急复位能够提高"幸存神经根"恢复的概率。对于不完全性损伤者,应当尽可能快地进行复位和固定,以减少持续性脊髓损伤。在

颈椎,上述处理通常包括应用颅骨牵引。对胸、腰椎牵引不容易成功,因而若通过复位未能恢复解剖序列,需行急症手术复位治疗。

Eismont 及其同事[35]报告了一组颈椎脱位患者,在牵引和复位之后出现了脊髓功能恶化,从而提出牵引前的 MRI 检查作用,这在此后其他作者的研究中[74,93]成为争论的焦点。由于小关节脱位时发生椎间盘突出的概率较大[91],因此这些作者建议在准备对颈椎行闭合复位之前先行 MRI 检查。但很多大型研究驳诉了上述观点,他们对清醒、合作的患者行闭合牵引复位后并未出现神经功能变差[25,65,105]。尽管如此,对于不完全性脊髓损伤患者的复位而言,能方便实施是最重要的。如果 MRI 能够很快进行,不会令不稳定损伤患者在搬运过程中有很大风险,牵引前检查就是合理的。在很多治疗中心,这样的检查很难在几小时内完成。若患者不能配合,或闭合复位失败,或由于各种原因需要在麻醉下进行复位,则不得不需要 MRI 检查。如果 MRI 证实有椎间盘突出,应先行前路椎间盘切除加融合,然后再考虑其他手术。如果是准备行腰椎骨折脱位的切开复位,则需要 MRI 检查并据此制定手术计划。

充分复位和固定后,在病情相对平稳时,行进一步检查以完善诊断,如 CT(或 MRI,如果此前没有做的话)。尽快行神经系统查体,尤其是在患者接受完诊断性检查回来后,查体最好由同一名医生实施,并在病历上记录。如病历上表现为神经功能障碍进行性加重,则具有急诊手术减压的指征。对于脊髓损伤情况稳定或正在逐渐好转的患者,如果需要行稳定性手术,在手术时机的选择上目前尚存争议。有研究认为,对于多发性损伤病例早期恢复其稳定性,不论是通过 Halo 架固定还是手术治疗,都可改善其整体预后,并缩短住院时间[37]。

图 25-13 总结了适用于脊柱损伤患者处理的流程图。虽然这一流程图可能将确定治疗方案所经历的复杂过程过于简单化,但坚持这个处理原则,可在处理这些复杂的、往往为多发性损伤的患者时形成一个基本的工作思路。

对于单发性损伤以及那些复杂多发性损伤患者,都需要一种简单而可靠的方法对颈椎或胸腰椎进行固定,这是为了安全实施所有检查所必需的。早期颈椎固定最有效的方法,是在颈部两侧放置沙袋,将患者前额用绷带固定在躺板上,同时使用费城围领(可限制伸展)[86]。对于颈椎,软围领、急救围领、硬围领

表 25-3　脊髓损伤的药物	
药物	**作用机制**
甲泼尼龙(MPS)	降低脂质过氧化使膜稳定,预防炎性级联反应的发生
21-氨基类固醇	与甲泼尼龙相同,缺少糖皮质激素活性
GM₁ 神经节苷脂	增加神经元再生
纳洛酮	阻止内源性阿片类物质造成局部和系统性低血压和脊髓缺血
促甲状腺素释放激素	与纳洛酮相同

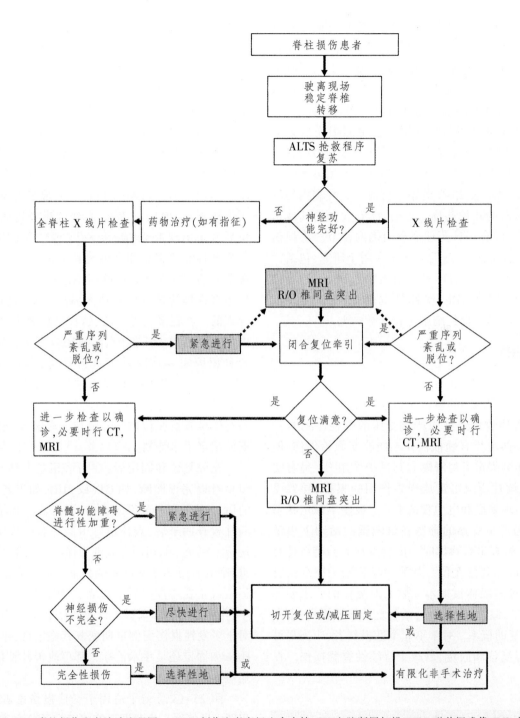

图 25–13 脊柱损伤患者诊治流程图。ATLS,创伤患者高级生命支持;CT,电脑断层扫描;MRI,磁共振成像;R/O,排除。

或费城围领恐怕单独任何一种对固定而言都是不充分的[60,86]。柱式颈椎外固定架(如四柱式固定架)或颈胸支架(SOMI 架)在急救环境中是不实用的。标准的长脊柱躺板对胸腰椎脊柱能充分起到固定和帮助翻身的作用[77]。只有当摄片显示为正常时才能去除这些装置。

当颈椎存在不稳定或序列紊乱时,除了更稳定的

固定外,尚须轴向牵引以获得复位。关于颅骨牵引的特殊适应证将在第 27~29 章内讨论。颅骨牵引的概念是由 Crutehfield 于 1933 年提出的[26],但 Crutehfield 颅骨牵引已被 Gardner-Wells[40]和 Halo 固定装置所替代。Gardner-Wells 颅骨牵引简单有效,可在复位时提供轴向牵引,但在患者不配合时无法充分限制其自主的扭转和屈伸活动。在安装 Gardner-Wells 牵引时,仅需最

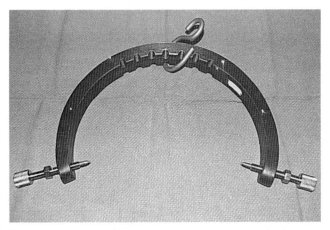

图 25-14 涂有石墨的 Gardner-Wells 颅骨牵引钳，可做 MR 检查。

简单的备皮，且不需要助手。Halo 头环可为复位提供轴向牵引，结合固定背心后可达到非常稳定的固定，但在伤员很多的忙乱环境中，安装 halo 环需要有助手，且比使用 Gardner-Wells 牵引操作时间长。

1.Gardner-Wells 牵引

只有当以后准备行 halo 架或支具固定时，才会在颈椎损伤的早期固定时使用 halo 头环。如果准备短时间牵引后行手术固定，或不打算行 halo 外固定，则更

宜使用 Gardner-Well 牵引。Gardner-Wells 牵引只需一个人即可方便地完成，且无需在前额牵引钉。

Gardner-Wells 颅骨牵引（图 25-14）使用起来快速简单，不需要助手。牵引架上一般都会附有使用说明（图 25-15）。固定钉的位置应在颞嵴以下，耳郭上方 2cm 处，并处于颞肌上方（图 25-16）。备皮后，局部消毒，然后对皮肤行局部麻醉浸润。必须将螺钉对称地旋紧。在金属压力栓突起 1mm 时牵引是安全的（图 25-17）。尸体研究表明，压力指示栓突起 1mm 时，形成的抗拔出力可达（137±34）磅[64]。即便压力指示栓只突起 0.25mm，也可对抗高达 60 磅的拔出力[64]。建议在牵引后第二天将螺钉再旋紧 1mm，而以后便不必再紧了。

牵引最初可以用 10 磅重量，此后可增加 5~10 磅。复位时应使患者清醒，必要时静脉应用咪达唑仑（镇静剂）。应行 G 形臂透视或动态 X 线检查，同时对神经体征进行动态观察，以免造成损伤。如果患者出现新的神经症状或体征，或椎间隙加大达 1cm，即应停止闭合复位，并进一步拍片检查。

有报道称，Gardne-Wells 颅骨牵引经反复使用后可出现牵引钉和弹簧的磨损。因此应仔细检查螺钉和牵引弓，必要时进行更换，或者将压力栓的指示标调低，以免发生螺钉拔出[67]。Blumberg 及其同事[11]报道

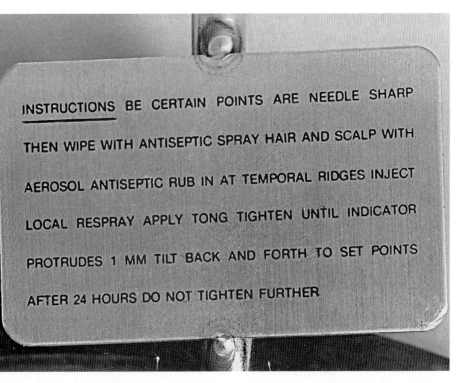

须知：确定锋利针尖进入点，然后用抗菌素喷雾剂擦拭头发和颞缘的头皮，局部再喷抗菌素，使颅骨钳收紧直到显示器显示针尖突进皮质 1mm，向后前倾斜到应安放的位置，其后 24 小时不再收紧。

图 25-15 Gardner-Wells 颅骨牵引弓的使用说明。

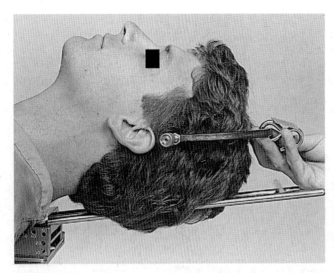

图 25-16 Gardner-Wells 颅骨牵引弓放置的正确位置是外耳道上方 1~2cm，在颞骨嵴的下方。

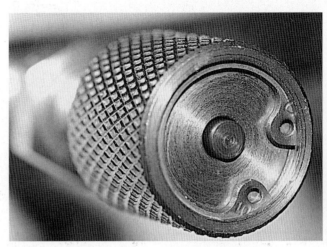

图 25-17 Gardner-Wells 颅骨牵引弓的压力指针应伸出 1mm。

称，兼容 MRI 的钛合金 Gardner-Wells 颅骨牵引弓比不锈钢牵引弓容易发生塑性形变和滑脱。他们严重反对使用兼容 MRI 的牵引弓来进行复位，尤其牵引重量需超过 50 磅时。如必须行 MRI 检查，可在复位后更换牵引，使用较轻的重量。需要行 MRI 检查时，另一种选择也可以用兼容 MRI 的 Halo 头环。

2.Halo vest 头环背心的使用

对那些预计其后续治疗需在 Halo 牵引下操作者，或对不准备行 Gardner-Wells 颅骨牵引的患者，头环的安装可在急诊室进行。将患者搬到病床上时，可提前将头环背心放置在其身体下方，以便牵引复位后头环与背心能方便地连接。半圈开口式头环比以往的整圈式头环操作起来更方便，不必再将患者头部从担架抬到头架上。头环尺寸根据头的周径来准确选择。安装时先将头环套在头部，依环上的钉孔确定后外侧两个进钉点位置，剃除该处毛发。可以利用 3 枚塑料削子使头环暂时维持原位。然后备皮消毒，通过环上钉孔做局麻浸润。

如将替换螺钉打得过高而位于颅骨凸面上，尤其在施加牵引时，可能会造成头环的滑脱。根据颅骨解剖[41]和眶上神经的解剖特点，前方螺钉的置入最好位于前额中外 1/3、眉弓上方（图 25-18）。有报道指出，即便没有按照颅骨解剖的要求，而是基于美观的考虑将前方螺钉打得偏外，进入侧方发迹线，也能获得满意的临床效果[46]。本书的一位作者（Benson）也使用过这样的偏外置钉方法，临床效果同样良好。如果用这种

偏外置钉方法，一定需谨慎触摸，防止穿透两侧的颞肌和颞动脉。后方螺钉安装在头环后外侧的位置，须小心不要使头环接触皮肤，否则可能造成压疮。

首先用手将各螺钉拧紧。在拧紧螺钉时，应令患者两眼闭紧，以免因皮肤受牵拉而造成患者闭目困难。当用手拧紧后，仔细检查头环角度保持对称。然后将螺钉按照对角线方式相对地依次拧紧（即右前连同左后，左前连同右后），力矩从 2 英寸·磅到 4 英寸·磅，对成人最终达到 8 英寸·磅，对 5 岁以下儿童达到 4~6 英寸·磅。24 小时内（以及此后）当螺钉有松动且旋紧时有力，可再次紧固。若螺钉松动而旋紧无力，则必更换颅骨固定位置。随后可连接牵引架进行牵引。使用固定背心时，背心尺寸须与剑突水平的胸径相等。常规使用的为可行 MRI 检查的头环背心，如图 25-19 所示。

Fleming 及其同事[38]设计了一种带压力计的头环背心固定装置，可测量头钉的压力。测量显示，在通常的 3 个月头环背心固定期内，螺钉压力下降了大约 83%。所有患者均出现了因头钉压力下降带来的一些症状，意味着存在一定松动。骨质承受的高应力可造成骨质吸收，这可能是松动的原因之一。这是一种潜在的并发症，提醒我们在对 halo 固定患者的治疗中保持警惕是很必要的。在一些细节上多加留意是很重要的，如钉孔的护理，以及在治疗期间警惕松动症状或其他并发症。

关于使用头环背心方面并发症的报道[42,46]反映了其并发症还是较多的，包括：螺钉松动（36%），钉孔

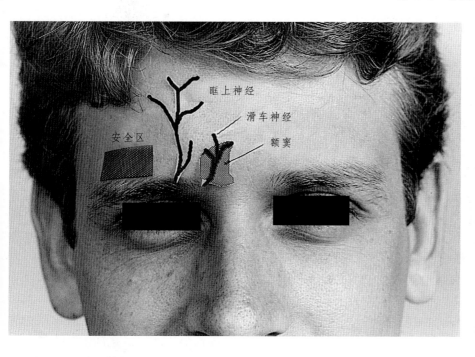

图 25-18　前方的螺钉应放置于眉毛上方中外 1/3 处，以避开眶上神经。

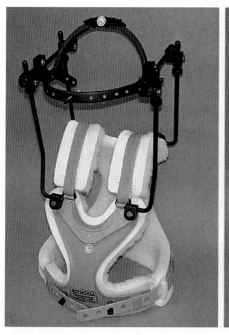 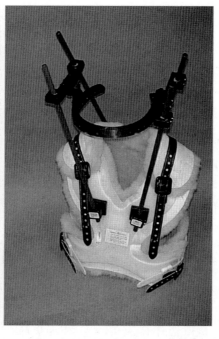

图 25-19　可行 MRI 检查的 Halo vests（头环背心）。

感染（20%），支具背心下压疮（11%），神经损伤（2%），穿破硬脑膜（1%），瘢痕致容貌损毁（9%），以及严重的螺钉不适感（18%）。甚至还有颅骨骨髓炎和硬膜下脓肿的报道。有报道称在成人，初始力矩为 8 英寸·磅者比 6 英寸·磅者螺钉松动和感染的发生率要低[14]。但一项前瞻性随机研究显示，6 或 8 英寸·磅的力矩对于发生螺钉松动而言并没有明显差异[92]。

对儿童使用头环背心需要格外谨慎[43,63,81]，因为此人群中并发症发生率很高[9]。颅盖的形成随着年龄增长分为三个重要阶段：①1~2 岁，完成颅缝接合；②2~5 岁，头颅径线的快速增长期；③5~12 岁，达到颅骨生长停止[43]。总体而言，12 岁及以下的儿童其颅盖较成人薄，且缺少中央松植骨层。CT 研究表明，与标准成人的前外侧和后外侧进钉点相对应的是儿童的骨质最厚处，建议以此作为头环置钉部位[41,43]。对 3 岁以下小儿，建议使用多枚螺钉和低力矩技术[81]。对该年龄组，头环背心一般需要定制。可以使用 10~12 枚标准螺钉。螺钉置入压力力矩为 2 英寸·磅，环行分布于颞区与额窦区。在2岁以下小儿,因颅骨缝接不完全而存在囟门开放,头环背心的安装更为复杂[81]。

第三节 特殊考虑

一、儿科患者

目前认为,8~10岁时的脊柱即可具有与成人脊柱相同的生物力学特性[8,56,57]。在此年龄之前,脊柱损伤是不常见的,且往往会累及软组织,因而在急诊室无法从平片上发现。在10岁以下儿童,损伤最常发生于枕骨至C3范围[57,110]。这些损伤可造成各种类型的神经受累,包括颅神经损伤以及椎基底血管征,如呕吐和眩晕。SCIWORA在10岁以下儿童最为常见。行颈椎屈曲、伸展和牵引位投照及MRI扫描可有助于判断损伤位置,但必须加以格外的保护,以免进一步损伤。在10岁以后,除了腰椎的屈曲牵张型损伤外,其他损伤类型基本和成人相当。当发生安全带型损伤时,儿童患者可表现为腰椎骨折合并近端胸段水平的截瘫。

对儿童患者进行早期固定时,须了解一种叫做仰卧后凸前滑移(SKAT)的现象[56]。由于正常情况下小儿的头部与躯干比例特殊,头较大而躯干较小,因而当平卧于躺板上时,头部受力后凸而导致向前移位[56]。在儿童正常发育过程中,头径尺寸以对数级数增长,于18个月龄时达到成人的50%,而胸径以算术级数增长,于8岁时才能达到成人的50%。避免该问题的方法,可用折叠的床垫在脊柱板上将小儿胸部抬高,使肩部与耳平齐,或使用儿童型背板,板上有凹空部分可适应小儿凸起的枕部。

二、老年患者

习惯上认为脊柱创伤和脊髓损伤往往发生于年轻患者,但所有脊髓损伤中有20%发生于65岁以上的老年患者[17]。有些特殊的损伤特点和损伤类型是老年患者所特有的。例如,老年脊髓损伤者多见于女性。与年轻人脊柱损伤所不同,前者常与高能量创伤有关,而单纯摔倒是65岁以上患者最常见的损伤机制[71,95,104]。颈椎损伤在老年脊柱创伤中占绝大多数,可达80%甚至更多。C1~C2联合损伤在老年患者中相当常见,在全部脊柱损伤中占很高的比例,其中齿状突骨折是这些患者脊柱损伤中最常见的一类损伤[96,104]。

老年患者多表现为不完全性脊髓损伤[95,104]。因该人群中脊柱关节病很多见,因而易于发生中央型脊髓损伤综合征。最重要的是,有报道称,65岁以上患者首次住院期间的总体死亡率比40岁以下患者高60倍[104]。致死原因主要与治疗有关(固定、卧床),而不是损伤本身。

对该患者群的治疗上尚有很多问题难以解决。总体上的首要任务应是使患者能早期活动,避免肺部及其他系统并发症。尽管以往报道认为老年人对Halo架固定的耐受能力差[84],但这些患者往往更不适合作为手术的对象。对出现颈痛的老年患者,即使仅受了很微的创伤,分析时也应保持高度的警惕。

三、多发伤患者

对于多发伤合并脊柱创伤的患者,有许多问题需要注意。对脊柱损伤的诊断延误是可能影响创伤患者治疗的一个大问题。脊柱创伤延误诊断的发生率,在颈椎为23%~33%[12,88],胸腰椎约为5%。在所有延误诊断的一组病例中,有高达22%的患者发生于到达三级治疗中心之后[88]。主要原因为警惕性不高,典型表现为:①未行X线检查;②平片上漏诊了骨折,或许不常见;③患者未引起医生足够的重视。与那些早期评估即确诊脊柱损伤的患者相比,诊断延误者继发性神经损伤的发生率为10%,而前者仅为1.5%[88],但尚未发现在确诊后神经损伤仍继续进展者。其他与延误诊断有关的因素还包括醉酒、多发伤、意识差,以及跳跃性脊柱骨折。充分认识特殊损伤类型与脊柱损伤之间的关系,有助于降低对脊柱损伤严重漏诊的概率。严重头外伤患者,表现为意识下降或合并头皮撕裂伤者,很有可能会有颈椎损伤,而这从临床角度是很难诊断的[12,58]。跳跃性脊柱骨折的发生率在所有脊柱骨折中约占4%~5%[10,61,62],而在上颈段发生率更高[68]。因此,诊断脊柱骨折的过程本身就要求不断进行深入检查,以排除跳跃性骨折等其他问题。

相反,存在脊柱骨折时应高度警惕有严重而隐匿性内脏损伤的可能性。胸椎骨折导致截瘫时,很可能合并有多发肋骨骨折和肺挫伤。该水平的平移剪力损伤与大动脉损伤密切相关[69]。脊柱损伤患者中内脏损伤的诊断延误率可高达50%[90]。人们现已充分认识到了使用搭扣式安全带与胸腰椎Chance型屈曲牵张骨折之间的关系[7]。将近2/3的安全带引起的屈曲牵张骨折患者会合并有空腔脏器的损伤。总之,有50%~60%的脊柱损伤患者可合并脊柱以外的损伤,从简单的肢体闭合性骨折,直到危及生命的胸腹部损伤[10,62]。

（郭琰 李世民 译　李世民 李鑫鑫 校）

参考文献

1. Advanced Trauma Life Support Student Manual. Chicago, American College of Surgeons, 1989.

2. Albuquerque, F.; Wolf, A.; Dunham, C.M.; et al. Frequency of intraabdominal injury in cases of blunt trauma to the cervical spinal cord. J Spinal Disord 5:476–480, 1992.

3. Allen, A.R. Remarks on the histopathological changes in the spinal cord due to impact: An experimental study. J Nerv Ment Dis 41:141–147, 1914.

4. American Academy for Orthopedic Surgeons. Emergency Care and Transportation of the Sick and Injured, 4th ed. Menasha, WI, George Banta, 1987.

5. American Spinal Injury Association. Standards for Neurological Classification of Spinal Injury. Chicago, American Spinal Injury Association, 1990.

6. Anderson, D.K.; Waters, T.R.; Means, E.D. Pretreatment with alpha tocopherol enhances neurologic recovery after experimental spinal cord injury. J Neurotrauma 5:61–67, 1988.

7. Anderson, P.A.; Rivara, F.P.; Maier, R.V.; et al. The epidemiology of seatbelt-associated injuries. J Trauma 31:60–67, 1991.

8. Apple, J.S.; Kirks, D.R.; Merten, D.F.; et al. Cervical spine fracture and dislocations in children. Pediatr Radiol 17:45–49, 1987.

8a. Baptiste, D.C.; Fehlings, M.G. Emerging drugs for spinal cord injury. Expert Opin Emerg Drugs 13:63–80, 2008.

8b. Baptiste, D.C.; Fehlings, M.G. Pharmacological approaches to repair the injured spinal cord. J Neurotrauma 23:318–334, 2006.

9. Baum, J.A.; Hanley, E.N.; Pullekines, I. Comparison of halo complications in adults and children. Spine 14:251–252, 1989.

10. Benson, D.R.; Keenen, T.L.; Antony, J. Unsuspected associated findings in spinal fractures. J Orthop Trauma 3:160, 1989.

11. Blumberg, K.D.; Catalano, J.B.; Cotler, J.M.; et al. The pullout strength of titanium alloy MRI-compatible and stainless steel MRI-incompatible Gardner-Wells tongs. Spine 18:1895–1896, 1993.

12. Bohlman, H.H. Acute fractures and dislocations of the cervical spine. J Bone Joint Surg [Am] 61:1119–1142, 1979.

13. Bosch, A.; Stauffer, E.S.; Nickel, V.L. Incomplete traumatic quadriplegia: A ten year review. JAMA 216:473–478, 1971.

14. Botte, M.J.; Byrne, T.P.; Garfin, S.R. Application of the halo device for immobilization of the cervical spine utilizing an increased torque pressure. J Bone Joint Surg [Am] 69:750–752, 1987.

15. Bracken, M.B. Pharmacological treatment of acute spinal cord injury: Current status and future projects. J Emerg Med 11:43–48, 1993.

16. Bracken, M.B.; Collins, W.F.; Freeman, D.; et al. Efficacy of methylprednisolone in acute spinal cord injury. JAMA 251:45–52, 1984.

17. Bracken, M.B.; Freeman, D.H.; Hellenbrand, L. The incidence of acute traumatic spinal cord injury in the U.S., 1970–1977. Am J Epidemiol 113:615–622, 1980.

18. Bracken, M.B.; Shepard, M.J.; Collins, W.F.; et al. A randomized controlled trial of methylprednisolone or naloxone in the treatment of acute spinal cord injury: The results of the National Acute Spinal Cord Injury Study. N Engl J Med 322:1405–1411, 1990.

19. Bracken, M.B.; Shepard, M.J.; Collins, W.F.; et al. Methylprednisolone or naloxone treatment after acute spinal cord injury: 1 year follow-up data. Results of the second National Acute Spinal Cord Injury Study. J Neurosurg 76:23–31, 1992.

20. Bracken, M.B.; Shepard, M.J.; Holford, T.R.; et al. Administration of methylprednisolone for 24 and 48 hours or tirilazad mesylate for 48 hours in the treatment of acute spinal cord injury: Results of the third National Acute Spinal Cord Injury Randomized Controlled Trial. JAMA 277:1597–1604, 1997.

21. Bregman, B.S.; Kunkel-Bagden, E.; Reier, P.J.; et al. Recovery of function after spinal cord injury: Mechanisms underlying transplant-mediated recovery of function differ after cord injury in newborn and adult rats. Exp Neurol 11:49–63, 1991.

22. Centers for Disease Control. Acute traumatic spinal cord injury surveillance—U.S.: 1987. MMWR CDC Surveill Summ 37:285–286, 1987.

23. Cheng, H.; Cao, Y.; Olson, L. Spinal cord repair in adult paraplegic rats: Partial restoration of hind limb function. Science 273:510–513, 1996.

23a. Coderre, T.J.; Katz, J.; Vaccarino, A.L.; et al. Contribution of central neuroplasticity to pathological pain: review of clinical and experimental evidence. Pain 52:259–285.

24. Committee on Trauma of the American College of Surgeons. Hospital and prehospital resources for optimal care of the injured patient. Bull Am Coll Surg 71:4–23, 1986.

25. Cotler, J.M.; Herbison, G.J.; Nasuti, J.F.; et al. Closed reduction of traumatic cervical spine dislocations using traction weights up to 140 pounds. Spine 18:386–390, 1993.

26. Crutchfield, W.G. Skeletal traction for dislocation of the cervical spine: Report of a case. South Surg 2:156–159, 1933.

27. Denis, F. The three-column spine and its significance in the classification of acute thoracolumbar spinal injuries. Spine 8:817–831, 1983.

28. Devivo, M.J.; Kartus, P.L.; Stover, S.L.; et al. Benefits of early admission to an organised spinal cord injury care system. Paraplegia 28:545–555, 1990.

29. Dilberti, T.; Lindsey, R.W. Evaluation of the cervical spine in the emergency setting: Who does not need an x-ray? Orthopedics 15:179–180, 1992.

30. Dohrmann, G.J.; Wick, K.M.; Bucy, P.C. Transitory traumatic paraplegia: Electron microscopy of early alterations in myelinated nerve fibers. J Neurosurg 36:425–429, 1972.

31. Ducker, T.B.; Kindt, G.W.; Kempe, L.G. Pathological findings in acute experimental spinal cord trauma. J Neurosurg 35:700–708, 1971.

32. Ducker, T.B.; Saleman, M.; Perot, P.L.; et al. Experimental spinal cord trauma, I: Correlation of blood flow, tissue oxygen and neurologic status in the dog. Surg Neurol 10:60–63, 1978.

33. Ducker, T.B.; Solomon, M.; Daniel, H.B. Experimental spinal cord trauma, III: Therapeutic effect of immobilization and pharmacologic agents. Surg Neurol 10:71–76, 1978.

34. Ducker, T.B.; Zeidman, S.M. Spinal cord injury: Role of steroid therapy. Spine 19:2281–2287, 1994.

35. Eismont, F.G.; Arena, M.J.; Green, B.A. Extrusion of intervertebral disc associated with traumatic subluxation or dislocation of cervical facets. J Bone Joint Surg [Am] 73:1555–1559, 1991.

36. Ergas, A. Spinal cord injury in the United States: A statistical update. Cent Nerv Sys Trauma 2:19–32, 1985.

37. Fellrath, R.F.; Hanley, E.N. Multitrauma and thoracolumbar fractures. Semin Spine Surg 7:103–108, 1995.

38. Fleming, B.C.; Krag, M.H.; Huston, D.R.; et al. Pin loosening in a halo vest orthosis: A biomechanical study. Spine 25:1325–1331, 2000.

39. Frankel, H.; Hancock, D.O.; Hyslop, G.; et al. The value of postural reduction in the initial management of closed injuries to the spine with paraplegia and tetraplegia. Paraplegia 7:179–192, 1969.

40. Gardner, W. The principle of spring-loaded points for cervical traction. J Neurosurg 39:543–544, 1973.

41. Garfin, S.R.; Botte, M.J.; Centeno, R.S.; et al. Osteology of the skull as it affects halo pin placement. Spine 10:696–698, 1985.

42. Garfin, S.R.; Botte, M.J.; Waters, R.L.; et al. Complications in the use of the halo fixation device. J Bone Joint Surg [Am] 68:320–325, 1986.

43. Garfin, S.R.; Roux, R.; Botte, M.S.; et al. Skull osteology as it affects halo pin placement in children. J Pediatr Orthop 6:434–436, 1986.

44. Geisler, F.H. GM_1 ganglioside and motor recovery following human spinal cord injury. J Emerg Med 11:49–55, 1993.

45. Geisler, F.H.; Dorsey, F.C.; Coleman, W.P. Recovery of motor function after spinal cord injury: A randomized, placebo-controlled trial with GM_1 ganglioside. N Engl J Med 324:1829–1838, 1991.

46. Glaser, J.A.; Whitehill, R.; Stamp, W.G.; et al. Complications associated with the halo vest. J Neurosurg 65:762–769, 1986.

47. Gooding, M.R.; Wilson, C.B.; Hoff, J.T. Experimental cervical myelopathy: Effects of ischemia and compression of the canine spinal cord. J Neurosurg 43:9–17, 1975.

48. Grabb, P.A.; Pang, D. Magnetic resonance imaging in the evaluation of spinal cord imaging without radiographic abnormality in children. Neurosurgery 35:406–414, 1994.

49. Green, B.A.; Eismont, F.J.; O'Heir, J.T. Prehospital management of spinal cord injuries. Paraplegia 25:229–238, 1987.

50. Grundy, D.; Swain, A.; Russell, J. ABC of spinal cord injury: Early management and complications, I. BMJ 292:44–47, 1986.

51. Guest, J.D.; Rao, A.; Olson, L.; et al. The ability of human Schwann cell grafts to promote regeneration in the transected nude rat spinal cord. Exp Neurol 148:502–522, 1997.

52. Hall, E.D. The neuroprotective pharmacology of methyl prednisolone. J Neurosurg 76:13–22, 1992.

53. Hall, E.D.; Braughler, J.M. Nonsurgical management of spinal cord injuries: A review of studies with the glucocorticoid steroid methylprednisolone. Acta Anaesthesiol Belg 38:405–409, 1987.

53a. Hall, E.D.; Springer, J.E. Neuroprotection and acute spinal cord injury: a reappraisal. Neuro RX 1:80–100, 2004.

54. Hamilton, A.J.; McBlack, P.; Carr, D. Contrasting actions of naloxone in experimental spinal cord trauma and cerebral ischemia: A review. Neurosurgery 17:845–849, 1985.

55. Hayashi, K.; Yone, K.; Ito, H.; et al. MRI findings in patients with a cervical spinal cord injury who do not show radiographic evidence of a fracture or dislocation. Paraplegia 33:212–215, 1995.

56. Herzenberg, J.E.; Hensinger, R.N.; Dedrick, D.K.; et al. Emergency transport and positioning of young children who have injury of the cervical spine: The standard backboard may be hazardous. J Bone Joint Surg [Am] 71:15–22, 1989.

57. Hill, S.A.; Miller, C.A.; Kosimils, E.J.; et al. Pediatric neck injuries. J Neurosurg 60:700–706, 1984.

57a. Hurlbert, R.J.; Hamilton, M.G. Methyl prednisolone for acute spinal cord injury: 5-year practice reversal. Can J Neurol Sci 35:41–45, 2008.

58. Irving, M.K.; Irving, P.M. Associated injuries in head trauma patients. J Trauma 7:500–504, 1967.

59. Janssen, C.; Hansebout, R.R. Pathogenesis of spinal cord injury and newer treatments. Spine 14:23–32, 1989.

60. Johnson, R.M.; Hart, D.L.; Simmons, E.F.; et al. Cervical orthoses. J Bone Joint Surg [Am] 59:332–339, 1977.

61. Keenen, T.L.; Anthony, J.; Benson, D.R. Noncontiguous spinal fractures. J Trauma 30:489–501, 1990.

62. Kewalramani, L.S.; Taylor, R.G. Multiple noncontigu-

ous injuries to the spine. Acta Orthop Scand 47:52–58, 1976.

62a. Klusman, I.; Schwab, M.E. Effects of pro-inflammatory cytokines in experimental spinal cord injury. Brain Res 762:173–184, 1997.

63. Kopits, S.E.; Steingass, M.H. Experience with the halo cast in small children. Surg Clin North Am 50:934–935, 1970.

64. Krag, M.H.; Byrt, W.; Pope, M. Pulloff strength of Gardner-Wells tongs from cadaveric crania. Spine 14:247–250, 1989.

64a. Kwon, B.K.; Tetzialaff, W.; Grauer, J.N.; et al. Pathophysiology and pharmacological treatment of acute spinal cord injury. Spine J 4:451–461, 2004.

65. Lee, A.S.; MacLean, J.C.B.; Newton, D.A. Rapid traction for reduction of cervical spine dislocations. J Bone Joint Surg [Br] 76:352–356, 1994.

66. Lee, H.M.; Kim, H.S.; Kim, D.J.; et al. Reliability of magnetic resonance imaging in detecting posterior ligament complex injury in thoracolumbar spinal fractures. Spine 25:2079–2084, 2000.

66a. Lee, J.M.; Yan, P.; Xiao, Q.; et al. Methylprenisolone protects oligodendrocytes but not neurons after spinal cord injury. J Neurosci 28:3141–3149, 2008.

67. Lerman, J.A.; Haynes, R.J.; Koeneman, E.J.; et al. A biomechanical comparison of Gardner-Wells tongs and halo device used for cervical spine traction. Spine 19:2403–2406, 1994.

68. Levine, A.M.; Edwards, C.C. Treatment of injuries in the C1-C2 complex. Orthop Clin North Am 17:31–44, 1986.

69. Levine, A.M.; McAfee, P.C.; Anderson, P.A. Evaluation and treatment of patients with thoracolumbar trauma. Instr Course Lect 44:33–45, 1995.

69a. Leypold, B.G.; Flanders, A.E.; Schwartz, E.D.; et al. The impact of methylprednisolone on lesion severity following spinal cord injury. Spine 32:373–378, 2007.

70. Li, Y.; Field, P.M.; Raisman, G. Repair of adult rat corticospinal tract by transplants of olfactory ensheathing cells. Science 237:642–645, 1987.

71. Lieberman, I.H.; Webb, J.K. Cervical spine injuries in the elderly. J Bone Joint Surg [Br] 76:877–881, 1994.

71a. Lipton, S.; Failures and successes of NMDA receptor antagonists: Molecular basis for the use of open-channel blockers like memantine in the treatment of acute and chronic neurologic insults. NeuroRX 1(1):101–110, 2004.

72. Lu, J.; Ashwell, K.W.S.; Waite, P. Advances in secondary spinal cord injury: Role of apoptosis. Spine 25:1859–1866, 2000.

73. Lucas, J.T.; Ducker, T.B. Motor classification of spinal cord injuries with mobility, morbidity and recovery indices. Am Surg 45:151–158, 1979.

74. Mahale, Y.J.; Silver, J.R.; Henderson, N.J. Neurological complications of the reduction of cervical spine dislocations. J Bone Joint Surg [Br] 75:403–409, 1993.

75. Marshall, L.F.; Knowlton, S.; Garfin, S.R.; et al. Deterioration following spinal cord injury. J Neuro-

surg 66:400–404, 1987.

76. McArdle, C.B.; Wright, J.W.; Prevost, W.J. MR imaging of the acutely injured patient with cervical traction radiology. Radiology 159:273–274, 1986.

77. McGuire, R.A.; Neville, S.; Green, B.A.; et al. Spinal instability and the log-rolling maneuver. J Trauma 27:525–531, 1987.

78. McIntosh, T.K.; Faden, A.I. Opiate antagonists in traumatic shock. Ann Emerg Med 15:1462–1465, 1986.

79. Midwestern Regional Spinal Cord Injury Care System. Northwestern University and Rehabilitation Institute of Chicago Progress Report No. 9. Chicago, Northwestern University, 1980.

80. Mirvis, S.E.; Borg, U.; Belzberg, H. MR imaging of ventilator-dependent patients: Preliminary experience. Am J Radiol 149:845–846, 1987.

81. Mubarak, S.J.; Camp, J.F.; Vuletich, W.; et al. Halo application in the infant. J Pediatr Orthop 9:612–614, 1989.

82. Nesathurai, S. Steroids and spinal cord injury: Revisiting the NASCIS 2 and NASCIS 3 trials. J Trauma 45:1088–1093, 1998.

83. O'Beirne, J.; Cassidy, N.; Raza, K.; et al. Role of magnetic resonance imaging in the assessment of spinal injuries. Injury 24:149–154, 1993.

84. Pepin, J.W.; Bourne, R.B.; Hawkins, R.J. Odontoid fracture, with special reference to the elderly patient. Clin Orthop 193:178–183, 1985.

85. Piepmeier, J.M.; Lehmann, K.B.; Lane, J.G. Cardiovascular instability following acute cervical spinal cord trauma. Cent Nerv Sys Trauma 2:153–160, 1985.

86. Podolsky, S.; Baraff, L.J.; Simon, R.R. Efficacy of cervical spine immobilization methods. J Trauma 23:461–465, 1983.

87. Reed, J.E.; Allen, W.E.; Dohrmann, G.J. Effect of mannitol on the traumatized spinal cord. Spine 4:391–397, 1979.

88. Reid, D.C.; Henderson, R.; Saboe, L.; et al. Etiology and clinical course of missed spine fractures. J Trauma 27:980–986, 1987.

89. Riggins, R.S.; Kraus, J.F. The risk of neurologic damage with fractures of the vertebrae. J Trauma 7:126–133, 1977.

90. Ritchie, W.P.; Ersek, R.A.; Bunch, W.L.; et al. Combined visceral and vertebral injuries from lap style seat belts. Surg Gynecol Obstet 131:431–435, 1970.

91. Rizzolo, S.J.; Piazza, M.R.; Cotler, J.M.; et al. Intervertebral disc injury complicating cervical spine trauma. Spine 16(Suppl):187–189, 1991.

92. Rizzolo, S.J.; Piazza, M.R.; Cotler, J.M.; et al. The effect of torque pressure on halo pin complication rates. Spine 18:2163–2166, 1993.

93. Robertson, P.A.; Ryan, M.D. Neurological deterioration after reduction of cervical subluxation: Mechanical compression by disc tissue. J Bone Joint Surg [Br] 74:224–227, 1992.

94. Ross, S.E.; Schwab, C.W.; David, E.T.; et al. Clearing the cervical spine: Initial radiographic evaluation.

J Trauma 27:1055–1060, 1987.

95. Roth, E.J.; Lovell, L.; Heinemann, A.W.; et al. The older adult with a spinal cord injury. Paraplegia 30:520–526, 1992.

96. Ryan, M.D.; Henderson, J.J. The epidemiology of fractures and fracture dislocations of the cervical spine. Injury 23:38–40, 1992.

97. Schell, L.; Schwab, M.E. Sprouting and regeneration of lesioned corticospinal tract fibres in the adult rat spinal cord. Eur J Neurosci 5:1156–1171, 1993.

98. Schneider, R.C. The syndrome of acute anterior cervical spinal cord injury. J Neurosurg 12:95–122, 1955.

99. Schrader, S.C.; Sloan, T.B.; Toleikis, R. Detection of sacral sparing in acute spinal cord injury. Spine 12:533–535, 1987.

100. Shi, R.Y.; Lucas, J.H.; Wolf, A.; et al. Calcium antagonists fail to protect mammalian spinal neurons after physical injury. J Neurotrauma 6:261–278, 1989.

101. Short, D.J.; Masry, W.S.; Jones, P.W. High dose methylprednisolone in the management of acute spinal cord injury—a systematic review from a clinical perspective. Spinal Cord 38:273–286, 2000.

102. Slabaugh, P.B.; Nickel, V.L. Complications with the use of the Stryker frame. J Bone Joint Surg [Am] 60:111–112, 1978.

103. Soderstrom, C.A.; McArdle, D.Q.; Ducker, T.B.; et al. The diagnosis of intraabdominal injury in patients with cervical cord trauma. J Trauma 23:1061–1065, 1983.

104. Spivak, J.M.; Weiss, M.A.; Cotler, J.M.; et al. Cervical spine injuries in patients 65 and older. Spine 19:2302–2306, 1994.

105. Star, A.M.; Jones, A.A.; Cotler, J.M.; et al. Immediate closed reduction of cervical spine dislocation using traction. Spine 15:1068–1072, 1990.

106. Starr, J.K. The pathophysiology and pharmacological management of acute spinal cord injury. Semin Spine Surg 7:91–97, 1995.

107. Stauffer, E.S. Diagnosis and prognosis of the acute cervical spinal cord injury. Clin Orthop 112:9–15, 1975.

108. Stauffer, E.S. Neurologic recovery following injuries to the cervical spinal cord and nerve roots. Spine 9:532–534, 1984.

109. Stauffer, E.S. A quantitative evaluation of neurologic recovery following cervical spinal cord injuries. Presented at the Third Annual Meeting of the Federation of Spine Associates, Paper 39. Atlanta, Georgia, February 1988.

110. Steel, H.H. Anatomical and mechanical consideration of the atlantoaxial articulation. J Bone Joint Surg [Am] 50:1481–1482, 1968.

111. Stover, S.L.; Fine, P.R. Spinal Cord Injury: The Facts and Figures. Birmingham, AL, The University of Alabama, 1986.

112. Stover, S.L.; Fine, P.R. The epidemiology and economics of spinal cord injury. Paraplegia 25:225–228, 1987.

112a. Suberviola, B.; Gonzales-Castro, A.; Liorca, J.; et al. Early complications of high-dose methylprednisolone in acute spinal cord injury patients. Injury 39:748–752, 2008.

113. Tator, C.H.; Duncan, E.G.; Edmonds, V.E.; et al. Demographic analysis of 552 patients with acute spinal cord injury in Ontario, Canada, 1947–1981. Paraplegia 26:112–113, 1988.

114. Thurman, D.J.; Burnett, C.C.; Jeppson, L.; et al. Surveillance of spinal cord injuries in Utah, USA. Paraplegia 32:665–669, 1994.

115. Torg, J.S.; Vegso, J.; Sennett, B.; et al. The National Football Head and Neck Injury Registry. JAMA 254:3439–3443, 1985.

116. Uesugi, M.; Kasuya, Y.; Hayashi, K.; et al. SB20967, a potent endothelin receptor antagonist, prevents or delays axonal degeneration after spinal cord injury. Brain Res 786:235–239, 1998.

117. Vale, F.L.; Burns, J.; Jackson, A.B.; et al. Combined medical and surgical treatment after spinal cord injury: Result of a prospective pilot study to assess the merits of aggressive medical resuscitation and blood pressure management. J Neurosurg 87:129–146, 1997.

118. Waters, R.L.; Adkins, R.H.; Yakura, J.S. Definition of complete spinal cord injury. Paraplegia 29:573–581, 1991.

119. Zipnick, R.I.; Scalea, T.M.; Trooskin, S.Z.; et al. Hemodynamic responses to penetrating spinal cord injuries. J Trauma 35:578–583, 1993.

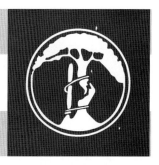

第 **26** 章

脊柱影像学

Stuart E.Mirvis, M.D., F.A.C.R.

进行脊柱影像学检查必须结合患者整体临床表现,选择适当、有诊断价值的影像学检查方法和顺序。当患者遭受急性外伤后出现脊柱或脊髓损伤的临床表现,或患者无明显临床表现而创伤机制符合脊柱或脊髓损伤时,首先至少应进行脊柱正位(后前位)和侧位 X 线平片检查。如果脊柱损伤的节段,特别是颈椎损伤因受限的检查而不能够除外,或是患者急需手术处理或者急需进行其他影像学检查以除外其他脏器损伤时,必须将脊柱固定以保护脊髓,直到患者足以完成进一步明确的脊柱影像学检查。

脊柱影像学检查是指应用各种不同的影像学检查方法和技术,或者综合各种方法和技术对脊柱进行评价。一般属于放射学范畴。特别是随着 MRI 技术的出现,脊柱影像学检查对于明确损伤部位、范围和特点,以便准确评估、正确及时处理脊柱损伤,起着十分关键的作用。对脊柱创伤进行高效经济的影像学检查需要全面了解各种常用影像学检查技术的适应证和局限性,此外,还需了解进行影像学检查的顺序。

脊柱每一节段由于解剖部位和损伤类型不同,应分别进行影像学检查。本章第一节讨论了目前用于评价急性颈椎损伤的常用影像学检查方法、正常解剖结构的影像学表现和一些常见损伤病例。第二节描述了潜在急性颈椎损伤的影像学检查方法并对此相关问题进行了讨论;首先讨论了平片检查,并根据患者的临床情况推荐了几种影像学检查技术和先后顺序,以便尽快做出相对明确的诊断。第三节讨论了非颈椎部位脊柱损伤的影像学检查方法。第四节回顾了用于评价脊柱损伤的各主要影像学检查方法的优缺点。最后一节讨论了脊柱畸形患者伤后的影像学检查。本书中

出现的诊断方法为一级创伤急救中心对急性脊柱损伤患者进行影像学检查的经验反映,但适用于任何情况的脊柱损伤病例(图 26-1)。

第一节 颈椎影像诊断学:影像模式的总论——优点与缺点

用于评价脊柱创伤的影像学检查方法包括:X 线摄影(平片)、CT(其中包括二维、三维重建)、CT 脊髓造影(CTM)、MRI 和核素闪烁扫描等。颈椎创伤后出现颈部血管损伤,并继发神经系统损害病例并不少见,对有些病例可能需要导管介入造影检查。血管损伤的病例最早一般可行增强 CT 血管造影(CTA)或常规 MRI 或 MR 血管造影(MRA)、彩色多普勒超声明确诊断。随着超快速多排螺旋 CT(MDCT)的发展和应用性的提高,这一技术可用于筛查伴有或不伴有颈脊髓损伤的颈部血管损伤患者,下文将详细阐述。

一、X 线平片

(一)颈椎

目前,所有脊柱创伤患者均应首先进行 X 线平片检查。所有急救中心内均设有 X 线平片检查项目,这种方法可靠、迅速,有便携式和固定式设备可供选择。X 线平片可以整体评价脊柱损伤的范围和程度,还可对某些特定脊柱损伤做出具体明确的诊断。由于 X 线管球-胶片角度和距离可以调整,患者在无须搬动的情况下即可进行多方位的全面检查,这点对脊柱外伤的患者特别重要。

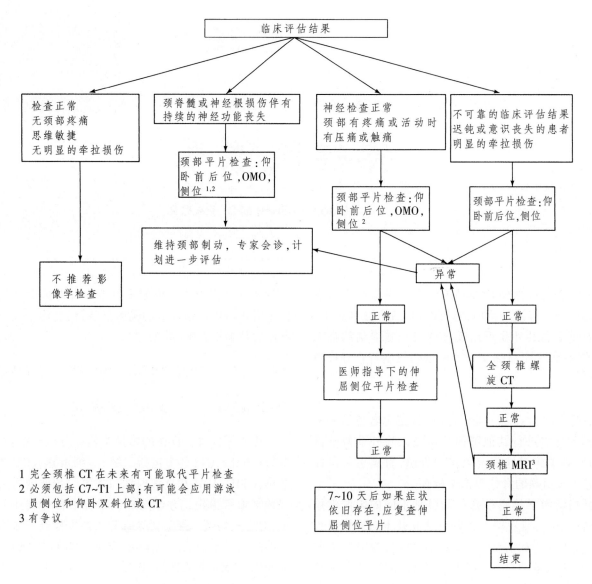

图 26-1 颈脊髓损伤的影像学诊断流程图。DMO:寰枢推开四位。

X线平片对于明确颈椎损伤非常重要。曝光条件适宜的 X 线平片应可以同时显示骨骼和软组织情况，此外要注意应尽可能避免患者移动和滤线器造成的伪影，以免与骨折相混淆。尽可能避免伪影的产生对于观察轻度移位的细微骨折非常重要。条件适宜的 X 线平片，可降低患者曝光辐射剂量，而检查费用相对经济。

1.侧位

颈椎侧位平片可为颈椎外伤的检查提供最多的信息[13]。一张标准侧位片范围应包括颈胸交界部分(至胸1上部)，患者颈部没有旋转。首次颈椎平片检查应尽可能显示颈胸交界区，如果颈椎侧位片不能充分显示 C7~T1 结构，颈椎结构显影不明(即颈椎阴性表现)，应进行其他位置的平片(见后面的讨论)或 CT 检查。

颈椎侧位像对颈椎损伤的敏感性至少为 74%~93%，它在很大程度上依赖于检查医师的专业水平和经验[54,71]。然而，与 CT 相比较，至少 40% 的颈椎骨折在 X 线平片上漏诊，尽管这些骨折大部分属于稳定骨折[33]。颈部损伤的漏诊常由以下几种原因引起:①骨骼影像重叠，特别常见于颈胸交界区、颈椎关节突及椎板等结构;②骨折断端无移位或轻度移位时，平片常为阴性表现，特别常见于寰椎、枢椎等结构;③在患者仰卧、颈部伸展位保持颈外固定(即保持无外在压力)时摄片，常不能显示出韧带损伤。在进行影像学检查前，某些颈椎半脱位或脱位可自然复位或通过颈领外固定缓解，这也可给诊断带来一定困难。很明显，颈椎影像检查技术(其中包括摄片位置、曝光条件或患者移动等)不佳时,会显著影响诊断的准确性。

颈椎侧位像的影像学分析要评价颈椎各部位,其中包括椎体前、后缘、关节突对线和椎板对线等(图26-2)。认识正常情况下颈椎生理性屈伸活动中出现的椎体前、后缘排列轻度移位十分重要(图26-3)。这种生理性移位典型的见于多个连续椎体,常不超过2mm[77]。颈椎椎板、关节面、刺突间隙在多个连续平面中应大致相似(见图26-2)。间隙高度基本相同。椎体定位用于评价有无出现旋转异常。在标准的颈椎侧位片上关节突应相互重叠,关节突突然出现双边影提示出现椎小关节脱位等的旋转性损伤。同样,关节突后缘至脊椎椎板线的距离(椎板间间距)突然出现改变,也提示存在旋转性损伤[88](图26-4)。

椎前局部或咽后壁软组织水肿或血肿提示平片上可能存在隐匿性损伤。然而,椎前软组织绝对测量值出现异常时并不一定存在真性损伤。有时这一数值可随患者头颈部位置、体型、呼吸相位和其他因素的不同而变化。Herr 及其同事[42]曾经在 212 名遭受钝性创伤的患者中测量颈 3 水平的椎前软组织宽度,并将4mm 作为正常上限(4mm 以上视为异常)。他们还发现

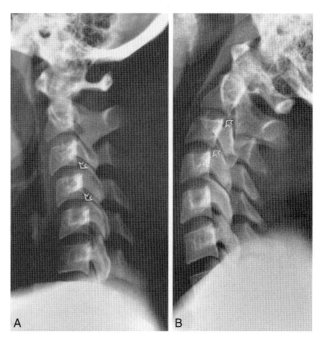

图 26-3　病理性半脱位。颈椎屈曲侧位平片(A)显示多个节段向前滑脱(箭头)。C5~C6 关节突重叠相对减少也是病理性改变。过伸位(B)显示 C2~C3 和 C3~C4 的病理性后滑脱(箭头)。

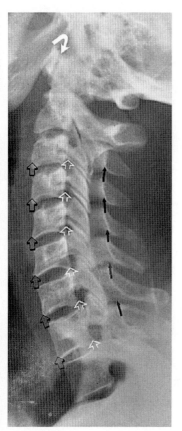

图 26-2　正常颈椎侧位平片。正常的颈椎序列可以看见光滑连续的椎体前缘线(粗黑箭头),椎体后缘线(粗白箭头)以及棘突椎板线(细黑箭头)。寰齿前间隙(弯曲白色箭头)测量应小于 2.5~3mm。

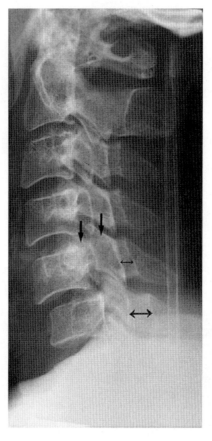

图 26-4　单侧小关节脱位。颈椎侧位平片显示 C5 相对 C6 向前半脱位。C5 关节侧块减小(单头箭头)和 C6 关节侧块重叠加大的影像学表现,提示关节侧块存在旋转。关节侧块后方和棘突椎板线的间距突然加大的影像学表现也提示了 C5 椎体相对于 C6 椎体存在旋转(双头箭头)。

软组织肿胀对于检查累及颈椎前、后、上、下方的骨折敏感性仅为64%。识别颅底至枢椎的椎前软组织肿胀非常重要,因为颅颈交界区损伤在颈椎侧位片上常不能清晰显示。Harris[36]曾提出颅颈交界区椎前软组织轮廓对发现微小上颈部损伤非常有帮助(图26-5)。

确认Harris环[37]有助于评价枢椎,Harris环即沿胚胎椎体软骨结合部边缘骨皮质的复合投影(图26-6)。在标准侧位片上颈2两侧的Harris环相互重叠,而斜位片中两Haris环相互平行。侧位片上骨皮质环被较小的横突孔环中断。Harris环特别有助于检查出不典型外伤性脊椎前滑脱[37](Hangman骨折)和典型的Ⅲ型或低位齿状突骨折[2](图26-7,也见于图26-5)。

用平片难以确诊寰枕关节半脱位。寰枕关节序列可通过参直立位下三个解剖标志进行评价。首先,枕骨髁应位于寰椎的窝内,正常成人此关节间无间隙;其次,枕骨斜坡后缘画线应与齿状突上缘相关;第三,沿颈1椎板缘画线应与枕骨大孔后缘相交(图26-8)。

还可通过直接测量以便更为准确地评价寰枕关节解剖关系,而不受颈部屈伸活动程度影响。齿状突上端与枕骨基底部(枕骨斜坡下端)距离应在12mm以内,颈2(枢椎)椎体后缘连线与枕骨基底间距也应小于12mm[38,39](图26-9)。当上述两数值大于12mm时提示存在鼎底前脱位。颈1~颈2关节之间通过寰齿前间隙评价,正常成人此间隙小于3mm[21]。寰齿前间隙增大伴鼎颅骨颈部血肿,提示急性寰椎横韧带损伤(图26-10)和关节失稳。

2.前后位

颈椎前后位像可为侧位像补充信息以发现其他损伤[71]。正常前后位像中,颈椎刺突垂直排列在一条直线上,颈椎侧块边缘连线起伏不平、光滑连续,椎间隙宽度一致,椎体序列很容易观察(图26-11)。由于面部、下颌骨和枕骨相互重叠,颅颈关节及齿状突骨质结构在平片中显示不清。前后位像最适合观察椎体侧

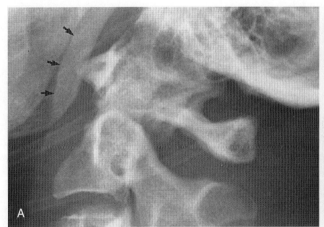
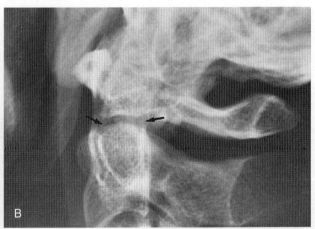
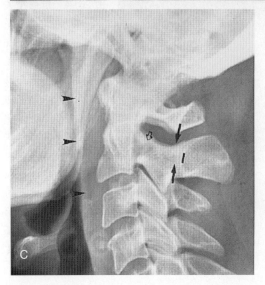

图26-5　细微的软组织异常提示骨折。(A)头颈连接处低聚焦筒侧位平片显示,椎前正常软组织特点是:C1前弓处略微饱满的软组织影(凸面膨出影像)和下方略微凹陷(箭头)。(B)另一位颈痛患者的低聚焦筒侧位平片显示,这些影像学结构轮廓消失,C1前结节处及其上下软组织厚度一致,提示存在轻微的齿突骨折(箭头)。(C)另一位患者的颈椎侧位片显示头颈连接处C1前结节周围正常轮廓消失(箭头),椎前软组织显著增厚,提示椎前血肿和水肿。C2的棘突椎板线向后移位(实心箭头和黑线),提示存在轻微的创伤性滑椎(空白箭头)。(B, From Mirvis, S.E.; Young, J.W.R. In Mirvis, S.E.; Young, J.W.R., eds. Imaging in Trauma and Critical Care. Baltimore, Williams & Wilkins, 1992, p. 343.)

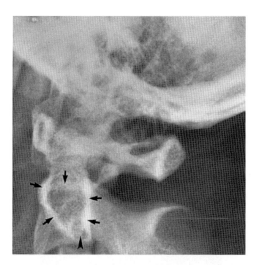

图 26-6 C2 复合环阴影。在侧位的投影中,C2 部分的骨皮质构成了骨密度的环形阴影(箭头),横突孔的小圆圈在环形阴影的后下边界处。这个环形阴影的不连续或不规整提示可疑Ⅲ型齿突骨折或是不典型的创伤性滑椎。

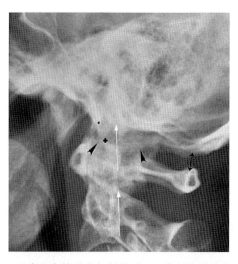

图 26-8 正常的寰枕关节解剖关系。正常侧位平片中 C1 的棘突椎板线与枕骨大孔后缘一致(双头黑箭头),枕髁位于寰椎髁间窝内两者之间没有间隙(黑色大箭头)。颅底点(枕骨斜坡尖端,星形标记)与齿突顶部(加号标记)的距离小于 12mm。枢椎椎体后缘的延长线(白色箭头)与颅底点之间的垂直距离小于 12mm。

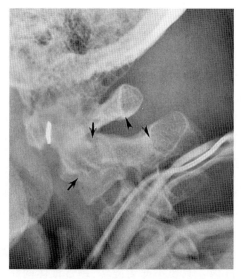

图 26-7 Ⅲ型齿突骨折。低聚焦筒侧位平片显示 Harris 复合环形阴影形态的完全破坏,提示齿突骨折(箭头)。寰椎相对于枢椎向前移位,由各自的棘突椎板线可见 (大箭头)。(From Mirvis, S.E.; Shanmuganathan, K. Trauma radiology. 5. Imaging of acute cervical spine trauma. J Intensive Care Med 10:15, 1995.)

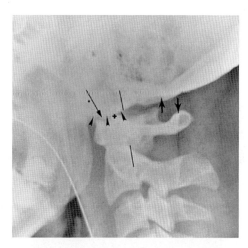

图 26-9 寰枕关节半脱位。上颈椎的侧位片显示枕骨大孔后缘相对于 C1 棘突椎板线向前移位(短箭头),枕骨髁移出寰椎髁间窝外(大箭头),枕骨斜坡后缘线与齿状突前缘线相交(长箭头)。最后,齿状突顶部(加号标记)与颅底点(星号标记)的距离超过 12mm,同样,枢椎椎体后缘线(虚线)与颅底点的距离超过 12mm。

向移位情况。同样,它还适于显示颈部侧屈损伤所致的侧块或椎体外侧部的压缩性骨折。棘突连线突然中断提示存在旋转性损伤,并伴单侧椎小关节脱位。

颈椎前后位像上常可明显显示椎体矢状面上发生的骨折,有时也可以显示椎小关节和关节突骨折。

过屈旋转损伤[78]所致的椎板分离(关节突骨折分离),极少由过伸性损伤机制[40]所致,使关节侧块位于水平方向,在颈椎前后位像上形成一开放的椎小关节面(图 26-12)。正常情况下,由于与水平面呈 35°倾斜角,前后位像上无法观察到椎小关节手切线位影像。

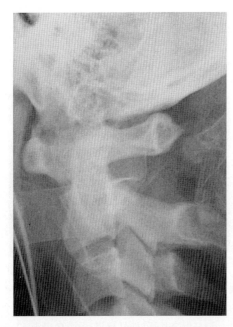

图 26-10 寰枢椎脱位。低聚焦筒侧位平片显示寰齿间隙显著增宽,提示寰椎横韧带断裂。注意 C1 棘突椎板线相对于 C2 向前移位。(From Mirvis, S.E.; Shanmuganathan, K. Trauma radiology. 5. Imaging of acute cervical spine trauma. J Intensive Care Med 10:15, 1995.)

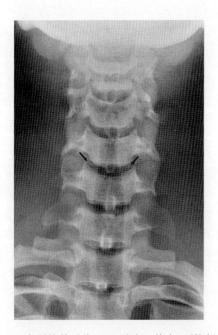

图 26-11 正常颈椎前后位(AP)平片。其中,颈椎侧块在两侧形成光滑起伏的边缘,颈椎棘突垂直排列,椎间隙和钩椎关节间隙(箭头)对称等宽,小关节由于与水平成 35°角而不能显示。C7 双侧横突增大(颈肋)为生理性变异。C1 和 C2 在此位置不可见。(From Mirvis, S.E.; Young, J.W.R. In Mirvis, S.E.; Young, J.W.R., eds. Imaging in Trauma and Critical Care. Baltimore, Williams & Wilkins, 1992, p. 298.)

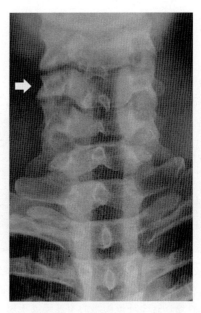

图 26-12 关节突分离。在这张前后位平片中可直接观察到左侧 C4~C5 和 C5~C6 的小关节,这是由于关节侧块(箭头)旋转造成的。这一表象要求合并 C5 右侧椎板和同侧椎弓根骨折。

一些研究表明,除了侧位和开口位片外,颈椎前后位平片检查并不能提供具有显著诊断价值的信息[44]。West 及其同事[86]曾提了,对于富有经验的影像学医师,对于颈椎损伤,仅一张颈椎侧位片提供的诊断信息相当于其他 3 张标准位置平片。

3.开口位

标准颈椎开口位像(OMO,或寰枢椎开口位像)很大程度上需要患者的合作。理想的照片,颅底(枕骨)、寰椎和枢椎均可很好显示而无下颌骨或门齿重叠 (图 26-13)。正常开口位像中寰椎外缘位于枢椎侧块外缘 1 或 2mm 内。只要头部无旋转,颈 2 椎体两侧应显示对称, 颈 1 和 颈 2 双侧侧块间形成的关节间隙也应对称。齿状突与颈 1 内缘(即寰齿旁间隙)间距应相等,但常见到此间隙在无病理情况下相差可达 3mm 或以上[48]。最后,齿状突轴线应与通过颈 2 关节椎体侧块上面的水平线相互垂直[83](图 26-14)。

单纯依据平片难以鉴别寰枢椎旋转性半脱位与自发的头部旋转、倾斜或斜颈。动态 CT 检查有助于鉴别绞索性寰枢椎脱位与无绞索的寰枢椎半脱位 (图 26-15)[62]。寰枢椎开口位(OMO)像中还可显示颈 1 爆裂骨折(Jefferson 骨折)(图 26-16)、齿状突骨折(见图 26-14)和枢椎侧块骨折。Jefferson 爆裂骨折中,颈 1 侧块外移超过 6~7mm 时, 提示合并有十字韧带横部断裂,

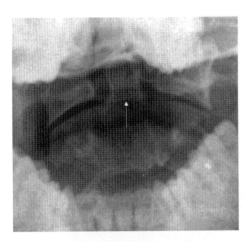

图 26-13　正常寰枢椎开口位像(OMO)。寰椎侧块外缘与枢椎体外缘成一直线排列。头部无旋转时,双侧寰齿间隙对称。齿状突基底透明Mach线为寰椎后弓下缘的投影(箭头)。

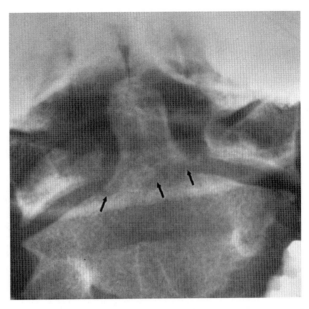

图 26-14　齿状突骨折伴倾斜。开口位像显示齿状突基底骨折(箭头)及齿状突向外侧倾斜。

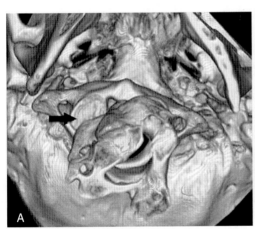

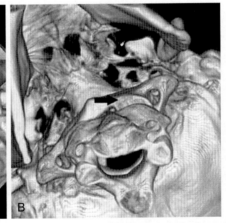

图 26-15　寰枢椎旋转性半脱位的三维 CT(容积补偿像)。(A)颈椎下面观的 CT 图像显示了患者头部向左侧旋转,伴有 C1 右侧关节侧块(箭头)显著向前方半脱位,小关节的关节面有 80%失去了覆盖接触。(B)另一个颈椎下面观的 CT 图像显示了患者头部向右侧旋转,伴有 C1 左侧关节侧块 (箭头)较轻度的向前方半脱位。患者头部可以向两个方向旋转的事实除外了小关节绞索的可能。(见彩插)

形成"非典型"的不稳定 Jefferson 骨折(图 26-17)[25]。由于不对称性的轴向负重或弯曲力,这种骨折常使 C1 的一侧椎弓上发生两处骨折。

4.仰卧斜位(创伤性斜位)

仰卧斜位或"创伤性"斜位是指,在患者保持颈领固定的情况下仰卧位,暗盒置于患者颈旁,X 线管球与垂线成 45°角倾斜。正常斜位像可显示一侧椎间孔和对侧椎弓根,正常情况下椎板呈叠瓦状排列(图 26-18)。

在侧位像不能充分显示颈胸交界区结构时,斜位像能帮助更好地观察颈胸交界区结构[51]。其他标准位置像中不能显示的关节突及椎板的半脱位或脱位,在斜位像上均可清晰显示。如果侧位像不能充分观察颈

胸交界区的结构,大多数医院常选择 swimmer 侧位像(89%)而不选择双侧仰卧斜位像(11%)作为下一步检查[50]。仰卧斜位像对于选择性显示颈胸交界区结构较 CT 有更好的性价比[51]。

5.swimmer 侧位

当标准侧位像上肩关节骨结构重叠使颈胸交界区结构显示不清时,swimmer 侧位像常用来观察颈胸交界区的结构。标准的投照位置要求患者一侧上肢外展 180°举过头顶,而当患者上肢和肩关节损伤时这种位置很难或几乎不可能做到,于是还可将对侧肩关节后展以减少骨结构的重叠。swimmer 像需要患者在标准侧位基础上轻度旋转,意识丧失或颈髓损伤的患者

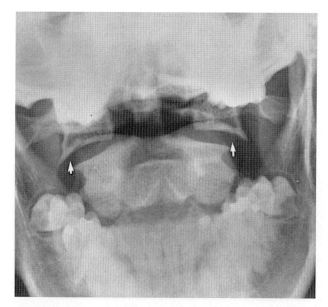

图 26-16 Jefferson 爆裂骨折。开口位像显示 C1 侧块相对于 C2 向外侧移位(箭头),提示 C1 爆裂骨折。

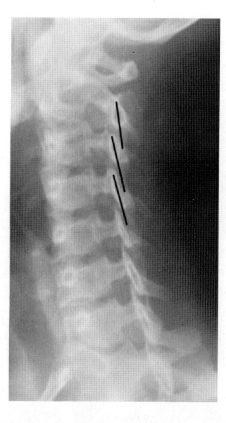

图 26-18 正常颈椎斜位像中椎板呈"屋顶瓦片"状排列。

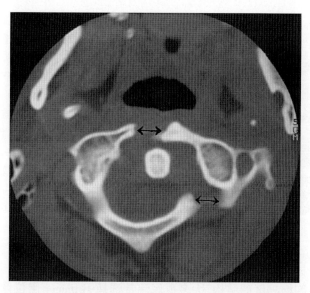

图 26-17 不稳定的 Jefferson 骨折。CT 扫面显示寰椎环断端间显著分离(双头箭头),提示可能存在寰椎横韧带断裂或撕脱,造成同时存在的机械性和神经性不稳定。

禁止使用这个体位。

swimmer 像为颈胸交界区轻微斜位像,椎体被部分肩带、肋骨重叠而显影欠清。但即使有一定限制,swimmer 像一般还是可以用来评价椎体序列、显示骨质大体损伤情况的。

6.Pillar 像

Pillar 像(图 26-19)专门用来直接观察前后位投照时颈椎关节侧块的结构。但一般认为,Pillar 像应用于无神经功能损伤而平片上可疑关节侧块骨折的患者。现在已很少使用了。

此位置投照时,患者必须能按照要求转动头部,而且初始平片检查必须已经排除上颈椎损伤。由于关节突及椎弓根骨折常见于旋转性损伤,因此在评价关节突及椎弓根骨折时禁忌进一步旋转颈部,如果初始平片检查疑有颈椎关节突损伤应进一步行 CT 检查。

7.颈椎屈-伸动态位

显示韧带损伤需要颈部韧带上加压。但必须指出,颈部屈伸位像只适用于那些反应灵敏、无神经功能损伤、能配合检查的患者,患者要能描述疼痛的感觉或任何早期出现的主观感觉上的神经症状。在评价颈椎急性损伤时,拍摄颈椎屈伸动力位像应在一位临床医师监督下进行。透视下颈椎被动屈伸位投照评价韧带损伤的应用将在下一节详细讨论。尽管对于绝大多数患者,中立位像即能明显观察到颈部失称,但仍有一些病例由于患者行颈围领固定后颈部失稳或损伤可有效缓解至相对正常的解剖位置,因而在固定后的中立位像上表现完全正常(图 26-20 至 26-22)。

正常情况下,颈椎屈伸活动中可出现相邻椎体及椎小关节面间的微小生理性移位。如果在某节段上关

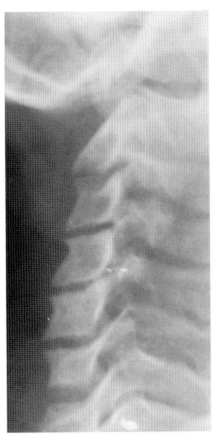

图 26-19　颈椎右侧关节侧块的 pillar 像

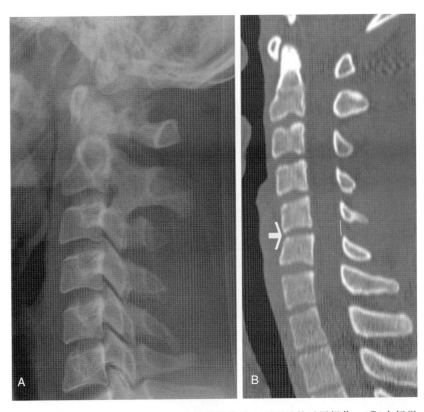

图 26-20　轻微的过屈损伤。(A)中立位侧位片上不可见的过屈损伤。(B)在轻微屈颈的 CT 正中矢状位重建图像中可见 C5~C6 椎间隙狭窄(箭头),棘突间隙增宽(白线)显示屈曲损伤。甚至从 CT 图像中也无法判断稳定性。

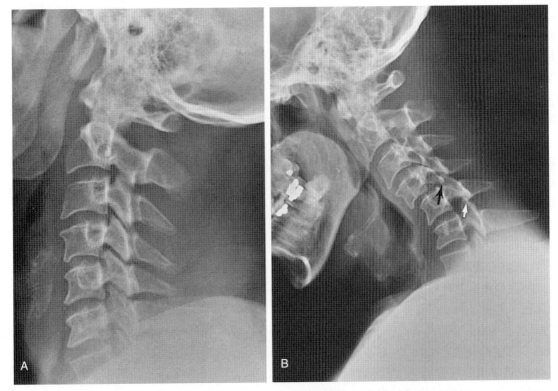

图 26-21　中立位侧位片上不明显的过屈韧带损伤。(A)伴有不显著的颈部疼痛的创伤患者的颈椎侧位片。(B)屈曲位颈椎侧位片(临床医师监督下拍摄)显示 C5~C6 过屈半脱位(白箭头),C4~C5 一侧小关节脱位(黑箭头)。(From Mirvis, S.E.; Shanmuganathan, K. Trauma radiology. 5. Imaging of acute cervical spine trauma. J Intensive Care Med 10:15, 1995.)

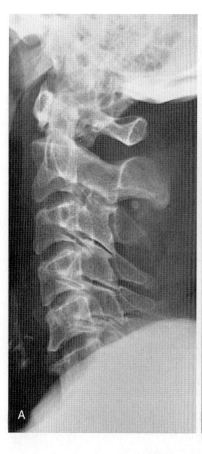
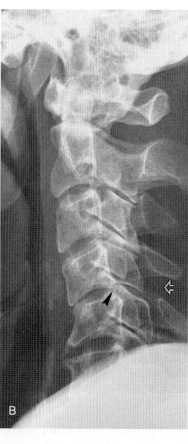

图 26-22   中立位侧位片上不明显的过屈韧带损伤。(A)伴有不显著的颈部压痛的创伤患者的颈椎侧位片。(B)屈曲位侧位片显示 C4~C5 过屈损伤(黑箭头),棘突间隙轻度张开(白箭头)。

节面的对合关系发生突然改变,则提示存在支持韧带损伤。最后,小关节面的退行性改变(如颈椎病)伴关节纤维软骨缺损,可出现一个或多个节段的关节面过度前移,类似于急性损伤导致的病理性移位 (图 26-23)。退变性滑脱中,关节面的形状和关节间隙宽度可以是正常的;但绝大多数病例中,小关节关节间隙狭窄,小关节突骨质变薄。创伤性半脱位中,小关节可以形态正常或发生骨折以致关节间隙增宽。

在对美国 165 家创伤中心病例的回顾中,Grossman 及其同事[35]发现,Ⅰ级创伤中心比Ⅱ级或更低级的创伤中心在进行颈椎影像学检查时更常使用屈伸位像。Brady 及其同事[12]对 451 位患者的颈椎动态屈伸像进行了评价,该组患者均为钝性创伤后出现颈部疼痛、棘突压痛或静态颈椎像上脊柱形态异常。静态颈椎像异常的患者比正常患者在动态屈伸位像上更容易出现颈椎异常表现,因而更需要行可靠的固定制动治疗。

颈椎屈伸侧位像经常不成功,主要是因为患者无法达到足够的屈伸角度或是因为无法观察到下颈椎或颈胸交界区。另外,颈椎屈伸侧位像并未被证明有很好的性价比,而且只能提供有限的有用信息[2,49,66]。我们建议,确认患者能不因疼痛或神经症状而受限制

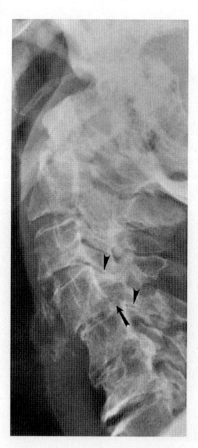

图 26-23 退变性半脱位。颈椎侧位像显示 C4 相对于 C5 轻度前滑脱(长箭头)。片中显示颈椎弥漫的退变性改变。注意观察小关节狭窄,关节面硬化(短箭头)。

的屈伸活动颈部优先于影像学评估。若要在急诊评估患者潜在的韧带损伤或是脊柱不稳定时需要用 MRI，当颈部固定制动一段时间后症状仍然存在，可考虑复查颈椎屈伸侧位像。

(二)胸椎

胸椎平片检查比颈椎简单。患者整体情况对胸椎影像学检查类型和顺序的影响与前述颈椎相同。常规前后位和侧位是胸椎最先要进行的影像学评价，但在上段胸椎例外(在本节最后将单独讨论)。一侧或双侧胸椎旁软组织阴影局限性凸出 (纵隔线或椎旁线)是判断胸椎微小骨折的一项重要标志(图 26-24)。椎旁阴影并非血肿的特异性征象，还需要相关病史和相应体征支持。椎旁脂肪、脓肿或肿瘤形成的椎旁软组织阴影与创伤后局限性血肿相似。

绝大多数的急性胸椎损伤由最初的平片检查即可判定，而往往不需要进一步行 CT 扫描。平片上胸椎唯一需特别关注的部位是颈胸交界区。由于肩关节骨质结构的重叠，胸椎侧位片上并不一定能显示上 4 或 5 节胸椎椎体。因此，对于接诊临床医师，当怀疑上胸段脊柱损伤时有责任特别提示应加摄其他位置平片。

胸椎和腰椎前后位平片十分有用。应用椎弓根位置、脊柱是否侧弯以及棘突序列等判断椎体排列情况。受伤平面的椎弓根结构十分重要，棘突间关系有助于显示韧带断裂。前后位片上相邻两椎体棘突间距突然增大，常伴棘间韧带、棘上韧带和小关节囊的撕裂(图 26-25)。某一节段与相邻节段相比，椎弓根之间的距离增宽常与椎体爆裂骨折的骨折块向侧方移位有关(图 26-26)。前后位像与侧位像相结合可大略显示不稳定的剪切性损伤。仰卧位斜位像在下颈椎区域非常重要，但在上胸椎区域作用却很少，这是因为在这一区域脊柱的影像和肋骨以及复杂的肋椎关节影像相重叠。

(三)腰椎

腰椎急性损伤的影像学检查同脊柱其他部位一样，首先应进行前后位及侧位片检查。当临床上患者不能达到标准侧位时，应摄仰卧水平侧位片。对于有急性创伤病史的患者，腰骶交界区侧位片意义不大。

仰卧腰椎侧位片首先可以清楚了解胸腰椎交界区及腰椎整体排列情况。许多骨折不仅表现为椎体的粉碎性骨折，而且还出现局部脊柱后凸畸形。腰椎生理性前凸消失如无明显腰椎病变，则提示为腰部损伤。正如颈椎一样，侧位片上可以明显看到微小旋转性损伤。腰椎爆裂骨折中，常通过观察损伤椎体后上缘估计椎管狭窄程度(图 26-26)。

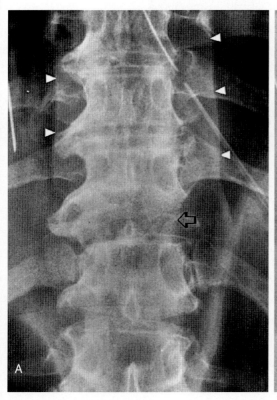
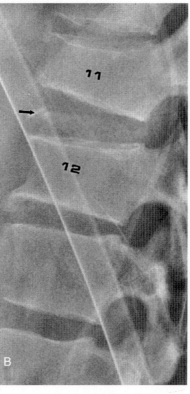

图 26-24 椎旁血肿提示胸椎骨折。(A)下段胸椎前后位放大像显示椎旁软组织线膨凸 (白色尖箭头)伴 T11~T12 椎间隙增宽(空心箭头)。(B)侧位放大像显示过伸损伤伴有 T11 部分下终板撕脱骨折(黑箭头)。

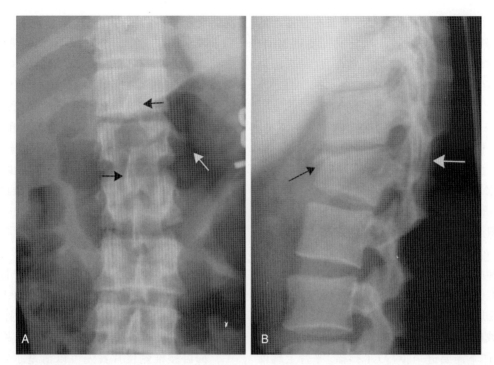

图 26-25　过屈型腰椎骨折。(**A**)前后位像显示 T12~L1 棘突间隙增宽,提示屈曲型损伤(黑箭头)。L1 左侧横突骨折(白箭头)。(**B**)侧位像显示棘突间隙扩大(白箭头),L1 椎体前方压缩(黑箭头)。

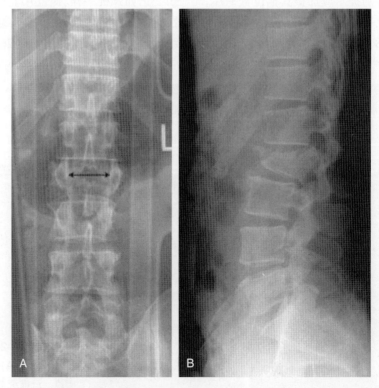

图 26-26　腰椎爆裂骨折。(**A**)前后位像显示 L2 椎体高度丢失,在椎体压缩的作用下椎弓根之间的距离增宽(双头箭头)。(**B**)侧位像显示 L2 椎体高度显著丢失,椎体后壁的骨折块向后突出,几乎侵占了整个椎管。

腰椎前后位片提供的信息与前述的胸椎前后位像相同。当腰椎前后位和侧位像均为阴性但与临床表现不符时，应拍摄腰椎斜位像。同样，前提是患者身体情况必须允许至相应的斜位。腰椎斜位像从另一角度观察腰椎结构，而且最适宜观察小关节和椎弓峡部等结构。

(四)骶尾椎

骶骨急性损伤最常伴发骨盆环的骨折。然后，骶骨下段和尾骨的孤立性损伤也可发生，但需要特殊的影像检查技术。骶尾骨形成一个凹面，仅凭单独一张前后位像不足以充分观察所有结构。除了直接前后位像、骶尾骨标准平片检查以外，还应包括头侧成角、足侧成角的前后位像和标准侧位像。由于肠内容物、盆腔内钙化和周围软组织重叠干扰，前后位像上骶尾骨微小移位的骨折显示不清，而这种骨折常在侧位片上明显。CT可用于检查平片上不明显的微小损伤。骶尾骨脱位即使很明显，在平片上也难于诊断，这是因为骶尾骨解剖结构的正常变异范围较大、女性骨盆生育后的影响所致。对这些患者的诊断，相关临床病史特别重要。

二、脊柱 CT 检查

CT 可以显示任一层面图像，最大限度地充分显示可疑病变的形态。多层螺旋 CT 可进行矢状位和冠状位的重建图像。在评价轴位骨损伤方面，多层 CT 的重要作用众所周知。因此，多层螺旋 CT(包括三维重建)是目前脊柱损伤的主要影像学检查技术之一。

CT 的重要价值在于断层扫描，其可显示椎管形态及骨折碎块与椎管之间的关系。患者仰卧位所采集的轴位影像信息在患者无任何移动的情况下可转换为直立矢状位和冠状位图像。多层螺旋 CT 技术的发展可达到每秒采集 128 帧以上的轴位图像，而且在不远的将来，还会持续增加。信息采集速度的增加可以减少患者的移动，而且可常规采集比单层螺旋 CT 层厚更薄的图像。这些因素使二维(2D)和三维(3D)重建图像质量得到了极大提高。应用多层螺旋 CT 扫描所采集的各个容积像素分布于整个三维空间坐标上，并可在任一方向平面上成像。此外，多层螺旋 CT 使图像采集速度更快，图像质量得到进一步提高。使用目前最先进的设备，颈椎 CT 检查比床旁平片检查要快很多[14]。

螺旋 CT 平扫可以用于：①观察平片上不能确定的征象；②为手术计划提供骨操作的细节表现；③明确平片上无异常表现而脊柱局限或弥漫性疼痛明显的病例；④清晰观察有临床症状而平片显影不清的颈胸交界区结构；⑤评价内固定是否稳固，检查是否存在术后并发症；⑥确定神经鞘内异物及碎骨块与神经根的关系。

CT 图像对某些平片上确认的脊柱损伤并不适用，例如椎体单纯楔形压缩、"铲土工"骨折、寰椎前滑脱、过伸性泪滴样撕脱骨折、典型的 hangman 骨折和典型的齿状突骨折等。胸、腰、骶椎 CT 主要用来评价骨折碎块与椎管之间的关系，明确穿入性异物的位置，详细观察复杂骨折的对合情况，准确排除平片表现为阴性但临床症状明显的患者所存在的骨折。Ballock 及其同事[4]提出，CT 比平片在鉴别胸、腰椎的楔形压缩性骨折与爆裂性骨折方面更具优势。Hauser 和 Sheridan 等学者的研究显示，对于钝性创伤患者，作为胸腹盆 CT 检查一部分的胸腰椎 CT 筛查，可完全免除平片检查的必要[41,79]。

CT 常可显示平片上忽视的一些其他损伤 (见下面)。CT 尤其适合显示枕骨髁骨折(图 26-27)、过屈型小关节脱位伴发的关节侧块和椎板骨折[78](图 26-28)、过伸型骨折脱位、过屈型泪滴样撕脱骨折(图 26-29)、颈 1 轴向暴力骨折(Jefferson 骨折)(图 26-30)、齿凸骨折[1]和椎体爆裂性骨折(图 26-31)。

借助二维多层螺旋 CT 和三维表面图像重建技术

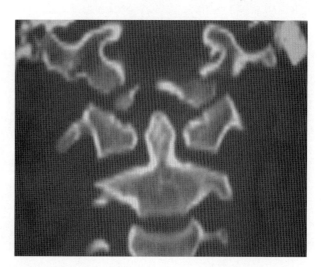

图 26-27　Ⅲ型枕骨髁骨折的 CT 扫描。冠状位重建显示在牵张外力下双侧枕骨髁撕脱。还可见 C1~C2 关节间隙增宽，提示在这个节段受牵张外力的影响。

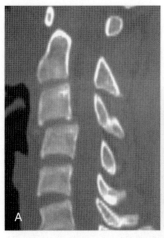
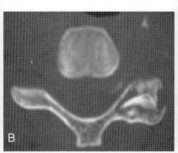
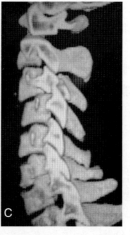

图 26-28 单侧小关节脱位。(A) 矢状位重建显示 C3 相对于 C4 向前滑脱 20% 伴有该节段的轻度屈曲。(B) 横断面显示 C3 左侧关节突骨折,C4 左侧上关节突的骨折块嵌入到 C3 骨折块之间。(C) 三维重建显示 C3 关节侧块的后面向后移位,C3 相对于 C4 轻度向前滑移。(见彩图)

来判断椎体脱位及完全性脱位(图 26-32,图 26-33)。更薄层的 CT 扫描和表面遮盖重建技术使二维重建和三维表面重建图像质量有所提高。CT 层厚在颈椎小于 3mm,胸腰椎小于 5mm,而通过应用多层扫描技术可使常规扫描层厚更薄。螺旋 CT 可在任何小于 0.5mm 层厚的断层上重建图像,从而使重建图像质量大大提高。应用薄层扫描技术和图像重建技术有助于发现位于断层的骨折(如Ⅱ型或低位齿状突骨折)及任何微小移位骨折(图 26-34)。

CT 扫描的不足之处在于它的容积效应(特别明显见于扫描层厚较厚而无表面遮盖技术的断层成像上,常易混淆轴位像上的骨折)、X 线辐射和时间限制。由于这些图像上原始空间分辨率不高,矢状重建及冠状重建图像上难以确认微小移位的骨折。此外,患者移动也会大大影响 CT 图像质量。如前所述,管球旋转速度为 0.5 秒多层螺旋 CT 可以明显改善这些不足。

(一)CT 椎管造影

CTM 是向椎管内注射非离子型水溶性造影剂后进行的多层螺旋 CT 扫描。根据患者的身体情况和怀疑的脊髓受累部位,可按常规脊髓造影方法注射造影

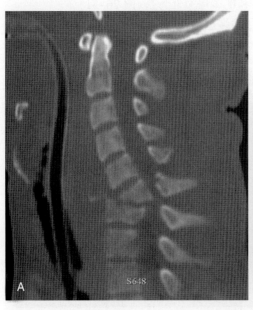
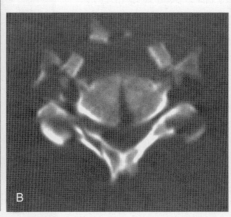
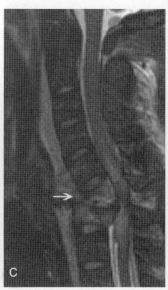

图 26-29 过屈型泪滴样骨折的 CT 扫描。(A)颈椎矢状位影像显示 C6 椎体前方一块三角形撕脱骨折块,C6 椎体向后方滑移。(B)横断面 CT 显示损伤累及三柱,C6 椎体纵向劈裂,小关节和椎板骨折。对于某些复杂类型的骨折,CT 在显示损伤类型和范围上的作用远比平片有用。(C)矢状位 MRI 显示 C6 相对于 C7 向后移位(箭头),脊髓挫伤处的高信号,C6 和 C7 椎体骨折处的高信号,大量的椎前血肿的高信号。由于屈曲外力造成的下颈椎棘突间隙增宽。

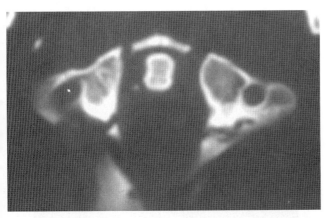

图 26-30　Jefferson 爆裂骨折的 CT 扫描。C1 水平的横断面影像显示 C1 环的 5 部分骨折。骨折移位不明显,使得平片诊断难度更大。

剂,但更常用的方法是患者取仰卧位,从 C1~C2 水平外侧注入造影剂。这种无黏性、非离子型造影剂由 22 号针头注射后撤出,造影剂可被明胶海绵膜颗粒和脊膜吸收。水溶性造影剂随脑脊液弥漫分布,患者无需进行明显的移动即可观察到可疑的椎管内病变区。传统的脊髓造影在透视下可进行各种体位的点片。如果需要,椎管内注入非离子型造影剂后可立即进行 CTM 检查,目前,尽管造影剂密度很高,CT 也可产生质量

极佳的图像。

CTM 可以直接观察脊髓、马尾和神经根结构,用此方法可以鉴别脊髓内、外神经根损伤,明确骨折碎片或椎间盘突出致脊髓受压的部位,识别神经根撕脱伤(图 26-35)、部分或完全性脑脊液阻塞、硬脑(脊)膜撕裂伤或外伤后脊髓空洞症等病变。脊髓内部出现造影剂,提示可能存在贯通伤,例如骨折碎块向椎管内移位。

MRI 在评价脊髓损伤方面已经越来越多地替代了 CTM。一些创伤中心内配备了与磁场相兼容的内、外固定支持物和调节系统,只要临床条件允许,脊髓 MRI 检查可立即应用于所有脊髓病变的患者。如果无法进行 MRI 检查,传统 CTM 仍然有效。目前,CTM 仍为显示脊膜撕裂伤、神经根疝、神经根斯脱伤等病变形态及范围的常用影像学检查技术之一(图 26-35)。

(二)螺旋 CT 和 CT 三维重建

CT 三维重建是在断层图像数据基础上进行矢状和冠状面的重建。CT 三维重建软件程序可将扫描的脊柱断层信息转换为三维立体图像。这种三维图像源于 CT 断层扫描所采集的信息[84],但是既不增加扫描时间也不增加患者的辐射量。

最新的 CT 系统可将采集到的信息立即转换为 CT 数据,并传至独立工作站的大型图像数据库进行后处理。一些工作站可预先设计相应程序,以便及时显示脊柱三维图像而不附加周围软组织。不同组织密度通过设计为不同颜色来加以区别。三维立体图像可进行及时处理,使诊断医师从最佳的观察角度发现并

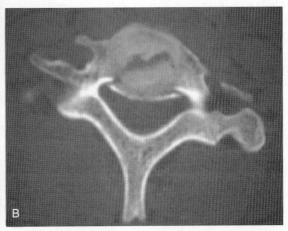

图 26-31　椎体爆裂骨折的影像。(A)矢状位 CT 显示椎体高度丢失,提示椎体前方和后方的骨皮质都有压缩。(B)横断面 CT 可以更清楚地观察骨折的范围和向后移位的骨折块。

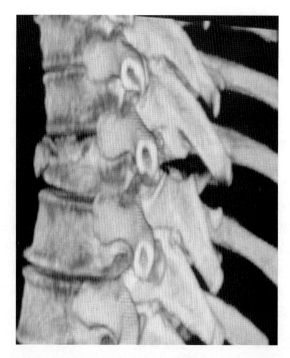

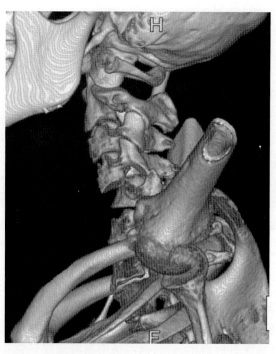

图 26-32 胸椎 Chance 骨折的 CT 三维重建。注意后方结构的
水平劈裂和骨折椎体前上方压缩。(见彩图)

图 26-33 C4~C5 小关节脱位的三维重建。(见彩图)

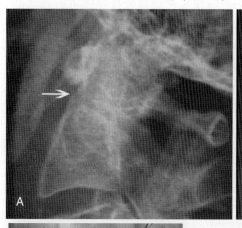

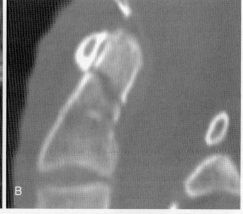

图 26-34 轻微的 Ⅱ 型齿凸骨
折。(A)侧位平片显示 C2 椎体前
方轻度的软组织水肿。前方骨皮
质呈现轻微的台阶样落差（箭
头）。(B)CT 矢状位重建很好地
显示出齿状突基底处的水平骨折
面。

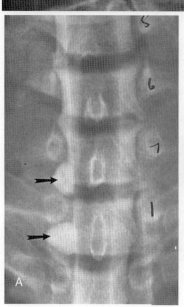

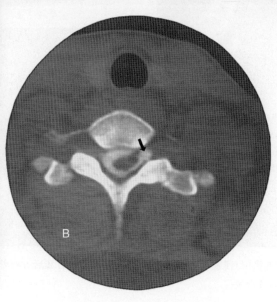

图 26-35 椎管造影和 CT 椎管造
影用于检查颈神经根撕脱伤。(A)颈
椎椎管造影前后位像显示创伤后，
由于 C7 和 T1 水平处神经根断裂形
成的假性脊膜膨出(箭头)。(B)注射
造影剂后 CT 显示 C7 左侧小的假性
脊膜膨出(箭头)。

理解病变。脊柱可任意断层以观察内部椎管情况或去除遮盖骨质病变的解剖结构。表面重建图像能降低并消除重叠伪影,从而清晰描绘出复杂骨折和脱位形态(见图 26-15、图 26-32 和图 26-33)。

　　在许多医疗机构,对于创伤患者的影像学检查通常由平片开始,CT 检查特别是多排螺旋 CT 检查逐渐增多,特别是对颈椎的影像检查,CT 已经完全替代平片检查或是作为平片检查的常规补充了。CT 检查特别是多排螺旋 CT 检查相对于平片检查,显示出显著提高的诊断准确性。虽然 CT 检查发现的额外诊断常常是微小的损伤,但大约有 1/3 的病例改变了治疗方式。CT 获得的层厚 1mm 以下的横断面图像可用于在任何平面上重建图像,重建图像的立体解析度和原始获得的图像相当。随着成像速度的加快,非横断面的图像准备甚至可以和横断面重建同时进行,扫描后图像的存取更快捷。多排螺旋 CT 可以在数秒钟之内对颈椎成像,相比传统或单排螺旋 CT,减少了患者活动伪影。脊柱的解剖结构可以在多个方向上做三维重建,使我们对病损处的解剖结构有更好的了解(见图 26-32 和图 26-33)。对于多发创伤的患者,脊柱成像可以作为全身 CT 扫描的一部分,从而不增加患者的

辐射剂量和检查所消耗的时间。最后,颈椎 CT 检查可进行静脉内造影,从而评估包括颈部血管在内的全部颈椎情况(图 26-36 和图 26-37)。相同的造影剂量也可用于胸部和腹部的扫描。

(三)颈椎 CT 血管造影

　　CT 血管造影技术使用快速薄层 CT 成像,显示头部主要动脉在颈部和颅内走行。该技术基于多排螺旋 CT 的应用,特别是 16 排以上的螺旋 CT。大量的探测器,旋转速度快(每圈 0.5 秒或更快),扫描层厚很薄,快速数据收集,这些特性使得常规 CT 血管造影得以实现。这些特性允许 CT 扫描在所有层面上进行快速高立体解析度的图像获取,有效减少了因患者活动而产生的伪影。

　　根据作者的经验,CT 血管造影可用于有钝性脑血管损伤危险因素的患者的评估,或是对于没有危险因素的患者进行筛查。16 排 CT(或更好的 CT)能在对钝性创伤患者做全身 CT 检查的时候进行该筛查。

　　依据彩色多平面 CT 重建虚拟血管内影像,评价颈动脉和椎动脉(图 26-38,图 26-36 和图 26-37)。血

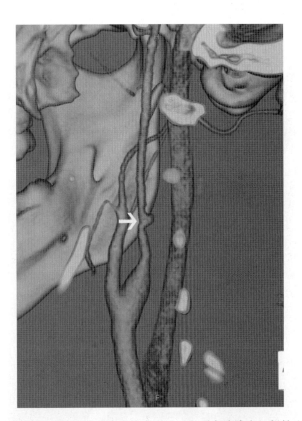

图 26-36　CT 三维重建血管造影显示左颈内动脉 30% 的狭窄。(见彩图)

图 26-37　CT 三维重建血管造影显示左颈内动脉有一假性血管瘤(箭头)。包绕颈动脉和颈内静脉的软组织都根据 CT 密度的不同进行了数字剪影而去掉了。(见彩图)

管损伤包括血管壁挫伤、伴有或不伴有明显血流障碍的血管离断、假性血管瘤、血管闭塞和活动性出血(图26-36到图26-38)。不论是否有颈部动脉损伤的危险因素,都应仔细寻找所有血管的可疑损伤。损伤的类型将直接影响治疗的方式,包括使用抗凝药物、抗血小板药物、血管内支架和手术。CT血管造影还可用于损伤后的随访,用以判断损伤的恢复或进展。

三、脊柱磁共振成像

简单地说,MRI原理是基于身体内氢质子所释放的能量。在身体位于磁场中时,由于在此静态均匀外磁场中加入了射频电流,使体内氢质子的相位和能量状态发生改变。身体特定层面组织内具有相同频率的质子吸收了这些射频能量。伴随氢质子在外界磁场中恢复原来相位,这些质子吸收的额外射频能量随之释放(回复状态)。某一层面内每一点的位置和能量强度图反映了该层面内特定组织的磁性。MRI图像受组织内质子数目、质子宏观和微观运动状态、组织化学状态(如血红蛋白等)等诸多因素影响。一些MRI造影剂如钆螯合物等用于显示组织回复特性,并能增强或减低信号从而使图像强化。

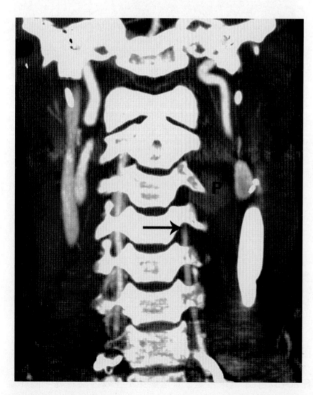

图26-38 CT血管造影多平面成像显示左侧椎动脉突然闭塞(箭头),从动脉终端出现假性血管瘤(P),右侧椎动脉完整。

MRI的内在优势使之成为显示中枢神经系统(包括脊髓、脑脊膜和神经根等)的首选成像技术。这种优势包括:

(1)脊柱在任意方向均可直接成像;

(2)与其他技术相比,其对比分辨率高,在发现韧带等软组织损伤方面的敏感性强;

(3)不向椎管内注射造影剂,仍可同时观察硬膜外血肿、骨碎块、椎间盘突出及骨赘等病变;

(4)脊髓直接成像,因而可发现脊髓挫伤、血肿或撕裂伤;

(5)可依据MRI脊髓损伤表现估计机体功能恢复可能性等预后信息;

(6)观察血流情况(根据应用的成像序列可表现为低或高信号影),无须血管内造影剂强化即可评价椎动脉等大血管;

(7)无须静脉内注射造影剂,无电离辐射。

常规应用几种成像序列以观察不同方面正常和病理性解剖结构。一般绝大多数创伤中心应用如下几种序列。

(1)矢状位T1加权自旋回波序列,用于观察不正常解剖(图26-39);

(2)矢状位质子和T2加权自旋回波序列,重点显示病理变化及韧带结构(图26-40);

(3)矢状位梯度回波序列,可最佳显示出血并鉴别骨质增生和椎间盘组织(图26-41);

(4)轴位T1加权自旋回波序列,通过矢状序列定位兴趣区,用于评价硬膜外间隙、脊髓和神经孔结构(图26-42);

(5)轴位梯度回波序列,用于观察灰-白质及周围神经根和神经孔(图26-43);

(6)根据脊柱损伤类型选择MRA序列来评价颈动脉(图26-44)。

目前,有许多成像序列可供选择,以提高对某种特殊类型脊柱病变的诊断。与其他标准成像序列相比,应用一种特殊序列——短时间反转恢复序列(short time inversion recovery,STIR)可有助于发现细微的脊髓挫伤(图26-45)。

MRI的局限性很少,但值得一提的是由于骨皮质不含氢原子,因此在MRI上不显影。骨骼在MRI上显影源于其中骨组织富含血液和脂肪的质子信号。因此,只有较严重的骨损伤在MRI上明显,而轻微骨损伤的诊断不能依赖于MRI,特别是累及脊柱后部结构的损伤。脊柱全面的MRI检查采集数据所需时间比

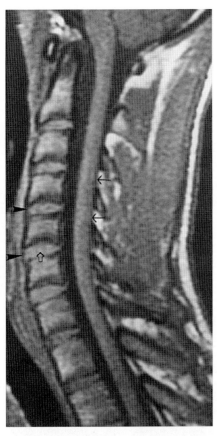

图 26-39 正常矢状位 T1 加权像 MRI。T1 加权像上脑脊液(CSF)表现为低信号,脊髓为等信号。前纤维环及前纵韧带表现为低信号带(尖箭头),被椎间盘(空心箭头)和椎前脂肪的较亮信号影勾勒出大体轮廓。黄韧带被后方的关节突上脂肪的高亮信号衬托勾勒出,表现为暗色的低信号(实心箭头)。低信号的后纤维环和后纵韧带由于后方相同表现的低信号脑脊液而无法显示。(From Mirvis, S.E.; Ness-Aiver, M. In Harris, J.H., Jr.; Mirvis, S.E., eds. Radiology of Acute Cervical Spine Trauma. Baltimore, Williams & Wilkins, 1995, p. 140.)

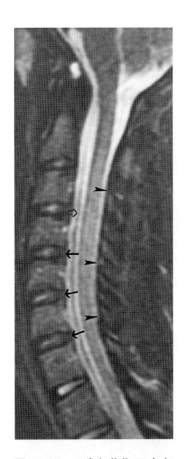

图 26-40 正常矢状位 T2 加权像 MRI。T2 加权像上脑脊液(CSF)为高亮信号,围绕于等信号的脊髓周围,椎体低信号与椎间盘组织对比不强。后纵韧带-后纤维环(实心箭头)位于较亮的椎间盘和脑脊液之间,显示为低信号。黄韧带(尖箭头)由于前方较亮的脑脊液而显示为较暗的低信号。(From Mirvis, S.E.; Ness-Aiver, M. In Harris, J.H., Jr.; Mirvis, S.E., eds. Radiology of Acute Cervical Spine Trauma. Baltimore, Williams & Wilkins, 1995, p. 143.)

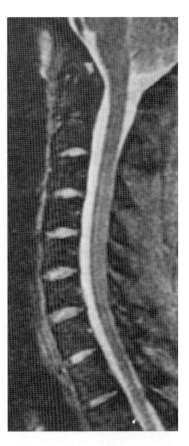

图 26-41 正常矢状位抑脂像 MRI。抑脂像 MRI 显示椎体低信号(由于脂肪信号被减低)。椎间盘和脑脊液(CSF)仍然为高信号,衬托出前后纤维环和前、后纵韧带结合在一起的低信号区域。脊髓的等信号被较亮的脑脊液包绕,很容易辨认。

CT 长。最新成像序列将会加速 MRI 成像时间,可达到与 CT 扫描时间相同或更快[47]。

血流动力学状态不稳定患者不应进行 MRI 检查,因为 MRI 环境下不能安全有效地进行急性心肺复苏术。一些复杂生理调节器和支持物需要 MRI 兼容舱系统,使其能在 MRI 设备周围的磁场内正常工作,并在图像数据采集过程中不产生射频噪音。这一系统的发展将使 MRI 能用于急性脊柱损伤的患者中。但是对于体内有铁磁性动脉瘤夹和安装心脏起搏器的患者,则不能进行 MRI 检查。因为当通过外界磁场时,动脉瘤夹可发生扭转,心脏起搏器功能丧失。同样,患者的体内金属异物若与生命中枢结构(如脊髓、神经根或眼眶等)非常接近,在进入磁场后可能会加重组织损伤,特别见于急性金属异物刺入时,对于可能有金属碎片

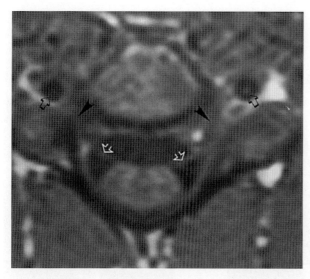

图 26-42 正常横断位 T1 加权像 MRI。横断位 T1 加权像 MRI 显示等信号脊髓被低信号脑脊液包围。神经根横行于蛛网膜下腔内（空心白色箭头）从椎间孔穿出（尖箭头）。骨皮质为低信号，骨髓信号较高。此像中的椎动脉（黑色空心箭头）显示为低信号影（流空效应）。脊髓呈均匀实性，内部结构不能辨认。(From Mirvis, S.E.; Ness-Aiver, M. In Harris, J.H., Jr.; Mirvis, S.E., eds. Radiology of Acute Cervical Spine Trauma. Baltimore, Williams & Wilkins, 1995, p. 144.)

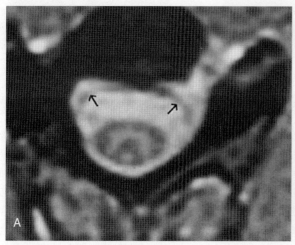
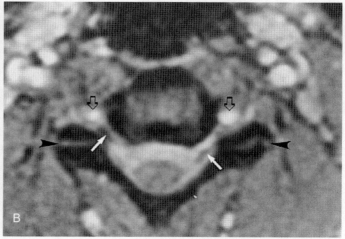

图 26-43 正常横断位抑脂像 MRI。(A,B)横断位抑脂像 MRI 显示骨质信号很低，脑脊液信号较高。硬膜被脑脊液勾勒出(A 中的箭头)。可以观察到脊髓内中央灰质稍亮，白质较暗(A)。椎动脉较亮(B,空心箭头)。椎间孔内可见被高信号的脑脊液包绕的神经根(B,白色箭头)。小关节间隙包含高信号液体(B 中尖箭头)。(From Mirvis, S.E.; Ness-Aiver, M. In Harris, J.H., Jr.; Mirvis, S.E., eds. Radiology of Acute Cervical Spine Trauma. Baltimore, Williams & Wilkins, 1995, p. 145.)

刺伤的患者（如意识模糊的焊工）必须在透视下观察，以排除体内是否存在金属异物。此外，约有 3% 的患者患有严重幽闭恐惧症，因而不能进行封闭式磁共振检查[52]。

MRI 对于脊柱及椎旁区域的软组织损伤有很高的敏感性。虽然螺旋 CT 有一定的改善，但是 MRI 在分辨肌肉、脂肪、脑脊液、韧带、间盘组织以及血肿方面具有更高的敏感性。但是 MRI 对于骨折的敏感性有所下降，尤其是累及椎体后部的无移位骨折。但是 MRI 可以非常直观地发现软组织损伤，这对于诊断过伸伤以及判断骨折的稳定性有非常重要的意义（图

26-46）。因此 MRI 检测对于存在神经损害的患者尤其是不全瘫痪的患者是必要的。MRI 对于外伤后 CT 排除骨折而残留顽固性颈痛患者也很重要，它可以发现比较严重的韧带损伤。MRI 也可以用来检查那些无意识的患者，这样可以判断是否需要进行围领固定，不过这种情况存在一定的争议。MRA 可以用来评估颅脑的血管（图 26-47），但是很少有文献报告用于急性创伤患者。

不同的 MR 序列对不同组织损伤的敏感性不同。T1 像可以较好地显示解剖结构（图 26-39），pronton 像可以区别颈部的韧带组织（图 26-46），而 T2 像对损伤

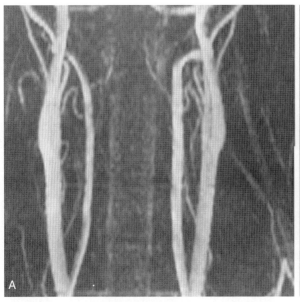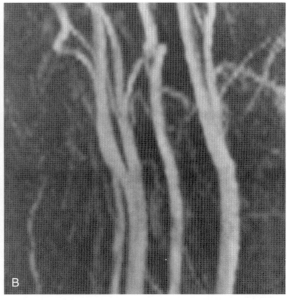

图 26-44 正常颈部血管的 MRA。显示颈部血管前后位(A)和斜位(B)像。所有血管均显影较亮,静脉血流信号选择性去除。前后位上流动的脑脊液显示为高信号。(From Mirvis, S.E.; Ness-Aiver, M. In Harris, J.H., Jr.; Mirvis, S.E., eds. Radiology of Acute Cervical Spine Trauma. Baltimore, Williams & Wilkins, 1995, p. 146.)

组织的敏感度较高(图 26-49)。STIR 对骨髓的水肿敏感性较高, 而增强以及压脂像对脊髓的水肿显示更好。而梯度对比像对于脊髓内的出血敏感性较高(图 26-50)。

MRI 检查适用于所有颈椎外伤后出现不完全或进行性神经功能障碍的患者, 但前提是这些患者的整体临床情况允许进一步 MRI 检查。神经功能完全丧失的患者也应进行 MRI 检查, 以明确是否存在任何脊髓压

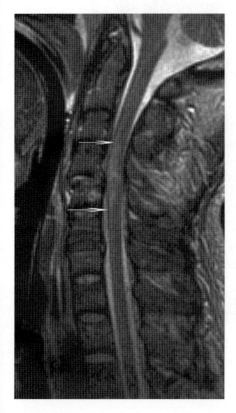

图 26-45 使用 STIR 提高脊髓水肿的敏感性。STIR 与普通 T2 加权像相比可以提供对比度更高的 MRI 影像,特别是能突出脊髓水肿。上图显示 C4~C5 的过屈损伤, 前纵韧带、后纵韧带和黄韧带撕裂。

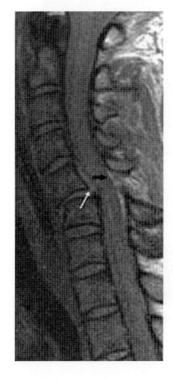

图 26-46 MRI 显示韧带损伤。颈椎的中矢 MR 显示 C5~C6 过屈损伤。前、后纵韧带信号不完整(白色箭头)。C5 后方间盘突出,因为后方的牵张应力造成黄韧带损伤 (黑色箭头)。由于过屈暴力使得前方间隙狭窄后方间隙增宽。

迫性病变(如椎间盘突出、硬膜外血肿或骨折碎块等,见图 26-46,图 26-49 和图 26-51)。只有将这些压迫性病变去除才能使这些神经功能障碍得到恢复和改善。此外,适于进行 MRI 检查的患者还包括那些脊柱创伤后平片或 CT 为阴性而临床上出现脊髓或神经根损伤表现的患者。当患者神经功能障碍平面与平片或 CT 所显示的损伤部位不符时,强烈建议行进一步 MRI 检查。

最后一点,MRI 还可显示韧带断裂和椎间盘突出的位置与程度。这能有助于确定是否需要及需要哪种类型的内固定来改善和恢复患者椎管狭窄,保持脊柱稳定。对胸椎创伤,MRI 检查可明确后纵韧带损伤程度,当伴发椎体前柱骨折时它可加重脊柱的失稳。特别是对于脊柱融合的患者,如强直性脊柱炎及弥漫特发性骨质增生症患者,MRI 检查可明确伴发的韧带损伤及脊柱失稳的程度。

(一)急性特异性脊柱损伤患者的 MRI

1.实质性损伤

MRI 在发现脊髓急性损伤,如脊髓水肿、出血及撕

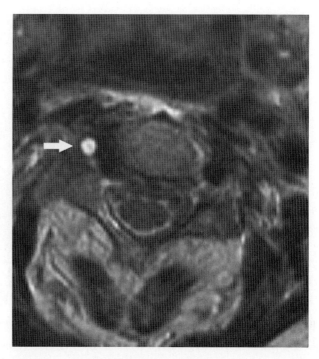

图 26-48　水平 T2 加权像显示左侧椎动脉信号正常,而右侧椎动脉由于血栓斑块显示为高信号。

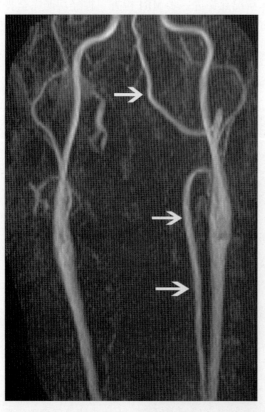

图 26-47　MRA 造影显示这名颈椎外伤患者右侧椎动脉缺如,而左侧椎动脉正常(箭头)。

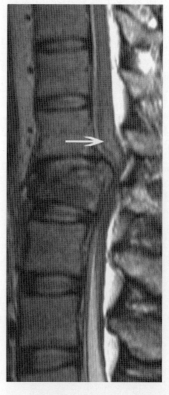

图 26-49　L1 爆裂骨折骨块向后移位压迫脊髓。T2 加权像显示 L1/L2 间盘以及椎体后部骨质压迫圆锥。而在损伤节段以上的组织显示存在高信号的脊髓水肿(箭头)。

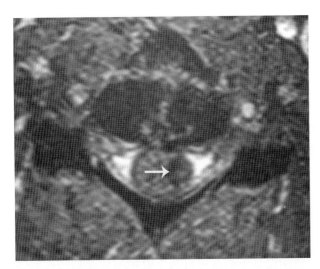

图 26-50　水平梯度像显示脊髓内的低信号(箭头)为血肿(一般伤害亚急性 7~14 天出现)。此患者是屈曲型泪滴样骨折,这种损伤经常造成脊髓挫伤。另外椎动脉在图像上显示高信号。

裂伤等方面具有特异性。脊髓水肿在 T1W1 表现为等信号或略高信号,而 T2WI 则为高信号(图 26-52)。当存在脊髓出血时,MRI 表现由于血液中所含化学成分、磁场强度及所选成像序列不同而变得复杂[12]。损伤后的急性至亚急性期(1~7 天),血液一般在 T2WI 上表现为黑色(低信号),而水肿则呈高信号表现。7 天后,血细胞溶解,血液在 T1W1 及 T2WI 上均表现为高信号。

　　Kulkarni 及其同事[53]首次阐述了脊髓 MRI 信号强度与患者预后之间的关系,提出脊髓的 MRI 信号特点反映了脊髓组织病理学类型。MRI 所提供的关于神经功能恢复的预后信息与另外一些研究小组之间存在差异[24,56,74]。MRI 信号表现可反映出急性脊髓损伤的组织病理学特点,这种观点在脊髓损伤研究中通过直接比较 MRI 信号与组织学表现得到了证实[69]。

2.韧带损伤

　　急性脊柱创伤后通过了解损伤机制、骨折类型和损伤后脊柱序列情况可以推断出是否存在韧带损伤。但是即使存在明显的可造成脊柱失稳的韧带损伤,特别是不伴骨折的过度屈伸性扭伤中,直立位脊柱平片表现并不明显。而且平片上仅能发现部分较为严重的脊柱失稳,并不能显示所有严重韧带损伤极有可能立即或延迟出现的脊柱失稳。

　　MRI 上正常韧带由于缺乏运动的氢原子表现为低信号,韧带断裂在 MRI 上表现为低信号带的突然中断、韧带结构变薄或拉长或韧带撕裂伴附着的撕脱骨

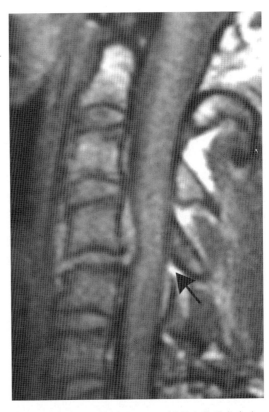

图 26-51　矢状 proton 像显示 C4/C5 间盘向前后方突出,椎间隙狭窄以及纤维环破裂,后纵韧带以及黄韧带损伤(箭头)。前、后纵韧带损伤但是仍然完整。

碎片(图 26-46、图 26-51)[46,51,52]。参考 MRI 表现以明确脊柱主要支持韧带情况对损伤处理意义重大,MRI能显示没有预料到或比预计更为严重的韧带损伤。

3.椎间盘突出

　　急性椎间盘突出可伴发于骨折或脱位,也可单独发生。如果椎间盘突出压迫脊髓或神经根可引起神经症状。MRI 可显示急性椎间盘突出对脊髓的压迫,这对手术治疗以使神经功能恢复意义重大。MRI 在所有序列成像上均可清晰显示椎间盘突出 (图 26-46,图 26-53)[46,51],但应用梯度回波序列可更好地区别较高信号的椎间盘和低信号的椎体后缘骨赘。

　　Flanders 及其同事[24]曾明确指出,MRI 在检查急性外伤性椎间盘突出方面明显优于 CTM。他们的研究发现,40% MRI 显示的引起神经功能障碍的急性椎间盘突出在 CTM 上为阴性。Rizzlo 及其同事[71]在外伤后72 小时内对 53 位患者用 1.5T 的 MRI 检查研究发现,42%出现了椎间盘突出。急性椎间盘突出发生率最高见于双侧椎小关节脱位(80%)和前髓综合征(100%)的患者中。Doran 及其同事[22]指出,在单侧和双侧椎小

关节脱位的患者中外伤性椎间盘突出发生率极高。创伤性椎间盘突出患者当颈椎复位后仍存在神经功能损伤表现，这是由于椎间盘压迫神经组织所致[22,31,67]。但是，这一观点仍存有争议，因为其他一些研究并未发现椎间盘突出或断裂的患者在进行闭合复位时出现神经功能损伤[31]。

4.硬膜外血肿

硬膜外血肿（EDH）是脊柱创伤的一种少见并发症，见于 1%~2% 的颈椎外伤[28]。颈椎是外伤性 EDH 最常见的部位[28]，由于腹侧硬膜与后纵韧带连接紧密，EDH 最常发生在背侧硬膜外间隙内。富含无瓣膜血管的静脉丛内压力突然性急剧增高是引起出血的常见原因[28]。EDH 可在外伤后急剧发展，也可延迟出现或发生于开放或闭合性脊柱复位后。高达 50% 以上的外伤后 EDH 可见于无明显颈椎损伤的患者中[28]。正因如此，当平片或 CT 平扫未见明显损伤而临床出现脊髓损伤征象时，应考虑发生 EDH。Garza-Mercado[28]提出，由于年轻人颈椎活动度较大，遭受创伤后颈椎 EDH 的出现概率增加。同样，在颈椎骨融合的患者中，包括强直性脊柱炎和弥漫特发性骨质增生症患者，颈椎 EDH 的发生率也增加。当脊柱外伤后患者出现渐进性、无法解释的神经功能损害时，则提示可能是 EDH 逐渐扩张引起了脊髓压迫症。

同样，EDH 的 MRI 表现依赖于出血时期、磁场强度以及所选择的成像序列。外伤后急性期(外伤后 1~3 天)出血在 T1WI 表现为等高信号(图 26-54)，T2WI 为低信号(黑)。外伤后 3~7 天，血肿中央部分由于含有完整血细胞，在 T2WI 表现为低信号，而血肿周围部分内含溶解的血细胞，在 T1 及 T2 像均表现为高信号[11](图 26-55)。

5.先天性或继发性椎管狭窄

颈部外伤变形期间后突的骨赘及肥厚、钙化或骨化的韧带可压迫脊髓前表面,引起脊髓损伤。脊髓后部损伤常见于颈部过度弯曲时肥厚的黄韧带压迫、突出引起。先天性椎管狭窄或继发于退行性骨关节病(如椎小关节硬化)的继发性椎管狭窄,在颈部外伤甚或生理活动时脊髓损伤的概率大大增加。老年患者外伤后平片无急性损伤改变而临床出现脊髓损伤表现时,提示老年性脊椎后缘骨质增生、后纵韧带骨化或先天性椎管狭窄为其致病因素。颈椎椎体后缘骨质增生压迫

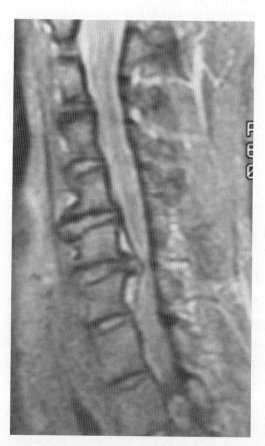

图 26-53　间盘突出的 MRI,矢状位 MRI 显示 C6/C7 间盘慢性突出压迫脊髓,间盘周围的低信号代表慢性突出形成的骨赘,但是不能排除外伤后加重突出的可能。

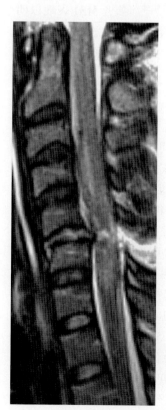

图 26-52　脊髓挫伤的 MRI。T2 加权矢状位像显示 C5/C6 间盘由于过屈暴力造成的突出。脊髓内的高信号代表脊髓挫伤(水肿),后方伴有黄韧带断裂。

颈髓典型表现为"中央脊髓综合征"。

常用矢状位和断层 MRI 显示椎管内退行性变。T2WI 自旋回波和梯度回波序列有助于区别急性突出的椎间盘组织和慢性椎间盘突出周围的骨质增生及椎间盘与脊髓的关系。但梯度回波序列上骨质增生表现为低信号影，与 T2WI 自旋回波序列上较高的椎间盘组织形成鲜明对比。MRI 可显示脊髓的鞘膜囊及脊髓直接受压部位，因而对计划后路手术的减压范围十分关键。需要提醒的是，梯度回波序列成像可使骨骼显示比实际大(放大效应)，因此可导致高估了椎管侵犯程度。

(二)慢性脊柱损伤及脊柱术后 MRI

MRI 在评价脊髓慢性损伤，特别是鉴别脊髓软化和创伤性脊髓囊肿方面，明显优于脊髓造影、CT 和 CTM 等方法[65]。脊髓软化症典型表现为 T1WI 局限性低信号区、而 T2WI 为高信号，周围脊髓组织信号正常或出现轻度狭窄[18](图 26-56)。脊髓空洞症表现类似，但边缘更为清晰锐利，而且伴典型的脊髓扩张。液体敏感成像序列有助于显示空洞内的脑脊液流动情况，

从而可判断是否有窦道存在。由于内固定金属钛的应用，手术后患者的 MRI 图像质量有很大提高[60]。这种钛与不锈钢内固定物相比可产生极小的磁敏感伪影，能使医师在无伪影干扰的情况下直接观察脊髓和周围硬膜外间隙[60]。

(三)磁共振血管造影

MRA 用于评价椎动脉。颈椎骨折-脱位后准确的椎动脉损伤发生率尚不清楚，但报道椎动脉损伤的概率在逐渐增加[56,82]。颈椎外伤后椎动脉损伤一般见于颈动脉第二部分，即自 C6 至 C2。椎动脉固定走行于颈椎横突孔内，因此这种血管损伤常由颈椎脱位所引起。尽管很多颈椎损伤会伴发椎动脉损伤，单侧及双侧脱位则是最常见原因[64]。椎动脉损伤可由延伸至横突孔的骨折造成，有报道见于颈椎向外侧脱位所致[64,82]。

对于所有颈椎钝性创伤后颈椎明显脱位（大于1cm）、横突孔骨折或颈椎半脱位患者，出现的神经功能损伤符合椎动脉供血不足表现时，均应进行 MRA 检查[29]。MRI 常规颈椎检查包括 T1WI。在这些序列中血流信号流空（黑影）。相反，在梯度回波序列上血流

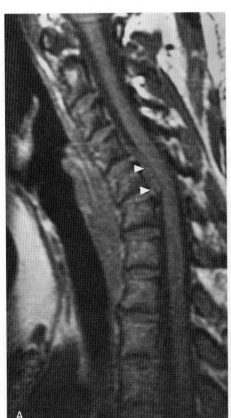

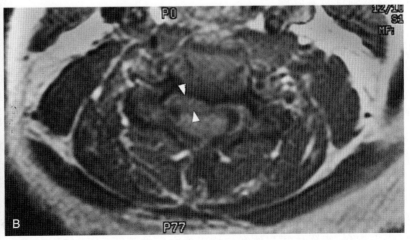

图 26-54 急性硬膜外血肿 MRI。水平及矢状位 T1 加权像上显示一位过屈伤患者椎管内存在与脊髓信号相同的硬膜外血肿(箭头)，它把脊髓推向后方。C5/C6 前方半脱位。(From Mirvis, S.E.; Ness-Aiver, M. In Harris, J.H., Jr.; Mirvis, S.E., eds. Radiology of Acute Cervical Spine Trauma. Baltimore, Williams & Wilkins, 1995, p. 160.)

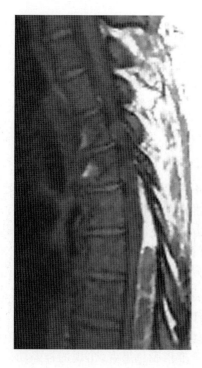

图 26-55 胸腰段硬膜外血肿。T1W 像上显示，一个混合信号的压迫物将脊髓向前方推挤。压迫物外周的亮信号区代表细胞外血肿，而中央部的血红蛋白存在仍然完整的红细胞而显示为低信号。

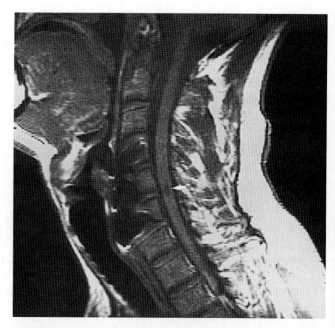

图 26-56 存在钛质内固定的 MRI。矢状位 T2 加权像上可以看到 C5 泪滴样骨折行 C4~C6 钛板固定术后，局部信号不均匀，且存在信号丢失。但是脊髓仍清晰可见，C5 水平局部存在创伤后的囊肿形成以及脊髓软化。C5 后滑移很轻微。

为白影。观察颈总动脉的信号特点是否正常应作为颈椎 MRI 整体评价的一部分。如果正常液体信号影缺乏或不规则应怀疑血管损伤（图 26-48）。MRA 可以明确血管假瓣膜形成、血管壁内断流或血肿形成、假动脉瘤及血栓形成等诊断。必须仔细鉴别血管损伤与血管发育不良或动脉粥样硬化之间的差别。MRI 上阳性血管损伤被直接血管造影所证实，直接血管造影空间分辨率优于 MRA。使用或者不使用增强 MRA 可以用来评价颅脑血管，但是很少有用来评价急性损伤的报告[58]。

(四)骨放射性核素成像

骨放射性核素成像（RNBI）一直用于评价脊柱损伤，主要用来确定平片上的异常是否为造成患者疼痛的急性病程，排除平片表现阴性而导致脊柱疼痛的骨质异常病变。由于患者可直接将颈部放置于准直仪表面使核素运动距离减小，从而使颈椎 RNBI 的图像分辨率得到很大提高。颈椎轻度后斜位图像也有助于诊断。

有报道[57,81]和实验提出，即使最初在 RNBI 上表现正常，也不能完全排除急性、无移位的颈椎骨折。在"鞭式"损伤（颈椎过度屈伸损伤）患者的 RNBI 中[5]发现，临床症状、损伤体征与核素扫描影像之间并无明显的相关性。但对 35 个病例的回顾[5]中发现，骨扫描阴性可排除骨质损伤，在另外 20 例"鞭式"损伤患者[23]前瞻性研究中发现，无一例患者扫描图像提示存在骨折，因此随后排除了骨折诊断。颈椎内骨延迟性核素浓聚可以鉴别非特异性应力反应、退行性骨关节病或愈合的骨折。用单光子发射计算机断层扫描成像可以提高急性脊柱创伤诊断的准确性。

胸腰椎 RNBI 在技术上比颈椎成像简单。血管池和延迟图像上可以发现急性骨折（图 26-57）。椎体上缘终板核素浓聚活性线样增加是外伤性骨折的特征之一。RNBI 特别有助于发现平片表现不明显且出现在严重骨质疏松患者中的急性压缩性骨折。脊柱弯曲的凹侧面外侧部分骨质内出现边界不清的核素浓聚区，提示可能为一种应力性反应或退行性改变。外伤后出现位置不确定的下背部疼痛患者，若胸腰椎平片为阴性，观察视野范围较大的 RNBI 可以显示需进一步螺旋 CT 检查才能明确的微小椎板、横突或关节突骨折。

(五)导管介入性血管造影

传统血管造影用于发现或明确颈椎外伤后所致椎动脉损伤（图 26-58）。尽管操作过程中出现并发症的概率高于 MRA，但血管造影对显示血管损伤可提供更好的空间分辨率。如前所述，传统血管造影是目前

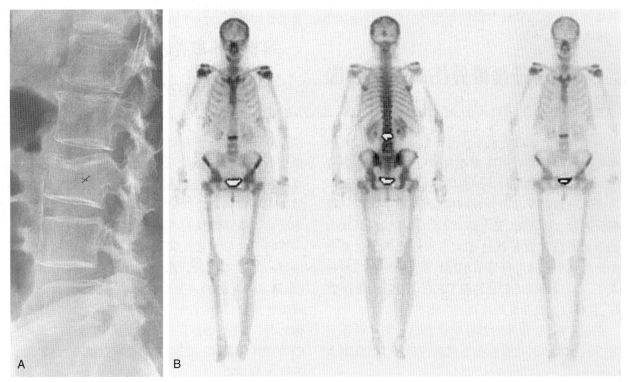

图 26-57　腰椎压缩骨折的骨扫描成像。(A)侧位 X 线片上显示可疑的 L3 压缩骨折(✕)或者为退变性 Schmorl 结节造成的上终板的退变。(B)骨扫描上显示局部高代谢,表明这种改变为新鲜骨折。

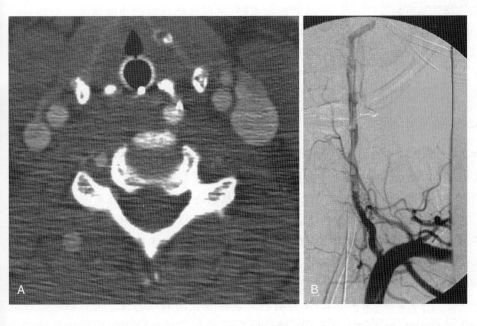

图 26-58　急性椎动脉损伤。(A)增强的 CT 水平位相显示左侧椎动脉消失。(B)DSA 显示左侧椎动脉多发斑块形成。

评价颈椎贯通伤导致潜在椎动脉损伤的选择方法之一。此外,它还可以为疏通血管内栓塞及扩张某种特定颈椎外伤所致血管狭窄提供一种可行的治疗方法[68](图26-59)。

第二节　可疑颈椎外伤患者的影像学检查方法

颈椎外伤的评估必须先从医师的查体开始。在影像学检测证明无脊柱损伤或者为稳定型损伤前,颈椎必须一直使用围领保护。颈椎的活动度、活动范围以及患者的一般情况都必须详细记录,并且在入院一段时间后进行二次评估。近年来,快速 CT 扫描已经成为检测颈椎外伤以及 X 线片显示不清的疾病的主要方法。而且在很多医院已经将 CT 作为脊柱外伤的最初检查手段。这种做法的理由是 CT 对于骨折的敏感性较高,且可以对复杂骨折提供更详细的信息。

在很多医院,颈椎的影像学检查设备离骨科诊室很近,而且 24 小时有影像科专家进行阅片。尽管本书

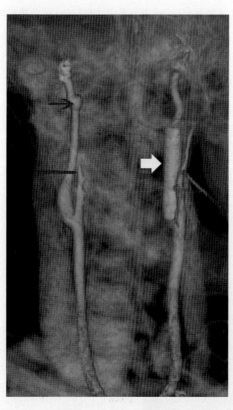

图 26-59　颈部血管损伤的 CT 血管造影。CT 血管增强造影后三维重建影像显示右侧颈外动脉闭塞(长黑箭头),以及右侧颈内动脉近颅底处假性动脉瘤形成(短黑箭头),左侧颈内动脉夹层行支架置入术后(白色箭头)。(见彩图)

会提出一些影像学检查的指导原则,但是这仅是对于较大型的创伤中心,每个医院还要根据自己的情况以及患者的情况进行有针对性的检查治疗。

一、颈椎外伤患者的影像学检测方法

(一)颈椎外伤患者存在神经功能障碍

脊柱脊髓损伤患者应该进行侧位或者 3 维 X 线检查来获得其损伤的大体信息(图26-1)。有些医院会根据侧位片来评估近端呼吸道以及选择气管插管的方法和气管插管的位置。有些类型的骨折如 Jeferson 骨折或者齿状突骨折,平扫 CT 仅能发现合并损伤的情况而不能详细描述骨折本身的情况。CT 扫描至少需要有矢状位重建或者冠状位重建的一种,才能准确地显示复杂骨折的详细情况。某些比较严重的骨折(单侧或者双侧的关节突骨折、屈曲型骨折脱位及伸展型骨折脱位)或者横突孔骨折提示可能存在血管损伤的时候,需要做薄层(2mm)增强 CT 扫描。最好包括 CT 的 2D 或者 3D 重建,有些医院直接进行 CT 检查而不行 X 线检查。

MRI 通常用来检测软组织损伤如间盘突出、韧带损伤以及椎管狭窄。间盘组织或者血肿压迫脊髓可以造成患者神经功能障碍,也高度提示需要进行针对性治疗。而对于韧带损伤位置的判断可以有助于选择最好的手术入路和固定节段。MRI 还可以评估脊髓内部的出血和水肿,从而评估预后的功能情况。外伤后存在神经功能障碍的患者,如果 CT 和 X 线片都没有发现异常,则强烈建议行 MRI 检查,如果没有 MRI 则可行脊髓造影检查。

(二)外伤后颈痛的患者

医师必须时刻警惕脊柱脊髓损伤,因为一旦漏诊将带来灾难性的后果[3]。脊柱存在外伤的病史以及存在神经功能查体的异常则强烈提示需要行影像学检测。但是并不是所有的外伤患者都需要行影像学检查。NEXUS 研究给出了一些需要和不需要行影像学检查的标准[45,61]。其他实验也提出了一系列标准来判断是否需要做影像学检查[100,45]。

对于颈椎外伤检查的标准目前存在争议。薄层 CT 对脊柱外伤存在很高的敏感性,而且目前已经成为颈椎外伤颈痛以及存在神经功能障碍患者的首选检查。这是因为 CT 对骨科疾病诊断精度认识的提高、CT 扫描速度的增快以及一些卫生经济学原因[9,34]。有

些平片阴性的无神经损害患者，虽然平片无明显发现，但是仍需小心韧带损伤[27,32]。

　　如果可以得到标准的正侧位 X 线片，那么造成骨折漏诊的情况会比较低，但是韧带损伤以及神经结构损伤、复位的双侧小关节脱位、屈曲或者过伸脱位损伤仍可能会漏诊（图 26-60）[32]。但是如果 CT 未见骨折脱位，则应该可以排除骨性结构损伤。排除了骨折脱位，则患者将进入不同的治疗流程。存在颈痛的患者可以围领制动门诊随诊。MRI 可以用来寻找韧带以及软组织损伤。如果患者情况允许可以行屈伸动力位 X 线片。

　　屈伸动力位 X 线片不应该使用[51]。只有能够配合且估计不会造成损伤加重的患者才可做此种检查。而

且由于患者颈部疼痛或者活动受限，1/3 此种检查无法达到预想的效果[2]。患者应该屈伸颈椎到诱发疼痛或者出现神经症状。做完该检测患者应该立即回到中立位并进行围领制动。但是如果能得到标准的屈伸动力位片，则可以排除主要的不稳定损伤。不能配合的患者以及神志不清的患者不应行动力位片，动力位片也不应在医生给予被动外力下完成[17,18,33,80]。

　　虽然 CT 可以发现软组织水肿，但是对于不稳定的韧带损伤的评估仍不能选择 CT。因此，有些情况还是需要进行动力位片来评价韧带稳定性。如果颈椎屈伸位片无法进行或者存在疑问，则应该进行 MRI检测。

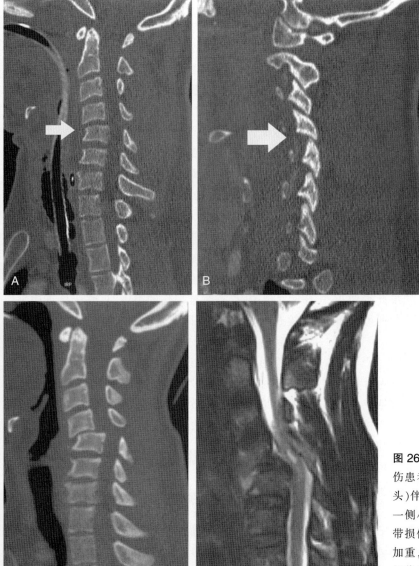

图 26-60　轻微过屈损伤的 CT。(A)一个闭合性创伤患者中矢状面 CT 重建显示 C4/5 轻度前滑移(箭头)伴有轻度棘突张开。(B)旁中央矢状重建像显示一侧小关节半脱位(箭头)，这表明有比较严重的韧带损伤。(C)患者给予围领制动，但是 C4/5 前滑移加重，这表明该损伤为不稳定损伤。(D)矢状 T2 加权像显示损伤节段椎管狭窄，而损伤节段附近存在线状高信号提示脊髓挫伤。

(三)无法配合检查的患者

某些患者神经查体没有发现异常,但是如果医生认为该查体不可靠,则仍需要怀疑该患者存在不稳定骨折。这些患者最少应该行颈椎正侧位 X 线片。而这部分患者开口位像不容易得到。如果需要可以通过斜位来观察颈胸段。如果有需要且 X 线观察不清可以行 CT 检测。对于某些患者可以使用 CT 作为最初的检查手段[87]。

如果 X 线检查无阳性发现,大部分不稳定骨折都可以排除,但是有些骨折仍可能漏诊。对于 X 线片以及 CT 无阳性发现的患者是否使用 MRI 检查目前存在争议。

D'Alise 及其同事[16]对 121 名平片阴性患者在 48 小时内行 MRI 检查。31 名患者存在比较严重的椎旁韧带、间盘以及骨损伤。8 名患者需手术治疗。Hogan 对 366 名患者行 16 排 CT 以及 1.5T 的 MRI 检查。所有的 MDCT 未见明显异常,354 名患者随后的 MRI 也未见异常,362 名患者无明显韧带损伤。4 名韧带损伤患者仅损伤一柱,为稳定性骨折。通过该研究,MDCT 可以排除 99% 的韧带损伤以及 100% 的颈椎不稳定骨折[46]。其他研究也表明对于无神经损伤且带有矢状重建的 CT 无异常的患者行 MRI 检查无阳性发现[75]。但是是否应行 MRI 检查目前仍存在争议,因为 Diaz 等发现单纯平扫 CT 仅可以发现 78% 的韧带损伤并认为对于骨性结构损伤 CT 是最经济有效的评估方法,但是对于颈椎的韧带损伤的评价效果有限[20]。

如果没有 MRI,可以替代性地让患者在围领保护下,在轻微外力下行屈伸动力位检查。如果此影像正常,则去除围领再次行该检查,如果仍正常则可以不佩戴围领。

有些学者建议使用被动屈伸位影像学检查[18,73,76],但目前没有足够的证据支持将这项检查作为常规检查。许多颈椎损伤不能用这种方法检出,包括突出的椎间盘和硬膜外血肿。这些损伤可能在影像学检查中没有明显半脱位的情况下压迫脊髓,导致或加重神经功能损伤。更多最新的研究表明,这一方法可导致神经损伤,对下颈椎的显示较差,性价比不高,对于韧带损伤的敏感性较低[17,26,33,80]。

颈椎肩盘突出是比以往预计的更为常见的导致脊髓中央型损伤综合征的原因[15]。Benzel 及其同事[7]发现在 174 例颈椎影像学检查正常的创伤患者中,有 27 例患者 MRI 检查显示为急性颈椎间盘突出。Rizzolo

及其同事[70]观察到在 55 例伴有颈椎骨折或神经损伤钝性颈椎创伤患者中,有 42% 的患者存在颈椎间盘突出。另外,发育性或继发性椎管狭窄都可能在没有影像学证据的钝性创伤中导致脊髓损伤。这些患者如果进行屈伸活动可能加重脊髓压迫或缺血。到目前为止,MRI 被证明是唯一一项对于钝性脊柱创伤韧带损伤的诊断,具有诊断准确性的检查方式[6,16]。

(四)颈椎检查正常的清醒患者

对于没有颈部疼痛、没有颈椎压痛的、非重大牵张性损伤的、清醒的、定向力正常的创伤患者来说,是否进行影像学检查有很大的争议。大部分患者从创伤现场送至急救中心的时候都进行了颈部制动,并且被假定为具有颈椎外伤直到除外。这种情形下,接诊医师要想很肯定地除外损伤,就会承受很大的压力。有个案报道描述了所谓的无痛性颈椎骨折。一项关于许多类似文章的准确的综述揭示:这些患者或者存在症状,或者不是真的清醒[21,55,72]。

许多大样本的系列研究指出,非牵张性损伤的清醒创伤患者,如果没有颈部疼痛的主诉,查体也没有阳性体征,那么影像学检查通常是正常的[21,44,89]。一项针对没有症状的清醒创伤患者的前瞻性系列研究中,对 146 例患者进行颈胸交界区域的 CT 扫描,只发现 1 例无移位的 C7 横突骨折,而总共的花费却超过 58000 美元[59]。Diliberti 和 Lindsey[21]推荐在下列情况下可以不做颈椎影像学检查:创伤患者处于一级意识状态(例如:可完成复杂指令,反应迅速),无醉酒、神经损害、颈椎疼痛或触诊引发疼痛的证据。Gonzales 及其同事[30]发现,在检查颈椎损伤的患者时,临床检查比影像学检查更具敏感性,即使是醉酒患者亦是如此。如上文提到的,NEXUS 研究指出,当患者无颈部正中压痛或神经损害表现,意识清醒,无醉酒,无伴疼痛的牵张性损伤时,可基本除外明显的颈椎损伤[44]。其他类似的诊断决策规则已经被制定出来,帮助我们肯定地除外绝大多数特定患者的颈椎损伤[10]。

二、脊柱创伤的影像学检查:特殊情况

(一)有生命危险的颈椎损伤

正如这一章通篇所说的,脊柱的影像学检查是包括在创伤患者处置的大范畴之内的。危及生命的急性脊柱损伤患者的影像学检查,应该仅包括正位和患者平卧时的侧位投影,这些检查是患者在急救中心接受

临床评估时进行。如果通过这一有限的检查可以做出影像学诊断(如创伤性滑椎,双侧小关节脱位,爆散骨折),就可以开始进行符合患者临床情况的创伤处置了。如果一开始进行的有限的影像学检查无法得出确定的诊断,或是脊柱损伤需要进行 CT 或 MRI 检查,则必须将脊柱进行适当的固定,直到患者脱离生命危险,才可继续进行影像学检查。

(二)颈椎贯通伤

1.颈椎损伤

颈椎贯通伤造成的不稳定非常罕见。当遭受颈部贯通伤的患者意识完全清醒,没有神经损伤的表现,脊柱制动不是必须的,尽管曾有个案报道描述了一位没有脊髓损伤的患者出现了颈椎不稳定的情况。在大多数病例中,颈部软组织损伤的情况,包括血管、呼吸道和消化道,都需要进行评估,可以使用影像学方法,也可以进行探查,有些病例可能需要两者结合应用。CT 扫描可检出骨性结构损伤和局部存留的遗物。当脊柱贯通伤造成神经损伤时,MRI 可以判断损伤的程度,脊髓直接损伤的征象和残存脊髓受压的表现(图26-61)。脊髓可以被枪伤直接损伤,也可因距离弹道近而受到波及造成损伤。

2.椎动脉损伤

贯通伤占创伤后颈椎椎体损伤的大多数[29]。弹道上残留的金属碎屑妨碍了血管 MRA 检查,因为金属周围会产生伪影。另外,因为 MRA 对轻微的内膜损伤

和管壁血肿敏感性较低,传统的动脉造影是普遍推荐的贯通伤中可疑椎动脉损伤的检查方法。尽管颈椎钝性创伤中椎动脉损伤的发生率要比以往怀疑的高,但这类损伤通常造成完全性动脉血栓栓塞,并不会造成神经功能恶化[85]。而且栓塞的血管在长期随访中依然保持闭塞状态,无需进行血管内栓塞术。大多数急性椎动脉闭塞的患者始终无临床表现,但血管损伤可引起栓子形成,栓子可延伸或脱落栓塞,造成大脑后循环缺血性梗死(图26-62)。这些损伤一旦确诊,就应予以处理预防栓塞或使栓塞的可能最小化,处理方式包括:在患者情况允许的条件下进行抗血小板或抗凝治疗,开放性手术治疗或血管内介入治疗。

(三)事先存在的病理情况

由于各种原因造成脊柱融合的患者,外伤后发生脊柱损伤的危险性比脊柱活动度正常的患者要高出很多。强直性脊柱炎患者,遭受轻微钝性创伤后即可出现脊柱损伤。由于脊柱已形成骨性强直,骨质很脆,在椎体和椎间盘水平同样容易发生骨折(图26-63)。通常,这些损伤会贯穿所有骨化了的支持韧带,导致脊柱明显失稳。以笔者的经验,这些损伤是典型的伸展或伸展-脱位型损伤。有报道称,强直性脊柱炎患者发生脊柱骨折在平片上常不明显[23]。骨折和脱位最常发生在下颈椎,其次是胸椎。这可能与骨折自发复位,患者其他疾患导致的骨质疏松,以及难以辨认的其他非邻近部位的损伤有关[23]。

尽管强直性脊柱炎患者可出现明显神经功能障

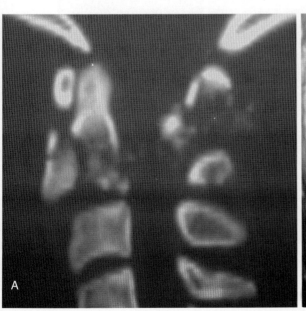
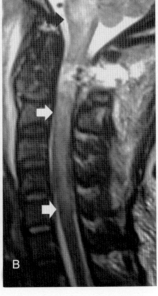

图 26-61 颈椎枪伤。(A)受害者四肢瘫痪,其颈椎侧位像显示弹道穿过 C1~C2 节段,C2 椎体粉碎,椎管内有骨块。(B)MRI 矢状位,T2 加权像显示弹道穿过 C2 节段的脊髓,提示脊髓挫伤的高信号从延髓延伸到C6 节段(箭头)。还可见高信号的椎前软组织水肿。

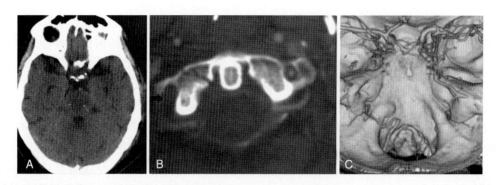

图 26-62 颈椎钝性创伤导致脑缺血梗死。(A)CT 扫描横断面显示中脑的低密度区域(箭头),考虑与钝性挫伤后的梗死有关。(B)C1 椎体的增强 CT 扫描显示右侧前弓的没有移位的线性骨折。注意右侧椎动脉未如预期般显影(箭头)。(C)脑 CT 血管造影三维重建显示,脑干循环的完全闭塞,可能是由于受损的右侧椎动脉的血栓在进展或栓子脱落造成的。(见彩图)

碍和明显影像学改变,仍有约 1/3 的患者由于诊断不明确或没有及时地将不稳定的脊柱进行制动而出现了迟发性神经功能损伤。通常情况下,强直性脊柱炎患者在遭受钝性创伤后均应被视为不稳定性损伤来处理,直到能够明确除外为止。如果平片显示正常,建议行薄层 CT 扫描以检查细微的骨折。CT 同样可以鉴别新鲜骨折和陈旧骨折所致的假关节形成。如果患者有颈部疼痛,应该行 MRI 检查轻微的软组织水肿或骨髓水肿,以避免漏诊高度不稳定性损伤。

可导致轻微外伤后脊柱骨折危险性增加的疾病还包括弥漫性特发性骨质增生症(DISH),Forestier 病(也称强直性骨质增生症),脊柱椎关节强直和骨质疏松症。DISH 病和强直性脊柱炎类似,脊柱都可出现骨性融合。两者的鉴别在于 DISH 病无"方椎角"改变,骨赘形态更大、更粗糙,而且主要见于椎体前缘,无骶髂关节及髋关节改变。DISH 病的骨折可发生于融合的椎体的中部,或穿过椎间隙的上下缘或齿突尖部[63]。融合椎体形成的长力臂可将外力全部集中于单一的椎间隙上,从而增加了骨折的危险性。同样,由于多个相邻节段上的椎关节强直,不能将张力分散至多个脊椎平面,也使损伤危险性明显提高。

严重骨质疏松的患者,受到轻微外伤或进行日常

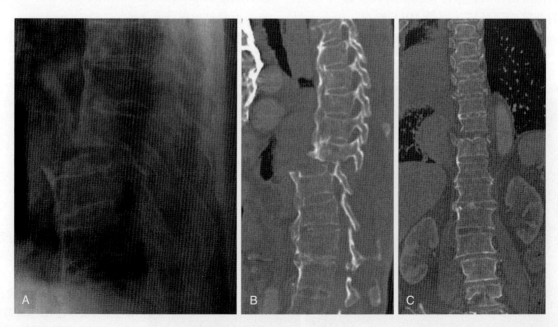

图 26-63 强直性脊柱炎患者的脊柱损伤。(A)创伤后截瘫的患者侧位 X 线显示,T9~T10 节段骨折伴有明显的向后方脱位,提示过伸性损伤。(B)CT 矢状位重建明确了这一损伤是完全性骨折脱位。注意跨越椎体前方的骨性强直已经断裂。(C)冠状位重建显示损伤节段椎间隙增宽,脊柱有侧方移位。

活动时,也容易发生骨折。这些损伤可能仅表现为椎体高度轻微变矮。受伤时间不明时,一些病例可能会被错误判断为陈旧损伤。骨质疏松、骨结构强度减弱的患者,发生轻微压缩性骨折后,在生理性负重的情况下,可发展为严重的压缩性骨折,并可出现急性或迟发性神经根功能障碍,甚至完全性神经功能障碍。骨质疏松的患者由于骨密度减低,在 X 线片质量不佳的情况下难以发现微小骨折。

如果患者存在持续性脊柱疼痛,首先建议行薄层CT 扫面,以发现平片无法显示的微小椎板骨折和椎旁血肿。如果临床症状仍无法解释或 CT 检查仍不能明确,建议进一步行 MRI 检查。MRI 检查对于显示软组织水肿、出血和骨质水肿的敏感性很高,因此可以明确诊断。核素显像也可用于骨折的诊断,但老年人骨折急性期并不一定出现异常放射性浓聚表现。同样,脊柱内核素的局灶性沉积不仅可见于急性病变中,也可见于慢性疾患,如脊柱骨性强直或亚急性损伤,使这项检查的作用降低。总之,对于有临床症状的患者,必须认真选择影像学检查方法,以便尽早明确诊断。

小 结

近年来影像诊断学上的进展已经显著改变了急性脊柱创伤的影像检查方法。脊柱平片检查一直被认为是所有重大创伤患者所必须的常规检查,但随着多排 CT 的出现,这一检查已不再是常规了。许多急诊或创伤医师会在一次 CT 扫描中进行包括全脊柱在内的全身扫描。CT 扫描所提供的信息被认为比平片的要更加准确。更快的电脑处理和更友好的用户界面的出现,使创建高分辨率二维或三维影像更加简单可行,可及时提供影像信息供医师作为诊断和进一步处置的依据。另外,MRI 也不断在提高数据采集速度和影像质量。MRI 更新的序列可显示脊髓缺血表现(弥散加权相)和轴索完整性(弥散张量成像),而且会继续拓展可显示的解剖和生理信息。影像学检查要根据患者具体的临床表现来进行,并且需要根据病情的变化而改变,这一点至关重要。在进行影像学检查之前,在检查的过程中和检查之后都应该保持脊柱制动,直到能够除外潜在的不稳定性脊柱损伤。

(郭琰 译 李世民 校)

参考文献

1. Anderson, L.D.; D'Alonzo, T.R. Fractures of the odontoid process of the axis. J Bone Joint Surg Am 56:1663, 1974.
2. Anglen, J.; Metzler, M.; Bunn, P.; et al. Flexion and extension views are not cost-effective in a cervical spine clearance protocol for obtunded trauma patients. J Trauma 52:54, 2002.
3. Bachulis, B.L.; Long, W.B.; Hynes, G.D.; et al. Clinical indications for cervical spine radiographs in the traumatized patient. Am J Surg 153:473, 1987.
4. Ballock, R.T.; MacKersie, R.; Abitbol, J.; et al. Can burst fractures be predicted from plain radiographs? J Bone Joint Surg Br 74:147, 1992.
5. Barton, D.; Allen, M.; Findlay, D.; et al. Evaluation of whiplash injuries by technetium 99m isotope scanning. Arch Emerg Med 10:197, 1993.
6. Benzel, E.C.; Hart, B.L.; Ball, P.A.; et al. Fractures of the C2 vertebral body. J Neurosurg 81:206, 1994.
7. Benzel, E.C.; Hart, B.L.; Ball, P.A.; et al. Magnetic resonance imaging for the evaluation of patients with occult cervical spine injury. J Neurosurg 85:824, 1996.
8. Biffl, W.L.; Moore, E.E.; Elliott, J.P.; et al. The devastating potential of blunt vertebral arterial injuries. Ann Surg 23:672, 2000.
9. Blackmore, C.C.; Mann, F.A.; Wilson, A.J. Helical CT in the primary trauma evaluation of the cervical spine: An evidence-based approach. Skeletal Radiol 29:632, 2000.
10. Blackmore, C.C.; Ramsey, S.D.; Mann, F.A.; et al. Cervical spine screening with CT in trauma patients: A cost-effectiveness analysis. Radiology 212:117, 1999.
11. Bradley, W.G. MR appearance of hemorrhage in the brain. Radiology 189:15, 1993.
12. Brady, W.J.; Moghtader, J.; Cutcher, D.; et al. ED use of flexion-extension cervical spine radiography in the evaluation of blunt trauma. Am J Emerg Med 17:504, 1999.
13. Christensen, P.C. The radiologic study of the normal spine. Radiol Clin North Am 15:133, 1977.
14. Daffner, R.H. Helical CT of the cervical spine for trauma patients: A time study. AJR Am J Roentgenol 177:677, 2001.
15. Dai, L.; Jia, L. Central cord injury complicating acute cervical disc herniation in trauma. Spine 25:331, 2000.
16. D'Alise, M.D.; Benzel, E.C.; Hart, B.L. Magnetic resonance imaging evaluation of the cervical spine in the comatose or obtunded patient. J Neurosurg 91:54, 1999.

17. Davis, J.W.; Kaups, K.L.; Cunningham, M.A.; et al. Routine evaluation of the cervical spine in head-injured patients with dynamic fluoroscopy: A reappraisal. J Trauma 50:1044, 2001.

18. Davis, J.W.; Parks, S.N.; Detlefs, C.L.; et al. Clearing the cervical spine in obtunded patients: The use of dynamic fluoroscopy. J Trauma 39:435, 1995.

19. Demaerel, P.; Sunaert, S.; Wilms, G. Sequences and techniques in spinal MR imaging. JBR-BTR 86:221, 2003.

20. Diaz, J.J., Jr.; Aulino, J.M.; Collier, B.; et al. The early work-up for isolated ligamentous injury of the cervical spine: Does computed tomography scan have a role? J Trauma 59:897, 2005.

21. Diliberti, T.; Lindsey, R.W. Evaluation of the cervical spine in the emergency setting: Who does not need an x-ray? Orthopedics 15:170, 1992.

22. Doran, S.E.; Papadopoulos, M.; Ducker, T.; et al. Magnetic resonance imaging documentation of coexistent traumatic locked facets of the cervical spine and disc herniation. J Neurosurg 79:341, 1993.

23. Finkelstein, J.A.; Chapman, J.R.; Mirza, S. Occult vertebral fractures in ankylosing spondylitis. Spinal Cord 37:444, 1999.

24. Flanders, A.E.; Schaeffer, D.M.; Doan, H.T.; et al. Acute cervical spine trauma: Correlation of MR imaging findings with degree of neurologic deficit. Radiology 177:25, 1990.

25. Flee, C.; Woodring, J.H. Unstable Jefferson variant atlas fracture: An unrecognized cervical injury. AJNR Am J Neuroradiol 12:1105, 1992.

26. Freedman, I.; van Gelderen, D.; Cooper, D.J.; et al. Cervical spine assessment in the unconscious trauma patient: A major trauma service's experience with passive flexion-extension radiography. J Trauma 58:1183, 2005.

27. Gale, S.C.; Gracias, V.H.; Reilly, P.M.; et al. The inefficiency of plain radiography to evaluate the cervical spine after blunt trauma. J Trauma 59:1121, 2005.

28. Garza-Mercado, R. Traumatic extradural hematoma of the cervical spine. Neurosurgery 24:410, 1989.

29. Giacobetti, F.B.; Vaccaro, A.R.; Bos-Giacobetti, M.A.; et al. Vertebral artery occlusion associated with cervical spine trauma: A prospective analysis. Spine 22:188, 1997.

30. Gonzales, R.P.; Fried, P.O.; Bukhalo, M.; et al. Role of clinical examination in screening for blunt cervical spine injury. J Am Coll Surg 189:152, 1999.

31. Grant, G.A.; Mirza, S.K.; Chapman, J.R.; et al. Risk of early closed reduction in cervical spine subluxation injuries. J Neurosurg 90:13, 1999.

32. Griffen, M.M.; Frykberg, E.R.; Kerwin, H.A.; et al. Radiographic clearance of blunt cervical spine injury: Plain radiography or computed tomography scan? J Trauma 55:222, 2003.

33. Griffiths, H.J.; Wagner, J.; Anglen, J.; et al. The use of forced flexion/extension views in the obtunded trauma patient. Skeletal Radiol 31:587, 2002.

34. Grogan, E.L.; Morris, J.A., Jr.; Dittus, R.S.; et al. Cervical spine evaluation in urban trauma centers: Lowering institutional costs and complications through helical CT scan. J Am Coll Surg 200:160, 2005.

35. Grossman, M.D.; Reilly, P.M.; Gillet, T.; et al. National survey of the incidence of cervical spine injury and approach to cervical spine clearance in U.S. trauma centers. J Trauma 47:684, 1999.

36. Harris, J.H., Jr. Abnormal cervicocranial retropharyngeal soft-tissue contour in the detection of subtle acute cervicocranial injuries. Emerg Radiol 1:15, 1994.

37. Harris, J.H., Jr.; Burke, J.T.; Ray, R.D.; et al. Low (type III) odontoid fracture: A new radiologic sign. Radiology 153:353, 1984.

38. Harris, J.H., Jr.; Carson, G.C.; Wagner, L.K. Radiologic diagnosis of traumatic occipitovertebral dissociation. 1. Normal occipitovertebral relationships on lateral radiographs of supine subjects. AJR Am J Roentgenol 162:881, 1994.

39. Harris, J.H., Jr.; Carson, G.C.; Wagner, L.K.; et al. Radiologic diagnosis of traumatic occipitovertebral dissociation. 2. Comparison of three methods of detecting occipitovertebral relationships on lateral radiographs of supine subjects. AJR Am J Roentgenol 162:887, 1994.

40. Harris, J.H. The radiographic examination. In Harris, J.H.; Mirvis, S.E., eds. Radiology of Acute Cervical Spine Trauma, 3rd ed. Baltimore, Williams & Wilkins, 1995, p. 180.

41. Hauser, C.J.; Visvikis, G.; Hinrichs, C.; et al. Prospective validation of computed tomography screening of the thoracolumbar spine in trauma. J Trauma 55:228, 2003.

42. Herr, C.H.; Ball, P.A.; Sargent, S.K.; et al. Sensitivity of prevertebral soft tissue measurement of C3 for detection of cervical spine fractures and dislocations. Am J Emerg Med 16:346, 1998.

43. Hildingsson, C.; Hietala, S.O.; Toolanen, G. Scintigraphic findings in acute whiplash injury of the cervical spine. Injury 20:265, 1989.

44. Hoffman, J.R.; Mower, W.R.; Wolfson, A.B.; et al. Validity of a set of clinical criteria to rule out injury to the cervical spine in patients with blunt trauma. National Emergency X-Radiography Utilization Study Group. N Engl J Med 343:94, 2000. Erratum in N Engl J Med 344:464, 2001.

45. Hoffman, J.R.; Schriger, D.L.; Mower, W.; et al. Low-risk criteria for cervical-spine radiography in blunt trauma: A prospective study. Ann Emerg Med 21:1454, 1992.

46. Hogan, G.J.; Mirvis, S.E.; Shanmuganathan, K.; et al. Exclusion of unstable cervical spine injury in obtunded patients with blunt trauma: Is MR imaging needed when multi-detector row CT findings are normal? Radiology 237:106, 2005.

47. Hyslop, W.B.; Balci, N.C.; Semelka, R.C. Future horizons in MR imaging. Magn Reson Imaging Clin N Am 3:211, 2005.

48. Iannacone, W.M.; DeLong, W.G.; Born, C.T.; et al. Dynamic computerized tomography of the occiput-atlas-axis complex in trauma patients with odontoid lateral mass asymmetry. J Trauma 3:1501, 1990.

49. Insko, E.K.; Gracias, V.H.; Gupta, R.; et al. Utility of flexion and extension radiographs of the cervical spine in the acute evaluation of blunt trauma. J Trauma 53:426, 2002.

50. Jenkins, M.G.; Curran, P.; Rocke, L.G. Where do we go after the three standard cervical spine views in the conscious trauma patient? A survey. Eur J Emerg Med 6:215, 1999.

51. Kaneriya, P.P.; Schweitzer, M.E.; Spettell, C.; et al. The cost-effectiveness of oblique radiography in the exclusion of C7–T1 injury in trauma patients. Skeletal Radiol 28:271, 1999.

52. Katz, R.C.; Wilson, L.; Fraser, N. Anxiety and its determinants in patients undergoing magnetic resonance imaging. J Behav Ther Exp Psychiatry 25:131, 1994.

53. Kulkarni, M.V.; McArdle, C.B.; Kopanicky, D.; et al. Acute spinal cord injury: MR imaging at 1.5 T. Radiology 164:837, 1987.

54. MacDonald, R.L.; Schwartz, M.L.; Mirich, D.; et al. Diagnosis of cervical spine injury in motor vehicle crash victims: How many x-rays are enough? J Trauma 30:392, 1990.

55. Mace, S.E. Unstable occult cervical spine fracture. Ann Emerg Med 20:1373, 1992.

56. Mascalchi, M.; Pozzo, G.D.; Dini, C.; et al. Acute spinal trauma: Prognostic value of MRI appearances at 0.5T. Clin Radiol 48.100, 1993.

57. Matin, P. The appearance of bone scans following fractures, including immediate and long-term studies. J Nucl Med 20:1227, 1979.

58. Miller, P.R.; Fabian, T.C.; Croce, M.A. Prospective screening for blunt cerebrovascular injuries: Analysis of diagnostic modalities and outcomes. Ann Surg 236:386, 2002.

59. Mirvis, S.E.; Diaconis, J.N.; Chirico, P.A.; et al. Protocol driven radiologic evaluation of suspected cervical spine injury: Efficacy study. Radiology 170:831, 1989.

60. Mirvis, S.E.; Geisler, F.H.; Joslyn, J.N.; et al. Use of titanium wire in cervical spine fixation as a means to reduce MR artifacts. AJNR Am J Neuroradiol 9:1229, 1988.

61. Mower, W.R.; Hoffman, J.R.; Pollack, C.V., Jr.; et al. Use of plain radiography to screen for cervical spine injuries. Ann Emerg Med 38:1, 2001.

62. Murray, J.B.; Ziervogel, M. The value of computed tomography in the diagnosis of atlanto-axial rotatory fixation. Br J Radiol 63:894, 1990.

63. Paley, D.; Schwartz, M.; Cooper, P.; et al. Fractures of the spine in diffuse skeletal hyperostosis. Clin Orthop 267:22, 1991.

64. Parent, A.D.; Harkey, H.L.; Touchstone, D.A.; et al. Lateral cervical spine dislocation and vertebral artery injury. Neurosurgery 31:501, 1992.

65. Pathria, M.N.; Petersilge, C.A. Spinal trauma. Radiol Clin North Am 29:847, 1991.

66. Pollack, C.V., Jr.; Hendey, G.W.; Martin, D.R.; NEXUS Group. Use of flexion-extension radiographs of the cervical spine in blunt trauma. Ann Emerg Med 38:8, 2001.

67. Pratt, E.S.; Green, D.A.; Spengler, D.M. Herniated intervertebral discs associated with unstable spine injuries. Spine 15:662, 1990.

68. Price, R.F.; Sellar, R.M.; Leung, C.; et al. Traumatic vertebral arterial dissection and vertebrobasilar arterial thrombosis successfully treated with endovascular thrombolysis and stenting. AJNR Am J Neuroradiol 19:1677, 1998.

69. Quencer, R.M.; Bunge, R.P.; Egnor, M.; et al. Acute traumatic central cord syndrome: MRI-pathologic correlation. Neuroradiology 34:85, 1992.

70. Rizzolo, S.J.; Piazza, M.R.; Cotler, J.M.; et al. Intervertebral disc injury complicating cervical spine trauma. Spine 16:187, 1991.

71. Rizzolo, S.J.; Vaccaro, A.R.; Cotler, J.M. Cervical spine trauma. Spine 19:2288, 1994.

72. Roth, B.J.; Martin, R.R.; Foley, K.; et al. Roentgenographic evaluation of the cervical spine: A selective approach. Arch Surg 129:643, 1994.

73. Scarrow, A.M.; Levy, E.L.; Resnick, D.K.; et al. Cervical spine evaluation in obtunded or comatose pediatric trauma patients: A pilot study. Pediatr Neurosurg 30:169, 1999.

74. Schaeffer, D.M.; Flanders, A.E.; Osterholm, J.L.; et al. Prognostic significance of magnetic resonance imaging in the acute phase of cervical spine injury. J Neurosurg 76:218, 1992.

75. Schuster, R.; Waxman, K.; Sanchez, B.; et al. Magnetic resonance imaging is not needed to clear cervical spines in blunt trauma patients with normal computed tomographic results and no motor deficits. Arch Surg 140:762, 2005.

76. Sees, D.W.; Rodriguez Cruz, L.R.; Flaherty, S.F.; et al. The use of bedside fluoroscopy to evaluate the cervical spine in obtunded trauma patients, J Trauma 45:768, 1998.

77. Seybold, E.A.; Dunn, E.J.; Jenis, L.G.; et al. Variation on the posterior vertebral contour line at the level of C-2 on lateral cervical roentgenograms: A method for odontoid fracture detection. Am J Orthop 28:696, 1999.

78. Shanmuganathan, K.; Mirvis, S.E.; Levine, A.M. Isolated articular pillar fractures of the cervical spine: Imaging observations in 20 patients. AJR Am J Roentgenol 166:897, 1996.

79. Sheridan, R.; Peralta, R.; Rhea, J.; et al. Reformatted visceral protocol helical computed tomographic scanning allows conventional radiographs of the thoracic and lumbar spine to be eliminated in the evaluation of blunt trauma patients. J Trauma 55:665, 2003.

80. Sliker, C.W.; Mirvis, S.E.; Shanmuganathan, K. Assessing cervical spine stability in obtunded blunt trauma patients: Review of medical literature. Radiology 234:733, 2005.

81. Spitz, J.; Laer, I.; Tillet, K.; et al. Scintimetric evaluation of remodeling after fractures in man. J Nucl Med 34:1403, 1993.

82. Taneichi, H.; Duda, K.; Kalino, T.; et al. Traumatically induced vertebral artery occlusion associated with cervical spine injuries: Prospective study using magnetic resonance angiography. Spine 30:1955, 2005.

83. Thomeir, W.C.; Brown, D.C.; Mirvis, S.E. The "tilted" odontoid: A sign of subtle odontoid fracture. AJNR Am J Neuroradiol 11:605, 1990.

84. Vannier, W.; Marsh, J.L.; Warren, J.O. Three-dimensional CT construction images for craniofacial surgical planning and evaluation. Radiology 150:179, 1984.

85. Weller, S.J.; Rossitch, E., Jr.; Malek, A.M. Detection of vertebral artery injury after cervical spine trauma using magnetic resonance angiography. J Trauma 46:660, 1999.

86. West, O.C.; Anbari, M.M.; Pilgram, T.K.; et al. Acute cervical spine trauma: Diagnostic performance of single-view versus three-view radiographic screening. Radiology 204:819, 1997.

87. Widder, S.; Doig, C.; Burrowes, P.; et al. Prospective evaluation of computed tomographic scanning for the spinal clearance of obtunded trauma patients: Preliminary results. J Trauma 56:1179, 2004.

88. Young, J.W.R.; Resnick, C.S.; DeCandido, P.; et al. The laminar space in the diagnosis of rotational flexion injuries of the cervical spine. AJR Am J Roentgenol 152:103, 1989.

89. Zabel, D.D.; Tinkoff, G.; Wittenborn, W.; et al. Adequacy and efficacy of lateral cervical radiography in alert, high-risk blunt trauma patient. J Trauma 43:952, 1997.

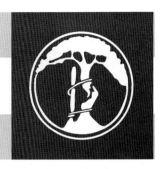

第 **27** 章

脊柱矫形器

Theodore J. Fisher, M.D., M.S.,
Susan L Williams, M.D., Alan M. Levine, M.D.

脊柱矫形器被用于外固定制动脊柱来治疗一些脊柱疾病或者保护脊柱或脊髓。使用的适应证包括制动促进骨折愈合、减少对神经根的刺激、减轻疼痛或无力、预防畸形。纵观历史,脊柱矫形器的基础理念变化甚微。脊柱损伤和畸形在古埃及著作和古印度史诗中都有记载[34]。最早关于脊柱外固定的描述见于公元前 3500~1800 年, 记载在古印度史诗《Srimad Bhagwat Mahapuranam》中[20]。那些最早使用的脊柱牵引装置中有两项是古希腊的哲学家希波克拉底 (公元前 460~370 年)描述的[24]。古希腊帕加蒙的医生盖论在公元 158 年最早描述了运用胸背夹和夹克治疗脊柱疾病[27]。目前,可以获得的脊柱矫形器有很多种,它们有些共性和差异。按照固定的脊柱部位大体将其分为几大类,包括颈椎矫形器,高位和低位颈胸段矫形器、胸椎矫形器、腰椎围腰和胸腰段矫形器。大部分矫形器起效的共同的方式就是通过压迫头、颈、胸、腹和骨盆间接地对脊柱加压。

认识脊柱不同节段正常的活动度和生物力学对更好地理解固定的重要性是很有必要的。很多因素使脊柱的固定变得很有挑战性,而部分因素与其固定的特定节段相关。从生物力学方面讲,脊柱有六个活动度,但各个脊柱节段有其独有的特征,这是由其形状、大小、关节面的方向、椎间盘的特征、外在稳定结构(如肋骨、肌肉)及脊柱节段的空间方位决定的。颈椎的活动分为屈伸、旋转和侧屈。枕骨到 C7 正常的被动活动度是:屈伸 156°(±19°),侧屈 97°(±14°),轴向旋转 179°(±22°)[7]。由于每个椎体可以独立的活动,这样就很难用支具来固定脊柱。当尝试限制颈椎的活动时, 需要了解不同颈椎节段有其不同的主要活动特征。例如 C1~C2 复合体承担了颈椎旋转活动度的50%, 因此不能确切固定头部活动的矫形器都不能有效地控制颈椎的旋转。另外,C5~C6 屈伸活动度最大(每个椎体约 13°),C2~C4 侧屈幅度最大。

胸椎的活动度比颈椎和腰椎都要小,但由于胸椎相对固定,造成结合部(颈胸段和胸腰段)承受较大的屈曲压力。胸椎的屈曲活动较后伸活动幅度大,上胸椎(T1~T6)每节段的活动度仅为 4°,而下胸椎每节段的活动度从 5°向远端逐渐增至 12°,因此上胸椎(T1~T6)总体的屈伸活动度较下胸椎(T7~T12)较小[41]。由于受到胸廓的固定作用,胸椎侧屈活动度比颈椎和腰椎均小。由于胸椎关节面位于冠状面,胸椎的轴向旋转活动度最大,除最下端胸椎外,每节段的平均活动度为 8°。

由于其关节面的方位,腰椎的屈伸活动度最大,每节段平均活动度为 15°(12°~20°)[41]。腰椎每节段的侧屈活动度平均为 6°,而其轴向旋转活动度平均仅有 2°。另外腰椎的前凸使得固定腰椎的屈曲活动更困难,因为此区域的前凸必须降到允许的程度。

胸椎和腰椎的一些解剖特征对矫形器固定提出了很大的挑战。相对于四肢而言,脊柱的制动更为困难。皮肤表面与骨性结构之间大量的软组织使得找到提供有效制动的接触点很困难,这一问题在肥胖患者中更加明显。可以用作接触点的前方结构包括胸骨、耻骨联合、髂前上棘,后方结构包括胸腰椎的棘突和骶骨。女性患者的乳房成为支具前方支撑的障碍,而肥胖患者下垂的小腹也会遮挡尺骨联合和髂前上棘。另外,胸腹腔的容积随着生理功能变化而波动。呼吸、咳嗽和打喷嚏时的强力活动也会不断地引起胸椎段胸廓的活动。在腰椎段,腹围会随呼吸和进食而变化,例如外伤患者可能因肠梗阻而致腹部暂时膨隆,在肠梗阻时合适的支具,在肠梗阻缓解后就会变得不再合适。软组织在坐、站或仰卧等不同体位时也会改变方位,如坐位时屈曲的大腿可将支具的前侧远端向上方挤压而影响其安装。脊柱矫形器依赖静态力、韧带及周围组织(如关节囊、椎间盘、韧带和肌肉)等间接固定限制椎间的活动。

第一节　一般概念

一些关键的设计特征对有效的使用脊柱矫形器非常重要。首先就是矫形器的制作材料,它会影响矫形器的重量,很显然轻便而坚强的设备比笨重的要更可取且更易被患者接受。矫形器的材料要相对耐久,这样才能在3~6个月的治疗期限内保持其形状及效果,而且不需要更换;制作材料的价格也要合理;另外,它应该能够调节以舒适的适用于不同体型的患者;它还要美观以便可以在使用期间穿着正常的衣服而不至损坏;它还要容易穿戴,并且能够对伤口、气管切开和胃造瘘口进行方便的护理;它不要过热,避免湿气浸渍其下方的皮肤;它应该很舒适,对皮肤的刺激和摩擦小。

佩戴任何矫形器3个月甚至更长时间会有许多的不便利和并发症,包括局部疼痛、刺激或皮肤破溃。矫形器产生的局部压力可造成面部和胸部的毛发向肉中生长;支具边缘直接接触神经(如股外侧皮神经)可造成局部神经压迫,或睡眠或坐位时持续压迫(臂丛);腹部肌肉及竖脊肌的萎缩在腰椎和颈椎都比较常见;胸部支具的使用会造成肺活量的下降,腰椎制动早期会有饱胀感;矫形器会造成日常生活如坐立和翻身的困难;不合理的使用矫形器还可能造成需要制动节段活动度增加,这种情况可以发生在使用不带腿部延长部分的胸腰段矫形器固定L5~S1时。

第二节　颈椎牵引

颈椎牵引常用于颈椎损伤的治疗,其作用为:①对颈椎畸形进行复位,②间接地对受损伤的神经减压,③增强颈椎的稳定性。因为颈椎牵引使用简便,在正确使用情况下并发症少,因此在治疗颈椎损伤时,熟练掌握颈椎牵引是非常重要的。

临床应用的颈椎牵引可以使用颌枕带牵引、颅骨牵引或halo环牵引。颌枕带牵引时将几条牵引带固定于患者的颏部和枕部,其牵引重量的安全值较低(5~10磅)。除了较低的牵引重量,颌枕带牵引的缺点还有:很弱的固定不牢靠,以及通过牵引只能解除轴向压迫。长期过大的牵引重量会导致颏部和枕部的压迫性溃疡。现在,颌枕带牵引已很少应用于脊柱损伤。

颅骨牵引

颅骨牵引的使用不同于枕颌带牵引,它带有特殊的尖头钉,当钉插入颅骨后会自动张开,从而将其固定在颅骨上。这样的设计使得钉能穿透颅骨的外板,却不会穿透内板。这种张开的特性使钉在插入过程中将所有的力都分散于其整个前端。

现在,有几种颅骨牵引还在临床上使用,其中包括Gardner-Wells和Trippi-Wells。与枕颌带牵引相似,颅骨牵引其本质也是通过纵向牵引在相应平面上实现对运动的控制。Gardner-Wells颅骨牵引(图27-1)因其具有承受牵引重量大和使用简便的特点,而得到广泛的应用。Gardner-Wells颅骨牵引可以由一名医师独自地很快完成。Trippi-Wells牵引同Gardner-Wells牵引所用的钉很相似,但是它却是以多钉方式进行固定。由于其只能限制单平面的运动,因此发生松动的概率较高。颅骨牵引对需要行临时的纵向牵引或是长期卧床的患者非常适用。

颅骨牵引的使用

在行颅骨牵引术前,患者取去枕仰卧位,头部置于操作台上。术者站于患者头侧上方以方便在头部两侧操作。入钉点应位于颅最大周径(中纬线)的下方以免伤及颞肌和颞浅动、静脉(图27-2)。标准的进钉点

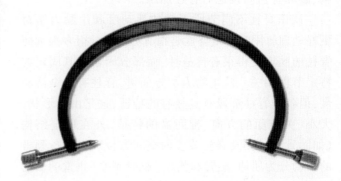

图27-1　Gardner-Wells颅骨牵引具有成角设计的尖头钉以更好的中和牵引力。颅骨牵引可使用能够行MRI检查的材料(碳纤维、钛)制作,这样在行头颅和颈椎影像检查就可以不用去掉颅骨牵引。

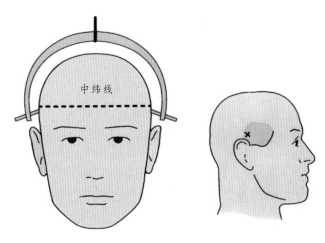

图 27-2　颅骨牵引的入钉点应低于顶骨边缘，或低于颅骨最大径(中纬线)，并位于耳前或耳后。注意后部螺丝钉的入钉一定要位于颞肌的后方。将螺丝钉的作用力调节至 8 磅。

位于外耳道后约 1 cm 纵线与耳郭上 1 cm 横线交点处。进钉点稍微偏后就会影响到屈曲运动，进钉点稍微偏前就会影响到伸直运动，但无论哪种不对称的进钉方式，其结果可能促进骨折复位也可能作用相反。

行 Gardner-Wells 颅骨牵引术时不需对进钉点进行备皮。术前用碘酒对皮肤和头发进行消毒，牵引钉可以直接插入皮肤，不需对皮肤做任何切口。在入钉前，要先进行局部麻醉，方法是先在皮肤内注射少量麻醉药形成皮丘，然后再缓慢入针，逐层渗透麻醉直到骨膜。牵引钉在使用前必须加以消毒和相应处理，使用时需从颅骨两侧垂直进钉。通过两边不断的调整，使两边保持对称，最后旋紧牵引钉。Gardner-Wells 牵引器载负有弹簧，可以阻止颅骨内板穿孔的发生。牵引钉的插入力是由位于某个钉上的弹力指示器进行测量的，而且最理想的插入扭矩约为 6~8 英寸·磅。完成颅骨牵引后，每天需要用氢过氧化物在钉眼进行消毒。术后 24h 时，须将弹力牵引钉再拧紧一些，以后不可再进一步拧紧牵引钉以免穿透颅骨内板。

Halo 环牵引

在行颈部牵引时，我们可以选取更为有效的 halo 环进行牵引。其在颅骨上有多个作用点，从而降低了每个作用点的受力负荷，因此可进行长期高强度的牵引。实验证明，halo 环牵引产生的拉力是 Gardner-Wells 的 2 倍(440 比 233 磅)[22]。此外，halo 环周的钉固定至颅骨，能更好地限制多平面的脊柱运动，并且容许在屈曲位或伸直位或者是两个方向上进行牵引[33]。

halo 环牵引一个主要的优点是，一旦达到颈椎复位，它就可以很快被改装成为 halo 背心矫形器。

halo 环在设计上已发生了显著的变化，起初的 halo 环是为固定面骨骨折而设计发明的[4]。现在临床应用的 halo 环是由透射线的轻质材料(钛，碳复合物)制成，以便患者可以接受 CT 和 MRI 检测。而今，部分包绕头部的开环型和皇冠型 halo 装置也得到了较大的改进。这类装置的后部是开放的，因而不需要再将环从头上套入，大大增加了使用的简易性和安全性。在使用皇冠型头环时，需要将环的后部向下折出一定的角度，以确保后部的螺钉能固定于颅骨最大周径的下方。halo 环的大小要根据患者的头围来确定。如果选取的 halo 环在固定后，其各处与患者颅骨都保持 1~2cm 的间隙，则说明此 halo 环选取的比较合适。通常我们先测量患者耳尖、眉弓上 1 cm 处的头围，然后再根据制造商提供的对照表来选取合适尺寸的 halo 环。

Halo 环的使用

halo 环常规于局麻下进行固定；有时为了便于操作，可予以患者低效镇静剂。患者取仰卧位，为了便于无开口 halo 环的使用，我们可以将一块卷起的毛巾放于患者枕部下，使患者枕部提高；或将患者头部轻轻置于床边。后部开放的 halo 环可以直接使用，不需要进行上述的处理，因而更加受到欢迎。在使用 halo 环之前，应先给患者配戴硬质颈围，即使是由颅骨牵引转为 halo 固定也不例外。先给患者套上头环，将环的位置调整于眉弓和耳尖上 1cm，保持头环与颅骨各处间隙匀称。注意：一定要将头环置于颅骨最大周径以下，以防头环向上滑移或滑脱。然后用 3 枚钝头钉将头环临时固定，这时尖头螺钉的入钉点也就基本确定了(图 27-3)。前方尖头螺钉的最佳入钉点位于眶缘外 2/3 上 1 cm 处，此处恰好位于颅骨最大周径下方(图 27-4A)。此安全区放置头钉会避免损伤眶上和滑车上神经，也不会穿入上颌窦内(图 27-5)。有些作者主张将头钉置于耳上方的发迹后。虽然将入钉点选在颞部发迹后不会影响到今后美观，但却大大影响了固定的解剖学和生物力学效果[50,150]。由于颅骨后部重要的神经肌肉结构较少，再加之此处骨质较厚且密度一致，因此后部尖头螺钉的入钉点的选择就显得不是很重要了。但后部的入钉点一定要位于颅骨的最大周径以下，同时位置也不能太低，以免头环损伤到耳郭上部(图 27-4B)。后部的尖头钉放置在颅骨最大周径下

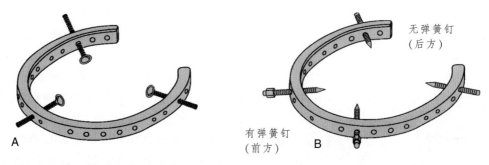

图 27-3　先用钝头螺丝钉将 halo 环固定在眉弓和耳尖上 1cm 的平面,注意使 halo 环与颅骨间距保持匀称(**A**)。然后于颅骨中纬线下方拧入尖头螺丝钉,前方使用带有弹簧的螺丝钉,后方使用无弹簧的螺钉进行固定(**B**)。螺钉需以对角的方式拧入并旋紧。

方,且与前方尖头钉相对 180° 的位置。

　　halo 环的入钉点选取好后,下一步就进行局部备皮和局部碘酒消毒。此后将装有局麻药(一般为 1% 的利多卡因)的注射器的针头经与入钉点相应的 halo 环上的钉孔刺入皮肤,逐层麻醉直达颅骨骨膜下。然后再麻醉处做小切口,以对角方式插入尖头螺钉,以保持 halo 环与颅骨间隙匀称。务必确保垂直入钉,有报道称,如果入钉时带有一定的角度,其固定的生物力学效果会受到影响[38]。用扭矩螺丝刀将螺钉旋紧。在上述各项操作过程中,要求患者闭上双眼,并放松前额肌肉,以防眉弓皱缩影响入钉点的定位和螺钉的固定。当所有的尖头螺钉被固定好后,就可以移除所有的钝头螺钉,然后将尖头螺钉以对角方式旋紧,扭矩一般可达 6~8 英寸·磅[5]。螺钉扭矩不应超过 10 英寸·磅,因为过大的扭矩可能导致外板穿孔[5]。Breakawav 扳手可以用于防止螺钉的扭矩超过最大安全扭矩;而使用扭矩校准螺丝刀测量螺钉扭矩,可以对螺钉的扭矩起到更好的限制作用。然后将锁定螺母轻轻地拧在螺钉上,使螺钉和头环固定在一起。halo 环安装完毕后,需再安装一套牵引弓。halo 环的牵引重量较颅骨牵引要大,其重量可达 100 磅以上。

颈椎牵引的重量

　　颅骨牵引和 halo 环牵引的牵引重量应从 10~15 磅开始,为了避免发生过牵,在牵引术后应立即拍一张侧位片,观察牵引效果(图 27-6)。根据患者的身高和体重,每次牵引重量增加 5~10 磅。连续侧位拍片应于每次增重后 10~15 分钟后进行,以使软组织能充分伸展。我们可以用透视来代替拍片,从而使流程得以简化。患者必须完全放松,镇痛剂和肌肉放松剂通常可以减轻肌肉的痉挛和紧张。在一次加重>40 磅后,需间隔 30~60 分钟再增加牵引重量。抬高床头,通过体重的作用可以达到对抗牵引的目的。

　　对于颈椎闭合牵引复位的最大安全牵引重量,现在还存在很大的争议。有报道称,在低重量牵引时,增加牵引重量的速度过于缓慢会影响颈椎的复位[26]。一些医生支持快速增加牵引重量,并有人已将总重 150 磅的牵引重量用于临床,未见任何不良反应[21]。一般而言,牵引的最大可耐受重量受骨外固定种类的限制,颅骨牵引的最大牵引重量限制为 100 磅。

　　颈椎牵引的目的是使牵引重量的作用得到最大的发挥。最大牵引重量不是一个硬性规定的数字,它受多种因素的影响, 例如患者的身高、体重和体质(100 磅的颈椎牵引重量对于一名体重 300 磅的健康男性举重者来说,是可以很好耐受的,但对于一位体重 115 磅的女性来说显然是不适合的)。相关韧带断裂的越多,所需的牵引总重量就越小。最大牵引重量

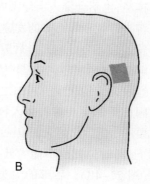

图 27-4　前方尖头螺钉入钉点安全区位于眶缘外 2/3 上 1 cm 处,此处恰好位于颅骨最大周径下方。此安全区内侧走行有眶上和滑车上神经(**A**)。后部的入钉点位于颅骨的最大周径以下,同时位置也不能太低,以免头环损伤到耳郭上部(**B**)。

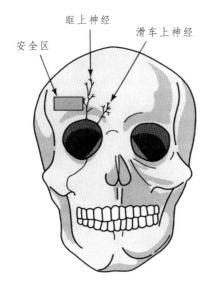

图 27-5　halo 环前方的螺钉应放置在安全区内。

同样,也同颈椎损伤的程度相关。例如,上颈椎损伤较颈胸椎连接节段的损伤所需的牵引重量要小。当上述因素都考虑到了,并且增加牵引重量的时间间隔充足,则对于一位患低位颈椎损伤的普通体重成年人,

其最大牵引重量一般限制在 70 磅或者更低。如果不考虑脊柱复位的问题,牵引操作结束后最大牵引重量必须降至 10~15 磅。

大多数颈椎损伤通过纵向牵引就能达到复位,但是如果将牵引的方向稍加改变 (比如更加屈曲或伸直),则可能在某些病例中得到更好的治疗效果。颈椎推拿是比较危险的,因而医学界对其颇有争议[23]。Lee 及其同事比较了颈椎牵引和麻醉下颈椎推拿,发现颈椎牵引效果更好[21]。Coler 及其同事建议手法推拿再辅以颈椎牵引对清醒的患者效果良好[11]。推拿作为一种颈椎复位的方法,绝不能在全麻和失去知觉的患者身上应用。使警觉的患者适当镇静有助于医生查清患者的神经改变情况。总之,笔者不赞成推拿,如果牵引无效,最好予以手术治疗。

Halo 背心矫形器

如今 Halo 背心矫形器被认为是颈椎固定器中最稳定的一种 [31]。Halo 背心由一个支具和外固定架组成,它通过尖头钉及质轻、透 X 线、非磁性的环与头颅进行牢固的固定。还有些 Halo 背心在设计时去掉了环

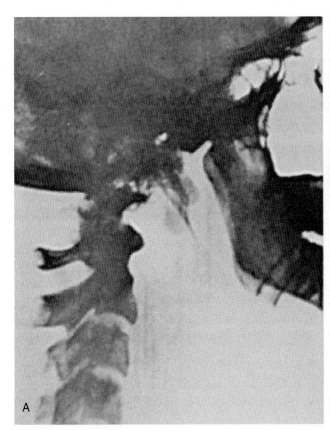
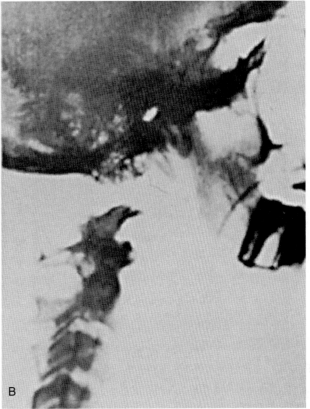

图 27-6　(A)侧位片提示未见过度牵引。(B)颈椎牵引重量从 20 磅开始导致出现过度牵引。牵引重量应从 10 磅开始。

的后方，以限制仰卧位时的剪切力和伸直活动。标准的 Halo 背心的头环和胸部背心通过 4 根直立的杆连接在一起，这一点和颈胸段支具很相似。Halo 背心矫形器比胸腰骶矫形器的创伤大，其有造成针道感染、穿透颅骨和脓肿形成的风险[16]。与胸腰骶矫形器相同的是 Halo 背心固定效果受胸部背心的限制。Halo 背心的另一个缺点是它跨越颈部，可能造成颈椎节段性的"蛇形"反常屈曲。这时颈椎总体的屈伸角度固定，但相邻节段间的活动会造成其他椎体屈伸活动。

Halo 背心最初用于对脊髓灰质炎患者进行颈椎融合，过去 50 年间，用 Halo 背心固定颈椎的标准操作规范得到了极大发展[29]。成人通常需要使用 4 根颅骨固定钉，也使用更多固定钉的报道。固定钉垂直放置于颅骨最大周径赤道的下方，以防钉松动和滑移[20,38]。固定钉的强度在 48 小时后再次拧紧 8 英尺·磅，同时检查 Halo 架上所有的螺母的松紧度，因为制动期间可能会出现向上松动。研究表明，在最初 18 小时固定钉的平均加压强度会减少 6.4%，而 6 周后会减少 35%[14]。拧紧固定钉时需要小心，如果感觉没有阻力，需要在

邻近区域重新放置固定钉以避免穿透颅骨。固定钉的松动常提示钉道感染，钉道感染需要局部伤口护理及全身使用抗生素。如果感染持续存在，需要在邻近部位重新放置一枚固定钉。需要注意的是儿童患者的颅骨更薄，此时常通过使用多枚低扭矩的固定钉来分散各钉的压力。

在人体进行 Halo 背心固定后脊柱内部的活动度的研究很困难。尸体研究表明，在完整但不稳定的脊柱上，Halo 背心减少 C1~C2 和 C2~C3 节段间活动的效果要优越于硬质的颈围[25,31]。也有研究表明对 C4~C5 不稳定的尸体标本施加屈曲压力时，Halo 背心的固定效果比其他硬质颈围（如 NecLoc, Philadelphia, Stifneck 等）更好。

第三节 颈椎矫形器

最简单的颈椎矫形器是用柱状泡沫制作的软质颈围，其机械限制作用较弱，但它像是个可被患者感觉到的"提醒者"，提醒患者自觉地避免颈部过度或突然的活动（图 27-7）。研究表明，软质颈围仅能限制颈部不足 20% 的屈伸、侧屈及旋转活动度[31,35]。根据患者的身高及颈部周径可选择不同的颈围。颈围最适用于颈部扭伤的患者，并且其价格便宜。

第四节 高位颈胸段矫形器

高位颈胸段矫形器上部支撑枕部和下颌，向下跨越颈部达上胸部（见图 27-8）。目前市场上有许多种类的颈胸段矫形器，它们有着不同的设计、强度、舒适度、材质和规格。常用的颈胸段矫形器包括 Miami J 支具、Philadelphia 颈围、NecLoc 颈围、Newport/Aspen 颈围、Stifneck 颈围、PMT 颈围、Malibu 支具和 Nebraska 颈围等。

Philadelphia 颈围（图 27-9）和 Malibu 颈围均由两块闭孔泡沫塑料制成的半硬质的围领构成，其外面还有两个塑料壳支撑。Miami J 颈围，Newport/Aspen 颈围，PMT 颈围及 NecLoc 颈围均由两块聚乙烯制成的硬质壳及开孔泡沫内衬垫组成，它们有不同的样式，且可以在下颚部、枕部及胸骨部进行调节，这样可以变得更加舒适[40]。这些颈围都预留有气管切开的开口。

像 Stifneck 颈围等一些颈围是为急救（解救和转运）使用方便而设计的，Stifneck 颈围是一块由聚乙烯材质制成的硬质颈围，它可以简便而快速的为坐位或

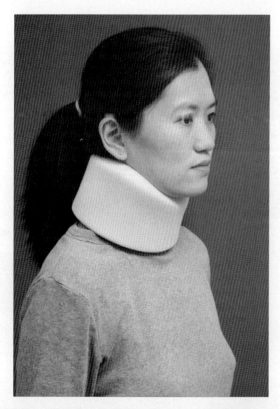

图 27-7 正确的使用软质颈围需要确保其前方周径和高度合适。合适前方的高度应使其舒适的放置在下颌骨下方，维持颈部轻度过伸，而不会压迫耳廓，同时下颚也不会进入颈围里面。肥胖患者可以附加使用 Velcro 延长颈围的高度。

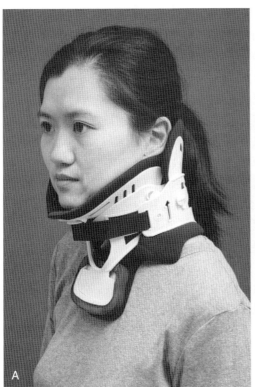
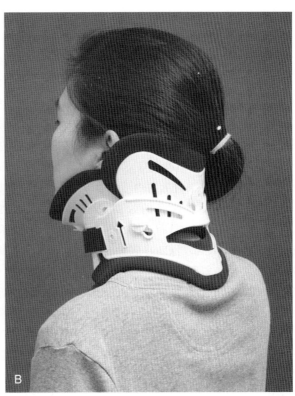

图 27-8　(A,B)该图显示了 Miami J 支具的前后两面,它在下颌部和枕部具有支撑,它可以有效的维持头部相对于肩部的位置,并且具有护理气管切开部位的开口。

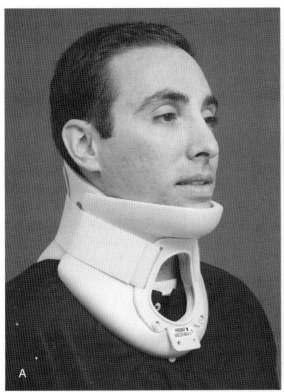
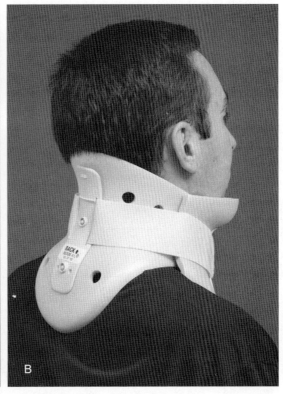

图 27-9　(A,B)Philadelphia 颈围通常用于急救现场,在除外颈椎损伤之前固定颈部。由于其良好的耐受性,也常用于颈椎患者术后固定。选择合适的尺寸相对困难,因为前方高度不合适可能会导致对耳郭的压迫。

仰卧位的患者佩戴。它常用作暂时的固定,当需要长期固定时,常被更舒适的支具替换。

很多的生物力学研究对比了不同颈胸段矫形器对颈椎固定的有效性。其中一项研究运用光电运动测量系统和透视对 20 位健康受试者的颈椎活动评估来比较 Miami J 和 Aspen 颈围,结果表明 Miami J 和 Aspen 颈围均可有效地控制颈部的活动,且二者在固定效果上没有差别;通过评估椎间矢状面的活动表明,二者均不能有效地减少 C6~C7 间的活动,但 Aspen 颈围控制 C5~C6 之间的后伸活动的效果比 Miami J 颈围要好[17]。

还有研究通过对枕部到 C7 在屈伸、侧屈和旋转活动时进行影像学和角度测量来比较不同的上颈胸段矫形器（如 Philadelphia 颈围、Aspen 颈围、Stifneck 颈围、Miami J 颈围、和 NecLoc 颈围等）,结果表明 NecLoc 颈围限制颈部屈伸、旋转和侧屈的效果明显比其他四种颈围更好,Miami J 颈围的效果次之[1]。

三维数字跟踪传感器也用于对比头部和颈椎在矢状面、冠状面及轴线平面的活动度,其中一个对 45 位健康志愿者的研究表明,所有的矫形器(Miami J 颈围、Aspen 颈围、PMT 颈围、Philadelphia 颈围）均能有效地限制颈部的活动(图 27-10)。该研究也用透视技术评估了相邻节段的活动度,发现这些矫形器在控制不同节段活动的效果不同[36](图 27-11)。

第五节 低位颈胸段矫形器

低位颈胸段矫形器与高位颈胸段矫形器有点类似,但其下方延伸更广,固定了更广的胸部。其对颈椎的固定更牢固,且对下颈椎和上胸椎的固定效果也有增加。常用的低位颈胸段矫形器包括 SOMI、Yale 支具、Aspen 二杆和四杆支具。Aspen 二杆和四杆支具是通过两根硬杆或四根硬杆将两块带衬垫的胸背部硬板与 Aspen 颈胸矫形器连接而成的(图 27-12)。SOMI 支具由胸背部硬板与枕部支撑板通过两根硬杆连接而成(图 27-13),同时 SOMI 支具有一块下颚支持板,其可以在进食时移除以便咀嚼。Yale 支具与 Philadelphia 相似,其由两块硬质的泡沫和低位颈胸部塑料夹板构成,不同的是其能包围全部胸部,并通过颈部和下胸部的胶带维持固定位置。

生物力学研究表明颈胸矫形器在限制总体屈伸活动和相邻椎间屈伸活动的效果均优越于颈部矫形器[17,31,35,36]。Aspen 二杆和四杆颈胸支具限制屈曲的效果相同,但 Aspen 四杆支具限制伸展运动的效果更好[17]。警惕颈围可能发生的并发症很重要,颈围有助于限制颈椎的活动,但并不能完全消除。在使用颈部矫形器的颈椎外伤患者中,3%~25%的会出现颈脊髓损伤加重。另外,使用硬质颈围时间超过 5 天的患者中,55%会出现全层的皮肤溃疡[30,40],这在高龄及创伤或手术损伤枕大神经的患者中更常见,这些患者在使用颈围数日后更容易出现枕部褥疮。也有报道称下颌部的压迫可造成面神经下颌缘支瘫痪[32]。佩戴颈围的患者由于吞咽、咳嗽、呼吸和呕吐受限,出现误吸的风险也会增加。颈围的使用还可能造成患者脱离呼吸机的时间延迟[40]。研究表明,硬质颈围可致颅内压增高,可能是因为静脉回流受阻所致[12,18]。日常活动如咀嚼还会造

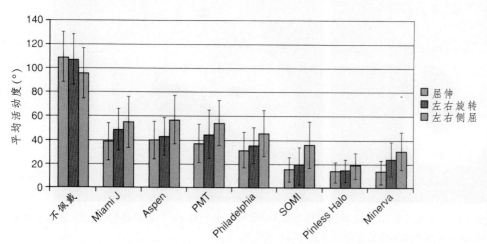

图 27-10 该图表比较了不佩戴支具和佩戴 7 种不同支具受试者的颈部活动度,其显示了头部在矢状面最大屈伸时的平均活动度、轴向左右最大旋转的平均活动度和冠状面左右最大侧屈时的平均活动度。误差条形图代表标准差。(Reprinted, with permission, from Schneider, A.M.; Hipp, J.A.; Nguyen, L.; et al. Reduction in head and intervertebral motion provided by seven contemporary cervical orthoses in 45 individuals. Spine 32:E1–E6, 2007.)(见彩图)

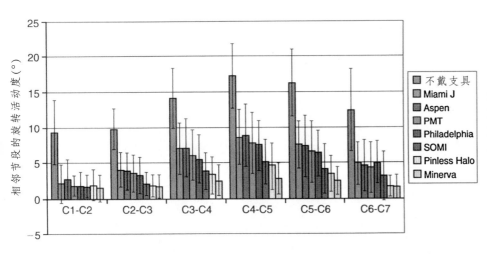

图 27-11　本图显示了佩戴不同支具时不同相邻节段在矢状面的旋转活动度。误差条形图表示标准差。(Reprinted, with permission, from Schneider, A.M.; Hipp, J.A.; Nguyen, L.; et al. Reduction in head and intervertebral motion provided by seven contemporary cervical orthoses in 45 individuals. Spine 32:E1–E6, 2007.)（见彩图）

成上颈椎尤其是枕骨–C1 和 C1~C2 节段的活动，因此建议使用软质的后方围领或在进食时移除 SOMI 的下颌支撑板，这样可以减少节段活动[8]。

第六节　胸腰段脊柱矫形器

市场上有不同硬度和舒适度的脊柱矫形器，虽然有例外，但矫形器的硬度和舒适度是相关的，应该寻求二者的平衡。如果支具太不舒适，患者使用的依从性就会下降；而如果矫形器的硬度不足以保护脊柱，其使用将是无用的。只有正确的理解受伤的生物力学机制和不同支具的设计特点，才能选择最稳定且舒适的矫形器。胸腰段矫形器常用于固定 T7~L2，使用大腿延长部件后，固定节段可以包含 L4~S1。胸廓内在的稳定性可保护 T1~T10 节段并预防其损伤；由于 T11 和 T12 肋是浮肋，其保护作用便丧失了，因此损伤和需要固定的节段常常发生在胸腰段(T11~L2)。

脊柱矫形器应该提供与损伤相反的力学支撑，三点支撑原理在脊柱和四肢都能产生这样的效果。例如，合理塑性的胸腰段伸展型石膏可以有效地对抗屈曲分离而造成的进行性后凸畸形。操作时需要在患者俯卧于两张手术床之间，前方三个支撑点分别位于胸骨和两侧的髂前上棘，后方的三点位于相对应的身体后方，并以受伤部位作为三点的中心。伸展型胸腰段石膏的缺点是操作困难，持续时间过短。另外，移除石膏的唯一方式是切断它，这样就不便于定期进行皮肤检查，也不便于外科医生对腹部进行系统检查。

腰围

硬度最小的支具就是腰围，腰围是用帆布或类似弹性的织物制成，它有一根弹力带穿过腰围中的孔眼，以便让腰围在受力时可以折叠。有些设计也在腰围中添加了可移除的铁棒(图 27-14)。腰围通过增加腹压间接地增加脊柱的稳定性，然而它并不能真正的限制脊柱的活动。它更像一个患者可以觉察的"提醒者"，提醒患者限制活动。有些患者心理上觉得带上支具会更安全，因此它被用于早期制动。虽然它不是特别的坚硬，但仍会改变呼吸方式。Puckree 和同事发现佩戴帆布腰围 1 小时后，潮气量会减少 24%[30]，8 个患者中有 5 个通过代偿的增加呼吸频率来维持每分钟通气量。牢记这一点很重要，尤其是对创伤和术后的患者，其肺不张和肺炎的风险增加。

胸腰骶部矫形器

胸腰骶部矫形器是硬度最大的胸腰骶部支具(图 27-15)，它由技术娴熟的矫形师用聚丙烯或聚乙烯塑料制成。该支具牢固的环绕躯干，但允许上下肢的自由活动。它常常被称作壳样支具，由前后两块重叠组成，并通过尼龙搭扣带收紧以便舒适贴附。该支具佩戴后既与骨性突起接触，还通过环状闭合而增加腹内压。其产生的压力会分散到整个躯干。它可以根据石膏模具或者通过测量患者的身材调整预制模具的尺寸。制作时需测量胸骨、剑突、肚脐和耻骨联合间的垂直距离，测量肋骨前缘到髂前上棘间的水平距离，并测量腋下、剑突、腰部及大转子水平的周径。如果需要施加过伸压力，可在制作模具时额外的添加一定的前凸。可根据任何指定的角度进行大腿延长或添加髋部人字。大腿延长部件通常具有一定程度的屈曲，以方便患者坐下，但角度不要太大以至于造成行动困难。

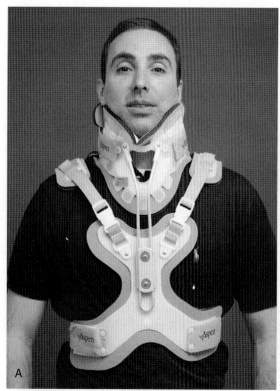

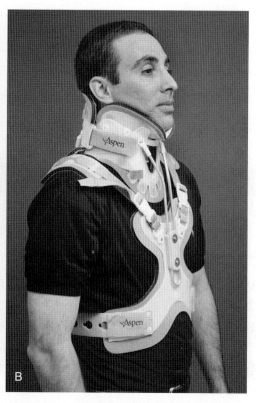

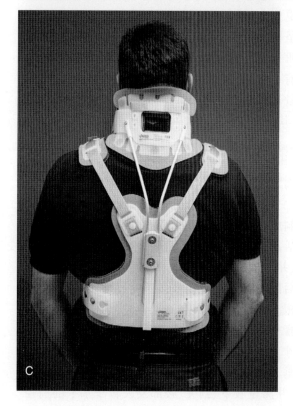

图 27-12　(A,B,C)Aspen 二杆和四杆支具通过两根硬杆或四根硬杆将两块带衬垫的胸背部硬板与 Aspen 颈胸矫形器连接而成。

段 40%的椎间活动度。L3 水平没有支具限制时,其水平旋转可达 70°,佩戴 TLSO 后活动度为 50°,而佩戴大腿延长的 TLSO 后活动度仅为 10°,这就意味着其总体旋转减少了 85%。0°或 15°屈曲的大腿延长部件限制活动度的效果相同。Cholewicki 及其同事通过应变仪来测量脊柱的运动,发现 45%的胸椎活动度和 39%的腰椎活动度受到限制[10]。Krag 发现腰椎融合术后的患者,在进行日常活动如坐位、站立、提起 2 磅重的箱子、穿轻便的夹克等时,20%的活动受限[19]。肌电图检查也被用于研究腰骶部脊柱矫形器对脊柱减压的效果。Cholewicki 发现肢体等长收缩时肌电图的最大自发电位减少 4.9%。在屈曲、轴向旋转和侧屈时最大自发电位的减少比例要小。脊柱的压缩力平均减少 26.6%[9]。

　　定制胸腰骶段矫形器有许多的优点和缺点。其中一个优点就是它可以将受力分配到较大的面积而不是集中在支撑垫的区域。受伤部位出现浅表擦伤时,佩戴 Jewett 支具会很不舒适,而定制胸腰骶段矫形器可以更均匀的分配受力。由于它是按照患者独特的体

　　胸腰骶部矫形器(TLSO)用于固定 T7~L4 节段[37],向大腿延长后可以有效地固定 L4~S1 段。Vander Kooi 及其同事使用透视研究 TLSO 限制患者下腰椎活动的有效性[39],他们发现,TLSO 能减少 L3~L4 和 L4~L5 节

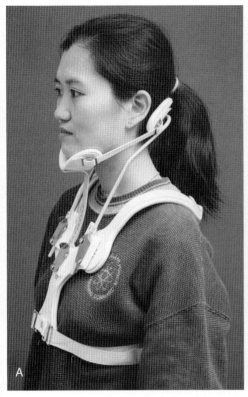

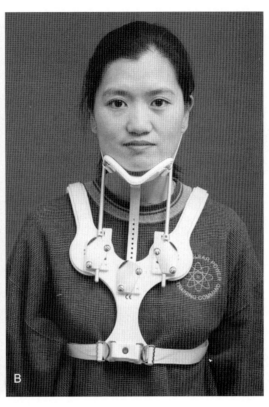

图 27-13 (A,B)SOMI下颚支持板可以在进食时移除,这样可减少咀嚼运动时下颌撞击支具前端而造成的颈椎活动。

型塑性的,它会贴合的更加舒适,至少在使用的初期如此。它使用起来非常方便,由两部分完美地结合在一起,而不像其他矫形器那样有许多的扣和部件。这种矫形器最大的缺点就是由于患者外形会发生变化,其只能在一段时期内和患者贴附较好,尤其是创伤和术后的患者,肿胀消退、肠梗阻解除、体重减轻及肌肉萎缩均可导致体型变化而影响支具的贴附。由于支具的较硬,Velcro扣带仅能在一定程度上收紧或放松。它就像两块特定形状的拼图组合在一起。另一个缺点就是它需要个性的定制,这就要求通过测量或预先制作的模具来塑性。首先,这会使获得矫形器的时间延迟,拟合到矫形器塑性的时间可能数小时到数日不等;其次,由于急性创伤或术后的患者存在疼痛和稳定性的问题,测量和成型的过程都很困难;已开始应用特殊的计算机程序在 CT 或 MRI 图像上进行测量。发现这种方式有相对准确的容积,但周径的测量不准,尤其是在远端平面上[13]。另外,由于测量都是在仰卧位时进行的,矫形器在站立或坐位时就显得不那么合适。由于大面积的皮肤被塑料覆盖,也存在出汗的问题,棉 T 恤可以帮助吸收汗水和防止皮肤浸渍。总之,定制胸腰骶段矫形器的最大优点就是其接触的硬度,但这也造成了其固有的缺点。

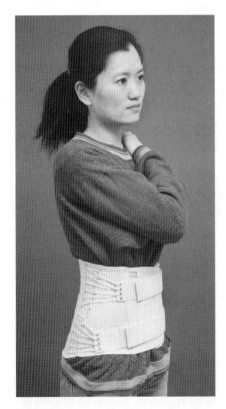

图 27-14 硬度最小的支具就是腰围,腰围是用帆布或类似的弹性的织物制成,它有一根弹力带穿过腰围中的孔眼,以便让腰围在受张力时可以折叠。有些设计也在腰围中添加了可移除的铁棒。

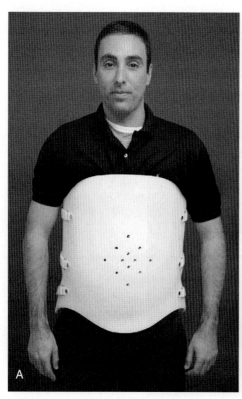
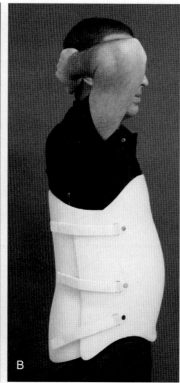
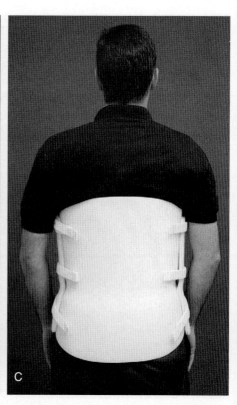

图 27-15   胸腰骶部矫形器是硬度最大的胸腰骶部支具，它固定于 T7~L4。该支具由矫形支具师用聚丙烯或乙烯塑料制作。它可做成两件翻盖式，从前方打开，并有重叠边，相比单件的矫形器而言其强度硬度低。

Aspen 矫形器

Aspen 颈围的发明者也制作了胸腰骶矫形器和腰骶段矫形器（图 27-16）。这类矫形器有软质内垫，外层塑料由扣、皮带和硬棒连接在一起。前后各有两根硬棒，作为其垂直支柱。并可以通过扣带在几个特定的部位进行调节以实现更好的贴附。Aspen 胸腰骶矫形器有肩带连接胸骨和上腰部，以更多的控制胸部的活动。腰骶段矫形器没有肩带，它可以在不需要进行胸部固定时使用。上诉两种矫形器均可向大腿部延长。两项通过应变计装置测量活动度的研究将 Aspen 和 Boston 支具进行了对比，发现二者限制活动的效果相同，而主观舒适度不同[10,19]。一个研究中显示，VAS 评分中，Aspen 支具的满意度为 2/10，而 Boston 支具的满意度为 4/10[19]。有趣的是，尽管 Aspen 支具更加舒适，受试者并没有报道在自觉限制脊柱运动方面的差异[10]。每次复查时都可以通过扣带进行调节以实现支具的贴附。其缺点就是材料不够坚固耐用，另外由于有很多可调节的部位，某些设置可能松动，而患者可能无法恢复正确的设置。另外，随着体形或仰卧、站立或坐位等姿势的变化，都可随时调节以达到支具最佳贴附的状态。这种设计对于认知良好、依从性好的患者是可取的；而对于依从性差或精神、认知障碍的患者是不可取的。Aspen 矫形器与翻盖式定制支具的费用相同。

其他公司也设计了不同类型的硬质胸腰骶段矫形器，然而，所有的支具均有不同。一项研究对比了 Aspen、Boston、和 CAMP 胸腰骶段矫形器。CAMP 类似于 Aspen，是一种成品矫形器，而非定制矫形器。通过应变计装置测量发现所有的支具控制脊柱活动效果相同，但 Aspen 显得更加舒适[10]。另一项研究对比了 Aspen、Boston 和 Cybertech 胸腰骶矫形器对脊柱活动度的限制，受试者均为腰椎融合术后 3 个月的患者，且他们术后 3 个月内均佩戴 Boston 支具，3 个月后回访时，让患者在进行日常活动（如坐下、站立、举起 2 磅重的盒子及穿脱轻质夹克等）时佩戴不同的矫形器，结果发现 Aspen 和 Boston 矫形器限制了约 20% 的脊柱活动，而 Cybertech 矫形器仅能限制 3% 的活动度[19]。该研究存在一个问题，就是即使此时没有佩戴支具的患者脊柱也显得僵直，因为他们在术后已经佩戴

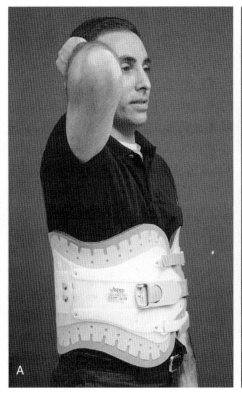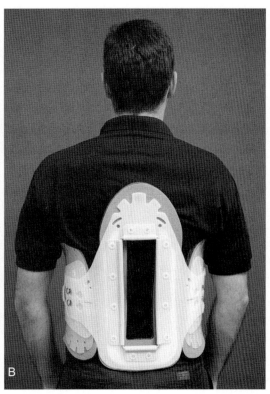

图 27-16　(A,B)Aspen 腰骶段矫形器有软质内垫,外层塑料由扣、皮带和硬棒连接在一起。前后各有两根硬棒,作为其垂直支柱。可以通过扣带在几个特定的部位进行调节以实现更好的贴附。

了 3 个月的支具。尽管这样,Cybertech 支具还是不能像 Aspen 和 Boston 那样有效的限制活动。研究中均显示 Aspen 支具比其他支具舒适。

Jewett 过伸支具

Jewett 过伸支具的设计原理是三点支撑系统,其前方有两个衬垫分别放置在胸骨和耻骨联合,后方的衬垫放置在中胸段,以维持脊柱在过伸位(图 27-17)。衬垫均方便调整, 它们通过位于腋中线的金属棒相连。Jewett 支具治疗胸腰段(T10~L2)单柱或二柱的损伤是有效的,有限元分析的生物力学研究表明,对于单柱或二柱损伤,Jewett 支具能维持脊柱正常的稳定性,但不能有效地治疗三柱损伤[28]。它能有效地治疗相对短节段跨度的损伤, 但对大多数腰椎损伤是无效的。对于年老或瘦弱的患者而言,其最大的缺点就是皮肤接触部位相对大的压力会造成不舒适或皮肤破溃,因为其限制脊柱活动是通过放置三个小的衬垫实现的。Jewett 支具与 TCO 支具相比,其有较好的空气流通,且水分保留较少。然而 Jewett 支具不能提供腹部支撑,也不能限制侧弯,而且压力集中在小面积的衬垫上。其优点在于质轻、坐位时舒适,且比定制矫形器和 Aspen 支具价格便宜。

脊柱前方十字过伸支具

脊柱前方十字过伸支具和 Jewett 支具类似,其前方有两个衬垫分别放置在胸骨和耻骨联合,后方的衬垫放置在中胸段。衬垫通过前方横杆相连,它可以弯曲以提供不同的过伸角度。该支具很方便穿戴和脱下,但是不如 Jewett 支具那么方便调节。Korsain 支具是通过 Jewett 支具添加腹部支撑改造而成,其价格和 Jewett 支具相同。

Knight-Taylor 支具

Knight-Taylor 支具是一种腰围式的支具 (图 27-18)。其后方和侧面具有刚性铝制或聚氯乙烯板条,并有肩带。支具前方是由帆布做成,其上有数个小孔,可以收紧。该支具由腰围和胸腰骶矫形器组合而成。虽然骨科医生曾表示 Knight-Taylor 支具能够有效的固定胸段脊柱,但是事实表明其固定不稳定,目前除了需要轻度支撑的老年人外,已经很少使用。肩带可能会引起部分患者的不适。其控制旋转的效果较差,但是能轻度控制屈伸和侧弯。

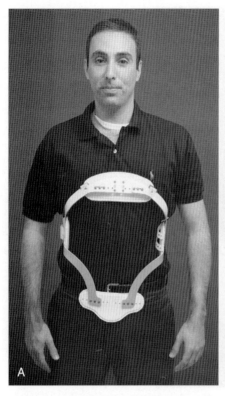
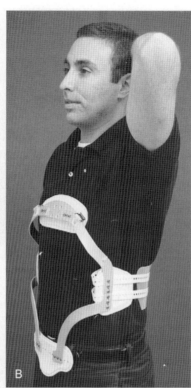
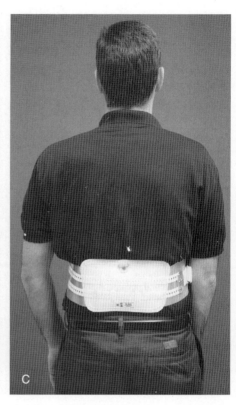

图 27-17　(A,B,C)Jewett 过伸支具的设计原理是三点支撑系统,其前方有两个衬垫分别放置在胸骨和耻骨联合,后方的衬垫放置在中胸段,以维持脊柱在过伸位。

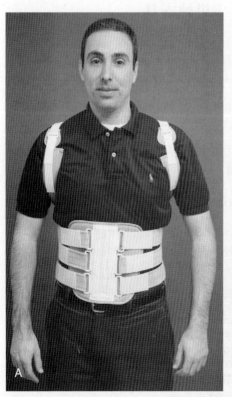
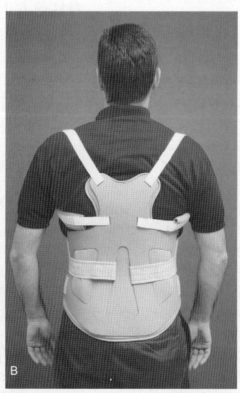
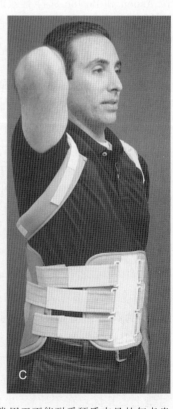

图 27-18　(A,B,C)这种支具下端是腰围,通过肩带与近端躯干固定,它用于固定胸段脊柱。其常用于不能耐受硬质支具的年老患者,该支具的限制度最小,而且肩带可能刺激腋部皮肤。

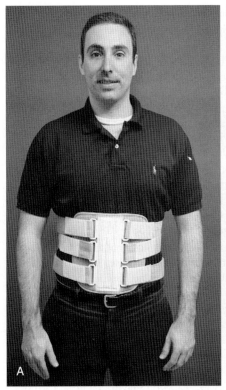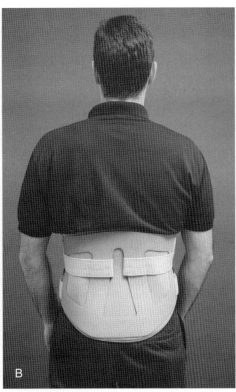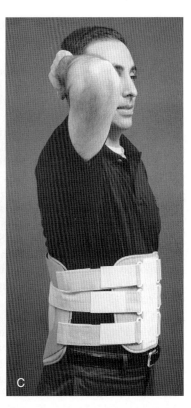

图 27-19 (A,B,C)椅背式支具是由后方硬质部分和前方腰围样的结构组合而成,其在 L1~L4 水平能部分控制屈伸,而控制旋转效果最差,能限制胸腰段 45%的侧弯。

椅背式支具

椅背式支具是由后方硬质部分和前方腰围样的结构组合而成(图 27-19)。它通过腰围将椅背与躯干固定在一起。其后方的硬质部分可以是单块,也可以是在肩胛下角水平有胸带且在转子间线水平有骨盆带的长方形结构,它在沿着椎旁肌肉有两根立柱。这种支具可实现中度限制,其在 L1~L4 水平能部分控制屈伸,而控制旋转效果最差,能限制胸腰段 45%的侧弯。除了用于老年创伤患者,这种支具已经很少使用了。

Williams 支具

Williams 支具的设计能限制过伸活动而允许屈曲活动,它用于治疗峡部裂和脊柱滑脱。该支具后方硬质的部分通过胸带和骨盆带与侧方的立柱连接起来进行加固。后方硬质部分和前方可屈曲的弹性腹部围裙连接在一起。其仅能在远端限制部分过伸和侧弯活动。

第七节 结论

成功地非手术治疗各种类型的脊柱外伤需要有效的使用矫形器,选择与特定脊柱阶段匹配的矫形器类型对限制该节段的活动度至关重要。同样要明白所有的矫形器都不能有效地施加轴向牵引,甚至会出现轴向加压。而在一定条件下,Halo 背心可允许对颈椎进行轴向加压。有效的矫形器能够减轻患者的疼痛,稳定骨折,并提醒患者避免可能造成疼痛或不利于骨折愈合的活动。

(郭琰 译 李世民 校)

参考文献

1. Askins, V.; Eismont, F.J. Efficacy of five cervical orthoses in restricting cervical motion. A comparison study. Spine 22:1193–1198, 1997.
2. Ballock, R.T.; Lee, T.Q.; Triggs, K.J.; et al. The effect of pin location on the rigidity of the halo pin-bone interface. Neurosurgery 26:238–241, 1990.

3. Blaylock B. Solving the problem of pressure ulcers resulting from cervical collars. Ostomy Wound Manage 42:26–33, 1996.

4. Botte, M.J.; Byrne, T.P.; Abrams, R.A.; et al. Halo skeletal fixation: Techniques of application and prevention of complications. J Am Acad Orthop Surg 4:44–53, 1996.

5. Botte, M.J.; Byrne, T.P.; Garfin, S.R. Application of the halo device for immobilization of the cervical spine utilizing an increased torque pressure. J Bone Joint Surg [Am] 69:750–752, 1987.

6. Botte, M.J.; Garfin, S.R.; Byrne, T.P.; et al. The halo skeletal fixator. Principles of application and maintenance. Clin Orthop Relat Res 239:12–18, 1989.

7. Castro, W.H.; Sautmann, A.; Schilgen, M.; et al. Noninvasive three-dimensional analysis of cervical spine motion in normal subjects in relation to age and sex. An experimental examination. Spine 25:443–449, 2000.

8. Chin, K.R.; Auerbach, J.D.; Adams, S.B., Jr.; et al. Mastication causing segmental spinal motion in common cervical orthoses. Spine 31:430–434, 2006.

9. Cholewicki, J. The effects of lumbosacral orthoses on spine stability: What changes in EMG can be expected? J Orthop Res 22:1150–1155, 2004.

10. Cholewicki, J.; Alvi, K.; Silfies, S.P.; et al. Comparison of motion restriction and trunk stiffness provided by three thoracolumbosacral orthoses (TLSOs). J Spinal Disord Tech 16:461–468, 2003.

11. Cotler, H.B.; Miller, L.S.; DeLucia, F.A.; et al. Closed reduction of cervical spine dislocations. Clin Orthop Relat Res 214:185–199, 1987.

12. Davies, G.; Deakin, C.; Wilson, A. The effect of a rigid collar on intracranial pressure. Injury 27:647–649, 1996.

13. Eldeeb, H.; Boubekri, N.; Asfour, S.; et al. Design of thoracolumbosacral orthosis (TLSO) braces using CT/MR. J Comput Assist Tomogr 25:963–970, 2001.

14. Fleming, B.C.; Krag, M.H.; Huston, D.R.; et al. Pin loosening in a halo–vest orthosis: A biomechanical study. Spine 25:1325–1331, 2000.

15. Garfin, S.R.; Botte, M.J.; Centeno, R.S.; et al. Osteology of the skull as it affects halo pin placement. Spine 10:696–698, 1985.

16. Garfin, S.R.; Botte, M.J.; Waters, R.L.; et al. Complications in the use of the halo fixation device. J Bone Joint Surg [Am] 68:320–325, 1986.

17. Gavin, T.M.; Carandang, G.; Havey, R.; et al. Biomechanical analysis of cervical orthoses in flexion and extension: A comparison of cervical collars and cervical thoracic orthoses. J Rehabil Res Dev 40:527–537, 2003.

18. Kolb, J.C.; Summers, R.L.; Galli, R.L. Cervical collar-induced changes in intracranial pressure. Am J Emerg Med 17:135–137, 1999.

19. Krag, M.H.; Fox, M.J.; Haugh, L.D. Comparison of three lumbar orthoses using motion assessment during

task performance. Spine 28:2359–2367, 2003.

20. Kumar, K. Spinal deformity and axial traction. Spine 21:653–655, 1996.

21. Lee, A.S.; MacLean, J.C.; Newton, D.A. Rapid traction for reduction of cervical spine dislocations. J Bone Joint Surg [Br] 76:352–356, 1994.

22. Lerman, J.A.; Haynes, R.J.; Koeneman, E.J.; et al. A biomechanical comparison of Gardner–Wells tongs and halo device used for cervical spine traction. Spine 19:2403–2406, 1994.

23. Mahale, Y.J.; Silver, J.R.; Henderson, N.J. Neurological complications of the reduction of cervical spine dislocations. J Bone Joint Surg [Br] 75:403–409, 1993.

24. Marketos, S.G.; Skiadas, P. Hippocrates. The father of spine surgery. Spine 24:1381–1387, 1999.

25. McGuire, R.A.; Degnan, G.; Amundson, G.M. Evaluation of current extrication orthoses in immobilization of the unstable cervical spine. Spine 15:1064–1067, 1990.

26. Miller, L.S.; Cotler, H.B.; De Lucia, F.A.; et al. Biomechanical analysis of cervical distraction. Spine 12:831–837, 1987.

27. Moen, K.Y.; Nachemson, A.L. Treatment of scoliosis. An historical perspective. Spine 24:2570–2575, 1999.

28. Patwardhan, A.G.; Li, S.P.; Gavin, T.; et al. Orthotic stabilization of thoracolumbar injuries. A biomechanical analysis of the Jewett hyperextension orthosis. Spine 15:654–661, 1990.

29. Perry, J.; Nickel, V.L. Total cervical spine fusion for neck paralysis. J Bone Joint Surg [Am] 41-A:37–60, 1959.

30. Puckree, T.; Lauten, V.A.; Moodley, S.; et al. Thoracolumbar corsets alter breathing pattern in normal individuals. Int J Rehabil Res 28:81–85, 2005.

31. Richter, D.; Latta, L.L.; Milne, E.L.; et al. The stabilizing effects of different orthoses in the intact and unstable upper cervical spine: A cadaver study. J Trauma 50:848–854, 2001.

32. Rodgers, J.A.; Rodgers, W.B. Marginal mandibular nerve palsy due to compression by a cervical hard collar. J Orthop Trauma 9:177–179, 1995.

33. Rushton, S.A.; Vaccaro, A.R.; Levine, M.J.; et al. Bivector traction for unstable cervical spine fractures: A description of its application and preliminary results. J Spinal Disord 10:436–440, 1997.

34. Sanan, A.; Rengachary, S.S. The history of spinal biomechanics. Neurosurgery 39:657–668, 1996.

35. Sandler, A.J.; Dvorak, J.; Humke, T.; et al. The effectiveness of various cervical orthoses. An in vivo comparison of the mechanical stability provided by several widely used models. Spine 21:1624–1629, 1996.

36. Schneider, A.M.; Hipp, J.A.; Nguyen, L.; et al. Reduction in head and intervertebral motion provided by 7 contemporary cervical orthoses in 45 individuals. Spine 32:E1–E6, 2007.

37. Spivak, J.M.; Vaccaro, A.R.; Cotler, J.M. Thoracolumbar spine trauma: II. Principles of management. J Am Acad Orthop Surg 3:353–360, 1995.

38. Triggs, K.J.; Ballock, R.T.; Lee, T.Q.; et al. The effect of angled insertion on halo pin fixation. Spine 14:781–783, 1989.

39. Vander, K.D.; Abad, G.; Basford, J.R.; et al. Lumbar spine stabilization with a thoracolumbosacral orthosis: Evaluation with video fluoroscopy. Spine 29:100–104, 2004.

40. Webber-Jones, J.E.; Thomas, C.A.; Bordeaux, R.E., Jr. The management and prevention of rigid cervical collar complications. Orthop Nurs 21:19–25, 2002.

41. White, A.A., III; Panjabi, M.M. The basic kinematics of the human spine. A review of past and current knowledge. Spine 3:12–20, 1978.

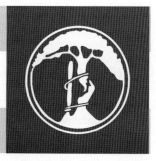

第 **28** 章

颅颈区损伤

John C. France, M.D., Ryan T. Gocke, M.D.

上颈椎的解剖结构很独特，增加了头颅的活动度。对于人类来说，这些活动度弥补了眼球活动范围有限的不足，从而扩大了视野。与下颈椎一样，颅椎也起到保护脊髓的作用。和慢性疾病一样，颅椎损伤也可能导致严重的急性神经压迫。在临床上，这些损伤常见于患有骨质疏松的老年人，在年轻患者中则比较少见。颅颈损伤包括枕髁骨折，寰枕脱位，寰枢关节脱位及半脱位，寰椎环骨折，齿突骨折，枢椎椎弓骨折，枢椎侧块骨折。尽管各种损伤的受伤机制基本相同，但其治疗方法却大不相同。许多损伤可以选用保守治疗的方法，但其他情况则需要积极手术治疗。

这类损伤常常漏诊或未被报道，所以很难评估其真实的发病率。大多数颅颈损伤是车祸或坠落导致的[5,28,39,62,156,187]。损伤的主要机制是继发于急剧减速引起过屈和过伸，造成枕部和寰枢椎相对于其他椎体向前或向后移位。另一种少见的机制是轴向力量导致枕髁、侧块或寰椎的损伤，可见于 Jefferson 骨折。

Alker 等[5]特别关注了这些损伤的预后。他们对 312 名致命性交通事故的受害者进行了分析，证明其中 24.4%有颈椎损伤，大多数存在颅颈损伤。Bohlman 等[28]在对 300 名急性颈椎损伤患者的分析中指出，有 1/3 的患者被漏诊，其中 30%的损伤涉及颅颈区。头部损伤、神志不清、酒精中毒、多发损伤和缺乏足够的放射检查等原因可能导致漏诊。

第一节 解剖学

上颈椎创伤性骨折脱位造成神经损伤的概率比下颈椎小，这是因为上颈椎脊髓有相对较大的缓冲空间[334]。只有了解枕寰枢复合体复杂的解剖和动力学关系，才能制定正确的治疗方案(图 28-1 至 28-3)。颅骨和寰椎间有一对枕寰外侧关节。寰枕关节是浅球窝关节。枕髁表面向尾端凸出，C1 关节面相对凹陷。矢状面较冠状面更浅，这可能是患者更容易发生前后移位或脱位的原因。有两组韧带起到稳定的作用，一组连接寰椎和枕骨，一组连接齿突和枕骨。第一组包括枕寰前膜和枕寰后膜，第二组包括覆膜、翼状韧带及尖韧带。构成关节囊的韧带薄弱而疏松，稳定性很差，枕寰前膜是前纵韧带的延伸，覆膜是后纵韧带的延续，它由齿突的背侧延续至枕骨大孔的腹侧面，是维持枕寰关节稳定性的主要韧带[329]。枕寰后膜连接枕骨大孔后缘与 C1 后弓，就像黄韧带在下颈椎中的作用。尸体的生物力学实验表明，上颈椎韧带伸直的能力远远大于屈曲的能力[227]。这可以用来解释上颈椎损伤的类型。

寰椎由环形的骨块和两个侧块组成。上下关节面位于下位椎体后方关节面的前方。上关节面朝向内上，与颅骨的枕髁相连。下关节面向下并轻度向内，可在枢椎负重关节面的凸斜面上转动。后弓由椎板和后结节组成，后结节是枕下肌肉的起点。前弓连接了两侧的侧块，并有结节供颈长肌附着。

枕骨和寰椎间的活动度为屈伸 25°、侧曲 5°、旋转 5°，寰椎与枢椎间的活动度为屈伸 20°、侧曲 40°、旋转 40°[334]。寰枢关节由三部分组成：两侧的寰枢侧块关节和中间的寰齿关节。两侧的寰枢侧块关节的关节囊韧带薄弱疏松，与这一节段较大的旋转度相适应。中间的寰齿关节由齿突和 C1 后弓组成，其稳定性主要依靠寰椎横韧带(十字韧带)维持，此韧带将寰椎连接在齿突上。这条韧带起源于 C1 前弓背面的两个内结节(图 28-3)。它的作用是在旋转和平移时保持齿突贴靠

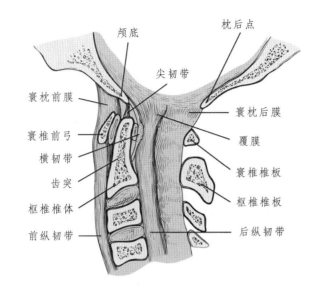

图 28-1 颅颈区矢状面解剖。

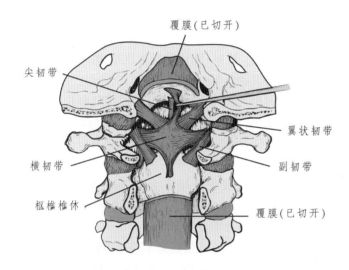

图 28-2 颅颈区冠状面解剖。

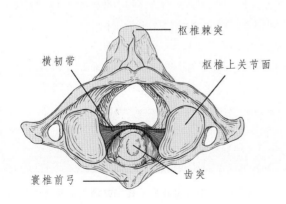

图 28-3 寰枢关节解剖。

于寰椎前弓。成对的翼状韧带是横韧带的延续，它们附着于枕骨大孔两侧缘的结节，也可以为寰枕关节提供稳定性。齿突尖韧带从齿突尖端走行至枕骨大孔腹面，对颅颈关节的稳定性贡献很小[85,114]。

枢椎为寰椎的旋转提供了一个承重面。垂直方向的齿突与 C1 后弓相邻，起到了 C1 环旋转轴的作用，还可以防止 C1 后脱位。齿突在矢状面上的角度各不相同，在向前 2° 至向后 42° 之间。齿突的高度与脊髓的空间没有关联[68]。枢椎上关节面凸出，轻度向外，与 C1 向内的下关节面相关节。枢椎关节面是前方的枕骨—C1~C2 关节和后方的下位椎体小关节面之间的过渡。因此，其下关节面更类似于更靠近尾端的颈椎。枢椎椎弓根的指向是向上 20°，向内 33°[348]。椎弓根的宽和高约 7~8mm，男女之间略有不同[348]。

椎动脉由 C1 横突孔穿出，沿 C1 后弓的凹槽，向内上进入枕骨大孔。经过 C2 横突孔时变异很大，在拧入螺钉时有损伤的风险，所以对每位患者都应该了解其走行。颈动脉走行于 C1 侧块的前外侧。生命中枢很靠近寰枕关节。舌下神经管位于枕骨髁的基地部，舌下神经(第 12 颅神经)通过此处。枕骨髁的外侧、颈动脉管的后侧是颈静脉孔，其内走行有第 9~11 颅神经[196]。颈静脉孔距舌下神经管很近，在颅外相距 3mm 以内，在颅内相距 7mm 以内[183](图 28-4)。

第二节 枕髁骨折

枕髁骨折报道的很少，它经常与颈椎的其他骨折一起发生，致死率很高。而在那些伤后幸存者当中，这类骨折的发生率仍然未知，因为很多患者仅有不确切的颈痛而被漏诊。随着 CT 应用的越加广泛，很大一部分稳定的枕髁骨折被发现。平片则较难发现此类损伤，颈前软组织肿胀可能是平片上发现颈枕损伤最好的线索。有研究发现，当 C1~C4 颈前软组织厚度达 7mm 或接近邻近椎体宽度的 30%时，就应怀疑存在颈枕损伤[250]。Hadley 通过回顾文献发现，平片的敏感度仅为 3.2%。此类损伤的临床诊断标准为：神志改变(Glasgow 评分)，颅颈活动受限，枕骨疼痛或压痛，下位颅神经麻痹，平片发现咽后软组织肿胀[135]。通过 CT 对颅椎关节进行评价更容易发现微小损伤。Bloom 等研究发现 CT 更容易发现枕髁骨折，与平片的诊断率相差很多[24]。可以提示枕部损伤的体检发现有：椎前肿胀，颅骨活动受限，斜颈，急性或延迟的颅神经症状(第 9~12 颅神经)[32,45,49,64,183,188,215,313]。Alcelik 回顾已报道的病例发现第 12 颅神经最容易受到影响，因为舌下神经管与枕骨髁相距很近。发生第 3、4、5、7、8、9、10、11 颅神经麻痹的病例数分别为 1、1、9、10、3、19、22、16[4]。

枕髁骨折可以分为三种类型，其损伤机制分别是轴向压缩、直接暴力、剪切力或(和)侧屈力。枕髁骨折的 Anderson 和 Montesano 分类法以受伤机制为基础[9]。Ⅰ型损伤是继发于轴向负荷的枕髁嵌插骨折。Ⅱ型损伤是通过枕髁并延伸至枕骨大孔的颅底骨折。此型损伤是由枕部直接暴力造成的。Ⅲ型骨折是枕髁撕脱骨折，是由剪切力、侧屈力、旋转力或者是它们联合施加在翼状韧带上的张力所造成的。

Tuli 等推荐一种更新的分类方法，因为很难通过骨折移位的程度来预测稳定性如何。Ⅰ型骨折为无移位稳定骨折，ⅡA 型为有移位但枕骨—C1~C2 水平稳定的骨折，ⅡB 型为枕骨—C1~C2 水平不稳定的骨折[312]。ⅡB 型骨折的死亡率(57.1%)高于其他类型患者的死亡率(11.6%)[15](图 28-5)。

CT 可用于发现骨性损伤并用于骨折分型(图 28-6)。MRI 在发现颅颈不稳方面较差，可用于诊断脊髓损伤。然而，MRI 很难发现单独的颅颈韧带，在无症状的患者上常可发现关节融合[242]。此外，Hanson 在对107例患者进行回顾性分析时发现，侧位片完全正常的患者(包括椎前软组织影)没有一例发生不稳定的枕髁骨折。他们建议将不稳定定义为双侧枕寰枢关节复合损伤(即 CT 发现双侧枕髁骨折或单侧枕髁骨折合并对侧枕寰关节增宽大于 2mm 或寰枢关节增宽大于 3mm)。他们认为将枕髁骨折视为颅颈区更广泛损伤的一部分十分重要[140]。

治疗方法依枕寰不稳定的程度而异。任何前后位片上发现的移位、分离或关节错位都提示此损伤不稳

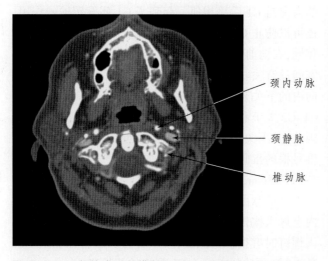

图 28-4 C1 侧块水平的横断面 CT，显示螺钉穿过前方皮质时可能损伤的结构。这是上颈椎的软组织解剖。

颈内动脉

颈静脉

椎动脉

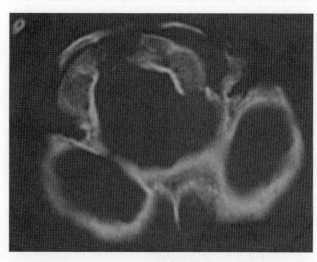

图 28-5 Tuli ⅡB 型不稳定枕髁骨折横断面 CT。

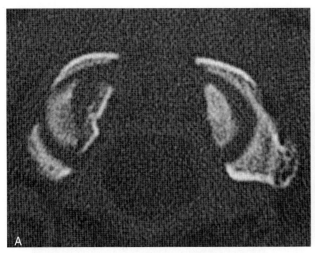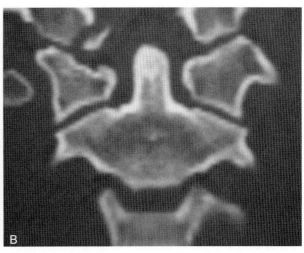

图 28-6 枕髁骨折横断面(A)及冠状面(B)CT。

定,可能需要行枕骨—C2 融合[8]。Ⅰ型或Ⅱ型骨折(Anderson 和 Montesano 分型)最佳治疗方案是佩戴硬质颈托或者 halo 支具制动 3 个月。在最近的 1 例迟发性 Collet-Sicard 综合征(第 9、10、11、12 颅神经功能障碍而不合并 Horner 综合征)的报道中,作者指出,该患者最初为无移位骨折,但因未行固定,逐渐发生枕髁骨折片的半脱位。作者认为此患者的Ⅰ型骨折实际上是Ⅰ型骨折的不稳定亚型。他们认为粉碎的"Ⅰ型骨折"应当使用 halo 支具制动[252]。

Ⅲ型骨折的手术指征尚不明确。Hadley 在对文献的回顾中发现,23 例未接受治疗的Ⅲ型骨折患者中,有 12 例发生迟发性神经功能障碍。因此,他建议对Ⅲ型骨折至少应行外固定治疗[135]。不论骨折类型如何,在接受治疗后都应拍摄屈伸位片以评估残余不稳定性。明确的手术指征很少,包括:脑干受压、椎动脉损伤、合并枕下损伤[17,24]。存在任何寰枕不稳定的迹象都应考虑手术治疗。经关节寰枕螺钉[60,116,126](图 28-7)和后路枕骨-C1 融合[208]是获得寰枢稳定的方法,取决于枕骨髁的完整性如何。然而,Vishteh 在尸体研究中发现单侧的枕髁切除会导致枕骨-C1 关节和寰枢关节活动度明显增加[322]。C1~C2 活动度的增加可能具有重要的临床意义,常用的治疗方法应是枕骨-C2 融合。

第三节 枕寰脱位

枕寰脱位在幸存者中极其罕见,是枕骨—C1 间强大的支持韧带断裂所致[81,105]。和许多其他上颈椎损伤一样,因为致死率高,其真实发病率仍属未知[22]。

此病占全部急性颈椎损伤的 0.67%~1.0%,在致死性机动车事故受害者中,其发生率为 8%[28,36,245]。这类损伤常常合并颏下撕裂、下颌骨骨折和咽后壁撕裂[36,51,71,85,105,114,233,345]。

颅颈脱位按移位的方向分为 3 型[18,79,171],前脱位最常见,后脱位和纵向脱位也可发生[113,245]。然而这种分类方法不足之处是这类损伤极不稳定,任何静态平片上显示的移位方向取决于摄片当时患者头的位置。粗略估计,儿童发生此类损伤的比例是成年人的

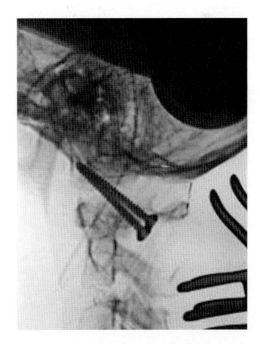

图 28-7 侧位片显示枕骨—C1 水平枕颈融合术中螺钉经过寰枕关节[127]。

2 倍[36,85]，这可能是因为儿童枕髁较小，枕寰关节更加接近水平位所导致的[36,51,81,85]。

Kissinger[175]和 Malgaigne[201]最早在尸体解剖中描述了此类损伤。Werne 最早对其进行解剖学研究，他指出，枕寰屈曲受到颅底和齿突接触的限制，其伸直受到覆膜的限制及寰椎后弓和枕部骨性接触的限制，侧屈受到翼状韧带的限制。更重要的是，Werne 在尸体上通过切除覆膜和翼状韧带制造了前脱位的模型[329]。

尽管常常被忽略，但在检查其他疾病而拍摄颈椎侧位片或伸屈侧位片时，有时可以发现此类损伤。然而，怀疑存在颈枕损伤是拍摄伸屈位片的禁忌。此区常存在软组织肿胀，不应被忽视（图 28-8）。软组织肿胀是因为出血流入咽后间隙导致的。有趣的是，对有异常椎前软组织影的患者行 CT 检查的阳性率是16%。其他重要的影像学诊断参数包括 Powers 比率和齿突—颅底关系等。Powers 比率[245]是由四个点测得的两段距离的比率：颅底与 C1 后弓间的距离及枕后点与 C1 前弓的距离。该比率大于 1 严重提示寰枕前脱位（图 28-9）。该比率小于 1 是正常的，但在寰枕后脱位合并齿突骨折或先天性枕骨大孔异常时该比率也可能小于 1[51,245]。Powers 比率的测量与头的位置和屈伸无关。如果在侧位片上测算此比率存在困难，则可在 CT 矢状位重建图像上测算。Harris 线也可以用于评估枕颈脱位，并且优于 Powers 比率。测量需 3 个标

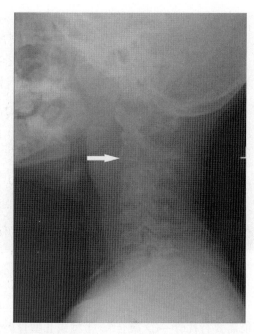

图 28-8　箭头所指为枕颈损伤时软组织肿胀。

志点：枕骨大孔前缘中点、齿突尖端及枢椎后缘（枢椎皮质骨后缘向头端的延长线）。要测量两段距离：枕枢间距（BAI）和枕齿间距（BDI）。作者认为这两段间距在 13 岁以上的正常人中都应小于 12mm[143]（图 28-10）。另一种更简单的方法是评估枕齿关系。头颅中立位的正常颈椎平片中，齿突尖端应在正中线上，距枕

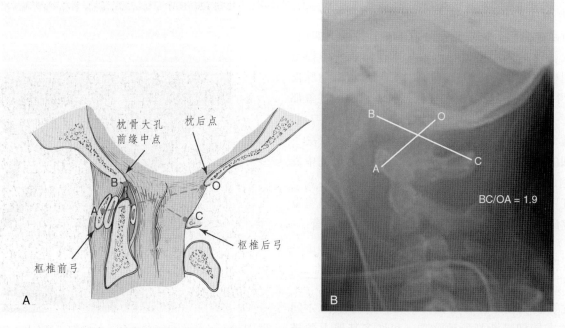

图 28-9　(A,B)Powers 比率。如果 BC/OA 大于 1，则存在寰枕前脱位。小于 1 为正常，除了后脱位、合并齿突骨折或寰椎弓骨折、先天性枕骨大孔畸形。B，枕骨大孔前缘中点；C，C1 后弓；O，枕后点；A，C1 前弓。

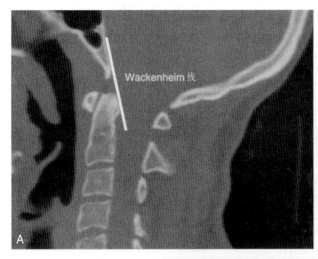
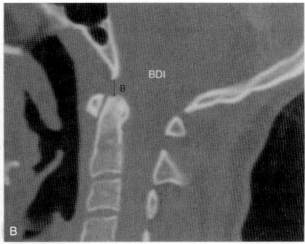
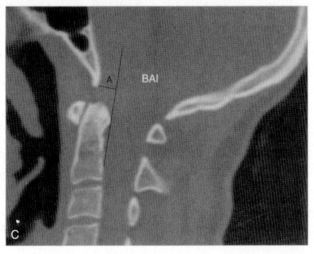

图 28-10 （A）正常人 Wackenheim 线,沿斜坡后面,邻近齿突尖端的后缘。Harris 线应当在成人中小于 12mm,包括枕齿间距
(BDI)。（B）(B 线由枕骨大孔前缘中点至齿突尖)及枕寰间距(BAI)。（C)A 线由枕骨大孔前缘中点至齿突后壁的平行线)。

骨大孔前缘中点 4~5mm[10,310,119,280,299,337,338]。在伸屈侧位
片上,齿突尖端相对于枕大孔前缘的最大水平位移是
1mm[279,329,338]。Wackenheim 线应当沿斜坡后面,经过齿
突尖端,邻近尖端的后缘[48]。CT 片上,枕髁应与 C1 上
关节面完全匹配,任何不匹配都应当怀疑存在此类损
伤(图 28-11)。最近的证据表明,应当使用 MRI 评估
翼状韧带是否损伤[341],它是稳定枕颈关节的重要结构。
MRI 上显示的颈前软组织肿胀也很重要。

　　幸存者常合并其他损伤。最容易发生神经损伤的
区域是后 10 组颅神经 (其中外展神经最易受伤)、脑
干、近端脊髓和上 3 对脊神经[71,85,105,114,233,245]。延髓或者
脊髓延髓结合部的横断损伤常可导致低位脑干呼吸
中枢的压迫和损伤,从而继发呼吸衰竭,造成死亡。根
据损伤的性质和程度不同,其临床表现可轻可重。周
围运动神经功能受损相对常见,且常可改善。颅神经

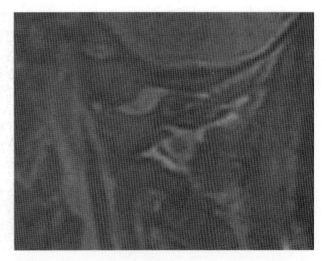

图 28-11　任何枕寰关节紊乱,如图所示,都是不正常的,都
提示不稳定。

损伤造成的神经病变同样常见，多数会终生存在[114]。另外，椎动脉损伤偶可发生[97,108,345]，其损伤包括血管痉挛、内膜撕脱、血栓形成、夹层和假动脉瘤扩张。椎动脉损伤能造成急性或慢性神经功能障碍，可发生在伤后几分钟到伤后数天。即使 X 线片显示正常，也有可能发生上述情况。另有报道称，旋转易位的 C1 侧块可造成颈总动脉损伤。椎动脉损伤的临床表现包括意识改变、眼震、共济失调、复视和构音困难。诊断依靠 MR 血管造影、CT 血管造影或者传统的血管造影[65]。

对罹患此类损伤的患者，初步治疗应着重于呼吸支持和颈椎稳定，以避免进一步的神经损伤。在对其他损伤进行牵引闭合复位时，应重点观察寰枕间隙。如果发现此类损伤，应避免牵引。任何寰枕间隙增宽的影像学证据都提示合并存在寰枕不稳定的可能。对于垂直移位，可通过牵引复位[8]。手术固定[85,108,114,233,245,345]可用于需长期制动的情况[245,345]。当存在严重神经损伤可能时，枕颈融合是内固定的好方法[321]。因为颈椎多存在韧带损伤，非手术治疗几乎不能稳定。在决定固定方式的时候，应当注意合并存在的其他颈椎损伤，可能会影响手术计划的制订。如后弓骨折时，就不能对 C1 椎板穿针固定。

第四节　寰椎骨折

与其他上颈椎损伤一样，寰椎骨折常由坠落和机动车事故引起[54,138,276]。单纯寰椎环骨折很少合并神经损伤[83]。这主要是因为 C1 水平脊髓的空间较大，而且寰椎骨折倾向于使脊髓的空间变得更大。寰椎骨折占全部颈椎骨折的 2%~13%，约占全部脊柱骨折的 1.3%[83,132,281]。尽管脊髓压迫造成的神经损伤很少见，但可合并其他损伤。枕下神经和枕大神经通过 C1 后弓附近，神经失用可导致枕下皮肤感觉障碍。还可能发生下六组颅神经麻痹，椎动脉或静脉经过寰椎后弓，也可能发生损伤[111,112,152,154,164,180]。眩晕、头晕、视物模糊、眼球震颤都是可能损伤椎动脉的表现。

Jefferson 的名字常常与寰椎爆裂骨折联系在一起，他提出了一套解剖学分类方法[164]，包括后弓骨折、前弓骨折、侧块骨折和横突骨折（图 28-12）。CT 问世之后，Segal 等[164]在 1987 年扩展了 Jefferson 的原始骨折分类法，包括 6 个亚型，后来 Levine 和 Edwards[188]新增添了第 7 种亚型：

（1）爆裂骨折（33%），与脊柱其他位置类似，常常是轴向负荷所致。通常由枕髁传至 C1 上关节面内侧的轴向负荷引起，导致 C1 裂开，形成 3 部分或 4 部分骨折[243,264]。爆裂骨折最常见，却最不易导致神经损伤（图 28-13）。移位的程度决定治疗方法，接下来会简要介绍。

（2）后弓骨折（28%），一般是由过伸伤造成，也十分重要，因其常并发（几率大于 50%）齿突骨折、创伤性枢椎前移或枕髁骨折[83,187,194,276]。当单纯后弓骨折时

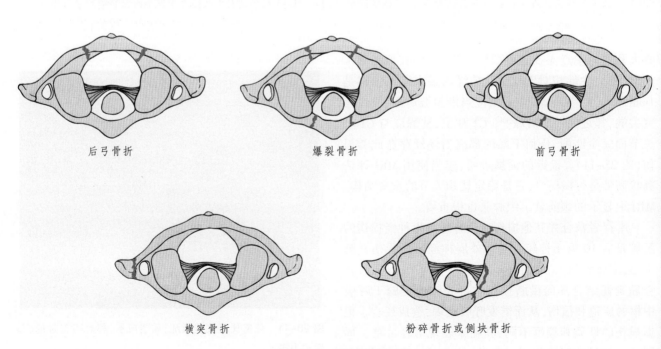

后弓骨折　　　　爆裂骨折　　　　前弓骨折

横突骨折　　　　粉碎骨折或侧块骨折

图 28-12　寰椎骨折分型。

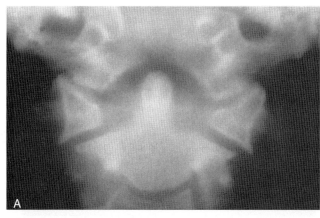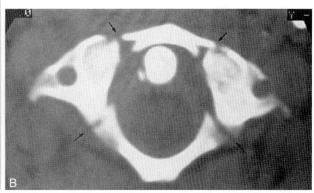

图 28-13　爆裂骨折，真 Jefferson 骨折。(A)前后位片显示 C1 侧块离散。(B)C1 水平 CT 扫描证实为四部分骨折:两前两后(箭头)。(From Levine, A.M.; Edwards, C.C. Treatment of injuries in the C1~C2 complex. Orthop Clin North Am 17:31‑44, 1986.)

可采用坚固颈托固定,但合并损伤会影响治疗方法及预后。

(3)粉碎骨折(22%),解剖学定义为单侧横韧带撕脱合并同侧前弓或后弓骨折。最易导致骨不连和功能障碍。常由轴向压力和侧屈力联合导致。此类损伤需更积极的治疗,因为最可能导致不愈合且预后较差(图 28-14)。

(4)前弓骨折,是在前弓紧靠齿突的情况下由过伸力导致的[180,294]。合并的后韧带(覆膜)断裂会导致不稳定[181]。如不存在寰枕不稳,可使用坚固颈托制动。

(5)侧块骨折,一般由轴向负荷和侧方压力联合造成。如果足够严重,可使得枕髁掉到 C2 侧块的上方,导致 cock-robin 畸形。

(6)横突骨折,由侧屈力造成撕脱所致,可单侧发生,亦可双侧。单独发生时可认为是良性损伤。

(7)下结节撕脱骨折,被认为是由颈部过伸引起颈长肌撕脱所致。可采用非手术治疗。

这些骨折倾向为椎管减压,因此极少造成神经系统症状。大多数孤立损伤经过保守治疗可以康复[205]。与其他脊柱骨折一样,评估寰椎骨折稳定性对决定治疗方案很重要。基于对横韧带完整性的影像学评价,Spence 等将爆裂骨折分成稳定和不稳定亚型[294]。在他们的经典研究中,测量了实验制造的爆裂骨折模型中的寰枢离距。在横韧带保持完整的爆裂骨折中,寰枢离距小于 5.7mm;横韧带断裂时,寰枢离距则大于 6.9mm(图 28-15)。必须了解的是,正常颈椎旋转和侧屈时可以在开口位片看到 C1~C2 关节侧方离距最大可达 4mm[138,281]。还应考虑先天性异常,因为其可能导

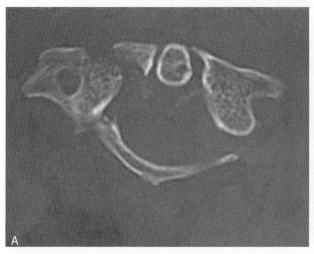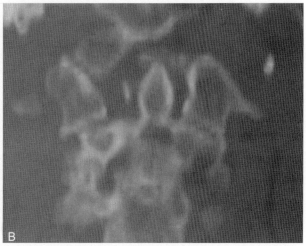

图 28-14　横断面(A)和冠状面(B)CT:C1 环粉碎骨折合并单侧横韧带撕脱。

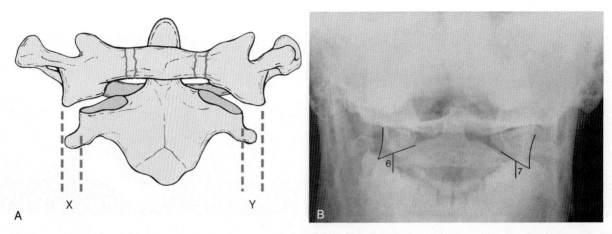

图 28-15　(A)寰枢离距。如果 X+Y 大于 6.9mm 提示寰枕横韧带断裂。(B)入院开口位片显示测量侧方移位的方法。6:6mm 距离。7:7mm 距离。(From Levine A.M.; Edwards, C.C. Treatment of injuries in the C1~C2 complex. Orthop Clin North Am 17:31–44,1986.)

致假阳性侧方离距[112]。Sutherland 等评估了齿突—侧块间隙,他们注意到中立位时也会产生不对称,头向同侧旋转会导致间隙增宽[302]。在伸屈侧位片上也可通过寰齿间隙(ADI)评估稳定性。在正常人中,最大 ADI 应在成人中小于 3mm,在儿童中小于 5mm(图28-16)[90,132,296]。在单侧侧块骨折或粉碎骨折的患者中,可能只在一侧存在明显的侧向离距,这可能导致枕髁纵向移位引起迟发疼痛和畸形。如果存在这些问题,应考虑手术治疗。

如之前提到的一样,下结节撕脱骨折常常由颈部过屈导致下极或中段横断骨折。常发生于颈长肌的附着点处,是稳定的骨折[253]。单纯的无合并症的前后弓骨折、移位很小的爆散骨折和侧块骨折(寰枢离距<5.7mm)以及横突骨折,使用半硬质围领制动至骨质愈合即可[182,187]。

Levine 和 Edwards 根据寰枢离距修改了寰椎骨折的治疗指南[189]。对离距为 2~7mm 的寰椎骨折,使用 halo 支具制动 3 个月即可。离距大于 7mm 的寰椎骨折应先行 4~6 周的轴向牵引以保持复位,再继之以使用 1~2 个月 halo 支具。3 个月的制动之后,应该拍摄伸屈

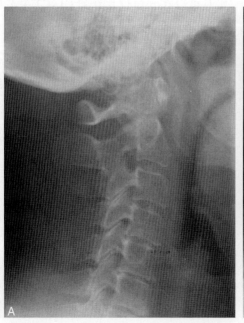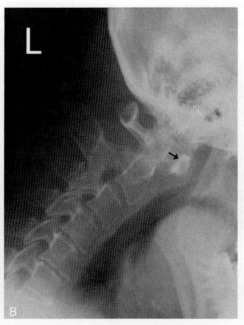

图 28-16　(A)伸颈侧位片显示寰齿离距(ADI)正常,屈颈片显示 ADI 增宽,箭头所示(B)。

侧位片以明确寰枢关节的稳定性。如有任何显著的不稳定(寰齿间隙在成人>5mm,在儿童>4mm),则应行后路 C1~C2 融合术。和 Levine 和 Edwards 的研究一样,其他作者报告使用此指南治疗时发生残留不稳定的概率很小[180,187,229,276,284,294,321]。Fielding 等的研究表明,切断横韧带,而翼状韧带、尖韧带和关节囊保持完整时,寰齿间隙可增大至约 5mm[90]。这可能可以解释很少残留不稳定的原因,可能是因为其他的稳定结构没有被破坏,侧块关节囊和翼状韧带仍保持完整的结果[187,229]。这里描述的轴向加压型损伤不像过屈型寰枕脱位(下文会讨论)那样不稳定。后者因为伴有其他支持结构的撕脱而更不稳定,包括翼状韧带、尖韧带和关节囊。

随着手术技术的提高,持续牵引继以 halo 支具制动已经很少使用。大多数不稳定寰椎骨折的手术治疗方法是牵引复位 C1 侧块及 C2 关节面,然后使用经关节螺钉进行 C1~C2 固定融合(图 28-17)[128,163,213]或进行枕颈融合跨越损伤区[258,333]。也可以直接使用 C1 侧块螺钉和金属棒修复骨折,避免经过可活动节段的固定,但这种方法还没有得到长期的随访(图 28-18)。许多寰椎骨折的患者有皮肤感觉障碍、颈痛、活动度减少等长期症状[189,276]。当损伤侧块或合并其他枕骨及 C1~C2 关节损伤时,其发生率会增加[286]。其他被报道的并发症还有不愈合[776]。最近一项回顾性长期分析发现,Jefferson 骨折移位大于 7mm 及合并其他损伤的患者的生活质量会明显下降[74]。这提示对此类损伤可能需要采取更积极的治疗方法,然而,还没有关于此方面的文献报道。最近,Ruf 等报道了一种经口复位固定治疗不稳定 Jefferson 骨折的方法。6 名患者预后很好,保留了 C1~C2 的旋转运动及完整的枕寰枢关节。该组患者中没有在术后仍存在不稳定的病例[263]。

第五节　寰枢不稳定

创伤性横韧带断裂造成的寰枢不稳比较罕见[41,53,63]。这类损伤常常是致命性的,幸存者几乎都合并不同程度的脊髓损伤[85,149,150,339]。此类损伤常见于 50 岁以上的老年患者[160,188]。常常是高能量损伤,由颈部过屈所致[63,160,188]。

此区的稳定性不仅依靠横韧带的作用,也与翼状韧带、尖韧带、关节囊、寰枢副韧带有关(图 28-2)。当横韧带断裂时,翼状韧带对于维持前方稳定性就更加重要。Fielding 等发现,如果翼状韧带和尖韧带完好,

仅切断横韧带的最大移位是 5mm[90]。然而,这些次要稳定结构不能承受较大暴力,如高能量机动车事故或高空坠落。后方稳定性依赖于寰椎前弓与齿突的机械接触。

此类损伤常会致命,幸存者可能仅表现为严重的上颈痛,也可能表现为重度混合型神经功能障碍[72,115,160,188]。影像学分析可能会误导对此类损伤不熟悉的医生,这还与 C1~C2 节段正常的大活动度有关[63]。尽管颈椎平片是检查大多数创伤患者的手段之一,最近的证据提示螺旋 CT 可以单独用于评估骨性损伤[211]。如果仅怀疑单纯韧带损伤,应在监视下拍摄伸屈侧位片以测量寰齿间隙。椎旁肌痉挛可能会掩盖不稳定的表现。患者有脊髓水肿和有神经功能障碍是拍摄伸屈侧位片的禁忌。在伸屈位片中,如 C1 相对于 C2 向前移位(测量寰齿间隙)小于 3mm,则提示横韧带是完整的。如果移位距离为 3~5mm,提示横韧带断裂。如果移位距离大于 5mm,则横韧带和副韧带可能均已断裂失去功能(图 28-19)[90,132,153,187,206,296,323]。质量较好的 MRI 也可以用以评估上颈椎韧带损伤,如横韧带断裂。儿童、唐氏综合征患者及风湿性关节炎患者可存在慢性不稳定,寰齿间隙增宽。

创伤性 C1~C2 韧带损伤可能导致纵向不稳定,当尝试手法复位时应格外小心。Gonzalez 等发现 95%正常人群的 C1~C2 侧块间隙(LMI)为 0.7~2.6mm。他们认为 LMI 大于 2.6mm 提示存在分离性损伤的可能[117]。新近的一篇病例报道讨论了一个创伤性寰枢前脱位的患者,在 4.02 磅(1.5kg)的 Gardner-halo 颅骨牵引后发生了寰枢纵向分离。除了监测 C1~C2 侧块间隙外,还应在牵引时监测枕寰间隙。此外,只能对神志清醒可以配合神经系统检查的患者行闭合复位。还有作者认为,寰枕脱位常常导致纵向不稳定,应避免纵向牵引[248,351]。

寰枢不稳定的治疗与横韧带是中段断裂或是 C1 侧块撕裂有关。有研究表明中段断裂更可能导致不愈合,通常需关节融合术,但 74%的撕脱损伤通过制动可获得愈合[66]。然而,大多数作者不赞同非手术治疗,建议选择复位后后路融合的方法[63,90,93,160,188]。最佳的手术时机还不清楚。因为轴向旋转是 C1~C2 关节最主要的活动形式,所以看起来对抗这种运动是最合适的固定方式。生物力学研究将 Brooks 型融合术[34]与 Gallie 钢丝法、Halifax 钳夹法、Magerl 经关节螺钉技术和 Harm C1 侧块螺钉技术进行了比较[127,141,255]。一项研究表明经关节螺钉和 Brooks 融合术能获得最大的旋转

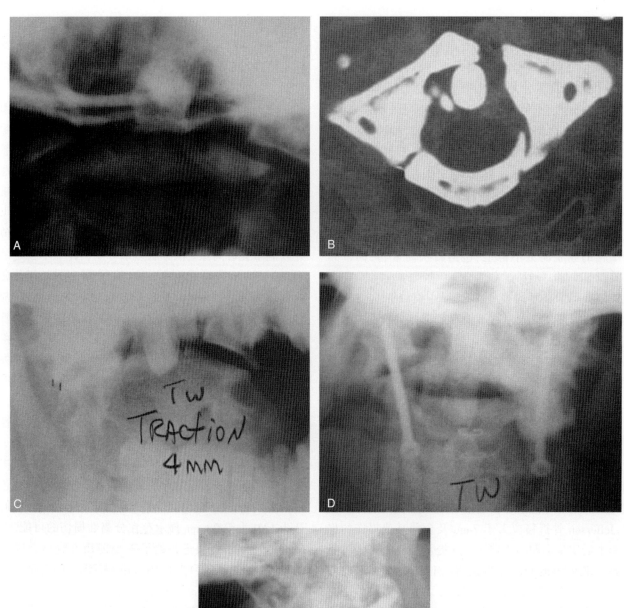

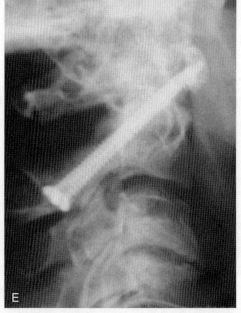

图 28-17　(A)开口位齿突像显示 C1 环骨折,侧块明显移位。(B)横断面 CT。(C)闭合牵引复位将 C1 侧块复位至 C2 侧块上,使用 C1~C2 经关节螺钉固定(D,E)。(Courtesy Robert McGuire,M.D., Mississippi University.)

稳定性,而 Gallie 钢丝法则最差。C1~C2 经关节螺钉则能获得整体上最坚强的固定[127]。也有作者认为,既然手术的目的是复位和阻止 C1 相对于 C2 进一步向前移位,那么就应考虑选择经关节螺钉或 Gallie 钢丝法,这两种方法都能很好地防止前移位[109,127,141,160,186]。应采用制动的方法使合并损伤获得愈合后再行后路 C1~C2 融合术以获得寰枢稳定。但在这种情况下,应拍摄伸屈位片重新评估 C1~C2 前方稳定性后再行后路融合。另一种治疗方案是经关节螺钉技术,这使得即刻手术获得稳定成为可能。最近,有研究对 10 名寰枕不稳定患者行 C1~C3 侧块固定术,因为所有患者因椎动脉异常而不能行 C1~C2 经关节螺钉固定。作者认为这是治疗需行 C1~C2 融合但存在解剖变异患者的一种安全有效的方法[157]。这可能是合并其他损伤而不能使用传统手术技术治疗时的一种选择。进行 C1~C2 后路融合最新的技术包括 C1 侧块螺钉、C2 椎弓根、短 C2 峡部螺钉和 C2 椎板螺钉[67,142]。

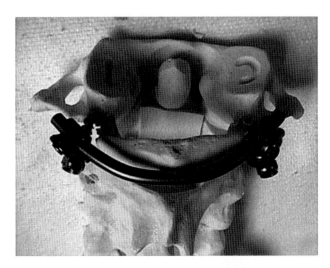

图 28-18 使用 C1 侧块螺钉及横棒复位典型 Jefferson 骨折,以直接获得骨折愈合,避免融合。(Courtesy Jens Chapman, M. D., University of Washington.)

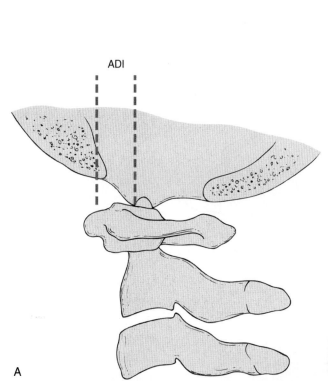

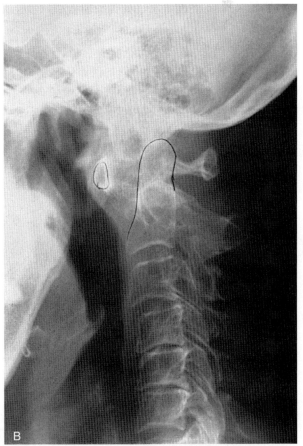

图 28-19 (A)寰齿间隙(ADI)。如果伸屈位片 ADI 大于 3mm,提示横韧带断裂。如果 ADI 大于 5mm,副韧带也失去功能。(B)屈颈侧位片显示寰齿间隙为 12mm,可诊断为横韧带、翼状韧带、尖韧带及 C1~C2 关节囊部分纤维完全断裂。(From levine,A.M; Edwards,C.C. Traumatic lesions of the occipitoatlantoaxial complex. Clin Orthop Relat Res 239:53-68,1989.)

第六节　寰枢旋转性半脱位和脱位

　　寰枢关节的旋转性损伤最早由 Corner 在 1907 年描述[56]。旋转损伤常由屈曲和旋转导致,可以同时合并或不合并横韧带撕裂。在横韧带完整的情况下,如果寰椎相对枢椎旋转 65°左右,就会造成椎管狭窄并可能损伤脊髓[58]。如果横韧带受损,则旋转大约 45°即可发生单侧完全脱位,从而造成类似后果。除此之外,过度旋转还可能会损伤椎动脉,导致脑干或小脑梗死甚至死亡[274,329]。Levine 和 Edwards 指出,C1~C2 关节的旋转脱位很少发生于成年人,且与儿童明显不同[92,95,188]。儿童的半脱位很少导致严重的神经症状,常与病毒感染或微小创伤有关,通常是自限性的,可以通过保守治疗治愈。它包括一组罕见病损,从 C1~C2 正常活动度之内的旋转固定,到明显的旋转性寰枢脱位。成人发生的半脱位常合并一侧或双侧侧块部分骨折。

　　寰枢旋转性半脱位的诊断比较困难。临床表现很少,可能仅为颈痛,严重者可存在神经损伤症状。可出现斜颈,此时患者可能会呈现出颈微屈,头偏向一侧,而脸转向另外一侧的特殊姿势(cock-robin)。可通过口腔触及寰椎前弓和 C1~C2 间的台阶感。斜颈常见于延迟出现症状的年轻患者[95]。虽然神经系统较少受累,但如果延髓颈髓结合部[95,187]的椎管受压则可能造成致

命后果,所以应对此类损伤保持高度警觉。

　　通过 CT,Pang 和 Li 研究了儿童 C1~C2 正常的旋转运动。旋转 0°~23°时,C2 固定不动,仅 C1 运动。旋转 24°~65°时,C1 和 C2 同时运动,C1 旋转的更快。旋转 65°之后,C1 和 C2 保持在相对固定的角度,约 43°。更大角度的旋转则仅依靠枢椎以下的部分[235]。1956 年 Jacobson 和 Adler 以及 1957 年 Fiorani-Gallota 和 Luzzatti 最早对其放射学表现进行了描述。也可见于斜颈患者[2,98]。Wortzman 和 Dewar 建议采取一种使用普通平片的动力学方法来鉴别旋转性固定和斜颈。Fielding 等则建议使用 X 线电影照相术和 CT 作为附加工具对此类损伤进行评价[92,95,346]。在开口位 X 线片上,如果寰枢关节处于旋转中立位,那么寰椎和枢椎的侧块对称分布在两侧,齿突位于寰椎两侧块的中间(图 28-20)。如果向右旋转,C1 的左侧侧块向前右移动,寰椎左侧侧块就会明显靠近齿突。左侧侧块向前移动,右侧侧块向后移动时,左侧侧块在 X 线片上将有较宽的投射影,右侧则相反。同样的,由于关节面的倾斜,左侧的关节间隙将增宽,右侧则变窄。这种异常现象称为眨眼征[187](图 28-21)。当颈椎平片显示寰枢关节有旋转异常时,应加照 X 线片,必须包括头部分别向两侧转 15°时拍摄的开口位,以便判断是否确有寰枢固定。诊断寰枢旋转固定的基本放射学标准是:齿突以及齿突与寰椎两侧关节块的关系总是不对称,这种不对称性

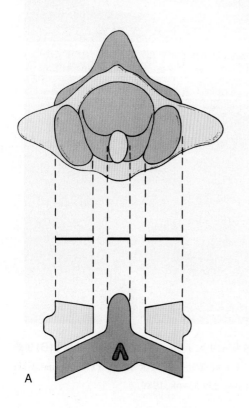
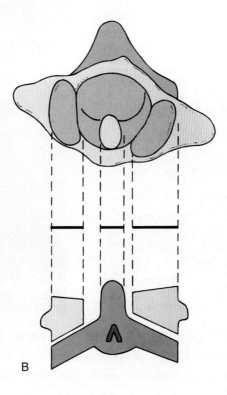

A　　　　　B

图 28-20　寰枢关节中立位(A)和右旋位 (B)。前后位片显示:(1)左侧侧块明显接近齿突,(2)左侧侧块增宽,右侧侧块变窄,(3)左侧寰枢关节间隙增宽,右侧变窄,侧位片明显。(Redrawn from Wortzman, G.; Dewar, F.P. Rotary fixation of the atlantoaxial joint: Rotational atlantoaxial subluxation. Radiology 90:479–487, 1960.)

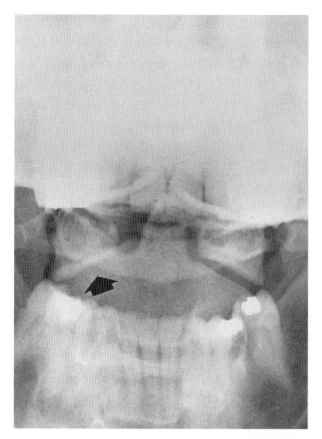

图 28-21 开口位片显示眨眼征,C1 侧块与 C2 侧块部分重叠(箭头)。(From Levine, A.M.; Edwards, C.C. Traumatic lesions of the occipitoatlantoaxial complex. Clin Orthop Relat Res 239: 53-68, 1989)

不能被旋转所纠正。除此之外,如有条件可考虑照 X 线侧位相[346]。或者,在头部向左右分别转约 15°时做 C1~C2 关节的 CT 扫描,来证实或排除寰枢关节有无旋转固定。多数情况下,急慢性创伤都会导致寰枢椎的位置固定。现在,带有二维或三维重建的 CT 可对伤情进行最精确的描述。为观察寰椎横韧带的完整性,伸屈侧位 X 线片也很重要。

"旋转固定"最适合于描述此类损伤,因为寰枢旋转性半脱位可能是损伤的表现,也可能是正常的寰枢旋转运动[91,95]。Fielding 等[167]根据横韧带的完整性和小关节的位置提出了影像学分型(Ⅰ~Ⅳ 型)(图 28-22)。Levine 和 Edwards 又将旋转脱位(Ⅴ 型)加入此分类法[187]。

Ⅰ型旋转固定,最常见,在 Fielding 等的研究对象中占 47%,在正常活动范围内发生[167]。横韧带完整并起轴点的作用,一侧小关节向前半脱位而对侧小关节向后半脱位。

Ⅱ型旋转固定,伴有横韧带不完整,寰椎向前移位 3~5mm。它是第二常见(30%)的损伤,以未损伤的一侧关节为轴,另一侧寰椎侧块向前移位。

Ⅲ型旋转固定,寰椎相对枢椎向前移位超过 5mm,见于横韧带及次要稳定韧带(翼状韧带、尖韧带、小关节囊)受损时。两侧侧块均向前半脱位,但一侧显著于对侧,从而造成旋转姿势。

Ⅳ型旋转固定,最少见,寰椎相对枢椎向后移位,见于齿突受损时。

Ⅴ型明显旋转脱位,尽管极其罕见,也可能见到[167,187]。成人的受伤原因几乎都与屈曲–旋转有关。成人非创伤型则极少见。人们曾提出过许多不同的理论,包括滑膜关节的渗出造成了韧带损伤[343],炎症粘连的滑膜皱襞会阻碍寰枢关节复位[58],单侧或双侧翼状韧带及横韧带断裂[98],充血脱钙导致韧带松弛[326]。肌肉痉挛可能与之前提到的任何一种机制同时作用[124,151]。最近,Fielding 等认为此型损伤有时与侧块关节骨折有关,炎症可导致肌肉痉挛[92]。他们认为韧带和关节囊挛缩会导致固定畸形。

因为此类损伤极少发生于成人,所以关于治疗方法的文献很少。尽管制动或牵引联合制动治疗儿童寰枢旋转性不稳定效果较好[300],但这在成人中还没有得

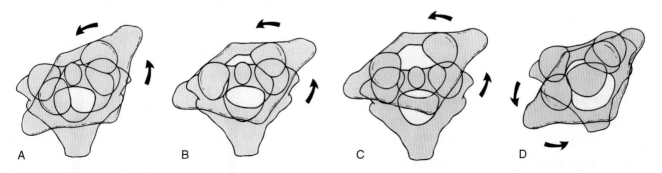

图 28-22 图示四型旋转固定。(A)Ⅰ型:无前脱位,齿突作为旋转轴。(B)Ⅱ型:3~5mm 前脱位,一侧关节突作为旋转轴。(C)Ⅲ型:前脱位大于 5mm。(D)Ⅳ型:后脱位。

到证实。对于儿童,决定非手术治疗有效性最重要的因素是旋转性半脱位持续的时间。最近的一篇成人的病例报道中,一名橄榄球运动员斜颈 4 周,已使用头环牵引 10 天,继以轻柔按摩。来诊时横韧带完好,使用 Minerva 马夹治疗 6 周后,动力 CT 检查未见旋转不稳定[46]。Levine 和 Edwards 建议使用手法复位治疗创伤造成的急性损伤。牵引需用于清醒的患者,因为复位可以经口听到或触到,所以应对咽后施行表面麻醉。如果是稳定损伤,可以使用 halo 支具固定,对于不稳定损伤应行 C1~C2 融合。可以即刻实行关节融合,也可以考虑对存在不稳定、神经损伤和再移位的患者实行融合[187]。

第七节 齿突骨折

因为其可能导致神经损伤和不愈合,所以没有哪种上颈椎损伤能像齿突骨折这样引发诸多争议。在 20 世纪初,人们认为齿突骨折患者几乎全部死亡。后来的评测把预计死亡率降低到约 50%,最近的数字则证明死亡率大约是 4%~11%[7,12,16,94,125]。这些数字可能有误导性,因为一些患者可能在到达医院前就因为进展迅速的脑干或脊髓损伤而毙命。这一情形也仅仅是一种可能性而非事实,因为 Bohler 在一组尸检报告中称只发现 1 例齿突骨折引发的致命性四肢瘫[26]。齿突骨折在所有颈椎骨折中的发生率为 7%~14%[16,26,61,223,266],像其他大多数上颈椎损伤一样,齿突骨折基本上都是由坠落或机动车事故造成的[12,16,50,125,217,292]。

了解此区域的韧带结构可以更好地理解齿突骨折相关的问题,如不稳定和愈合不良。齿突依靠一些小而重要的韧带结构与枕部和寰椎相连(见图 28-2)。尖韧带由齿突头侧纵向延伸,连接枕骨大孔前缘。成对的翼状韧带成扇形展开,有许多纤维束附着在不同位置。枕骨部分止于枕骨大孔前唇和枕髁,有些人还可能存在寰椎部分,它们附着在 C1 前弓的外侧[75]。横韧带起于寰椎侧块的前内侧面,绕齿突弯向后,与齿突以一小的滑膜关节相隔(见图 28-3)。副韧带的纤维束与横韧带一起发出,沿 C1 侧块走行,附着于齿突基底附近。

齿突是稳定寰枢后脱位最主要的结构(图 28-2)。它依靠与寰椎前弓后面的机械接触起作用。它同时还是横韧带的止点,可以防止前脱位。寰枢椎的小关节复合体仅能提供很少的稳定性,次要稳定结构(如十字韧带、翼状韧带的寰椎部分)在齿突骨折时也发生断裂。因此,根据齿突骨折的程度不同,前、后稳定性都可能丧失[271]。具体的受伤机制还不清楚,但很可能

与复合外力的作用有关[5,36,217,287]。

齿突的血管解剖也与此类损伤中的不愈合问题息息相关。枢椎成对的左右前后升动脉是椎动脉的分支,为寰椎提供了主要的血供。两侧颈动脉发出成对的穿动脉,它们与前升动脉吻合,但它们没有直接的分支供应齿突。前升动脉在齿突基底处穿入枢椎,继续沿齿突表面向头端走行,形成尖弓包绕齿突末端。尽管齿突的血供被认为很脆弱,但其血供是从头尾两端进入齿突的,不存在像腕部舟骨那种所谓的终末血供的概念。当然,齿突基底部的骨折很可能损伤此区域的血供,导致愈合出现问题[272](图 28-23)。Govender 等发现齿突骨折并不会破坏齿突骨折片的血供,他们对 18 名患者进行了选择性椎血管造影,其中 10 名为急性骨折,8 名为不愈合,结果两组间无明显差异[119]。因此,齿突骨折中不愈合高发生率可能另有原因,诸如移位的程度、断端活动、滑膜液的作用或软组织嵌插[292]。此外,对齿突不愈合的尸体研究并未发现骨坏死的证据,所以这一观念被大多数人舍弃了。许多作者认为,齿突实际上有丰富的血供[7]。

如之前提到的,发生不愈合的另一可能原因是齿突几乎完全被滑膜腔包围,使它成为关节内结构,因此其内环境不利于骨折愈合[36]。齿突上连接有许多软组织结构,所以骨折断端分离可能会导致软组织嵌插,正如 Crockard 等介绍的那样。他们在若干病例中发现齿突和 C2 椎体之间嵌插有横韧带[60]。Govender 等

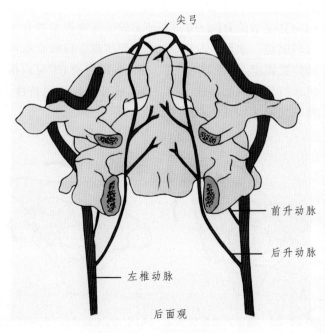

图 28-23 齿突血管解剖。

发现Ⅱ型和Ⅲ型骨折的表面积有统计学差异[119],这可能与这两型骨折不愈合发生率不同有关。

　　与其他颅颈联合部损伤一样,此类损伤大多数由机动车事故或坠落造成,很大比例的患者患有分离性损伤,使诊断变得困难[36,282]。其他一些因素可能使此类损伤在首诊时被忽略,如头颅创伤、药物或酒精滥用、老年痴呆患者骨折、合并颈椎骨折[125,204,292]。大约 25% 患者有神经损伤,其严重度不一,既有呼吸中枢受影响的高位四肢瘫,也有运动或感觉轻度减弱[7,292]。此外,部分齿突骨折最初并不明显,但患者可能延期出现颈痛或痉挛、脊髓压迫症状,或继发于不愈合的神经损伤症状[37,236]。

　　因为齿突骨折的表现和病史差异很大,根据适当的平片和 CT 来诊断并排除伴发的颈椎骨折是很重要的[78]。对老年患者更是如此,因为很小的力量就可能引起齿突骨折,如摔倒,而患者可能只表现为颈痛。椎前软组织间隙增宽,可见于下颈椎损伤,在 C1 和 C2 损伤时较少见[222]。但是,C1 椎前软组织影增宽超过 10mm 时提示前弓骨折。Rubinstein 等研究了标准 CT 在微小移位骨折中的应用,认为应选择 1mm 进行断层扫描,重建图像(冠状面和矢状面)上没有骨折线不能除外此诊断[262]。因为标准 CT 图像是轴向切割获得的,位于同一层面的齿突骨折可能会被漏诊。即使是冠状面和矢状面重建图像也不能发现,因为它们是轴向重建的。随着螺旋 CT 的应用,这个缺陷已经被克服了,因为图像是螺旋形收集的。多层 CT 可以更准确的诊断齿突骨折,更好地观察粉碎的范围[177]。这可能对骨折分类和治疗起到一定作用。

　　Anderson 和 D'Alonzo 根据骨折线位置将此类损伤分为 3 种解剖类型[7](图 28-24)。Ⅰ型骨折最为少见,为翼状韧带附着点的撕脱骨折,更像是枕颈脱位的一部分。Ⅱ型骨折,约占 60%,是椎体和齿突基底连接部的骨折。在治疗上存在极大的分歧,因为其不愈合的风险很大[70,93,125,222,282]。Ⅲ型骨折累及枢椎椎体,占齿突骨折的 30%。还有一种没有包括在此分类中的经齿突向下贯穿 C2 椎体的纵向骨折[21],这更像是创伤性枢椎前移的变种,一会将会讨论。

　　在新近的一项研究中,讨论了使用平片和 CT 诊断齿突骨折的可靠性和可重复性。在此研究中,作者特别注意了Ⅱ型和Ⅲ型骨折的区别(Anderson 和 D'Alonzo 分型法)。他们发现使用 CT 时,研究者内和研究者间的可靠性升高。然而,使用 CT 仍有较大的研究者间差异,但比使用平片要好。作者质疑通过 CT 进

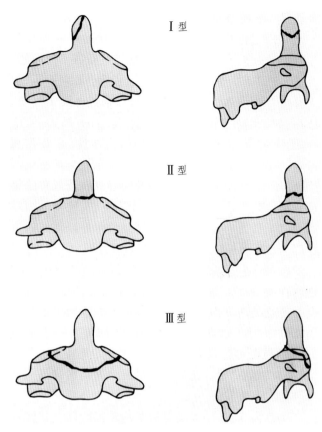

图 28-24　三种类型齿突骨折前后观(左)和侧面观(右)。Ⅰ型为齿突上部本身斜行骨折。Ⅱ型为齿突与枢椎椎体连接部骨折。Ⅲ型累及枢椎椎体。(Redrawn from Anderson, L.D.; D'Alonzo, R.T. Fractures of the odontoid process of the axis. J Bone Joint Surg [Am] 56:1663–1674, 1974.)

行骨折分型的有效性,并指出之前基于 Anderson 和 D'Alonzo 分型法的研究结果都可能受到数据可靠性及可重复性的影响[19]。Grauer 等新提出了一种基于治疗的分型系统。Ⅱ型骨折位于 C1 环下方,不累及 C2 小关节面上方。Ⅱ型骨折又被分为以下几种亚型:ⅡA—非粉碎骨折,移位小于 1mm;ⅡB—斜行骨折线由前上至后下或移位大于 1mm;ⅡC—前下至后上的粉碎骨折[120]。

　　齿突骨折的治疗取决于骨折类型及患者因素。Ⅱ型骨折为翼状韧带或尖韧带的撕脱骨折,通常采取非手术治疗。此类骨折不破坏寰齿关节的完整性,但它可能较之前对其的认识更重要。发生Ⅰ型齿突骨折时,至少一条翼状韧带的枕骨部分被破坏,部分覆膜也被破坏[310]。此外,齿突翼状韧带撕脱实际上可能是枕颈不稳定的影像学表现之一[275]。此时,至少需颈椎伸屈侧位片或 MRI 来评估是否存在寰枕区损伤。作为单纯骨折,此类损伤可以通过简单围领制动,短期即

可获得很好的愈合[7]。

有研究比较了手术和非手术方法治疗Ⅱ型和Ⅲ型骨折的效果。获得Ⅱ型骨折愈合是最棘手的问题,接下来将作深入介绍。获得Ⅲ型骨折愈合相对容易[292]。无移位及微小移位的Ⅲ型骨折可以通过外固定制动。选用何种制动方法(如halo支具、Minerva马夹、简单硬质围领)受很多因素影响,如损伤能量、合并症和患者的年龄。部分Ⅲ型骨折可能比之前提到的更难治疗[50]。颈部矫形器不适用与治疗明显移位或成角的Ⅲ型骨折。此类骨折应使用halo牵引复位,硬质外固定制动直至骨质愈合[2]。通过螺钉接骨术可以很好的治疗部分Ⅲ型骨折(Grauer分类的Ⅱ型骨折)[47,82,84,88]。齿突骨折畸形愈合最终会导致脊髓型颈椎病[60]及C1~C2创伤性关节炎。有人报道过纵向不稳定的Ⅲ型骨折,合并寰枕关节分离、颅神经麻痹或颅颈蛛网膜下腔出血[162,248]。对于纵向不稳定的Ⅲ型骨折,有些人推荐5mm的纵向移位是采取后路C1~C2关节融合术手术治疗的临界点[174]。此类损伤可以合并周围寰枢前韧带、覆膜、小关节囊的破坏[1]。

迄今为止,Ⅱ型齿突骨折是最难治疗的。如何选用最好的方法备受争议,目的是获得满意的愈合率,避免发生额外的并发症。将患有Ⅱ型骨折的病例分为2组:遭受高能量损伤的年轻人和遭受低能量损伤的老年人,如跌倒。在下一节里,我们会花更多的时间讨论老年患者,因为他们引起了很多争议。有三种治疗方法可供选择:简单硬质围领、halo支具及手术(前路齿突螺钉或后路C1~C2融合)。很多研究包括了Ⅲ型骨折,下一节里会介绍Ⅲ型骨折。

文献报道的Ⅱ型骨折愈合的成功率差异较大,不愈合的发生率为10%~60%[271,304]。与身体其他部位的骨折一样,齿突骨折的愈合主要依赖于良好的复位和固定。与不愈合相关的因素包括移位大于4~5mm[12,50,119,139],成角大于10°[50],当移位明显时,无论如何治疗,其不愈合率都高达40%。当成角大于10°时,不愈合率约22%[50]。此外,后侧移位和治疗延迟都不利于愈合[178]。Ⅱ型齿突骨折愈合的成功率因治疗方法不同而差别很大。

新近的证据提示,对于齿突骨折,即使使用硬质围领进行非坚固制动也是合理的。Muller等回顾性分析了26名急性Ⅱ型或Ⅲ型齿突骨折的患者,平均随访25.4个月。研究对象骨折间隙小于2mm,初始前后移位小于5mm,成角小于11°,伸屈侧位片移位小于2mm,无神经损伤。只有两名患者最终因为持续不稳

定(伸屈位片齿突活动大于2mm)进行了内固定[218]。

Halo支具制动治疗Ⅱ型和Ⅲ型骨折的愈合率为66%~93%[12,50]。Meta分析发现halo支具固定治疗Ⅱ型骨折的愈合率为85%,治疗Ⅲ型齿突骨折的愈合率为96%[321]。Lennarson等的病例对照研究中,病例组为使用halo支具制动治疗不愈合的患者,对照组为halo支具制动成功愈合的患者。两组在合并症、性别比率、骨折移位程度、骨折移位方向、住院时间、随访时间方面没有差别。作者认为年龄是影响愈合的因素之一,对于50岁以上的患者,halo支具制动的失败率要高出21倍[185]。Koivikko等回顾性分析了halo支具制动不愈合的影响因素,包括:骨折间隙大于1mm,后方移位大于5mm,治疗延迟(大于4天),后方再移位大于2mm。但作者没有提出进行手术固定的指征[178]。

手术治疗的方法包括前路螺钉固定或后路C1~C2融合。螺钉固定愈合率为92%~100%[47,84,88,269]。后路脊柱融合的愈合率为96%~100%[12,50,130,163,288]。为了研究影响螺钉固定的因素,Fountas等回顾性分析了50例前路螺钉固定治疗可复性Ⅱ型或部分Ⅲ型齿突骨折患者。年龄、性别和螺钉数量对融合率和临床预后没有影响[101]。Borm等特别分析了年龄对于螺钉固定的影响。他们的病例对照研究证明70岁以下同70岁以上年龄组患者的融合率没有差别[29]。Greene等建议对齿突骨折患者行MRI检查以除外伴发的横韧带损伤,如果存在损伤,则不应当选用非手术治疗的方法,以避免发生迟发性不稳定[122]。此时前路螺钉固定也是相对禁忌,因为存在潜在的旋转不稳定的风险。对于这种情况,后路钢丝或C1~C2经关节螺钉融合可以获得很好的C1~C2稳定性[134,170]。后路融合也适用于不愈合患者,反斜行骨折(如Grauer分类法ⅡC型骨折)患者,C2椎体骨质疏松的患者。对于一些非典型骨折,无法应用常规的固定点,所以可能需要使用跨骨折椎体固定法(图28-25)。

当决定治疗方案时,除了考虑影响骨折愈合的因素外,还需考虑急性或慢性神经损伤的可能性。Przybylski等发现齿突骨折合并寰枢脱位的患者中,55%发生C2水平蛛网膜下腔出血,15%发生硬脊膜撕裂或脑干损伤[246]。在一项关于移位方向与呼吸抑制的回顾性研究中,32名后脱位Ⅱ型骨折患者中有13名在复位过程中发生呼吸问题,而21名前脱位患者中仅有1名在复位时有此问题。作者认为对后脱位患者屈曲位闭合复位之前,应先行选择性气管插管,但这还没有被普遍应用[247]。寰齿后间隙(PADI)也很重要。

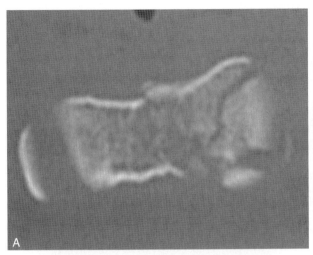
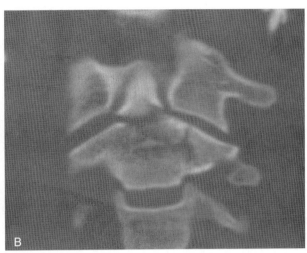
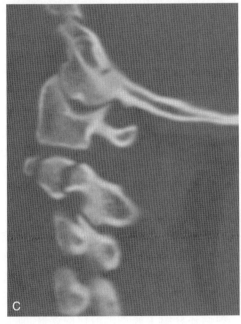
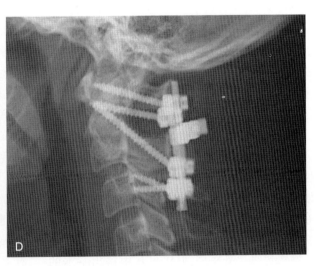

图 28-25　横断面(A)、冠状面(B)、矢状面(C)CT 显示 C2 侧块骨折,合并齿突基底骨折。这使得手术选择更加困难,因为 C2 侧块无法用于固定。(D)选用 C1~C3 后路融合。

Boden 等对无齿突骨折风湿病患者的 PADI 研究发现,PADI 小于 14mm 更容易发生脊髓受压[25]。Hart 等回顾性研究了非手术治疗慢性不稳定齿突不愈合的效果。所有患者首诊时的 PADI 最小为 14mm,没有患者产生脊髓受压的临床症状及影像学改变[144]。Kirankumar 等研究 19 名脊髓病合并孤立性 II 型齿突骨折寰枢脱位患者(伤后至少 6 个月),证明了迟发性神经损伤问题的存在。如果患者受伤前有任何脊髓病的表现都将被排除,大多数的患者以僵硬和肢体无力为表现。作者根据动力 X 线片将患者分为两组(可复位及不可复位)。可复位者通过后路融合术治疗,而不可复位骨折通过经口减压后路融合治疗。平均随访 15

个月,只有 3 名患者神经功能没有改善,没有病情加重的患者[173]。

还没有随机对照临床研究结果来指导如何决定通过手术固定或是通过非手术治疗。对美国医学会数据库中 95 篇关于齿突骨折的文献进行循证分析中,没有发现 I 级 II 级证据的文献,所以此研究是以 III 级证据为基础的。作者发现通过这些证据不足以制定正确合理的治疗指南[168]。

尽管如此,不管文献中混乱和矛盾的地方,还有一些被普遍接受的观点。对于无移位或微小移位的 II 型骨折尝试闭合复位 halo 支具制动 12 周是合理的,特别是对年轻患者。尽管 C1~C2 融合术也可以获得满意的效果,但还是牺牲了 50%的颈椎活动度。齿突螺钉固定的优势是保留了寰枢活动性,无需 halo 支具制动或后路融合[147]。因此,对于复位不良或再移位的 II 型骨折和伤后两周就诊的患者可考虑手术治疗[266]。有研究证明伤后 6 个月内进行固定的 II 型骨折融合率达 88%,而伤后 18 个月治疗的此类骨折融合率仅为 25%[11]。因此,如果外固定 6 个月内骨折未愈合,则可考虑手术治疗,前路齿突螺钉可能会获得满意疗效[11,47,88]。

第八节　老年患者骨折

对老年患者上颈椎骨折的认识和治疗很重要,因为其死亡率接近 25%~30%[26,328]。此类损伤在老年患者中更为常见,低能量损伤也可能发生,占全部颈椎骨折的 23%[187]。C1~C2 骨折的发生率随年龄增加而增大,因为老年患者齿突骨折的发生率比较高[265],C1~C2 多发骨折的发病率也比较高[136,328]。Lakshmanan 等研究了年龄的影响,他们认为骨性关节炎对寰齿关节有着显著的影响,对寰枕小关节的影响则相对较小。齿突逐渐固定在寰椎前弓处,但寰枕小关节仍然保留着其活动性。尾端骨化的小关节僵硬、活动受限会导致老年人齿突更容易受伤[179]。

既往病史、不能耐受 halo 支具制动以及愈合能力差常常使处理老年患者颈椎骨折的问题变得复杂。究竟是保守治疗好还是手术治疗好仍然存在争议。大多数研究为 III 级证据,病例数有限,所以很难获得明确的结论[26,166,192,193,231,239,291,306,328],但仍可从中得出基本的原则。Olerud 等的回顾性研究发现,65 岁以上的颈椎骨折患者死亡率更高。除了年龄,严重的伴发疾病(ASA 体格状态分类>2),神经损伤(Frankel 分级 A~C)以及强直性脊柱炎是导致死亡的重要危险因素[231]。Finelli 等发现,同等严重程度的创伤在老年人中的死亡率较年轻人高[96]。

许多研究者认为老年患者可以耐受 halo 支具制动[26,166,328]。最大的好处是避免了手术风险,可以很快开始活动。然而,有些研究认为 halo 支具仍然存在较高的并发症[278]和不愈合的发生率[185]。Lennarson 等发现使用 halo 支具制动治疗 50 岁以上的齿突骨折患者的不愈合率是普通人群的 21 倍。对于此年龄段 II 型齿突骨折的患者,如果手术的死亡率可以接受,建议施行手术治疗[185]。Taitsman 等新近调查了 65 岁以上患者在实施 halo 支具制动治疗后的并发症发生率[306],发现

其并发症发生率相对较高,包括固定针问题(29%),吸入性肺炎(23%),显著的呼吸抑制或暂停需气管插管或气管切开并入 ICU 治疗(17%)。关于 65 岁以上患者 halo 支具固定与否短期致病率及死亡率的比较,新近的一项研究发现 halo 支具固定组的并发症发生率明显较高。而两组患者的伤情严重程度和身体状况没有差异[307]。另一项研究比较了不同治疗方法在年轻人群和老年人群中的效果,包括 halo 支具、围领和手术。任何患有颈椎骨折的患者被回顾性的分为两组:65 岁以上组和 18~65 岁组。使用 halo 支具治疗时,高龄组死亡率明显高于低龄组,而两组在损伤程度评分(ISS)、Glasgow 评分(GCS)及急诊收缩压方面没有差异。在高龄组中,使用 halo 支具固定的死亡率也明显高于使用手术或围领治疗者,而其年龄、ISS、GCS 及合并症方面没有差异[200]。

Seybold 和 Bayley 评价了手术治疗(后路融合)和保守治疗齿突骨折的预后功能情况,同时考虑到年龄及骨折类型的影响[278]。他们发现 halo 支具制动的远期功能并不比手术治疗差。但 60 岁以上患者使用 halo 支具治的并发症发生率明显较高(固定针松动率、肩部不适、吞咽困难),颈部活动度下降。尽管没有统计学差异,但对老年患者采用手术治疗可能预后更好。

也有回顾性研究比较了螺钉固定与后路融合术治疗老年患者的不同。Andersson 等发现在老年患者中,前路固定法带来的问题不能接受。这可能与老年患者骨质疏松或术中体位不满意导致螺钉位置不佳有关。他们还介绍了非手术治疗的误区,建议行后路 C1~C2 融合术[10,23]。相反的,一项研究发现前路螺钉固定的长期融合率达 87%,类似于其他大型的短期临床研究。平均融合时间为 11.2 个月[100],但在其他一些研究中则为 14.1 周到 8 个月不等[3,147]。替代前路螺钉固定和 halo 支具固定的方法是后路 C1~C2 融合[43]。后路融合术可能会导致长期的颈痛及取骨区疼痛[89]。

大多数新近研究认为,尽管 halo 支具制动治疗年轻患者很成功,但作为老年患者齿突骨折的治疗方法之一,应当小心选用,因为其并发症发生率高且失败率较高。对于可耐受手术的患者,尤其是那些明显成角和移位的患者,融合术的预后是可预估的。喜欢更积极治疗方法的医生应时刻牢记,齿突骨折不愈合者最终也可获得可接受的预后。对于老年患者,特别是痴呆或对功能要求较低者,也可考虑使用简单围领的非手术治疗方法[198,244]。

第九节　创伤性枢椎前移

因为影像学表现类似，"hangman 骨折"，也称为创伤性枢椎前移，被广泛用于描述绞刑及其他原因导致的类似损伤[33,35,57]。尽管之前对此类骨折的特征已有所记载[146,319,344]，Schneider 等在 1965 年提出了"hangman 骨折"这一术语用于描述这类损伤，因为这类骨折的X 线片表现和绞刑所致骨折的表现很相似[273]。绞刑会导致颈椎过伸和分离，C2~C3 间的椎间盘及韧带完全断裂。极高的张力和牵引力导致椎间盘及 C2 和 C3 之间的韧带完全破裂[283,319,344]。在绞刑中观察到的这种经 C2 椎弓峡部的双侧骨折也可以发生在高空坠落及交通事故中，是由于过伸力、轴向压力、屈曲力以及各种程度的椎间盘破裂导致的[57,110,132,273,308,342]。在致命性机动车事故中，只有枕寰脱位较常见[35]。在机动车事故导致的颈椎外伤中，创伤性枢椎前移的发生率（有报道称其为 27%）仅是齿突骨折的一半[137]。在描述此类损伤时需注意解剖学术语的使用。严格地说，枢椎峡部和枢椎椎弓是存在一定距离的两个解剖结构，但在文献中经常被混用。C2 椎弓是椎体与关节柱之间的结构，而峡部则是枢椎上下小关节间较薄的骨桥。

枢椎特殊的解剖结构和功能是其易受伤的原因。枢椎关节面像是前方枕骨-齿突-枢椎关节和后方结构的过渡。细长的峡部连接着上下关节，在弯曲和伸展时像一个杠杆支点，支撑着上面的颅颈结构（颅骨、寰椎、齿状突和枢椎的椎体）和下面相对固定的颈椎，枢椎的椎弓根被下面的关节面、坚固的双叉棘突和强壮的颈背部肌肉固定[33,342]。

与大多数上颈椎损伤一样，创伤性脊柱前移较易产生急性椎管减压，所以幸存者发生神经系统损伤的概率很小（6%~10%）[33,35,57,102,103,273]。然而，累及 C2 椎体后部的非典型 hangman 骨折可能会产生突入椎管的椎体骨折片，导致椎管受压（图 28-26）[295]。在一些病例报道中，有关于硬膜外血肿导致的神经系统损伤而进行闭合治疗的报道[38]。这种骨折伴发颅面损伤的概率很高[103,240]，椎动脉和颅神经损伤也有报道[238]。创伤性枢椎前移的合并损伤常常累及上 3 个颈椎[102,103]。

此类损伤的稳定性与 C2~C3 间韧带和椎间盘的完整性有关[35]，可以通过影像学表现判断[77]。最新最有用的分类方法是由 Levine 和 Edwards 提出的，他们主要是改进了 Effendi 等的影像学分类系统[77,186]。这种分类方法是同时考虑到齿突的成角和 C2 椎体相对 C3

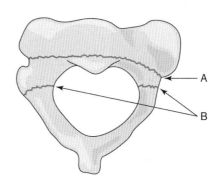

图 28-26　典型 hangman 骨折(B)椎体前移，后方结构后移，脊髓空间变大。而不典型 hangman 骨折线(A)没有破坏椎管，如果发生移位则脊髓有可能受损。

椎体的移位。根据影像学资料评估 C2~C3 椎间盘韧带复合体的完整性（椎间盘、前纵韧带、后纵韧带）：

Ⅰ型：无明显移位或成角，移位不超过 3mm（图 28-27A）。通常由过伸力和轴向负荷导致，椎弓骨折而 C2~C3 椎间盘破坏很少。

Ⅱ型：成角和移位明显（图 28-27B）。通常由过伸力和轴向负荷导致（如Ⅰ型骨折），继以屈曲和压缩。这种复合外力会导致后纵韧带和椎间盘由后向前断裂，常常会导致 C3 前上终板的压缩骨折。

ⅡA 型：有轻微的或不明显的移位，但是骨折有严重成角（图 28-27C）。这种骨折常由过伸和牵拉所致，可能导致后纵韧带和椎间盘的纵向撕脱。

Ⅲ型：有明显的成角和移位，伴随有单侧或双侧的 C2~C3 小关节脱位（图 28-27D）。这种骨折是由过伸和压缩力所致，导致椎间盘韧带复合体的完全断裂。

总的来说，Ⅰ型骨折是稳定性骨折，因为 C2~C3 椎间盘韧带复合体完好无损；Ⅱ型、ⅡA 型和Ⅲ型是不稳定性骨折，因为 C2~C3 的椎间盘有不同程度破裂。Ⅱ型最为常见，发生率为 55.8%，接下来分别是Ⅰ型、ⅡA 型和Ⅲ型，发生率分别是 28.8%、5.8% 和 9.6%。

Hangman 骨折是相对良性的骨折，但是其治疗方案却仍有争议[33,203,273]。尽管大多数骨折经保守治疗后结果良好[33,77,103,133,186,203,240,277,308]，外固定治疗的不愈合率仅约 5%[33,102,331]。但因为外固定存在很多问题，如持续颈痛、不稳定及预后功能各异，一些作者仍然坚持首选手术治疗[30,57,203,259,308,342]。因为这种损伤的预后很好，对于大多数病例，施行保守治疗是恰当的。Gross 和 Benzel 回顾了大量施行保守治疗并获得随访的 hangman 骨折，愈合率为 98.5%，而不愈合的病例均合

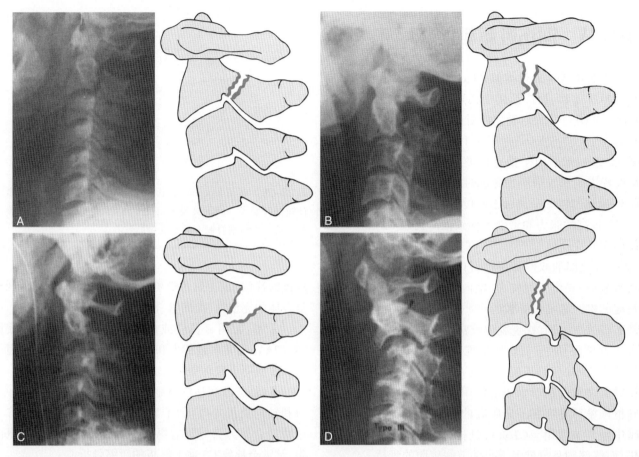

图 28-27 创伤性枢椎前移分型。(A) Ⅰ型枢椎椎弓骨折，无成角，移位小于 3mm。(B) Ⅱ型明显成角和移位。(C) ⅡA 型有轻微移位，但成角明显。(D) Ⅲ型枢椎椎弓骨折伴随双侧的 C2~C3 小关节脱位。(A-C, From Levine, A.M.; Edwards, C.C. The management of traumatic spondylolisthesis of the axis. J Bone Joint Surg [Am] 67:217-226, 1985. D, From Levine, A.M.; Edwards, C.C. Treatment of injuries in the C1-C2 complex. Orthop Clin North Am 17:42, 1986.)

并其他颈部损伤或 C2~C3 椎间盘完全破裂[123,133]。非完全性或非解剖性复位的病例也可以获得愈合[55]。因此，对压缩骨折(Ⅱ型和Ⅲ型)或有外固定禁忌的患者可再考虑手术治疗。

与其他脊柱损伤一样，治疗方案主要取决于其稳定性。Marton 等认为 hangman 骨折的稳定性是由 C2~C3 椎间盘韧带复合体决定的，齿突成角为 20°~35°甚至更大时，都提示后纵韧带和后方椎间盘已被破坏[207]。Coric 等通过静态和动态 X 线片评估其稳定性，认为大于 6mm 的前方移位和伸屈位片上大于 2mm 的活动都提示不稳定。按照此诊断标准，他们的研究病例均为稳定骨折，都通过非硬质制动获得愈合[55]。Arand 等在尸体上研究了后纵韧带的作用，发现屈曲稳定性主要靠后纵韧带维持，对于这种情况仅行骨融合术不能获得足够的稳定性。他们建议对存在后方椎间盘韧带复合体损伤的患者进行前路钢板固定[13]。

Muller 等使用 Effendi 分类法评估其稳定性，他们认为"Ⅱ型屈曲骨折"(Levine-Edwards 分类法 ⅡA 型骨折)中，枢椎椎体与完好的前纵韧带相连，建议使用硬质外固定治疗。"Ⅱ型伸展骨折"中，枢椎椎体与完好的后纵韧带相连，前纵韧带和椎间盘已被破坏。此类损伤是稳定骨折，可使用非硬质支具制动。"Ⅱ型前移损伤"中，C2~C3 椎间盘及前、后纵韧带均被破坏，是高度不稳定的骨折，极易导致神经受压[219]。不对称与不稳定的关系也被讨论过。许多作者认为不对称(一侧椎弓峡部骨折，另一侧椎弓或前关节柱骨折)hangman 骨折可能导致不稳定，继发不愈合。不对称可能是由于伤时的旋转力导致的。有作者发现不对称的 hangman 骨折占 60%，此前的研究中则为 18%[40]。更重要的是，他们发现骨折不对称(由 CT 确定)和不稳定(前方移位大于 3mm，脊柱后凸大于 15°，前凸大于 5°)间没有关系[267]。

依照 Levine 和 Edwards 的说法，I 型骨折的稳定性应通过医生监督伸屈位片确定[186]。尽管后伸时会有不同程度的复位，但此类损伤仍是稳定的，可使用费城围领或 halo 支具制动直至获得满意愈合。II 型及 II A 型骨折在医生监督伸屈位片上即显示不稳定，对于此类损伤没有必要拍摄动力位片。对于此类损伤通常采用保守治疗的办法，使用 halo 支具或牵引制动，治疗时间根据复位后的稳定性而各不相同。可预测较好预后的复位标准尚不明确，但大多数医生行非手术治疗时可接受 4~5mm 的移位和 10°~15° 的成角。

尽管明确的非手术治疗指征尚不明确，这里还是要提到一些有价值的观点。Watanabe 等研究了少量非手术治疗后 62 个月的患者，残留颈痛的患者其平均成角和移位均较大。他们也注意到累及枢椎下关节的关节内骨折也可能导致颈痛[325]。没有伸直力的纵向牵引可能导致 II A 型骨折进一步移位，应当避免使用[161]。Vaccaro 等[316]回顾性分析了 halo 支具治疗时骨折成角及移位对预后的影响。在他们的研究中，II A 型骨折复位后通过 halo 支具维持复位。但初始成角大于 11.5° 的 II 型骨折在去除牵引后更难维持复位。作者也注意到，相对复位后骨折移位及成角来说，初始成角和移位不影响骨折预后和维持复位。

Li 等通过对文献报道的回顾，研究了不同骨折类型保守治疗的愈合率（以影像学为准）。I 到 III 型骨折愈合率逐渐下降，II A 和 III 型骨折的愈合率在 50% 以下[191]。替代保守治疗 II A 和 III 型骨折的方法有 C2 螺钉固定、后路 C1~C2 融合及前路 C2~C3 钢板固定。Roy-Camille 等描述了一种先通过术中或 halo 支具牵引复位，再经椎弓根峡部拧入拉力螺钉进行固定的方法（图 28–28）[176,260,261]。但需要注意的是，在其 104 位患者中，螺钉固定仅适用于 C2~C3 可活动节段不稳定的病例，因为此方法不能防止椎间盘高度丢失和脊柱后凸。

有报道称前路钢板固定治疗不稳定、复位不满意的 Effendi II 型骨折疗效满意，无并发症[311]。前路钢板固定的好处是可以重建脊柱两柱的稳定性，可以探查 C2~C3 椎间盘韧带复合体是否被破坏，也可以对凸出的椎间盘进行减压。通过对其他研究的分析，Vichard 等提出了前路骨融合术治疗 C2 椎弓骨折的优势，他们认为对合并齿突骨折或其他复杂损伤的患者可再考虑后路融合术（图 28–29）[320]。Verheggen 和 Jansen 建议对 II 和 III 型骨折施行手术治疗，因为解剖复位可以更好地保留寰枢椎的活动度，对创伤性椎间盘突出的患者建议施行前路 C2~C3 椎间盘切除融合术[318]。

III 型骨折（单侧或双侧 C2~C3 小关节脱位）常常需手术治疗，因为复位及维持稳定比较困难。除了需手术治疗外，还须认识到 III 型骨折的死亡率较高（33% vs. 5%），永久性神经损伤可能大（11% vs. 1%），脑震荡发生率高（55% vs. 21%）[73]。在处理此类损伤时，如果同侧的椎弓根峡部断裂，闭合复位 C2~C3 小关节脱位不能成功。如果发生小关节骨折脱位，或同侧的 C2 椎板骨折，就需要在将脱位复位后使用双侧斜行金属丝或侧块钢板进行固定，因为小关节脱位复位后常常是不稳定的。另一种方法是 C2 椎弓峡部螺钉及 C3 侧块螺钉联合使用侧块钢板（图 28–30）。各种治疗方法的优缺点会在下一节讨论。如果是稳定骨折（如 C2~C3 小关节脱位前方 C2 骨折），在切开复位内固定 C2~C3 小关节后可使用 halo 支具制动。

第十节 各类 C2 骨折

C2 侧块骨折鲜有报道，发生机制类似于寰椎侧块骨折。轴向压力和侧屈力联合作用于 C1~C2 关节，导致 C2 关节面压缩骨折（图 28–25）。大多数患者有慢性疼痛，无神经功能障碍。X 线平片可能不太明显，但是前后位和开口位有时可见到一些异常，包括 C1 后弓的侧向倾斜和 C2 侧块高度的不对称。如果怀疑发生侧块骨折，可以对该区域进行 CT 扫描，可有助于进一步确诊。此外，还要注意是否还有其他部位的颈椎骨折，因为这些骨折常伴随 C1~C2 骨折发生[188,285]。

治疗方案取决于骨折累及关节的程度。对于关节表面压缩较为轻微，且没有明显不对称的患者，给予简单的颈托固定即可。对于较严重的侧块骨折，可能需要做颈椎牵引，以对齐错位的侧块，然后使用 halo 支具制动直至治愈。对于那些仍有关节不协调的患者，在创伤之后可能发生退行性改变，需在日后进行 C1~C2 或 C1~C3 固定。

累及枢椎的泪珠状骨折并不常见，是由伸展力造成的稳定性骨折，不伴有神经损伤。但值得一提的是，这种骨折和低位颈椎泪珠状骨折有很大不同，低位颈椎泪珠状骨折是由屈曲力造成的不稳定性骨折，且 75% 的患者伴有神经损伤。伸展型 C2 泪珠状骨折的典型 X 线表现为骨折片向前旋转 35°。相反的，屈曲型泪珠状骨折在脊柱腹侧并未发生前旋。一种 C2 伸展型泪珠状骨折和创伤性枢椎前移有关，如果枢椎前移是稳定的，也可以保守治疗。

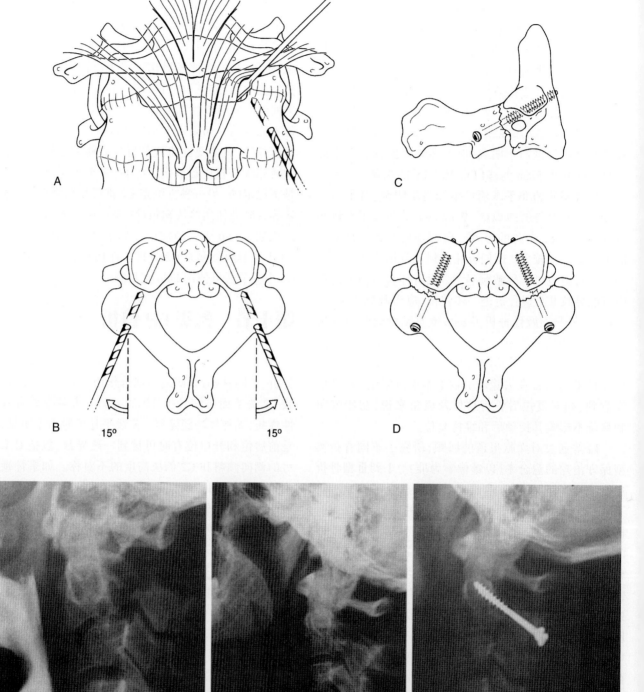

图 28-28   hangman Ⅱ型骨折螺钉固定技术。需使用 X 线机,最好为双平面的,以观察骨折复位和螺钉路径。(A)直视 C2 椎弓根内侧壁,由后向前分离常常可暴露椎弓根骨折处。(B)螺钉的路径应沿椎弓根方向,位于内侧壁的外侧,轻微内聚。(C)螺钉应朝向骨折块方向,通过螺纹把持远端骨折块。可以使用拉力螺钉。应避开 C1~C2 小关节面。(D)最终轴面观。(E)患者患有明显移位的 Ⅱ型创伤性枢椎前移,可以通过牵引完全复位(F)。(G)患者选择使用拉力螺钉手术治疗,而不是持续牵引。(From Levine, A.M.; Eismont, F.J.; Garfin, S.R.; et al., eds. Spine Trauma. Philadelphia. W.B. Saunders, 1998, p. 293.)

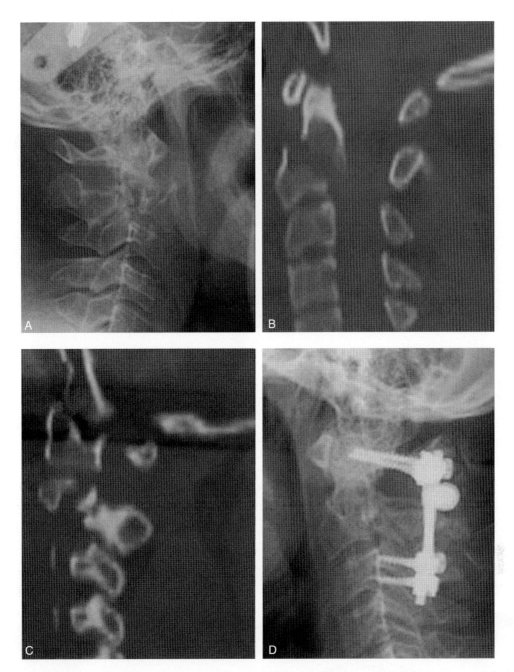

图 28-29　后路切开复位 C1~C3 固定融合治疗复杂 hangman 骨折合并齿突骨折。(A)侧位片显示 hangman 骨折合并齿突骨折。(B)矢状位 CT 证实齿突骨折。(C)峡部骨折。(D)C1~C3 后路融合侧位片。

第十一节　手术方法

对于上颈椎损伤的患者，常常可使用牵引弓或 halo 支具进行骨牵引，作为初期固定或最终治疗。如果为了复位进行临时牵引，之后会进行手术治疗获得稳定者，可使用 Gardner-Well 牵引弓。但如果牵引后会使用 halo 支具制动，可通过 halo 支具进行牵引。使

用时应考虑到损伤的性质，是否伴有其他损伤(如颅骨骨折)，估计所需的治疗时间。骨牵引和 halo 支具的适应证在本章前面已经讨论过了。

有许多不同的工具可用于稳定上颈椎损伤。包括枕骨螺钉、C1 侧块螺钉、C2 椎弓根峡部螺钉、C2 椎板螺钉、C1~C2 经关节螺钉。在继续讨论之前，以下这些基本要点(包括进针点及进针路线)可帮助你更好地理解这些技术[118,315]。

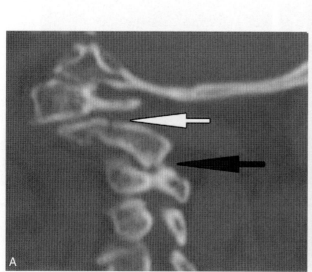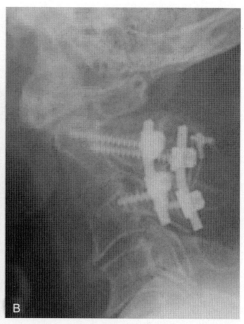

图 28-30　(A)Ⅲ型 hangman 骨折合并峡部骨折(白色箭头)及小关节脱位(黑色箭头)。(B)切开复位小关节脱位,峡部骨折直接固定,后路 C2~C3 融合。

1.C1 侧块螺钉:侧块螺钉是固定 C1 很受欢迎的一种方法。由侧块中点进针,进针方向为由内向外。头尾方向进针的方法有两种:第一种进针点在后弓正下方,另一种在后弓。每种方法都有其优势和风险,应根据患者的解剖结构选择合适的方法。如果选择第一种,需小心尾侧的 C2 根,术者需特别小心此区的静脉丛。通常该静脉丛可以使用双极电刀、止血凝胶(Gelfoam)等处理。如果选择第二种,术者应确保有足够的宽度进针,否则有损伤椎动脉的风险[350]。有

研究称平均内倾角度应为 16.7°, 以避开横突孔,平均上倾角度为 21.7°,可以通过侧位片很好地判断该角度[155]。

2.C2 椎弓螺钉:随着多轴螺钉的出现,该方法越来越受到欢迎。进针点约在 C2 侧块的外上象限,螺钉应内倾 30°,向头侧偏 20°,以避开椎动脉。术前应查 CT 明确动脉是否存在变异[349]。可以直视峡部或椎弓的内侧缘,以确定进针轨道[158,232](图 28-32)。

3.C2 峡部螺钉和 C1~C2 经关节螺钉:这两种方

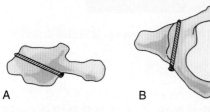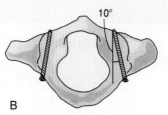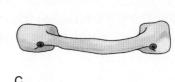

图 28-31　C1 侧方固定的螺钉位置。侧面观(A),轴面观(B),后面观(C)。注意两种不同进针点。

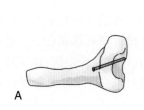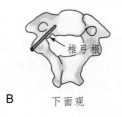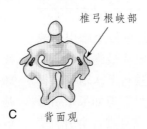

图 28-32　C2 椎弓根螺钉位置。侧面观(A),轴面观(B),后面观(C)。

法的进针点相同，在 C2 椎板和下关节面连接处外侧约 2~3mm，C2~C3 小关节头侧 2~3mm。在此处常有一处较平坦的骨面。两种螺钉都应内倾约 5°(宁可偏向内侧也不要偏向外侧，因为内侧距脊髓的空间较大，而外侧距椎动脉则较近)，可以直视峡部内侧缘来帮助确定进针轨道。通过侧位片确定向头侧的角度。对于峡部螺钉，向上约 30°~40°，通常可在暴露 C1~C2 后方结构的切口处进针。经关节螺钉的角度通常为 60°~65°，也由侧位片确定，经 C1~C2 关节指向 C1 前弓尾侧。应在术前查 CT 以确定峡部有足够的空间使得螺钉可以安全地在椎动脉上方通过(图 28-33)。

4.C2 椎板螺钉:此方法可完全避开椎动脉，有良好的骨性支撑[347]。进针点在椎板和棘突的连接处，头尾两端的中点。螺钉的止点应为椎弓根峡部和 C2 侧块连接点的尾侧，这样可以获得理想的螺钉长度。有研究发现椎板–脊柱角为 48.47°(图 28-34)[324]。

如果在钻孔、穿刺、进针的过程中发生椎动脉损伤，应小心拧入另一侧螺钉，避免发生致命性的双侧椎动脉损伤。损伤侧螺钉可继续拧入，有助于止血。需在术后行血管造影检查以除外假性血管瘤，以避免血栓栓塞。

在讨论不同技术之前，需先说明一些专业术语。C2 椎弓根螺钉和 C2 峡部螺钉有很大区别。如之前提到的一样，C2 椎弓根位于 C2 上关节突的前方，而椎弓峡部是连接 C2 上下关节面的骨桥。这两种不同的技术进针点不同(虽然都在同一区域)，进针路径不同，螺钉止点不同。但是"椎弓根螺钉"在文献中被广泛使用。值得一提的是，Dmitriev 等研究了三种不同的 C2 固定技术在骨—螺钉界面的生物力学区别。发现 C2 椎弓根螺钉有最大的峰拔出力，其后依次是椎板内螺钉和椎弓峡部螺钉[67]。

一、颈枕融合术

枕颈融合的方法有很多，特别是最近有些更新的技术。本节主要介绍一些常用的方法，讨论其优势和缺陷，关于传统方法的最新研究结果，还将简要介绍一些新技术。读者可以通过阅读主要介绍手术技术的资料以更深入地了解手术方法和材料。这里可以介绍一些颈枕融合的基本原则。与其他手术一样，患者合理的体位对于成功完成手术且避免过度损伤十分重要。还没有可靠的方法可以确保位置合适，只能靠摆

好体位后仔细观察头–颈–体的关系来调整。也没有可靠的影像学标准以供参考。一种方法是在术前使用 halo 支具，这样有可能使患者自行调整至一个满意的位置，然后可以保留 halo 支具完成融合以维持其位置。体位不佳不利于手术，可能导致吞咽困难。在标准皮肤消毒及铺巾后，可行枕后隆突至中颈椎的纵行皮肤切口。获得融合最简单的方法是将 C1、C2 及枕下区后方结构去皮质化，植骨后再使用 halo 支具制动。因为早期无法固定，不愈合风险很高[80,221]，枕骨和颈椎钢丝被用于固定植入物。可以在枕部至上颈椎间使用髂骨皮质松质骨或肋骨植骨[52,195,254,257,340]。儿童患者最适合选用自体肋骨植骨(图 28-35)。

使用髂骨植骨的 Robinson-Southwick 技术在过去广受欢迎，总结如下[254]:在暴露枕骨基底和上颈椎后，在枕骨处钻两个 1cm 的孔。距中线 0.5cm 且距枕骨大孔边缘 0.5cm 处进钢丝。为了安全进针，需使用小刮匙和硬膜剥离子将 C1、C2 后弓和枕骨处的硬膜和骨膜与骨质分开。将两根 24 号绞线置于 C1、C2 后弓和枕骨的正前方。然后将钢丝弯曲，通过或环绕之前获取的髂骨，小心放置于安全的位置，逐渐收紧钢丝。再使用 halo 支具固定直至骨质愈合。

其他的颈枕融合的方法会使用不同的金属固定装置，如钢板螺钉，可以即刻获得移植物的稳定(图 28-36)[44,178,129,209,241,251,335,336]。文献报道仅使用后路颈枕融合钢板而不使用 halo 支具制动的愈合率在 94% 至 100% 之间[128,129,270,288]。此外，使用后路颈枕融合钢板没有发现严重的并发症[129]。

使用后路枕颈固定钢板的手术切口与前相同。Ebraheim 等认为在不同位置使用 8mm 螺钉是安全的，可以避免硬脊膜窦:枕外隆突水平中线外侧 2cm、枕外隆突下方 1cm、中线外侧 1cm，中线下方 2cm、外侧 0.5cm。中线处的骨质最厚，可以使用更长的螺钉[220,224]。需小心避开上方横行的静脉窦(图 28-37)[224]。这种方法的优势之一是使用 C1、C2 螺钉可以获得比钢丝固定更好的稳定性。不同的选择包括 C1 侧块螺钉、C2 椎弓根螺钉或 C1~C2 经关节螺钉。有多种钢板可供选择(如双钢板或 Y 形钢板)，应根据颈枕区正常的弧度(105°)进行塑形。可以将皮质松质骨或松质骨移植物放置于钢板之间的区域[128,131,261]。

Oda 等发现使用 C2 经椎弓根螺钉或 C1~C2 经关节螺钉可以显著增加椎板下钢丝和椎板钩的稳定

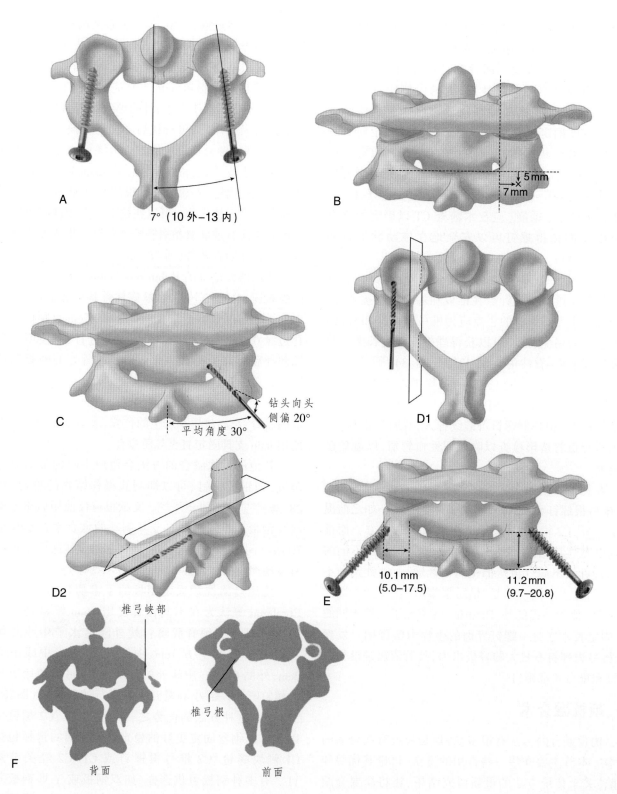

图 28-33　C1~C2 经关节螺钉位置。侧面观(**A**),轴面观(**B**),后面观(**C**)。短峡部螺钉可用于 C2 固定,与经关节螺钉类似,但穿入椎孔的风险小(**D**)。 (待续)

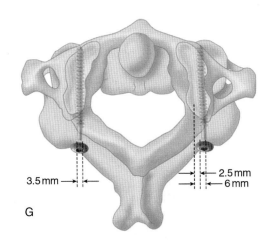

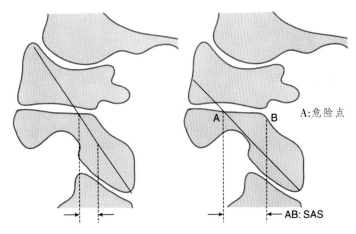

A:危险点

AB: SAS

图 28-33　（续）

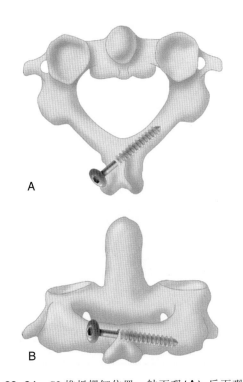

图 28-34　C2 椎板螺钉位置。轴面观(A)，后面观(B)。

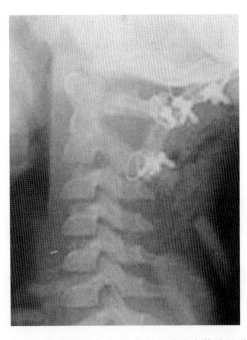

图 28-35　儿童枕颈融合术后,使用钢缆及自体肋骨移植。这种技术特别适用于非常年幼的患者,因为肋骨形状非常合适,愈合能力强,并发症少,支持能力强。

性[230]。新近的一项尸体力学研究比较了多轴钉棒系统（连接在钉棒及经枕钢板的 C1 侧块螺钉及 C2 椎弓根螺钉）和 C1~C2 经关节螺钉钢板系统(C1~C2 经关节螺钉及枕骨钢板)。通过齿突切除获得不稳定的模型,测量指标为轴向旋转及侧屈。作者指出了一些多轴钉棒系统的优势,包括技术相对简单,可以应用

于多种畸形,金属棒可以塑形等[249]。C1~C2 经关节螺钉钢板系统的缺点在于技术要求高,损伤椎动脉风险大,对于脊柱后凸患者很难找到满意的进针点。此外,后者需术者提前将钢板塑形,这样会限制螺钉的位置,在将钢板固定于骨骼后也无法再进行加压和牵拉。

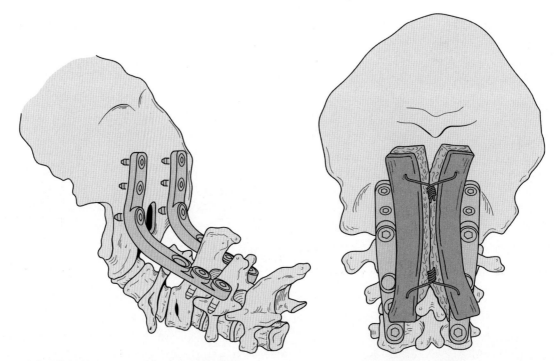

图 28-36 后路颈枕钢板融合术。这种坚强内固定方式允许患者术后使用软质围领制动。（Redrawn from Frymoyer, J.W., ed. The Adult Spine: Principles and Practice, 2nd ed. Philadelphia, Lippincott–Raven, 1997, p. 1428.）

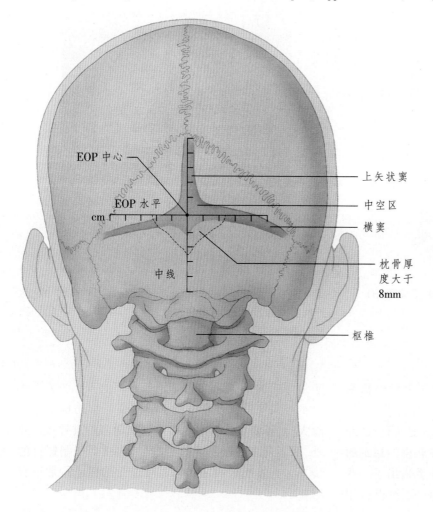

图 28-37 横行静脉窦位置简图。当使用枕骨螺钉时一定要避开此处。

其他一些技术也可以获得坚固的枕颈固定,如使用 Wisconsin 或 Luque 金属棒及枕骨钢丝或钢缆的金属棒–钢丝系统[59]。这些技术同样很成功,融合率达 89%~93%[216]。内—外枕骨螺栓系统是将平头螺栓置于硬膜外间隙,钉头朝向外侧,固定于钢板或纵向金属棒上[234]。主要的优势是安全,外侧固定点是在枕骨内,比中线螺钉抗扭转的能力更强[303],抗拔出能力更好[42],临床效果满意[268]。对于这些先进的固定技术,halo 支具制动不是必需的。

二、寰枢关节融合术

后路寰枢椎融合有很多技术,Gallie 在 1939 年第一次提出了一种寰枢融合技术,即后正中入路钢丝固定植骨、小关节融合术[109]。因为这种技术的失败率高达 60%~80%[104,212],所以出现了一些新的技术,包括后路 C1、C2 后弓间骨块钢丝固定,即楔入加压融合。还包括分别由 Fielding 等及 McGraw 和 Rusch 分别介绍的改良 Gallie 技术(图 28-38)。还有 Brooks 和改良 Brooks 技术[34,93,125]。这些技术临床融合成功率更高,达 92%~100%[34,256,327,332]。

Brooks 技术是使用钢丝获得最大稳定性的技术,这里讨论如下(图 28-39)。全身麻醉及影像学显示复位满意后,施行标准后路暴露上颈椎。两侧分别在寰枢椎椎弓下方从头到尾方向将 2 号 Mersilene 线穿过,通过之前放置的缝线将两组 20 号钢丝或者钛缆导出[59],也可通过软质导丝直接放置钛缆。从髂骨后翼取两块 1.25cm×3.5cm 的骨块,植于寰枢椎后弓之间的任意一侧,然后将钢丝在适当位置收紧以保持椎体间的宽度。如果寰枢膜被完整保留,则可以避免移植物错位进入椎管内。术后患者可以用胸骨–枕骨–下颌骨外固定架(SOMI)或用支具固定直到骨融合以后。Griswold 等对传统 Brooks 技术进行了改进,联合应用 4 对 24 号钢丝以保持斜方形移植物(大小为 1.55cm×1.2cm~1.5cm×1.0cm)的位置[126]。

越来越多的生物力学研究证明 C1~C2 的经关节螺钉技术(TAS)要优于 Gallie 钢丝技术、Brooks-Jenkins 钢丝技术及 Halifax 钳夹固定技术[127]。新近的一项病例对照研究(Ⅱ级证据)比较了 C1~C2 TAS 和后路钢丝技术。27 名患者平均随访 31 个月,通过影像学评估其愈合情况。病例组为不愈合,对照组为愈合。成功融合的患者中接受 TAS 治疗者是接受后路钢丝技术的 21 倍[305]。但这种方法要求较高[163]。所以,必须在术前查 CT 明确骨骼形态,测量椎弓峡部直径,以避免损伤神经血管结构,如椎动脉和舌下神经[87,106,169,199,202,225,237,309,348]。Solanki 和 Crockard 进行了一项有趣的 CT 研究,发现 C2 横突孔的垂直深度与

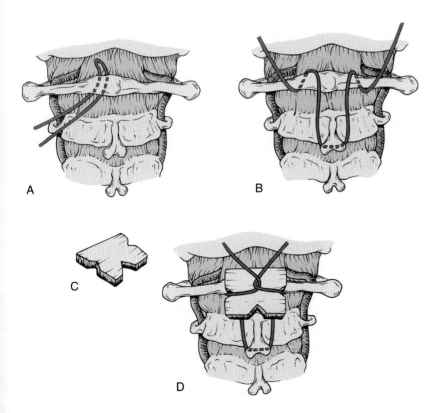

图 28-38 手术技术。(A)暴露,将钢丝环由枢椎椎弓下方穿过。注意椎血管近端。(B)钢丝穿过枢椎棘突下方。注意将寰椎和枢椎去皮质化。(C)植骨外形。(D)植骨块及钢丝的位置,将钢丝拉紧。

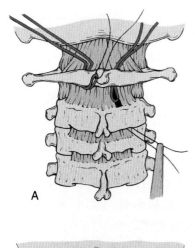
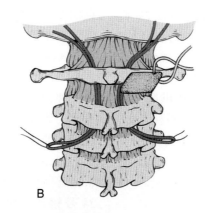
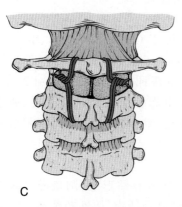
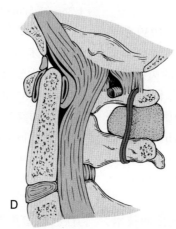

图 28-39　(A)枕部神经走行与寰椎和枢椎椎板间的空间,椎动脉更靠外侧。使用正中入路时,动脉和神经都被颈部肌肉很好地保护着。(B)在左侧,将丝线穿过寰椎后弓下方。在右侧,用丝线引导钢丝穿过寰椎弓和枢椎椎板。(C)钢丝位置合适,位于寰枢膜前部的前方,在暴露寰枢椎后方结构时要保留此膜。在右侧,用巾钳将形状合适的骨移植物放于寰、枢椎之间。当钢丝在合适的位置时,斜面会与寰椎弓和枢椎椎板相接触。(D) 固定植骨块,通过钢丝维持稳定。

C2 侧块的内部高度及 C2 椎弓的长度及宽度呈负相关[289]。TAS 的解剖学禁忌证包括 C2 病理骨折,椎动脉解剖变异, 椎动脉沟较大继发 C2 峡部狭窄 (占 20%),C1 枕化。新近的一项关于枢椎的尸体研究显示,41%的标本中峡部的大小和宽度是不对称的,另有研究表明,20%的标本中峡部直径要小于 3.5mm 螺钉的直径[159]。因为有些患者因为单侧的解剖异常而不能行双侧 TAS 术,有研究评估了单侧 TAS 术的预后[290]。作者成功治疗了 19 名患者中的 18 名(获得坚固融合),1 名患者发生断钉。平均随访时间为 31 个月。

螺钉的位置和路径是需要严格控制的,而且较难确定(图 28-40)。C2 椎弓根或峡部的显露可以使螺钉从椎弓根内壁经过,从而避免穿入椎管。向外侧偏移过多有损伤椎动脉的风险。需向头侧倾斜足够的角度以达到固定 C1 侧块的目的,向尾侧倾斜过多则只能固定 C1 侧块的前后唇,伸直时很容易失败[130]。其他影响螺钉路径的因素包括患者体型及胸椎后凸的程度。在摆好体位之后,铺巾之前,可以沿患者头颈部放置 Steinmann 针,再拍摄侧位片以确保正确的进针路径。

尽管还有争议, 当使用椎板下钢丝加强固定时,Jeanneret 和 Magerl[163]不建议术后制动。如果没有使用钢丝对螺钉和后路融合进行加强的话,建议使用半硬质颈托制动[297]。

其他的方法,包括 C1 椎弓螺钉、侧块螺钉和 C2 椎板螺钉已经介绍过了。Ma 等进行了一项尸体和临床的联合研究。作者认为 3.5mm 螺钉可以安全地应用于 C1 椎弓根螺钉固定,他们使用 C2 侧块的中点作为在横断面进钉的标志。在 50 个尸体标本上测量了椎动脉沟下方后弓的高度, 为内侧 3.88mm, 外侧 4.25mm。需确定头尾侧的高度足够大以避免损伤椎动脉,当使用 C2 侧块中线作为标志点时,可以在 C1 椎动脉沟下方很安全地拧入 C2 椎弓螺钉[197]。作者报道融合率达 100%。

Harms 等介绍的使用 C1 侧块和 C2 椎弓根螺钉的后路钉棒固定法很受欢迎[142]。其最主要的好处是可以在非解剖复位的情况下获得良好的稳定性,可以避开 C2 椎动脉沟。一项尸体研究中,通过齿突切除术制作了 10 个标本,将多轴钉棒技术和 Gallie-Magerl 联合技术进行了比较。轴向旋转和侧屈的力学试验结果

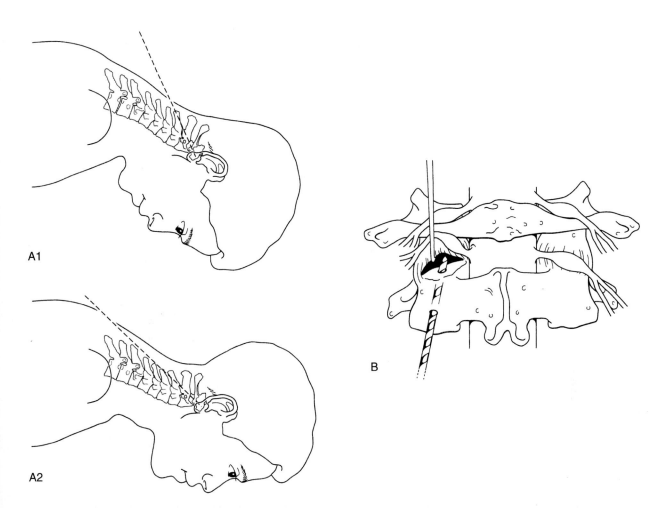

图 28-40　Magerl 经关节螺钉 C1~C2 固定法。患者取俯卧位，使用 Mayfield 头架制动头部。颈部形态需满足复位需求，且会影响暴露。(A1)如果头部可以向前屈曲，就可以通过同一后方切口拧入经关节螺钉。然而，如果需要伸颈以保持 C1 复位(A2)，就需一稍短切口暴露 C1~C2 后方结构，钻头和器械需经皮进入切口。(B)需暴露 C2 椎弓根内壁以帮助确定钻孔方向。进针点位于小关节边缘内侧、C2 椎板下缘。对于在 C1~C2 小关节面钻孔的过程，应拍摄侧位片监视其头—尾方向的路径，直视峡部来确定其内—外方向的路径。(From Levine, A.M., Eismont, F.J.; Garfin, S.R.; et al., eds. Spine Trauma. Philadelphia, W.B. Saunders, 1998, pp. 274, 275.)

没有明显区别，作者认为在生物力学方面，两种技术是没有区别的 [214]。Fiore 等认为有许多解剖因素使得 C1~C2 经关节螺钉技术无法应用，如椎动脉变异、严重的颈胸椎后凸、不能复位的齿突骨折、骨骼质量差等。他们报道了 14 枚 C1 侧块螺钉在 8 名不同疾病患者中的使用情况。平均随访 7.4 个月，所有患者均获得坚固固定，没有发生螺钉相关并发症[99]。其他作者[298]研究了寰枕融合时 C1 侧块螺钉和 C2 椎弓根螺钉的使用，对技术上的要求较 C1~C2 TAS 小，当后方结构被破坏时也可使用。

最近，C2 经椎板螺钉被推广使用。有研究报道了成功随访的 20 名双侧经椎板枢椎螺钉固定患者的情况。他们认为 C2 经椎板螺钉固定技术要求低，不受解

剖变异的影响，没有损伤椎动脉的风险，其融合率为 100%，没有血管和神经损伤并发症[347]。为了更好地了解此方法的稳定性，一项尸体研究比较了 C2 椎弓根螺钉固定和 C2 椎板螺钉固定。所有标本均通过齿突切除获得不稳定，两组间无统计学差异[118]。然而，Lehman 等认为在机械力学方面，C2 椎弓根螺钉较 C2 椎板内螺钉对寰枕固定更有优势[184]。

也可以选用一些前路寰枢固定的方法，如前路颈椎钢板固定或前路 C1~C2 TAS 技术 [14,27]。关于前路 TAS，Vaccaro 等[314]介绍了螺钉的进针点，横断面上位于 C2 椎体的中点，矢状面上位于 C1~C2 小关节面内 1/3 处，在冠状面上向外侧成角约 30°~35°，以便垂直的螺钉可以通过小关节。前路技术有很多优势。当存

在前方脊髓压迫时,如不能复位寰枢脱位、不愈合或畸形愈合的齿突[301],可能很难通过后路手术获得复位。此外,有些后路手术要求屈曲颈部,这可能导致致命性的脊髓损伤。当后路固定失败时,前路技术可能就成了医生唯一的选择。最后,当需要时,前路手术可以立即获得椎管减压。关于前后路固定治疗颅颈损伤的生物力学文献很少。而最近的一项尸体研究比较了不同融合方法的生物力学稳定性,包括前路颈椎钢板固定,前路 TAS 技术,后路钉棒系统,后路 TAS 技术。后路钉棒技术的生物力学稳定性最好,其次是后路 TAS 技术、前路 TAS 技术,最后是前路颈椎钢板固定技术[172]。

三、前路齿突固定

1980 年 Nakanishi 第一次介绍了螺钉齿突固定术[226],其优势是保留了寰枢活动度,减少术后制动时间[27,107,226]。此方法可用于 Ⅱ 型和部分 Ⅲ 型齿突骨折,愈合率达 92%~100%[27,47,80,82,88,107]。此方法难度大,因为存在造成灾难性神经损伤及邻近节段(C2~C3)损伤的可能[317]。对于短颈患者、颈椎僵硬、极度胸椎后凸、桶状胸患者、只能通过伸直颈部维持骨折复位的患者,钻孔和进针都存在困难,所以医生可能会选择其他的治疗方法[84]。

与 C1~C2 后路 TAS 类似,患者体位很重要,在摆好体位之后,铺巾之前,可以沿患者头、颈方向放置 Steinmann 针,拍摄侧位片确定合适的进针路径。需同时使用两台 C 臂机,因为拍摄开口位齿突片需不断调整以获得满意的效果,所以一旦位置满意就不应再移动。选用 C5~C6 标准前方入路,在枢椎前方纵行劈开前纵韧带。在透视下,在 C2 前下方钻孔进针,朝向齿突头端。要注意进针点需在 C2~C3 椎间盘处,以确保进入 C2 下方,避免在椎体前方进针,否则会导致螺钉切出。需在不同方向检查进针路线,在测量深度后,拧入小骨片拉力螺钉(3.5mm)(图 28-41)。可以通过对近端皮质过度钻孔或使用半螺纹螺钉(此时要确保螺纹不要跨越骨折线)来达到拉力钉的作用。如果骨折倾斜的角度是由后方头侧至前方尾侧(与通常倾斜方向相反),是此方法的相对禁忌证,因为将螺钉锁紧时,骨折片会向前下移位。最近,内镜辅助下前路螺钉固定技术已经被应用,一些作者报道其并发症的几率是开放手术的 13%~17.4%[84],验证了使用内镜的可行性。在这种技术中,作者使用 10mL 聚乙烯注射器作为管状牵开器,选用较小的 2cm 皮肤切口[145]。此外,随着计算机导航系统的应用,一项尸体研究将标准 X 线透视和 X 线透视下计算机导航进行了比较。研究显示螺钉位置的准确度和手术时间没有差别。然而,此研究不足之处是其使用的是齿突完好模型,而不是骨折模型。值得一提的优势是其放射线暴露剂量要小于标准

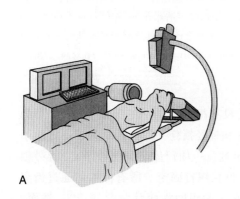

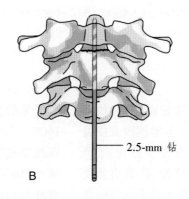

2.5-mm 钻

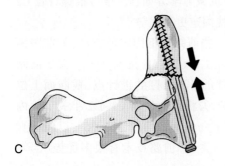

图 28-41 前路齿突螺钉固定的患者体位 (A)。前后位片(B)和侧位片(C)显示螺钉的位置。

X 线透视[20]。

使用 1 枚还是 2 枚骨折片间螺钉进行固定存在一些争议[82,88,121]。对成人齿突形态学的研究发现,外横径平均为 10.4mm(8.2~13.2mm),内横径平均为 7.2mm(4.4~11.0mm)。作者认为成人齿突解剖变异包括异常增厚的皮质,在冠状面上,拧入 2 枚 3.5mm 螺钉的临界直径是 9.0mm[228]。一些生物力学研究表明使用一枚或两枚螺钉在生物力学方面没有差异[69,121,269]。尽管使用 1 枚或 2 枚螺钉固定的临床成功率相同[165],但最近的一项尸体研究发现了不同的生物力学结果。对 12 个标本(每组 6 个)分别使用 1 枚 4.5mm Herbert 螺钉或 2 枚 3.5mm AO 螺钉固定。Herbert 螺钉抗扭转的稳定性更好,抗偏移稳定性没有统计学差异[210]。一些医生使用双螺纹加压螺钉,而大多数医生喜欢使用单一中线螺钉[47,176]。推荐在术后使用硬质颈托制动直至骨质愈合。

第十二节 颈枕区手术方法

有四种不同方法可用于上颈椎手术。其适应证、优势、缺陷会同简要的解剖—手术方法介绍一起讨论。主要包括后路入路、经口入路、咽后侧方入路、咽后前方入路。

一、后路入路

后路手术主要的优势是易于暴露、熟悉,并发症几率低,融合成功率高。在常规皮肤准备和铺巾后,在损伤处皮肤做纵行中线切口。确切止血后暴露上颈椎,要密切注意中线的位置。这种方法可以防止出血过多,因为偏离中线进入血供更丰富的肌肉组织会出血更多。要注意只暴露计划融合的节段,使对邻近节段的损伤减少到最小,避免儿童发生自发融合。椎血管位于 C1 后弓上方,据中线约 1.5~2.0cm 处,理解这一点很重要。此外,存在寰椎后弓缺陷者约占 1.4%,尤其是那些发生先天性寰枕融合的患者[330]。

二、C1~C2 经口入路

直接经口入路暴露上颈椎,最早由 Southwick 和 Robinson 提出,经 Fang 和 Ong 发扬光大,是前方减压的理想方法[86,293]。经口暴露时,医生只需依次打开咽黏膜、咽缩肌、颊咽筋膜和椎前肌。最初 33%~50% 的伤口感染率已大大下降[86,336,14,190]。此外,与之前报道

的 25% 的围术期死亡率相比,最近的报告已不再将围术期死亡率看作一个问题[14,190]。术者需小心切除或签开外侧多余的软组织,以避免不慎损伤椎血管。此外,因为很难获得稳定的植骨位置,所以存在植骨物移位的风险。这可能会刺激咽部软组织,增加感染风险[314]。

使用此方法进行重建比较困难,因为术野较深,且下颌骨导致空间及视野受限。此方法多用于活检、穿刺、风湿性关节炎齿突切除及感染引流。在创伤情况下,此方法的主要适应证是因骨折脱位、不愈合或畸形愈合而需要寰枢区前路减压[14,301]。

在建立气管通气后,对皮肤和下咽部进行消毒并铺巾。再插入自动口腔牵开器。此牵开器撑开舌头和软腭。牵开器另有一臂将气管内插管和鼻胃管置于一旁。在用稀释的肾上腺素浸润咽后壁之后,在寰椎前结节正中做长约 5~6cm 纵向切口,即可暴露寰椎前弓和枢椎椎体,以及两侧的寰枢关节。操作结束后,留取伤口标本待出现术后感染征象时培养用。逐层关闭伤口,72 小时后停用抗生素。

三、上颈椎咽后入路(外侧和前方)

侧方和前方咽后入路很相似,都有很多优势。首先,避免了骨移植物被咽后细菌污染的可能性。每种方法都可以向尾端分离,利用胸锁乳突肌前方和颈带状肌后方的间隙。这些方法也有很多并发症。咽后水肿或血肿会导致吞咽和呼吸困难。可能发生耳大、舌下、面、喉返、副神经分布区感觉障碍(图 28-42)[148,332,335]。这两种方法仅有一个区别,前方入路要向前分离颈动脉鞘,而侧方入路要向前方牵开颈动脉鞘及其内容物。因为这个原因,前方入路需广泛分离颈外动脉及其分支,还有喉上神经[314,335]。如无禁忌证,则将颈部伸直,转向对侧。麻醉成功消毒铺巾后,从乳突表面开始沿胸锁乳突肌前缘做一曲棍球棍形切口。辨认耳大神经并牵向头侧;如果挡住手术入路,可将其切断,造成的感觉缺失并不严重。多数情况下,要从乳突处离断胸锁乳突肌。距乳突末端 3cm,在其进入胸锁乳突肌处辨认出副神经。如果只需暴露 C1~C2 区域,将其连同颈动脉鞘一起牵向前方。如果需暴露的范围更大,将其从颈静脉上分离直至颈静脉孔,并连同胸锁乳突肌牵向侧方(图 28-43)。

将胸锁乳突肌外翻后,很容易触及颈椎的横突。

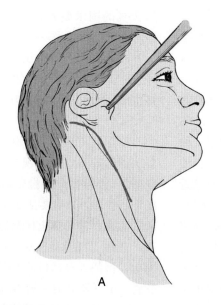

A

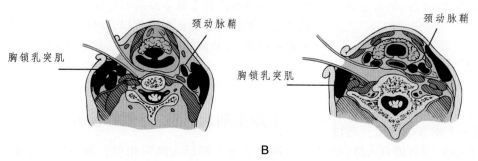

颈动脉鞘

胸锁乳突肌

颈动脉鞘

胸锁乳突肌

B

图 28-42 (A,B) 侧方咽后入路处理上颈椎问题。

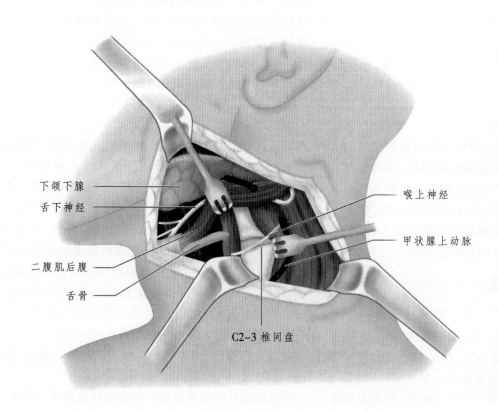

下颌下腺

舌下神经

二腹肌后腹

舌骨

C2-3 椎间盘

喉上神经

甲状腺上动脉

图 28-43 图示高位颈椎入路时可能损伤的神经血管结构。

C1 的横突最长,因此最突出。在前方入路中,术者须分离出颈外动脉分支及喉返神经, 向后方牵开颈动脉鞘。侧方入路可以避开这些结构,向后分离至颈动脉鞘并向前牵开。如再向中间分离, 应分开 Sharpey 纤维,进入咽后间隙。

可掀起骨膜暴露合适的椎体,如果必要还可去除颈前部肌肉直至上胸部。因为 C1 有明显横向的前弓,以及齿突基底 C2 椎体明显的垂直中线嵴, 定位是容易的。操作结束之前,将胸锁乳突肌缝合回原位,覆盖在负压引流管浅面,逐层缝合颈阔肌和皮肤。由于可能有严重的咽后水肿,术后应考虑气管插管或预防性的气管切开。

（郭琰 译 李世民 校）

参考文献

1. Adams, V.I. Neck injuries: II. Atlantoaxial dislocation—A pathologic study of 14 traffic fatalities. J Forensic Sci 37:565–573, 1992.
2. Adler, D.C.; Jacobson, G. Examination of the atlanto-axial joint following injury with particular emphasis on rotational subluxation. Am J Roentgenol Radium Ther Nucl Med 76:1081–1094, 1956.
3. Aebi, M.; Etter, C.; Coscia, M. Fractures of the odontoid process. Treatment with anterior screw fixation. Spine 14:1065–1070, 1989.
4. Alcelik, I.; Manik, K.S.; Sian, P.S.; et al. Occipital condylar fractures. Review of the literature and case report. J Bone Joint Surg [Br] 88:665–669, 2006.
5. Alker, G.J., Jr.; Oh, Y.S.; Leslie, E.V. High cervical spine and craniocervical junction injuries in fatal traffic accidents: A radiological study. Orthop Clin North Am 9:1003–1010, 1978.
6. Anderson, A.J.; Towns, G.M.; Chiverton, N. Traumatic occipitocervical disruption: A new technique for stabilisation. Case report and literature review. J Bone Joint Surg [Br] 88:1464–1468, 2006.
7. Anderson, L.D.; D'Alonzo, R.T. Fractures of the odontoid process of the axis. J Bone Joint Surg [Am] 56:1663–1674, 1974.
8. Anderson, P.A.; Mizra, S.K.; Chapman, J.R. Injuries to the atlantooccipital articulation. In Clark, C.R.; Dvorak, J.; Ducker, T.B.; et al., eds. The Cervical Spine. Philadelphia, Lippincott-Raven, 1998, pp. 387–399.
9. Anderson, P.A.; Montesano, P.X. Morphology and treatment of occipital condyle fractures. Spine 13:731–736, 1988.
10. Andersson, S.; Rodrigues, M.; Olerud, C. Odontoid fractures: High complication rate associated with anterior screw fixation in the elderly. Eur Spine J 9:56–59, 2000.
11. Apfelbaum, R.I.; Lonser, R.R.; Veres, R.; et al. Direct anterior screw fixation for recent and remote odontoid fractures. J Neurosurg 93(2 Suppl):227–236, 2000.
12. Apuzzo, M.L.; Heiden, J.S.; Weiss, M.H.; et al. Acute fractures of the odontoid process. An analysis of 45 cases. J Neurosurg 48:85–91, 1978.
13. Arand, M.; Neller, S.; Kinzl, L.; et al. The traumatic spondylolisthesis of the axis. A biomechanical in vitro evaluation of an instability model and clinical relevant constructs for stabilization. Clin Biomech (Bristol, Avon) 17:432–438, 2002.
14. Ashraf, J.; Crockard, H.A. Transoral fusion for high cervical fractures. J Bone Joint Surg [Br] 72:76–79, 1990.
15. Aulino, J.M.; Tutt, L.K.; Kaye, J.J.; et al. Occipital condyle fractures: Clinical presentation and imaging findings in 76 patients. Emerg Radiol 11:342–347, 2005.
16. Aymes, E.W.; Anderson, E.M. Fracture of the odontoid process: Report of sixty-three cases. Arch Surg 72:377–393, 1956.
17. Bailey, D.K. The normal cervical spine in infants and children. Radiology 59:712–719, 1952.
18. Banna, M.; Stevenson, G.W.; Tumiel, A. Unilateral atlanto-occipital dislocation complicating an anomaly of the atlas. A case report. J Bone Joint Surg [Am] 65:685–687, 1983.
19. Barker, L.; Anderson, J.; Chesnut, R.; et al. Reliability and reproducibility of dens fracture classification with use of plain radiography and reformatted computer-aided tomography. J Bone Joint Surg [Am] 88:106–112, 2006.
20. Battaglia, T.C.; Tannoury, T.; Crowl, A.C.; et al. A cadaveric study comparing standard fluoroscopy with fluoroscopy-based computer navigation for screw fixation of the odontoid. J Surg Orthop Adv 14:175–180, 2005.
21. Bergenheim, A.T.; Forssell, A. Vertical odontoid fracture. Case report. J Neurosurg 74:665–667, 1991.
22. Blackwood, N.J. Atlantooccipital dislocations. Ann Surg 47:654–658, 1908.
23. Blauth, M.; Lange, U.F.; Knop, C.; et al. [Spinal fractures in the elderly and their treatment]. Orthopade 29:302–317, 2000.
24. Bloom, A.I.; Neeman, Z.; Slasky, B.S.; et al. Fracture of the occipital condyles and associated craniocervical ligament injury: Incidence, CT imaging and implications. Clin Radiol 52:198–202, 1997.
25. Boden, S.D.; Dodge, L.D.; Bohlman, H.H.; et al. Rheumatoid arthritis of the cervical spine. A long-term analysis with predictors of paralysis and recovery. J Bone Joint Surg [Am] 75:1282–1297, 1993.
26. Bohler, J. Fractures of the odontoid process. J Trauma 5:386–390, 1965.
27. Bohler, J. Anterior stabilization for acute fractures and non-unions of the dens. J Bone Joint Surg [Am] 64:18–27, 1982.

28. Bohlman, H.H. Acute fractures and dislocations of the cervical spine. An analysis of three hundred hospitalized patients and review of the literature. J Bone Joint Surg [Am] 61:1119–1142, 1979.

29. Borm, W.; Kast, E.; Richter, H.P.; et al. Anterior screw fixation in type II odontoid fractures: Is there a difference in outcome between age groups? Neurosurgery 52:1089–1992; discussion 1092–1094, 2003.

30. Borne, G.M.; Bedou, G.L.; Pinaudeau, M. Treatment of pedicular fractures of the axis. A clinical study and screw fixation technique. J Neurosurg 60:88–93, 1984.

31. Botelho, R.V.; de Souza Palma, A.M.; Abgussen, C.M.; et al. Traumatic vertical atlantoaxial instability: The risk associated with skull traction. Case report and literature review. Eur Spine J 9:430–433, 2000.

32. Bozboga, M.; Unal, F.; Hepgul, K.; et al. Fracture of the occipital condyle. Case report. Spine 17:1119–1121, 1992.

33. Brashear, R., Jr.; Venters, G.; Preston, E.T. Fractures of the neural arch of the axis. A report of twenty-nine cases. J Bone Joint Surg [Am] 57:879–887, 1975.

34. Brooks, A.L.; Jenkins, E.B. Atlanto-axial arthrodesis by the wedge compression method. J Bone Joint Surg [Am] 60:279–284, 1978.

35. Bucholz, R.W. Unstable hangman's fractures. Clin Orthop Relat Res 154:119–124, 1981.

36. Bucholz, R.W.; Burkhead, W.Z. The pathological anatomy of fatal atlanto-occipital dislocations. J Bone Joint Surg [Am] 61:248–250, 1979.

37. Buchowski, J.M.; Kebaish, K.M.; Ahn, N.U.; et al. Odontoid fracture in a 50-year-old patient presenting 40 years after cervical spine trauma. Orthopedics 26:1061–1063, 2003.

38. Buchowski, J.M.; Riley, L.H., 3rd. Epidural hematoma after immobilization of a "hangman's" fracture: Case report and review of the literature. Spine J 5:332–335, 2005.

39. Bundens, D.A.; Rechtines, G.R.; Bohlman, H.H. Upper cervical spine injuries. Orthop Rev 13:556–563, 1984.

40. Burke, J.T.; Harris, J.H., Jr. Acute injuries of the axis vertebra. Skeletal Radiol 18:335–346, 1989.

41. Cabot, A.; Becker, A. The cervical spine in rheumatoid arthritis. Clin Orthop Relat Res 131:130–140, 1978.

42. Caglar, Y.S.; Torun, F.; Pait, T.G.; et al. Biomechanical comparison of inside-outside screws, cables, and regular screws, using a sawbone model. Neurosurg Rev 28:53–58, 2005.

43. Campanelli, M.; Kattner, K.A.; Stroink, A.; et al. Posterior C1-C2 transarticular screw fixation in the treatment of displaced type II odontoid fractures in the geriatric population—Review of seven cases. Surg Neurol 51:596–600; discussion 600–601, 1999.

44. Cantore, G.; Ciappetta, P.; Delfini, R. New steel device for occipitocervical fixation. Technical note. J Neurosurg 60:1104–1106, 1984.

45. Cartmill, M.; Khazim, R.; Firth, J.L. Occipital condyle fracture with peripheral neurological deficit. Br J Neurosurg 13:611–613, 1999.

46. Castel, E.; Benazet, J.P.; Samaha, C.; et al. Delayed closed reduction of rotatory atlantoaxial dislocation in an adult. Eur Spine J 10:449–453, 2001.

47. Chang, K.W.; Liu, Y.W.; Cheng, P.G.; et al. One Herbert double-threaded compression screw fixation of displaced type II odontoid fractures. J Spinal Disord 7:62–69, 1994.

48. Chirossel, J.P.; Passagia, J.G.; Gay, E.; et al. Management of craniocervical junction dislocation. Childs Nerv Syst 16:697–701, 2000.

49. Cirak, B.; Akpinar, G.; Palaoglu, S. Traumatic occipital condyle fractures. Neurosurg Rev 23:161–164, 2000.

50. Clark, C.R.; White, A.A., 3rd. Fractures of the dens. A multicenter study. J Bone Joint Surg [Am] 67:1340–1348, 1985.

51. Collalto, P.M.; DeMuth, W.W.; Schwentker, E.P.; et al. Traumatic atlanto-occipital dislocation. Case report. J Bone Joint Surg [Am] 68:1106–1109, 1986.

52. Cone, W.T.; Turner, W.G. The treatment of the fracture-dislocation of the cervical vertebrae by skeletal traction and fusion. J Bone Joint Surg [Am] 19:584–602, 1937.

53. Conlon, P.W.; Isdale, I.C.; Rose, B.S. Rheumatoid arthritis of the cervical spine. An analysis of 333 cases. Ann Rheum Dis 25:120–126, 1966.

54. Cooper, A.A. Treatise on Dislocations and Fractures of the Joints. In: Cooper B.B. ed. London, Longman, Hurst Rees, Orme Browne, E. Cox & Son, 1823.

55. Coric, D.; Wilson, J.A.; Kelly, D.L., Jr. Treatment of traumatic spondylolisthesis of the axis with nonrigid immobilization: A review of 64 cases. J Neurosurg 85:550–554, 1996.

56. Corner, E.S. Rotary dislocations of the atlas. Ann Surg 45:9–26, 1907.

57. Cornish, B.L. Traumatic spondylolisthesis of the axis. J Bone Joint Surg [Br] 50:31–43, 1968.

58. Coutts, M.B. Rotary dislocations of the atlas. Ann Surg 29:297–311, 1934.

59. Crockard, A. Evaluation of spinal laminar fixation by a new, flexible stainless steel cable (Sofwire): Early results. Neurosurgery 35:892–898; discussion 898, 1994.

60. Crockard, H.A.; Heilman, A.E.; Stevens, J.M. Progressive myelopathy secondary to odontoid fractures: Clinical, radiological, and surgical features. J Neurosurg 78:579–586, 1993.

61. Crooks, F.B.; Birkett, A.N. Fractures and dislocations of the cervical spine. Br J Surg 31:252–265, 1944.

62. Davis, D.; Bohlman, H.; Walker, A.E.; et al. The pathological findings in fatal craniospinal injuries. J Neurosurg 34:603–613, 1971.

63. De Beer, J.D.; Thomas, T.M.; Walter, J.; Anderson, P. Traumatic atlantoaxial subluxation. J Bone Joint Surg [Am] 70:652–655, 1988.

64. Devi, B.I.; Dubey, S.; Shetty, S.; et al. Fracture occipital condyle with isolated 12th nerve paresis. Neurol India 48:93–94, 2000.

65. Dickman, C.A.; Papadopoulos, S.M.; Sonntag, V.K.; et al. Traumatic occipitoatlantal dislocations. J Spinal Disord 6:300–313, 1993.

66. Dickman, C.A.; Sonntag, V.K. Injuries involving the transverse atlantal ligament: Classification and treatment guidelines based upon experience with 39 injuries. Neurosurgery 40:886–887, 1997.

67. Dimtriev, A.E.; Lehman, R.A.; Helgeson, M.D.; Riew, K.D.; et al. Acute and Long Term Fatigue Stability Three Axial Fixation Methods: A Biomechanical Comparison of Pars, Pedicle, and Intralaminar Screws. In Cervical Spine Research Society [abstract]. Presented, Palm Springs, Florida, 2006.

68. Doherty, B.J.; Heggeness, M.H. Quantitative anatomy of the second cervical vertebra. Spine 20:513–517, 1995.

69. Doherty, B.J.; Heggeness, M.H.; Esses, S.I. A biomechanical study of odontoid fractures and fracture fixation. Spine 18:178–184, 1993.

70. Donovan, M.M. Efficacy of rigid fixation of fractures of the odontoid process. Retrospective analysis of fifty-four cases. Orthop Trans 4:46, 1980.

71. Dublin, A.B.; Marks, W.M.; Weinstock, D.; et al. Traumatic dislocation of the atlanto-occipital articulation (AOA) with short-term survival. With a radiographic method of measuring the AOA. J Neurosurg 52:541–546, 1980.

72. Dunbar, H.S.; Ray, B.S. Chronic atlanto-axial dislocations with late neurologic manifestations. Surg Gynecol Obstet 113:757–762, 1961.

73. Dussault, R.G.; Effendi, B.; Roy, D.; et al. Locked facets with fracture of the neural arch of the axis. Spine 8:365–367, 1983.

74. Dvorak, M.F.; Johnson, M.G.; Boyd, M.; et al. Long-term health-related quality of life outcomes following Jefferson-type burst fractures of the atlas. J Neurosurg Spine 2:411–417, 2005.

75. Dvorak, J.; Panjabi, M.M. Functional anatomy of the alar ligaments. Spine 12:183–189, 1987.

76. Ebraheim, N.A.; Lu, J.; Biyani, A.; et al. An anatomic study of the thickness of the occipital bone. Implications for occipitocervical instrumentation. Spine 21:1725–1729; discussion 1729–1730, 1996.

77. Effendi, B.; Roy, D.; Cornish, B.; et al. Fractures of the ring of the axis. A classification based on the analysis of 131 cases. J Bone Joint Surg [Br] 63-B:319–327, 1981.

78. Ehara, S.; el-Khoury, G.Y.; Clark, C.R. Radiologic evaluation of dens fracture. Role of plain radiography and tomography. Spine 17:475–479, 1992.

79. Eismont, F.J.; Bohlman, H.H. Posterior atlanto-occipital dislocation with fractures of the atlas and odontoid process. J Bone Joint Surg [Am] 60:397–399, 1978.

80. Elia, M.; Mazzara, J.T.; Fielding, J.W. Onlay technique for occipitocervical fusion. Clin Orthop Relat Res 280:170–174, 1992.

81. Englander, O. Nontraumatic occipitoatlantoaxial dislocation. A contribution to the radiology of the atlas. Br J Radiol 15:341–345, 1942.

82. Esses, S.I.; Bednar, D.A. Screw fixation of odontoid fractures and nonunions. Spine 16(10 Suppl):S483–S485, 1991.

83. Esses, S.; Langer, F.; Gross, A. Fracture of the atlas associated with fracture of the odontoid process. Injury 12:310–312, 1981.

84. Etter, C.; Coscia, M.; Jaberg, H.; et al. Direct anterior fixation of dens fractures with a cannulated screw system. Spine 16(3 Suppl):S25–S32, 1991.

85. Evarts, C.M. Traumatic occipito-atlantal dislocation. J Bone Joint Surg [Am] 52:1653–1660, 1970.

86. Fang, H.S.Y.; Ong, G.B. Direct anterior approach to the upper cervical spine. J Bone Joint Surg [Am] 44:1588–1604, 1962.

87. Farey, I.D.; Nadkarni, S.; Smith, N. Modified Gallie technique versus transarticular screw fixation in C1-C2 fusion. Clin Orthop Relat Res 359:126–135, 1999.

88. Fehlings, M.G.; Errico, T.; Cooper, P.; et al. Occipitocervical fusion with a five-millimeter malleable rod and segmental fixation. Neurosurgery 32:198–207; discussion 207–208, 1993.

89. Fernyhough, J.C.; Schimandle, J.J.; Weigel, M.C.; et al. Chronic donor site pain complicating bone graft harvesting from the posterior iliac crest for spinal fusion. Spine 17:1474–1480, 1992.

90. Fielding, J.W.; Cochran, G.B.; Lawsing, J.F., 3rd; et al. Tears of the transverse ligament of the atlas. A clinical and biomechanical study. J Bone Joint Surg [Am] 56:1683–1691, 1974.

91. Fielding, J.W.; Hawkins, R.J. Atlanto-axial rotatory fixation. (Fixed rotatory subluxation of the atlanto-axial joint). J Bone Joint Surg [Am] 59:37–44, 1977.

92. Fielding, J.W.; Hawkins, R.J.; Hensinger, R.N.; et al. Atlantoaxial rotary deformities. Orthop Clin North Am 9:955–967, 1978.

93. Fielding, J.W.; Hawkins, R.J.; Ratzan, S.A. Spine fusion for atlanto-axial instability. J Bone Joint Surg [Am] 58:400–407, 1976.

94. Fielding, J.W.; Hensinger, R.N.; Hawkins, R.J. Os odontoideum. J Bone Joint Surg [Am] 62:376–383, 1980.

95. Fielding, J.W.; Stillwell, W.T.; Chynn, K.Y.; et al. Use of computed tomography for the diagnosis of atlanto-axial rotatory fixation. A case report. J Bone Joint Surg [Am] 60:1102–1104, 1978.

96. Finelli, F.C.; Jonsson, J.; Champion, H.R.; et al. A case control study for major trauma in geriatric patients. J Trauma 29:541–548, 1989.

97. Finney, H.L.; Roberts, T.S. Atlantooccipital instability. Case report. J Neurosurg 48:636–638, 1978.

98. Fiorani-Gallotta, G.; Luzzatti, G. [Lateral subluxation & rotatory subluxation of the atlas.]. Arch Orthop 70:467–484, 1957.

99. Fiore, A.J.; Haid, R.W.; Rodts, G.E.; et al. Atlantal lateral mass screws for posterior spinal reconstruction: Technical note and case series. Neurosurg Focus 12:E5, 2002.

100. Fountas, K.N.; Kapsalaki, E.Z.; Karempelas, I.; et al. Results of long-term follow-up in patients undergoing anterior screw fixation for type II and rostral type III odontoid fractures. Spine 30:661–669, 2005.

101. Fountas, K.N.; Machinis, T.G.; Kapsalaki, E.Z.; et al. Surgical treatment of acute type II and rostral type III odontoid fractures managed by anterior screw fixation. South Med J 98:896–901, 2005.

102. Francis, W.R.; Fielding, J.W. Traumatic spondylolisthesis of the axis. Orthop Clin North Am 9:1011–1027, 1978.

103. Francis, W.R.; Fielding, J.W.; Hawkins, R.J.; et al. Traumatic spondylolisthesis of the axis. J Bone Joint Surg [Br] 63-B:313–318, 1981.

104. Fried, L.C. Atlanto-axial fracture-dislocations. Failure of posterior C.1 to C.2 fusion. J Bone Joint Surg [Br] 55:490–496, 1973.

105. Fruin, A.H.; Pirotte, T.P. Traumatic atlantooccipital dislocation. Case report. J Neurosurg 46:663–666, 1977.

106. Fuji, T.; Oda, T.; Kato, Y.; et al. Accuracy of atlantoaxial transarticular screw insertion. Spine 25:1760–1764, 2000.

107. Fujii, E.; Kobayashi, K.; Hirabayashi, K. Treatment in fractures of the odontoid process. Spine 13:604–609, 1988.

108. Gabrielsen, T.O.; Maxwell, J.A. Traumatic atlantooccipital dislocation; with case report of a patient who survived. Am J Roentgenol Radium Ther Nucl Med 97:624–629, 1966.

109. Gallie, W.E. Fractures and dislocations of the cervical spine. Am J Surg 46:495–499, 1939.

110. Garber, J.N. Abnormalities of the atlas and axis vertebrae—Congenital and traumatic. J Bone Joint Surg [Am] 46:1782–1791, 1964.

111. Gaudagni, A.P. Fracture of the first cervical vertebra, complicated by a cervical rib. JAMA 130: 276–277, 1946.

112. Gehweiler, J.A., Jr.; Daffner, R.H.; Roberts, L., Jr. Malformations of the atlas vertebra simulating the Jefferson fracture. AJR Am J Roentgenol 140:1083–1086, 1983.

113. Gehweiler, J.O.; Osborn, R.L., Jr.; Becker, R.F, eds. The Radiology of Vertebral Trauma. Philadelphia, W.B. Saunders, 1980.

114. Georgopoulos, G.; Pizzutillo, P.D.; Lee, M.S. Occipito-atlantal instability in children. A report of five cases and review of the literature. J Bone Joint Surg [Am] 69:429–436, 1987.

115. Goel, A.; Muzumdar, D.; Dindorkar, K.; et al. Atlantoaxial dislocation associated with stenosis of canal at atlas. J Postgrad Med 43:75–77, 1997.

116. Gonzalez, L.F.; Crawford, N.R.; Chamberlain, R.H.; et al. Craniovertebral junction fixation with transarticular screws: Biomechanical analysis of a novel technique. J Neurosurg 98(2 Suppl):202–209, 2003.

117. Gonzalez, L.F.; Fiorella, D.; Crawford, N.R.; et al. Vertical atlantoaxial distraction injuries: Radiological criteria and clinical implications. J Neurosurg Spine 1:273–280, 2004.

118. Gorek, J.; Acaroglu, E.; Berven, S.; et al. Constructs incorporating intralaminar C2 screws provide rigid stability for atlantoaxial fixation. Spine 30:1513–1518, 2005.

119. Govender, S.; Maharaj, J.F.; Haffajee, M.R. Fractures of the odontoid process. J Bone Joint Surg [Br] 82:1143–1147, 2000.

120. Grauer, J.N.; Shafi, B.; Hilibrand, A.S.; et al. Proposal of a modified, treatment-oriented classification of odontoid fractures. Spine J 5:123–129, 2005.

121. Graziano, G.J.; Jaggers, C.; Lee, M.; et al. A comparative study of fixation techniques for type II fractures of the odontoid process. Spine 18: 2383–2387, 1993.

122. Greene, K.A.; Dickman, C.A.; Marciano, F.F.; et al. Transverse atlantal ligament disruption associated with odontoid fractures. Spine 19:2307–2314, 1994.

123. Greene, K.A.; Dickman, C.A.; Marciano, F.F.; et al. Acute axis fractures. Analysis of management and outcome in 340 consecutive cases. Spine 22:1843–1852, 1997.

124. Grisel, P. Enucleation de l'atlas et torticollis nasopharyngien. Presse Med 38:50–53, 1930.

125. Griswold, D.M.; Albright, J.A.; Schiffman, E.; et al. Atlanto-axial fusion for instability. J Bone Joint Surg [Am] 60:285–292, 1978.

126. Grob, D. Transarticular screw fixation for atlantooccipital dislocation. Spine 26:703–707, 2001.

127. Grob, D.; Crisco, J.J., 3rd; Panjabi, M.M.; et al. Biomechanical evaluation of four different posterior atlantoaxial fixation techniques. Spine 17:480–490, 1992.

128. Grob, D.; Dvorak, J.; Panjabi, M.; et al. Posterior occipitocervical fusion. A preliminary report of a new technique. Spine 16(3 Suppl):S17–24, 1991.

129. Grob, D.; Dvorak, J.; Panjabi, M.M.; et al. The role of plate and screw fixation in occipitocervical fusion in rheumatoid arthritis. Spine 19:2545–2551, 1994.

130. Grob, D.; Jeanneret, B.; Aebi, M.; et al. Atlantoaxial fusion with transarticular screw fixation. J Bone Joint Surg [Br] 73:972–976, 1991.

131. Grob, D; An, H.S. Posterior occiput and C-1/C-2 instrumentation. In An, H.S.; Colter, J.M., eds. Spinal Instrumentation, 2nd ed. Philadelphia, Lippincott, Williams & Wilkins, 2000, pp. 191–201.

132. Grogano, B.J.S. Injury of the atlas and axis. J Bone Joint Surg [Br] 33:397–410, 1954.

133. Gross, J.D.; Benzel, E.C. Non-operative treatment of hangman's fracture. In Zdeblick, T.A.; Anderson, P.A.; Stillerman, C.B., eds. Controversies in Spine Surgery. St. Louis, Quality Medical Publishing, 1999, pp. 51–71.

134. Hacker, R.J. Screw fixation for odontoid fracture; a comparison of the anterior and posterior technique. Nebr Med J 81:275–278, 1996.

135. Hadley, M.N. Occipital condyle fractures. Neurosurgery 50:S114–S119, 2002.

136. Hadley, M.N.; Dickman, C.A.; Browner, C.M.; et al. Acute traumatic atlas fractures: Management and long term outcome. Neurosurgery 23:31–35, 1988.

137. Hadley, M.N.; Sonntag, V.K.; Grahm, T.W.; et al. Axis fractures resulting from motor vehicle accidents. The need for occupant restraints. Spine 11:861–864, 1986.

138. Han, S.Y.; Witten, D.M.; Mussleman, J.P. Jefferson fracture of the atlas. Report of six cases. J Neurosurg 44:368–371, 1976.

139. Hanigan, W.C.; Powell, F.C.; Elwood, P.W.; et al. Odontoid fractures in elderly patients. J Neurosurg 78:32–35, 1993.

140. Hanson, J.A.; Deliganis, A.V.; Baxter, A.B.; et al. Radiologic and clinical spectrum of occipital condyle fractures: Retrospective review of 107 consecutive fractures in 95 patients. AJR Am J Roentgenol 178:1261–1268, 2002.

141. Hanson, P.B.; Montesano, P.X.; Sharkey, N.A.; et al. Anatomic and biomechanical assessment of transarticular screw fixation for atlantoaxial instability. Spine 16:1141–1145, 1991.

142. Harms, J.; Melcher, R.P. Posterior C1-C2 fusion with polyaxial screw and rod fixation. Spine 26:2467–2471, 2001.

143. Harris, J.H., Jr.; Carson, G.C.; Wagner, L.K.; et al. Radiologic diagnosis of traumatic occipitovertebral dissociation: 2. Comparison of three methods of detecting occipitovertebral relationships on lateral radiographs of supine subjects. AJR Am J Roentgenol 162:887–892, 1994.

144. Hart, R.; Saterbak, A.; Rapp, T.; et al. Nonoperative management of dens fracture nonunion in elderly patients without myelopathy. Spine 25:1339–1343, 2000.

145. Hashizume, H.; Kawakami, M.; Kawai, M.; et al. A clinical case of endoscopically assisted anterior screw fixation for the type II odontoid fracture. Spine 28: E102–105, 2003.

146. Haughton, S. On hanging, considered from a mechanical and physiological point of view. Lond Edinb Dublin Philos Mag J Sci 32:23–34, 1886.

147. Henry, A.D.; Bohly, J.; Grosse, A. Fixation of odontoid fractures by an anterior screw. J Bone Joint Surg [Br] 81:472–477, 1999.

148. Henry, A.K. Extensile Exposure. Edited, Baltimore, Williams & Wilkins, 1957.

149. Hensinger, R.N.; MacEwen, G.D. Congenital anomalies of the spine. In Rothman, R.H.; Simeone, F.A., eds. The Spine, Philadelphia, W.B. Saunders, 1982, pp. 194–201.

150. Hentzer, L.; Schalimtzek, M. Fractures and subluxations of the atlas and axis. A follow-up study of 20 patients. Acta Orthop Scand 42:251–258, 1971.

151. Hess, J.H.; Bronstein, I.P.; Abelson, S.M: Atlantoaxial dislocations unassociated with trauma and secodary to inflammatory foci in the neck. Am J Dis Child 49:1137–1147, 1935.

152. Hinchey, J.J.; Bickel, W.H. Fracture of the atlas, review and presentation of data on eight cases. Ann Surg 121:826–832, 1945.

153. Hinck, V.C.; Hopkins, C.E.; Savara, B.S. Sagittal diameter of the cervical spinal canal in children. Radiology 79:97–108, 1962.

154. Hohl, M.; Baker, H.R. The atlanto-axial joint. Roentgenographic and anatomical study of normal and abnormal motion. J Bone Joint Surg [Am] 46:1739–1752, 1964.

155. Hong, X.; Dong, Y.; Yunbing, C.; et al. Posterior screw placement on the lateral mass of atlas: An anatomic study. Spine 29:500–503, 2004.

156. Horlyck, E.; Rahbek, M. Cervical spine injuries. Acta Orthop Scand 45:845–853, 1974.

157. Horn, E.M.; Hott, J.S.; Porter, R.W.; et al. Atlantoaxial stabilization with the use of C1-3 lateral mass screw fixation. Technical note. J Neurosurg Spine 5:172–177, 2006.

158. Howington, J.U.; Kruse, J.J.; Awasthi, D. Surgical anatomy of the C-2 pedicle. J Neurosurg 95 (1 Suppl):88–92, 2001.

159. Igarashi, T.; Kikuchi, S.; Sato, K.; et al. Anatomic study of the axis for surgical planning of transarticular screw fixation. Clin Orthop Relat Res 408:162–166, 2003.

160. Jackson, H. The diagnosis of minimal atlanto-axial subluxation. Br J Radiol 23:672–674, 1950.

161. Jackson, R.S.; Banit, D.M.; Rhyne, A.L., 3rd; et al. Upper cervical spine injuries. J Am Acad Orthop Surg 10:271–280, 2002.

162. Jea, A.; Tatsui, C.; Farhat, H.; et al. Vertically unstable type III odontoid fractures: Case report. Neurosurgery 58:E797; discussion E797, 2006.

163. Jeanneret, B.; Magerl, F. Primary posterior fusion C1/2 in odontoid fractures: Indications, technique, and results of transarticular screw fixation. J Spinal Disord 5:464–475, 1992.

164. Jefferson, G. Fracture of the atlas vertebra. Report of four cases and a review of those previously recorded. Br J Surg 7:407–422, 1920.

165. Jenkins, J.D.; Coric, D.; Branch, C.L., Jr. A clinical comparison of one- and two-screw odontoid fixation. J Neurosurg 89:366–370, 1998.

166. Johnston, R.A. Management of old people with neck trauma. BMJ 299:633–634, 1989.

167. Jones, R.N. Rotatory dislocation of both atlantoaxial joints. J Bone Joint Surg [Br] 66:6–7, 1984.

168. Julien, T.D.; Frankel, B.; Traynelis, V.C.; et al. Evidence-based analysis of odontoid fracture management. Neurosurg Focus 8:e1, 2000.

169. Jun, B.Y. Anatomic study for ideal and safe posterior C1-C2 transarticular screw fixation. Spine 23:1703–1707, 1998.

170. Jun, B.Y. Complete reduction of retro-odontoid soft tissue mass in os odontoideum following the posterior C1-C2 transarticular screw fixation. Spine 24:1961–1964, 1999.

171. Kaufman, R.A.; Dunbar, J.S.; Botsford, J.A.; et al. Traumatic longitudinal atlanto-occipital distraction injuries in children. AJNR Am J Neuroradiol 3:415–419, 1982.

172. Kim, S.M.; Lim, T.J.; Paterno, J.; et al. Biomechanical comparison of anterior and posterior stabilization methods in atlantoaxial instability. J Neurosurg 100 (3 Suppl Spine):277–283, 2004.

173. Kirankumar, M.V.; Behari, S.; Salunke, P.; et al. Surgical management of remote, isolated type II odontoid fractures with atlantoaxial dislocation causing cervical compressive myelopathy. Neurosurgery 56:1004–1012; discussion 1004–1012, 2005.

174. Kirkpatrick, J.S.; Sheils, T.; Theiss, S.M. Type-III dens fracture with distraction: An unstable injury. A report of three cases. J Bone Joint Surg [Am] 86-A:2514–2518, 2004.

175. Kissinger, O. Lexations Fraktur im Atlantooccipitagelenke. Zentralbl Chir 27:933–934, 1900.

176. Knoringer, P. Osteosynthesis of injuries and rheumatic or congenital instabilities of the upper cervical spine using double-threaded screws. Neurosurg Rev 15:275–283, 1992.

177. Koivikko, M.P.; Kiuru, M.J.; Koskinen, S.K. Occurrence of comminution (type IIA) in type II odontoid process fractures: A multi-slice CT study. Emerg Radiol 10:84–86, 2003.

178. Koivikko, M.P.; Kiuru, M.J.; Koskinen, S.K.; et al. Factors associated with nonunion in conservatively-treated type-II fractures of the odontoid process. J Bone Joint Surg [Br] 86:1146–1151, 2004.

179. Lakshmanan, P.; Jones, A.; Howes, J.; et al. CT evaluation of the pattern of odontoid fractures in the elderly—relationship to upper cervical spine osteoarthritis. Eur Spine J 14:78–83, 2005.

180. Landells, C.D.; Van Peteghem, P.K. Fractures of the atlas: Classification, treatment, and morbidity. Spine 13:450–452, 1988.

181. Lee, C.; Woodring, J.H. Unstable Jefferson variant atlas fractures: An unrecognized cervical injury. AJNR Am J Neuroradiol 12:1105–1110, 1991.

182. Lee, T.T.; Green, B.A.; Petrin, D.R. Treatment of stable burst fracture of the atlas (Jefferson fracture) with rigid cervical collar. Spine 23:1963–1967, 1998.

183. Legros, B.; Fournier, P.; Chiaroni, P.; et al. Basal fracture of the skull and lower (IX, X, XI, XII) cranial nerves palsy: Four case reports including two fractures of the occipital condyle—a literature review. J Trauma 48:342–348, 2000.

184. Lehman, R.A., Jr.; Dmitriev, A.E.; Helgeson, M.D.; et al. Salvage of C2 Pedicle and Pars Screws Using the Intralaminar Technique: A Biomechanical Analysis. In Cervical Spine Research Society. Edited, Palm Springs, Florida, 2006.

185. Lennarson, P.J.; Mostafavi, H.; Traynelis, V.C.; et al. Management of type II dens fractures: A case-control study. Spine 25:1234–1237, 2000.

186. Levine, A.M.; Edwards, C.C. The management of traumatic spondylolisthesis of the axis. J Bone Joint Surg [Am] 67:217–226, 1985.

187. Levine, A.M.; Edwards, C.C. Treatment of injuries in the C1-C2 complex. Orthop Clin North Am 17:31–44, 1986.

188. Levine, A.M.; Edwards, C.C. Traumatic lesions of the occipitoatlantoaxial complex. Clin Orthop Relat Res 239:53–68, 1989.

189. Levine, A.M.; Edwards, C.C. Fractures of the atlas. J Bone Joint Surg [Am] 73:680–691, 1991.

190. Levine, A.M. Lutz, B. Extension teardrop injuries of the cervical spine. In Annual Meeting of the Cervical Spine Research Society. Edited, New York, 1993.

191. Li, X.F.; Dai, L.Y.; Lu, H.; et al. A systematic review of the management of hangman's fractures. Eur Spine J 15:257–269, 2006.

192. Lind, B.; Bake, B.; Lundqvist, C.; et al. Influence of halo vest treatment on vital capacity. Spine 12:449–452, 1987.

193. Lind, B.; Nordwall, A.; Sihlbom, H. Odontoid fractures treated with halo-vest. Spine 12:173–177, 1987.

194. Lipson, S.J. Fractures of the atlas associated with fractures of the odontoid process and transverse ligament ruptures. J Bone Joint Surg [Am] 59:940–943, 1977.

195. Louis, R. Anterior surgery of the upper cervical spine. Chir Organi Mov 77:75–80, 1992.

196. Lustrin, E.S.; Robertson, R.L.; Tilak, S. Normal anatomy of the skull base. Neuroimaging Clin N Am 4:465–478, 1994.

197. Ma, X.Y.; Yin, Q.S.; Wu, Z.H.; et al. Anatomic considerations for the pedicle screw placement in the first cervical vertebra. Spine 30:1519–1523, 2005.

198. Maak, T.G.; Grauer, J.N. The contemporary treatment of odontoid injuries. Spine 31(11 Suppl): S53–60; discussion S61, 2006.

199. Madawi, A.A.; Casey, A.T.; Solanki, G.A.; et al. Radiological and anatomical evaluation of the atlantoaxial transarticular screw fixation technique. J Neurosurg 86:961–968, 1997.

200. Majercik, S.; Tashjian, R.Z.; Biffl, W.L.; et al. Halo vest immobilization in the elderly: A death sentence? J Trauma 59:350–356; discussion 356–358, 2005.

201. Malagaigne, J. Traite des Fractures et des Luxations. Edited, Paris, J.B. Bailliere, 1847.

202. Mandel, I.M.; Kambach, B.J.; Petersilge, C.A.; et al. Morphologic considerations of C2 isthmus dimensions for the placement of transarticular screws. Spine 25:1542–1547, 2000.

203. Marar, B.C. Fracture of the axis arch. "Hangman's fracture" of the cervical spine. Clin Orthop Relat Res 106:155–165, 1975.

204. Marar, B.C.; Tay, C.K. Fracture of the odontoid process. Aust N Z J Surg 46:231–236, 1976.

205. Marlin, A.E.; Williams, G.R.; Lee, J.F. Jefferson fractures in children. Case report. J Neurosurg 58:277–279, 1983.

206. Martel, W. The occipitoatlantoaxial joints in rheumatoid arthritis and ankylosing spondylitis. AJR Am J Roentgenol 86:223–240, 1960.

207. Marton, E.; Billeci, D.; Carteri, A. Therapeutic indications in upper cervical spine instability. Considerations on 58 cases. J Neurosurg Sci 44:192–202, 2000.

208. Maughan, P.H.; Horn, E.M.; Theodore, N.; et al. Avulsion fracture of the foramen magnum treated with occiput-to-C1 fusion: Technical case report. Neurosurgery 57:E600; discussion E600, 2005.

209. McAfee, P.C.; Cassidy, J.R.; Davis, R.F.; et al. Fusion of the occiput to the upper cervical spine. A review of 37 cases. Spine 16(10 Suppl):S490–494, 1991.

210. McBride, A.D.; Mukherjee, D.P.; Kruse, R.N.; et al. Anterior screw fixation of type II odontoid fractures. A biomechanical study. Spine 20:1855–1859; discussion 1859–1860, 1995.

211. McCulloch, P.T.; France, J.; Jones, D.L.; et al. Helical computed tomography alone compared with plain radiographs with adjunct computed tomography to evaluate the cervical spine after high-energy trauma. J Bone Joint Surg [Am] 87:2388–2394, 2005.

212. McGraw, R.W.; Rusch, R.M. Atlanto-axial arthrodesis. J Bone Joint Surg [Br] 55:482–489, 1973.

213. McGuire, R.A., Jr.; Harkey, H.L. Trauma update: Unstable Jefferson's fracture treated with transarticular screws. Orthopedics 18:207–209, 1995.

214. Melcher, R.P.; Puttlitz, C.M.; Kleinstueck, F.S.; et al. Biomechanical testing of posterior atlantoaxial fixation techniques. Spine 27:2435–2440, 2002.

215. Miyazaki, C.; Katsume, M.; Yamazaki, T.; et al. Unusual occipital condyle fracture with multiple nerve palsies and Wallenberg syndrome. Clin Neurol Neurosurg 102:255–258, 2000.

216. Montesano, P.X.; Anderson, P.A.; Schlehr, F.; et al. Odontoid fractures treated by anterior odontoid screw fixation. Spine 16(3 Suppl): S33–37, 1991.

217. Mouradian, W.H.; Fietti, V.G., Jr.; Cochran, G.V.; et al. Fractures of the odontoid: A laboratory and clinical study of mechanisms. Orthop Clin North Am 9:985–1001, 1978.

218. Muller, E.J.; Schwinnen, I.; Fischer, K.; et al. Nonrigid immobilisation of odontoid fractures. Eur Spine J 12:522–525, 2003.

219. Muller, E.J.; Wick, M.; Muhr, G. Traumatic spondylolisthesis of the axis: Treatment rationale based on the stability of the different fracture types. Eur Spine J 9:123–128, 2000.

220. Mullett, J.H.; McCarthy, P.; O'Keefe, D.; et al. Occipital fixation: Effect of inner occipital protuberance alignment on screw position. J Spinal Disord 14:504–506, 2001.

221. Murphy, M.J.; Southwick, W.O. Posterior approaches and fusions. In Clark, C.R.; Dvorak, J.; Ducker, T.B.; et al., eds. The Cervical Spine. Philadelphia, Lippincott-Raven, 1998, pp. 775–791.

222. Murphy, M.J.; Wu, J.C.; Southwick, W.O. Complications of halo fixation. Orthop Trans 3:126, 1979.

223. Nachemson, A. Fracture of the odontoid process of the axis: A clinical study based on 26 cases. Acta Orthop Scand 29:185–217, 1959.

224. Naderi, S.; Usal, C.; Tural, A.N.; et al. Morphologic and radiologic anatomy of the occipital bone. J Spinal Disord 14:500–503, 2001.

225. Nadim, Y.; Sabry, F.; Xu, R.; et al. Computed tomography in the determination of transarticular C1-C2 screw length. Orthopedics 23:373–375, 2000.

226. Nakanishi, T. Internal fixation of odontoid fracture. Orthop Traumat Surg 23:399–406, 1980.

227. Nightingale, R.W.; Winkelstein, B.A.; Knaub, K.E.; et al. Comparative strengths and structural properties of the upper and lower cervical spine in flexion and extension. J Biomech 35:725–732, 2002.

228. Nucci, R.C.; Seigal, S.; Merola, A.A.; et al. Computed tomographic evaluation of the normal adult odontoid. Implications for internal fixation. Spine 20:264–270, 1995.

229. O'Brien, J.J.; Butterfield, W.L.; Gossling, H.R. Jefferson fracture with disruption of the transverse ligament. A case report. Clin Orthop Relat Res 126:135–138, 1977.

230. Oda, I.; Abumi, K.; Sell, L.C.; et al. Biomechanical evaluation of five different occipito-atlanto-axial fixation techniques. Spine 24:2377–2382, 1999.

231. Olerud, C.; Andersson, S.; Svensson, B.; et al. Cervical spine fractures in the elderly: Factors influencing survival in 65 cases. Acta Orthop Scand 70:509–513, 1999.

232. Ondra, S.L.; Marzouk, S.; Ganju, A.; et al. Safety and efficacy of C2 pedicle screws placed with anatomic and lateral C-arm guidance. Spine 31: E263–267, 2006.

233. Page, C.P.; Story, J.L.; Wissinger, J.P.; et al. Traumatic atlantooccipital dislocation. Case report. J Neurosurg 39:394–397, 1973.

234. Pait, T.G.; Al-Mefty, O.; Boop, F.A.; et al. Inside-outside technique for posterior occipitocervical spine instrumentation and stabilization: Preliminary results. J Neurosurg 90(1 Suppl):1–7, 1999.

235. Pang, D.; Li, V. Atlantoaxial rotatory fixation: Part 1—Biomechanics of normal rotation at the atlantoaxial joint in children. Neurosurgery 55:614–625; discussion 625–626, 2004.

236. Paradis, G.R.; Janes, J.M. Posttraumatic atlantoaxial instability: The fate of the odontoid process fracture in 46 cases. J Trauma 13:359–367, 1973.

237. Paramore, C.G.; Dickman, C.A.; Sonntag, V.K. The anatomical suitability of the C1-2 complex for transarticular screw fixation. J Neurosurg 85:221–224, 1996.

238. Pelker, R.R.; Dorfman, G.S. Fracture of the axis associated with vertebral artery injury. A case report. Spine 11:621–623, 1986.

239. Pepin, J.W.; Bourne, R.B.; Hawkins, R.J. Odontoid fractures, with special reference to the elderly patient. Clin Orthop Relat Res 193:178–183, 1985.

240. Pepin, J.W.; Hawkins, R.J. Traumatic spondylolisthesis of the axis: Hangman's fracture. Clin Orthop Relat Res 157:133–138, 1981.

241. Perry, J.; Nickel, V.L. Total cervical spine fusion for neck paralysis. J Bone Joint Surg [Am] 41-A:37–60, 1959.

242. Pfirrmann, C.W.; Binkert, C.A.; Zanetti, M.; et al. MR morphology of alar ligaments and occipitoatlantoaxial joints: Study in 50 asymptomatic subjects. Radiology 218:133–137, 2001.

243. Pierce, D.S.; Ojemann, R.G. Injuries of the spine, neurologic considerations. Fractures and dislocations. In Cave, E.F.; Burke, J.F.; Boyd, R.J., eds., Trauma Management. Chicago, YearBook Medical Publishers, 1974, pp. 343–397.

244. Polin, R.S.; Szabo, T.; Bogaev, C.A.; et al. Nonoperative management of Types II and III odontoid fractures: The Philadelphia collar versus the halo vest. Neurosurgery 38:450–456; discussion 456–467, 1996.

245. Powers, B.; Miller, M.D.; Kramer, R.S.; et al. Traumatic anterior atlanto-occipital dislocation. Neurosurgery 4:12–27, 1979.

246. Przybylski, G.J.; Clyde, B.L.; Fitz, C.R. Craniocervical junction subarachnoid hemorrhage associated with atlanto-occipital dislocation. Spine 21:1761–1768, 1996.

247. Przybylski, G.J.; Harrop, J.S.; Vaccaro, A.R. Closed management of displaced Type II odontoid fractures: More frequent respiratory compromise with posteriorly displaced fractures. Neurosurg Focus 8:e5, 2000.

248. Przybylski, G.J.; Welch, W.C. Longitudinal atlantoaxial dislocation with type III odontoid fracture. Case report and review of the literature. J Neurosurg 84:666–670, 1996.

249. Puttlitz, C.M.; Melcher, R.P.; Kleinstueck, F.S.; et al. Stability analysis of craniovertebral junction fixation techniques. J Bone Joint Surg [Am] 86-A:561–568, 2004.

250. Raby, N.; Berman, L.; de Lacey, G. Accident and Emergency Radiology. Philadelphia, Saunders, 2005.

251. Ransford, A.O.; Crockard, H.A.; Pozo, J.L.; et al. Craniocervical instability treated by contoured loop fixation. J Bone Joint Surg [Br] 68:173–177, 1986.

252. Rao, R.D.; Singhal, P. Delayed development of neurological deficit from an occipital fracture. A case report. J Bone Joint Surg [Am] 86-A:1047–1050, 2004.

253. Rao, S.K.; Wasyliw, C.; Nunez, D.B., Jr. Spectrum of imaging findings in hyperextension injuries of the neck. Radiographics 25:1239–1254, 2005.

254. Robinson, R.A.; Southwick, W.O. Surgical approaches to the cervical spine. Instr Course Lect 17:299–330, 1960.

255. Rocha R.; Baek, S.; Safavi-Abbasi, S.; et al. Biomechanical study of atlantoaxial rotary subluxation and related surgical fusion methods. In Cervical Spine Research Society. Presentation, Palm Beach, Florida, 2006.

256. Rodrigues, F.A.; Hodgson, B.F.; Craig, J.B. Posterior atlantoaxial arthrodesis. A simplified method. Spine 16:878–880, 1991.

257. Rogers, W.A. Treatment of fracture-dislocation of the cervical spine. J Bone Joint Surg [Am] 24:245–258, 1942.

258. Rogers, W.A. Fractures and dislocations of the cervical spine; an end-result study. J Bone Joint Surg [Am] 39-A:341–376, 1957.

259. Roy-Camille, R. Recent Advances in Orthopaedics. In Apley, A.G.; McKibbin, B. eds. Edinburgh, Churchill-Livingstone, 1979.

260. Roy-Camille, R. Fractures des pedicules de l'axis. Journees d'orthopedie a la Pitie. Edited, Paris, Masson, 1984.

261. Roy-Camille, R.; Saillant, G.; Mazel, C. Internal fixation of the unstable cerivcal spine by a posterior osteosynthesis with plates and screws. In Sherk, H.H.; Dunn, H.J.; Eismont, J.J.; et al. The Cervical Spine, Philadelphia, J.B. Lippincott, 1989, pp. 390–403.

262. Rubinstein, D.; Escott, E.J.; Mestek, M.F. Computed tomographic scans of minimally displaced type II odontoid fractures. J Trauma 40:204–210, 1996.

263. Ruf, M.; Melcher, R.; Harms, J. Transoral reduction and osteosynthesis C1 as a function-preserving option in the treatment of unstable Jefferson fractures. Spine 29:823–827, 2004.

264. Ruge, D.; Wiltse, L.L. Spinal Disorders: Diagnosis and Treatment. Philadelphia, Lea & Febiger, 1977.

265. Ryan, M.D.; Henderson, J.J. The epidemiology of fractures and fracture-dislocations of the cervical spine. Injury 23:38–40, 1992.

266. Ryan, M.D.; Taylor, T.K. Odontoid fractures. A rational approach to treatment. J Bone Joint Surg [Br] 64:416–421, 1982.

267. Samaha, C.; Lazennec, J.Y.; Laporte, C.; et al. Hangman's fracture: The relationship between asymmetry and instability. J Bone Joint Surg [Br] 82:1046–1052, 2000.

268. Sandhu, F.A.; Pait, T.G.; Benzel, E.; et al. Occipitocervical fusion for rheumatoid arthritis using the inside-outside stabilization technique. Spine 28:414–419, 2003.

269. Sasso, R.; Doherty, B.J.; Crawford, M.J.; et al. Biomechanics of odontoid fracture fixation. Comparison of the one- and two-screw technique. Spine 18:1950–1953, 1993.

270. Sasso, R.C.; Jeanneret, B.; Fischer, K.; et al. Occipitocervical fusion with posterior plate and screw instrumentation. A long-term follow-up study. Spine 19:2364–2368, 1994.

271. Schatzker, J.; Rorabeck, C.H.; Waddell, J.P. Fractures of the dens (odontoid process). An analysis of thirty-seven cases. J Bone Joint Surg [Br] 53:392–405, 1971.

272. Schiff, D.C.; Parke, W.W. The arterial supply of the odontoid process. J Bone Joint Surg [Am] 55:1450–1456, 1973.

273. Schneider, R.C.; Livingston, K.E.; Cave, A.J.; et al. "Hangman's fracture" of the cervical spine. J Neurosurg 22:141–154, 1965.

274. Schneider, R.C.; Schemm, G.W. Vertebral artery insufficiency in acute and chronic spinal trauma, with special reference to the syndrome of acute central cervical spinal cord injury. J Neurosurg 18:348–360, 1961.

275. Scott, E.W.; Haid, R.W., Jr.; Peace, D. Type I fractures of the odontoid process: Implications for atlanto-occipital instability. Case report. J Neurosurg 72:488–492, 1990.

276. Segal, L.S.; Grimm, J.O.; Stauffer, E.S. Non-union of fractures of the atlas. J Bone Joint Surg [Am] 69:1423–1434, 1987.

277. Seljeskog, E.L. Non-operative management of acute upper cervical injuries. Acta Neurochir (Wien) 41:87–100, 1978.

278. Seybold, E.A.; Bayley, J.C. Functional outcome of surgically and conservatively managed dens fractures. Spine 23:1837–1845; discussion 1845–1846, 1998.

279. Shapiro, R.; Youngberg, A.S.; Rothman, S.L. The differential diagnosis of traumatic lesions of the occipito-atlanto-axial segment. Radiol Clin North Am 11:505–526, 1973.

280. Sharma, B.S.; Mahajan, R.K.; Bhatia, S.; et al. Collet-Sicard syndrome after closed head injury. Clin Neurol Neurosurg 96:197–198, 1994.

281. Sherk, H.H. Lesions of the atlas and axis. Clin Orthop Relat Res 109:33–41, 1975.

282. Sherk, H.H. Fractures of the atlas and odontoid process. Orthop Clin North Am 9:973–984, 1978.

283. Sherk, H.H.; Howard, T. Clinical and pathologic correlations in traumatic spondylolisthesis of the axis. Clin Orthop Relat Res 174:122–126, 1983.

284. Shilke, L.H.; Callahan, R.A. A rational approach to burst fractures of the atlas. Clin Orthop Relat Res 154:18–21, 1981.

285. Signoret, F.; Feron, J.M.; Bonfait, H.; et al. Fractured odontoid with fractured superior articular process of the axis. Report of three cases. J Bone Joint Surg [Br] 68:182–184, 1986.

286. Silveri, C.P.; Nelson, M.C.; Vaccaro, A.; et al. Traumatic injuries of the adult upper cervical spine. In Cotler, J.M.; Simpson, J.M.; An, H.S.; et al., eds. Surgery of Spinal Trauma, pp. 179–217. Philadelphia, Lippincott Williams & Wilkins, 2000.

287. Skold, G. Fractures of the neural arch and odontoid process of the axis: A study of their causation. Z Rechtsmed 82:89–103, 1978.

288. Smith, M.D.; Anderson, P.; Grady, M.S. Occipitocervical arthrodesis using contoured plate fixation. An early report on a versatile fixation technique. Spine 18:1984–1990, 1993.

289. Solanki, G.A.; Crockard, H.A. Preoperative determination of safe superior transarticular screw trajectory through the lateral mass. Spine 24:1477–1482, 1999.

290. Song, G.S.; Theodore, N.; Dickman, C.A.; et al. Unilateral posterior atlantoaxial transarticular screw fixation. J Neurosurg 87:851–855, 1997.

291. Sonntag, V.K.; Hadley, M.N. Nonoperative management of cervical spine injuries. Clin Neurosurg 34:630–649, 1988.

292. Southwick, W.O. Management of fractures of the dens (odontoid process). J Bone Joint Surg [Am] 62:482–486, 1980.

293. Southwick, W.O.; Robinson, R.A. Surgical approaches to the vertebral bodies in the cervical and lumbar regions. J Bone Joint Surg [Am] 39-A:631–644, 1957.

294. Spence, K.F., Jr.; Decker, S.; Sell, K.W. Bursting atlantal fracture associated with rupture of the transverse ligament. J Bone Joint Surg [Am] 52:543–549, 1970.

295. Starr, J.K.; Eismont, F.J. Atypical hangman's fractures. Spine 18:1954–1957, 1993.

296. Steel, H.H. Anatomical and mechanical conisderations of the atlantoaxial articulations. Proceedings of the American Orthopedic Association. J Bone Joint Surg [Am] 50:543–549, 1968.

297. Stillerman, C.B.; Wilson, J.A. Atlanto-axial stabilization with posterior transarticular screw fixation: Technical description and report of 22 cases. Neurosurgery 32:948–954; discussion 954–955, 1993.

298. Stokes, J.K.; Villavicencio, A.T.; Liu, P.C.; et al. Posterior atlantoaxial stabilization: New alternative to C1-2 transarticular screws. Neurosurg Focus 12: E6, 2002.

299. Stoney, J.; O'Brien, J.; Wilde, P. Treatment of type-two odontoid fractures in halothoracic vests. J Bone Joint Surg [Br] 80:452–455, 1998.

300. Subach, B.R.; McLaughlin, M.R.; Albright, A.L.; et al. Current management of pediatric atlantoaxial rotatory subluxation. Spine 23:2174–2179, 1998.

301. Subin, B.; Liu, J.F.; Marshall, G.J.; et al. Transoral anterior decompression and fusion of chronic irreducible atlantoaxial dislocation with spinal cord compression. Spine 20:1233–1240, 1995.

302. Sutherland, J.P., Jr.; Yaszemski, M.J.; White, A.A., 3rd. Radiographic appearance of the odontoid lateral mass interspace in the occipitoatlantoaxial complex. Spine 20:2221–2225, 1995.

303. Sutterlin, C.E., 3rd; Bianchi, J.R.; Kunz, D.N.; et al. Biomechanical evaluation of occipitocervical fixation devices. J Spinal Disord 14:185–192, 2001.

304. Sweigel, J.G. Halothoracic brace in the management of odontoid fractures. Orthop Trans 3:126, 1979.

305. Taggard, D.A.; Kraut, M.A.; Clark, C.R.; et al. Case-control study comparing the efficacy of surgical techniques for C1-C2 arthrodesis. J Spinal Disord Tech 17:189–194, 2004.

306. Taitsman, L.; Hecht, A.C.; Pedlow, F.X. Complications of halo treatment in elderly patients with cervical spine fractures.

307. Tashjian, R.Z.; Majercik, S.; Biffl, W.L.; et al. Halo-vest immobilization increases early morbidity and mortality in elderly odontoid fractures. J Trauma 60:199–203, 2006.

308. Termansen, N.B. Hangman's fracture. Acta Orthop Scand 45:529–539, 1974.

309. Tominaga, T.; Dickman, C.A.; Sonntag, V.K.; et al. Comparative anatomy of the baboon and the human cervical spine. Spine 20:131–137, 1995.

310. Traynelis, V.C.; Marano, G.D.; Dunker, R.O.; et al. Traumatic atlanto-occipital dislocation. Case report. J Neurosurg 65:863–870, 1986.

311. Tuite, G.F.; Papadopoulos, S.M.; Sonntag, V.K. Caspar plate fixation for the treatment of complex hangman's fractures. Neurosurgery 30:761–764; discussion 764–765, 1992.

312. Tuli, S.; Tator, C.H.; Fehlings, M.G.; et al. Occipital condyle fractures. Neurosurgery 41:368–376; discussion 376–377, 1997.

313. Urculo, E.; Arrazola, M.; Arrazola, M., Jr.; et al. Delayed glossopharyngeal and vagus nerve paralysis following occipital condyle fracture. Case report. J Neurosurg 84:522–525, 1996.

314. Vaccaro, A.R.; Lehman, A.P.; Ahlgren, B.D.; et al. Anterior C1-C2 screw fixation and bony fusion through an anterior retropharyngeal approach. Orthopedics 22:1165–1170, 1999.

315. Vaccaro, A.R.; Lim, M.R.; Lee, J.Y. Indications for surgery and stabilization techniques of the occipitocervical junction. Injury 36(Suppl 2):B44–53, 2005.

316. Vaccaro, A.R.; Madigan, L.; Bauerle, W.B.; et al. Early halo immobilization of displaced traumatic spondylolisthesis of the axis. Spine 27:2229–2233, 2002.

317. Verheggen, R.; Jansen, J. Fractures of the odontoid process: Analysis of the functional results after surgery. Eur Spine J 3:146–150, 1994.

318. Verheggen, R.; Jansen, J. Hangman's fracture: Arguments in favor of surgical therapy for type II and III according to Edwards and Levine. Surg Neurol 49:253–261; discussion 261–262, 1998.

319. Vermooten, V. A study of the fracture of the epistropheus due to hanging with a note of the possible causes of death. Anat Rec 20:305–311, 1921.

320. Vichard, P.; Mirbey, J.; Pinon, P. [Value of anterior arthrodesis in the treatment of fractures of the pedicles of the axis (author's transl)]. J Chir (Paris) 118:565–572, 1981.

321. Vieweg, U.; Schultheiss, R. A review of halo vest treatment of upper cervical spine injuries. Arch Orthop Trauma Surg 121:50–55, 2001.

322. Vishteh, A.G.; Crawford, N.R.; Melton, M.S.; et al. Stability of the craniovertebral junction after unilateral occipital condyle resection: A biomechanical study. J Neurosurg 90(1 Suppl):91–98, 1999.

323. von Torklus, D.; Gehle, W. The Upper Cervical Spine: Regional Anatomy, Pathology, and Traumatology; A Systematic Radiological Atlas and Textbook. New York, Grune and Stratton, 1972.

324. Wang, M.Y. C2 crossing laminar screws: Cadaveric morphometric analysis. Neurosurgery 59(1 Suppl 1):ONS84-88; discussion ONS84-88, 2006.

325. Watanabe, M.; Nomura, T.; Toh, E.; et al. Residual neck pain after traumatic spondylolisthesis of the axis. J Spinal Disord Tech 18:148–151, 2005.

326. Watson-Jones, R. Spontaneous hyperaemic dislocation of the atlas. Proc Soc Med 25:586–590, 1932.

327. Weiland, D.J.; McAfee, P.C. Posterior cervical fusion with triple-wire strut graft technique: One hundred consecutive patients. J Spinal Disord 4:15–21, 1991.

328. Weller, S.J.; Malek, A.M.; Rossitch, E., Jr. Cervical spine fractures in the elderly. Surg Neurol 47:274–280; discussion 280–281, 1997.

329. Werne, S. Studies in spontaneous atlas dislocation. Acta Orthop Scand Suppl 23:1–150, 1957.

330. Wheeler, T. Variability in the spinal column as regards defective neural arches (rudimentary spina bifida). Contrib Embryol 9:97–107, 1920.

331. White, A.A. Hangman's fractures with nonunion and late cord compression. A case report. J Bone Joint Surg [Am] 60:839–840, 1978.

332. White, A.A., 3rd; Panjabi, M.M. Biomechanics of the occipitoatlantoaxial complex. Orthop Clin North Am 9:867–883, 1966.

333. White, A.A., 3rd; Panjabi, M.M. Clinical Biomechanics of the Spine. Philadelphia, Lippincott, 1978.

334. White, A.A.; Panjabi, M.M. Clinical Biomechanics of the Spine. Philadelphia, Lippincott, 1990.

335. Whitesides, T.E., Jr.; and Kelly, R.P. Lateral approach to the upper cervical spine for anterior fusion. South Med J 59:879–883, 1966.

336. Whitesides, T.E., Jr.; McDonald, A.P. Lateral retropharyngeal approach to the upper cervical spine. Orthop Clin North Am 9:1115–1127, 1978.

337. Wholey, M.H.; Bruwer, A.J.; Baker, H.L., Jr. The lateral roentgenogram of the neck; with comments on the atlanto-odontoid-basion relationship. Radiology 71:350–356, 1958.

338. Wiesel, S.W.; Rothman, R.H. Occipitoatlantal hypermobility. Spine 4:187–191, 1979.

339. Wigren, A.; Sweden, U.; Amici, F., Jr. Traumatic atlanto-axial dislocation without neurological disorder. A case report. J Bone Joint Surg [Am] 55:642–644, 1973.

340. Willard, D.P.; Nicholson, J.T. Dislocation of the first cervical vertebra. Ann Surg 113:464–475, 1941.

341. Willauschus, W.G.; Kladny, B.; Beyer, W.F.; et al. Lesions of the alar ligaments. In vivo and in vitro studies with magnetic resonance imaging. Spine 20:2493–2498, 1995.

342. Williams, T.G. Hangman's fracture. J Bone Joint Surg [Br] 57:82–88, 1975.

343. Wittek, A. Ein Fall von distensionsluxation im Atlantoepistrophealgelenke. Muench Med Wochenschr 55:1836–1837, 1908.

344. Wood-Jones, F. The ideal lesion produced by judicial hanging. Lancet 1:53, 1913.

345. Woodring, J.H.; Selke, A.C., Jr.; Duff, D.E. Traumatic atlantooccipital dislocation with survival. AJR Am J Roentgenol 137:21–24, 1981.

346. Wortzman, G.; Dewar, F.P. Rotary fixation of the atlantoaxial joint: Rotational atlantoaxial subluxation. Radiology 90:479–487, 1968.

347. Wright, N.M. Translaminar rigid screw fixation of the axis: Technical note. J Neurosurg Spine 3:409–414, 2005.

348. Xu, R.; Nadaud, M.C.; Ebraheim, N.A.; et al. Morphology of the second cervical vertebra and the posterior projection of the C2 pedicle axis. Spine 20:259–263, 1995.

349. Yoshida, M.; Neo, M.; Fujibayashi, S.; et al. Comparison of the anatomical risk for vertebral artery injury associated with the C2-pedicle screw and atlantoaxial transarticular screw. Spine 31:E513–517, 2006.

350. Young, J.P.; Young, P.H.; Ackermann, M.J.; et al. The ponticulus posticus: Implications for screw insertion into the first cervical lateral mass. J Bone Joint Surg [Am] 87:2495–2498, 2005.

351. Zimmerman, E.; Grant, J.; Vise, W.M.; et al. Treatment of Jefferson fracture with a halo apparatus. Report of two cases. J Neurosurg 44:372–375, 1976.

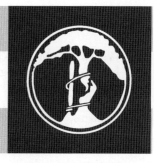

第 **29** 章

下颈椎损伤

Brian K. Kwon, M.D., Ph.D., F.R.C.S. (C.), Paul A. Anderson, M.D.

下段颈椎损伤(包含 C3~C7)程度轻重不一,从轻微的软组织损伤到合并脊髓损伤的灾难性的骨折脱位都可能发生。在钝性外伤的患者中颈椎外伤的发生率较低。Lowery 及其同事回顾了 3.4 万例钝性外伤患者,只有 818 例存在颈椎外伤(约 2.4%)。不稳定颈椎外伤存在四肢瘫的风险,故需要制定一条合理的诊断、治疗途径。其他损伤多不具有一旦漏诊就造成灾难性后果的特点。约 2/3 颈椎损伤发生在下颈椎,骨折最常发生在 C6 和 C7,脱位最常于 C5~C6 和 C6~C7之间发生。近 1/5 的损伤发生于 C7~T1,使颈胸交界亦非常重要。

目前有很多诊断和治疗下颈椎损伤的理念。下颈椎的解剖是独特的,由于下颈椎手术器械的广泛使用,使我们必须对此进行深入研究。了解生物力学的原则和下颈椎稳定的概念对于最终的治疗至关重要。一些以外固定架作为最终治疗的病例可以参见第 27章,但对其他患者来说,前路或后路的开放手术是适用的。

第一节 下颈椎解剖

一、大体解剖

(一)骨性结构

从 C3~C7 的每一节椎体的骨质构成及与其邻近的关节结构是相对固定的(图 29-1)。每一节颈椎包含椎体,椎弓根向后延伸至侧块及椎板,围成供脊髓通过的骨性结构。发自椎体后外侧角上表面的重要结构是钩突,与上位椎体下表面形成 Luschka 钩椎关节。钩椎关节是进行前路间盘切除及椎体次全切除术中重要的解剖标志。

椎弓根向外延伸,自侧块向前形成横突,神经根从其上表面经过。横突的环形缺损称为横突孔,椎动脉沿此穿行,典型病例从 C6~C7 之间穿出。

侧块包含上下关节突(见图 29-1),横断面可见,

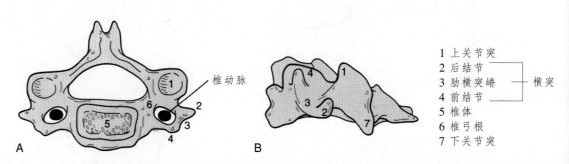

图 29-1 下颈椎骨性结构。上面观(A)及左侧面观(B)。注意:椎弓根(6)非常短并与上关节突(1)形成向内的角度。注意侧块[包含上关节突(1)及下关节突(7)从侧面观形成的菱形结构。椎体上表面(5)后外角隆起形成钩椎关节。(From Mirza, S.K.; Anderson, P.A. Skeletal Trauma, 3rd ed., New York, W.B. Saunders, 2003.)

下关节突行走于下方椎体上关节突后方,这种叠瓦状结构的异常可以通过轴位 CT 扫描发现(图 29-2)。

椎板自侧块向后内延伸,于中线融合形成棘突。棘突在 C3~C5 和通常的 C6 水平是分叉的。C7 棘突通常是下颈椎最明显的背侧结构,是后侧入路常用的切口标志。

(二)非骨性结构

脊椎最重要的非骨性结构是椎间盘。类似腰椎,椎间盘包含中央胶状的髓核及围绕其外的强健的纤维环。椎间盘上下以终板为界,外侧以钩椎关节为界。椎间盘是运动节段的重要稳定结构。

下颈椎的一些重要韧带提供稳定作用(图 29-3)。

前纵韧带和后纵韧带自上而下贯穿整个椎体前后面。黄韧带位于椎板间。棘间及棘上韧带分别位于棘突间及其上。虽然在大多数解剖书中棘间韧带及棘上韧带分别记述,但二者本质上是连续的,并形成"项背韧带"复合体。

第二节　颈椎的生物力学稳定机制

颈椎提供活动度及弹性,通常情况下不伴疼痛或神经结构损伤。不幸的是,这种活动度会因为头部的减速或突然体位变化而产生间接损伤。上颈椎 C2 以上担负大部分旋转及屈曲运动,每一下颈椎节段负担

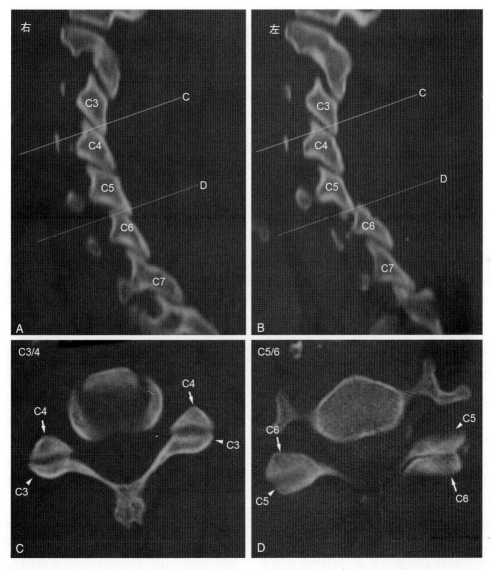

图 29-2　下颈椎呈叠瓦状。在矢状位 CT 可以清晰展示右侧(A)及左侧(B)关节突结构。在 C3~C4 轴位像(C),C4 上关节突在 C3 下关节突前方。(D)在伤椎水平,右侧关节突关系正常,C6 上关节突位于 C5 下关节突前方。但在左侧,C5 下关节突位于 C6 上关节突前方。

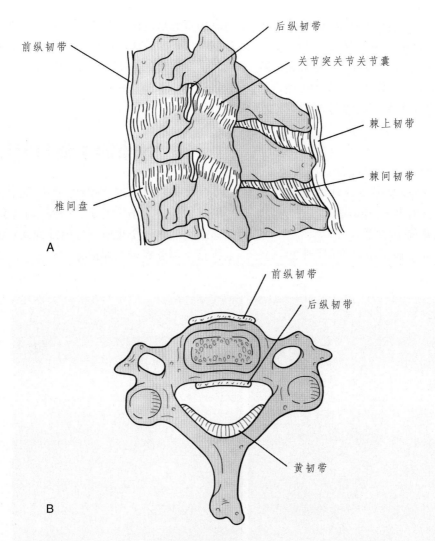

前纵韧带

后纵韧带

关节突关节关节囊

棘上韧带

棘间韧带

椎间盘

A

前纵韧带

后纵韧带

黄韧带

B

图 29-3 下颈椎的韧带连接。此图说明了支持下颈椎椎体的重要韧带结构,为侧面观(A)及上面观(B)。(From Mirza, S.K.; Anderson, P.A. Skeletal Trauma, 3rd ed., New York, W.B. Saunders, 2003; A, redrawn from Anderson, P.A. In: Hansen, S.T.; Swiontkiowski, M.F. Orthopaedic Trauma Protocols, New York, Raven, 1993. B, from White, A.A.; Panjabi, M.M. Clinical Biomechanics of the Spine, 2nd ed. Philadelphia, J.B. Lippincott, 1990.)

大约 8~10 度屈伸活动及 3~5 度轴向旋转[72]。每一个颈椎节段都参与侧屈运动,但主要由 C2~C3,C3~C4,C4~C5 完成。

　　在评估及治疗颈椎创伤时对于颈椎稳定性概念的理解非常重要。临床应用 White 和 Panjabi 提出的"在生理载荷下脊柱结构无破坏、无原发或继发神经损害、无明显畸形及疼痛"的概念[113]。本质上,是在正常载荷下的无痛、无神经损害及畸形的正常活动。

　　从整体上看,骨性解剖结构提供较少的下颈椎稳定。这在从前方的椎间盘到后方的韧带结构完全损害的严重双侧脱位病例中得到了很好的证明。这样的病例高度不稳定,虽然骨性结构并无明显损害。故例如

韧带及椎间盘等非骨性结构是维持脊柱稳定性的重要结构。

一、下颈椎的解剖组成

　　前方结构包含前纵韧带(ALL),椎间盘,椎体,横突间韧带及后纵韧带(PLL)[113]。前纵韧带是多层韧带,走行于椎体及椎间盘的前表面,覆盖腹侧的一半。前纵韧带表层纤维与多节段交叉,深层纤维在单个节段相关联[61]。在腹侧,前纵韧带及纤维环的胶原纤维主要抵抗张力。认识到颈椎间盘与腰椎间盘结构明显不同非常重要。Mercer 和 Bogduk 指出颈椎纤维环前部厚,向后逐渐变薄[61],故在轴向呈新月形,与腰椎间盘的典

型"果冻甜甜圈"状不同。与腰椎的片状结构不同,颈椎间盘前纤维环呈交织状,并与两终板间的骨间韧带相联系,与前纵韧带一同防止过伸。因为前纤维环较多层前纵韧带短而深,故过伸时先于前纵韧带损伤[106],故可以解释没有明显前纵韧带损伤的前间盘损伤的发生机制[99]。在严重的过伸损伤时,二者可同时损伤[41]。

因为后纤维环较薄,故无法完全抵抗屈曲。后纵韧带覆盖于椎管内加强了后纤维环。类似前纵韧带,后纵韧带也是多层结构,深层依附于邻近椎体,表层与多节段间相联系。整个下颈椎的后纵韧带和前纵韧带在强度和生物力学功能类似[82]。在颈椎的每个节段,后纵韧带较前纵韧带稍宽[83],但后纵韧带和后纤维环均不能增强钩突部位,而此处是椎间盘突出的主要部位[61]。

二、下颈椎的后方组成

后方组成位于后纵韧带后方[113],这些结构包括关节突、椎板、棘突,还包括关节囊、黄韧带。黄韧带走行于上位椎板前下表面和下位椎板上后表面之间,约5mm厚,较胸腰段薄[74]。其弹性蛋白使其呈黄色并具备抗张和部分屈曲功能。随着年龄增长,黄韧带逐渐增厚、僵硬,致使过伸时背侧脊髓受压。

颈椎关节囊较胸腰段更薄[74],包裹上下关节突,后侧最薄,前外侧最厚[107]。在尸体模型上,Onan 及其同事指出下颈椎关节活动度很大,一旦关节突与周围骨性结构分离,关节囊对于正常解剖关系的维持起不到重要作用[68]。实际上,关节囊在关节几乎脱位前起不到限制屈曲的作用,故关节囊只有在关节极度屈曲的情况下能起到部分限制作用。Panjabi 及其同事模拟了甩鞭伤模型[75],指出关节囊(和后纵韧带)极少遭受明显损伤。这些数据提示关节囊较少起到下颈椎稳定作用,我们应注意在后路手术中不去损伤非融合节段的关节囊,因为这可能导致邻近节段半脱位(图29-4)。

棘间和棘上韧带走行于每一个椎体的棘突之间,与胸腰段相比,其发育水平较低。这些韧带与在枕外隆突和C7棘突之间的连接棘突和皮肤的三角形项韧带相交织。棘间韧带和棘上韧带与脊柱前方距离最远,也承担了抵抗屈曲张力的最重要作用。在如前所述的 Panjabi 及其同事的观点中,棘上韧带和棘间韧带最容易损伤,即便是在低能量实验中也是如此[75]。项韧带的作用在实验中被忽略掉了,其原因是在尸体实验中已事先予以切除。Takeshita 及其同事指出项韧带具备限制屈曲的作用[105]。切除项韧带可增加颈椎屈曲活动度28%。进一步切除棘上、棘间及黄韧带,屈曲活

动度增加52%。

三、不稳定的量化

不稳定程度是决定如何治疗下颈椎损伤的重要因素。最重要的是,颈椎不稳定并非"二元现象"(例如稳定与不稳定),而是一个严重程度的连续轴。处理颈椎外伤最重要的挑战就是明确不稳定的程度并决定何种治疗方案是最优的。

WHITE 和 PANJABI 颈椎不稳定清单

1975 年,Panjabi、White、Southwick 和 Johnson 博士发表了下颈椎创伤的生物力学研究结果[77,115]。这个实验评估了软组织在包含两个邻近节段椎体和相关软组织的"脊柱功能单位"(FSU)中的作用。施以 25%的体重载荷,对脊柱功能单位进行模拟屈伸运动,采用上位椎体对于下位椎体的相对运动,测量固定椎体。之后延由前到后或由后到前的顺序连续切割软组织继续测量。

笔者注意到,单纯切除韧带组织只会引起脊柱单位完全损伤前很小的活动度增加。他们指出,只有当前方组成或后方组成完全被破坏后才出现当无论在休息位或屈伸位出现 2.7mm 以上的移位和两椎体间矢状成角大于 11°的不稳定。将标准侧位片放大30%,2.7mm 的移位将放大为 3.5mm。这种放大关系与 CT无关,仍采用 2.7mm 的标准。

Panjabi 及其同事发展了一项轴向牵拉实验用以评估颈椎的动态稳定性[94,114]。这基于轴向拉伸相较屈曲和伸展较少出现神经损伤的理论。在实验中,患者仰卧,进行标准 72 英寸侧位像检查。牵引头部,依 10磅步进,直至达到体重的 1/3,在每一次增重过程均摄片。阳性结果为出现神经症状、间隙增加 1.7mm 或大于 7.5°的矢状成角。

从此实验,White 和 Panjabi 列出了一份计算损伤后生物力学严重程度的清单,在清单中,以下项目每项 2 分:前方组成破坏,后方组成破坏,拉伸试验阳性,矢状面移位大于 3.5mm 或休息位矢状成角大于11°。清单外还有其他重要因素的加分:脊髓损伤 2 分。以下情况出现每项 1 分:椎间盘变窄,发育性椎管狭窄,神经根损伤,预期的危险负重。大于 5 分曾被认为是下颈椎不稳定[113]。

White 和 Panjabi 的清单第一次为临床阅片和评估颈椎不稳定提供了实用指南,虽然声称基于生物力学实验,但其真实性和可靠性却从未在临床中证实

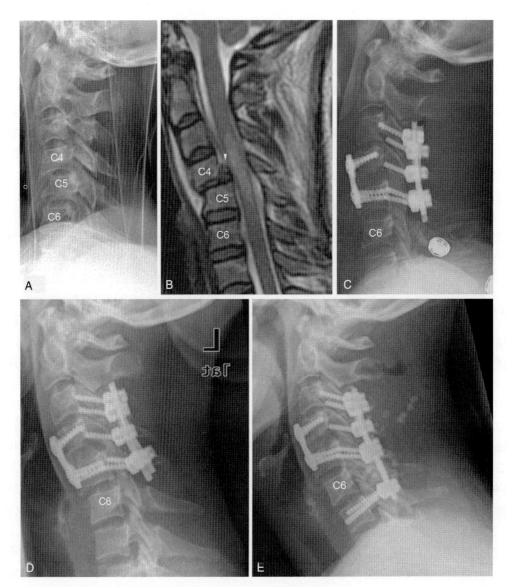

图 29-4 后路固定术后半脱位。不损伤非融合节段关节囊非常重要。患者单侧 C4~C5 关节脱位(**A**),不完全脊髓损伤。MRI 显示 C4 椎体后方间盘信号(白色箭头)。首先进行前路 C4~C5 间盘切除融合,之后行后路 C3~C5 复位内固定。(**C**)术前未见 C5~C6 水平损伤,后路固定中也未见损伤。术后 10 日,C5~C6 水平出现严重后凸(**D**),需要延长固定至 C7。(**E**)在翻修术中见 C5~C6 关节囊破坏。

过。此外还有一点局限在于没有同期活体创伤的对照。此实验仅考虑韧带结构,并未考虑骨组织,并仅考虑了单节段的屈伸运动,并非整个颈椎。仅使用侧位片而没使用当时没有而目前广泛使用的技术,例如螺旋 CT 和 MRI。牵拉实验和动态屈伸位片在急性颈椎损伤患者中并不适宜。在清单的第二部分,椎间盘变窄和危险负重交代的并不详细,并且与发育性椎管狭窄的关系也不明确。此外,从侧位片判读移位和成角容易受到误导,虽然清单中提到除非矢状面移位大于 3.5mm,或休息位矢状成角大于 11°,否则不会出现不

稳定,但并非不满足这两项的下颈椎损伤患者就不存在颈椎不稳定的问题。实际上,很多患者的前柱或后柱损伤很明显但移位小于 3.5mm。此清单只是得到二元的结果,并未意识到潜在的颈椎不稳定的存在。最终,这份清单并未提供良好的指南。

其他人也尝试将颈椎损伤进行量化。Louis 提出颈椎类似于三脚架的三柱结构,即前柱和两个侧柱[55]。每个柱的损伤赋值 0.25、0.5 或 1 分,取决于严重程度,之后总分相加。大于 2 分认为是不稳定。与 White 和 Panjabi 的清单类似,这个系统未被应用于实践。

Allen 和 Ferguson 提出了一种机制分类系统,将类似机制的损伤程度进行分层[6],并已经被生物力学研究中的颈椎损伤分类所广泛使用,但同样没有应用于实践。

Anderson[11]和 Moore[63]及其同事最近提出了颈椎损伤严重程度评分,用以定量评估不稳定。此评分基于四柱理论:前后柱及左右侧块。前柱与 White 和 Panjabi[113]描述的类似。每个外侧柱包含侧块,椎弓根,关节突及关节囊。后柱包括:椎板、棘突、黄韧带及项韧带。每一柱使用视觉量表进行 0~5 分赋值,类似于疼痛评分。依损伤的严重程度增加,分数递增。例如:无移位骨折 1 分,最严重的移位 5 分。如果某一柱无损伤则为 0 分。颈椎损伤严重程度评分见图 29-5。颈椎损伤严重程度评分为四柱总分,为 0~20 分(图 29-6)。

颈椎损伤严重程度评分已经证实在评估及处理颈椎损伤的信度和效度良好。50 个研究者对 40 个病例的平片和 CT 进行评估,组内观察者可靠性出色,平均组内相关系数为 0.98,类似的,组间观察者可靠性出色,平均组内相关系数为 0.88[63],该系统似乎可有效地预测损伤的严重程度,分数大于 7 的患者进行手术治疗。65%大于 7 分的患者出现了神经损伤,而小于 7 分的患者只有 15%存在神经损伤[11]。

第三节　损伤机制和分类

临床医生面临的一个重大挑战是在病史的基础上重建损伤是如何发生的。利用对损伤机制的理解,推断何种稳定结构被打乱,然后利用所得进行治疗决策。不幸的是,它是非常困难的,即使确切知道何种力量在创伤发生的时刻作用于颈椎不是不可能的。在大多数情况下,脊椎损伤间接发生,碰撞头部(例如,跳水头撞击浅池池底),或胸部的加速、减速(例如,高速追撞)的影响。这些外力是怎样转移到颈椎取决于许多因素,如外力的大小和方向,影响颈椎时的位置以及颈椎的生物力学特性(例如老人与青年个体的脊柱柔韧度差异)。拼凑成一个"损伤的机制"是困难重重。

在生物力学的研究中,即使很好地控制了条件及充分理解了损伤的机制,所造成的伤害往往是不可知的。有趣的是,创伤时刻头部的移动可能无法解释其造成的伤害。Nightengale 及其同事使用模拟躯干负荷在距头部约 60cm 的高度撞击中立位颈椎及头部尸体标本[66]。令人惊讶的是,作者发现,冲击头部的方向

与伤害类型不符。头部弯曲 6 例中,只有 1 例垂直压缩而有 4 例牵拉型损伤。值得注意的是,在这 6 个样本中没有屈曲型损伤。在其他 5 个标本头仰伸状态的实验中,出现 3 例垂直压缩。对于这些意想不到的和自相矛盾的结果的解释是,整个颈椎在损伤中并未表现为一个整体,受到外力影响后,脊柱的某些部分被迫拉伸,其他被迫屈曲(图 29-7)。这些体外实验的限制是,只施加了简单的外力(例如,中立位垂直撞击)。

在使用放射结果作为寻找内在生物力学机制时需要考虑的一个重要因素为:X 线片往往低估发生在损伤瞬间的骨回缩和塌陷的程度。在初步评估时,移位可以通过静态影像体现,但椎管侵占程度可能远比损伤即刻轻。在轴向载荷损伤模型中,Chang 及其同事测量结果显示:损伤后的残余椎管侵占量显著低于损伤过程中发生的水平[18],此外,轴向椎体高度损失量也是如此。因此,如果使用这些参数来解释位移,成角,或椎管侵占的程度,必须做到谨慎。不稳定骨折,可能处在相对稳定的状态而在平片中被低估了。

因此,我们重建下颈椎外伤的损伤机制的能力是有限的。尽管如此,颈椎损伤最普遍接受的分类方法是根据损伤的机制指定的。这就是 Allen-Ferguson 分类制度,我们在这里具体讨论下颈椎损伤的分类。

一、Allen-Ferguson 下颈椎损伤分类

1982 年,Allen 及其同事提出了根据损伤机制制定的颈椎损伤的分类方法[6],这些作者回顾性分析 165 例下颈椎损伤,并试图将一个特定的损伤机制与"一种明确的外伤史"相关联,记录受伤时头部和颈部姿势,外力的部位和方向,外伤的确切情况。然后,他们根据假定的损伤机制和 X 线外观的表现,依据"最初的主导模式"分成六类,包括:①屈曲压缩(CF),②垂直压缩(VC),③牵拉屈曲(DF),④压缩伸展(CE),⑤牵拉伸展(DE),⑥侧屈(LF)。牵拉屈曲损伤是最常见的,为 61 例(37%),其次是压缩伸展 40 例(24%),屈曲压缩 36 例(22%),垂直压缩 14 例(8%)。牵拉伸展 9 例(5%)和侧屈受伤 5 例(3%)是比较罕见的。每一类型依严重程度不同进行分度。

Allen-Ferguson 的机制分类有几个非常重要的局限。它基于 X 线片,不包括更先进的成像技术,如 CT和 MRI。假设的损伤机制是从已发生的病例回顾而来,作者假定伤害是一个单一的主要机制的结果(虽然他们没有意识到损伤与次要外力也是有关的)。Allen 和 Ferguson 分类从未进行可靠性测试,因此,它

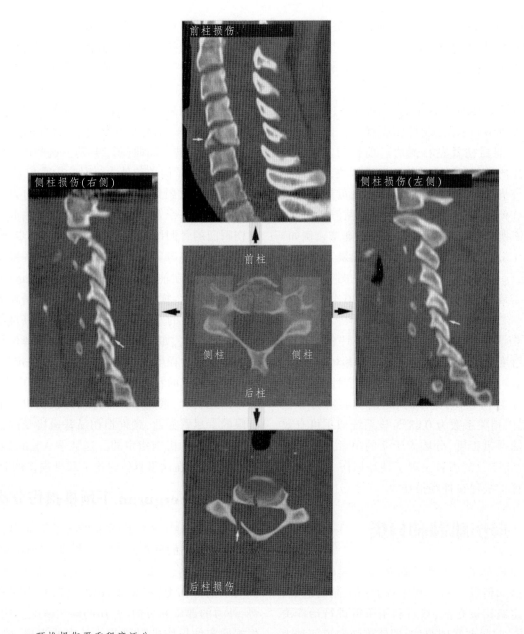

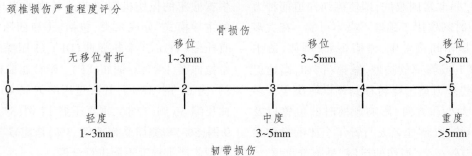

图 29-5　颈椎损伤严重程度评分　这个评分系统可用于量化损伤程度,指导治疗。颈椎被分为四柱(前柱、后柱及左右两柱),每一柱的严重程度采用平片及 CT/MRI 等影像学结果评判。使用下方的可视化量表评判每一柱的骨与韧带损伤严重程度。0 为无损伤,5 为最严重的损伤。四柱评分之和为颈椎损伤严重程度评分。

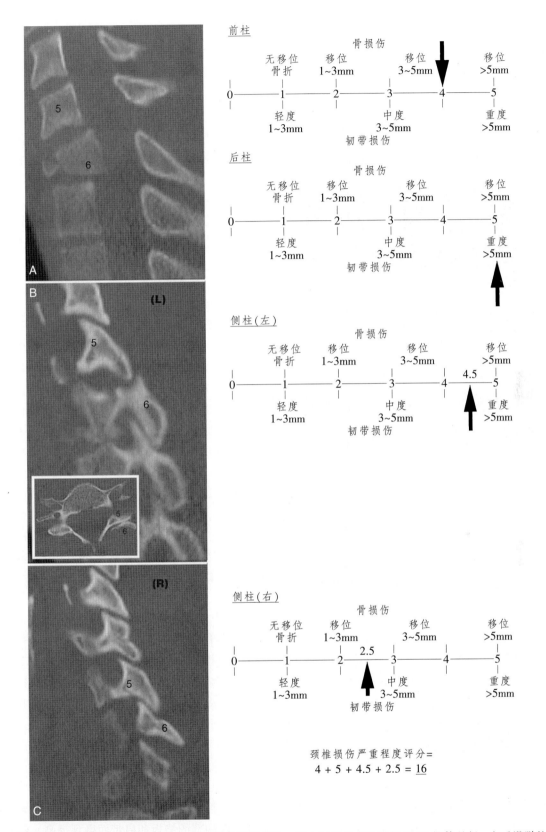

图 29-6　颈椎损伤严重程度评分的应用。此患者屈曲压缩损伤。正中矢状位 CT(**A**)提示 C6 椎体骨折。向后滑脱的 C6 椎体侵入椎管,C5~C6 棘突间隙增宽。基于颈椎损伤严重程度评分,前柱 4 分,后柱 5 分。左侧重建(**B**)提示 C5~C6 关节脱位,为 4.5 分,右侧重建(**C**)提示 C6~C7 关节分离,为 2.5 分。四柱总分 16 分,大于 7 分提示明显不稳定,具备手术指征。

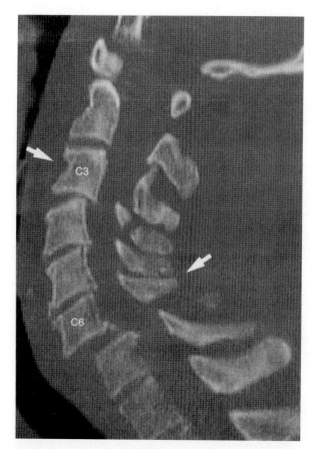

图 29-7　单次创伤的多种损伤机制。即使受伤患者清楚记得受伤过程，允许医生估计颈椎损伤的机制，但由此产生的损伤可能不会如此简单地解释。这个 67 岁的农民受伤时，500 磅的干草包直接掉到他的头上。矢状 CT 显示 C3～C4 的椎间隙增宽，合并后方结构的后移与压缩（上方箭头），是严重过伸伤的表现。不过，他合并 C6 前凸及双侧小关节脱位和棘突骨折，是过屈损伤的表现（下方箭头）。剧烈的轴向载荷（由 Nightengale 及其同事描述）可以解释这些看似矛盾的损伤模式。

的效用是很有限的。尽管如此，Allen 和 Ferguson 分类系统为下颈椎损伤的各种随后的讨论提供了一个有用的框架。

第四节　患者的评估

患者评估，包括病史，体格检查，影像检查，在第 25 章：《脊柱损伤患者的初步评估和应急治疗》进行了讨论。

第五节　总体处理思路

治疗的目标是防止进一步的神经损伤，复位骨折脱位，并提供一个稳定、无痛的脊柱。评估过程的目的是确定脊椎损伤，然后分类进一个特定的损伤类别。对于每个受伤类别，个性化和理性的态度是必需的，要考虑到三个主要因素。

首先，损伤导致的机械不稳定程度必须加以考虑。在一般情况下，越不稳定，就越有可能需要手术固定。反过来也是如此，相对稳定的患者可能仅需要外部固定制动。

其次，应探究需要神经减压的可能性。例如，持续的下颈椎损伤脊髓压迫的存在对治疗起着决定作用。可直接进行减压手术取出致压物，或可间接达到减压目的。

第三，应考虑任何可能会影响个体患者治疗的情况。这样的患者因素包括存在不连续的脊髓损伤或严重的多系统损伤，吸烟史，合并症和社会因素。例如，一个肥胖的患者是否可以通过外固定作为最终治疗。

严重的脊髓损伤患者往往合并很多其他的伤害，并因呼吸并发症的风险需要长时间停留在重症监护病房。一般来说，多发创伤患者脊髓损伤的最佳治疗是坚强内固定。这种做法有利于早期活动和使患者及临床治疗团队较少依赖一个笨重的外部矫形装置进行固定。

考虑这三个问题——机械不稳定、神经减压和患者的因素，可以得出治疗下颈椎损伤的理性决策。由 Anderson 及其同事提出的颈椎外伤严重程度评分提供了一个简单的算法，量化机械不稳定，也为治疗决策提供了指导。

一、非手术治疗的原则

如果作出非手术治疗颈椎损伤的决定，应从各种市售的颈椎固定装置中选择最合适的矫形器。从概念上讲，这些可分为头胸固定背心（颈胸矫形器）和那些单纯包围颈部（颈围）的支具。颈胸支具使用硬性的头钉（例如 Halo 架），或非硬性带（例如，Minerva 和 SOMI 支具）。围领，无论是硬的，例如 Philadelphia，Aspen 和 Miami 围领，或软的，如一个简单的泡沫领。读者可以在第 27 章得到一个更全面的讨论。

在一般情况下，颈椎矫形器的强度从理论上因延伸到围绕胸部的垫板和肩带而得到提高。Halo 架提供所有颈椎矫形器中最大的固定程度，但正确的头钉布局，头钉护理，依从性良好的患者，是其安全和有效使用所必不可少的，并可避免针道并发症。此外，Halo 架不提供刚性的脊柱固定，因此必须在使用之前非常谨慎判定机械不稳定的程度,以确定这种治疗是适合的。

　　在一个活体的射线研究中,Anderson 及同事发现使用 Halo 架的患者在从仰卧位到坐位的过程中仍可能出现移位[9]。他们观察到在受伤的水平超过 75% 的病例有超过 3°成角的 1mm 的位移。这些研究结果已经在临床经过 Halo 架和手术治疗的患者的比较研究中得到证实[35,50]。Halo 架固定在这些研究中,临床效果在远期不愈合和畸形发生率方面明显高于手术治疗。但这些意见并不能否定 Halo 架在处理颈椎损伤中的作用,但应当注意 Halo 架是否能对已经存在的不稳定发挥固定作用。硬质围领对于颈椎中段的限制运动能力大于下颈椎,在下颈椎较明显的屈曲无法被抗拒。软项圈对于节间不稳定疗效有限,不应作为不稳定损伤的固定装置。它们可用于轻微软组织损伤。

　　放置矫形器后,患者应该行直立位的 X 线片,确保出院前颈椎维持满意的曲度。同时,这种立位射线检查可以重新评估由 Anderson 及同事提出的即使有 Halo 架,体位变化时仍可能出现的移位[9]。这个简单的测试偶尔可以发现患者具有显著不稳定损伤。如果对线是令人满意的,后续第 1~2 周之内的 X 线片可有助于确保对线维持良好,矫形器装配正确,患者无针道感染或皮肤破损。每 4~6 周定期随访是重要的,屈伸位片 8~12 周后进行,以确认良好的愈合。

二、手术处理的原则

　　使用内固定治疗下颈椎外伤已成为越来越普遍的干预措施,具有改善不稳定和易于应用的特点。颈椎内固定手术稳定治疗提供了许多优于石膏或牵引的优势。亦优于任何外固定所提供的稳定,在更好地对线条件下提供更可靠的愈合。

　　手术治疗对于颈髓损伤患者有特别重要的作用。直接去除骨块或间盘可能是脊髓有效减压的唯一手段。如果减压不是必须的,则这种损伤可能较 X 线与之类似的无神经功能缺损的损伤更为不稳定,所以手术稳定仍然可以基于改善不稳定的目的而进行。它还允许无神经损伤的患者早期活动。此外,人们普遍认为,持续的运动对于急性脊髓损伤是不利的。脊柱内固定所提供的稳定优于外部固定装置。即使后者被认为可以提供足够的稳定。

三、与手术稳定有关的解剖

　　对于避免因下颈椎螺钉位置的问题造成的重大医源性并发症的发生,了解基本的解剖基础是必不可少的。然而,尽管现有的形态学数据对于螺丝的长度和轨迹提供有用的指引,但个体之间的差异,使医生审阅术前影像学资料并为每一个患者的固定位置进行计划非常重要。

(一)侧块

　　侧块是下颈椎一个有用的置钉点,它起到外侧"支柱"的作用。它毗邻上下关节突,外侧观呈菱形。自上而下,下颈椎关节突的斜率增加,并更加垂直。例如,在下颈椎上部小关节角度约 35°,而下颈椎下方接近 65°[62]。因此,关节突越垂直,侧块厚度越减小,使得 C7 侧块往往太薄,难以作为一个螺钉固定点(图 29-8)。C7 侧块的限制,使得椎弓根螺钉在 C7 节段水平更为普及。

　　侧块周围非骨性结构的关系也是至关重要的。神经根,直接出现在横突前,容易拧穿损伤。Ebraheim 及

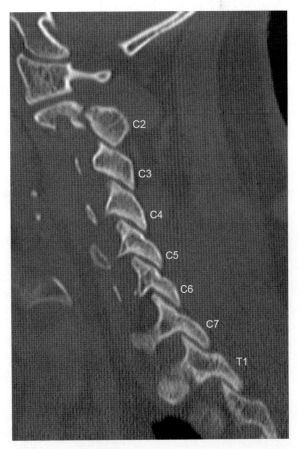

图 29-8　下颈椎侧块的解剖改变。这个 39 岁的患者 C2 Hangman 骨折,下颈椎小关节的逐步倾斜,请注意,C6 和 C7 的侧块与 C3,C4 和 C5 相比在前后平面非常薄,因此很难获得稳定的螺钉固定。

其同事进行尸体研究后报告,侧块腹侧皮质和神经根之间的距离为最小的 C7 的 1.2mm,在 C5 达 2.3mm,距离低于 0.3mm 的也在一些标本中发现[28]。神经根腹侧为椎动脉。椎动脉在横突孔内走行,约在侧块内侧面前方 15mm(图 29-9)[70]。

1.侧块螺钉固定

由于与神经根、椎动脉和脊髓之间密切的解剖关系,侧块螺钉的位置错误可能会导致不良并发症[44]。侧块螺钉固定需要确定侧块的边界。内侧的边界是在椎板和侧块之间的"谷"中(图 29-10)。

外侧缘为侧块与软组织的边界。头部和尾部的边界是各自的小关节。在平衡安置位置,安全性,易用性和力学强度之后,一些技术被描述出来用以指导侧块螺钉的轨迹和置入点[8,10,46,92]。重要的是要记住,观察侧块后侧皮质,侧块形成矩形,沿周围的小关节关节突向上倾斜。考虑到这一概念,螺旋轨迹的各种技术只是试图安全地留在此区域内,以尽量减少螺钉尖端穿出,损伤神经血管的机会(图 29-11)。

Roy-Camille 技术主张由侧块中心点开始,然后在横向平面钻出来偏外 10°向前直行的钉道[92]。由于钉道的目标不是向上,尖螺丝可以在不经意间穿入下方非融合关节。Magerl, Anderson 以及所有指向上的螺钉技术可与关节突关节平行[8,10,46]。这些技术倡导由中线稍内侧开始,然后瞄准矢状面向上和横向平面向外

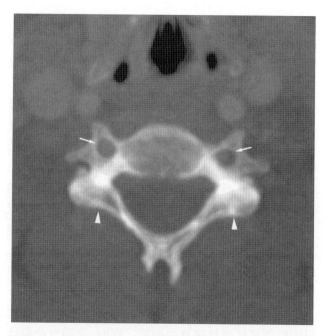

图 29-9 横突孔和侧块之间的关系。从后路,医生能够看到和感受到的侧块后表面(箭头)。侧块螺钉的位置,重要的是要记住,椎动脉经过的横突孔(箭头)在侧块内侧半前方。因此,引导螺钉向外可减少椎动脉损伤的风险。

15°~25°。可将钻头沿棘突放置(图 29-12)。如果将侧块分成四个象限,这些技术旨在将螺钉尖入外上象限。螺钉横向外摆降低椎动脉受伤的风险。指向上方减少穿入下方非融合关节的风险。此外,斜轨迹长于

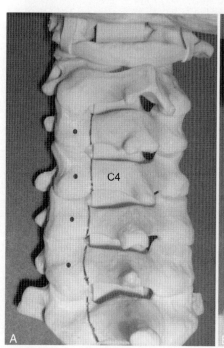
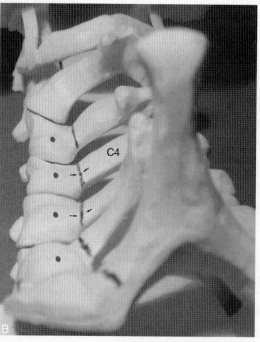

图 29-10 侧块解剖。侧块边界是选择一个适当的螺钉插入点的关键。侧块的形状从后方看像一个矩形(A)。侧块内侧边界在模型上被描绘出来,(B)为下面观,"谷"为侧块与椎板交界处(箭头)。上,下边界是指小关节表面,外侧缘为侧块边缘。建议的螺钉插入点被描绘成黑点。

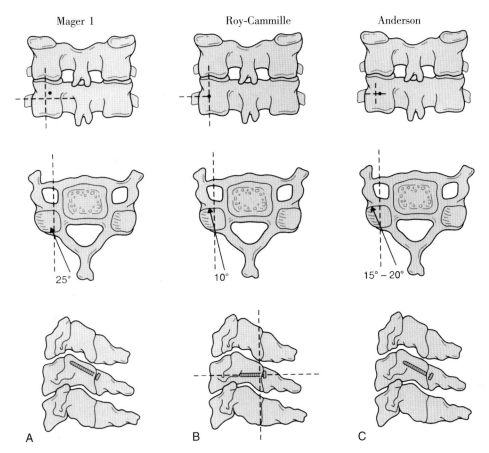

图 29-11　侧块解剖和侧块螺钉技术。各种技术指导侧块螺钉的安全放置。在一般情况下,这些技术的植入点和角度的差别不大。在 Magerl 技术(A),其置钉点是侧块中心内侧、头侧 1~2mm,向外 25°并向上 30°,与小关节平行。(B)Roy-Camille 技术,其置钉点是侧块中心,螺钉直线前进并向外 10°。(C)Anderson 技术,其置钉点是侧块中心内侧 1~2mm,向外倾斜 15°~20°,向上 20°~30°。(From Mirza, S.K.; Anderson, P.A. Skeletal Trauma, 3rd ed., New York, W.B. Saunders, 2003. Originally redrawn from Abdu, W.A.; Bohlman, H.H. Techniques of subaxial posterior cervical spine fusions: An overview. Orthopedics, 15:293, 1992.)

Roy-Camille 技术直线前进的轨迹,从而允许植入稍长的螺钉。一般认为失败的外摆增加椎动脉损伤的风险(图 29-13)[20]。

虽然理论上讲,置入尽量长的螺钉达到双皮质固定具有优势,但在体外生物力学测试显示双皮质和单皮质螺钉之间的优势不大[97]。在非锁定钉板系统中双皮质可能有优势。然而,这与目前钉棒系统的相关性较小。因此,除了在不常见的情况下,作者建议单皮质固定,以减少危及周围神经血管结构的风险。

当采用"向上和向外"侧块螺钉置入技术时,一些技术方面应予以考虑。首先,获得适当的向上轨迹,应降低拧入手在尾部的位置。在放置在 C3 或 C4 的螺钉时这不是一个问题。然而,在尾端,伤口软组织阻碍置钉,因此,皮肤和筋膜切口可能需要延长,以达到适当的轨迹。其次,侧块向上钻孔时,重要的是保持钻头向下的力量,使钻头不至于造成背侧皮质骨折。这并非罕见,特别是在骨质疏松患者,背侧皮质断裂时会钻在一个陡峭的平面上,还会造成穿出外侧皮质。最后,如果置钉点是太过偏外,向上和向外的方向可能导致侧块侧面骨折。为了挽救这种情况,可选择更内侧的起点, 可以选择 Roy-Camille 技术遵循更笔直向前的轨迹。然而,不能比 8~10mm 的螺钉更长,避免椎动脉损伤(见图 29-9,图 29-13)[9,13]。

(二)颈椎椎弓根

颈椎椎弓根螺钉内固定已被推崇为改善结构稳定性的方法, 但它也显著增加血管神经损伤的风险。除 C7 外,椎弓根螺钉置入在技术上是非常具有挑战性的,除非在特殊情况下,否则作者不建议使用。解剖学上,颈椎椎弓根延椎体向后偏离正中矢状平面约 40°~45°的角度 (图 29-14)。椎弓根明显高大于宽,4.5~6.0mm 宽,约 7.0mm 高[12,58,85]。实际内侧松质骨的

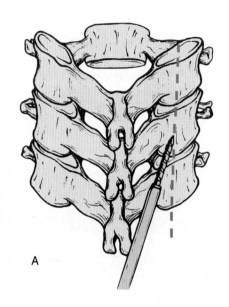

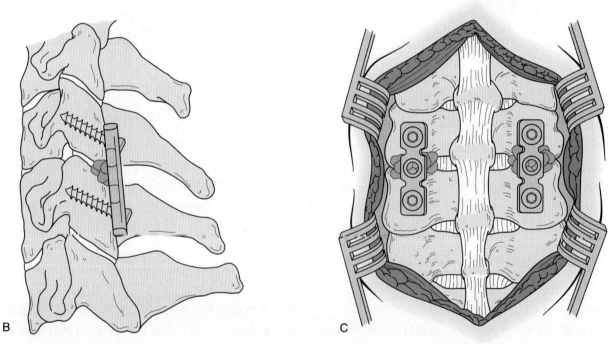

图 29-12　侧块螺钉插入技术。为了帮助指导横向螺丝外摆,可以将钻头放置于棘突(**A**)。螺钉方向向上平行于小关节(**B**)。为促进融合,小关节应粗糙化并植骨 (**C**)。(Modified from Mirza, S.K.; Anderson, P.A. Skeletal Trauma, 3rd ed., New York, W.B. Saunders, 2003.)

直径较小,外侧骨皮质厚度较大,Rezcallah 及其同事报告约占外径 1/2(2.3~3.0mm[85])。偶尔椎弓根是坚实的皮质骨[48]。沿椎弓根外侧面的皮质骨最薄,毗邻椎动脉[76]。

椎动脉在椎弓根外侧上升。在 C7 水平置入螺钉的比其余下颈椎节段更安全。硬膜囊沿椎弓根内侧行走。在腰椎水平神经根走行在切迹中,而颈椎神经根位于椎弓根上缘。Ugur 及其同事经尸体研究发现,椎

弓根与这些结构关系紧密,椎弓根内侧和上表面与硬膜囊和神经根之间没有空间存在[108]。椎弓根下缘与神经根距离约为 1.0~2.5mm。

女性颈椎椎弓根比男性小。亚洲人比非亚洲人小(亚裔女性最小,最不适宜椎弓根螺钉)[117]。关节病,如类风湿关节炎可以显著改变椎弓根解剖。尝试置入颈椎椎弓根螺钉前通过 CT 对椎弓根解剖仔细观察是必不可少的。

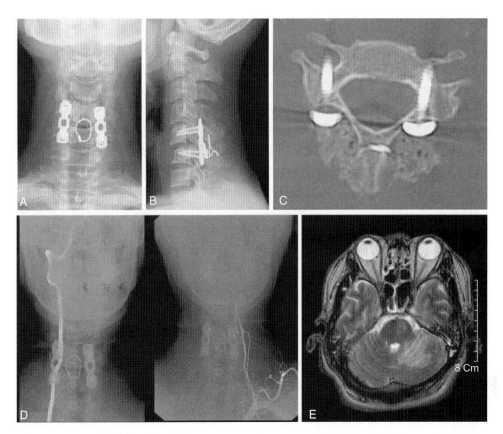

图 29-13 侧块螺钉错位继发椎动脉损伤。这例由 Cho 及其同事报告的病例：41 岁男性，C5~C6 小关节脱位 (**A,B**) 进行后路内固定。患者发生了椎动脉损伤，见血管造影 (**D**) 和小脑梗死 (**E**)。轴向 CT(**C**) 和正位 X 线片 (**A**) 表明，螺丝没有指向外，左侧的置钉点是太靠内。这种情况展示了外科解剖学和螺钉外摆的重要性。(Reprinted from Cho, K.H.; Shin, Y.S.; Yoon, S.H.; et al. Poor surgical technique in cervical plating leading to vertebral artery injury and brain stem infarction case report. Surg Neurol 64:222 - 223，2005. Reprinted with permission from Elsevier.)

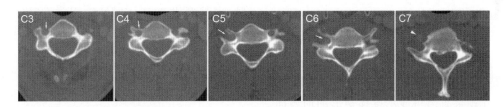

图 29-14 下颈椎椎弓根和椎体解剖。此图描绘一个健康的 42 岁男性每个水平下颈椎水平的颈椎椎体及椎弓根。请注意，椎弓根与侧块成角很大 (约 40°~45°) 并邻近椎动脉所在的从 C3~C6 沿椎弓根前缘的横突孔 (箭头)。在 C7 处，椎动脉 (箭头) 脱离与椎弓根的密切关系，螺钉安置在这个水平很安全。还要注意，朝远端下颈椎椎体逐渐扩大。

颈椎椎弓根螺钉固定

除 C7，椎弓根螺钉置入手术是技术上的挑战。虽然椎弓根螺钉可能较侧块螺钉具有生物力学优势[51,78,87]。其对神经血管的潜在危害应与侧块螺钉的易用性和安全性相比，进行权衡。安置椎弓根螺钉最大的风险是在 C3~C6 水平损伤椎动脉，并可能因为椎弓根的狭窄和外侧骨皮质的薄弱导致风险增高，更容易进入横

突孔。椎弓根内侧陡峭的角度 (40°~45°)，也使得它更容易突入横突孔。Ludwig 及其同事证明，使用解剖标志指引颈椎椎弓根螺钉置入的皮质穿孔率在 87.5%，2/3 出现神经血管结构 (通常是椎动脉) 侵犯[58]。椎板-椎间孔切开使椎弓根得以触诊和可视化，提高了置入精度，但即使有这样的技术，皮质穿孔发生率仍在 55%。在 C3~C6，25% 的螺钉侵犯神经血管结构，这表

明，即使在实验室环境、切除血液供应和后部的肌肉、清晰触诊的尸体实验中，风险仍旧很高。

Abumi 及其同事倡导下颈椎椎弓根螺钉固定的应用[1]。在他们的技术中，使用锉刀剥离侧块皮质，直到椎弓根松质骨被确定。2mm 探针置入椎弓根，使用横向透视确认探针上下的轨迹。通过术前 CT 确认内外轨迹。Abumi 报道椎弓根失败率 6.7%，在 180 中 1 例出现椎动脉损伤（使用骨蜡控制），2 例神经根损伤[2]。其他人的经验较少。Neo 及其同事报告椎弓根失败率为 29%，15% 的病例侵犯椎动脉超过 2mm[65]，Kast 及其同事报道，回顾研究 26 例患者，只有 70% 的椎弓根螺钉放置正常，21% 的螺钉的错误轻微。9% 的螺钉被认为是严重错误的，2 例出现神经症状[49]，图像引导技术可能在未来有助于使从 C3~C6 的螺钉安置更加安全，但在那之前，我们建议，只有在极少数情况下，并只能是有大量的颈椎经验的外科医生方能操作。

相反，椎弓根螺钉置入可以在 C7 水平安全地完成。因为 C7 侧块比较薄，椎动脉不在横突孔内，C7 弓根螺钉是理想的固定点。C7 椎弓根存在解剖变异，但行部分椎板-椎间孔切除可以有效暴露椎弓根的内、上、下边界[5]。提供了椎弓根的位置和侧块的钻孔起点的直接观察窗口。在 Ludwig 及其同事的尸体研究中，在 C7 水平行部分椎板-椎间孔切除后没有螺钉侵犯神经血管结构[58]。记住神经根沿椎弓根上缘行走，正因为如此，在椎弓根上缘及内侧缘应该仔细钻入。在 C7 节段安置椎弓根螺钉的一个常见的错误是未充分内倾而从外侧穿出。

(三)椎体

位于颈椎前方，颈长肌垂直走行，是确定中线的重要标志。牵开颈长肌肉可显示椎体矩形的前表面。上位椎体前下角往往探入椎间隙，而往往切除此唇样结构后更容易暴露椎间隙。椎体在横向比在矢状面直径更大。椎体在男性平均约 22~28mm 宽，女性 21~27mm 宽，从 C3~C7 逐渐增加[54,57,71]。在上终板处，椎体侧边界由钩突包围(图 29-15)。颈长肌的位置、钩突关节的位置及椎体宽度的知识是我们行椎体次全切的重要保证，以保持位于中线，并避免向外侧偏离过远，进入横突孔。对于前柱损伤，这些因素尤为重要。

椎体螺钉固定及椎间重建

在使用颈椎前路钢板螺钉时熟悉椎体的矢状或前后深度是非常重要的。男性平均正中矢状深度约

17~18mm，女性约 15~16mm。在 CT 研究中，Kwon 及其同事报告了 50 例男性，没有矢状深度小于 12mm 的，但有 8 例小于 14mm[54]。女性中，8 例小于 12mm，35 例小于 14mm。然而，正中矢状径个体差异较大，必须利用影像资料及术中情况仔细评估，利以确定螺钉长度。

终板的解剖往往是未被重视的，但它在放置椎间或椎体植入物时是重要的考虑因素，特别对骨质疏松症患者更是如此。钩突是上终板的重要标志，因为其限定了终板外侧边界，并有助于在间盘切除和椎体次全切时与椎动脉保持距离（见图 29-15）。一般上终板厚度大于下终板，后方较前方厚。反之，下终板后方较前方薄[71,95]。终板外周较中心厚。植入物应卡在较厚的地方以防滑脱，特别是对于骨质疏松患者更为重要。

(四)椎动脉

椎动脉这里讨论的是由于其与前路及后路下颈椎手术均相关。椎动脉发自锁骨下动脉，经过斜角肌前部和颈长肌，通过 C7 横突前方，进入 C6 横突孔（见图 29-15）。动脉约 3~4mm 宽，往往是左侧比右侧粗[16]。从 C6~C3 横突孔后移。由于穿越横突孔，故椎动脉在颈椎骨折脱位时易受到损伤(图 29-16)。在枕骨大孔处椎动脉进入硬脊膜，沿着延髓腹侧及脑桥下方，合并形成单一的基底动脉。基底动脉上升后分成双侧小脑动脉，内耳动脉，小脑上动脉，供应小脑，脑桥和中耳结构。在脑桥上方，它分为左、右大脑后动脉，参与形成 Willis 动脉环，提供大脑皮层枕叶血供。此解剖能解释一些椎动脉损伤后的神经系统表现，其中包括视觉缺损，头晕，恶心，呕吐，眩晕，耳鸣，吞咽困难，声音嘶哑，共济失调。这也解释了为何单侧损伤通常由侧支循环补偿，因此常无症状的原因。

前面讨论了椎动脉位于侧块内侧面前方、椎弓根外侧面位置（见图 29-9，图 29-13，图 29-14[9,13,14]）。在颈椎前路椎间盘切除术或椎体次全切除术中，椎动脉位于椎体的外侧面，容易损伤。医源性椎动脉损伤，可引起灾难性的出血和神经系统后果[101]。保持解剖中线的位置恒定是至关重要的，以避免损伤椎动脉。损伤可出现在高速挫钻椎体次全切除的开槽时，或用 Kerrison 咬骨钳进行积极的钩突切除术时。在椎间隙内，钩突是可靠的解剖标志，双侧暴露是重要的，此举不仅展示椎体外缘，也利于估计中线位置。在详细的尸体研究中，Pait 及其同事报告说，椎动脉位于钩突外侧壁外侧平均 0.8~1.6mm 位置[69]。钩突与椎动脉的紧密

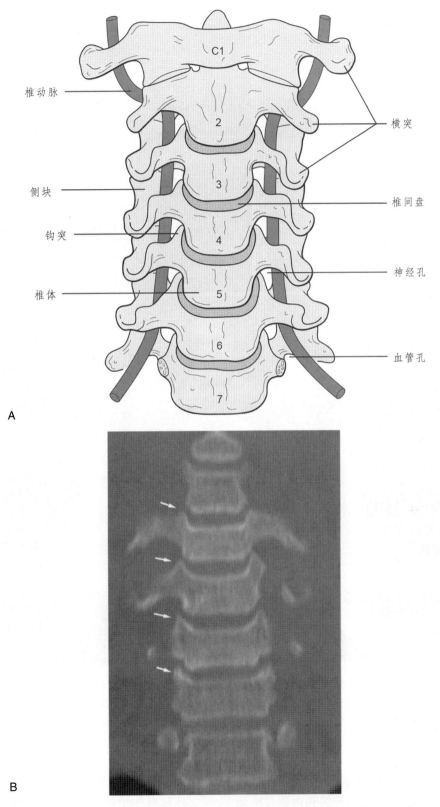

A

B

图 29-15　下颈椎前路解剖。前面观(**A**)，在钩突位于上终板后外角，是椎间盘外侧的重要标志。冠状面 CT 扫描重建(**B**)，钩突（箭头）与椎体形成钩椎关节。(Modified from Mirza, S.K.; Anderson, P.A. Skeletal Trauma, 3rd ed., New York, W.B. Saunders, 2003.)

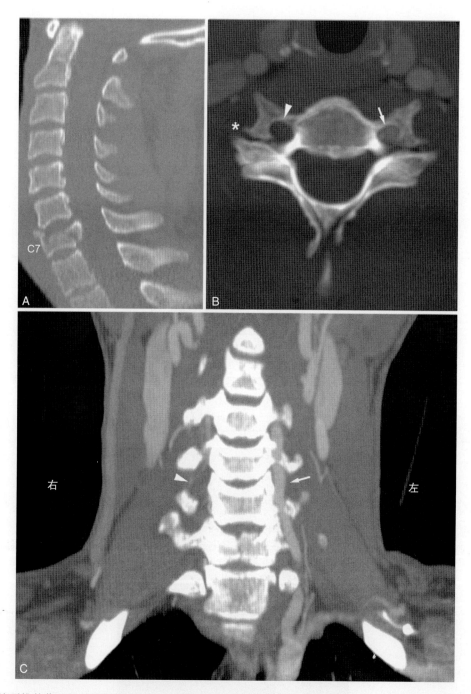

图 29-16 闭合性颈椎外伤后椎动脉损伤。(A)35 岁男性,C7 压缩屈曲损伤(爆裂性骨折)。(B)虽然他没有症状,通过 CT 造影可见他的右侧 C6 横突(*)骨折,右椎动脉闭塞。CT 血管造影是一项快速和相对无创的方法用以确定这些血管损伤。请注意左侧横突孔(箭头),轴位(B)和冠状位(C)重建。虽然椎动脉损伤,但像这种患者,大多数情况下是无症状的。

联系提醒我们一定不要将手术器械探出钩突。Heary 及其同事报道随着椎动脉的上升,横突孔内侧与椎动脉的距离逐渐减少,C6 约 32mm,C3 约 25mm[43]。一般来说,钩突约 5~6mm 宽[57],将钩突内侧面作为标志,留出 5mm 的边界可以有效防止发生错误。人们还应该注意到,在前路治疗爆裂骨折时,钩突可能因为出血

和骨折导致不能看到。

外科解剖学的知识并不能代替术前仔细审查影像学结果。对椎动脉更是如此,可能出现椎动脉迂曲的现象(图 29-17)。出现这种情况的概率约为 2.7%[23]。通常情况下,动脉在椎间盘水平能够位于其预期位置。在终板和钩突水平偏外。然而,在椎体中间水平,

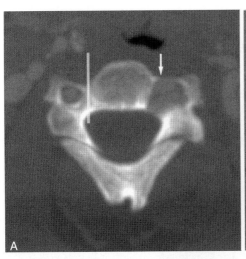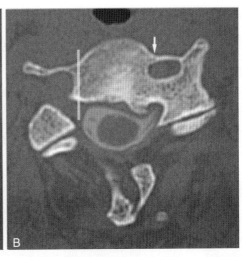

图 29-17　迂曲椎动脉侵犯椎体。这两个病例，39 岁的女性 (A)C3 水平和一个 48 岁的男性 (B) 在 C5 水平，说明需要在颈椎间盘切除或椎体次全切除前仔细评估椎动脉的位置。椎体的右外侧缘用线标记，左侧用箭头标记，以证明动脉偏移程度。着手对椎间盘或椎体行切除术之前认识到此问题，可以帮助防止医源性损伤和大失血。

动脉有向内侧偏移的趋势。在这种情况下，先前提到的典型解剖标志未必可靠，难以在置钉过程中防止医源性损伤的发生。然而，术前的良好阅片和计划是避免出现医源性损伤的重要保证。

应该在医源性椎动脉损伤发生之前考虑对策。Smith 及其同事报告了 10 例颈椎前路减压医源性椎动脉损伤[101]。3 例患者通过填塞和使用各种止血剂得到止血。5 例患者通过动脉直接暴露后进行电凝或结扎，2 例动脉实施盲扎。3 例出现了椎动脉损伤导致的神经功能缺损。除局部填塞和直接结扎外，备用方法包括直接动脉修复[80]和血管内技术，如弹簧圈阻塞或支架置入术[32]。在一般情况下，颈椎前路手术术中损伤椎动脉应该产生一些反应。麻醉团队应对于快速和灾难性的失血有所准备，应准备止血剂和额外的吸引器吸力，以提供良好视野和局部控制。血管外科医生应在结扎或修复血管的过程中参与手术，介入放射装置应随时准备使用。显然，为避免这种紧急情况，仔细的术前规划和手术技术是必不可少的。

第六节　外科技术

一、前路固定

颈椎前路的主要优点是能够直接从脊髓腹侧对骨块和间盘进行切除减压，重建前柱。使用标准的 Smith-Robinson 前内侧入路。在严重骨折脱位中，前纵韧带及颈长肌可能被损伤，使之难以评估真正的中线。在这种解剖不清的情况下，使用钩突关节和椎间隙确定安全区域的范围。偏离可能导致减压不完整或椎动脉损伤。减压通过椎间盘切除术或椎体次全切除完成，尽量确保双侧均切除足够的骨(图 29-18)。急性骨折患者可能会出血更多，对此应当有预见性。

减压之后，椎间或椎体重建存在众多的选择。包括三面皮质髂骨骨移植，异体移植或椎间网笼。在上面的病例中，可以将切除的碎骨用来填补网笼。经过减压，脊柱可以通过使用牵引或置入稍长的网笼恢复前凸。除了恢复生理对线，适当低头，可以锁定到一个完全复位的位置，并提供一定程度后方的抗剪切力。通过牵拉恢复及大块移植物作用可能导致过度牵拉，因为受损的后方结构可能无法提供任何抵抗持续拉伸的作用。

最后，颈椎前路钢板内固定用于稳定受伤的节段(图 29-19)。螺丝锁住钢板的静态锁定系统与或螺钉和钢板之间存在相对运动的动力系统都可选择。是否在创伤情况下使用动态系统存在优势目前还不清楚。螺丝应尽可能地接近终板，以便使用尽可能短的钢板，以减少钢板边缘侵犯邻近椎间隙的风险。

二、后路固定

通过后正中切口进行后路固定。后路的主要优点是后路侧块内固定较前路内固定具有较好的生物力学特性，并能够方便地在多个节段进行脊髓减压。暴

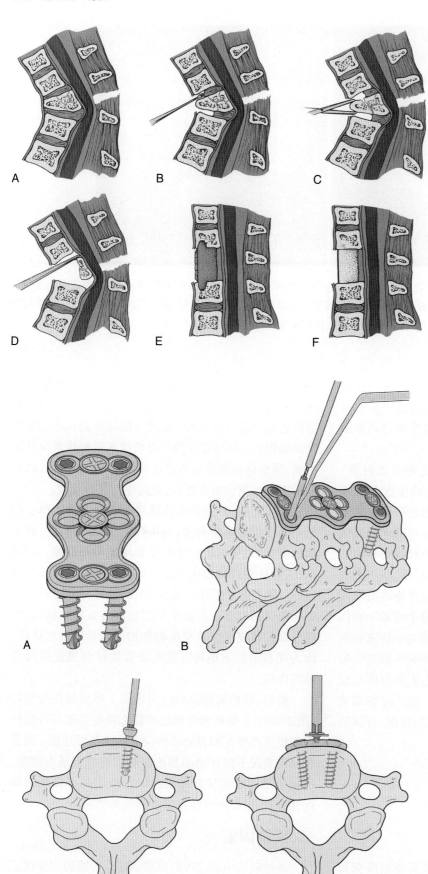

图 29-18　前路技术。后方韧带断裂的爆裂性骨折(A)后凸程度被夸大了(通常,人们会重新调整牵引方向)。先进行间盘切除 (B),然后从伤椎切除骨组织(C)。这块骨头应保存,以备重建使用,如果三面皮质髂骨不能使用,则可选择异体腓骨。减压直至后纵韧带(D),在这样的损伤时后纵韧带可能也会被破坏。之后使用骨组织(E)或其他材料(F)完成重建。(From Mirza, S.K.; Anderson, P. A. Skeletal Trauma, 3rd ed., New York, W.B. Saunders, 2003.)

图 29-19　颈椎前路钢板技术。目前的钢板系统(A)可以防止螺钉退出。每一颗螺钉均锁定,或允许有限的旋转或平移使移植物"动态化"。目前钢板系统不要求螺钉固定双侧皮质,螺钉通常是钻至预定的距离(B)。在这个系统中,锁紧螺钉 (D) 防止退钉。(From Mirza, S.K.; Anderson, P.A. Skeletal Trauma, 3rd ed., New York, W.B. Saunders, 2003.)

露过程简单，但在项韧带骨化和破坏严重的情况下，典型标志可能模糊不清。通常情况下，一旦切开筋膜，可以沿中线深入而无明显出血。但在后方骨与韧带组织损伤的情况下，这往往是困难的。如果存在椎板和棘突骨折时，应小心暴露，以避免神经损伤。侧方暴露时，损伤节段上方和下方水平的关节囊需要小心。

侧块内固定是后路固定的最常见的形式。侧块螺钉插入的方法如前所述。在 C6~C7，很难在 C6 钉入侧块螺钉且在 C7 置入椎弓根螺钉，因为螺钉头互相干扰。一般情况下，先定位 C7 椎弓根螺钉位置，这是因为这个螺钉的位置不具备较多的灵活性。之后 C6 侧块螺钉钻孔，因为这个角度可以进行细微调整。之后先拧入 C6 侧块螺钉，之后是 C7 螺钉。

通过椎板切除术实现减压（图 29-20）。通常情况下，需要长节段减压，以确保减压完全。椎管扩大成形术可能也可以进行减压，尽管它应该应用于无机械不稳定的颈椎病中。

三、颈椎前后路固定对比

前路或后路手术方式的选择时，应考虑的因素很多。在一般情况下，如果需要脊髓减压，应选择能直接去除致压物的手术方法。在内固定的选择上，应确定哪处能够接受螺钉或重建装置的负荷。例如，C5~C6 小关节骨折脱位，C6 终板骨折，由于 C6 终板无法支撑移植物载荷，后路侧块内固定术可能得到最好的治疗效果[47]。另外，C5~C6 小关节骨折脱位合并 C6 侧块骨折则因无法保证侧块固定效果而应选择前路椎间盘切除融合术。

前路手术的优点，包括直接去除腹侧致压物，重建前柱，感染率较低，肌肉损伤小。但需要避免不稳定的脊柱损伤患者转为俯卧位时可能的风险，以及血流动力学不稳定、肺损伤或肥胖患者的危险。前路手术的缺点包括较低的生物力学稳定性，有可能诱发较高的假关节率，纠正后凸或位移脱位更困难。此入路可能引发存在喉或气管损伤患者的进一步损害。

前路方法技术简单，耐受性良好。然而，在老人或颈髓损伤患者中，术后颈椎前路相关吞咽和呼吸道问题可导致肺炎和严重的呼吸败血症。中老年患者，即使只出现了细微的亚临床吞咽功能障碍，同样有较高的误吸风险。术后谵妄和全身麻醉后的意识水平恢复不良，也增加了老年患者误吸的风险。截瘫患者因肋间肌肉功能受损，亦无法有效咳痰。

后路手术许多优点。从机械的角度看，侧块内固定重建颈椎后路张力带，从而抵抗进一步后凸。此外，它的位置比集中放置的颈椎前路钢板更靠外，以更好地抵抗旋转和侧屈力量。在一般情况下，已经证明在大部分体外研究中，模拟各类颈椎损伤后，后路内固定具有生物力学的优势，可提高融合率。在 52 例不稳定的颈椎损伤前后路随机对照研究中，Brodke 及其同事报告说，融合率后路较前路略高（100% 和 90%），但这种差异无统计学意义[13]，目前缺乏进一步的前后路对照研究。

后路的其他优点包括其手术切口可以延展，这更容易暴露整个颈椎，如果有必要，上胸椎也可以。当多个椎体前方骨折，则经前路坚强固定是不切实际的，而长的后路内固定可以满足要求。后路也可以解决多节段减压的问题。畸形矫正方面，后路整复骨折脱位或小关节脱位有优势。此外，后路侧块螺钉或椎弓根螺钉加压有助于恢复颈椎前凸。后路手术可以避免前路手术的呼吸道相关的问题，但是，后路手术有损伤背部肌肉和相邻韧带的问题，与相邻节段不稳定加剧相关。

环周融合

前后固定提供最具生物力学刚性和稳定的结构[4]。当发生严重前柱粉碎及后方韧带断裂时，应行前后路联合手术，以防止单入路手术之后很快即失效的情况发生。不幸的是，并没有很多文章指出此种手术的适应范围。如果确定前后联合入路，则应先行前路手术减压，并取得暂时稳定，使得后续转成俯卧位更安全。

第七节 特殊损伤的处理

为了描述方便，我们将特殊损伤按 Allen-Ferguson 分类进行讨论，并承认这个分级制度存在局限性。常用的具体受伤的术语也包括在内。每个类型的严重程度也进行了讨论，具体的手术和非手术的建议也一并提出。

一、屈曲压缩损伤

屈曲压缩损伤，或屈曲的泪滴骨折，最常发生在 C5，经常是跳水、足球或机动车事故的结果。这种损伤发生于力量在矢状面斜向后下，作用于椎体前上缘[6]。从本质上讲，这些都是屈曲状态下的轴向载荷伤害，从而压力作用在椎体前方，后方组成经受拉力（图 29-

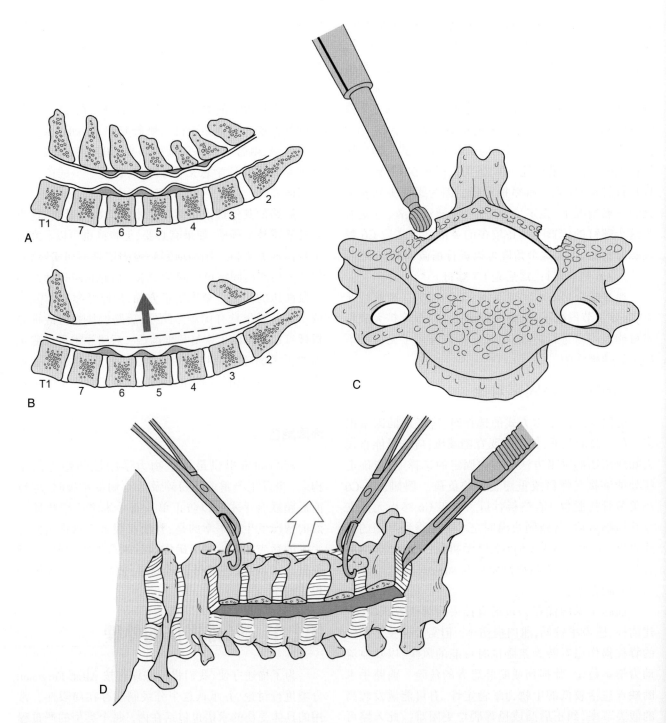

图 29-20 后路椎板减压技术。此图说明椎板切除术的基本操作,在创伤后不稳定条件下,必须与侧块螺钉固定相结合。多节段狭窄(A)的情况,后路椎板切除术比前路手术简单。如果脊柱前凸正常或前凸在减压完成后恢复,则脊髓向后漂移,远离腹侧致压物(B)。椎板切除于椎板外侧边缘开槽(C),椎板及黄韧带整块切除(D)。(From Mirza, S.K.; Anderson, P.A. Skeletal Trauma, 3rd ed., New York, W.B. Saunders, 2003. A and B redrawn from Epstein, J.A.; Epstein, M.E. Surgical Management of Cervical Spine Stenosis, Spondylosis and Myeloradiculopathy by Means of Posterior Approach. In: The Cervical Spine Research Society Staff, eds. The Cervical Spine, 2nd ed. Philadelphia, J.B. Lippincott, 1989; from Epstein, J.A., Contemp Neurosurg 7:3, 1985. C and D redrawn from Dante, S.J.; Heary, R; Kramer, D. Cervical laminectomy for myelopathy. Oper Tech Orthop 6:30‐37, 1996.)

21)。虽然原发机制是压缩,但稳定性取决于后方结构是否完整。

　　屈曲压缩(CF)型损伤分五度,即依前部和后部损伤程度划分。前两度(CFS1 和 CFS2)涉及损伤椎体前

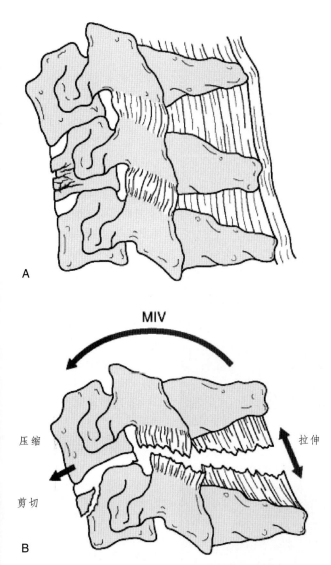

图 29-21 屈曲压缩损伤机制。屈曲压缩损伤程度随暴力增大而增加,最终导致后方韧带结构损伤。(A)损伤的较低阶段,屈曲和压缩仅造成椎体前缘爆裂。因为后部韧带复合体是完整的,故这被认为是相对稳定。高能量的损伤,屈曲和压缩造成椎体压缩剪切,椎体压缩骨折,后方韧带复合体的拉伸破坏(B)。(From Mirza, S.K.; Anderson, P.A. Skeletal Trauma, 3rd ed., New York, W.B. Saunders, 2003. A redrawn from Holdsworth F.; J Bone Joint Surg 45: 6-20, 1963. B redrawn from White, A.A.; Panjabi, M.M. Practical Biomechanics of Spine Trauma. In: White, A.A.; Panjabi, M.M., eds. Clinical Biomechanics of the Spine, 2nd ed. Philadelphia, J.B. Lippin-cott.)

唇,一度(CFS1)损伤前上角,二度(CFS2)损伤椎体前部。程度严重时(CFS3,CFS4 和 CFS5),出现了由椎体前皮质延伸至下终板的冠状面骨折。这种骨折线分离出一个三角形的"泪滴形"骨块。在 CFS4 和 CFS5 中,出现椎体向后滑脱进入椎管。将后滑脱分成 2 度,大于 3mm 的滑脱及后部韧带复合体的完全损伤为 CFS5。在程度严重的骨折中可以见到矢状面骨折、椎板骨折及棘突骨折。在 1989 年,Favero 和 van Peteghem 的描述一个 CFS5 受伤的变种,他们称之为"四角骨折。"[33] 他们推测,这种损伤模式,比其他 CFS5 的轴向负荷更大,由此产生了"四角"形而非"三角水滴"的骨块(图 29-22)。区分这种四角骨折的目的是这种骨折如果实施非手术治疗,临床和影像学结果均不良,建议手术处理。

　　比记忆特殊类型程度更重要的是了解屈曲压缩暴力是如何造成损伤的。这些受伤开始于继发于前方压缩暴力的椎体前方损伤,形成爆裂或泪滴形骨块。随着能量增加,脊柱持续向前弯曲,损伤通过椎间盘向后传递,然后通过后纵韧带,小关节和关节囊,并最终通过棘间和棘上韧带。将颈椎分为前方泪滴骨块及下方椎体组成的远段和由后方组成及上方椎体形成的近段(图 29-23)。

　　骨块后移的程度及后凸的程度决定了是否存在脊髓损伤及所造成的神经功能缺损的严重程度。Allen 及其同事描述这种屈曲压缩损伤,损伤程度越严重,脊髓损伤的发病率越高,这是骨块后侧滑移的结果。一般这种损伤类型在包括爆裂骨折在内的颈椎损伤中,神经损伤率最高。脊髓卡压于椎体后下角造成损伤。

　　一旦在严重屈曲压缩损伤时椎体向后滑入椎管内,将很有可能导致病情加重(可能是完全的)。拍片提示可能低估了向后滑移的范围以及后方韧带的损伤程度。为了说明这一点,它指出,1/4 Allen-Ferguson 分型 3 度损伤的患者(泪滴骨折但没有向后滑移)有脊髓损伤。显然,静态 X 线片并没有完全代表其骨与韧带损伤和位移的严重程度。作为一个提醒,必须在解读静态仰卧片时极为谨慎,并应利用先进的成像手段,如 CT 和 MRI,以获得损伤程度较完整的理解。

(一)最终治疗

　　如前所述,在决策过程中应该考虑到机械损伤的稳定性,是否存在神经功能缺损,以及其他个人因素。

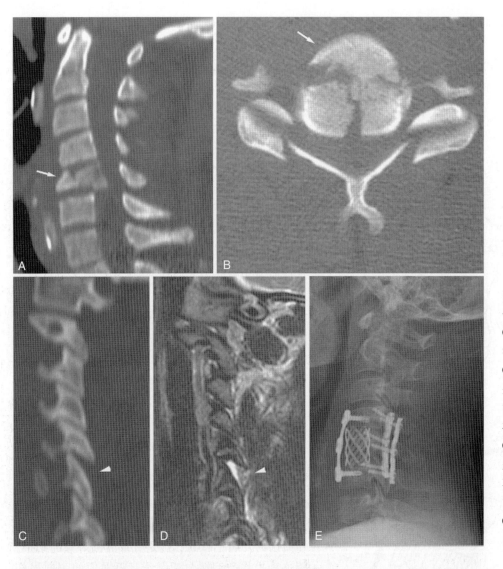

图 29-22 严重屈曲压缩损伤(四角形)。这个患者有严重C5屈曲压缩损伤,四肢瘫痪。注意矢状(A)和轴向(B)切面C5椎体巨大的前方骨块(箭头),与四角骨折相一致(而非泪滴骨折)。C5椎体有一个矢状骨折线,双椎板骨折,矢状CT(C)及T2相MR(D)可见小关节脱位(箭头)。由于严重的不稳定,使用前后联合入路(E)。使用自体骨钛网重建,C4~C6前路钢板及后路侧块固定。

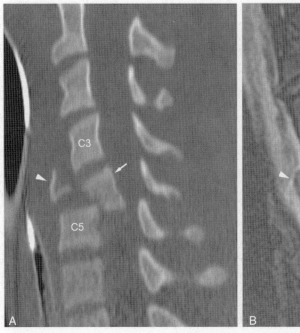
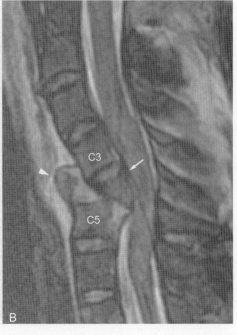

图 29-23 屈曲压缩损伤暴力分析。CT(A)和磁共振成像(B)展示了脊柱的屈曲压缩损伤。屈曲和压缩力量作用后,前柱骨折,往往产生三角的泪滴骨折块(箭头)。然后后暴力沿椎间盘和后方韧带结构向后传播。这将颈椎分为前方泪滴骨块(箭头)及下方C5椎体组成的远段和由C4后方组成(箭头)及上方椎体形成的近段。与图29-21类似,椎体明显后移,脊髓损伤。

1.存在神经功能缺损的屈曲压缩损伤

如果存在神经功能缺损,需要判读是否仍然存在骨块或对位不良导致的脊髓受压,从而需要直接或间接减压。如果受压存在,应尝试使用 Gardner-Wells 牵引进行初始复位。明确存在残余致压骨块后应行前路椎体次全切手术减压、植骨支撑重建,颈椎前路钢板固定。

使用颈椎前路非锁定板的生物力学研究表明这种方法颈椎稳定性差[21,104]。Koh 及其同事对前路椎体次全切模型进行了比较,后路侧块钢板和螺钉固定在伸展、侧屈和旋转方面明显优于同时期的前路钢板[25]。前路重建钢板内固定在抗屈曲方面具有优势,正如人们所预料的恢复和稳定了前柱。然而,Adams 及其同事报道,在严重不稳定的屈曲压缩型离体模型中,锁定钢板具有明显优势[4]。这些数据与临床处理此类损伤的经验相印证[13,50]。

另外,经牵引无明显腹侧脊髓压迫的患者,不一定需要直接的前路减压。可以通过牵拉恢复曲度,并可以用后路侧块内固定获得稳定。

2.无神经功能缺损的屈曲压缩受伤

如果没有神经功能缺损,治疗决策主要基于机械不稳定。每个侧块和后柱的强度的完整性,严重影响损伤的稳定性,这是因为颈椎抵御后凸的能力高度依赖这些后侧和外侧结构。颈椎损伤严重程度评分有利于确定损伤的程度并指导治疗。作为提醒,每一柱(前、后、双侧)得分为 0~5 分,之后求和。在一般情况下,得分超过 7 时,是手术干预不稳定的指征。

屈曲压缩损伤中,较低程度的损伤(CFS1 和 CFS2)是相对稳定的,可以通过外部矫形器(图 29-24)进行非

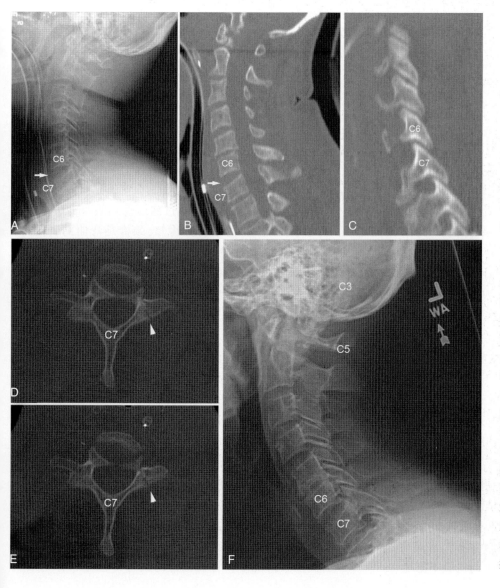

图 29-24 严重后方结构破坏的屈曲压缩损伤。这个 54 岁的男性被落物击中,颈部疼痛,但无神经功能缺损。X 线片 (A)和矢状 CT 重建 (B)展示了 C7 前方压缩骨折 (箭头)。但保持了良好的整体对线。左侧矢状 CT 重建(C)展示 C6~C7 小关节正常。但是横切面 (D,E)证明 C7 左上关节突(箭头)出现无移位骨折,骨折线位于矢状面(故矢状面重建中不可见)。由于前柱骨折相对较小,关节突骨折无移位,以及无后凸畸形提示的没有更严重的韧带断裂,这种损伤被认为是稳定的,并通过外部矫形器(费城围领)治疗。伤后 3 个月的侧位 X 线片 (F)显示,C6 向前半脱位约 1mm,但在可接受的范围内愈合,临床效果良好。

手术治疗,除非特殊患者无法使用外固定装置有效固定颈部。更严重的损伤(CFS4 和 CFS5)是不稳定的,合并神经损伤的机会大(见图 29-21,图 29-22[21,22])。脊髓损伤是手术治疗指征,但即使没有这样的神经功能缺损,机械不稳定(CFS4,CFS5)也建议手术固定。这种损伤单独使用 Halo 架固定容易合并远期不稳定、畸形和神经功能恶化[14,35,50,90]。选择包括前路椎体次全切和融合,后路固定和融合,或联合入路。每一种都有自己的优势,不幸的是,没有临床文献界定哪种是最好的。

中度水平的 CFS3 损伤累及前柱,但没有椎体向后滑脱。后方韧带结构的完整性是考虑的关键因素。如果后方韧带完整,外固定会得到一个很好的临床和影像学结果。除了避免手术干预的风险,外固定装置可以在愈合同时保留两个节段的活动性。由于非手术治疗中后方韧带的完整性非常重要,故 X 线片和 CT 扫描应仔细观察,注意棘间和小关节宽度,通过 MRI 扫描获得棘间韧带、小关节囊和黄韧带的资料。

合并后方韧带复合体破坏的 CFS3 损伤,手术可能是必要的。具备后方韧带结构的破坏,第 3 度与 4 或 5 度的区别仅为没有向后移位,而实际上这种变化在静态 X 线片上可能被严重低估了。因此,强烈建议手术。

几项研究已经比较了对屈曲压缩损伤(泪滴骨折)进行前路椎体次全切及融合与非手术处理的结果。Fisher 及其同事对比了 22 例 Halo 架治疗的患者与 17 例前路融合固定的患者[35]。使用 Halo 架固定治疗的患者,放射学和临床结果更逊色。Halo 架固定组平均残留后凸 11.4°,22 例中 4 例最终需要手术,2 例出现后凸塌陷和神经功能恶化。前路椎体次全切及融合组,平均残留后凸为 3.5°,并全部顺利愈合,没有重大的早期或晚期局部并发症。由于 1/4 的非手术患者和近 2/3 手术的患者为四肢全瘫,我们可以推断,许多患者在这项研究中损伤程度较重。因此,从这项研究中得到的主要信息是,对于不稳定的严重屈曲压缩型损伤,手术内固定是必要的。

Koivikko 及其同事也进行了手术和非手术治疗之间的比较,虽然在这项研究中所包含"颈椎爆裂性骨折"和"屈曲泪滴骨折"患者[50]。类似的,手术治疗的患者有 X 光结果更理想。作者描述保守治疗的 34 例患者平均后凸 12.6°,35 例前路椎体次全切、髂骨重建和 Caspar 钢板内固定治疗患者平均前凸在 2.2°。Fisher 及其同事的研究也得到相似结果[35],许多有颈脊髓损伤的患者,提示存在较高程度的机械不稳定。

二、垂直压缩损伤(爆裂性骨折)

垂直压缩损伤是假设发生在垂直暴力,而不是屈曲压缩的倾斜作用。这种骨折模式通常被称为"颈椎爆裂性骨折",垂直压缩导致了"爆裂",存在潜在的进入椎管的骨块。但没有后方组织的拉伸破坏。纯粹垂直压缩暴力,从技术上来讲,导致前柱压缩损伤而后方韧带完好无损。这种损伤导致均匀的椎体高度丢失,较少出现后凸和横向移位。

基于椎体爆裂的严重性,损伤被分成 3 度。1 度(VCS1)的特点是上、下终板杯口样损伤,2 度(VCS2)有椎体骨折,无论是否移位。3 度(VCS3)涉及"多方向"爆裂,包括向后进入椎管。Allen-Ferguson 分类系统中 VCS1 或 VCS2 的患者神经功能完好,而有一部分 3 度损伤的患者脊髓完全性损伤。Allen 及其同事推测,在最高程度的损伤(VCS3)时,垂直暴力作用后,椎体爆裂,脊柱单位存在晚期受到屈曲或伸展作用的可能,存在后方结构损伤风险[6]。晚期牵张可能导致椎弓断裂,2 例出现严重粉碎。另外,晚期屈曲可能导致后方韧带断裂,这将使损伤性质类似于严重的屈曲压缩损伤及双柱损伤。骨块后移及后方组织损伤导致 VCS3 患者完全性脊髓损伤发病率很高(80%)。

然而,重要的是要认识到,这些垂直压缩损伤只占 Allen-Ferguson 分类系统中的一小部分。这可通过纯粹的垂直压缩而无任何屈曲很难发生解释。即使压缩力直接作用到头顶,通过前面提到的 Nightingale 及其同事的生物力学研究得知,颈椎是弯曲的,部分拉伸,部分屈曲[66]。Panjabi 及其同事也报道,颈椎外伤的尸体研究中难以将纯粹的垂直压缩作用到一个脊柱单位上[73,103]。

(一)治疗建议

垂直压缩损伤的评估和治疗与屈曲压缩损伤类似。进入椎管的前柱后移是前路椎体次全切及融合的指征(图 29-25)。屈曲暴力导致的后方韧带结构的损伤导致了严重的不稳定。后弓的粉碎性骨折也影响稳定性。

类似于屈曲压缩损伤,静态的 X 线片往往低估了在垂直压缩损伤时发生的椎体后移及塌陷程度。这个重要的概念是由 Chang 及其同事在垂直压缩损伤的体外研究中得到了证明[18],这些作者观察轴向载荷损伤后,受伤后的残余椎管侵占明显低于损伤瞬间。在大多数情况下,脊髓压迫的最重部位是椎体的后上

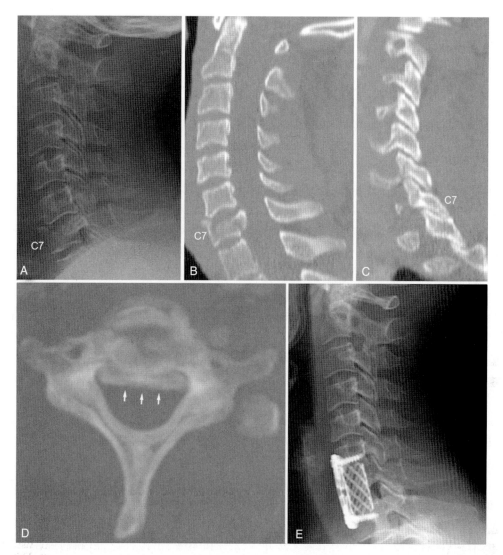

图 29-25 无后方结构损伤的垂直压缩损伤。32 岁的骑车人与汽车发生碰撞后单发 C7 垂直压缩损伤。平片 (**A**) 和矢状 CT 重建 (**B**)，C7 损伤有经典的"爆裂性骨折"的外观，合并上终板破裂，后方椎体移位进入椎管。整体颈椎曲度保持良好。无棘间增宽，小关节 (**C**) 完整。轴向 CT(**D**) 表明后移的 C7 椎体 (箭头)，致使椎管狭窄。幸运的是，没有神经损伤。患者接受 C7 椎体次全切，钛网重建，颈椎前路钢板固定，预后良好 (**D**)。

角。此外，伤后椎体高度丢失量显著低于发生瞬间。因此，在治疗决策中，必须谨慎估计椎体高度丢失和继发椎管侵占的程度。

(二)屈曲牵张损伤

在 Allen 及其同事的分类中，屈曲牵张损伤是最常见的机制[6]。后方结构拉伸或剪切破坏，导致关节突骨折、脱位，椎体前移位。Allen-Ferguson 的描述中，这些屈曲牵张损伤也存在"轻微压缩矢量"，表现为下方的终板损伤。屈曲牵张损伤的共同特点是，它们都涉及小关节损伤。屈曲机制，可能与打击枕部或机动车碰撞减速机制相关。屈曲瞬间的旋转中心为椎体前

方，后方结构拉伸破坏。

随着后方和前方软组织破坏的程度提高，损伤分为 4 度。类似的其他损伤机制，Allen-Ferguson 损伤分级使用静态影像学评价，这可能导致估计不足。例如，两个小关节可能在损伤瞬间脱位，之后完全复位。存在严重不稳定但并没有被影像学检查发现 (见图 28-5，图 28-6[5,6]，第 25 章：脊柱受损伤患者初始评估和应急处理)。

1 度 (DFS1) 损伤，又称小关节扭伤，受伤时，出现关节囊破坏，轻微的关节间隙增加，棘突间距离扩大，造成轻度的后凸 (小于 10°)。X 线平片可显示细微的小关节间隙的扩大，斜位更利于观察，正位和侧位片

上棘突间隙扩大更为明显。CT 显示关节间隙扩大,矢状位更加明显。MRI 中 T2 信号强度增加是小关节增宽和黄韧带破坏的典型表现(图 29-26)。

2 度(DFS2)损伤是单侧小关节脱位及骨折脱位。他们的特点是在轴向平面的旋转畸形,在冠状面的损伤程度较轻,后者更难以在 X 线上识别。损伤机制被认为涉及后方结构拉伸后导致的屈伸损伤,并合并旋转的作用。这种旋转力并非关键因素。故 Allen-Ferguson 系统并未将旋转作为分型依据。在活体研究中,多大的旋转力可以造成上述损伤并不明确。尸体的生物力学研究表明,作用于一侧的牵张力合并旋转的结果足以产生单侧小关节脱位[100]。单侧小关节脱位通常是高能量损伤,是小关节囊完全断裂的结果,并伴有棘间韧带,纤维环及钩椎关节的破坏[111]。纤维环破裂及髓核突入椎管是处理单侧小关节的指征,后面将进行更详细的讨论。

旋转发生后,单侧小关节脱位有几个影像学的特点。假设侧位片见脊柱远端位置良好,旋转畸形表现为左、右小关节相对位移和损伤("蝴蝶结"征)(图 29-27),侧位见伤椎以上椎体皮质线不重合,上下椎板不平行(虽然这更常见的原因是视差)。椎体前移一般不超过椎体前后径的 25%。正位 X 线片上,棘突位置不齐,椎板倾斜(见图 29-27)。这些都是旋转畸形的重要标志;由于叠加的原因,侧位 X 线片往往观察不清。轴位 CT 可以显示旋转畸形和上下小关节的典型外观(见图 29-2)。出现单侧骨折时,两个小关节突无法并列出现,矢状位 CT 则观察得更清晰。

3 度和 4 度(DFS3 和 4)损伤为双侧小关节脱位

受伤。增加的屈曲暴力可以造成完全脱位(图 29-28),前脱位达到 50%(DFS3)或更多(DFS4)。当完全脱臼时,双侧小关节损伤在放射影像学上容易识别,但重要的是要观察整个颈椎(图 29-29)。每个人都应该警惕只有轻微位移的双侧小关节半脱位,因为这些可能已在受伤的时候完全脱位,但自动恢复到了接近正常的位置。

屈曲牵张机制,合并一定程度压缩或轴向旋转,能产生广泛的伤害(图 29-30)[98]。在纯粹牵拉损伤中,小关节有可能因为单纯的软组织断裂出现半脱位或脱位。但是,加入旋转、压缩或剪切力可导致小关节骨折。特别见于单侧小关节损伤,常见于上关节突在上位椎体的下关节突上挤压骨折,向前落入横突孔。例如,C6 上关节突骨折导致的 C5~C6 小关节骨折脱位,骨块前压累及 C6 神经根,导致根性疼痛。椎板和棘突也可能骨折(前者往往是关节突骨折的延伸)。

MRI 已经在确认因屈曲牵拉损伤后受累的软组织方面提供了帮助。Vaccaro 及其同事进行了 48 例单侧或双侧小关节脱位的磁共振成像[111],正如预期的那样,无论单侧或双侧小关节脱位的患者,后方韧带复合体(后方肌肉,棘间和棘上韧带,黄韧带,小关节囊)的破坏率极高。椎间盘损害也很普遍,56% 的单侧和 82.5% 的双侧小关节脱位中观察到了椎间盘突出。最近的研究报告指出,来自同一机构的双侧小关节损伤患者的 MRI 中,前纵及后纵韧带中断的比例分别只有 27% 和 40%,由此推论,后纵韧带在屈曲牵张损伤中不一定撕裂[17],椎间盘突出或破裂出现在 90% 的双侧小关节损伤中。

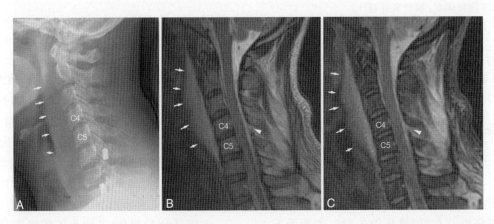

图 29-26 轻微后方韧带损伤的颈椎屈曲牵张损伤。46 岁男性,酒后驾全地形车受伤。伤后短暂四肢无力,入院后仅为轻微双上肢感觉异常。他的 X 线片(**A**)显示颈椎前凸,伴显著的前方组织肿胀(箭头)。T2 加权磁共振图像(MRI)(**B**)和脂肪抑制 MRI 检查(**C**)表现出显著的水肿(箭头),弥漫的后方亮信号为黄韧带断裂(箭头)。没有骨折,关节突是完整的,椎间盘正常。因此认为,这是一个相对稳定的损伤,并可以通过颈椎矫形器处理。患者预后良好,没有神经功能损害。

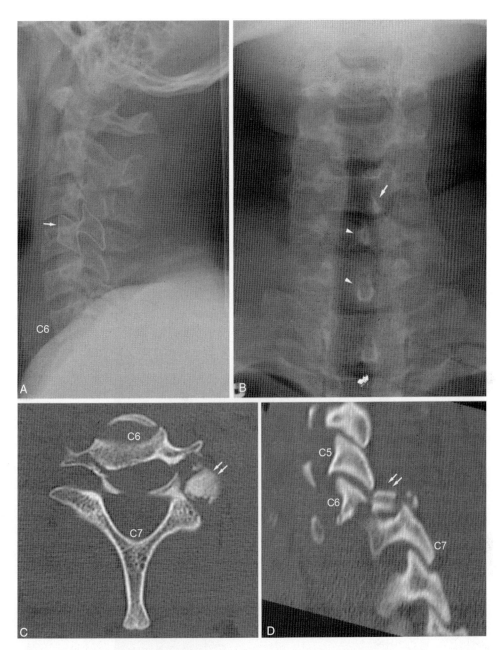

图 29-27　旋转畸形的小关节脱位。23 岁的男性酒后驾车事故后翻滚。他主诉颈部疼痛和左臂麻木,被送往当地医院进行了侧位和前后(AP)(A 和 B)平片。请注意,无法在侧位 X 线片(A)见到 C7 和 T1 水平。这个侧位片上,人们可以看到小关节"蝴蝶结"外观(C4 箭头)。 前后位 X 线片(这往往被忽视)提供了旋转损伤最明显的标志—棘突的变化(箭头)。这些线索均被遗漏,患者从急诊室出院回家。六天后,他回来了,CT 扫描(C 和 D)发现严重的 C6~C7 小关节严重损伤。轴位(C)可见上 C6、C7 旋转畸形,C7 上关节突骨折(双箭头)。这个骨块向前进入横突孔(D),压迫神经根。

(二)治疗建议

椎间盘突出的问题,特别是在治疗单侧及双侧小关节脱位时,存在治疗过程中进入椎管的风险,故应予考虑(图 29-31)。Eismont 及其同事在 1991 年对此进行了研究[30]。在这份报告中,一个 33 岁的女子坠落伤后的 C6~C7 双侧小关节脱位。她的临床表现是:颈部疼痛,左手臂感觉异常,双侧肱三头肌无力(Ⅳ~Ⅴ级),四肢 Lhermitte 征阳性。闭合复位失败,行全麻后路开放手术。醒后四肢瘫痪。急行 CT 脊髓造影,显示前方压迫,行前路椎间盘切除取出了 C6 椎体后方巨大的碎裂间盘。并认为,这个间盘碎片在脱位后的复

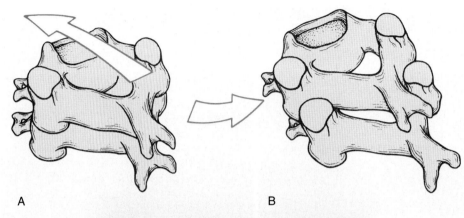

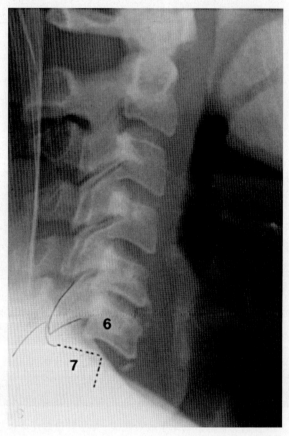

C

图 29-28 双侧小关节脱位的机制。拉伸状态下向前屈曲(A),两侧小关节均可脱位(B)。此图是一个双侧小关节损伤。牵拉少和向前移位多则造成小关节骨折。在脱位的位置时,可能需要磨掉部分的上关节突以便复位。(C)侧位片显示双侧小关节脱位。(Modified From Mirza, S.K.; Anderson, P.A. Skeletal Trauma, 3rd ed., New York, W.B. Saunders, 2003.)

位过程中就已经产生了压迫。尽管进行了腹侧减压,她仍然完全瘫痪。最关键的因素是区别间盘破裂(必须出现在小关节损伤后)与椎间盘突出。

1.椎间盘突出及小关节脱位的复位

在开放或闭合复位小关节脱位的损伤中,突出的间盘导致神经功能障碍已经被认为是重要因素[3,26,37,40,42,60,67,89,112]。最初的报道(包括 Eismont 及其同

事)见于不能在复位过程中给予反馈的患者身上。这类患者与清醒状态下的患者显然不同,因此不能适用于单一的方法以复位小关节脱位。然而,这个话题继续造成了争论,一些相关的问题产生。相关椎间盘突出发生频率如何? 什么样的患者适合闭合复位? 是否有一个安全的技术进行闭合复位?

单侧或双侧小关节损伤合并间盘突出的患病率

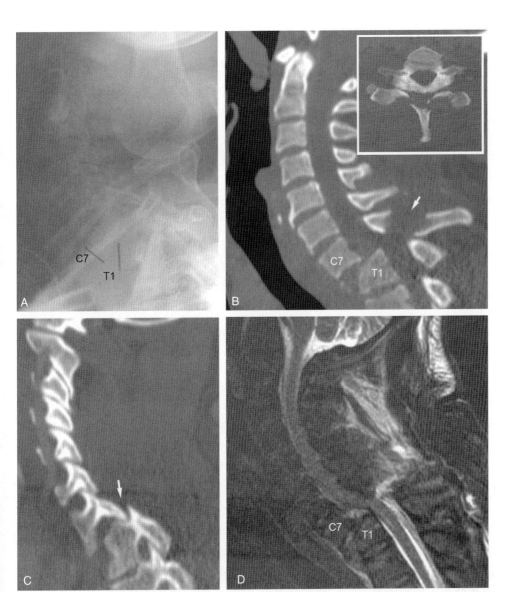

图 29-29　双侧小关节脱位。54 岁男性遭遇高速机动车辆事故，四肢全瘫。他双侧 C7~T1 小关节脱位。损伤节段较低，即使用侧游泳位 X 线片(A)也很难观察。这提示我们整个颈椎和颈胸交界处必须充分观察。正中矢状重建(B)提示：椎体前移 50%。在这种情况下，T1 压缩骨折合并双椎板骨折，庆幸的是没有严重的脊髓损伤。旁矢状 CT 扫描(C)见小关节脱位。磁共振成像(D)提示所有软组织中断，从前纵韧带、椎间盘、后纵韧带、后弓均损伤。注意 C7 后方的出血(高信号)。C7 或 T1 后方未见碎裂间盘。

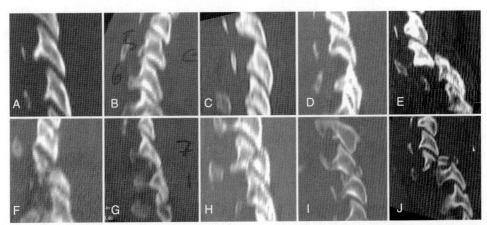

图 29-30　合并前屈，压缩，旋转的小关节损伤结果。小关节可能出现各种形式的损伤，取决于外力作用于脊柱的范围和时间。上面一行(A~E)演示(A)单纯韧带损伤，关节突正常。(B)关节囊损伤，细微增宽。(C)更大的软组织破坏，导致小关节半脱位。(D)跳跃，(E)完全脱位。下面一行(F~J)展示了一些不同的骨折类型。最常见的，上关节突骨折，推入横突孔(F)。上关节突骨折伴有小关节半脱位或脱位(G)。不太常见的，下关节突骨折，由张力损伤导致(H)。这种骨折影响侧块螺钉固定的稳定性。上下小关节都可能骨折(I)。最后，关节突粉碎(J)可能妨碍螺钉的稳定固定。

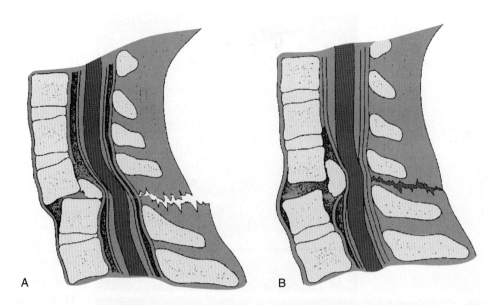

图 29-31   小关节复位后椎间盘突出引起脊髓压迫。复位双侧(或单侧)小关节骨折(A)最大的顾虑是复位后巨大的间盘碎片突入椎管引起压迫。在这个例子中,碎片翻转,位于脱位的椎体后面,复位后压迫脊髓(B)。这个过程在闭合复位下完成,导致了灾难性的后果。

已经见于文献报道,结论各异,其原因是因为使用了不同的成像技术用于识别此类损伤 (如 MRI,CT 造影)及诊断标准不一。例如 Vaccaro 及其同事,以 MRI 信号强度与椎间盘一致且突出向后下方的物质作为研究对象[109]。在一个 11 例病例的研究中,出现 2 例椎间盘突出(18%),1 例单侧、1 例双侧小关节损伤。其他人将 MRI 上脊髓或神经根变形确定为椎间盘突出,发病率为 19%[37] 和 50%[3]。Rizzolo 及同事报道,在 55 例患者中, 单侧小关节损伤的髓核脱出比例为 46%,双侧小关节损伤的髓核脱出比例为 62%[88]。神经功能缺损与椎间盘突出存在强烈相关[37,88],因此,椎间盘突出的可能性(由 Eismont 及其同事的经验证明[30])应加以考虑(图 29-32)。椎间隙狭窄也可能暗示椎间盘脱出[3,30,89],虽然平片检查并不可靠[109]。

虽然椎间盘的损伤是显而易见的,但在风险下如何干预这种损伤却不明确。Vaccaro 及其同事对 11 例单侧或双侧小关节脱位的患者进行 MRI 检查,发现 2 例间盘突出[109]。然后,他们在神经功能检测下对清醒患者进行闭合复位。复位成功后,MRI 显示,增加了 3 例间盘突出患者,原有的 2 例患者中 1 例加重。然而,这些患者都没有任何神经损伤。

这就提出了一个重要的问题, 即为准备行闭合复位的每个病人行 MRI 检查,也就是说,什么样的椎间盘突出程度可以进行安全的闭合复位? Vaccaro 及其同事的经验表明, 仅存在间盘突出不一定是神经系统的风险[109]。如果不能确定间盘突出的程度,则不要冒险尝试, 这使得许多患者等到开放手术时方能复位。

这 11 例患者的经验, 并不能减少小关节脱位的风险[26,30,60]。然而,我们建议,在清醒且神经功能可以监测的情况下,可小心进行颅骨牵引闭合复位。注意:不应试图在不清醒的患者或无法进行可靠的神经系统检查时进行。Wimberely 及其同事公布了个案报道,1 例 C5~C6 双侧小关节脱位合并神经功能损害的患者进行了闭合复位[116]。这名患者有后纵韧带骨化,复位后骨化的韧带造成脊髓压迫。因为患者是清醒的且一直在监测之下,神经功能缺损被快速发现,影像学检查发现了这个病变,并紧急手术减压,神经功能恢复良好。虽然这方面的经验可能会促使更多的医生在复位前行 MRI 检查,以减少此类伤害,基本原则仍然是相同的:闭合复位只有在清醒的患者并严密监测神经功能的情况下进行。

Darsaut 及同事对 17 例使用 MRI 监测的清醒患者进行了闭合复位[24]。逐步增加牵引重量,对线逐渐恢复。有 4 例术前存在间盘突出的患者观察到了椎间盘突出的复位。没有牵引过程中的间盘突出。没有发生神经功能恶化。作者的结论是:闭合复位"似乎是安全的,并有助于实现脊髓减压。"

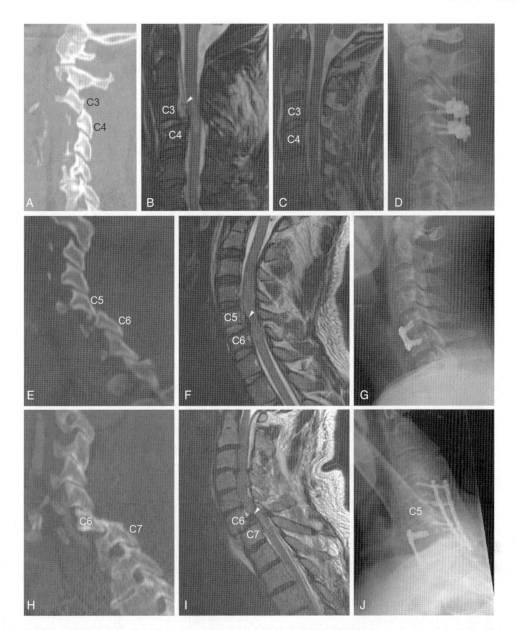

图 29-32　小关节脱位中椎间盘突出的评价。这 3 例患者单侧小关节脱位伴脊髓损伤。(A~D)45 岁男性,骑山地车损伤,C3~C4 的脱位、不全瘫。MRI(B)显示后纵韧带(PLL,箭头)剥离,但没有 C3 或 C4 椎体后方椎间盘。在 MRI 过程中,神经功能恶化,紧急进行闭合复位,确认没有神经损伤。复位后 MRI(C)证实了这一点且后纵韧带重新贴合于椎体。患者接受了后路侧块内固定(D)。(E~G),25 岁男性,机动车事故,C5~C6 脱位、全瘫。MRI(F)显示 C5 背侧甚至到 C6 背侧的间盘信号(箭头)。行前路椎间盘切除术后进行复位,然后植骨融合(G)。(H~J)60 岁男性,从阳台上坠落,C6~C7 脱位和不全瘫。MRI(I)显示,压扁的 C6~C7 间隙和 C6 背侧(箭头)的黑色团块。行前路椎间盘切除术,切开复位,融合,由于后部结构骨折,同期行后路固定。

　　这种闭合复位的技术值得商榷。第一要考虑的事情(除了椎间盘突出的风险):是否有任何因素妨碍闭合复位成功。例如,如果患者肥胖,下颈椎脱位 X 线片显示不清,进行闭合复位的意义不大。这类患者需要接受 MRI 检查,以排除间盘突出,然后行开放手术复位治疗。已经出现间盘及小关节分离的患者也不适用牵

引复位。应该确定没有其他节段的颈椎损伤,尤其是在上颈椎,牵引过程中可能导致脱位。小关节骨折的患者无法牵引复位,主要由于碎骨块无法保持复位[39,102]。在颈椎强直患者上,牵引不被推荐。Wimberley 及其同事[116]最近的一份报告指出,存在后纵韧带骨化的清醒患者进行牵引复位出现神经功能损害,故对于此类患者

行牵引治疗前需要深思。

　　工具是接下来要考虑的。患者肯定需要全身镇痛和镇静，因此，应该在一个能得到支持的地点操作，包括呼吸道控制，无论是使用或已经准备好（这些患者有颈椎不稳，可能会妨碍一个标准的插管）。这些工具在急诊室最常见，在有必要的医疗人员和放射支持条件下可以进行。透视装置可以获得颈椎牵引的实时影像。手术室也是一个很好的位置，尤其是备有麻醉支持，使用透视装置进行颈椎 X 线评估，并且如果需要的话，能够迅速手术。

　　患者仰卧于床或担架，摆到反向 Trendelenburg 位提供反向牵引。可在肩胛骨间放置卷筒，向远端拉肩以获得下颈椎区域的图像并提供反向牵引。作者建议使用不锈钢 Gardner-Wells 钳作为初始牵引，重量超过 80 磅时 MRI 兼容材料会发生变形，导致头骨脱离接触。局部麻醉剂注射到皮肤后，不锈钢针插入外耳道垂线耳廓上 1cm。剃刀通常不是必要的，但须使用氯已定擦洗，并将抗生素软膏抹在头钉尖端预防感染。

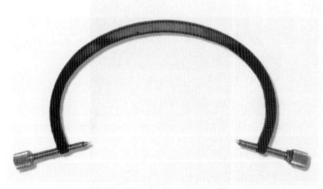

图 29-33　Gardner-Wells 钳。

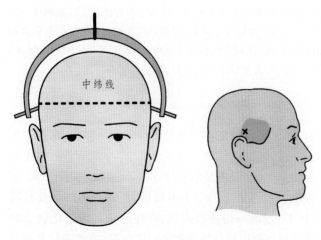

图 29-34　头钉位于外耳道垂线耳廓上方。

上紧头钉。锁定侧面螺母，然后拧紧（图 29-33、图 29-34[33,34]）。

　　在初始阶段，稍屈颈，以促进脱位的关节突分离。首先施以 5 磅，然后 10 磅的牵引重量，注意颅颈交界是否出现未被发现的损伤，此处可能会因最小的重量而出现分离。逐渐增加重量，伤椎和其他椎体均应当关注是否出现异常，异常通常定义为椎间隙宽度大于邻近椎体间隙 1.5 倍。每次增重后，必须进行一个彻底的感觉评价并询问患者是否有任何神经症状变化。重量一般每次增加 5~10 磅，直到脱位小关节与尾端完全分离。继续增加纵向牵引，然后进行最后阶段的复位，可以降低牵引滑轮的高度，或将患者的肩胛间垫高（图 29-35）。

　　这个动作有助于脱臼的关节突恢复其原始的位置。在单侧小关节脱位的情况下可能需要加以旋转复位，而这应该由有经验的医师操作。一旦复位完成，应在透视监测下逐渐减重，根据部位不同，选择 15~25 磅。如果在减重的过程中 X 线片显示半脱位复发，可能需要更大的重量牵引。复位操作完成后，在手法牵拉条件下将不锈钢 Gardner-Wells 钳替换为 MRI 兼容钳。颈椎 MRI 是评估脊髓和压迫损伤最早的方法，无论是否在复位前已经进行了检查。

　　尝试闭合复位时加以多大的力前应当放弃一直众说纷纭。凭经验简单行事并不可取，必须考虑许多因素。应该预计，损伤位置越低，复位越困难，复位 C7、T1 比复位 C3、C4 施加的力更大。关节突骨折的存在可能影响复位，因此单纯增加牵引重量是不合理的。最重要的考虑因素是对患者的神经功能状态和颈椎的影像学的观察（即椎间隙过度牵拉）。Cotler 及其同事报道安全复位小关节脱位的重量为 140 磅[22]。只要患者仍然神经功能稳定，连续的 X 线片显示没有过分牵拉的迹象，就没有绝对的、先入为主的牵引限制，何时放弃闭合复位是一个个体化的决定。

　　如果闭合复位期间或之后出现神经功能恶化，应考虑可能的原因，这不仅限于椎间盘突出。曾经有双侧小关节损伤的闭合复位后，后方硬膜外血肿引起的神经恶化[59]。Rhee 及其同事最近报道，两例患者因复位后黄韧带打折出现神经症状[86]。进一步的脊髓损伤可能会因脊柱牵引和复位的动作而损伤，特别是已经出现狭窄的患者[60]。一旦神经功能恶化，应及时停止进一步伤害，反向操作复位过程（如果可以），并立即 MRI 检查。立即通知手术室准备紧急减压，可节省宝

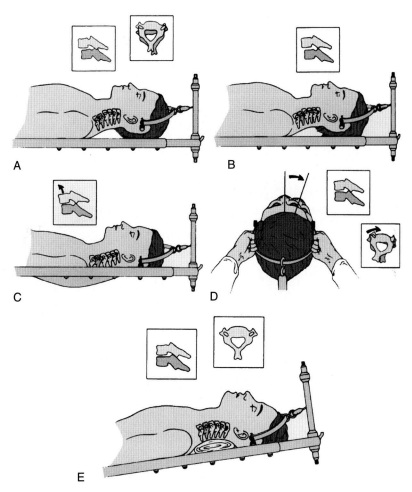

图 29-35　牵引方向与脊柱(A)平行。开始之后,小关节突几乎复位,但仍处于交锁状态(B)。轻微屈曲解锁关节突复位(C)。可以使用手法在两侧协助复位,解除交锁(D)。(E)复位完成。

贵的时间。

　　总之,共同的经验是采取下列措施对小关节损伤进行闭合复位。最新的文献表明,如果患者神经功能完整,保持清醒、合作,方能如前面所述,进行闭合复位。如果没有紧急的问题,首先进行 MRI 评估椎间盘突出的状态。如果选择这个方法,应该认识到,如果椎间盘突出在 MRI 上看到了,也不可能预先知道在复位过程中会不会由此产生神经症状。这倾向于先行前路椎间盘切除。如果患者完全脊髓损伤,应优先考虑减轻对脊髓的压迫,无需 MRI,直接进行闭合复位。

　　不完全脊髓损伤患者提出了最大的挑战,他或她因紧急减压获得最大的收益,但这样的患者也有失去功能的可能。如前所述,神经功能障碍的存在与椎间盘突出的存在相关[37,88],所以需要仔细考虑四肢不全瘫的患者(见图 29-31)。需要平衡将椎间盘碎片推入脊髓的风险和神经功能获益的关系。不幸的是,在这

种情况下,如何以最佳方式进行是不清楚的,并必须个体化决定。如果神经功能改善了(这往往发生在不完全脊髓损伤),则在进行闭合复位之前迅速行 MRI。如果患者的不完全神经损伤严重或恶化,则被迫紧急复位,即使此时没有进一步的脊柱影像资料。

(三)最终治疗

　　处理屈曲牵张损伤最终治疗选择包括外部固定和颈椎前路、后路或联合入路固定。DFS1 损伤,其中包括小关节扭伤,一般要求刚性矫形外固定在 6~12 周。他们需要在初期阶段 X 线随诊,以确保 X 线下是 DFS1 损伤,而不是更不稳定的类型。

　　孤立无移位的单侧小关节骨折 (DFS2 损伤),由于骨表面有愈合的倾向,同样可以用外固定(见图 29-24)。需要严密的影像学随访,以确保没有显著的骨折移位和脊柱后凸的发生。无移位或微小移位的小关节

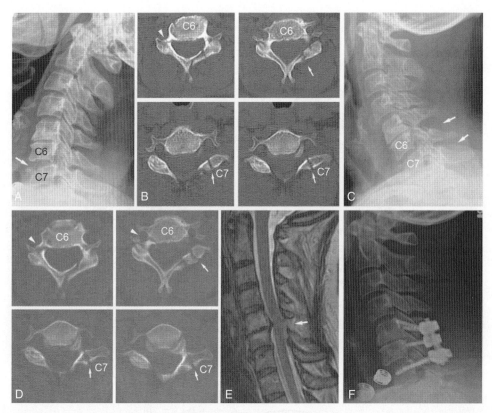

图 29-36　颈椎矫形器固定屈曲牵张损伤失败。48 岁女性,机动车事故。主诉颈部疼痛,但神经功能正常。X 线片(A)显示 C7 压缩骨折合并 C6 微小半脱位。计算机断层扫描(CT)显示了通过后方骨性结构的无移位骨折,包括右侧 C6 的椎弓根(箭头),C6 左侧椎板和小关节和 C7 的左侧关节突(箭头)。她的整体曲度是可以接受的(A),使用费城围领治疗。7 天后,直立平片(C)显示 C5~C6 和 C6~C7 间隙扩大(箭头)和 C6 半脱位进一步扩大。CT(D)显示所有的骨折移位,其中包括 C6 的右侧椎弓根,左侧椎板和 C7 的左侧关节突。有趣的是,MRI(E)显示了 C5~C6 韧带断裂(箭头)。在这个节段的椎间盘突出被认为是慢性的。她接受了后路切开复位和固定(F)。

骨折合并前柱损伤或其他后方骨或韧带损伤的患者,应及时手术固定(图 29-36)。如前所述,颈椎损伤严重程度评分对这种骨折不稳定程度判断和指导每个患者的个体化治疗是有帮助的。单侧小关节脱位和骨折脱位一般需要手术治疗。治疗使用外固定器或 Halo 架伴随着很高的失败风险 [15,39,91,96]。此情形可能涉及 Halo 架固定无法提供充分稳定。Anderson 及其同事进行的 Halo 架治疗颈椎骨折患者的影像学研究表明,小关节骨折脱位的患者从仰卧到直立的位置时,受伤节段平移 1.6mm,成角 3.3°[9]。

单侧小关节损伤的治疗可以通过颈椎前路椎间盘切除、融合或后方侧块内固定完成。最近关于后路侧块板和颈椎前路非锁定钢板的生物力学比较研究报告:侧块钢板提供了优越的生物力学稳定性[27]。尽管如此,在一项前路锁定钢板和后路侧块钢板治疗单侧小关节损伤的前瞻性随机对照研究中,Kwon 及其同事报道前路内固定的融合率为 100%[53]。Henriques 及其同事也证实了如此高的融合率,他们还报告单节段单侧小关节损伤使用前路内固定治疗融合率 100%[45]。这些结果表明,对于单侧小关节损伤,前路或后路固定都可以提供足够的稳定性。

双侧小关节损伤(DFS3 和 DSF4)需要手术固定作为最终治疗。无数的尸体生物力学研究表明,合并韧带断裂的病例中,后路侧块内固定的稳定性优于颈椎前路钢板内固定[21,25,81]。因此,在假定不需要腹侧减压突出间盘时,后路稳定适用于这些损伤[13,34]。严重的关节突骨折可能妨碍安全的侧块螺钉固定,需要向两侧延长固定节段。

鉴于后路侧块内固定的生物力学优势,如果闭合手段失败,行后路小关节脱位切开复位受到广泛青睐。能够直视并控制后方结构,使复位操作在技术上比前路更容易。为使复位完成,往往需要一个细长的工具进行撬拨,协助复位。巾钳可以放在受伤节段棘突以提供牵拉以控制远近端椎体。切除远端的上方小关节,可能有助于上位椎体向后滑回其原始的位置。如果头部被牵引钳系统严格固定(如,Mayfield 头架),需要有人松开附在手术台上的头架,使头部(脱位节段)可以移动,利于复位。

　　虽然生物力学稍逊,但颈椎前路椎间盘切除融合术(ACDF)治疗双侧小关节损伤的临床成功案例也有报道。例如,Razack 及其同事报道,22 例双侧小关节骨折脱位患者前路钢板的融合率在 100%[84]。这表明,ACDF 可以在高度不稳定的病例中提供足够的固定。然而,其他人都没有过这样的经历。Henriques 及其同事发现,13 例双侧小关节损伤前路钢板固定的患者 7 例出现再移位[45]。使用前路钢板治疗屈曲牵拉暴力导致的双侧小关节骨折的适应证是合并前柱压缩。这可能会导致终板骨折、压缩性骨折或合并双侧韧带损伤及小关节脱位的爆裂样骨折。每个人都应该知道这种损伤需要进行前柱重建和固定(图 29-37)。在 87 例屈

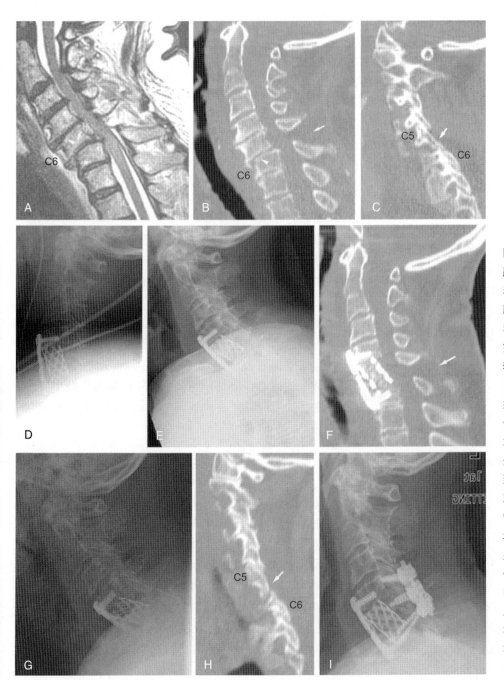

图 29-37　屈曲牵张损伤前路内固定失败。55 岁女性,机动车事故,双侧 C5~C6 小关节脱位。注意矢状 MRI 图像(A)和 CT(B)的 C5~C6 半脱位,棘突间扩大(箭头),C5,C6 终板轻微骨折(箭头)。旁矢状 CT(C)显示小关节脱位(箭头)。她接受了 C6 次全切,切开复位,钛网重建和钢板固定(D)。术后五天,她直立平片(E)和矢状 CT(F)的提示钛网下沉到 C6 前方,且再次半脱位及棘突间扩大(箭头)。选择了保守治疗。术后 14 天,脊柱后凸增加(G),复查 CT(H)显示小关节完全脱位。她接受了后路侧块内固定术(I)。这个病例说明了单纯考虑前方重建治疗屈曲牵张损伤的危险,尤其是在终板骨折,Johnson 及其同事在他们的影像资料回顾中指出了这一点。

曲牵张损伤的患者（其中多数有双侧小关节损伤）的分析中，Johnson 及其同事发现，终板骨折与单独使用单纯前路固定失败存在强烈关联[47]。即使仅有轻微终板骨折，随后骨吸收的生物现象损害了椎间植骨的稳定性，也可能减低带锁钢板螺钉固定的稳定性。小关节骨折(与脱位相比)的存在也与前路内固定失败相关，可能是由于一个完整的小关节的支撑效应丢失造成的。

作为一个技术性的说明，应小心，避免在治疗屈曲牵拉损伤前路融合时出现过度牵拉。由于后方复合体及后纵韧带可能是断裂的，过度牵开椎间隙可能导致神经功能缺损。前路椎间盘切除后，可以小心地降低头部受伤段，增加前凸并将无骨折的小关节"锁定"回复位位置。置入宽松的椎间移植物之后进行后方固定比过度牵拉后置入巨大移植物更为理想。

前路椎间盘切除融合治疗双侧小关节损伤的主要指征是去除复位前或复位后 MRI 发现的巨大的压迫脊髓的间盘突出。然而，在复位前确定椎间盘突出是否需要去除的标准是未知的。尽管如此，如果复位前行前路减压，应准备上位椎体的部分切除以获得去除椎间盘突出的入路的可能性。特别是如果小关节跳跃，则该段将后凸，椎间盘入路将会受到影响。一旦椎间盘切除完成，可以通过各种手段开放复位，包括如前所述侧位透视下增加牵引重量，或直接通过椎板牵开器或 Caspar 钉操纵椎体[52]。这里需要再次强调，一旦椎间盘切除术完成，脱位节段将没有任何软组织于其周围进行限制。

如果行前路椎间盘切除后无法复位，患者应转变为后路切开复位和固定，然后返回到前路放置椎间植骨和钢板。为避免第二次翻身，Allred 和 Sledge 描述了应用与 4 例患者的放置椎间植骨和只固定上方椎体的前路钢板技术[7]。前路钢板在后路复位时有助于保持方向，他们 4 例的经验中，前路椎间植骨、后路内固定的组合足够稳定，可以促进愈合。

目前还不清楚什么样的损伤需要前部和后部的稳定。显然，前方或后方单独入路已取得良好的临床效果。Johnson 及其同事[47]以及 Henriques 及其同事[45]的经验表明，仅前路内固定可能在由于终板、椎体骨折或骨质疏松症导致的前柱破坏时不足以胜任(见图 29-37)。脊髓损伤患者的神经肌肉控制不佳也可能与前路固定失败相关。前柱损伤合并后方韧带断裂是屈曲牵拉损伤的特点，需要联合入路固定。

1.压缩伸展损伤

压缩伸展分类组成了 Allen-Ferguson 系统的近 1/4，包括受伤的严重性的两极。1 度(CES1)损伤是单侧的椎弓骨折，占损伤的大多数(32%~40%)。同侧椎弓根和椎板骨折也列入 CES1，该类型通常被称为"侧块漂浮"损伤。目前，这种损伤被视为单侧小关节损伤(DFS2 受伤)的一个变种，但同时涉及头侧和足侧的小关节。2 度(CES2)是双侧椎板骨折，无椎体位移。在严重程度的另一端，5 度(CES5)损伤(Allen-Ferguson 系统只有 3 度)特点是：双侧椎弓根骨折与全椎体前方移位(外伤性滑脱)。有趣的是，3 例严重的 CES5 患者均未遭受脊髓损伤。目前还不清楚是否这些损伤的实质是严重的屈曲牵张损伤，而患者自己通过椎弓根骨折行"椎板切除术"。在 Allen-Ferguson 系统 3 度和 4 度的患者实际是从 2 度发展，依照受伤的椎体位移的增加而分度的。

(四)治疗建议

压缩伸展损伤与牵张伸展损伤的性质类似，因此他们将在下一节详细讨论。在一般情况下，单发微小移位椎板骨折，可以单独外固定治疗。CES1 涉及同侧椎弓根和椎板骨折在这里进行一些讨论，因为他们的表现更像是单侧关节突损伤(DFS2)。

同侧椎弓根和椎板骨折，椎体和椎板在侧块断开，可能导致侧面旋转不稳定。如无移位，可考虑用外固定治疗。然而，如果哪怕是微小的移位，外固定都可能无法提供足够的稳定性，"浮动"的 C5 侧块对头侧的 C4~C5 和尾侧的 C5~C6 都无法提供支持。这些固定通常需要跨越两个运动节段以确保稳定(图 29-38)。

1.牵拉伸展损伤

牵拉伸展损伤发病率低，但是是下颈椎损伤的重要类型。与颈椎病或强直(强直性脊柱炎，弥漫性特发性骨质肥厚 DISH 病)相关。Allen-Ferguson 分类中发现只有 9 个患者属于此类，其中 5 例发生在轻微跌倒后。1 度(DES1)损伤为没有后方移位的合并椎间隙异常增宽的前纵韧带损伤，(图 29-39)。2 度 (DES2)在 DES1 基础上增加上位椎体后滑脱。在这样的损伤发生时，神经功能缺损经常发生。伸展损伤常发生于前额撞击后。脊柱伸展损伤的顺序为，首先是前纵韧带，

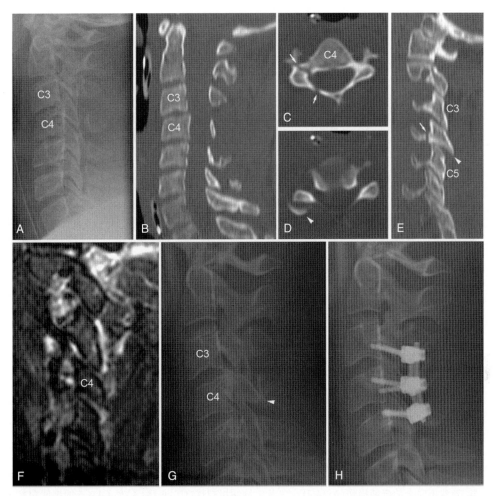

图 29-38　"漂浮侧块"损伤的保守治疗，半脱位加重。26 岁男性，摩托车事故。主诉颈部疼痛，但没有神经功能缺损表现。X 线片 (A) 和矢状 CT 重建 (B) 显示 C3~C4 轻度半脱位和脊柱后凸。轴向 CT (C 和 D) 同侧的 C4 椎弓根和椎板骨折 (箭头)，将侧块与前方椎体和后方椎板分离，形成 C4 "漂浮侧块"。轴位 (D) 侧块后凸表现为小关节分离和侧块后下角后移 (箭头)。这被认为更容易在旁矢状 CT 重建 (E) 中看到。脂肪抑制磁共振成像 (F) 没有显示 C3~C4 或 C4~C5 的关节囊的不同。他使用颈椎矫形器固定。2 个星期后，立位平片 (G) 发现 C3~C4 的半脱位和脊柱后凸加重，C4 侧块的进一步后凸也是显而易见的，几乎转为水平方向 (箭头指向侧块后下角)。患者接受 C3~C4 和 C4~C5 后路内固定 (H)。

之后向后发展。伸展暴力损伤前纵韧带、前纤维环，甚至导致椎体横断骨折。牵张暴力穿过前纵韧带，可能会导致撕脱骨折 (伸展型 "泪滴" 骨折) 或骨赘骨折。根据旋转轴的位置不同，前柱的拉伸损伤可能发生在后弓，侧块，椎弓根或其他位置，甚至是后纵韧带复合体。

伸展型损伤常见于年轻患者高能量创伤后或合并颈椎病或脊柱强直的老年患者的低能量损伤后。在老年患者椎管已弥漫性狭窄，突如其来的伸展可以导致脊髓钳样压缩 (图 29-40)，在无前柱损伤的情况下导致严重的神经损伤。这是所谓的中央模式四肢不全瘫的最常见的原因。

DISH 病代表这些损伤中一个独特的亚类，患者颈椎强直，脊柱骨折更像是长骨骨折，即使没有位移也是不稳定的。长节段骨块可导致渐进的位移和后凸，给神经系统带来灾难性后果。处理此类损伤最大的陷阱是未能认识到脊柱强直及并未良好观察损伤。许多强直性脊柱炎患者和 DISH 病患者被诊断为 "退行性病变"，而颈部疼痛的存在并未引发重视。任何强直性脊柱炎或 DISH 病患者出现颈部疼痛，甚至只是微不足道的创伤后，都有可能是一个不稳定的颈椎骨折，直到使用先进的影像学检查证明没有损伤。另外，因为没有移位，骨折本身可能会被错过，或由于强直性脊柱炎颈胸段脊柱后凸的特点，X 线平片被部分遮盖了。CT 矢状面和冠状重建成像对于鉴定此类伤害

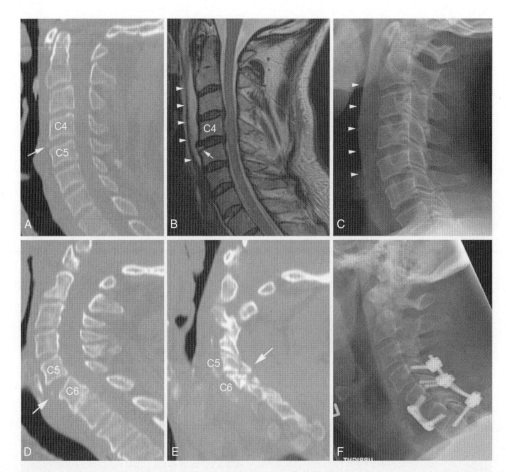

图 29-39 椎间隙撕裂的牵拉伸展损伤。此图描绘非强直脊柱的牵拉伸展损伤的机制。(A,B,C)29 岁的山骑自行车选手,高速飞出,击中他的头盔,导致不完全的脊髓损伤(ASIA D)。矢状电脑断层扫描(CT)重建(A)见 C4~C5 的椎间隙增宽和撕脱骨折(箭头)。MRI(B)显示前纵韧带和 C4~C5 间盘(箭头)损伤。过伸性损伤导致软组织肿胀(箭头)。脊髓内信号有改变,与神经功能缺损相一致。尽管存在神经功能障碍,但没有必要手术减压,他的脊柱被认为是相对稳定的,因为他的伤势被局限于前方。他使用费城围领治疗,他的正位平片(C)显示曲度良好。(D,E,F)62 岁男性,机动车事故,神经功能完好。CT 显示 C5~C6 间盘(箭头)明显撕裂(D),在 C5 和 C6 后方压缩性骨折(箭头)(E),行前路椎间盘切除融合术,之后行后路固定(F)。先进行前路内固定后再行俯卧翻身更安全。

是至关重要的。MRI 也用于识别细微的急性骨损伤或软组织水肿。在确定合并强直性脊柱炎或 DISH 病的颈椎骨折病人时,应及时行 CT 或 MRI,并寻找其他不连续的损伤(图 29-41)[93]。

(五)非强直脊柱的治疗建议

过伸性损伤,但没有显著的前柱损伤的患者可以非手术治疗,使用舒适的外固定器。患者最常见的情况是遭受过伸损伤,由于钳形压缩出现中央型脊髓不全瘫。如果颈椎脊柱在 CT 和 MRI 被认为是稳定的,则不需要手术稳定。然而,对于更理想的神经功能恢复的问题,是否对这些患者进行急诊或第 6~12 周后手术减压存在争论。一个可以解决这个重要问题的前

瞻性随机评估尚未开始执行,但回顾性研究未能证明继发于低能量的过伸性损伤的中央型脊髓损伤的早期减压有远期的神经学益处。

1 度(DES1)损伤,其中前柱伸展损伤但没有椎体后移发生,用硬质围领或 Halo 架治疗是合理的。在一定程度上,这些损伤的处理策略依赖于前柱损伤的程度。例如,如果牵张力只是撕开了前纵韧带、破坏了前纤维环,而后纵韧带、后方骨和韧带结构完整,这种情况下,可以以硬质围领治疗。然而,如果牵张暴力破坏了前纵韧带和后纵韧带间的全部组织,则这种损伤即使没有椎体后移也是相当不稳定的,甚至 Halo 架也可能不能提供足够的固定。Vaccaro 及其同事回顾了 24 例牵张拉伸损伤(其中 8 例为 1 度),大多数 DES1 损

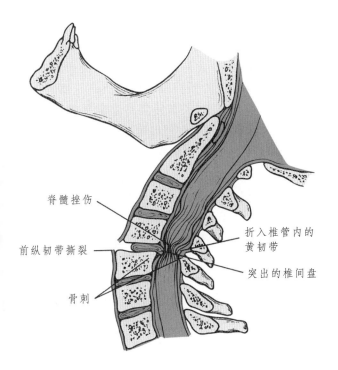

脊髓挫伤

前纵韧带撕裂

骨刺

折入椎管内的黄韧带

突出的椎间盘

图 29-40　伸展牵拉损伤造成脊髓"钳形"压迫。伸展损伤导致的脊髓损伤经常发生于继发颈椎病后椎管狭窄的老年人。被迫过伸引起脊髓位于膨出的间盘、前方骨赘及后方打折的黄韧带之间。(From Mirza, S.K.; Anderson, P.A. Skeletal Trauma, 3rd ed., New York, W.B. Saunders, 2003.)

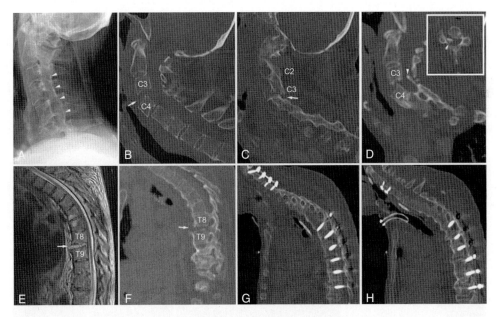

图 29-41　强直性脊柱炎节段脊柱损伤。58 岁男性,在浴室地板上被发现,出现脊髓半切综合征及不完全四肢瘫。受伤前两年,他行颈椎 X 线片 (A),提示他的小关节(箭头)出现强直性脊柱炎的特征融合。矢状电脑断层扫描(CT)重建(B)提示明显的伸展损伤(箭头),C3~C4 椎间隙增宽,C3 后移。旁正中矢状 CT 重建显示通过小关节的后方损伤(C,箭头)和脊柱如长骨骨折一样的损伤,"远端片段"的后方结构突入椎管(D,箭头)。右侧无力可以由右侧脊髓压迫解释(D,插图)。手术之前,他接受了全脊柱 MRI,发现 T8~T9(箭头)(E)牵张损伤。随后的 CT(F)发现骨折从前柱通过椎弓根并从后方穿出(箭头)。他行前路椎间盘切除融合术,由于他颈胸段脊柱后凸,手术很有挑战性。使用了长的颈椎后路器械(G,H)。

伤通过 Halo 架固定取得了成功,但持续的位移和逐步加重的后凸是非手术治疗的局限[110]。他们报道颈椎前路椎间盘切除融合手术治疗 DES1 损伤取得了良好的临床和影像学效果。

2 度(DES2)损伤,颈椎前路椎间盘切除融合是推荐的治疗方法。后方结构的明显位移和骨折为后路内固定提供了指征。Vaccaro 及其同事在对这些患者的前路内固定提出一个重要的技术点[110]。他们在两个患者置入椎间植骨时发现了神经监测波形的变化,他们将其归因为椎间隙的过度牵拉。作者强调,必须避免椎间植骨的"过度装填"。

(六)强直脊柱的治疗建议

急性强直性脊柱炎或 DISH 病患者所呈现的脊柱固化和颈椎骨折必须进行非常谨慎的评估。尤其是有明显颈胸段脊柱后凸的强直性脊柱炎患者,尝试使用标准的颈托固定可能只会加重颈部牵拉。应努力在其后凸的位置固定,这可能需要许多层的头部下方放置的填充物以固定颈部[64]。如果使用牵引,应十分谨慎,使用最小的重量,双平面牵引滑轮确保前方和后方都提供牵引。另外,患者可能需要配备 Halo 架以等待最终的手术固定。在所有情况下,无论有无神经功能障碍,这些患者都有呼吸道问题的高风险,应确保早期麻醉会诊。

长节段骨块使这些骨折极不稳定,建议手术固定

治疗。虽然前路椎间盘切除融合,在理论上,在伸展牵拉损伤中恢复了前方张力带,但也可能需要进行后路内固定(图 29-42)。此外,在强直性脊柱炎患者中,椎间隙可能由于严重的颈胸段脊柱后凸而与地面几乎垂直。在这种情况下,长节段后路固定是最好的(图 29-43)。前路重建和固定可以帮助恢复前方张力带。最近,众多的作者主张前后联合入路的方法治疗这些损伤[29,31,79]。

强直性脊柱炎患者需考虑的其他因素包括暴露、定位和出血。由于颈胸段脊柱后凸,颈椎前路手术获得足够的空间放置移植骨和钢板可能是困难的。出于同样的原因,后路定位也可能具有相当的挑战性,因为标准床架可能不允许头部足够向前(由于颈胸段脊柱后凸)。在这种情况下,患者可能需要保持坐位进行后路暴露、截骨。由于保留运动节段不是一个需要关注问题且稳定是必要的,故应采用长节段器械。最后,强直性脊柱炎患者的出血相当汹涌,应提前计划。

1.侧屈损伤

侧屈受伤是不常见,这种损伤只占 Allen 和 Ferguson 研究的 165 例中的 5 例。存在两种损伤程度。1 度(LFS1)损伤被认定为单侧椎弓骨折合并侧方椎体压缩,2 度(LFS2)损伤被认为合并对侧后方韧带损伤,主要表现为小关节增宽。虽然脊髓损伤少见,但因为该机制涉及颈部侧屈,神经根损伤,包括神经根撕脱

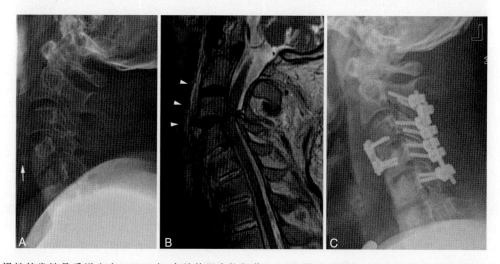

图 29-42　弥漫性特发性骨质增生症(DISH 病)合并伸展牵拉损伤。62 岁男性,花园工作时自梯子上滑落损伤,四肢不全瘫。X线片(A)表明 C3~C4 椎间隙增宽,局部前凸,C3 后移。注意椎体前方骨桥形成,这似乎是 C4 前骨赘(箭头)。矢状 MRI(B)显示 C2~C3 和 C3~C4 的椎间盘与下颈椎内的其他间盘不同。这表明,C3~C4 的可能是可移动的最远节段,因此最有可能在伸展过程中损伤。首先行椎间盘切除融合(C),然后行后路长节段减压固定治疗。请注意,在脊柱前路手术是脊柱在相对后凸的位置,以减少黄韧带的后方"挤压"效果,并为防止过度仰伸,插入较小的椎间植骨。

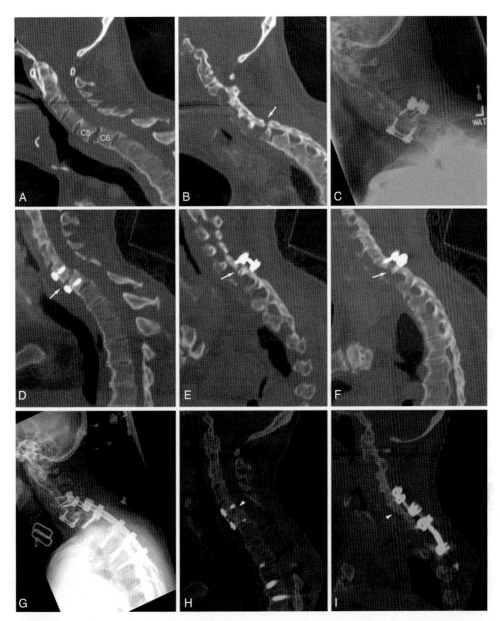

图 29-43　强直性脊柱炎内固定失败。52 岁男性强直性脊柱炎患者绊倒。他告知急救部门有颈部疼痛和面部受伤。行 X 线片检查后出院回家。尽管颈部疼痛进行了持续的影像学和临床随访，但直到他 4 周后开始有脊髓症状前都未做进一步影像学检查。此时，他发现有 C5~C6 骨折脱位 (A)，而伤后并未发现移位。矢状电脑断层扫描 (CT) 重建清楚地表明后方结构损伤 (B，箭头)。他行前路 C5~C6 椎间盘切除、自体骨移植融合，后路 C5~C6 侧块内固定术 (C)。注意直立平片 (C)，他颈胸段脊柱后凸，使得前方和后方固定螺钉几乎平行，生物力学结果不良。术后 14 个月，由于持续的疼痛，复查发现前路 (D)、后路右侧 (E) 及左侧 (F) 均未愈合。他接受了一个长节段后路翻修手术，通过 T1 椎弓根截骨纠正曲度 (G)。翻修后 9 个月，前方 (H) 和后方 (I) 骨性愈合。这种情况说明了这种强直性脊柱炎患者的骨折可能漏诊，且这类患者必须进行进一步影像检查以排除骨折??，无论创伤多么轻微。此外，这种情况说明如此长节段的强直脊柱的融合是生物力学的挑战。长节段后路固定比较理想。

并可能会发生臂丛神经损伤。

(七)治疗建议

LFS1 损伤的大多数患者可以通过围领固定 6~12 周治疗。LFS2 损伤,因为他存在更大的冠状面畸形和相关后方韧带受伤,建议颅骨牵引复位,之后后路固定。如有必要,行前路干预,解除前方神经受压导致的神经功能缺损。

小 结

下颈椎损伤涵盖了广泛的骨和韧带的损伤,经常与神经损伤相关。依照稳定性评估、神经学及患者相关因素的基本原则可以有助于引导至理性的治疗决策。本章所述,将有助于临床医师评估损伤的稳定性,考虑损伤的机制和了解病理过程对于决定手术或保守治疗十分重要。

(郭琰 译 李世民 校)

参考文献

1. Abumi, K.; Itoh, H.; Taneichi, H.; et al. Transpedicular screw fixation for traumatic lesions of the middle and lower cervical spine: Description of the techniques and preliminary report. J Spinal Disord 7:19–28, 1994.

2. Abumi, K.; Shono, Y.; Ito, M.; et al. Complications of pedicle screw fixation in reconstructive surgery of the cervical spine. Spine 25:962–969, 2000.

3. Abumi, K.; Shono, Y.; Kotani, Y.; et al. Indirect posterior reduction and fusion of the traumatic herniated disc by using a cervical pedicle screw system. J Neurosurg 92:30–37, 2000.

4. Adams, M.S.; Crawford, N.R.; Chamberlain, R.H.; et al. Biomechanical comparison of anterior cervical plating and combined anterior/lateral mass plating. Spine J 1:166–170, 2001.

5. Albert, T.J.; Klein, G.R.; Joffe, D.; et al. Use of cervicothoracic junction pedicle screws for reconstruction of complex cervical spine pathology. Spine 23:1596–1599, 1998.

6. Allen, B.L., Jr.; Ferguson, R.L.; Lehmann, T.R.; et al. A mechanistic classification of closed, indirect fractures and dislocations of the lower cervical spine. Spine 7:1–27, 1982.

7. Allred, C.D.; Sledge, J.B. Irreducible dislocations of the cervical spine with a prolapsed disc: Preliminary results from a treatment technique. Spine 26:1927–1930, 2001.

8. An, H.S.; Gordin, R.; Renner, K. Anatomic considerations for plate-screw fixation of the cervical spine. Spine 16:S548–S551, 1991.

9. Anderson, P.A.; Budorick, T.E.; Easton, K.B.; et al. Failure of halo vest to prevent in vivo motion in patients with injured cervical spines. Spine 16:S501–S505, 1991.

10. Anderson, P.A.; Henley, M.B.; Grady, M.S.; et al. Posterior cervical arthrodesis with AO reconstruction plates and bone graft. Spine 16:S72–S79, 1991.

11. Anderson, P.A.; Moore, T.A.; Davis, K.W.; et al. The Cervical Spine Injury Severity Score: Assessment of reliability. J Bone Joint Surg [Am] 89:1057–1065, 2007.

12. Bozbug, M.; Ozturk, A.; Ari, Z.; et al. Morphometric evaluation of subaxial cervical vertebrae for surgical application of transpedicular screw fixation. Spine 29:1876–1880, 2004.

13. Brodke, D.S.; Anderson, P.A.; Newell, D.W.; et al. Comparison of anterior and posterior approaches in cervical spinal cord injuries. J Spinal Disord Tech 16:229–235, 2003.

14. Bucci, M.N.; Dauser, R.C.; Maynard, F.A.; et al. Management of post-traumatic cervical spine instability: Operative fusion versus halo vest immobilization. Analysis of 49 cases. J Trauma 28:1001–1006, 1988.

15. Bucholz, R.D.; Cheung, K.C. Halo vest versus spinal fusion for cervical injury: Evidence from an outcome study. J Neurosurg 70:884–892, 1989.

16. Cagnie, B.; Petrovic, M.; Voet, D.; et al. Vertebral artery dominance and hand preference: Is there a correlation? Man Ther 11:153–156, 2006.

17. Carrino, J.A.; Manton, G.L.; Morrison, W.B.; et al. Posterior longitudinal ligament status in cervical spine bilateral facet dislocations. Skeletal Radiol 35:510–514, 2006.

18. Chang, D.G.; Tencer, A.F.; Ching, R.P.; et al. Geometric changes in the cervical spinal canal during impact. Spine 19:973–980, 1994.

19. Chen, T.Y.; Dickman, C.A.; Eleraky, M.; et al. The role of decompression for acute incomplete cervical spinal cord injury in cervical spondylosis. Spine 23:2398–2403, 1998.

20. Cho, K.H.; Shin, Y.S.; Yoon, S.H.; et al. Poor surgical technique in cervical plating leading to vertebral artery injury and brain stem infarction—Case report. Surg Neurol 64:221–225, 2005.

21. Coe, J.D.; Warden, K.E.; Sutterlin, C.E., III; et al. Biomechanical evaluation of cervical spinal stabilization methods in a human cadaveric model. Spine 14:1122–1131, 1989.

22. Cotler, J.M.; Herbison, G.J.; Nasuti, J.F.; et al. Closed reduction of traumatic cervical spine dislocation using traction weights up to 140 pounds. Spine 18:386–390, 1993.

23. Curylo, L.J.; Mason, H.C.; Bohlman, H.H.; et al. Tortuous course of the vertebral artery and anterior cervical decompression: A cadaveric and clinical case study. Spine 25:2860–2864, 2000.

24. Darsaut, T.E.; Ashforth, R.; Bhargava, R.; et al. A pilot study of magnetic resonance imaging-guided closed reduction of cervical spine fractures. Spine 31:2085–2090, 2006.

25. Do Koh, Y.; Lim, T.H.; Won, Y.J.; et al. A biomechanical comparison of modern anterior and posterior plate fixation of the cervical spine. Spine 26:15–21, 2001.

26. Doran, S.E.; Papadopoulos, S.M.; Ducker, T.B.; et al. Magnetic resonance imaging documentation of coexistent traumatic locked facets of the cervical spine and disc herniation. J Neurosurg 79:341–345, 1993.

27. Duggal, N.; Chamberlain, R.H.; Park, S.C.; et al. Unilateral cervical facet dislocation: Biomechanics of fixation. Spine 30:E164–E168, 2005.

28. Ebraheim, N.A.; Klausner, T.; Xu, R.; et al. Safe lateral-mass screw lengths in the Roy-Camille and Magerl techniques. An anatomic study. Spine 23:1739–1742, 1998.

29. Einsiedel, T.; Schmelz, A.; Arand, M.; et al. Injuries of the cervical spine in patients with ankylosing spondylitis: Experience at two trauma centers. J Neurosurg Spine 5:33–45, 2006.

30. Eismont, F.J.; Arena, M.J.; Green, B.A. Extrusion of an intervertebral disc associated with traumatic subluxation or dislocation of cervical facets. Case report. J Bone Joint Surg [Am]. 73:1555–1560, 1991.

31. El Masry, M.A.; Badawy, W.S.; Chan, D. Combined anterior and posterior stabilisation for treating an unstable cervical spine fracture in a patient with long standing ankylosing spondylitis. Injury 35:1064–1067, 2004.

32. Epstein, N.E. From the neurointerventional lab... intraoperative cervical vertebral artery injury treated by tamponade and endovascular coiling. Spine J 3:404–405, 2003.

33. Favero, K.J.; Van Peteghem, P.K. The quadrangular fragment fracture. Roentgenographic features and treatment protocol. Clin Orthop Relat Res 239:40–46, 1989.

34. Fehlings, M.G.; Cooper, P.R.; Errico, T.J. Posterior plates in the management of cervical instability: Long-term results in 44 patients. J Neurosurg 81:341–349, 1994.

35. Fisher, C.G.; Dvorak, M.F.; Leith, J.; et al. Comparison of outcomes for unstable lower cervical flexion teardrop fractures managed with halo thoracic vest versus anterior corpectomy and plating. Spine 27:160–166, 2002.

36. Goldberg, W.; Mueller, C.; Panacek, E.; et al. Distribution and patterns of blunt traumatic cervical spine injury. Ann Emerg Med 38:17–21, 2001.

37. Grant, G.A.; Mirza, S.K.; Chapman, J.R.; et al. Risk of early closed reduction in cervical spine subluxation injuries. J Neurosurg 90:13–18, 1999.

38. Guest, J.; Eleraky, M.A.; Apostolides, P.J.; et al. Traumatic central cord syndrome: Results of surgical management. J Neurosurg 97:25–32, 2002.

39. Hadley, M.N.; Fitzpatrick, B.C.; Sonntag, V.K.; et al. Facet fracture–dislocation injuries of the cervical spine. Neurosurgery 30:661–666, 1992.

40. Harrington, J.F.; Likavec, M.J.; Smith, A.S. Disc herniation in cervical fracture subluxation. Neurosurgery 29:374–379, 1991.

41. Harris, J.H.; Yeakley, J.W. Hyperextension–dislocation of the cervical spine. Ligament injuries demonstrated by magnetic resonance imaging. J Bone Joint Surg [Br] 74:567–570, 1992.

42. Hart, R.A. Cervical facet dislocation: When is magnetic resonance imaging indicated? Spine 27:116–117, 2002.

43. Heary, R.F.; Albert, T.J.; Ludwig, S.C.; et al. Surgical anatomy of the vertebral arteries. Spine 21:2074–2080, 1996.

44. Heller, J.G.; Silcox, D.H., III; Sutterlin, C.E., III. Complications of posterior cervical plating. Spine 20:2442–2448, 1995.

45. Henriques, T.; Olerud, C.; Bergman, A.; et al. Distractive flexion injuries of the subaxial cervical spine treated with anterior plate alone. J Spinal Disord Tech 17:1–7, 2004.

46. Jeanneret, B.; Magerl, F.; Ward, E.H.; et al. Posterior stabilization of the cervical spine with hook plates. Spine 16:S56–S63, 1991.

47. Johnson, M.G.; Fisher, C.G.; Boyd, M.; et al. The radiographic failure of single segment anterior cervical plate fixation in traumatic cervical flexion distraction injuries. Spine 29:2815–2820, 2004.

48. Karaikovic, E.E.; Daubs, M.D.; Madsen, R.W.; et al. Morphologic characteristics of human cervical pedicles. Spine 22:493–500, 1997.

49. Kast, E.; Mohr, K.; Richter, H.P.; et al. Complications of transpedicular screw fixation in the cervical spine. Eur Spine J 15:327–334, 2006.

50. Koivikko, M.P.; Myllynen, P.; Karjalainen, M.; et al. Conservative and operative treatment in cervical burst fractures. Arch Orthop Trauma Surg 120:448–451, 2000.

51. Kothe, R.; Ruther, W.; Schneider, E.; et al. Biomechanical analysis of transpedicular screw fixation in the subaxial cervical spine. Spine 29:1869–1875, 2004.

52. Kwon, B.K.; Beiner, J.; Grauer, J.N.; et al. Anterior/posterior operative reduction of cervical spine dislocations: Techniques and literature review. Curr Opin Orthop 14:193–199, 2003.

53. Kwon, B.K.; Dvorak, M.F.; Fisher, C.G.; et al. A Prospective Randomized Comparison of Anterior Versus Posterior Stabilization for Unilateral Facet Injuries. Banff, Alberta, 2005.

54. Kwon, B.K.; Song, F.; Morrison, W.B.; et al. Morphologic evaluation of cervical spine anatomy with computed tomography: Anterior cervical plate fixation considerations. J Spinal Disord Tech 17:102–107, 2004.

55. Louis, R. Spinal stability as defined by the three-column spine concept. Anat Clin 7:33–42, 1985.

56. Lowery, D.W.; Wald, M.M.; Browne, B.J.; et al. Epidemiology of cervical spine injury victims. Ann Emerg Med 38:12–16, 2001.

57. Lu, J.; Ebraheim, N.A.; Yang, H.; et al. Anatomic bases for anterior spinal surgery: Surgical anatomy of the cervical vertebral body and disc space. Surg Radiol Anat 21:235–239, 1999.

58. Ludwig, S.C.; Kramer, D.L.; Balderston, R.A.; et al. Placement of pedicle screws in the human cadaveric cervical spine: Comparative accuracy of three techniques. Spine 25:1655–1667, 2000.

59. Ludwig, S.C.; Vaccaro, A.R.; Balderston, R.A.; et al. Immediate quadriparesis after manipulation for bilateral cervical facet subluxation. A case report. J Bone Joint Surg [Am] 79:587–590, 1997.

60. Mahale, Y.J.; Silver, J.R.; Henderson, N.J. Neurological complications of the reduction of cervical spine dislocations. J Bone Joint Surg [Br] 75:403–409, 1993.

61. Mercer, S.; Bogduk, N. The ligaments and annulus fibrosus of human adult cervical intervertebral discs. Spine 24:619–626, 1999.

62. Middleditch, A.; Oliver, J. Functional Anatomy of the Spine. Oxford, Butterworth Heinemann, 1991.

63. Moore, T.A.; Vaccaro, A.R.; Anderson, P.A. Classification of lower cervical spine injuries. Spine 31:S37–S43, 2006.

64. Mountney, J.; Murphy, A.J.; Fowler, J.L. Lessons learned from cervical pseudoarthrosis in ankylosing spondylitis. Eur Spine J 14:689–693, 2005.

65. Neo, M.; Sakamoto, T.; Fujibayashi, S.; et al. The clinical risk of vertebral artery injury from cervical pedicle screws inserted in degenerative vertebrae. Spine 30:2800–2805, 2005.

66. Nightingale, R.W.; McElhaney, J.H.; Richardson, W.J.; et al. Experimental impact injury to the cervical spine: Relating motion of the head and the mechanism of injury. J Bone Joint Surg [Am] 78:412–421, 1996.

67. Olerud, C.; Jonsson, H., Jr. Compression of the cervical spine cord after reduction of fracture dislocations. Report of 2 cases. Acta Orthop Scand 62:599–601, 1991.

68. Onan, O.A.; Heggeness, M.H.; Hipp, J.A. A motion analysis of the cervical facet joint. Spine 23:430–439, 1998.

69. Pait, T.G.; Killefer, J.A.; Arnautovic, K.I. Surgical anatomy of the anterior cervical spine: The disc space, vertebral artery, and associated bony structures. Neurosurgery 39:769–776, 1996.

70. Pait, T.G.; McAllister, P.V.; Kaufman, H.H. Quadrant anatomy of the articular pillars (lateral cervical mass) of the cervical spine. J Neurosurg 82:1011–1014, 1995.

71. Panjabi, M.M.; Chen, N.C.; Shin, E.K.; et al. The cortical shell architecture of human cervical vertebral bodies. Spine 26:2478–2484, 2001.

72. Panjabi, M.M.; Crisco, J.J.; Vasavada, A.; et al. Mechanical properties of the human cervical spine as shown by three-dimensional load-displacement curves. Spine 26:2692–2700, 2001.

73. Panjabi, M.M.; Duranceau, J.S.; Oxland, T.R.; et al. Multidirectional instabilities of traumatic cervical spine injuries in a porcine model. Spine 14:1111–1115, 1989.

74. Panjabi, M.M.; Oxland, T.R.; Parks, E.H. Quantitative anatomy of cervical spine ligaments. Part II. Middle and lower cervical spine. J Spinal Disord 4:277–285, 1991.

75. Panjabi, M.M.; Pearson, A.M.; Ito, S.; et al. Cervical spine ligament injury during simulated frontal impact. Spine 29:2395–2403, 2004.

76. Panjabi, M.M.; Shin, E.K.; Chen, N.C.; et al. Internal morphology of human cervical pedicles. Spine 25:1197–1205, 2000.

77. Panjabi, M.M.; White, A.A., III; Johnson, R.M. Cervical spine mechanics as a function of transection of components. J Biomech 8:327–336, 1975.

78. Papagelopoulos, P.J.; Currier, B.L.; Neale, P.G.; et al. Biomechanical evaluation of posterior screw fixation in cadaveric cervical spines. Clin Orthop Relat Res 411:13–24, 2003.

79. Payer, M. Surgical management of cervical fractures in ankylosing spondylitis using a combined posterior–anterior approach. J Clin Neurosci 13:73–77, 2006.

80. Pfeifer, B.A.; Freidberg, S.R.; Jewell, E.R. Repair of injured vertebral artery in anterior cervical procedures. Spine 19:1471–1474, 1994.

81. Pitzen, T.; Lane, C.; Goertzen, D.; et al. Anterior cervical plate fixation: Biomechanical effectiveness as a function of posterior element injury. J Neurosurg 99:84–90, 2003.

82. Przybylski, G.J.; Carlin, G.J.; Patel, P.R.; et al. Human anterior and posterior cervical longitudinal ligaments possess similar tensile properties. J Orthop Res 14:1005–1008, 1996.

83. Przybylski, G.J.; Patel, P.R.; Carlin, G.J.; et al. Quantitative anthropometry of the subatlantal cervical longitudinal ligaments. Spine 23:893–898, 1998.

84. Razack, N.; Green, B.A.; Levi, A.D. The management of traumatic cervical bilateral facet fracture-dislocations with unicortical anterior plates. J Spinal Disord 13:374–381, 2000.

85. Rezcallah, A.T.; Xu, R.; Ebraheim, N.A.; et al. Axial computed tomography of the pedicle in the lower cervical spine. Am J Orthop 30:59–61, 2001.

86. Rhee, J.M.; Kimmerly, W.S.; Smucker, J.D. Infolding of the ligamentum flavum: A cause of spinal cord compression after reduction of cervical facet injuries. J Spinal Disord Tech 19:208–212, 2006.

87. Rhee, J.M.; Kraiwattanapong, C.; Hutton, W.C. A comparison of pedicle and lateral mass screw construct stiffnesses at the cervicothoracic junction: A biomechanical study. Spine 30:E636–E640, 2005.

88. Rizzolo, S.J.; Piazza, M.R.; Cotler, J.M.; et al. Intervertebral disc injury complicating cervical spine trauma. Spine 16:S187–S189, 1991.

89. Robertson, P.A.; Ryan, M.D. Neurological deterioration after reduction of cervical subluxation. Mechanical compression by disc tissue. J Bone Joint Surg [Br] 74:224–227, 1992.

90. Rockswold, G.L.; Bergman, T.A.; Ford, S.E. Halo immobilization and surgical fusion: Relative indications and effectiveness in the treatment of 140 cervical spine injuries. J Trauma 30:893–898, 1990.

91. Rorabeck, C.H.; Rock, M.G.; Hawkins, R.J.; et al. Unilateral facet dislocation of the cervical spine. An analysis of the results of treatment in 26 patients. Spine 12:23–27, 1987.

92. Roy-Camille, R.R.; Sailant, G.; Mazel, C. Internal fixation of the unstable cervical spine by posterior osteosynthesis with plate and screws. In Cervical Spine Research Society, ed. The Cervical Spine, 2nd ed. Philadelphia, Lippincott, pp. 390–404, 1989.

93. Samartzis, D.; Anderson, D.G.; Shen, F.H. Multiple and simultaneous spine fractures in ankylosing spondylitis: Case report. Spine 30:E711–E715, 2005.

94. Schlicke, L.H.; White, A.A., III; Panjabi, M.M.; et al. A quantitative study of vertebral displacement and angulation in the normal cervical spine under axial load. Clin Orthop Relat Res 140:47–49, 1979.

95. Schmitz, B.; Pitzen, T.; Beuter, T.; et al. Regional variations in the thickness of cervical spine endplates as measured by computed tomography. Acta Radiol 45:53–58, 2004.

96. Sears, W.; Fazl, M. Prediction of stability of cervical spine fracture managed in the halo vest and indications for surgical intervention. J Neurosurg 72:426–432, 1990.

97. Seybold, E.A.; Baker, J.A.; Criscitiello, A.A.; et al. Characteristics of unicortical and bicortical lateral mass screws in the cervical spine. Spine 24:2397–2403, 1992.

98. Shanmuganathan, K.; Mirvis, S.E.; Levine, A.M. Rotational injury of cervical facets: CT analysis of fracture patterns with implications for management and neurologic outcome. AJR Am J Roentgenol 163:1165–1169, 1994.

99. Shea, M.; Wittenberg, R.H.; Edwards, W.T.; et al. In vitro hyperextension injuries in the human cadaveric cervical spine. J Orthop Res 10:911–916, 1992.

100. Sim, E.; Vaccaro, A.R.; Berzlanovich, A.; et al. In vitro genesis of subaxial cervical unilateral facet dislocations through sequential soft tissue ablation. Spine 26:1317–1323, 2001.

101. Smith, M.D.; Emery, S.E.; Dudley, A.; et al. Vertebral artery injury during anterior decompression of the cervical spine. A retrospective review of ten patients. J Bone Joint Surg [Br] 75:410–415, 1993.

102. Sonntag, V.K. Management of bilateral locked facets of the cervical spine. Neurosurgery 8:150–152, 1981.

103. Southern, E.P.; Oxland, T.R.; Panjabi, M.M.; et al. Cervical spine injury patterns in three modes of high-speed trauma: A biomechanical porcine model. J Spinal Disord 3:316–328, 1990.

104. Sutterlin, C.E., III; McAfee, P.C.; Warden, K.E.; et al. A biomechanical evaluation of cervical spinal stabilization methods in a bovine model. Static and cyclical loading. Spine 13:795–802, 1988.

105. Takeshita, K.; Peterson, E.T.; Bylski-Austrow, D.; et al. The nuchal ligament restrains cervical spine flexion. Spine 29:E388–E393, 2004.

106. Taylor, J.R.; Twomey, L.T. Acute injuries to cervical joints. An autopsy study of neck sprain. Spine 18:1115–1122, 1993.

107. Tonetti, J.; Peoc'h, M.; Merloz, P.; et al. Elastic reinforcement and thickness of the joint capsules of the lower cervical spine. Surg Radiol Anat 21:35–39, 1999.

108. Ugur, H.C.; Attar, A.; Uz, A.; et al. Surgical anatomic evaluation of the cervical pedicle and adjacent neural structures. Neurosurgery 47:1162–1168, 2000.

109. Vaccaro, A.R.; Falatyn, S.P.; Flanders, A.E.; et al. Magnetic resonance evaluation of the intervertebral disc, spinal ligaments, and spinal cord before and after closed traction reduction of cervical spine dislocations. Spine 24:1210–1217, 1999.

110. Vaccaro, A.R.; Klein, G.R.; Thaller, J.B.; et al. Distraction extension injuries of the cervical spine. J Spinal Disord 14:193–200, 2001.

111. Vaccaro, A.R.; Madigan, L.; Schweitzer, M.E.; et al. Magnetic resonance imaging analysis of soft tissue disruption after flexion–distraction injuries of the subaxial cervical spine. Spine 26:1866–1872, 2001.

112. Vaccaro, A.R.; Nachwalter, R.S. Is magnetic resonance imaging indicated before reduction of a unilateral cervical facet dislocation? Spine 27:117–118, 2002.

113. White, A.A.; Panjabi, M.M. Clinical Biomechanics of the Spine, 2nd ed. Philadelphia, Lippincott, 1990.

114. White, A.A.; Panjabi, M.M.; Saha, S.; et al. Biomechanics of the axially loaded cervical spine: Development of a safe clinical test for ruptured cervical ligaments. J Bone Joint Surg [Am] 57:582, 1975.

115. White, A.A., III; Johnson, R.M.; Panjabi, M.M.; et al. Biomechanical analysis of clinical stability in the cervical spine. Clin Orthop Relat Res 109:85–96, 1975.

116. Wimberley, D.W.; Vaccaro, A.R.; Goyal, N.; et al. Acute quadriplegia following closed traction reduction of a cervical facet dislocation in the setting of ossification of the posterior longitudinal ligament: Case report. Spine 30:E433–E438, 2005.

117. Yusof, M.I.; Ming, L.K.; Abdullah, M.S.; et al. Computerized tomographic measurement of the cervical pedicles diameter in a Malaysian population and the feasibility for transpedicular fixation. Spine 31:E221–E224, 2006.

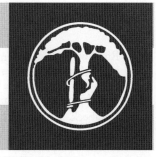

第 **30** 章

胸椎和上腰椎损伤

YU-Po Lee, MD., Cary Templin, MD.,
Frank Eismont, MD., Steven R. Garfin, MD.

对于胸腰椎脊柱外伤的患者,治疗的主要目的是保护生命,保护神经功能,除此之外还包括重建并维持脊柱的顺列和稳定性。由于胸腰椎骨折的患者常伴有其他损伤,因此处理这些患者时如何操作掌握以上原则是极富挑战性的。此外,合并有神经损伤或脊柱不稳定的患者必须得到最快速及时的治疗,这亦增加了医师治疗的复杂性。然而,如果医师能掌握脊柱的解剖,了解外伤的生物力学特点,熟悉脊柱外伤种种治疗方法的进展,治疗成功的机会也是非常大的。

第一节 历史背景

历史上关于脊髓损伤的最早文字献见于 Edwin Smith 的草纸记录(公元前 3000 年)[26]。随后埃及医师发现脊柱创伤患者常常伴有上下肢瘫痪和尿失禁,揭开了脊柱外伤、脊髓损伤及功能丧失间的关系。

Celsus 是一个对脊髓损伤描述做出重要贡献的人,他区分了脊柱外伤与胸腰椎外伤。他注意到,颈椎外伤可导致呼吸困难和呕吐,而胸腰椎外伤仅可导致下肢瘫痪和尿失禁。在希波克拉底的基础上,他更充分地阐述了伸展手法复位治疗脊柱外伤畸形[26]。

16 世纪,Ambroise Paré 重新提出了脊柱外伤的问题[19]。他精确地描述了脊髓受压后的临床表现:

症状包括上肢、下肢、肛门和膀胱的迟钝、麻木或者瘫痪,也就是丧失了感觉和运动功能,因而他们的大小便排泄失禁或者完全抑制。正如 Hippocrates 描述的,由于脊髓受伤,当这些症状出现时,你可以预言死亡已近……既然有了如此的预期,你便可以做一切口,取出压迫在脊髓神经束上的碎裂的脊椎碎片。

随着麻醉和影像学技术的发展,脊柱创伤诊治进入了现代阶段。在 20 世纪 20 年代,主要依据 Guttman 提倡的原则, 脊柱创伤治疗的重点是骨折的闭合复位[68]。Davis 提出了一种复位的方法:麻醉下患者俯卧位, 在头端放置滑轮悬吊下肢将躯体干显著过伸,然后医师在骨折部位猛推,力求骨折复位。获得复位后,石膏背心制动[33]。1931 年,Watson-Jones 改进了这个方法,他利用不同高度的工作台过伸脊柱获得复位[168]。

在第二次世界大战以后,随着使用棘突钢板固定不稳定脊柱骨折的出现,胸腰椎骨折内固定治疗取得了迅速发展。随后,Dickson 等介绍了后路脊柱内固定器械,给脊柱疾患的治疗和康复带来了革命[40]。之后,新的手术技术和内植物不断涌现,脊柱创伤解剖复位和内固定稳定的能力不断进步。然而,与体位复位和非手术治疗的结果相比,神经功能恢复一直没有或者仅有很少改善[158,162,178]。现在,脊柱骨折内固定治疗的主要益处在于缩短了住院时间,利于早期康复,且可预防畸形发生[158,162,178]。

第二节 解剖

胸腰椎的特点是脊柱骨性结构、椎间盘和韧带间动态的复杂的相互作用。如果医师缺乏详尽的解剖知识,将难以对胸腰椎创伤做出正确的临床诊断和治疗选择。

人体脊柱包括 12 个胸椎脊椎、5 个腰椎脊椎和相应的椎间盘。Stagnara 和同事研究了 20~29 岁没有腰背痛的正常人的脊柱顺列[153]。他们注意到在正常人群中差异很大, 胸椎后凸的范围是 7°~63°,91%是在

18°~51°之间(图 30-1A)。胸椎椎体和椎间盘呈楔形,后缘较前缘长,这样就形成了胸椎后凸的外形。胸腰交界段(T10-L2)后凸角度的正常范围是 0°~10°,大多数脊柱外伤集中于此。同年龄段正常人的腰椎前凸平均为 50°,范围是 32°~84°,其中 92% 的人是在 42°~74°之间(见图 30-1B)。腰椎间盘前缘相对长,有助于形成腰椎前凸。

White 和 panjabi 测定了脊柱各部位的运动类型[171,172](图 30-2)。与颈椎和腰椎相比,胸椎的伸屈活动很少。颈椎(从枕骨到 C7)平均每个运动节段的伸屈

活动度是 13°,范围是 8°~17°。在 C7-T1,这个活动度降低至 9°,上胸椎 (T1-T6) 每个运动节段的活动是 4°,从 T6-T7 至 T12-L1 运动节段,伸屈活动逐渐从 5°增加到 12°。而腰椎各运动节段的平均伸屈度是 15°(范围是 12°~20°)。

与颈椎相比,胸椎侧屈活动的幅度较小。颈椎(从枕骨到 C7)平均每个运动节段的侧屈活动度是 8°,而 T1-T10 各节段的侧屈活动是 6°。在 T10-L1 这一胸腰椎交界区,各节段侧屈增加到平均 8°。到了腰椎,这一活动下降到每节段 6°。胸廓和肋椎关节的存在是限制

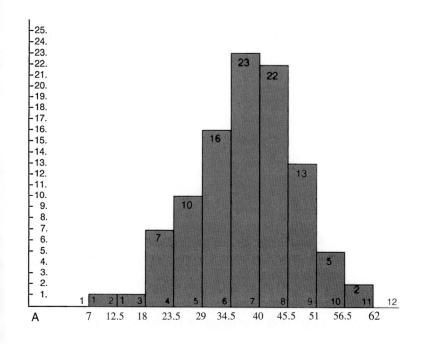

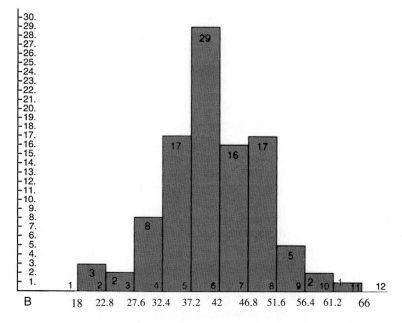

图 30-1　(A)100 位法国人(男 57,女 43)胸椎后凸的分布。(B)同一组 100 位法国人的腰椎前凸的分布。(A, B, Data from Stagnara, P.; De Mauroy, J.C.; Dran, G.; et al. Reciprocal angulation of vertebral bodies in a sagittal plane: Approach to references for the evaluation of kyphosis and lordosis. Spine 7:335-342, 1982.)

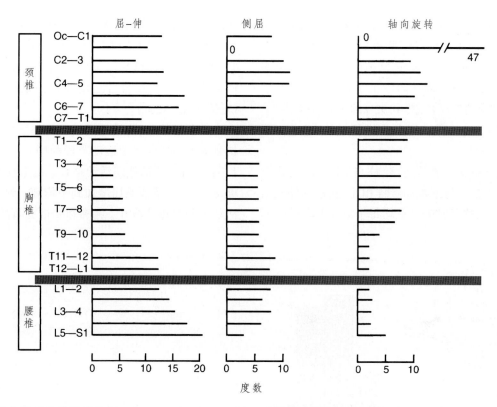

图 30-2 脊柱各运动节段活动范围。(Data from multiple reviews and from the experimental work of White, A.A.; Panjabi, M.M. The basic kinematics of the human spine: A review of past and current knowledge. Spine 3:12–20, 1978.)

胸椎活动度的主要因素[123,154,167]。

　　T1-T8 胸椎轴向旋转为平均每段 8°,T10 以下降至每段 2°。胸椎比腰椎的轴向旋转幅度大,主要因为胸椎关节突关节是冠状面,而在腰椎为矢状状面(图30-3)[33,171]。这种关节突关节方向的改变移行区是T10-T12。正是由于这种椎间关节方向的改变,下胸椎运动的特点与腰椎相似。在腰椎关节突关节逐渐变为矢状位,到L4-L5 水平几乎为完全矢状位。这种排列方式显著限制了腰椎的旋转和侧屈活动。

　　胸腰椎交界区是脊柱中最易于受伤的节段。将近50%的椎体骨折和40%的脊髓损伤发生于T10-L2。该处易受创伤的解释是,缺乏胸廓的限制和保护,以及椎间盘大小和形状的改变(在上胸椎和腰椎中段这一区域中,此变化相对急剧)。

　　脊髓圆锥常常始于T11,在大多数男性止于L1-L2 椎间盘。在女性,圆椎止点更趋于头端。L1-L2 椎间盘远端腰椎管内的神经结构一般就是脊神经根(马尾)。而且此处侧支循环丰富,侧支位于神经根远端和脊髓近端,因而此处不易发生血管并发症,且脊髓损伤易恢复[127]。与颈脊髓和脊髓圆锥相比,胸椎脊髓的血液供应较少,侧支循环欠丰富。1882 年,

Adamkiewicz 描述了脊髓的血液供应,涉及了相对恒定的脊髓动脉,称之为髓总动脉或 Admkiewiez 动脉。因创伤、胸椎间盘突出、手术(外侧入路或后外侧胸腔外入路)可导致该动脉损伤,这可能导致严重的脊髓缺血,以至于瘫痪。大多数情况下,Admkiewicz 动脉起于左侧的 T10-T12 肋间动脉,并入神经根袖,进入硬膜囊,然后跨越 13 个椎间盘,汇入脊髓前动脉。对于一些特定的手术入路,该动脉及其行程的解剖知识很重要,这也有助于解释适当的前路减压后一些神经损害仍然无法恢复[107]。

　　与颈椎或腰椎相比,中胸椎的椎管比较狭窄[46,136]。在T6 水平,椎管为圆形,直径为 16mm。而在中下颈椎,椎管尺寸是 23mm×14mm,在腰骶区是 26mm×17mm。因为胸椎管狭窄,需重视两个问题。首先,因为间隙小,即使微小的脊柱移位也可导致显著的脊髓压迫。

　　正如 Dommisse 和其他学者指出的,胸椎脊髓与椎管壁间的储备空间较小[41,42]。尽管胸髓比颈膨大或腰膨大都细,储备间隙也狭窄。另外中下胸椎脊髓的血液供应是相对最少的,这也脊柱损伤中尤显重要。另一变异是脊髓圆椎的位置,它的止点可从T12 至 L3

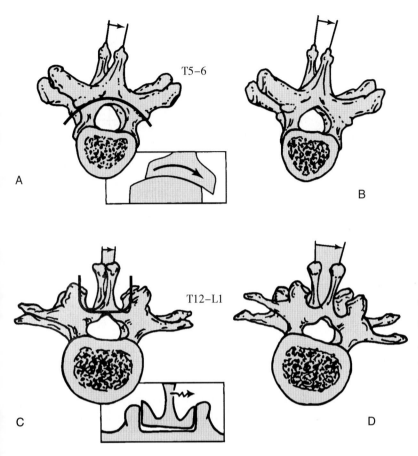

T5-6

T12-L1

图 30-3 中胸椎和胸腰交界段的旋转。(A)T5-T6 的旋转由棘突间的箭头表示。小图显示 T5 椎板在 T6 后方结构上旋转滑动,没有阻力。(B)关节突切除后,T5 和 T6 间的活动(箭头)与 A 相比没有改变。(C)T12-L1 旋转由棘突间的箭头表示。由于关节突关节是矢状位(小图),旋转显著受限。(D)双侧关节突切除后,T12 与 L1 间的活动显著增加(箭头),原因是矢状面上关节突关节的限制被去除了。(见彩图)

水平,在正常人群中的分布如钟形[41,42]。

一般脊髓的横径比前后径大。Elliott 指出,颈彭大的最大处(常常是在 C5-C6),前后径是 7.7mm,横径是 13.2mm。胸椎最窄处横径为 8mm,前后径为 6.5mm,而腰膨大处分别为 9.6mm 和 8.0mm[46]。这些尺寸与椎管的可用空间相关。Aebi 和 Thalgott 证实,胸椎最大截面处横径为 24.5mm,而前后径为 14.7mm,这与该处细小的脊髓相关[3]。该处最大的储备空间横径为 17.2 mm,前后径为 16.8mm。在腰膨大水平,此空间横径为 23.4mm,前后径为 17.4mm。一般来说,脊髓的前后径和横径是该水平椎管前后径和横径的一半。按照 Dommisse 的数据,胸椎椎管前后径变化较小,均约 13mm,到下胸段增加至 15mm[42]。他测量的数据显示,椎弓根间距(横径)最小值为 15mm(约在 T6 水平),在 T10-T11 水平增加至 17mm。

腰椎椎弓根的形态测量因人而异,也因脊髓节段不同而变化[17,98]。Zindrink 和同事们[182]测量了 2900 个椎弓根,测定了椎弓根峡部的宽度和其在横截面和矢状面上的角度。一般情况下胸椎椎弓根峡部的宽度比腰椎的窄得多(图 30-4A,B)。在横截面上,椎弓根角度从上胸椎的内聚(后向前方向)27°,至 T11 的 1°,

至 T12 的 -4°。在 L1 角度再次改为内聚约 11°,逐渐增加至 L5 的 30°(见图 32-4C)。Kothe 和同事研究了胸椎椎弓根的内部解剖结构,发现内壁是外壁厚度的 2~3 倍。这种厚度差异可解释插入椎弓根螺钉时为何椎弓根骨折常常出现于外壁[95]。当考虑使用椎弓根螺钉固定胸椎和胸腰段创伤时,掌握这种大小和角度很重要。

屈曲时,正常的胸椎和胸腰交界段的运动中心位于椎间隙的中后 1/3 处[135,174]。这个运动中心的位置使前方的压力力臂是后方张力力臂的 1/4[150]。1957 年 Brown 和同事们发现约 400 磅张力使后方结构衰竭断裂[27]。而相应的前方 1200~1600 磅的压力可破坏前方结构。掌握这些生物力学原则是理解脊柱稳定性(后面详述)的基础。在胸椎,人体的重心在脊柱前方。结果是胸椎和胸腰段静息时前方椎体是受压应力,而后方韧带受张力。正常情况下,胸椎前方的肋骨和后方粗壮的韧带(是张力)限制胸椎前屈[123,154,167]。而在腰椎,尤其是在明显前凸的下腰椎,重心位于后方,后方结构提供了约 30% 的支撑力。脊柱损伤后这些需要考虑的事项对于重建并维持脊柱序列很重要。

胸腰椎解剖的一个重要部分是连接骨性结构的

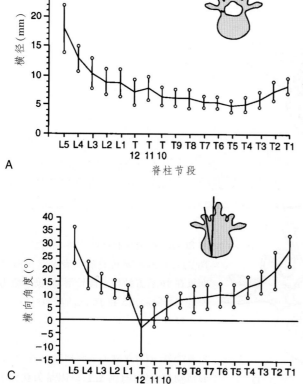

图 30-4 胸椎和腰椎弓根形态学特点研究。(A)显示胸腰椎脊柱各水平椎弓根的横径。腰椎平均椎弓根宽度范围为 9~18mm。在胸椎所有椎弓根的宽度都小于 9mm。(B)显示胸腰椎脊柱各水平椎弓根的高度。最大值在 T11,为 17mm;在 T1 处降低为 10mm,在 L5 处为 14mm。(C)显示胸腰椎脊柱各小平椎弓根在横截面上的角度。在 T12 的角度是-4°,增长至 L5 的 30° 和 T1 的 27°。(Redrawn from Zindrick, M.R.; Wiltse, L.L.; Doornik, A.; et al. Analysis of the morphometric characteristics of the thoracic and lumbar pedicles. Spine 12:160–166, 1987.)

软组织。韧带、椎间盘和肌肉间复杂的相互关系既控制脊柱的运动又维持其稳定性。胸腰椎脊柱软组织的创伤可破坏脊柱功能和稳定性。

前纵韧带是粗壮、宽阔的韧带,由寰椎至骶骨,位于椎体前缘。它与椎间盘腹侧和椎体骨膜紧密联系。它是维持脊柱稳定性的重要一环,限制脊柱过伸。后纵韧带也贯穿了脊柱全长,与前纵韧带相比,它窄而薄。它主要的功能是限制过屈。椎间盘由纤维环和髓核组成。纤维环是同心圆状的纤维软骨从一个椎体到达另一椎体。它允许一些活动,同时它也是脊椎间最强的连接。髓核位于纤维环中央,是轴向压力的减震器。椎间盘没有血管结构,其营养完全依赖终板和纤维环外层的体液被动扩散。外伤后如该结构被破坏,愈合的可能性很小。

黄韧带是后方椎间的宽束弹性纤维。棘突是由细弱的棘间韧带和粗壮的棘上韧带连接。背部内在肌包括竖脊肌群(棘肌、最长肌、髂肋肌)和横脊、肌群(四旋肌、多裂肌、半棘肌)。内在肌维持脊柱姿势和提供动力。外伤后畸形可影响这些肌肉的功能。另外,本章后面探讨手术入路时需掌握这些肌肉的解剖。

第三节 损伤机制

创伤时通常同时存在多种复杂的外力,每种外力都能导致脊柱结构的破坏。然而常常就是一两种外力产生了几乎所有的骨或韧带损伤。胸椎、胸腰段和腰椎损伤常见的外力包括轴向压缩、屈曲、侧方压缩、屈曲旋转、剪切力、屈曲分离和伸展等。下面从力学角度讨论各种外力及其给脊柱的骨-椎间盘-韧带复合体带来的影响。

一、轴向压缩

因为正常的胸椎后凸,轴向负荷给此区域带来的是椎体的前方屈曲负荷。它产生的脊柱损伤在下面屈曲损伤中讨论。

轴向负荷给无弯曲的胸腰段椎体带来的常是纯粹的压缩力(图 30-5)。正如 Roaf 描述的,这种外伤机制首先导致的是终板骨折,然后是椎体压缩。如压力够大,垂直的骨折在整个椎体中延伸导致爆裂骨折(图 30-6)[39,91]。Frederickson 和同事们发现这种骨折然常见的梯形骨折块突入椎管的现象(图 30-7)。

二、屈曲

屈曲外力(图 30-8)使椎体和椎间盘前缘受压力,而后方结构受张力。后方韧带可能未断裂,尤其是外力迅速施加时,但可出现后方的撕脱骨折[135]。随着前方骨折和成角的进展,外力逐步耗尽。如后方韧带结构完整,骨折常为稳定性。此时中柱常完好,无半脱位,不伴骨折块或椎间盘后突(图 30-9)。一旦后方韧带和关节突关节的关节囊破裂,即为不稳定性损伤[171-173]。如果前方楔形变大于 40%~50%,很可能伴有后方韧带和关节突关节损伤,后期可出现不稳定伴畸形进展[174]。屈曲压缩型损伤伴中柱损伤易于伴有机械不稳定、畸形进展和神经损伤[85]。

三、侧方压缩

侧方压缩外力导致的损伤与前面讨论的椎体前缘楔形压缩骨折类似,不同的是外力来自侧方(图30-10)。损伤可为局限的椎体骨折,也可伴有后方韧带损伤[49,50](图 30-11)。前者常为稳定的,后者临床上可为不稳定的,可导致疼痛和畸形逐步发展。

四、屈曲旋转

屈曲旋转型损伤中包含了屈曲和旋转两个外力(图 30-12)。如同前面讨论的单纯屈曲损伤,该型主要的损伤可仅为前方的骨折。但随着旋转外力的增加,韧带[76-78,135]和关节突关节的关节囊可损伤,结果就形成了前柱和后柱同时损伤。常可见严重不稳定损伤,后方韧带和关节囊断裂伴前方椎间盘和椎体的斜行破裂。此机制可导致 Holdsworth 首先描述的典型的片状骨折[76-78]。

与颈椎不同,胸腰椎损伤少见单纯的脱位。主要原因是关节突关节的大小和方向,除了屈曲和旋转外力,还需分离的外力才能造成脱位[61,105]。单纯的屈曲旋转外力更常见的是关节突关节或其他后方结构骨折伴脊椎脱位[106](图 30-13)。

五、屈曲分离

1948 年 Chance 首先在 X 线片上发现了屈曲分离型损伤[31],但这种所谓的安全带损伤(seat bell injury)的机制是随后才阐明的[81,137]。此损伤类型中(图 30-14),前屈旋转中心前移(常至前腹壁),整个脊柱都受到很大的张力。脊椎骨后方结构、间盘和韧带是撕裂

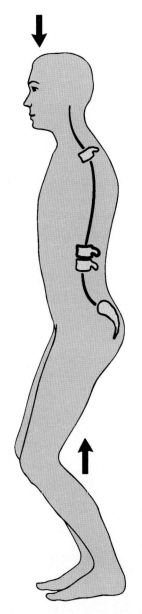

图 30-5　轴向负荷给无弯曲的胸腰段椎体带来的常是纯粹的压缩力,常常导致胸腰段爆裂骨折。(见彩图)

后蔓延至椎体后缘皮质中部的血管滋养孔[55,56]。外力进一步增加,骨折块向四周向心性扩散移位,常带有椎间盘碎片,可向后突出。这种向心外力可造成椎弓根、椎体结合部的骨折,导致椎弓根间距增宽,椎板可青枝骨折,尤其是外力包含一个屈曲成分时。伴随重度椎体压缩,后方结构可出现明显的断裂。

Heggeness 和 Doherty 研究了胸腰椎椎体的骨小梁结构,发现骨小梁框架起于椎弓根内缘,反射状向整个椎体延伸,而椎体后缘骨皮质在接近椎弓根处(也就是骨小梁起始点)逐渐变细[74]。这种解剖结构可产生应力集中点,可解释轴向负荷下椎体压缩骨折时

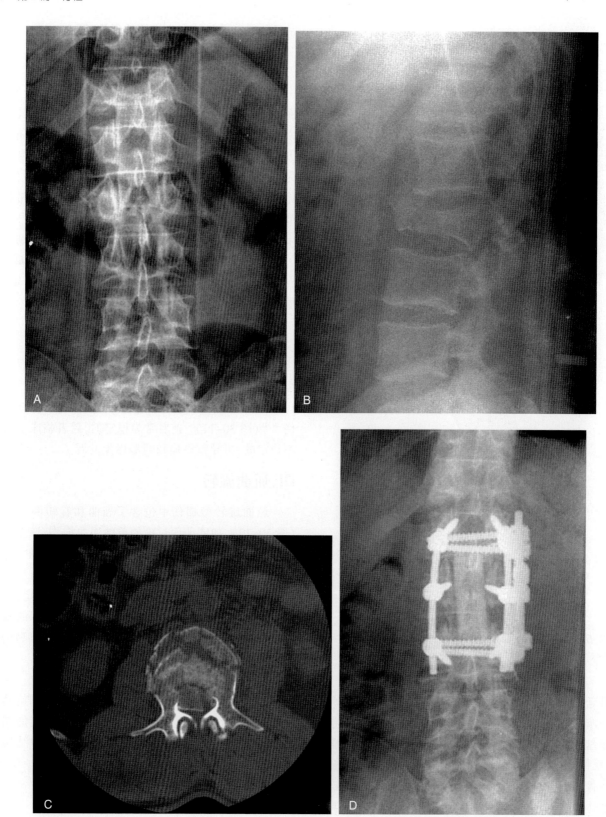

图 30-6　这是从高处坠落而造成的爆裂骨折,并伴有脊髓不完全损伤。(A)正位 X 线片显示 L2 椎体高度丢失和椎弓根间扩大。(B)侧位 X 线片显示多柱受累,伴有椎体前壁及后壁的崩塌。(C)CT 显示巨大的骨折块向后突出,对椎管内造成相当大的损伤。(D)该患者接受的治疗为前方减压、肱骨移植支撑和后路椎弓根螺钉固定。(待续)

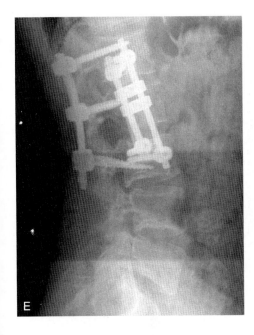

图 30-6(续)　(E)侧位 X 线片显示椎体高度和脊柱前凸的恢复。

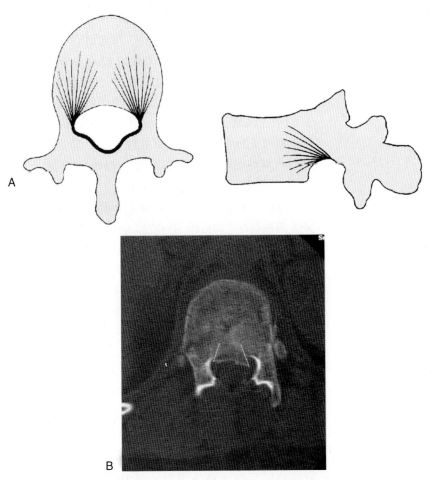

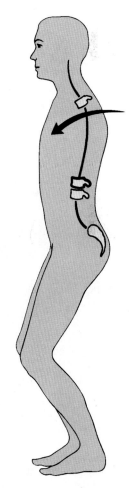

图 30-7　(A)椎体横截面和矢状面的线图,显示骨小梁排列。(B)CT 横断面爆裂骨折中典型的梯形骨折块,骨折块两侧边缘是椎体后缘骨皮质突然变薄处。同时注意到梯形骨折块两侧边缘与骨小梁的排列大致平行。(Line drawing from Heggeness, M.H.; Doherty, B.J. The trabecular anatomy of thoracolumbar vertebrae: Implications for burst fractures. J Anat 191(Pt 2):309-312, 1997.)

图 30-8　屈曲外力使前方的椎体和椎间盘受压力,而后方结构受张力。这一损伤机制常导致椎体前缘的稳定性压缩骨折,但随着外力增大,后方韧带可断裂。(见彩图)

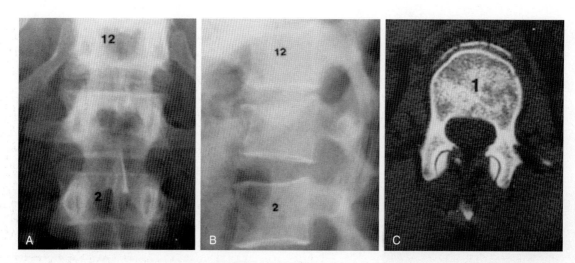

图 30-9 48 岁女性,车祸伤,X 线片和 CT 显示压缩骨折。(A)胸腰段正位 X 线片 L1 椎体上终板轻微不规则,T12 和 L1 的棘突间距稍有增加。(B)侧位 X 线片显示 L1 椎体前缘高度丢失,后缘正常。(C)经 L1 椎体的 CT 扫描显示断裂的前缘骨皮质(黑点)和完整的后缘骨皮质。

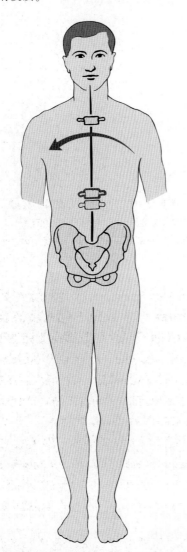

图 30-10 侧方压缩外力可导致稳定的侧方楔形压缩损伤。常不伴后方韧带损伤。(见彩图)

或撕脱,而非其他大多数脊柱损伤中常见的挤压。这类外力可导致单纯的骨性损伤、混合性骨韧带损伤或单纯的软组织损伤(韧带或间盘)。Chance 描述了单纯的骨性损伤,横行的骨折起于棘突,经椎板横突、椎弓根,延伸至椎体(图 30-15)。这种单纯的骨性损伤常见于 L1-L3 区域,虽然极不稳定,但如能保持脊柱顺列,骨折愈合无远期不稳定的可能性很大。混合性骨韧带损伤或单纯的软组织损伤常见于 T12-L2 区域,不稳定,而且自愈可能性小(图 30-16)。

屈曲分离型损伤可导致胸椎和胸腰段的双侧关节突关节脱位[61,105](见图 30-17)。韧带、关节囊和椎间盘断裂,但前纵韧带常完好;但是下位椎体前缘的前纵韧带被剥落。如屈曲轴心很靠前且能量足够大,前纵韧带也可断裂,结果是极不稳定的损伤[85,150]。一般来说,与其说这种外伤是屈曲分离型不如说是单纯分离型。如旋转轴心位于椎体前缘,可为压缩骨折。旋转轴心的位置改变了损伤的种类。

六、剪切

Roaf 描述了单纯的剪切力型损伤(图 30-18),它导致严重的韧带断裂,与前面讨论的屈曲旋转复合损伤类似[135]。此外力可导致上位脊椎在下位脊椎上前移、后移或侧方滑椎。最常见的是创伤性脊椎前移,多导致完全性脊髓损伤。偶尔,它可伴有峡部骨折,形成自行椎板切除术(autolaminectomy),不伴神经损伤[71,141]。剪切力常合并其他外力,导致复杂损伤。

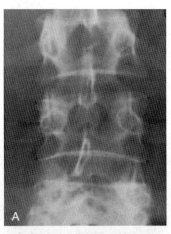

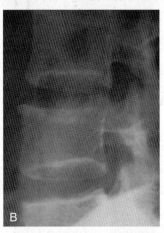

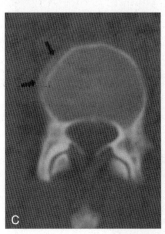

图 30-11　一个典型的侧方压缩的病例。(A)正位 X 线片显示
侧方压缩,椎体两侧高度丢失不同。棘突间距无增宽。(B)侧位
X 线片证实楔形压缩,无椎体后缘高度丢失。(C)伤椎 CT 横断
面显示损伤局限于椎体右前缘(箭头),其他部分皮质骨正常。

七、伸展

当头部或躯干上部被向后猛推,就形成了伸展
外力(图 30-19);它产生的损伤类型与单纯屈曲外力

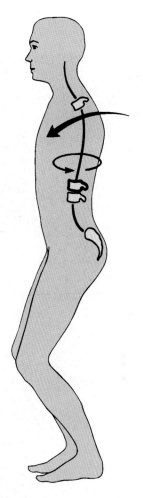

图 30-12　屈曲旋转型损伤比单纯的屈曲型损伤更易引发严
重的脊柱损伤。这种复合外力常导致后方韧带和关节突关节
关节囊的断裂及前方椎间盘和椎体的斜行断裂。(见彩图)

形成的骨折恰恰相反。前纵韧带和纤维环剪前缘受到
的是张力,而传导到后方结构的为压力(图 30-20)。该
损伤机制可导致关节突关节、椎板和棘突的骨折。椎
体前下缘可有撕脱骨折,以往这被认为是伸展损伤的
特异标志,但现在认为这是非特异性的。大多数这类
损伤是稳定性的,除非出现上位椎体在下位椎体上后
滑或者伸展外力伴有剪切力[28,34]。Denis 和 Burkus 报
告了一种过伸伤类型,他们命名为伐木工人骨折脱位
(lumberjack fracture-dislocation)[38]。损伤机制是坠落的
重物(常为木材)击中患者背部中央。受伤部位包括完
全的前纵韧带断裂,是极不稳定的损伤类型。

第四节　脊柱稳定性

胸椎、胸腰段和腰椎创伤后稳定性的概念不断发

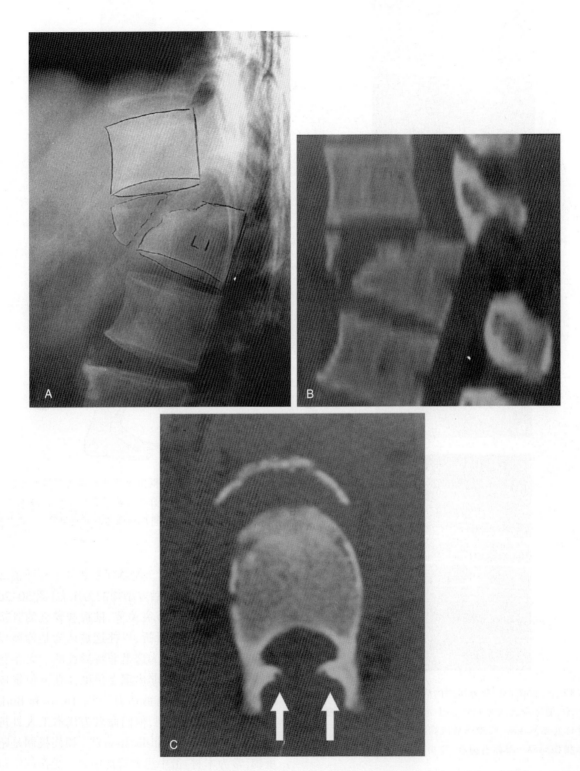

图 30-13　该患者 T12-L1 双侧关节突关节脱位,损伤机制是屈曲-分离/旋转。(A)侧位 X 线片显示 T12 脊椎在 L1 头端向前移位,L1 椎体后缘完整(高度),前上缘稍有粉碎。(B)中矢面 CT 重建清晰显示出位置关系。(C)CT 横断面上的典型表现是椎体双边和关节突关节空虚(箭头)现象。

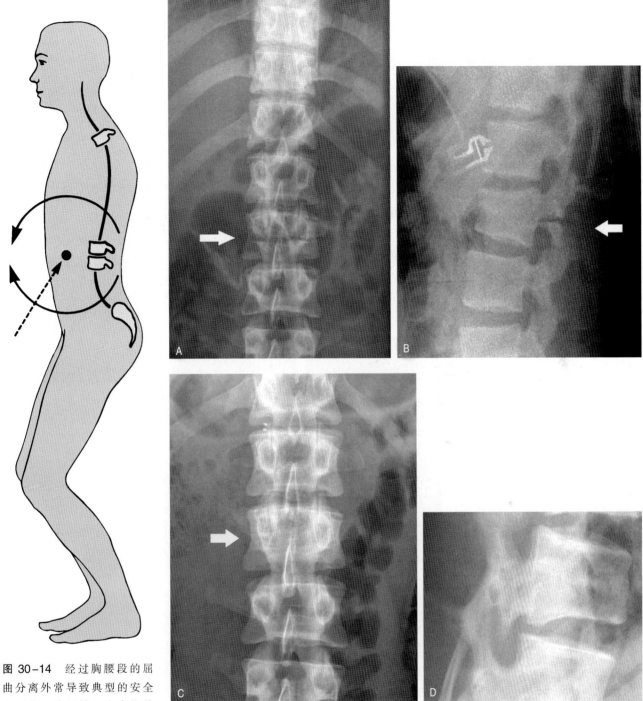

图 30-14　经过胸腰段的屈曲分离外常导致典型的安全带损伤。旋转轴心在脊柱前方，脊柱各部分均受张力。如旋转轴心后移至椎体，这可导致椎体前缘为压力而后方结构与脊柱中柱受张力。(见彩图)

图 30-15　经骨的屈曲分离型损伤病例。(A) 正位 X 线片显示经 L2 椎体的骨折线 (箭头)。(B)侧位 X 线片显示确认为单纯的骨性损伤，前方椎体压缩性骨折及后方骨折线经椎板前方上段穿过椎体(箭头)。(C)患者接受了非手术的胸腰骶矫正支具(TLSO)治疗。6 个月后正位 X 线片显示骨折痊愈(箭头)。(D)6 个月后侧位 X 线片。

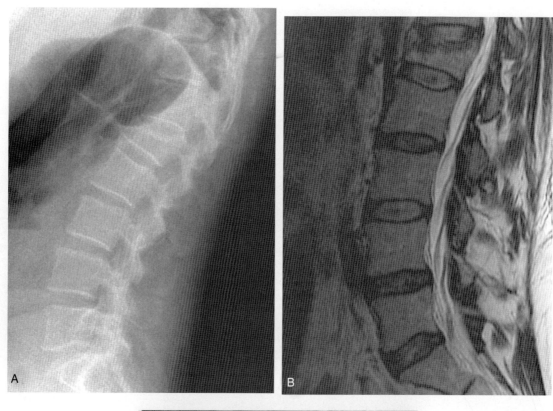

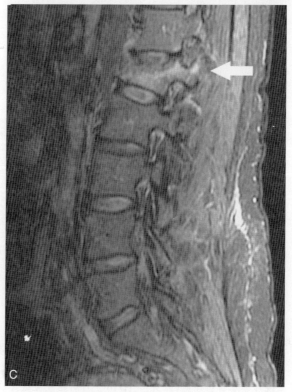

图 30-16　L1 混合性的骨-韧带屈曲分离损伤病例。(A)侧位 X 线片显示椎体压缩性损伤伴有后方棘突增宽,提示后方韧带结构已经受损。(B) MRI 矢状位 T2 像显示 L1 椎体后壁完整。(C)MRI 短时间反转恢复序列(STIR)成像显示骨折线延续至椎弓根(白色箭头)。(待续)

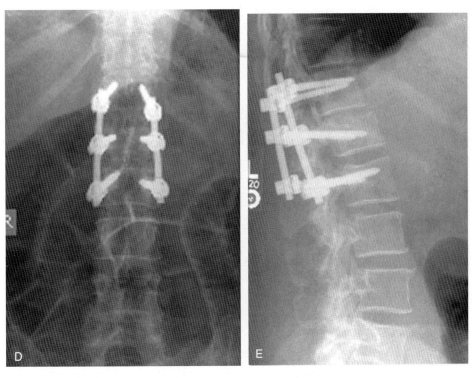

图 30-16(续)　(D,E)该患者接受后方椎弓根钉棒内固定术来复位骨折及重建脊柱序列。图为正位及侧位 X 线片。

展演变。Nicoll[122]和 Holdsworth[76-78]的研究显示:后方韧带复合体是脊柱稳定性的主要决定因素。他们认为骨折脱位和重度剪切型损伤中后方韧带复合体完全断裂,是高度不稳定性外伤,而其他损伤是稳定性的。Roaf 从生物力学角度证实,屈曲旋转外力和剪切力可造成脊柱整体稳定性的丧失[135]。

　　Bedbrook 不同意过度强调后方韧带结构的重要性,认为前方的椎间盘和椎体才是脊柱稳定的主要决定因素[15,16]。他的例证是椎板切除术后脊柱稳定性没有丧失,证明了脊柱前方结构经后方结构在保持稳定性方面更重要。

　　这两个概念逐步发展融合成为脊柱稳定性的两柱(two-column)概念:前柱包括椎体和椎间盘,是承重部分;后柱包括附件(神经弓)和韧带,是抗张力的[88,174]。一般认为两柱之一受到损害即可产生不稳定。这一模型的建立有助于解释脊柱损伤后常见的慢性不稳定,尤其是那些进展为后凸畸形的情况。然而两柱概念难以完全解释所有急性不稳定。实验显示,单纯完全横断后方结构后,施加屈曲、后伸、旋转或剪切外力并不造成不稳定[126]。这时至少需要再横断前柱的后部才能造成急性不稳定,至少在屈曲损伤时如此。

　　为了能够更好地反映临床实践和生物力学研究中发现的问题,Denis 进一步提出了脊柱三柱(three-column)模型(图 30-21)[36]。在此分类体系中,后柱由骨性后弓(包括棘突、椎板、关节突和椎弓根)和后方的韧带连接(包括棘上韧带、棘间韧带、黄韧带和关节突关节的关节囊)。中柱包括椎体后部、纤维环后部及后纵韧带。前柱包括前纵韧带、纤维环前部、椎体前部。虽然能很好地描述脊柱不稳定,但此基础的解剖学分型没有包含脊髓和神经根结构。这些神经结构,虽然不直接影响脊柱稳定性,但在考虑脊柱稳定性时不能忘记或忽视。

　　Denis 复查了他的骨折分类系统,按照不稳定的特点为四类[36],即稳定损伤、机械性不稳定、神经性不稳定和机械神经性不稳定。

　　稳定损伤包括轻微的和中度的压缩骨折而后柱完整无损,后柱结构能避免进一步的不正常向前屈曲。按定义,中柱是完整的,这可避免骨折块或间盘突入椎管,避免半脱位。无后柱损伤的压缩骨折是稳定损伤的典型病例。

　　机械性不稳定是指三柱中两柱损伤,因而脊柱可出现异常活动。典型的例子是严重的骨折伴有前柱或后柱断裂,虽然中柱完好,但脊柱仍可出现异常的屈伸活动。这种不稳定常常伴有疼痛,但不一定伴有神经损伤。评价这种损伤时必须仔细分析后方结构状况。在水平面和矢状面上各结构的相对关系可提示伸

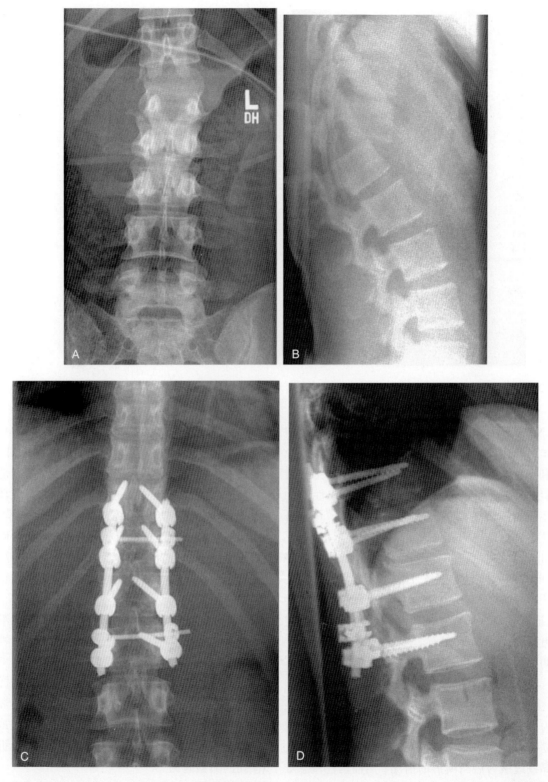

图 30-17 T12-L1 屈曲分离损伤主要导致韧带结构断裂的病例。(A)正位 X 线片显示 T12 和 L1 断裂分离。(B)侧位 X 线片显示 T12 和 L1 椎体完全脱位。这名 18 岁女性患者在系有安全带的情况下遭遇了车祸。(C,D)后路椎弓根钉棒装置复位及内固定融合术后的正位和侧位 X 线片。

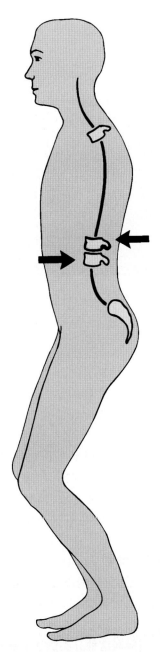

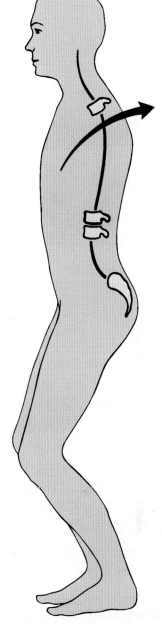

图 30-18　剪切型损伤需要两个反向的外力在相近的两个平面作用于脊柱。此外伤机制易于摧毁脊柱的三柱,造成极不稳定的损伤,导致头端脊椎在尾端脊椎上向前、后或侧方移位。(见彩图)

图 30-19　向后猛推躯干上部,脊柱受到伸展外力,脊柱前缘受到压力,后方受到张力。大多数这类损伤是稳定的,除非出现上位椎体在下位椎体上后滑。(见彩图)

屈旋转畸形和可能的不稳定。另外的例子是伴中后柱损害的屈曲-过伸伤,损伤机制是完整的前柱作为支点或者是合页。其可能的结果是慢性不稳定和疼痛,但这种并不一定导致神经功能损害。Panjabi 和他的同事进行了高速损伤模型的生物力学研究,测定了多个方向的屈曲性[126]。此研究结果支持 Denis 的三柱学说,并显了中柱的完整是胸腰段脊柱机械稳定性的决定因素。

神经性不稳定是特指爆裂骨折。Denis 认为大多数这种损伤可愈合,它们常常是机械稳定的。然而,他发现爆裂骨折患者松动手术后 20% 出现中柱衰竭及骨块突入椎管,导致神经损害。神经损害是手术减压固定的重要指征。减压可以是直接减压,也可是矫正畸形间接减压,然后坚强内固定。一般认为引发神经损害的是不稳定损伤。当评估这种患者时,医师应提高警惕性。

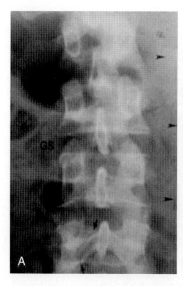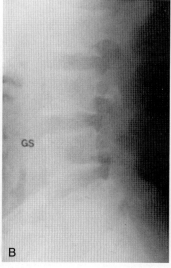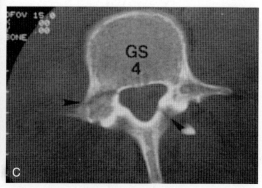

图30-20　26岁男性车祸伤,脊柱下段受伸展创伤。(A)正位X线片显示骨折经L4椎板(箭头)。箭头指示横突骨折。(B)侧位X线片无异常。(C)经损伤的L4椎体的CT扫描显示后柱多条骨折线(箭头)。

机械神经性不稳定的典型病例是三柱全部损伤的骨折脱位,伴神经功能障碍或者神经功能即将恶化(神经结构已被压迫或者正受"威胁")。

无论使用何种分类系统,过度依赖定义而不针对患者个性化治疗都可能导致治疗失败。为了合理应用上述定义,White和Panjabi对一般的临床不稳定做了如下定义:"脊柱丧失了生理状态下维持脊髓间相对关系的能力,即保护脊髓和神经根免受损伤或刺激以及防止失能畸形出现结构改变带来的疼痛[171]。"

White和Panjabi把生理负荷定义为正常活动中产生的负荷,把失能性畸形定义为患者不能承受的大体上的畸形,把失能性疼痛定义为非麻醉药难以控制的疼痛[171]。这些定义既强调了脊柱损伤的急性期也重视了后期。这也注意到神经结构在脊柱中的重要性,要求医师不但要考虑骨骼和韧带、间盘等软组织结构,还要把神经结构作为脊柱稳定性的决定因素。虽然这不如Denis分类具有特异性,但开展治疗前要求医师对脊柱解剖、损伤机制、损伤模型具有基本了解。

值得注意的是,并不是所有的不稳定都需要手术治疗。在某些情况下,延长卧床时间手术一样可获得脊柱的长远稳定性,适于特定患者的特殊情况。

第五节　分类

对于胸椎和胸腰段骨折分类,尚无被普遍接受的方法。这种骨折的患者由于出现的症状可有极大变化,所以很难分类。已提出的分类法,多着重于骨折形式、损伤机理和骨折的生物力学。虽然这些是重要的,但如果进行分类也要考虑到治疗时患者神经系统损伤的程度。

理想的分类法应考虑到骨折之间和骨折内在损伤的严重程度。分类方法也能给出预后的信息和提供治疗的原则。过去的分类方法,没有考虑到像神经系统损伤这样一类因素,因此不适合作出正确的决定性治疗方案。

最初的权威分类法是由Holdsworth提出,由两柱组成分类法:抗压力负荷的前柱和抗张力后柱韧带复合体[76]。该分类法以后被Denis分类法所取代,Denis分类法加进了中柱[36]。(提出中柱的重要性在于向后进入到脊髓的倾向。)根据这种分类法,CT确实可观察到向后进入到脊髓的碎片。目前Denis分类法,可能由于其使用比较方便,仍然是常参考的分类法。这种分类法的基础已成为更新分类法的根据,因此它含意深刻。

一、脊柱损伤的Denis分类

胸腰椎损伤根据损伤机制、影像学特点、稳定性有很多分类方法。Denis分类最为常用,因为它包括了所有常见的损伤类型,并将其与特定的损伤机制联系起来[36]。Denis复查了412例胸腰椎骨折患者,提出了他的分类系统。他把它们分为轻微损伤和严重损伤。轻微损伤包括孤立的关节突骨折(0.7%)、横突骨折(13.6%)、棘突骨折(1.7%)和关节突峡部骨折(1.0%)。

四种严重骨折包括压缩骨折（47.8%）、爆裂骨折（14.3%）、屈曲过伸伤(安全带损伤)(4.6%)和骨折脱位伤(16.3%)。按照特殊的 X 线表现,这些严重损伤可进一步细分。

（一）压缩骨折

按照定义,压缩骨折是指椎体前缘骨折而脊椎中柱完好(图 30-21)。某些情况下,中柱完整作为旋转支点,后柱在张力作用下可被破坏。外伤作用机制为前屈或侧屈。

压缩骨折可在椎体前部或侧方, 其中前部占89%。骨折可以同时累及上下两个终板(A 型,16%)、仅累及上终板(B 型,63%)或下终板(C 型,6%),及两个终板完整仅椎体前缘皮质弯曲变形(D 型,15%)(见图 30-22)。

Denis 报告的 197 例压缩骨折患者中无因脊柱骨折导致神经损伤的病例。压缩小于 40%~50%无后方韧带断裂的压缩骨折病例是稳定的低能最损伤。但仍需注意是否存在跳跃性骨折[6]。正常青年患者(无骨质疏松) 前缘骨折压缩 40%~50%而脊椎后方骨结构完整,高度提示后方韧带断裂。

（二）爆裂骨折

爆裂骨折的特点是椎体后壁(脊柱的中柱)断裂,这与压缩骨折不同(图 30-23,图 30-24 和图 30-26)。后方结构可散开,普通 X 线脊柱正位片可见椎弓根间距增大。

也可见椎板骨折。Cammisa 和同事发现[29],50%严重爆裂骨折的患者有椎板骨折,尤多见于下腰椎。在这组手术病例中,30 例爆裂骨折合并椎板骨折患者中 11例在椎板骨折处硬膜囊的后方撕裂(图 30-25)。爆裂骨折患者中约 70%出现骨折块向后突入椎管导致神经损伤。拟行后路减压固定手术时需考虑硬膜囊撕裂的可能性。然而无需常规修补硬膜破口。一些爆裂骨折伴有后柱水平面骨折,Abe 和同事回顾性研究了 9 例胸腰椎爆裂骨折后柱水平面骨折[1]。他们发现,此类骨折并非少见,8 年里在他们经治的爆裂骨折中占 21%。在普通 X 线片上最为显著, 在CT 横断面上反而不易被发现。此类损伤与伴爆裂骨折的骨折脱位伤不同,在后者中水平面骨折不仅局限在后柱延伸至中柱。此类骨折较一般的不伴水平面骨折的爆裂骨折更为不稳定,需手术固定以免后期出现进展性后凸畸形。

爆裂骨折的损伤机制主要是轴向负荷。轴向负荷伴有其他外力,如屈曲(前屈或侧屈)或旋转,可导致不同类型的骨折。

Denis 注意到,爆裂骨折可分为 5 种常见亚型(图 30-26)。一种是两个终板均骨折(A 型,24%),常见于下腰椎。另一种是仅累及上终板(B 型,49%),常见于

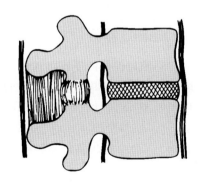

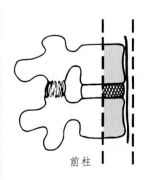
前柱

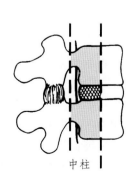
中柱

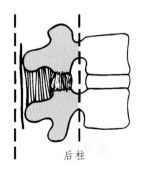
后柱

图 30-21 Denis 提出的脊柱三柱模型。中柱包括手纵韧带、纤维环后部、椎体和髓核的后部。

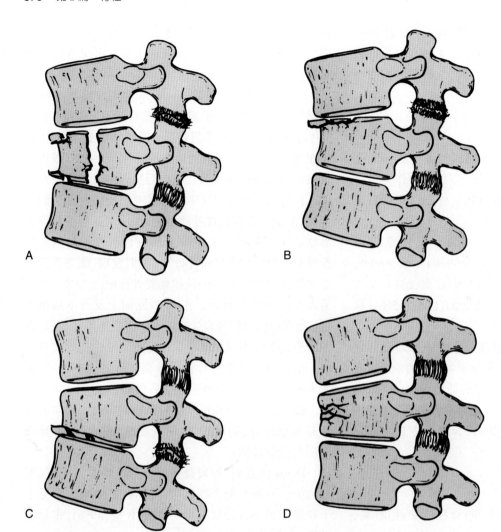

图 30-22　Denis 的压缩骨折分类。骨折可累及上下终板（图 A 为 A 型）、单纯上终板（图 B 为 B 型）以及椎体前缘骨皮质变弯但上下终板完好（图 D 为 D 型）。（见彩图）

胸腰段。仅累及下终板较少见（C 型,7%）。第四种是中柱爆裂伴旋转损伤导致侧方滑移或倾斜（D 型,15%）,此亚型在 X 线正位片上最清楚。最后一种亚型是中柱爆裂骨折伴前柱不对称压缩，见于侧方压缩骨折（E 型,5%）。

　　Willen 和同事在尸体标本上解剖学检验了上述分型[177]。59 例爆裂骨折患者中 47% 有神经损伤。椎管压缩程度与神经损伤程度间无简单的直接关系。Willen 和同事发现,D 型骨折神经损伤多见,而 Gertzbein[62] 分析了 1000 多例胸腰椎骨折后认为,椎管侵占与神经损伤间仅存在微弱关系。Gertzbein 认为,大多数神经损伤可能发生于外伤瞬间。损伤位置与神经损伤有关,在胸腰段（T12-L1）远端完全性神经损伤发生率较低。

　　爆裂骨折至少是两柱损伤,因而不稳定。同时也可伴相邻椎间盘的严重损伤。考虑治疗方法选择时,应注意这一可能性。

（三）屈曲过伸伤

　　屈曲过伸伤的受伤机制常常是车祸中乘客使用了腰部安全带而没有固定肩部,导致后柱和中柱受张力作用而断裂,而前柱作为支点（见图 30-15 至图 30-17）。

　　Denis 将此类损伤分为单节段和双节段病变（图 30-27）。单节段损伤可经骨质,如 Chance 描述过的（A 型,47%）,也可主要经韧带（B 型,11%）。双节段损伤分为经中柱的骨折（C 型,26%）或经韧带和间盘而不伴中柱骨折（D 型,16%）。

　　此分类系统的缺点是,未包括患者后柱分离型损伤,而前柱和中柱受轴向负荷导致压缩或爆裂骨折。几位作者发现了此缺点,补充了安全带损伤的分类[64,65]。

　　在 Denis 的 19 个安全带损伤病例中无 1 例因脊柱骨折进展而出现了神经损伤。在其他文献中,神经损伤的发病率也较低,常常低于 10%[62]。伴韧带损伤的

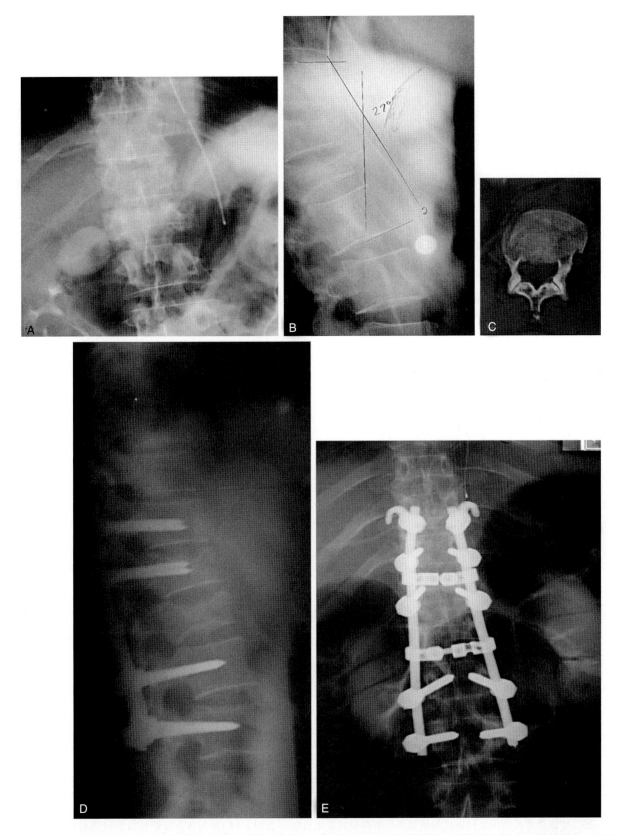

图 30-23　43 岁男性,T12 和 L1 爆散骨折,无神经损伤,外伤原因是暴风雨中被滑落的活动屋屋顶砸伤。(A)术前正位 X 线片显示 T12 和 L1 椎体高度下降 50%。(B)术前侧位 X 线片显示局部后凸 27°。(C)CT 横断面显示 L1 部分爆裂。(D)使用马仕特公司的 USS 器械固定骨折。一枚椎弓根螺钉置入爆裂骨折的 T12 椎体(椎弓根完好)用做纠正 27°后凸时的杠杆支点。(E)术后正位 X 线片显示为增加稳定性加用了两个横连接。

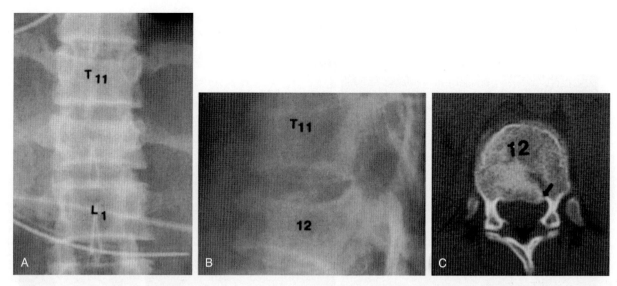

图 30-24 52 岁男性稳定的爆裂骨折(Denis B 型),无神经损伤。骨折经保守治疗。**(A)**正位 X 线片显示 T12 椎体高度丢失,椎弓根间距稍有增宽,棘突间隙无明显增大。**(B)**侧位 X 线片显示前柱和中柱高度降低。**(C)**经 T12 的 CT 横断面片显示椎体后壁(箭头)断裂,但骨折片略有移位,后弓完整。

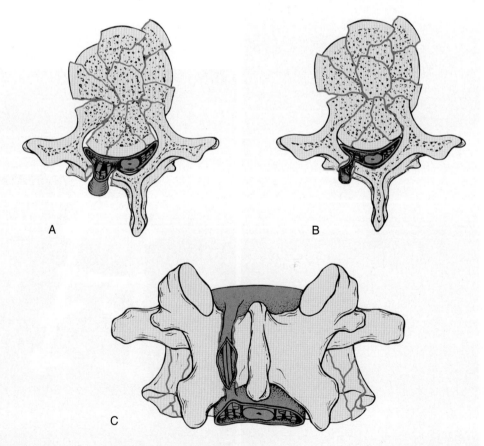

图 30-25 伴椎板骨折的爆裂骨折病例硬膜囊后壁撕裂的发生机制示意图。**(A)**轴向负荷导致椎弓根分离和椎板骨折,椎体后壁骨折块后突入椎管。此损伤机制导致硬膜囊后凸至椎板骨折断端间。**(B)**随着轴向负荷减退,椎板骨折块反弹,可能钳夹硬膜囊和神经根。**(C)**如行后路手术,椎板骨折难以察觉,如不仔细寻找易进一步损伤硬膜囊和神经根。(Redrawn from Camissa, F.P., Jr.; Eismont, F.L.; Green, B.A. Dural laceration occurring with burst fractures and associated laminar fractures. J Bone Joint Surg [Am] 71:1044-1052, 1989.)(见彩图)

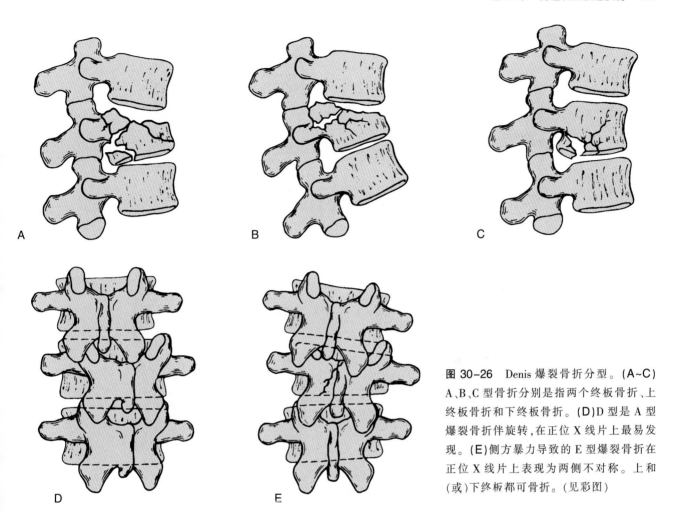

图 30-26　Denis 爆裂骨折分型。(A~C) A、B、C 型骨折分别是指两个终板骨折、上终板骨折和下终板骨折。(D)D 型是 A 型爆裂骨折伴旋转，在正位 X 线片上最易发现。(E)侧方暴力导致的 E 型爆裂骨折在正位 X 线片上表现为两侧不对称。上和(或)下终板都可骨折。(见彩图)

病例应视为急性或慢性不稳定，而主要是骨折的病例是急性不稳定，但可自行愈合。

(四)骨折脱位伤(剪切伤)

骨折脱位伤是脊柱的三柱损伤，可由压缩、牵张、旋转或剪切暴力引起(图 30-17，图 30-28 和图 30-29)。

有三种损伤机制，即三种亚型的骨折脱位伤(见图 30-30)。A 型是屈曲旋转损伤，最先是见于 Holdsworth 报告的矿难病例[76,78]。此型损伤也可见于被从汽车中摔出或坠落伤(图 30-30A)。垂直于躯干长轴的暴力可导致剪切骨折脱位伤(B 型)。例如，Denis 和 Burkus 报告过伐倒的大树砸到伐木工人的腰背部中段 (图 30-30B)[60]。第三种 Denis 亚型(C 型)是屈曲过伸暴力导致的双侧关节突关节脱位(图 30-30C)。例如前面提到的安全带损伤，但前柱断裂。损伤的前柱既可是经椎间盘，也可经椎体前部。前纵韧带常从下位椎体前面被剥离，因而可出现明显的半脱位。

Denis 报告了 67 例骨折脱位伤。其中 56 例是屈曲旋转损伤，7 例是剪切伤，4 例是屈曲过伸暴力导致的双侧关节突关节脱位。这些损伤都伴有三柱的破坏。此组患者伴有神经损害的概率最高。在屈曲旋转损伤的患者中仅有 25% 神经功能正常，39% 是完全性脊髓损伤。7 例剪切伤均有神经功能损害。屈曲过伸伤的 4 例中 3 例不完全性神经损伤，1 例神经功能正常。其他学者也报告，骨折脱位伤中神经损害发病率较其他类型的高[62]。此类损伤是急性高度不稳定。

二、AO"全面"分型

很多学者致力于提出脊柱损伤的全面分型。AO (Arbeitsgemeinschaft für Osteosynthesefragen) 分型系统，也被称作 Magerl 或 Gertzbein 系统，是建立在骨折机制基础上的特殊分型，它进一步描述了骨折的不同形式[63]。为了实用有效，这种分型系统必须包括骨和软组织的结构性损伤，也需考虑患者的神经功能状况。Gertzbein 和同事按照结构完整性提出了脊柱损伤的分类系统，类似于 AO 四肢骨折分类。按照损伤机

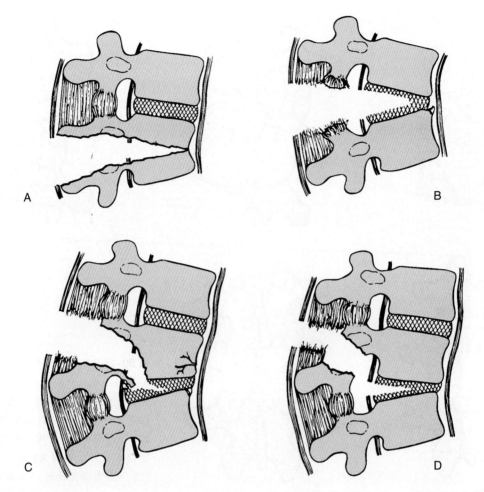

图 30-27 屈曲过伸伤的 Denis 分型。这类损伤可单节段经骨(A)、单节段经韧带和间盘(B)、双节段且经中柱的骨(C)或双节段且经中柱的间盘(D)。(见彩图)

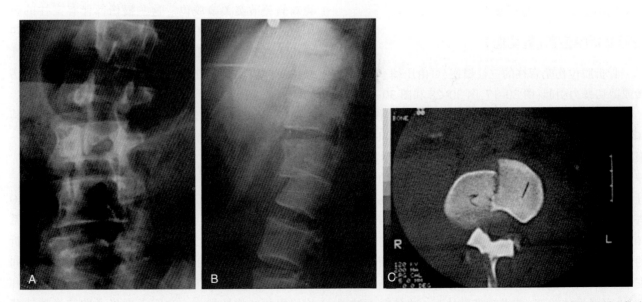

图 30-28 一名 24 岁男性从高处坠落后导致 L1-L2 骨折-分离伴有脊髓完全损伤。(A)正位 X 线片显示 L1-L2 排列不齐,伴有该节段明显的旋转及侧移。(B)侧位 X 线片确认了 L1-L2 向前半脱位和部分重叠。(C) CT 扫描显示 L1-L2 节段分离及排列不齐,导致了明显的椎管侵犯和脊髓损伤。

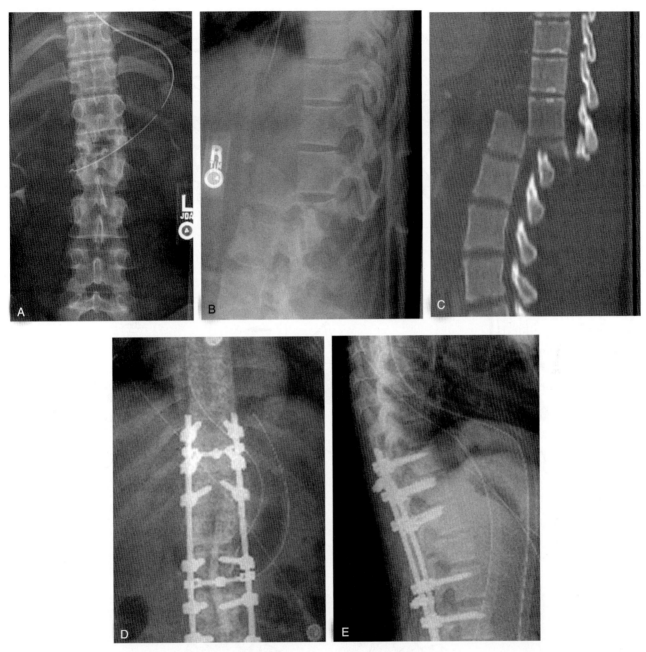

图 30-29　一名 20 岁女性遭遇车祸导致胸腰段脊柱骨折-分离伴有脊髓完全损伤。(A) 正位 X 线片显示 L1 高度缺失伴旋转。(B)侧位 X 线片确认了 L1 椎体骨折伴有 T12 和 L1 断裂分离。(C)矢状位 CT 显示骨折-分离损伤。正位(D)和侧位(E)X 线片显示骨折-分离复位和后路椎弓根钉棒内固定。

制、放射线表现和软组织损伤的情况进行了分类。分型包括定义明确的、按照一般形态特点的分类系统,也提出了导致特殊损伤类型的主要暴力特点(图 30-31)。

损伤类型主要分为三大类。A 型损伤是椎体压缩骨折(图 30-32)。致伤外力是轴向负荷,伴或不伴附加的屈曲暴力,导致椎体高度降低。B 型损伤累及前方和后方结构均损伤,由牵张外力所致(图 30-33)。损伤的特点是相邻脊椎间距离延长。C 型损伤是前方和后方

结构断裂伴旋转不稳定,例如椎体移位、单侧关节突关节骨折脱位和横突骨折(图 30-34)。

以上三个主型和相应的亚型反映了损伤严重性的逐步增加。A 型是轴向不稳定,B 型还增加了矢状面不稳定,C 型是在三个平面上都不稳定。因此分型反映了骨和软组织损伤的严重程度和稳定性,可用于指导治疗。随着类型的递进,手术的效益更显著。然而尚未证实此分型的重复性,因其极其复杂也难以证实。

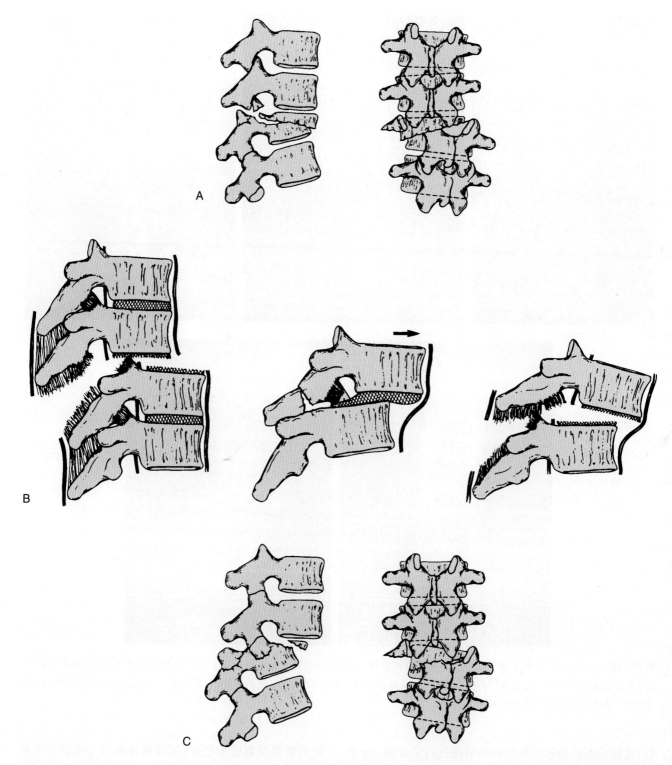

图 30-30 脊柱骨折-脱位的 Denis 分型。(A) A 型为屈曲旋转损伤,可以经过椎体或间盘,三柱完全断裂,通常只有前纵韧带保持完整。前纵韧带常常自椎体前部向下剥离,这些损伤通常合并有尾侧节段的上关节突骨折。(B)B 型为剪切损伤,头端椎节向前滑移类型常合并小关节骨折,而头端椎节向后滑移的类型正常情况下不会造成小关节骨折。(C)C 型为双侧小关节脱位。此类为屈曲牵张型损伤,合并有前、后和中柱断裂,前柱的断裂可以发生在间盘或椎体。(见彩图)

由于 AO 分型系统较为复杂而 Denis 分型系统较为简单,因此人们正在努力提出一个更为全面的分型系统,为术者提供更为可靠的治疗建议。Wood 和同事发现,通过奖学金计划培训的脊柱外科医生利用上面的两个系统进行的分型仅提供了中等的可靠性和可重复性[178]。尽管最初的骨折类型在 AO 和 Denis 分型中各自有 82%~79% 的内信度,但对于亚类的分型各自都减少到了 67% 和 56%。

三、脊柱胸腰段损伤严重性评分

由于人们对胸腰段骨折不同亚型的历史缺乏认识,以及缺少一个可以被普遍接受的分型系统,因此脊髓损伤研究组(the Spine Trauma Study Group)制定了脊柱胸腰段损伤严重性评分系统(Thoracolumbar Injury Severity Score system, TLISS)[160,161]。这个系统评分建立在三大主要变量:损伤的机制,神经系统情况和后柱韧带复合体的完整性。该评分系统的目的是判断哪些骨折存在临床不稳定的风险,并给予那些骨折手术治疗,用来确保其力学和神经学的稳定。这些不同分类的综合评分可以帮助术者选择不同的治疗方案,手术或是非手术治疗。在对一组包括压缩、侧方移位和旋转、分离三种主要损伤的病例进行的回顾性研究中,该评分系统被证明是有效的。

该评分系统进行的第一步是判断损伤的机制或骨折的形态学。当有多处骨折合并多种损伤机制时,利用损伤最严重的节段进行评分。压缩损伤仅累及椎体前方时记 1 分,爆裂骨折;累及后方椎体复合体时记 2 分。冠状面成角>15°时多记 1 分。侧方移位或旋转因为提供了更显著的剪切和扭转损伤,因此记 3 分。而受到拉力的导致的分离损伤被规定为 4 分。这些骨折由于脊柱周围骨组织或韧带组织的断裂,因此是固有不稳定的。

第二步是判断患者的神经系统情况。评分根据功能不全严重程度和潜在的恢复能力分为了四个亚项。未受损伤记 0 分,神经根损伤记 2 分。完全脊髓损伤记 2 分。考虑到减压的潜在益处,不完全潜伤或马尾神经受累记 3 分。

第三步是通过查体、X 线片、CT 或 MRI 判断后柱韧复合体的完整性。不存在损伤时记 0 分,检查结果不确定的记 2 分,明确的断裂记 3 分。

治疗是建立在分数总和的基础上。3 分的患者采取非托术治疗。5 分的患者采取手术治疗。4 分的患者可以手术或非手术治疗,同时术者必须考虑患者年

龄、伴随的损伤、合并症等其他临床情况(见表 30-1)。

尽管该评分系统提供了令人满意的可靠度[160,161,170],但是对于后方韧带复合体完整性、骨折形态学和损伤机制越是明确的描述,越能增加其可重复性,而且关于骨折形态不如损伤机制重要的观念正在兴起。最近的一项研究表明,在胸腰段骨折分类和治疗当中,考虑损伤机制比关注骨折形态更有价值[170]。但对于其治疗方案,90%以上的医者都达成了一致。该评分系统现在已发展成为前瞻研究的临床评价手段。

Ferguson 和 Allen[49], McAfee 和同事[112,113]描述了其他有效的分型系统。这些分型系统都重视了损伤机制,描述了骨与软组织损伤的类型。美国脊髓损伤学会(ASIA)分型系统是目前使用最广泛的描述脊髓损伤的分型系统。

为了提供临床指南用来诊断和治疗特殊的损伤,我们选择利用 TLISS 评分联合 Denis 分型。为了保持本书连贯性,我们结合损伤机制和外伤的形态学特点使用了统一的术语和分类,在胸椎、胸腰段和腰椎外伤是一致的。第一组损伤由轻微损伤组成,如撕脱骨

表 30-1　胸腰椎损伤严重程度评分系统

损伤机制:应用最严重的节段进行评定,并将神经损伤机制相叠加[例如,牵张型损伤合并爆裂骨折但不伴有侧方成角,则损伤机制评分为 1(单纯压缩)+1(爆裂)+4(牵张)=6]

	限定条件	得分
1. 损伤机制描述		
a. 压缩性骨折	单纯压缩	1
	侧方成角>15°	1
	爆裂	1
b. 侧方移位/旋转		3
c. 牵张		4
2. 后方韧带复合体在张力、旋转和移位时撕裂		
a. 韧带完整		0
b. 可疑或不确定		2
c. 撕裂		3
3. 神经功能		
神经根受累		2
脊髓圆锥受累	不完全损伤	3
	完全损伤	2
马尾神经受累		3

评分是将三个组成部分的分值相加。如果总评分 ≤3 分,建议保守治疗;4 分,保守或手术治疗;≥5 分,建议手术治疗。(From Vaccaro, A.R; et al. Spine 31:11(Suppl) 562-569, 2006.)

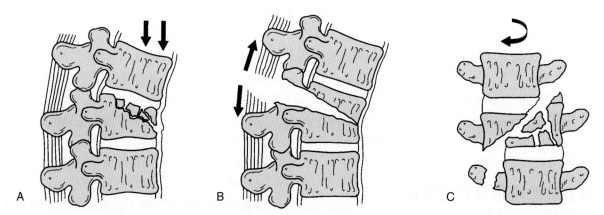

图 30-31 脊柱损伤的综合分类。A 型(**A**)为椎体压缩。B 型(**B**)为牵张暴力造成的前方和后方结构的损伤。C 型(**C**)为旋转造成的前方和后方结构的损伤。(Redrawn by permission from Gertzbein, S.D. Classification of thoracic and lumbar fractures. In: Gertzbein, S.D., ed. Fractures of the Thoracic and Lumbar Spine. Baltimore, Williams and Wilkins, 1992.)(见彩图)

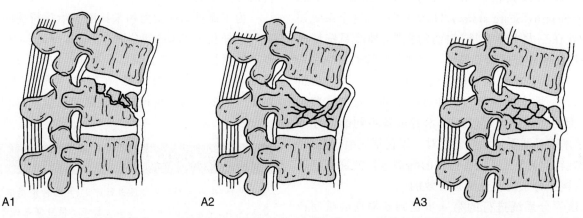

图 30-32 A 型脊柱损伤的综合分类。A 型骨折的三个亚类包括:压缩损伤(**A1**),最常见为楔形骨折;劈裂骨折(**A2**),其中钳形骨折为典型损伤;还有爆裂骨折(**A3**)。(Redrawn by permission from Gertzbein, S.D. Classification of thoracic and lumbar fractures. In: Gertzbein, S.D., ed. Fractures of the Thoracic and Lumbar Spine. Baltimore, Williams and Wilkins, 1992.)(见彩图)

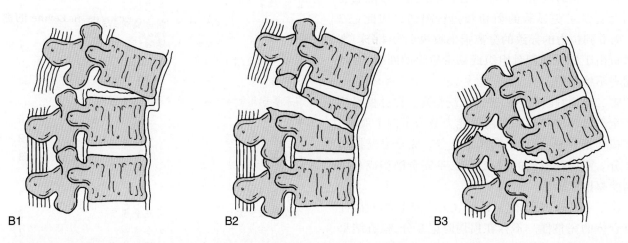

图 30-33 B 型脊柱损伤的综合分类。屈曲-牵张型的损伤可以造成关节囊等后方软组织的断裂(**B1**)或骨性结构的断裂(**B2**)。如果发生牵张和后伸,常可看到经由前方椎间盘的断裂 (**B3**) ,伴或不伴后方结构骨折或软组织损伤。(Redrawn by permission from Gertzbein, S.D. Classification of thoracic and lumbar fractures. In: Gertzbein, S.D., ed. Fractures of the Thoracic and Lumbar Spine. Baltimore, Williams and Wilkins, 1992.)(见彩图)

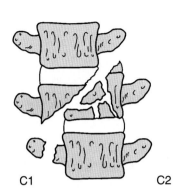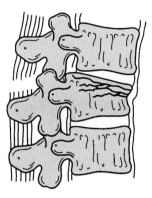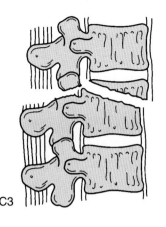

图 30-34　C 型脊柱损伤的综合分类。这些损伤的共同特征是旋转，压缩(**C1**)，牵张(**C2**)，或旋转剪切(**C3**)。(Redrawn by permission from Gertzbein, S.D. Classification of thoracic and lumbar fractures. In: Gertzbein, S.D., ed. Fractures of the Thoracic and Lumbar Spine. Baltimore, Williams and Wilkins, 1992.)(见彩图)

折和轻微骨折。第二组包括压缩骨折，或由屈曲暴力导致的损伤；按照前方压缩和韧带断裂程度不同，可以是稳定或不稳定的。第三组是屈曲和轴向负荷的复合暴力(两者比例可变化)导致的爆裂骨折，按Denis分型易于分为亚型。第四组是屈曲过伸伤，按损伤组织可进一步分为：单纯经骨的 Chance 骨折，单纯经韧带的双侧关节突关节绞索和复合伤(前方骨折而后方韧带断裂或后方骨折而前方椎间盘破裂)。第五组是伸展暴力引起的。最后一组是剪切暴力引起的。很明显，不存在真正全面或通用的分类系统，因理想的分类须包括骨折类型、稳定性及神经功能。

第六节　治疗选择

保守方法可有效地治疗胸椎和胸腰段脊柱损伤。1969 年 Frankel 和合作者的数据仍旧是标准，它报告了治疗主法并测定了最终疗效[54]。Davies 和同事也报告了相似的优良疗效[32]。如果这些患者考虑手术治疗，手术结果必须要优于非手术治疗，用来平衡手术带来的风险。因损伤类型不同、损伤程度各异，难以将文献报告的保守治疗和手术治疗的疗效相比较。手术组中的病例常常损伤程度更重[63]。几乎没有 1 类证据在相同条件的骨骼和神经损伤下比较两种治疗的效果。一些报告显示，手术组神经功能恢复稍优于非手术组，但统计学差异不大[92]。很多认为手术组神经功能改善好的研究者将注意力集中于前路或后路神经减压[3,62,80,180]。Edwards 和 Levine 报告，使用 Edwards 内固定系统后路骨折复位间接减压较非手术组神经功能改善好[43]。Gertzbein 研究了 1019 例脊柱骨折，发现手术并未改善患者神经功能[62]。另外 Bravo 和同事没有发现手术治疗组和体位复位固定治疗组病例的神经功能改善有显著差异[25]。

保守治疗中，神经功能可能出现恶化，文献报告 33 例胸椎及胸腰段爆裂骨折患者中就有 6 例是这种情况[37]。Denis 和同事的结论是，手术治疗对于某些特殊类型损伤的病例是更好的选择。而 Frankel 与合作者[54]回顾了371 例胸椎或胸腰椎骨折，发现体位复位保守治疗的病例中仅 0.5%出现神经功能恶化。Mumford 和其同事报告，用非手术方法治疗的爆裂骨折病例，出现神经功能恶化的为 2.4%[121]。如在保守治疗中患者的确出现了神经功能恶化，建议手术治疗(例如前路减压)。最后，手术治疗和保守治疗的安全性在一定程度上取决于经治医师和其医疗团队的经验和偏好[62]。

手术可矫正畸形，但尚不清楚是否有助于临床上神经功能的改善[58,162,178,151,122]，Nicoll[122]发现，畸形和神经功能不相关，而 Soreff 和同事[5]却发现显著相关性。McAfee 和合作者[111]复查了晚期胸腰段和腰椎损伤前路减压融合的病例，发现残留畸形并未妨碍神经功能的改善。然而 Gertzbein 报告，大于 30°后凸畸形患者 2 年随访时腰背痛显著增加[62]。Edwards 和 Levine 的数据也显示解剖复位对于远期疗效很重要[44]。

一些作者认为手术治疗患者的慢性腰背痛比保守治疗能有较大的缓解[62]。这种疼痛改善可能是通过手术治疗获得并维持了较好的矫形。另外，手术治疗还包括软组织损伤严重的运动节段的融合。这些损伤的软组织损伤不易愈合，患者虽然骨折愈合良好但节段运动仍异常。

大多数学者认为，瘫痪患者经手术稳定治疗可缩短住院时间[40,53,82,134]，坚强的内固定有助于早期活动和康复，减少了长期制动带来的并发症。然而，Gertzbein 的多个脊柱创伤中心研究显示，手术组患者并发症发生率为 25%，而保守组仅为 1%[62]。手术组患者一般受伤重且神经功能损害比例高，无论采取何种治疗方法，这两个因素就导致了并发症发生率的升高。Place 和同事比较了完全性脊髓损伤患者保守和手术治疗的情况[130]，发现手术组住院和康复治疗时间缩短了 19%，但并发症发生率较保守治疗组升高了 1 倍。综上所述，住院时间缩短是我们所知的内固定的主要优点。

在极少数手术风险极高的病例中，不稳定的骨折的患者应持续卧床休息和进行相关防范措施。但是上述治疗方案的益处必须同褥疮、肺部感染等并发症相权衡。翻身床的使用可以减少褥疮的发生。深静脉血栓形成同样的相关患者面临的一个风险。对于这些患者可进行药物血栓预防治疗来降低风险[148]。为避免形成硬膜外血肿，抗凝药物应该在受伤 72 小时之后使用。

第七节　特殊损伤类型的治疗

一、轻微损伤

横突骨折常常是直接暴力或肌肉强烈收缩（撕脱伤）导致的。孤立的棘突骨折是脊柱后方直接打击所致。同样，直接暴力也可使关节突骨折。以上这些情况，虽然外伤显得轻微，也需仔细研究，以确认不伴有其他脊柱损伤。最简便易行的方法是 CT 扫描该损伤节段的脊椎和相邻脊椎。如 CT 检查无阳性发现（未发现其他损伤）而怀疑存在动态不稳定，需拍摄过伸过屈侧位 X 线片。如明确除外合并其他严重损伤，此类患者无需特殊支具保护或制动，仅需止痛。由于横突骨折会伴有下层软组织损伤，所以此类患者疼痛明显，使用支具会有所帮助。L5 横突损伤是个特例，此类型损伤会伴有骶骨骨折及神经性膀胱功能障碍，对骶骨的 CT 扫描应作为其常规检查。

另一种轻微损伤是单节段的双侧或单侧椎弓根峡部骨折。在 Denis 的病例中，有 4 例这种骨折，都是体育运动损伤[36]。如患者外伤前没有局部腰痛病史（尤其是年轻患者或青少年），提示此为急性骨折，最好制动治疗。在脊柱胸腰段和上腰椎，推荐使用紧密贴附的胸腰骶支具（TLSO）。如为 L5 峡部骨折，为适当制动支具需包括一侧大腿（见 27 章）。

二、压缩骨折

按照定义，压缩骨折是前柱断裂而中柱完好。需小心鉴别压缩骨折和移位轻微、伴中柱损坏的爆裂骨折的细微差别。McGrory 和同事[116]描述了在侧位 X 线片上测量椎体后方角度（PVBA）的方法。PVBA 由上或下终板及椎体后壁间的夹角构成。如上或下 PVBA 大

于 100°则考虑诊断爆裂骨折。与上下椎体相比，椎体后壁高度降低，或者椎体两面凹的外形改变，均倾向于诊断爆裂骨折而非压缩骨折。尽管小心阅片，仅凭普通 X 线片可漏诊 20%轻微的爆裂骨折。因此可疑的压缩骨折需常规 CT 扫描评价中柱情况[14]。此类损伤治疗方式的选择取决于后方结构是否完整。如前柱压缩≥40%或者后凸大于 25°~30°，可推测后柱韧带的作用极度衰减，无法行使正常功能。已经证实 MRI 是判断后方韧带结构损伤的有效辅助检查方法[89]。另外，MRI 可有效协助鉴别普通或病理性压缩骨折[8]。

大多数前柱压缩<40%或者后凸<25°~30°的压缩骨折选择保守治疗是适当的。该类型患者可使用支具治疗，例如紧密贴附的 TLSO，对于胸腰椎接合部位骨折的年轻患者偶尔也可用 Jewett 或 Boston 支架。他们佩带支具时可从事大多数日常活动。应劝阻患者仰卧于软垫上或者使用高枕，以避免畸形加重。Hael 和合作者研究了无神经损伤的压缩骨折患者保守治疗的远期疗效[73]。复查的 25 例患者中，8 例无症状，11 例偶有背痛，5 例经常背痛需治疗或调整日常活动，1 例慢性背痛无法忍受[73]。

支具需佩带 3 个月或更长。然后应拆除支具，拍摄站立位过伸过屈侧位 X 线片。如骨折的脊椎或头端的间盘无异常活动，且畸形无明显进展，可停用支具。患者可能出现显著的肌肉乏力，需经数周逐步减少支具的使用，并加强肌肉锻炼以承受脊柱的负荷。如损伤节段仍存在异常活动、持续腰背痛或畸形进展患者难以接受的情况，则建议手术治疗。部分学者认为中上胸椎的稳定骨折无需支具保护，理由是胸廓就能提供稳定。对于胸腰段和腰椎损伤，大多数学者倾向于更为保守，建议支具制动。Schlickewei 和合作者比较了稳定的胸腰椎损伤患者佩带或不佩带支具早期制动情况[142]。平均随访 2.5 年，他们发现两组病例均获得了优良或优异的疗效，畸形进展在两组间无临床显著差异。

如前柱压缩≥40%或者后凸大于 25°~30°或后纵韧带结构破坏，则应首选手术治疗。对于诊断不明确的病例，MRI 检查可帮助发现后纵韧带是否损伤。

如果手术指征明确，则应该选择后路手术，利用椎弓根螺钉和内固定棒。尽管钩棒系统过去常被使用并有较好的效果，但椎弓根螺钉可以提供全部三柱的稳定，并且相比前者有更好的生物力学优势[18,75]。手术的目的是重建冠状面的矢状面序列并提供刚性固定直到完成坚强骨性融合。神经功能检测可帮助手术的校正。

一般无需选择前路神经减压手术，因为此类骨折

中柱完整,所以任何椎管内侵占都不是与之临床症状相关的。但是对于有明显前部结构破坏的患者,偶尔需要进行支持性前路手术来维持骨量。此类情况常见于遭受高能损伤的骨质疏松的患者。但是在此类患者中,如果没有后纵韧带的损伤,后凸成形术或椎体成形术可以作为更好的治疗选择[58,60,155]。

三、爆裂骨折

按照定义,所有的爆裂骨折都有前柱和中柱的断裂,伴或不伴后柱损伤。损伤的严重程度决定了治疗方式。需要考虑的三个最重要因素是椎管侵占比例、损伤节段成角情况和神经损伤存在与否。

爆裂骨折的最佳治疗方案尚无统一认识,缺乏坚实的临床研究基础。James 和同事使用了人的尸体 L1 爆裂骨折模型,认为后柱的完整性是决定爆裂骨折早期稳定性的重要因素, 也决定是否适于保守治疗[83]。他们进一步复习了一组后柱完整但前柱和中柱不同程度损伤的病例, 发现骨折愈合无畸形加重。Willen 和同事报告了 54 例胸腰椎爆裂骨折保守治疗的病例,包括神经损伤的患者[176]。大多数畸形出现于制动之前,随访中畸形很少进展。随访发现椎体高度丢失50%或椎管侵占大于 50%的病例腰背痛明显升高。Cantor 和同事[30]也建议后柱断裂患者需手术治疗。爆裂骨折治疗可按照手术目的分类,主要分为三类:神经功能情况,不稳定与畸形。对于神经功能损伤的患者,伴有不稳定、脊髓压迫、显著畸形或者以上任何合并情况,手术干预都是最佳选择。需要强调的是,神经功能缺陷不仅包括下肢运动感觉障碍,还包括会阴区感觉丧失和大小便失禁。有神经功能损害的患者很少行保守治疗,除非是没有畸形的、没有残留脊髓压迫的稳定性爆裂骨折。如患者神经功能完好,椎管侵占小于50%,后凸畸形小于 30°,建议保守治疗。患者两柱或稳定性爆裂骨折且成角畸形轻微,应佩带紧密接触的支具,可早期活动(如果患者能够耐受)。如损伤节段椎管侵占大于 50%或后凸大于 30°,即便没有神经功能损害仍建议手术治疗。有证据表明椎管侵占大于 50%或后凸大于 30°的患者都伴有后纵韧带的断裂[36]。如果 MRI 检查可见后纵韧带断裂,则也应进行手术治疗。手术干预同样可预防此类患者的进行性畸形和慢性疼痛。

爆裂骨折保守治疗的争议包括卧床与否、支具的类型和时间。但全接触支具的佩带至少是 3 个月。在此期间,一旦开始行走,站立位侧位 X 线片显示无变化,可逐步增加运动强度。受累椎间隙增宽或后凸成角增加

超过了 30°,则建议手术治疗[83]。Mumford 和同事[21]研究了 41 例没有神经功能损害的胸腰椎骨折保守治疗的病例。随访中平均塌陷仅为 8%,后突骨块显著吸收,椎管侵占也降低 22%。最终随访时,90%的患者工作状态良好。作者认为,残留的症状与残留的畸形无关。Cantor 和合作者[30]报告了 18 例神经功能完好的爆裂骨折保守治疗病例。他们发现,住院时间无明显延长,后凸畸形无显著加重,随访时日常功能无限制或限制很少。

如选择保守治疗,3~6 个月内不建议长时间开车或参与冲撞性体育活动。应建议患者避免损伤节段过度屈曲,避免卧床休息时平卧高枕,因这些姿势会加重畸形。如患者不能理解或难以遵从医嘱,建议使用石膏背心或手术治疗。提醒患者如发现自己出现任何感觉异常、下肢抽筋或无力、膀胱或直肠功能恶化,需立即通知医师。患者应多次复查(外伤后 1 周、1 个月、2 个月、3 个月),拍摄站立位侧位 X 线片,确认损伤节段后凸角度没有增加。X 线片显示骨折已愈合后,去除支具拍摄过伸过屈位 X 线片 确认损伤节段不存在异常活动。如保守治疗失败(畸形进展或神经功能损害加重),则是手术治疗的指征。手术方式的选择取决于保守治疗失败的原因。如神经损伤加重,需选择前路减压,因为受伤超过 2~3 周时后路内固定难以复位椎管内压迫而间接减压。同样,骨折块开始愈合后也难以后外侧减压。然而,如因持续腰背痛和畸形增加导致保守治疗失败,后路手术更适宜。如在过伸过屈位 X 线上畸形可部分矫正,后路内固定融合术可满意矫正后凸畸形。但是,损伤后时间越长,进行上述手术的成功率越低,风险越高。

需要进行手术治疗的爆裂性骨折应当逐个病例回顾,因为这些骨折可通过前路、后路或前后路联合手术治疗,这取决于椎管内侵占范围和后纵韧带断裂程度。

Zou 和同事[183]在尸体标本上尝试了治疗爆裂骨折的多种后路固定器械。他们发现,能撑开并维持矢状面顺列的器械比仅能撑开的器械可更好地椎管减压, 差异显著。Mann 和合作者 [110] 比较了前路器械(Syracuse I 板)和 AO 椎弓根螺钉系统治疗爆裂骨折的疗效。他们发现,对于后柱完好的病例两者均能有良好的稳定性。如后柱断裂,后方固定能更显著的提高稳定性。Gurwitz 和同事[676]使用了椎体全切模型模拟爆裂骨折,比较前路内固定器械(Kaneda)和椎弓根加可变脊柱钢板(VSP)。他们发现,后路短节段固定不足以重建脊柱稳定。Farcey 和同事[48]报告,对于前方

破坏伴有后凸畸形的病例,单纯后路固定难以预防晚期塌陷。他们建议辅以前路支撑植骨块,以增强后路固定的机械强度。

做后路固定手术的外科医师应注意爆裂骨折伴有椎板骨折和神经损伤的患者中 50%~70%可能伴发硬膜撕裂[29]。如遇到这种并发症,手术团队应准备修补硬膜。但这并不是后路手术治疗硬膜撕裂的指征。

前路减压融合(使用内固定)可用于治疗爆裂骨折。此术式适于神经压迫重伴神经功能损害的病例,尤其是后凸畸形轻微。外伤超过 3 周是前路减压融合的手术指征。此术式虽不如后路器械矫形满意,易残留畸形,但神经减压彻底。如前路融合可靠,患者可耐受残留畸形。使用前路器械可适度矫正胸腰段和中下腰椎的脊柱畸形,减压并坚强固定。

McDonough 和同事对 35 名接受前路椎体次全切除、内固定融合术,同时未行支持性后路内固定的胸腰段骨折患者进行了评估[114]。进行前路椎体次全切除术的指征为神经损伤,节段后凸和严重的椎体粉碎。他们发现全部 16 名神经损伤的患者术后改善了至少 1 个 Frankel 等级,其中 69%的患者症状完全缓解。矢状面序列也在两年时间里从 18°后凸减低至 6°后凸。在另一项研究中,Sasso 和同事对 40 名接受前路椎体次全切除、内固定融合术,同时未行后路内固定的胸腰段骨折患者,与 13 名接受短节段后路内固定融合术的患者进行了比较[140]。他们发现尽管两组患者最初的矫正都很满意,但是在终随访中接受后路手术的患者组去失了 8.1°的矫正,而前路手术的患者组丢失了仅仅 1.8°的矫正。虽然两组患者恢复都令人满意,但是很难预期矫正的丢失会造成何种长期后果。因此,对于有神经受累或严重椎体粉碎的患者,应考虑行前路减压及融合术。对于后方结构破坏但没有神经受累,椎体未粉碎的患者可考虑行后路内固定及融合术。对于椎体严重粉碎和后方结构破坏的患者可考虑行前路联合后路融合术。如果存在有神经受累,前路椎体次全切术可对神经进行减压。但应当牢记的是,对于考虑行手术治疗的胸腰段骨折患者的评价有一般的指导原则。这些原则不是绝对的规则,允许有例外的存在。

单纯椎板减压不适于爆裂骨折。它不能解除前缘的压迫,并且会进一步加重脊柱的不稳定性,常常导致神经损害加重[20,21]。

四、屈曲分离伤

屈曲分离伤的特点是后柱和中柱在张力作用下断裂, 而前柱作为较链支点常常完整。损伤经骨质(Chance 最早描述,Denis A 型)或主要经韧带(非典型 Chance 骨折,Denis B、C、D 型) 是决定保守或手术治疗的决定因素。仅经骨质的 Chance 骨折自行愈合的预后很好,虽然它早期很不稳定,非手术治疗难以维持解剖复位。明显韧带断裂的损伤不易愈合,应考虑存在急性和慢性不稳定。

安全带损伤的患者的保守治疗应卧床休息 2 周或更常,然后用全接触的 TLSO 支具将躯干固定于过伸位。最好将患者置于俯位或在过伸支架上仰卧位,然后成形模具。应指导患者佩带支具方法,如何佩带支具进行日常活动。多次拍摄站立位 X 线片,以确认畸形无进展。3~4 个月后,拆除支具拍摄受伤节段过伸过屈 X 线片,评价是否存在过度活动。如不能保证脊柱稳定性或畸形明显,则保守治疗失败。手术治疗包括后路加压固定及融合。即便手术延期,融合满意、恢复脊柱顺列的成功率也很高。如顾虑损伤节段的稳定性或患者依从性不佳, 另一选择是早期固定适当加压。

如要手术治疗安全带损伤,后路椎弓根螺钉棒是常用选择。患者俯卧位,胸部和骨盆处垫高常能解剖复位骨折。前路减压常是不必要的或不适当的(除非该节段有巨大椎间盘突出)。

五、骨折脱位

当骨折脱 位发生时,脊柱的三柱都受损。此类创伤中神经受损的发生率最高, 大多数患者需手术治疗。如果发生骨折脱位后患者的神经功能正常,手术的目的是稳定脊柱,如果患者发生不完全的神经功能损伤, 手术则需在稳定脊柱的同时进行神经减压;如果骨折脱位后发生神经完全损伤,手术的作用为稳定脊柱,缩短住院时间,减少对坚强外固定的需要,最大限度地促进患者康复。

骨折脱位的手术方式随损伤的类型而变化。如果患者的神经功能正常或神经功能不全损伤,最好在清醒情况下插管并转为俯卧位。患者的肌肉紧张度可以在体位变化时帮助稳定脊柱,并且在翻转后可以快速探查以保证患者的神经功能没有变化。由于事先被告知,大多数患者并未感到这个过程有特别的痛苦。上述方法比将一个脊柱损伤后失去对脊髓的保护能力的患者进行麻醉后再翻转要更安全。在摆好体位并进行完神经功能评估后,就可以对患者进行麻醉了。另一种方法是患者仰于 OCI (Orthopedic System,Inc.)台对其行清醒插管。插管成功后,用前部装置将患者固定于 OCI 台上,旋转 180° 至俯卧位,后部装置即可移去以便进行接下来的操作。

在屈曲-旋转和屈曲-牵张损伤中,前纵韧带通常保持完整,这些损伤可以应用前文所述的任何牵开系统进行复位。

主要采用前路减压的手术方式很少用于骨折脱位,因为这类损伤的主要问题通常为稳定性破坏和顺列改变。单纯恢复正常顺列常常就可以使受损的神经获得减压。当后路固定手术未获得理想减压结果时,可以结合采用前路减压。这种选择对于部分神经功能受损的患者尤为重要。

六、软组织损伤

对于累及胸椎和腰椎的不伴有骨折的软组织损伤(1° 和 2° 扭伤)的诊断,是在获得详细病史,进行全面体检和进行适当的检查后,在排除其他严重损伤的基础上做出的。至于发生于身体其他部位的软组织损伤,治疗需要针对具体症状。如果有必要,标准的理疗方法和短期卧床对于缓解症状是有效的。在结构完整的前提下,应鼓励患者逐步恢复活动。使用镇痛剂是合适的,使用非甾体抗炎药也可缓解症状和促进功能恢复。过长时间的严格制动和毒麻类镇痛剂的长期使用是两种需要避免的治疗选择。

如果软组织损伤的症状持续存在,需要应用屈伸侧位 X 线平片对患者进行再次检查。如果结果阴性,则应行骨扫描或 MRI 来排除较为隐蔽的脊柱骨折或韧带损伤。如果骨扫描或 MRI 发现有任何异常,则需进行薄层 CT 扫描和重建。另外,如果有相应的症状出现。还可行 MRI 排除椎间盘突出或其他软组织损伤。

七、椎间盘损伤

胸椎或胸腰段椎间盘的高能量损伤并不常见,但可以是造成疼痛甚至瘫痪的重要原因。最低至 T12-L1(有时是 L1-L2) 的椎间盘突出可以造成脊髓压迫,而这些节段以下的间盘突出只压迫马尾神经。如前所述,脊髓容易受到损伤且不易恢复,因此我们这里只讨论胸椎或胸腰段范围的椎间盘突出。

胸椎间盘突出的分类与下腰椎相同,椎间盘的病理改变有膨出、突出、脱出和游离。膨出和突出的定义是损伤造成髓核向后方移位但仍然在纤维环之内;脱出是指髓核从纤维环破出但仍然在后纵韧带之前;游离是髓核向后破出纤维环和后纵韧带并进入椎管。胸

椎和胸腰段对椎间盘病变的耐受性较腰椎差,甚至是突出的椎间盘就可以造成症状,因为椎管较颈椎和下腰椎窄,胸髓由于窄小的空间和血供不足而更容易受到压迫和损害。

腰椎椎体边缘骨折尽管少见,却必须被作为任何被认为存在创伤性髓核突出的青少年或年轻成人的一项鉴别诊断。腰椎椎体边缘骨折与间盘突出症状相似。尽管开始被认为只发生于未成年人群,却有一些研究显示成年人也存在片状未融合的骨突环。如 Epstein[41] 报告了 27 例平均年龄在 32 岁(最大为 44 岁)的椎体缘骨折患者。该损伤的治疗主要采取手术切除。

胸椎和胸腰段椎间盘突出的症状包括疼痛、感觉异常和神经功能损害。疼痛可以是局限在损伤水平的轴性症状,或是呈自然的根性分布,沿肋骨放射,如果椎间盘突出位于胸腰椎交界处,疼痛可放射至腹股沟部。在少见情况下,疼痛可以累及所有脊髓支配的远端的区域。当这种伴有感觉迟钝的疼痛发生时,通常存在明显的神经压迫和无力。

神经系统查体可以出现广泛的共济失调步态,感觉减退区域可以位于根性分布区或者脊髓受压水平以远的所有区域。无力可以以任何脊髓综合征的表现形式出现,胸椎或胸腰段间盘突出可以合并全瘫。另外,异常发现还包括直肠紧张度、会阴感觉和膀胱功能的变化。采用 cystometric 评价可以发现一些细微的变化。在微压迫的患者,腱反射可以正常;而明显的脊髓压迫可以出现反射亢进伴 Babinski 征阳性。

胸椎间盘突出的诊断可以行 MRI 脊髓造影或 CT 下脊髓造影(在显示间盘突出水平的脊髓变形方面具有明显的优势)。单纯的 CT 平扫通常不适合显示胸椎间盘突出或准确评价脊髓的受压程度。平片极少作为诊断依据。然而对脊柱骨软骨病平片可帮助诊断,因为胸椎间盘在这类患者中发病较多。

当胸椎和胸腰段间盘突出合并疼痛影响劳动能力或神经功能异常时,应行手术治疗。这个节段间盘突出的手术入路包括前路经胸间盘切除加或不加融合,经椎弓根入路的后外侧减压和肋横突切除入路。不能采用标准的椎板切除术式进行胸椎和胸腰段间盘突出的切除,因为从后路切除椎间盘需要牵拉脊髓,已有报告近 45% 的患者在采用该术式后出现神经功能恶化。对于前路经胸、肋横突切除和后外侧经关节突入路的手术效果,文献均报告 80%~90% 的患者出现神经功能改善,剩余患者没有变化或加重[22,109]。因为该疾病由创伤所引起,所以内固定和融合应与间

盘切除同时予以考虑。

Bohlman 和 Zdelblick[22]回顾了 19 例由于胸椎间盘突出而行手术治疗的患者,8 例经胸入路,11 例肋横突切除入路。他们得出的结论是,经胸入路更有优势,因为其对相关解剖结构的暴露更充分,包括:间盘和神经结构。所有经过前路经胸减压的 7 名伴有瘫痪的患者术后均得到改善。

胸腔镜已被成功应用于复杂的手术,包括胸椎间盘切除。视频辅助下的胸腔镜手术的潜在优势包括减少术后疼痛,改善早期肩带功能和缩短住院时间[103]。Regan 等报告了对 12 例胸椎疾患采用视频辅助胸腔镜手术,其中有 5 例椎间盘切除[132],术后 CT 显示脊髓减压良好,所有患者均有疼痛减轻。

第八节　手术治疗

内固定的选择和重建方式并不是随机的,也不应该完全依赖于手术者的喜好。任何固定系统都有优缺点,应尽量发挥其优势。针对某一骨折的最理想的固定和重建方式应该拮抗造成变形的力量,并最大限度地减少不稳定的发生。

椎弓根螺钉固定系统已被证实比缆丝或钩爪系统具有更强的抗拔出能力[75]。对于成人脊柱畸形的治疗,胸椎椎弓根螺钉内固定系统为畸形矫正和融合提供了更好的效果[18]。An 和同事发现在外爆裂骨折模型中,椎弓根螺钉系统比钩棒系统提供了更强的稳定性[9]。在一项比较椎弓根螺钉和钩棒系统的研究当中,椎弓根螺钉更加改善了前方高度的重建,维持了椎管内的空间[94]。

椎弓根螺钉系统的发展易化了胸椎和腰椎的经椎弓根内固定技术。椎弓根螺钉系统的使用量增加,导致其在胸椎和胸腰段创伤的治疗中得到了广泛的应用。Bransford 和助手证明 X 光透视检查可使安全放置胸椎螺钉变得更加方便[23]。在 245 名患者的 1533 根螺钉中,只有 0.26% 的螺钉需要修改位置,并且没有与螺钉位置相关的主要并发症。Fisher 和同事在相似的回顾研究中发现,可接受的螺钉位置占到了总数的 98.5%[52]。Hart 和同事在尸体研究中发现,使用透视技术进行辅助可以提高胸椎椎弓根螺钉放置的把握,但同时强调在对 T4-T7 节段（椎弓根解剖最狭窄的位置）进行内固定时,术者必须小心谨慎,因为椎弓根的直径同椎弓根破裂率呈负相关性[72]。

Siebenga 和同事在一项前瞻研究中发现,对于 AO 分型 A 型的胸腰段骨折患者,后路短节段内固定治疗效果优于非手术治疗[146]。在这项研究中的患者没有神经系统损伤。在对 94% 的患者平均 4.3 年的随访中,患者伤处局部矢状面序列在手术干预手得到了良好的改善。经手术治疗的患者在功能评分和重返工作方面也都得到了发送。Wang 和同事进一步评估了后路短节段固定治疗爆裂性骨折的效果[166]。在他们的研究中,患者被随机分配到两组进行比较,一组为内固定加融合,另一组只进行内定。他们发现不进行融合的治疗组患者复位效果得到了更好的维持,同时也缩短了手术时间,减少了术中出血。在平均 41 个月的随访中,该组患者功能恢复结果同样良好。Sanderson 和同事报道了类似的令人满意的结果；但他们报道了 14% 的内固定失败率,这与进行融合治疗的患者组结果相当。

短节段固定（骨折椎体的上一节段和下一节段）同长节段固定加融合（骨折椎体上下各多于一个节段）相比较,效果孰劣一直处在争论之中。短节段固定的目标是在胸腰段和腰椎可活动和条件下维持运动节段。Kramer 和同事报道了 11 名经短节段固定治疗的患者中 36% 的尾向螺钉固定失败,同时伴有术后逐渐加重的脊柱后凸畸形。McClain 和同事报道,短节段固定而未进行前路重建治疗爆裂骨折的患者有相当高(6/11)的失败率。这类患者预后普遍较差,同时相比较于接受节段内固定的其他类型患者有更高概率发生的内固定术并发症。Alvine 和同事在他们治疗短节段内固定的经验基础上,推荐至少应对 3~4 个运动阶段进行内固定(而不是 2 个)[7]。Terezen 和 Kuru 报道了在治疗胸腰段爆裂骨折时,短节段椎弓根内固定约有高达 55% 的失败率,尽管相比之下多节段内固定需要较长的手术时间和较多的出血量[156]。两组患者下腰功能评分(Low Back Outcome Score, LBOS)无明显差异。他们强烈建议进行前柱的支持重建会使患者避免进行多节段内固定。Mclain 最近的文献回顾了反对进行不伴前柱支持治疗的短节段内固定术的若干建议[117]。

在应用负荷分享分类法(Load Sharing Classification) 对前柱支持治疗进行分级后,Parker 和同事在短节段经椎弓根内固定手术成功率上达到了 100%[128]。这些手术没有任何内固定的失败。这些患者在术后 3~4 个月内需佩带脊柱支具,并被随访了平均 66 个月的时间。Scholl 和同事在延长头向固定至两个节段的治疗方面得到了令人满意的结果,并认为这样可以在尽可能保留结构的同时限制了腰椎运动能力的丧失[143]。Razak 和同事在 24 个月的随访中,26 名接受短节段内固定术治疗的患者平均丢失了 2° 的矫正。

　　Aenkstein 和同事在生物力学方面证实了在骨折的椎骨椎弓根内植入中等大小的椎弓根可以提高短节段内固定的强度[12]。这种额外的固定点可以减少尾向螺钉的负荷，还可提高内固定的成功率，维持脊柱序列的稳定。

　　人们正在尝试经椎弓根植入物支持前柱和中柱的方法来提高短节段内固定术的疗效。Knop 和同事研究了经椎弓根植骨的长期效果，结果发现该技术对于控制复位矫正的丢失没有任何作用[93]。Alanay 和同事在他们的前瞻研究中也得到了相似的结果，在该研究中他们将患者随机分为了植骨治疗和非植骨治疗两组[5]。在植骨治疗组中的患者约 50% 丢失了至少 10° 的矫正，而非植骨治疗组的患者该数据只有 40%。然而，Toyone 和同事对 15 名接受非融合的后路内固定联合羟基磷灰石植入前柱手术的患者进行了研究[159]。患者的内固定物在术后 1 年取出并且接受了至少 2 年的随访。他们脊柱的矫正无任何丧失，矢状面序列只有很少的丢失，同时椎管腔的空间令人十分满意。

　　最近，有许多关于球囊支撑还原椎骨终板和经椎弓根注射内容物（磷酸钙或聚甲基丙烯酸甲酯联合后路短节段内固定术）支撑前柱治疗方法的报道[2,125,163]。虽然长期研究结果还未报道，但是这并没有显著的临床意义[163]。长期研究的结果会进一步说明该技术对于某些类型骨折的疗效。

　　Sasso 和同事比较了在治疗不稳定爆裂骨折时的后路短节段内固定术和单独前路内固定术[140]。尽管两种方法在术后矢状面的顺列都得到了显著改善，但是后路组平均损失了 8.1°，而前路组平均只损失了 1.8°。然而，在胸腰段序列丢失的发生率前路手术要高于后路手术。

　　由于胸椎结构较为僵直，因此相比于胸腰段和腰椎，人们较少关注胸椎运动节段的保留。在这种情况下，人们建议对骨折平面上下至少两个节段进行后路椎弓根螺钉内固定。经椎弓根内固定胸椎可以在缺少完整后结构的情况下对椎体节段进行三柱控制和固定。而且也不必进行胸椎管解剖或内固定。Yue 和同事研究了 32 例 T2-L1 经椎弓根内固定的患者。他们发现在 T2-L1 节段总共放置的 222 根螺钉没有一根出现相关并发症[181]。患者的椎体高度和矢状面序列得到改善。在随访的平均 4.8 个月时间里没有出现内固定失效、重建失败、疼痛等情况。

　　Verlaan 和同事系统地综述了胸椎和腰椎外伤治疗方法的文献。他们发现的证据大量建立在着重于手术路径（前路、后路和联合）的回顾研究，包含了 5748 例经手术治疗的患者。他们发现损伤较重的患者（较高的 Cobb 角，多发创伤和神经受累）更多地接受了前路治疗，而那些损伤相对较轻的患者接受了后路短节段内固定治疗。各组患者并发症都相对较少，并且组间差异很小。所有分组，包括前路，后路短、长节段和前后路联合，在术后对畸形的矫正都得到了很好的效果。随访结果后路短节段组矫正平均丢失 7.6°，相比前路组平均只丢失 3.1°。术后疼痛评分的随访组间具有可比性，每组疼痛均有大于 80% 的缓解改善。恢复工作的情况前路组和后路短节段组相似，各自为 84% 和 83%。植入物失效在前路组和联合入路组较为少见，约 5%，而后路组为 10%。总体来说，患者治疗结果要好于预期，但是非手术治疗也能够维持矫正后的脊柱后凸至生理曲度。

手术方法

　　因为目前有多种不同的椎弓根螺钉固定手段，并且有更多还在发展过程中，所以我们只介绍一般的手术方式，重点在椎弓根螺钉的正确放置。就像前面所讲到的，在前方损伤轻微的情况下，固定损伤处上下各 1 个椎弓根是适当的做法。如果前方的粉碎明显，就应该选择将固定延伸至损伤处上下各两个节段，或者在其后择期进行前路椎体切除和骨折椎体的融合，以提供前方的轴向支撑。

　　患者取俯卧位，做正中切口，暴露每一个节段的棘突、椎板、小关节和横突来进行固定。椎弓根与矢状面所成的角度在 T12 大约为 -4°，在 L1 大约为 11°，在 L5 节段逐渐增至 30°[285]。椎弓根的直径也有类似变化，在 T12、L1、L2 和 L3 约为 8mm，在 L4 增至约 1cm，在 L5 达到近 1.3cm。一个有用的评价椎弓根与矢状面所成角度的方法是，在患者的 CT 检查中进行测量，椎弓根的直径也能靠 CT 检查来确定。

　　从头端到尾端的椎弓根的中心点可以大致由通过椎体双侧横突中间的边线来确定，这条线将椎弓根的中点一分为二。椎弓根的中间部分位于横突线自内向外与通过小关节的连线的交点（图 30-35A）。在腰椎，正处于关节突外侧的乳突可以帮助确定椎弓根的入口。

　　当软组织完全剥离后，暴露骨质，可以应用高速磨钻在选好的入点去除骨皮质，接下来用尖锥或椎弓根探测器在维持与矢状面合适的角度下从椎弓根的中心部分穿入椎体，向头尾端的倾斜程度最好参考侧位片，尖锥或椎弓根探测器应该延阻力最小方向进入。从椎弓根中心部分较软的松质骨进入要易于周围较硬的皮质骨。如果遇到阻力，尖锥或椎弓根探测器应选择其他更容易进入的路径。术中在孔道中放入钻头后摄片或透视，可以帮助确定有疑问的通路位置。如果椎弓根螺钉的放置仅仅依靠解剖标志和脊柱外科医生的经验，那么螺钉穿破椎弓根边界的概率可达30%[169]，术中摄片和透视可以帮助降低该风险。每个孔洞都可利用椎弓根探测器在全部四个象限探测是否可触到皮质。孔洞可能被刺穿，所以此种方法适用于年轻患者，然后拧入椎弓根螺钉。

　　无论采用何种类型的固定，都应谨慎将螺钉拧入合适深度。使用定向螺钉更容易达到复位。多轴螺钉应尽量不用，而且如果椎弓根螺钉是多轴向的，螺钉过度进入会阻碍螺钉头部的活动。由于存在血管和内脏损伤的高风险，胸椎中段至L5的椎体前方皮质均不应该触动。该问题可通过选择合适长度的螺钉来避免。螺钉长度可于术前通过CT或MRI测量来选取。

　　在放置椎弓根螺钉时另外一个需要考虑的问题是，板、棒或螺钉本身是否会破坏相邻的正常关节。这种并发症发生的可能性是由椎弓根螺钉固定装置的基本设计决定的，医生通常无法改变，所以在开始选择椎弓根螺钉固定系统时一定要考虑到这个问题。

　　治疗脊柱骨折、获得复位和正常状位顺列是手术治疗的基本目的之一。恢复前凸的作用力和撑开作用力可以通过短节段的椎弓根螺钉固定来施加，以达到所期望的结果（图30-36）。在固定最后完成时应进行

正位和侧位摄片以证实骨折复位良好，矢状位的脊柱顺列满意，每个椎弓根螺钉处于正确的位置（见图30-35A，B）。

　　目前有许多减低脊柱后凸（腰椎）的方法。无论使用何种方法，必须确保骨骼坚强固定以保证矫正复位不会将螺钉拉出。同时，矫正复位应同时使用棒来避免固定的一侧过度受力。在大部分病例中，特别是在短节段中，定向螺钉可以使矫正更加容易。在较长节段（上下各两个节段）中可以每对固定一个螺钉，再使用一个多轴螺钉来方便装置的组装。金属棒应按照设计好的矫正轮廓弄弯并按方向固定于近端螺钉上装钉帽之前通过压棒器将棒的远端压入螺钉槽内（见图30-36）以达到矫正。为达到完全矫正可以允许轻微的分离。

　　重建前凸的一个有用方法是在损伤节段放置螺钉。当与具有相应轮廓的棒连接后，可以获得完美的三点固定效果。另一个恢复前凸的方法是使棒的尾端与头端的螺钉向上成角约15°（最好使用尾端可成角的螺钉），将头端固定好。然后将棒用力下压固定于尾端螺钉上。该技术可以提供近端节段的撑开和形成前凸。

　　像所有其他的内固定系统一样，坚强的融合是手术的基本目的之一。要注意将横突和上关节突的外侧面去皮质，以增加获得融合的机会。在放置棒或连接板之前进行植骨要相对容易。最后，许多新型的内固定系统由钛制成，可以允许术后更好地进行影像学检查，特别是MRI。

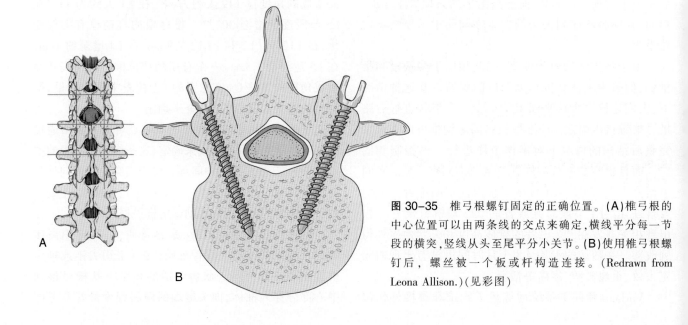

图30-35　椎弓根螺钉固定的正确位置。(A)椎弓根的中心位置可以由两条线的交点来确定，横线平分每一节段的横突，竖线从头至尾平分小关节。(B)使用椎弓根螺钉后，螺丝被一个板或杆构造连接。（Redrawn from Leona Allison.）（见彩图）

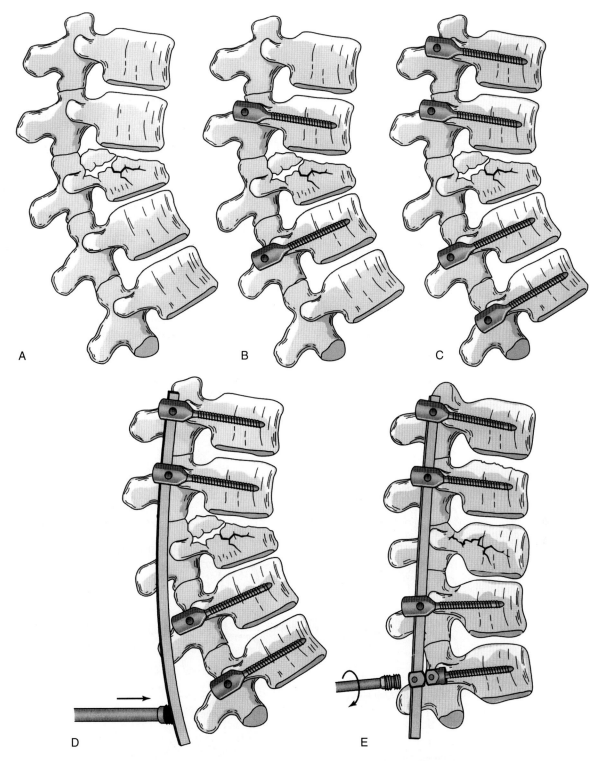

图 30-36　(A)爆裂骨折的后路复位及内固定有许多不同的复位方法和内固定装置。(B)一般来说上下各两根螺钉的短节段固定因为更容易失败而不常使用。上下各 4 根螺钉可以达到足够坚强的固定并保持复位的稳定。在某些情况下,上方 4 根、下方两根螺钉就是足够的。(C)放置螺钉是最关键的步骤,应将每根螺钉平行于椎骨上终板排列,而这在骨折未复位和脊柱后凸的患者上是较难操作的。联合应用不同类型的螺钉可以达到不同要求的复位。但对于所有装置都建议上方 4 根螺钉均呈一定角度固定,以达到骨折上方节段最稳定的固定,为接下来的骨折后凸部分复位创造良好的条件。如果骨折下方的 4 根螺钉也呈定角固定,则可以利用压棒器向两根金属棒同时施压以达到复位(D)并放置钉帽固定。或者将金属棒复位装置放于远端螺钉,并逐渐进行复位。金属棒应按最终设计的序列折弯,而撑开(恢复高度)必须在后凸完全复位之后才能进行。如果后凸不是很严重则可以联合使用固定角度螺钉和复位螺钉(E),利用远端复位螺钉达到复位,然后将钉帽固定于更近端的定角螺钉。(待续)

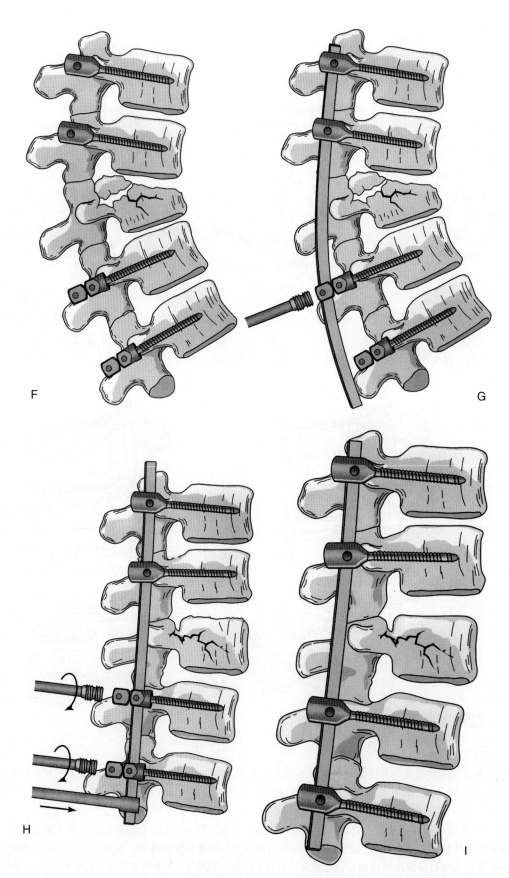

图 30-36(续) 复位的最后一个方法是使用 4 根复位螺钉(F)复位,使得金属棒刚好嵌合于近端复位螺钉并固定钉帽(G)。(H)
远端的钉帽常不利用压棒器就可以嵌合。(I)所有脊柱后凸的复位均应在撑开以达到完全复位之前来完成。

一、后外侧减压

在胸腰段脊柱损伤中,对骨折的手术复位常常可以得到间接手术减压的效果。如果能达到完全复位,则不需另行减压。Edwards 和 Levine[43]以及和 Edwards 和他的同事[44]发现,在损伤后 2 天之内进行手术复位可以使椎管面积恢复 32%,而在损伤后 3~14 天实施手术只能恢复 23%。他们还发现,如果拖延至 2 周之后,则很少或根本不能恢复。

复位是否充分不能用平片来评价,术后脊髓 CT 扫描或 MRI 是评价术后是否还存在神经压迫的有效方法[24]。如果发现明显的异常,则可后期行前路减压。

另外,如果恢复了正常的解剖顺列,椎管内残留的骨块在一年左右可以发生骨吸收现象,因此而减小神经的受压程度。Krompinger 等[101]复查了 29 例因胸椎和腰椎损伤而行保守治疗的病例,14 例在最初的检查中发现超过 25% 的椎管占位,其中 11 例观察到受累椎管内骨的塑形,而椎管侵占小于 25% 的 8 例患者中有 4 例进入椎管的骨块完全消散。其他学者在对爆裂骨折进行保守治疗中也报道了类似的结果[30]。Sjöström 等[149]也注意到在采用椎弓根螺钉固定和融合后椎管内骨块的吸收。然而 Willen 等[176]报道,大于 50% 椎管侵占的患者很少出现明显的骨块吸收。将这些因素加以考虑,在一些存在明显的骨块吸收。将这些因素加以考虑,在一些存在明显神经压迫的胸椎或胸腰段骨折的患者,通过后路复位和固定后没有改善,可能仍然需要后期的手术治疗。后外侧减压已经在后路固定的同时被加以应用。

后外侧技术的优势在于可以不破坏严重脊柱损伤(包括骨折-脱位)后的稳定性,与此同时在不需二次手术的情况下进行一定程度的神经减压。该技术的一个不利方面是,必须切除后方和后外侧的骨质,这样可能破坏脊柱的稳定性和最终的融合。第二个主要不利方面是,该技术是一个相对非直视的操作过程,因为硬膜和神经结构位于医生和前方压迫组织之间。

Carfin 等[59]对后外侧技术进行了评价,在这组病例中,9 名胸椎或腰椎爆裂骨折的患者接受后外侧减压治疗并采用 CT 检查评价手术效果。术后 CT 显示只有一名患者椎管内残留骨块。Hardaker 等[69]报道,平均椎管侵占超过 65% 的严重爆裂骨折应采用双侧经椎弓根减压合并后方固定融合。尽管对于如此严重的椎管侵占需要常规前路减压,但是在该研究中仅有 1 例患者另外施行了前路手术,77% 伴有神经功能损伤

的患者有显著改善,在随访中没有任何患者的后凸畸形出现明显发展。Hu 等[80]将前路减压与经椎弓根减压对于不全神经损伤患者的手术效果进行比较,发现前路椎体切除并不比单纯经椎弓根减压有额外的优越性。在与一组类似情况的只接受间接复位方式的患者比较时,两种治疗方法都获得显著的神经功能改善。其他学者也报道了经椎弓根减压的良好效果。与此形成对照的是,Lemons 等[104]比较了经后外侧途径减压和间接复位两种方法,发现在椎管侵占率或神经功能改善方面没有显著性差异。他们的结论是,后外侧经椎弓根途径对于爆裂骨折的治疗价值值得怀疑。

手术方法

在胸椎、椎腰段或腰椎损伤的患者中,后外侧减压是后路稳定手术的一部分。在应用内固定系统和后外侧减压之前,应该对损伤水平进行 CT 横断面的研究,确定椎管中神经压迫最严重的部位。内固定操作应该首先在神经压迫最严重的部位。内固定操作应该首先在神经压迫较轻的一侧进行,然后施加矫正力量以复位脊柱损伤。在大多数病例中,这些力量包括撑开和促使前凸形成的力,通过三点或四点固定,力的方向应指向损伤水平的前方。

然后将注意力集中于脊柱未固定的一侧 (图 30-37A)。在神经压迫最严重的节段进行椎板切除,通常位于骨折椎节的椎弓根之间。在该节段,对相邻骨质切除,包括头尾两端的椎板和该节段小关节的内侧部分。

骨折的后缘(在硬膜前方)可以通过带角度的神经剥离子触及,以评价椎管侵占的程度。椎板切除应至少向远端延伸到椎弓根的下缘。一旦确认了椎弓根的内侧界后,用高速磨钻钻入椎弓根的中间部分,保持四面的骨皮质完整(图 30-37B)。用细咬骨钳或刮匙去除椎弓根的内侧皮质,注意保护其下方走行的神经根(图 30-37C)。通过已被削薄的椎弓根内侧部分向前方椎体内做一个 1cm 深度的骨槽,通过骨槽插入反向刮匙,在神经结构前方造成压迫的碎骨块可以被压入椎体,或经由事先做好的骨槽取出 (图 30-37D)。Mimatsu 等[205]设计了专门用于椎弓根路径的各种嵌入器。通过这样的单侧暴露方式将减压范围少许延伸至中线对侧是可能的(图30-37E 和图 30-38)。

如果可以在椎管双侧进行减压,则不需进行进一步减压操作。如果需要对已经固定的一侧进行减压,则需在已经减压的一侧插入连接棒,再将未减压侧的连接棒取出,在经椎弓根的减压完成后,重现安装连接棒。

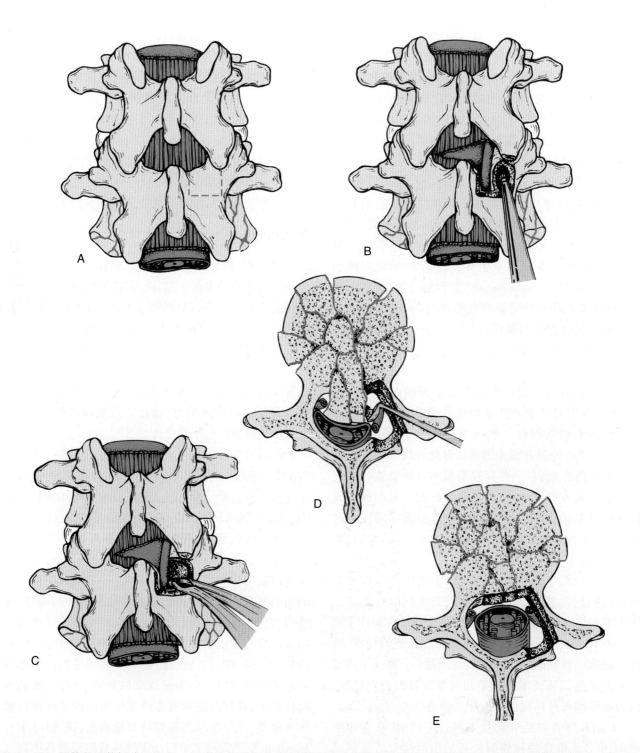

图 30-37　椎管的后外侧减压技术。(A)脊柱的后面观,显示为满足后外侧减压的需要而暴露的区域和弓根切除的范围。需要注意的是不要切除其下外侧跨越关节间的部分。(B)拐伤节段的黄韧带已被切除,硬膜已暴露。骨质已被向外侧开除一部分,向上达到椎弓根的内侧部分,向尾端达到椎弓根的下方。用磨钻在椎弓根的中央部分钻孔,一直延伸至前方椎体内,保留周围的皮质骨。神经根在椎弓根内侧显示,并走行于椎弓根的下方,应注意勿伤及神经根。(C)用咬骨排钳(如垂体钳)切除椎弓根内侧壁。(D)横断面显示所钻的孔经过椎弓根进入椎体。用反向角度的刮匙将骨块从椎管中压入事先在椎体上钻好的槽中,大的碎骨块可以经过外侧的槽取出。应注意不要钩伤硬膜的前面。(E)横断面显示减压的最后结果。能进行单侧后外侧经椎弓减压,通常可以越过中线少许以达到对外侧减压。(见彩图)

二、前路经胸减压和融合

前路经胸减压和融合可用于胸椎和胸腰段 (T2-L1) 骨折的治疗,可以单独应用,也可联合后路稳定手术应用。其最好的手术指征是神经前方的严重压迫,脊髓不全损伤,没有明显不稳定,以及损伤后延迟治疗,包括陈旧创伤性畸形。

这种创伤的经胸入路手术最先由 Paul 等所阐述[129],Bohlman 等[21]发表了其具体手术技术和疗效的长期随访结果。在对上胸椎新鲜损伤伴截瘫的一组病例的回顾中,8 位患者由于残留的神经压迫而行前路减压和融合手术,在进行前路减压前其神经恢复都进入了平台期。术后,5 位患者可以在没有帮助下行走;2 例有部分恢复,在拐杖和支具保护下行走;1 例患者有恢复,但是仍不能行走。没有患者出现术后神经功能恶化,尽管有 3 例此前已行椎板切除手术。没有患者增加任何形式的内固定,没有数据显示损伤区域的残留成角。

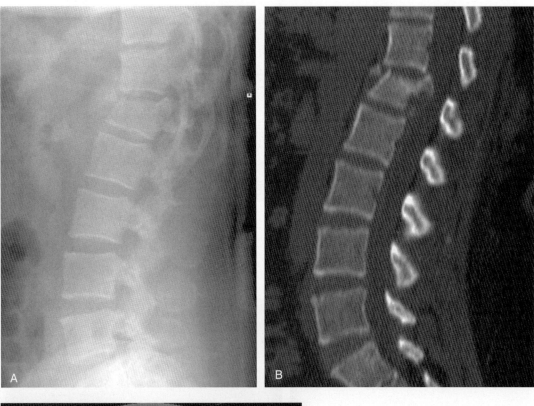

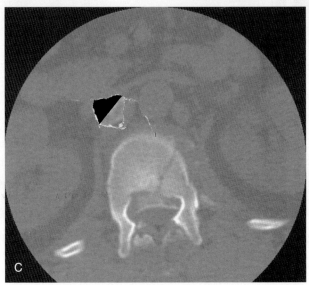

图 30-38　一名 42 岁女性从约 6 米高的高处跌落。(A)侧位 X 线片显示 L1 爆裂骨折。(B)矢状面 CT 显示后方骨折碎片侵犯椎管。(C)轴位 CT 显示后方骨折碎片侵犯椎管。(待续)

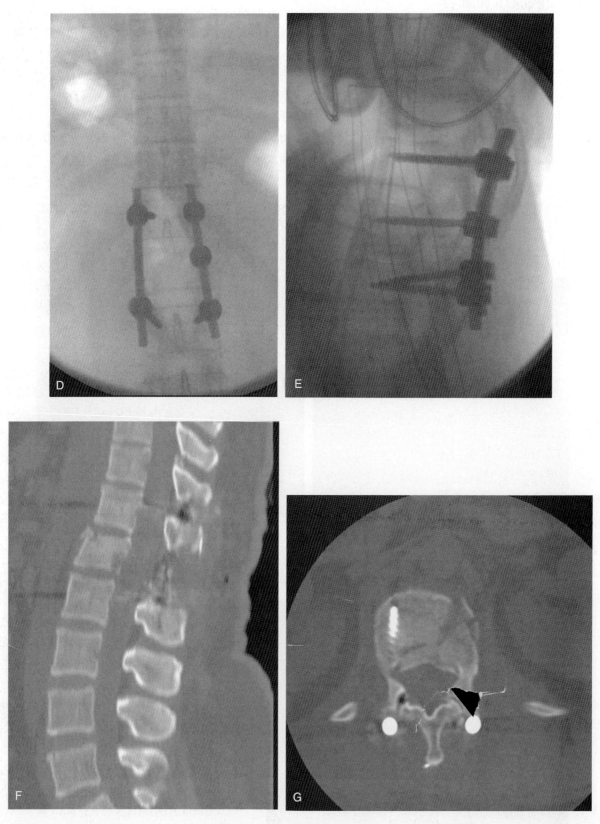

图 30-38（续） （D,E）该患者接受了后外侧减压加后方椎弓根钉棒内固定融合治疗。（F）术后矢状面 CT 显示骨折碎片复位，椎体序列恢复。（G）术后轴位 CT 显示骨折碎片复位。

多数已发表的经胸减压治疗脊柱创伤的文献或是涉及轻微至中度不稳定的患者，或是陈旧性损伤的患者。在后者中，可能已经出现一定的愈合伴随部分的稳定。Gurr 等[66]发现，在动物的椎体切除模型中，与完整脊柱的强度相比，行椎体切除的脊柱强度明显降低。这种强度的降低表现在轴性负荷、屈曲负荷和旋转试验。应用髂骨植骨可以使抗轴向压缩和屈曲试验能力增加两倍，而抗扭转能力不到完整脊柱的 1/3。在有明显后方结构断裂并行前路椎体切除的创伤患者中，可能存在额外的不稳定。因此，前路经胸减压合并单侧固定融合极少适用于上述患者。而应用于有明显的神经压迫和轻微不稳定患者。当不稳定的程度加重时，有必要在前路减压融合的基础上加行前路固定或后路稳定手术。在严重损伤合并三柱断裂时，一些学者主张进行前后路联合固定和脊柱融合[144,175]。几乎所有患者在术后都应该使用胸腰骶支具制动，除非那些采用坚强后路节段固定装置的患者。

从上世纪 80 年代末开始，更为复杂的前路固定板系统的发展提高了胸椎和胸腰段前路固定的质量[114,180]。然而，在 L4、L5 和 S1 进行前路钛板固定仍然存在问题。目前的大多数固定系统是基于每个节段两枚螺钉的理论，一枚螺钉置于后方，与椎体后方的皮质骨平行，另一枚螺钉在椎体中从前至后斜行穿过。这种三角形的设置增大了拔出力量。另外，在大多数系统中，在螺栓或螺钉与钛板固定之前，可以进行固定上下节段之间的加压或撑开。该技术可以提高前路植骨的融合率和重建稳定性。

Kaneda 等报告了在通过前路减压和 Kaneda 装置重建稳定连续治疗 150 例胸腰段爆裂骨折患者的结果[86]。经过平均 8 年的随访，影像显示融合率为 93%，10 例假关节形成患者成功施行了后路脊柱固定融合。他们认为，所有假关节形成都发生于前方支撑植骨位置不良的患者。Kaneda 认为，其装置的成功应用直接依赖于经过坚强的三面皮质骨髂骨块的负荷传导，并且将三面皮质部置于越过对侧椎弓根的部位。术前的平均椎管侵占率为 47%，术后为 2%。95% 的患者神经功能至少提高一级。9 例患者出现内固定物的折断，不伴有医源性神经功能受损。在受伤前有工作的患者中，96% 重返工作。术前的平均后凸为 19°，术后即刻为 7°，随访时为 8°。在另一组报告中 Kaneda 等对创伤性后凸所致神经受损的患者在前路减压后应用 Kaneda 装置，所有的患者都取得很好的效果。Gardner 等[57]采用可塑形的脊柱前路固定板（CASP）系统治疗各种

创伤，包括急性爆裂骨折，融合率达 100%。McGuire 报告了对 14 例不稳定三柱损伤患者采用前方减压和 University 板固定（Acromed 公司）[115]，在影像上可以看到椎体高度得以维持，并且未发现能测量出的内置物下陷或后凸发展。他报告没有内植物失败，1 例不融合患者成功进行了后路减压重建。Okuyama 等复查了 45 例不稳定爆裂骨折的患者，采用前路减压融合治疗，其中 84% 没有或仅轻微疼痛，74% 重返工作，在融合前仅有后凸角的轻度丢失[124]。其他近期发表的研究也显示通过对胸腰段爆裂骨折的前路减压固定取得了类似的效果[114,140]。

最新的研究报告了应用肋骨或髂骨（或两者同时应用）在前路减压后进行稳定融合的结果。Finkelstein 等报告了一组关于应用异皮质骨在胸腰段骨折后进行前路建作用的前瞻性研究结果[51]。他们在异体胫骨髓腔内填充从椎体切除中所得的自体骨，22 例患者仅行前路手术，14 例患者采用前后路手术联合。在后一组中，后方内固定与内植骨联合应用。他们报告了 81% 的总融合率，有趋势显示仅行前路手术的患者有较高的不融合率（2/14），而行前后路联合固定者不融合率较低（2/12）。另外，在仅行前路固定后出现矫正角度或稳定性丢失的 8 例患者中，3 例需要翻修手术，加行后路固定。

其他学者注意到前路固定的较高并发症发生率（30%），并且随着时间的延长有明显的原有畸形矫正度的丢失（50%）[66]。Yuan 等报告了采用 Syracusel 板进行固定的结果，警告说骨质疏松和明显的后柱断裂是前路固定的相对禁忌证[180]。

手术方法

对于入路高于 T10 的患者应采用双腔导管进行气管插管，以使左右两侧的主干支气管可以分别进行通气，这样可以允许一侧肺萎陷来良好地暴露脊柱结构。对于 T10 远端，可以使用单腔导管。为了暴露 T10 及其上方，患者通常采取左侧卧位，在假定没有任何禁忌证或影响暴露的因素下，选择右侧胸作为手术侧。这一体位避免了任何对心脏和大血管的干扰，而左侧入路会涉及上述重要结构，尤其是在中上胸椎区域。如有必要，可以选择左侧入路，但是较大的内固定不应用于该侧。

必须特别注意在患者的下方一侧腋窝远端放置衬垫，以防止出现臂丛的牵拉麻痹，并且需要使用臂托以使臂的上部维持自然位置：肩关节 90° 前屈，外展

内收中立位,肘部近于伸直。双侧上肢应妥善保护和衬垫,尤其是上臂后面的桡神经区域和肘部接近尺神经的区域。应避免肩部前屈大于 90°,以减少臂丛麻痹发生的危险。固定带可以安全地从大转子和肩部越过患者的身体,固定于台面。在患者下方放置垫枕也有利于维持位置。

患者的整个右侧面、胸前部位和后面一部分,上起腋窝下方水平,下至髂嵴外侧下方都应做手术准备。应注意备皮时前方到达中线,后方越过中线。这样可以减小术中的定向困难,并且在需要时,可以使前方经胸减压融合和后方固定融合同时进行成为可能。

从 T6 到 T10,应直接在与骨折椎体同序数或最接近的一个节段的肋骨上做切口(图 30-39A),远端一些比较近一些从技术上更容易操作。切除更高一节段的肋骨易于操作,尤其是当涉及多个节段的椎体切除时。对于 T6 以上的骨折,皮肤切口应从 T6 肋骨向前向外侧延伸,向后方应延伸至肩胛骨下端,然后逐渐向头端弯曲,直至肩胛骨的内侧缘和正中棘突部位(图 30-39B)。对于 T11、T12 和 L1 的暴露,切口应经过 T10 肋骨以接近受伤部位。

切口经过皮肤和皮下到达深筋膜。从 T6 到 T10,深筋膜和下方的肌肉在与皮肤切口相对处切开以到达肋骨,在肋骨和内外侧面进行骨膜下剥离。术者在神经血管束附近应用电灼时应格外小心。用肋骨剪剪断肋骨,后方自肋椎角处剪断,前方自肋软骨连接处剪断,将内侧骨膜在整个肋骨床部位全程推开。从 T2 到 T5,很重要的一点是注意胸长神经自腋窝部位延腋中线下行支配前锯肌,与其切断该神经使肌肉的远端部位失去神经支配,不如将前锯肌从前胸壁分离并向头端翻起,可以采用这种方法获得高至 T3 肋骨的暴露,并且通过将肩胛骨牵开获得更好的暴露。通过分离肩胛骨背侧的肌肉、斜方肌和菱形肌,可以将肩胛骨提起并从中线向外侧移位。该手法为从第三肋骨床进行更广泛的胸廓切开提供了一个简单方法。

胸腔打开后,术者应该将手置于胸腔内的外侧中线处数清头侧和尾侧的肋骨,因为这样比从胸壁外侧数肋骨要精确得多。术者应该明确所切除的肋骨就是计划要切除的,还应该确认肋骨的总数与高质量胸椎前后位 X 线片所见相符。

然后用自动开胸拉钩撑开切口,拉钩下垫湿纱布,这样可以避免头端和切除肋骨的血管神经束免于受到拉钩的压迫。缓慢撑开开胸拉钩,减少相邻肋骨骨折的发生机会。这时,可以使同侧的肺萎陷,以提供足够的脊柱暴露。

脊柱在胸腔内可以直视并被触及,被相对薄而半透明的壁层胸膜所覆盖。将先前切除肋骨的残端从肋椎连接处拉开,并需要注意每个肋骨止于相同序数椎节的头端 1/4,每个椎体和椎间盘水平都可以确定。这时,将穿刺针插入椎间盘并透视以确定节段。

在后方脊椎神经孔和前方奇静脉与下腔静脉之间将壁层胸膜切开,暴露目的椎体上下各一个节段,可见节段血管位于三个节段中每一节椎体的中部,这些节段血管应该结扎或用血管夹子夹住。应在椎体前 1/3 处切断节段血管,这样不会影响脊髓的任何间接血供,节段血管在神经孔附近进入脊髓。通过夹钳或骨膜起子放入小纱布,将节段血管和壁层胸膜向前和后方推开,暴露椎体和椎间盘。然后同一平面采用钝性分离,术者手指缠绕纱布向目的椎体的对侧分离,这时,应用可延展或有弹性的拉钩插入已暴露的脊柱和向前分开的壁层胸膜之间(图 30-39C),拉钩在椎体切除的过程中可保护食管和大血管。

因为肋骨向前延伸至椎体的外侧面,所以有必要在椎间孔前方将其剪断。椎体上下需要切除的椎间盘可以用刀和咬骨钳切除(图 30-39D)然后可以用咬骨钳、骨凿、骨刀和电钻切除椎体(图 30-39E),该过程应使用头灯。在急性骨折伴有许多碎骨块的情况下,可以用刮匙切除椎体的大部分。当接近椎体后缘时,红色的松质骨开始被白色的皮质骨所替代,说明已经到达了椎体的后方皮质,然后可以应用高速磨钻从神经压迫最轻处钻开后方骨皮质(图 30-39F)。另一种进入椎管的方法是使用小的 Kerrison 咬骨钳从相邻的椎间隙进入,或者可以先切除椎弓根,再顺神经根到达脊髓。一旦从某一点进入椎管后,椎体后方骨皮质的残余部分可以通过合适形状的咬骨钳和刮匙切除(图 30-39G、H)。通过采用精细的刮匙可以易于切除骨质,使术者将后方骨皮质推离或拉离椎管。减压应从椎弓根到椎弓根以保证没有残留的脊髓压迫(图 30-39I)。如果在骨质切除后后纵韧带没有向前膨隆,则应切除韧带并同时寻找其他可能造成硬膜持续压迫的间盘或骨块。在减压结束时,韧带或硬膜应向前膨隆。

可以经过减压部位上下的终板在椎体上切出一条沟槽(图 30-39J)同,但是做出沟槽可能削弱植骨的稳定性,因此不常规推荐。另一种方法是切除所有终板上的软骨,但是必须注意维持终板皮质骨的完整性。然后在减压部位植入合适的植骨块,可以取患者自己的髂骨,三面皮质骨的植骨块能提供最好的支

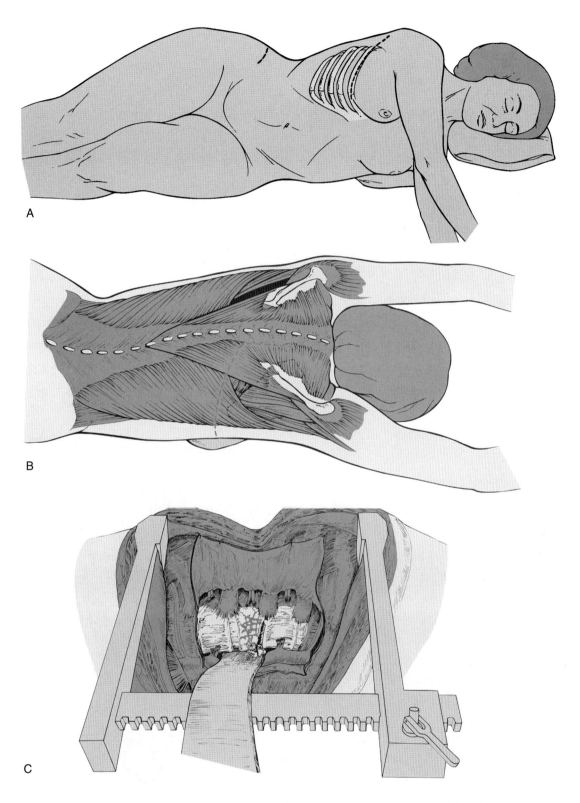

图 30-39　前路经胸椎体切除和融合技术。(A)患者被置于伸直卧位,肩关节向前伸展 90°,外展和内收中立位,肘关节伸直。应注意通过在腋窝远端放置护垫来保护位于下方的臂丛。肋骨上的虚线表示切口,位于脊柱骨折的上方一个节段。(B)如果切口用于暴露 T6 肋骨以上的区域,切口的后端应在肩胛骨和棘突之间 1/2 处向头端延伸。所有涉及的附着于胸壁的肌肉都需要分离并标记以利于是其后修补。(C)在进入胸腔后插入自动胸控撑开器,在前方大血管和后方椎间孔之间中点处切开壁层胸膜,结扎同一节段血管,暴露需要切除的椎体和上下各一节椎体。骨膜外切开提供了最好的平面。使用可延展的拉钩置于脊柱的对侧,通过夹子与自动胸腔拉钩相连。可延展的拉钩在椎体切除过程中用来保护大血管。(待续)

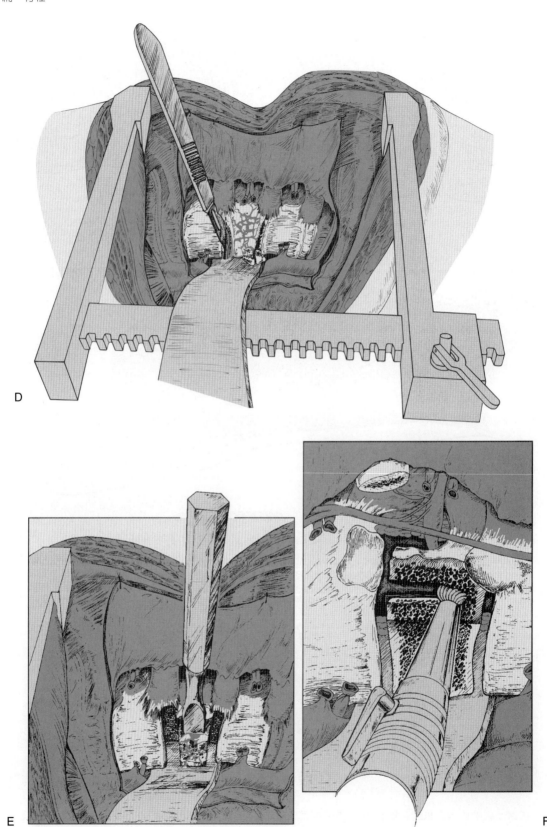

图 30-39(续)　用刀和咬骨钳切除椎体骨折上下的间盘(D)。用骨刀、骨凿或圆凿切除椎体直至后缘,必须特别注意患者的确切初始姿势应为标准侧卧位。在使用各种工具做椎体切除的过程中,每次切割操作均应垂直于地面。只要还存在红色的松质骨,就可以使用上述器械。当发现白色皮质骨时,就不应再使用上述器械(E)。使用高速磨钻穿透椎体后方皮质,获得进入椎管的通道。在神经压迫明显时,可以使用钻石头磨钻以减少硬膜和神经损伤的机会(F)。(待续)

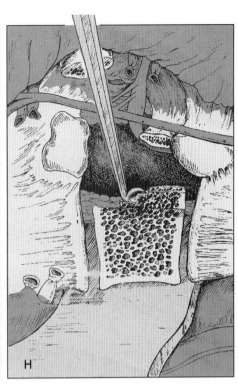

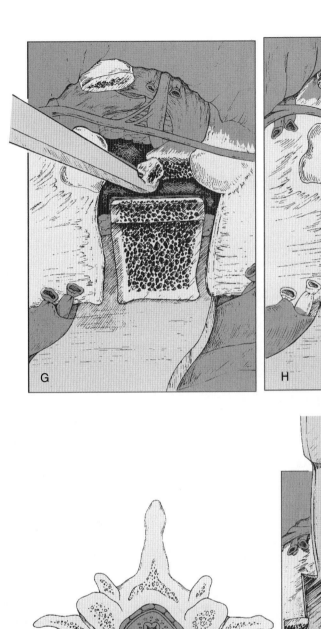

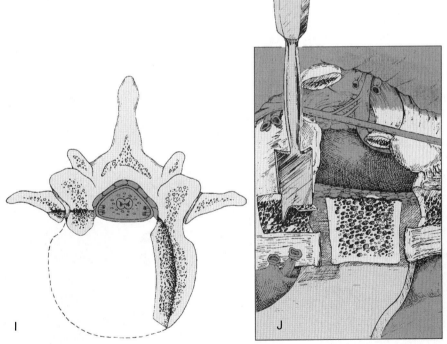

图 30-39(续)　(G)90°咬合的 Kerrison 咬骨钳用来在椎体的最表浅部位去除骨质。(H)用反向刮匙将处于椎体最远端的椎管内的骨质小心刮除。(I)减压结束时骨的切除范围应从一侧椎弓根到对侧椎弓根。很容易低估为达到上述目的而应切除的骨的范围。在减压结束时,硬膜应该从上下椎体的终板和两侧椎弓根之间均匀一致地向前膨隆。如果硬膜不是均匀一致地膨隆,术者应检查是否还残留神经压迫。(J)在椎体切除并且完成骨折上下椎间盘的切除之后,在上下椎体中做沟槽。如果存在任何程度的骨质疏松,则应使沟槽经过松质骨到达头端椎体的最上方(上终板)和尾端椎体的最下方(下终板)位置。椎体的后方边缘应予以保留,以防植骨块向椎管内移位。(待续)

撑。如果创伤造成的不稳定很轻很轻微,并且患者的肋骨有足够的强度,则另一种方法是让助手推挤患者的驼背以减小畸形,然后在植骨床中植入三层肋骨(图30-39K),或者采用新鲜冷冻异体皮质松质混合骨(髂嵴或股骨远端),可以获得良好的前方融合效果。

使用填充有自体植骨块的金属或合成的支架也是另一种较好的选择。在减压和植骨结束时,植骨块和神经结构之间应该留在足够的空间(图30-39K),并且减压部位头尾两端的椎体应该保留后缘,以防止植骨块向神经结构移位(图30-39L,M)。

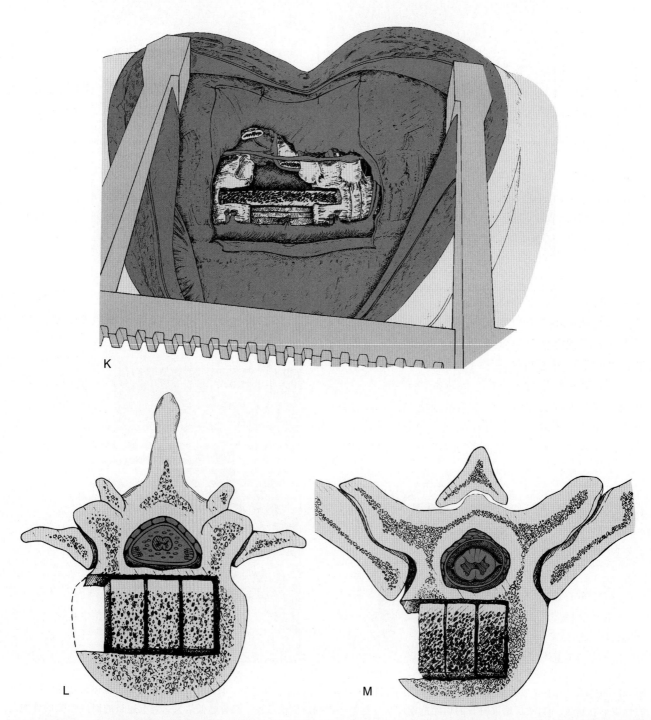

图30-39(续)　(K)在神经减压和融合结束时,植骨块与硬膜和神经结构之间应留有足够的空间,以减少医源性神经压迫的发生。该图显示了使用三层肋骨作为植骨块,但是也可以使用单个的大块髂骨,可提供更强的前方支撑。位于椎体切开术水平上(L)和下(M)之间的椎骨横截面,应该显示出足够的皮质骨后缘,以防止移植骨迁移到椎管内。并应显示皮质骨的前皮质和松质边缘,以防止植骨块脱出。

在椎体切除完成后，选择合适大小的固定板，在被切除椎体的两端椎体上各固定两枚螺钉，螺钉应尽量靠近被切除的椎体。如果有的话，应用导向器使所钻的孔平行于椎体后方骨皮质，在这样的位置上拧入螺钉或螺栓，螺钉或螺栓通常可以提供加压或撑开的力量。必须注意的是，要精确掌握患者在手术台上的方向和钻孔的方向。钻双侧皮质孔，用测深器测量螺钉或螺栓的正确长度，螺栓被拧紧后，可以进行椎间隙的撑开，因此可使损伤水平的椎体高度恢复。取三面皮质骨的髂骨块，修剪成合适大小后植入椎间隙，植骨块在椎体切除的间隙中应稍靠前。然后放松撑开器，选择合适大小的固定板，使之不会损害稳定节段上下正常的椎间盘。将固定板置于螺栓上，用螺母暂时固定螺栓。对重建节段施以轻度的加压力量，拧紧螺母来维持加压后的位置。最后，钻前方的两个螺钉孔，拧入螺钉，完成重建。

取出弹性拉钩，在关闭切口前进行止血。用可吸收缝线将壁层胸膜缝合，插入一或两支胸引管，用缝线通过头端肋骨上方和尾端肋骨下方关闭胸腔，注意避免损伤尾端肋骨下方紧邻的神经血管束。使用肋骨闭合器来关闭胸壁的缺损，然后将肋旁的缝线拉紧打结。将所有肌肉缝回其初始的位置，包括前锯肌(如果其已经被从胸壁上剥离)。

如果脊柱损伤相对稳定，并且损伤节段可以通过支具获得足够的支撑，则患者可以在支具保护下活动。支具要保护至影像学上显示骨折节段已坚固融合。如果脊柱骨折被判断为中度或重度不稳定，应在前路手术后采用后路固定(通常为压缩)和融合来获得早期活动。另一种选择是，在不稳定仅为中度时，在前路减压后加行前路固定和融合(图 30-40 和图 30-41)。

第九节　并发症

通过对目前所有脊柱内固定的正确应用，可能使大多数断裂的脊柱获得稳定和解剖复位。然而，这些手术并不是没有风险，可能造成严重的并发症。本节并不叙述所有的脊柱手术并发症，而着重探讨与本章所讲的治疗方法有关的并发症。某些并发症，如死亡、深静脉血栓和肺栓塞，尽管与手术密切相关，但并不是脊柱手术所特有的，因此这里并不讨论。其他并发症(如髂骨取骨区并发症)的发病率与所有脊柱手术相同[13,102,152]。应该强调的是许多潜在的术中并发症是可以避免的，或者可以有可能通过细致的术前计划减

轻其严重性。对损伤机制的准确分析，合适的内固定与固定节段的选择构成了第一步标准。然而，尽管进行了详细的计划，手术并发症仍旧可能发生。

一、神经症状恶化

神经症状恶化可以发生于特定的治疗开始之前。Gertzbein[62]报告了在患者进入创伤中心后新发的或增加的神经受损发生率为 3.4%。但是他注意到，该组患者与最初即有神经受损者相比，在治疗开始后神经功能能有明显的恢复。对于在最初的评价后神经功能恶化的患者，应采用手术治疗。另外，即使最初是稳定的，对于非手术治疗的骨折，畸形仍可以进展，并可以合并远期神经功能恶化。治疗中或治疗后的神经受损是脊柱损伤手术治疗的最严重并发症之一。有报道其发生率约为 1%。神经症状恶化可以源于过度撑开、过度压缩，由于所使用的内固定物进入椎管而产生的直接损伤或复位的失败。

由于插入椎弓根螺钉引起的损伤

如果椎弓根的内壁或下壁被穿破，则易于损伤脊神经。另外，过长的螺钉可以穿破椎体前方骨皮质并损伤大血管。

如果术者知晓脊柱的解剖并熟悉椎弓根的定位和穿刺过程，则可使神经损伤的风险降低至最低。仔细辨认椎弓根并在影像学监视下正确放置螺钉可以使潜在损伤降至最低。在早期研究中，即使在良好控制的环境下，一些学者也报告了椎弓根螺钉不准确放置的发生率为 10%~20%，在胸椎报告的发生率增至高达 41%[147]。在畸形和不稳定的情况下可能还要增加。幸运的是，不是所有的螺钉位置错误都会造成不良临床结果。

神经损伤可以由于螺钉的直接接触，或是由于钻孔、刮匙或穿刺时受伤。后期螺钉从椎弓根脱出也可引起神经损伤。如果术后出现神经根症状，应对螺钉和骨质行 CT 检查，如果结果为阳性，则应考虑螺钉移位。然而，在做出这些决定时必须同时考虑稳定问题。Rose 等报告了一种关于持续椎弓根电刺激装置的技术，可以用来探查在放置椎弓根螺钉的过程中是否造成骨折或穿透皮质骨[138]。该技术可以帮助确定椎弓根螺钉在骨质内并防止神经损伤。

Kothe 等在体外模型上模仿椎弓根骨折来决定当采用椎弓根内固定时对多方向稳定性的作用。在模仿术中椎弓根骨折之后，三维适应性试验的结果显示内固定下的轴向旋转度和侧屈稳定性明显减小[96]。

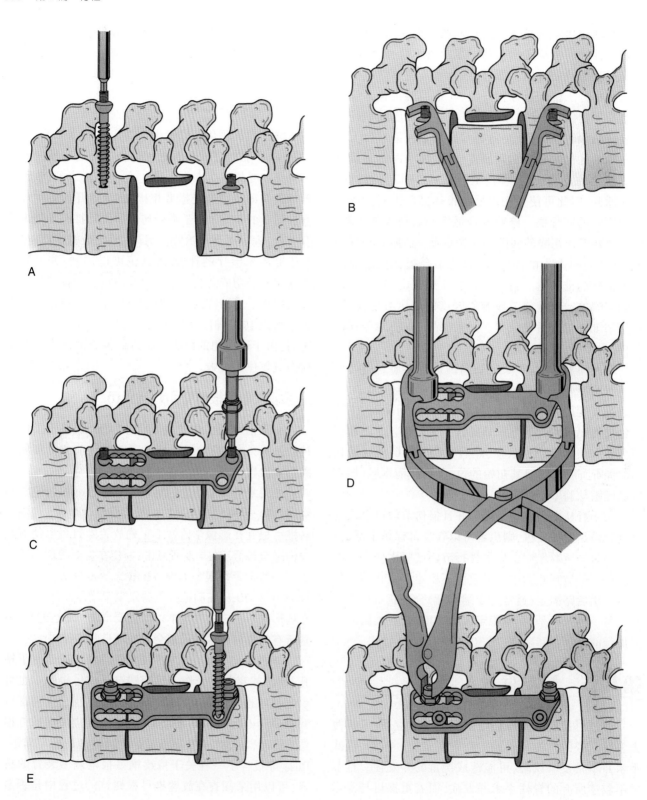

图 30-40　椎体切除后的前路脊柱固定技术。(A)在暴露的椎体上使用测深器测深后,使用合适长度的螺钉固定至椎体对侧骨皮质。螺栓应与相邻终板平行,以避免进入椎体切除部位的上方或下方椎间隙。(B)在螺钉之间进行撑开,以至于将支撑植骨块插入椎体切除部位。(C)应用模板来决定固定板的正确长度对于避免损伤上方和下方椎间隙十分重要。安装锁定螺母并暂停拧紧。(D)施加加压力量并将固定螺母牢固拧紧。(E)最后,安装前方的两枚螺钉,将螺母向下扭曲以防止其后退或松动。(Redrawn with permission from Zdeblick, T. A.Z-Plate-ATL Anterior Fixation Sysem: Surgical Technique.Sofamor Danek Group, Inc.All rights reserved.)

如果出现螺钉松动,可以在骨性融合之前发生矫正程度的丢失。内固定失败可以因螺钉位置不佳、椎弓根骨折、螺钉在骨质中的牢固性不足、骨质不佳或螺钉尺寸不合适引起。如果置入椎弓根的螺钉太大或螺钉穿透椎弓根的骨皮质, 可以发生椎弓根骨折。Sjostrom 等 [149] 在爆裂骨折成功融合后取出椎弓根螺钉,并采用 CT 扫描研究患者的椎弓根。他们发现65%的经过固定的椎弓根宽度增加,而这其中有 85%的螺钉直径大于椎弓根直径的 65%。但是,这一结果可能并没有临床意义。作者强调了正确的螺钉尺寸对于避免椎弓根损伤和其后的内植物松动的重要性。

在偶然情况下,由于严重的畸形,需要最大的骨–螺钉界面力量,需要螺钉深植于椎体或穿透前方皮质。这一情况在伴有脊柱骨质疏松的患者比正常骨密度的患者更为常见。对前方骨皮质固定的需要必须与避免前方大血管的损伤相平衡。这一问题可以通

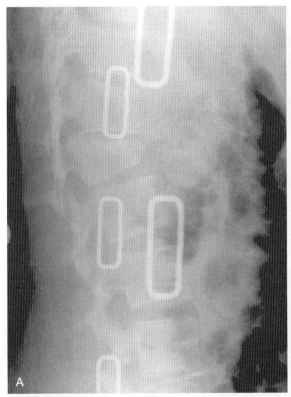

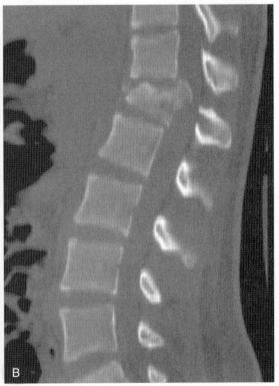

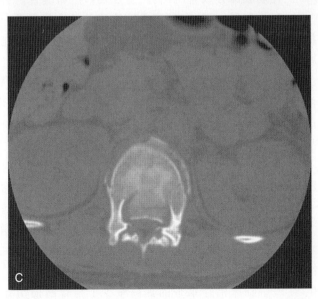

图 30-41　一名 17 岁女性在车祸中 L1 爆裂骨折。(A)侧位 X 线片显示 L1 爆裂骨折。(B)矢状面 CT 显示椎体后壁骨折碎片突入椎管。L1 和 L2 棘突间隙未见明显增宽。(C)轴位 CT 显示后方骨折碎片侵犯约80%的椎管。(待续)

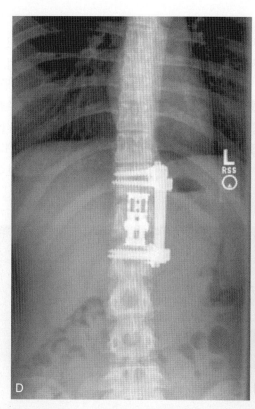
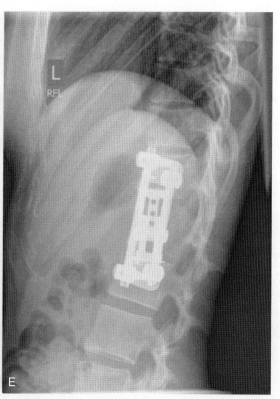

图30-41（续）　（D,E）基于椎管受损程度,该患者需要前路减压及融合治疗。由于后方韧带损伤很小,并且患者年轻且骨存量好,因此治疗者决定不再进行支持性后路内固定术。若不行后路内固定术,则前路应进行双皮质固定术。

过在其他节段增加螺钉或通过使用聚甲基丙烯酸甲酯和甲基丙烯酸盐增加固定强度（在创伤中很少采用）来处理。但是在骨折中,通常可以采用另外的方法,包括无内固定的融合、卧床和将内固定改为椎板固定系统。

二、硬膜撕裂

硬膜破口和伴随出现的脑脊液漏可以来源于损伤或手术。在术中,破口可以出现在暴露、内固定或减压过程中。在不考虑原因的情况下,一旦发现损伤部位,应予以妥善暴露（必要时去除骨质）并进行硬膜修补[45],这种修补会在纤维蛋白凝胶的使用上有所争论（例如 Tisseal [Baxter lnc.]）。如果一期修补不能实现,应使用肌肉或筋膜覆盖缺损处。另外,如果修补并不充分,可以采用腰椎穿刺脑脊液引流来降低脑脊液压力,使硬膜愈合。

三、感染

感染可以发生于脊柱手术之后,但是比在退变情况下进行内固定和融合手术后的感染相对少见。发生

于筋膜浅层的感染可以通过早期积极清创,然后开放填塞伤口或闭合引流进行治疗。

深部感染还应该通过在发现感染后立即积极灌洗和清创进行治疗。如果发生这种并发症,我们尝试在原位保留植骨和金属内固定物。在充分灌洗之后,在筋膜深方放置流出管,全层伤口严密缝合。引流管至少保留4天,直到流出液清亮并且培养正常。也可以使用流入流出系统。因为在术后7~10天可能会发生二重感染,所以即使细菌培养结果仍是阳性,也应将引流管在这段时间之前拔出。封闭负压引流（VAC）装置也可以用来清洁伤口有效刺激肉芽组织的形成。一些对在脊柱感染时使用VAC装置的研究都获得了乐观的结果[119,165]。伤口创面清洁后会延迟愈合。如果感染持续,应再次手术,还应该努力挽救植骨、内固定和减压的效果。偶然情况下,治疗失败,需要去除金属固定物和植骨,以帮助消除感染。另一个办法是开放并填塞伤口,直到筋膜层,并至少每天更换一次敷料。

四、合并的临床病症

临床治疗水平的提高减少了与脊髓损伤有关的

并发症,并使生命期望显著提高。然而,在高达60%的脊髓损伤病例中伴随头部损伤、肌肉骨骼创伤和内脏损害,常常使治疗复杂化。如果在最初的评价中患者的神志并不清醒,则很难做出脊髓损伤的诊断。对所有存在脑外伤或脊髓损伤的患者,都要进行损伤平面以下的脊柱和长骨的透视检查。另外,在钝性损伤后,大量脊髓损伤患者伴有腹部损伤,可能无法感觉到或传达到潜在的问题。据 Reid 等[133]报道,儿童或青少年 Chance 骨折中腹内损伤的发生率为50%。Anderson 等[10]报道,在安全带型损伤中有 66%合并空腔脏器损伤,在儿童组患者中其发生率达到 86%。脏器穿孔合并腹膜炎可能不易察觉,因为这种并发症有较高的发生率和死亡率,所以腹膜灌洗应该是所有脊髓损伤患者最初评估的常规部分。

肾衰竭是脊髓损伤患者的常见并发症。该并发症发生率的逐渐下降,尤其是作为死因的减少,应归功于膀胱引流技术(如间歇导尿)的进步。在急性损伤状态下,一旦液体状况(入量和出量)正常,就应该针对神经源性膀胱使用间歇性膀胱导尿。在进一步泌尿科评估后,可以制定个体化治疗措施。肺部并发症在神经损伤患者中已经增加,如果采用前路经胸手术后,则更易产生。

脊髓损伤患者的晚期并发症可能与脊柱不融合引起的疼痛、有限的脊髓或神经根功能的恢复(尤其是有限的恢复导致持续性的神经受损和疼痛)和与延长卧床时间相关的治疗并发症有关。许多卧床时间的延长可以通过早期坚强的制动而避免,就像本章前面所讨论的那样。特别值得注意的是,失用性骨质疏松在截瘫患者中是一个普遍问题,即使制动时间很短也是如此,增加了他们再次损伤的机会[84]。最后,脊髓损伤患者可能有顽固性的痉挛状态,在这种情况下,研究显示了可植入式巴氯芬鞘内注射泵的有效性。

小 结

任何治疗的最主要目的是为脊髓、神经根和脊柱创建最稳定的环境以利于神经症状的改善。尽管本章的重点在于脊柱的坚强固定,但仍然应该强调固定仅仅是达到这个目标的方式之一,它的主要优势在于与稳定和保护脊髓共同作用,使患者能够迅速开始康复。脊髓损伤的可逆性仍旧是一个未解决的医疗和手术难题。然而,康复治疗已经已经极大地提高了脊柱损伤患者的生活质量。

细致的康复治疗应尽可能早地开始,主要目的是能够达到功能独立。最终的功能水平主要与神经损伤的水平和严重性有关。脊柱的外科固定和有效的脊柱支具可以允许患者在急性期进行早期活动,并可以使患者更快地达到其功能水平。治疗方式的最佳选择有赖于对解剖、损伤机制和所涉及的暴力的理解,以及对稳定和保护脊柱和脊髓的治疗方式的应用。

为减少与脊柱损伤手术相关的并发症,需要对解剖和准确诊断的完整认识,以及对内植物选择方面的理解和经验。然而,尽管可以减少并发症,但是不可能完全消除。

(吕扬 李世民 译　李世民 校)

参考文献

1. Abe, E.; Sato, K.; Shimada, Y.; et al. Thoracolumbar burst fracture with horizontal fracture of the posterior column. Spine 22:83–87, 1997.
2. Acosta, F.L., Jr.; Aryan, H.E.; Taylor, W.R.; et al. Kyphoplasty-augmented short-segment pedicle screw fixation of traumatic lumbar burst fractures: Initial clinical experience and literature review. Neurosurg Focus 18:e9, 2005.
3. Aebi, M.; Thalgott, J.S. Fractures and dislocations of the thoracolumbar spine treated by the internal spinal skeletal fixation system. Proc North Am Spine Soc 68, 1987.
4. Agus, H.; Kayali, C.; Arslantas, M.; et al. Nonoperative treatment of burst-type thoracolumbar vertebrafractures: Clinical and radiological results of 29 patients. Eur Spine J 14:536–540, 2005.
5. Alanay, A.; Acaroglu, E.; Yazici, M.; et al. Short-segment pedicle instrumentation of thoracolumbar burst fractures: Does transpedicular intracorporeal grafting prevent early failure? Spine 26:213–217, 2001.
6. Albert, T.J.; Levine, M.J.; An, H.S.; et al. Concomitant noncontiguous thoracolumbar and sacral fractures. Spine 18:1285–1291, 1993.
7. Alvine, G.F.; Swain, J.M.; Asher, M.A.; et al. Treatment of thoracolumbar burst fractures with variable screw placement or Isola instrumentation and arthrodesis: Case series and literature review. J Spinal Disord Tech 17:251–264, 2004.
8. An, H.S.; Andreshak, T.G.; Nguyen, C.; et al. Can we distinguish between benign versus malignant compression fractures of the spine by magnetic resonance imaging? Spine 20:1776–1782, 1995.
9. An, H.S.; Singh, K.; Vaccaro, A.R.; et al. Biomechanical evaluation of contemporary posterior spinal internal fixation configurations in an unstable burst-fracture calf spine model: Special references of hook configurations and pedicle screws. Spine 29:257–262, 2004.

10. Anderson, P.A.; Rivara, F.P.; Maier, R.V.; et al. The epidemiology of seatbelt-associated injuries. J Trauma 31:60–67, 1991.

11. Anderson, T.M.; Mansour, K.A.; Miller, J.I., Jr. Thoracic approaches to anterior spinal operations: Anterior thoracic approaches. Ann Thorac Surg 55:1447–1451, 1993.

12. Anekstein, Y.; Brosh, T.; Mirovsky, Y. Intermediate screws in short segment pedicular fixation for thoracic and lumbar fractures: A biomechanical study. J Spinal Disord Tech 20:72–77, 2007.

13. Arrington, E.D.; Smith, W.J.; Chambers, H.G.; et al. Complications of iliac crest bone graft harvesting. Clin Orthop Relat Res 329:300–309, 1996.

14. Ballock, R.T.; Mackersie, R.; Abitbol, J.J.; et al. Can burst fractures be predicted from plain radiographs? J Bone Joint Surg [Br] 74:147–150, 1992.

15. Bedbrook, G.M. Treatment of thoracolumbar dislocation and fractures with paraplegia. Clin Orthop Relat Res 112:27–43, 1975.

16. Bedbrook, G.M. Spinal injuries with tetraplegia and paraplegia. J Bone Joint Surg [Br] 61:267–284, 1979.

17. Berry, J.L.; Moran, J.M.; Berg, W.S.; et al. A morphometric study of human lumbar and selected thoracic vertebrae. Spine 12:362–367, 1987.

18. Bess, R.S.; Lenke, L.G.; Bridwell, K.H.; et al. Comparison of thoracic pedicle screw to hook instrumentation for the treatment of adult spinal deformity. Spine 32:555–561, 2007.

19. Bishop, W.J. The Early History of Surgery. London, Robert Hale, 1960.

20. Bohlman, H.H. Treatment of fractures and dislocations of the thoracic and lumbar spine. J Bone Joint Surg [Am] 67:165–169, 1985

21. Bohlman, H.H.; Freehafer, A.; Dejak, J. The results of treatment of acute injuries of the upper thoracic spine with paralysis. J Bone Joint Surg [Am] 67:360–369, 1985.

22. Bohlman, H.H.; Zdeblick, T.A. Anterior excision of herniated thoracic discs. J Bone Joint Surg [Am] 70:1038–1047, 1988.

23. Bransford, R.; Bellabarba, C.; Thompson, J.H.; et al. The safety of fluoroscopically-assisted thoracic pedicle screw instrumentation for spine trauma. J Trauma 60:1047–1052, 2006.

24. Brant-Zawadzki, M.; Jeffrey, R.B., Jr.; Minagi, H.; et al. High resolution CT of thoracolumbar fractures. AJR Am J Roentgenol 138:699–704, 1982.

25. Bravo, P.; Labarta, C.; Alcaraz, M.A.; et al. Outcome after vertebral fractures with neurological lesion treated either surgically or conservatively in Spain. Paraplegia 31:358–366, 1993.

26. Breasted, J.H. (ed). The Edwin Smith Papyrus. Chicago, University of Chicago Press, 1930.

27. Brown, T.; Hansen, R.J.; Yorra, A.J. Some mechanical tests on the lumbosacral spine with particular reference to the intervertebral discs: A preliminary report. J Bone Joint Surg [Am] 39:1135–1164, 1957.

28. Burke, D.C. Hyperextension injuries of the spine. J Bone Joint Surg [Br] 53:1–12, 1971.

29. Cammisa, F.P., Jr.; Eismont, F.J.; Green, B.A. Dural laceration occurring with burst fractures and associated laminar fractures. J Bone Joint Surg [Am] 71:1044–1052, 1989.

30. Cantor, J.B.; Lebwohl, N.H.; Garvey, T.; et al. Nonoperative management of stable thoracolumbar burst fractures with early ambulation and bracing. Spine 18:971–976, 1993.

31. Chance, C.Q. Note on a type of flexion fracture of the spine. Br J Radiol 21:452–453, 1948.

32. Davies, W.E.; Morris, J.H.; Hill, V. An analysis of conservative (non-surgical) management of thoracolumbar fractures and fracture–dislocations with neural damage. J Bone Joint Surg [Am] 62:1324–1328, 1980.

33. Davis, P.R. The medial inclination of the human thoracic intervertebral articular facets. J Anat 93:68–74, 1959.

34. De Oliveira, J.C. A new type of fracture–dislocation of the thoracolumbar spine. J Bone Joint Surg [Am] 60:481–488, 1978.

35. Denis, F. Updated classification of thoracolumbar fractures. Orthop Trans 6:8, 1982.

36. Denis, F. The three column spine and its significance in the classification of acute thoracolumbar spinal injuries. Spine 8:817–831, 1983.

37. Denis, F.; Armstrong, G.W.; Searls, K.; et al. Acute thoracolumbar burst fractures in the absence of neurologic deficit: A comparison between operative and nonoperative treatment. Clin Orthop Relat Res 189: 142–149, 1984.

38. Denis, F.; Burkus, J.K. Shear fracture–dislocations of the thoracic and lumbar spine associated with forceful hyperextension (lumberjack paraplegia). Spine 17: 156–161, 1992.

39. DeWald, R.L. Burst fractures of the thoracic and lumbar spine. Clin Orthop Relat Res 189:150–161, 1984.

40. Dickson, J.H.; Harrington, P.R.; Erwin, W.D. Results of reduction and stabilization of the severely fractured thoracic and lumbar spine. J Bone Joint Surg [Am] 60:799–805, 1978.

41. Dommisse, G.F. The blood supply of the spinal cord: A critical vascular zone in spinal surgery. J Bone Joint Surg [Br] 56:225–235, 1974.

42. Dommisse, G.F. The arteries, arterioles, and capillaries of the spinal cord: Surgical guidelines in the prevention of postoperative paraplegia. Ann R Coll Surg Engl 62:369–376, 1980.

43. Edwards, C.C.; Levine, A.M. Early rod-sleeve stabilization of the injured thoracic and lumbar spine. Orthop Clin North Am 17:121–145, 1986.

44. Edwards, C.C.; Rosenthal, M.S.; Gellard, F.; et al. The fate of retropulsed bone following vertebral body fractures. Orthop Trans 13:19, 1989.

45. Eismont, F.J.; Wiesel, S.W.; Rothman, R.H. Treatment of dural tears associated with spinal surgery. J Bone Joint Surg [Am] 63:1132–1136, 1981.

46. Elliott, H.C. Cross-sectional diameters and areas of the human spinal cord. Anat Rec 93:287–293, 1945.

47. Epstein, N.E.; Epstein, J.A. Limbus lumbar vertebral fractures in 27 adolescents and adults. Spine 16:962–966, 1991.

48. Farcy, J.P.; Weidenbaum, M.; Glassman, S.D. Sagittal index in management of thoracolumbar burst fractures. Spine 15:958–965, 1990.

49. Ferguson, R.L.; Allen, B.L., Jr. A mechanistic classification of thoracolumbar spine fractures. Clin Orthop Relat Res 189:77–88, 1984.

50. Ferguson, R.L.; Allen, B.L., Jr. An algorithm for the treatment of unstable thoracolumbar fractures. Orthop Clin North Am 17:105–112, 1986.

51. Finkelstein, J.A.; Chapman, J.R.; Mirza, S. Anterior cortical allograft in thoracolumbar fractures. J Spinal Disord 12:424–429, 1999.

52. Fisher, C.G.; Sahajpal, V.; Keynan, O.; et al. Accuracy and safety of pedicle screw fixation in thoracic spine trauma. J Neurosurg Spine 5:620–626, 2006.

53. Flesch, J.R.; Leider, L.L.; Erickson, D.L.; et al. Harrington instrumentation and spine fusion for unstable fractures and fracture–dislocations of the thoracic and lumbar spine. J Bone Joint Surg [Am] 59:143–153, 1977.

54. Frankel, H.L.; Hancock, D.O.; Hyslop, G.; et al. The value of postural reduction in the initial management of closed injuries of the spine with paraplegia and tetraplegia. I. Paraplegia 7:179–192, 1969.

55. Fredrickson, B.E.; Edwards, W.T.; Rauschning, W.; et al. Vertebral burst fractures: An experimental, morphologic, and radiographic study. Spine 17:1012–1021, 1992.

56. Fredrickson, B.E.; Mann, K.A.; Yuan, H.A.; et al. Reduction of the intracanal fragment in experimental burst fractures. Spine 13:267–271, 1988.

57. Gardner, V.O.; Thalgott, J.S.; White, J.I.; et al. The contoured anterior spinal plate system (CASP). Indications, techniques, and results. Spine 19:550–555, 1994.

58. Garfin, S.R. Buckley, R.A. Ledlie, J.; et al. Balloon kyphoplasty for symptomatic vertebral body compression fractures results in rapid, significant, and sustained improvements in back pain, function, and quality of life for elderly patients. Spine 31:2213–2220, 2006.

59. Garfin, S.R.; Mowery, C.A.; Guerra, J., Jr.; et al. Confirmation of the posterolateral technique to decompress and fuse thoracolumbar spine burst fractures. Spine 10:218–223, 1985.

60. Garfin, S.R.; Reilley, M.A. Minimally invasive treatment of osteoporotic vertebral body compression fractures. Spine J 1:76–80, 2002.

61. Gellad, F.E.; Levine, A.M.; Joslyn, J.N.; et al. Pure thoracolumbar facet dislocation: Clinical features and CT appearance. Radiology 161:505–508, 1986.

62. Gertzbein, S.D. Scoliosis Research Society. Multicenter spine fracture study. Spine 5:528–540, 1992.

63. Gertzbein, S.D. Classification of thoracic and lumbar fractures. In: Gertzbein S.D., ed. Fractures of the Thoracic and Lumbar Spine. Baltimore, Williams and Wilkins, 1992.

64. Gertzbein, S.D.; Court-Brown, C.M. Flexion–distraction injuries of the lumbar spine: Mechanisms of injury and classification. Clin Orthop Relat Res 227:52–60, 1988.

65. Gumley, G.; Taylor, T.K.; Ryan, M.D. Distraction fractures of the lumbar spine. J Bone Joint Surg [Br] 64:520–525, 1982.

66. Gurr, K.R.; McAfee, P.C.; Shih, C.M. Biomechanical analysis of anterior and posterior instrumentation systems after corpectomy: A calf-spine model. J Bone Joint Surg [Am] 70:1182–1191, 1988.

67. Gurwitz, G.S.; Dawson, J.M.; McNamara, M.J.; et al. Biomechanical analysis of three surgical approaches for lumbar burst fractures using short-segment instrumentation. Spine 18:977–982, 1993.

68. Guttman, L. Spinal Cord Injuries: Comprehensive Management and Research. Oxford, Blackwell, 1973.

69. Hardaker, W.T., Jr.; Cook, W.A., Jr.; Friedman, A.H.; et al. Bilateral transpedicular decompression and Harrington rod stabilization in the management of severe thoracolumbar burst fractures. Spine 17:162–171, 1992.

70. Harrop, J.S.; Vaccaro, A.R.; Hurlbert, R.J.; et al. Intrarater and interrater reliability and validity in the assessment of the mechanism of injury and integrity of the posterior ligamentous complex: A novel injury severity scoring system for thoracolumbar injuries. J Neurosurg Spine 4:118–122, 2006.

71. Harryman, D.T. Complete fracture–dislocation of the thoracic spine associated with spontaneous neurologic decompression: A case report. Clin Orthop Relat Res 207:64–69, 1986.

72. Hart, R.A.; Hansen, B.L.; Shea, M.; et al. Pedicle screw placement in the thoracic spine: A comparison of image-guided and manual techniques in cadavers. Spine 30:E326–E331, 2005.

73. Hazel, W.A., Jr.; Jones, R.A.; Morrey, B.F.; et al. Vertebral fractures without neurological deficit: A long-term follow-up study. J Bone Joint Surg [Am] 70:1319–1321, 1988.

74. Heggeness, M.H.; Doherty, B.J. The trabecular anatomy of thoracolumbar vertebrae: Implications for burst fractures. J Anat 191(Pt 2):309–312, 1997.

75. Hitchon, P.W.; Brenton, M.D.; Black, A.G.; et al. In vitro biomechanical comparison of pedicle screws, sublaminar hooks, and sublaminar cables. J Neurosurg 99(1 Suppl):104–109, 2003.

76. Holdsworth, F.W. Fractures, dislocations and fracture-dislocations of the spine. J Bone Joint Surg 45B:6, 1963.

77. Holdsworth, F.W. Fractures and dislocations of the lower thoracic and lumbar spines, with and without

neurological involvement. Curr Pract Orthop Surg 23:61–84, 1964.

78. Holdsworth, F.W. Fractures, dislocations and fracture–dislocations of the spine. J Bone Joint Surg [Am] 52:1534–1551, 1970.

79. Holdsworth, F.W.; Hardy, A. Early treatment of paraplegia from fractures of the thoracolumbar spine. J Bone Joint Surg [Am] 35:440–450, 1953.

80. Hu, S.S.; Capen, D.A.; Rimoldi, R.L.; et al. The effect of surgical decompression on neurologic outcome after lumbar fractures. Clin Orthop Relat Res 288:166–173, 1993.

81. Huelke, D.F.; Kaufer, H. Vertebral column injuries and seat belts. J Trauma 15:304–318, 1975.

82. Jacobs, R.R.; Asher, M.A.; Snider, R.K. Thoracolumbar spinal injuries: A comparative study of recumbent and operative treatment in 100 patients. Spine 5:463–477, 1980.

83. James, K.S.; Wenger, K.H.; Schlegel, J.D.; et al. Biomechanical evaluation of the stability of thoracolumbar burst fractures. Spine 19:1731–1740, 1994.

84. Jiang, S.D.; Dai, L.Y.; Jiang, L.S. Osteoporosis after spinal cord injury. Osteoporos Int 17:180–192, 2006.

85. Kaneda, K.; Asano, S.; Hashimoto, T.; et al. The treatment of osteoporotic-posttraumatic vertebral collapse using the Kaneda device and a bioactive ceramic vertebral prosthesis. Spine 17(8 Suppl): S295–303, 1992.

86. Kaneda, K.; Taneichi, H.; Abumi, K.; et al. Anterior decompression and stabilization with the Kaneda device for thoracolumbar burst fractures associated with neurological deficits. J Bone Joint Surg [Am] 79:69–83, 1997.

87. Kaufer, H.; Hayes, J.T. Lumbar fracture–dislocation: A study of twenty-one cases. J Bone Joint Surg [Am] 48:712–730, 1966.

88. Kelly, R.P.; Whitesides, T.E., Jr. Treatment of lumbodorsal fracture–dislocations. Ann Surg 167:705–717, 1968.

89. Kerslake, R.W.; Jaspan, T.; Worthington, B.S. Magnetic resonance imaging of spinal trauma. Br J Radiol 64:376–402, 1991.

90. King, A.G. Burst compression fractures of the thoracolumbar spine: Pathologic anatomy and surgical management. Orthopedics 10:1711–1719, 1987.

91. King, A.I.; Prasad, P.; Ewing, C.L. Mechanism of spinal injury due to caudocephalad acceleration. Orthop Clin North Am 6:19–31, 1975.

92. Klose, K.J.; Goldberg, M.L.; Smith, R.S.; et al. Neurologic change following spinal cord injury: An assessment technique and preliminary results: Model Sys Sci Digest 3:35–42, 1980.

93. Knop, C.; Fabian, H.F.; Bastian, L.; et al. Late results of thoracolumbar fractures after posterior instrumentation and transpedicular bone grafting. Spine 26:88–99, 2001.

94. Korovessis, P.; Baikousis, A.; Koureas, G.; et al. Correlative analysis of the results of surgical treatment of thoracolumbar injuries with long Texas Scottish rite hospital construct: Is the use of pedicle screws versus hooks advantageous in the lumbar spine? J Spinal Disord Tech 17:195–205, 2004.

95. Kothe, R.; O'Holleran, J.D.; Liu, W.; et al. Internal architecture of the thoracic pedicle: An anatomic study. Spine 21:264–270, 1996.

96. Kothe, R.; Panjabi, M.M.; Liu, W. Multidirectional instability of the thoracic spine due to iatrogenic pedicle injuries during transpedicular fixation: A biomechanical investigation. Spine 22:1836–1842, 1997.

97. Krag, M.H.; Beynnon, B.D.; Pope, M.H.; et al. Depth of insertion of transpedicular vertebral screws into human vertebrae: Effect upon screw-vertebra interface strength. J Spinal Disord 1:287–294, 1988.

98. Krag, M.H.; Weaver, D.L.; Beynnon, B.D.; et al. Morphometry of the thoracic and lumbar spine related to transpedicular screw placement for surgical spinal fixation. Spine 13:27–32, 1988.

99. Kramer, D.L.; Rodgers, W.B.; Mansfield, F.L. Transpedicular instrumentation and short-segment fusion of thoracolumbar fractures: A prospective study using a single instrumentation system. J Orthop Trauma 9:499–506, 1995.

100. Kriek, J.J.; Govender, S. AO-classification of thoracic and lumbar fractures: Reproducibility utilizing radiographs and clinical information. Eur Spine J 15:1239–1246, 2006.

101. Krompinger, W.J.; Fredrickson, B.E.; Mino, D.E.; et al. Conservative treatment of fractures of the thoracic and lumbar spine. Orthop Clin North Am 17:161–170, 1986.

102. Kurz, L.T.; Garfin, S.R.; Booth, R.E., Jr. Harvesting autogenous iliac bone grafts: A review of complications and techniques. Spine 14:1324–1331, 1989.

103. Landreneau, R.J.; Hazelrigg, S.R.; Mack, M.J.; et al. Postoperative pain-related morbidity: Video-assisted thoracic surgery versus thoracotomy. Ann Thorac Surg 56:1285–1289, 1993.

104. Lemons, V.R.; Wagner, F.C., Jr.; Montesano, P.X. Management of thoracolumbar fractures with accompanying neurological injury. Neurosurgery 30:667–671, 1992.

105. Levine, A.M.; Bosse, M.; Edwards, C.C. Bilateral facet dislocations in the thoracolumbar spine. Spine 13:630–640, 1988.

106. Lewis, J.; McKibbin, B. The treatment of unstable fracture–dislocations of the thoraco-lumbar spine accompanied by paraplegia. J Bone Joint Surg [Br] 56:603–612, 1974.

107. Lu, J.; Ebraheim, N.A.; Biyani, A.; et al. Vulnerability of great medullary artery. Spine 21:1852–1855, 1996.

108. Lukas, R.; Suchomel, P.; Sram, J.; et al. Classification-based surgical approach in surgical management of

thoracolumbar fractures of the spine. Rozhl Chir 85:365–372, 2006.

109. Maiman, D.J.; Larson, S.J.; Luck, E.; et al. Lateral extracavitary approach to the spine for thoracic disc herniation: Report of 23 cases. Neurosurgery 14: 178–182, 1984.

110. Mann, K.A.; McGowan, D.P.; Fredrickson, B.E.; et al. A biomechanical investigation of short segment spinal fixation for burst fractures with varying degrees of posterior disruption. Spine 15:470–478, 1990.

111. McAfee, P.C.; Bohlman, H.H.; Yuan, H.A. Anterior decompression of traumatic thoracolumbar fractures with incomplete neurological deficit using a retroperitoneal approach. J Bone Joint Surg [Am] 67:89–104, 1985.

112. McAfee, P.C.; Yuan, H.A.; Fredrickson, B.E.; et al. The value of computed tomography in thoracolumbar fractures: An analysis of one hundred consecutive cases and a new classification. J Bone Joint Surg [Am] 65:461–473, 1983.

113. McAfee, P.C.; Yuan, H.A.; Lasda, N.A. The unstable burst fracture. Spine 7:365–373, 1982.

114. McDonough, P.W.; Davis, R.; Tribus, C.; et al. The management of acute thoracolumbar burst fractures with anterior corpectomy and Z-plate fixation. Spine 29:1901–1908, 2004.

115. McGuire, R.A., Jr. The role of anterior surgery in the treatment of thoracolumbar fractures. Orthopedics 20:959–962, 1997.

116. McGrory, B.J.; VanderWilde, R.S.; Currier, B.L.; et al. Diagnosis of subtle thoracolumbar burst fractures: A new radiographic sign. Spine 18:2282–2285, 1993.

117. McLain, R.F. The biomechanics of long versus short fixation for thoracolumbar spine fractures. Spine 31(11 Suppl):S70–79, 2006.

118. McLain, R.F.; Burkus, J.K.; Benson, D.R. Segmental instrumentation for thoracic and thoracolumbar fractures: Prospective analysis of construct survival and five-year follow-up. Spine J 1:310–323, 2001.

119. Mehbod, A.A.; Ogilvie, J.W.; Pinto, M.R.; et al. Postoperative deep wound infections in adults after spinal fusion: Management with vacuum-assisted wound closure. J Spinal Disord Tech 18:14–17, 2005.

120. Mimatsu, K.; Katoh, F.; Kawakami, N. New vertebral body impactors for posterolateral decompression of burst fracture. Spine 18:1366–1368, 1993.

121. Mumford, J.; Weinstein, J.N.; Spratt, K.F.; et al. Thoracolumbar burst fractures: The clinical efficacy and outcome of nonoperative management. Spine 18:955–970, 1993.

122. Nicoll, E.A. Fractures of the dorso-lumbar spine. J Bone Joint Surg [Br] 31:376–394, 1949.

123. Oda, I.; Abumi, K.; Lu, D.; et al. Biomechanical role of the posterior elements, costovertebral joints, and rib cage in the stability of the thoracic spine. Spine 21:1423–1429, 1996.

124. Okuyama, K.; Abe, E.; Chiba, M.; et al. Outcome of anterior decompression and stabilization for thoracolumbar unstable burst fractures in the absence of neurologic deficits. Spine 21:620–625, 1996.

125. Oner, F.C.; Verlaan, J.J.; Verbout, A.J.; et al. Cement augmentation techniques in traumatic thoracolumbar spine fractures. Spine 31(11 Suppl): S89–95, 2006.

126. Panjabi, M.M.; Brand, R.A., Jr.; White, A.A., III. Three-dimensional flexibility and stiffness properties of the human thoracic spine. J Biomech 9:185–192, 1976.

127. Parke, W.W.; Gammell, K.; Rothman, R.H. Arterial vascularization of the cauda equina. J Bone Joint Surg [Am] 63:53–62, 1981.

128. Parker, J.W.; Lane, J.R.; Karaikovic, E.E.; et al. Successful short-segment instrumentation and fusion for thoracolumbar spine fractures: A consecutive 4 1/2-year series. Spine 25:1157–1170, 2000.

129. Paul, R.L.; Michael, R.H.; Dunn, J.E.; et al. Anterior transthoracic surgical decompression of acute spinal cord injuries. J Neurosurg 43:299-307, 1975.

130. Place, H.M.; Donaldson, D.H.; Brown, C.W.; et al. Stabilization of thoracic spine fractures resulting in complete paraplegia. A long-term retrospective analysis. Spine 19:1726–1730, 1994.

131. Razak, M.; Mahmud, M.M.; Hyzan, M.Y.; et al. Short segment posterior instrumentation, reduction and fusion of unstable thoracolumbar burst fractures—A review of 26 cases. Med J Malaysia 55(Suppl C):9–13, 2000.

132. Regan, J.J.; Mack, M.J.; Picetti, G.D., III. A technical report on video-assisted thoracoscopy in thoracic spinal surgery: Preliminary description. Spine 20:831–837, 1995.

133. Reid, A.B.; Letts, R.M.; Black, G.B. Pediatric Chance fractures: Association with intra-abdominal injuries and seatbelt use. J Trauma 30:384–391, 1990.

134. Rimoldi, R.L.; Zigler, J.E.; Capen, D.A.; et al. The effect of surgical intervention on rehabilitation time in patients with thoracolumbar and lumbar spinal cord injuries. Spine 17:1443–1449, 1992.

135. Roaf, R. A study of the mechanics of spinal injuries. J Bone Joint Surg [Br] 42:810, 1960.

136. Rockwell, H.; Evans, F.G.; Pheasant, J.C. The comparative morphology of the vertebral spinal column: Its form as related to function. J Morphol 63:87, 1938.

137. Rogers, L.F. The roentgenographic appearance of transverse or chance fractures of the spine: The seat belt fracture. Am J Roentgenol Radium Ther Nucl Med 111:844–849, 1971.

138. Rose, R.D.; Welch, W.C.; Balzer, J.R.; et al. Persistently electrified pedicle stimulation instruments in spinal instrumentation: Technique and protocol development. Spine 22:334–343, 1997.

139. Sanderson, P.L.; Fraser, R.D.; Hall, D.J.; et al. Short segment fixation of thoracolumbar burst fractures without fusion. Eur Spine J 8:495–500, 1999.

140. Sasso, R.C.; Renkens, K.; Hanson, D.; et al. Unstable thoracolumbar burst fractures: Anterior-only versus short-segment posterior fixation. J Spinal Disord Tech 19:242–248, 2006.

141. Sasson, A.; Mozes, G. Complete fracture–dislocation of the thoracic spine without neurologic deficit: A case report. Spine 12:67–70, 1987.

142. Schlickewei, W.; Schutzhoff, G.; Kuner, E.H. Early functional treatment of fractures of the lower thoracic and lumbar vertebrae with a 3-point brace. Unfallchirurg 94:40–44, 1991.

143. Scholl, B.M.; Theiss, S.M.; Kirkpatrick, J.S. Short segment fixation of thoracolumbar burst fractures. Orthopedics 29:703–708, 2006.

144. Schreiber, U.; Bence, T.; Grupp, T.; et al. Is a single anterolateral screw-plate fixation sufficient for the treatment of spinal fractures in the thoracolumbar junction? A biomechanical in vitro investigation. Eur Spine J 14:197–204, 2005.

145. Schweitzer, K.M., Jr.; Vaccaro, A.R.; Lee, J.Y.; et al. Confusion regarding mechanisms of injury in the setting of thoracolumbar spinal trauma: A survey of The Spine Trauma Study Group (STSG). J Spinal Disord Tech 19:528–530, 2006.

146. Siebenga, J.; Leferink, V.J.; Segers, M.J.; et al. Treatment of traumatic thoracolumbar spine fractures: A multicenter prospective randomized study of operative versus nonsurgical treatment. Spine 31:2881–2890, 2006.

147. Sim, E. Location of transpedicular screws for fixation of the lower thoracic and lumbar spine: Computed tomography of 45 fracture cases. Acta Orthop Scand 64:28–32, 1993.

148. Singh, K.; Vaccaro, A.R.; Eichenbaum, M.D.; et al. The surgical management of thoracolumbar injuries. J Spinal Cord Med 27:95–101. Review, 2004.

149. Sjöström, L.; Jacobsson, O.; Karlström, G.; et al. Spinal canal remodelling after stabilization of thoracolumbar burst fractures. Eur Spine J 3:312–317, 1994.

150. Smith, W.S.; Kaufer, H. Patterns and mechanisms of lumbar injuries associated with lap seat belts. J Bone Joint Surg [Am] 51:239–254, 1969.

151. Soreff, J.; Axdorph, G.; Bylund, P.; et al. Treatment of patients with unstable fractures of the thoracic and lumbar spine: A follow-up study of surgical and conservative treatment. Acta Orthop Scand 53:369–381, 1982.

152. St John, T.A.; Vaccaro, A.R.; Sah, A.P.; et al. Physical and monetary costs associated with autogenous bone graft harvesting. Am J Orthop 32:18–23, 2003.

153. Stagnara, P.; De Mauroy, J.C.; Dran, G.; et al. Reciprocal angulation of vertebral bodies in a sagittal plane: Approach to references for the evaluation of kyphosis and lordosis. Spine 7:335–342, 1982.

154. Takeuchi, T.; Abumi, K.; Shono, Y.; et al. Biomechanical role of the intervertebral disc and costovertebral joint in stability of the thoracic spine: A canine model study. Spine 24:1444–1420, 1999.

155. Taylor, R.S.; Fritzell, P.; Taylor, R.J. Balloon kyphoplasty in the management of vertebral compression fractures: An updated systematic review and meta-analysis. Eur Spine J 16:1085–1100, 2007.

156. Tezeren, G.; Kuru, I. Posterior fixation of thoracolumbar burst fracture: Short-segment pedicle fixation versus long-segment instrumentation. J Spinal Disord Tech 18:485–488, 2005.

157. Tezer, M.; Ozturk, C.; Aydogan, M.; et al. Surgical outcome of thoracolumbar burst fractures with flexion-distraction injury of the posterior elements. Int Orthop 29:347–350, 2005.

158. Thomas, K.C.; Bailey, C.S.; Dvorak, M.F.; et al. Comparison of operative and nonoperative treatment for thoracolumbar burst fractures in patients without neurological deficit: A systematic review. J Neurosurg Spine 4:351–358, 2006.

159. Toyone, T.; Tanaka, T.; Kato, D.; et al. The treatment of acute thoracolumbar burst fractures with transpedicular intracorporeal hydroxyapatite grafting following indirect reduction and pedicle screw fixation: A prospective study. Spine 31: E208–214, 2006.

160. Vaccaro, A.R.; Baron, E.M.; Sanfilippo, J.; et al. Reliability of a novel classification system for thoracolumbar injuries: The Thoracolumbar Injury Severity Score. Spine 31(11 Suppl):S62–69, 2006.

161. Vaccaro, A.R.; Zeiller, S.C.; Hulbert, R.J.; et al. The thoracolumbar injury severity score: A proposed treatment algorithm. J Spinal Disord Tech 18:209–215, 2005.

162. Van der Roer, N.; de Lange, E.S.; Bakker, F.C.; et al. Management of traumatic thoracolumbar fractures: A systematic review of the literature. Eur Spine J 14:527–534, 2005.

163. Verlaan, J.J.; Dhert, W.J.; Verbout, A.J.; et al. Balloon vertebroplasty in combination with pedicle screw instrumentation: A novel technique to treat thoracic and lumbar burst fractures. Spine 30:E73–79, 2005.

164. Verlaan, J.J.; Diekerhof, C.H.; Buskens, E.; et al. Surgical treatment of traumatic fractures of the thoracic and lumbar spine: A systematic review of the literature on techniques, complications, and outcome. Spine 29:803–814, 2004.

165. Vicario, C.; de Juan, J.; Esclarin, A.; et al. Treatment of deep wound infections after spinal fusion with a vacuum-assisted device in patients with spinal cord injury. Acta Orthop Belg 73:102–106, 2007.

166. Wang, S.T.; Ma, H.L.; Liu, C.L.; et al. Is fusion necessary for surgically treated burst fractures of the thoracolumbar and lumbar spine? A prospective, randomized study. Spine 31:2646–2652, 2006.

167. Watkins, R., IV.; Watkins, R., III.; Williams, L.; et al. Stability provided by the sternum and rib cage in the thoracic spine. Spine 30:1283–1286, 2005.

168. Watson-Jones, R. Fractures and Joint Injuries, 4th ed. Baltimore, Williams and Wilkins, 1960.

169. Weinstein, J.N.; Spratt, K.F.; Spengler, D.; et al. Spinal pedicle fixation: Reliability and validity of roentgenogram-based assessment and surgical factors on successful screw placement. Spine 13:1012–1018, 1988.

170. Whang, P.G.; Vaccaro, A.R.; Poelstra, K.A.; et al. The influence of fracture mechanism and morphology on the reliability and validity of two novel thoracolumbar injury classification systems. Spine 32: 791–795, 2007.

171. White, A.A.; Panjabi, M.M. Clinical Biomechanics of the Spine. Philadelphia, J.B. Lippincott, 1978.

172. White, A.A.; Panjabi, M.M. The basic kinematics of the human spine: A review of past and current knowledge. Spine 3:12–20, 1978.

173. White, A.A.; Panjabi, M.M. Clinical instability of the spine. In: Rothman, R.H.; Simeone, F.A., eds. The Spine vol. 4. Philadelphia, W.B. Saunders 1982, pp. 219–244.

174. Whitesides, T.E. Traumatic kyphosis of the thoracolumbar spine. Clin Orthop Relat Res 128:78–92, 1977.

175. Wilke, H.J.; Kemmerich, V.; Claes, L.E.; et al. Combined anteroposterior spinal fixation provides superior stabilisation to a single anterior or posterior procedure. J Bone Joint Surg [Br] 83:609–617, 2001.

176. Willen, J.; Anderson, J.; Toomoka, K.; et al. The natural history of burst fractures at the thoracolumbar junction. J Spinal Disord 3:39–46, 1990.

177. Willen, J.A.; Gaekwad, U.H.; Kakulas, B.A. Acute burst fractures: A comparative analysis of a modern fracture classification and pathologic findings. Clin Orthop Relat Res 276:169–175, 1992.

178. Wood, K.; Buttermann, G.; Mehbod, A.; et al. Operative compared with nonoperative treatment of a thoracolumbar burst fracture without neurological deficit: A prospective, randomized study. J Bone Joint Surg [Am] 85:773–781, 2003.

179. Wood, K.B.; Khanna, G.; Vaccaro, A.R.; et al. Assessment of two thoracolumbar fracture classification systems as used by multiple surgeons. J Bone Joint Surg [Am] 87:1423–1429, 2005.

180. Yuan, H.A.; Mann, K.A.; Found, E.M.; et al. Early clinical experience with the Syracuse I-Plate: An anterior spinal fixation device. Spine 13:278–285, 1988.

181. Yue, J.J.; Sossan, A.; Selgrath, C.; et al. The treatment of unstable thoracic spine fractures with transpedicular screw instrumentation: A 3-year consecutive series. Spine 27:2782–2787, 2002.

182. Zindrick, M.R.; Wiltse, L.L.; Doornik, A.; et al. Analysis of the morphometric characteristics of the thoracic and lumbar pedicles. Spine 12:160–166, 1987.

183. Zou, D.; Yoo, J.U.; Edwards, W.T.; et al. Mechanics of anatomic reduction of thoracolumbar burst fractures: Comparison of distraction versus distraction plus lordosis, in the anatomic reduction of the thoracolumbar burst fracture. Spine 18:195–203, 1993.

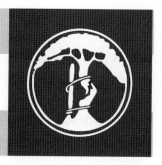

第 31 章

下腰椎骨折

Alan M. Levine

除了与胸椎及胸腰椎损伤有关的一些因素外,下腰椎损伤的治疗尚需考虑许多其他因素,包括下腰椎解剖结构的复杂性、腰椎的生理性前突、腰骶关节的高活动性等。在椎弓根螺钉内固定术出现之前,还没有能够有效复位并固定下腰椎损伤的技术。骶骨固定存在一定难度,Harrington 棒固定要求脊柱前突程度减少,内固定力量足够强,而 Luque 固定不能有效地进行撑开复位。这些手术方法治疗效果不佳,致使许多学者选择非手术治疗作为更好的治疗方法[21,42]。但偶尔也有报道,认为手术治疗更有利于恢复正常的解剖结构及功能[71,104]。即使到了椎弓根螺钉固定技术已广泛接受的 80 年代后期, 以及出现了更有效的骶骨固定的 90 年代初期,下腰椎骨折的手术治疗也经常出现失败[23,50,101]。尽管有学者提倡前路手术治疗下腰椎骨折,但骶骨的前路内固定仍存在一些问题,尤其是前方有压迫时,需要加做后路手术[94]。这些问题使得有些医生认为, 年轻患者术后慢性疼痛及不能回到术前工作岗位是正常现象。加之下腰椎骨折手术治疗有相对轻高的并发症, 使有些学者更倾向于采用非手术治疗[103]。下段腰椎椎管较宽,最常出现的神经功能障碍往往是因神经根受到侵犯所致, 故重新将手术固定术作为治疗手段以期能达到较好的效果。近 10 年来的许多研究提示,受伤时相对年轻的患者(大多数研究的平均年龄为 27 岁), 非手术治疗也可有满意的疗效。再者,胸腰段脊柱创伤患者未表现有神经系统障碍时,总体来讲更倾向于使用非手术治疗而不是手术治疗,手术治疗并无明显优势[114,122,123]。然而, 有关这些骨折的数据也存在一些问题,如随访期相对较短(<4 年)[17,40,86]。此外,这些结论主要基于回顾性研究,许多条件如"非手术治疗"的措施存在差异。在有些报道中,卧床休息

6 周为治疗的一部分[2,3,5,17,19,103,104],而在另一些报道中则不是。制动的方式及持续时间也有差别。还有, 在对治疗方式进行比较时,患者损伤的严重程度也并不统一[2,3,103]没有明显不稳定、无神经症状的患者常采用非手术治疗,而有明显不稳定、同时又有神经缺失者则做了手术减压及稳定。所有这些因素,加上两种治疗方式的并发症的发生率[99],使医生对这类患者的治疗难以做出最佳选择。

由于本身的解剖特点及活动性,较之脊柱的其他部位,腰椎的器械内固定更为困难。腰椎及骶骨上部的损伤破坏了腰椎的正常生理前突,腰椎前突恢复对于脊柱矢状面上的整体序列及力学性能是非常重要的。融合或者骨折后前突丢失或未恢复将导致出现退变甚至迟发性症状。腰骶关节承受很大的应力,同时又有较大的活动度。因此,腰骶椎很难达到解剖复位和重建,直到最近内固定器材的发展才较好地解决了这一问题。正因为有这些困难,对下腰椎及骶椎损伤的治疗,许多学者为了规避风险,要么采取有限的手术,要么采用"有利的疏忽"。骶骨的固定仍然是一大难题。这些特性及存在的问题使得下腰椎骨折明显不同于常见的胸腰椎骨折。

随着影像学技术的不断进步,以及内固定技术的发展,现已能像其他更近端的脊柱损伤一样,对腰椎损伤做出很好的治疗。然而,要做到这一点,我们仍须对有别于脊柱其他部位的腰椎的解剖及功能有一个清楚的认识。正如第 30 章所述,胸椎(T2-T10)及胸腰段(T10-L1)创伤的治疗有特殊的技术要求及固定方法。腰 2 椎体骨折,无论在技术上还是功能上,均为胸腰段椎体(T10-L1)及下腰椎(L3-S1)移行区。它在解剖结构及技术要求上大致与 L3-S1 相同,然而,腰 2

的治疗由于借鉴了上下方的技术而被认为是移行区。

　　一般而言,脊柱创伤治疗的目的主要包括:①损伤的解剖复位;②必要时骨折的坚强内固定;③神经节结构的减压。而对于下腰椎骨折的治疗,还应包括:④保持矢状面上正常的脊柱序列;⑤尽量保留运动节段;⑥预防并发症的发生(如后突畸形的复发,骶骨内固定松动,假关节形成等)。随着对腰椎的各种特性的了解,就可以很清楚地认识到,前面章节所讨论的用于颈柱—胸椎及胸腰段创伤的治疗技术并不适用于腰椎创伤。

第一节　解剖特性

　　腰椎最重要的解剖学特性是矢状面上的生理前突。正常情况下,胸椎有 15°~49° 的生理后突[121],腰椎的生理前突一般认为小于 60°。这个屈度部分地取决于骶骨的倾斜度(平均 45°)。骶骨的倾斜度的大小对于腰骶关节所承受的剪切应力[109]至关重要(图 31-1)。腰骶椎解剖结构上的不同影响了治疗方法的选择,同时也使得内固定的使用有别于胸椎及上腰椎。

　　越近尾端,腰椎骨性椎管的直径越大,而神经结构所占据的面积减小。胸脊髓的横段面积约 86.5mm²,容纳于平均 17.2mm×16.8mm 的骨性椎管内。因此,在胸椎,脊髓占据约 50% 的椎管面积。而在胸椎腰段,脊髓圆锥膨大,相应的椎管也增大。脊髓常终止于腰 1。腰椎管的横段面积增大(23.4mm×17.4mm)[36,98],马尾神经是惟一的神经结构。而骶骨又逐渐变窄并变扁平。此外,正常情况下由于骶骨中段(S2-S3)轻度后突,使神经根被限定于一个相对固定的位置。这一解剖特性使得骶骨内固定物置入的可塑性很小。椎板的大小与形状在不同的节段也有区别。胸椎及胸腰段的椎板呈矩形,长度大于宽度。中腰段椎板的长宽相等。腰 5 椎板的宽度大于长度 (图 31-2)。骶椎的椎板很薄,甚至在某些部位有缺失。同样,腰椎椎弓根的直径自上而下渐大,L5 的最小平均直径约为 10mm,L3 约为 8.5mm[102]。

　　随着下腰椎固定方法的不断创新[7,75,94],熟悉相关的解剖学知识显得尤为重要。很显然,对于后路椎板下钢丝及椎板钩固定,仅需要了解后方的局部解剖。然而,椎弓根的直径、位置、方向以及椎体的形状等方面也是非常重要的。最早有关椎弓根螺钉固定的椎弓根形态学是由 Saillant[101]于 1976 年描述的,后来被另两位北美学者所证实[61,125]。最重要的特征在于矢状面

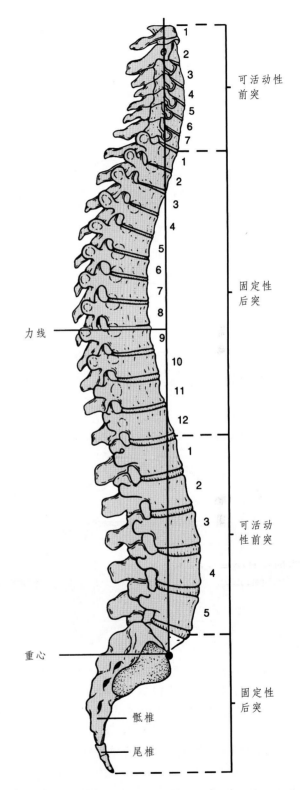

图 31-1 脊柱分为四个区段,两个相对固定的后突段(骶椎及胸椎),两个相对活动的前突段(颈椎及腰椎)。承重轴线位于胸椎及胸腰段的前方,腰椎椎体的后方。因此,轴向暴力引起的骨折,其在腰椎的表现形式明显不同于胸椎及胸腰段。

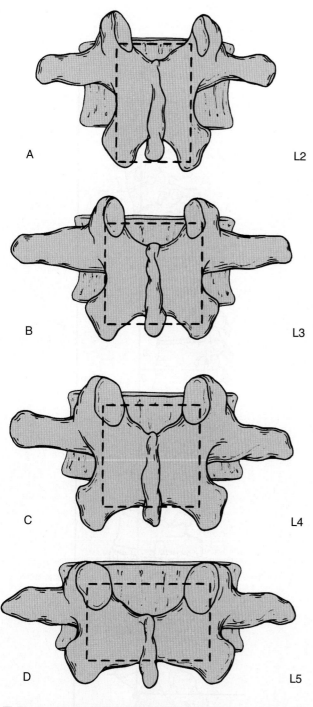

图 31-2 （A~D）腰椎椎板的形状及椎弓根的大小对金属内固定物的置入有明显影响。从 L2 到 L5，椎板的长度逐渐变小，宽度渐大。因此，上腰椎椎板钩的放置相对容易，但在 L5，由于椎板相对较短，可能引起两个椎板钩相互撞击。由于椎弓根相对较大，在下腰椎置入椎弓根内固定相对容易。

及横断面上椎弓根的宽度、长度、角度，以及沿固定方向至椎体前侧皮质的长度。这些测量数据从胸椎到腰椎有明显变化，腰椎从 L1 到 L5 也明显不同。在 CT 及解剖标本上测得 L1 的平均横径约为 9mm，而 L5 增加

到 18mm（图 31-3）。腰椎椎弓根矢状面上的宽度恒定，所有节段的均值均约为 14~15mm（图 31-3B）。横断面上的角度从 L1 到 L5 逐渐增大，L1 平均约 11°，L3 约 15°，L5 超过 20°（图 31-3A）。最后，由于椎体的形状从 L1 到 L5 有明显变化，因此应特别注意椎弓根置入的角度（图 31-3C,D）。由于 L5 双侧椎弓根的间距较大，而椎体前后径相对较小，因此，从椎弓根后侧皮质到椎体前缘皮质的距离，会因螺钉置入方向的不同而有明显差异。如像 Roy-Camille 描述的那样，垂直于后侧皮质沿 0° 轴线置入，从椎弓根后侧皮质到椎体前缘皮质的距离在 L1 约为 45mm，而在 L5 仅有 35mm 增加 10° 或 15° 的内倾角，或沿椎根弓的轴线置入，则上述后侧皮质至前侧皮质的距离在 L1 可增加 5mm（到 50mm），L5 可增加 15mm（到 50mm）。

对于 L5 骨折，以及极不稳定的 L4 剪切损伤，必须固定到骶椎。因此，了解骶椎不同节段的三维解剖，及其前表面的神经血管结构，对于骶椎固定的安全性非常重要。S1 椎体水平的解剖结构主要有髂内静脉、腰骶丛及骶髂关节。骶骨岬内侧与髂静脉外侧之间为安全区域，可用做固定区域；此区域约 2cm 宽，如螺钉沿 S1 椎弓根方向穿入，则钉尖肯定进入该区域[87]。如螺钉朝外 30° 或 45° 进钉，则前方的安全区域相对较小。方向越朝外，可用的螺钉越长，最长可达 44mm[87]。在 S2 水平，惟一易被损伤的结构是左侧的乙状结肠。通常只在穿透前侧皮质 1cm 以上才会造成损伤。骶椎的厚度从上到下明显变薄，如 S2 以下进钉的方向也与 S1 的椎弓根轴线平行，则对螺钉的把持力量会明显减少。为了弥补这一缺陷，可将螺钉向头侧及外侧倾斜，这样可增加螺钉进入的长度，增强抗拔出力。骶椎不同平面的松质骨及皮质骨的变化明显地影响了固定的可能性，也增加了内固定的危险性。与在很薄的后方椎板结构上固定相反，朝向骶骨翼的固定由于有更多的骨量，相对更安全可靠。S1 向内及向外螺钉的进钉点有一定的间距，使得 S1 向内及向外同时两枚螺钉固定有技术上的可行性，可有效增加固定的牢靠性及抗拔出力。对于骶骨损伤来说（见第 35 章），可以选择绕过骶骨的脆弱固定，通过后侧髂骨增加固定的稳定性。针对某些严重的粉碎性骨折，尤其是当骶骨关节受累时这种方法比较有效，但对于 L5 爆裂骨折的远端固定和骨折移位作用却有限。此类患者骶髂关节往往无损，固定又绕过骶髂关节，故易导致螺钉松动或钉棒断裂。目前尚没有研究来评估对远端骶髂关节临时固定，之后将固定物取出的方法。

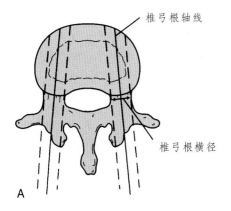

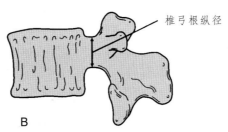

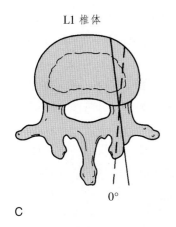

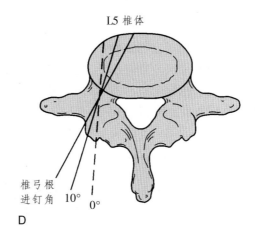

图 31-3 (A)腰椎椎体的轴位像显示，横断面上的椎弓根宽度，从 L1 至 L5 逐渐增宽。横断面上椎弓根轴线的内倾角从 L1 至 L5 也逐渐增大。(B)矢状位像显示矢状面上椎弓根的宽度基本恒定。(C)L1 横断面显示皮质-皮质距离较大。(D)L5 横断面显示，通过增大进钉角度，可增加前后长度。

与其他部位相比，腰椎的第二个解剖特征是有较大的伸屈活动度。由于关节突排列方向的不同，胸椎相对较僵硬，伸屈活动度非常有限。胸腰段的伸屈活动度增加，而侧屈及旋转运动则减少。腰椎的关节排列变为矢状位，关节突明显增大，因此，从 L1 到 L5，伸屈活动的自由度逐渐增加，而旋转则减少。L1-L2 水平的伸屈活动约 12°，L5-S1 增至 20°，侧屈角度变化不大，均为 6°左右[150]。对于腰骶椎的损伤处理，应考虑腰椎的伸屈活动度，因为根据患者受伤时姿势的不同，相邻椎体间的位置可能发生改变。过度的腰椎前突及腰骶角可在坐位时戏剧性地变平，角度和方向的变化决定了腰椎损伤的类型有别于脊柱的其他部位。

第二节　腰椎损伤的类型

在需要手术治疗的胸椎、胸腰段及腰椎骨折中，大多数发生在胸腰段。由于前述的解剖上的差异，腰椎损伤的类型有别于胸椎及胸腰段。胸椎由于胸廓的保护作用使之相对较稳定，而胸腰段处于一个相对稳定节段的移行区。腰椎的稳定结构主要为腹壁及椎旁肌，较易受到牵张及剪切损伤。除了脊柱本身的因素外，事故的类型(车祸伤还是坠落伤)、约束装置(安全带及肩带)的使用情况等也影响损伤的类型及数量。例如，仅使用安全带的乘客在车祸伤中易致腰椎的屈曲分离型损伤[4,90]。下腰椎及腰骶关节由于有生理性的前突，相对于胸椎及胸腰段而言，较少发生屈曲损伤。一旦发生，也常因腰椎本身有较大的伸屈活动度而漏诊。由于人体受伤时多处于直立位置，承受轴向载荷，因此，大多数腰椎损伤为轴向应力损伤。当骨盆或下腰椎固定于某一姿势而身体的其他部位被屈曲和牵张时，可致腰椎的屈曲分离损伤。一项包含 54 名下段腰椎骨折患者[23]的统计研究显示中，共 25 处压缩性骨折，21 处爆裂骨折，3 处屈曲-分离损伤，5 处骨折移位。其中有 3 位出现了完全神经功能障碍，17 位出现部分障碍或神经根损伤表现，其余 34 位无神经损伤。

腰椎可发生多种类型的损伤。分类的目的是为了预见损伤的自然史及生物学行为，指导治疗。此外，还有助于内科治疗师明确损伤是否稳定[11,30]制定出不影响稳定性的治疗方案。尽管已有许多分类方法，但还没有一种能完全达到上述目的。因此，像描述脊柱损伤的其他章节一样,腰椎损伤也是根据影像学特点结合损伤暴力来进行分类的。主要的损伤暴力有屈曲、伸展、压缩、侧屈、旋转、分离及剪切。多数损伤并非单一暴力,而是由几种暴力组合引起。

一、软组织损伤、撕脱骨折及韧带损伤

尽管这些损伤相对容易理解,治疗不难。但由于此损伤包含许多类型,因此面临巨大挑战。直到20世纪90年代,依靠普通X线片及CT也仅能看到软组织及韧带损伤的间接征象,而不能直接显示损伤。在有些病例中,上述影像学所见并不能反映脊柱损伤所受的暴力,也不能反映损伤的严重程度。MRI对软组织损伤的诊断有了很大的改进,它可以直接观察到损伤局部的情况。但是,MRI也不能反映软组织及韧带损伤与脊柱稳定性之间的关系。评价这些问题时应考虑腰椎肌肉和韧带的影响。例如,不同的受伤可以造成不同类型的腰椎横突骨折。不同于其他部位,L5的横突骨折主要由垂直剪切应力所致。一般来说,直接撞击(如机动车撞上行人)比间接损伤造成的肌肉损伤更严重。撞击时椎旁肌的强烈收缩力可造成横突的撕脱骨折(图31-4)。损伤严重时还可伴随同节段神经根的牵拉伤。撕脱骨折治疗时,应注意了解同节段的神经根是否有损伤。术前脊髓造影并不能显示撕脱节段的充盈缺损,但术前MRI或术中探查能确立诊断(图31-4)。

终板撕脱[8,5]多见于青少年。在受到同样暴力时,成年人可能发生椎间盘突出,而在儿童与青少年,由于韧带与终板的附着力强于骨与终板的附着力(图31-5),伤后可能出现终板撕脱、移位,甚至可能伴发神经症状。CT结合MRI能对损伤做出诊断。治疗主要是切除移位突出的终极碎片,神经症状一般可完全消除。终极撕脱一般发生于青少年L4~L5及L5~S1[37]可以是边缘部分的撕脱,有时也有整个终板撕脱[37];儿童可仅有软骨环的撕脱。撕脱的碎块加之伴随的间盘突出可造成神经损伤[37,49,113]。

后方韧带结构复合体(包括棘上韧带、棘间韧带、关节囊韧带、黄韧带、纤维环)的撕裂由一连串损伤组成,常伴发于骨结构的屈曲损伤[45,46]如果单独一个重要的韧带结构受损或者合并了不明显的骨质损伤,如轻度的椎体前方压缩骨折(图31-6),这些情况在开始的时候都容易被忽视。如果患者软组织损伤后出现明显的肌痉挛,很可能就存在韧带完整性破坏的情况。CT扫描显示不了韧带损伤的范围。

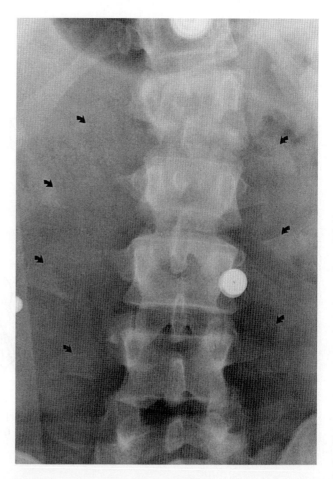

图31-4 24岁男性患者车祸伤后的腰椎正位片。可见L1爆裂骨折合并多发L1、L2、L3、L4横突撕脱骨折(箭头)。

MRI成像能确定韧带损伤的程度,但确定不了不稳定的情况,在临床上已经证实了这点。大多数这样的患者都没有神经损伤[108]如果系大腿带时没有系好肩带,则患者很可能出现严重的腹部损伤。高能量损伤引起的L3、L4或L5前方椎体压缩骨折时,应高度怀疑有腰部韧带断裂的情况。下腰段椎体前缘的压缩,克服生理性前突时,患者身体极度屈曲造成后方的韧带结构拉长超过韧带的弹性限度。待肌肉痉挛解除后,拍摄腰椎伸屈位片能明确诊断。手术指征及方法在第30章介绍。

二、楔形压缩骨折

楔形压缩骨折主要由屈曲损伤造成(椎体前方压缩少于50%)。它可以是前方轻度压缩伴轻微或没有不稳定,也可以有明显的不稳定伴后方韧带断裂。中柱基本不受累。就定义上说,后柱一定是完整的,这就是压缩骨折和爆裂骨折最重要的区别。压缩的程度不

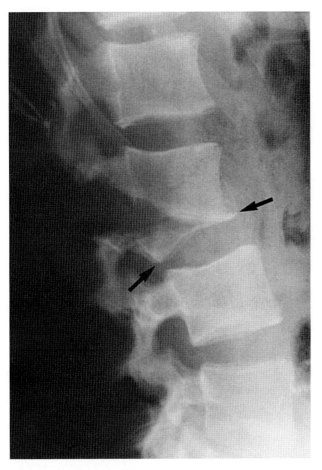

图 31-5 16 岁女性患者,腰椎侧位片示终板撕脱。患者于车祸中受伤,伤后下肢完全截瘫,可见骨折椎体上方多个节段屈曲分离损伤。图示椎体终板撕脱(箭头所示)直达前方。

同,骨折的形态亦不一样。当屈曲载荷作用于脊柱使得椎体绕轴旋转时,可出现椎体的上软骨板骨折(图31-7),此类骨折能在多个相邻的节段出现。必须仔细判断此类骨折是否合并伸展外力,后者能产生严重的韧带撕裂,可有严重的后突畸形及韧带不稳。

腰椎压缩骨折好发于有严重骨质减少的老年人。尽管腰椎的骨折的发生率常少于胸椎,但一旦有一个节段骨折就增加了其他节段骨折的危险[91]。约 10% 的50 岁以上白人妇女都有至少一个节段骨折[84]。这个比例在 80 岁以上的白人妇女占 50%[81] 这些骨折可发生在轻微外伤甚至没有外伤的情况下。这种骨折与年轻人外伤后产生的压缩骨折不同,骨折的压缩程度可能会有进展。当出现疼痛时初次就诊,这类骨折很可能前方只压缩了 10% 且后壁是完整的。然而,2~3 周以后发现椎体前方压缩达 100% 且后壁受影响,椎管受压,神经受损。对于压迫加重和持续疼痛的患者可行椎体成形术。

三、爆裂骨折

大部分需要行下腰段骨折手术治疗的患者都属于此类。受伤节段不同、所受外力不同,骨折的类型可能会有明显差别。所有爆裂骨折都是由于复合外力作用引起,常因屈曲合并轴向外力所致,外力作用的部位不同,所引起的损伤类型也不一样。Denis[29]对此做过很好的描述(见第 30 章)。在上腰部(L2 和 L3),可能存在以轴向外力为主的损伤(Denis A 型)或者是屈曲合并轴向压缩(Denis B 型)。一般来说,前者后突畸形较少见,但严重的椎体轴向压迫可以造成上下终板的粉碎骨折,椎体椎弓根连接处断裂,后部结构骨折也较常见。后者可有上终板骨折和部分椎体突入椎管内。在 CT 扫描中典型的特征是椎弓根下缘完整且与椎体相连。后突的骨块为椎体后上部分。这类损伤常有严重的椎体前缘压缩,多数伴有后方韧带撕裂但骨结构完整 (图 31-8)。此类骨折常见于 L4、L5 水平。L4、L5 骨折很少出现后突畸形但可以造成严重的椎管压迫。

Levine 和 Edwards[60,71,82,84]的报告指出,这类损伤多发于年轻患者,50% 以上的患者小于 20 岁[66,69,71]L4或 L5 各占一半,约 50% 伴有神经损伤。平均椎管侵占率仅为 47%,但 22 名患者中,5 名的后突骨块深达椎板下。其中 18 名患者(18/22)几乎整个椎体上半部分粉碎,但椎弓根的下部没有粉碎,仍与椎体的下半部分相连(图 31-9)。如 Lindahl 和同事们[74]所述,椎体的下半部可呈矢状位劈成两半。平均的椎体缺失高度约为 25%,且不如胸段或胸腰段损伤那么典型。另外,骨折椎体的后突畸形角度仅为 8°。这个数字小于胸腰段创伤后平均 21°后突畸形角,但需结合下腰椎的正常生理曲度因素来考虑。假如每个椎体水平的前突角度约为 15°(L4-L5、L5-S1),那么总的相对后突角度就约为 23°(尽管绝对后突角度为 8°)。这个数值与别的节段损伤时畸形角度相当。

典型的爆裂骨折在 L4、L5 较少见 (Denis A 型)(图 31-10),而多发生在上腰椎(L2、L3),正位片可见因椎弓根粉碎骨折产生的椎弓根影增宽和椎弓根椎体连接处断裂。常可见较大的后突骨块和严重的椎体前部粉碎骨折。这里展示了一个因轴向负荷产生的极度屈曲压缩型损伤。如此的复合力的作用产生更明显的粉碎骨折和较小的后突畸形。如果外力作用不对称或者患者受伤时扭转,就可以出现旋转或侧曲,产生脊柱侧弯或侧方楔形变(Denis E 型)(图 31-11)。

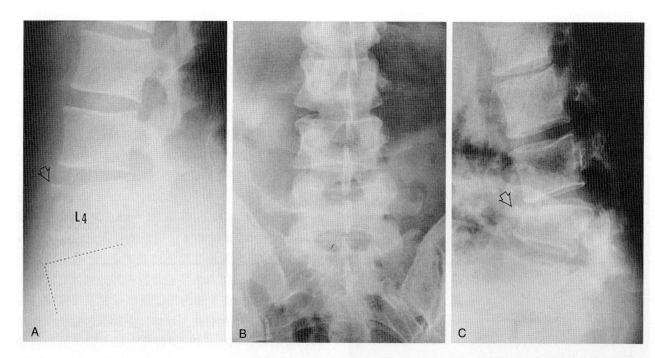

图 31-6 44 岁女性患者,因车祸造成双侧腓骨骨折合并 L4 骨折。(A)入院时侧位片显示患者急性损伤期下腰椎的曲度顺列,椎体前缘压缩(箭头所示),但腰椎序列尚可。(B)正位片未见明显后部结构断裂,因此使用支具保守治疗。(C)使用支具 2 个月,停用后于伤后 5 个月出现明显的腰部疼痛。侧位片示椎体前方压缩明显(箭头所示),且存在节关突半脱位和明显棘间韧带撕裂。

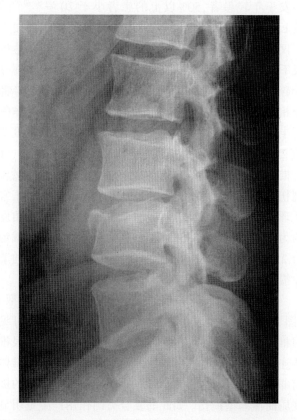

图 31-7 侧位片示车祸后 L4 压缩骨折,椎体前缘压缩,然而 L4 椎体后壁完整且有正常的双凹形外观。棘突间隙未见明显增宽,腰椎生理曲度正常。

最近研究已进一步强调这类骨折临床上的一个重要特点。一小部分患者存在纵向椎板骨折合并创伤性硬膜破裂[14,31,95]。腰椎爆裂骨折的患者可有棘突的矢状劈裂。这可以表现为不完全的青枝骨折。这种劈裂需与椎板骨折或粉碎相区分开。CT 常能发生不完全的棘突矢状劈裂。当爆裂骨折合并神经损伤时,常提示有硬膜撕裂的可能[67,95](图 31-12)。神经根在硬膜囊外,可能被劈裂的椎板所压迫。需小心区分开这类骨折,以选择合适的手术治疗方法。

四、屈曲分离损伤

尽管大部分屈曲分离型骨折都发生在上腰椎,而因屈曲分离力造成的骨折在腰椎中所占比例不到 10%。常于骨盆和下腰段被束缚于固定的位置上时发生(如汽车安全带)。撞击时,脊柱的上部被加速,且被屈曲分离离开固定的脊柱下部。此时会发生三种主要类型的骨折。第一种是完全椎体骨折(Chance 骨折),第二种是完全韧带损伤(关节突脱位),第三种为部分骨质和韧带损伤。三种损伤的稳定性及治疗方法有很大的不同。

Chance 骨折由 Chance 于 1948 年[18]报道,它是一

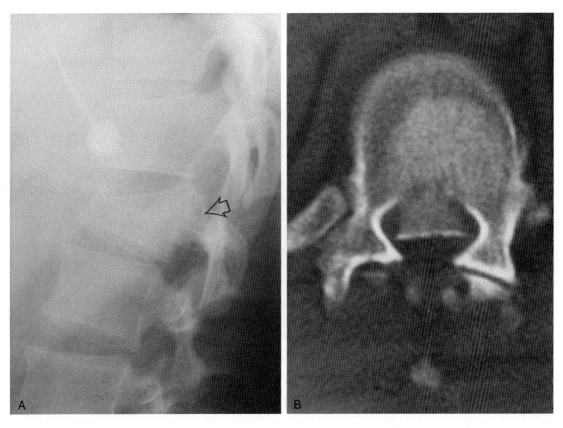

图 31-8　19 岁男性于车祸时被抛出车外造成屈曲压缩型爆裂骨折。(A)侧位片显示椎体缘压缩,骨折节段后突畸形,后缘撕裂但高度改变较小。椎体后上角突入椎管内(箭头所示)造成严重的硬膜囊压迫。(B)损伤平面 CT 扫描显示两个特点:首先中央较大的骨块向后突入椎管引起严重神经压迫。另外侧位片中可见该骨块位于椎弓根水平。重要的是,椎弓根是完整的,没有椎弓根侧壁的断裂也没有椎弓根粉碎。椎弓根仍然与椎体相连,因此任何前突的压力都会传递到椎体上。后方的神经结构也是完整的,不过在这张 CT 断层像上未示出。

种单纯的骨折,骨折线从前方一直延伸到后方,贯穿椎体、椎弓根、棘突。它的发生常与系安全带有关[48]。此类损伤常常伴前纵韧带断裂。少有明显的剪切损伤或明显移位,神经损伤亦少见。正侧位 X 线片能做出诊断。侧位片显示棘突劈裂,正位片可见从椎体到椎弓根的冠状劈裂(图 31-13)。尽管 Chance 骨折存在椎体从前到后的断裂,但常认为它是个稳定型的骨折且很少发生成角导致进一步的后突畸形。

　　两篇屈曲分离型损伤的综述显示[45,46],这类损伤仅发生在 T12 到 L4 间,且约 50% 的损伤发生在 L2、L3 或 L4。很可能合并腹腔内脏损伤(50%),包括肠破裂、肝脾破裂。这类损伤最初由 Gumley 分类[46],后来由 Gertzbein 和 Court-Brown 修改后加入前方椎体的骨折[45]。尽管分类较为复杂,但最重要的是将韧带的损伤与骨性结构的损伤区分开来。横行通过棘突、椎弓根和椎体的骨折,假如矢状序列保持较好(图 31-13),则该损伤的稳定性是好的,也能较好地愈合。如果骨折

线穿过棘间韧带、关节突、椎弓根及椎体(图 31-14),此时椎体骨折仍能愈合,但由于有后方韧带断裂,可能残留不稳定。

　　腰椎的关节突损伤较少见。Levine 和他的同事报道,L1-L2 以下仅占所有双侧关节突脱位病例的 10%[70]。这类屈曲分离型骨折的特点主要是软组织损伤,为后部的韧带复合体完全断裂和椎间盘损伤。关节突的骨性结构完整但完全脱位。严重的韧带损伤常导致下位椎体的轻度压缩,这类损伤的稳定性很差。椎体后壁仍保持完整,椎管压迫来自于一个完整的椎骨环与相邻的椎骨之间的相对滑移。这类损伤必须与关节突骨折相鉴别。关节突骨折在机制上与其不同,可存在有关节突粉碎骨折,有时还伴有椎板、峡部及椎体的粉碎。

　　胸腰段连接处发生双侧关节突脱位后,重度滑移常引起严重的神经损伤(80%)[25,44,70],但完全性的神经损伤很少发生在腰椎。虽然严重的滑移是由于后部的

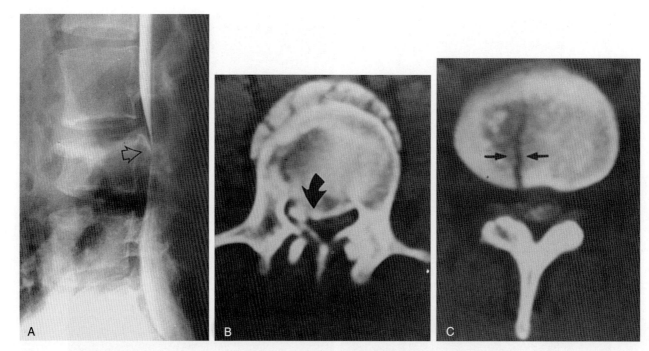

图 31-9 屈曲压缩型爆裂骨折(Denis B 型)常见于 L4、L5 椎体。18 岁男性患者,车祸后典型的影像学发现。(A)泛影葡胺椎管造影侧位片显示 L4 椎体后突畸形 8°,轻到中度的椎体上部压缩。压缩程度常小于头侧椎体(箭头所示)。虽然椎体压缩较轻,但是一个较大的后突骨块造成严重的硬膜囊压迫。硬膜囊的压迫可以没有症状,而神经根的压迫则会引起根性疼痛的症状。(B)该患者后突的骨块压迫了右侧的神经根部(箭头所示),且伴同侧后方椎体板骨折。椎体后壁分离的骨块及断裂的椎板产生右侧放射痛症状。大部分 L4、L5 爆裂骨折患者椎弓根都是完整的。椎弓根上缘可能存在粉碎,但是下部依然与椎体相连。(C)另外,椎体的下半部常呈矢状位劈裂成两半(箭头所示),使得椎弓根分别与椎体的各半相连。

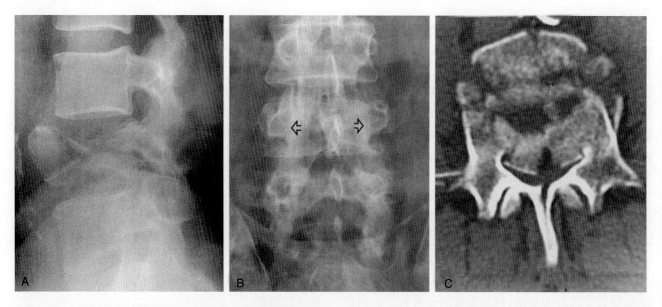

图 31-10 少数 L4、L5 爆裂骨折患者属于经典的爆裂骨折类型,即同时有椎体和椎弓根粉碎骨折。该 46 岁摔伤后的男性患者是个典型例子。(A)侧位片显示 L4 椎体及椎弓根粉碎骨折,轻度后突畸形,但椎体高度中度受损。脊柱矢状位上的结构相对正常。(B)正位片显示椎弓根间距增宽(箭头所示),椎体高度下降。(C)CT 扫描显示椎体粉碎骨折伴骨块向后突入椎管。椎弓根连接处断裂且合并 L4 椎弓根粉碎骨折。此外,该患者还合并 L4 棘突的矢状劈裂。

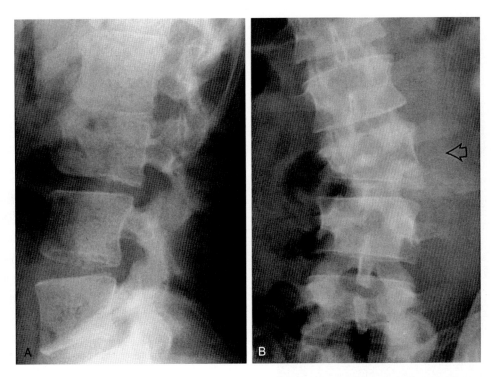

图 31-11 17 岁男孩,L3 椎体爆裂骨折伴严重侧方压缩。(A)侧位片显示 L2-L3 椎间隙高度降低,L2、L3 间轻度后突,后方结构(棘突)粉碎骨折。(B)正位片显示主要的畸形:椎体左侧严重压缩成楔状。且伴 L3 右侧的横突和椎板劈裂(箭头所示)。

韧带断裂且合并间盘撕裂产生,但由于腰椎管空间较大使得神经根有部分避让空间。Denis[24]提到,此类损伤中后方韧带的完全断裂不至于产生如此严重的屈曲不稳,只有后纵韧带、纤维环和间盘损伤都有损伤时才能产生严重不稳定。前纵韧带常被从下位椎体的前缘剥离下来但结构仍然完整。许多学者[54,73,83,119]都认为,这种损伤是屈曲分离损伤时前纵韧带受到向后轴向旋转应力所致。

双侧关节突脱位常能通过 X 线片做出诊断[44,70,92],表现为椎体后壁完整伴有明显椎体间滑移 (36%),可有轻度的椎体前方压缩及椎间高度丢失(图 31-15)。腰椎正位片常能显示脱位的关节突,CT 扫描能进一步验证诊断,且能显示空关节突征[92],同时矢状位重建能显示出椎管压迫程度[44]。腰椎双侧关节突脱位的患者神经损伤的严重程度较胸段、胸腰段低,胸腰段截瘫率可达 80%。原因主要在于腰椎管较宽且马尾神经弹性较好。腰骶段的单侧、双侧关节突脱位和骨折可能合并骶骨骨折,在骶骨损伤章节(第 35 章)中将详细介绍。

五 剪切伤和混合性不稳定

在大部分腰椎损伤中仅有约 30%存在复杂畸形或严重剪切伤。剪切力与其他类型损伤合并时,常使不稳定性及治疗变得复杂(图 31-16)。例如,双侧关节骨折脱位或 Chance 骨折合并剪切力作用能产生严重的前纵韧带破裂和明显移位。脊柱僵直特别是 DISH 病(弥漫性原发性骨质肥人征)或强直性脊柱炎时,特别容易出现剪切损伤,此类患者在入院时就可发现明显的畸形(图 31-17)。虽然不是所有的剪切损伤在初期都会出现严重畸形,但是初次影像学检查显示有双向滑移时常提示为严重的不稳定性损伤(图 31-18)。

这类损伤应引起重视,因为存在明显不稳定,且要求外科医生尽量能做到解剖复位及稳定。判断是否存在前纵韧带断裂和环形损伤是十分重要的。大部分后路固定技术都要求前纵韧带完整。对此应予以重视并确定用于复位及稳定的内固定器能否对抗不稳定。

第三节 神经功能损害

腰段脊柱圆椎和马尾的解剖关系在很大程度上决定了神经功能损害的特点。在腰椎的上末端,圆锥扩大并占据椎管直径的 50%[98]。但是,在椎管的远端部分马尾只占据不到 1/3 的横截面积。总的来说,自 L2 以下的脊柱损伤只会导致马尾(根型)损伤,因此它的

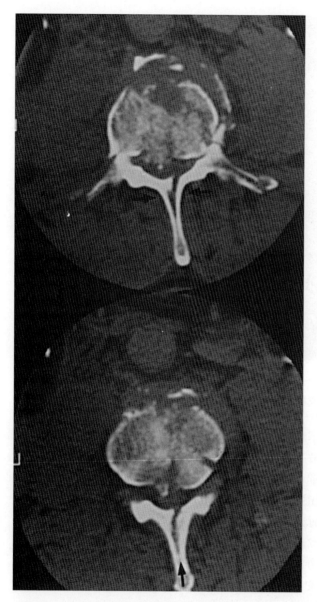

图 31-12　男性,62 岁,严重的 L3 爆裂骨折,自 L3 以下的不完全的神经功能损害。CT 检查表现为严重的 L3 椎体与附件的爆裂骨折,加上矢状面上 L3 的棘突有纵裂(箭头所示)。尽管脊柱后侧的矢状面的分裂并不分明显。但是,当下腰椎爆裂骨折合并棘突矢状面分裂时,可因后侧的硬膜囊撕裂导致神经损伤。经探查发现,在腰膜囊后侧有一个约 3cm 的裂孔,神经根通过破孔疝于棘突的矢状裂缝中。

恢复有别于椎管近端部分的损伤。神经根在硬膜囊里的位置关系也非常重要。通常越在远端离开椎管的神经根越靠近椎管的后部,而靠近端的除椎管的神经根基本上都是位于椎管的前部、侧方及接近椎间孔。位置关系对于 L4 或者 L5 骨折非常重要,该处出现创伤性的硬膜囊破裂时有可能造成神经根损伤。这些神经根通常是远端的骶神经根,受损时通常会表现出会阴部

的皮肤感觉异常或者肛门或膀胱功能的轻微改变。

腰椎损伤所引起的神经损害通常分为两类。第一类,即完全的马尾综合征,见于严重的爆裂骨折而导致椎管后移和大量的碎骨进入椎管里。第二类的损伤是指孤立的神经根损害或者多根的联合损害。这些损害可能是不能恢复的神经根撕脱,可能并发于横突的撕脱骨折。椎管的冲击可导致较小程度的神经根损害。孤立的神经根损害是很常见的,大多因为碎骨向后并在神经根出口处卡压神经根而引起。椎板矢状劈裂合并硬膜囊撕裂的下腰椎骨折常伴发根性损害。硬膜后侧的撕裂可导致神经根疝入棘突或椎板的骨折裂缝中[14,31,67,95]。移位畸形导致的椎管狭窄,如双侧脱位,在下腰椎所致的神经损害并不像胸腰段那么严重。只有大约 50%腰椎爆裂骨折患者伴有神经损伤。

第四节　处理

一、适应证

脊柱损伤通常按机理和不稳定的程度分类,有很多种分类方法。且提出了很多新的定义,如稳定与不稳定。一般的脊柱稳定性的定义包括骨折的特点,即在生理性负荷下不会出现移位,不会增加额外的神经功能损害或者增加畸形。尽管有许多分类系统已应用于腰椎损伤,但是却没有一个可以包含所有的损伤并对其治疗做出指导。很多胸腰段损伤的分类都是以解剖[8,53]或机理[38]作为参考,但后续治疗的结果证明,没有一个分类系统能够达到预期的理想目标。因此,必须用其他标准作为腰椎和骶椎骨折的处理依据。

概括地说,腰椎和骶椎损伤的患者手术指征如下:①骨折的部位存在明显的且非手术治疗不能控制活动(不稳定);②神经功能损害;③伴有严重的轴向或矢状面的脊柱序列异常。在腰椎和骶椎骨折中,神经损伤的出现大体就预示着不稳定的存在。对于椎管与神经结构比值较大者,只有当发生明显移位或成角时才会发生神经损伤。但是,这个原则并不具有普遍性,因为横突骨折或者撕脱时可出现神经根的撕脱。另外,对于小孩,由于脊柱和脊髓的弹性不同,可导致受伤椎体的更近端的神经损害。

(一) 不稳定

在腰椎骨折,有一些损伤类型在没有神经损害的情况下也可以定义为不稳定。因屈曲或屈曲分离损伤

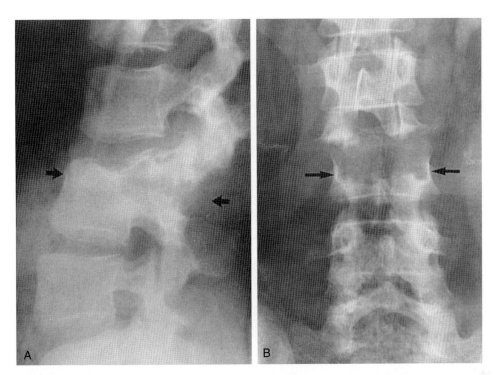

图 31-13　男性，11 岁，汽车意外中被一条安全带（没有肩带）阻止，屈曲分离损伤导致自 T12 以下的截瘫。(A)侧位片显示 Chance 骨折，在箭头之间有一条骨折线穿越了椎体及椎弓根。(B)正位片上箭头显示双侧横突与椎弓根在冠状面上有分裂。这种损伤是骨结构的损伤，没有韧带损伤引起的不稳定，只要维持适当的骨接触就能愈合。

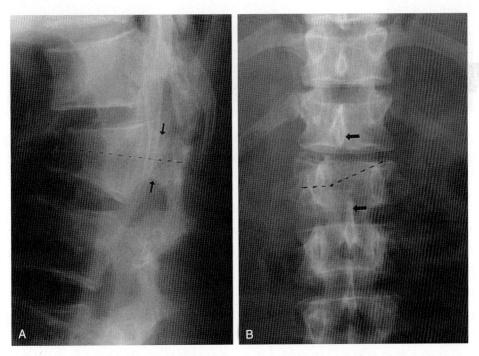

图 31-14　26 岁男性患者，被车撞倒产生严重的屈曲动作，导致 Chance 骨折。(A)侧位片显示后突畸形位于 L1。骨折线从一侧棘间韧带到椎弓根又从另一侧的峡部直到椎体。上下终板仍然完整，在椎体上能看到骨折线（虚线）。图中显示椎弓根影扩大（箭头所示）。(B)正位片显示棘间韧带增宽明显（箭头所示），可见一人斜行骨折线从一侧椎弓根到另一侧峡部（虚线）。由于棘间韧带的断裂，即使骨折愈合，仍可残存后方韧带结构的不稳定。

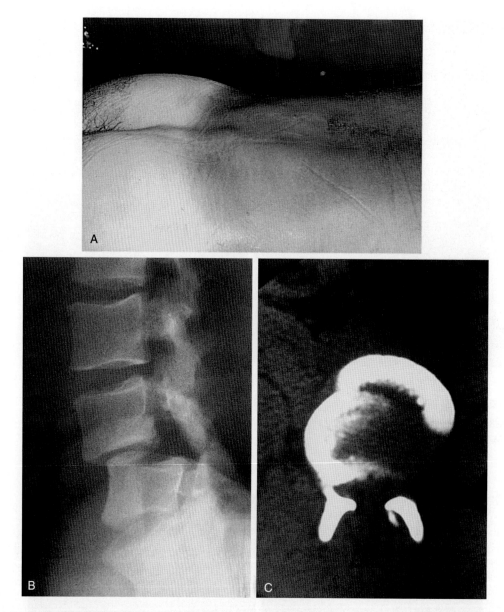

图 31-15　L4-L5 双侧脱位的患者。(A)患者严重的背疼,L4 以下肌力减退,术前片显示有严重的后突畸形。(B)侧位片显示 L4 相对于 L5 有严重的移位,但椎体高度没有改变,尽管在 L5 的前上方有轻微的骨折,但后柱无骨折。(C)CT 扫描可见空关节突征,且在这个断层上可见滑移与轻微的旋转。

导致的严重后方韧带复合体损伤被认为是不稳定型损伤。应手术治疗,关于这一点没有太多的争议。大多数的作者都认为非手术治疗不能使患者重新获得稳定性,而倾向于手术重建稳定性。同样,像合并后方韧带复合体和间盘损伤的屈曲分离损伤也极不稳定,可致矢状面的脊柱序列异常。此外,环形撕裂导致的剪切损伤是公认的不稳定型损伤,需要手术治疗重建稳定性。爆裂性骨折的稳定性问题更为复杂,因为它代表了一系列的损伤。没有神经症状且畸形较轻者一般不需手术治疗。现今绝大多数研究显示,

发生爆裂骨折但神经功能未受损的患者无论使用手术治疗还是非手术治疗,其治疗效果甚至影像学转归均无明显差异[114,122,123]。很难根据静态的 X 线片预知日后是否会出现不稳定。爆裂性骨折如果有超过 50% 的椎管内侵占、椎体前部与后部的分离以及椎板骨折等,都被认为不稳定,需要手术治疗,以获得满意的长期预后。然而迄今为止,缺乏完整的随机临床试验,即使荟萃分析也无法明确鉴别。明显的移位与剪切损伤所造成的混合型不稳定多表现出明显的临床不稳定症状。

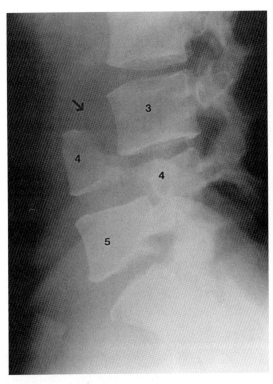

图 31-16 男性,26 岁,车祸伤,侧位 X 线片显示严重的剪切损伤,脊柱的完整性被彻底破坏,骨折线(箭头所示)从 L4 椎体的前上斜行穿向后下。

(二) 神经功能损伤

神经功能损害是手术治疗的另一个指征。关于脊髓损伤的手术疗效已有很多争议[29,20,22,50,65,89,106,],但普遍认为腰椎的损伤应手术治疗,因为大多数的腰椎损伤是神经根的损伤[14,61]。腰椎椎管与神经结构的比率较大,在没有严重的畸形(后突)时椎管的侵占率较小(30%),手术治疗对于神经恢复的意义不大。当椎管侵占率较大时(50%),神经损伤的程度也相对较重(马尾综合征),直接的神经减压常得到良好的恢复[71,82]。此外,局部的神经根受压能通过手术探查和减压而得到功能的改善。最后,棘突的矢状面骨折、神经损伤、硬膜囊撕破而导致的神经根疝出,都能直接从减压和硬膜修补中得到改善[14,31,67,.95]。

(三) 轴向或矢状位的脊柱序列分离

另一手术指征是严重的矢状面或冠状面畸形。大多数的腰椎骨折可引起后突畸形,且可能合并平移和旋转畸形。因为正常的腰椎矢状序列(前突)对于维持人体的轴向负重功能及椎旁肌的最佳功能状态是非常重要的,因此重建正常的矢状序列是评定治疗效果

的一个重要指标。它是评价能否获得长期无痛疗效的一个重要参数,但是,这种观点是否完全正确还未得到充分的证实,因为这类损伤多发生在相对比较年轻的患者,关于其手术或非手术治疗的随访时间都相对较短[2,3,12,40,52,58,86,111]。对于没有合并脊柱后突或侧突的稳定骨折可以用外固定治疗而得到良好的疗效,但是,对于合并严重后突或其他畸形的骨折,外固定治疗并不能达到也不能维持复位,应手术治疗重建脊柱的正常序列。由于过去没有合适的方法能恢复脊柱序列,因此较少强调手术治疗。事实上,既往用于治疗脊柱骨折的器械对于腰椎骨折不但不能恢复序列,反正导致了医源性平背或其他继发畸形而出现了继发症状。如果治疗的目标是恢复脊柱序列,外科医生术前必须确定所选择的方法能够达到这个目标。

二、治疗选择

对于腰椎骨折的处理有很多不同的方法,包括非手术治疗与手术治疗。非手术治疗包括管型石膏或支具的制动、体位复位、卧床休息或即刻活动。相对于胸腰椎损伤,下腰椎损伤的处理方法有所不同。手术治疗有很多不同的方法,包括:①后路复位、稳定及融合术;②后路或者后外侧(经椎弓根)入路间接或直接神经减压;③前路减压、复位、稳定、融合和固定。

(一) 非手术治疗

非手术治疗可用于腰椎的稳定或不稳定损伤。它通常用于较轻的骨折,如棘突骨折、横突骨折、前缘压缩小于50%的椎体压缩骨折和骨性屈曲-分离损伤(Chance 骨折)。此外,爆裂性骨折[17,53]大多数较稳定而适应非手术治疗。在过去的5~10年里,对于下腰椎的爆裂性骨折的非手术治疗得到了暂时绝对的优势。这种转变由众多的因素引起,如:手术治疗相对高的并发症发生率,术后畸形矫正的丢失,短期到中期的随访并不能证明手术可明显提高疗效[28,114,122,123]。然而,相关随机试验十分少见且现有的试验中也没有将下段腰椎爆裂骨折单独挑选出来,而是把所有的胸腰椎爆裂一起进行比较。因此,在决定采用手术或非手术治疗时,目前主要考虑的是椎体后柱的分离程度,以及矢状和轴向序列的破坏程度。理想的腰椎爆裂骨折非手术治疗需要延长卧床时间(3~6周)后才能在支具保护下活动。卧床休息能减少轴向上的负荷,没有充分的卧床休息可导致畸形加重。目前一般认为,如果患者无神经损伤或仅有轻微的单侧根性损害,非手术治

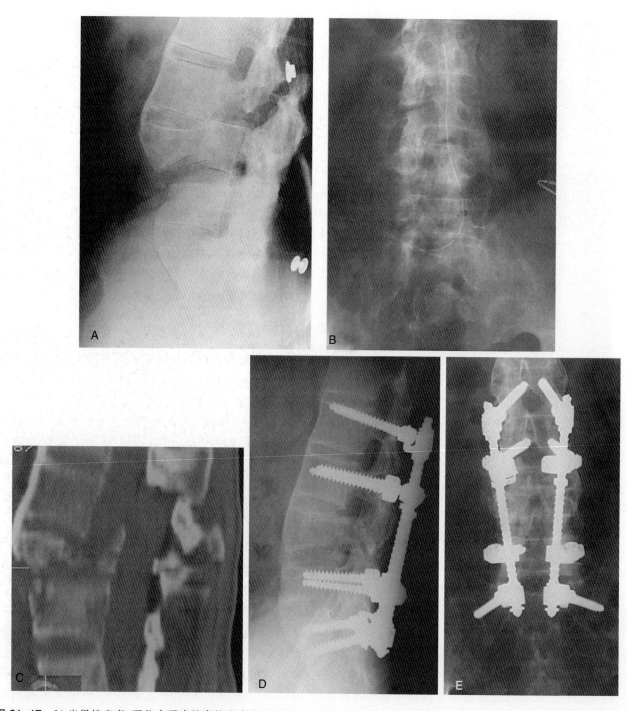

图 31-17 31 岁男性患者,既往有强直性脊柱炎病史,从屋顶上摔下,背部着地,发生剪切损伤。(A)侧片显示骨折线在 L4 水平穿过强直的脊柱,有 50% 的移位和相对小的成角。(B)正位片较难发现成角及移位。(C)CT 重建能显示出同一平面上的移位,明显粉碎性骨折但未见有明显骨块突入椎管,患者神经损伤很轻。于上下两僵硬的节段行多点的内固定术达到解剖复位。一年后随访的侧位片(D)及正位片(E)均显示维持了良好的复位。

疗是较理想的选择。若有严重的神经损害或严重畸形则最好行手术治疗。对于某些特殊类型的损伤,如双侧关节突脱位,姿势性复位的提倡者也不主张姿势复位,不管患者是否有神经损伤都需行手术治疗[53]。

对于大多数下腰椎骨折,理想的支具应该是通过

单个的大腿人字形管型石膏固定骨盆或者胸腰骶支具固定下腰椎之间的相对活动。标准的腰部制动支具实际上主要是限制 L4-L5 和 L5-S1 的活动[10,39,45,116]。对于上腰部的骨折,使用全接触塑型支具能获得更理想的效果。需要注意的是,在腰部勿使用胸腰部伸展

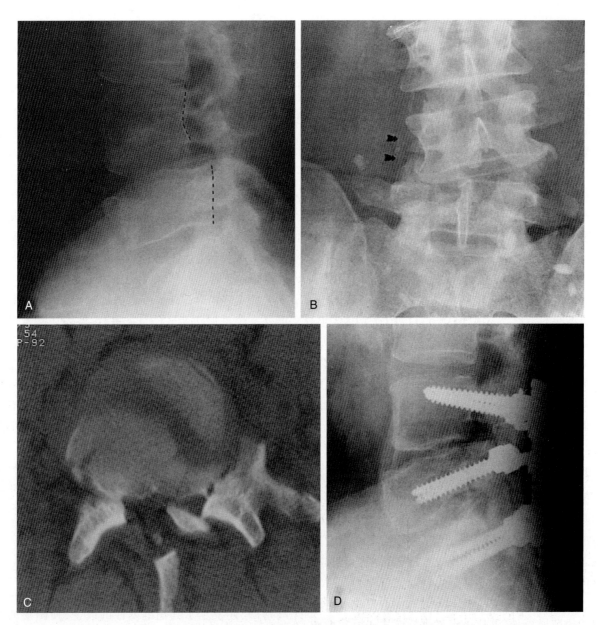

图31-18 44岁男性患者,在看台观看比赛时被冲入的车撞伤。造成L4-L5剪切伤,三柱完全断裂。(A)正位片(B)显示有成角和移位,然而,侧位片(B)主要显示有移位(箭头所示)。(C)间盘水平的CT断层能较好地反映损伤的严重性,它能看到整个脊柱的损伤情况。(D)使用节段性固定达到复位及稳定,中间的椎弓根钉使骨折的椎弓根与椎体再连接。

支具(如Jewett支架),因为过度限制邻近部位会使两端的活动加大,导致下腰部疼痛及畸形加重。

有学者主张对于不稳定的损伤可以采用非手术治疗。治疗措施包括卧床休息以使明显的畸形复位,在活动之前使骨折于仰卧位固定。尽管这种治疗方法曾被广泛接受[6,41],但如今为了缩短住院费用和住院时间,多采用更为有效的手术治疗。

(二)手术治疗的目的及器械

一旦对于脊柱损伤的患者决定采取手术治疗,目的必须明确。腰椎损伤治疗的主要目标包括:骨折的解剖复位,神经减压(有指征时),矢状面上脊柱序列的恢复,固定的节段最小化,尽量减少并发症的发生。应注意掌握手术时机,因为随着时间的延长,许多治疗方法的功效可能发生变化。

有关腰椎骨折手术与非手术治疗优缺点的争论仍在持续。从20世纪90年代早期起,有关患者满意度以及疗效评判的标准变得更具客观性,现已认为它与客观的神经体征及影像学检查同等重要。但当面对一个腰椎爆裂骨折的患者时,仍然很难决定何为最佳治疗方案。这类患者的平均年龄27岁左右,许多人受伤时正在从事体力劳动,尽管短期的研究结果表明骨折愈合良好,但其长期疗效目前还不清楚。是否通过手术恢复了脊柱的解剖序列,就能在短时间内甚至长期减少患者的疼痛,使患者恢复原工作呢?难以回答上述问题的部分原因是因为有些手术技术既不是用来恢复也不是用来保持脊柱的正常序列[3,111]。因此,最好用非手术治疗后序列是否恢复来做对照研究。近来有一项短期(<4年)随访研究,似乎提示对于有神经损害的患者,手术干预可能使其恢复更快些,神经功能的恢复也更好[55,86]。有些作者认为,腰椎爆裂骨折的非手术治疗能获得很好的短期疗效,但对他们的数据进行严格分析时便可发现,大多数患者有明显的残余腰痛及劳动能力的部分丧失[2,3,17,40]。精确归纳及长期随访后将得出不同的结论。一项30例5~11年(平均8.2年)的随访研究中,大多数患者恢复了脊柱的正常序列,腰痛的发生率少于20%,半数回到了原工作岗位[68]。因此对于无神经损伤,轻到中度畸形的患者,目前倾向于非手术治疗。而对于有明显畸形或神经损伤,或两者兼而有之的患者,手术治疗能获得更好的长期疗效。

1.骨折的解剖复位

手术干预的首要目的是使骨折解剖复位。解剖复位的基本原则是,用来复位的器械必须能够直接地对抗造成损伤的变形力,此外,还应能对抗腰椎正常生理状态下的应力,尤其是腰骶关节的剪切应力。选择腰椎内固定器时,应考虑器械本身的复位能力及所需器械的相对长度。应尽量选用能达到满意复位及牢靠固定的短节段器械,这样可以尽可能多地保留腰椎的活动节段。腰椎畸形的发生多有屈曲及轴向应力的参与,应注意对抗这些应力。固定步骤应有撑开的力量并恢复腰椎的生理前突。实验数据表明,撑开及生理前突的恢复更有利于骨折的复位[13,126]。

并非所有的内固定系统在脊柱的各个部位均能达到最佳的效果。下一节将讨论适用于不同类型腰椎损伤的一些常用内固定器。尽管过去一些装置如Harring棒[35],或者用钢丝或钩固定的波状外形棒系统(如Moe棒,Harri-Luque,C-D,Synthes,TSRH,即Tesas Scottish Rite Hospital)可以一定程度矫正畸形,但需要进行长段固定恢复矢状序列的效果不佳。椎弓根螺钉系统则可避免牺牲过多的活动节段,行短节段复位及固定。然而早期的椎弓根螺钉系统,如Olerud装置及

Fixateur内固定器过于粗大复杂,近年来在技术已有了很大的改进。然而,胸腰段脊柱骨折的治疗并没有太多进展[124],不伴神经功能障碍的下腰椎骨折也是同样。大多数的椎弓根螺钉系统能达到坚强的固定,同时还能保持矢状面的生理曲度。后方结构切除或神经根减压后并不需要增加固定节段[95]。

椎弓根螺钉系统有两种基本类型:钉-板系统及钉-棒系统。除非利用手术床的姿势复位,大多数钉-板系统没有明显的复位作用[34,76,100,110]。钉-棒系统则有渐进性的复位作用[32,60,77,78,93],并能维持复位。

前路手术中急性期也可行前路减压、畸形复位及稳定手术。不用内固定的单纯方柱状植骨难以长期维持脊柱的正常序列[82]。单纯前路植骨没有矫形作用,对于某些L3和L4骨折,可考虑加用前路钢板,能明显增强复位矫形功能。L3、L4和L5椎体切除术后使用楔形笼可以更好地对椎体行解剖复位。与其他骨移植物相比,其优点在于可以更好地抵抗轴向压力性塌陷。但股骨同种异体骨算是特例,对其进行一定程度塑形也能维持脊柱前突。从前方入路固定骶骨有一定困难,尽管有人尝试过使用波状前路钢板,但是由于其上有髂血管经过,阻碍了对L4和L5的固定。侧方固定骶骨并不现实但是在L4-L5却可行。同种异体股骨皮质可用拉力螺钉从内侧对骶骨进行固定,并利用后方内固定来加强。可通过钢板上槽状分布的孔洞做轻微的加压或撑开[56],与以往单纯中和钢板相比,这是一个进步。

对于6周以上陈旧性骨折导致的畸形的矫正,其矫正的力学机制不同于新鲜骨折,因为除骨折本身的畸形外,还发生了其他继发性的改变,使畸形的矫正更复杂。伴随着软组织瘢痕的形成,松质骨骨折的初期愈合已经开始。此时,由于畸形僵硬度的增加,为了能达到及维持满意的矫正度,前方松解手术变得非常重要。伤后6周以上,如单纯用后方固定器械作复位,由于前柱短缩以及前方已有骨桥形成,常难以纠正后突。也有一些初步的治疗报告认为,在前方尚没有骨性连接时,仍可通过后路手术,利用适当的器械达到复位。陈旧性病例由于后方也有瘢痕,后方的骨折也已开始愈合,因此单纯的前路手术也难以达到完全复位。此外,大多数前路器械没有足够的力臂,固定点的强度也不够牢靠。

2.矫正的维持

手术治疗的第二个目标是畸形矫正的维持,其与

所用固定器的强度有关,也与其对抗畸变及腰椎正常生理应力的能力有关。对于腰椎而言,内固定物的长度越短,其分担的载荷越大,失败率也就更高。应考虑后方结构完整及前方植骨时的载荷分布。尽管临床已见到有些后方结构完整的患者,可以承受正常的载荷分布,但实验数据显示,使用腰椎短节段内固定时,通过柱状植骨恢复前柱高度是非常必要的[34,47,59,79,109]。不适当的固定末端(如骶骨)将影响内固定的稳定性,难以长期保持已恢复的脊柱序列。使用椎弓根螺钉或椎板钩的后方固定器既可达到坚强固定,也可对抗畸变应力。然而大量研究显示胸腰段和下腰椎爆裂骨折的复位保持并非是最理想的[28,114,123]。前路减压及复位术后单纯植骨的疗效不满意。加有前方内固定装置有助于长期维持满意疗效[80]。前后路联合手术,通过前路恢复前柱的稳定性,再加用后方椎弓根螺钉固定,能达到最佳的稳定效果,但由于需要经历两个手术,风险性增高,除了前方必须做减压者外,其他可能并不适合。即使前方手术通过胸腔镜进行,手术时间仍较单一个手术长,手术风险也更大[94]。

3.神经结构的减压

神经结构减压作为第三个目标,对于下腰椎骨折的患者来说并不是常规目标。与脊柱其他部位损伤患者相比,下腰椎骨折发生神经功能障碍的可能性相对较小[23]。尽管最初有人认为减压术对没有神经症状但有明显椎管内侵占的患者可能有益处,但现已证明这种观点是错误的。不管是通过手术还是非手术方法,只要能使骨折完全复位,后期都不会发生椎管狭窄。研究表明,手术及非手术后都能见到椎管内的残余骨被吸收[15,24,26,63,106,112]。因此,神经功能受损是减压术的唯一指征。减压的方法可有多种,概括为直接及间接法,应根据患者的具体情况选用。全椎板切除术对于后移入椎管内并对硬膜囊有压迫的骨折块起不到减压作用,仅可用于清除突入椎管内的椎板及关节突骨折块,以及用于神经根减压。多数实验[42,5]及临床研究[22,33,72,105,116,120]均表明,通过后纵韧带的复位作用可达到间接的减压,畸形的完全矫正也可达到减压目的,尽管使下腰椎恢复正常的前突矢状序列要难于胸腰段脊椎。伤后48小时内手术效果最好。经椎弓根的减压尽管是后方的直接减压术,但由于该技术很难直视硬膜囊的前方,因此实际上与间接减压术没有区别。由于间接减压术需要依靠后纵韧带的张力,在下腰椎与骶骨使用时效果并不满意,因为此区域有明显的前突或后突。因此,对于L4和L5骨折,由于可通过有限的牵开硬膜囊及神经根显露硬膜的前方,可用全椎板切除或半椎板切除术做直接减压,清除压迫硬膜囊或神经根的骨折块。此直接减压术仅推荐使用于硬膜囊内为马尾神经的区域。当压迫为单侧时直接减压术相对容易,此时不必显露对侧。2周内手术时由于骨折块尚可活动,较易清除。在上腰椎,可通过经椎弓根的后外侧途径,切除部分椎板及椎弓根,显露一侧的硬膜囊,做直接减压。

对于已做后路间接减压内固定,或就诊时间较晚(伤后2周以上),仍需做硬膜囊减压的病例,前方椎体切除和直接减压是最有效的手术方式。有学者主张在腰椎骨折的急性期即行前路直接减压及稳定手术,但由于其并发症的发生率可能较高,前路固定的稳定性较差等因素,因此并不是最好的选择。腰椎尤其是下腰椎骨折,由于椎弓根固定节段短,在椎板切除及后方减压后仍可使用,复位及固定效果满意。

4.脊柱序列保持

下腰椎骨折治疗的下一个目标是保持腰椎的正常序列。用于腰椎骨折的任何内固定系统都必须保持腰椎及腰骶关节的生理前突。如骨折跨越腰骶关节时,为了保持前突,有时需要固定到骨盆。尽管许多装置用棒钻入骶骨或髂骨,但并不能提供足够的稳定性,且还有穿过骶髂关节的缺点。骶骨直接螺钉固定无论是向内钻入椎体,还是向外钻入骶骨翼,基本能够维持矢状面的排列。使用多接螺钉可使棒固定变得容易但也削弱了矫正序列的能力。当近侧骶骨粉碎严重时,偶尔可在S2-S3段固定后方髂骨。合适和稳定的内固定应注意保持腰骶角、腰骶前突,以及整个脊柱的序列。

5.固定长度的最小化

减少固定长度,最大限度地保持腰椎活动节段,是腰椎骨折固定时需要考虑的另一个重要目标。这就是要求既要考虑达到满意的复位及固定,又要尽量多地保持腰椎的活动节段。在腰椎骨折的固定中,不能为了减少固定节段而不顾固定的强度。短节段固定(上下各一节段)不能提供足够的强度,可引起胸腰椎骨折内固定后的序列丢失。更多的粉碎性骨折大都需要上下各两个节段内固定,或者短节段固定伴前柱重建以维持复位。Parker等[97]通过计算前柱压缩的高度,试图了解哪些骨折可以使用短节段内固定,从理论上讲对治疗方法的选择有帮助,但实际上,能用短节段固定保持脊柱序列的稳定骨折,可能不需手术,通过非手术治疗就能保持正常的序列。也有学者试图减少前路固定的节段,将螺钉固定于伤椎[88]。因此,在选择内固定时,应同时兼顾固定的强度及固定的长度,以达到最佳疗效。下腰椎骨折区别于胸腰椎骨折的一点在于可利用骨折节段的椎弓根来达到固定。若椎弓根未彻底粉碎,可使螺钉经椎弓根钻入椎体(图 31-18),该方法比仅对骨折上下节段固定要更加稳定。

6.减少并发症的发生

腰骶骨骨折治疗的最后目标是减少固定的并发症发生率。主要并发症有假关节形成、内固定失败、医源性平背等[64]。应注意:不能只为达到其他的治疗目标,而全然不顾内固定可能带来的并发症[52]。

三、特殊类型损伤的标准治疗方法

(一)轻微的骨、间盘及韧带损伤

轻微的骨折,如撕脱骨折、棘突骨折,以及韧带撕裂,通过制动就可缓解疼痛,获得满意的疗效。没有明显骨折的后方韧带结构损伤可以导致不稳定,且容易漏诊,待急性期过后,痉挛一旦解除,伸屈位 X 线片常能提示是否有不稳定。轻微的撕裂(扭伤),外部制动 6 周到 2 个月就能愈合,重建稳定性从而消除症状。如韧带完全撕裂,并伴有黄韧带及椎间盘的损伤,则必须用支具恢复脊柱的序列,控制韧带损伤引起的不稳定 (图 31-19)。小的横突撕脱骨折如有症状,常伴有严重的肌肉拉伤,可做外部制动。儿童的终板撕裂如同时伴有急性的间盘突出,在明确诊断后应手术治疗[35,37,113]。部分椎板切除术就能充分地显露并切除突出的终板,终板的其他未突出部分常能自行愈合而不需做特殊处理。

(二)前缘压缩骨折

腰椎的压缩骨折相对较常见,既可单发,也可以多发。预后常较满意,除非患者本来就有骨质疏松。两个诊断上最常见的问题是未能识别出伴随的严重韧带断裂和仅仅误诊为压缩骨折而未能识别出爆裂骨折。在评估这类损伤时,一定要注意椎体的后壁是否完好。

处理此类损伤的另一个常见失误是未能界定损伤的范围,即使矢状面的畸形并不严重,仍需做 CT 检查以确定椎体后壁是否完整。在大多数情况下,正位

和侧位 X 线片能鉴别以上两种情况。通常侧位片上能显示后上角的移位(图 31-20)。后壁的破碎更支持爆裂型骨折的诊断,并且提示我们需要相应改变治疗方案和预后估计。另外,医师必须确认压缩骨折不伴有韧带断裂(图 31-19)。

一般椎体高度缺失少于 50% 的楔形压缩骨折不伴有韧带不稳定。治疗的目的是防止进一步的前方压缩和遗留脊柱后突[62]。即使在过伸情况下不能恢复椎体的高度,最好还是选择非手术治疗。对损伤节段制动时要注意支具的固定能力。Jewett 支具并不能使 L2-L4 的压缩骨折过伸,甚至会使之恶化。这些骨折最好使用一体的定制模塑全接触支具治疗(见第 27 章)。L5 的压缩骨折不能被腰部支具固定,且因为腰部支具阻碍了其他节段的运动,使 L5 水平的运动加剧[10,39]。L5 水平的制动需要带有单腿的支具以固定腰骶关节。制动要延长至 3 个月,直到椎体愈合。制动完成后,需要进行过伸过曲位 X 线检查,以判断是否残留有不稳定。治疗过程中如出现压缩加重,且已影响脊柱的正常序列时,需要改变治疗方法,改用手术治疗以恢复序列,并进行单节段的融合术。

继发于骨质疏松的压缩骨折在治疗时需要注意两点。首先,腰椎压缩骨折可导致腹膜后血肿,在老年人可收起肠梗阻。另外,老年人能耐受的疼痛治疗水平也很难界定。因此,首先建议患者诊断后应于 24 小时内收入院治疗以防止发生肠梗阻,继发致命的脱水。第二,需要控制止疼药的使用,使患者舒适而功能不受影响。第三,如果患者并未服用双磷酸盐类药物,应着手研究骨质疏松的严重程度并开始治疗。最后,应制动以减轻疼痛。半僵硬腰围对腰椎骨折很有效且易于接受,能够减轻疼痛。应于出院 1 周后随诊,拍 X 光片,并确定疼痛缓解的效果。出院 1 个月后再次随诊以判断骨折愈合情况,并通过测量判断椎体是否继续塌陷。如果 4 周时仍有剧痛并且仍存在椎体塌陷,应考虑行椎体成形术和后突成形术(见第 18 章)。

(三)腰椎爆裂骨折

大多数需手术固定的骨折是爆裂骨折。对这些患者选择最合适的治疗的关键是明确骨折累及的范围。正如上面所述,所有爆裂骨折均有椎体前部的碎裂与后壁的明显受累。伴有骨块后移入椎管。腰椎爆裂骨折最常见的类型是 Denis A 型(整个椎体与椎体-椎弓根连接碎裂伴或不伴有附件的损伤)和 Denis B 型(仅有上终板的碎裂,椎体-椎弓根连接和附件未受累

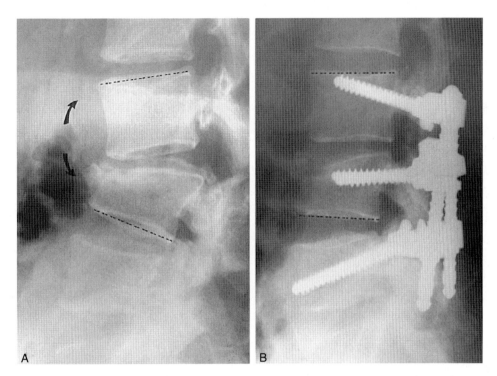

图 31-19　44 岁女性,图 31-6 所示为其受伤当时的 X 线片,伤后 5 个月,出现严重后畸形及韧带不稳定。(A)不幸的是,最大过伸位 X 线片显示后突仅有轻微矫正(箭头)。患者做了后路矫正、稳定及融合术。(B)最终达到了坚固的融合,疼痛消失,没有不稳定的迹象。

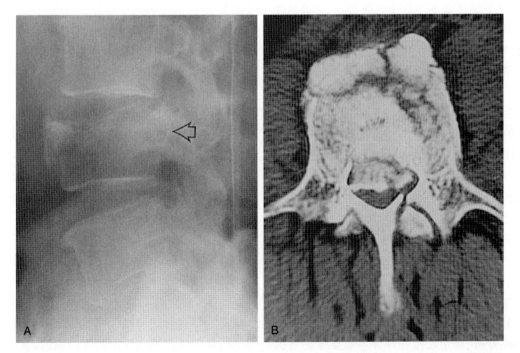

图 31-20　(A)L4 爆裂骨折在侧位片上可能误诊为单纯压缩骨折。诊断的关键是受累椎体(L4)的后上角(箭头所示)。(B)CT 扫描证实椎体的粉碎和高度丢失通过 X 线片也能看出,但椎管的侵占度及骨结构的破坏程度只有通过 CT 扫描才能清楚地显示。

及）。这两种类型在 L2 和 L3 发生率相同,但在 L4 和 L5,Denis B 型占明显优势。外侧爆裂骨折（Denis E 型）偶尔可见。对这些创伤的研究指导我们选择治疗方案。为达到最好的治疗效果,上下腰椎的骨折要分别采取不同的治疗方案。然而,椎弓根螺钉固定已成为腰椎骨折的标准治疗,上下腰椎所用的器材除长度外均无不同。

屈曲压缩骨折(Denis B 型)是爆裂骨折的一种亚型。它常表现为椎体后壁骨折伴有后上角侵入椎管引起压迫。正位 X 线片和 CT 扫描的典型表现是椎弓根间距无明显增宽。CT 显示它们仍连接于椎体外侧面,即使有很大的中央碎骨片突入椎管并引起压迫也会如此。此时多合并显著的脊柱后突。应用于此区域的器械需能矫正上腰椎的后突并恢复下腰椎的前突。是否能达到这个治疗目标与固定节段的长短有关,也受固定器的作用力力臂长度影响,此外,还与固定器的强度、作用于螺钉上的力的类型有关[96]。

椎弓根固定装置在腰椎固定方面基本上已取代其他的固定装置,而胸腰椎和胸椎骨折现也渐倾向使用这种方法。这些已在第 29 章详细讨论。在讨论腰椎骨折的手术技术,应充分了解手术治疗在这些骨折中所能起到的作用。目前最常见的手术指征是创伤性硬膜撕裂、神经受损(不是单根受损)和严重畸形(大于 25°的相对脊柱后突伴或不伴有神经损伤)。尽管至今大部分报道都是短期随访的(<5 年)[2,3,86],但仍有一些中期随访(5~10 年)的资料可供参考[12,103]。

椎弓根螺钉固定对上腰椎损伤,尤其是前椎受损严重的损伤,可以应用于多个节段以达到可靠的固定。例如:L2 骨折时,有多种器械可以选用。如果是 Denis B 型骨折,可以只在上、下相邻椎体各用一枚螺钉(L1 和 L3)(图 31-21A),或者也可以在骨折椎体的下部再加用一枚螺钉,进而构成一个三螺钉结构(上方两枚,下方一枚)以形成更大的复位力(图 31-21B 和 E,图 31-22)。对前柱损伤严重的 Denis A 型骨折(图 31-23),同样可以应用二上(T12,L1)一下(L2)的三螺钉固定,也可以应用二下(L2,L3)的固定(图 31-21B,C)。

一些学者主张应用 cage 或植骨恢复前柱高度,同时于骨折节段的后方上、下相邻节段加用椎弓根固定。对上腰椎骨折,固定长度选择并不需要考虑与远端节段的协调和保持运动功能。稳定性和矫形的保持更加重要。而在下腰椎,固定长度则更需斟酌。椎弓根螺钉固定具有固定节段少的优点(三个节段,两个间

隙)。对 L4 骨折,固定 L3 到 L5(图 31-21E)。对 L5 骨折,固定 L4 到 S1 就够了。现在已有许多椎弓根固定系统能达到这个目标。

从技术上讲,用现有的固定系统进行复位时可根据内固定的层面数(两个:一上一下,三个:一上一下一受累节段)和使用的螺钉类型(固定的或多轴的)从多种技术方法中进行选择。若只使用一上一下固定,那么脊柱后突复位和脊柱前突恢复将存在一定困难。尽管将棒预弯能起一定作用。但往往需要在插入棒、帽进行固定前,用"操纵杆"与定角螺钉头相连以调整合适的脊柱前突角度。(图 31-24 A~C)。对于三点固定,包含两端和骨折面(图 31-24D,E),镙钉的结构不同使得复位和脊柱前突恢复的方法选择更多。内固定的近远两端应用定角螺钉,中间点则可用多角度螺钉,使得在固定椎弓根及椎体的同时,螺钉头还可有效地与棒嵌合。复位时可将预先折弯的棒嵌入近端或远端螺钉(由骨折平面而定),再用压棒器使棒嵌入其他螺钉,由此使中间螺钉前称,并在放入钉帽前纠正后突和重建前突。复位螺钉可用在一端或两端使得钉帽可以拧入延长的螺纹(图 31-24E)在去掉延长的螺纹之前旋紧螺钉重建脊柱前突。后种方法更有效且能够逐渐进行复位。骶骨内固定方向是沿 S1 椎弓根至椎体(见图 31-24F)或向侧方至骶骨翼(见图 31-24G)。一些固定系统可通过双向或两点固定骶骨来增强 L5 骨折内固定。骶骨使用何种类型的螺钉(固定或者多轴)取决于骶骨螺钉的位置和方向,一些特殊位置需要使用多轴螺钉来与棒嵌合,但多轴螺钉又会使序列重建更富有挑战性。

下述将对椎弓根螺钉的应用、固定、重排以及该技术在下腰椎骨折中的使用原则进行简要讨论。恰当的正位、侧位平片和 CT 对椎弓根和椎体根和椎体大小位置进行评估很重要。将患者置于可纵轴旋转、横轴旋转或 X 光可透过的标准手术台上,以期能最大限度地实现被动复位和矢状重排。

通常采用后中线切口,使用电刀切开以避免损伤椎体的过度活动。通常,暴露 L4 和 L5 骨折时可见棘突和后方附件的骨折。倘若椎板发生纵轴骨折或棘突出现青枝骨折,手术切开过程中应格外小心看是否有神经包埋在骨折组织中。若出现创伤性硬脊膜撕裂或椎板、棘突骨包埋有突出的神经根时,需要进行探查,将之放回硬脊膜囊中,在复位之前将撕裂处缝合。而如果复位时神经根仍包埋在骨折处,则骨折完全闭合时会加重损伤的程度。螺钉应该在探查之前放入,但

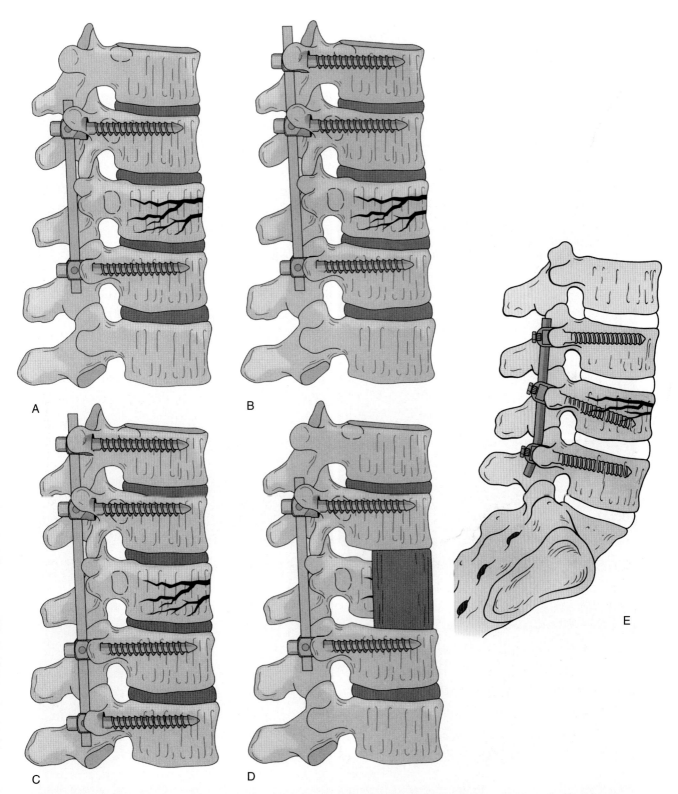

图 31-21　(A)椎弓根螺钉及钉-钩系统均可用于屈曲及压缩畸形的矫正。所用固定的长度及螺钉数量依赖于骨折是否稳定及骨折的节段。相对稳定的 Denis B 型 L2 或 L3 爆裂骨折,骨折上下各 1 枚螺钉就够了。(B)而对于需要长力臂才能满意复位,或不稳定的 Denis B 骨折(前柱塌陷更明显),上下各需用 2 枚螺钉。(C)Denis A 型严重粉碎骨折,上下各需 2 枚螺钉,以增强固定的稳定性,也可增加复位的水平力臂。(D)也有作者建议另一种方法,加用前方植骨以恢复前柱的稳定性。但前后手术延长了手术时间,并发症的发生率也可能相应增加,很难判断是否值得,除非患者有神经功能缺失需要做前方减压。(E)某些骨折可以通过骨折椎体的未粉碎部分置入一枚呈一定角度的螺钉来增加稳定性。

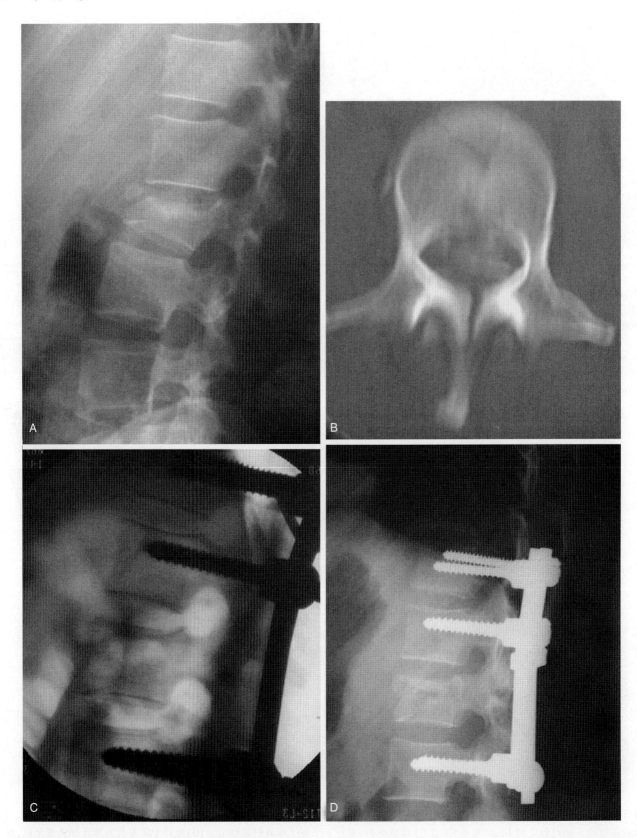

图31-22 (A)44岁女性,从楼梯上摔下,臀部着地,致爆裂骨折。这是一个孤立的损伤,然而,患者摔伤后有约10分钟的一过性双下肢感觉和运动功能丧失。就诊时神经功能已完全恢复。CT(B)显示椎管内侵占大于50%,有约30°的后突角。经讨论后,做了复位及内固定术,骨折上方固定2个节段,下方固定1个节段。术中拍片(C)显示骨折完全复位。术后6个月,矫正的高度有部分丢失(D),但已达到无痛的坚强融合。

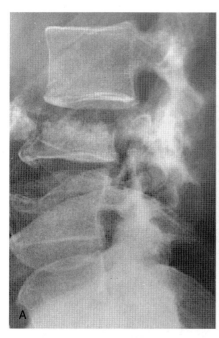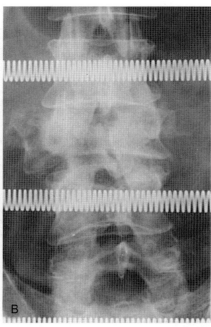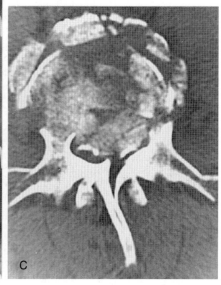

图 31-23　63 岁男性,L3 爆裂骨折。(A)术前侧位片显示 L3 椎体严重破坏和轴向压缩。骨折块轻度后移及成角。(B)正位片显示椎体严重粉碎,椎弓根间距增宽,后方附件骨折。(C)骨折椎体的 CT 扫描显示整个椎体完全粉碎,且明显突入椎管,椎管几乎全被骨块侵占,椎弓根粉碎。在椎弓根上施加压力只会将椎弓根挤入严重粉碎的椎体,并不能恢复前突,也难以达到韧带的复位作用。

复位则要在探查之后进行。如果棘突和棘间韧带完好,不应切除韧带而应在切开过程中保留。应尽量保持器械近端和远端的棘间韧带的完整性以避免术后相邻节段的过度活动。在剥离骨折头侧节段的软组织及暴露横突时,应尽量避免损伤相邻未融合的节段的关节囊(图 31-25A)。尤其需要注意的是在 L4 爆裂骨折时的 L2-L3 小关节(邻近 L3 横突),L5 爆裂骨折时的 L3-L4 小关节需要保持非融合,它们的关节囊必须足以抵抗因邻近节段固定而产生的不断增加的应力。椎弓根螺钉可以从关节突的外下方置入,以避免触及未融合的关节而造成继发损伤。合适节段的横突暴露可以显露骨折部位和对植入螺钉有帮助的解剖标志。只有在两个或多个节段融合时才可以去除关节囊。当融合范围包括骶骨时,L5-S1 关节所有软组均需剥离,骶骨也应剥离至第一背孔。解剖标志的完全暴露对螺钉准确植入至关重要。

对于 L3、L4 和 L5 上的螺钉,Roy-Camille 等推荐的进钉点位于关节外下侧缘连线与横突中点连线的交叉点上(图 31-25B)[100]。同样需要注意螺钉进入椎体的适宜角度。螺钉的方向选择要考虑到多种因素,包括患者的体位、骨折后突畸形的程度和椎体的形状。另外,骨折椎体的解剖结构损毁也给准确植入带来困难。因为经常需要做椎板切除术或椎板切开术,也可以通过直接触探椎弓根来帮助判断。

从最远端节段开始,用 3mm 角钻于椎弓根外下角处钻透后侧皮质。钻入过程中应注意尽量避开关节突。这种置入方式要求向上方成角,与终板约有 15°的夹角,向内倾斜 10°的方向进入椎弓根。尽管大部分外科医生在植入螺钉会同时探查椎弓根,但对于年轻患者,由于骨质较硬和脊柱更不稳定,需要更大的力量才能钻入椎弓根。如确信已经进入椎弓根,也可以用 2.0mm 或 3.2mm 的钻头。这项技术对试图在骨折椎体植入螺钉时尤其有用。

插入 2.0mm 钻头或克氏针,注意植入深度不要超过椎弓根的深度。不应进入椎体以保证局部 X 线秀视能准确提示进入点是否正确。如果应用正位或侧位片定位,同一节段的两个钻头可能是反向的:一个在椎弓根内,一个在椎弓根外,这样可以区分两侧的位置(图 31-25C)。如果应用增强成像,投照方向应该和导针的轴平行。在最上一个固定节段,导针应位于椎弓根的下外方,在所有其他节段,导针应位于椎弓根中心。L4 爆裂骨折时的下位节段是指 L5,L5 爆裂骨折时的下位节段是 S1。

L5 螺钉的植入除了一些微小的变化外,和最上一

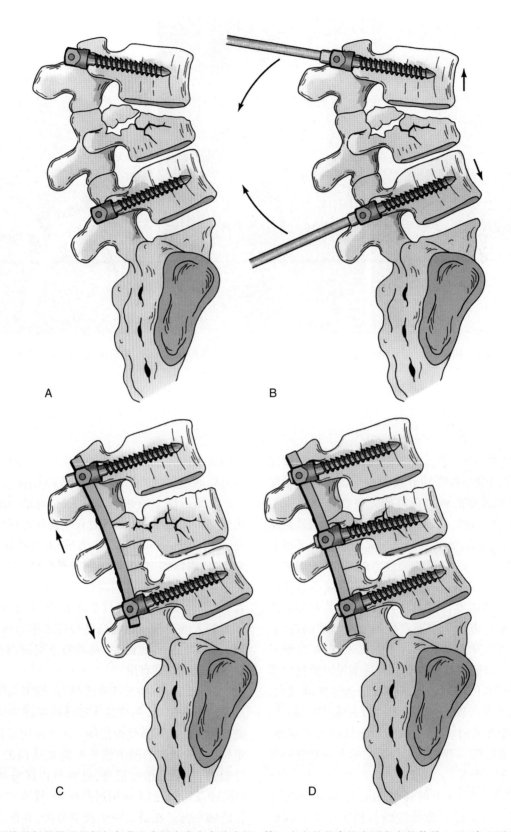

图 31-24 腰椎骨折的椎弓根螺钉复位和内固定术有多种途径。第一个变量是脊柱内固定点的数量。(A)当上下各一个节段都可以进行固定时,应在每个节段打入定角螺钉,并在插入棒之前保证螺钉头可使前突重建。(B)如果可以使用三点固定,损伤节段位置的中央螺钉可以用来恢复序列和重建前突。第二个变量是骶骨固定的进钉方向。(C)螺钉可以指向 S1 椎体前方,此处没有重要血管和神经。(D)或者也可向外指向骶骨翼,此处有足够的进钉深度,而且也没有重要血管和神经。(待续)

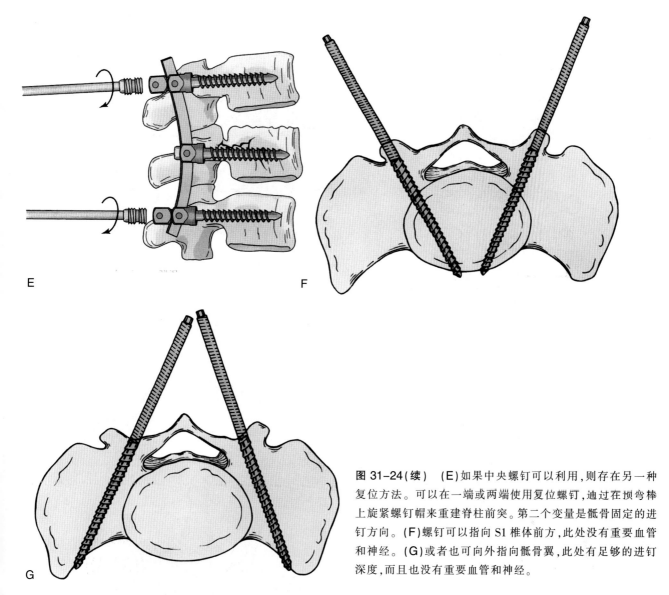

图 31-24 (续) (E) 如果中央螺钉可以利用, 则存在另一种复位方法。可以在一端或两端使用复位螺钉, 迪过在损弯棒上旋紧螺钉帽来重建脊柱前突。第二个变量是骶骨固定的进钉方向。(F) 螺钉可以指向 S1 椎体前方, 此处没有重要血管和神经。(G) 或者也可向外指向骶骨翼, 此处有足够的进钉深度, 而且也没有重要血管和神经。

个固定节段的植入方式相似。椎弓根位置的确定方式也一样, 只不过是用高速钻头从椎弓根的中心开始以去除腰 5 上关节突的下部的部分皮质。植入的角度是向内大约 10°, 向下约 15°(患者置于手术床时平行于 L5 终板)(图 31-25D)。

如果下位螺钉植入骶骨, 有两种方案可以选择。为了把螺钉植入骶骨翼, 解剖标志的识别是十分重要的。L5-S1 的关节囊要被剥离, 第一背孔的下缘要显露。在关节和第一孔连线的中点处, 可以找到一个浅凹陷, 这就是螺钉的进入点。从浅凹陷处置入 2.0mm 钻头并倚靠着 L5 棘突 (如果存在) 的下缘。向外成 35° 角, 向下成 25° 角钻入 (图 31-25E)。接着就可以以这个角度钻破骶骨后侧皮质。然后继续往里钻透松质

骨, 直至碰到前方坚硬的皮质骨。前侧皮质不应用钻头钻透皮质。此时应透视确定钻头的位置。在标准侧位片上, 钻头位置应该平行于或轻微斜向骶骨的上终板, 位于终板下方约 1cm。确定钻对位置满意后, 再用与螺钉直径匹配的丝椎攻丝。

穿过前方皮质应使用手椎, 并用双手以防突然刺入损伤前方组织器官。一旦感觉到钻头被前侧皮质卡住, 应再往里钻 3/4 圈, 以使钻头完全穿透皮质。用测深计测量所需螺钉的长度。注意测深器应尽量朝内, 以测出进入前侧皮质所需的最短螺钉长度 (骶骨翼向外倾斜, 因此朝外测量会更长)。如果需要固定 S1 椎体, 则需定位 S1 椎弓根, 进钉点位于 S1 上关节突的根部, 按常规方法插入钻头并作定位。螺钉应向内倾

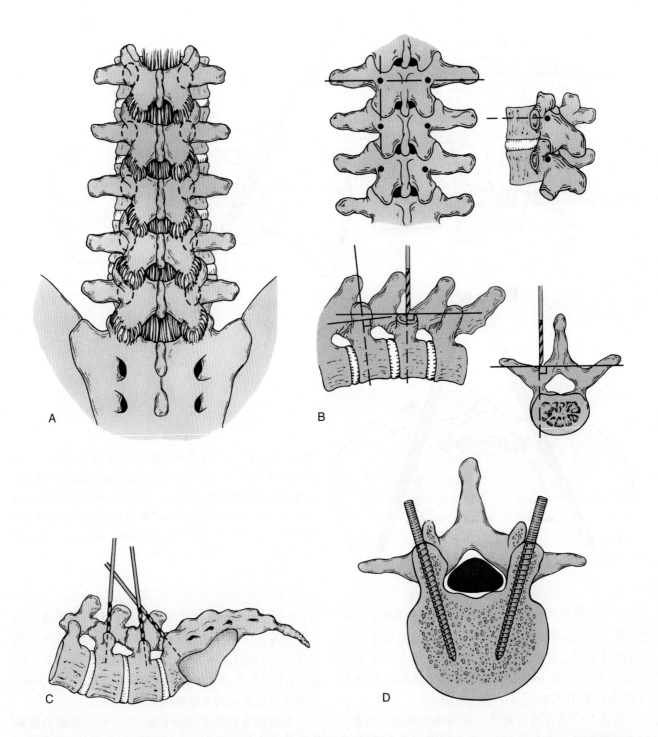

图 31-25 尽管有许多内固定系统，下腰椎爆裂骨折的椎弓根螺钉固定技术有许多相似之处。图中重点描述一些重要的特点。显露脊柱时，注意避免损伤棘间韧带及最头侧固定节段的关节囊。在显露最上一节段的横突时，也应注意避免损伤关节囊。图示椎弓根及其头侧关节囊的位置(A)，剥离时应特别注意。可有多种方法确定螺钉的进钉点，Roy-Camile(B)进钉点位于横突中线与关节突外下缘连线的交叉点。先用 3mm 的尖锥刺透椎弓根的后侧皮质，再用小的圆形探子或刮匙穿入椎弓根的松质骨，这样可以有效防止穿透椎弓根的侧壁。将钻头钻入椎弓根内，通过中透视或拍片确定钻头的位置是否合适(C)。钻头在椎体中的位置因节段不同而有所变化。由于 L5 椎弓根侧壁的角度，螺钉应内斜约 10°，向尾侧倾斜 15° 以适应 L5 的生理前突(D)。（待续）

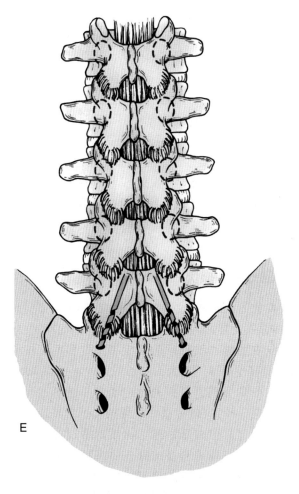

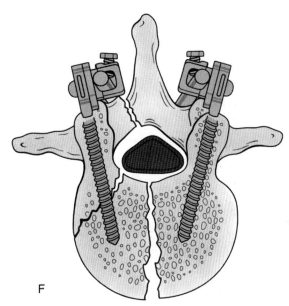

图 31-25(续)　如前所述,骶骨钉的方向向内斜时进入椎体,向外斜时进入骶骨翼。约向外斜 35°,向个倾斜 25°(E)。如果需在骨折椎体置钉,有许多方面的问题需考虑。置钉前必须充分了解伤椎椎体的骨性构架,如果椎体有矢状面上的纵裂,则螺钉在裂成两半的螺钉中的方向可能会有所不同。因此(F),一边可能需要垂直置钉,而另一侧需要内斜。此外,螺钉可能穿过椎体中的骨折线,置钉时术者应能感觉出骨折的部位。推荐放横向连接器以增加固定的强度。

斜 20°~30°,钉尾向头侧倾斜约 25°。

　　如果骨折椎体可以也需要加用椎弓根固定,则应考虑下列因素。首先,如试图在伤椎上加用螺钉,术前应通过 CT 充分了解骨折椎体骨性构架的损伤情况。L4 和 L5 爆裂骨折最常见形式为椎体及椎弓根的上半部分粉碎,而椎弓根与椎体的下半部分仍完整,还常伴有椎体的纵裂,椎体分为两半。此时,椎弓根螺钉最好置于椎体的下半部分,因此,进钉方向也应该朝下。如椎体有纵裂,螺钉应直向前(而不是向内倾斜)拧入[27](图 31-25F)。

　　另一种较常见的形式为一侧椎弓根及同侧椎体的外侧皮质明显移位。此时,只有先恢复椎体高度,才能有可能复位外侧皮质及椎弓根,或在损伤的椎弓根上拧螺钉。

　　最后,拧螺钉时用探子应能探出椎体中的骨折线及裂缝。应充分了解椎体的确切大小以及可使用的螺钉长度,以免螺钉通过骨折线穿透前侧皮质。骨折椎体的螺钉置入方式与其他椎体基本相同,在椎弓根中心点处用 3mm 尖锥刺透后侧皮质,此时常需切除上

关节突外侧缘的一小部分。在放置 2mm 钻头前,先用 3-0 的刮匙进行探查。由于三个节段都需拧入螺钉,因此器械准备时应备 3 个固定点的器械。在最后安放内固定前还应考虑融合的准备工作是否已做好。

　　不同的内固定系统有各自的装配方法。然而,无论是什么类型,也不管置入多少颗螺钉,必须遵守一定的原则。首先,撑开前应矫正后突畸形。当骨折节段不置入螺钉时,同时将一根直的或略预弯的螺杆置入双侧近端螺钉。按正确方向将螺杆锁入螺钉口,然后用双侧推棒器或系统配置的复位装置,将螺杆渐进性锁入远端螺钉头部并锁紧。如果需要进行脊柱后突的矫正,可将螺杆按需要的弧度预弯。后突矫正后,松开一端的螺杆,并逐渐撑开直到棘间韧带的张力恢复正常,可通过透视或拍片确定内固定的复位效果。此外,可以视骨折椎体高度的恢复情况再适当地进行额外的撑开。

　　如在骨折的椎体安放螺钉,就如之前所说,因医生偏好和经验不同,可有多种复位方法供选择。若使用定角螺钉或一些情况下使用多轴螺钉,可通过中

间螺钉提供向前作用力以助复位。对于没有渐进性复位作用的钉–棒系统，在放置螺棒前，可将棒预弯成合适的前突。对于较小角度的畸形，可通过类似于矫正脊柱侧弯似的通过转棒进行矫形，也可先锁紧远端及中间螺钉，通过近端螺钉复位。之所以按顺序进行复位，是因为大多数畸形发生于骨折节段上方。脊柱高度的恢复可先拧紧中间螺钉，先松解运端螺钉，做撑开至椎间隙高度与其下位正常的间隙高度相当。拧紧远端螺钉后再松开近端螺钉，同样做撑开直至骨折椎体恢复正常高度。复位螺钉包含有可后期降低的螺纹高度，能够有控制地、轻柔地向中间螺钉施加向前的作用力，是复位中非常有效的工具(见图31–24E)。

大多数系统组装前都需要彻底剥离横突和关节突的外侧骨面。应用浸有肾上腺素的海绵可减少出血。如需行椎板切除术，则在一侧内固定，另一侧进行手术。如需要修复创伤性硬脊膜撕裂，或需切除突入椎管的骨块，椎板切除前最好先做畸形的部位复位，以使骨折稳定同时使骨折部分复位。待减压完成或硬脊膜撕裂修复后，安装另一侧的内固定器。通过X线片或透视复查复位情况。至少应安装一个横连，然后取骨并进行后外侧植骨。

术后患者平卧于普通病床，根据骨折的节段，术后第三天起可佩戴全接触或胸腰骶支具。L5骨折应佩戴胸腰骶支具，将制动范围延至骶骨。3个月时去除大腿支具，之后继结佩戴剩下的支具3个月。

三螺钉技术适用于椎体–椎弓根结合部完整的L4和L5爆裂性骨折及部分L3骨折。此法依靠三点固定，通过轻度撑开和前突以维持生理曲度。这项技术也可用于L3、L4、L5爆裂性骨折和椎弓根粉碎性骨折。在椎体严重粉碎性骨折时，可能难以获得坚强的螺钉固定。然而，通过使用刮匙、椎弓根探子及2mm钻头来触探椎弓根和椎体，大多数骨折都能够获得较理想的固定。在骨折节段做小的椎板切开术有助于确定椎弓根的方向。在骨折节段做小的椎体切开术有助于确定椎弓根的方向。骨折节段的主要力量使脊椎向前突，为了达到复位及坚强内固定，需要使用三点固定法。对于大多数的L2和部分L3骨折，固定时可以考虑在近端增加一个节段，若有必要，甚至可以加入跳跃性的远离骨折的节段。

(四)前路减压和固定

前路手术对下腰椎骨折的晚期直接减压及稳定最为有利。通过腹膜后入路，可以直视L2到L5的骨折。前路技术可以充分暴露椎体，做到充分减压。在急性创伤中，腰椎的前路手术的优劣尚不明了。需要在前路和后路手术的危险和复杂性之间做出权衡。已证实腰椎单纯前路的柱状植骨是不合适的，它可导致移植骨块的压缩，产生脊柱后突畸形。通过加用后路固定，或前路加用中和钢板，可避免此并发症[1,43,56]，且这些措施有长期的稳定效果。应注意内固定装置勿损伤主动脉，否则会发生血管并发症[9]。腹膜后直接前路减压技术已在第30章详细介绍。下腰椎的前路手术与它处大同小异。显露L4尤其是L5时需格外注意保护髂静脉。

(五)屈曲分离型损伤

最常见的两种屈曲分离型损伤就是Chance骨折(及其相关的变异)和双侧关节突脱位。如前所述，这两型损伤在腰椎和胸腰段的发生率正好相反。按照Gumley及其他同事[46]以及Gertzbein与Court-Brown[45]的分类，屈曲分离型骨折的稳定术中一般不适合应用撑开。横贯棘突、椎弓根和椎体的骨折常可通过过伸位石膏管型复位并获治愈。但不能通过过伸位复位的骨折则往往残留明显的脊柱后突畸形，需要通过手术做复位及稳定。此外，贯穿后方韧带复合体、椎弓根和椎体的骨折，愈合后一般会引起韧带不稳，因此初期就需要进行稳定的融合，以达到最佳效果。因为没有后壁粉碎和间盘受累，内种损伤都可以通过后方做加压固定。根据后方附件损伤的情况，加压固定可能需要包括两个节段(含一个间盘)，也可能需要3个节段(含两个间盘)(图31–26)。对于骨折线贯棘间韧带而其他后方附件完整的损伤，可只稳定单一一个间隙。如果需要通过椎弓根系统来固定两个间隙，应仔细评估伤椎的椎体及椎弓根能否置钉(图31–26)。受累节段后方结构严重粉碎时需要三个节段的加压固定。

胸腰段最常见的屈曲分离型损伤是双侧的小关节脱位。这种损伤在腰椎很少见但需特别注意。它可以造成严重的后方韧带损伤和椎间盘破坏。腰椎和腰骶部的关节脱位合并的神经损伤往往不完全损伤，恢复的可能性较大。因此对L2-L3双侧小关节脱位，应直接复位，可用椎弓根螺钉的双节段中和装置来限制固定的长度。由于屈曲分离损伤常伴有间盘破裂，应小心处理避免装置承受过大压力。压力应恰好能够令关节面接合而不会引起间盘填充物膨出。倘若对椎间

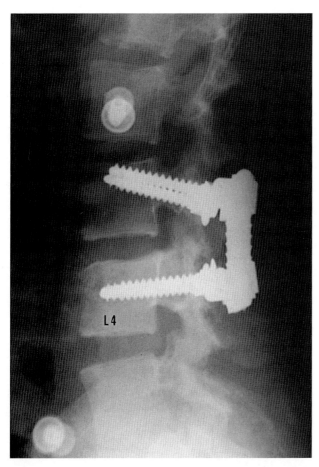

图 31-26　17 岁，女孩，L4 Chance 骨折，非手术治疗后发生屈曲不稳定。后方加压固定纠正了后突畸形，消除了不稳定。单节段加压固定可用于急性的伴有后方不稳定的屈曲分离损伤，如选择固定两个节段(一个椎间隙)，应仔细评价骨折的椎体能否置钉。

盘撕裂的程度以及损伤可能引起的潜在疝存在疑虑，那么在复位后可探查椎间盘情况并移除膨出的椎间盘填充物。在下方椎体骨折合并双侧关节面移位的患者，内固定需要扩大至两个间盘和三个节段以保证合适的复位效果。

上腰椎的双侧小关节脱位也可应用单节段或二节段的椎弓根螺钉装置而取得满意疗效。这项技术简单易行，因为两节椎体的后壁和后方附件都是完整的。一旦小关节复位，就应将螺钉打入脱位节段的上位和下位椎弓根(假设椎体没有骨折)，再用直杆连接螺钉。先恢复腰椎的前突，然后做撑开使椎体节段恢复正常序列，椎间盘恢复正常高度，不应加压。在双侧小关节脱位复位时注意不要损伤小关节，因为这对固定装置稳定性至关重要。小关节的切开复位方法如下:小心切开暴露脱位的小关节之后，切除断裂的关

节囊和黄韧带，将椎板撑开器置于两个棘突之间，逐渐撑开直到小关节顶端绞索解除(图 31-27A)。轻轻转动撑开器复位小关节，然后放松使小关节回复到正常位置。棘突间放置 18 号钢丝完成复位 (图 31-27B)。现在脊柱已复位并已部分稳定，可以加用椎弓根固定。最后一个步骤，棘突间钢丝可留在体内也可被取出。

其他不用加压也能保持复位的短节段固定技术也可应用。在下腰椎，应尽量保留运动节段，因此应该考虑单节段的内固定。单节段加压固定安装前，应做到预防性的切除，包括去除损坏的椎间盘以防其被挤出。例如，L4-L5 小关节脱位可通过单节段 L4-L5 加压固定达到稳定，而其他近端和远端节段都可以不固定。

(六)剪节伤和复杂畸形

对剪切伤和复杂的畸形来说，最佳的稳定装置一般为后方稳定，通过一个手术可稳定多种致畸应力。每个患者都需要结合各自情况做出个体化方案。为了控制不正常的应力，有时需要多节段性内固定，尤其是对脊柱僵直的患者(图 31-17 和图 31-18)。尽管已有其他固定[20]应用成功的报道，但固定点越多，对这类损伤的固定强度越高。

四、手术治疗的并发症

显然，预防手术并发症的发生是最好的状态。这需要充分了解损伤原理和详细计划手术操作[52]。但是，尽管术前实施充分的计划和影像检查，仍可能发生许多神经系统的机械性并发症。

(一)神经损伤加重

在手术中和术后可能发生神经损伤加重。已有报道，一腰椎外伤患者 Stryker 框架床上由于没有有效的制动，当患者从俯卧位翻至仰卧位时，不稳定的爆裂性骨折发生了明显的移位，使神经损伤加重。长期制动于航空转动床也可能使骨块移位，导致神经损伤。这种情况是早期手术干预的指征之一。术中对后突做撑开可能导致神经损伤加重，它可使已经紧绷的神经被进一步拉伸。因此，在做撑开前，应矫正后突畸形。术后神经并发症也可因前路植骨块的移位或畸形的复发所致。椎弓根螺钉的置入也引起神经根损害或其他更严重的损伤，这主要取决于误置的严重程度(图 31-28)。

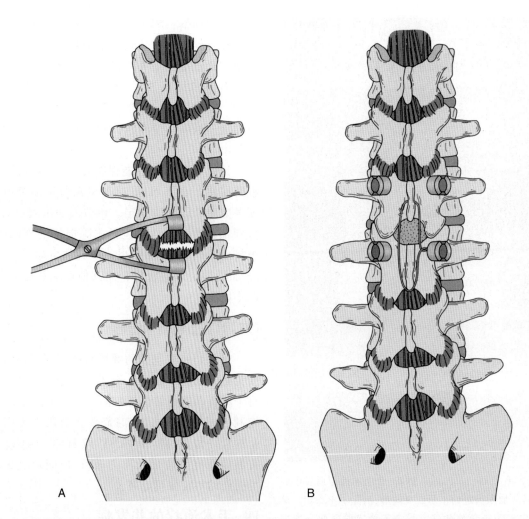

图 31-27　应在控制保留关节突关节面的情况下进行腰椎双侧脱位复位,达到重建腰椎稳定性。剥离软组织,确定关节突关节面脱位。尽管关节突关节面的关节囊破裂,仍然要切除破裂的黄韧带。在直视下,由低平面的上关节突关节面切除关节软骨。然后,把椎板撑开器放在两个棘突之间,轻轻操作扩大直到牵开。如果关节突关节面的尖端连接错开,椎板撑开器端尖推下关节突关节面向前,牵上关节突关节面向后。于是,松开椎板撑开器的牵开,使两关节突关节面连接处于正常位置。(A)相关平面钢穿过棘突间,拉紧固定,完成复位和稳定性重建。如果两相关平面椎体没有明显骨折,则可在复位前或复位后两平面(一个椎间隙)置放椎弓根螺固定。当脊椎稳定时,一般在复位后置放椎弓根螺钉更容易。如果低位椎体骨折,这时达到充分复位必需 3 个平面(2 个椎间隙)椎弓根螺钉固定。(B)在完成关节突关节面复位后,放置螺钉。选择接接或仿模袖杆放入螺钉头,取决于骨折的平面。之后,在螺钉上放上螺钉帽;中立位稍加压保持两关节突关节面嵌合。在要求的适当位置上锁住固定螺钉,通过影像增强核对对线排列。钢丝可于适当位置保留或去除,决定于两关节突关节面是损伤骨折还是完好无损。

(二)不融合

　　腰椎骨折不融合是较常见的并发症,据报道约占腰骶连接处骨折的 40%。为了防止这种并发症,需要更加牢靠的节段固定技术,以及更仔细的融合技术。应注意,在钩棒固定中,应将植骨范围延伸至最上位钩头侧的横突,以达到坚强的关节融合。此外,对于较大的后路固定器,应注意固定装置不能遮挡融合的植骨床。

(三)矫形的丢失

　　已有许多有关脊柱损伤的文献报告提到矫形丢失和残留后突畸形。这种并发症与内固定装置失败有关,所选用的内固定在患者的体位发生变化时没能达到坚强固定。因此,应恰当地选择固定器并小心置入,使其能有效地对抗致畸应力,减少矫形丢失的发生。

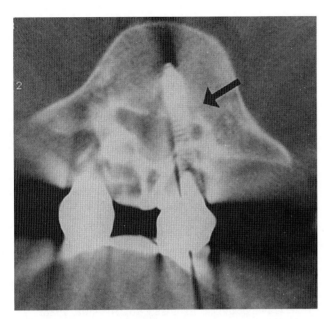

图 31-28 尽管椎弓根螺钉为短节段固定,可以稳固地保持腰椎的生理前突,但它的技术要求更高。尤其是在脊柱外伤时,正常的解剖标志变得模糊,可能出现螺钉误置(箭头所示)。

小　结

　　腰椎骨折的治疗需要了解腰椎的生物力学及正常功能。应根据治疗的目标、损伤的时间、不稳定的类型来选择内固定器,应充分考虑每一个患者的治疗目标及创伤的预后。在选择治疗方案时,不应单从技术方面考虑,而应充分了解腰椎骨折非手术治疗及各种手术治疗的优缺点,做全面考虑。

(吕扬 李世民 译　李世民 校)

参考文献

1. An, H.S.; Lim, T.H.; You, J.W.; et al. Biomechanical evaluation of anterior thoracolumbar spinal instrumentation. Spine 20:1979–1983, 1995.
2. An, H.S.; Simpson, J.M.; Ebraheim, N.A.; et al. Low lumbar burst fractures: Comparison between conservative and surgical treatments. Orthopedics 15:367–373, 1992.
3. An, H.S.; Vaccaro, A.; Cotler, J.M.; et al. Low lumbar burst fractures. Comparison among body cast, Harrington rod, Luque rod, and Steffee plate. Spine 16:S440–S444, 1991.
4. Anderson, P.A.; Rivara, F.P.; Maier, R.V.; et al. The epidemiology of seatbelt-associated injuries. J Trauma 31:60–67, 1991.
5. Andreychik, D.A.; Alander, D.H.; Senica, K.M.; et al. Burst fractures of the second through fifth lumbar vertebrae. Clinical and radiographic results. J Bone Joint Surg [Am] 78:1156–1166, 1996.
6. Bedbrook, G.M. Treatment of thoracolumbar dislocation and fractures with paraplegia. Clin Orthop Relat Res 112:27–43, 1975.
7. Benzel, E.C.; Ball, P.A. Management of low lumbar fractures by dorsal decompression, fusion, and lumbosacral laminar distraction fixation. J Neurosurg 92:142–148, 2000.
8. Boucher, M.; Bhandari, M.; Kwok, D. Health-related quality of life after short segment instrumentation of lumbar burst fractures. J Spinal Disord 14:417–426, 2001.
9. Brown, L.P.; Bridwell, K.H.; Holt, R.T.; et al. Aortic erosions and lacerations associated with the Dunn anterior spinal instrumentation. Orthop Trans 10:16, 1986.
10. Brown, T.; Nortron, P.L. The immobilizing efficiency of back braces; their effect on the posture and motion of the lumbosacral spine. J Bone Joint Surg [Am] 39:111–139, 1957.
11. Bucholz, R.W.; Gill, K. Classification of injuries to the thoracolumbar spine. Orthop Clin North Am 17:67–73, 1986.
12. Butler, J.S.; Fitzpatrick, P.; Ni Mhaolain, A.M.; et al. The management and functional outcome of isolated burst fractures of the fifth lumbar vertebra. Spine 32:443–447, 2007.
13. Cain, J.E., Jr.; DeJong, J.T.; Dinenberg, A.S.; et al. Pathomechanical analysis of thoracolumbar burst fracture reduction. A calf spine model. Spine 18:1647–1654, 1993.
14. Cammisa, F.P., Jr.; Eismont, F.J.; Green, B.A. Dural laceration occurring with burst fractures and associated laminar fractures. J Bone Joint Surg [Am] 71:1044–1052, 1989.
15. Chakera, T.M.; Bedbrook, G.; Bradley, C.M. Spontaneous resolution of spinal canal deformity after burst-dispersion fracture. AJNR Am J Neuroradiol 9:779–785, 1988.
16. Chaloupka, R. Complete rotational burst fracture of the third lumbar vertebra managed by posterior surgery. A case report. Spine 24:302–305, 1999.
17. Chan, D.P.; Seng, N.K.; Kaan, K.T. Nonoperative treatment in burst fractures of the lumbar spine (L2-L5) without neurologic deficits. Spine 18:320–325, 1993.
18. Chance, G.Q. Note on a type of flexion fracture of the spine. Br J Radiol 21:452–453, 1948.
19. Chapman, J.R.; Anderson, P.A. Thoracolumbar spine fractures with neurologic deficit. Orthop Clin North Am 25:595–612, 1994.
20. Clohisy, J.C.; Akbarnia, B.A.; Bucholz, R.D.; et al. Neurologic recovery associated with anterior decompression of spine fractures at the thoracolumbar junction (T12-L1). Spine 17:S325–S330, 1992.

21. Court-Brown, C.M.; Gertzbein, S.D. The management of burst fractures of the fifth lumbar vertebra. Spine 12:308–312, 1987.

22. Crutcher, J.P., Jr.; Anderson, P.A.; King, H.A.; et al. Indirect spinal canal decompression in patients with thoracolumbar burst fractures treated by posterior distraction rods. J Spinal Disord 4:39–48, 1991.

23. Dai, L.D. Low lumbar spinal fractures: Management options. Injury 33:579–582, 2002.

24. Dai, L.Y. Remodeling of the spinal canal after thoracolumbar burst fractures. Clin Orthop Relat Res 382:119–123, 2001.

25. Davis, A.A.; Carragee, E.J. Bilateral facet dislocation at the lumbosacral joint. A report of a case and review of literature. Spine 18:2540–2544, 1993.

26. de Klerk, L.W.; Fontijne, W.P.; Stijnen, T.; et al. Spontaneous remodeling of the spinal canal after conservative management of thoracolumbar burst fractures. Spine 23:1057–1060, 1998.

27. De, B.H.; Opdecam, P. Split coronal fractures of the lumbar spine. Treatment by posterior internal fixation and transpedicular bone grafting. Int Orthop 23:87–90, 1999.

28. Defino, H.L.; Canto, F.R. Low thoracic and lumbar burst fractures: Radiographic and functional outcomes. Eur Spine J 16:1934–1943, 2007.

29. Denis, F. The three column spine and its significance in the classification of acute thoracolumbar spinal injuries. Spine 8:817–831, 1983.

30. Denis, F. Spinal instability as defined by the three-column spine concept in acute spinal trauma. Clin Orthop Relat Res 189:65–76, 1984.

31. Denis, F.; Burkus, J.K. Diagnosis and treatment of cauda equina entrapment in the vertical lamina fracture of lumbar burst fractures. Spine 16:S433–S439, 1991.

32. Dick, W. The "fixateur interne" as a versatile implant for spine surgery. Spine 12:882–900, 1987.

33. Doerr, T.E.; Montesano, P.X.; Burkus, J.K.; et al. Spinal canal decompression in traumatic thoracolumbar burst fractures: Posterior distraction rods versus transpedicular screw fixation. J Orthop Trauma 5:403–411, 1991.

34. Ebelke, D.K.; Asher, M.A.; Neff, J.R.; et al. Survivorship analysis of VSP spine instrumentation in the treatment of thoracolumbar and lumbar burst fractures. Spine 16:S428–S432, 1991.

35. Edwards, C.C.; Levine, A.M. Early rod-sleeve stabilization of the injured thoracic and lumbar spine. Orthop Clin North Am 17:121–145, 1986.

36. Elliot, H.C. Cross sectional diameters and areas of human spinal cord. Anat Rec 93:287–293, 1945.

37. Epstein, N.E.; Epstein, J.A. Limbus lumbar vertebral fractures in 27 adolescents and adults. Spine 16:962–966, 1991.

38. Ferguson, R.L.; Allen, B.L., Jr. A mechanistic classification of thoracolumbar spine fractures. Clin Orthop Relat Res 189:77–88, 1984.

39. Fidler, M.W.; Plasmans, C.M. The effect of four types of support on the segmental mobility of the lumbosacral spine. J Bone Joint Surg [Am] 65:943–947, 1983.

40. Finn, C.A.; Stauffer, E.S. Burst fracture of the fifth lumbar vertebra. J Bone Joint Surg [Am] 74:398–403, 1992.

41. Frankel, H.L.; Hancock, D.O.; Hyslop, G.; et al. The value of postural reduction in the initial management of closed injuries of the spine with paraplegia and tetraplegia. I. Paraplegia 7:179–192, 1969.

42. Fredrickson, B.E.; Yuan, H.A.; Miller, H. Burst fractures of the fifth lumbar vertebra. A report of four cases. J Bone Joint Surg [Am] 64:1088–1094, 1982.

43. Gardner, V.O.; Thalgott, J.S.; White, J.I.; et al. The contoured anterior spinal plate system (CASP). Indications, techniques, and results. Spine 19:550–555, 1994.

44. Gellad, F.E.; Levine, A.M.; Joslyn, J.N.; et al. Pure thoracolumbar facet dislocation: Clinical features and CT appearance. Radiology 161:505–508, 1986.

45. Gertzbein, S.D.; Court-Brown, C.M. Flexion–distraction injuries of the lumbar spine. Mechanisms of injury and classification. Clin Orthop Relat Res 227:52–60, 1988.

46. Gumley, G.; Taylor, T.K.; Ryan, M.D. Distraction fractures of the lumbar spine. J Bone Joint Surg [Br] 64:520–525, 1982.

47. Gurwitz, G.S.; Dawson, J.M.; McNamara, M.J.; et al. Biomechanical analysis of three surgical approaches for lumbar burst fractures using short-segment instrumentation. Spine 18:977–982, 1993.

48. Haddad, G.H.; Zickel, R.E. Intestinal perforation and fracture of lumbar vertebra caused by lap-type seat belt. N Y State J Med 67:930–932, 1967.

49. Handel, S.F.; Twiford, T.W., Jr.; Reigel, D.H.; et al. Posterior lumbar apophyseal fractures. Radiology 130:629–633, 1979.

50. Hardaker, W.T., Jr.; Cook, W.A., Jr.; Friedman, A.H.; et al. Bilateral transpedicular decompression and Harrington rod stabilization in the management of severe thoracolumbar burst fractures. Spine 17:162–171, 1992.

51. Harrington, R.M.; Budorick, T.; Hoyt, J.; et al. Biomechanics of indirect reduction of bone retropulsed into the spinal canal in vertebral fracture. Spine 18:692–699, 1993.

52. Heary, R.F.; Salas, S.; Bono, C.M.; et al. Complication avoidance: Thoracolumbar and lumbar burst fractures. Neurosurg Clin N Am 17:377–388, viii, 2006.

53. Holdsworth, F.W. Fractures, dislocations and fracture–dislocations of the spine. J Bone Joint Surg [Br] 45:6–20, 1963.

54. Holdsworth, F.W.; Hardy, A. Early treatment of paraplegia from fractures of the thoraco-lumbar spine. J Bone Joint Surg [Br] 35:540–550, 1953.

55. Hu, S.S.; Capen, D.A.; Rimoldi, R.L.; et al. The effect of surgical decompression on neurologic outcome after lumbar fractures. Clin Orthop Relat Res 288:166–173, 1993.

56. Huang, T.J.; Chen, J.Y.; Shih, H.N.; et al. Surgical indications in low lumbar burst fractures: Experiences with Anterior Locking Plate System and the reduction–fixation system. J Trauma 39:910–914, 1995.

57. Jeanneret, B.; Ho, P.K.; Magerl, F. Burst–shear flexion–distraction injuries of the lumbar spine. J Spinal Disord 6:473–481, 1993.

58. Knight, R.Q.; Stornelli, D.P.; Chan, D.P.; et al. Comparison of operative versus nonoperative treatment of lumbar burst fractures. Clin Orthop Relat Res 293:112–121, 1993.

59. Kostuik, J.P.; Munting, E.; Valdevit, A. Biomechanical analysis of screw load sharing in pedicle fixation of the lumbar spine. J Spinal Disord 7:394–401, 1994.

60. Krag, M.H.; Beynnon, B.D.; Pope, M.H.; et al. An internal fixator for posterior application to short segments of the thoracic, lumbar, or lumbosacral spine. Design and testing. Clin Orthop Relat Res 203:75–98, 1986.

61. Krag, M.H.; Weaver, D.L.; Beynnon, B.D.; et al. Morphometry of the thoracic and lumbar spine related to transpedicular screw placement for surgical spinal fixation. Spine 13:27–32, 1988.

62. Kreitz, B.G.; Cote, P.; Cassidy, J.D. L5 vertebral compression fracture: A series of five cases. J Manipulative Physiol Ther 18:91–97, 1995.

63. Krompinger, W.J.; Fredrickson, B.E.; Mino, D.E.; et al. Conservative treatment of fractures of the thoracic and lumbar spine. Orthop Clin North Am 17:161–170, 1986.

64. Lagrone, M.O.; Bradford, D.S.; Moe, J.H.; et al. Treatment of symptomatic flatback after spinal fusion. J Bone Joint Surg [Am] 70:569–580, 1988.

65. Lemons, V.R.; Wagner, F.C., Jr.; Montesano, P.X. Management of thoracolumbar fractures with accompanying neurological injury. Neurosurgery 30:667–671, 1992.

66. Levine, A.M. The surgical treatment of low lumbar fractures. Semin Spine Surg 2:41–53, 1990.

67. Levine, A.M. Dural lacerations in low lumbar burst fractures. Presented at the AAOS Meeting, Washington, D.C., February 1992.

68. Levine, A.M. The long term follow-up of patients with L4 and L5 burst fractures treated with surgical stabilization. Submitted for publication.

69. Levine, A.M.; Edwards, C.C. In Camins, M., & O'Leary, P., eds. The Lumbar Spine. New York, Raven, 1987.

70. Levine, A.M.; Bosse, M.; Edwards, C.C. Bilateral facet dislocations in the thoracolumbar spine. Spine 13:630–640, 1988.

71. Levine, A.M.; Edwards, C.C. Low lumbar burst fractures. Reduction and stabilization using the modular spine fixation system. Orthopedics 11:1427–1432, 1988.

72. Levine, A.M.; Edwards, C.C.; Gellad, F.E. Indirect decompression of the spinal canal in the thoracolumbar spine. American Spinal Injury Association, Abstracts Digest March 20-22:16–18, 1987.

73. Lewis, J.; McKibbin, B. The treatment of unstable fracture–dislocations of the thoraco-lumbar spine accompanied by paraplegia. J Bone Joint Surg [Br] 56:603–612, 1974.

74. Lindahl, S.; Willen, J.; Nordwall, A.; et al. The crush-cleavage fracture. A "new" thoracolumbar unstable fracture. Spine 8:559–569, 1983.

75. Louis, C.A.; Gauthier, V.Y.; Louis, R.P. Posterior approach with Louis plates for fractures of the thoracolumbar and lumbar spine with and without neurologic deficits. Spine 23:2030–2039, 1998.

76. Louis, R. Fusion of the lumbar and sacral spine by internal fixation with screw plates. Clin Orthop Relat Res 203:18–33, 1986.

77. Magerl, F.P. In Uhthoff, H.K. ed. Current Concepts of External Fixation of Fractures. New York, Springer-Verlag, pp. 353–366, 1982.

78. Magerl, F.P. Stabilization of the lower thoracic and lumbar spine with external skeletal fixation. Clin Orthop Relat Res 189:125–141, 1984.

79. Maiman, D.J.; Pintar, F.; Yoganandan, N.; et al. Effects of anterior vertebral grafting on the traumatized lumbar spine after pedicle screw–plate fixation. Spine 18:2423–2430, 1993.

80. Mann, K.A.; Found, E.M.; Yuan, H.A. Biomechanical evaluation of the effectiveness of anterior spinal fixation system. Orthop Trans 11:378, 1987.

81. Marshall, D.; Johnell, O.; Wedel, H. Meta-analysis of how well measures of bone mineral density predict occurrence of osteoporotic fractures. BMJ 312:1254–1259, 1996.

82. McAfee, P.C.; Bohlman, H.H.; Yuan, H.A. Anterior decompression of traumatic thoracolumbar fractures with incomplete neurological deficit using a retroperitoneal approach. J Bone Joint Surg [Am] 67:89–104, 1985.

83. McAfee, P.C.; Yuan, H.A.; Fredrickson, B.E.; et al. The value of computed tomography in thoracolumbar fractures. An analysis of one hundred consecutive cases and a new classification. J Bone Joint Surg [Am] 65:461–473, 1983.

84. Melton, L.J., III; Lane, A.W.; Cooper, C.; et al. Prevalence and incidence of vertebral deformities. Osteoporos Int 3:113–119, 1993.

85. Micheli, L.J. Low back pain in the adolescent: Differential diagnosis. Am J Sports Med 7:362–364, 1979.

86. Mick, C.A.; Carl, A.; Sachs, B.; et al. Burst fractures of the fifth lumbar vertebra. Spine 18:1878–1884, 1993.

87. Mirkovic, S.; Abitbol, J.J.; Steinman, J.; et al. Anatomic consideration for sacral screw placement. Spine 16:S289–S294, 1991.

88. Miyakoshi, N.; Abe, E.; Shimada, Y.; et al. Anterior decompression with single segmental spinal interbody fusion for lumbar burst fracture. Spine 24:67–73, 1999.

89. Mumford, J.; Weinstein, J.N.; Spratt, K.F.; et al. Thoracolumbar burst fractures. The clinical efficacy

and outcome of nonoperative management. Spine 18:955–970, 1993.

90. Neumann, P.; Nordwall, A.; Osvalder, A.L. Traumatic instability of the lumbar spine. A dynamic in vitro study of flexion–distraction injury. Spine 20:1111–1121, 1995.

91. Nevitt, M.C.; Ross, P.D.; Palermo, L.; et al. Association of prevalent vertebral fractures, bone density, and alendronate treatment with incident vertebral fractures: Effect of number and spinal location of fractures. The Fracture Intervention Trial Research Group. Bone 25:613–619, 1999.

92. O'Callaghan, J.P.; Ullrich, C.G.; Yuan, H.A.; et al. CT of facet distraction in flexion injuries of the thoracolumbar spine: The "naked" facet. AJR Am J Roentgenol 134:563–568, 1980.

93. Olerud, S.; Karlstrom, G.; Sjostrom, L. Transpedicular fixation of thoracolumbar vertebral fractures. Clin Orthop Relat Res 227:44–51, 1988.

94. Olinger, A.; Hildebrandt, U.; Mutschler, W.; et al. First clinical experience with an endoscopic retroperitoneal approach for anterior fusion of lumbar spine fractures from levels T12 to L5. Surg Endosc 13:1215–1219, 1999.

95. Ozturk, C.; Ersozlu, S.; Aydinli, U. Importance of greenstick lamina fractures in low lumbar burst fractures. Int Orthop 30:295–298, 2006.

96. Panjabi, M.M.; Oda, T.; Wang, J.L. The effects of pedicle screw adjustments on neural spaces in burst fracture surgery. Spine 25:1637–1643, 2000.

97. Parker, J.W.; Lane, J.R.; Karaikovic, E.E.; et al. Successful short-segment instrumentation and fusion for thoracolumbar spine fractures: A consecutive 4½-year series. Spine 25:1157–1170, 2000.

98. Rauschning, W. In Post, J.D., ed. Computed Tomography of the Spine. Baltimore, Williams & Wilkins, pp. 20–67, 1984.

99. Rechtine, G.R.; Cahill, D.; Chrin, A.M. Treatment of thoracolumbar trauma: Comparison of complications of operative versus nonoperative treatment. J Spinal Disord 12:406–409, 1999.

100. Roy-Camille, R.; Saillant, G.; Mazel, C. Plating of thoracic, thoracolumbar, and lumbar injuries with pedicle screw plates. Orthop Clin North Am 17:147–159, 1986.

101. Saillant, G. Etude anatomique des pedicles, vertebraux, application chirurgicales. Rev Chir Orthop Rep Appar Mot 62:151–160, 1976.

102. Scoles, P.V.; Linton, A.E.; Latimer, B.; et al. Vertebral body and posterior element morphology: The normal spine in middle life. Spine 13:1082–1086, 1988.

103. Seybold, E.A.; Sweeney, C.A.; Fredrickson, B.E.; et al. Functional outcome of low lumbar burst fractures. A multicenter review of operative and nonoperative treatment of L3–L5. Spine 24:2154–2161, 1999.

104. Shen, W.J.; Liu, T.J.; Shen, Y.S. Nonoperative treatment versus posterior fixation for thoracolumbar junction burst fractures without neurologic deficit. Spine 26:1038–1045, 2001.

105. Shiba, K.; Katsuki, M.; Ueta, T.; et al. Transpedicular fixation with Zielke instrumentation in the treatment of thoracolumbar and lumbar injuries. Spine 19:1940–1949, 1994.

106. Sjostrom, L.; Jacobsson, O.; Karlstrom, G.; et al. Spinal canal remodelling after stabilization of thoracolumbar burst fractures. Eur Spine J 3:312–317, 1994.

107. Slosar, P.J., Jr.; Patwardhan, A.G.; Lorenz, M.; et al. Instability of the lumbar burst fracture and limitations of transpedicular instrumentation. Spine 20:1452–1461, 1995.

108. Smith, W.S.; Kaufer, H. Patterns and mechanisms of lumbar injuries associated with lap seat belts. J Bone Joint Surg [Am] 51:239–254, 1969.

109. Stagnara, P.; De Mauroy, J.C.; Dran, G.; et al. Reciprocal angulation of vertebral bodies in a sagittal plane: Approach to references for the evaluation of kyphosis and lordosis. Spine 7:335–342, 1982.

110. Steffee, A.D.; Biscup, R.S.; Sitkowski, D.J. Segmental spine plates with pedicle screw fixation. A new internal fixation device for disorders of the lumbar and thoracolumbar spine. Clin Orthop Relat Res 203:45–53, 1986.

111. Stephens, G.C.; Devito, D.P.; McNamara, M.J. Segmental fixation of lumbar burst fractures with Cotrel-Dubousset instrumentation. J Spinal Disord 5:344–348, 1992.

112. Stromsoe, K.; Hem, E.S.; Aunan, E. Unstable vertebral fractures in the lower third of the spine treated with closed reduction and transpedicular posterior fixation: A retrospective analysis of 82 fractures in 78 patients. Eur Spine J 6:239–244, 1997.

113. Takata, K.; Inoue, S.; Takahashi, K.; et al. Fracture of the posterior margin of a lumbar vertebral body. J Bone Joint Surg [Am] 70:589–594, 1988.

114. Thomas, K.C.; Bailey, C.S.; Dvorak, M.F.; et al. Comparison of operative and nonoperative treatment for thoracolumbar burst fractures in patients without neurological deficit: A systematic review. J Neurosurg Spine 4:351–358, 2006.

115. Viale, G.L.; Silvestro, C.; Francaviglia, N.; et al. Transpedicular decompression and stabilization of burst fractures of the lumbar spine. Surg Neurol 40:104–111, 1993.

116. Vornanen, M.J.; Bostman, O.M.; Myllynen, P.J. Reduction of bone retropulsed into the spinal canal in thoracolumbar vertebral body compression burst fractures. A prospective randomized comparative study between Harrington rods and two transpedicular devices. Spine 20:1699–1703, 1995.

117. White, A.A.; Panjabi, M.M. Clinical Biomechanics of the Spine. Philadelphia, Lippincott Williams & Wilkins, 1978.

118. White, A.A.; Panjabi, M.M. The basic kinematics of the human spine. A review of past and current knowledge. Spine 3:12–20, 1978.

119. Whitesides, T.E., Jr. Traumatic kyphosis of the thoracolumbar spine. Clin Orthop Relat Res 128:78–92, 1977.

120. Willen, J.; Lindahl, S.; Irstam, L.; et al. Unstable thoracolumbar fractures. A study by CT and conventional roentgenology of the reduction effect of Harrington instrumentation. Spine 9:214–219, 1984.

121. Winter, R.B. Congenital Deformities of the Spine. New York, Thieme-Stratton, 1983.

122. Wood, K.; Buttermann, G.; Mehbod, A.; et al. Operative compared with nonoperative treatment of a thoracolumbar burst fracture without neurological deficit. A prospective, randomized study. J Bone Joint Surg [Am] 85:773–781, 2003.

123. Yi, L.; Jingping, B.; Gele, J.; et al. Operative versus non-operative treatment for thoracolumbar burst fractures without neurological deficit. Cochrane Database Syst Rev CD005079, 2006.

124. Yuan, H.A.; Garfin, S.R.; Dickman, C.A.; et al. A historical cohort study of pedicle screw fixation in thoracic, lumbar, and sacral spinal fusions. Spine 19:2279S–2296S, 1994.

125. Zindrick, M.R.; Wiltse, L.L.; Doornik, A.; et al. Analysis of the morphometric characteristics of the thoracic and lumbar pedicles. Spine 12:160–166, 1987.

126. Zou, D.; Yoo, J.U.; Edwards, W.T.; et al. Mechanics of anatomic reduction of thoracolumbar burst fractures. Comparison of distraction versus distraction plus lordosis, in the anatomic reduction of the thoracolumbar burst fracture. Spine 18:195–203, 1993.

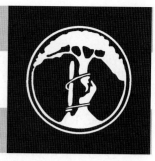

第 **32** 章

脊柱枪伤

Frank Eismont, M.D., Jonathan G. Roper, M.D.

第一节　人口统计学和流行病学

枪伤在世界范围内都是创伤的主要原因之一,并且在一些城市中成为了死亡的首要原因[8]。据报道,合法拥有枪支、年轻人和男性是枪伤的危险因素[75,77]。Bahebeck 观察了两个大城市枪伤的发生率、死亡率和临床类型。这两个城市中枪支都是被禁止使用的,在法律实施机构和注册猎人中也是限制使用的。他发现枪伤发生率为每年 1.14/100 000, 相比于其他枪支合法的大城市,尤其是在西方国家,要低 5~50 倍[2]。

从标准脊髓损伤治疗系统(Model Spinal Cord Injury Care Systems) 得到的 1973~2006 年的有效数据——由国家脊髓损伤统计中心(National Spinal Cord Injury Statistical Center) 发布——详细描述了超过 24 000 名脊髓损伤(spinal cord injury,SCI)的第三大原因(约占 18.2%)。第一大原因为车祸(约占 43.4%),第二大原因为跌落 (约占 19.7%)。暴力包括枪伤(gunsho wounds,GSW)和其他损伤(例如刀伤),但枪伤在其中占有相当大的比例。在 1973 年到 2006 年之间,因暴力而被送进该中心患者的比例时高时低。从 1973 年到 1979 年,暴力为脊髓损伤患者的第二位致病因素(13.3%)。在 1990 年到 1994 年之间,该比例上升到 28.9%。而从 2000 年到 2005 年,该比例又下降到 13.8%。从 1973 年到 2005 年,暴力占脊髓损伤患者致病原因的 18.2%。某中心的统计显示,在 1973 年到 2005 年间暴力为脊髓损伤的最大原因(占 48.5%);而在另一个中心,同期内该比例仅为 5.7%。在因暴力导致脊髓损伤的患者中,男性占到了 86.5%。从年龄统计情况来看,0~15 岁的患者有 24% 因暴力致伤,16~30

岁该比例为 23%,31~35 岁为 17%,46~60 岁为 8%,61~75 岁为 3%。从 1982 年发布的统计结果来看[84],仅 9% 的脊髓贯穿伤与工作相关,包括保镖、警察、抢劫案中受伤的员工等。该统计结果还显示,每年暴力致脊髓损伤的事件都在不断发生,而在周六周日的发生率占到了 40%。

对于所有脊髓损伤来说,大约 47% 导致截瘫,53% 导致四肢瘫痪, 约有 60% 的胸椎损伤以及 48% 的颈椎损伤为完全损伤。在脊柱贯穿损伤中,完全损伤占很大比例, 而且胸椎脊髓损伤要多于颈椎和腰椎损伤 (图 32-1)。脊髓枪伤的发生率在城市地区更高[84]。

脊柱受轻微枪伤且不伴有瘫痪的患者数量很难统计,因为之前的全国范围数据不包括该类患者。基于我们医疗中心和治疗脊柱损伤相关单位的结果,不导致瘫痪的枪伤发生率同导致脊柱损伤并瘫痪的枪伤发生率非常接近。1989 年全美国共有 48 700 人死于机动车祸,略多于同年 30 000 人的枪伤死亡人数[41]。此外,受枪伤的人数是死于枪伤人数的 5 倍。

第二节　枪伤弹道学

弹道学的定义是"研究抛射物特别是由火器发射物的运动和冲击的一门现代科学"。在医学的观念上,弹道学被定义为"研究贯穿性抛射物对人体作用的科学"[13]。

为了理解弹道学这一基本概念,定义以下术语十分必要:

质量:子弹的重量常常用克来计算。大多数在 2~10g 之间。

速度:子弹的速度可用英尺/秒或米/秒来表示。

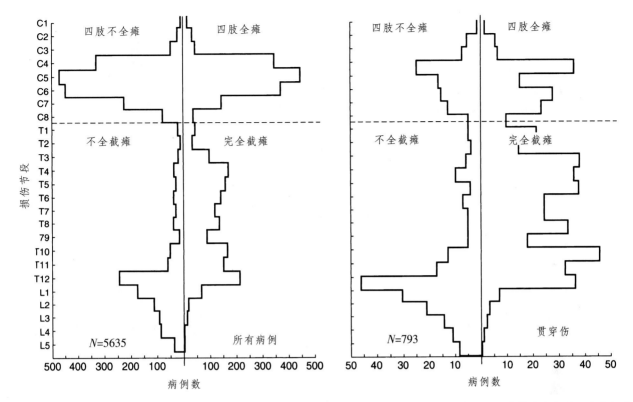

图 32-1　左侧的条线图示出脊髓完全及不完全损伤的节段分布。右图示出脊柱贯穿伤的分布情况。贯穿伤中大部分是完全损伤，胸椎损伤占较高比例。(From Young, J.A.; Burns, P.E., McCutchen, R. Spinal Cord Injury Statistics: Experience of the Regional Spinal Cord Injury Systems. Phoenix, Good Samaritan Medical Center. pp. 1–152, 1982.)

一把 0.45 口径自动手枪的子弹速度为 869 英尺/秒（265m/s）；一支 AK47 的子弹速度为 2340 英尺/秒（713m/s）。

　　碎裂：子弹在组织内通过时碎裂成多个碎片的程度。常通过比较子弹最大碎片的重量与子弹最初重量来进行描述。这是影响最终组织损伤范围的最重要因素之一。

　　永久弹道：指子弹通过组织所造成的永久性组织破碎。

　　暂时弹道：子弹通过组织时造成的组织牵张。像肌肉这样有弹性的组织对这种牵张的抵抗力相对较强，而在相同情况下越硬的组织受损越重。

　　为了更好地了解枪伤组织损害的机制，研究子弹组织中或在凝胶模拟组织中的弹道十分有益[14,15]。几个这样的实验模型见图 32-2 至图 32-4。尽管子弹的速度相近，但永久弹道的横断面却变化很大。这些图表能够显示子弹的碎片和偏航（如子弹翻转）对组织的作用。

　　在关于弹道学的普遍错误认识的综述中，Fachler[13] 将抛射物力学转变成为一门治疗患者的临床技术。在

主要的错误认识中，他列举了过度强调子弹速度以及夸大暂时弹道对组织损害的情况。他还叙述了全身性抗生素的积极作用曾被错误地归功于外科清创术。他指出，尽管清创术相对没有改变，但梭菌性肌炎的发生率从第一次世界大战的 5% 降至朝鲜战争的 0.08%。这一进步应该归功于战场上抗生素的应用。Fackle 强调要亲自查体并且通过标准 X 线检查来寻找子弹碎片，从而通过患者的临床评估来制定适当的治疗方案。

一、子弹的成分

　　子弹中常含有铅，但其中可能含有铜和黄铜。子弹释放出的铅可能造成全身毒性。针对浸在关节滑液中及椎间隙中的子弹的研究详细阐述了这一情况[38,72,79]。这一并发症在脊柱枪伤中的确切发生率尚不清楚，但被认为并不少见。如果怀疑铅毒性，则应进行血清铅检查；如果血清铅明显增高，则应行骨髓穿刺评价造血细胞中毒情况。如果证实铅中毒存在，则是子弹切除手术的适应证。

　　铅、铜、黄铜在脑组织中的局部毒性已被研究发

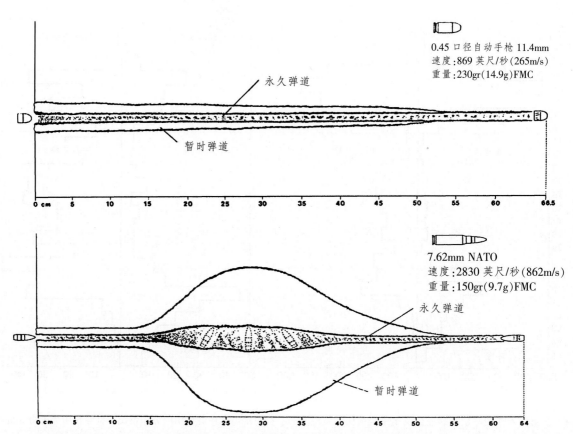

图 32-2 子弹通过凝胶介质损伤剖面图。尽管子弹速度具有显著差异,但在子弹通过组织的最初 15cm 损伤情况极为相似。在子弹尚未出现偏航之前来复枪子弹的永久弹道就明显大于手枪子弹的永久弹道。(From Fackler, M.L.; Bellamy, R.F.; Malinowski, J.A. The wound profile: Illustration of the missile–tissue interaction. J Trauma 28 (Suppl):S21–S29, 1988.)

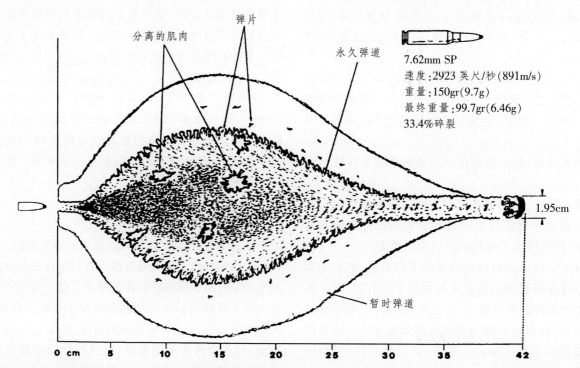

图 32-3 这一损伤剖面图来自于图 32-2 下图中相同的来复枪子弹。由于使用了软头子弹,其造成了明显的碎裂,因此永久弹道明显增大。(From Fackler, M.L.; Bellamy, R.F.; Malinowski, J.A. The wound profile: Illustration of the missile–tissue interaction. J Trauma 28 (Suppl):S21–S29, 1988.)

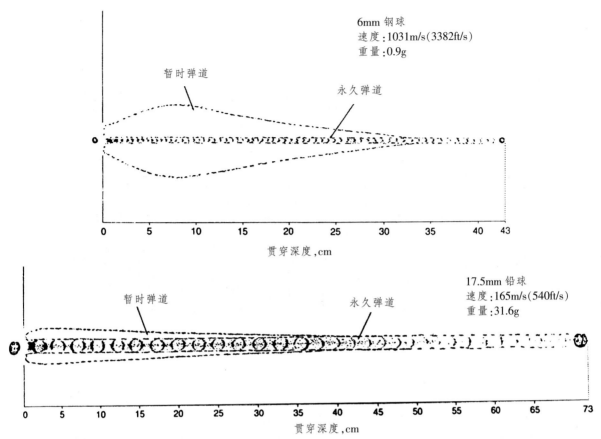

图 32-4　小球体、高速子弹(A)与大球体、低速子弹(B)剖面图的比较。两个样本动能($E=1/2mv^2$)相同。但大球体子弹比小球体子弹所造成的永久弹道深 30cm,而且弹道体积是后者的 50 倍。(From Fackler, M.L. Wound ballistics: A review of common misconceptions. JAMA 259:2730–2736, 1988.)

现[9,66,67]。在猴子的大脑中,铜可引起严重的局部坏死性反应,但铅或镍包被的弹头所引起的反应却很小。虽然这些金属弹头留在原处,但坏死性反应非常重,以至于可以使铜包被的弹头在脑中明显移位[67]。当铜粉末喷入猴脑后也可看到相同现象,并会导致严重的坏死性异物反应和动物死亡[9]。

　　一项关于子弹碎片兔子对脊髓影响的研究显示,影响取决于脊柱内碎片的位置和碎片的金属成分。包括铝("银头"子弹)、铅、铜等三种金属碎片被用来进行试验。如果这些碎片被置于硬膜外,脊髓除了局部有轻微的压迫外,在显微镜下没有任何改变。如果这些碎片被置于硬膜内并与脊髓接触,该接触位置的脊髓组织会发生极大的变化。铝的影响很小(图 32-5),铅引起局部中度的髓鞘和轴突破坏(图 32-6),而铜引起严重的髓鞘和轴突破坏(图 32-7)。只有被植入铜的兔子血清中的金属含量有所升高[74]。

　　基于动物实验结果,椎管内的铜包被的子弹无论如何都应该被移除。但更常见的情况是人们无法得知

子弹是否为铜包被。猎枪弹壳后部的填充物必须作为临床评价的因素。X 线片很容易发现子弹,但填充物并不显影。除非子弹填充物去除,否则它将成为重要的异物。如果患者是在 6m 或 6m 以内遭到射击的,则应在伤口内寻找填充物[4,61,42](图 32-8)。

二、脊柱枪伤的病理

　　第一次世界大战以后,病理标本被收集和描述。有文章描述了战争部收集的 50 个样本[28]。从相对轻微的骨或韧带的损伤到脊柱的严重破坏,这些样本具有相当大的差异。Keien 和 Hall 发现尽管患者遭受了完全的脊髓损伤(可能由于脊髓挫伤所致),但脊髓常常是完整的[28]。脊柱后弓或椎弓根的枪伤常常引起继发性椎体骨折。若椎体为原发的损伤部位,则后方结构极少出现继发损伤。出现此情况的原因推测是椎体主要由松质骨组成,松质骨更易变性,因此能将较小的能量传给相邻结构。

　　Klemperer 和同事们[32]发现了动物模型中脊髓间

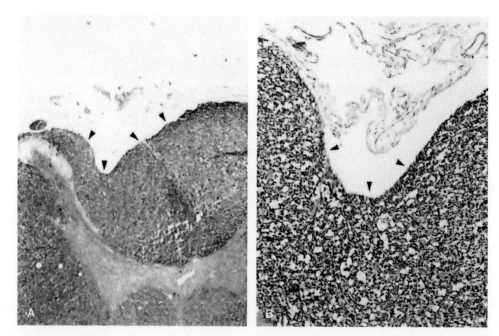

图 32-5 硬膜内植入铅片后兔脊髓的横切面。(A)脊髓出现了凹陷(箭头所示)(solochrome cyanin,×5)。(B)下方的脊髓组织未见或只有微弱神经胶原增生。周围结缔组织结构完好 (solochrome cyanin,×20)。(From Tindel, N.L.; Marcillo, A.E.; Tay, B.; et al. The effect of surgically implanted bullet fragments on the spinal cord in a rabbit model. J Bone Joint Surg [Am] 83:884–890, 2001.)(见彩图)

接损伤的病理。他们在麻醉的动物身上制造枪伤,使后方的棘突和棘间韧带损伤,发现在脊髓损伤程度等方面各样本间存在很大差异。差异很可能与椎管的大小以及脊髓的大小有关。在椎管极度狭小的动物中,脊髓损伤的发生率非常高。脊髓的病理切片与预计的一样,差别很大。但是,没有截瘫的动物其脊髓常有明显的病理改变。

　　Mirovsky 和同事[45]对枪伤未贯穿椎管的神经损伤的患者进行了回顾性研究。他们确认了 1977 年到 2003 年间 26 例完全或不完全截瘫的患者。他们发现三名在胸椎段完全截瘫的患者没有任何椎管受累的征象。在平均 4.1 年的随访时间里,没有任何一人有神经功能的恢复。他们并没有讨论椎管的大小,但是所有损伤都发生在脊髓占椎管比例最高的胸椎节段。Stauffer 和同事也得到了相似的研究结果[71]。他们报道了 185 名脊髓枪伤的患者,其中 106 名为完全损伤,

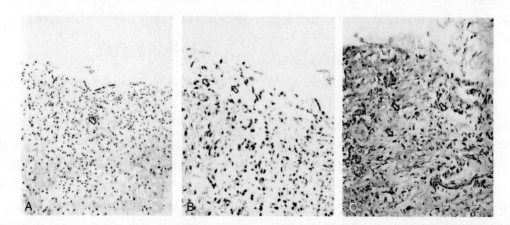

图 32-6 硬膜内植入铅片后兔脊髓的横切面。(A)在邻近压迫的脊髓背侧凹陷部位存在一小块神经质增生区(箭头所示)(H&E 染色,×20)。(B)神经胶质增生区支持基质(箭头所示)破坏(H&E 染色,×40)。(C)邻近碎片植入区的周围结缔组织破坏、轴突成分消失(箭头所示)(solochrome cyanin,×40)。(From Tindel, N.L.; Marcillo, A.E.; Tay, B.; et al. The effect of surgically implanted bullet fragments on the spinal cord in a rabbit model. J Bone Joint Surg [Am] 83:884–890, 2001.)(见彩图)

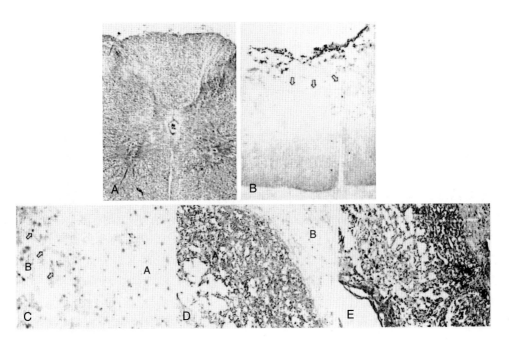

图32-7 硬膜内植入铜片后兔脊髓的横切面。(A)硬膜外的碎片对其下方的脊髓无破坏或损伤(trichrome,×5)。(B)硬膜内的铜片造成其下方的脊髓出现凹陷和损伤(箭头所示)(×5)。(C)脊椎实质破坏(箭头所示)。损害局限于白质(A);灰质(B)完好(H&E 染色,×40)。(D)相邻的脊髓组织空泡形成(箭头所示),损害局限于白质(A);灰质无破坏(B)(solochrome cyanin,×40)。(E)邻近子弹碎片植入区的结缔组织基质破坏 (箭头所示)(trichrome,×40)。(From Tindel, N.L.; Marcillo, A.E.; Tay, B.; et al. The effect of surgically implanted bullet fragments on the spinal cord in a rabbit model. J Bone Joint Surg [Am] 83:884–890, 2001.)(见彩图)

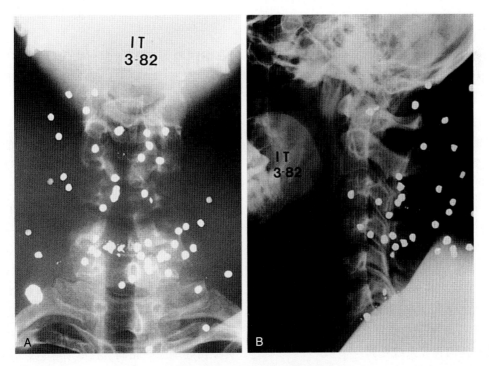

图32-8 (A,B)患者颈部后方受到散弹射击。脊髓损伤致四肢完全瘫。取出子弹并非手术适应证,但为了预防感染外科清创特别是清除弹壳填充物十分必要, 因为这是闭合损伤。(From Eismont, F.; Lattuga, S. Gunshot wounds of the spine. In: Browner, B.D.; Jupiter, J.B.; Levine, A.M.; et al. eds. Skeletal Trauma, 2nd ed. Philadelphia, W.B. Saunders, p. 1100, 1997.)

79名为不完全损伤。共101名患者接受了椎板切除术。仅有6名完全损伤和5名不完全损伤的患者恢复了正常。造成该结果最可能的机制是子弹穿过的能量造成了脊髓震荡损伤。另外这种能量可能破坏或栓塞了脊髓的血供。

第三节　评估

脊柱枪伤患者的评价与怀疑有其他脊柱损伤的患者一样,应包括详细病史、查体和影像学检查。首先应注意急救治疗的ABC原则。

病史应包括武器的总体描述(如手枪、来复枪、突击武器)。如果知道武器情况则十分有益,但病史中常常没有描述。伤后应立即询问患者是否存在截瘫和感觉异常。如果患者有一段时间暂时瘫痪,则需要一份更详细的神经系统随访。

查体的重要性怎么强调也不过分。查体应包括子弹入口和出口伤的检查以及组织触诊,以此来评定是否存在捻发音和组织肿胀。一个很大的子弹出口伤合并有捻发音和加重的组织肿胀,也会有很大的永久弹道,并且很可能发生严重的组织坏死[14]。体检还应包括详细的神经系统检查。瘫痪和反射异常应记录在案。

放射影像学评价极为重要。应注意骨折类型和骨粉碎程度。详细检查X线片来判定子弹是否仍在体内,并评估子弹碎裂的程度。如果骨粉碎严重且子弹碎裂严重,则创伤很有可能为永久弹道,如果真是此种病例,则伤口可能是少数需要严格清创的情况之一[14]。

CT平扫能帮助进一步判断脊柱损伤的范围和椎管被骨质或弹片侵占的程度。借助CT可对脊柱的稳定性进行较好的评价,具体阐述见"脊柱稳定性"。手术小组应通过其他检查来评估脊柱周围结构和软组织的损伤情况[3]。这些检查可包括钡餐、动脉造影、静脉内肾盂造影等。

Klein和同事回顾统计了从1991年至2001年在迈阿密莱德损伤中心(Ryder Trauma Center)接受治疗的2450名枪伤患者[31]。10%(224名)的患者伴有脊柱损伤,其中13%的患者有明显的脊柱损伤但不表现任何神经系统症状。他们强烈建议对面部、颈部或躯干受到枪伤的患者必须进行完整的影像学脊柱评估,即使这些患者没有任何神经系统受累。

对通过MRI来评估留有金属弹片的枪伤的方法目前仍存在争议。放射科医生一般不愿意对留有金属弹片的患者进行MRI检查[53,65,73],尤其是弹片接近例如脊髓这样重要的解剖结构。Finitsis和同事利用MRI对19名身体留有金属弹片的患者进行了脊柱评估。其中18名患者事先已确诊为四肢瘫痪或截瘫。有6名患者枪伤后随即进行了MRI检查,而另外13名则是伤后1个月至数年。检查未造成任何并发症。但弹片都具有强磁性(例如滚珠轴承或普罗米修斯型的气枪弹)的患者未被包含在内。MRI证实了17名患者的诊断(5名急性/亚急性和12名慢性)。而在另外两个病例中,由于伪影干扰了脊髓损伤区域的影像,使得MRI的检查效果不是很理想。一个明显的(>1cm)金属碎片和多个小金属碎片造成了这些伪影。在6名急性损伤患者中,两名有脊髓挫伤,两名有硬膜外血肿伴脊髓受压,随后接受了手术治疗。在13名慢性损伤患者中,针对囊肿、瘢痕、萎缩或是压迫性损害的4项研究都获得了阴性结果。1名患者的脊髓中嵌入了一枚子弹,在其上下均有囊肿形成;1名患者被诊断为硬膜外脓肿,随后接受了手术治疗;1名患者由于广泛的伪影而未做诊断。如果医生需要更多的信息用来有效地治疗患者,这篇文章的作者支持利用MRI来对脊柱中留有金属弹片的患者进行检查[16]。读者应该明白,这是具有争议的领域,进行该项检查具有潜在的风险。CT之后进行脊髓造影摄片和4小时延迟CT扫描仍旧是脊髓枪伤后进行脊髓神经系统评估的传统经典方法。

第四节　脊柱枪伤的治疗

一、伤口护理

伤口的护理应该在急诊室或正规的手术室进行。接下来的治疗应该更加适合于那些有很大子弹出口的枪伤以及那些通过查体和影像学检查发现可能存在很大永久性弹道的枪伤。虽然这类外伤在普通人群中并不常见,但这样的病例还是可能会遇到的。

由于食道、大血管、喉以及气管相邻,因此普通外科医师在传统上强烈建议颈部外伤(包括颈部贯穿伤)应进行伤口探查[60]。现在的观点更多提倡只有那些具有严重损伤的特殊警示体征的患者才行镜下伤口探查,而没有那些体征的患者应该观察。胸部和腹部贯穿伤处理原则相同。急诊动脉造影联合应用血管内止血圈的有效性也已改变了脊柱探查手术的适应证。许多以前需手术止血的病例现在可以通过微创术来处理(图32-9)。

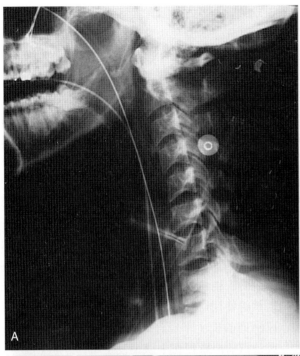

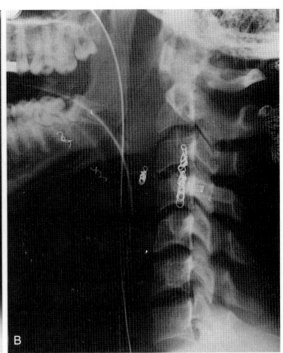

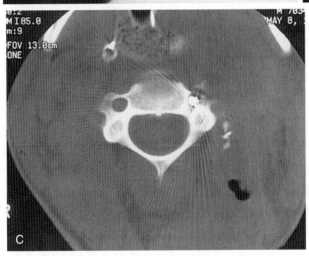

图32-9 C3-C4遭枪击后的X线侧位片。(A)患者主要问题是大出血。血管造影显示左侧椎动脉损伤。(B) 左侧椎动脉置入止血圈获得了彻底止血后的侧位X线片。(C)CT平扫显示止血圈在左侧椎动脉内。(From Eismont, F.; Lattuga, S. Gunshot wounds of the spine. In: Browner, B.D.; Jupiter, J.B.; Levine, A.M.; et al., eds. Skeletal Trauma, 2nd ed. Philadelphia, W.B. Saunders, p. 1100, 1997.)

子弹通道一定要进行伤口培养。如果伤口已被经过咽部、食道或结肠的子弹所污染，或者受伤后伤口受到污染，则更应该进行适当的伤口培养。对于非污染的脊柱损伤，我们建议，常规应用肠道外抗生素，如最大剂量的二代头孢菌素静脉内应用3天。如果子弹最先贯穿咽部[61,62]、食道或结肠[58]，或者伤口被其他方式污染，则应当使用不同的抗生素方案。

二、类固醇和脊柱枪伤

第二版全国急性脊髓损伤研究(The second National Acute Spinal Cord Injury Study, NASCIS 2) 于1990年出版。该研究从统计学上论证了钝器致急性脊髓损伤患者接受高剂量甲泼尼龙冲击治疗后6周和6个月，感觉和运动功能得到了显著改善。这项随机双盲安慰剂对照研究证实，接受甲泼尼龙治疗的脊髓损伤患者发生并发症的概率没有显著性提高。NASCIS 2 的排除标准包括了所有的枪伤害者[5]。然而，从该研究结果可以推测出一些利用类固醇治疗枪伤的合理性。目前有两个回顾性研究评估了利用类固醇治疗枪伤后脊髓损伤患者的效果，但都被证实没有益处。Heary 和同事对254名脊柱枪伤患者进行了回顾研究[23]。这些患者被分为三组：甲泼尼龙组(NASCIS 2 方案)，地塞米松组(初始剂量，10~100mg)和无类固醇组。所有接受类固醇的患者都是在外院转院前治疗的，没有一名患者在作者的医院中接受了类固醇治疗。在接受类固醇治疗的同时，有95%的患者于枪伤48小时之内进行了转院。而类固醇对神经功能的疗效在统计学上没有显著差异。研究者利用了美国脊柱损伤协会（ASIA）推荐的运动量表和 Frankel 分级系统对神经功能的恢复进行了评测。在接受类固醇治疗的两组中都发生了感染并发症（没有统计学差异）。地塞米松组的胃肠并发症显著增加，甲泼尼龙组的胰腺炎发病显著增加。该研究随访时间平均为 56.3 个月。Levy 和同事在对 236 名患者进行的回顾统计研究中得到相似的结果[40]。有181 名患者未接受类固醇而 55 名患者接受了NASCIS 2 方案的类固醇。使用甲泼尼龙没有显著提高脊柱枪伤患者的功能恢复，也没有扩大患者住院期间的并发症数量。基于上述两项研究，我们建议在该方法的疗效被对照研究证实之前，不对这类患者使用类固醇治疗。

三、脊柱稳定性的评估与治疗

绝大多数脊柱枪伤是稳定的。头部重量的 36% 由颈椎前柱的椎体和间盘承担，32% 由两个后外侧柱来承担（即两侧的小关节和侧块）[51]。如果上述三柱没有损坏，则不建议进行固定。

如果其中一柱受损，建议佩戴颈椎硬围领。如果两柱或三柱均受损，则建议使用头环背心外固定。在胸椎和腰椎中可以使用 Denis[11]的三柱理论，但枪伤的损伤机制与用来制定 Denis 分型的闭合损伤之间有相对大的不同。如果损伤局限于三柱中的一柱，则无需特殊固定；如果枪伤致两柱或三柱损伤，患者下床则一定要佩戴胸腰骶支具（TLSO 支具）。

与闭合脊柱损伤不同，脊柱枪伤极少需要重建稳定的手术。这些脊柱任何部位的损伤的固定通常要持续 6~8 周。之后进行屈伸侧位 X 线片检查，观察脊柱是否已完全愈合及稳定。

最不稳定的损伤见于儿童，因为儿童脊柱的承受力与子弹的动能相比相对较小。其他预示脊柱不稳定的因素有骨质粉碎严重、子弹碎裂程度以及先前椎板切除术[71]。即使有明显的不稳定，也极少采用手术治疗。颈椎复合伤所致的严重不稳定可短时间应用骨牵引，严重胸椎或腰椎复合伤可用 Roto-Rest 床来治疗，时间为 2~3 周，以期在佩戴上述支具进行常规锻炼之前能够早期愈合。

四、相关损伤

要考虑脊柱枪伤患者合并有内脏损伤，这一点十分重要。如果子弹在进入脊柱之前先穿过喉咙[61,62]、食

道或结肠[58]等内脏器官，要格外注意预防脊柱感染。如果子弹先进入脊柱后穿过内脏则上述问题就显得并不重要了。令人惊讶的是，子弹燃烧产生的热量并没有对它进行自动消毒。普通外科治疗小组应进行急诊手术修补内脏，放置充足的引流管，应用能控制内脏正常菌群的广谱群的广谱抗生素。这在咽部、食管和结肠损坏的情况下尤其重要。尽管有报道[21]指出，胃、十二指肠和小肠的枪伤可导致脊柱败血症，但对于上述部位而言此情况不太重要，因为正常情况下此段胃肠内存在灭菌的物质。与 20 年前提倡要进行彻底清创术[59]相反，Roffi 及其同事[58]报道了最好的治疗结果，他们提倡应用 1~2 周的肠道外抗生素治疗，只进行轻微的脊柱清创术。要根据受伤内脏的正常相关菌群来确定所使用的广谱抗生素。如果内脏修补发生并发症，则抗生素的使用时间不得不延长。根据这一治疗原则，脊柱感染的发生率已经大大降低，目前在累及喉、食道或结肠的严重损伤中感染发生率为 5%~15%。需要记住的是枪伤后的脊柱感染可能是隐匿的，至少需要 6个月的随访才能排除患者是否有脊柱感染[22,59]。

Kumar 和同事报道了 33 名伴有内脏损伤的脊柱枪伤患者，随访时间平均为 29 个月。其中 13 名患者的子弹先穿过结肠或直肠之后破坏了脊柱[34]。所有患者都立即行腹部探查术，但是没有一例立即接受椎板切除术、弹道清创术或是将子弹取出。3 名患者接受了结肠造口术。抗生素使用时间为 2~43 天不等。6 名患者使用了单种抗生素（头孢替坦），7 名患者使用了多种抗生素。抗生素的覆盖范围取决于内脏修补或切除后的并发症情况。3 名患者由于并发腹膜炎而需要反复冲洗。并没有出现与椎间盘感染、骨髓炎或留存子弹碎片相关的并发症。

经腹膜的结肠损害的治疗，建议应用 2 天抗生素加上弹道手术引流[29]。但是考虑到 Roffi 及其同事的发现以及所报道的少数结肠损伤病例的情况，我们建议延长抗生素的使用时间（1~2 周）。

五、椎间隙中的子弹

当子弹在椎间隙时，是否手术需要考虑三个因素。第一个因素是患者是否会出现铅中毒。有一个很好的证据表明，当子弹在滑液中时铅会释放出来并造成铅中毒[20,72,79]。有文献指出，当铅子弹在椎间隙中时也可出现上述情况[9]。我们研究了自己所在医院 12 名椎间隙内有子弹或弹片的患者[63]。其中一名患者确实出现了铅中毒的迹象。她在受伤的 9 年时间里一直便秘

和乏力。她的血清铅浓度为 136mg/dL。正常血清铅浓度为 0mg/dL，然而，血清铅浓度在小于 24mg/dL（基准值为 0~24.9mg/dL）时通常不会发生中毒。外周血 HE 染色显示出了嗜碱性颗粒。该患者后来接受了 L4、L5 椎板和间盘部分切除术，并将弹片移除。子弹取出后 6 个月，患者血清铅浓度恢复正常，并且在术后两个月时间里症状完全缓解。文献回顾中未提到椎间隙内有子弹的患者里在未来发生铅中毒的比例；因此，不可能有完全科学的方法来决定手术是否应该常规进行。人们可设置一个血清铅浓度的标准，当血清铅浓度异常时，可以建议进行子弹移除手术。

第二个考虑因素是，椎间隙中的子弹是否造成了运动节段的力学破坏。目前，关于这个问题的医学经验十分罕见。可以对患者进行临床观察，如果存在力学问题并出现新症状（如在站立、活动时局部疼痛加剧，卧床时减轻），则应考虑取出子弹和（或）局部融合。

第三个考虑因素是枪伤是否造成间盘突出。如果造成前盘突出并发生明显的神经压迫症状，则应切除间盘碎片以获得神经减压。这种情况并不常见，但曾有文献报道[57]。

六、椎管内的子弹

许多文章谈到了椎管内子弹取出术[10,24,26,35,54,68,69,71,82]，但这个问题直到近期才得到科学性的回顾总结。为了结果能确实有效，两组必须具有相同的病理情况，一组行手术子弹取出术，另一组不取出椎间隙内的子弹。具有充足的神经功能信息以及疼痛和其他症状的定量分析对于研究十分重要。Waters 和 Adkins 进行了这样的回顾性总结[75]：他们回顾了 90 例患者，32 例取出了子弹，58 例未取出。结果发现，在 T12 至 L5 水平，取出子弹组的神经运动功能的改善具有统计学意义（图 32-10）。但是，在患者的疼痛和感觉恢复方面两组没有差别。在胸椎（T1 至 T12），完全损伤和不完全损伤情况在两组之间无统计学差异。颈椎也是如此，不过颈椎枪伤的患者太少难以做出统计学比较。

结合我们自己对此文献的主观意见，我们建议颈椎枪伤患者应行子弹取出术，原因是这个手术能够大大减轻对脊髓的压迫程度[7]。即使是完全损伤，我们也建议取出子弹，我们并不指望脊髓功能恢复，但期望随着时间的推移相邻节段的神经根功能能有所恢复。对于有骨块或间盘碎片残留明显压迫神经的闭合性颈脊髓损伤，我们也采用相同的原则，希望减压术后神经功能能够有所改善[1,4]。

对于子弹进入椎管并没有神经功能受损的患者，普遍认为是手术的适应证。但是我们强调，只有那些临床资料证实神经受到骨块、间盘、子弹或血肿压迫的患者才能接受手术治疗。这样的神经功能受损并不常见，只是偶尔遇到（图 32-11）。相反，没有残留神经压迫的患者也会因为上行性脊髓坏死而出现神经损害，手术对这种特殊的病理情况不仅不会有帮助，而且可能会加重病情。

有一些关于脊柱枪伤后迟发神经后遗症的报道[33,48,70,81]。这些特殊的报道表述了体内留存的弹片导致了硬膜外慢性炎症包块。这些病例的成因大都是椎间隙内的弹片。由于迟发的神经系统症状极其罕见，因此如果仅是为了避免将来迟发的神经系统恶化，我们则建议不对椎管内椎管周围异物进行移除。

决定手术取出椎管内子弹之后，在手术室切皮之前应进行 X 线检查。子弹有时会在椎管内移动，是否移动主要取决于患者的体位[27,37,83]，特别是那些椎管大而子弹相对较小的患者。

我们通常建议椎管内子弹取出术应在伤后 7~10 天进行，因为在此时脑脊液漏、硬膜修补和其他问题相对简单（图 32-12）。但对于神经功能损伤明显加重的患者，不适宜用此方法，而应如前面所述立即行手术治疗。

七、神经恢复率

大多数脊髓损伤都随着时间的推移有某种程度的恢复。完全脊髓损伤常常会有一至二级的神经根功能恢复，不完全损伤的脊髓功能和局部神经根功能则有机会显著恢复。迈阿密大学早期的一篇关于闭合与开放脊髓损伤的回顾研究显示，完全开放和不完全开放性脊髓损伤（大都是枪伤）的患者 6 个月随访时神经功能有显著改善，但不完全闭合损伤比完全闭合损伤的神经恢复略晚些（图 32-13）[19]。

第五节　脊柱枪伤的并发症

一、脑脊液-皮肤瘘道

脊柱枪伤后的脑脊液（CSF）瘘道已有描述。瘘道可以与皮肤或其他体腔相连。脑脊液瘘偶尔是由枪伤直接造成的[76]，但脑脊液瘘更常见于急诊椎板切除术后（图 32-14）。Stauffer 等[71]总结了 185 例患者，发现在没有行椎板切除术的患者中未见脑脊液瘘道与皮

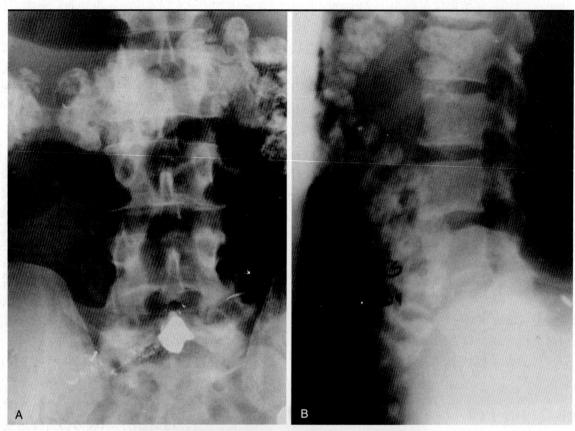

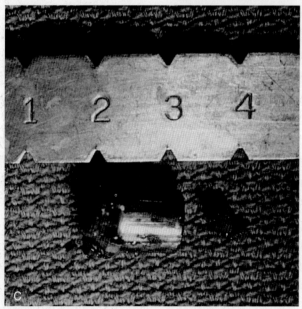

图 32-10　(A-C)青年男性侧腹部遭枪击,子弹留在椎管内 L5-S1 水平。患者下肢运动功能正常,但 S1 神经根受损,其支配区感觉迟钝,小便功能异常,残留尿量增多。伤后 8 天手术治疗,子弹很容易取出,硬膜囊小破口予以修补。患者膀胱功能恢复正常。(From Eismont, F.; Lattuga, S. Gunshot wounds of the spine. In: Browner, B.D.; Jupiter, J.B.; Levine, A.M.; et al., eds. Skeletal Trauma, 2nd ed. Philadelphia, W.B. Saunders, p. 1104, 1997.)

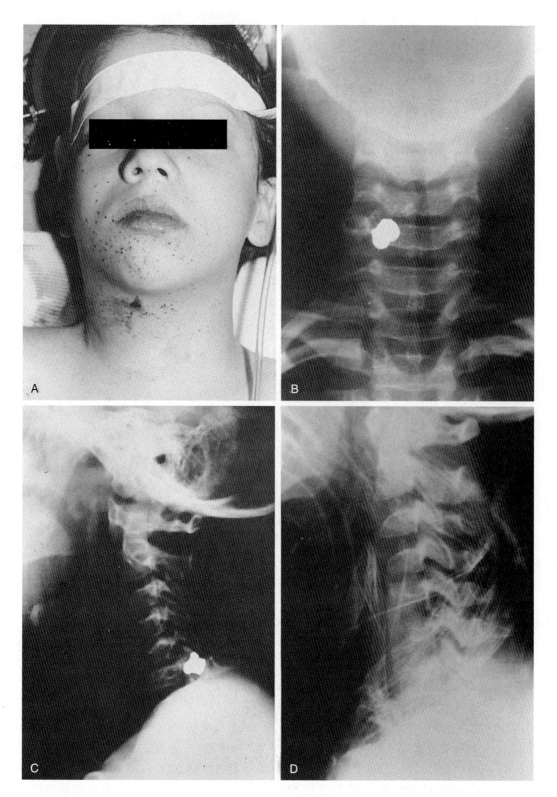

图 32-11　(A~D)男孩颈部枪伤,出现进行性四肢瘫。伤后 24 小时,其双腿运动功能完全丧失。X 线平片显示子弹占据了椎管的右边。患者接受了急诊颈前路手术。术中发现气管和食道完整。行颈前路 C5、C6 切除取出一子弹,然后行自体髂骨植骨融合。患者恢复行走功能, 只残留上肢无力症状。(From Eismont, F.; Lattuga, S. Gunshot wounds of the spine. In: Browner, B.D.; Jupiter, J.B.; Levine, A.M.; et al., eds. Skeletal Trauma, 2nd ed. Philadelphia, W.B. Saunders, p. 1106, 1997.)

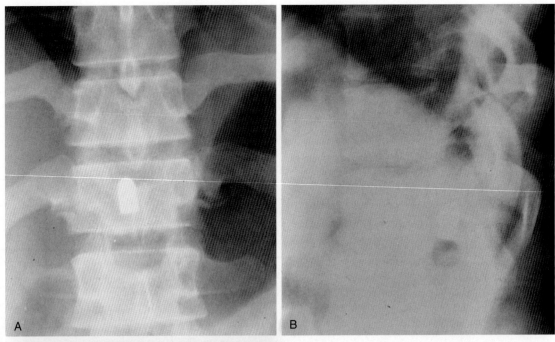

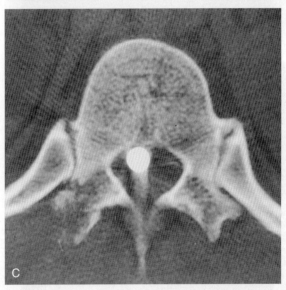

图 32-12 （A~C）患者来到急诊室时为完全性瘫痪，L1 以下大小便功能和感觉运动功能完全丧失。一周后神经功能无改善。行手术从硬膜囊内取出子弹，手术目的并非为了改善圆锥功能，而为了提高经过节段的 L1~L4 神经根的恢复机会。（From Eismont, F.; Lattuga, S. Gunshot wounds of the spine. In: Browner, B.D.; Jupiter, J.B.; Levine, A.M.; et al., eds. Skeletal Trauma, 2nd ed. Philadelphia, W.B. Saunders, p. 1107, 1997.）

肤相连的病例。在行椎板切除脊柱清创子弹取出术的患者中，脑脊液瘘发生率为 6%。

事实上，除非像以前章节描述的那样，需要急诊手术减压，否则绝大多数脊柱术后出现的与皮肤相连的 CSF 瘘是延误子弹取出术 7~10 天的另一原因。当需要手术取出子弹时，仔细修补硬膜，严密缝合椎旁肌、深筋膜和皮肤，对减小术后脑脊液的发生十分必要[12]。修补硬膜时，应采用 Valsalva 方法进行检验，以确保缝合口不渗漏，则应行腰椎蛛网膜下引流（图 32-15）来分流脑脊液，促进愈合，并防止诸如与皮肤相连的脑脊液瘘道和脑膜炎的发生[30]。

二、枪伤后的脊柱感染

脊柱枪伤后的脊柱感染并不常见。大多数都是发生在咽部[61,62]、食道或结肠[58]损伤后。感染极少发生在其他器官损伤之后，包括胃或小肠。以上章节描述了减少并发症的治疗方法，包括伤后常规应用 72 小时抗生素，合并污染的内脏损伤应使用抗生素 7~14 天[58,61,62]。抗生素的选择在上文已经讨论过了。

脊柱枪伤感染的另一个常见原因为术后医源性感染。Stauffer 等[71]发现，行椎板切除术后取出子弹后 4% 的患者发生伤口感染。此类感染的处理方法与其他

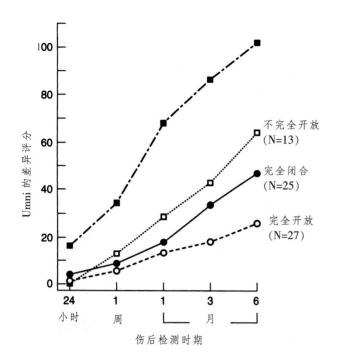

图 32-13　图表显示脊柱贯穿伤比闭合损伤预后差。完全和不完全损伤均如此。(From Green, B.A.; Eismont, F.J.; Klose, K.J.; et al. A Comparison of Open Versus Closed Spinal Cord Injuries During the First Year Post Injury. Presented at the Annual Meeting of the American Spinal Injury Association, New Orleans, 1981.)

脊柱术后感染相同[17]。

　　明显的瘘道形成可能会在脊柱感染的患者中见到（图 32-16）。在合并污染内脏损伤的患者中，可能会形成从内脏到脊柱的瘘道。在这些病例中，如果没有充分处理咽、食道或肠道瘘，感染将不可能得到解决。治疗需要采取诸如分流术和静脉高营养治疗等策略。某些患者存在皮肤瘘道并导致了脊柱骨髓炎或间盘炎，而且这种情况在内脏瘘的患者中十分常见。

　　枪伤后脊柱感染的手术适应证与其他脊柱感染病例相同，包括：与感染相关的进行性加重的瘫痪，进行性加重的畸形，某种已知生物体的缺乏，与感染相关的可疑异物，以及保守治疗失败。在大多数患者中，脊柱感染直到伤后几周才被确诊，此时我们建议 CT 引导下穿刺活检，随后给予 6 周最大剂量的肠道外抗生素。切开手术适于此前描述的那些病例。

三、脊柱枪伤后脊髓损伤伴疼痛

　　脊柱枪伤后脊髓损伤的患者常常伴有剧烈的去传入神经痛。最常见的是放射至麻痹的下肢撕裂性、烧灼性疼痛。局部疼痛也可能存在。随着时间推移和

使用保守治疗，例如非甾体类抗炎药联合阿米替林或加巴喷丁，可以使疼痛有所缓解[36,56,78]。尽管阿米替林尚未在脊柱贯穿伤的患者中被验证，但它已经被证明对于缓解糖尿病性神经烧灼样疼痛[36]和治疗枪击伤后的神经痛[78]有所帮助。根据我们的经验，它似乎也对脊柱枪伤的患者有所帮助。如果阿米替林无效，则正常使用加巴喷丁。

　　如果去传入型疼痛始终存在且致残，那么减压手术也不太可能显著改善患者症状（图 32-17）。Water 和 Adkins 对椎管内弹片被取出后的患者进行了一系列研究[75]。他们发现，尽管 T12 至 L5 节段的子弹被移除后患者瘫痪可以改善，但疼痛仍未缓解，如果考虑对该类型去传入型疼痛行手术治疗，则采用背部神经根入口（DREZ）的手术入路，在术中利用电脑评估，一些患者的疼痛可以得到显著缓解[47]。此技术最好应用于无运动功能障碍的患者，因为这一入路有增加远端神经损害的风险。

　　如果患者有同正常预期不相称的持续剧烈的局部疼痛，则应排除下层的感染。检查应包括血沉、C 反应蛋白（CRP）和 CT 扫描。在这种条件下对 CT 结果进行阅读常常是比较困难的，因为受累的椎骨大部分都发生了骨折，而且只有骨质持续破坏的征象才能诊断感染。

四、血管损伤

　　椎动脉穿过 C6 横突孔在颈椎中上行，在 C2 节段后侧方偏移，经寰椎后弓上行穿过枕骨大孔。对 110 名贯穿伤患者的回顾研究发现，7 名患者（6%）有椎动脉损伤，没有一人出现神经系统受损[44]。在三个单独系列研究中，共有 58 例患者出现了枪伤后单侧椎动脉闭塞[18,43,55]。只有一例患者发展为椎基底动脉短暂缺血，原因是椎动静脉瘘。Mohammed 和同事报道了 59 例颈部受枪击的患者[46]。他们的目的是对体格检查和血管造影诊断血管损伤的效果进行前瞻性比较。他们发现了 23 名血管损伤的患者，其中包括 13 名在查体中有阳性体征的患者（血肿形成，活动性出血或出血史，震颤，杂音，脉搏短绌）和 10 名没有临床征象的患者。单独进行体格检查用来发现血管损伤的结果，敏感度为 57%，特异性为 53%，阳性预期值为 67%。结论是体格检查不足以诊断颈部枪伤后稳定患者的血管损伤，还需要行动脉造影或超声检查不足以诊断颈部伤后稳定患者的血管损伤，还需要行动脉造影或超声检查来明确诊断。Le Roux 报道了南非的 49 例脊柱

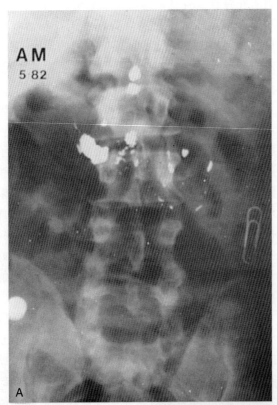

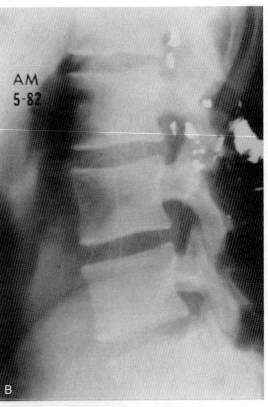

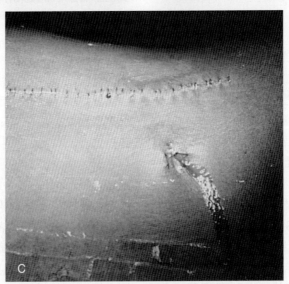

图 32-14 (A-C)患者背部中弹,L1 水平以下完全性瘫痪。伤后立即行椎板切除手术。术后出现与皮肤弹孔相连的脑脊液瘘。现在认为这种手术是无效的,因为椎管内无大的子弹碎片。立即手术也会增加与皮肤相连的脑脊液瘘的发生率。治疗脑脊液皮肤窦道、术后感染以及继发脑膜炎需要行蛛网膜下腔置引流术和翻修术。(From Eismont, F.; Lattuga, S. Gunshot wounds of the spine. In: Browner, B.D.; Jupiter, J.B.; Levine, A.M.; et al., eds. Skeletal Trauma, 2nd ed. Philadelphia, W.B. Saunders, p. 1109, 1997.)

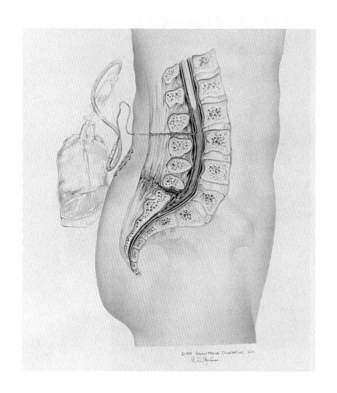

图 32-15　应用蛛网膜下脑脊液引流管可使硬膜减压，并使原来与皮肤相连的脑脊液瘘愈合。(From Kitchell, S.; Eismont, F. J.; Green, B.A. Closed subarachnoid drainage for management of cerebrospinal fluid leakage after an operation on the spine. J Bone Joint Surg [Am] 71:984–989, 1989.)

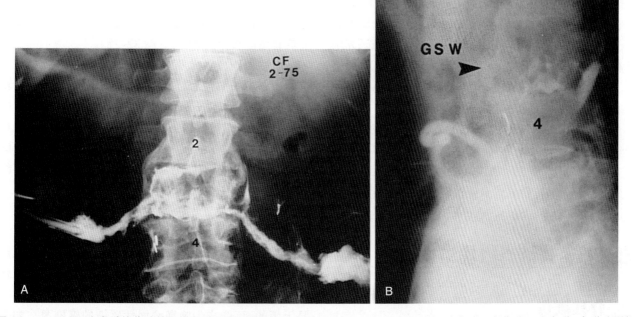

图 32-16　(A,B)患者受枪伤致结肠有一弹孔，子弹贯穿 L3 椎体。患者发展成为脊柱髓炎，在躯干两侧各有一个窦道。窦道造影揭示了脊柱的严重损害。此病例治疗需要对胃肠道进行评价，以此来确保无肠瘘存在，然后应行有效的脊柱清创术，用皮质骨或能存活的软组织充填弹道，并长时间应用抗生素。(From Eismont, F.; Lattuga, S. Gunshot wounds of the spine. In: Browner, B.D.; Jupiter, J. B.; Levine, A.M.; et al., eds. Skeletal Trauma, 2nd ed. Philadelphia, W.B. Saunders, p. 1111, 1997.)

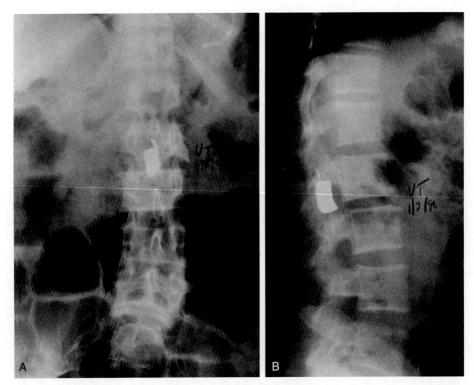

图 32-17 (A,B)该患者在脊柱射出伤后,不完全性截瘫。虽然在他损伤平面以下的每个肌群都有一些功能,但是主要的问题是双下肢剧烈放射痛。通过一段时间用阿米替林(amitriptyline)的内科治疗,没有疗效。在子弹取除后,患者表现疼痛明显减轻。可惜,这种损伤类型的症状表现,不能用切除子弹来预示结果。(From Eismont, F.; Lattuga, S. Gunshot wounds of the spine. In: Browner, B.D.; Jupiter, J.B.; Levine, A.M.; et al., eds. Skeletal Trauma, 2nd ed. Philadelphia, W.B. Saunders, p. 1108, 1997.)

枪伤患者,其中有 6%的患者伴有血管损伤[39]。Reid 和同事回顾了 43 例椎动脉损伤病例,绝大部分是由于枪伤或锐器刺伤,并伴有颈椎骨折[55]。他们的研究中没有患者因椎基底动脉缺血而留下神经系统的后遗症。与椎动脉损伤相关的死亡率只有 4.7%,原因可能为准确的诊断和及时的手术干预。

　　脑桥的损伤或梗死可导致闭锁综合征。该综合征表现为随意运动能力丧失,仅存有眼睑和眼球垂直运动。患者四肢瘫痪且无法说话,但可以通过眨眼来与人交流[52]。颈部枪伤导致双侧椎动脉闭塞可造成该综合征。

第六节　其他脊柱贯穿伤

一、脊柱戳伤

　　脊柱戳伤并不常见。伤口常较宽大,而且伤口污染比其他脊柱损伤更多见[25]。脊柱戳伤的患者应行手术清创。要仔细进行需氧菌、厌氧菌、真菌的培养。与相对清洁的枪伤不同,此种创伤需要肠道外应用至少 3 周广谱抗生素, 以此来抑制在组织清创时发现的每一种微生物。取出异物(如衣服碎片)也非常重要,因为受伤时异物可能被带到脊柱内(图 32-18)。

　　脊柱戳伤患者常发生脊柱感染复发和自发性窦道引流。成功的治疗经常需要窦道造影来确定窦道走行。窦道造影后立即进行 CT 扫描以确定骨组织或间盘的病变, 之后进行脊柱感染灶的清创以及慢性窦道的切除。窦道内注射亚甲蓝可帮助确定需要切除的组织(图 32-19)。但是,当可能存在硬膜皮肤瘘时,此种染料绝对禁止使用,因为硬膜内注射亚甲蓝是致命的。

二、脊柱刺伤

　　在美国脊柱刺伤比枪伤要少见得多,但在其他国家,脊柱刺伤是脊柱贯穿伤中最常见的一种损伤。伤后要立即行影像学检查以防止异物存留。这些异物不是无菌的,可能成为晚期顽固性感染的感染源。如果发现异物,则应手术取出(图 32-20)。刺伤常合并脊柱布朗-塞卡尔综合征, 而且其脊髓不全损伤的预后最好。对于相同程度的脊髓不全损伤,脊柱刺伤患者的预后要明显好于脊柱枪伤患者。

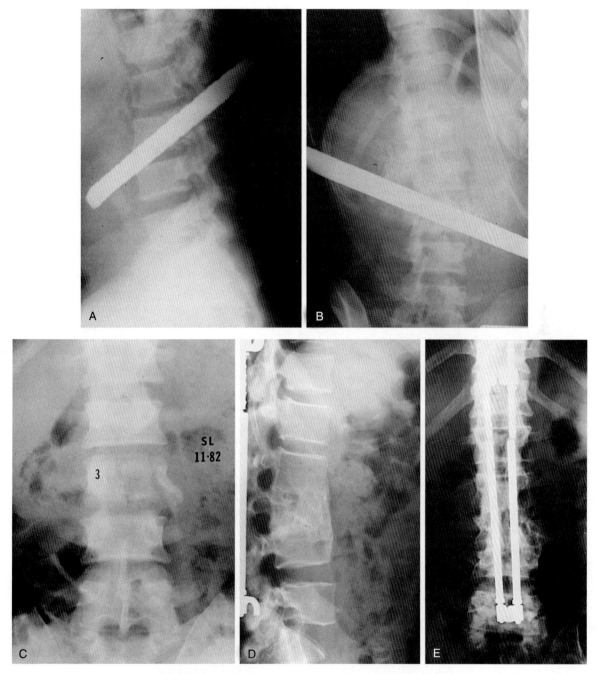

图 32-18　(A,B)摩托车祸患者受到金属棒戳伤。于手术室内前行路十后路手术取出金属棒。急诊手术中取脊柱标本进行病原菌培养,同时行彻底清创。(C)尽管广谱抗生素应用了 3 周,但患者发展成顽固性脊柱骨髓炎,并伴有疼痛和进行性脊柱破坏。伤后 6 周,患者返回医院行一期前后路清创、融合和固定手术。发现椎体内有衣服碎片,培养显示标准的生脓微生物和真菌感染。(D,E)感染治疗后 10 年的 X 线片。固定棒断裂,平背畸形,但患者无症状而且能够参加所有轮椅活动不伴有疼痛。(From Eismont, F.; Lattuga, S. Gunshot wounds of the spine. In: Browner, B.D.; Jupiter, J.B.; Levine, A.M.; et al., eds. Skeletal Trauma, 2nd ed. Philadelphia, W. B. Saunders, p. 1112, 1997.)

小 结

不幸的是，枪伤造成脊髓损伤的发生率正在上升。因此骨科医生需要熟悉这类损伤的评估和治疗。应强调详细的病史、查体和影像学检查的重要性。大多数脊柱枪伤行非手术治疗，但重要的是，不要遗漏那些临床特点更像典型战争伤的少见损伤。

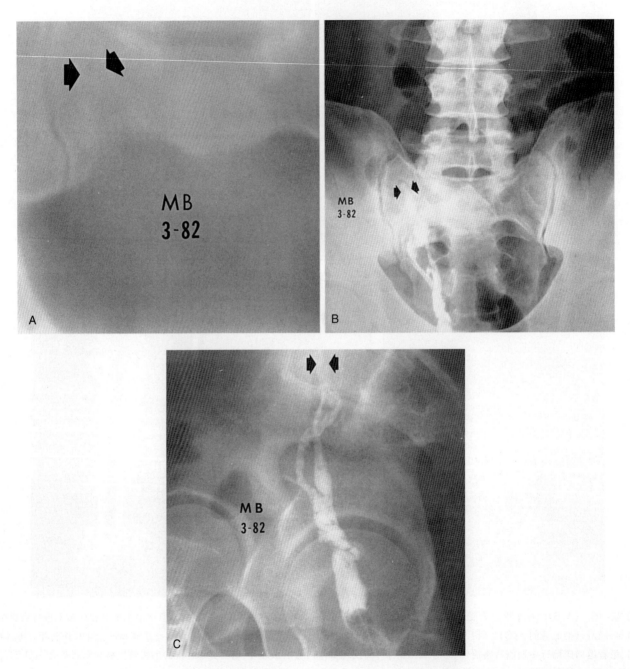

图 32-19 男性患者高坠伤，一个棒子刺穿会阴，横贯结肠，扎入骶骨翼。术后数月来我院治疗，已经经过几个疗程的抗生素治疗和多次前路腹部手术，但均失败，合并顽固性会阴瘘。(A)造影骶骨正位片显示由棒贯穿以及顽固性感染所造成的骶骨翼溶解性的通道（箭头所示）。(B)窦道造影后立即行骨盆正位片，显示窦道中止于右侧骶骨翼(箭头所示)。(C)窦道造影侧位片也证实骶骨翼内的感染源（箭头所示）。采用后外侧肌间入路骶骨翼广泛清创，根据术中骶骨翼碎骨培养结果应用相应抗生素 6 周后治疗获得成功。(From Eismont, F.; Lattuga, S. Gunshot wounds of the spine. In: Browner, B.D.; Jupiter, J.B.; Levine, A.M.; et al., eds. Skeletal Trauma, 2nd ed. Philadelphia, W.B. Saunders, p. 1113, 1997.)

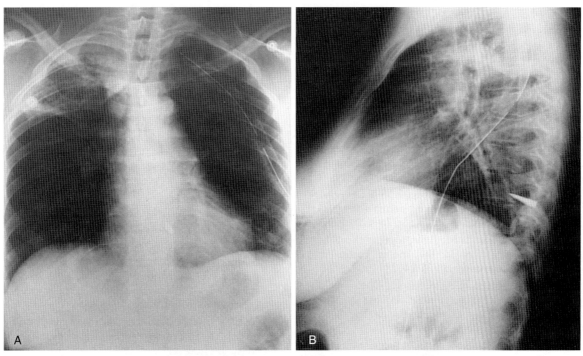

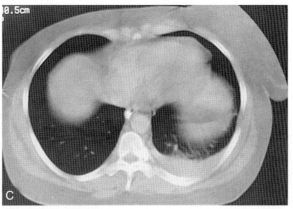

图 32-20　患者被剪刀刺伤后来急诊。急诊处理气胸后的 X 线正位(A)侧位(B)片显示，邻近胸椎处有金属异物。CT 平扫(C)核实异物的位置。行异物取出术以最大限度降低发生顽固性感染的机会。(From Eismont, F.; Lattuga, S. Gunshot wounds of the spine. In: Browner, B.D.; Jupiter, J.B.; Levine, A.M.; et al., eds. Skeletal Trauma, 2nd ed. Philadelphia, W.B. Saunders, p. 1114, 1997.)

（吕扬 李世民 译　李世民 校）

参考文献

1. Anderson, P.A.; Bohlman, H.H. Anterior decompression and arthrodesis of the cervical spine: Long-term motor improvement. Part II—Improvement in complete traumatic quadriplegia. J Bone Joint Surg [Am] 74:683–692, 1992.

2. Bahebeck, J.; Atangana, R.; Mboudou, E.; et al. Incidence, case-fatality rate and clinical pattern of firearm injuries in two cities where arm owning is forbidden. Injury 36:714–717, 2005.

3. Bishop, M.; Shoemaker, W.C.; Avakian, S.; et al. Evaluation of a comprehensive algorithm for blunt and penetrating thoracic and abdominal trauma. Am Surg 57:737–746, 1991.

4. Bohlman, H.H.; Anderson, P.A. Anterior decompression and arthrodesis of the cervical spine: Long-term motor improvement. Part I—Improvement in incomplete traumatic quadriparesis. J Bone Joint Surg [Am] 74:671–682, 1992.

5. Bracken, M.B.; Shoemaker, W.C.; Avakian, S.; et al. A randomized, controlled trial of methylprednisolone or naloxone in the treatment of acute spinal-cord injury. Results of the Second National Acute Spinal Cord Injury Study. N Engl J Med 322:1405–1411, 1990.

6. Breitenecker, R. Shotgun wound patterns. Am J Clin Pathol 52:250–269, 1969.

7. Cammisa, F.P.; Eismont, F.J.; Tolli, T. Penetrating injuries of the cervical spine. In Camins, M.B.; O'Leary, P., eds. Disorders of the Cervical Spine. Baltimore: Williams & Wilkins, pp. 317–322, 1992.

8. Coben, J.H.; Dearwater, S.R.; Forjuoh, S.N.; et al. A population-based study of fatal and nonfatal firearm-related injuries. Acad Emerg Med 33:126–127, 1997.

9. Cushid, J.G.; Kopeloff, L.M. Epileptogenic effects of metal powder implants in the motor cortex in monkeys. Int J Neuropsychiatry 3:24–28, 1968.

10. Cybulski, G.R.; Stone, J.L.; Kant, R. Outcome of laminectomy for civilian gunshot injuries of the terminal spinal cord and cauda equina: Review of 88 cases. Neurosurgery 24:392–397, 1989.

11. Denis, F. The three column spine and its significance in the classification of acute thoracolumbar spinal injuries. Spine 8:817–831, 1983.

12. Eismont, F.J.; Wiesel, S.W.; Rothman, R.H. Treatment of dural tears associated with spinal surgery. J Bone Joint Surg [Am] 63:1132–1136, 1981.

13. Fackler, M.L. Wound ballistics. A review of common misconceptions. JAMA 259:2730–2736, 1988.

14. Fackler, M.L.; Bellamy, R.F.; Malinowski, J.A. The wound profile: Illustration of the missile-tissue interaction. J Trauma 28(1 Suppl):S21–29, 1988.

15. Fackler, M.L.; Malinowski, J.A. The wound profile: a visual method for quantifying gunshot wound components. J Trauma 25:522–529, 1985.

16. Finitsis, S.N.; Falcone, S.; Green, B.A. MR of the spine in the presence of metallic bullet fragments: Is the benefit worth the risk? AJNR Am J Neuroradiol 20:354–356, 1999.

17. Gepstein, R.; Eismont, F.J. Postoperative spine infections. In Garfin, S.R., ed. Complications of Spine Surgery. Baltimore: Williams & Wilkins, pp. 302–322, 1989.

18. Golueke, P.; Sclafani, F.; Phillips, T.; et al. Vertebral artery injury—diagnosis and management. J Trauma 27:856–865, 1987.

19. Green, B.A.; Eismont, F.J.; Close, K.J.; et al. A comparison of open versus closed spinal cord injuries during the first year post injury. In Annual Meeting of the American Spinal Injury Association, New Orleans, 1981.

20. Grogan, D.P.; Bucholz, R.W. Acute lead intoxication from a bullet in an intervertebral disc space. A case report. J Bone Joint Surg [Am] 63:1180–1182, 1981.

21. Hales, D.D.; Duffy, K.; Dawson, E.G.; et al. Lumbar osteomyelitis and epidural and paraspinous abscesses. Case report of an unusual source of contamination from a gunshot wound to the abdomen. Spine 16:380–383, 1991.

22. Heary, R.F.; Vaccaro, A.R.; Mesa, J.J.; et al. Thoracolumbar infections in penetrating injuries to the spine. Orthop Clin North Am 27:69–81, 1996.

23. Heary, R.F.; Vaccaro, A.R.; Mesa, J.J.; et al. Steroids and gunshot wounds to the spine. Neurosurgery 41:576–583; discussion 583–584, 1997.

24. Heiden, J.S.; Weiss, M.H.; Rosenberg, A.W.; et al. Penetrating gunshot wounds of the cervical spine in civilians. Review of 38 cases. J Neurosurg 42:575–579, 1975.

25. Horowitz, M.D.; Dove, D.B.; Eismont, F.J.; et al. Impalement injuries. J Trauma 25:914–916, 1985.

26. Jacobson, S.A.; Bors, E. Spinal cord injury in Vietnamese combat. Paraplegia 7:263–281, 1970.

27. Karim, N.O.; Nabors, M.W.; Golocovsky, M.; et al. Spontaneous migration of a bullet in the spinal subarachnoid space causing delayed radicular symptoms. Neurosurgery 18:97–100, 1986.

28. Keith, A.; Hall, M.E. Specimens of gunshot injuries of the face and spine, contained in the army medical collection now on exhibition in the Museum of Royal College of Surgeons of England. Br J Surg 7:55–71, 1919.

29. Kihtir, T.; Ivatury, R.R.; Simon, R.; et al. Management of transperitoneal gunshot wounds of the spine. J Trauma 31:1579–1583, 1991.

30. Kitchel, S.H.; Eismont, F.J.; Green, B.A. Closed subarachnoid drainage for management of cerebrospinal fluid leakage after an operation on the spine. J Bone Joint Surg [Am] 71:984–987, 1989.

31. Klein, Y.; Cohn, S.M.; Soffer, D.; et al. Spine injuries are common among asymptomatic patients after gunshot wounds. J Trauma 58:833–836, 2005.

32. Klemperer, W.W.; Fulton, J.F.; Lamport, H.; et al. Indirect spinal cord injuries due to gunshot wounds of the spinal column in animal and man. Mil Surg 114:253–265, 1954.

33. Kuijlen, J.M.; Herpers, M.J.; Beuls, E.A. Neurogenic claudication, a delayed complication of a retained bullet. Spine 22:910–914, 1997.

34. Kumar, A.; Wood, G.W., 2nd; Whittle, A.P. Low-velocity gunshot injuries of the spine with abdominal viscus trauma. J Orthop Trauma 12:514–517, 1998.

35. Kupcha, P.C.; An, H.S.; Cotler, J.M. Gunshot wounds to the cervical spine. Spine 15:1058–1063, 1990.

36. Kvinesdal, B.; Molin, J.; Frøland, J.; et al. Imipramine treatment of painful diabetic neuropathy. JAMA 251:1727–1730, 1984.

37. Ledgerwood, A.M. The wandering bullet. Surg Clin North Am 57:97–109, 1977.

38. Leonard, M. The solution of lead by synovial fluid. Clin Orthop 64:255–261, 1969.

39. le Roux, J.C.; Dunn, R.N. Gunshot injuries of the spine—A review of 49 cases managed at the Groote Schuur Acute Spinal Cord Injury Unit. S Afr J Surg 43:165–168, 2005.

40. Levy, M.L.; Gans, W.; Wijesinghe, H.S.; et al. Use of methylprednisolone as an adjunct in the management of patients with penetrating spinal cord injury: Outcome analysis. Neurosurgery 39:1141–1148; discussion 1148–1149, 1996.

41. Magnuson, E. Seven deadly days. Time, July 17: 30–61, 1989.

42. May, M.; West, J.W.; Heeneman, H.; et al. Shotgun wounds to the head and neck. Arch Otolaryngol 98:373–376, 1973.

43. Meier, D.E.; Brink, B.E.; Fry, W.J. Vertebral artery trauma: Acute recognition and treatment. Arch Surg 116:236–239, 1981.

44. Menawat, S.S.; Dennis, J.W.; Laneve, L.M.; et al. Are arteriograms necessary in penetrating zone II neck injuries? J Vasc Surg 16:397–400; discussion 400–401, 1992.

45. Mirovsky, Y.; Shalmon, E.; Blankstein, A.; et al. Complete paraplegia following gunshot injury without direct trauma to the cord. Spine 30:2436–2438, 2005.

46. Mohammed, G.S.; Pillay, W.S.; Barker, P.; et al. The role of clinical examination in excluding vascular injury in haemodynamically stable patients with gunshot wounds to the neck. A prospective study of 59 patients. Eur J Vasc Endovasc Surg 28:425–430, 2004.

47. Nashold, B.S., Jr.; Ostdahl, R.H. Dorsal root entry zone lesions for pain relief. J Neurosurg 51:59–69, 1979.

48. Nino, H.E.; Leppick, I.E.; Lai, C.; et al. Progressive sensory loss one year after bullet injury of spinal cord. JAMA 240:1173–1174, 1978.

49. Oliver, C.; Kabala, J. Air gun pellet injuries: The safety of MR imaging. Clin Radiol 52:299–300, 1997.

50. Ordog, G.J.; Albin, D.; Wasserberger, J.; et al. 110 bullet wounds to the neck. J Trauma 25:238–246, 1985.

51. Pal, G.P.; Sherk, H.H. The vertical stability of the cervical spine. Spine 13:447–449, 1988.

52. Plum, F.; Posner, J.P.; Saper, C.B.; et al. Diagnosis of Stupor and Coma. New York, Oxford Univ. Press, 1966.

53. Pohost, G.M.; Blackwell, G.G.; Shellock, F.G. Safety of patients with medical devices during application of magnetic resonance methods. Ann N Y Acad Sci 649:302–312, 1992.

54. Pool, J.L. Gunshot wounds of the spine: Observations from an evacuation hospital. Surg Gynecol Obstet 81:617–622, 1945.

55. Reid, J.D.; Weigelt, J.A. Forty-three cases of vertebral artery trauma. J Trauma 28:1007–1012, 1988.

56. Richards, J.S. Pain secondary to gunshot wounds during the initial rehabilitation process in spinal cord injury patients. J Rehabil Res Dev (25 Suppl):75, 1989.

57. Robertson, D.P.; Simpson, R.K.; Narayan, R.K. Lumbar disc herniation from a gunshot wound to the spine. A report of two cases. Spine 16: 994–995, 1991.

58. Roffi, R.P.; Waters, R.L.; Adkins, R.H. Gunshot

59. Romanick, P.C.; Smith, T.K.; Kopaniky, D.R.; et al. Infection about the spine associated with low-velocity-missile injury to the abdomen. J Bone Joint Surg [Am] 67:1195–1201, 1985.

60. Saletta, J.D.; Lowe, R.J.; Lim, L.T.; et al. Penetrating trauma of the neck. J Trauma 6:579–587, 1976.

61. Schaefer, S.D.; Bucholz, R.W.; Jones, R.E.; et al. "How I do it"—Head and neck. Treatment of transpharyngeal missile wounds to the cervical spine. Laryngoscope 91:146–148, 1981.

62. Schaefer, S.D.; Bucholz, R.W.; Jones, R.E.; et al. The management of transpharyngeal gunshot wounds to the cervical spine. Surg Gynecol Obstet 152:27–29, 1981.

63. Scuderi, G.J.; Vaccaro, A.R.; Fitzhenry, L.N.; et al. Long-term clinical manifestations of retained bullet fragments within the intervertebral disk space. J Spinal Disord Tech 17:108–111, 2004.

64. Sheely, C.H., 2nd.; Mattox, K.L.; Ruel, G.J., Jr.; et al. Current concepts in the management of penetrating neck trauma. J Trauma 15:895–900, 1975.

65. Shellock, F.G.; Curtis, J.S. MR imaging and biomedical implants, materials, and devices: An updated review. Radiology 180:541–550, 1991.

66. Sherman, I. Brass foreign body in the brain stem. J Neurosurg 17:483–485, 1960.

67. Sights, W.B.; Bye, R.J. The fate of retained intracerebral shotgun pellets. J Neurosurg 33:646–653, 1970.

68. Simpson, R.K., Jr.; Venger, B.H.; Narayan, R.K. Treatment of acute penetrating injuries of the spine: A retrospective analysis. J Trauma 29:42–46, 1989.

69. Simpson, R.L.; Venager, B.H.; Narayan, R.K. Penetrating spinal cord injury in a civilian population: A retrospective analysis. Surg Forum 37:494–496, 1986.

70. Staniforth, P.; Watt, I. Extradural "plumboma." A rare cause of acquired spinal stenosis. Br J Radiol 55:772–774, 1982.

71. Stauffer, E.S.; Wood, R.W.; Kelly, E.G. Gunshot wounds of the spine: The effects of laminectomy. J Bone Joint Surg [Am] 61:389–392, 1979.

72. Switz, D.D.; Elmorshidy, M.E.; Deyerle, W.M. Bullets, joints, and lead intoxication. Arch Intern Med 136:939–941, 1976.

73. Teitelbaum, G.P.; Yee, C.A.; VanHorn, D.D.; et al. Metallic ballistic fragments: Imaging safety and artifacts. Radiology 175:855–859, 1990.

74. Tindel, N.L.; Marcillo, A.E.; Tay, B.K.; et al. The effect of surgically implanted bullet fragments on the spinal cord in a rabbit model. J Bone Joint Surg [Am] 83:884–890, 2001.

75. Waters, R.L.; Adkins, R.H. The effects of removal of bullet fragments retained in the spinal canal. A collaborative study by the National Spinal Cord Injury Model Systems. Spine 16:934–939, 1991.

76. Waters, R.L.; Sie, I.H. Spinal cord injuries from gun-

shot wounds to the spine. Clin Orthop Relat Res 408:120–125, 2003.

77. Waters, R.L.; Sie, I.H.; Adkins, R.H.; et al. Injury pattern effect on motor recovery after traumatic spinal cord injury. Arch Phys Med Rehabil 76:440–443, 1995.

78. Watson, C.P.; Evans, R.J.; Reed, K.; et al. Amitripty-line versus placebo in postherpetic neuralgia. Neurology 32:671–673, 1982.

79. Windler, E.C.; Smith, R.B.; Bryan, W.J.; et al. Lead intoxication and traumatic arthritis of the hip secondary to retained bullet fragment. J Bone Joint Surg [Am] 60:254–255, 1978.

80. Wolf, A.W.; Benson, D.R.; Shoji, H.; et al. Autosterilization in low-velocity bullets. J Trauma 18:63,

1978.

81. Wu, W.Q. Delayed effects from retained foreign bodies in the spine and spinal cord. Surg Neurol 25:214–218, 1986.

82. Yashon, D.; Jane, J.A.; White, R.J. Prognosis and management of spinal cord and cauda equina bullet injuries in sixty-five civilians. J Neurosurg 32:163–170, 1970.

83. Yip, L.; Sweeny, P.J.; McCarroll, K.A. Spontaneous migration of an intraspinal bullet following a gunshot wound. Am J Emerg Med 8:569–570, 1990.

84. Young, J.A.; Burns, P.E.; McCutchen, R. Spinal Cord Injury Statistics: Experience of the Regional Spinal Cord Injury Systems. Phoenix, Good Samaritan Medical Center, pp. 1–152, 1982.

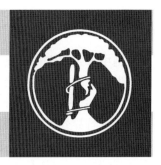

第 **33** 章

强直性脊柱和骨质疏松性脊柱骨折

Luke Madigan, M.D., Jerome M. Cotler, M.D.

脊柱的完整结构是由骨性部分和支撑的软组织合成。疾病对这两种结构任何一种的有害损伤都会导致脊柱稳定的减弱。病理过程,增加骨形成和产生异位骨,使脊柱变成僵硬和更脆弱容易破裂,甚至比较小的创伤即可发生骨折。疾病状态,如强直性脊柱炎、弥漫性特发性骨肥厚(DISH)、骨质疏松和其他类似情况,都可使骨折危险上升,产生特有的骨折型式。这样一些患者群体往往并发一些颈背痛的常见情况,使新生骨折实现就更加困难。一般影像检查常难于解释清楚继发的那个原发疾病。重要的是,当患者提出新的主诉或不同的疼痛时,要对患者给予特殊关注,即使是比较小的创伤。由于该患者群体原发疾病处于神经退变和创伤后畸形加重的危险中,所以如果延误诊断和患者治疗支持手段受限时,情况会更加严重。

第一节　骨质疏松性脊柱损伤

世界上有 2 亿人患有骨质疏松 [30]。美国每年有 150 万骨折病例而其中的 70 万为脊柱骨折[49]。骨质疏松继发椎骨骨折的终生风险性,女性为 16%,男性为 5%,若将无症状骨折考虑在内则比率会有所上升[34]。

骨质疏松是一种可导致躯干及四肢骨密度进行性下降的疾病。世界卫生组织(WHO)将其定义为骨矿物质密度 T 评分与正常均值的偏差大于 2.5 标准偏差,通过双能 X 线吸收仪(DEXA)组物的减少量来进行测量[15]。其特点是影像学微结构退化,骨密度低且发生骨折可能性增加。骨质疏松可分为原发和继发两种类型。原发骨质疏松可再分为 I 型绝型后骨质疏松和 II 型年龄相关骨质疏松。I 型往往发生在绝经后或雌激素缺乏的妇女中,而 II 型则影响大于 70 岁的老年人群。继发骨质疏松则可由多种病理状态(慢性肾病、内分泌疾病、结缔组织病、消化系统紊乱和血液系统疾病)、药物(激素为主)和营养缺乏引起[30]。

丧失骨小梁的椎骨抗压缩能力降低,进而增加骨折的风险以及脊柱后凸畸形发生的可能。上胸椎是发生骨质疏松性椎体骨折的常见部位[3]。患者往往出现脊柱疼痛和受累部位的点触痛,病史中只有部分患者有明确的创伤史。根据症状或神经功能退化可发生在脊柱疼痛开始后数日或数周,对受累的椎骨进一步侵犯神经根和脊髓的发展过程起提示作用。在这其中,脊髓压迫发生的可能性较小,且具有自限性[28]。

压力作用在椎体前部,常可引起骨质疏松性骨折。椎体前部高度降低可导致椎体嵌入及脊柱后凸畸形。畸形进而可增加相邻椎体前部所受压力,增加其他椎体水平骨折的风险[44]。骨质疏松骨折的另一表现为椎体高度降低和椎体形态改变。以椎体短缩为特征的压缩骨折通常是由低能创伤引起的,或者是非明显剖伤引起的,几乎都不会扩展到中柱,造成裂解性骨折形态。

脊柱平片是诊断骨质疏松压缩性骨折的主要方法。而用 CT 或 MTR 则可观察椎管受累情况以及平片不易发现的骨折。后两种技术可以更好地反映骨折规律并评估后部皮质及椎管的受累情况。非急性脊柱骨折病例中可发现脊柱硬化、骨折边缘圆钝以及囊腔形成。^{99m}Tc 标记骨扫描可协助判定骨折时间的长短,骨折后 18 个月内仍显示阳性,且对除反映骨活跃性以外均不具特异性。骨扫描无法区分肿瘤、骨质疏松及骨关节炎。由于 MRI 技术精确度更高,现已基本取代患区 ^{99m}Tc 骨扫描技术[48]。凡出现异常神经功能表现或怀疑存在病理性、代谢性疾病时,脊椎 MRI 都很必要,对鉴别肿瘤、感染和骨折有显著意义。

常规治疗骨质疏松压缩性骨折的方法为短期止痛与制动。应避免长期卧床,否则会使骨质进一步减少、年长者健康状况恶化并引起肺部并发症。由于老年患者常多病并存且认知下降,故推荐其入院控制疼痛,同时为了降低药物相互作用的发生概率,需避免使用强效麻醉药。住院患者应第一时间进行物理治疗,关注行动能力的情况。一旦发现骨质疏松性骨折应及时治疗急性骨折以及伴随情况。有文献显示,现今骨质减少和骨质疏松并没有得到足够重视[30]。

骨质疏松骨折的首选治疗为非手术治疗,手术治疗可在一些情况下进行。手术治疗适应证为进行性神经功能障碍、保守治疗无效的疼痛以及进行性脊柱畸形如椎柱后凸。骨质疏松的脊柱使得手术固定难度加大。节段性融合可降低各层面融合部位承受的压力,但会增加相邻层面承受的压力,增加患病风险。使用椎板下钢丝可增大固定区域但会对薄弱椎形成伤害,出现裂口[22]。狭窄的椎弓根进行椎弓根螺钉固定时应使用最大号螺钉较为经济。由于尚未得美国食品药品管理局(FDA)的明确批准,用骨水泥来加固椎弓根螺钉结构的方法目前尚存在争议。同层合并使用钩和椎弓根螺钉可使得拔出力最大[20]。再次声明,早期转移性疾病与结构失败一样是一种可能性大的后遗症。

现今,注射聚甲基丙烯酸酯(PMMA)用于椎体压缩性骨折的治疗手段已逐渐得到认可。2002 年约施行 5.4 万例手术,其中包括 3.8 万椎体成形术和 1.6 万脊柱后凸成形术[39]。此两种手术均是将大号针头经椎弓根或椎体侧面注入椎体,侵袭性小。主要区别在于脊柱后凸成形术须在注入 PMMA 前将一个气球填充物放入椎体,一定程度可减少骨折畸形。椎体成形术最初应用于帮助固定病理性骨折及代谢性疾病、多发性骨髓瘤以及肝血管瘤引起的脊柱疾病 [14,44,45](图 33-1)。脊柱后凸成形术 1998 年才出现,是一门相对较新的技术,相较椎体成形术可改善骨折严重程度,又因手术方法将 PMMA 注入预成型的空腔中,不易造成骨

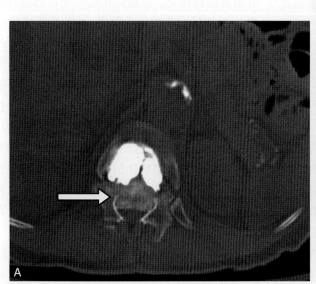
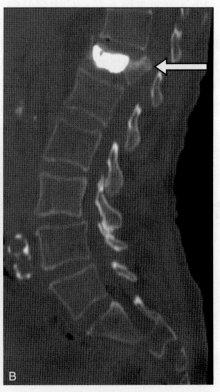

图 33-1 (A,B)矢状面、冠状面 CT 显示 77 岁老年女性 T12 骨折行椎体成形术。患者脊柱后壁结构(箭头所示)后移引起下半身瘫痪。(All images are reprinted with permission from Alexander R. Vaccaro,MD,Thomas Jefferson University Hopital,Philadelphia,PA.)

水泥外溢,故优于椎体成形术[48]。

椎体成形术和脊柱后凸成形术均可以显著减轻压缩性骨折引起的疼痛症状[29,44,45,48]。在 Lieberman 等的研究中发现,压缩性骨折案例中 70%病例脊柱高度有所改善,其中 48%是通过脊柱后凸成形术[29]。Phillip 等发现 1 个月内治疗压缩性骨折,终板更易上升和高度恢复更加简单[44]。Grohs 与同事们的一项前瞻非随机对比研究发现,两种技术中,脊柱后凸成形术能使脊柱后凸度减少 6°,而椎体成形术却不能[16]。直观模拟标尺度显示两种方法术后疼痛症状均能明显改善,但脊柱后凸成形术后效果更加持久(随访 2 年)。Oswestry 功能障碍指数(ODI)显示,脊柱后凸成形术研究组在 4 个月以及 1 年随访期症状改善明显,但在 2 年随访时再次出现下背部疼痛。

有报道显示两种手术方法均可引起一定并发症。椎体成形术患者中 30%~70%可出现骨水泥外溢[48],但绝大多数受累都不会受到太大影响。FDA 报告数据显示,Nussbaum 等在 52 例选择两种方法之一的患者里发现 58 种并发症[39]。在此研究期间,大约进行 4~6 万例脊柱后凸成形术,13~16 万例经椎弓根椎体成形术,以及 1~1.5 万例侧方椎体成形术。根据并发症的严重程度可分为重度(包括死亡、侵犯椎管或压迫脊髓、硬膜外血肿、肺栓塞及过敏反应)和轻度(包括仪器断裂、无症状骨水泥栓塞)。52 例患者中,33 名使用脊柱后凸成形术(出现 21 种重度并发症及 12 种轻度并发症),19 名使用椎体成形术(出现 8 种重度并发症及 11 种轻度并发症)。椎体成形术组无论经椎弓根或经侧方入路,四种主要并发症均发生。而脊椎后凸成形术组术后并发症现象严重,21 例患者中有 20 人出现脊髓压迫症状而需采取脊髓减压手术,6 人出现永久性神经损伤[39]。

研究群中共有 8 例死亡病例(椎体成形术 7 例,脊柱后凸成形术 1 例)。其中,经侧方入路的椎体成形术的 4 例死亡原因如下:因骨水泥过敏反应 1 例,骨水泥外溢压迫脊髓 1 例,多层面椎体成形术 2 例(分别为 8 个层面和 10 个层面)。作者提到,一次手术涉及的手术层面多而且"同时处理 8 层面以上是不符合医疗操作的"。经椎弓根入路的椎体成形术的 3 例死亡原因与 PMMA 过敏有关,而脊柱后凸成形术的 1 例则死于手术台转移过程中突发心搏骤停[39]。

另一项值得考虑的因素是,无论是椎体成形术或是脊柱后凸成形术,随后可能引发骨折。骨水泥固定骨折处骨头端与尾端比脊柱段僵硬,会增加相邻椎体所承受压力和骨折的风险。Lindsay 等表明,在诊断为

椎体压缩性骨折后一年内真正患病为 19.2%,而如果患者有两处骨折则风险增加到 24%[31]。

该比率增长与患者骨质疏松状态有关,并可通过使用二碳磷酸盐化合物能有所改善。所有骨质疏松压缩性骨折的患者均需测骨质疏松的严重程度,需针对问题请教内分泌科医生以预防骨折。文献中显示,椎体成形术引起继发骨折的可能性为 23%~52%[48]。Harrop 等研究显示脊柱后凸成形术后发生压缩性骨折的可能性为每患者 22.6%[19]。将患者根据原发骨质疏松和激素继发骨质疏松分类后发现,原发组的概率为 11.25%,而继发组为 48.6%[19]。他们发现进行脊柱后凸成形术的原发性骨质疏松患者骨折风险并没有增加,总体风险有所下降。但 Fribourg 等另一研究表明,38 例脊柱后凸成形术患者中有 26%可有新发骨折[13]。他们认为经这种方法治疗的椎体压缩性骨折比保守治疗再发骨折的可能性高。

椎体成形术和脊柱后凸成形术在治疗椎体压缩性骨折方面仍处在探索阶段。由于缺乏大型或多中心双盲前瞻性样本研究对比两种方法,且缺乏长期的随访使得远期效果仍旧未明。其他因素,诸如脊柱后凸成形术价格高(约为椎体成形术的 2.5 倍)、耗费时间长(患者一般需要全麻或过夜)、患者及医生受到辐射更多等均会影响到决策过程[39]。

第二节　强直性脊柱炎

强直性脊柱炎(AS)是一种血清型阴性的脊柱关节炎,往往以双骶髂关节炎症为特点并逐渐向脊柱头侧发展。骶髂关节受累后炎症逐渐向椎旁关节附着处蔓延,导致关节和椎间盘的钙化进而发生脊柱的融合,形成竹节样脊柱,使得患者形成脊柱后凸的固定状态,对其水平注视、移动和纵向平衡稳定性造成影响。其他脊柱外表现包括髋关节膝关节屈曲挛缩(可代偿纵轴平衡)、循环系统异常、大动脉瓣功能不全、肺顶段纤维化、尿道炎和虹膜睫状体炎[27]。

强直性脊柱炎主要发生于 30 岁左右的男性,男女发病比例约为 3:1,表现为下背部隐痛和僵直感,早晨或长时间休息后症状加重。该病具有明显家族遗传倾向,15%~20%患者具有家族遗传史。AS 与 HLA-B27 基因位点有强相关性,80%~95%的患者携带此基因且携带者患病风险比不携带者升高 16%~50%[27]。HLA-B27 阴性患者往往老年发病,常不具有阳性家族史。女性患者发病较晚,进行性恶化症状较少,发病部

位不固定[27]。

一个典型的 AS 患者往往在 30~40 年间出现下背部疼痛。典型病理变化为肌腱附着点处炎症伴有骨质破坏，炎症可促使新骨形成进而导致关节强直，脊柱的前纵韧带、后纵韧带、黄韧带、棘间韧带钙化，进而使得椎体形状方形化，产生的游离韧带骨赘将椎体相连。最严重可导致典型的"竹节状脊柱"（图33-2）。

现今治疗 AS 主要包括使用非甾体抗炎药（NSAID）、柳氮磺胺吡啶、甲氨蝶呤、反应停及抗肿瘤坏死因子-α[27]。需对患者进行相关知识培训，了解疾病的自然演变过程及如何保持正确姿势，睡觉时应使用一个枕头，进行伸展及体育锻炼。

随着病情发展，患者因胸骨与胸椎受累而使关节融合，继发胸壁扩张受限，引起限制性肺病，不论是否手术治疗均会增加患者患肺部疾病的风险[7,23,54,55]。深吸气时胸壁扩张受限是诊断 AS 的重要指标之一[3]。

尽管 AS 主要病理变化为软组织骨沉积，但患者在最初期仍可发生骨质疏松[37,47,52]。有假设认为，骨密

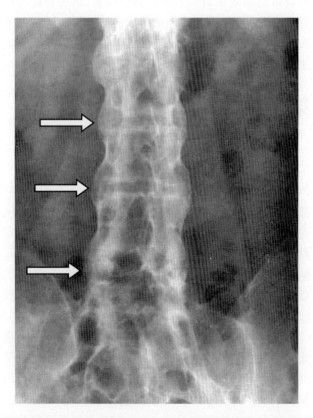

图33-2 62岁老年男性强直性脊柱炎前后位 X 线片。箭头所指为疾病典型表现——边缘韧带骨赘。(All images are reprinted with permission from Alexander R.Vaccaro, MD, Thomas Jefferson University Hopsital, Philadelphia, PA.)

度降低源于关节连接处血管分布丰富和炎症反应的存在。尽管强直范围可沿脊柱上升，但寰枢椎和枕颈椎接合处往往可以幸免，即使受累程度也较轻。因作用于此处的力量分散且可出现炎症性滑膜炎，而引起相对运动过度，此类患者常有创伤性寰枢关节错位、齿状骨折、枕颈关节分离等表现[18,24,25,36,42]。

AS 患者发生脊柱骨折的可能性升高 3.5 倍[7,12]。椎节硬度增加同时骨密度下降使得脊柱发生创伤性骨折的几率大大增加。融合的节段令杠杆力臂增加，降低了椎间盘及韧带正常的能量缓冲作用。所以伴有骨密度减低时，相对狭窄椎节受创的可能性增加，可导致其损伤的作用力范围扩大。

AS 患者发生创伤性脊柱骨折的主要原因是颈椎过度伸展[1]（图33-3）。其他情况不包括胸椎及腰椎的骨折，以及非连续性骨折等[7,12,41]。

高达 75% 强直性脊柱患者脊柱骨折后出现神经功能障碍，而损伤引起的死亡率则高达 50%[17,57]。现今研究发现，AS 是引起颈椎骨折的重要影响因素[40]，同时，AS 患者更倾向于晚期出现神经功能障碍[53]。Broom 和 Raycroft 的研究中，5 个 AS 患者最初并无神经功能受损表现，但由于诊断延误，发生硬膜下血肿及未及时将骨折制动继发出现神经功能损伤[4]，并发症平均于伤后 15 天（范围 2~35 天）出现[4]。

对 AS 脊柱进行影像学检查存在一定困难。脊柱骨硬化增加，加上存在一定韧带骨赘使得创伤不易被察觉[23]。对 AS 患者进行评估时需格外小心，即使影像学为阴性也有存在隐性骨折的可能性。延误诊断可能会导致严重后遗症以及脊柱畸形[4,10,11,46,57]。即使受到轻微创伤，但只要患者陈述颈项或背部疼痛，则应通过 CT 矢状、冠状重建进行评估。三维 CT 敏感性高于标准 CT[56]。而 MRI 的敏感性高于常规影像检查以及三维 CT，用于描绘脊髓束形态异常、韧带损伤（尤其是后方）软组织破裂、硬脊膜病理变化以及硬膜下血肿的形成[11,51,56]。

AS 患者的典型骨折类型是经椎间盘骨折伴后部结构受累，椎体骨折不常见[26,51]。多节段脊柱关节融合可导致脊柱功能像长骨一样[41]。生理性负重通过增长的力臂作用于钙化椎间盘韧带复合体上也成了一种负担，可导致上述的骨折表现并增加康复的难度。

初期制动十分重要。伸直颈部或随意进行牵引均会损伤神经功能[46]。应该将颈部固定于伤前位，而这往往是脊柱后凸位。若患者颈部被迫伸展则会导致骨折移位，引起严重神经损伤[11,57]。处理这类骨折可引

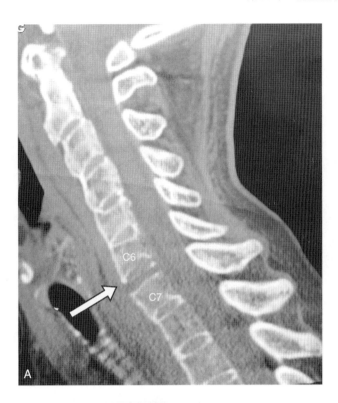

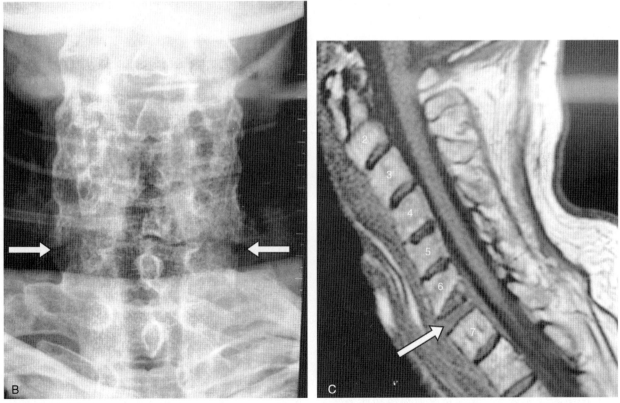

图 33-3　67 岁强直性脊柱炎患者跌倒后因过伸损伤出现 C6–C7 椎间盘骨折。(A)颈椎前后位影像。箭头所指为折线。(B)矢状 CT 示横贯 C6–C7 间盘的骨折线。(C)患者损伤部位 TI 加权相(MRI)显示椎间盘间隙增宽。(待续)

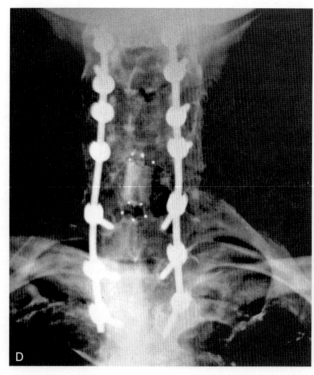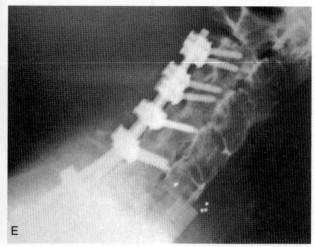

图 33-3(续)　(D,E)手术后影像示 C7 前体切除术 360。融合,可吸收板固定,C3 至 T3 后节段固定。(All images are reprinted with permission from Alexander R.Vaccaro,MD,Thomas Jefferson University Hospital,Philadelphia.PA.)

起这类患者易发的硬膜下水肿,并使神经功能受损度增加。使用矫形器治疗时需考虑原先畸形情况,具体患者具体设计。患者胸壁关节硬化、扩张受限,故需针对这种情况进行预防,以减少肺部感染发生率。

　　许多作者提倡对脊柱骨折进行非手术治疗[17,23,50,57]。牵引、颈套以及头胸背心外固定等方法多用在骨折相对无移位骨折的患者, 不考虑是否合并有神经损害。当以保守治疗为主要治疗手段时可出现骨折不愈合,假关节形成以及神经功能损害等并发症[4,7,9,50,57]。AS患者最常见的颈椎损伤是三段脊骨损伤, 不考虑是否合并有神经损害。当以保守治疗为主要治疗手段时可出现骨折不愈合, 假关节形成以及神经功能损害等并发症[4,7,9,50,57]。AS 患者最常见的颈椎损伤是三段脊骨损伤,稳定性差,非手术治疗效果不佳。

　　多发颈椎损伤的患者推荐使用手术治疗。手术治疗对于不稳定的骨折类型,因肺功能下降无法承受头胸背心的患者较为理想。其他情况如神经功能恶化、畸形度增加、硬膜外血肿或骨折大范围移位也可考虑手术干预。

　　根据骨折部位不同,手术介入位置相应发生改变。由于胸椎骨折的患者往往并存基础肺部疾病,故多采用后入路的方式。多点固定可以降低任意层面受压力[54]。

颈椎骨折却只有患者畸形程度很严重而无法通过前入路手术时才考虑单一后入路方法。由于骨质疏松的椎体不能牢固固定,所以即使颈椎使用前入路手术也要在后方加以融合进行巩固。手术中需小心改变患者体位以免过度纠正畸形,可通过神经功能检测来协助确定。

　　患者可使用多种结构方式。脊柱韧带结构钙化,椎板下钢丝和钢使用起来困难, 可以考虑使用横突钩、棘突钢、椎弓根螺钉等其他固定手段。前两者固定力不如椎板下钢丝和钢,椎弓根螺钉则能提供更强的力量。骨质疏松患者中合并使用椎弓根螺钉及椎板下钩可远远增加拔出力[20]。

　　AS 患者发生创伤性脊柱骨折容易并发硬膜下血肿,并有报道显示此比例可高达 20%[23,55]。当患者稳定初期出现神经功能障碍时应怀疑发生硬膜下血肿的可能,并行 MRI 以及早期减压。

　　SAPHO 综合征(表现为滑膜炎、痤疮脓疱征和骨肥大性骨炎)可引起类似于强直性脊柱炎样的脊柱硬化,同样易发骨折。尽管脊柱表现类似 AS,但与 HLA-B27 无相关性,且硬化不会沿骶骨头端向上延伸。脊柱外表现也有所区别,而更类似于牛皮癣样关节炎。有报道认为,此综合征患者可因过度伸展而引起颈椎节段骨折合并脊髓损伤(SCI)[6]。

第三节　弥漫性特发性骨肥大

弥漫性特发性骨肥大(DISH,福雷斯蒂尔病或者强直性骨肥大)可表现有脊柱强直。DISH 往往发生于 50~60 岁的男性,引起脊柱前侧面融合但并无 AS 中出现的退行性变。诊断 DISH 的影像学标准为四个节段椎间盘前侧面融合,椎间盘高度不变,不伴显著退行性疾病或骶骨关节、腰椎关节突退化融合[5]。整个脊柱可受累,但多发于胸椎右侧[5,35]。

与 AS 患者类似,在 DISH 患者中也可见椎体骨质疏松或骨质减少,只不过程度减轻[35]。应用 DEXA 检验的现代研究已表明,其外周骨骼的骨矿密度(BMD)明显高于年龄匹配对照组[8]。这个看起来矛盾的结论源于以下事实:相对于 AS 而言,DISH 即使有骨外表现也很少,而且其严重程度通常也较低[35]。

DISH 患者的常见主诉是轻中度慢性背痛,伴局部脊柱僵直;AS 中所见的脊柱重度变形在 DISH 中并不常见[5,35]。在 DISH 中脊柱还曾见跳跃式损伤。DISH 的并发疾病包括糖尿病、高血压和冠状动脉病[35]。

患者多诉有轻至中度慢性背痛及轻微脊柱僵硬感。力臂增长使得作用力的作用效果增加,使得脊椎对低能量创伤抵抗力下降[2,21,24,35]。DISH 患者影像学评估与 AS 患者相同,鼓片强求果可受到骨形成亢进的干扰,故合理使用 CT 和 MRI 可帮助诊断即使是微小创伤引起的隐性骨折。

DISH 骨折常横贯椎体[2,9,35,38,43],但也有研究显示可发生于椎盘间隙[5,21,24,33,43]。骨折常出现在融合面的远端,由过伸损伤和三节段脊柱损伤引起。因关节面僵直程度低且损伤部位不连续[21],DISH 骨折发生率低于 AS。损伤区域呈间断性使得脊柱受力分散,避免了创伤外力集中在一个节段上。与 AS 相同的是,DISH 患者也存在神经系统并发症的风险[21,35,43],发生率可高达 87.5%。有研究显示,脊柱骨折诊断延误是导致并发症的原因之一[21,43],而其中一份研究显示由此引起的死亡率为 12.5%[43]。

DISH 治疗手段与 AS 相似,包括非手术治疗和手术治疗。胸椎或腰椎未移位的患者可选择卧床休息和利用矫形器(胸腰骶支具——TLSO)治疗。非手术治疗的患者当合并存在神经系统损伤时,死亡率高[35,38],同时还可导致神经功能异常和创伤后畸形[5]。三节段骨折或发生脊柱移位等情况时均需选择手术治疗[5,35,43]。同时有必要使用节段装置和减压装置。骨状态改善使得其可选择的固定范围增大。

小　结

医生可选择多种技术手段固定骨质疏松、僵直的脊柱骨折。现今脊柱压缩性骨折的新近治疗方法正在得到逐步改善和推广。医生须增强对 AS 和 DISH 患者发生骨折可能性的警觉性并在必要时(如陈述背部疼痛、背部疼痛改变或微创后疼痛)及时选择合理影像学手段进行检查。这些患者出现诊断延误或漏诊的可能性大,进而引起灾难性的后果。

(吕扬　李世民 译　李世民 校)

参考文献

1. Amamilo, S.C. Fractures of the cervical spine in patients with ankylosing spondylitis. Orthop Rev 28:339–343, 1989.

2. Bernini, P.M.; Floman, Y.; Marvel, J.P.; et al. Multiple thoracic spine fractures complicating ankylosing hyperostosis of the spine. J Trauma 21:811–814, 1981.

3. Blam, O.G.; Cotler, J.M. Fractures of the stiff and osteoporotic spine. Skeletal Trauma, 3rd ed, Philadelphia, Saunders, 2002, pp. 1004–1011.

4. Broom, M.J.; Raycroft, J.F. Complications of fractures of the cervical spine in ankylosing spondylitis. Spine 13:763–766, 1998.

5. Burkus, J.K.; Denis, F. Hyperextension injuries of the thoracic spine in diffuse idiopathic skeletal hyperostosis. Report of four cases. J Bone Joint Surg [Am] 76:237–243, 1994.

6. Deltombe, T.; Nisolle, J.F.; Boutsen, Y.; et al. Cervical spinal cord injury in SAPHO syndrome. Spinal Cord 37:301–304, 1999.

7. Detwilder, K.N.; Loftus, C.M.; Godersky, J.C.; et al. Management of cervical spine injuries in patients with ankylosing spondylitis. J Neurosurg 72:210–215, 1990.

8. Di Franco, M.; Maurceri M.T.; Sili-Scavalli, A.; et al. Study of peripheral bone mineral density in patients with diffuse skeletal hyperostosis. Clin Rheumatol 19:188–192, 2000.

9. Fardon, D.F. Odontoid fracture complicating ankylosing hyperostosis of the spine. Spine 3:108–112, 1978.

10. Farmer, J.; Vaccaro, A.R.; Albert, T.J.; et al. Neurologic deterioration after cervical spinal cord injury. J Spinal Disord 11:192–196, 1998.

11. Finkelstein, J.A.; Chapman, J.R.; Mirza, S. Occult vertebral fractures in ankylosing spondylitis. Spinal Cord 37:444–447, 1999.

12. Fox, M.W.; Onofrio, B.N. Neurological complications of ankylosing spondylitis. J Neurosurg 78:871–

878, 1993.

13. Fribourg, D.; Tang, C.; Sra, P.; et al. Incidence of subsequent vertebral fracture after kyphoplasty. Spine 29:2270–2276, 2004.

14. Galibert, P.; Deramond, H.; Rosat, P.; et al. Preliminary note on the treatment of vertebral angioma by percutaneous acrylic vertebroplasty. J. Neurochirurgie 33:166–168, 1987.

15. Genant, H.K.; Cooper, C.; Poor, G.; et al. Interim report and recommendations of the World Health Organization task force for osteoporosis. Osteoporosis Int 10:259–264, 1999.

16. Groh, J.G.; Matzner, M.; Trieb, K.; et al. Minimal invasive stabilization of osteoporotic vertebral fractures. J Spinal Disord Tech 18:238–242, 2005.

17. Graham, B.; Peteghem, P.K. Fractures of the spine in ankylosing spondylitis: Diagnosis, treatment and complications. Spine 14:803–807, 1989.

18. Govender, S.; Charles, R.W. Fracture of the dens in ankylosing spondylitis. Injury 18:213–214, 1987.

19. Harrop, J.S.; Prpa, B.; Reinhardt, M.K.; et al. Primary and secondary osteoporosis' incidence of subsequent vertebral compression fractures after kyphoplasty. Spine 29:2120–2125, 2004.

20. Hasegawa, K.; Takahashi, H.E.; Uchiyama, S. An experimental study of a combination method using a pedicle screw and laminar hook for the osteoporotic spine. Spine 22:958–963, 1997.

21. Hendrix, R.W.; Melany, M.; Miller, F.; et al. Fracture of the spine in patients with ankylosis due to diffuse idiopathic skeletal hyperostosis: Clinical and imaging findings. AJR Am J Roentgenol 162:899–904, 1994.

22. Hu, S.S. Internal fixation in the osteoporotic spine. Spine 22:43S–48S, 1997.

23. Hunter, T.; Dubo, H. Spinal fractures complicating ankylosing spondylitis: A long term follow up study. Arthritis Rheum 26:751–759, 1983.

24. Israel, Z.; Mosheiff, R.; Gross, E.; et al. Hyperextension fracture–dislocation of the thoracic spine with paraplegia in a patient with diffuse idiopathic skeletal hyperostosis. J Spinal Disord 7:455–457, 1994.

25. Kaplan, S.L.; Tun, G.C.; Sarkarati, M. Odontoid fracture complicating ankylosing spondylitis: A case report and review of the literature. Spine 15:607–610, 1990.

26. Karasick, D.; Schweitzer, M.E.; Abidi, N.A.; et al. Fractures of the vertebra with spinal cord injuries in patients with ankylosing spondylitis. AJR Am J Roentgenol 165: 1205–1208, 1995.

27. Kubiak, E.N.; Moskovich, R.; Errico, T.J.; et al. Orthopaedic management of ankylosing spondylitis. J Am Acad Orthop Surg 13:267–278, 2005.

28. Lee, Y.L.; Yip, K.M. The osteoporotic spine. Clin Orthop 323:91–97, 1996.

29. Lieberman, I.H.; Dudeney, S.; Reinhardt, M.K.; et al. Initial outcome and efficacy of "kyphoplasty" in the treatment of painful osteoporotic vertebral compression fractures. Spine 26:1631–1638, 2001.

30. Lin, J.T.; Lane, J.M. Osteoporosis: A review. Clin Orthop 425:126–134, 2004.

31. Lindsey, R.; Silverman, S.L.; Cooper, C.; et al. Risk of new vertebral compression fracture in the year following a fracture. JAMA 285:319–323, 2001.

32. McCall, I.; El Masri, W.; Jaffrey D. Hangman's fracture in ankylosing spondylitis. Injury 16:483–484, 1985.

33. McKenzie, M.K.; Bartal, E.; Pay, N.T. A hyperextension injury of the thoracic spine in association with diffuse skeletal hyperostosis. Orthopedics 14:895–898, 1991.

34. Melton, L.J. III; Epidemiology of spinal osteoporosis. Spine 22:2S–11S, 1997.

35. Meyer, P.R., Jr. Diffuse idiopathic skeletal hyperostosis in the cervical spine. Clin Orthop 359:49–57, 1999.

36. Miller, F.H.; Rogers, L.F. Fractures of the dens complicating ankylosing spondylitis with atlantooccipital fusion. J Rheumatol 18:773–774, 1991.

37. Mitra, D.; Elvins, D.M.; Speden, D.J.; et al. The prevalence of vertebral compression fractures in mild ankylosing spondylitis and their relationship to bone mineral density. Rheumatology 39:85–89, 2000.

38. Mody, G.M.; Charles, R.W.; Ranchod, H.A.; et al. Cervical spine fracture in diffuse idiopathic skeletal hyperostosis. J Rheumatol 15:129–131, 1991.

39. Nussbaum, D.A.; Gailloud, P.; Murphy, K. A review of complications associated with vertebroplasty and kyphoplasty as reported to the food and drug administration medical device related web site. J Vasc Interven Radiol 15:1185–1192, 2004.

40. Olerud, C.; Andersson, S.; Svensson, B.; et al. Cervical spine fractures in the elderly. Acta Orthop Scand 70:509–513, 1999.

41. Osgood, C.P.; Abbasy, M.; Mathews, T. Multiple spine fractures in ankylosing spondylitis. Trauma 15:163–166, 1975.

42. Ozgocmen, S.; Ardicoglu, O. Odontoid fracture complicating ankylosing spondylitis. Spinal Cord 38:117–119, 2000.

43. Paley, D.; Schwartz, M.; Cooper, P.; et al. Fractures of the spine in diffuse idiopathic skeletal hyperostosis. Clin Orthop 267:22–32, 1991.

44. Philips, F.M. Minimally invasive treatments of osteoporotic vertebral compression fractures. Spine 28:S45–S53, 2003.

45. Philips, F.M.; McNally, T.; Wetzel, F.T.; et al. Early clinical and radiographic results of kyphoplasty for the treatment of osteopenic vertebral compression fractures. Eur Spine J 10:S7, 2001.

46. Podolosky, S.M.; Hoffman, J.R.; Pietrafesa, C.A. Neurologic complications following immobilization of cervical spine fracture in a patient with ankylosing spondylitis. Ann Emerg Med 12:578–580, 1983.

47. Ralston, S.H.; Urguhart, G.D.K.; Brzeski, M.; et al. Prevalence of vertebral compression fractures due to osteoporosis in ankylosing spondylitis. BMJ 300:563–565, 1990.

48. Rao, R.D.; Singrakhia, M.D. Painful osteoporotic vertebral fracture: Pathogenesis, evaluation, and roles of vertebroplasty and kyphoplasty in its management. J Bone J Surg [Am] 85:2010–2022, 2003.

49. Riggs, B.L.; Melton, L.J., III. The worldwide problem of osteoporosis: Insights afforded by epidemiology. Bone 17:505S–511S, 1995.

50. Rowed, D.W. Management of cervical spinal cord injury in ankylosing spondylitis. J Neurosurg 77:241–246, 1992.

51. Shih, T.T.; Chen, P.; Li, Y.; et al. Spinal fractures and pseudoarthrosis complicating ankylosing spondylitis: MRI manifestations and clinical significance. J Comput Assist Tomogr 25:164–170, 2001.

52. Spencer, D.G.; Park, W.M.; Dick, H.M.; et al. Radiologic manifestations in 200 patients with ankylosing spondylitis: Correlation with clinical features and HLA-B27. J Rheumatol 6:305–315, 1979.

53. Straiton, N. Fractures of the lower vertebral column in ankylosing spondylitis. Brit J Clin Prac 41:933–934, 1987.

54. Taggard, D.A.; Traynelis, V.C. Management of cervical spine fractures in ankylosing spondylitis with posterior fixation. Spine 25:2035–2039, 2000.

55. Tico, N.; Ramon, S.; Garcia-Ortun, F.; et al. Traumatic spinal cord injury complicating ankylosing spondylitis. Spinal Cord 36:349–352, 1998.

56. Wang, Y.; Teng, M.M.; Chang, C.; et al. Imaging manifestations of spinal fractures in ankylosing spondylitis. Am J Neuroradiol 26:2067–2076, 2005.

57. Weinstein, P.R.; Karpman, R.R.; Gall, E.P.; et al. Spinal cord injury, spinal fracture, and spinal stenosis in ankylosing spondylitis. J Neurosurg 57:609–616, 1982.

58. Wong, W.; Riley, M.A.; Garfin, S. Vertebroplasty/kyphoplasty. JWI 2:117–124, 2000.

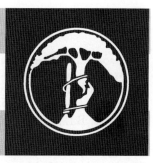

第 **34** 章

脊柱损伤治疗中的并发症

Robert K. Eastlack, M.D., Bradford L Currier, M.D., Choll W. Kim, M.D., Ph.D.,

Michael J. Yaszemski, M.D., Ph.D.

脊髓损伤的治疗可以追溯到希波克拉底时代,当时最著名的牵引床被广泛应用于脊柱骨折或损伤后正常序列的恢复。在中世纪时期,治疗脊柱损伤的主要措施是敏捷有力的手法复位和完全的制动。当时的景象是,一个驼背或手法能够触及脊柱骨柱骨折的病人仰卧在牵引床上,护士们持续牵拉着他的踝关节和腋窝,医生按压或坐在患者的突起部位来达到脊柱畸形的矫正。

19 世纪末,Jean-Francis Calot 和他同时代的医生应用手法复位纠正脊柱畸形。1917 年,在煤矿工人急救医院工作的 Harmann 让他的两个助手把一个胸腰段骨折脱位的患者通过腋窝和骨盆的牵引悬吊起来,而他自己在下面通过有利的手法达到复位。这以后,直到 20 世纪 40 年代,通过后方过伸牵引复位的方法得到广泛应用。Davis、Rogers 和 Bohlman 在这一时期最早应用了吊带、牵引架等设备来治疗脊柱损伤[63]。

我们可以想见,这些治疗措施会带来很多并发症,包括软组织损伤、神经损伤、骨折的畸形愈合、脊柱不稳定和肺部并发症等。近 20 年,脊柱损伤的治疗发生了革命性的变化。但是,尽管我们拥有了更好的影像系统,对疾病机理有了更深入的研究,有了包括内固定在内的更好的治疗措施,脊柱损伤后的并发症仍是我们面临的巨大挑战。

第一节　非手术治疗的并发症

一、头环背心外固定

Perry 和 Nickel 于 1953 年开始应用头环背心外固定,此后它的应用指征发生了很大变化。头环背心最早被应用于因脊髓灰质炎导致颈部瘫痪的患者行颈椎融合术后颈部的制动。Thompson 和 Freeman 扩大了头环背心的适应证,他们把它用于脊柱骨折的治疗。使用头环背心的并发症包括这一技术本身的缺陷和应用过程中的使用不当。传统的石膏背心固定的缺点是容易出现皮肤压疮,因为限制呼吸而出现呼吸道的并发症,并且还有管型石膏导致的骨筋膜室综合征的危险。而预制的有衬垫的塑料背心可以减少应用石膏背心的并发症,缺点是固定欠牢固以及增加了医疗开支。但是轻巧的预制背心可以减少固定针的松动,更重要的是患者的舒适度得到了很大提高。

头环固定针的针道感染并不少见,但采用针道的日常护理后大大减少了,日常护理包括每天两次涂抹稀释的过氧化氢溶液(50%溶液)。尽管将成人固定针扭力由 6 英寸·磅改为 8 英寸·磅似乎相当程度上降低了针道感染率,但报道的发生率仍为 2%~35%[17,50,55,84]。给患者口服抗生素也有效,但是如果针道感染,固定针松动，就应该在头环上选择邻近的穿刺点重新置入新针。如果穿刺针在颅骨上的固定点位置不佳，头环就容易滑脱(图 34-1)。固定针在成人需要达到 8 英寸·磅的扭力，而对儿童 6 英寸·磅或更小的扭力就够了。如果患者有骨质疏松症或者穿刺点不佳就有穿透颅骨造成脑脊液漏的危险。穿透硬膜的情况曾有报道，并且可以导致硬膜外脓肿和脑脊液漏[78,104,120]。

　　除非患者持续平卧，否则没有一种支具能够维持颈椎持续牵引。一旦患者坐起来或者站立，因为头和背心的重力作用就可以导致已被牵开的颈椎受到压缩(图 34-2)，并可带来复位的丢失和出现新的神经损害。另外头环背心抗旋转的能力较差，如果是颈椎单侧小关节脱位的患者，有可能造成持续的神经根受压而导致治疗的失败。据 Whitehill[144] 报道，应用头环背心治疗小关节脱位的患者中，5 例有复位丢失。据 Glaser[55]、Bucholz 和 Cheung[20] 报道，10% 的患者应用头环背心固定后有位置的丢失，如果患者有小关节的脱位或半脱位，这一比例就会高

达 37%。

　　Anderson 和他的同事[5] 研究了 42 例患者在做了头环背心固定后颈椎站立位和平卧位的侧位片，其中包含了 45 个非连续的颈椎损伤节段。在非损伤节段，从枕骨到颈 6 的相邻节段出现 3.9°的成角变化，最大的角度变化发生在枕颈之间，到达了 8°，但是并没有发现明显的水平滑移。而在损伤节段，矢状位的平均角位移达到 7°，水平滑移达到 1.7mm。如果患者出现矢状位成角大于 3°或水平滑移超过 1mm，我们就认为它有明显的骨折，那么在 45 个节段中有 78% 达到了这一标准。3 例患者因为复位丢失而需要拆除背心后重新牵引复位，11 例患者出现无症状的畸形愈合。由此可以推断，正是这种椎间运动造成我们在应用头环背心治疗 II 型齿突骨折时出现那样高的畸形愈合率。

　　颈椎创伤的后凸畸形可以造成很多并发症出现，神经损害发生在受压的脊髓通过脊柱畸形的顶点部位(图 34-3)。因为畸形导致椎旁肌的力臂发生动力学改变，可以造成患者出现晚期颈痛。另外为了使后凸颈椎恢复生理前凸而采用的过度伸展，增加了相邻节段小关节的应力从而会加速退变[84]。

　　老年人使用头环背心时应当小心。近期一篇报道提到 65 岁以上患者使用头环背心的并发症发病率和死亡率都高于使用颈部支具[134]。如果选择好适应证，使用头环背心还是一个很好的治疗措施，而且并发症不多。但是不愈合或畸形愈合仍可能出现，并且是治疗失败的标志。头环背心的治疗成功率在没有屈曲损伤的病例中可接近外科的治疗成功率(87% 比 95%)[18]。然而有后方韧带损伤的患者应用头环背心治疗的失败率则高达 46%[22,118]。

　　支具或石膏仍对于胸腰部损伤的治疗起重要作用。对于稳定的爆裂骨折，这种保守治疗方法常常有效，并且皮肤损伤和畸形加重等不足可以通过临床和影像学监测而减少。在治疗早期应尽早且多次行影像学检查，以确定脊柱序列是否有不良的改变。Metha 和同事通过在直立位和侧位的摄片，发现有 25% 的治疗中出现了脊柱序列的恶化和崩塌[95]。几乎没有文献报道当神经无损伤的患者接受治疗时会出现神经系统的恶化[99,125,141]。然而，Denis 和同事报道了爆裂骨折患者接受保守治疗时，有 17% 出现了神经功能的减退[34]。这篇报道当中的患者大部分(>70%)都为累及三柱的骨折。

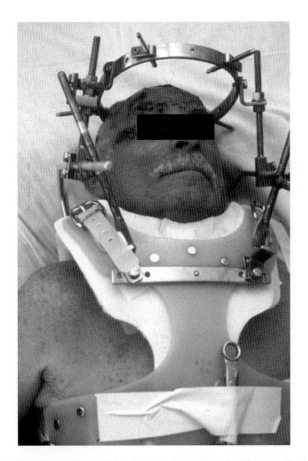

图 34-1　头环背心置钉失败。头环背心固定术后螺钉松动，头环和背心向前移位，只能取出更换颈围领固定。

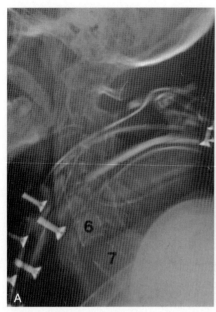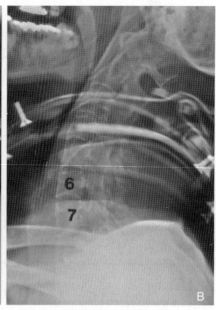

图 34-2　头环背心未能在轴向取得满意的固定。包括头环背心在内的所有外固定都难以取得满意的轴向固定。一个有严重颈椎强直的患者颈椎骨折后应用头环背心固定,平卧位(A)时骨折处张口增大,但直立位(B)张口关闭。

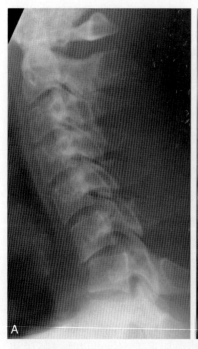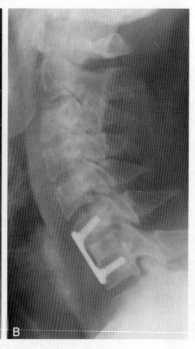

图 34-3　外固定治疗颈椎关节突骨折失败。患者 C6 关节突骨折不伴有脱位,非手术治疗 1 年半仍有颈痛,并有前臂外侧的感觉异常。(A)屈曲位的侧位片显示颈椎半脱位和后凸畸形。(B)手术治疗采用了前路椎间盘切除植骨融合,术前计划有可能采用前后联合入路环形融合。

二、手术与非手术治疗的比较

　　许多文献都在对脊柱创伤的手术与非手术治疗方法进行比较。在本章我们主要讨论其中争议较多的领域。

　　Ⅱ型齿突骨折过去被许多学者认为不愈合的可能性非常大[8,25,38]。因为这类患者很难较好地耐受头环背心外固定,并且非手术治疗会导致更高的不愈合率,所以学者们主张进行早期手术治疗[82]。然而,一些学者只单纯利用颈椎矫形器外固定而获得了令人满意的治疗效果,包括对于稳定的骨折不愈合的治疗[60,64,98,107,121,134]。Greene 和同事提出骨折最初移位的大小(>6mm)或粉碎的程度在很大程度上决定了手术干预的效果[60]。尽管在该领域有大量的研究,但是对于治疗老年人的Ⅱ型齿突骨折最合适的方法仍存有争议。

Wood 和同事对于稳定的胸腰段爆裂骨折（例如没有影像学证据支持后方韧带复合体受累的骨折）患者的手术或非手术治疗进行了前瞻性的评估[150]。他们发现两者没有功能或影像学改变上的差异，但手术治疗产生并发症发生率要明显高于非手术治疗（67%比9%）。更重要的是，手术治疗的花费要接近于非手术治疗的 5 倍。

Rechtine 和他的同事们[109]分析了手术治疗和非手术治疗两组共 235 例胸腰段骨折的患者，排除了明显的伤口感染，两组患者在褥疮、肺炎深静脉血栓、肺栓塞和死亡率上没有统计学上的差异。尽管非手术治疗患者的住院时间比接受手术患者长 24 天。多发创伤可以增加并发症的几率，而且卧于脊柱固定板超过 8 小时可普遍导致骶尾部褥疮[31]。

必须承认的是，许多关于比较手术治疗和非手术治疗的研究都是回顾性的，并且其中大部分都有一些固有的选择偏倚。然而，这些研究的结果都为脊柱创伤的治疗提供了必要的指导。虽然技术的不断进步为人们提供了更多先进的手术方案，但是我们也必须清楚地认识到手术治疗带来的较高的并发症发病率和死亡率。除此之外，我们也必须更多考虑到患者的经济条件。Wood 和同事在最近的研究中强调了以上的问题[150]。

第二节　手术治疗的并发症

手术体位

手术治疗潜在的并发症可能在患者躺在手术台上那一刻就发生了，或比那更早。我们在把患者从病床上移到手术上时，一定要确保呼吸道通畅，保护好气管插管，特别是对那些需要翻身的患者。用泡沫材料制作的护垫，预留气管插管通道，在术中保护好仰卧手术患者的面部，可以避免压疮的出现。底部配有反光镜的支架可以帮助我们术中观察患者面部情况。必须避免对眼部的直接压迫，以防导致视网膜动脉闭塞而失明[90,149]。术中对头皮的直接压迫可以引起脱发，这种脱发在少数情况下是不可逆的。所以在不影响手术的情况下，术中轻微的旋转患者头部可以预防这一并发症的出现。如果患者必须长时间保持俯卧位，我们则一般使用梅菲尔德钳（Mayfield tongs）来尽可能减小面部受到的压力。

肘关节和膝关节是易受压的区域，应用护垫保护好以预防可能出现的尺神经和腓总神经损伤。对大腿近端的压迫可能造成股外侧皮神经损伤。仰卧位和侧卧位时易出现臂丛神经的损伤。可行的方法是在腋窝远侧 5~10 cm 处垫一个卷，并使手臂前屈，以避免上臂的过度外展。在俯卧位时，肩部外展应小于或等于90°，上肢前伸（向地面）可以到臂板高度的下限，只要保持腋窝不受胸垫的挤压。

保持术中静脉回流的通畅至关重要。胸腹部应避免受压，可避免腔静脉回流受阻。静脉回流障碍可以导致心脏前负荷减少和血压下降。腔静脉回流受阻的另一个后果是脊柱静脉窦压力增高而导致术中不必要的大量出血。静脉阻塞可以导致术后失明这一罕见但是严重的术后并发症[74]。屈髋和屈膝胸卧位可以导致下肢静脉淤滞，并且有报道称可以导致下肢骨筋膜室综合征，需行筋膜切开术[13]。

第三节　血管和软组织并发症

一、颈椎

颈部的血管和软组织损伤常发生在治疗颈椎外伤的手术过程中，当然外伤本身也可以造成这类损伤。事实上，许多研究表明大约有 20%的颈椎非穿透性创伤会伴有椎动脉闭塞[54,133,137]。幸运的是，其中大部分病人没有临床表现，原因可能是颅内外具有大量丰富的侧支循环。

在颈椎前路手术的显露过程中可以损伤颈总动脉和动脉鞘内其他组织结构。反复地用手进行钝分离，并仔细触摸颈动脉搏动有助于减少血管损伤的概率。同样，术中触摸鼻胃管能帮助我们确定食道位置。另外前路术中应用深拉钩不当可引起颈动脉穿孔、断裂或血栓形成。术中检查颈动脉搏动可避免对动脉鞘的过度牵拉。在放置深拉钩前，自椎体的侧前方松解颈长肌可以减少血管损伤的出现。其他前路手术入路还有损伤颈内和颈外静脉的可能。虽然多数情况下结扎单侧的这些静脉对患者影响不大，但是静脉损伤仍有引起空气栓塞的可能，一旦出现，可造成肺栓塞、失明甚至死亡。由于颈内动脉刚好经过 C1 侧块的前方，因此后路放置 C1-C2 经关节螺钉或C1 侧块螺钉有损伤颈内动脉的风险[30]。

前路和后路手术中都有损伤椎动脉的可能（图34-4），特别是在 C1-C2 经关节突的固定融合时动脉

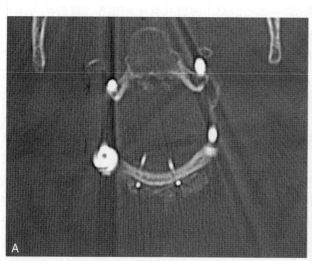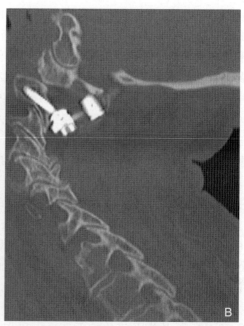

图 34-4 椎动脉损伤。内固定物植入(例如 C1-C2 经关节螺钉或 C2 螺钉)接近 C2 横突孔,可能会进入横突孔并损伤椎动脉。在该病例中,CT 轴位(A)及矢状位重建(B)可见 C2 左侧螺钉(位于图像的右侧)侵犯 C2 左侧横突孔。

损伤率从 4% 到 8% 不等[87,151]。Golfinos 和同事[58]总结 1215 例患者中其中 1 例是因软组织的牵拉,1 例在螺钉钻孔时,2 例出现在侧方减压过程中。C1-C2 的经关节螺钉也应在术前通过 CT 来评估。螺钉位置不正虽不是一个严重的并发症,但也是一个重要的问题。在 Grob 和同事的回顾性研究中,只有 85% 的螺钉位置是理想的,但是利用术中先进的影像技术可以早期消除该问题[62]。前路颈椎手术损伤椎动脉的比例大约为 0.3%~0.5%,并且大都发生在椎体次全切除术中[21,125,127]。

多数医生认为,没有必要修补被损伤的椎动脉,只有用含有凝血酶的可吸收复明胶海绵压迫就能达到止血目的。如果在一侧关节突螺钉固定过程中有可疑的椎动脉损伤,那么另一侧最好不用内固定,以防止可能出现的双侧椎动脉损伤。术中为了止血而结扎椎动脉的情况很少见。虽然在结扎前术中椎动脉造影是评价患者是否耐受椎动脉结扎的最好方法,但是这种办法在实际工作中并不可行。况且有证据表明对多数患者而言,结扎一侧椎动脉并不会给他们带来新的神经损害[124]。有报道称,9 例外伤导致椎动脉闭塞的患者中,只有 2 例表现为一过性的神经症状加重。对此 Smith 和同事[127]有不同看法,他观察 7 例椎动脉结扎的患者中,3 例术后出现椎基底动脉供血不全的交感症状,如晕厥、眼震、眩晕和 Wallenberg 综合征。所

以应在可能情况下尽量修复损伤的椎动脉。随着颈椎侧块螺钉技术的广泛应用,因置钉错误损伤横突孔而引起椎动脉损伤的患者越来越多。如果我们熟悉了颈椎的解剖和骨性标志就可以减少此类并发症的出现。如果 C1 或 C2 需要放置螺钉时,应考虑术前行 CT 血管造影检查以明确 C2 横突孔、椎动脉和颈内动脉的位置。

C1 侧块螺钉的并发症很大一部分与神经血管损伤相关。椎动脉在后弓与侧块相连部分的附近经过,这处"椎弓根相似物"在许多个体上可以非常薄(小于 4 mm 的占 20%,小于 3.5 mm 的占 8%)[24]。因此当需要将螺钉穿过后弓进入侧块时,可能会有损伤椎动脉的风险。术前 CT 可帮助确定可操作的范围,但紧贴弓下打入侧块螺钉可以较大程度避免损伤椎动脉。对于前方来说,颈内动脉和舌下神经的位置紧贴 C1 腹侧表面,因此可能被工具或过长的螺钉损伤。

枕骨固定术在过去数十年中不断演变,并越来越依赖于螺钉和钢板固定。该区域的骨骼为枕外隆凸(EOP)下的正中线上最厚的骨骼,而相比之下中线两侧骨骼则非常薄。在枕外隆凸下的侧面或下方 1 cm 处的较薄骨质上进行双皮质钻孔,有损伤神经系统或穿透静脉窦的风险[116]。刺伤窦内硬膜内壁可能导致致命性的硬膜下血肿,而穿透硬膜外壁也可能导致大

量失血。

颈前路术后或前方脊髓损伤后食道穿孔不常见，但大家对此并不陌生。食管的直接暴力损伤见于脊柱过伸损伤，在该情况下食管被牵拉的同时还被自然复位的骨折椎体碎片夹带[2,97,111,130]。文献中最大量的此类病例报告是 Gaudinez 和合作者[51]做出的。他工作的一家脊柱外科中心在 25 年中收治了 44 例食道穿孔患者，尽管多数出现在术后早期，但也有患者在已有术后早期的康复后出现迟发食道穿孔[75]。患者不适主诉主要有颈胸疼痛、吞咽痛、吞咽困难、声音嘶哑、误吸等。Gaudinez 和同事[51]报告的这类患者有一半出现颈椎骨髓炎或颈部脓肿。患者症状有发热、颈部有压痛的硬结、体重下降、心动过速、肿胀区的捻发音和呕血，少数患者还会有死骨排出。22.7%的患者影像学检查阴性。40 例内镜检查做出最后诊断的只有 63.6%，所以单凭影像学检查和内镜检查并不可靠[51]。

尽管前面没有提到，但手术中直接观察和吞咽研究对我们做出诊断帮助很大。食道穿孔的治疗多种多样，主要的保守治疗措施有：严密观察患者病情，静脉高营养，经鼻胃管的胃肠内营养或胃造瘘，抗生素治疗和预防患者出现误吸。尽管这些保守治疗措施可能对那些简单小穿孔有治疗意义，但最佳的治疗方法是手术治疗。即便是小穿孔，如果是食道下段撕裂，也有很高的病死率。我们建议一旦有出现食道穿孔的可能，就应听取胸科或食道外科医生的意见，早期发现患者的相关症状并明确病因。任何诊断延误都会危及患者生命。我们应注意在前路手术结束前检查食道。术中的任何食道损伤都应由有经验的医生进行食道修补。修补术时常采用胸大肌近端旋转肌瓣。

二、胸腰椎

胸椎前路手术潜在很多并发症，包括气胸、血胸和乳糜胸。实施开胸术时必须考虑术后会出现的呼吸功能受限。肺挫伤或其他明显的肺部有创伤相关损伤的患者应在伤后两周再行开胸术。术前呼吸功能的评估对于手术时间的确定有很重要的作用。

椎体内大量血窦出血可造成严重的血胸并干扰血流动力学的稳定性。此时需用骨蜡填塞椎体静脉窦或结扎节段动脉[105]。曾经有一例胸椎骨折导致完全性脊髓损伤的患者[32]，因胸椎出血引起持续血胸。患者在伤口 7 天接受了胸椎稳定手术，术后血胸停止。这个病例提示我们，一个因高能量外伤导致胸椎骨折合并完全性脊髓损伤的患者，出现血胸是早期手术的指征。

胸椎骨折的患者还有胸导管损伤可能。随着交通事故和非贯通伤所导致的肋骨和胸椎骨折患者的增加，这类损伤也越来越常见。文献中至少有 13 例因胸椎骨折导致乳糜胸的报道，其中 2 例直接死于乳糜胸，1 例死于乳糜胸的压迫[152]。以往这类患者多数只需要采取保守治疗，近来胸椎骨折后乳糜胸的患者接受手术治疗的越来越多，已接近 50%。

如果延误了乳糜胸的治疗将导致纵隔积糜，可在伤后 7~10 天疝入胸腔。一旦临床怀疑有这种可能，就应尽早采取胸腔穿刺置管术。患者应禁食，因为即使低脂饮食也可能明显增加淋巴液的回流量[57]。传统上非手术治疗 6 周胸引液中仍有乳糜液是手术治疗的指征。近来一些更加积极的学者认为，为了减少患者胸引液中蛋白质和淋巴液的丢失并降低感染率，在保守治疗 2 周无效时就应手术治疗[126]。多数学者支持对于因胸椎骨折而导致乳糜胸的患者，早期手术治疗可以降低因持续胸引液而增加的患者在免疫和营养上过多的花费[126]。胸椎前路手术后医源性胸导管损伤的报道较为少见，其中的大部分报道将原因归为手术暴露，但也有一些报道认为畸形的矫正正是可能的原因[100,101,108]。很难证实小的淋巴循环障碍，可能一些临床上不太严重的胸导管损伤在被确诊之前已经自愈了。

胸腰段手术暴露过程中，为了更好显露椎体，需要切断并向下方牵拉膈肌角，术后再进行膈肌角修补。这一操作不当可引起膈肌穿孔和膈疝。对翻修病例，在腹膜返折处解剖时易损伤输尿管和大静脉，可考虑术前放置输尿管支架，这样便于对术中对输尿管的辨别。在做下腰椎和腰骶椎前路手术时，有可能损伤交感干，引起术后患者逆向射精。

维持胸段脊髓的血液供应至关重要。其中大椎动脉是保证胸髓血液灌注的最重要血管。经胸入路的脊柱手术经常需要阻断多个节段血管。Dwyer 和 Schafer[39]对此做了相关研究，结果是同侧多节段的节段血管结扎并不引起神经功能损害。DiChiro[37]在猴身的实验中结扎了动脉而没有出现不良后果。当然，如果这些血管和脊髓前动脉都被阻断，肯定会出现截瘫。我们的大量研究和病例报告都集中在外科手术中节段血管阻断对神经功能的影响。疾病种类也是应考虑的因素之一，比如我们无法了解一个先天畸形患者脊髓的血供情况。在处理多发损伤时,短暂阻断主动脉血流可引起双侧脊髓节段血管血供丧失,有术后截瘫危险。另外,脊髓损伤后的水肿使脊髓对缺血很敏感,即便是中等程度缺血也可造成不可逆的损害。

腰椎前方入路的手术经常在腹膜外操作,少数情况需经腹腔。如果病变部位从双侧都可达到,多数医生选择从左侧入路,因为主动脉比腔静脉的活动性好,也更能耐手术中的牵拉。无论是腹膜外是经腹膜腔左侧入路都有损伤左侧髂总静脉的可能。在任何入路中,内固定器械应被置于椎体侧方,并远离大血管。腰椎前路手术中对邻近结构可能的损伤包括内脏和输尿管的撕裂。如果术中发现类似情况,应当时修补。若肠道损伤则适应使用广谱抗生素,但对于该治疗持续时间尚无严格指南。

腰椎后路手术中,在切除椎间盘时可发生血管损伤,常发生在腰4~5椎间盘切除时。Freeman[49]认为是髓核钳的使用问题。15%~65%的死亡率强调了这类特殊的医源性损伤的危害,但所幸该事件的发生率很低(0.01%~0.05%)[48,59,103,132]。在处理腰椎创伤时,我们得小心患者是否有前纵韧带损伤。如果前纵韧带已经断裂,术中就很容易损伤到椎体前方大血管。一旦出现,除非有很明显的低血压否则很难在术中发现。术后患者如果出现腹肌紧张、腹痛、心动过速和贫血,我们应高度怀疑大血管损伤的可能。避免出现这种并发症的方法是在切除椎间盘时限制髓核钳的深度。血管和神经损伤也可由内固定的位置而导致。椎弓根钉位置于居中或偏下可能会侵犯脊髓、硬膜囊或传出神经根。在进行椎骨的椎弓根钉位准备时,或椎弓根钉进入过长时,可能会造成前方结构(例如大血管)的致死性损伤(图34-5)。该情况可导致迅速的出血,但其他位置的螺钉也可能慢慢侵蚀血管壁并最终导致迟发的出血。更为少见的椎弓根内固定术并发症也有所报道。一些医师将标记物或 Kirschner 线穿过椎弓根的孔洞,通过影像学检查来确定位置。曾有报道一例因 Kirschner 线损伤心肌而导致的致使性心脏压塞。X线透视可以用来确定钢丝位置,并且该操作本身没有证据可导致并发症[65]。

采用胸膜外腹膜外侧方入路处理胸腰段病变时须格外仔细。这种方法入路的优点是采用一个入路就可以做到腹侧减压和背侧内固定,替代了前后联合入路,但是对医生的技术要求很高。ResnickBenzel[113]报告了33例胸腰段骨折采用这一入路的病例,并发症

发生率高达55%。最常见的是血气胸,一旦出现就必须进行胸腔闭式引流。其次是肺炎,累及7名患者。还有医生发现,应用这一入路出现肋间神经损伤后会形成假性疝。尽管这一入路的并发症发生率如此之高,但与前后两次手术的并发症相比仍属较低,应依据患者实际情况选择最佳的手术入路方式。

三、硬膜撕裂

我们很难了解脊柱外伤后硬膜撕裂的发生率。某些损伤似乎好发硬膜撕裂,包括腰椎爆裂骨折合并椎板骨折 Agdinli 及其同事发现,这种特殊损伤的患者近20%伴有硬膜撕裂,其中1/3的患者的神经功能受损[11]。高能损伤且胸椎全瘫的患者,可能存在脊髓和硬膜囊的断裂。同样脊柱枪弹伤可能造成硬膜破损。还会发生医源性硬膜撕裂,特别是在后外侧减压术时。硬膜损伤后的脑脊液漏可造成患者头痛,还有可能影响伤口愈合。严重的可出现脑膜炎、蛛网膜炎和假性脑脊膜膨出。

医源性脑脊液漏的诊断常常是间接的。当术中发现脑脊液自硬膜囊的破口处直接流出当然可以下最明确的诊断。因为脑脊液漏后硬膜囊内的压力降低,所以如果发现硬膜外静脉压降低,并且硬膜外出血增多可能是硬膜外伤的最早征象。另外当硬膜囊得到减压,特别是在脊柱后凸矫形后,脑脊液也可以从破口处流出。术后如果发现引流液清亮或者皮下引流量较多,就应怀疑有脑脊液漏。此时如果患者直立就会引起严重头痛。因为脉络从每小时可以产生20mL脑脊液,所以一旦出现脑脊液漏就能发现大量引流液。如果不能肯定引流液性质,可以检测引流液中 β_2 转铁蛋白来帮助确诊。如果我们未采取严密缝合技术修补硬膜,就会形成假性脑脊膜膨出。

硬膜撕裂按出现部位可分为背侧、侧方和腹侧。虽然最好的治疗措施是预防,但大多数撕裂是可以修复的,不过大范围缺损不可能修复。修补时首先要彻底暴露硬膜破损处,需要放大镜和足够的照明,然后还纳硬膜囊内容物并避免在硬膜修补缝合时与硬膜缝到一起。缝合后的硬膜应无张力,并不漏脑脊液。为了达到这个目的我们常用 6-0 聚丙烯线做锁边缝合,缝线起始部应距破口边缘 2mm,针距 3mm。修补完毕后可由麻醉师模拟瓦尔萨尔瓦实验,用增加胸内压的办法来观察是否有脑脊液漏出。如果还有脑脊液漏,可再次加针缝和,或在表面用明胶海绵、纤维蛋白胶和自体脂肪片。如果缺损较大或比较

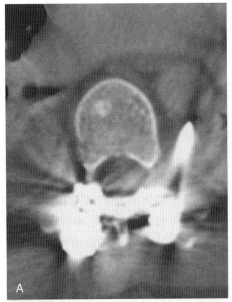
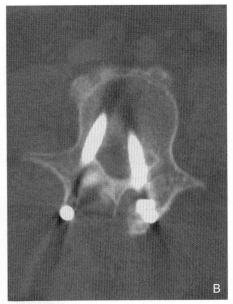
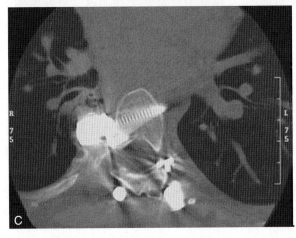

图 34-5 椎弓根钉错位。如 CT 显示(A-C),椎弓根钉过长可能会穿透椎体前方皮质并有损伤大血管的风险。椎弓根钉也可能错误放置于椎弓根外,如轴位 CT 所示,螺钉置于内侧的椎管之中。

复杂就需要用自体筋膜移植或人工硬脊膜。对深筋膜也应严密缝合,才能防止脑脊液漏到皮下形成窦道。多数医生都不在肌间放置引流管,因为持续负压会增加脑脊液的漏出量,不利于破损处修复。

多数后方和侧方硬膜撕裂可以在后方入路得到清晰显露。对脊髓圆锥尾侧的前方硬膜损伤,可在后方切开硬膜,轻轻牵开神经根,就可以在背侧修补前方硬膜。而脊髓圆锥头侧的前方硬膜损伤无法从后方直接修补,只能通过间接方法治疗。

间接修补时常用纤维蛋白胶,它是凝血酶和冷沉淀物的混合体,并去除了人类免疫抗原和肝炎病毒。这种生物胶具有补片功能,能够粘着修复无法暴露的硬膜上的细微缺损。使用前冷藏可以增强生物胶的黏附能力[146]。另外,如果修补术后在蛛网膜下腔分流脑脊液 4~5 天,有助于硬膜、筋膜层和伤口的愈合。患者应在床上平卧休息数天,尤其是对于修补后仍比较脆弱的患者;然而,该方法并未得到普遍支持,并且很可能对硬膜完整修复的患者来说没有必要。

四、代谢改变

对慢性脊髓损伤患者而言,无法活动使他们体内的代谢过程发生了很大变化。其中糖耐量异常的比例大大高于正常人。Baumann 和 Spungen[12,13]在退伍军人中做了对照研究,分三组每组 50 人共 150 人;第一组人肢体活动健全,第二组人下肢瘫痪,第三组人四肢瘫痪。依据世界卫生组织诊断糖尿病的标准,在脊髓损伤的两组患者中 22% 符合这一标准,而正常人中只有 6%。糖耐量试验正常的在第一组中占 82%,第二组中 50%,第三组中只有 38%。而且正常人的血胰岛素水平更低,说明脊髓损伤后出现了胰岛素抵抗,直接导致了脊髓损伤患者血液中高密度脂蛋白降低和甘油三酯水平升高。这些体内代谢改变加上患者不能活动使他们更易患上动脉粥样硬化症。

　　脊髓损伤的患者骨骼失去承载，很快出现高血钙和高尿钙。对患者饮食的限制并不能改变这种情况，因为伤后 3~5 天患者的破骨细胞功能活跃，而成骨功能将不断降低。由此引起的骨质疏松可造成患者骨折的可能性大大增加，并且这类骨折因为没有明显肿胀常常被漏诊。高尿钙使患者很快患上泌尿系结石，而为此采用的限制饮食中钙摄取又导致骨质疏松的进一步恶化。有研究显示，在急性脊髓损伤后的 14 个月，患者就表现出明显的骨量丢失[115]。尽管二磷酸盐的作用机理还未被阐明，但这类药物仍是控制这种骨质疏松的首选药物[12,115]。

　　内源性同化激素的水平在脊髓损伤的患者中也被证明低于正常水平[13]。血清睾丸酮、生长激素、胰岛素样生长因子–1(IGF–1)等含量的降低会加剧机体的不良代谢，例如肥胖加剧，血脂代谢恶化，以及运动耐量减退。

　　有证据表明脊髓损伤患者的内源性同化激素受到抑制。血清中睾丸酮、生长激素和依赖胰岛素的生长因子 I 的水平下降，患者的合成代谢受到抑制。另外患者的运动能力和肌肉力量也在下降。T_3 和反 T_3 水平的降低反映了甲状腺功能低下，其后果是患者变得更加肥胖和虚弱无力。虽然有人认为这与患者疾病和代谢紊乱有关，但是否应在有正常甲状腺的患者身上采用激素替代治疗仍没有定论。

　　尽管有关代谢紊乱的治疗不是本章讨论内容，但任何一个脊柱外科医生都应该了解这些问题的存在，并积极配合其他医生采取必要的治疗措施，尽量减少这些并发症对患者的影响。其目的是延长脊髓损伤患者的生命并改善他们的生存质量。

五、术后感染

　　细菌可通过血液播种途径或直接通过手术操作过程达到手术区域引起感染。选择性脊柱手术的术后感染被人们进行了很好的研究，但令了惊讶的是只有很少的文献专门论述创伤相关脊柱手术后的感染。Blam 和同事回顾性评估了 256 名行早期手术干预的脊柱创伤患者，发现其术后感染率约为 9%[15]。Rechtine 和同事的研究结果也基本与上述一致，约为 10%。但该结果明显要高于选择性脊柱手术后 3%~6% 的感染率[15,19,92,106,110]。与术后感染相关的危险因素有：年龄偏大，肥胖，糖尿病，吸烟，免疫抑制，术前住院日延长，脊柱裂，脊髓发育不良，免疫抵制，

二次手术，手术时间，内固定，移植骨和甲基异丁烯酸[29,71,83,92,123,129,147]。

　　为了预防术后感染而采取的措施降低了感染率。应用抗生素很重要，最常用的方法是在手术开始前应用，用到术后 24 小时。也有的用到拔除引流管和尿管以后。抗生素选择要考虑很多因素，包括患者的免疫状态、病区内常见致病菌谱、药物价格和副作用。常用的是头孢菌素类药物。考虑到越来越多耐药菌群的出现，应限制万古霉素作为预防用药的使用，除非已经高度怀疑患者有耐甲氧西林的葡萄球菌感染。这类感染易发生在淋巴细胞减少的患者、近期有住院史或反复住院的患者、术后有伤口引流或酗酒的患者。

　　一旦确诊有术后感染就应该立即手术治疗，任何保守治疗都将无功而返。外科清创手术应有序地进行。每层组织都要清创，并在切开更深一层前要做细菌培养。如果筋膜下引流管内有脓液流出就应做深层清创。

　　清创时应彻底清除包括骨蜡和明胶海绵等外来物和血肿。对坚强内固定而言，在术后早期可以保留。有医生建议应保留已经附着牢固的植骨块，对松动的植骨块应清洗后重新植入。如果发现植骨块有严重感染坏死，应取出植骨块，在感染控制后，再次清创并重新进行植入。如果发现植骨块有严重感染坏死，应取出植骨块，在感染控制后，再次清创并重新进行第二次植骨。清创术时应仔细止血，避免新的血肿形成而成为细菌培养基。创面内的死腔必须消灭，无法直接缝合时可用旋转皮瓣的方法关闭死腔。如果可能，简单的伤口感染应在彻底清创置管引流后，一期用减张缝合法关闭伤口。对复杂感染，我们可根据组织坏死程度确定清创范围，可以采用多次清创法直到坏死组织彻底清除，此时可用肌皮瓣消灭死腔。

　　如果伤口感染只波及软组织，术后应用抗生素 10~14 天，如果波及骨组织，外来移植物或感染很深，抗生素就应用到术后 6 周。对于营养储备较少的病例，在 6 周的肠外应用抗生素后还应继续口服抗生素，并且应考虑进行传染病会诊。

　　对所有患者而言，营养维持都至关重要。高达 35% 的住院患者有蛋白质–热量的营养不良。患者可能存在营养不良的征象有：体重下降超过 10%，血清转铁蛋白低于 1.5g/L，血清球蛋白低于 3g/dL，全血淋巴细胞计数低于 1200/mL。蛋白质–热量负平衡可以降低心输出量和外周血的携氧能力，损害呼吸道的

防御功能,并影响细胞介导的免疫防御和伤口愈合。对于住院患者的营养不良,预防比治疗更重要,特别应关注发热、创伤和手术患者。

第四节　内固定失败

一、颈椎

伴或不伴内固定的颈椎前路椎间盘切除或椎体次全切及融合在历史上一直被用来治疗颈椎创伤。然而,不使用内固定的融合更容易导致假关节形成、间盘塌陷以及术后脊柱后凸[138]。通过锁定钉板技术进行颈椎前路内固定,降低了非限制式钢板的失败率,但在更长期的病例中仍会发生移植物取出或钉板固定失败[86]。Vaccaro 和同事报道了接受椎体次全切术、腓骨取骨支撑术和前路钢板内固定的一系列患者。他们发现 9% 的两节段和 50% 的三节段手术患者会出现移植物取出或内固定失败[136]。当需要进行更多节段(大于三个节段)前路椎体次全切时,必须考虑同时进行后路内固定[114,136]。

前路齿状突螺钉被提倡用来治疗可复位、非粉碎以及与生物力学相适应(例如骨折线垂直于内固定物)的Ⅱ型齿状突骨折。螺钉脱出和错位发生在 5% 以下的病例当中,并且可能与骨质疏松或粉碎性骨折有很大关系[131](图 34-6)。Andersson 和同事建议对于年老和(或)骨质疏松的患者应采用其他治疗方法[6]。

在颈椎钉棒和钉板技术出现后,颈椎后路钢丝就不再频繁地被使用;然而,在很多情况下仍应考虑钢丝技术。棘突间和椎板下钢丝固定的并发症包括钢丝断裂、钢丝脱出、穿透硬膜、神经损伤以及假关节形成。

侧块螺钉可通过许多不同的技术来放置。在使用 An 技术之后,Heller 和同事回顾性地评估了他们的患者经侧块钉板系统固定后出现的并发症。医源性椎间孔狭窄和内固定失败发生率分别为 2.6% 和 1.3%[66]。螺钉直接损伤神经根的发生率为 0.6%,而小关节受累的发生率仅为 0.2%。在他们的报道中未提及椎动脉损伤,但这是一个灾难性的并发症,常出现于螺钉放置时横向角度过小(应为>10°)。术中侧块螺钉放置失败常令人沮丧但也并不少见(6%~7%)[23]。寰椎侧块螺钉目前是稳定上颈椎的重要工具。这类螺钉的拔出强度同 C2 峡部螺钉相似,并且两者皆弱于枕骨螺钉(大约 40%)[70]。同 C1-C2 钉棒系统相似,C1-C2 经关节螺钉的内固定失败率非常低,并且两者的生物力学强度也十分相似[96]。

尽管颈椎椎弓根螺钉被证实在拔出强度上有所提高,但其并发症的发生率要高于侧块螺钉。术前应行 CT 并仔细观察结果以决定是否使用椎弓根螺钉。C2 横突孔位置常过于靠内侧,使得螺钉进入椎体的安全通道选择较为困难。位于内侧的脊髓和位于外侧的椎动脉是 C2-C6 椎弓根螺钉置入的危险因素,应当着重注意这些结构。Abumi 和同事报道了 669 根颈椎椎弓根螺钉中有 45 根(7%)侵犯了椎弓根壁[1]。

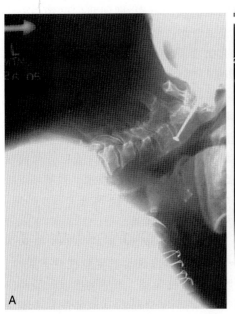
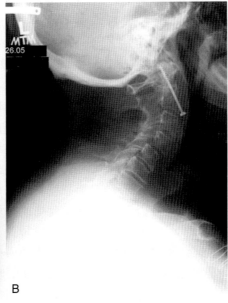

图 34-6　前路齿状突螺钉内固定失败。疏松的骨质增加了前路齿状突螺钉脱出的风险。在该病例中,近端骨块因为该原因而导致不融合。C2 椎体内螺钉的移动和齿状突的基底部在屈曲(A)和伸展(B)位置上更容易观察评估。

其中将近一半的破口发生于内侧。由于在 C7 位置罕有椎动脉存在,因此人们更主张在颈胸连接段使用椎弓根螺钉[3]。

从钢丝和骨贴附移植技术到钉板结构,颅颈固定术不断在演变。这些技术大都可以在没有硬件故障的情况下成功达到关节固定,但早期的技术经常需要长时间使用外固定来支持[4]。内固定强度的提高减少了医师对于外固定的依赖,而且内固定失败并不常见[122]。

二、胸腰椎

内固定失败常归因于外科技术的失误、术前计划不周或选择内固定器材的不当。应用钩棒系统时可能出现固定钩脱出、钩棒脱离或棒的断裂。放置不当或出现骨折可以造成固定钩脱出。过度的椎板切除、骨质疏松以及过度的牵开都能带来椎板骨折(图 34-7)。当后路哈式棒用于脊柱创伤后的固定时,常出现钩棒脱离[14,28,43,46,52]。Edward 和同事[42]认为,有四个因素与此有关,刚性的内固定,解剖节段,固定钩设计和固定棒的间隙。术后固定钩松动率从 L4 的 5% 到 S1 的 20% 不等[52,140]。选用半刚性以及固定棒间隙大于 1 cm 的哈式棒有助于减少患者去旋转时出现固定钩松脱。当然,在一个节段采用多钩固定、钩棒牢固锁紧以预防接触面的运动出现,也可以大大减少固定钩松脱。

椎弓根钉固定技术的发展使脊柱外科医生在处理创伤时更加得心应手,但不可避免的是增加了相关并发症的出现。如果所用椎弓根钉太短或者偏外则固定不牢固,螺钉偏内则会进入椎管,撕裂硬膜,造成神经损伤。螺钉太长可损伤椎体前方的结构,最严重的是刺破前方大血管,引起致使的大出血。椎弓根钉在旋转过程中可能造成椎弓根骨折,螺钉本身可能松动、断裂、拔出。尽管粗的椎弓根钉在生物力学上的稳定性更好;但是也存在置入过程中椎弓根爆裂的可能[148,155]。如果螺钉大于椎弓根内径或超过椎弓根全径的 80%,则可能出现螺钉穿透椎弓根壁。椎弓根内侧壁,尤其是胸椎段,相对于外侧壁要厚 2~3 倍。因此椎弓根外壁更容易骨折爆裂。Lonstein[85]等分析了 875 名患者中 4790 个椎弓根钉的情况,结果显示对于熟练的外科医生来说,应用这一技术的并发症是很低的,只有 25 个(0.50%)螺钉在随访时断裂,11 个(0.2%)螺钉因为神经根的激惹而需要翻修。

近来有很多医生采用经椎板的螺钉和关节突螺钉来简化融合操作[77,88]。尽管突入椎管损伤神经的发生率很低,但是为了增加融合率并避免螺钉对骨质的切割,拧入螺钉前一定去除关节突相对关节面的皮质骨,并植入松质骨。

三、术后的脊柱畸形

脊柱创伤术后易出现内固定失败、复位丢失和随之而来的脊柱畸形。此外,使用脊柱内固定已经成为脊柱畸形的直接原因,例如平背综合征。如果腰椎撑开牵引固定的尾端低于 L3 水平,就可以造成腰椎生理前凸丢失,引起平背综合征(图 34-8)。尽管已经取得了坚固的骨性融合,但是因为有平背综合征,患者在维持腰椎前凸的时候经常出现肌肉痉挛和慢性疼痛[35,80]。另外,融合上下节段过度前凸可以引起脊柱退变加速和椎管狭窄。避免过牵和选择好融合节段能够减少这类并发症的出现。术中使腰椎生理前凸变平可以增大椎板间的间隙,便于减压操作。但是在做融合时一定要维持腰椎生理前凸。当患者膝胸位或躺在四点支架上时,屈髋能减少腰椎前凸,而伸髋可以增大前凸。虽然过度前凸比较少见,但是它能引起医源性的椎间狭窄,刺激神经根出现相应的症状[128]。

治疗医源性畸形的最好方法是避免它的出现,如果能够早期诊断出来,就应采取措施矫正畸形,延误诊治的后果使治疗更加复杂。例如椎弓根截骨术或 Smith-peterson 截骨术。由于慢性背痛的病因多种多样,因此许多患有医源性畸形的患者面临着诊断的困境。

四、晚期的脊柱畸形

脊柱创伤后晚期出现的脊柱畸形和慢性疼痛可能给患者造成明显的功能障碍,即便我们已经采取了正确的治疗措施也如此。所以对每一个损伤类型和每一个患者的治疗方案都应该个性化。应考虑患者年龄、职业和受伤前可能已经存在的畸形等。当然脊柱损伤后最初的不稳定状态和随之采用的治疗措施,是决定是否出现晚期脊柱和失代偿的最主要因素[89]。

创伤相关的颈椎减压术后最常见的畸形是后凸畸形。在实施最初的治疗时,破坏前方或后方骨韧带结构应仔细考虑最合适的重建稳定技术。手术可以缓解疼痛,但是结构完整性的损失会导致进展性畸形、颈部疼痛或反复发作的神经症状。

胸腰段处于被胸骨和肋骨包裹的坚强胸椎和活动性很大的腰椎之间,所以最易发生急性骨折脱位,并发展成伤后晚期的脊柱畸形。虽然胸椎段是最易出现脊柱失代偿的区域,但是脊柱的其他部位并不能幸

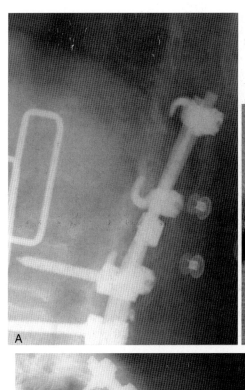

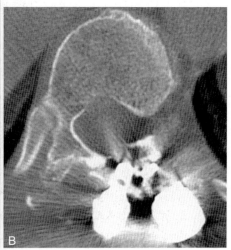

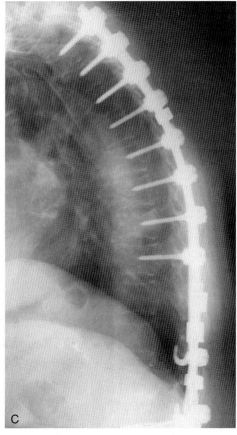

图 34-7　固定钩失败。患者有明显的骨质疏松,在左侧位片上(A)显示 T10 固定钩处的椎板骨折,CT 横断面如(B)所示。二次手术内固定要换为椎弓根钉,并扩大固定范围(C)。

免。失代偿不局限在矢状面上,一个复杂的三维畸形可能出现在脊柱从枕骨到骶骨的任意区域。

　　治疗脊柱畸形的最佳方法是预防它的出现和阻止它的进展,因此必须深入了解早期损伤的情况。除

了需要了解骨结构的破坏外,还需要了解是否有韧带和椎间盘的损伤。Andreychik 认为[7],脊柱损伤后后凸畸形出现并不是因为椎体的进一步压缩,而是临近节段椎间盘损伤造成的。这种情况下断裂已经

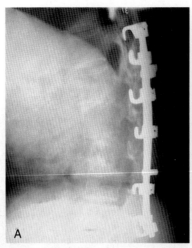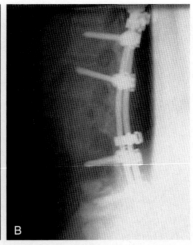

图 34-8　伤后平背畸形。该患者 11 年前 L3 爆裂骨折后,逐渐出现双下肢无力,右腿痛及易疲劳。(A)站立位 X 线片显示矢状位明显失衡以及腰椎生理曲度丧失。(B)治疗包括后路原有内固定取出、椎弓根截骨术及内固定融合术,然后行前路椎间盘切除术和椎体间融合术。

扩展到椎间盘,而不在普通的 X 线片表现出来。此时脊柱稳定性遭到严重破坏,已不能承载正常生理负荷。同样漏诊的后方韧带损伤也可导致后凸畸形进展,比如椎体爆裂骨折。当椎体压缩下沉致后凸畸形小于 10°时,完整的后方韧带可以阻止后方凸畸形发展。而一旦后方韧带损伤严重,那么严重的后凸畸形将不可避免。

多数医生认为,治疗的目标是恢复脊柱正常的生理屈度,并使不稳定的脊柱达到骨愈合或手术融合。如果患者和受伤类型选择适当,非手术治疗也可以达到以上目的。其中卧床、石膏外固定和支具都有效,但需要严格随诊。临床情况分析及系列站立位 X 线片有助于我们早期发现脊柱畸形的进展。

当出现脊髓损伤需要神经减压时,单纯椎板切除术已被文献证实可以造成严重的后凸畸形,甚至是椎体前滑脱图(34-9)[145]。Malcoln 和同事[89]报告了 48 例伤后后凸畸形的病例,其中一半患者在伤后接受了单纯椎板减压术,最后所有受累节段都出现了不同程度改变,其中胸段术后后凸增大了 15°。在胸腰联合和腰椎节段,后凸畸形分别为 13°和 11°。

后路内固定技术应用失误可以造成脊柱畸形的出现。如果融合节段太短,未跨越损伤节段,特别是在颈胸和胸腰结合部以及胸椎后凸顶点,可造成融合临近节段畸形(图 34-10)。另外如果患者脊柱前方结构损伤,我们未做前柱修复而仅做后方短节段固定也容易出现畸形(图 34-11)。Parker[105]对胸腰段损伤进行

了分类,以帮助医生决定哪一类损伤在脊柱后方手术的同时需加做前方植骨支撑。

1.晚期畸形的临床特征

后凸畸形在出现的早期可以隐匿起病,患者无痛期的长短不定。无论采取哪一种治疗措施,也无论患者脊柱畸形的程度如何,约有 70%~90%患者有损伤部位的慢性疼痛[33,73,102,153]。20%可能永久残疾,40%有功能障碍。当多数矫形手术目的是缓解患者因畸形引起的慢性疼痛时,就需要在术前明确患者的疼痛原因。脊柱不稳定和不融合比机械性背痛更需要手术治疗。“机械性背痛”是与活动有关的疼痛,可能是肌源性或间盘源性或椎间关节退变,也可能是因为脊柱畸形导致相邻节段椎体的负荷增加引起应力性骨折所造成。

关于脊柱后凸程度与患者疼痛及其他症状的关系,目前的研究还没有定论。Farcy[26]认为,患者都能耐受胸腰段 25°、腰段 15°内的畸形。而 Andreychik[7]在 55 例腰椎爆裂骨折的病例中没有发现畸形程度与患者症状之间的关系。多数学者认为,伏案工作的患者比体力劳动者能够耐受更严重的畸形,因为脊柱畸形对体力劳动者在工作中保持体位的影响更大。

对那些瘫痪患者,因脊柱畸形造成的坐立不平衡比疼痛本身更影响他们的生活。坐姿改变不仅可导致臀部及驼背区软组织病变,还能干扰患者的上肢功能,影响他们使用轮椅。另外有严重神经损害患者的椎旁

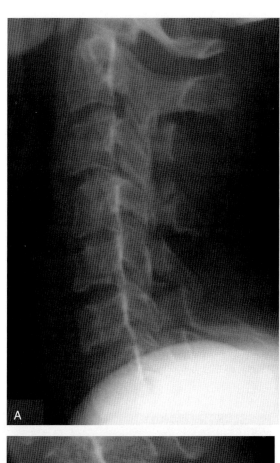

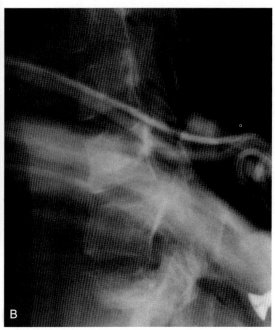

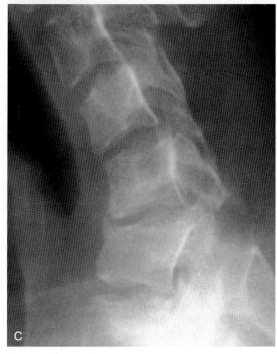

图 34-9　颈椎椎板切除术后后凸畸形。(A)患者因下颈椎骨折造成不完全脊髓损伤。更进一步的影像学显示后方结构骨折侵入椎管。他接受了 C5 和 C6 椎板切除和头胸背心外固定。(B,C)术后随访颈椎侧位片显示逐渐出现复位丢失,并发展为后凸畸形。这个病人最终又接受了前方椎体切除及融合术。

肌很脆弱,无法对抗哪怕是很轻微畸形的出现。

　　当然部分患者的脊柱畸形可以加重损害的程度。Malcolm 和合作者[89]报告的患者中有 27% 神经损害进一步加重,这些患者神经损害程度与椎管内骨性压迫和脊柱畸形程度相关。Fidler[45]认为,椎管内的骨块随着时间推移可被慢慢吸收,脊柱严重成角畸形因为压力传导改变干扰这一塑形过程。在对节段性不稳定行重新塑形的过程中,过度增生可形成新的椎管狭窄。

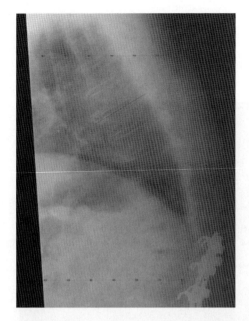

图34-10　胸腰段后凸。该患者曾行L1-L5后路内固定融合术，10年后在融合节段之上(T12-L1)出现进行性脊柱后凸。她需要行椎弓根截骨术，以及对上胸椎行全面的后路脊柱关节融合术。

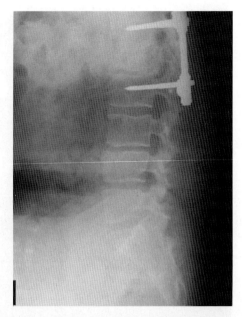

图34-11　前柱破坏。该患者曾因L1爆裂骨折、椎体大部粉碎而行短节段固定手术。短节段固定由于L1进行性塌陷及L2螺钉脱出而开始失效，导致了损伤节段更严重的后凸畸形。

因为脊柱畸形是三维的，比较复杂，所以我们应给患者拍摄站立位全脊柱像或坐立像，有时还需要弯曲位像。在拍摄全脊柱像时常需要患者伸膝以矫正发生于下肢关节的矢状位不稳定的代偿。另外，弯曲位像可用于评价脊柱弹性。如果怀疑假关节形成，伸屈侧位片可以帮助我们判断节段性不稳定。如果畸形的相邻节段弹性不足以代偿脊柱后凸，患者将发展为蜷曲步态和髋关节的屈曲挛缩。这种下肢屈曲畸形应在治疗脊柱畸形前得到矫正。

2.晚期畸形的分类

1993年，Denis和Burkus提出了脊柱损伤分三种类型[35]。每一型里还有三个亚型。这个分型系统虽然有助于医生制定手术计划并选择最佳的固定器械，但它并不是按损伤严重程度来分类的(表34-1)。

3.晚期畸形的手术治疗

晚期脊柱畸形的手术指征包括:疼痛严重影响患者功能，脊柱畸形在不断进展，神经损害不断加重，出现新的神经损害，已进行了矫正畸形和神经减压但失败的病例。因为再次手术的并发症较多，所以应慎重考虑才能做出最有利于患者的决定。

(1)颈椎

当创伤后颈椎后凸需要矫正时，术前使用头胸背

表34-1　晚期畸形的分类			
分型	损伤范围	神经损害	远期后凸畸形
ⅠA	C0-T11	无	无
ⅠB	C0-T11	无	有
ⅠC	C0-T11	有	有
ⅡA	T12-L1	无	无
ⅡB	T12-L1	无	有
ⅡC	T12-L1	有	有
ⅢA	T2-L4	无	无
ⅢB	L2-L4	无	有
ⅢC	L2-L4	有	有

Source: Denis, F.; Burkus, J.K. Classification and treatment of posttraumatic kyphosis in the thoracic and lumbar spine. Semin Spine Surg 5:187-198, 1993.

心或颅骨牵引至少能帮助矫正一部分的颈椎序列紊乱。这些治疗可以在术前几天的时间里完成。后凸畸形序列重建需要对相关的前柱进行加长或对后柱进行缩短。强直畸形需要在进行前柱切除(间盘切除或椎体次全切除)和重建之前，开放后方结构(常通过关节面截骨来达到)。最初进行减压是必要的，之后颈椎就可以在更前凸的位置上进行最后的固定。

对于颈椎后凸畸形，Vaccaro和同事[136]总结了应

用长节段的静力钢板纠正颈椎的后凸，结果并不令人满意。一项多中心回顾性研究显示，如果不附加后方固定，单纯前方三个椎体切除植骨内固定的失败率达到 50%，而两个椎体时则为 9%。高龄、钢板上的螺钉未锁紧和应用骨栓固定植骨块等都能增加植骨不融合的概率。不融合与术后颈椎制动时间及螺钉是否侵入终板无关，这一研究并没有比较创伤和亚临床状态的后方韧带损伤对植骨的影响。

McAfee 和 Bohlman[93]分析了 15 例前路多节段颈椎椎体切除合并后方内固定纠正颈椎后凸畸形的病例。结果没有一例患者出现内固定移位及植骨不融合。这可能是因为后方张力带结构减少了伸屈活动时钢板及植骨块的移动，但是仍需要更进一步的生物力学研究来提出最佳的内固定方法。

（2）胸腰椎

对 Denis Ⅰ A 型的损伤，如果后凸畸形不到 15°，就可以做单纯后路融合。假如矢状位上的平衡能够接受，而患者症状集中在畸形的顶点，并且假关节造成的局限性不稳定是疼痛原因，那么短节段后路融合术是最佳选择。如果畸形程度加大，就需要通过前路手术松解后才能够从后方校正畸形。Edwards 和 Rhyne[41]证实，对后凸超过 30°的患者，如果没有前方骨桥支撑，单从后方矫形很难达到满意的效果。后方应用的三点支撑结构可引起前方韧带和瘢痕组织弹性丧失，并且前方松解植骨需要在后方矫正前进行，后方的加压装置可用于假关节修复。对Ⅰ C 型损伤，如果畸形和神经压迫为轻中度，可以通过后方长节段内固定矫形达到神经减压的目的。但对因严重畸形造成的神经损伤或椎管内骨块有翻转的病例，就需要在后方矫正手术前先进行前方减压。

无论哪一种手术入路，对于胸椎矫形，术后从 T2 到 T12 的后凸不应大于 40°。这一区域Ⅰ B 型的损伤就需要后方长节段固定。如果前后联合入路手术仍不能达到满意矫形，就需要经椎弓根的环形截骨达到矫形目的，腰段截骨可在脊髓圆锥远端进行。选择融合阶段时应避免因为椎间盘病变造成融合过程的停滞而引起脊柱节段性不稳。

胸腰段损伤值得我们特别关注。如果Ⅱ A 型损伤不伴有神经损害，后路短节段固定不仅可以在达到治疗目的还能尽可能保留腰椎的运动节段。Ⅱ B 型损伤合并胸椎严重后凸，不仅后方需要长节段固定，而且需要进行前方松解。如果上胸椎的弹性比较好，松解范围就较小。而对已经僵硬的上胸段畸形，就需要

广泛的前方松解。Ⅱ C 型损伤，有神经损害并且椎管内侵占超过 25%的病例，需要进行前方减压。少数情况下，在前方植骨融合内固定后不需要后方短节段固定。但如果有明显的后方结构损伤或前方固定不可靠，就必须附加后方固定术。前方支撑植骨可以保留下腰椎的运动。

McBride 和 Bradford[94]报告了 6 例胸椎段骨折合并后凸畸形的病例，后凸角度 20°~83°，平均 38°。其中 5 例有神经损害，所有病例的椎管内侵占率从 25%到 57%。全部患者都接受了胸腰段椎体切除及带血供的第 10 肋骨植骨。平均 26°（68%）的畸形得到了矫正。所有的不全神经损害都有一定程度恢复，尽管其中一例因植骨块移位做了翻修手术，但没有一例假关节形成。这种治疗方法要求后方骨韧带复合体结构完整，前方固定牢固。

腰椎后凸畸形很罕见。这一区域后凸实际上是指腰椎的生理前凸消失，也就是平背综合征。Smith-Peterson 和同事[128]报道了世界上第一例截骨矫形治疗脊柱后凸畸形，自此以后的研究都致力改进手术方法，力图减轻治疗中出现的血管神经损害。

手术技术发展到今天，最常采用的方法是蛋壳截骨法，也就是经椎弓根下缘的截骨术，结果是脊柱被缩短而不延长[81,135,139]。这种截骨术要求先在截骨椎体的上下缘进行椎弓根内固定，然后在后凸顶点椎体的松质骨截骨。不对称截骨可以纠正冠状面和矢状面畸形。使用这种方法，冠状面上大于 40°及矢状面上超过 50°的畸形都可被纠正。因为截骨过程可引起严重失血，所以要求术者先行椎弓根内固定，截骨完成后迅速过伸脊柱加压关闭截骨创面，以减少椎体出血。过伸脊柱的操作可以借助手术床来完成（见图 34-12）。截骨术去除了截骨水平椎体的椎弓根，其上下节段神经根此时走行在同一个椎间孔里。这一过程易损伤到神经根和硬膜，所以需要我们仔细操作。这种截骨术可应用于大多数Ⅲ型腰椎损伤[122]。

五、相邻节段病变

相邻节段病变是所有脊柱外科医生在做脊柱融合时应该关注的问题。已经有很多文献报道了坚强融合可以加速融合上下节段退变[72,79]。关于融合对相邻节段病变的发展起到何种作用，目前的研究结果不确定。大多数研究显示其年发病率在颈椎融合术为每年 3%，但人们对于融合造成的发病率是否会比颈椎自然退变的有所增加仍存有疑问[68]。

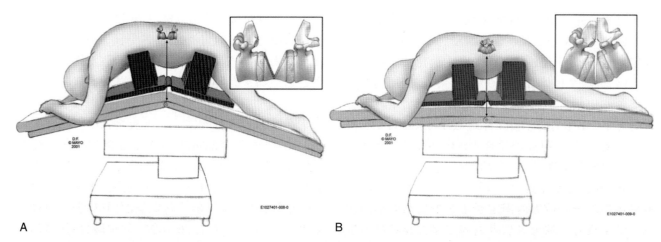

A　　　　　　　　　　　　　　　　　　B

图34-12　使用有铰链关节的四柱支架方便了椎弓根截骨术的实施(A)，该方法可使截骨面复位柔和而渐进(B)。图中介绍的椎弓根截骨术的最大矫正角度为30°~35°。

在脊柱胸腰段，相邻节段病变更容易与手术相关[53]。此外，做了内固定的病例比单纯植骨融合更易出现。Ghiselli 和同事发现他们的患者中有 37%在融合术后 10 年里需要行相邻节段病变相关的手术，而"浮动腰椎融合"（不包括骶骨胸椎）最可能引起相邻节段病变。相比胸腰椎这一现象的原因目前尚不明了，但可能与内固定影响上位小关节有关。还有人认为与周围软组织破坏有关，特别是关节突关节的关节囊的破坏导致了关节突失神经支配，引发了邻近关节退变。所以有人建议，尽可能保护融合节段以外的关节囊，并不去阻碍因椎管狭窄、椎体滑脱、后柱损伤和异常椎间盘所导致的融合过程。因此是我们在处理创伤病例时，要比处理退变性疾病更加仔细地制定详细的术前计划，选择恰当的融合阶段。

有报道称，部分患者在做了长节段腰骶部融合后出现骨盆的应力骨折[61,150]，例如有骨质疏松症的老年妇女，且好发在髂骨取骨侧的骨盆，这可能与长节段腰骶固定增加了取骨区的压力有关（图 34-13）。应力骨折的症状常在手术后的最初几个月出现，让患者在支具保护下负重有助于减轻患者的不适症状。

六、假关节形成

不论是否使用了内固定，只要骨性融合失败就可能出现假关节的形成。文献报道，中后路脊柱融合术后假关节的发生率差异很大，为 0%~30%[10,142]。假关节形成后患者的主要问题是疼痛，但要对融合术后伴有疼痛的患者做出假关节诊断并不容易。内固定器械常常干扰影像学上的观察，而且背痛可能仅是坚强内

固定改变了脊柱力学结构而出现的一种现象。内固定失败是未融合的标志，另外内固定物（比如椎弓根钉）周围放射线透亮区的出现也意味着假关节形成。多数骨科医生还根据患者术后伸出位片来判断是否有假关节形成，如果一个运动节段的活动超过 5°，就应高度怀疑这个节段没有达到骨性融合。

颈椎的假关节形成可能会发生于前方螺钉治疗

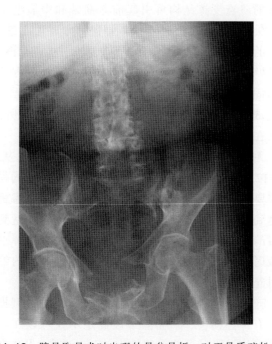

图34-13　髂骨取骨术时出现的骨盆骨折。对于骨质疏松的患者，侵袭性的取骨术可能导致髂骨骨折。一名患类风湿性关节炎的 72 岁女性行髂骨取骨术后，髋区出现疼痛。X 线片显示取骨处骨折，伴有耻骨支不完全性骨折及骨盆不稳定。

齿状骨折术后。Fountas 和同事发现利用该技术治疗Ⅱ型和Ⅲ型齿突骨折出现了 13% 的不融合率[47]。使用前方齿状突螺钉出现不融合最常见的危险因素包括骨质疏松、粉碎性骨折，以及不利的骨折线（同螺钉钉道不垂直）。行 C1-C2 后方关节融合术治疗最为可靠。许多研究表明前路颈椎关节融合术的不融合率为 4%~50%，而在多节段手术中更有所升高[9,27,36,91,117,143]。

融合节段越多，假关节出现率就越高[26,76]。另外高龄、营养不佳、肥胖、应用非类固醇类抗炎药都会提高不融合率。Brown[18] 对一组腰椎椎板减压融合的患者做了比较研究，结果是吸烟可以降低植骨融合率。吸烟组患者的不融合率是 40%，而不吸烟患者只有 8%。Glassman 和同事[56] 也分析了吸烟对植骨融合率的影响。不吸烟患者不融合率是 14.2%，吸烟患者为 26.5%。如果术前吸烟而术后戒烟 6 个月也能达到不吸烟患者的水平。Rogozinski 和同事[119]在这方面的研究也取得了相似结果。术后吸烟患者的植骨融合率不到 60%，而从不吸烟和术后戒烟患者的植骨融合率相同。烟草对植骨融合的影响在颈椎手术中的作用是相同的[67]。当然让创伤患者术前戒烟是不可能的，但术后戒烟的益处值得我们劝诫那些患者。另外已经证实自体骨在植骨融合方面优于异体骨，并且融合所需时间更短，但是异体骨在颈椎一个节段前路应用时并不比自体骨逊色[154]。

脊柱创伤比退变性疾病的融合率高。1979 年，Bohlman[16]和同事[119]报告一组颈椎外伤术后随访结果，没有一例假关节形成。Flesch 和同事[46]应用哈式棒治疗 40 例胸腰段骨折，只有 1 例术后未达到骨性融合。Edwards 和 Levine[40]报告的 200 例胸腰段骨折的患者中，假关节的形成率只有 2%，而腰骶段不融合率是胸腰段的 4 倍。他们指出，不融合完全是手术技术失误造成的。然而，Kim 和同事证实对骶骨融合的假关节形成率要高于 L5 或更向上的节段[76]。为了提高植骨融合率，我们在后路手术中应仔细地把横突去皮质化，避免横突骨折，并把大量自体骨植于内固定周围。很多医生在处理植骨床时更愿意使用骨凿，因为如果应用电钻去除皮质骨，电钻的高温可能引起骨坏死。

小 结

脊柱损伤后的并发症很多并极具挑战性。它们可以是创伤直接造成的，也可能是因为我们对创伤的认识不足并随后采取的治疗措施不当，还可能是所采取治疗措施本身就具有的风险所致。并发症的成功治疗依赖于我们做出明确诊断。脊柱损伤后的并发症常常是伤后患者制动的结果。长期卧床使患者的适应能力降低，肺功能下降，并易出现褥疮，这些情况应引起我们的高度重视。对损伤机制的正确认识和相应临床措施的采取有助于预防这些并发症的出现。我们应高度重视脊柱稳定性的保持。无论是采取内固定还是外固定，任何脊柱骨折都应严密随访，及时发现可能存在的复位后丢失，并及早采取适当的治疗措施。不正确的固定技术、忽略脊柱前柱的支撑作用和正常脊柱屈度的维持是医源性损伤的主要原因。对患者所有治疗阶段仔细观察和细致治疗可以预防多数脊柱损伤后的并发症。

（周方 李世民 译 李世民 校）

参考文献

1. Abumi, K.; Shono, Y.; Ito, M.; et al. Complications of pedicle screw fixation in reconstructive surgery of the cervical spine. Spine 25:962–969, 2000.
2. Agha, F.P.; Raji, M.R. Oesophageal perforation with fracture dislocation of cervical spine due to hyperextension injury. Br J Radiol 55:369–372, 1982.
3. Albert, T.J.; Klein, G.R.; Joffe, D.; et al. Use of cervicothoracic junction pedicle screws for reconstruction of complex cervical spine pathology. Spine 23:1596 1599, 1998.
4. An, H.S.; Coppes, M.A. Posterior cervical fixation for fracture and degenerative disc disease. Clin Orthop Relat Res 335:101–111, 1997.
5. Anderson, P.A.; Budorick, T.E.; Easton, K.B.; et al. Failure of halo vest to prevent in vivo motion in patients with injured cervical spines. Spine 16 (Suppl):501–505, 1991.
6. Andersson, S.; Rodrigues, M.; Olerud, C. Odontoid fractures: High complication rate associated with anterior screw fixation in the elderly. Eur Spine J 9:56–59, 2000.
7. Andreychik, D.A.; Alander, D.H.; Senica, K.M.; et al. Burst fractures of the second through fifth lumbar vertebrae. Clinical and radiographic results. J Bone Joint Surg 78A:1156–1166, 1996.
8. Apuzzo, M.L.; Heiden, J.S.; Weiss, M.H.; et al. Acute fractures of the odontoid process. An analysis of 45 cases. J Neurosurg 48:85–91, 1978.
9. Aronson, N.; Filtzer, D.L.; Bagan, M. Anterior cervical fusion by the Smith-Robinson approach. J Neurosurg 29:396–404, 1968.
10. Axelsson, P.; Johnsson, R.; Stromqvist, B.; et al. Posterolateral lumbar fusion. Outcome of 71 consecutive operations after 4 (2–7) years. Acta Orthop Scand 65:309–314, 1994.

11. Aydinli, U.; Karaeminogullari, O.; Tiskaya, K.; et al. Dural tears in lumbar burst fractures with greenstick lamina fractures. Spine 26:E410–415, 2001.

12. Bauman, W.A.; Spungen, A.M. Disorders of carbohydrate and lipid metabolism in veterans with paraplegia or quadriplegia: A model of premature aging. Metabolism 43:749–756, 1994.

13. Bauman, W.A.; Spungen, A.M. Metabolic changes in persons after spinal cord injury. Phys Med Rehabil Clin N Am 11:109–140, 2000.

14. Benzel, E.C.; Kesterson, L.; Marchand, E.P. Texas Scottish Rite Hospital rod instrumentation for thoracic and lumbar spine trauma. J Neurosurg 75:382–387, 1991.

15. Blam, O.G.; Vaccaro, A.R.; Vanichkachorn, J.S.; et al. Risk factors for surgical site infection in the patient with spinal injury. Spine 28:1475–1480, 2003.

16. Bohlman, H.H. Acute fractures and dislocations of the cervical spine. An analysis of three hundred hospitalized patients and review of the literature. J Bone Joint Surg 61A:1191–1142, 1979.

17. Botte, M.J.; Byrne, T.P.; Garfin, S.R. Application of the halo device for immobilization of the cervical spine utilizing an increased torque pressure. J Bone Joint Surg Am 69:750–752, 1987.

18. Brown, C.W.; Orme, T.J.; Richardson, H.D. The rate of pseudarthrosis (surgical nonunion) in patients who are smokers and patients who are nonsmokers: A comparison study. Spine 11:942–943, 1986.

19. Brown, E.M.; Pople, I.K.; de Louvois, J.; et al. Spine update: Prevention of postoperative infection in patients undergoing spinal surgery. Spine 29:938–945, 2004.

20. Bucholz, R.D. Halo vest versus spinal fusion for cervical injury: Evidence from an outcome study. J Neurosurg 70:884–892, 1989.

21. Burke, J.P.; Gerszten, P.C.; Welch, W.C. Iatrogenic vertebral artery injury during anterior cervical spine surgery. Spine J 5:508–514; discussion 514, 2005.

22. Chan, R.C.; Schweigel, J.F.; Thompson, G.B. Halo-thoracic brace immobilization in 188 patients with acute cervical spine injuries. J Neurosurg 58:508–515, 1983.

23. Choueka, J.; Spivak, J.M.; Kummer, F.J.; et al. Flexion failure of posterior cervical lateral mass screws. Influence of insertion technique and position. Spine 21:462–468, 1996.

24. Christensen, D.; Lynch, J.; Currier, B.; et al. C1 anatomy and dimension relative to lateral mass screw placement. 28th Annual Meeting of the Cervical Spine Research Society. Charleston, South Carolina, 2000.

25. Clark, C.R.; White, A.A., 3rd. Fractures of the dens. A multicenter study. J Bone Joint Surg Am 67:1340–1348, 1985.

26. Cleveland, M.; Bosworth, D.; Thompson, F. Pseudarthrosis in the lumbosacral spine. J Bone Joint Surg 30A:302–312, 1948.

27. Connolly, E.S.; Seymour, R.J.; Adams, J.E. Clinical evaluation of anterior cervical fusion for degenerative cervical disc disease. J Neurosurg 23:431–437, 1965.

28. Cotler, J.M.; Vernace, J.V.; Michalski, J.A. The use of Harrington rods in thoracolumbar fractures. Orthop Clin North Am 17:87–103, 1986.

29. Currier, B.L. Spinal infections. In An, H.S., ed. Principles and Techniques of Spine Surgery. Baltimore, Williams & Wilkins, 1998, pp. 567–603.

30. Currier, B.L.; Todd, L.T.; Maus, T.P.; et al. Anatomic relationship of the internal carotid artery to the C1 vertebra: A case report of cervical reconstruction for chordoma and pilot study to assess the risk of screw fixation of the atlas. Spine 28:E461–467, 2003.

31. Curry, K.; Casady, L. The relationship between extended periods of immobility and decubitus ulcer formation in the acutely spinal cord-injured individual. J Neurosci Nurs 24:185–189, 1992.

32. Dalvie, S.S.; Burwell, M.; Noordeen, M.H. Haemothorax and thoracic spinal fracture. A case for early stabilization. Injury 31:269–270, 2000.

33. Denis, F. The three column spine and its significance in the classification of acute thoracolumbar spinal injuries. Spine 8:817–831, 1983.

34. Denis, F.; Armstrong, G.W.; Searls, K.; et al. Acute thoracolumbar burst fractures in the absence of neurologic deficit. A comparison between operative and nonoperative treatment. Clin Orthop Relat Res 189:142–149, 1984.

35. Denis, F.; Burkus, J.K. Classification and treatment of posttraumatic kyphosis in the thoracic and lumbar spine. Semin Spine Surg 5:187–198, 1993.

36. DePalma, A.F.; Rothman, R.H.; Lewinnek, G.E.; et al. Anterior interbody fusion for severe cervical disc degeneration. Surg Gynecol Obstet 134:755–758, 1972.

37. DiChiro, G.; Fried, L.C.; Doppman, J. Experimental spinal cord angiography. Br J Radiol 43:19–30, 1970.

38. Dunn, M.E.; Seljeskog, E.L. Experience in the management of odontoid process injuries: An analysis of 128 cases. Neurosurgery 18:306–310, 1986.

39. Dwyer, A.F.; Schafer, M.F. Anterior approach to scoliosis. Results of treatment in fifty-one cases. J Bone Joint Surg 56B:218–224, 1974.

40. Edwards, C.; Levine, A. Complications associated with posterior instrumentation in the treatment of thoracic and lumbar injuries. In Garfin, S.R., ed. Complications of Spine Surgery. Baltimore, Williams & Wilkins, 1989.

41. Edwards, C.; Rhyne, A.L. Late treatments of posttraumatic kyphosis. Semin Spine Surg 2:63–69, 1990.

42. Edwards, C.; York, J.E.; Levine, A.; et al. Determinants of spinal dislodgement. Orthop Trans 10–8, 1986.

43. Edwards, C.C.; Levine, A.M. Early rod-sleeve stabilization of the injured thoracic and lumbar spine. Orthop Clin North Am 17:121–145, 1986.

44. Farcy, J.P.; Weidenbaum, M.; Glassman, S.D. Sagittal index in management of thoracolumbar burst fractures. Spine 15:958–965, 1990.

45. Fidler, M.W. Remodelling of the spinal canal after burst fracture. A prospective study of two cases.

J Bone Joint Surg 70B:730–732, 1988.

46. Flesch, J.R.; Leider, L.L.; Erickson, D.L.; et al. Harrington instrumentation and spine fusion for unstable fractures and fracture-dislocations of the thoracic and lumbar spine. J Bone Joint Surg 59A:143–153, 1977.

47. Fountas, K.N.; Machinis, T.G.; Kapsalaki, E.Z.; et al. Surgical treatment of acute type II and rostral type III odontoid fractures managed by anterior screw fixation. South Med J 98:896–901, 2005.

48. Franzini, M.; Altana, P.; Annessi, V.; et al. Iatrogenic vascular injuries following lumbar disc surgery. Case report and review of the literature. J Cardiovasc Surg (Torino) 28:727–730, 1987.

49. Freeman, D. Major vascular complications of lumbar disk surgery. West J Surg Gynecol Obstet 69:175–177, 1961.

50. Garfin, S.R.; Botte, M.J.; Waters, R.L.; et al. Complications in the use of the halo fixation device. J Bone Joint Surg Am 68:320–325, 1986.

51. Gaudinez, R.F.; English, G.M.; Gebhard, J.S.; et al. Esophageal perforations after anterior cervical surgery. J Spinal Disord 13:77–84, 2000.

52. Gertzbein, S.D.; Macmichael, D.; Tile, M. Harrington instrumentation as a method of fixation in fractures of the spine. J Bone Joint Surg 64B:526–529, 1982.

53. Ghiselli, G.; Wang, J.C.; Bhatia, N.N.; et al. Adjacent segment degeneration in the lumbar spine. J Bone Joint Surg Am 86-A:1497–1503, 2004.

54. Giacobetti, F.B.; Vaccaro, A.R.; Bos-Giacobetti, M.A.; et al. Vertebral artery occlusion associated with cervical spine trauma. A prospective analysis. Spine 22:188–192, 1997.

55. Glaser, J.A.; Whitehill, R.; Stamp, W.G.; et al. Complications associated with the halo-vest. A review of 245 cases. J Neurosurg 65:762–769, 1986.

56. Glassman, S.D.; Anagnost, S.C.; Parker, A.; et al. The effect of cigarette smoking and smoking cessation on spinal fusion. Spine 25:2608–2615, 2000.

57. Goins, W.R.; Rodriguez, A. Traumatic chylothorax. In Turney, S.; Rodriguez, A.; Cowley, R., eds. Management of Cardiothoracic Trauma. Baltimore, Williams & Wilkins, 1990, pp. 383–386.

58. Golfinos, J.G.; Dickman, C.A.; Zabramski, J.M.; et al. Repair of vertebral artery injury during anterior cervical decompression. Spine 19:2552–2556, 1994.

59. Goodkin, R.; Laska, L.L. Vascular and visceral injuries associated with lumbar disc surgery: Medicolegal implications. Surg Neurol 49:358–370; discussion 370–352, 1998.

60. Greene, K.A.; Dickman, C.A.; Marciano, F.F.; et al. Acute axis fractures. Analysis of management and outcome in 340 consecutive cases. Spine 22:1843–1852, 1997.

61. Grimm, J.; Jackson, R. Stress fracture of the pelvis: A complication following instrumented lumbar fusion. Paper presented at the 27th Annual Meeting of the Scoliosis Research Society, Kansas City,

Missouri, 1992.

62. Grob, D.; Jeanneret, B.; Aebi, M.; et al. Atlanto-axial fusion with transarticular screw fixation. J Bone Joint Surg Br 73:972–976, 1991.

63. Guttmann, L. Spinal deformities in traumatic paraplegics and tetraplegics following surgical procedures. Paraplegia 7:38–58, 1969.

64. Hanigan, W.C.; Powell, F.C.; Elwood, P.W.; et al. Odontoid fractures in elderly patients. J Neurosurg 78:32–35, 1993.

65. Heini, P.; Scholl, E.; Wyler, D.; et al. Fatal cardiac tamponade associated with posterior spinal instrumentation. A case report. Spine 23:2226–2230, 1998.

66. Heller, J.G.; Silcox, D.H., 3rd; Sutterlin, C.E., 3rd. Complications of posterior cervical plating, Spine 20:2442–2448, 1995.

67. Hilibrand, A.S.; Fye, M.A.; Emery, S.E.; et al. Impact of smoking on the outcome of anterior cervical arthrodesis with interbody or strut-grafting. J Bone Joint Surg 83A:668–673, 2001.

68. Hilibrand, A.S.; Robbins M. Adjacent segment degeneration and adjacent segment disease: The consequences of spinal fusion? Spine J 4 Suppl:190S–194S, 2004.

69. Hohf, R.P. Arterial injuries occurring during orthopaedic operations. Clin Orthop 28:21–37, 1963.

70. Hong, X.; Dong, Y.; Yunbing, C.; et al. Posterior screw placement on the lateral mass of atlas: An anatomic study. Spine 29:500–503, 2004.

71. Horwitz, N.H.; Curtin, J.A. Prophylactic antibiotics and wound infections following laminectomy for lumber disc herniation. J Neurosurg 43:727–731, 1975.

72. Hsu, K.; Zucherman, J. The long term effect of lumbar spinal fusion: Deterioration of adjacent motion segments. In Yonenobu K.O.; Takemitsu, Y., eds. Lumbar Fusion and Stabilization. Berlin, Springer-Verlag, 1993, pp. 54–64.

73. Jodoin, A.; Dupuis, P.; Fraser, M.; et al. Unstable fractures of the thoracolumbar spine: A 10-year experience at Sacre-Coeur Hospital. J Trauma 25:197–202, 1985.

74. Kamming, D.; Clarke, S. Postoperative visual loss following prone spinal surgery. Br J Anaesth 95:257–260, 2005.

75. Kelly, M.F.; Spiegel, J.; Rizzo, K.A.; et al. Delayed pharyngoesophageal perforation: A complication of anterior spine surgery. Ann Otol Rhinol Laryngol 100:201–205, 1991.

76. Kim, Y.J.; Bridwell, K.H.; Lenke, L.G.; et al. Pseudarthrosis in adult spinal deformity following multisegmental instrumentation and arthrodesis. J Bone Joint Surg Am 88:721–728, 2006.

77. King, D. Internal fixation for lumbosacral fusions. J Bone Joint Surg 30A:560–565, 1948.

78. Kostuik, J.P. Indications for the use of the halo immobilization. Clin Orthop 154:46–50, 1981.

79. Krag, M. Biomechanics of transpedicle spinal fixation. In Weinstein J.W., S., ed. The Lumbar Spine. Phila-

delphia, W.B. Saunders, 1990.

80. Lagrone, M.O.; Bradford, D.S.; Moe, J.H.; et al. Treatment of symptomatic flatback after spinal fusion. J Bone Joint Surg 70A:569–580, 1988.

81. Lehmer, S.M.; Keppler, L.; Biscup, R.S.; et al. Posterior transvertebral osteotomy for adult thoracolumbar kyphosis. Spine 19:2060–2067, 1994.

82. Lennarson, P.J.; Mostafavi, H.; Traynelis, V.C.; et al. Management of type II dens fractures: A case-control study. Spine 25:1234–1237, 2000.

83. Levi, A.D.; Dickman, C.A.; Sonntag, V.K. Management of postoperative infections after spinal instrumentation. J Neurosurg 86:975–980, 1997.

84. Levine, A.M.; Edwards, C.C. Complications in the treatment of acute spinal injury. Orthop Clin North Am 17:183–203, 1986.

85. Lonstein, J.E.; Denis, F.; Perra, J.H.; et al. Complications associated with pedicle screws. J Bone Joint Surg 81A:1519–1528, 1999.

86. Lowery, G.L.; McDonough, R.F. The significance of hardware failure in anterior cervical plate fixation. Patients with 2- to 7-year follow-up. Spine 23:181–186; discussion 186–187, 1998.

87. Madawi, A.A.; Casey, A.T.; Solanki, G.A.; et al. Radiological and anatomical evaluation of the atlantoaxial transarticular screw fixation technique. J Neurosurg 86:961–968, 1997.

88. Magerl, F. Stabilization of the lower thoracic and lumbar spine with external skeletal fixation. Clin Orthop 189:125–141, 1984.

89. Malcolm, B.W.; Bradford, D.S.; Winter, R.B.; et al. Post-traumatic kyphosis. A review of forty-eight surgically treated patients. J Bone Joint Surg 63A:891–899, 1981.

90. Manfredini, M.; Ferrante, R.; Gildone, A.; et al. Unilateral blindness as a complication of intraoperative positioning for cervical spinal surgery. J Spinal Disord 13:271–272, 2000.

91. Martins, A.N. Anterior cervical discectomy with and without interbody bone graft. J Neurosurg 44:290–295, 1976.

92. Massie, J.B.; Heller, J.G.; Abitbol, J.J.; et al. Postoperative posterior spinal wound infections, Clin Orthop Relat Res 284:99–108, 1992.

93. McAfee, P.C.; Bohlman, H.H. One-stage anterior cervical decompression and posterior stabilization with circumferential arthrodesis. A study of twenty-four patients who had a traumatic or a neoplastic lesion. J Bone Joint Surg 71A:78–88, 1989.

94. McBride, G.G.; Bradford, D.S. Vertebral body replacement with femoral neck allograft and vascularized rib strut graft. A technique for treating post-traumatic kyphosis with neurologic deficit. Spine 8:406–415, 1983.

95. Mehta, J.S.; Reed, M.R.; McVie, J.L.; et al. Weight-bearing radiographs in thoracolumbar fractures: Do they influence management? Spine 29:564–567, 2004.

96. Melcher, R.P.; Puttlitz, C.M.; Kleinstueck, F.S.; et al. Biomechanical testing of posterior atlantoaxial fixation techniques. Spine 27:2435–2440, 2002.

97. Morrison, A. Hyperextension injury of the cervical spine with rupture of the oesophagus. J Bone Joint Surg Br 42-B:356–357, 1960.

98. Muller, E.J.; Schwinnen, I.; Fischer, K.; et al. Nonrigid immobilisation of odontoid fractures. Eur Spine J 12:522–525, 2003.

99. Mumford, J.; Weinstein, J.N.; Spratt, K.F.; et al. Thoracolumbar burst fractures. The clinical efficacy and outcome of nonoperative management. Spine 18:955–970, 1993.

100. Nagai, H.; Shimizu, K.; Shikata, J.; et al. Chylous leakage after circumferential thoracolumbar fusion for correction of kyphosis resulting from fracture. Report of three cases. Spine 22:2766–2769, 1997.

101. Nakai, S.; Zielke, K. Chylothorax—A rare complication after anterior and posterior spinal correction. Report on six cases. Spine 11:830–833, 1986.

102. Nicoll, E. Fractures of the dorso-lumbar spine. J Bone Joint Surg 31A:376–394, 1949.

103. Papadoulas, S.; Konstantinou, D.; Kourea, H.P.; et al. Vascular injury complicating lumbar disc surgery. A systematic review. Eur J Vasc Endovasc Surg 24:189–195, 2002.

104. Papagelopoulos, P.J.; Currier, B.L.; Stone, J.; et al. Biomechanical evaluation of occipital fixation. J Spinal Disord 13:336–344, 2000.

105. Parker, J.W.; Lane, J.R.; Karaikovic, E.E.; et al. Successful short-segment instrumentation and fusion for thoracolumbar spine fractures: A consecutive 4½-year series. Spine 25:1157–1170, 2000.

106. Picada, R.; Winter, R.B.; Lonstein, J.E.; et al. Postoperative deep wound infection in adults after posterior lumbosacral spine fusion with instrumentation: Incidence and management. J Spinal Disord 13:42–45, 2000.

107. Polin, R.S.; Szabo, T.; Bogaev, C.A.; et al. Nonoperative management of types II and III odontoid fractures: The Philadelphia collar versus the halo vest. Neurosurgery 38:450–456; discussion 456–457, 1996.

108. Rames, R.D.; Schoenecker, P.L.; Bridwell, K.H. Chylothorax after posterior spinal instrumentation and fusion. Clin Orthop Relat Res 261:229–232, 1990.

109. Rechtine, G.R., 2nd; Cahill, D.; Chrin, A.M. Treatment of thoracolumbar trauma: Comparison of complications of operative versus nonoperative treatment. J Spinal Disord 12:406–409, 1999.

110. Rechtine, G.R.; Bono, P.L.; Cahill, D.; et al. Postoperative wound infection after instrumentation of thoracic and lumbar fractures. J Orthop Trauma 15:566–569, 2001.

111. Reddin, A.; Mirvis, S.E.; Diaconis, J.N. Rupture of the cervical esophagus and trachea associated with cervical spine fracture. J Trauma 27:564–566, 1987.

112. Reeg, S.; Boachie-Adjei, O. Management of late deformity after spine trauma. In Capen, D.; Haye, W.,

eds. Comprehensive Management of Spine Trauma. St. Louis, C.V. Mosby, 1998.

113. Resnick, D.K.; Benzel, E.C. Lateral extracavitary approach for thoracic and thoracolumbar spine trauma: Operative complications. Neurosurgery 43:796–802, 1998.

114. Riew, K.D.; Sethi, N.S.; Devney, J.; et al. Complications of buttress plate stabilization of cervical corpectomy. Spine 24:2404–2410, 1999.

115. Roberts, D.; Lee, W.; Cuneo, R.C.; et al. Longitudinal study of bone turnover after acute spinal cord injury. J Clin Endocrinol Metab 83:415–422, 1998.

116. Roberts, D.A.; Doherty, B.J.; Heggeness, M.H. Quantitative anatomy of the occiput and the biomechanics of occipital screw fixation. Spine 23:1100–1107; discussion 1107–1108, 1998.

117. Robinson, R.A. Anterior and posterior cervical spine fusions. Clin Orthop Relat Res 35:34–62, 1964.

118. Rockswold, G.L.; Bergman, T.A.; Ford, S.E. Halo immobilization and surgical fusion: Relative indications and effectiveness in the treatment of 140 cervical spine injuries. J Trauma 30:893–898, 1990.

119. Rogozinski, C.; Rogozinksi, A.; Weiss, H. Effect of cigarette smoking on instrumented lumbosacral fusion. Paper presented at the Annual Meeting of the American Academy of Orthopaedic Surgeons. Orlando, Florida, 1996.

120. Rosenblum, D.; Ehrlich, V. Brain abscess and psychosis as a complication of a halo orthosis. Arch Phys Med Rehabil 76:865–867, 1995.

121. Ryan, M.D.; Taylor, T.K. Odontoid fractures in the elderly. J Spinal Disord 6:397–401, 1993.

122. Sasso, R.C.; Jeanneret, B.; Fischer, K.; et al. Occipitocervical fusion with posterior plate and screw instrumentation. A long-term follow-up study. Spine 19:2364–2368, 1994.

123. Schulitz, K.P.; Assheuer, J. Discitis after procedures on the intervertebral disc. Spine 19:1172–1177, 1994.

124. Sen, C.; Eisenberg, M.; Casden, A.M.; et al. Management of the vertebral artery in excision of extradural tumors of the cervical spine. Neurosurgery 36:106–115, 1995.

125. Shen, F.H.; Samartzis, D.; Khanna, N.; et al. Comparison of clinical and radiographic outcome in instrumented anterior cervical discectomy and fusion with or without direct uncovertebral joint decompression. Spine J 4:629–635, 2004.

126. Silen, M.L.; Weber, T.R. Management of thoracic duct injury associated with fracture-dislocation of the spine following blunt trauma. J Trauma 39:1185–1187, 1995.

127. Smith, M.D.; Emery, S.E.; Dudley, A.; et al. Vertebral artery injury during anterior decompression of the cervical spine. A retrospective review of ten patients. J Bone Joint Surg Br 75:410–415, 1993.

128. Smith-Petersen, M.N.; Larson, C.B.; Aufranc, O.E. Osteotomy of the spine for correction of flexion deformity in rheumatoid arthritis. Clin Orthop Relat Res 66:6–9, 1969.

129. Stambough, J.L.; Beringer, D. Postoperative wound infections complicating adult spine surgery. J Spinal Disord 5:277–285, 1992.

130. Stringer, W.L.; Kelly, D.L., Jr.; Johnston, F.R.; et al. Hyperextension injury of the cervical spine with esophageal perforation. Case report. J Neurosurg 53:541–543, 1980.

131. Subach, B.R.; Morone, M.A.; Haid, R.W., Jr.; et al. Management of acute odontoid fractures with single-screw anterior fixation. Neurosurgery 45:812–819; discussion 819–820, 1999.

132. Szolar, D.H.; Preidler, K.W.; Steiner, H.; et al. Vascular complications in lumbar disk surgery: Report of four cases. Neuroradiology 38:521–525, 1996.

133. Taneichi, H.; Suda, K.; Kajino, T.; et al. Traumatically induced vertebral artery occlusion associated with cervical spine injuries: Prospective study using magnetic resonance angiography. Spine 30:1955–1962, 2005.

134. Tashjian, R.Z.; Majercik, S.; Biffl, W.L.; et al. Halo-vest immobilization increases early morbidity and mortality in elderly odontoid fractures. J Trauma 60:199–203, 2006.

135. Thiranont, N.; Netrawichien, P. Transpedicular decancellation closed wedge vertebral osteotomy for treatment of fixed flexion deformity of spine in ankylosing spondylitis. Spine 18:2517–2522, 1993.

136. Vaccaro, A.R.; Falatyn, S.P.; Scuderi, G.J.; et al. Early failure of long segment anterior cervical plate fixation. J Spinal Disord 11:410–415, 1998.

137. Vaccaro, A.R.; Klein, G.R.; Flanders, A.E.; et al. Long-term evaluation of vertebral artery injuries following cervical spine trauma using magnetic resonance angiography. Spine 23:789–794; discussion 795, 1998.

138. Wang, J.C.; McDonough, P.W.; Endow, K.K.; et al. Increased fusion rates with cervical plating for two-level anterior cervical discectomy and fusion. Spine 25:41–45, 2000.

139. Weatherley, C.; Jaffray, D.; Terry, A. Vascular complications associated with osteotomy in ankylosing spondylitis: A report of two cases. Spine 13:43–46, 1988.

140. Weber, S.C.; Benson, D. A comparison of segmental fixation and Harrington instrumentation in the management of unstable thoracolumbar spine fractures. Orthop Trans 9:36, 1985.

141. Weinstein, J.N.; Collalto, P.; Lehmann, T.R. Thoracolumbar "burst" fractures treated conservatively: A long-term follow-up. Spine 13:33–38, 1988.

142. West, J.L., 3rd; Ogilvie, J.W.; Bradford, D.S. Complications of the variable screw plate pedicle screw fixation. Spine 16:576–579, 1991.

143. White, A.A., 3rd; Southwick, W.O.; Deponte, R.J.; et al. Relief of pain by anterior cervical-spine fusion for spondylosis. A report of sixty-

five patients. J Bone Joint Surg Am 55:525–534, 1973.

144. Whitehill, R.; Richman, J.A.; Glaser, J.A. Failure of immobilization of the cervical spine by the halo vest. A report of five cases. J Bone Joint Surg 68A:326–332, 1986.

145. Whitesides, T.E., Jr. Traumatic kyphosis of the thoracolumbar spine. Clin Orthop Relat Res 128:78–92, 1977.

146. Wiegand, D.A.; Hartel, M.I.; Quander, T.; et al. Assessment of cryoprecipitate-thrombin solution for dural repair. Head Neck 16:569–573, 1994.

147. Wimmer, C.; Gluch, H.; Franzreb, M.; et al. Predisposing factors for infection in spine surgery: A survey of 850 spinal procedures. J Spinal Disord 11:124–128, 1998.

148. Wittenberg, R.H.; Lee, K.S.; Shea, M.; et al. Effect of screw diameter, insertion technique, and bone cement augmentation of pedicular screw fixation strength. Clin Orthop Relat Res 296:278–287, 1993.

149. Wolfe, S.W.; Lospinuso, M.F.; Burke, S.W. Unilateral blindness as a complication of patient positioning for spinal surgery. A case report. Spine 17:600–605, 1992.

150. Wood, K.B.; Geissele, A.E.; Ogilvie, J.W. Pelvic fractures after long lumbosacral spine fusions. Spine 21:1357–1362, 1996.

151. Wright, N.M.; Lauryssen, C. Vertebral artery injury in C1-2 transarticular screw fixation: Results of a survey of the AANS/CNS section on disorders of the spine and peripheral nerves. American Association of Neurological Surgeons/Congress of Neurological Surgeons. J Neurosurg 88:634–640, 1998.

152. Wright, P.; Gardner, A. Traumatic chylothorax: A case after dislocation of the thoracic spine. J Bone Joint Surg 34B:64, 1952.

153. Young, M.H. Long-term consequences of stable fractures of the thoracic and lumbar vertebral bodies. J Bone Joint Surg 55B:295–300, 1973.

154. Zdeblick, T.A.; Ducker, T.B. The use of freeze-dried allograft bone for anterior cervical fusions. Spine 16:726–729, 1991.

155. Zindrick, M.R.; Wiltse, L.L.; Widell, E.H.; et al. A biomechanical study of intrapeduncular screw fixation in the lumbosacral spine. Clin Orthop Relat Res 203:99–112, 1986.

第 3 篇

骨盆

Alan M. Levine, M.D.

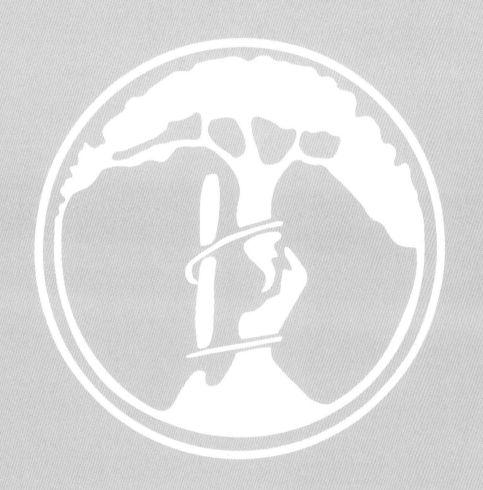

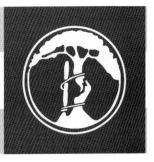

第 **35** 章

骶骨骨折

Alan M. Levine, M.D.

骶骨损伤的治疗与胸段、腰段脊柱的损伤不完全相同,还要考虑许多的其他因素。这些因素与骶骨解剖的复杂性、骶髂关节的活动度以及骶骨固定的固有难度有关。此外,复位并维持复位上中段骶骨横行骨折或累及骶骨翼和骶髂关节的纵行骨折需要巨大外力。最后,骶骨骨折还包括多种类型,从简单的骶骨翼骨折到合并骨盆严重损伤的严重粉碎性骨折。从流行病学角度看致伤因素也十分广泛。年轻人多见的是高能量损伤,如机动车事故、自杀;老年人多见低能量损伤或摔伤。

20 世纪 70 年代和 80 年代,骶骨损伤的治疗由于缺乏满意的复位及固定技术,不能得到优良的效果,因此一些作者提倡对这类损伤采取非手术方法[17,28,29]。也偶有报道建议手术治疗可以达到较好的解剖复位,并能达到较好的功能[51,76]。在北美,尽管腰椎的椎弓根钉技术和多种骶骨固定技术已经被广泛接受,但不久以前,也出现了一些骨折固定后的早期失效情况[3,4,45,88]。这些结果使一些医生接受了这样一种观点:年轻的患者,伤后存在慢性疼痛以及不能从事伤前的工作是正常的。

腰骶接合部应该保持一定程度的张力,同时也必须保留一定的活动度。因此,腰椎及骶骨的解剖复位和重建一直以来是个难题。许多作者对于骶骨损伤建议采取有限制的处理,甚至有意识地忽略。另外,缺乏对于骶骨损伤实质和严重程度的认识也影响到有组织的治疗计划的制定。虽然二维的 CT 已经应用于临床,但骶骨的后凸特征以及许多表面覆盖的组织结构使影像学分析非常困难。除此之外,骶骨的固定也是个难题。以上所述表明骶骨骨折的特点与胸腰段骨折有很大的不同。

随着影像诊断准确性的提高以及器械的改进,使我们处理骶骨损伤可以像近端脊柱一样自如。然而,最近关于横向和纵向两种骶骨骨折的最佳治疗方法出现了更多的争议。有些人主张尝试减压和解剖复位,而其他人则主张绕过损伤的骶骨,并通过固定下腰椎和髂骨恢复稳定[60,82,83]。但是,我们还必须清楚地认识到骶骨在解剖和功能上与脊柱其他部分有很大的区别。

我们处理脊柱创伤要达到以下目的:①解剖复位;②骨折的坚强固定;③神经组织的减压,对于骶椎应特别注意;④保持矢状面的平衡;⑤避免常见的并发症(骶骨内固定失效、减压及复位失败、假关节形成等)。由以上对骶骨特征的描述可以看出,前面章节谈及的治疗颈椎、胸椎、胸腰段、腰椎损伤的技术并不完全适用于骶骨损伤。

第一节 病因学和流行病学

骶骨骨折可以根据病因进行分类。最常见的原因是高能量的创伤导致骨盆损伤,此时常常合并有骶骨骨折。据 Pohlemann 等[69]报道,在骨盆环损伤的患者中,28%存在骶骨骨折(337 例骶骨骨折/1350 例骨盆骨折),Denis 等[21]报道的发生率为 30%(236 骶骨骨折/776 骨盆骨折)。大多数这种骨折是垂直方向的,可以是单侧或双侧,少数为横行骨折。单独的骶骨骨折很少见,多因高能量损伤所致,大约占创伤总数的 5%~10%。其中的大部分为横行骨折,受力为直接暴力,如高处坠落伤[86]。有时这些横行骨折可能是由于直接的创伤所致,但是当发生伤害时通常位于更远端(S3)。另一种类型为不全骨折或应力骨折,可以是自发或轻微外伤引起[81]。这些患者多具备易感因素：骨质疏松，长期应用激素，骨盆放疗史[58,81]。事实上，对这类骨折的认识和诊断还没有得到足够重视，所以发病率统计并不精确。文献中报道的已超过 500 例[27,43]，但发病率可能更高，特别是对于那些长期背痛的老年女性患者[19,36]。

第二节　解剖学特征

骶骨构成脊柱的终末端和骨盆的中心部分。其 5 个椎体融合，于矢状面上形成整体的后凸，影响到脊柱其他部分的活动。胸段脊柱后凸的角度在 15°~49° 范围内[98]，而腰椎的前凸一般不超过 60°。这些数值部分是由骶骨的倾斜度数决定的，一般相对于水平面而言有 45° 的倾斜。这个角度对于腰骶结合处所受的剪切应力是非常重要的[87]。腰椎与骶骨解剖学结构的差异影响到治疗方法的选择，内固定的器械也与近端脊柱不同。

骶髂关节连接骶骨和骨盆，包括 S1、S2 的外侧和部分 S3，骶骨远端部分游离。骶髂关节的稳定通过坚强的韧带维持，如骶髂前后韧带、骶结节韧带、骶骨横韧带。韧带复合体的强度有助于判断骶骨骨折的位置，横行骨折通常发生在 S3 中部，这里是骶髂关节的终末部分；而垂直骨折常通过骶骨翼而不是关节，这是因为骶髂关节韧带的力量阻止了断裂。

随着腰椎序列的下降，椎管的容积增大，内容的神经组织减少。胸段脊髓的截面积约为 86.5mm²，椎管容积约 17.2mm×16.8mm，脊髓约占 50%。在胸腰段区域有脊髓圆锥，椎管也相应增大，脊髓通常终止于 L1 水平。腰椎的椎管一般较大（23.4mm×17.4mm）[24,72]，内有马尾神经。而骶骨的椎管变得狭窄、扁平，并且由于骶骨中部（S2-S3）的后凸，神经根被相对地固定，活动度减少，也给内固定增加了难度。骶神经根控制排尿、排便和性功能，由脊髓圆锥发放信号，由神经根经腰椎的后侧部分下行，然后出腹侧骶神经根管。据 Denis 等人[21]报道，骶骨翼的骨折可引起 L5 神经根的损伤，这是因为神经根出椎间孔后横行于骶骨翼的上方，移位的骨折可能造成其损伤。Denis 和他的同事也评估了各个骶神经根损伤的概率，发现在腹侧 S1、S2 根损伤多于 S3、S4 根，因为这两个区域神经根出骶孔的概率有很大差异。直肠和膀胱是由双侧骶神经支配，一侧的损伤不会影响到括约肌功能，而双侧损伤后果是比较严重的[37]。

随着下腰椎和骶骨损伤后固定方式的革新，相应的解剖学研究也引起了重视。椎板钩和椎板下捆绑技术出现较早，需注意的是后方的解剖结构。然而，同脊椎一样，椎弓根的位置、大小、方向、形态也是十分重要的。Saillant 在 1976 年最早发表文章描述了椎弓根的解剖形态，并提出了椎弓根螺钉固定[79]。最近北美的两项研究也支持他的结论[46,100]。其中最重要的特征是椎弓根的横径和矢状径、长度、角度及固定时到达前侧皮质的长度。只有理解了不同水平骶骨的三维结构，并了解骶骨前方的神经血管分布，才能对安全、坚强固定骶骨有一个完整的概念。

骶骨的解剖学参数尤为重要，其在矢状面呈逐渐的后凸形状，顶点在 S3，后凸角约为 25°。骶骨椎板较薄，有些区域甚至缺如，骶骨翼为最厚处，约 40~45mm。每个骶骨节段的退化的椎弓根处较厚，向远端走行时也迅速变薄，在 S3 或 S4 最大厚度仅有 20mm。在 S1 水平可能涉及的解剖结构有髂内静脉、腰骶神经丛、骶髂关节。沿 S1 椎弓根拧入螺钉时，在骶骨岬和髂内静脉间有大约 2cm 宽度的安全区域[56]。重要的神经血管结构均位于骶骨岬的外侧，所以在 S1 水平螺钉方向可以由外侧沿 30° 或 45° 方向指向中央或者安全区域。更偏外的路径可以使用 44mm 长度的螺钉[56]。故而 S1 水平是唯一可以向外侧和中央拧入螺钉的节段。螺钉穿透双侧骨皮质时，可以达到最大的固定强度。在 S2 水平，螺钉穿出前侧骨皮质超过 1cm 时，可能伤及的结构是左侧的乙状结肠。与上一层面相比，骶骨的厚度明显减少。与 S1 平行放置的螺钉其把持力也相应减小，为弥补这些不足，固定时将螺钉指向近端或外侧可以增加螺钉长度，从而提高抗拔出的能力。在骶骨不同的区域松质骨和皮质骨的含量有差异，这也影响到固定的方式和风险，所以在髂骨翼或椎体上固定当然比在较薄的后侧椎板上固定安全。

骶骨翼的垂直骨折需要固定时要考虑到各种解剖学因素。从入口位 X 线片上可以观察到骶骨翼的前缘，骶髂关节固定时要注意这个标志。由于骶骨翼弧形的形状，螺钉拧入时可能误导，突破骨皮质前缘，造成神经血管损伤。经皮骶髂关节固定时，更要分辨皮肤上的一些解剖标志。术前计划时 CT 检查有助于明确解剖关系。术中影像增强器的运用可以观察骶骨翼的前缘和上缘，从而引导螺钉的方向。因为骶骨的轮廓特点，S1 通过螺钉时较 S2 安全，S2 部位使用螺钉也只用于 S1 髂骨翼有严重粉碎骨折的患者。已被证明的是,这些相互关系和误差可以极大改变骨折复位的准确性。对于 2 区骨折,5、10、25 和 20mm 的位移, 横截面的接触面积分别下降 30%、56%、81%、90%[73]。因此,不仅是正常解剖关键,还包括由于骨折处造成的解剖畸变必须考虑清楚。

作为腰骨盆稳定固定点的髂骨翼的解剖结构是另一个骶骨骨折治疗的关键点。几项研究[7,84]同时使用尸体和三维 CT 重建的方法已经得出结果。髂后上嵴和髂前下棘的距离约为：男性 140mm，女性 130mm；可承受的最大螺钉直径为：男性 8mm,女性 6~7mm 螺钉；皮质厚度平均为：男性 5mm, 女性 4.7mm。其他路径不能提供理想的通道。这些螺钉可以通过侧位和闭孔斜出口位的透视下放置。

第三节　骶骨损伤的类型

一、小关节骨折和脱位

小关节损伤在腰椎是很常见的。据 Levine 等报道,Ll、L2 水平以下的双侧小关节脱位占全部小关节损伤的 10%[50]。骶髂关节部位的损伤则比较少见。这种屈曲-分离型的损伤主要的特征是,软组织损伤导致后侧韧带复合体的完全断裂, 同时也累及到椎间盘,使小关节脱位,但其骨性结构在大多数病例中仍保持完整。前方椎体的轻微压缩是严重韧带损伤所致,并不会造成整体的不稳定。此时椎体后缘保持完整, 椎体相对于相邻椎体的移动可能造成椎管内的损伤。这种损伤应该和小关节骨折相区分,后者通常是机械性损伤,包括小关节的粉碎骨折,有时还伤及椎板、椎弓根峡部或者椎体。

小关节脱位可以引起部分或完全的马尾综合征。这是因为后侧韧带的断裂结合严重的椎间盘损伤可导致大的移位,伤及椎管内结构。Denis 认为[20],在这类损伤中, 屈曲的不稳定不能仅归因于后方结构的断裂,后纵韧带、纤维环、椎间盘的损伤也参与其中。前纵韧带通常保持完整,从椎体前方剥离。大多数学者认为,这是一种屈曲-分离型的损伤,旋转轴位于前纵韧带的后方[41,52,54,96]。

腰骶结合部小关节的骨折和脱位可通过影像学检查来证实。可以显示 L5 水平椎管后壁完整,椎体前缘轻微压缩,椎间高度降低,椎体间移位(图 35-1)。腰椎的前后位 X 线片可以发现小关节的脱位。CT 可进一步确认小关节内空虚的征象[63],矢状面重建可观察到椎管受累的严重程度[32]。

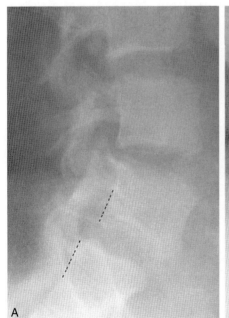
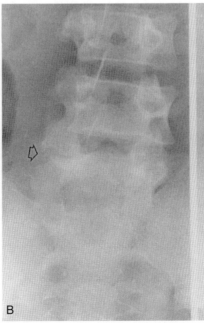
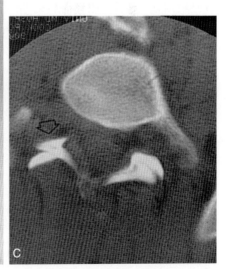

图 35-1　腰椎的单侧小关节脱位很少见,影像上可表现为旋转方面的异常。A,侧位片可见 L5 和 S1 椎体后缘有台阶(虚线)。B,前后位片可见椎间隙不对称,L5、S1 小关节间隙增宽(箭头)。C,CT 显示小关节脱位,L5 的下关节突位于 S1 上关节突的前方(箭头)。(From Kramer, K.M.; Levine, A.M. Unilateral facet dislocation of the lumbosacral junction. A case report and review of the literature. J Bone Joint Surg [Am] 71:1258－1261, 1989.)

虽然在胸段和腰段脊柱的单侧小关节脱位比较少见，但在腰骶结合部的报告却很多[14,16,18,22,40,47,59,80,101]。单侧小关节脱位的发生是由屈曲、旋转、分离的复合力量所致。当分离的力量不足以使下方小关节跨越上方小关节时，可以出现小关节的骨折-脱位。在单侧和双侧小关节骨折-脱位中都存在这种剪切的因素。最近的文献中也报告了大量的单侧腰骶部小关节脱位合并骶骨骨折的病例[16,23,38,93]。骶骨影像学的进步使我们能更透彻地认识到这些高能量的损伤，小关节的脱位合并骶骨骨折，特别是粉碎骨折使腰骶结合部的固定变得十分复杂。复位后的不稳定与单纯的小关节脱位或骨折脱位情况有很大的不同。在前后位 X 线片上，单侧与双侧脱位表现也不同，前者可见到明显的旋转结构，有时还可发现横突的撕脱骨折。腰骶小关节功能不全可以合并发生于骨折延伸至骶骨上关节突基底的垂直骶骨骨折，从而一同构成了一个功能不全的腰骶交界处。所以当发生双侧上骶骨严重粉碎损伤时，腰椎骨盆稳定可能需要恢复脊柱和骨盆之间的稳定性[6,60,82,92]。

二、骶骨骨折

早在 1847 年，Malgaine 就提到骶骨损伤与骨盆骨折之间的关系，但是直到最近，骶骨骨折才被公认和骨盆骨折联系到一起[31]。Bonin[8]是第一个定义这种损伤的学者。他研究了 44 例骨盆创伤的病例，发现

45%合并有骶骨骨折。他将其分为六种类型，并倡导了受伤机制和神经功能受损机理的探讨。在大量发表的报道[11,13,25,26,30,55,71,97]，单独发生的骶骨骨折不超过 5%，除伴随骨盆骨折外，还可见到大多合并有腰骶结合部的脱位、小关节损伤、骶骨骨折。最近有学者发表了类似的文章[93]，提到 17 例非连续的胸椎、腰椎骨折，同时合并有骶骨骨折。其中的 5 例最初被漏诊，结果导致远端神经根的继发损害。许多学者正努力探寻适合骶骨骨折的诊断标准，以便在骨折分型、神经损害、治疗选择之间建立联系[21,85]。骶骨骨折可以由骶骨的直接暴力引起，但大多数还是起因于骨盆或腰椎的间接暴力。

骶骨骨折通常根据骨折线的方向分为垂直、横行、斜行(图 35-2)。大多数为垂直骨折。Schmidek 等学者研究过相关文献及病例，将垂直骨折分为直接和间接两种类型[85]。间接类型包括：①侧块骨折；②近关节面骨折；③劈裂骨折；④撕脱骨折(图 35-3)。另外提到高位的横行骨折也是间接暴力所致，枪伤和低位横行骨折是直接暴力引起。Sabiston 和 Wing 则建议使用三部分的分类标准(图 35-4)[78]。

Denis 等人[21]经过临床及尸体骶骨的解剖研究，将 236 例骶骨骨折按区域进行了分类。三个区域中有临床意义的是第一区，即由骶骨翼直到神经根孔外侧缘；第二区是神经根孔；第三区包括骶骨的中央部分和椎管(图 35-5)。在 Denis 的研究中，118 例患

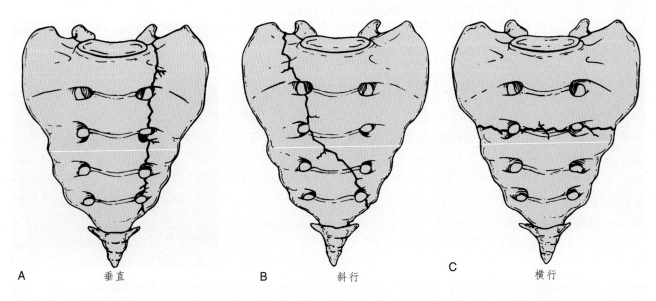

| A | 垂直 | B | 斜行 | C | 横行 |

图 35-2 骶骨骨折可分为不同类型，最常见的是根据骨折线方向划分。骨折可分为：垂直(A)，斜行(B)，横行(C)。可发生于骶骨的任意节段。垂直骨折可位于髂骨翼，穿过骶孔；斜行骨折可在任意位置发生；横行骨折少见，大多发生于 S2-S3，形成后凸，也可发生于 Sl 或 S2 的较高位置。

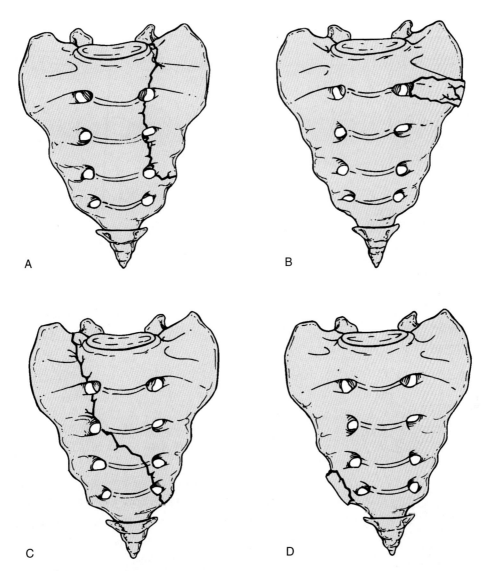

图 35-3　Schmidek 等将骶骨垂直骨折划分为 4 种类型：侧块骨折（**A**），近关节面骨折（**B**），劈裂骨折（**C**），撕脱骨折（**D**）。(Redrawn from Schmidek, H.H.; Smith, D.A.; Kristiansen, T.K. Sacral fractures. Neurosurgery 15:735-746, 1984.)

者有一区的骨折，其中 5.9 % 有神经功能损害，这常是由于骨盆的侧方挤压、垂直的剪切应力或骶结节的撕脱造成的[21]。第二区的骨折包括单个或多个神经根孔，骨折线在骶管外，没有造成中央椎管损害。236 例中有 81 例是这种骨折，其中 28.4% 有神经功能损害。二区损伤常是由垂直的剪力骨折引起。第三区即累及中央骶管的骨折相对少见，236 例中有 21 例，但其神经损害的比率较高（56.7%）。这组中还包括一横行骨折的患者。

斜行骨折常常结合了横行骨折和垂直骨折的某些因素。可以累及到骶骨和骶髂关节。近端骨折线可以达 Sl 小关节或者穿过小关节，故而不稳定的程度也随之增加。Isle[42]提出了延伸到腰骶交界处损伤的分

类（图 35-6）。A 型是向外侧延伸到 L5-S1，不改变腰骶稳定性。B 型破坏了腰骶关节，C 型延伸至椎管，后两型是不稳定的类型并高度复杂。

骶骨的横行骨折比垂直骨折少见，文献报告发病率为 4.5%~10% 不等，大多为高处坠落伤等高能量创伤所致[8,28,76]。Roy-Camille 等研究过 13 例横行骨折，并进行进一步的尸体解剖，发现骨折位置较高（达 S1 或 S2），上下骨折端形成后凸形状，常伴有双侧骶骨翼或 L5 的横突骨折。骨折段的移位和倾斜与受伤当时髋关节的屈伸状态有关。对骶骨的直接打击可以造成低位的横行骨折（S3 或 S4），骶髂关节固定后，骨折远端可因杠杆作用而受伤。横行骨折可分为三种类型：I 型为屈曲损伤但没有明显的畸形；II 型为

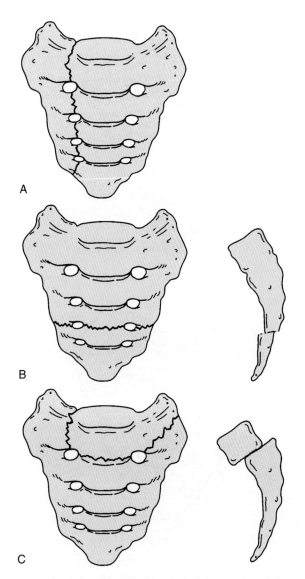

图 35-4 Sabiston 和 Wing 的骶骨骨折分类：A 型包括垂直骨折；B 型包括骶髂关节水平以下的横行骨折；C 型包括骶髂关节水平的横行骨折。（Redrawn from Sabiston, C.P.; Wing, P.C. Sacral fractures: Classification and neurologic implications. J Trauma 26:1113–1115, 1986.）

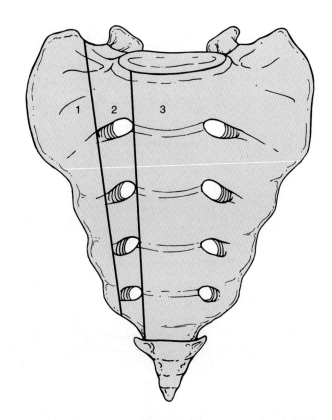

图 35-5 Denis 等研究了 236 例骶骨骨折，将骨折按区域分型：1 区指骶骨翼，有 118 例骨折发生于区域，其中 5.9% 有神经功能障碍；2 区指神经根孔区，骨折累及 1 个或更多神经根孔，但没有伤及中央骶管，此组病例中有 81 例，其中 28.4% 有神经功能障碍；3 区指中央骶管，有 21 例患者，其中 56.7% 有神经功能损伤。（Redrawn from Denis, F.; Davis, S.; Comfort, T. Sacral fractures: An important problem. Retrospective analysis of 236 cases. Clin Orthop Relat Res 227:67–81, 1988.）

屈曲损伤伴有骨折近端后移；III 型为伸展型损伤伴有骨折近端前移。因移位方向的不同，可引起直肠破裂或脑脊液漏出。常伴有神经功能的损害，包括直肠和膀胱功能受损、会阴区麻木。S2-S3 水平的骨折可出现排便、排尿功能的完全丧失。在普通 X 线片上很难发现，因骨折线平行于横轴，CT 或二维的重建也可能出现漏诊。而核磁共振（MRI）对此种类型的骨折比较敏感（图 35-7）。

最近已作出一项尝试，以规范各种测量方法，用以描述骶骨骨折的特点[48]。Kuklo 及相关人员回顾了 67 篇相关测量处理骶骨骨折的英文文献。他们的结论是，关键的测量方法包括：①前后位移；②垂直平移；③前后平移；④矢状角度；⑤骶后凸畸形；⑥水平位移；⑦肛门闭塞。建议使用最理想的影像学研究和测量方法。但这些方法还没有在可重复性和是否对于患者个体化治疗方案选择有益方面得到验证。不过，研究也指出，既往研究报告差异巨大，需要向规范的诊断方法努力。

MRI 的应用使我们认识到骶骨的不全骨折。这类骨折在平片上很难发现。MRI 上要仔细观察水肿和压缩的影像。还有其他许多不同的征象，如平行于骶髂关节的垂直影像[15,35]，最常见的影像足 "H" 或 "Honda" 征[9,66]。Peh 等人[66]报道了 21 例骶骨不全骨折，其中 9 例有 "H" 征。4 例有双侧高位的骶骨骨折，还有 4 例存在单侧的骶骨翼骨折，2 例是部分横断的

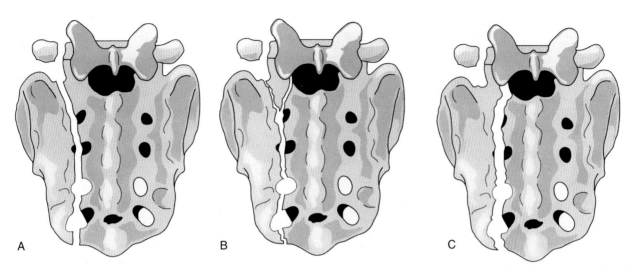

图 35-6　由 Isler 提出的腰骶交界处受伤的分类。(A)骨折线走向 L5–S1 连接的外侧，但不破坏稳定性。在 L5–S1 的不稳定损伤中，骨折线或延伸至双侧(B)或只是内侧(C)。

双侧骨折。这种损伤的分型需要结合骨闪烁显像、CT 以及 MRI 来综合判定。

第四节　评估

　　一位创伤患者经过复苏抢救和大体评估后，我们应该通过患者和急救人员来了解受伤的细节。高能的减速伤比如从高处坠地或汽车、摩托车车祸可能导致骨盆环的骨折，也可合并骶骨损伤或者单独的骶骨骨折。体检时应包括全脊柱、骨盆、骶骨的触诊，应注意局部有无擦伤或淤斑。会阴和肛门进行常规指诊。尿道或直肠受到严重创伤的患者，可能存在直肠的穿孔。也可以合并有骶骨的横行骨折，这主要取决于骨折移位的方向。

　　针对那些下腰部或腰骶部疼痛的老年患者，骶骨区应当进行仔细的检查。临床病史中需注意有无放疗史，有无药物性或老年性的骨质疏松[19,36,58,94]。不全骨折所致的神经功能损害很少见[43]，但我们仍应该仔细评估直肠、膀胱功能，比如遇到患者因疼痛服用止痛药物，服药后又出现便秘，此时评价排便的功能就比较困难了。由于普通平片的阳性率较低，所以对有症状的患者，可以采用锝标记的骨显像来早期诊断。

一、神经功能损害

　　骶骨创伤时神经功能的损害取决于损伤的类型以及骨折线的方向。骶骨的垂直骨折可累及一侧的骶神经根，有部分的感觉缺失。若 S1 神经根未受损，则还可保持正常的膀胱直肠功能。几乎所有的伴有移位的横断骶骨骨折都存在神经损害。事实上已经表明，高达 35% 的横断骨折患者存在神经根横断，并且许多出现多发硬脊膜撕裂。在不同的研究中，15%~40% 的高能量骶骨骨折患者有显著的神经功能缺损[99]。5.9% 的 1 区垂直型髂骨翼骨折伴有神经功能异常，通常伤及坐骨神经或 L5 神经根，症状轻微。28.4% 的 2 区骶骨骨折有神经损伤，小部分影响二便功能。其余还会有伤及 L5、S1、S2 神经根所致的坐骨神经痛。移位的垂直骨折或者 L5 横突的骨折可损伤到 L5 神经根，称为创伤性 far-out 综合征[21]，并且经常会出现足下垂。3 区骨折累及到中央骶管，其中至少有 50% 的患者有神经功能损害，可以有二便和性功能的异常。对于 S2 至 S5 节段损伤，可出现膀胱、直肠功能障碍。如果 S2 或 S3 有一条神经根保留，则可能不会出现功能性的尿失禁。双侧损伤的后果是很严重的。

　　在临床检查基础上，还可以使用膀胱测压、括约肌肌电图等辅助诊断。针对所有的骶骨骨折，我们应当进行全面的检查，因为神经根的损害很难确定是由于骨盆骨折还是骶骨骨折引起的。

　　应力性骨折所致的神经功能并发症很少见。在一些个案报告中，骨折和神经损害有时可能被忽略[43,64]，患者可能有尿潴留、足趾麻木的症状。神经损害的出现并不一定有骨折的移位，发生机理尚不清楚。治疗时下腰部症状的缓解可同时减轻神经症状，大多数不需要行外科手术。这些患者通常要行 MRI 检查，对于有严重压迫或移位的，手术减压仍是必要的治疗方法[43]。

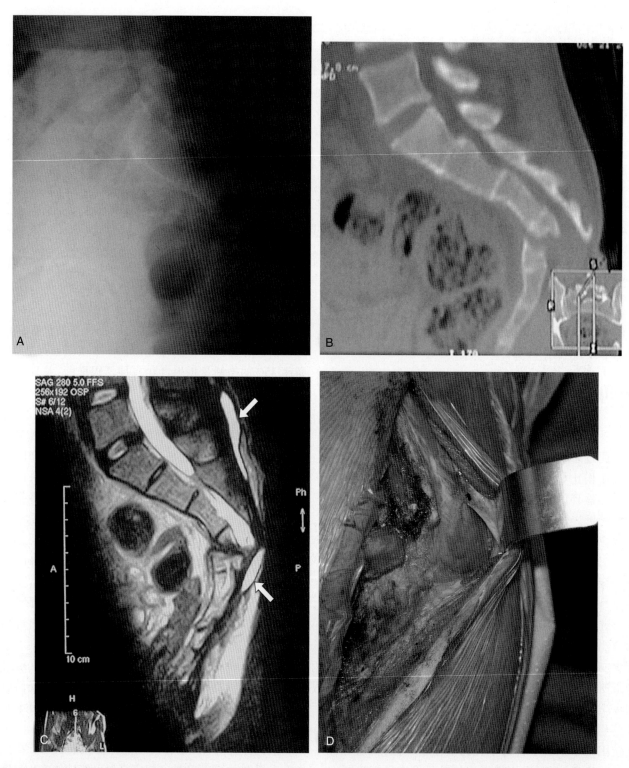

图 35-7 这个年轻人自树上跌落,骶骨着地,造成了的 S3–S4 水平骨折(A),侧位 X 线片和(B)矢状 CT 重建。骶骨骨折未愈合,造成剧烈疼痛。值得注意的是,他的伤后随访磁共振成像(C)为脊膜皮下膨出(箭头)。且他的肠道和膀胱感觉和功能不完全正常,他的术前括约肌肌电图显示功能表现与远端根横断一致。术中发现他存在脊膜膨出(D),但没有进一步的活动性脑膜漏。S3 根完整,但远端完全横断。由于骶骨远端碎片过于细小难以复位固定而被彻底切除。术后他完全缓解了疼痛,并能回去工作且拥有相对正常的肠道和膀胱功能的保留。(D图见彩图)

二、放射学评价

骶骨损伤的影像学诊断是很困难的。每个受到高能量创伤的患者都应该依照高级创伤生命支持(ATLS)指南进行骨盆正位 X 线片检查。骨盆和骶骨的正位及侧位平片在分辨骨折上通常没有太多帮助。软组织影和肠内气体有时会干扰到细节的判断。矢状位上腰椎的前凸、骶骨的后凸也会影响观察骨折线的方向(图 35-8)。Fergjuson 位平片可以很好地显示骶骨近端的影像。侧位片上可以发现骶骨的横行骨折。Denis 等报告的一组病例中,大约 50% 的患者因没有神经损害而漏诊了骶骨骨折。甚至有神经功能障碍的患者也有漏诊的情况。平片只发现了30% 的骶骨骨折,L5 横突骨折,可在高达 1/2 骨盆和骶骨骨折患者中见到。而经过仔细的回顾性研究后,也只发现了 35%。每一位骨盆骨折和神经功能缺损

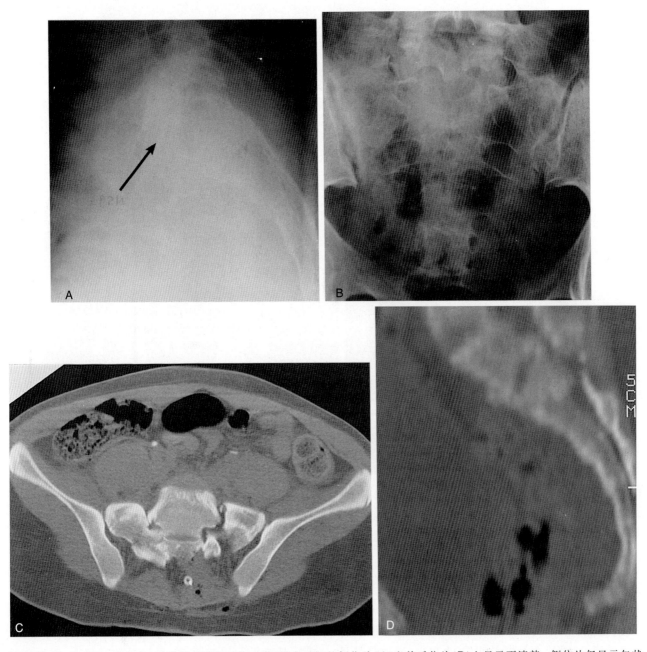

图 35-8　19 岁女性,车祸伤,导致骶骨横行骨折,骨折线在最初的侧位片(**A**)和前后位片(**B**)上显示不清楚。侧位片仅显示矢状面轮廓似乎有不连续(箭头)。前后位片可见到骶骨的垂直骨折。CT 扫描轴位片(**C**)显示骶骨垂直骨折。未显示横行骨折,矢状面重建(**D**)并未完全说明骨折的形态。(待续)

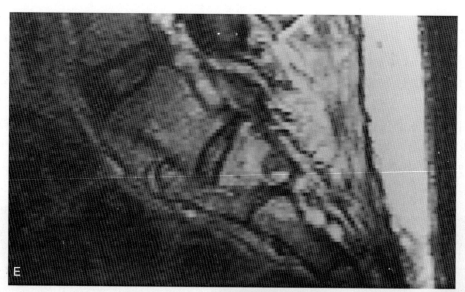

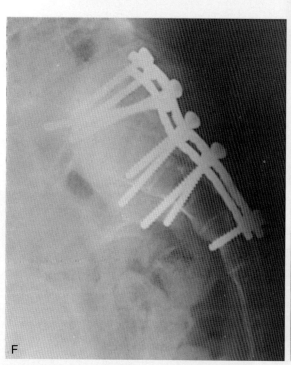

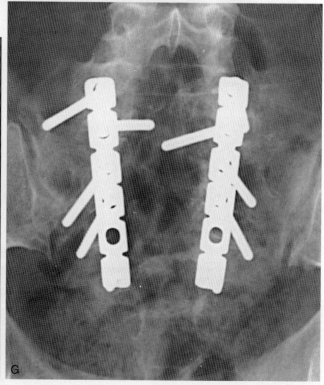

图 35-8(续)   (E)MRI 显示 S2 区域成角骨折。骨折形成后凸,近端骨折块向后移位。患者经过手术治疗,复位,减压,钢板固定,如侧位片(F)和前后位片(G)所示。S1 节段使用 2 枚螺钉固定骨折近端,一枚向内侧,另一枚向外侧。患者术后二便功能和肛周感觉部分有恢复。

患者的患者都应该怀疑是否存在骶骨骨折。因此对于急性创伤或者应力性骨折，都应当根据临床判断和受伤机制来指导辅助检查的选择。所有疑似骶骨骨折的患者,都应该行骶骨侧位、入口位(X 光管与足侧呈 35°~40°)和出口位(X 光管与头侧呈 45°倾斜)的影像检查。薄层的冠状位和矢状位的重建 CT 已成

为骨盆和骶骨骨折的评价标准。目前 CT 已成为诊断骨盆、骶骨骨折的必须检查(图 35-9)[21,44,48,94]。它可以提供清晰的影像,特别是髂骨翼外侧的复杂骨折[57]。横行骨折平行于普通 CT 平扫时的冠状面,需要通过矢状面的重建来证实。各种直接从 CT 扫描结果进行测量的方法的作用目前还不清楚，但测量方法的标

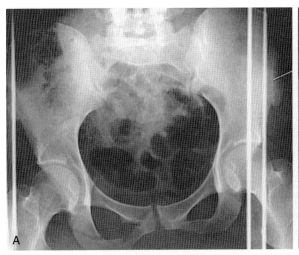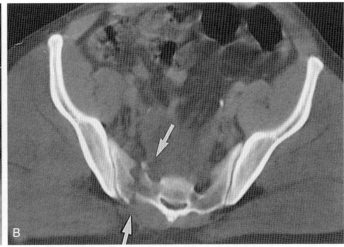

图 35-9　24 岁女性,车祸伤及骨盆。(A)骨盆前后位片可见右侧耻骨、坐骨骨折,似有骨折线穿过骶骨。(B)CT 可见骨折线穿过神经根孔(箭头所示),分类为 2 区骨折。这个患者有 S2、S3 神经根功能障碍。

准化应该成为描述这些骨折的目标。另外,MRI 在判断神经组织受压、骨折片移位等方面会有很大帮助。对于急性创伤伴有神经功能损害的病例,MRI 已经取代了有创的脊髓造影检查,可同时显示横断面、矢状面的影像(见图 35-8)。

老年人骶骨的应力骨折诊断比较困难,普通平片在这种情况下提示较少, 但在帮助排除其他腰骶椎疾患上有一定价值。这些患者在症状出现早期可以进行同位素锝-99 骨扫描(图 35-10)。可能出现前文提到的征象[34,36,58,66]。骨扫描时标准投影位置是前后方向的,而在观察应力骨折时后位像更加有效。膀胱内容物有时会干扰骶骨的影像,而出口位常可避免这种情况。骨扫描检查敏感性较高,但不是特异性的,对于骨折的准确判断可由 CT 获得。扫描时机器要对位、对线良好,采用 2mm 薄层扫描以获得最多的数据,从而进行重建。而常规的骨盆 CT 扫描达不到这种分辨率。垂直骨折可以发现骨折线和骨皮质的硬化边缘;横行骨折在矢状位重建后较容易观察。另外,除骨折线和陈旧骨折硬化边缘外,CT 还可发现更多的信息,例如骶髂关节或骨折部位(骨内)有时可以看到真空现象[67,87]。针对有症状的患者可以用 MRI 检查来筛查或诊断,骨折线在 Tl 加权像为低信号,T2 加权像和短时反转恢复序列(STIR)为高信号,围绕着骶骨翼或骶骨体可见到水肿的信号。一些学者认为,MRI 敏感性高,但特异性不够,骨折还需通过 CT 来证实,近期也发现,在 MRI 上骨折内的液体影像有利于确立诊断[64]。

第五节　治疗

一、适应证

根据脊柱损伤的机制和稳定性,人们已经设计出多种内固定系统。同时还完善了一些概念,例如稳定与不稳定的概念。脊柱稳定的一般性定义包括骨折的方式,但骨折方式不会随生理负荷改变位置,因此不会引起神经功能损害或出现畸形。尽管已经有许多实用的内固定器械应用于腰椎损伤,但对于脊柱损伤还没有明确的分类,因此治疗方法也没有完全区分开来。骶骨损伤的外科治疗适应证包括:①骨折部位存在活动,非手术治疗无法控制(不稳定);②神经功能损害;③脊柱在轴位或矢状面上严重对位失衡。椎管和神经组织发生移位或成角会引起神经的损伤。

骶骨的垂直骨折通常合并有骨盆环的骨折,所以对于不稳定的治疗与骨盆骨折的其余部分一并在稍后进行讨论。腰骶分离的发生,特别是在 Isler B 和 C 型骨折中[42],可以要求对这种严重不稳定结构进行单独或与前骨盆固定相组合的方式进行固定[6,39,60,82,83]。这也可以使患者通过脊椎和骨盆的坚强固定恢复早期负重,从而使多发伤幸存者减少长期卧床时间。同时并发症发生率降低也使患者获益。骶骨的横行骨折分为两类:青枝骨折可能增大后凸角度,稳定性良好(图 35-11);骶骨近端的横行骨折通常伴有神经损害,移位明显,非手术治疗无效。此外,如果远端骨折

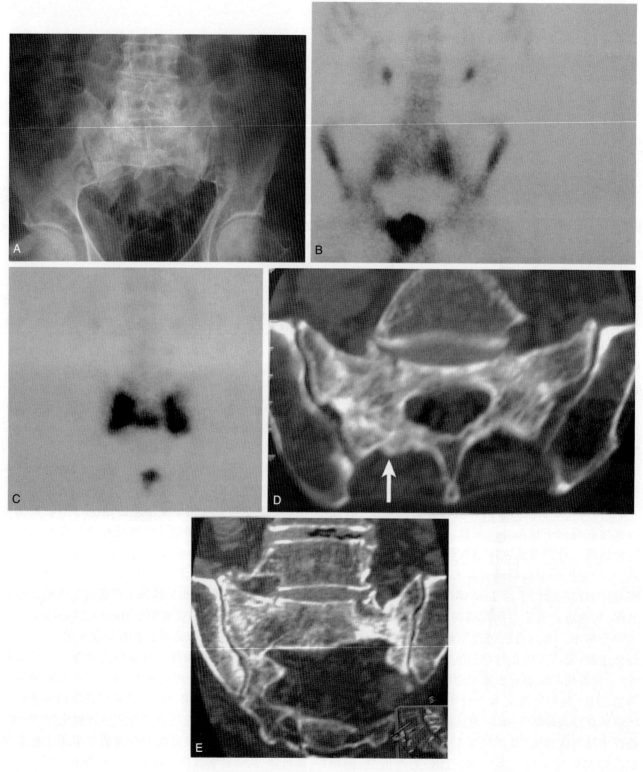

图 35-10 87 岁老年男性,在花园中劳动时感觉下腰痛,无创伤史。(A)前后位平片并不清晰但患者疼痛症状加重。骨扫描(B)发现 S1 关节活动性增大,后前位显示 HONDA 征(C)。轴位 CT(D,E)提示骨折线(D 箭头处),冠状面重建(E)可以清晰显示骨折形态。MRI 检查对于此类诊断也是大有裨益。

保持分离状态，痛苦和稳定的程度是显著的（见图 35-7）。虽然 L3 水平及远端部位直接固定的可能性很少，但对骶骨远端部分切除可以明显缓解疼痛。

神经功能损害程度是第二个重要的标准。关于脊柱损伤的手术治疗是否真正对神经功能恢复有意义的问题，引起了广泛的争论。没有任何一级的证据表明，手术治疗骶骨受伤造成的神经功能缺损相较于非手术治疗更为有效，但一些小规模的研究表明神经根减压对于恢复神经功能有益。在一组高位横行骶骨骨折研究中，作者认为患者有后凸畸形、神经功能的损害，这些都是畸形复位、椎板减压、神经根减压的指征，有助于神经功能的恢复[28,76]；另外一组 4 例患者的研究观察到非手术治疗也得到了某些神经功能的康复[68]。Gibbons 等人[33]研究了 23 例有神经功能损伤的骶骨骨折患者，

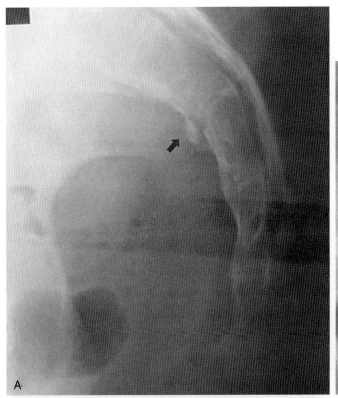

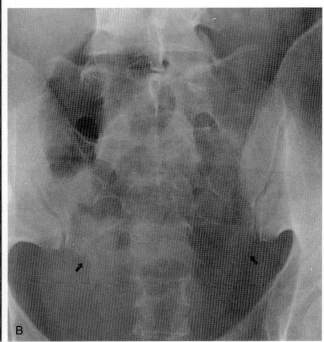

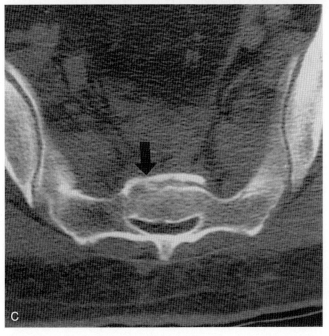

图 35-11 患者从高处摔下，臀部着地。(A)侧位片显示后凸畸形，前侧皮质穿透(箭头所示)。(B)前后位片显示骨折线位于骶髂关节末端(箭头所示)。(C)CT 扫描显示前侧皮质轻微粉碎(箭头所示)。

其中 88%的患者通过手术治疗获得了某些功能的康复,仅有 20%的患者通过保守治疗有功能的改善。

在对 13 例进行了手术减压的患者进行的非随机对照研究证明,运动功能和整体的结果在统计学意义上有所改善,类似的结果也表现在肠道和膀胱功能的恢复、疼痛症状缓解以及感觉功能恢复上[99]。另一项对 19 例骶骨骨折脱位和脊柱骨盆分离并进行手术减压及腰骨盆重建的患者进行研究,其中 15 例完全性马尾综合征中 7 例完全恢复肠道和膀胱功能,这种结果在没有神经根离断的患者中更可能出现(6/7)[82]。骶骨骨折伴发的其他神经损伤,进行直接手术干预的效果欠佳。这些损伤中大多是神经根损伤,另外也有神经失用症,通常可进行非手术治疗。

另一个治疗的适应证是严重的矢状面或冠状面畸形。大多数的骶骨骨折可引起后凸畸形,也可以合并有滑移或旋转畸形。对于身体的负重而言,保持脊柱矢状面的正常对线是非常重要的,也有利于保留棘旁肌的功能。大部分脊柱骨折的治疗都要求恢复正常的对线,然而这个标准目前还没有能完全应用于骶骨。大部分的骶骨损伤都发生于年轻人,手术或保守治疗的随访时间还比较短,因此治疗的原则还没有完全确定。临床上如果遇到有神经功能损害、没有严重后凸畸形的稳定骨折,目前通常优先选择保守治疗。

综上所述,如果骨折或脱位影响到腰骶结合部,导致了神经功能损害、不稳定、畸形,就需要手术治疗。这其中包括斜行的骶骨骨折,这是因为任何一侧腰骶关节的损伤都可能引起不稳。当骶骨骨折合并有严重的骨盆损伤时,治疗的主要目标应包括重建骨盆的稳定。这可以通过手术或保守的方法实现。如果创伤或应力因素引起的骶骨横行骨折造成了明显的神经根受压、功能缺失、严重的骨折成角、移位,此时则需要外科手术干预。采用手术还是非手术的关键是明确是否有神经功能损伤的存在,以及损伤的类型。例外的情况是对于那些垂直骨折或斜行骨折引起了孤立的神经根损伤的患者。治疗的关键是看不稳定的程度。如果膀胱、直肠功能出现异常,应努力进行功能的康复,此时大多采用非手术的疗法[68]。还有一些学者提出手术减压可以直接去除致压物,恢复曲度,也可以取得良好的效果。

二、治疗选择

骶骨骨折的治疗大致可分为非手术治疗和手术治疗。非手术的方法包括卧床、体位复位,辅以石膏或支具外固定,非手术治疗在一些的低能量骶骨骨折(不全骨折)的治疗中起到了作用,但在高能量创伤的治疗方面少有作用。虽然外固定在骨盆骨折的治疗方面起到了快速和明确的重要作用,但在骶骨骨折和腰骶不稳定治疗作用是明显有限或几乎不存在的。合适的手术干预可以包括以下各种步骤,包括:①远端骶骨切除术;②从后侧或后外侧入路神经减压;③直接复位和固定骶骨骨折;④通过脊柱骨盆固定的方法复位和稳定腰骶不稳。这些办法的共同使用,甚至包括骨盆前方的稳定一起共同发挥作用。

非手术治疗

如果患者神经功能正常、移位或成角轻微(1 区或 2 区骨折合并稳定的骨盆骨折),则只需要短期的卧床休息,也可早期使用支具制动(见图 35-9)。负重应循序渐进地进行,这取决于骨折的类型和移位的程度,比如嵌插的骨折块往往可以保持稳定。

穿过 S3 及其远端的骶骨骨折并不增加内在负重不稳定,虽然取决于损伤的严重程度,但远端部分可能相对较少地与近端部分发生相关(见图 35-7)。即使在神经功能缺损存在的情况下,最初的手术治疗也很少应用。由于有神经支配肠道和膀胱功能,且在这个水平的损伤经常导致神经根横断,所以早期探查、减压并无明显益处。因此,初始治疗应包括在保护受伤区域的情况下坐位观察是否有功能恢复和疼痛缓解。手术治疗应考虑仅在持续不愈合伴疼痛 6 个月后并括约肌肌电图(EMG)评价完成之后进行。

大多数的骶骨应力性骨折可以使用保守治疗,尽管有一些可能合并有神经的损害(见图 35-10)。早期卧床治疗的必要性仍有广泛的争议,目前已经有很多报告对此给以支持[34,43,61,65,66,95]。事实上,早期卧床并不能完全预防神经功能损害的发展,而且还有许多伴随的并发症:骨质疏松、深静脉血栓、肌肉力量减弱、心脏、消化道、泌尿生殖系统异常[5]。然而目前还没有任何证据能证明哪种方法更优越,也没有病例报道证明卧床治疗可导致不可接受的并发症。卧床是否可以促进骨折愈合、症状减轻还不是十分清楚。大多数的研究发现症状将至少持续 3 个月,有时可长达 9 个月[19,34,36,66]。那些以前经受过放射治疗的患者需要更多时间,有的甚至超过 1 年[52]。少数报告显示了相反的结果:经非手术治疗缓解的症状反而加重[43]。

手术在骶骨不全骨折治疗中的作用没有得到充分开发。然而,最近几个小规模的研究[10,12,70]评估了经皮骶会阴肛门成形术在骶骨不全骨折治疗中的作用。这些研究没有关注手术适应证，而是关注这些老年患者经 3 个月保守治疗之后由于疼痛所致限制了正常活动的临床情况。这些研究对患者进行了 CT 引导下的穿刺，并在两侧骨折面各注射约 4mL 异丁烯酸甲酯。目前还没有神经侵犯发生，只有其中一例出现少量软组织挤压的情况。大多数患者至少有一些疼痛改善，并且一些出现了疼痛完全缓解。这种技术还需要进一步调查，但可能在保守治疗 3 个月后仍因疼痛继发活动受限的患者中得到应用。

对于 1 区的垂直不稳定骨折，应当早期使用骨牵引纠正移位，再通过前方或后方做固定（或联合）。可以使用前路钢板、后路钢板、连接髂骨的张力带等进行固定。最近出现了经皮的骶髂部的螺钉可以通过很少的暴露获得足够的稳定[62,74,75,90,91]，相应的介绍见本书的第 36 章，这里不再重复。此项技术的关键是良好的骨折复位和影像学监视，以确保螺钉位于骶骨内[74,75]。

对于单独的横断骨折或者斜行骨折，无论是否伤及 L5/S1 小关节，都可以考虑使用双侧钢板系统固定[49,76]或其他技术[89]，但小的移位骨折不必如此。

三、特殊类型损伤的外科处理技术

(一)切除

除了尾骨骨折以外，几乎没有对作为替代治疗的骶骨骨折切除进行的书面描述，其原因是适应证把握欠缺导致的治疗结果不确切。虽然它的效用明显有限，但是它对远端骶骨骨折保守治疗后不愈合和畸形愈合的患者的疼痛缓解具有作用。在进行切除术前，重要的是了解远端神经根的情况。严重的远端位移（见图 35-7）表明，已经出现了神经根的根离断和不连续。MRI 上脊膜膨出、异常的尿流图及括约肌肌电图的证据加强了这一临床结论。然而，外科医生必须考虑或者整体切除远端部分，或采取分块取出，同时保留任何剩余的、尚连续的神经根的方法。

(二)固定技术

自 Louis[53]和 Roy-Camille[77]起，脊柱的椎弓根螺钉和钢板系统开始应用于骨折的治疗，包括腰骶结合部和骶骨。以骶骨为例，不但可以固定还可以通过预弯钢板来控制移位和成角。有限长度的器械就可以达到脊柱的坚强同定。腰椎的 Roy-Camille 钢板允许每个节段放置两枚椎弓根螺钉，这在 S1 水平是十分重要

的。腰骶结合部的短节段同定可优先选择钉棒系统，螺钉先拧入 L5 椎弓根，待脱位或骨折—脱位复位后，于 S1 或髂骨翼内拧入螺钉，再放置连接棒。如果同定斜行的骨折需要固定到 S2 水平，钉棒的方法就很少运用，而钢板则具有较小的体积和贴附的外形。合并严重粉碎的髂腰构建在后面的部分中描述。

(三)腰骶部小关节损伤和脱位

患者取俯卧位，手术台于髋关节水平弯曲以利于复位。复位后，手术台回位以维持位置。经后方入路，切口自 L4 棘突至 S2 水平。暴露过程中注意避免损伤 L4/L5 棘间韧带和小关节关节囊。于 L5/S1 小关节处要观察有无骨折线穿过关节突或斜行进入骶骨。如果没有骨折可以用巾钳牵引 L5、S1 棘突以解开绞锁（见图 35-1）。复位困难时可将手术台过度屈曲。关节突解锁后，将手术台由屈曲改为轻微过伸，此时关节突将恢复正常位置。笔者不提倡切除部分小关节突以利于复位，那将影响复位后的稳定性。如果复位后的位置不容易维持，可以使用棘突间的钢丝暂时固定。但要注意，不论钢丝还是最终的器械固定，都不要加压，因为对椎间盘的压力可能导致神经根的损伤。复位后应该进行探查，以确保没有椎间盘疝出和神经根受压。若出现这种情况，则应切除致压的椎间盘。

检查完椎间隙后，可以用常规的方法在 L5、S1 放置椎弓根螺钉。在 S1 水平向内侧拧入螺钉比较容易，之后轻微的加压就可以维持复位的状态。需要融合时可以从髂峰取骨移植物。如果骨折线经过小关节突顶部，复位前应清除小的碎骨片。最终的结果可能要靠钢丝来辅助维持位置，以避免旋转状态下的固定。如果骨折线穿过小关节突基底斜行进入骶骨，这一侧的关节突有了移位不再保持并排的状态。此时要将移位的骨折部分向后方复位，L5 内用一枚螺钉，S1 内用 2 枚螺钉，并且用足够长度的钢板在远端固定斜行骨折。

(四)骶骨骨折

直到最近，骶骨损伤的外科手术治疗才显示出良好的效果。此前的外科治疗仅限于骶骨的椎板切除减压，很少涉及到畸形的纠正，当时也没有相应的固定办法。目前我们已经能够处理一些复杂的病例，比如横行骨折伴有严重后凸畸形。治疗后可以减少瘦弱患者的皮肤并发症。也可以进行神经根的减压，当然手术中要警惕骨折碎片穿透直肠造成更加严重的后果。

事实证明，外科减压和稳定已经对骶骨横行骨折

及伴有神经损害的病例有很好的疗效[2,76,89]。神经组织的受压有多种因素。大多数的横行骨折有成角加重了后凸和移位（图 35-12）。骶神经根形成帐篷样的受力模式，骶骨椎板减压术并不能有效解除神经根的压迫。此外，如果后凸部位的顶点被切除而没有固定，则将进一步加重移位引起损伤（见图 35-12）。这种情况下，只有将骨折远端向近端去对位，然后钢板固定，并去除未复位的骨折碎片。如果骨折是嵌插或粉碎而没有成角，神经根的减压主要靠清除椎管内的碎骨片。此时不应强求去复位，建议原位固定并行椎板减压。

有成角的骶骨横行骨折复位及固定技术已经比较成熟（图 35-13）。这种骨折大多发生在 Sl-S3。手术台应该能方便地进行 X 线透视。患者取俯卧位，膝髋轻微屈曲。可采用由 L5 棘突（保护 L5-S1 小关节囊）至 S4 水平的纵向切口进行暴露。若骨折为斜行，至少要暴露至 L4 水平以显示 L5 椎弓根。从骶骨的后方骨膜下剥离棘旁肌可以达到骶骨的 S3-S4 水平。

图 35-13 显示自 S1-S4 的椎板切除术后，显露出骶神经根，继续向外侧解剖，完全暴露出横行骨折线。椎板切除从骶骨近端椎管宽大处开始，向远端直到骨折线。外侧的减压要看到腹侧的神经根和椎弓根。但如此彻底的减压并不是完全必要的。可以通过骨折线用刮匙探查，开放部分骶管，切除后凸顶点的骨质以减少复位后神经根的损伤（见图 35-13）。骨折块可通过使用 Cobb 骨膜起子轻柔地放于骨折块之间撬开，也可以临时放置撑开器牵引。如果近端骨折块位置偏后，可将 Cobb 骨膜起子由外侧放于远端骨折块的腹侧，向后撬纠正后凸畸形。骨折满意复位后再固定脊柱。如果骨折线斜行穿过骶管（20°~40°），骶骨可向侧方移位，可用 2 枚单皮质螺钉固定后辅以骨盆复位钳以恢复骶骨的长度。

S1-S4 的椎弓根螺钉固定有一定的要求：S1 螺钉由小关节内缘向内侧 30°指向骶骨体，另一枚螺钉可在第一骶孔近端向外侧 40°指向髂骨翼。这种技术允许 S1 放置两枚螺钉，其余螺钉可沿各椎弓根平行

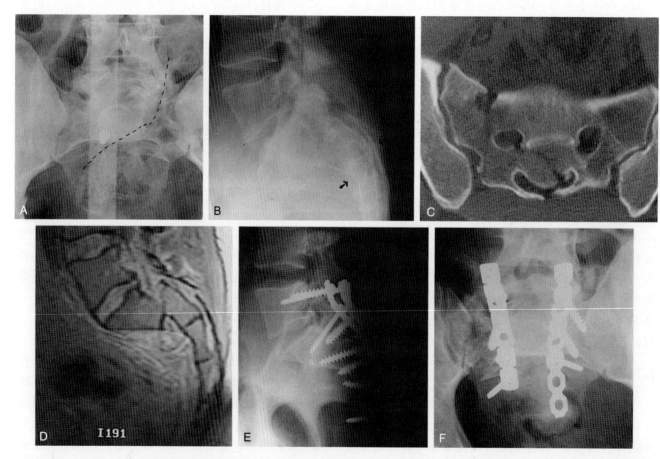

图 35-12　30 岁中年男性，高处坠地伤，双脚着地后向后摔倒，骶骨斜行骨折，S2 水平完全神经功能损伤。(A)前后位片无法清晰显示斜行骨折线（虚线所示）。(B)侧位片显示骨折部位的后凸畸形（箭头所示）。(C)轴位 CT 清楚显示斜行骨折线穿过神经根孔和骶骨腹侧面。(D)MRI 显示骨折近端向前移位，远端向后移位。骨折线穿过 S1 小关节基底，因此需要固定到 L5 椎弓根(E,F)来达到稳定。

于骶髂关节置入,位置在两个骶孔之间骨面,向外侧 30°~45°。用 2mm 钻头钻孔,穿透两层骨皮质,测深后拧入松质骨螺钉。可选择合适长度的(S1 约为 40mm,依次递减至 S4 为 20mm)钛板或不锈钢钢板(骨盆重建板),以适应预先钻好的钉孔。

　　骨折经由 Cobb 起子撬起复位,然后再放置钢板固定。这里要注意不能仅用钢板去获得复位。螺钉应

该双侧放置,依次拧紧(见图 35-13)。对于粉碎性骨折,螺钉可拧入骶髂关节或髂骨后方,近端可延伸到 L5 椎弓根或 L5-S1 小关节固定。如果复位后成角畸形仍然对腹侧面的神经根有压迫,则要在骨折水平侧方开窗减压。通过这个窗口用咬骨钳清除压迫物,不能仅仅试图砸平致压物,而应当确保减压彻底。骶骨骨折时骨移植不是必需的。如果固定到 L5 水平,

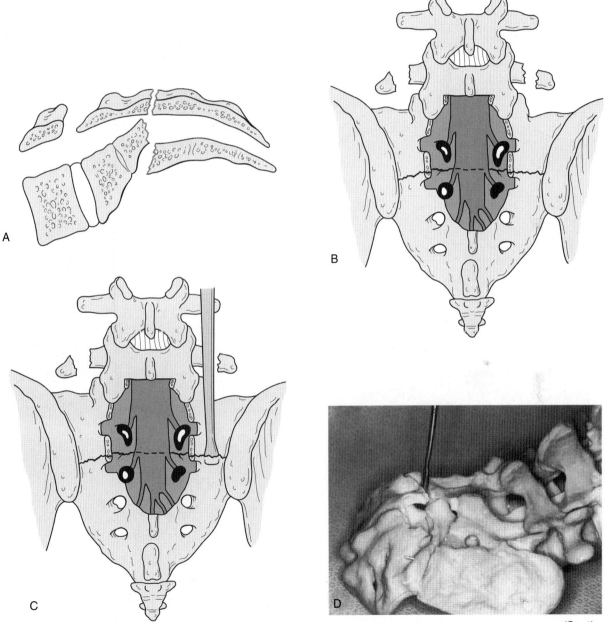

图 35-13　骶骨横行骨折的复位固定技术。骶骨横行骨折线通常位于 S2 或 S3 神经根孔处。(A)模式图侧位片显示后凸畸形,大多数骶骨横行骨折发生于 S2-S3 水平,在对骨折的方向、骶神经根受压部位了解后,采用了手术治疗。患者取俯卧位,髋部屈曲 45°,切口自 L4 棘突至 S4 水平。骶骨经中线暴露,但范围有限,剥离 S3-S4 水平的棘旁肌可增加暴露。(B)复位前先要完全暴露骨折线,以其为中心行长度为 2.5cm 的椎板切除术,显露神经组织,椎板切除应向外达到神经根孔处。(C)使用小的刮匙或 Cobb 骨膜起子轻柔地放于骨折线内撬开嵌插的骨折块。(D)部分后凸和移位可以恢复。如果近端骨折块向后移位。(待续)

常规行后外侧植骨,放置引流,严密缝合棘旁肌肉。这些患者术后腰骶部及下肢要制动3个月。膀胱、直肠功能的恢复比较缓慢,需要12~18个月。

如果骶骨骨折垂直通过神经孔或涉及腰骶关节,则需要用替代方法来恢复稳定。显然骶骨置板是不够的,并且在严重粉碎的骶骨上固定也是不理想的。在这一实例中,从腰椎绕过粉碎性骨折的骶骨直接固定到髂骨,保持脊柱和骨盆的稳定,但不控制骶骨

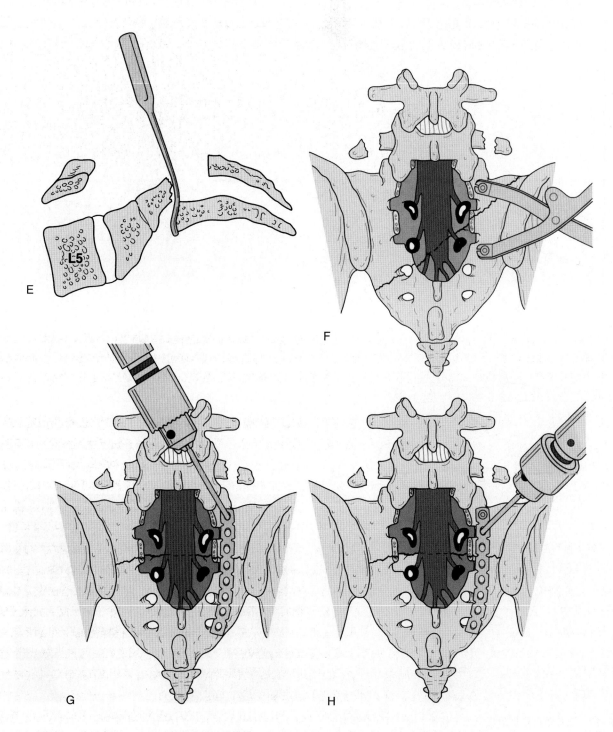

图 35-13(续) (E)器械应放于远端骨折块的腹侧面。钢板内固定前重建骨折碎片或部分重建是至关重要的。选择3.5或4.5mm的骨盆重建钢板,以适应预先钻好的骨道和骶骨的大小,钢板也可塑形以适应骶骨后方的轮廓。如果骨折为短斜行,可暂时用螺钉固定骨折远近端,结合使用牵引器恢复长度,再放置钢板。(F)S1节段可放置2枚螺钉,近端的螺钉由S1小关节基底指向外侧。(G)钻头穿透双侧皮质,拧入螺钉。(H)S1节段的第二枚螺钉向内侧指向骶骨体,穿透两层皮质。(待续)

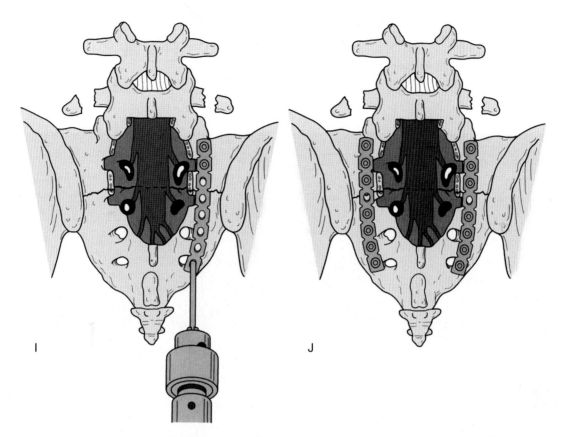

图 35-13（续）　(I)远端螺钉的入点选择。骨折线远端至少应固定两点,最好达到三处固定。螺钉斜行平行骶髂关节以达到最大的长度。最远端的螺钉长度很少超过 20mm,近端螺钉一般为 35~45mm。拧紧螺钉但其作用不是为了复位。如果未完全复位,应在拧紧所有螺钉前进行手法复位,然后在每一个钉孔里(不能位于背侧孔)拧入螺钉(J)。对侧也同法处理。

的碎块。直接减压可以与髂腰固定共同实施,但必须通过去除骨组织进行神经根减压,且不需要复位畸形和稳定的碎块以达到复位的目的[82]。

此手术方法需要一个从 L3 棘突下缘至 S4 的正中切口。如果需要进行减压,做一个正中入路是必要的,但如果只需要进行固定则可以使用改良的后路。如果中线切口达到了棘突及骶骨筋膜水平,从 S1 至 S3 拉开皮瓣到达髂嵴。远端棘突旁肌肉由于插入到 S3 和 S4 之间而无法脱离。标准方法解剖 L4 和 L5,使椎弓根螺钉可以在不破坏腰椎小关节关节囊的情况下置入 L4 和 L5。在骶骨上做 3 个纵切口:延中线从 L5 到 S3,经过双侧髂嵴。从 S1 到 S3 在肌肉下进行骨膜下剥离,使双侧髂骨内外表面完整剥离直至达到骶骨水平。在 S3,髂骨后面与骶骨后面处于同一水平,但在 S1 的髂骨需要剥离约 1.5cm 深才能显露。然后用弯曲骨刀从 S3 到 S1 离断髂骨背面,移除双侧髂骨嵴,整块取出。这有两个目的:第一是收获足够的腰骨盆融合材料;二是减少了后部坚硬组织的突出。

在 L4 和 L5 插入椎弓根螺钉,如果不是在这两个

层面都使用可变角度螺钉,则必须在 L5 使用可变角度螺钉。两个髂骨螺钉与远端螺钉一起放置两侧。其进入点是髂骨断面近端约 1cm [大约是在髂后上嵴(PSIS)],以髂前下嵴(AIIS)为目标。利用 X 线透视闭孔入口和出口位,以及髂骨侧位和髂骨斜位进行观察。光滑的克氏针,可在没有特制的椎弓根导向装置或缺乏 140mm 探针时用于建立正确的路径。路径应在双侧 X 线透视下确认,并达到最少 80mm,力求男性 140mm,女性 130mm。在每一侧的首枚螺钉定位标志物确定后,在髂骨切面近端 1.5cm 平行放置第二枚。一般来说,两个近端螺钉应至少较远端螺钉短 10~20mm。所有 4 个螺钉,插入髂骨松质骨达到统一深度,以尽量减少硬物突出。钉棒结构可以通过两种方式之一完成。

如果系统没有连接件,那么棒贴伏到 L4 和 L5 螺钉头,弯曲越过突出的骶骨并附着到髂骨螺钉(图 35-14C)。如果有杆与髂骨螺钉连接器连接头则更容易完成(见图 35-13D)。所有的固定物被放置在拉开的棘突旁肌肉组织之下,从而减少突出和软组织创

伤的问题。如果使用自外向内放置 L4 和 L5 可变角度椎弓根螺钉与髂骨螺钉直接固定，则更能减少修复过程。完成三个垂直方向筋膜切口的关闭、留置引流管和皮肤缝合后，手术切口缝合结束。

第六节　并发症

这类损伤很少有特殊的并发症。但是在应力骨

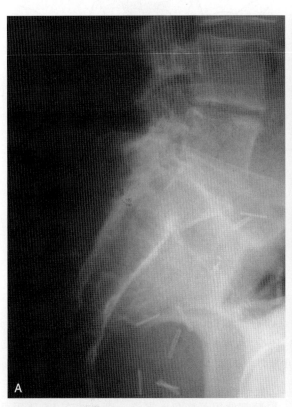
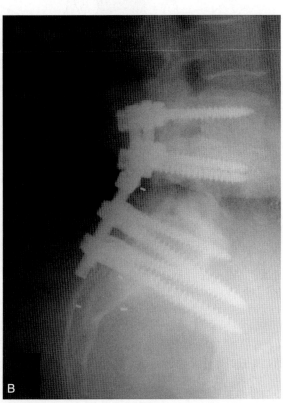
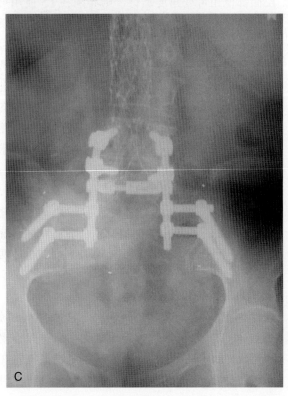

图 35-14　这位患者为 S1-S2 粉碎性骨折伴骶髂关节脱位 (A)，接受骶髂关节固定 (B,C)。（待续）

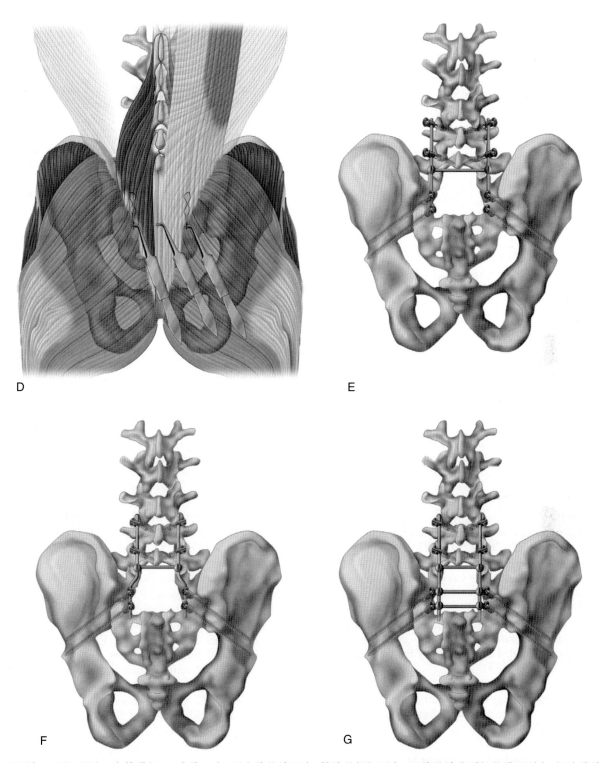

D　　　　　　　　　　　　　　　E

F　　　　　　　　　　　　　　　G

图 35-14(续)　　(D)通过三个筋膜切口(中线一个,两个髂骨嵴两个)做髂骨螺钉固定。两髂骨嵴分别行骨膜下剥离,切除髂嵴使与骶骨的 S2/3 背侧平面同高,保留椎旁肌远端附着点,但中线切口与髂骨嵴之间要游离起来。(E)髂骨螺钉可应用变向头和内侧轨道即通过延伸的杆固定腰椎(F)。(G)也可用杆与髂骨螺钉的连接架相连。

折或创伤时通常容易被忽视。如果一位老年人出现隐袭起病的下腰痛和活动受限，应考虑行骨扫描或MRI 检查来明确诊断。对于急性创伤患者，应该仔细评估括约肌功能，并进行神经系统检查。只有一个研究[6]专门评估了脊柱骨盆不稳定后行髂腰固定的并发症的发生率。他们发现 16%发生感染，伤口并发症为 11%，31%发生固定装置故障，42%的患者需要在计划外返回手术室再次治疗。神经系统并发症非常罕见，亦有继发于创伤性神经根撕脱后功能不完全恢复的病例。

小　结

我们对骨盆损伤合并骶骨骨折、单独的创伤性骶骨骨折、应力性骨折等疾病的认识过程相对漫长。随着认识的不断提高，我们将会进一步了解疾病的自然史，并不断改进治疗疾病的技术。

(周方 李世民 译　李世民 校)

参考文献

1. Akbarnia, B.A.; Crandall, D.G.; Burkus, K.; et al. Use of long rods and a short arthrodesis for burst fractures of the thoracolumbar spine. A long-term follow-up study. J Bone Joint Surg [Am]76:1629–1635, 1994.
2. Albert, T.J.; Levine, M.J.; An, H.S.; et al. Concomitant noncontiguous thoracolumbar and sacral fractures. Spine 18:1285–1291, 1993.
3. An, H.S.; Simpson, J.M.; Ebraheim, N.A.; et al. Low lumbar burst fractures: Comparison between conservative and surgical treatments. Orthopedics 15:367–373, 1992.
4. An, H.S.; Vaccaro, A.; Cotler, J.M.; et al. Low lumbar burst fractures. Comparison among body cast, Harrington rod, Luque rod, and Steffee plate. Spine 16:S440–S444, 1991.
5. Babayev, M.; Lachmann, E.; Nagler, W. The controversy surrounding sacral insufficiency fractures: To ambulate or not to ambulate? Am J Phys Med Rehabil 79:404–409, 2000.
6. Bellabarba, C.; Schildhauer, T.A.; Vaccaro, A.R.; et al. Complications associated with surgical stabilization of high-grade sacral fracture dislocations with spino-pelvic instability. Spine 31:S80–S88, 2006.
7. Berry, J.L.; Stahurski, T.; Asher, M.A. Morphometry of the supra sciatic notch intrailiac implant anchor passage. Spine 26:E143–E148, 2001.
8. Bonnin, J.G. Sacral fractures and injuries to the cauda equina. J Bone Joint Surg [Br] 27:113–127, 1945.
9. Brahme, S.K.; Cervilla, V.; Vint, V.; et al. Magnetic resonance appearance of sacral insufficiency fractures. Skeletal Radiol 19:489–493, 1990.
10. Brook, A.L.; Mirsky, D.M.; Bello, J.A. Computerized tomography guided sacroplasty: A practical treatment for sacral insufficiency fracture: Case report. Spine 30:E450–E454, 2005.
11. Bucknill, T.M.; Blackburne, J.S. Fracture–dislocations of the sacrum. Report of three cases. J Bone Joint Surg [Br] 58:467–470, 1976.
12. Butler, C.L.; Given, C.A.; Michel, S.J.; et al. Percutaneous sacroplasty for the treatment of sacral insufficiency fractures. AJR Am J Roentgenol 184:1956–1959, 2005.
13. Byrnes, D.P.; Russo, G.L.; Ducker, T.B.; et al. Sacrum fractures and neurological damage. Report of two cases. J Neurosurg 47:459–462, 1977.
14. Carl, A.; Blair, B. Unilateral lumbosacral facet fracture-dislocation. Spine 16:218–221, 1991.
15. Chen, C.K.; Liang, H.L.; Lai, P.H.; et al. Imaging diagnosis of insufficiency fracture of the sacrum. Zhonghua Yi Xue Za Zhi (Taipei) 62:591–597, 1999.
16. Connolly, P.J.; Esses, S.I.; Heggeness, M.H.; et al. Unilateral facet dislocation of the lumbosacral junction. Spine 17:1244–1248, 1992.
17. Court-Brown, C.M.; Gertzbein, S.D. The management of burst fractures of the fifth lumbar vertebra. Spine 12:308–312, 1987.
18. Das, D.S.; McCreath, S.W. Lumbosacral fracture-dislocations. A report of four cases. J Bone Joint Surg [Br] 63:58–60, 1981.
19. Dasgupta, B.; Shah, N.; Brown, H.; et al. Sacral insufficiency fractures: An unsuspected cause of low back pain. Br J Rheumatol 37:789–793, 1998.
20. Denis, F. The three column spine and its significance in the classification of acute thoracolumbar spinal injuries. Spine 8:817–831, 1983.
21. Denis, F.; Davis, S.; Comfort, T. Sacral fractures: An important problem. Retrospective analysis of 236 cases. Clin Orthop Relat Res 227:67–81, 1988.
22. Dewey, P.; Browne, P.S. Fracture–dislocation of the lumbo-sacral spine with cauda equina lesion. Report of two cases. J Bone Joint Surg [Br] 50:635–638, 1968.
23. Ebraheim, N.A.; Savolaine, E.R.; Shapiro, P.; et al. Unilateral lumbosacral facet joint dislocation associated with vertical shear sacral fracture. J Orthop Trauma 5:498–503, 1991.
24. Elliot, H.C. Cross sectional diameters and areas of human spinal cord. Anat Rec 93:287–293, 1945.
25. Fardon, D.F. Displaced fracture of the lumbosacral spine with delayed cauda equina deficit: Report of a case and review of literature. Clin Orthop Relat Res 120:155–158, 1976.
26. Fardon, D.F. Displaced transverse fracture of the sacrum with nerve root injury: Report of a case with successful operative management. J Trauma 19:119–122, 1979.
27. Finiels, H.; Finiels, P.J.; Jacquot, J.M.; et al. [Fractures of the sacrum caused by bone insufficiency. Meta-analysis of 508 cases]. Presse Med 26:1568–1573, 1997.

28. Fountain, S.S.; Hamilton, R.D.; Jameson, R.M. Transverse fractures of the sacrum. A report of six cases. J Bone Joint Surg [Am] 59:486–489, 1977.

29. Fredrickson, B.E.; Yuan, H.A.; Miller, H. Burst fractures of the fifth lumbar vertebra. A report of four cases. J Bone Joint Surg [Am] 64:1088–1094, 1982.

30. Fredrickson, B.E.; Yuan, H.A.; Miller, H.E. Treatment of painful long-standing displaced fracture–dislocations of the sacrum. A case report. Clin Orthop Relat Res 166:93–95, 1982.

31. Furey, W.W. Fractures of the pelvis with special reference to associated fractures of the sacrum. Am J Roentgenol Radium Ther 47:89–96, 1942.

32. Gellad, F.E.; Levine, A.M.; Joslyn, J.N.; et al. Pure thoracolumbar facet dislocation: Clinical features and CT appearance. Radiology 161:505–508, 1986.

33. Gibbons, K.J.; Soloniuk, D.S.; Razack, N. Neurological injury and patterns of sacral fractures. J Neurosurg 72:889–893, 1990.

34. Gotis-Graham, I.; McGuigan, L.; Diamond, T.; et al. Sacral insufficiency fractures in the elderly. J Bone Joint Surg [Br] 76:882–886, 1994.

35. Grangier, C.; Garcia, J.; Howarth, N.R.; et al. Role of MRI in the diagnosis of insufficiency fractures of the sacrum and acetabular roof. Skeletal Radiol 26:517–524, 1997.

36. Grasland, A.; Pouchot, J.; Mathieu, A.; et al. Sacral insufficiency fractures: An easily overlooked cause of back pain in elderly women. Arch Intern Med 156:668–674, 1996.

37. Gunterberg, B. Effects of major resection of the sacrum. Clinical studies on urogenital and anorectal function and a biomechanical study on pelvic strength. Acta Orthop Scand Suppl 162:1–38, 1976.

38. Hanley, E.N., Jr.; Knox, B.D.; Ramasastry, S.; et al. Traumatic lumbopelvic spondyloptosis. A case report. J Bone Joint Surg [Am] 75:1695–1698, 1993.

39. Harma, A.; Inan, M. Surgical management of transforaminal sacral fractures. Int Orthop 29:333–337, 2005.

40. Herron, L.D.; Williams, R.C. Fracture–dislocation of the lumbosacral spine. Report of a case and review of the literature. Clin Orthop Relat Res 186:205–211, 1984.

41. Holdsworth, F.W.; Hardy, A. Early treatment of paraplegia from fractures of the thoraco-lumbar spine. J Bone Joint Surg [Br] 35:540–550, 1953.

42. Isler, B. Lumbosacral lesions associated with pelvic ring injuries. J Orthop Trauma 4:1–6, 1990.

43. Jacquot, J.M.; Finiels, H.; Fardjad, S.; et al. Neurological complications in insufficiency fractures of the sacrum. Three case-reports. Rev Rheum Engl Ed 66:109–114, 1999.

44. Kaehr, D.M.; Anderson, P.A.; Mayo, K.; et al. Classification of sacral features based on CT imaging. J Orthop Trauma 3:163, 1989.

45. Knight, R.Q.; Stornelli, D.P.; Chan, D.P.; et al. Comparison of operative versus nonoperative treatment of lumbar burst fractures. Clin Orthop Relat Res 293:112–121, 1993.

46. Krag, M.H.; Weaver, D.L.; Beynnon, B.D.; et al. Morphometry of the thoracic and lumbar spine related to transpedicular screw placement for surgical spinal fixation. Spine 13:27–32, 1988.

47. Kramer, K.M.; Levine, A.M. Unilateral facet dislocation of the lumbosacral junction. A case report and review of the literature. J Bone Joint Surg [Am] 71:1258–1261, 1989.

48. Kuklo, T.R.; Potter, B.K.; Ludwig, S.C.; et al. Radiographic measurement techniques for sacral fractures consensus statement of the Spine Trauma Study Group. Spine 31:1047–1055, 2006.

49. Levine, A.M. Fixation of fractures of the sacrum. Operative Techn Orthop 7:221–231, 1997.

50. Levine, A.M.; Bosse, M.; Edwards, C.C. Bilateral facet dislocations in the thoracolumbar spine. Spine 13:630–640, 1988.

51. Levine, A.M.; Edwards, C.C. Low lumbar burst fractures. Reduction and stabilization using the modular spine fixation system. Orthopedics 11:1427–1432, 1988.

52. Lewis, J.; McKibbin, B. The treatment of unstable fracture–dislocations of the thoraco-lumbar spine accompanied by paraplegia. J Bone Joint Surg [Br] 56:603–612, 1974.

53. Louis, R. Fusion of the lumbar and sacral spine by internal fixation with screw plates. Clin Orthop Relat Res 203:18–33, 1986.

54. McAfee, P.C.; Yuan, H.A.; Fredrickson, B.E.; et al. The value of computed tomography in thoracolumbar fractures. An analysis of one hundred consecutive cases and a new classification. J Bone Joint Surg [Am] 65:461–473, 1983.

55. Meyer, T.L.; Wiltberger, B. Displaced sacral fractures. Am J Orthop 4:187, 1962.

56. Mirkovic, S.; Abitbol, J.J.; Steinman, J.; et al. Anatomic consideration for sacral screw placement. Spine 16:S289–S294, 1991.

57. Montana, M.A.; Richardson, M.L.; Kilcoyne, R.F.; et al. CT of sacral injury. Radiology 161:499–503, 1986.

58. Moreno, A.; Clemente, J.; Crespo, C.; et al. Pelvic insufficiency fractures in patients with pelvic irradiation. Int J Radiat Oncol Biol Phys 44:61–66, 1999.

59. Morris, B.D. Unilateral dislocation of a lumbosacral facet. A case report. J Bone Joint Surg [Am] 63:164–165, 1981.

60. Mouhsine, E.; Wettstein, M.; Schizas, C.; et al. Modified triangular posterior osteosynthesis of unstable sacrum fracture. Eur Spine J 15:857–863, 2006.

61. Newhouse, K.E.; el-Khoury, G.Y.; Buckwalter, J.A. Occult sacral fractures in osteopenic patients. J Bone Joint Surg [Am] 74:1472–1477, 1992.

62. Nork, S.E.; Jones, C.B.; Harding, S.P.; et al. Percutaneous stabilization of U-shaped sacral fractures using

iliosacral screws: Technique and early results. J Orthop Trauma 15:238–246, 2001.

63. O'Callaghan, J.P.; Ullrich, C.G.; Yuan, H.A.; et al. CT of facet distraction in flexion injuries of the thoracolumbar spine: The "naked" facet. AJR Am J Roentgenol 134:563–568, 1980.

64. Peh, W.C. Intrafracture fluid: A new diagnostic sign of insufficiency fractures of the sacrum and ilium. Br J Radiol 73:895–898, 2000.

65. Peh, W.C.; Khong, P.L.; Ho, W.Y. Insufficiency fractures of the sacrum and os pubis. Br J Hosp Med 54:15–19, 1995.

66. Peh, W.C.; Khong, P.L.; Ho, W.Y.; et al. Sacral insufficiency fractures. Spectrum of radiological features. Clin Imaging 19:92–101, 1995.

67. Peh, W.C.; Ooi, G.C. Vacuum phenomena in the sacroiliac joints and in association with sacral insufficiency fractures. Incidence and significance. Spine 22:2005–2008, 1997.

68. Phelan, S.T.; Jones, D.A.; Bishay, M. Conservative management of transverse fractures of the sacrum with neurological features. A report of four cases. J Bone Joint Surg [Br] 73:969–971, 1991.

69. Pohlemann, T.; Gansslen, A.; Tscherne, H. [The problem of the sacrum fracture. Clinical analysis of 377 cases]. Orthopade 21:400–412, 1992.

70. Pommersheim, W.; Huang-Hellinger, F.; Baker, M.; et al. Sacroplasty: A treatment for sacral insufficiency fractures. AJNR Am J Neuroradiol 24:1003–1007, 2003.

71. Purser, D.W. Displaced fracture of the sacrum. Report of a case. J Bone Joint Surg [Br] 51:346–347, 1969.

72. Rauschning, W. In Post, J.D. (ed). Computed Tomography of the Spine. Baltimore, Williams & Wilkins, pp. 20–67, 1984.

73. Reilly, M.C.; Bono, C.M.; Litkouhi, B.; et al. The effect of sacral fracture malreduction on the safe placement of iliosacral screws. J Orthop Trauma 17:88–94, 2003.

74. Routt, M.L., Jr.; Simonian, P.T. Closed reduction and percutaneous skeletal fixation of sacral fractures. Clin Orthop Relat Res 329:121–128, 1996.

75. Routt, M.L., Jr.; Simonian, P.T.; Agnew, S.G.; et al. Radiographic recognition of the sacral alar slope for optimal placement of iliosacral screws: A cadaveric and clinical study. J Orthop Trauma 10:171–177, 1996.

76. Roy-Camille, R.; Saillant, G.; Gagna, G.; et al. Transverse fracture of the upper sacrum. Suicidal jumper's fracture. Spine 10:838–845, 1985.

77. Roy-Camille, R.; Saillant, G.; Mazel, C. Plating of thoracic, thoracolumbar, and lumbar injuries with pedicle screw plates. Orthop Clin North Am 17:147–159, 1986.

78. Sabiston, C.P.; Wing, P.C. Sacral fractures: Classification and neurologic implications. J Trauma 26:1113–1115, 1986.

79. Saillant, G. Etude anatomique des pedicules vertebraux, application chirurgicales. Chir Orthop Traumatiol 62:582–586, 1995.

80. Samberg, L.C. Fracture–dislocation of the lumbosacral spine. A case report. J Bone Joint Surg [Am] 57:1007–1008, 1975.

81. Saraux, A.; Valls, I.; Guedes, C.; et al. Insufficiency fractures of the sacrum in elderly subjects. Rev Rhum Engl Ed 62:582–586, 1995.

82. Schildhauer, T.A.; Bellabarba, C.; Nork, S.E.; et al. Decompression and lumbopelvic fixation for sacral fracture–dislocations with spino-pelvic dissociation. J Orthop Trauma 20:447–457, 2006.

83. Schildhauer, T.A.; Josten, C.; Muhr, G. Triangular osteosynthesis of vertically unstable sacrum fractures: A new concept allowing early weight-bearing. J Orthop Trauma 20:S44–S51, 2006.

84. Schildhauer, T.A.; McCulloch, P.; Chapman, J.R.; et al. Anatomic and radiographic considerations for placement of transiliac screws in lumbopelvic fixations. J Spinal Disord Tech 15:199–205, 2002.

85. Schmidek, H.H.; Smith, D.A.; Kristiansen, T.K. Sacral fractures. Neurosurgery 15:735–746, 1984.

86. Singh, H.; Rao, V.S.; Mangla, R.; et al. Traumatic transverse fracture of sacrum with cauda equina injury—A case report and review of literature. J Postgrad Med 44:14–15, 1998.

87. Stabler, A.; Steiner, W.; Kohz, P.; et al. Time-dependent changes of insufficiency fractures of the sacrum: Intraosseous vacuum phenomenon as an early sign. Eur Radiol 6:655–657, 1996.

88. Stephens, G.C.; Devito, D.P.; McNamara, M.J. Segmental fixation of lumbar burst fractures with Cotrel-Dubousset instrumentation. J Spinal Disord 5:344–348, 1992.

89. Strange-Vognsen, H.H.; Kiaer, T.; Tondevold, E. The Cotrel-Dubousset instrumentation for unstable sacral fractures. Report of 3 patients. Acta Orthop Scand 65:219–220, 1994.

90. Taguchi, T.; Kawai, S.; Kaneko, K.; et al. Operative management of displaced fractures of the sacrum. J Orthop Sci 4:347–352, 1999.

91. Templeman, D.; Goulet, J.; Duwelius, P.J.; et al. Internal fixation of displaced fractures of the sacrum. Clin Orthop Relat Res 329:180–185, 1996.

92. Vaccaro, A.R.; Kim, D.H.; Brodke, D.S.; et al. Diagnosis and management of sacral spine fractures. Instr Course Lect 53:375–385, 2004.

93. Van Savage, J.G.; Dahners, L.E.; Renner, J.B.; et al. Fracture–dislocation of the lumbosacral spine: Case report and review of the literature. J Trauma 33:779–784, 1992.

94. Verhaegen, M.J.; Sauter, A.J. Insufficiency fractures, an often unrecognized diagnosis. Arch Orthop Trauma Surg 119:115–116, 1999.

95. Weber, M.; Hasler, P.; Gerber, H. Insufficiency fractures of the sacrum. Twenty cases and review of the literature. Spine 18:2507–2512, 1993.

96. Whitesides, T.E., Jr. Traumatic kyphosis of the thoracolumbar spine. Clin Orthop Relat Res 128:78–92, 1977.

97. Wiesel, S.W.; Zeide, M.S.; Terry, R.L. Longitudinal fractures of the sacrum: Case report. J Trauma 19:70–71, 1979.

98. Winter, R.B. Congenital Deformities of the Spine. New York, Thieme-Stratton, 1983.

99. Zelle, B.A.; Gruen, G.S.; Hunt, T.; et al. Sacral fractures with neurological injury: Is early decompression beneficial? Int Orthop 28:244–251, 2004.

100. Zindrick, M.R.; Wiltse, L.L.; Doornik, A.; et al. Analysis of the morphometric characteristics of the thoracic and lumbar pedicles. Spine 12:160–166, 1987.

101. Zoltan, J.D.; Gilula, L.A.; Murphy, W.A. Unilateral facet dislocation between the fifth lumbar and first sacral vertebrae. Case report. J Bone Joint Surg [Am] 61:767–769, 1979.

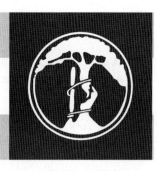

第 36 章

骨盆环骨折

Michael D. Stover, M.D., Keith A. Mayo, M.D., James F. Kellam,
M.D., F.R.C.S.(C.)

骨盆是连接脊柱与主要负重运动结构（下肢）的重要环节。坐、走等运动产生的力沿着其骨性结构传导向脊柱。血管、神经、生殖及消化系统的重要器官由骨盆环内通过。由于作用于此环的严重损伤会影响上述相邻的结构，故致死、致残可能性很高。骨科医师处理任何复合损伤患者时，必须了解并注意应对骨盆环骨折的这些后果[7,21,30,35,39,60,68,71,73,76,85,86,89,90,92,104,105]。

骨盆损伤治疗之后，残余畸形或伴随损伤可以在功能恢复中引发严重问题[44,60]。据报道，骨盆环骨折后最常见的问题是疼痛。据 Holdsworth[49]报道，27 例骶髂关节脱位患者中，15 例无法恢复工作。其研究认为，骶髂关节脱位是这一问题的主要原因。Peltier[87]强调了骶髂区的后方承重能力及其在复合损伤致死率、致病率方面的作用。Rat[94]，Dunn 和 Morris[26] 及 Huit-tinen 和 Slatis[50]均认为，骨盆承重环的脱位，特别是累及骶髂关节的病例，可导致长期疼痛，无法从事日常生活。

Tile[120]的研究显示，被定义为稳定与不稳定的骨盆环骨折，二者之间有显著区别。不稳定组的后方骶髂部位疼痛发生率明显高于稳定组。下肢长度的差异显示了不稳定组的骨折畸形愈合率高。尽管骨盆骨折不愈合率尚未清楚，尤其是涉及骶髂关节的。但是发现接受切开复位稳定的患者愈合率较高。将骨盆骨折分为两类（稳定与不稳定）这一分类方法也被其他的研究者所采用[11,20,28]。稳定骨折通常恢复较好而且致残率低。不稳定的骨折患者存在很多严重问题，比如高死亡率[9,21,30,66]及较多的疼痛所导致的功能障碍、畸形愈合以及偶见的不愈合[43,45]。

为了减少这些问题，骨盆骨折的治疗应该建立在充分了解骨盆的解剖与生物力学的基础上，特别是对稳定的了解。为了应用这些原则，应使用一种实用的损伤描述，以便为损伤找到正确的治疗方法。因此，改善骨盆损伤的预后，多学科方法的共同治疗是必要的。在骨科医生的角色应该是基于对骨盆的解剖学和生物力学的了解，特别注意相关的稳定。明确解剖损伤，了解具体模式及其相关损伤，可以指导应急处理以及最终的重建。目的就是尽量恢复骨盆环的正常解剖结构，降低并发症。

第一节 解剖

骨盆为一环状结构，由三块骨组成：骶骨及两块髋骨。三块骨骼和三个关节骨盆共同组成骨盆环，没有至关重要的韧带结构就没有内在的稳定性。髋骨由三个骨化中心结合而成：髂骨，坐骨及耻骨（图 36-1）。这三个骨化中心在髋臼部位以软骨结合，融合后形成

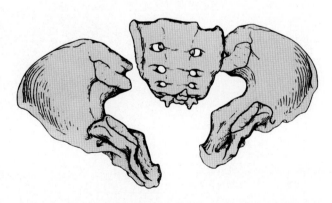

图 36-1 骨盆的骨性结构包括骶骨与两块髋骨。如果缺少韧带的连接，这些骨将失去内在的稳定。

整个髋骨。髋骨在后方以骶髂关节与骶骨相连。在前方两髋骨以耻骨联合连接。骶髂关节是由两部分组成。尾端部分组成关节表面;其上,更靠背侧的部分,髂骨粗隆和骶骨之间的,包含组成关节的纤维或韧带(骨间韧带)(图 36-2)。滑膜关节前部覆盖着骶骨侧的软骨和髂骨侧的纤维软骨(图 36-3)。关节本身有朝向骶骨侧的脊提供微小的稳定作用。在耻骨联合由两个相对的透明软骨表面组成。这些表面覆盖着纤维软骨且周围包绕坚实的纤维组织。

骨盆后方的韧带结构最为强大,最为重要。这些韧带连接骶骨及髋骨。由后方韧带所提供的稳定性必须承受负重时由下肢传导至脊柱的作用力。在重力传导时耻骨联合起维持骨盆环完整性的作用。后方的骶髂韧带分为两类:短的和长的。短的韧带斜行,由骶骨的后方走行至髂嵴的后上方及后下方。长的韧带纤维为纵行,起自骶骨的侧面,止于髂嵴的后上方,并入骶结节韧带。长的韧带覆盖在短韧带上。

在前方,骶髂关节被一扁平、强壮的韧带状结构覆盖。这一结构有一定的稳定性,但是没有后方的韧带那么强(图 36-2)[2,3]。耻骨联合被肌肉及弓状韧带所加强,纤维连接的最强韧部分通常在上方及前方。

除了这些关节内的骨间韧带外,还有连接韧带参加到骨盆环的各个部分。骶结节韧带是一条强大的韧带,发自骶骨的后外侧及髂后嵴的背侧,到达坐骨结节。其中间的部分增厚形成镰状腱加入坐骨结节

的背膜。骶结节韧带还参与形成臀大肌的后部。这一韧带与其同侧的骶髂后韧带,对于维持骨盆的垂直稳定性起很大的作用。

骶棘韧带为三角形。起自骶骨、尾骨及骶结节韧带的侧方, 到达坐骨嵴。它将骨盆的后柱分成坐骨大、小孔。骶棘韧带在骶髂后韧带完整时,维持骨盆的旋转稳定(见图 36-2)。

数条韧带由脊柱走向骨盆。髂腰韧带连接骨盆与腰椎,起自腰 4、5 的横突走向髂后嵴。腰骶韧带起自腰 5 横突走向髂骨。它们形成前方坚强的嵴,毗邻腰 5 根。

如果韧带结构完整,骨盆即为一坚强的环状结构。骶髂后韧带包括腰骶韧带及髂腰韧带,形成骨盆后方的张力带。横行的韧带, 包括短的骶髂后韧带、骶髂前韧带及髂腰、骶棘韧带,对抗旋转力量。垂直走行的韧带,包括长的骶髂后韧带、骶结节韧带及侧方的腰骶韧带,可以对抗垂直剪力或垂直移位。

完整的骨盆形成两个解剖区域。大骨盆与小骨盆的分界为骨盆界线,或称为髂耻线,起自骶骨岬、沿髂骨坐骨交界走向耻骨支。无肌肉结构通过骨盆界线。在此线以上,骶骨翼及髂骨翼组成大骨盆。大骨盆组成腹腔的一部分。大骨盆的内面被髂腰肌覆盖。真性骨盆(小骨盆)在界线以下,其侧壁组成为耻骨、坐骨及髂骨的小三角部分。其包含闭孔,闭孔被肌肉和膜状结构覆盖,向上及中线开口,容纳闭孔神经血

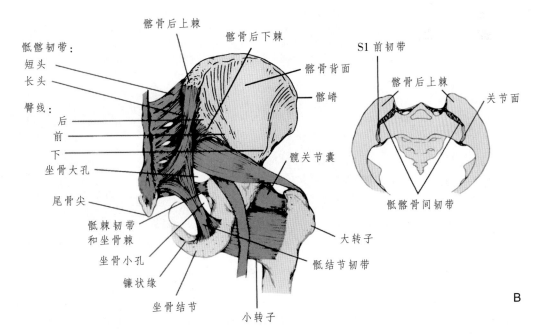

图 36-2　骨盆的韧带。(A)后面观,骶髂关节后方的韧带,长与短韧带。这些结构与骶棘韧带、骶结节韧带混合。(B)横断面,可以注意到非常致密的骶髂骨间韧带。

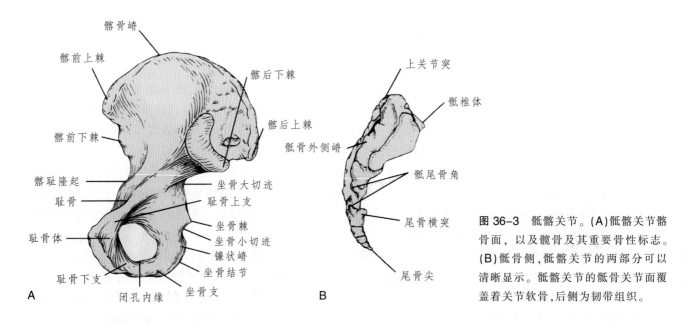

图 36-3 骶髂关节。(A)骶髂关节髂骨面，以及髋骨及其重要骨性标志。(B)骶骨侧，骶髂关节的两部分可以清晰显示。骶髂关节的骶骨关节面覆盖着关节软骨，后侧为韧带组织。

管通过。闭孔内肌起自闭孔内膜,通过坐骨小孔到达股骨近端。闭孔内肌腱是一重要的结构,可以作为到达骨盆后柱的引导(图 36-4)。梨状肌源自骶骨的侧面,指示坐骨神经。通常坐骨神经在梨状肌下方离开骨盆,进入坐骨大孔。偶见坐骨神经在梨状肌的上方或在其肌间发出(图 36-5)。真骨盆的下壁为尾骨、肛提肌,尿道、直肠及阴道由其通过。

腰、骶、尾神经丛由胸 12 至骶 4 的前支组成,最

重要的是腰 4 到骶 1 神经根。腰 4、5 神经根由大骨盆进入真骨盆,骶神经根在小骨盆内走行。腰 4 神经根在腰 5 根与骶髂关节之间走行,在骶骨岬处(距离关节线 12mm)合并入腰 5 神经根形成腰骶干。腰 5 神经根在椎间孔内距离骶髂关节 2cm[3]。骶神经根通过骶孔加入神经丛。骨盆内多个神经分支进入相应肌肉。臀上及臀下神经在梨状肌腹侧离开,通过坐骨大孔出骨盆。

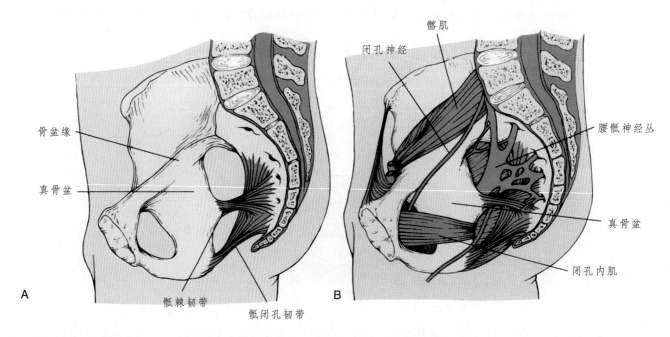

图 36-4 骨盆的内侧观。(A)骨盆的内面,包括界线以下的真骨盆,界线以上的大骨盆。骶棘韧带和骶结节韧带及其相连接的结构组成骨盆底。(B)腰骶神经丛,包括腰 5 神经根及骶神经根,组成坐骨神经由坐骨大孔离开骨盆,以及臀上动脉。闭孔内肌起自闭孔膜,由坐骨小孔弧形离开。注意没有肌肉通过骨盆界线。

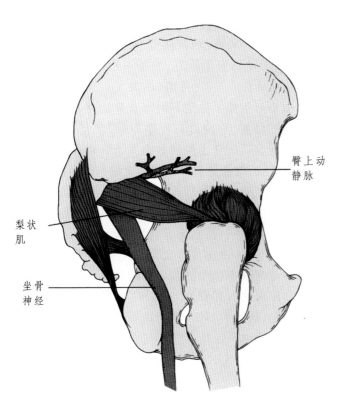

图 36-5 骨盆外面观。通过坐骨孔由后方观察,显示梨状肌由骨盆内起源,到达大转子。在其上方,臀上动静脉紧贴坐骨孔的骨面。由于贴近于骨,血管易于在骨盆骨折时损伤。在梨状肌下方,坐骨神经通常隐藏,贴近坐骨走行。

臀上动静脉

梨状肌

坐骨神经

主要的血管在骨盆的内壁。骶中动脉位于骶骨中线的前侧。直肠上动脉是主要的分支,位于中线背侧。髂总血管分开后,髂内血管在髂骨界线上方走行。髂内血管的分支,臀上动脉沿骶髂关节的前下方通过,经坐骨大孔离开骨盆。在其通过坐骨大孔时,直接位于骨面上。髂外血管在骨盆前方、界线的上面(耻骨支)离开骨盆。从骨盆后穿出到腹股沟韧带成为股总动脉。这些动脉和相关静脉的受伤都可能成为骨盆破裂后一个重要的潜在出血源(图 36-6)。

骨盆创伤时可能损伤的泌尿生殖器官是输尿管、膀胱和尿道。膀胱位于盆底肌肉(例如,尾提肌和肛提肌)的上方。这些肌肉起自髂嵴、闭孔内膜及耻骨,连接尾骨和尾骨嵴。它们形成一个肌肉的隔膜,其内走行有尿道、阴道、直肠及支持韧带。盆底的筋膜是疏松的、可以活动的。在男性,膀胱与盆底之间是前列腺,被致密的包膜包被。尿道通过前列腺并离开骨盆。前列腺与盆底之间的连接很坚强,即为尿道膜部。此区域的薄弱环节是尿生殖膈以下的尿道球部。Colapinto 已证实,当膀胱受到暴力牵拉,尿道在其膜部断裂,这是尿道在骨盆底断裂最常见的部位[15]。偶尔尿道在骨盆底的上方,在其膜部断裂。在女性,尿道损伤接近于膀胱颈部。排尿自律性依靠尿道膜部

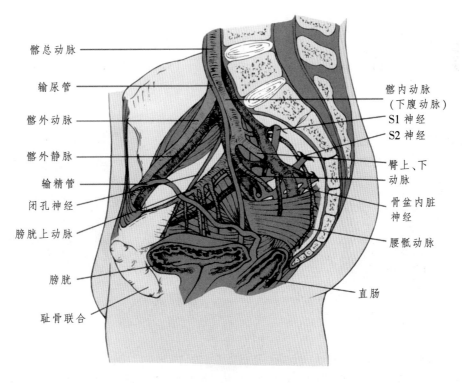

髂总动脉

输尿管

髂外动脉

髂外静脉

输精管

闭孔神经

膀胱上动脉

膀胱

耻骨联合

髂内动脉(下腹动脉)

S1 神经

S2 神经

臀上、下动脉

骨盆内脏神经

腰骶动脉

直肠

图 36-6 骨盆的内侧面。显示大血管及腰骶神经丛,以及骨盆底、膀胱、直肠。

(女性位于尿道中段)的外括约肌(横纹肌)及膀胱颈部(平滑肌,男女均是)。还有一些结构通过泌尿生殖膈,它们是:阴部动脉和静脉,阴部神经(S2-S4),及骨盆的自主神经(S2-S4)。这些都是维持正常的性功能的重要结构。

第二节　骨盆稳定性

稳定的骨盆损伤定义为可以抵抗正常的生理应力,而不发生异常的变形。在直立位置,体重负载在髂骨翼之间骶骨上,造成约5°腹背旋转[79]。髋骨向后移动并且发生弯曲旋转动作,使后环向尾侧运动和耻骨头侧摆动[60]。Tile 和 Heam [121],使用生理机制测定系统发现,在坐位或站位,耻骨联合是被拉紧的,后方结构承受压力。在普通姿势下,耻骨联合承受压力,后方复合体分离。为实现这一作用,骨盆环需要保持其韧带及骨的解剖结构完整[113]。

连续切断骨盆的韧带可以有助于研究每一组成结构对于稳定性的作用[113]。如果仅仅切断耻骨联合,骨盆力学测试显示耻骨联合的分离不会超过 2.5cm(图 36-7A)。切断骶棘韧带和骶结节韧带将会增加分离的程度。若切断耻骨联合及骶髂前韧带,将会出现 2.5cm 以上的外旋(分离)(图 36-7B)。相邻的髂后嵴阻止了骨盆的继续旋转。观察者注意到由于骶髂背侧韧带及骶结节韧带的完整,绝对的垂直不稳定和背侧脱位并不存在。在这种情况下,骨盆旋转不稳而垂直稳定,所以能够应用背侧骨间制带的铰链作

用保持解剖的完整性。

切断耻骨联合、骶棘韧带、骶结节韧带及骶髂背侧韧带,骨盆将变得垂直,变得不稳定,可以在任何方向自由平移或旋转(见图 36-7C)。必须注意,有的骨性损伤产生的不稳定等同于背侧韧带断裂。通过髂骨翼的骨折,将绕过韧带结构,因此是不稳定的。垂直于骨盆后环骨小梁的剪力骨折,以及骶髂关节的骨折脱位,均会造成不稳定程度相当的损伤。坐骨棘、坐骨结节或外侧骶骨的撕脱性骨折可以表明受伤相当于盆底韧带的破坏。选择性韧带切除后全息骨盆稳定性表明,在骶结节韧带或骶棘韧带切除,或两者都去除,并没有对骨盆变形产生影响。但是,如果骶髂骨间韧带切除,直立负荷后骶骨发生严重的楔形变深深插入到骨盆之中[119]。如果耻骨联合保持不变,而只切断后部韧带,会由于后部骨复合体的受压而发生微小的后部不稳定[11]。

骨盆放射解剖

骨盆是一个复杂的三维结构,但通常用二维图像所表示。单独前后位(AP)的骨盆 X 线片可以传达大量关于骨盆的稳定性和相关损伤的信息,并在大多数情况下,足以开展在紧急情况下的处理。因此,重要的是要熟悉正常的前后位影像和一些最常见的变异。

技术

前后位的骨盆 X 线片,中心应当是耻骨联合头侧(1~2cm)。而肚脐作为具有重要意义的中线标志,在

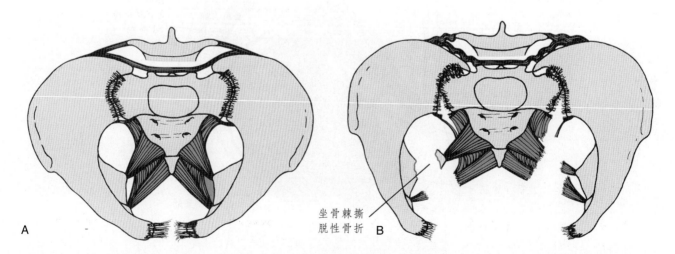

坐骨棘撕脱性骨折

图 36-7　(A)切断耻骨联合可以使骨盆开口 2.5cm 而不损伤后方的韧带结构。(B)切断前方的骶髂和骶棘韧带,无论是切断纤维(右)还是造成坐骨棘撕脱(左),将使骨盆外旋直至髂后上棘接触骶骨。注意:后方韧带结构(比如骶髂后韧带及髂腰韧带)仍旧保持完整则不会出现矢状面移位。(待续)

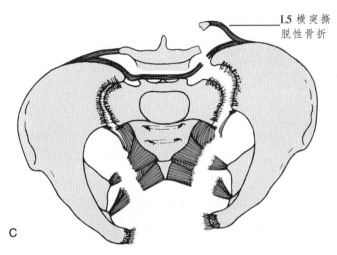

L5 横突撕
脱性骨折

图 36-7（续）　（C）切断后方韧带，即骶髂后韧带及髂腰韧带，则造成半骨盆完全失稳，并可出现各方向移位。

距离底片 40cm 处曝光。X 线包含区域应清除所有外部材料并清创。

评价可以从后或前或环绕骨盆环开始。应该进行有系统的 X 线片阅读，使得每一次受伤都没有被忽略，特别是在其他明显的受伤可能会分散医生注意力的情况。整个骨盆的形状和大小可以发生改变，这取决于个体差异和性别，但它通常是对称结构，双侧的差异必须进行调查和解释。例如，髂骨翼，髋臼，以及闭孔环应该是一个类似的形状、大小和方向。髋臼距离中线的长度应该是相等的。

评价

我们通常先从下腰椎和腰骶交界的中线和后部开始评价。棘突应位于中线且两侧椎弓根对称排列。中下段腰椎横突垂直于底片，因此很容易看出。除非是良好的腰椎平片，否则可能很难区分从 S1 和 L5 的。腰椎本身具有典型的前凸，以及它与骶骨成角，可以在 30°～60°之间变化（骶骨倾角，骶骨脊椎角），使得骶骨在骨盆前后位影像上不同的个体之间出现差异。通常有 5 段腰椎和 1 个骶段。通常情况下，L5 和 S1 是完全分离的，但可能与其中一边或两边分离不完整（图 36-8）。这种腰骶异形可以在高达 21% 的个体中出现[117,122]。骶骨孔用以评估皮质中断。在 S1 骶骨翼的宽度进行双侧比较。其次是由骶髂关节评价，寻找不对称或增宽。对于后骨盆的评估是从髂骨后脊柱到髂前上棘（ASIS），髂前下棘（AIIS）和髋臼顶的髂嵴的延续。髂骨本身应查找骨折线，了解宽度和畸形。继续完成后骨盆的评价，延边缘或髂骨弓状线，并越过骶髂关节到达 S2 孔

头侧边缘皮层内侧。这被描述为弓状线，可能有助于在确定头侧移位导致的半侧骨盆或第二骶孔的皮质不连续（见图 36-8）。6 条 Judet 髋臼线用以确定是否存在髋臼骨折（详见第 37 章）。耻骨和坐骨支，耻骨体，与闭孔环的形状和大小一同确定损伤或创伤后的前环畸形。最后，仔细观察是否存在耻骨联合的宽度异常，重叠，或相对于另一侧的高度变化。

根据不同的损伤和暴力方式，骨盆变形或位移将通过损伤区域，无论是骨盆骨折还是韧带破坏均是如此。从理论上讲，位移可能发生在任何方向，并由此产生的畸形解剖上可以分为位移（头–尾，前–后，内–外）和旋转（通常定义为屈–伸，展–收，内旋–外旋）。经过充分的解剖分类，残余移位或畸形应加以仔细分析。一条自腰椎棘突至尾骨尖的垂直线首先被描记。然后加入垂线确定坐骨、髋臼顶和下骶髂关节面与对侧骨盆的相对头尾位移（见图 36-9）。偏离中线或垂线的前后部结构的相对位移可以帮助评估旋转畸形。在旋转不稳定的损伤中，典型的是以靠近后骨盆环为旋转中心的损伤。因此，按照惯例，全部的不稳定的损伤、旋转畸形以这种方式描述为好。不是具体的测量，而是从半骨盆的整体外观了解旋转畸形。增宽的髂骨翼和较小的闭孔是典型的外旋畸形。髋臼顶的头侧位移伴随闭孔较大，后侧髂嵴的少量头侧位移可能与半侧骨盆的屈曲同时发生，而不是完全的后环不稳定造成的。

通过前后位骨盆平片评估、确定解剖区的损伤和畸形骨盆对于骨盆骨折患者的治疗至关重要。从最初的复苏，稳定性的确定，以及最后的重建，一个对畸形的全面了解有助于指导后续治疗。最后在重建阶段的稳定性的恢复程度也依赖于它。

第三节　骨盆环破坏的病理力学及机制

一般认为骨盆损伤继发于 4 类暴力机制。前两个，是前后和横向压缩，直接作用于骨盆环。而外展和剪切可间接传递到骨盆环。每个作用机制导致特征性的骨盆环的畸形。

一、前后暴力机制

前后暴力机制，通常会导致半侧骨盆外旋。作为一个向后力量的结果，通常是破坏耻骨联合使其开放，损伤盆底和骶髂前韧带，而后韧带是完整的。这种

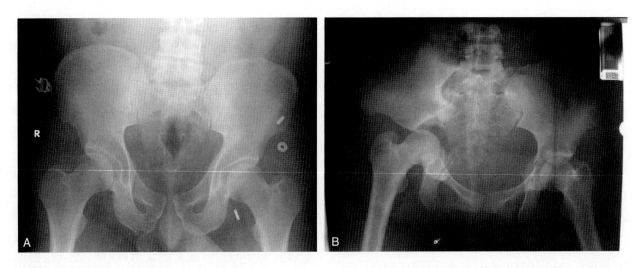

图 36-8   前后位及入口位骨盆平片。(A)注意骶骨变形及不完全 L5 横突损伤。自骨盆边缘延伸至 S2 神经孔顶端。(B)通过入口位平片评价骨盆环及髋臼复杂损伤可能并不足够。

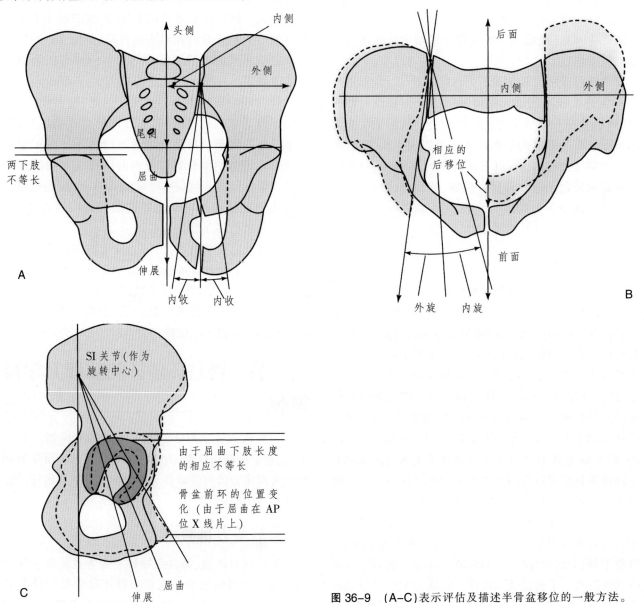

图 36-9   (A-C)表示评估及描述半骨盆移位的一般方法。

机制在通常的结果是因为后韧带复合体的完整而只有旋转的不稳定(见图 36-7B)。

二、侧方压迫暴力机制

骨盆骨折的最常见机制为侧方压迫。侧方压迫的暴力通常直接作用于髂骨翼的侧面,并且平行于骶骨的骨小梁。此损伤造成了骶骨松质骨的压缩。根据暴力作用部位的不同,可见到不同的侧方压迫损伤。若压迫暴力接近骨盆的背侧,侧方暴力骨折发生在骶骨。其造成的软组织损伤小,因为在骨盆向内位移时背侧韧带结构松弛。由于损伤的暴力平行于韧带的纤维及骨小梁,其骨折为稳定的。

侧方暴力的第二种机制,暴力直接作用于髂骨翼的前半部。暴力将骨盆向内旋转,轴心位于骶髂前关节以及前翼。然后,骶骨的前半部骨折,接着骶髂背侧韧带复合体损伤[21,124]。由于背侧骨间韧带结构的断裂,此损伤为不稳定的。然而,骶棘韧带及骶结节韧带完整,最重要的是骨盆底完整,限制了水平方向的不稳定(图 36-10)。暴力继续将骨盆推向对侧,使对侧的骨盆外旋。这一系列机制造成一侧的压迫暴力损伤,对侧的外旋损伤,还有骶髂关节前方纤维的损伤[124]。骨盆前方的损伤可能是骨盆某支的骨折或者经过耻骨联合的骨折-脱位。最终,暴力中止于大转子区域,也可以造成侧方压迫损伤,通常合并横向的髋臼骨折。

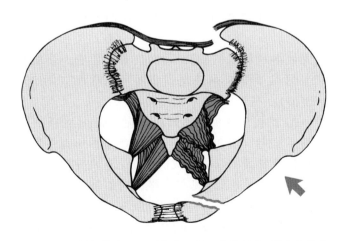

图 36-10 侧方暴力——不稳定。在这种机制中,暴力直接作用在骨盆一侧的前方。一侧骨盆沿骶髂关节轴位旋转,造成骶骨或(和)髂骨的骨折。背侧,骨间铰链断裂,骨盆在内旋方向不稳定。可能存在一定程度的垂直不稳定。由于完整的骶结节韧带作用,垂直方向的不稳定被限制了。

三、外旋-外展暴力机制

第三种暴力是摩托车车祸中最为常见的,是一种外展外旋暴力。常通过股骨干及髋关节传导。在这种创伤机制中,下肢被固定以后施以外展外旋暴力,一侧骨盆从骶骨上撕脱。

四、剪力暴力机制

剪力骨折是高能量损伤的结果。通常是垂直于骨小梁的暴力;这种暴力导致不同程度的垂直不稳定的骨折。这种损伤机制可以发生经过骨盆韧带结构及腰椎横突的撕脱骨折。如果损伤了骶棘韧带、骶结节韧带,受累的一侧骨盆会出现垂直方向的不稳定。

具体确切的骨折机制依赖于暴力的大小及骨、韧带结构的强度。对于骨质疏松或老年个体,骨的强度成比例地下降,低于韧带的强度,所以首先骨出现损伤。一般说来,如果骨强度小于韧带强度,骨组织首先损伤。在剪切力环境下,此种情况经常导致骶骨骨折和垂直方向的耻骨支骨折,而不是在横向压缩中出现的横行损伤。相反在年轻人,其骨的强度相对高,通常先出现韧带的损伤。

也就是说,骨盆环骨折可以出现在骨盆前方或后方损伤时[40]。损伤机制应根据受伤史及骨折类型判断,然后应当评估稳定性。分类以及诊断性检查是为了明确稳定性以便采取正确的治疗。

第四节 骨盆分离的分类

一、解剖学分类

曾有几种解剖学分类。Bucholz[12]建议进行尸检研究基础上的病理分类。区分了 5 种损伤:①前方垂直骨折,包括闭口环或相邻的耻骨体骨折;②自坐骨大孔嵴开始的经髂骨的骨折;③经骶骨的骨折(孔内或孔外);④单纯耻骨联合分离;⑤单纯骶髂关节损伤。

Letournel 和 Judet[64]依照受伤部位提出了一个更全面的分类(图 36-11)。这包括后环(即:骶骨骨折,骶髂关节骨折脱位,骶髂关节脱位,以及髂骨翼骨折),髋臼和前环(耻骨支骨折,耻骨体骨折,耻骨联合分离)。无论外科医生随后使用哪一种分类,按 Letournel 的方法从 X 线片得到完整的评估以确定具体的解剖损伤是必要的。这种分类仍然作为最常见

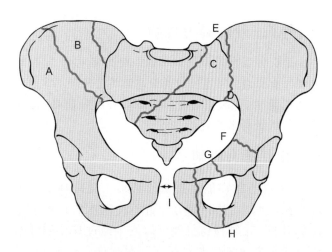

图 36-11 Letoumel 及 Judet 的分类基于解剖学基础。A：髂骨翼骨折；B：髂骨翼骨折合并骶髂关节伸展；C：经骶骨骨折；D：单侧骶骨骨折；E：骶髂关节骨折脱位；F：髋臼骨折；G：耻骨支骨折；H：坐骨骨折；I：耻骨联合分离。上述骨折可能合并出现。

的描述系统，是现行分类方案与特定患者损伤的连接桥梁。

二、损伤机制的分类(Young 及 Burgess)

Young 及 Burgess[134]的分类建立在损伤机制的基础上，提示外科医师与骨盆骨折相关的复苏问题。分类有三种主要的类型(图 36-12)。

Young 和 Burgess 分类的第一部分是一个横向压缩损伤[134]。横向压缩Ⅰ型是一个向后的作用力，导致骶骨受压的结果。它是稳定的。这些受伤的患者通常在复苏后并无大碍。横向压缩Ⅱ型损伤由比较靠前的直接作用力损伤后侧骨-韧带结构，但维持正常盆底结构。其结果是旋转不稳定。这可能与骶前挤压伤一同发生。横向压缩Ⅱ型损伤往往与头部受伤、腹腔内创伤合并发生。横向压缩Ⅲ型是直接暴力从一侧继续越过骨盆使对侧骨盆产生外旋转损伤的结果。这通常是一个的直接影响骨盆的单独暴力（粉碎）的结果。一个常见的例子是被一辆汽车碾过。这种受伤通常是孤立的骨盆损伤并且少有明显的合并损伤。

第二种是前后暴力损伤[134]，又分为 3 种类型。Ⅰ型，特点是耻骨联合分离小于 2.5cm，包括一侧或两侧的耻骨支垂直骨折或者耻骨联合损伤。由于没有严重的损伤出现，很少会出现复苏问题。Ⅱ型的损伤耻骨联合分离大于 2.5cm，骶髂关节分离，

但是保持了垂直方向上的稳定性。Ⅲ型是前及后方完全的损伤，有明显的后方连接结构损伤及耻骨支垂直移位。这种骨折是很严重的损伤，不稳定程度很重。

最后一种是垂直不稳定损伤或剪力骨折，复合的损伤机制导致不稳定骨折并严重的腹膜后出血及其他严重损伤[21,13]。

三、AO 骨盆损伤分类(修正 Tile 分类)

这一分类综合了损伤机制及骨盆稳定程度，可以作为确定诊断与治疗的辅助工具[43,112]。根据骨盆稳定性、旋转、垂直及后方脱位，以及受伤史、机制及软组织损伤的评估，可以制定一个全面的分类。

A 型损伤保持了骨盆后方复合体及骨盆底的骨与韧带的完整性，不会造成骨盆环的不稳定(图 36-13)。A1 型损伤包括骨盆骨突的撕脱骨折，这些损伤绝不会出现不稳定，通常仅需要观察。A2 型损伤仅有髂骨翼骨折。由于未破坏前方及后方的骨韧带铰链，保持完全稳定，此组患者还包括未脱位的低能量骨盆损伤，通常见于骨质疏松症(图 36-14)。A3 型损伤包括骶骨、尾骨骨折，但不包括骨盆环骨折(骶 2 以下)。正如 Denis[24]、Kaehr[51]等发现的，评估骶骨有无骨折可帮助确定神经损伤及是否需要减压。如果骶骨骨折涉及到骶 1 及骶 2 椎体并与前方损伤有关，应该归为骨盆环骨折。

B 型损伤是骨盆后弓的不完全损伤（见图 36-15A），可以接受一侧骨盆旋转。B1 型损伤是单侧外旋或前方压迫暴力（开书 B1.1）损伤或通过骶骨的高张力骨折（B1.2）(图 36-15A)。在这类损伤中可以见到各种程度的旋转不稳定，并需要进一步的临床及影像学分析来决定损伤的不同程度（图 36-15B~D）。

B2 型损伤由横向压缩或内旋造成，也是唯一的旋转不稳定（图 36-16）。B2.1 型是由于直接作用在后侧髂骨翼的暴力造成的损伤。这将导致一个骶骨压缩损伤，并且常见与水平方向的耻骨支骨折合并发生(图 36-17A)。如前所述，这并不会造成后骨盆或盆底韧带的损伤。B2.2 型损伤是由一个横向压缩力导致，并涉及部分骶髂关节骨折脱位，与前环耻骨联合骨折脱位有关。典型的后方骨折为自髂骨翼延伸到骶髂关节，合并尾端骶髂关节韧带中断的损伤。头侧髂骨翼和骶髂关节仍然附着在骶骨。这些旋转不稳定的伤害与 Young 和 Burgess 的横向压

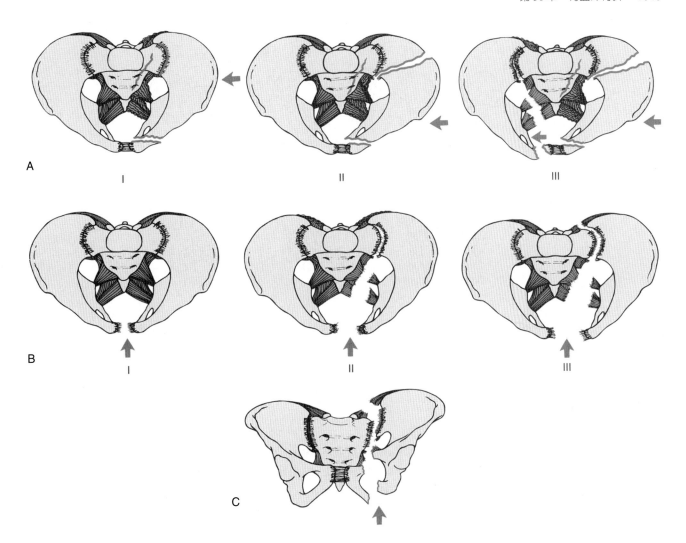

图 36-12 Young 和 Burgess 分类。**(A)**横向压缩暴力。Ⅰ型:向后的直接暴力导致骶骨压缩损伤并且同侧耻骨支骨折。Ⅱ型:更向前的暴力导致耻骨支水平骨折伴骶前压缩损伤伴后方骶髂关节损伤或髂骨翼骨折。Ⅲ型:持续的向前暴力导致Ⅰ型、Ⅱ型同侧骨折伴对侧外旋,骶髂关节张开,骶结节韧带及骶棘韧带损伤。**(B)**前后压缩骨折。Ⅰ型:前后直接暴力使骨盆张开但后方韧带结构完整,这种损伤是稳定的。Ⅱ型:Ⅰ型损伤延续致使骶棘韧带及部分骶结节韧带损伤,前方骶髂关节打开,这种损伤旋转不稳定。Ⅲ型:所有韧带结构损伤导致的完全失稳或垂直不稳定。**(C)** 垂直暴力或暴力作用于骨盆支持结构部位导致耻骨支骨折及韧带结构损伤。这种损伤等同于前后Ⅲ型或完全失稳或垂直不稳定骨折。(Redrawn from Young,J.W.R.;Burgess,A.R. Radiologic Management of Pelvic Ring Fractures. Baltimore,Munich,Urban & Schwarzenberg,1987.)(见彩图)

缩Ⅱ型损伤相当。由于受伤的力量是在作用于倾斜的方向,所涉及的部分骨盆弯曲,内收和内旋,使股骨头抬高,这可与一条腿的长短变化有关(见图36-17B)。

较少见的前弓与 B2 损伤合并伤,可以是锁定的耻骨联合或倾斜骨折。锁定的耻骨联合损伤破坏耻骨联合而不是导致耻骨支骨折,使耻骨联合的一边被牵扯至另一半的后方(图 36-18A)。倾斜骨折是横向压缩的一个不寻常的变异机制,其中耻骨上支骨折是在靠近髋臼的耻骨支根部断裂,并通过相关的

坐骨支,持续的骨盆内侧位移造成耻骨联合脱位或耻骨体骨折。使该碎片倾斜进入到会阴部。这通常被认为是女性较男性常见。此类骨折的主要问题是其在会阴部,碎片伸入到阴道位置而造成性交疼痛(图36-18B)。

B3 型损伤是双侧后环损伤但不存在任何一侧的垂直不稳定,同时任何一侧都可能有各自不同的损伤机制。B3.1 型损伤为双侧外旋损伤,耻骨联合分离大于 2.5cm(图 36-19A)。 B3.2 型和 B3.3 型继发于横向压缩后对侧骨盆外旋(图 36-19B),或对两侧骨

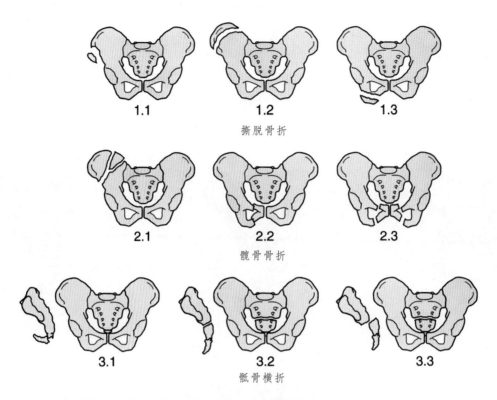

1.1　　　　　　1.2　　　　　　1.3

撕脱骨折

2.1　　　　　　2.2　　　　　　2.3

髂骨骨折

3.1　　　　　　3.2　　　　　　3.3

骶骨横折

图 36-13　改良 Tile AO Müller 分型。A 型,稳定的后弓及完整骨盆环的损伤。1 组表示髂棘(Al.1)、髂嵴(A1.2)及坐骨结节(A1.3) 的撕脱骨折。2 组即单骨的骨折或垂直骨折:髂骨翼(A2.1),单侧前支(A2.2)和双侧前支(A2.3)。3 组即骶骨横行骨折:骶骨尾骨脱 位(A3.1),骶骨骨折无移位(A3.2)和骶骨骨折移位(A3.3)。(Redrawn from Müller,E.,ed. Comprehensive Classification of Pelvis and Acetabulum Fractures. Bern,Switzerland,Maurice E. Müller Foundation,1995.)(见彩图)

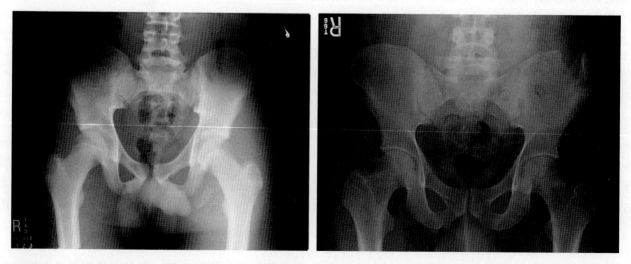

图 36-14　A 型损伤。坐骨棘撕脱骨折发生于一位骨骼发育不完全的运动员身上,高能量的直接暴力作用于髂骨翼导致 髂骨翼开放骨折。

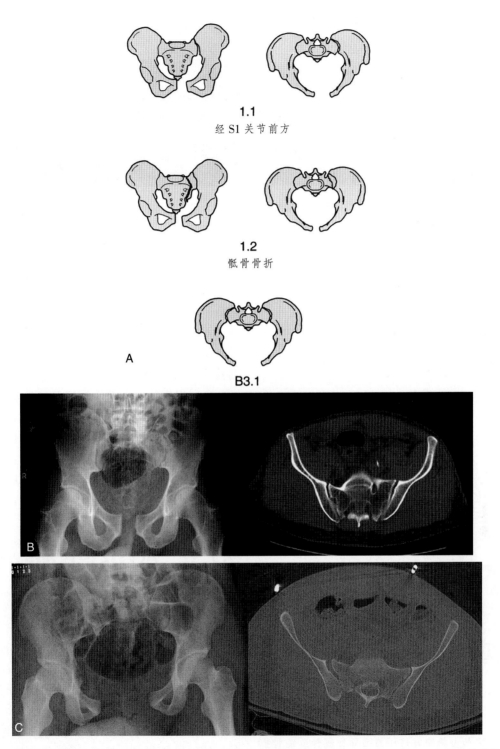

图 36-15　(A)B 型损伤的例子,均为耻骨联合损伤。前方损伤包括单侧或双侧耻骨支骨折。 (B)B1.1 骶髂关节前方损伤。注意关节内的空气密度,可能提示旋转损伤累及关节。体格检查可以确定不稳定。(C)B1.1 损伤伴明显不稳定。骶骨 CT 确认骶髂关节的单侧损伤伴发骶骨张力骨折。(待续)

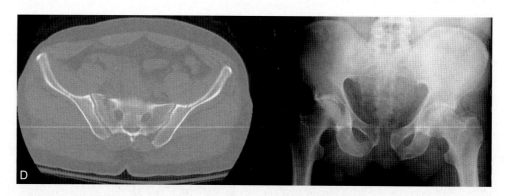

图 36-15(续)　(D)B1.2 后方损伤穿越骶骨。骶骨前缘是增加后方损伤牵张暴力的作用部位。(A,Redrawn from Müller,E.,ed. Comprehensive Classification of Pelvis and Acetabulum Fractures. Bern,Switzerland,Maurice E. Müller Foundation,1995.)

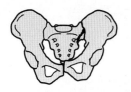 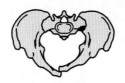

2.1
骶骨前方压轧性损伤

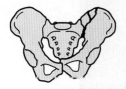 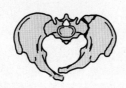

2.2
骶髂关节骨折不全脱位

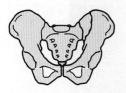 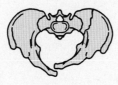

2.3
后髂骨不完全性骨折

图 36-16　修正 Tile AO Müller 分型:B 型:不完全损伤（内旋）。向内的直接暴力或侧方挤压暴力导致骶骨压缩骨折（B2.1），骶髂关节部分骨折脱位（B2.2），不完全的髂骨翼背侧骨折（B2.3）。(Redrawn from Müller,E.,ed. Comprehensive Classification of Pelvis and Acetabulum Fractures. Bern,Switzerland,Maurice E. Müller Foundation,1995.)（见彩图）

盆分别受到横向压缩。根据定义,对双侧都是只存在旋转不稳定。在 B3.2 和 B3.3 受伤,盆底与后韧带仍完好无损,只造成旋转不稳定。如果全方面不稳定存在,则被列为 C 型损伤。

C 型损伤是由于维系脊柱及半骨盆的骨和韧带组织的完全破坏导致的全面失稳定（见图 36-20）。更多的损伤基于后方病变的基础之上。 C1.1 是髂骨骨折,C1.2 是骶髂关节脱位或骨折脱位,C1.3 是通过骶骨的骨折（图 36-21）。C2 损伤是双侧损伤,其中一侧旋转不稳定（B 型）及另一侧完全不稳定（C 型）。C3 损伤为双侧、完全不稳定的损伤（图 36-22）。

第五节　骨盆环损伤的评估

一、紧急处理

第一急救者在不稳定骨盆环损伤的早期处理中作用关键。高级创伤生命支持（Advanced trauma life support,ATLS）规范确定了总体评价和早期干预措施。高能量的损伤机制和实地检查可能提示骨盆受伤。不伴明显合并骨折或脱位的下肢畸形和骨盆受压活动提示骨盆损伤存在。然而,下肢的发现可能仅包括细微的转动不对称。基于经验的徒手检查和现场的后勤供应条件, 搬运至少在理论上存在血块破坏的风险。基于这些原因,为高能量创伤设置合理的骨盆稳定装

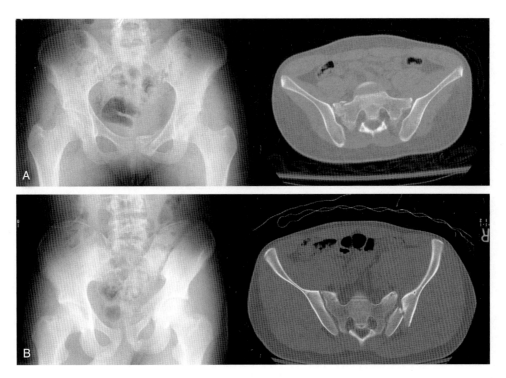

图 36-17　外侧压缩型损伤。(A)B2.1 前方骶骨压缩骨折伴对侧耻骨骨折。(B)新月形骨折。注意骨折脱位进入骶髂关节远端部分。

置成为必然[31]。环骨盆加压装置(pelvic circumfere-utial compression device PCCD)有可能成为加重横向暴力损伤畸形从而导致软组织(膀胱,尿道和阴道)损伤的潜在原因。 Bottlang 和他的同事证明,这是不太可能发生的[8]。对高能量损伤机制的所有患者应用 PCCD 是安全的,特别是怀疑不稳定骨盆环损伤的患者。Vermeulen 和 Hoffmeyer 报告了一个 19 例怀疑不稳定骨盆骨折患者现场应用 PCCD 的研究[127]。使用时间为伤后 30 秒,速度远远超过了充气外衣。在急诊室的 X 线评价表明,2 例患者直到 PCCD 被摘除无损

伤,但当复查平片提示耻骨联合增宽和骶骨骨折。

对患者的急症评估必须包括可能即刻威胁生命的骨盆并发症(图 36-23)。骨盆骨折被认为是其他威胁生命损伤的标志[20,21,30,66],例如脑外伤、胸部损伤、腹部损伤以及更加严重的腹膜后血管损伤等[9,30,35,66,78]。受伤史可以提供损伤的能量来源。低能量损伤产生于低处坠落(<1m),例如绊倒损伤,常常发生于年老、骨质疏松的患者。高能量损伤通常发生于摩托车车祸或者高处坠落(>1m)。

低能量损伤可以没有并发症,但是高能量损伤可

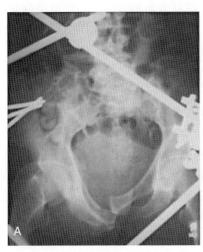

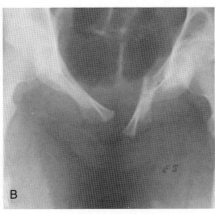

图 36-18　(A)一侧耻骨体移位至另一侧后方使耻骨联合交锁。(B)当耻骨体上部从耻骨联合移位并旋转至同侧耻骨根部骨折周围时斜行骨折发生。

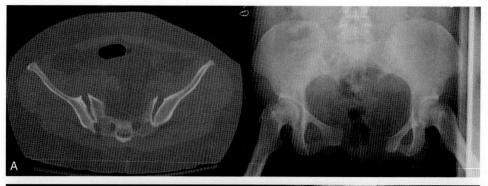

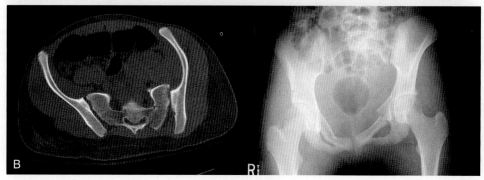

图 36-19　B3 损伤病例。(A)
B3.1 双侧骶髂关节旋转损伤。
(B)B3.2 左侧半骨盆通过骶髂
关节向内旋转合并部分右前
骶髂关节碎裂及半骨盆外旋
造成的畸形。

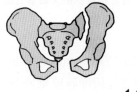 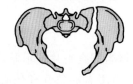

1.1
经髂骨翼

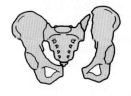 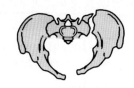

1.2
经骶髂关节

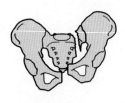 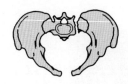

1.3
经骶骨

图 36-20　改良 Tile AO Muller 分型。C 型:完全损伤,可以是
单侧或双侧,单侧损伤包括通过骶骨翼 (C1.1)、骶髂关节
(C1.2)及通过骶骨(C1.3)。双侧损伤包括不完全与完全损伤,
未在此图中显示。(Redrawn from Müller,E.,ed. Comprehensive
Classification of Pelvis and Acetabulum Fractures. Bern,Switzer-
land,Maurice E. Müller Foundation,1995.)

能合并其他严重问题,包括:75%的患者出血[66],12%的
尿道损伤,以及大约 8%的患者腰骶神经丛损伤[14,66,80]。
高能量损伤的大动脉破裂发生率高于钝性创伤 8
倍[74,78]。高能量损伤的骨盆骨折死亡率大约在 15%~
25%[21,66]。60%~80%的高能量损伤骨盆骨折患者可以
合并肌肉骨骼损伤[66]。必须在诊断急性损伤的同时进
行同步治疗。这种复杂的局面需要计划方法,同时进
行评估和治疗。一个跨学科的团队,其中包括普通外
科或创伤/危重病急救医生、急诊科医生 (适当的时
候)、麻醉医生、骨科医生共同完成最优化的运作。标
准化的复苏是高级创伤生命支持(ATLS)规范的首要
核心,这将在第 6 章详细讨论。骨科医师参与初次抢
救非常重要,可保证骨盆骨折的稳定性,并协助确定
治疗方案。第二,骨盆骨折应被充分地评估以利于发
现任何不稳定的证据,并尽早采取适当的治疗。

ATLS 指南中指出,膀胱插管是低血压患者必需
的,以帮助监测复苏。这应该是男性在尿道口出血检
查,阴囊血肿的评价和经直肠前列腺评估之后进行。
对于女性,尿道口检查以及阴道检查也是要在插管
之前完成的。如果有任何不稳定的骨盆损伤出现了
前面所说的任何异常,都不应该在尿道造影前导入
尿管。除非它是真正为患者的复苏监测所需。膀胱插
管前了解血清乳酸水平或碱不足可能提供额外的渠
道评估复苏是否足够。在不完全尿道撕裂的情况下

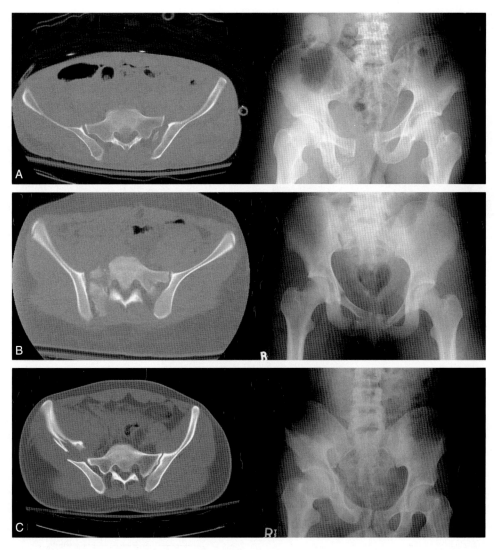

图 36-21 C1 型损伤病例。(A)越过骶髂关节的后方损伤。(B)骶骨。(C)髂骨。

完成导尿存在晚期后遗症风险。Lowe 和同事报告说，57%继发于骨盆骨折的男性尿道损伤没有上述这些经典的标志[65]。

骨盆不稳定的体征包括无长骨骨折的下肢畸形，通常为同侧下肢长度改变，包括下肢短缩及内/外旋

(或者均有)。巨大的腰部及臀部挫伤、肿胀提示有大量的出血。患者侧身检查背部时应视诊骨盆后方部分。骨盆后方的触诊可以发现巨大血肿、骨折区的台阶或者骶髂关节脱位。同样，触诊耻骨联合可以发现台阶。由有经验的外科医生进行的单纯的徒手骨盆加

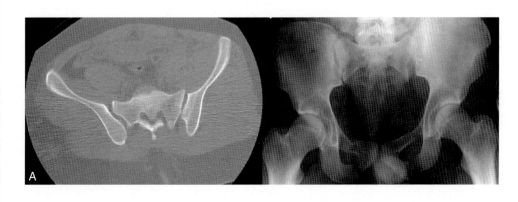

图 36-22 双侧损伤(A)C2 左侧骶髂关节完全损伤及右侧骶髂关节细微移位,CT 诊断明确。(待续)

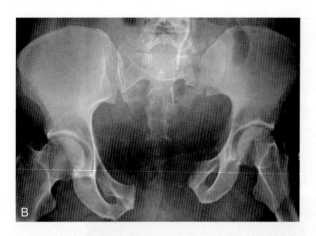

图 36-22(续)　(B)左侧骶骨骨折伴右侧骶髂关节完全移位,这两种损伤均导致完全失稳。

压实验对于骨盆稳定的问题在第二次检查时仍然存在的患者可能是有用的。但是,如果患者已经被环形固定或 PCCD 已经应用,且患者血流动力学仍不稳定时则不应该进行本实验。其他潜在的不稳定的迹象,包括开放的骨盆骨折,阴囊血肿和下肢神经症状可能归结为腰骶丛损伤。作为第二轮的调查,特别是意识水平下降的患者、没有腹腔或胸腔来源出血但对补液没有反应的患者,或抱怨疼痛或骨盆检查敏感患者,前后位的骨盆 X 线片是必须进行的[53]。

如果发现了持续的骨盆出血,在患者接受评估和稳定骨盆的同时,外科医师应准备好进行有效的治疗[30,35,66,71,116]。通常骨盆的持续出血来自骨盆背侧静脉

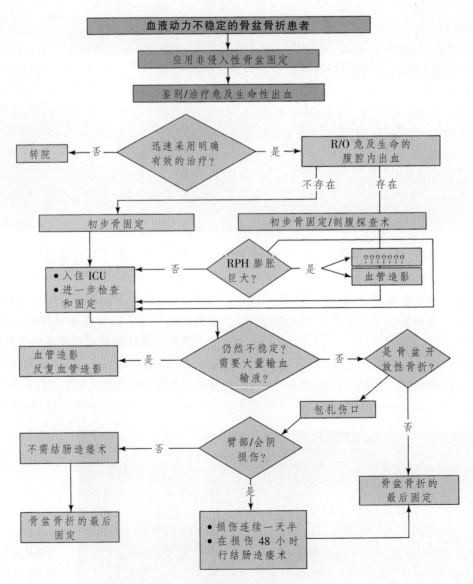

图 36-23　骨盆损伤后复苏流程。RPH,腹膜后血肿;R/O,排除。

丛的损伤。大血管出血,例如髂总、髂外、髂内血管出血也可以导致大出血。大血管损伤通常出现迅速大量的出血及末梢循环障碍。出血程度决定治疗方式:大出血的 5 个可能部位是盆腔外、胸椎、腹膜内、腹膜后及下肢骨折。应当区别开腹膜内出血及腹膜后出血,需要骨科及创伤科医师参与制定治疗方案。在急性损伤患者,腹部查体并不可靠。必须使用脐上诊断性腹膜灌洗、超声或 CT 来判断腹腔内有无出血[73]。使用脐下腹腔镜可能导致骨盆血肿沿前筋膜扩散、污染标本。

　　针对不稳定骨盆损伤,骨科医师的主要同标是稳定脊柱以控制出血[19,35,49,66,71,73]。骨盆损伤得到稳定后可以控制腹膜后出血量,封闭出血血管,减少血液流失。安装骨盆稳定装置的时机应当征求普通外科医生或者参与复苏的内科医生的意见[72]。在安装外固定之前,首先照前后位片。前后位片可以反映损伤过程、持续出血的可能性等线索。侧方暴力损伤在耻骨支或坐骨支出现水平或桶柄样骨折,若由骶骨岬与髂耻线之间的弓状线看过去,将发现骶骨前方的压缩骨折。做骶骨中线的垂线也可以提示骨盆的显著移位。这种变形通常是内旋的特征表现,但也包含一部分可以由坐骨高度不对称证明的屈曲成分[124]。前后暴力损伤通常可以出现通过耻骨支或坐骨支的垂直骨折,骨折通常分离而没有垂直移位。使用第二道骶骨弓状线可以发现一侧骨盆的向背侧移位[124]。可以通过下列方法发现骨盆垂直移位:后方骶髂关节移位大于 1cm,骶骨骨折分离及骶骨撕脱骨折。

　　与损伤类型密切相关的是合并腹腔内损伤和头部损伤的横向外压及垂直剪切[134]。此外,不稳定前后压缩和完全不稳定损伤腹膜后出血的发病率远远高于腹腔内出血。鉴于这些关联,进行合理的推测,大多数横向压缩损伤通常不会受益于紧急稳定技术。不稳定的前后和垂直剪切受伤,仍然是在急性情况下关注的重点,并可以通过多种技术进行控制。一旦 PCCD 在院前急救未能使用,下述方法可以被首先使用,并已被证明安全有效[8]。其廉价的替代方案是一个环型加压束带[58]。束带紧密缠绕大腿,协助骨盆复位。这是尤其如此,如果一部分后韧带保持连续且完整的下肢已被手动旋前,这种束带的应用就有作用。长期使用会增加压力诱导的皮肤损伤,因此,使用后需要经常观察。真空夹板装置提供另一种紧急有效的骨盆稳定选择,并已在许多地方广泛使用。它们可以应用到患者的两侧,以保持贴近腹部和腹股沟。它们作为夹板

对脊椎、下肢损伤也非常有用。

　　骨牵引,可对这些技术提供有效的辅助治疗。小直径克氏针(K-wire)和不需要特殊悬吊和支撑的牵引弓就足以胜任。股骨远端 10~15kg 的牵引力就可显著减少位移,特别是在紧急情况下。使用这种技术结合环周加压为紧急稳定提供了一个非侵入性解决方案,优于压塞的效果。

　　有几种方法可以稳定损伤的骨盆。最古老的方式是抗休克衣[35]。充气的抗休克衣覆盖于下肢及腹部周围,直至血压稳定。抗休克衣靠增加外周血管的阻力来发挥作用,并利用下肢向机体核心自体输血。在这种情况下,抗休克衣类似于一个充气的夹板,减少了骨盆骨折的持续活动。这可阻止骨盆静脉损伤及对血凝块的破坏。目前,抗休克衣应用于基层医院,但患者长时间使用抗休克衣可导致筋膜室综合征[35,65]。

　　在特定的情况下,紧急骨盆稳定更有效的方法是专门骨盆钳的应用[12,36]。这些钳可用于急诊室、手术室或 ICU 病房。骨盆的 C 型钳[36]是专为在 C 型损伤中血流动力学不稳定的显著移位的骶髂关节损伤或骶骨骨折患者所设计。它直接作用于不稳定部位,并可直接向髂骨与骶髂关节加压。重要的是,闭合复位后它可以先于或与环形束带或 PCCD 一同应用,以维持稳定。如果已经复位,则可以留出空隙放置骨盆钳。作为替代方案,骨盆钳适用于无论是在后环或前骨盆髋臼以上的松质骨[7,9]。

　　在过去的几十年里,对于血流动力学不稳定的骨盆损伤患者的默认方法是应用前外固定架[50,88,90]。只要可行,该框架应可与通过对侧股骨的牵引一起连接,控制头侧和向后的移位。该固定架的应用,需要手术干预,而且必须尽快实施。血流动力学稳定的患者并不需要临时稳定,除非认为搬运骨盆骨折的可能会导致出血复发。更早,更有效的环周加压技术的使用很可能会明显减少急性骨盆外固定的并发症。

　　根据患者对复苏的反应确定治疗方案[41]。对腹腔内及胸腔出血阴性而持续低血容量休克的患者多为无名的腹膜后动脉出血。血管造影可以发现出血的位置,帮助确定必需的治疗方案并协助决定是否行栓塞术止血。对较大的动脉进行暂时性的气囊栓塞可以挽救患者的生命,直至外科手术控制住出血。若可能,在血管造影之前先安装骨盆稳定装置。

　　对于创伤患者通常使用 CT 评估腹腔及盆腔损伤。若患者病情稳定可以接受 CT 检查,应进行增强扫描。若 CT 增强显示有阳性溢出反应,患者有 1/40 可

能性出现严重动脉出血,需要栓塞治疗[110]。所以任何有动脉性出血可能和对补液仅有暂时性反应的患者,均应进行增强 CT 检查。这些影像学检查可以帮助尽早控制出血。

即便是有经验的医生,对骨盆出血的患者进行诊断及治疗性血管造影也很困难。选择性血管栓塞对于控制小血管(3mm 或以下直径)是最为有效的。血管造影对定位大血管出血可能有所帮助,但仅仅是在时间及血流动力学允许的情况下[101]。如果血管造影反应时间太长或术者经验不足,可能延误复苏及治疗的机会。若在损伤 3 小时之内,进行动脉造影栓塞可以100%有效控制出血,挽救生命[1]。

若患者对于补液没有反应而腹腔内出血试验阳性,应进行开腹手术,同时安装骨盆稳定装置。若开腹手术期间,腹膜后血肿在扩大,应按压骶骨前区以及耻骨联合背侧。为了保证这项技术有效,必须获得骨折复位。复位可以使用 C 型夹钳或复位器,通过直视或用手指触摸达到复位[84]。若患者在应用这些方法后仍然低血压,应立即进行血管造影。在血管造影的过程中,任何出血的血管均应栓塞以阻止再次延迟出血。在开放的骨盆骨折,若通过伤口有持续出血必须直接压迫此部位以控制出血。

腹膜外压迫在欧洲及北美非常流行。这项技术需要在骨盆骨性结构固定后通过腹膜外途径进行。这项技术的理论依据是严重出血来自于骨盆丛及松质骨表面。通过直接压迫,出血将得到有效控制。通过耻骨联合上方正中切口,向左拉开腹膜,则腹膜与骨盆的间隙可见。每侧用 3 块纱布向后 (骶髂关节方向)塞入,之后关腹。24 小时还是 48 小时取出纱布取决于患者是否稳定。如果压迫后低血压持续存在,则需要行血管造影。这项技术的支持者们相信:这项技术在正式手术前相较血管造影更简便易行且迅速。但没有证据表明哪种方法更优越。这需要创伤医师及骨科医师来决定。

在患者病情稳定后需要进行其他腹膜内脏器的评估。如果发现骨折不稳定的迹象,男性患者应进行尿道造影[14,71]。这项技术是将细尿管插入尿道口,将球囊充气,注入 25~30mL 造影剂使尿道显影。若没有造影剂漏出,即插入尿管。最好在骨盆垂直位置上(例如:使用全骨盆 Judet 位片)造影以充分显示尿道全长。然而在绝大多数情况下,很难获得这一位置,标准前后位片也可。在尿道造影以后,使用400mL 造影剂注满膀胱并摄片。在造影剂排空以

后,摄片确定膀胱损伤。若这些检查都没有发现血尿的原因,应进行静脉肾盂造影。对女性患者尿道造影很少有效,往往漏诊。应进行全面的查体,包括阴道检查,然后再插入尿管,即便如此,也有 50%的阴道损伤被漏诊[83]。

开放骨盆骨折的评估和诊断更为重要[83,88,89]。必须仔细检查伤口,并充分评估。骨盆前方或侧方的伤口相对清洁,处理方法类似于其他开放骨折。然而,臀部及会阴区的伤口需要仔细评估。由于容易被直肠内容物污染,直肠、会阴及臀部的伤口应充分清创并使用外固定。这种类型的开放骨盆骨折需要采取结肠造瘘术。其他没有涉及该区域的骨折是清洁的,可以清创后选择合适的固定。

二、最终治疗

在急性损伤患者病情稳定以后,需要再次对骨盆损伤进行评估以确定最终治疗方案。必须进行适当的评估,以确定是否进行手术治疗,减少远期的疼痛,降低畸形愈合和骨不连率[44,46,73,84,91,104,112]。评估从骨盆稳定性的决策开始,通过影像检查明确每处损伤的具体位置[64],并进行损伤分级。尽管对于不稳定的判断依赖于损伤机制、体检、放射检查,最终的处理可能仍需要考虑患者诸如合并伤、损伤区域软组织条件等。

(一)病史

事故现场信息、既往史、放射检查结果可以协助判断损伤机制。应当评估造成损伤的暴力类型及损伤机制。直接挤压损伤造成严重的软组织损伤,可以导致伤口愈合困难。间接暴力往往没有软组织的损伤,伤口愈合较好。对于患者年龄及职业的了解,尤其重要的是对患者期望值的了解,将有助于医师与患者达成一致的治疗目标。

(二)物理检查

一旦神经,心血管,呼吸功能稳定,应再次完成全面的骨科检查。特别是关于骨盆,医生应考虑到前腹部或内脏受到影响。腹部伤口是闭合的或筋膜外保持开放?是否有骨碎裂,它们的位置在哪儿?因为什么损伤需要在会阴区周围放置耻骨上导尿管?是否为液体复苏和合并的下尿路损伤留置了 Foley 尿管?评估开放性骨盆伤的位置、污染程度和先期处理之后的情况。有没有提示骨盆底损伤的阴囊或阴唇血肿?任何双腿的长度不符均应该仔细测量并评价任何异常的

内外旋转。擦伤或淤血的地方可能与软组织脱套伤相关。视诊结束后应进行触诊，以确定软组织破坏、骨的缺损以及血肿。下肢还应进行一个完整的神经肌肉和血管检查。

向内和向外挤压髂骨翼前上方，观察骨盆有无开闭活动，可以判断是否存在骨盆旋转不稳定。推拉下肢检查有助于了解骨盆的垂直移位情况。影像学检查或增强检查可以确诊。当患者接受初次检查时，可以进行上述评估；然而如果骨盆的稳定性存在疑问，必须在麻醉下进行检查[49]，并可在麻醉状态下进行影像学检查确证。

三、影像学检查评估

在确定最终治疗方案之前，必须进行充分的影像学检查，包括骨盆前后位片、出口位、入口位片及 CT 检查。如前所述，骨盆创伤后前后位平片可在绝大多数情况下指导最初的治疗，而不需要获得其他的影像资料，因为这可能会延误创伤的治疗。骨盆的总体评价，需要前后位、入口位及出口位影像。骨盆 CT 检查在高能量损伤和怀疑后侧损伤且后骨盆环在传统的三个投照体位下无法清晰辨识的情况下是必须进行的。外科医生应制定一个系统的方法像评估前后位平片一样来评估这些影像资料。技术的进步，如 64 排螺旋 CT，已经使高清晰度二维和三维图像通过快速的数据采集而实现。迄今为止，还没有研究是否新的成像技术可以替代普通 X 线摄影的文章发表。此外新技术内在的弊端是暴露于高剂量辐射。目前每个医生要权衡新技术的利弊，它对一些复杂的损伤提供了强有力的帮助，并且切实帮助了评估和重建的进行。

在仰卧位骨盆与躯体长轴成角为 45°~60°。所以骨盆前后位片必须在倾斜的角度上拍摄。为确切了解骨折移位的程度，必须在合适的角度上拍摄两张 X 线片，即骨盆的出口位和入口位片（由 Pennal 和 Sutherland 研发）[28,82]。

（一）前后位 X 线片

前后位 X 线片（图 36-24）可以提供骨盆损伤的整体概观。如果患者最初的 X 线片质量不佳，则在固定之后应进行平片复查。应再次进行全面的评估。随后的 X 线片应确认前后位 X 线片上所描记的受伤，更好地确定它们的位置，并帮助确定骨盆在平移和旋转方向上的移位。

（二）入口位片

入口位片（图 36-25）在患者仰卧位拍摄。球管自头端向尾端倾斜 60°[82]。所以其可以垂直于骨盆缘，得到真正的骨盆入口位片。在入口位片上可见骨盆边缘，包括髂耻线、耻骨支，骶髂关节，骶骨翼及骶骨体、后结节。此片有助于确定骶髂关节、骶骨和髂骨翼背侧移位、髂骨内旋畸形及骶骨压缩骨折。在此片上观察骶骨翼，尤其是观察弓状线，若出现此线的扭曲或骶骨一侧低于另一侧，即可以判断为骶骨压缩骨折。在此片还可以观察坐骨嵴撕脱骨折。轴向旋转（内旋或外旋）可以在此平面内良好显现。斜行或水平的耻

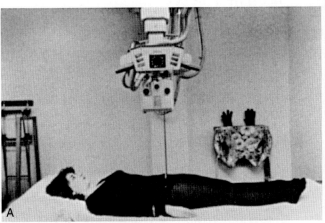

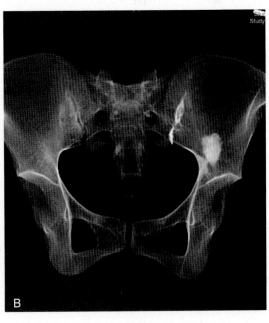

图 36-24　（A）前后位片，定位器与接收器垂直，指向中骨盆。（B）骨盆前后位片。

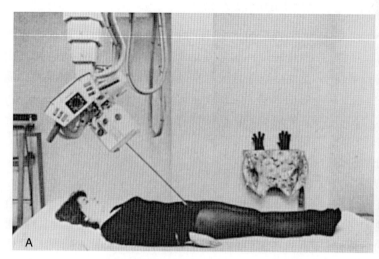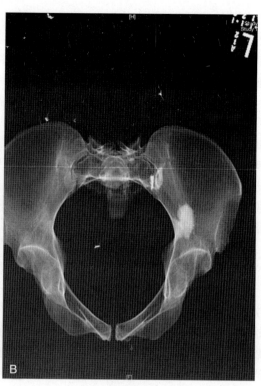

图 36-25　（A）入口位片，定位器自头侧指向中骨盆，与床面呈 60°。（B）骨盆入口位片。

骨骨折亦可显现。

(三)出口位片

出口位片(图 36-26)应在球管自尾端倾斜 45° 投照[82]。此片有助于确定骨盆一侧向上旋转移位(见于桶柄样骨折)。髋关节高度可以反映双下肢是否不等长。容易见到垂直移位、通过或接近骶孔的骨折。前两个或三个骶段和骶孔在这个位置被良好地展示出来。闭孔的骨性边界被完整地勾画出来，耻骨支骨折的垂直定位也被展现出来。冠状和矢状平面组成的旋转(分别为:展和收,屈和伸)也通过对这个投影的评估得到很好的理解。

四、CT 检查

使用 CT 检查可以充分显示骨盆后方的骨及韧带结构。对于确定骨盆背侧损伤的机制,CT 检查是必需的(图 36-27A)。它可以发现通过骶骨的损伤是压缩损伤还是剪力损伤。骶髂关节移位程度对于确定背侧损伤的稳定程度是很有价值的。骨盆前方的关节张开后方关闭而后方韧带保持完整是旋转不稳定损伤(B 型)。若关节张开的程度继续加大,后方韧带将断裂,损伤将变为完全不稳定(C 型)。CT 还有助于髋

臼骨折。很多接近前柱基底的耻骨支骨折容易合并髋臼骨折,需要正确评估此种损伤。随着技术的进步,三维重建 CT 可以为骨盆骨折提供更加有效的检查。在准备进行骨盆后方的稳定手术及腰 5 至骶 1 小关节损伤的治疗时,必须详细检查骶骨上部的椎体及腰骶交界区,了解有无解剖学异常。技术的进步表明,二维和三维重建的 CT 扫描可提供更实用的骨折形态评估方法和较平片更全面的骨盆骨折的整体位移情况(图 36-27B)。

五、麻醉下检查

若上述的检查均不能确定骨盆真正的稳定性如何,医师应毫不犹豫地在麻醉下对患者进行检查,时间应在损伤后的 5~7 天内,因为检查的结果可能决定患者的治疗方案。

第六节　治疗决策

对骨盆损伤进行充分评估以后,需要选择适当的治疗[17](图 36-28)。对于任何骨骼损伤,两个关键因素影响治疗决断:不稳定和移位。综合分类系统的好处是,可以用来结合外科医生的经验,确定骨盆环损

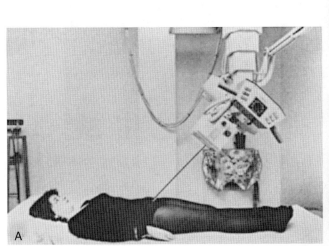
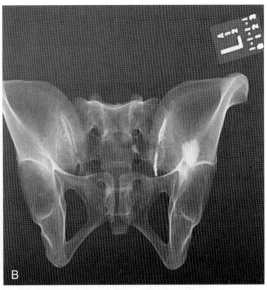

图 36-26 (A)出口位片,定位器从足侧指向耻骨联合,与床面呈 40°。(B)骨盆出口位片。

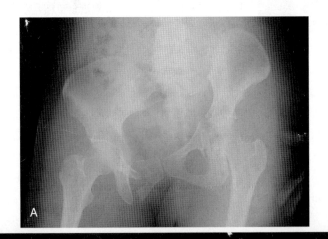

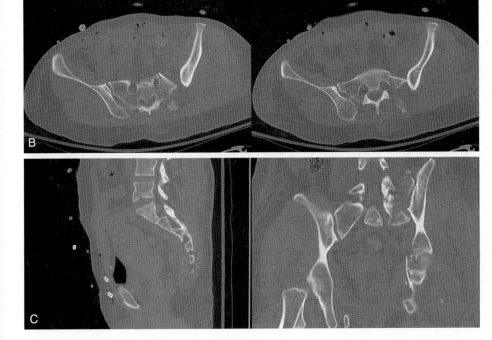

图 36-27 高质量 64 排螺旋 CT 扫面复杂损伤。(A) 前后位骨盆片。(B)横断 CT 显示复杂骶骨骨折脱位。(C)二维重建见 L5 骨折。(待续)

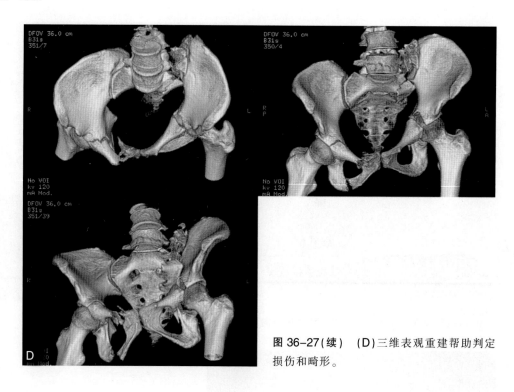

图 36-27(续) （D）三维表观重建帮助判定损伤和畸形。

伤的过程,直至复位。第一部分要考虑的是不稳定。绝大部分的错位被定义为不稳定,并被要求复位和固定。后环骨折如果移位微小,则可能是稳定的,但如果在一开始移位不被纠正,日后将移动,并在不可接受的位置愈合。非手术治疗骨盆环损伤需要在早期进行密切的临床和影像学随访,以辨别随后出现的不稳定或移位。

包括不超过 2.5cm 位移的前后压缩损伤(B1.1 型)和出现骶骨嵌插的横向压缩损伤(B2.1 型)的 B 型骨折是稳定的。此型损伤不易在日后出现移位,但平片只是动态损伤过程的静态评价。如果患者难以移动,或如果有显著的骨盆环内旋合并相关的泌尿生殖系统损伤,或合并前骶髂韧带损伤可能的骶前关节内气体密度影,则应进行麻醉后评估。

耻骨联合破坏后位移[106,113]超过 2.5cm 是手术固定的适应证。穿过骶髂关节的骨折和脱位强烈提示将会出现后遗症,例如长期疼痛、不适和骨不连[43,44,46,49,55,93,102,105]。为了避免出现这些问题,需进行骨盆手术固定确保复位和稳定。越过髂骨翼(C1.1)或骶骨的骶髂关节的关节外骨折是不稳定的,并有进一步移位的可能。如果初始移位可以接受,且患者可以活动,则可以进行密切的 X 线片检测。如果初始位移被认为是不可接受的,闭合复位,应用外固定器来控制旋转异常,且牵引可能可以纠正畸形,但可能

会限制患者的活动[50,51](表 36-1)。除非医学上的禁忌,如果患者了解复位、固定的利弊,则这些后环的移位骨折应进行手术治疗。如果患者能从手术中获得运动方面的益处,则因为合并损伤而进行的手术复位、重建将提供超越避免单纯骨盆损伤后遗症的更多帮助。

以下为严重的移位:

(1)下肢不等长超过 1cm。

(2)严重的内旋畸形、下肢外旋无法超过中立位。同样,严重外旋骨折造成下肢无法内旋。

很明显,斜型骨折会导致严重的畸形,尤其在女性可以导致性交困难,因为移位骨折片靠近阴道。如果稳定骨折有严重移位,则需要手术介入。

在手术治疗时必须考虑合并损伤的治疗,尤其是髋臼或下肢长骨的损伤。股骨干骨折合并骨盆严重损伤,使用牵引治疗时可以导致严重的膝关节僵直。骨

表 36-1　外固定的指征
复苏
旋转不稳定骨折
开书样骨折
提篮样骨折
辅助不稳定骨折牵引(C 型)

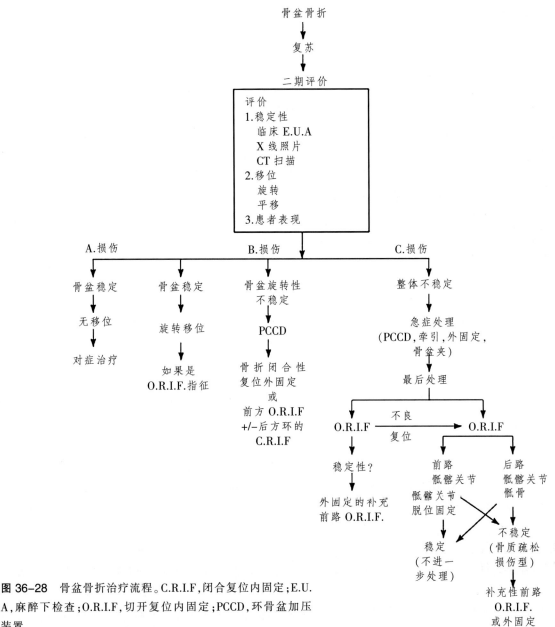

图 36-28　骨盆骨折治疗流程。C.R.I.F,闭合复位内固定;E.U.A,麻醉下检查;O.R.I.F,切开复位内固定;PCCD,环骨盆加压装置。

盆骨折合并同侧股骨骨折会明显提高死亡率,高于单独的任何一种损伤。下肢长骨多发骨折合并髋臼骨折通常是手术的指征,以利于功能的康复。

第七节　复位及固定技术

一、骨盆固定的生物力学

针对脊柱损伤采取适当的治疗措施,需要了解不同的内固定及外固定技术的生物力学稳定性。生物力学研究显示,双侧不稳定的骨盆后方损伤,前方外固定架并不能提供足够的稳定性以支撑体重[121]。Mears 和 Rubash[74]试图应用骨盆固定钉来提高外固定架的力学稳定性,但是此项技术有置钉困难及护理方面的问题。借助于另外一组安装在骨盆前下峭区的固定钉,骨盆的稳定性获得了增强[74]。McBroom 和 Tile[68]将骨盆由骶骨上悬吊起来,允许充分的活动,证实如果骨盆后方的骨韧带铰链保持完整,所有的外固定架均可以稳定骨盆环以利于患者的活动。若后方铰链断裂,任何外固定架均无法稳定骨盆损伤。最佳的外固定装置是一种矩形的构造,由 2~3 根 5mm 的固定钉(相距 1cm 插入髂峰)组成。

使用相似的模型，McBroom 和 Tile 证实内固定器可以显著增强骨盆环的固定力量[68]。在稳定骨折中，骨盆固定失败是由螺钉拔出造成的；所以在稳定的开书样骨折中，前方固定允许早期活动。然而对后方铰链断裂的不稳定损伤，前方耻骨联合钢板并不能稳定骨盆环。使用前方耻骨联合钢板及梯形外固定架可以适当增强骨盆稳定性。治疗这种不稳定骨盆损伤的最直接方法是后方及前方均固定。最坚强的固定是两块钢板以合适的角度固定耻骨联合，同时使用后方螺钉固定或经骶骨棒固定。生物力学研究显示，髂骨翼骨折可以使用切开复位，使用中和钢板进行骨折端加压内固定。对于单侧骶髂关节脱位，直接经关节的松质骨螺钉固定和前方骶髂关节钢板固定具有同等负荷[109]。Tile 和 Hearn 证实，骶髂螺钉的螺纹长度为 32mm 并被固定于骶骨体上时，具有最高的抗拔出力[121]。对于单侧的骶骨骨折，两根骶骨棒即可以提供足够的固定力量。骶髂关节背侧螺钉可以安置在骶骨体上(S1)，但是可能合并神经血管损伤。Pohlemann 等[84]使用 3.5mm 钢板固定骶骨。他们检测了钢板、骶骨棒和脊柱内固定器的负荷力。结果显示，钢板可以承受身体重量的 74%，骶骨棒承受 85%。Albert 和同事[2]描述了固定在后结节及骶骨翼上的 4.5mm 重建钢板。生物力学显示，这一装置可以承受平均 1000N 的力。尽管这一结果很好，但是均是在模型骨上进行的[50]。如果骨盆前方损伤适于手术治疗，耻骨联合钢板固定是最佳选择。若不适于手术，并且仍然脱位、不稳定，外固定可能会有帮助。对于不稳定的双侧骨盆后方损伤，需要将骨盆脱位的部分固定在骶骨体上，这必须使用后方螺钉固定。

所有的生物力学研究结果常规都使用牛顿 (N)做单位。1 牛顿相当于 0.22 磅的重力。后方骶髂关节钢板固定失败时的受力是 387N，相当于 85.14 磅的重量，远远小于成人的平均体重。在术后训练时，必须避免负重或身体直立造成内固定装置的应力过大。

二、骨盆前路途径：暴露及复位

耻骨联合复位及稳定

耻骨联合分离与前后暴力或骨盆外旋损伤有关。复位原则是手压在髂前上棘、内旋并关闭骨盆。这一操作力量相对不足，可以由助手内旋股骨加以辅助。可以通过内旋股骨来完成闭合复位。若无法完成闭合复位，可以让患者侧卧于健侧、患侧向上，以利用一侧

骨盆的重力辅助复位。使用这些闭合复位方法以后，外固定耻骨联合。这可以由许多闭合技术完成。后续创伤治疗前现场应用 PCCD 或束带提供了合理的初部复位，并应小心调整或移除，尤其是在血流动力学不稳定的患者身上更应如此。当完成满意的复位后，PCCD 可平移至大腿近端，而往往没有损失加压作用，以便在需要时为 C 型钳或外固定支架的放置提供位置。另外，处于相同的目的，这种留出的"窗口"可以放置在束带上。而局部的准备和铺巾在这种情况下也是合适和恰当的。另外一个重要的闭合复位方法是助手手动内旋下肢。髋关节囊在大多数情况下为这个动作提供了有效的支点。

合并耻骨联合中断和明显初始向后向头侧位移的 C 型损伤通常需要通过下肢远端牵引所涉及的患侧骨盆。虽然人工牵引可能在某些情况下对于麻醉的患者有效，但在髋关节屈曲 30°~45°的条件下，通过股骨远端牵引针施加 10~15kg 的拉力一般更为有效。

其他闭合复位方法包括向内侧直接压迫髂嵴，或应用固定在髂骨嵴上或髋臼上缘的外固定支架作为"操纵杆"为移位骨盆复位。

三、骨盆外固定器的应用

当早期非手术固定技术变得被广泛接受，急性期外固定器的需求被减弱了。但外固定器仍是骨盆损伤的主要治疗手段，骨科医生必须熟练地掌握其使用方法[123]。在复苏阶段，应该在 20~30 分钟内迅速将外固定器安装成功。

安装骨盆外固定器的一个重要原则是使用直径 5mm 的 Schanz 螺钉拧入髂骨翼前方或髋臼上区域的骨质里面。传统的指南，建议在每一侧髂骨嵴放置 2~3 枚髂骨螺栓，但是从稳定性的观点看螺栓簇的使用是值得商榷的。在每个髂骨上放置一枚可靠的螺栓在紧急情况下是充分的，其目的是为了复位和稳定前后压缩损伤。重新建立正常的骨盆容积，容许潜在的填塞。但多螺栓可能会增加这种可能性：每一个螺栓都是安全的，但提供的稳定性增长的增量很少。一个标准的矩形，三角形或圆形框架在大多数情况下可以满足需要。髋臼上螺栓的安置为软组织清除和在适当情况下改为开放手术提供一定的帮助[31,55]；但是，它在大多数情况下需要透视控制。

支架的应用需要考虑是否存在畸形以及要采用的复位技术。一旦初步复位完成，则需要使用小切口置入螺钉，从而不致使螺钉在框架安装后承担过多的

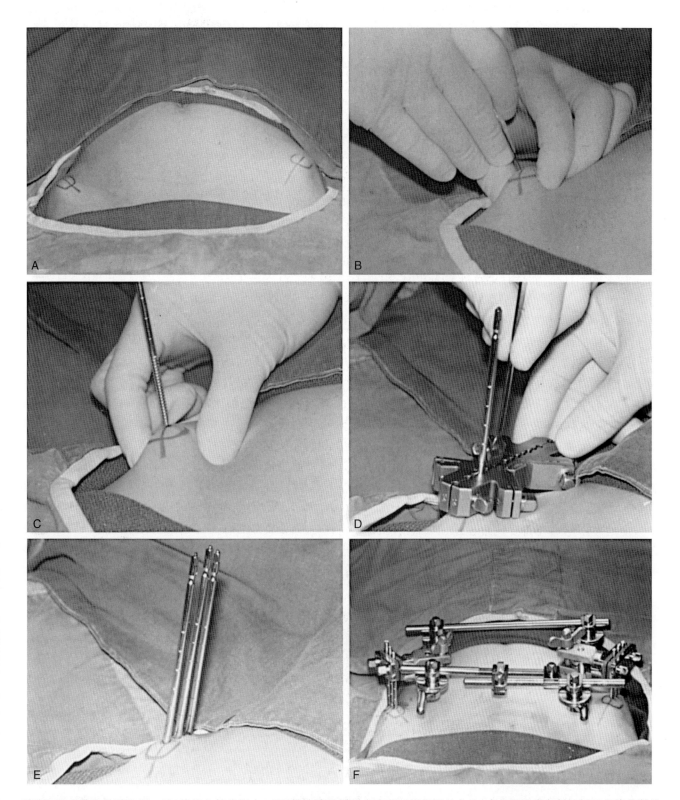

图 36-29　骨盆外固定器。(A)髂前上棘的标志。(B)摸清髂骨翼的走向可以用切开的方法，或者用硬膜穿刺针标记出髂骨翼的内外板。(C)沿髂骨翼的方向进针。注意与身体呈一定角度。(D)置入第一根螺纹针后，可以徒手或用导向器置入第二和第三根针。(E)针的位置按照髂骨翼定向。(F)外固定器安装完毕的图像。

剪切力。经皮技术为下一步的经前路手术保护了软组织。外固定架在急性期及早期使用,2~5 天后可考虑移除。如经皮放置螺纹针,最好选取与髂骨翼呈 90°角的皮肤切口,针尖指向脐。最前方的螺纹针应放置在髂前上棘背侧 2cm 处,以免损伤股外侧皮神经。无论是经皮闭合矫形还是切口复位,都必须熟悉髂骨翼的解剖结构。骨盆环入口平面与手术台或地面呈 45°角;髂骨翼内外部也呈 45°角。此外,髂骨嵴有外侧的凸起、髂窝有内侧面的凹陷。一个骨盆模型放置于手术室对于医师决定螺钉的拧入方向十分有益。用一根小直径的光滑的克氏针放置于髂嵴的内侧面作为螺钉的导向标志。影像学资料对此也是有帮助的。摸清髂骨翼的走向后,在导向器的指引下用钻在髂骨翼上打孔,然后将螺纹针放入孔中,用锤子轻轻地捶几下。钻孔的大小取决于螺纹针的直径。通常 5mm 的螺纹针用 3.2~3.5mm 的钻。一旦螺纹针进入事先钻好的针道以后,就用手轻轻地转动,让螺纹针在内外板之间向大转子的方向拧入 (图 36-30)。所有螺纹都必须进入骨质。一旦两侧的螺纹针放置完毕,即可用其进行骨折复位。如果患者的情况允许,在出手术室之前最好透视确认螺纹针的位置。出口位可以判断螺纹针是否穿出髂嵴。闭孔斜位与髂骨翼的方向相切,可以判断螺纹针是否在内外板中央。两个位置同时应用可以准确反映螺纹针的位置 (图 36-31)。

使用髋臼上螺栓需要透视控制。一根光滑的克氏针插入髂前上棘远端约 5 cm 及外侧 2~3cm。这个理想的位置应定位在髋关节近端约 2 cm 髂前下棘稍

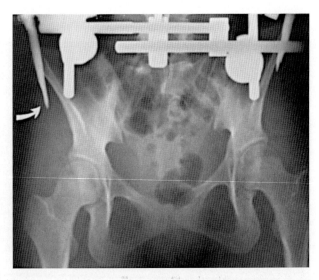

图 36-30 螺纹针的位置不正常。可以看出螺纹针已经穿出髂骨翼的外板(箭头),原因是螺纹针的方向过于垂直。这样的位置使螺纹针不能持久,必须重新植入。

外侧。这一位置可以通过使用闭孔出口及髂骨入口位联合确定,克氏针用骨锤固定。一旦这个定位点确定,建立一个小的纵向切口,钻头延导针进入。钻头指向后部的坐骨大切迹。确切的轨迹是由髋部屈曲和腹侧的间隙的预期需要决定。之后手工旋入螺栓。最后组装框架。

螺纹针植入完毕并确认位置后,就可以安装外固定器了。可以用各种结构确保外固定架坚固且有足够的大腿及腹部空间(图 36-32 A,B)。外固定架安装完毕后,将患者放置到透光的手术台上,解剖复位后即可拧紧外固定架。

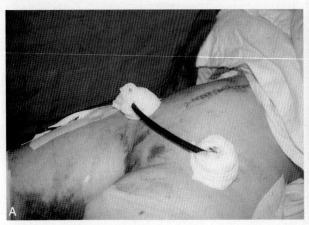
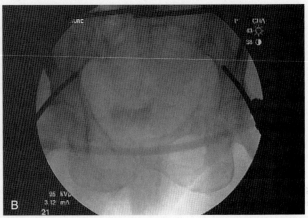

图 36-31 使用放置于髋关节外上侧的 5.5mm Schanz 钉外固定系统的临床影像(A)及放射影像(B)。它们由弯曲过的碳棒连接,由 Schanz 钉的变形可以看出碳棒受力。大块的敷料可以减小软组织对于螺钉的剪切力。

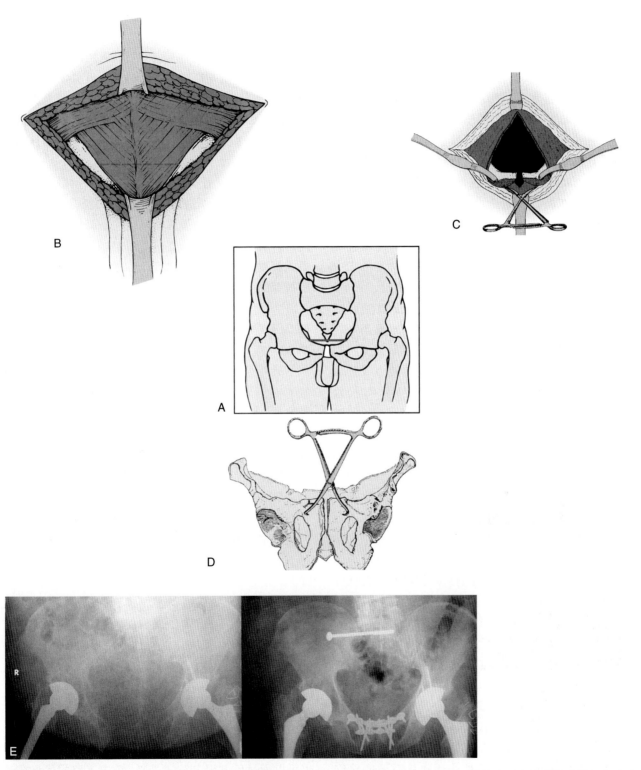

图 36-32　(A)耻骨联合上正中横切口。(B)向头侧及足侧拉开,暴露白线。(C)牵开器延耻骨上支牵开暴露骨盆环。将一把牵开器自前骨盆环的后方插入保护膀胱等腹腔脏器。(D)点状复位钳复位前环。对于完全(C 型)损伤可能需要更多的器械辅助。(E)对于骨质条件不好的患者,可能需要双钢板固定以稳定旋转损伤。

四、耻骨联合切开复位和内固定方法

术前插 Foley 导尿管减压[49,54]。术中向膀胱中灌注液体以确定其位置避免损伤。标准的前路耻骨联合入路切口位于耻骨联合上方 2cm，从一侧延续到另一侧的腹股沟管外口。切开皮肤及皮下组织后可以看到腹直肌及腹外斜肌表面的筋膜。男性患者需保护输精管。大多数耻骨联合分离的患者，腹直肌多已从一侧或两侧耻骨体部撕脱。因此暴露会比较简单，如果腹直肌没有从耻骨体撕脱，则在暴露耻骨联合时需先将腹直肌止点剥离。劈开腹白线 8~10cm 下至耻骨联合。掀开腹直肌在耻骨上的止点可以显露耻骨体的前面和闭孔的内侧缘。向后打开耻骨后隙，注意不要损伤膀胱。可以继续向外侧剥离暴露耻骨上支到髂耻隆起。此入路可以使用腹正中切口。要知道标准的正中开腹切口可能无法暴露耻骨联合(图 36-33)。

暴露耻骨前是必需的，慢性患者可能需要牺牲阴茎悬韧带。之后 Retzius 间隙被打开，尿管水囊用来判断膀胱位置。延耻骨支向外暴露至髂耻隆起，用 Hohman 拉钩通过耻骨肌筋膜拉开。标准的中线开腹切口并不延伸至暴露耻骨全长。创伤医师手术时，骨科医师必须在场以确定切口长度足够。

一旦暴露完毕，可以用各种方法复位。最简单的办法是使用点状复位钳夹持耻骨结节前外侧 (图 36-33)。这种复位钳也可斜行钳夹恢复耻骨联合的错位。通常不需要使用穿过闭孔外肌至闭孔内侧缘的复位钳。Juengbluth 复位钳更有力但损伤也更大，它置于耻骨体前方并有自前至后的螺钉固定。

达成良好复位后，则可以在耻骨体上部放置塑形钢板。钢板的选择取决于合并的后环损伤及是否行后侧固定及后侧固定的稳定性。如果后方的骨韧带铰链完整(稳定的前后压缩伤)，在耻骨体和耻骨联合上方安装一块钢板就足够了[49,54,107,108]。如果后方骨韧带铰链断裂而且不准备行内固定，则建议在耻骨体前方安装第二块钢板(4孔或4孔以上)。但是如果后方准备行内同定，前方一块钢板就足以稳定了。2孔或2孔以上的 3.5mm 或 4.5mm 的钢板能够提供适当的稳定性。患者的姿势决定了耻骨联合处足张力还是压力，4孔或4孔以上的钢板会限制此处的活动从而可能导致钢板断裂。2孔钢板尽管可以因为螺钉松动导致内固定失效，但是可以允许此处的活动。应该选择适合耻骨体形状的钢板[54]。

钢板就位后，触摸耻骨体的后表面以确定钻的进针方向，确保钻能够穿透耻骨体的全层。通常可用 50~60mm 的螺钉 (图 36-33)。偏外的螺钉可以短一些，但必须与一开始的耻骨体螺钉相联系以提供愈合的稳定性。如果需要用第二块钢板，一般置于耻骨体的前面，螺钉从后向前拧入，但是需注意螺钉不能过长，以免磨损并穿透膀胱　固定之后关闭伤口时需注意将腹直肌缝于耻骨的起点上。这时需要肌肉完全放松，必要时可以将手术台屈曲，以利于缝合，必须缝合腹外斜肌。如果外环被打开，则必须修复以防发生疝出。

如果耻骨支骨折需要暴露，则可以沿耻骨支的方向延长手术切口。耻骨联合的复位和稳定通常可以控制耻骨支的移位。如果移位发生在耻骨体外侧 4cm 以内，可以向外加钢板长度同时固定耻骨支。如果需要更大程度的延长切口方能暴露耻骨支骨折，尤其是髋臼根部的骨折，则可以用 Letournel 所述的髂腹股沟前入路[64,121]。此入路能够充分暴露骨盆前方的所有结构。可以用 3.5mm 的重建钢板塑形后加以固定(图 36-36，图 36-37)。

另一个入路是改良的 Stoppa 入路，可以暴露骨盆的内侧面[16,45]。患者仰卧位，将患侧的下肢一同消毒铺巾。耻骨上方 2cm 横切口，与 Pfannestiel 切口类似。沿腹白线将腹直肌劈开，并从耻骨体和耻骨支上掀开。腹直肌及血管神经束均拉向前外侧。术者站在骨折的对侧，结扎闭孔血管与腹腔血管的交通支。在剥离后方髂肌之前，先结扎髂腰动脉。分离上方的髂耻筋膜和下方的闭孔筋膜，拉开髂腰肌和髂血管，即可充分显露骶髂关节。屈曲同侧下肢，放松髂腰肌有利于暴露。在整个过程中必须保护闭孔神经和髂血管。

钢板是标准的固定方式。螺钉钉在髂耻隆突上或其外侧会穿入髋关节。Cetournet[64]和 Routt[105]报道了逆行性髓内针的固定方式。逆行耻骨螺钉的作用没有得到充分的确定，但可以提供辅助稳定，特别是在旋转不稳定损伤的治疗中起到作用(图 36-35)。

五、后骨盆环损伤的入路

牵扯到骶髂关节的骨折和脱位既可以通过前方也可以通过后方固定[49,61,64,99,109]。前方入路的优点在于可以在直视下复位骶髂关节[109]，而且也便于刮除骶髂关节的软骨面以利植骨融合[49,109]。骶髂关节前入路对于旋转合并复杂或开放前环损伤的不稳定骨折有益(图 36-38)。此入路的缺点是骶髂关节邻近 L4、L5 和

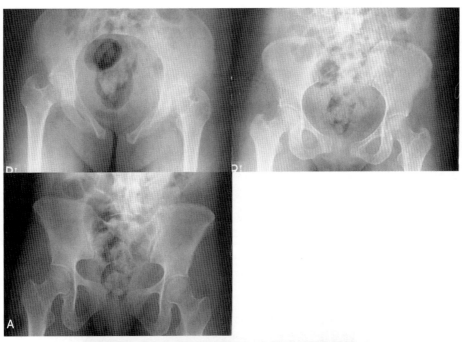

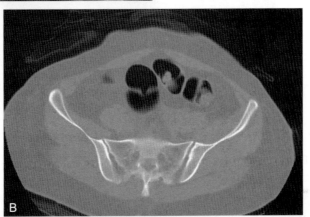

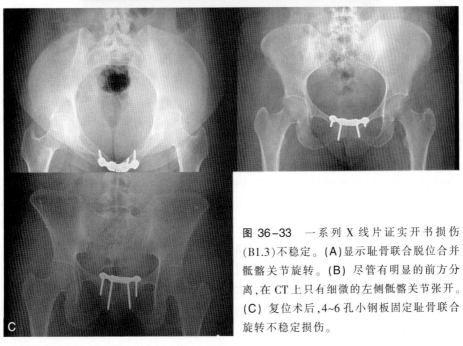

图 36-33　一系列 X 线片证实开书损伤 (B1.3)不稳定。(A)显示耻骨联合脱位合并骶髂关节旋转。(B) 尽管有明显的前方分离,在 CT 上只有细微的左侧骶髂关节张开。(C) 复位术后,4~6 孔小钢板固定耻骨联合旋转不稳定损伤。

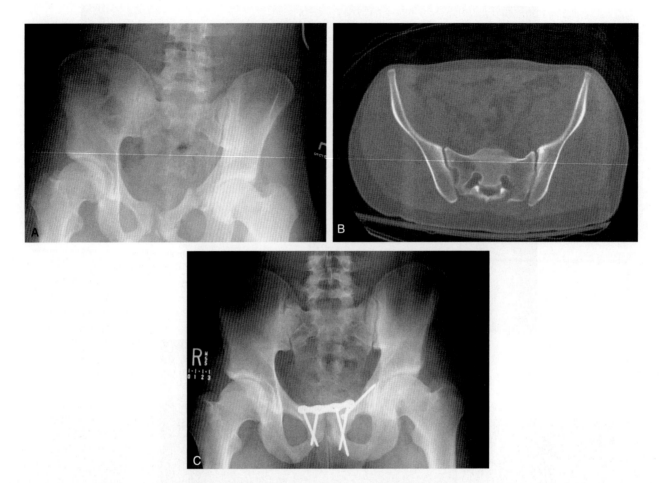

图 36-34　(A)斜行损伤。(B)CT 提示完全骶骨损伤伴左侧嵌插。(C)前环固定包括逆行耻骨螺钉。这种髓内螺钉可以用来尝试治疗骨盆内旋畸形。

腰骶干。L4 神经根行走于 L5 神经根和骶髂关节之间,然后并入 L5 神经根形成腰骶干,在骶骨翼水平距骶髂关节仅平均 11.49mm。如果暴露不充分而过度牵拉,可能造成神经麻痹[3,47]。从前方入路复位不稳定的骶前关节足侧部分十分困难。仔细的 CT 评估对于前入路手术来说非常重要。在侧方压缩机制中,前方骶髂关节可能受损并且很难从前路复位及固定。

后侧入路的优点是方便显露髂骨翼和骶髂关节,并能够复位骶骨和骶髂骨折及脱位[64]。主要的缺点是患者必须俯卧位或侧卧,这对于多发创伤的患者很困难。因为螺钉要钉入骶骨翼或体部,因此需要精确复位并在图像增强器的辅助下进行,以便于观察螺钉的位置。需避免螺钉穿出骶骨伤及大血管,以及穿入椎管伤及马尾神经。后方软组织损伤或严重的皮肤缺损都会为此入路增加困难[49]。

两种入路都有明显的缺点,这些是手术医生必须知道的。目前尚没有证据说明哪一种入路更好。只要仔细操作,两种入路都能提供良好的暴露以利于骶髂关节骨折或骨折脱位的复位。

具体采用哪一种入路取决于软组织损伤和骨折的特点。前路适用于涉及髂骨的骶髂关节脱位和骨折脱位,因为髂骨翼骨折和同时的前骨盆骨折需要固定。前路手术不适于骶骨骨折、有外固定架感染风险、肠造瘘术、耻骨上膀胱造瘘和腹部高悬血管翳位置高的患者。后路适用于骶骨骨折、涉及骶前关节的骨折脱位。后方皮肤损伤严重是后侧入路的禁忌证。

所有骨盆骨折内固定手术均需要在图像增强器的辅助下进行,C 形臂有助于证实骨折复位情况,以及螺钉的位置。熟悉骨盆三个常用的投照位是非常必要的。患者的体形、肠气和 X 线片染色的效果经常会干扰图像的质量从而影响治疗。

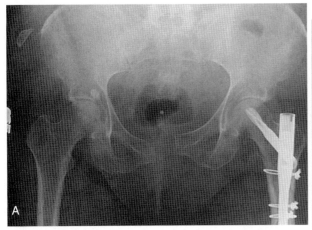

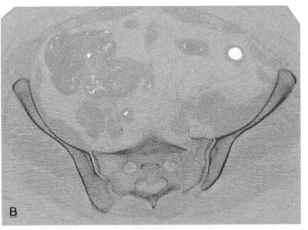

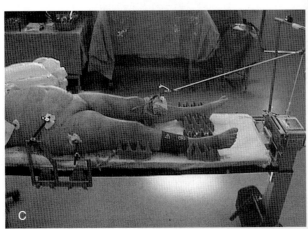

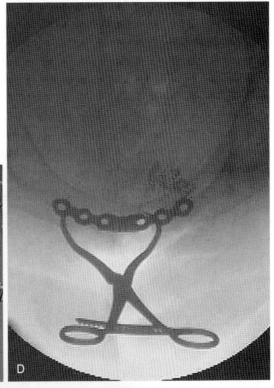

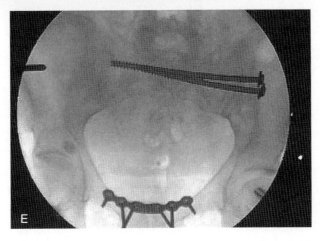

图 36-35　前后位骨盆片 (A) 及 CT 影像 (B) 提示 67 岁女性耻骨联合分离及左侧 2 区骶骨骨折的骨盆环损伤。(C) 闭合复位技术。(D) 用点状复位钳开放复位耻骨联合。(E) 用 2 根骶髂螺钉及 6 孔钢板完成复位及固定。

（一）骶髂关节的前入路：显露和复位

　　患者仰卧躺于透光的手术台上。患侧骨盆下方垫一透光的薄枕以利于操作[109]（图 36-36）。患侧的下肢亦予消毒铺巾以便术中帮助复位。此入路也允许患者采取侧卧位。切口起于髂嵴最高点后方约 6cm 处，向前经髂前上棘。后方，沿腹外斜肌纤维走行方向将其劈开暴露髂嵴后二分之一。切开髂筋膜和附着在髂嵴上的腹外肌肉，剥离髂骨翼内侧壁上附着的髂肌。股外侧皮神经位于髂前上棘内侧，必须加以保护。屈曲

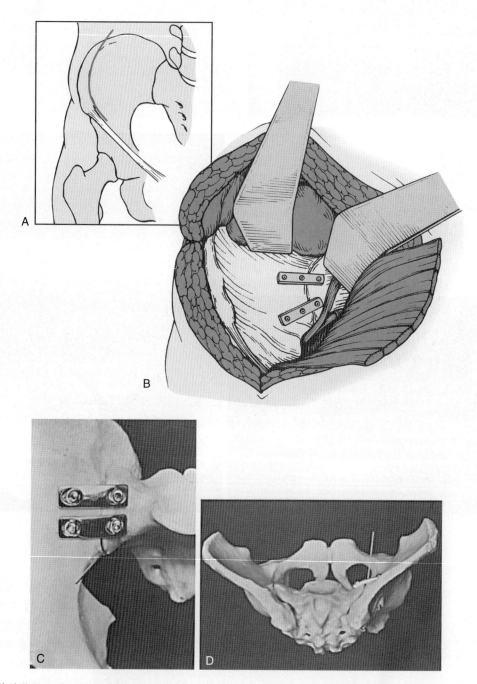

图 36-36　骶髂关节的入路。（A）患者仰卧位，切口起于髂前上棘沿髂嵴向后经后结节进入腹外斜肌。（B）沿髂骨翼分离，将髂腰肌拉向内侧。注意 L5 神经根的走行及其与骶髂关节的关系。充分显露能够暴露髂骨翼、骶骨和骶髂关节。累及髂骨翼和骶髂关节的骨折能够通过此入路治疗。（C）双钢板固定骶髂关节。一枚螺钉固定在骶骨上，另一枚或两枚（取决于患者身体的大小）固定在髂骨侧。骶髂关节内插一根克氏针可以显示关节面的方向，以使螺钉的方向与之平行。（D）示出钢板、螺钉以及骶髂关节的方向。可以通过这些螺钉将髂骨翼的后结节拉向骶髂关节。

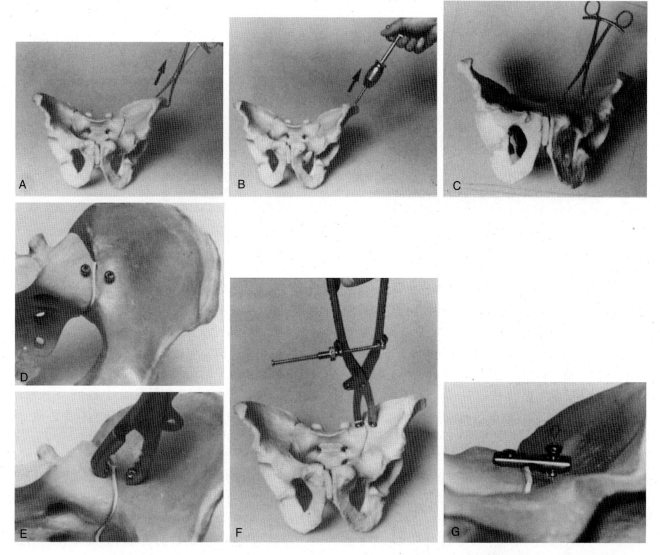

图 36-37　前入路骶髂关节脱位的复位技术。(A)用点状复位钳牵引并控制旋转。(B)用 Schanz 钉提供牵引产生移位并控制旋转。(C)在骶骨和髂骨翼上事先打孔，然后用点状复位钳维持复位，或用不对称复位钳，一个臂放于骶骨前面骶髂关节内侧，另一个臂放于髂嵴后面(没有示出)。(D)骶髂关节两侧各一枚螺钉。可用 Farabeuf 钳复位。(E,F)骨盆复位钳。(G)事先用一块扁平钢板用一枚螺钉固定于骶骨上，然后用钉在髂骨上的螺钉的拉力作用间接地复位。　(From Tile, M., ed. Fractures of the Pelvis and Acetabulum, 2nd ed. Baltimore, Williams & Wilkins, 1995.)

并内旋关节以放松髂腰肌，仔细沿髂骨翼解剖可以暴露到骶髂关节。因为髂骨翼经常向后移位，骶骨往往会在髂骨翼的前方。小心不要切断骶骨表面的髂肌，以免损伤 L5 神经根。沿着移位的髂骨翼就可以找到骶髂关节的关节面，然后向上和向后，就可以找到骶骨翼。在骶骨翼处做骨膜下剥离。将软组织轻轻拉向内侧，其中包括 L4 和 L5 神经根。L5 神经根通常位于 S1 内侧 2~3cm 的一个浅沟里，然后在骶骨前方向下进入骨盆，确认骶骨翼前表面之后，继续沿骶骨翼前方和真骨盆的边缘分离，确定切迹位置。医生必须注

意：必须行骨膜下分离，以免损伤臀上动脉。如果出血，可用纱布填塞止血。确认骨折或骨折脱位后，如果复位后需要行骶髂关节融合，则需刮除骶髂关节关节面上的软骨板，并刮糙软骨下骨以备植骨融合。植骨块可以取自髂嵴。之后骨折或脱位复位完成。

复位时用持骨钳夹住髂前上、下棘间的间隙从而把持住半骨盆，并将其向前推。用 5mm 的 Schanz 钉钉于髂嵴可以矫正旋转畸形。用持骨钳向前推，同时用 Schanz 钉旋转则可以将骶髂关节复位 (图 36-38)。用不对称骨盆复位钳，骶髂关节可以得到临时复位和

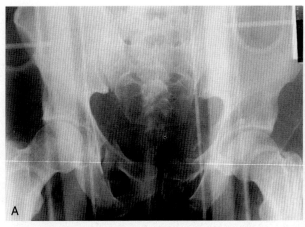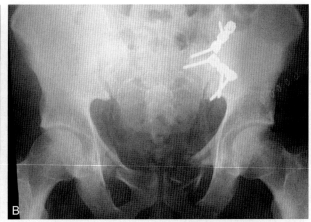

图 36-38   合并复杂前环损伤的旋转损伤使用前入路。(A)左侧骶髂关节伴双侧耻骨支多块骨折。(B)通过前入路行固定术。

固定。钳子的一个臂放在髂嵴的后面,另一个臂放于骶骨翼前方。闭合钳子的作用力使髂嵴向前,同时骶髂关节闭合。如果骨折线通过髂骨翼,这个操作能够帮助脱位复位。也可以在骶骨翼和髂骨翼上各钉一枚螺钉,然后用复位钳复位。然后用斯氏针经皮从髂骨翼钉入骶骨翼,起到临时同定的作用。在复位前即可将斯氏针事先钉在髂骨翼上以便直视下确定其位置。U 形钉也可作为临时固定之用[57]。

塑形 3.5 或 4.5mm³ 孔或 4 孔重建钢板。一枚螺钉钉入骶骨与骶髂关节面平行。为保证螺钉的方向,可以在复位时将一根 1.6mm 的克氏针插于关节间隙。螺钉的长度通常为 30~40mm。钢板用全螺纹松质骨螺钉固定帖服于髂骨翼上(图 36-38)。这时可以松开复位钳换上第二块钢板。有专门为骶髂关节设计的钢板,但是它不能用于合并髂骨翼骨折的情况[109]。有时在骶髂关节的髂骨侧或骶骨侧会有一骨嵴,妨碍复位和钢板的帖服,可予以切除。最后一种固定方法是复位后经皮钉入骶骨体部一枚松质骨螺钉,然后用一块 3 孔或 4 孔的 3.5mm 或 4.5mm 钢板固定(图 36-40)。经透视证实复位之后可以关闭伤口。类似的复位和固定技术利用于足侧骶髂关节骨折脱位的复位和固定。因为关节功能重要,所以这应首先被完成。髂骨翼骨折直接复位并碎片内固定后用中立位钢板完成固定结构(图 36-41)。

(二)骨盆后入路:暴露和复位

作为骨盆环损伤的后入路,旁正中入路被 Letourne 形容为治疗骶髂关节骨折-脱位、骶髂关节脱位、骶骨骨折和二期治疗骨盆环畸形愈合和骨不连的

最实用的方法[64,100]。术前仔细评估后侧软组织被膜可以避免感染和皮肤损伤等软组织并发症。

患者通常俯卧位置于射线可透过的手术床上,髋关节正常展开且膝关节屈曲以保护坐骨神经。在准备和铺巾前获得充分的影像资料。将臀裂隔离于手术野之外进行皮肤消毒。对市售的射线可通过手术床和装置,容易将健侧固定于手术床上并纵向牵引患侧,从而避免了使用会阴柱导致的潜在损伤(图 36-42)。完成铺巾后,粘贴手术贴膜(3M Ioband)用于隔离切口区域。在髂后上棘外侧 2cm 做纵切口(图 36-42A)。如果髂骨嵴需要充分暴露,则这个切口可以在头侧略微弯曲。皮瓣自臀大肌表面筋膜拉开至中线。自髂骨嵴后部至髂后上棘游离外展肌起始部(图 36-42B)。自髂后上棘和多裂肌背侧筋膜游离臀大肌起始部。游离过程需小心谨慎以方便术后修复。提起游离的臀肌,暴露髂骨外表面的动脉和神经。如果没有因为创伤破坏,显露骶髂关节和骶骨可以通过提起骶骨背侧面的竖脊肌而完成(图 36-42D)。经过坐骨切迹的真骨盆的入口,需要通过游离附着于骶骨侧面的骶结节韧带和骶棘韧带显露。解剖时小心谨慎,采取沿外侧和腹侧切口,以保护臀上神经血管蒂。

(三)骶髂关节

用椎板拉钩拉开骨折断端,清理血凝块。然后用点状复位钳、股骨牵开器和骨盆复位钳将骨折复位,骶髂关节的复位,可通过前方触诊确认和直接目测骶髂关节的足侧部分确定。用手指触摸骶髂关节的前表面以判断复位的效果。也可以触摸骶骨和髂嵴的上表面。有必要通过透视来证实复位的效果。骶髂关节脱

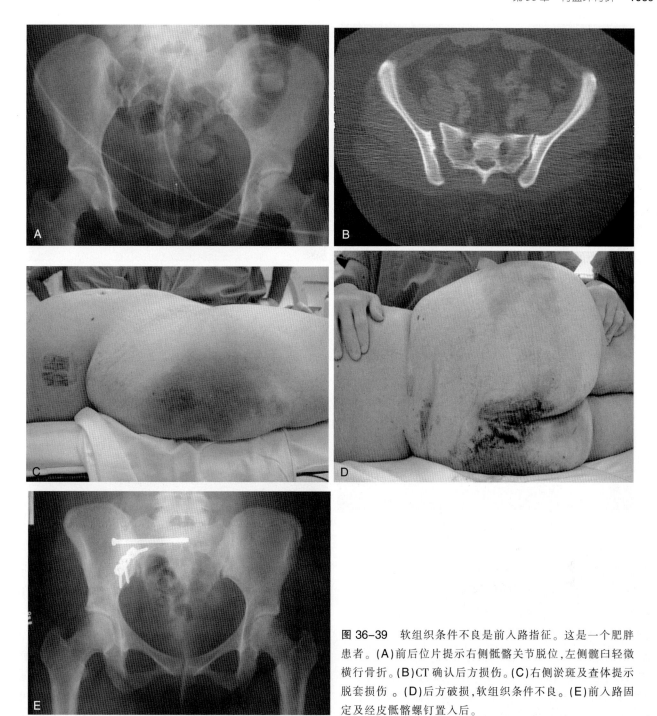

图 36-39　软组织条件不良是前入路指征。这是一个肥胖患者。(A)前后位片提示右侧骶髂关节脱位,左侧髋臼轻微横行骨折。(B)CT 确认后方损伤。(C)右侧淤斑及查体提示脱套损伤。(D)后方破损,软组织条件不良。(E)前入路固定及经皮骶髂螺钉置入后。

位的头侧复位可以用自骶骨到后脊柱的钳进行。骶髂关节的旋转复位可以通过脊柱内的 Schanz 钉和通过大切迹的成角钳进行。骨折复位后,必须用螺钉固定。因为是切开复位固定,所以应从髂嵴外表面进针从头端指向尾端 S1 神经孔,接近髂后上棘和髂后下棘连线前方 1.5cm 及坐骨大切迹上方 2.5cm[75]。髂骨翼特定点的作用需要骶髂关节的解剖复位和骶骨畸形的最小化(图 36-43)。在解剖复位的情况下,螺钉可由此点

进入固定于骶骨翼上。前后位和入口位片确定螺钉的前后位置,出口位片确定螺钉的上下位置,导向器或钻头的方向需确认指向骶骨体部(图 36-44)。笔者建议使用振动钻,用活塞运动缓慢移动尖端。这有助于确保钻头在骨组织内。需钻透三层骨皮质(髂骨翼外侧皮质、骶髂关节髂骨侧皮质和骶髂关节骶骨侧皮质)。如果钻透了第四层皮质就说明钻头已经穿出骶骨了。如果钻头或导向针的方向不正确,必须退出来

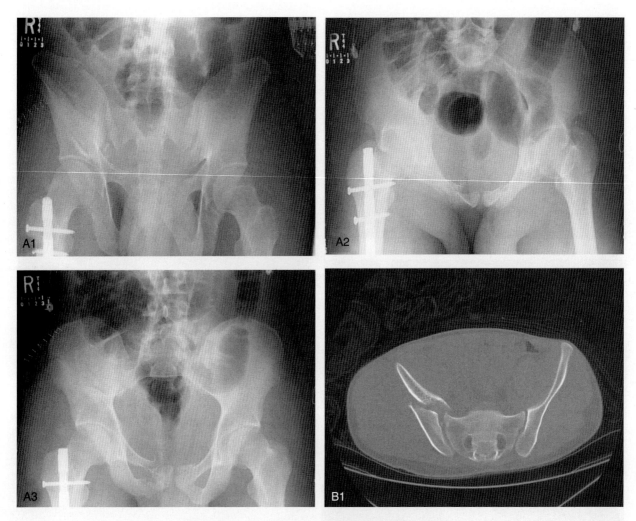

图 36-40 (A)骶髂骨折-脱位伴前方延伸。(待续)

重新调整方向,可以把一块小的 2 孔或 3 孔板放于髂骨翼的外表面,可以应用垫片来防止螺钉的陷入。骶髂关节脱位时,一般使用的螺纹长度为 32mm,直径为 6.5mm 或 7.3mm 的松质骨螺钉(图 36-43)。医生应注意,所有螺纹必须全部进入骶骨翼,而不应在骶髂关节,否则会影响骨块间的加压作用。从力学的角度看,螺纹长 16mm 的螺钉比 32mm 长的更坚强,因为前者螺纹和钉杆的接合部距骨折线更远。尽管后侧入路可以通过直视或者触摸骶骨翼上缘和前缘的方法来判断螺钉的位置,但是使用 C 形臂术中透视的方法更加安全可靠。

(四)骶骨骨折

骶骨骨折最难复位和固定[47,112]。切开复位内固定可利用旁正中或正中入路,取决于骨折类型或预计的内固定方案。用开放手术的技术,骨折可以被分层打开,如果需要的话进行骶骨神经根的显现和减压。股

骨牵开器应用于双侧的后结节上以利于控制和维持复位[63]。牵引可用于垂直移位的复位,直接用复位钳则可以纠正前、后和旋转移位。点状复位钳有利于精细的调整,并且有临时固定的作用[63,83]。有三种基本的固定方法。第一种是前述的后方骶髂关节螺钉固定术。螺钉必须进入骶骨椎体。必须牢记选择拉力螺钉,螺纹必须全部进入椎体,螺纹不能横跨骨折线,否则起不到加压的作用。如果存在神经根卡压的可能性,需用全螺纹螺钉,以维持复位。但是在无法加压的情况下辅助固定是必要的。在骨折累计 S1 椎体和翻修手术中,可以使用穿透骶骨和对侧髂骨的螺钉。但是在这狭窄经路上安全放置螺钉是困难的(图 36-45)。

第二种方法为钢板固定。这可以协助螺钉进行骶骨粉碎骨折的治疗。通过双侧相似的切口将附着在髂骨翼上的肌肉掀开,但保留臀肌在髂嵴上的附着点完好。在骶骨后面水平切开肌肉,然后在骶骨表面做骨膜下剥离,于 S3 神经孔水平在骶骨与覆盖的软组织之间

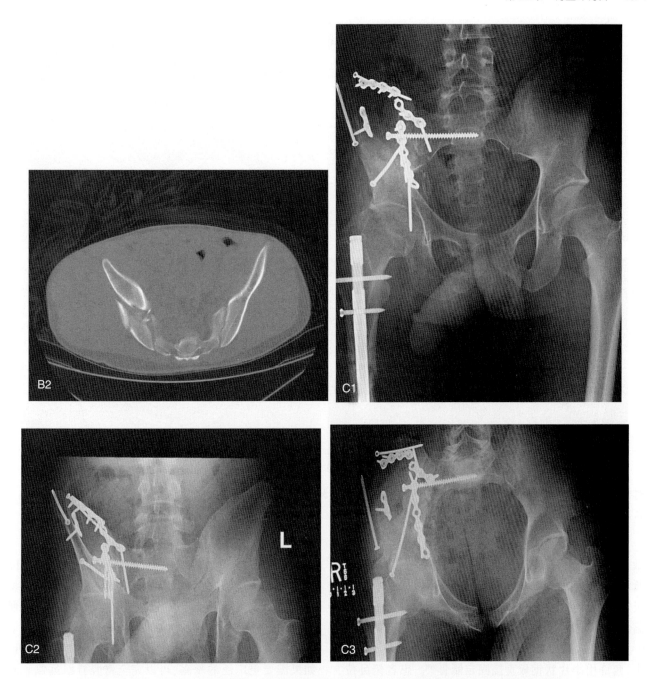

图 36-40（续）　（B）CT 见骶骨损伤。（C）使用全螺纹松质骨螺钉固定骶髂关节。钉板固定髂骨骨折。

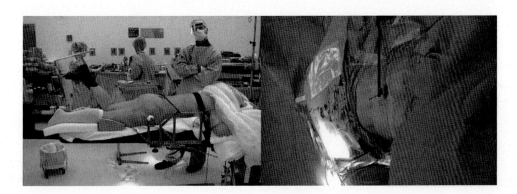

图 36-41　患者俯卧位,骨盆固定器连接对侧骨盆,使得可以进行直接牵拉患侧骨盆。并可以很容易地包含于手术野中。(见彩图)

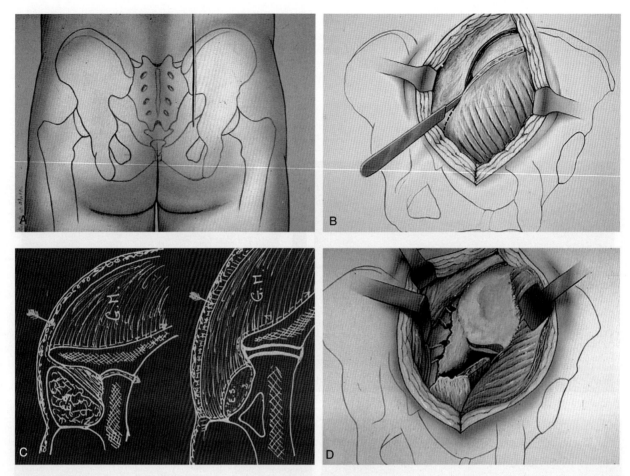

图 36-42 骨盆环后方入路。(A)髂后下棘外侧切口。(B)从后嵴和中线掀起臀肌。(C)向两端拉开臀大肌。(D)从髂骨分离臀肌，从骶骨分离竖脊肌，深层暴露后环全部损伤。(见彩图)

做一个隧道。一个 3.5 或 4.5mm 的重建钢板可以滑过的骶骨背面，随后连接双侧髂骨翼(图 36-46)。螺丝穿过钢板定位于髂骨表面提供了最初的固定和向后加压。每侧髂骨再钉入 1~2 枚螺栓完成固定(图 36-47，图 36-48)。

Pohlemann 及其同事报告了另一种钢板固定技术，允许用小片状钢板直接固定骶骨[84]。患者俯卧位，背侧单一切口。皮肤切口的重要体表标志是 L4 和 L5 棘突，后方髂嵴和臀肌裂隙。单侧骶骨骨折的皮肤切口位于骶棘与后方髂嵴连线的中间。为了暴露双侧骶骨翼切口可以稍偏向骶棘外侧。靠近骶棘切开腰背筋膜并从骶骨上剥离附着的肌肉暴露单侧的骶骨骨折。如果需要更广泛的暴露，可以完全将竖脊肌远侧和外

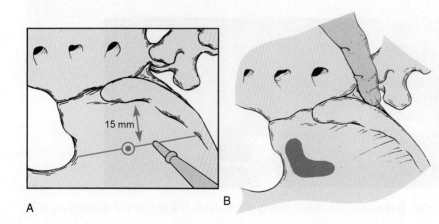

图 36-43 后路螺钉固定骨盆分离的起始位置。(A)恰当的起始位置位于距髂嵴 15mm，坐骨大切迹顶点的线上。(B)另外一个寻找起点的方法是，髂后上棘外侧 2.5cm(两三横指宽)、坐骨大切迹头端两横指处，应用此起始点必须要求解剖复位。

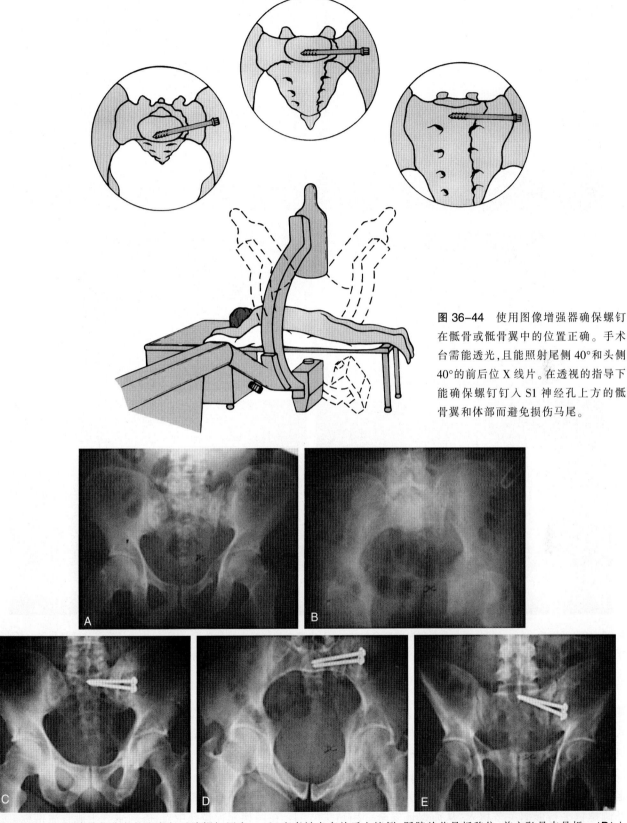

图 36-44　使用图像增强器确保螺钉在骶骨或骶骨翼中的位置正确。手术台需能透光,且能照射尾侧 40°和头侧 40°的前后位 X 线片。在透视的指导下能确保螺钉钉入 S1 神经孔上方的骶骨翼和体部而避免损伤马尾。

图 36-45　左骶髂关节分离的患者行后路螺钉固定。(A)患者被卡车从后方撞倒,骶髂关节骨折移位,前方耻骨支骨折。(B)入口位片证实左侧骶髂关节向后移位。(C)前后位片证实后方螺钉固定,注意螺钉是如何穿过骶髂关节进入骶骨体的,这种固定方式对骶骨骨折非常必要。但对骶髂关节脱位也十分有效。螺钉位于第一骶神经孔的上方。(D)入口位片显示骶髂关节复位.螺钉位置良好。(E)出口位片同样显示螺钉位置良好。

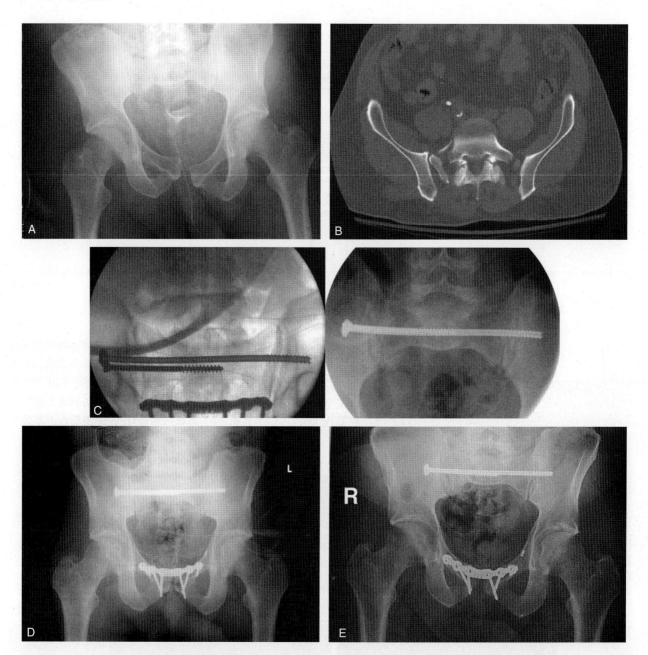

图 36-46 经髂骨螺钉。(A)经骶骨骨折伴耻骨联合脱位。(B)内侧牵拉伴微小骶骨骨折。(C)术中确认经髂骨螺钉位置。(D)前骨盆环切开复位内固定及闭合复位经皮固定骶骨骨折术后复查。(E)6 个月随访见骶骨骨折轻度移位。

侧的部分从骶骨表面和髂嵴后方剥离。在双侧使用此入路可以达到双侧暴露的目的。复位方法如前所述。只要不被骶髂韧带妨碍,钢板尽可能地靠近骶髂关节(图 36-49),外侧的螺钉固定于髂骨翼,内侧的螺钉固定于后神经孔之间。在骶髂关节内插入克氏针可指导外侧螺钉平行骶髂关节植入,从而保证安全。用钻头猛钻是十分危险的,因为前面有髂内血管和腰骶干。S1 骶骨翼螺钉绝不能穿出前皮质。S1 内侧螺钉直接置于 L5-S1 关节突远侧边缘的下方。要有足够的空间

植入两根 3.5 mm 螺钉。外侧骨折,螺钉的方向在矢状面上并且平行于头侧骶骨板。经椎间孔的骨折,螺钉在水平面上呈向外的 20°角,且在矢状位和额状位上平行于头侧骶骨板。螺钉指向骶骨岬,螺钉长度为 50~80mm。S2-S4 内侧的螺钉,入点在经神经孔的纵行线上,在两相邻神经孔中点,方向垂直于骶骨后椎板。如果入点再向内侧就有穿入椎管的危险。钢板为标准的小节段钢板,裁剪成合适的大小。每条骨折线必须由两块钢板固定,最好在 S1、S3 或 S4 水平。穿骶骨翼骨

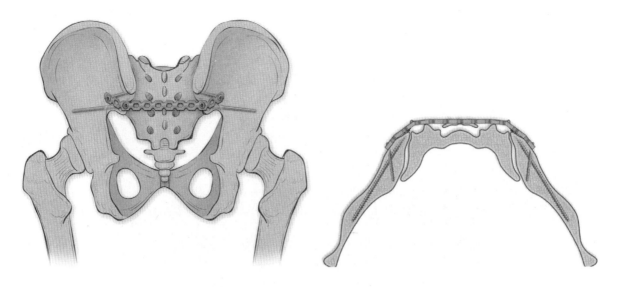

图 36-47　后方骨盆钢板及螺钉示意。

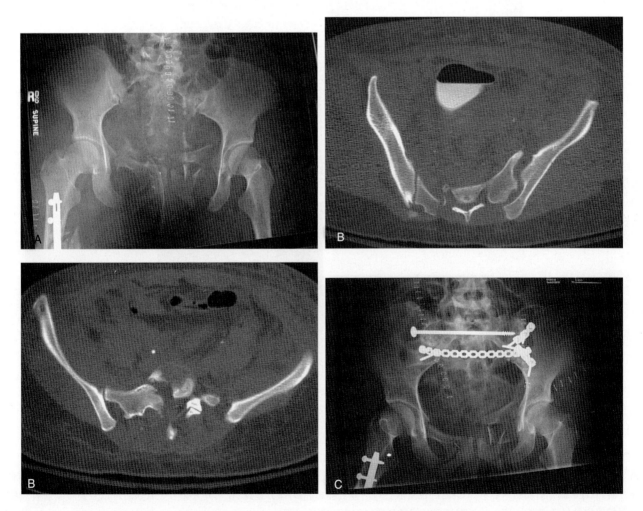

图 36-48　包含骶骨中线骨折及对侧骶髂关节旋转的复杂的后环损伤。(A)骨盆前后位。(B)CT 提示中线伸展,对侧旋转损伤。
(C)术后复查证明长的骶髂螺钉初次加压,之后加压钢板固定有效。左骶髂关节最初从前路控制旋转并使用后方 TB 钢板限制畸
形。注意:前环固定或外固定在稳定的后环骨折中并非必需。

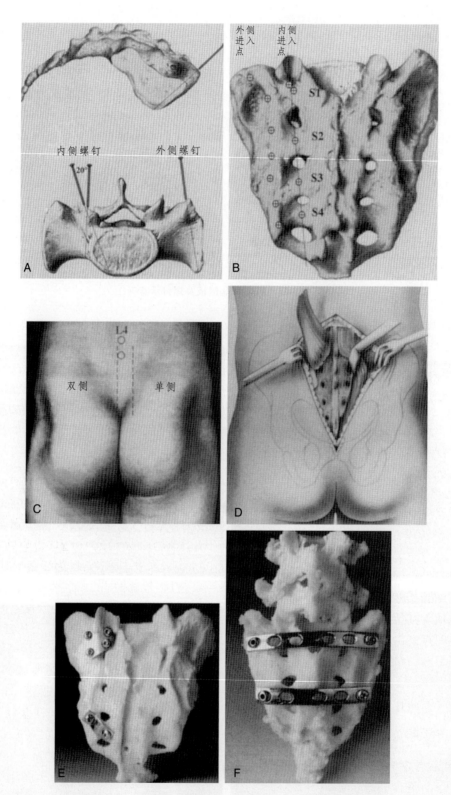

图 36-49 骶骨的钢板固定。(A)螺钉的方向。外侧螺钉总是平行于骶髂关节,内侧螺钉垂直于骶骨背侧椎板。在 S1 水平可以有两种方向。(B)从骶骨后面植入螺钉。(C)俯卧位皮肤切口的体表标志。(D)深方显露,在切开并掀开竖脊肌后可以看到腰骶筋膜。(E)小钢板固定神经孔骨折。(F)延长钢板到对侧骶骨翼以固定双侧的骨折。(B-D, From tile, M., ed. Fractures of the acetabulum and Pelvis, 2nd ed. Baltimore, Williams & Wilkins, 1995. A, From Chip, M.; Chip, L., Jr.; Simonian P.T.; et al. radiographic recognition of the sacral alar slope for optimal placement of iliosacral screws: A cadaveric and clinical study. J Orthop Trauma 10:171-177, 1996.)

折,可用 H 形钢板固定于 S1 或以下水平。如果骨折线向外延伸得过远,为了螺钉植入的安全,可以将钢板的长度延长至髂骨。如果不能使用内侧螺钉,就需要使用动力加压钢板横跨中线固定于对侧骶骨翼。经神经孔的骨折也用类似方法固定。分别在 S1 和 S3 水平用 2 块相互平行的动力加压钢板(3 区)以固定双侧的骨折。这些钢板跨过中线固定于骶骨翼。可以根据情况加用诸如 H 形钢板或 1/3 管状钢板等窄钢板辅助固定,在后方固定以后,有必要行前方固定以辅助这种张力带式的固定,可以根据具体情况选择耻骨联合钢板或外固定架。

从历史上看,穿髂骨的钢板也被用于后骨盆环的固定。这项技术不提供直接碎片内的固定并且定位偏离后骨盆环损伤。它曾经作为固定后环的唯一方法,但已被前面讨论的方法所取代,但仍然被认为可以看作像后张力带板一样作为后环固定的补充办法。开放或经皮穿双侧髂骨翼空心螺钉置入技术已经被描述,但必须小心,以避免损伤尾端骶管。

(五)骶髂关节骨折脱位和髂骨翼骨折

固定方式采用断端加压和中和钢板固定,通常,外科治疗骶髂关节骨折脱位通过后路进行,在髂骨外侧面显露骨折线全长,之后复位,最初的断端固定是通过髂骨之间的部分获得的,之后在外侧面使用钢板中和内旋力。通常,钢板紧贴髂骨嵴,并沿着骨密度较高的坐骨的拱形结构放置(图 36-50)。

外侧入路可以联合前侧和后侧的显露方法。患者侧卧位,切开沿髂嵴到后结节并继续向下(如前所述),剥离臀部肌肉显露骨盆环的外表面。从髂嵴内侧壁上剥离腹部肌肉和髂肌后,在后结节的内侧可以触及骶骨翼和骶髂关节。这时可以在直视下复位,然后用螺钉穿过骶髂关节钉入骶骨翼。如果双侧骨质都出现隆起,则必须注意不要使髂骨翼去血管化;此外,外展肌群的分离与异位骨化发生率较高有关(图 36-51)。

(六)透视下经皮骶髂关节螺钉固定术

伴随开放性后骨盆环暴露出现的潜在严重的软组织并发症促进了闭合复位及经皮固定技术的发展[25,64,94,99,111]。这种技术适用于骶髂关节脱位和骶骨骨折固定。固定前要求复位,并且要求医生必须熟悉骶骨、髂骨翼和相关软组织的放射解剖。

螺钉固定能提供最大程度的稳定,并避免并发症。螺钉必须从髂骨翼的外侧壁钉入,穿过骶髂关节,经 S1 椎弓根进入 S1 椎体。螺钉全长必须都在骨质里面。这必须要求医生熟悉骶骨的放射解剖,因为经皮螺钉固定技术不允许应用触诊或直视等传统方法。S1 椎弓根以 S1 神经根管和神经孔为下界;横截面宽 28mm,高 28mm;上表面从后向前有 45°倾斜,在骶髂关节内侧 2cm 处有一浅沟,L5 神经根从上而经过[77],髂内动脉在骶骨翼前方发出其最大的分支,臀上动脉,行走于骶髂关节前方[96]。如果钻头、克氏针或螺钉穿出骶骨翼,则有可能伤及上述动脉。骶骨体部以椎弓根连接双侧的骶骨翼,后方是马尾,前方有盆腔血管,上方是 L5-S1 椎间盘,下方为 S1-S2 融合的间盘。S1 椎体前方形成的突起称为骶骨岬,位于骶骨翼的前方(图 36-52)。只要螺钉瞄准骶骨岬就不会穿出椎弓根进入椎管从而伤及神经和血管(图 36-53)。S1 神经根占神经根管截面积的一半,向下、外、前穿出 S1 神经孔。正因为这种解剖关系,螺钉不可能钉入 S1 椎体的后半部分,除非穿过神经根管。因此只有椎体的中间靠近终板的部分允许容纳螺钉。为了安全地植入螺钉,必须熟悉骶骨的标志点;而髂骨的标志点对判断复位非常重要。骶骨的标志点可以通过骨盆正位、入口、出口和侧位透视来确定[93,94,96,111](图 36-54)。

1.适应证

闭合复位/经皮内固定治疗的强临床适应证是:严重的开放或闭合骨盆环软组织损伤,腹部开放损伤导致的腹腔间隔室综合征,或开放性后侧骨盆损伤导致的合并内脏损伤的结肠造口或肠扭转。解剖学上,可以复位固定的损伤为:因为骶髂螺钉即能恢复足够的稳定性的骶髂脱位、骶髂骨折-脱位,以及(Denis Ⅰ区)骶骨骨折。在 Denis Ⅱ区骶骨骨折中使用这些技术则要冒合并小骨块复位不良及卡压导致的神经损伤的风险。在有些情况下,这种风险可能是可接受的。这种技术可以被认为是复苏后阶段类似于骨盆钳的紧急固定方式。之后再进行开放手术以确切处理。

伤后早期使用减少患侧骨盆颅侧/背侧移位的牵引,可以延后闭合复位技术的实施时间。使用临时的骨盆外固定装置或骨盆钳也可能是有效的。然而,一旦患者足够稳定,能接受全身麻醉,早期干预终究是首选。延误超过 5~7 天限制了这些技术的效用。

2.局限性

对于后骨盆环的闭合复位/经皮内固定技术的成功使用的前提是良好的术中成像和达到令人满意的复位。骨质疏松症限制了骶髂螺钉固定的稳定性。但

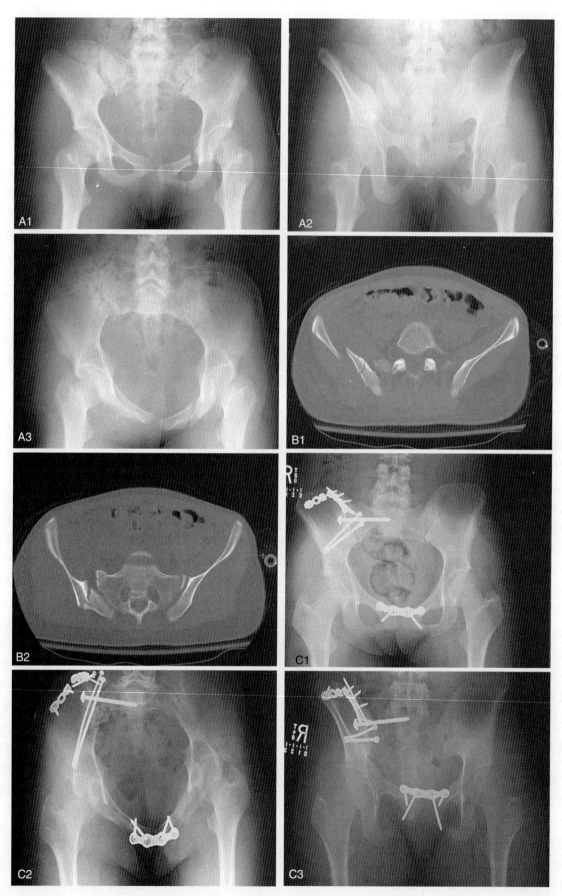

图 36-50 后路固定骨折脱位。注意：螺钉置于髂骨内侧板及外侧板之间。由于髂骨头侧有一碎骨块，故使用骶髂螺钉加固。

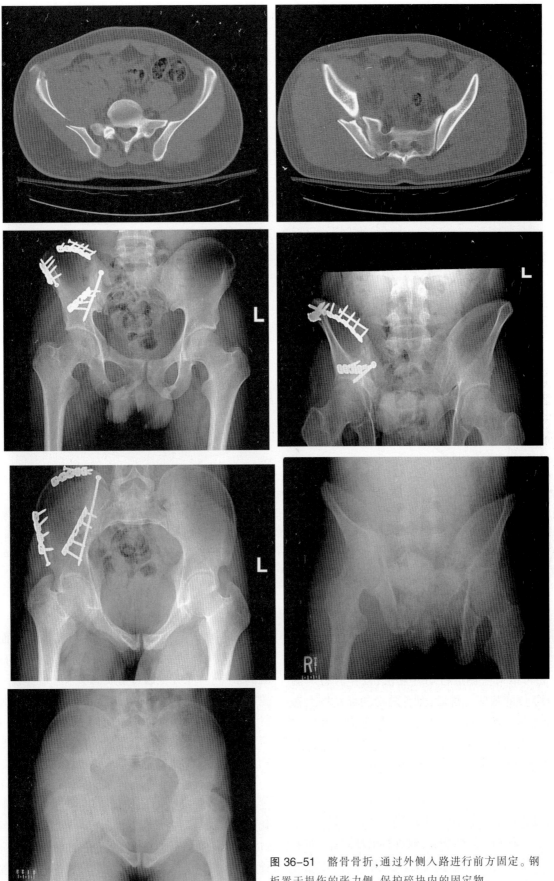

图 36-51　髂骨骨折,通过外侧入路进行前方固定。钢板置于损伤的张力侧,保护碎块内的固定物。

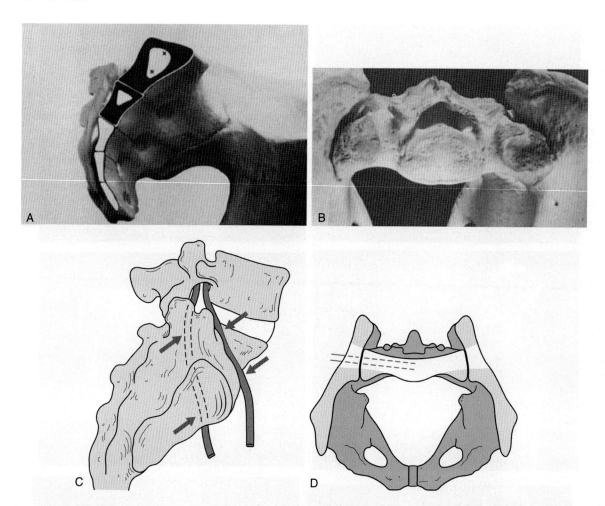

图 36-52　骶骨上部的解剖(S1-S2)。(A)此界面显示了 S1 岬部及骶骨翼的凹陷。白色区域是螺钉的安全植入位置。(B)骶骨岬上方可以鉴别骶骨翼的弧度,骶骨后壁也有相同的弧度。(C)此图显示了 L5 神经根(箭头)经骶骨翼表面的浅沟在骶髂关节前方下降,以及 S1 神经根由内向外的走行。(D)显示从髂骨翼外侧进入骶骨体的经皮螺钉固定区域。 (A,B,D,From Tile,M.,ed. Fractures of the Acetabulum and Pelvis,2nd ed. Baltimore,Williams & Wilkins,1995. C,From Chip,M.;Chip,L.,Jr.;Simonian P.T.;et al. Radiographic recognition of the sacral alar slope for optimal placement of iliosacral screws: A cadeveric and clinical study. J Orthop Trauma 10:171-177,1996.)

如果是骨密度正常的个体,辅助的前环内或外固定则是不必要的。此外,双侧移位受伤一般不适合于闭合技术,但它可以对一侧进行切开复位,以作为另一侧损伤闭合复位的基础。最后,骶骨畸形的存在[95,96](移行椎),约在 20%的个体中发生,将增加复位和螺钉定位的难度。术前基于 X 线和矢状、冠状及三维重建的 CT 仔细评估将螺钉置入安全位置的前提。

3.方法

　　闭合复位和经皮固定方式,通常是将患者置于仰卧位,以利于复位并在适当的时候进行前环固定。如果预期要进行骶骨复位,则俯卧定位是必要的。这也是由外科医生的喜好决定。对于仰卧位,将患者置于射线可通过的手术床上,腰骶部垫高,使臀部离开床面,以确保腹部和臀部的侧面充分暴露,防止定位螺钉的置入受到影响。一个完全透过射线的手术床是首选。放射装置置于术者的同侧,以取得满意的入口、出口和前后位骨盆片,以及以 S1 为中心的骶骨侧位片。旋转 C 形臂得到前后位像。倾斜球管投照入口位,使 S1 和 S2 的前侧皮质重叠。如果得不到满意的图像,就难以鉴别骶骨的弧度,螺钉就有可能从前方穿出。而如果 S1 的前侧皮质与尾骨重叠,则 S1 的后侧皮质就能看得很清楚,就能确保螺钉不会从后方穿出。旋转 C 臂机 90°得到出口位像,耻骨结节恰在 SI 神经孔下方,耻骨联合在骶骨中线上[64]。由放射技师对放射装置的底盘位置、合适的出口、入口位角度进行标记,方便再次复查。

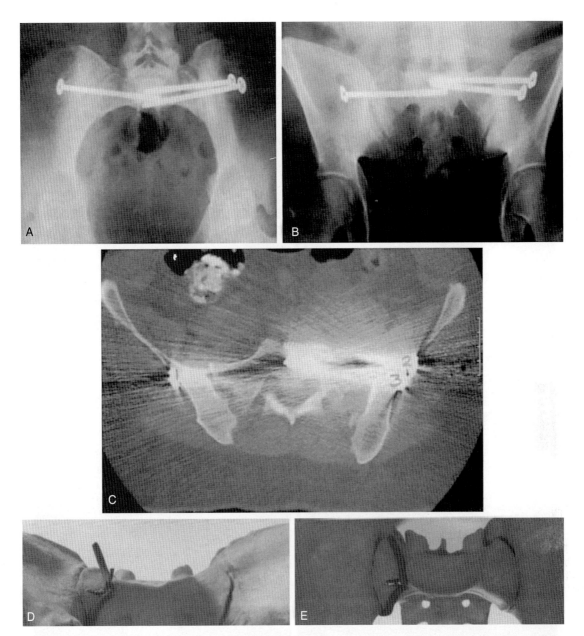

图 36-53 螺钉穿过骶骨翼。入口位片(A)和出口位片(B)显示螺钉在骨内。(C)术后 CT 显示前面头端的螺钉在骨外。患者左侧 L5 神经根受损。(D、E)塑模显示这种损伤是如何发生的。(A–C,From Chip,M.;Chip,L.,Jr.;Simonian P.T.;et al. Radiographic recognition of the sacral alar slope for optimal placement of iliosacral screws: A cadaveric and clinical study. J Orthop Trauma 10:171–177,1996. D,E,From Tile,M.,ed. Fractures of the Acetabulum and Pelvis,2nd ed. Baltimore,Williams & Wilkins,1995.)

　　完成所有角度的投照后,就可以在麻醉的肌松作用下进行复位了。伤后 2~5 天内是有可能进行闭合复位的。闭合复位前需了解骨折移位的情况。完全不稳的半骨盆为垂直和后方移位伴向外旋转。受伤机制不同移位的情况也不同,因此复位前有必要了解病史并仔细读片。消毒区域从双侧肋弓至膝盖,患侧肢体消毒至手术台。患侧肢体单独铺巾以使术中能够自由活动帮助复位。首先复位轴向畸形,可以通过股骨下端

骨牵引完成。如果骨折向后移位,则可以施加向上的牵引以复位。反向牵引力对于身形较大的患者或早期干预患者不是必需的。但是,如果由于患者瘦小或治疗延迟,则更大的力量(超过 10~15kg)用以稳定健侧骨盆是必要的。这可以间接地应用足板或柔软的大腿束带固定健侧,用胸垫固定患侧。为进行闭合复位最有效的稳定骨盆的方法是将髂骨和远端股骨用Schanz 钉连接可变的外固定器固定在手术床上（图

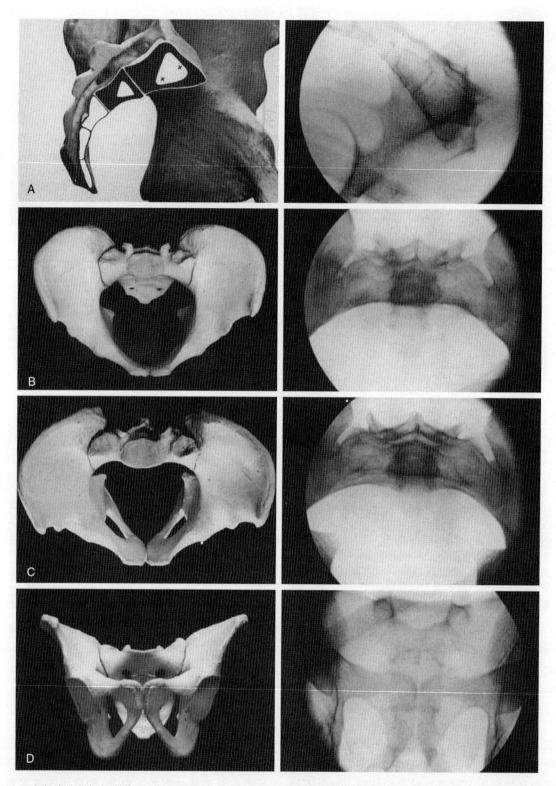

图 36-54 经皮骶髂关节螺钉影像学上重要的标志。(A)此截面图显示骶骨侧位像上可见的骶骨岬重要外观。侧位像上应能识别出骶骨岬和骶骨翼。(B)入口位观显示骨性骨盆,X线显示 S1 和 S2 的重叠的前侧皮质。(C)入口位观显示骨性骨盆,X 线片显示增加 C 臂机的角度可以看到 S2 的前侧皮质。但是看不到骶管的后侧皮质。(D)出口位观和 X 线片显示耻骨结节就在 S1 神经孔下方。(From Tile,M.,ed. Fractures of the Acetabulum and Pelvis,2nd ed. Baltimore,Williams & Wilkins,1995.)

36-37）。旋转移位可以通过插在患侧髂嵴的 1~2 枚 Schanz 钉使半骨盆复位（图 36-35）。也可使用外固定器帮助复位。向后的移位可以使用球形端椎杆复位。一旦复位完成，即用 C 臂机按上述的三个角度透视。可以使用克氏针或用 C 形钳临时固定。

皮肤表面的螺钉进入点位于股骨干轴线与髂前上棘垂线的交点下方 2cm。切开皮肤，将克氏针或钻头置于髂骨的后外侧。然而，这些坐标可能会因为软组织创伤或股骨牵引导致的位置改变而发生变化。前后位像显示导针指向 S1 椎体，垂直于骶髂关节。然后 C 臂机行侧位的投照，证实导针在 S1 椎体的中央。确认螺钉在骶骨翼皮质的下方非常重要，因为只有侧位片才能看清楚[94,96,111]。如果位置正确则切口可以扩大到 1~1.5cm，导针继续向 S1 椎体的方向前进。当出口位像上显示导针的尖端已到达第一骶神经孔外侧的上表面时就要停止前进了。再次行侧位透视证实导针的尖端在 S1 椎体的安全区内：整个过程都要在三个方向透视监视下完成（图 36-55）。钻头或导针需穿过三层皮质（髂骨外侧板、骶髂关节内侧板和骶髂关节的骶骨侧板）。如果有穿透第四层皮质的感觉，就应该停止前进，因为很有可能已经超过了安全区。一旦方向错误，必须完全撤出，重新选择入点和方向。但是，偶尔通过轻柔的内压和反转可以自相同的定位点利用导针或钻头重新插入。如果透视导针位置良好，当立即拧入螺钉。可以用拉力螺钉，使残余的缝隙完全消失。骶骨孔侧骨折或体部骨折可以用全螺纹螺钉固定维持位置，但是不要过度复位或加压，以免损伤神经根。在椎间孔或骶骨体损伤的骶骨骨折中，全螺纹定位钉可用于维持无骨折面压力的复位维持。然而，定位钉的固定强度明显不足。在前后位像的基础上前后旋转 C 臂机 20°~30°确认螺钉头的位置。C 臂机球管超过中线很难投照清楚，因为会和对侧髂骨翼的骨皮质重叠。小心不要使螺钉超过中线，这样有穿透骶骨前侧皮质的危险（图 36-55）。

第八节 术后处理计划

术后处理的目的是使患者能够尽早下床活动。但是活动的基础是骨折稳定的固定和骨骼的质量。如果骨骼质量好，且旋转不稳定骨折被稳定地固定，则患者可以在 3~5 天内拄拐活动并要非患侧承重。3~6 周的时候患侧可以承受部分体重，在 8~10 周，最多 3 个月，恢复完全承重。

对于完全不稳定的损伤，可能需要更谨慎的做法。早期卧于躺椅很重要，尤其是多发损伤的患者。稳定的前路和后路固定后可以允许患侧以最高 20kg 的负荷进行有限制的活动。在观察到愈合之前，负荷不应加大。在 3~4 个月之内应避免全重负荷。若由于骨折的情况或前部固定不完全则应考虑术后 4~6 周牵引。牵引可以保持长度并减少固定器承受的压力，因此可以减少固定失败的发生。尽管这种技术仅对少见的孤立骨盆骨折有效，但是用外固定辅助内部固定器械可以让患者在床上或者椅子上保持直立的姿态。

在术后早期，患者出院前应复查 X 线片，大约为术后 6 周和 3 个月时。在术后 3 个月时骨折的愈合基本上可以满足完全承重的需求，因此在 1 年内无须再复查 X 线片。此后仅在患者出现不适主诉时才需要复查 X 线片。

一般而言，骨盆骨折内固定无须拆除。惟一有可能出现问题的固定器械是位于髂嵴上下或耻骨联合。此时如果有症状则应该拆除器械，但是在此过程中应进行充分暴露。生育年龄的妇女可以选择把耻骨联合的固定装置取出，以免分娩中出现潜在的问题，虽然保留这些植入物的风险尚未被确定。最后，如果明显的后骨盆环疼痛持续存在，特别是存在放射检查提示明显松动征象的年轻患者，应考虑取出骶髂螺钉。

第九节 泌尿生殖系统损伤

处理泌尿生殖器损伤需要一个医疗小组。泌尿科医生和骨科医生应该一起制订计划来修复这些损伤。腹膜外膀胱破裂一般无须手术治疗，除非骨盆环受到损伤。在这种情况下膀胱修补是为了预防固定器引起的感染或永久瘘管形成。修复应在患者情况稳定后尽早进行，且与骨盆骨折固定一起完成。

关于尿道损伤的治疗争议较多。主要有三种理论：立即探查并用导管对线；初步尿道成形术，以及耻骨上膀胱造瘘，再行延迟尿道成形。治疗时间取决于损伤的程度以及周围结构损伤的情况。最重要是要尽量避免进一步手术对盆壁的损伤，以便于减少狭窄和失禁的发生率。近来发现间接开放对线的治疗效果好，并能够减少并发症的出现[56,97]。

女性残留骨盆移位（≥5mm）患者泌尿生殖系症状较常出现，如性交困难。其余的还有残留骨盆移位（≥5mm）患者剖宫率高，流产的发生率无明显差异[18]。

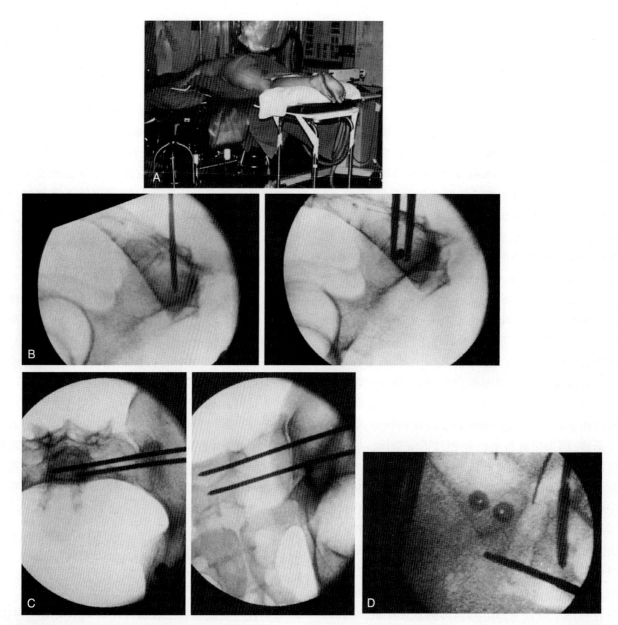

图 36-55 经皮骶髂关节螺钉植入技术。(A)患者俯卧于透光手术台上。当然也可以在 C 臂机三个方向投照的帮助下采取仰卧位。(B) 导针或钻头指向骶骨。注意要在 S2 皮质下方的椎体中央以避开椎弓根和骶骨岬,并且在骶骨翼斜面线的下方。(C)入口位 S1 和 S2 重叠,显示导针的位置,避免穿透骶骨翼和骶骨后方的骨皮质。出口位确认导针位于 S1 椎体内,避开 S1 神经孔。(D)最后显示螺钉位于骶骨的安全区内。(From Tile, M., ed. Fractures of the Acetabulum and Pelvis, 2nd ed. Baltimore, Williams & Wilkins, 1995.)

第十节　开放性骨盆损伤

　　开放性骨盆骨折是指骨盆环任何部位的骨折由于创伤被细菌污染或有潜在被污染的危险。这个概念既包括骨折部位暴露于外界环境,也包括骨折部位可以通过阴道或直肠的破口和外界交通的情况。一旦发生这种损伤,应该投入巨大的精力治疗开放性骨盆骨折。这种创伤除了会引起严重的骨质损伤以外,更重要的是严重的软组织损伤,结果致残和感染[8]。Raffe 和 Christensen[95]描述了 26 名开放性骨盆骨折的患者,其中 12 名合并泌尿生殖器损伤,7 名合并有胃肠道损伤。Perry[89]和 Richardson 及其同事[96]强调,潜在的大血管损伤可能及其可能导致的致死性出血是这类损伤的严重并发症之一。

一、评估

　　开放性骨盆骨折患者的评价必须十分谨慎,描述确切的损伤是评价软组织损伤的最佳办法。侧腹前或侧部的创伤常常仅损伤肌肉而不会牵扯直肠和泌尿生殖器的污染。发生于会阴部的创伤可延伸至直肠后部,而且任何涉及直肠和泌尿生殖器的创伤会因直肠撕裂被污染或延迟污染[27]。Faringer 及其同事[35]试图将骨盆及大腿上部划分为三个区域,一区为会阴,从下腹部向后一直延伸到骶骨部;二区为大腿中部自前正中线至后正中线;三区为侧腹及臀部的后侧部。

尿道造影和膀胱造影可用于发现泌尿道是否受到损伤。所有骨盆骨折的患者均应该行直肠和阴道的检查。检查时发现血迹均应检查闭孔处有无出血,以排除外开放性损伤[76]。伤后应该立即进行神经系统检查,以发现可能出现的功能障碍[122]。最后还要确定创伤的污染情况是外源性还是内源性。在软组织损伤程度评价后应该通过 X 线片评价骨盆骨折情况。

二、处理

这些患者的治疗必须得到良好的协调和精细管理,因为他们可能死于早期出血。由于这类患者可能早期死亡于出血,因此处理应该有组织并十分谨慎。快速大量输血时,迅速无创性骨盆固定(如 PASG 裤、开放伤口的包扎)均能帮助控制大血管的出血[1,19]。这种内部创伤性损伤是半骨盆切除术的适应证,而且对某些患者而言,行半骨盆切除术也可能是一种挽救生命的措施。一旦血流动力学稳定,即可实施清创术。手术需与普通外科、泌尿外科和妇产科医生协同进行,以使探查手术更加精准。如果伤口进入腹腔,特别是累及直肠,则必须行结肠造瘘术[32]。造瘘部位选择在横结肠,以远离骨盆手术切口。造瘘完成后,给予远端结肠到直肠的冲洗以使其清洁。术后立即使用广谱抗生素,并预防性应用 24~48 小时。

皮肤和皮下组织的剥脱伤是一种非常严重的软组织损伤。皮肤完全丧失了从下方肌肉来源的血液供应。这时必须考虑清创手术。这种剥脱伤可能是非常广泛的,需要评估皮肤和皮下组织的出血。清创中要去除所有失活或将要失活的组织。如果有残留的失活组织没有去除,则很可能导致败血症,从而威胁患者的生命。如果第一次清创手术不能确定去除的范围,可以反复清创。

如果骨折合并腹膜或直肠损伤,污染严重不可能得到清洁伤口的话,可以选择外固定架治疗。这种固定方式既能够提供相当的稳定性,又允许移动患者进行反复清创手术。当伤口清洁,软组织开始修复的时候,就可以进行永久固定手术了。

如果伤口没有涉及腹膜,污染不严重,或者可以经过清创得到清洁伤口,可以一期行内固定手术。经常可以通过开放的伤口进行固定手术。此技术也可以同时辅以外固定。此种类型的骨折,在外固定下行骨折间的拉力螺钉固定可能是最好的固定方式。

如果腹部伤口开放同时损伤尿道和膀胱,只要骨折类型允许,可以使用内固定。

女性患者如果骨折累及阴道,则清创需经阴道完成。如果阴道伤口清洁,则可以一期关闭。任何可能感染的阴道伤口都需要敞开待二期修复。骨折在急性期最好采用外固定的方式。

三、护理

在患者血流动力学稳定以及骨盆完全固定后,应进行骨折护理。并可以进一步治疗软组织损伤,如泌尿生殖器的修复,并在直肠及软组织损伤恢复后封闭直肠造口(为术后 6~12 周)。

由于这些进一步的治疗,使骨盆骨折患者死亡率由 50% 降至 20%,这相当于闭合但不稳定的骨盆环损伤(C 型)的死亡率[8]。Richardson 及助手[96]指出,随着进一步外科干预、早期直肠造口及进一步清创,开放性骨盆骨折的治疗会有很大的进步。

第十一节　并发症

由于创伤的系统特性以及治疗方法种类繁多,骨盆骨折并发症的发生率较高,且往往很严重。多发创伤和创伤的系统特性变化较易导致成人呼吸窘迫综合征、血栓栓塞性疾病、肺炎和多器官衰竭。

一、早期并发症

(一)感染

无论外固定或内固定都有可能发生术后感染。外固定器引起的感染往往发生于钉道周围。这种感染可以通过调整钉道、解放感染部位的皮肤以及更换敷料而得到控制。若细菌敏感应局部应用抗生素。一旦感染发生就有可能引起螺钉松动,此时应卸下螺钉周围的夹子并检查螺钉在骨骼中的稳定性。如果螺钉松动,又由于周围组织感染难以从原钉道插入螺钉,则可能需要重新安装外固定器。如果外固定器原先置于标准髂嵴部位,则在髂前上、下棘之间植入新的螺钉通常较为安全。大多数钉道周围的感染在去除螺钉并清创后都可以得到缓解。

内固定器械引起的术后感染往往继发于严重的软组织损伤和修复问题。这些并发症在后侧入路较为常见,因为其切口要经过无活力皮肤和肌肉。因此要仔细评价软组织损伤的情况。若术前已发现软组织损伤较重,则应及时改变手术入路及固定路径,尽量通过有活力的软组织[49]。

发生于固定器周围的术后感染,其治疗原则与内固定器引起的急性术后感染相同。应尽早切开、引流及清创。应敞开伤口并评价固定器的稳定性。若固定器牢固则可留置。若固定器松动并且不能够维持骨骼稳定性,则应将其取出并加用辅助固定器或改换其他器械。骨盆骨髓炎非常少见,但却是非常严重的并发症,反复清创是惟一的治疗办法。为了控制骨髓炎有时必须切除髂嵴的大部分。

(二)固定失败

固定失败常发生于骨盆固定的早期骨愈合没有达到预期目的时。对于固定效果的忠实评价应在手术治疗结束之后。外固定或牵引常作为内固定的辅助。如果不能肯定固定是否充分,最好让患者在维持外固定或牵引的同时卧床休息,并延长制动时间直到骨愈合。在复位不准确及固定失败的情况下,早期活动会影响最后的结果。复位不充分一般不会引起严重的后果,除非涉及骶髂关节。因此骶髂关节的复位应力求达到解剖复位。解剖复位能够避免因此部位小的不连续而引起的长期不适和疼痛[109]。Routt 和其同事[100]报道了关于经皮骶髂关节拉力螺钉固定技术的并发症。他们评价了 159 名患者体内的 244 枚螺钉,其中 19 名患者复位不佳,18 名患者由于肥胖或肠道残存造影剂导致显影不佳。5 枚螺钉由于没有重视侧位片而出现位置异常。7 名患者出现了固定失败。

(三)神经损伤

永久的神经损害是骨盆骨折后常见的并发症,其发生率为 10%~15%[122]。在不稳定骨折、双侧垂直向骨折中,发生率上升至 46%。Huittinen 和 Slatis[50]观察了 85 名患者后指出,L5 和 S1 神经根损伤最常见。表面上看起来这些损伤是由于前路损伤引起的,但事实上解剖学研究提示实际为神经根撕脱。近年来的研究使得骶骨骨折分类有了进一步的发展,这也使得我们能够更好地理解损伤的形式及位置[22]。同骶骨

横断骨折伴后凸畸形一样,骨折线经过神经孔或经过神经孔内侧的骨折,神经损伤发生率非常高。复位与固定可以帮助这类骨盆骨折愈合。对骶骨横断骨折伴后凸畸形或骶骨爆裂骨折进行减压对后根损伤的恢复有一定帮助(详见第 35 章),尽管长期的结果并不令人振奋。

L5 或 S1 神经根或坐骨神经引起的灼痛一般很难控制,其程度较剧烈且会持续很长时间,服用药物也不会有很大帮助。然而早期腰椎交感神经阻滞却有一定效果。为了减轻长期的症状应该咨询疼痛治疗医生用药。腰椎交感神经阻滞对一些长期灼痛亦有一定效果,对神经阻滞有效的患者往往对苯酚或外科切除交感神经丛亦有效。

医源性神经损伤往往继发于手术治疗。应用术中神经监测技术降低神经损伤发生率并不可靠[42],但应用肌电图监测似乎更有效[70,120]。

神经损伤应该给予适当的夹板或支具固定,若有指征可进行外科干预。坐骨神经的修复和减压成功率并不高。股神经的修复较坐骨神经更困难,一般仅在有神经断裂时才进行。

(四)血栓栓塞

血栓栓塞常见于严重的骨盆骨折患者,特别是合并下肢骨折时[10,13,29,37]。由于栓子多位于骨盆内静脉丛,故很难通过筛查发现高危患者,因此应该考虑对所有患者进行预防。目前临床上有很多预防方案,但尚没有一种被证实在预防致死性肺动脉血栓栓塞症中优于其他方案或优于不预防者[6,33,34,117]。

二、晚期并发症

(一)疼痛

疼痛往往由于骶髂关节愈合不良、不愈合或骨性关节炎引起。除非达到解剖复位和骨折充分愈合,否则患者有时候会有持续的不适或疼痛。疼痛往往局限于髋关节周围。治疗前和治疗后都应该仔细检查下腰椎的功能,以确定没有隐匿性骨折存在。疼痛的原因也包括软组织损伤,特别是肌肉和神经组织。

(二)畸形愈合

保守治疗的骨盆骨折患者中有症状的畸形发生率为 5%。通过仔细检查及时发现骨盆移位和骨盆不稳定等问题可以避免畸形的发生。骶髂关节最主要的

问题是愈合不良。愈合不良可引起双下肢不等长,除非愈合不良发生在骶髂关节,否则不会产生疼痛。骨盆半脱位会引起患者就座困难。患者常常会感到髋关节或坐骨结节疼痛,这是由于以上结构本应处于同一水平,骨折破坏了这一结构并使其相互间压力改变的缘故。有时严重的前方压缩性骨折可引起旋前畸形导致骨盆倾斜度和下肢不等长。患者表现为疼痛、畸形、下肢不等长和步态异常。因此应该仔细评价患者生理和功能状态,一旦需要则必须手术治疗。仅有下肢长度不等而无骨盆症状应行肢体长度取齐的标准外科手术。若仅有骨盆症状,特别是疼痛或就座困难,就需要直接截除愈合不良的部位。髋关节复位不佳导致的疼痛可通过骶髂关节融合来治疗。

(三)不愈合

不愈合是一种广为人知但不常出现的并发症,最初的症状是骨盆的疼痛和不稳定。前向压缩骨折也许会导致前部耻骨支不愈合,而且往往是无症状性的。对患者症状和骨盆异常的全面评价是必需的! 外科手术的原则是稳定骨盆环和不愈合区植骨融合。大部分患者需要前方和后方固定并行截骨术,以减少不愈合,纠正任何严重的错位[26]。

第┃二节　结果

尽管骨盆损伤的内固定术已很成熟,但目前尚无资料证明其结果优于通过牵引或外部器械复位固定的结果。 Reimer 和其同事[69,90]以 SF36 判断指出,通过闭合复位和外部固定器治疗的不稳定骨盆损伤的效果,与稳定性骨折治疗效果没有差异。这一结果再次被 Nepola 和其同事证实,他们指出,用经证实的功能评分进行比较,其功能改善结果同残留垂直移位时无明显差异[81]。Scheid 等[103,104]审查了用内固定治疗不稳定骨盆环损伤的结果,他们发现,有 52%的患者有疼痛和生活方式的改变。这一比例与 Kellam 其助手[54]的报道一致,且这两个研究的患者均来自同一个外科中心并且人群构成相似。这一结果还和骨折部位有相关性,骶骨骨折和骶髂关节分离结果最差。Dujardin 和其同事以解剖测量和经证实的 Majeed 骨盆预后评分法为评价标准回顾了两个连续系列研究的结果[25]。两组根据标准分别予外固定器械和内固定器械治疗,总的结果与后部损伤的位置以及通过解剖代偿的能力有关。若解剖代偿差则单纯的髋关节脱位生活质量

差。而髂骨翼骨折伴随脱位和骶髂关节分离,顶后却很好,这是由于复位和固定较为容易的缘故。骶骨骨折除非复位很好否则预后不佳,这是因为常常伴随神经损伤的缘故。Cole 与其助手[17]、Tonetta 和 Matta[124]均指出,尽管对不稳定性骨盆损伤进行解剖复位和稳定的内固定器械固定是可行的,并能够达到很好的解剖复位,但最终的功能性结果往往决定于周围软组织损伤程度或一些非骨性创伤。在旋转不稳定组,内固定治疗的结果非常好,约 96%的患者能够达到持续运动而无疼痛[114]。

小　结

治疗骨盆损伤要求深入地理解骨盆解剖以及损伤机制。只有凭借这些知识以及临床和影像学检查对损伤的精确评价,才能够选择出适合患者的治疗方案。对骨盆畸形和稳定性的分析提供了决策基础。到前、后骨盆环的手术入路需要专科训练的基础和充分的伤害评估以保护软组织。基于这些原则的外科干预通常是不稳定和严重骨盆环损伤患者达到满意效果的最好办法。治疗所引起的并发症是非常严峻的,但通过适当的评估亦可减少其发生,并减轻其影响,通过适当的评价、计划及手术技术予以解决。

(周方 李世民 译　李世民 校)

参考文献

1. Agolini, S.F.; Shah, K.; Gaffe J.; et al. Arterial immobilization is a rapid and effective technique for controlling pelvic fracture hemorrhage. J Orthop Trauma 43:395–399, 1997.

2. Albert, M.J.; Miller, M.E.; MacNaughton, M.; et al. Posterior pelvic fixation using a transiliac 4.5 mm reconstruction plate: A clinical and biomechanical study. J Orthop Trauma 7:226–232, 1993.

3. Altoona, D.; Tekdemir, I.; Ates, Y.; et al. Anatomy of the anterior sacroiliac joint with reference to lumbosacral nerves. Clin Orthop Rel Res 376:236–241, 2000.

4. American College of Surgeons. Advanced Trauma Life Support Manual. Chicago, American College of Surgeons, 1989.

5. Anglen, J.O.; DiPasquale, T. The reliability of detecting screw penetration of the acetabulum by intraoperative auscultation. J Orthop Trauma 8:404–408, 1994.

6. Asprinio, D.E.; Helfet, D.L.; Tile, M. Complications. In Tile, M., ed. Fractures of the Pelvis and Acetabulum. Baltimore, Williams & Wilkins, pp. 243–245, 1984.

6a. Beaule, P.E.; Antoniades, J.; Matta, J.M. Trans-sacral fixation for failed posterior fixation of the pelvic ring. Arch Orthop Trauma Surg 126(1):49–52, 2006.

7. Bone, L.B.; McNamara, K.; Shine, B.; et al. Mortality in multiple trauma patients with fractures. J Trauma 37:262–264, 1994.

8. Bottlang, M.; Krieg, J.C.; Mohr, M.; et al. Emergent management of pelvic ring fractures with the use of circumferential compression. J Bone Joint Surg [Am] 84(Suppl)2:43–47, 2002.

9. Brenneman, F.D.; Katyal, D.; Boulanger, B.R.; et al. Long-term outcomes in open pelvic fractures. J Trauma 42:773–777, 1997.

10. Brown, J.J.; Greene, F.L.; McMillin, R.D. Vascular injuries associated with pelvic fractures. Am Surg 50:150–154, 1984.

11. Browner, B.D., ed. Internal fixation of pelvic ring disruptions. Techn Orthop, Vol. 9, 1994.

12. Bucholz, R.W. The pathological anatomy of the Malgaigne fracture dislocation of the pelvis. J Bone Joint Surg [Am] 63:400–404, 1981.

13. Buckle, R.; Browner, B.D.; Morandi, M. A new external fixation device for emergent reduction and stabilization of displaced pelvic fractures associated with massive hemorrhage. J Orthop Trauma 7:177–178, 1993.

14. Buerger, P.M.; Peoples, J.B.; Lemmon, G.W.; et al. Risk of pulmonary emboli in patients with pelvic fractures. Am Surg 59:505–508, 1993.

15. Colapinto, V. Trauma to the pelvis: Urethral injury. Clin Orthop 151:46–55, 1980.

16. Cole, J.D.; Bolhofner, B.R. Acetabular fracture fixation via a modified Stoppa limited intrapelvic approach. Clin Orthop 305:112–123, 1994.

17. Cole, J.D.; Blum, D.A.; Ansel, L.J. Outcome after fixation of unstable posterior ring injuries. Clin Orthop Rel Res 329:160–179, 1996.

18. Connolly, J.F. Closed treatment of pelvic and lower extremity fractures. Clin Orthop Rel Res 240:115–128, 1989.

19. Copeland, C.E.; Bosse, M.J.; McCarthy, M.L.; et al. Effect of trauma and pelvic fracture on female genitourinary, sexual and reproductive function. J Trauma 11:23–81, 1997.

20. Cothren, C.C.; Osborn, P.M.; Moore, E.E.; et al. Preperitoneal pelvic packing for hemodynamically unstable pelvic fractures: A paradigm shift. J Trauma 62:4 834–842, 2007.

21. Cotler, H.B.; LaMont, J.G.; Hansen, S.T. Immediate spica cast for pelvic fractures. J Orthop Trauma 2:222–228, 1988.

22. Cryer, H.M.; Miller, F.B.; Evers, M.; et al. Pelvic fracture classification: Correlation with hemorrhage. J Orthop Trauma 28:973–980, 1988.

23. Delal, S.; Burgess, A.; Young, J.; et al. Pelvic fracture: Classification by force vector in relationship to associated injuries. Paper presented at an Orthopaedic Trauma Association Meeting, Dallas, October 27–28, 1988.

24. Denis, F.; Davis, S.; Comfort, T. Sacral fractures: An important problem. Clin Orthop Rel Res 227:67–81, 1988.

25. Dujardin, F.H.; Hossenbaccus, M.; Duparc, F.; et al. Long-term functional prognosis of posterior injuries in high-energy pelvic disruptions. J Trauma 12:345–350, discussion 150–151, 1998.

26. Dunn, A.W.; Morris, H.D. Fractures and dislocations of the pelvis. J Bone Joint Surg [Am] 50:1639–1648, 1968.

27. Duwelius, P.J.; Van Allen, M.; Bray, T.J.; et al. Computed tomography guided fixation of unstable posteriorpelvic ring disruptions. J Orthop Trauma 6:420–426, 1992.

28. Ebraheim, N.A.; Biyani, A.; Wong, F. Nonunion of pelvic fractures. J Trauma 44:102–204, 1998.

29. Ebraheim, N.A.; Savolainen, E.R.; Rusin, J.R.; et al. Occult rectal perforation in a major pelvic fracture. J Orthop Trauma 2:340–343, 1988.

30. Edeiken-Monroe, B.S.; Browner, B.D.; Jackson, H. The role of standard roentgenograms in the evaluation of instability of pelvic ring disruption. Clin Orthop Rel Res 240:63–76, 1989.

31. Egbers, H.J.; Draijer, F.; Havemann, D.; et al. Stabilizing the pelvic ring with the external fixator. Biomechanical studies and clinical experiences. Orthopäde 21:6 363–372, 1992.

32. Ellison, M.; Timberlake, G.A.; Kerstein, M.D. Impotence following pelvic fracture. J Orthop Trauma 28:695–696, 1988.

33. Evers, M.B.; Cryer, H.M.; Miller, F.B. Pelvic fracture hemorrhage. Arch Surg 124:422–424, 1989.

34. Falcone, R.E., Thomas, B.W. "Bean bag" pelvic stabilization. Ann Emerg Med 28:458, 1996.

35. Faringer, P.D.; Mullins, R.J.; Feliciano, P.D.; et al. Selective fecal diversion in complex open pelvic fractures from blunt trauma. Arch Surg 129:958–964, 1994.

36. Fisher, C.G.; Blachut, P.A.; Salvian, A.J.; et al. Effectiveness of pneumatic leg compression devices for the prevention of thromboembolic disease in orthopaedic trauma patients: A prospective, randomized study of compression alone versus no prophylaxis. J Orthop Trauma 9:1–7, 1995.

37. Fishmann, A.J.; Greeno, R.A.; Brooks, L.R.; et al. Prevention of deep vein thrombosis and pulmonary embolism in acetabular and pelvic fracture surgery. Clin Orthopä 305:133–137, 1994.

38. Flint, L.M.; Brown, A.; Richardson, J.D. Definitive control of bleeding from severe pelvic fractures. Ann Surg 189:709–716, 1979.

39. Ganz, R.; Krushell, R.J.; Jakob, R.P.; et al. The antishock pelvic clamp. Clin Orthop 267:71–78, 1991.

40. Geertz, W.H.; Code, K.I.; Jay, R.M.; et al. A prospective study of venous thromboembolism after major trauma. N Engl J Med 331:1601–1606, 1994.

41. Ghanayem, A.J.; Wilbur, J.H.; Leiberman, J.M.; et al. The effect of laparotomy and external fixator stabilization on pelvic volume in an unstable pelvic ring injury. J Trauma 38:396–401, 1995.

42. Gilliland, M.D.; Ward, R.E.; Barton, R.M.; et al. Factors affecting mortality in pelvic fractures. J Orthop Trauma 22:691–693, 1982.

43. Gokcen, E.C.; Burgess, A.R.; Siegel, J.H.; et al. Pelvic fracture mechanism of injury in vehicular trauma patients. J Trauma 36:789–796, 1994.

44. Gruen, G.S.; Leit, M.E.; Gruen, R.J.; et al. The acute management of hemodynamically unstable multiple trauma patients with pelvic ring fractures. J Trauma 36:706–713, 1994.

45. Helfet, D.L.; Koval, K.J.; Hissa, E.A.; et al. Intraoperative somatosensory evoked potential monitoring during acute pelvic fracture surgery. J Orthop Trauma 9:28–34, 1995.

46. Helfet, D.L. Pelvic ring, the three "types." In Müller, M.E., ed. Comprehensive Classification of Pelvis and Acetabulum Fractures. Bern, Switzerland, Maurice E. Müller Foundation, 1995, p. 61.

47. Henderson, R.C. The long-term results of nonoperatively treated major pelvic disruptions. J Orthop Trauma 3:41–47, 1988.

48. Hirvensalo, E.; Lindahl, J.; Bostman, O. A new approach to the internal fixation of unstable pelvic fractures. Clin Orthop Rel Res 297:28–32, 1993.

49. Holdsworth, F.W. Dislocation and fracture dislocation of the pelvis. J Bone Joint Surg [Br] 30:461–466, 1948.

50. Huittinen, V.M.; Slatis, P. Fractures of the pelvis, trauma mechanism, types of injury and principles of treatment. Acta Chir Scand 138:563–569, 1972.

51. Kaehr, D.; Anderson, P.; Mayo, K.; et al. Classification of sacral fractures based on CT imaging. Paper presented at an Orthopaedic Trauma Association Meeting, Dallas, October 27–28, 1988.

52. Kellam, J.F.; McMurtry, R.Y.; Tile, M. The unstable pelvic fracture. Orthop Clin North Am 18:25–41, 1987.

53. Kellam, J.F. The role of external fixation in pelvic disruptions. Clin Orthop Rel Res 241:66–82, 1989.

54. Kellam, J.F.; Boyer, M.; Dean, R.; et al. Results of external fixation of the pelvis. Paper presented at the 12th International Congress on Hoffman External Fixation, Garmisch Partenkirchen Murnau, Bavaria, West Germany, October 9–10, 1986.

55. Kim, W.Y.; Hearn, T.C.; Seleem, O.; et al. Effect of pin location on stability of pelvic external fixation. Clin Orthop Rel Res 361:237–244, 1999.

56. Kiting, J.F.; Wearier, J.; Blackout, P.; et al. Early fixation of the vertically unstable pelvis: The role of iliosacral screw fixation in the management of the vertically unstable pelvis. J Trauma 13:107–113, 1999.

57. Koury, H.I.; Peschiera, J.L.; Welling, R.E. Selective use of pelvic roentgenograms in blunt trauma patients. J Trauma 34:236–237, 1993.

58. Krieg, J.C.; Mohr, M.; Ellis, T.J.; et al. Emergent stabilization of the pelvic ring injuries by controlled circumferential compression: A clinical trial. J Trauma 59:3, 659–664, 2005.

59. Lange, R.H.; Hansen, S. Pelvic ring disruptions with symphysis pubis diastasis. Indications, techniques and application of anterior internal fixation. Clin Orthop Rel Res 201:130–137, 1985.

60. Latenser, B.A.; Gentilello, L.M.; Tarver, A.A.; et al. Improved outcome with early fixation of skeletally unstable pelvic fractures. J Trauma 31:28–31, 1991.

61. Legothetopulos, K. Eine absolute sichere blutillungsmethode bei vaginalen und abdominalengynakologischen operationen. Zentrailbl Gynäkol. 50:3202, 1926.

62. Lee, J.; Abrahamson, B.S.; Harrington, T.G.; et al. Urologic complications of diastasis of the pubic symphysis: A trauma case report and review of world literature. J Trauma 48:133–136, 2000.

63. Leighton, R.K.; Waddell, J.P. Techniques for reduction and posterior fixation through the anterior approach. Clin Orthop Rel Res 329:115–120, 1996.

64. Letournel, E. Acetabular fractures: Classification and management. Clin Orthop Rel Res 151:81–106, 1980.

64a. Linnau, K.F.; Blackmore, C.C.; Kaufman, R.; et al. Do initial radiographs agree with crash site mechanism of injury in pelvic ring disruptions? A pilot study. J Orthop Trauma 21(6):375–380, 2007.

65. Lowe, M.A.; Mason, J.T.; Luna, G.K.; et al. Risk factors for urethral injuries in men with traumatic pelvic fractures. J Urol 140:506–507, 1988.

66. MacKenzie, E.J.; Cushing, B.M.; Jurkovich, G.J.; et al. Physical impairment and functional outcomes six months after severe lower extremity fractures. J Trauma 34:528–539, 1993.

67. Matta, J.M.; Saucedo, T. Internal fixation of pelvic ring fractures. Clin Orthop Rel Res 242:83–97, 1989.

67a. Matta, J.M.; Yerasimides, J.G. Table-skeletal fixation as an adjunct to pelvic ring reduction. J Orthop Trauma 21(9):647–656, 2007.

68. McBroom, R.; Tile, M. Disruptions of the pelvic ring. Presented at the Canadian Orthopaedic Research Society Convention. Kingston, Ontario, Canada. June, 1982.

69. McCoy, G.F.; Johnstone, R.A.; Kenwright, K. Biomechanical aspects of pelvic and hip injuries in road traffic accidents. J Orthop Trauma 3:118–123, 1989.

70. McLaren, A. Internal fixation in fractures of the pelvis and acetabulum. In Tile, M., ed. Fractures of the Pelvis and Acetabulum, 2nd ed. Baltimore, Williams & Wilkins, 1995, pp. 183–189.

71. McLellan, B.A.; Phillips, J.P.; Hunter, G.A.; et al. Bilateral lower extremity amputations after prolonged application of the PASG. A case report. J Surg 30:55–56, 1987.

72. McMurtry, R.Y.; Walton, D.; Dickinson, D.; et al. Pelvic disruption in the polytraumatized patient. A

management protocol. Clin Orthop Rel Res 151:22–30, 1980.

73. Mears, D.C.; Capito, C.P.; Deleeuw, H. Posterior pelvic disruptions managed by the use of the double cobra plate. Instr Course Lect 37:143–150, 1988.

74. Mears, D.C.; Rubash, H.E. Pelvic and Acetabular Fractures. Thorofare, NJ, Slack, 1986.

75. Miranda, M.A.; Riemer, B.L.; Butterfield, S.L.; et al. Pelvic ring injuries: A long-term functional outcome study. Clin Orthop Rel Res 329:152–159, 1996.

76. Moed, B.R.; Hartman, M.J.; Ahmad, B.K.; et al. Evaluation of intraoperative nerve monitoring during insertion of an iliosacral implant in an animal model. J Bone Joint Surg [Am] 81:1529–1537, 1999.

77. Moreno, C.; Moore, E.E.; Rosenberger, A.; et al. Hemorrhage associated with major pelvic fracture: A multispecialty challenge. J Trauma 26:987–994, 1986.

78. Murr, P.C.; Moore, E.E.; Lipscomb, R.; et al. Abdominal trauma associated with pelvic fracture. J Trauma 20:919–923, 1980.

79. Nallathambi, M.N.; Ferreiro, J.; Ivatury, R.R.; et al. The use of peritoneal lavage and urological studies in major fractures of the pelvis—A reassessment. Br J Accident Surg 18:379–383, 1987.

80. Nelson, D.W.; Duwelius, P.J. CT-guided fixation of sacral fractures and sacroiliac joint disruptions. Radiology 180:527–532, 1991.

81. Nepola, J.V.; Trenhaile, S.W.; Miranda, M.A.; et al. Vertical shear injuries: Is there a relationship between residual displacement and functional outcome? J Trauma 46:1024–1030, 1999.

82. Niemi, T.A.; Norton, L.W. Vaginal injuries in patients with pelvic fractures. J Trauma 25:547–551, 1985.

83. Noojin, F.K.; Malkani, A.L.; Haikal, L.; et al. Cross-sectional geometry of the sacral ala for safe insertion of iliosacral lag screws: A computed tomography model. J Trauma 14:31–35, 2000.

84. Ochsner, M.G.; Hoffman, A.P.; DiPasquale, D.; et al. Associated aortic rupture pelvic fracture: An alert for orthopedic and general surgeons. J Trauma 33:429–434, 1992.

85. Oonishi, H.; Isha, H.; Hasegawa, T. Mechanical analysis of the human pelvis and its application to the artificial hip joint by means of the three-dimensional finite element method. J Biomech 16:427–444, 1983.

86. Pattimore, D.; Thomas, P.; Dave, S.H. Torso injury patterns and mechanisms in car crashes: An additional diagnostic tool. Injury 23:123–126, 1992.

87. Peltier, L.F. Complications associated with fractures of the pelvis. J Bone Joint Surg [Am] 47:1060–1069, 1965.

88. Pennal, G.F.; Sutherland, G.O. Fractures of the Pelvis. Motion picture. Chicago, American Academy of Orthopaedic Surgeons Film Library, 1961.

89. Perry, J.F. Pelvic open fractures. Clin Orthop Rel Res 151:41–45, 1980.

90. Pohlemann, T.; Bosch, U.; Gansslen, A.; et al. The Hannover experience in management of pelvic fractures. Clin Orthop 305:69–80, 1994.

91. Pohlemann, T.; Gänsslen, A.; Bosch, U.; et al. The technique of packing for control of hemorrhage in complex pelvic fractures. Tech Orthop 9:267–270, 1995.

92. Poole, G.V.; Ward, E.F. Causes of mortality in patients with pelvic fractures. Orthopedics 17:691–696, 1994.

93. Poole, G.V.; Ward, E.F.; Muakkassa, F.F.; et al. Pelvic fracture from major blunt trauma. Ann Surg 213:532–539, 1991.

94. Raf, L. Double vertical fractures of the pelvis. Acta Chir Scand 131:298–305, 1966.

95. Raffe, J.; Christensen, M. Compound fractures of the pelvis. Am J Surg 132:282–286, 1976.

96. Richardson, J.D.; Harty, J.; Amin, M. Open pelvic fractures. J Trauma 22:533–538, 1982.

97. Riemer, B.L.; Butterfield, S.L.; Diamond, D.L.; et al. Acute mortality associated with injuries to the pelvic ring: The role of early patient mobilization and external fixation. J Trauma 35:671–677, 1993.

98. Robinson, D.; Hendel, D.; Halperin, N. An overlapping pubic dislocation treated by closed reduction: Case report and review of the literature. J Trauma 29:883–885, 1989.

99. Rothenberg, D.A.; Fischer, R.P.; Strate, R.G. The mortality associated with pelvic fractures. Surgery 84:356–361, 1978.

100. Routt, M.L.C.; Kregor, P.J.; Mayo, K. Early results of percutaneous iliosacral screws placed with the patient in the supine position. J Orthop Trauma 9:207–214, 1995.

101. Routt, M.L.C.; Meier, M.C.; Kregor, P.J. Percutaneous iliosacral screws with the patient supine technique. Op Techn Orthop 3:35–45, 1993.

102. Routt, M.L.; Nork, S.E.; Mills, W.J. Percutaneous fixation of pelvic ring disruptions. Clin Orthop Rel Res 375:15–29, 2000.

103. Routt, M.L.C.; Simonian, P.T.; Agnew, S.G.; et al. Radiographic recognition of the sacral alar slope for optimal placement of iliosacral screws: A cadaveric and clinical study. J Orthop Trauma 10:171–177, 1996.

104. Routt, M.L.; Simonian, P.T.; Defalco, A.J.; et al. Internal fixation in pelvic fractures and primary repairs of associated genitourinary disruptions: A team approach. J Trauma 40:784–790, 1996.

105. Routt, M.L.C.; Simonian, P.T.; Grujic, L. The retrograde medullary superior pubic ramus screw for the treatment of anterior pelvic ring disruptions: A new technique. J Orthop Trauma 9:35–44, 1995.

106. Routt, M.L.C.; Simonian, P.T.; Inaba, J. Iliosacral screw fixation of the disrupted sacroiliac joint. Techn Orthop 9:300–314, 1994.

107. Ruedi, T.; von Hochstetter, A.H.C.; Schlumpf, R. Surgical Approaches for Internal Fixation. Berlin, Springer-Verlag, 1984, pp. 77–83.

108. Saibel, E.A.; Maggisano, R.; Witchell, S.S. Angiography in the diagnosis and treatment of trauma. J Can Assoc Radiogr 34:218–227, 1983.

109. Sachatzker, J.; Tile, M. Rationale of Operative Fracture Care. New York, Springer-Verlag, 1987, p. 165.

110. Scheid, D.K. Internal fixation. In Tile, M., ed. Fractures of the Pelvis and Acetabulum, 2nd ed. Baltimore, Williams & Wilkins, p. 197, 1995.

111. Scheid, D.K.; Kellam, J.F.; Tile, M. Open reduction and internal fixation of pelvic ring fractures. J Orthop Trauma 5:226, 1991.

112. Semba, R.T.; Yasukawa, K.; Gustilo, R.B. Critical analysis of results of 53 Malgaigne fractures of the pelvis. J Trauma 23:535–537, 1983.

113. Simonian, P.T.; Routt, M.L.C.; Harrington, R.M.; et al. Biomechanical simulation of the anteroposterior compression injury of the pelvis. Clin Orthop Rel Res 309:245–256, 1994.

114. Simonian, P.T.; Routt, M.L.C.; Harrington, R.M.; et al. Box plate fixation of the symphysis pubis: Biomechanical evaluation of a new technique. J Orthop Trauma 8:483–489, 1994.

115. Simonian, P.T.; Routt, M.L.C.; Harrington, R.M.; et al. Internal fixation of the unstable anterior pelvic ring: A biomechanical comparison of standard plating techniques and the retrograde medullary superior pubic ramus screw. J Orthop Trauma 8:476–482, 1994.

116. Simpson, L.A.; Waddell, J.P.; Leighton, R.K.; et al. Anterior approach and stabilization of the disrupted sacroiliac joint. J Trauma 27:1332–1339, 1987.

117. Southworth JD.; Bersack SR. Anomalies of the lumbosacral vertebrae in five hundred fifty individuals without symptoms referable to low back pain. AJR Am J Roentgenol 1950;64:624–634.

118. Stephen, D.J.; Kreder, H.J.; Day, A.C.; et al. Early detection of arterial bleeding in acute pelvic trauma. J Trauma 47:638–642, 1999.

119. Tile, M. Internal fixation. In Tile, M., ed. Fractures of the Pelvis and Acetabulum, 2nd ed. Baltimore, Williams & Wilkins, pp. 189–193, 1995.

120. Tile, M. Pelvic ring fractures. Should they be fixed? J Bone Joint Surg [Br] 70:1–12, 1988.

121. Tile, M.; Hearn, T. Biomechanics. In Tile, M., ed. Fractures of the Pelvis and Acetabulum, 2nd ed. Baltimore, Williams & Wilkins, 1995, pp. 22–36.

122. Tini, P.G.; Wieser, C.; Zinn, W.M. The transitional vertebra of the lumbosacral spine: Its radiological classification, incidence, prevalence, and clinical significance. Rheumatol Rehabil 16:180–185, 1977.

123. Tornetta, P.; Dickson, K.; Matta, J.M. Outcome of rotationally unstable pelvic ring injuries treated operatively. Clin Orthop Rel Res 329:147–151, 1996.

124. Tornetta, P.; Matta, J.M. Outcome of operatively treated unstable posterior pelvic ring disruptions. Clin Orthop Rel Res 329:186–193, 1996.

125. Trunkey, D.D.; Chapman, M.W.; Lim, R.C. Management of pelvic fractures and blunt traumatic injury. J Trauma 14:912–923, 1974.

126. Velmahos, G.C.; Kern, J.; Chan, L.S.; et al. Prevention of venous thromboembolism after injury: An evidence-based report—Part I: Analysis of risk factors and evaluation of the role of vena caval filters. J Trauma 49:132–139, 2000.

127. Vermeulen, B.P.; Hoffmeyer, P. Prehospitalization stabilization of pelvic disruption: A new strap belt to provide hemodynamic stabilization. Swiss Surg 5:43–46, 1999.

128. Vrahas, M.; Gordon, R.G.; Mears, D.C.; et al. Intraoperative somatosensory evoked potential monitoring of pelvic and acetabular fractures. J Orthop Trauma 6:50–58, 1992.

129. Vukicevic, S.; Marusic, A.; Stavljenic, A.; et al. Holographic analysis of the human pelvis. Spine 16:209–214, 1991.

130. Webb, L.X.; de Araujo, W.; Donofrio, P.; et al. Electromyography monitoring for percutaneous placement of iliosacral screw. J Trauma 14:245–254, 2000.

131. Weber, T.G.; Mast, J.W. The extended ilioinguinal approach for specific both column fractures. Clin Orthop Rel Res 305:106–111, 1994.

132. Weis, E.B. Subtle neurological injuries in pelvic fractures. J Trauma 24:983–985, 1984.

133. Wild, J.J.; Hanson, G.W.; Tullos, H.S. Unstable fractures of the pelvis treated by external fixation. J Bone Joint Surg [Am] 64:1010–1020, 1982.

134. Young, J.W.R.; Burgess, A.R. Radiological Management of Pelvic Ring Fractures. Baltimore, Urban & Schwarzenberg, 1987, pp. 22, 27, 41, 55.

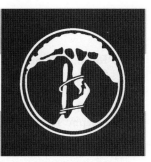

第 **37** 章

髋臼骨折的手术治疗

Milton Lee (Chip) Routt Jr., M.D.

髋臼骨折并不常见,通常是由高能量创伤引起的联合损伤。较低的发病率使得只有一小部分医生对这类骨折比较熟悉。髋臼处于深处且解剖结构复杂并合并有原发性器官系统损伤,因此非常有经验的医生在处理这类创伤时也会遇到挑战。在过去的 30 年里,我们总结了很多关于这类创伤的知识。

第一节 流行病学

髋臼骨折发生在下肢(尤其是股骨近端)受到过大的外力时。骨折的类型取决于撞击时髋关节的位置、局部骨骼的强度和外力的大小。因为外力会向远处传导,所以会发生髋臼骨折移位,股骨头可能沿外力方向发生脱位。髋臼骨折主要发生于两个不同年龄段的人群[107]。年轻人因为其活跃、甚至说鲁莽的生活方式,更容易发生高能量创伤而导致髋臼骨折。年长者则会因为受到像跌倒这类低能量创伤而发生髋臼损伤,主要是因为骨量不足而导致的。当然,髋臼骨折可以发生在任何年龄段,即使是小孩子,但是年轻人和年长者仍占髋臼损伤的大多数。

髋臼损伤主要发生在汽车或摩托车事故中,机动车撞倒行人的情况,高处坠落伤以及碾压伤。法律规定驾驶员及乘客必须使用安全带,这对降低髋臼损伤的发病率和严重程度很有帮助[1]。相反地,一些研究表明,安全头盔提高了摩托车事故中患者的生存率,所以相应地增加了髋臼损伤的数量和复杂程度[43]。

第二节 骨解剖

正常骨盆的解剖就很复杂,移位的髋臼骨折就更难理解。髋臼是位于髂骨、坐骨、耻骨间的半球形凹陷,它是由三向放射状软骨发育而来,形状多种多样。一些凹陷较浅的髋臼被称为"发育不良",另一些则较深。在影像学上,发育不良的髋臼更靠近髂骨的外侧,而较深的髋臼则更靠近内侧。这些解剖因素对于髋臼损伤的治疗很重要。

除髋臼窝以外,髋臼的凹面覆盖有透明软骨,周围被髋臼唇包绕。髋臼唇的外周连接在髋臼的边缘和关节囊上。髋臼窝被脂肪填充,圆韧带及其伴行血管锚定在这里,髋臼窝背侧皮质是四边体骨面。髋臼横韧带位于髋臼的尾侧。

髋臼的关节部分包括前壁、髋臼顶和后壁。前壁的软骨面相对较小,前壁的皮质骨面几乎全部由髂耻隆起构成。髂腰肌腱走行于髂耻隆起外侧、前壁的上方,走行于髂腰肌沟的滑囊内。前壁的内侧与骨盆缘骨皮质相邻,在前方,耻骨沟的骨皮质与前壁相邻。髋臼顶位于髋关节上方,髂前下棘下方。后壁是髋关节三个组成部分中面积最大的,组成关节面剩余的部分。关节面的三个组成部分形状都很复杂,它们周围骨性的"小山和峡谷"结构组成了髋臼的易折线,为骨折的发生提供了条件(图 37-1)。

髋臼的双柱理论最初由 Letournel 提出,根据这个理论,髋的臼关节部与两侧的骨性支柱共同构成一个倒置的"Y"形。前柱包括耻骨联合、耻骨上支、髋臼

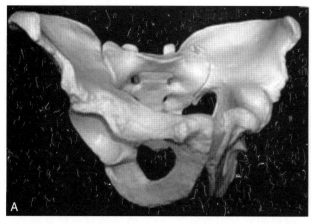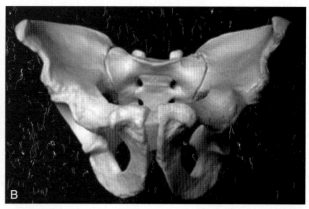

图 37-1　(A)骨盆模型显示了髋臼周围皮质骨面复杂的结构。骨折线常沿着这些骨性凸起分布，或发生在隐窝内。(B)骨盆的不同解剖区域都有单独的命名，以便于交流和更好地理解髋臼损伤的位置。

前壁、髋臼顶和髋臼窝的前半部分、四边体骨面的前半部分、髂棘和髂嵴前部以及髂骨前部。后柱包括整个后壁、髋臼顶和髋臼窝的后半部分、坐骨大切迹的尾侧部分、髂后棘、全部坐骨小切迹以及四边体骨面的后半部分(图 37-2)。

　　髋臼双柱模型的目的是简化髋臼骨性结构的解剖，从而使医生更好地理解损伤的类型。但是有的时候容易混淆，特别是当骨折分型与骨性结构使用几乎一样的术语时。在髋臼双柱模型中，前柱包括前

壁，后柱包括整个后壁。髋臼壁是髋臼柱的组成部分，但髋臼壁骨折和髋臼柱骨折又是两种不同的骨折类型，这让一些医生感到迷惑。以简单的髋臼后柱骨折为例，其骨折线将后壁分为两部分，再延伸至坐骨大切迹、四边体骨面、髋臼窝的尾侧部分，止于耻骨下支。骨性结构、双柱模型和骨折类型使用相同的术语，但彼此之间又有很大的区别。为了解决这个问题，需要综合所有信息来考虑是解剖结构，是双柱模型，还是指骨折类型(图 37-3)。

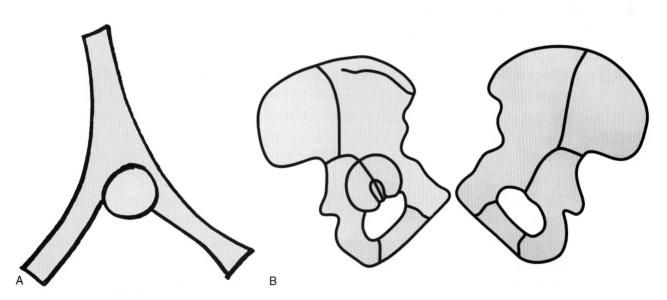

图 37-2　(A)图中显示的是 Letournel 双柱理论，两侧的支持"柱"与中间的髋臼共同构成了倒置的"Y"形。(B)前柱包括髂骨、耻骨，后柱包括坐骨，四边体骨面和髋臼窝被分开。髋臼位于倒置的"Y"形两侧的支持柱的中间，前柱和后柱分别是相应支持柱的组成部分。

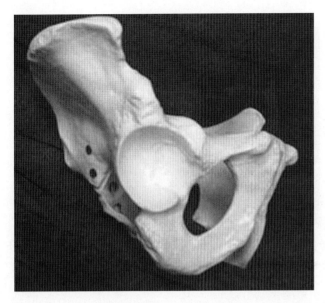

图 37-3　这个模型显示前壁是前柱的组成部分,后壁是后柱的组成部分。

第三节　影像学

　　骨盆的影像学甚至比骨盆的解剖更加复杂,但是对于理解髋臼骨折非常关键。髋臼骨折的诊断和分型是以其影像学表现和 Letournel 双柱理论为基础的。在怀疑可能存在髋臼骨折时,应最先拍摄骨盆前后位片。因为这个原因,Letournel 介绍了一些影像学上的骨性标志,现在这些标志仍是理解髋臼骨折影像学表现的基础。许多医生先观察健侧,明确相应的骨性标志,然后再与伤侧做对比。

　　骨皮质缘可以作为影像学的标志,这些骨性标志包括前柱和后柱的边缘,骨盆缘及耻骨上支边缘的高密度线,骨盆缘和四边体骨面的高密度线,髋臼顶软骨下弓,代表髋臼窝、闭孔沟和一部分四边体骨面的"泪滴"影。临床医生需要牢记这 6 个解剖学标志,有利于更好地理解髋臼壁、髋臼柱、承重髋臼顶和髋关节的位置(图 37-4)。

　　临床医生应该先利用一个骨盆模型来帮助学习正常髋臼的影像学表现,髋臼模型有利于将骨解剖与影像学联系起来,三维立体模型也有利于学习骨盆和髋臼的影像学表现。首先应掌握其正常的影像学表现,再学习移位骨折的表现。

　　在正常骨盆前后位片上,前壁比后壁更靠近内侧。因为髂腰肌沟、髂耻隆起、耻骨沟的原因,前壁的边缘呈波浪形。在 X 线片上,因为骨性结构的叠加,前壁比后壁密度更高。后壁位于前壁外侧,边缘向外凸出。

　　髋臼前柱在骨盆前后位片上表现为髂耻线,这条不透 X 线的髂耻线由骨盆皮质骨边缘形成,从骶髂关节至耻骨联合。耻骨上支上后方的皮质骨边缘与骨盆缘共同形成髂耻线,代表了髋臼前柱,只在骨盆前后位片上可以看到。

　　髋臼后柱在骨盆前后位片上表现为髂坐线。这条不透 X 线的髂坐线是由骨盆缘、四边体骨面、坐骨内侧形成的。和髂耻线一样,髂坐线只在骨盆前后位片上可以看到。

　　髋臼顶软骨下弓位于股骨头的头侧并与股骨头相关节。它代表了髋关节的承重区域,对评估髋关节的协调性很重要。

　　髋臼的"泪滴"可能是 6 个影像学标志中最难理解的一个,但是它很有意义,尤其是当评估手术治疗的效果时。"泪滴"的内侧部分是由闭孔神经血管沟和一部分四边体骨面形成的,外侧则是髋臼窝的骨皮质。

　　在骨盆前后位片上的 6 个影像学标志代表了髋臼柱、髋臼壁和髋臼顶。根据骨折特点不同,患侧的髋臼柱、髋臼壁和髋臼顶可能发生分离、嵌插或随骨折片发生移位[109]。

　　一旦诊断为髋臼骨折,在将所有的脱位完成复位后,应做进一步的影像学检查。将 X 线暗盒放于患者骨盆下方可以拍摄骨盆前后位片,再令患者向健侧或伤侧旋转约 45° 可以拍摄双斜位片。将患者向伤侧旋转通常会引起疼痛,所以应最后进行。双斜位片可以更好地观察髋臼壁和髋臼柱。根据伤侧的位置进行命名,当伤侧抬起时,闭孔与 X 线束相对垂直,所以将其称为"闭孔斜位",闭孔斜位片可以更好地显示前柱和后壁。类似的,当伤侧在下时,髂窝与 X 线束基本垂直,称之为"髂骨斜位",髂骨斜位片可以更好地显示前壁和后柱(图 37-5)。

　　旋转患者以拍摄斜位片虽然会引起疼痛,但经常可以显示出骨折不稳定的位置,而这在骨盆前后位片上可能并不明显。在髋关节脱位的情况下不应拍摄斜位片,移位的骨折片和股骨头可能会影响对重要解剖标志的辨认。在拍摄斜位片前应进行常规手法复位。

　　对于髋臼骨折合并骨盆环损伤的患者,还应拍摄

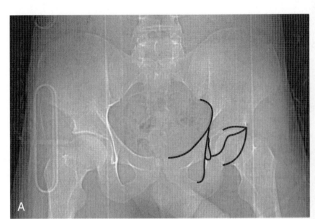

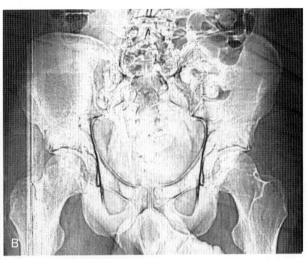

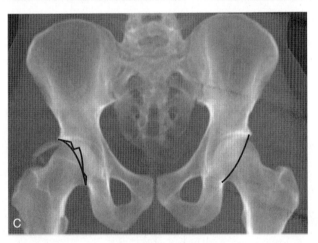

图 37-4　(A)这张骨盆前后位片显示了髋臼的 6 条重要标志线。图中标注出髋臼顶弓、前壁、后壁、髂耻线、髂坐线和"泪滴"。髋臼顶弓表示软骨下承重的区域。前壁更靠近内侧,呈波浪形,后壁则更靠近外侧,向外凸出。因为前壁、后壁以及股骨头相互重叠的原因,前壁影比后壁影的密度更高,后壁的外侧部分只重叠有后壁和股骨头。髂耻线是由坐骨大切迹和骨盆缘(髂骨部)至耻骨上支(耻骨部)的致密影,这条线代表了髋臼前柱。髂坐线的髂骨部分与髂耻线的髂骨部一样,但之后与髂耻线分开,其坐骨部为四边体骨面的切线影。髂坐线代表了髋臼后柱。"泪滴"是最后一个解剖标志,代表了髋臼窝、四边体骨面和闭孔沟。(B)骨盆前后位片,重点显示双侧髂坐线及"泪滴"。(C)骨盆前后位片,显示移位的后壁骨折。5 个解剖标志完好,但外侧后壁线因骨折移位而丢失,在后壁本来的位置处有一透 X 线影,可以看见移位的后壁骨折-脱位。

其他角度的骨盆平片,如入口位和出口位。这种联合损伤比较少见,但应加拍相应部位的 X 线片以便对受伤区域进行完整的评估。

　　骨盆 CT 可以更好地评估髋臼损伤。在拍摄由髂嵴至髋臼顶的二维 CT 扫描时通常选择每层 5mm,由髋臼顶至髋关节尾侧应选择每层 3mm,由髋关节尾侧至坐骨可选择每层 5mm。二维骨盆 CT 可以提供许多信息,包括骨量、体型、周围软组织损伤、后骨盆隐性损伤以及其他一些髋臼骨折的细节[21,96],还可以发现髋臼或股骨头的嵌插损伤、关节内游离体等。许多研究都证实了 CT 片在评估髋臼骨折时的

重要性[97,115-117,119,151]。

　　现在的电脑成像软件可以根据骨盆 CT 的数据计算出一种"平片"。这种平片可以在电脑上旋转,进而获得斜位片[149]。但是医生需要知道,这些电脑生成的,依靠旋转得到的斜位片并不是常规意义上令患者旋转获得的斜位片,因为这个原因,它们不能像传统斜位片一样显示出隐性的骨折不稳定(图 37-6)。

　　改良的三维 CT 技术成像质量更好,也减少了射线暴露量,三维髋臼成像技术可以为医生提供更逼真的髋臼整体影像。可以在影像学重建模型上显示出骨折移位和骨折线[40]。这些重建模型可以帮助医生

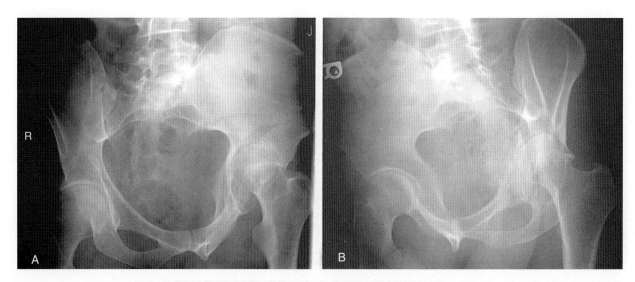

图 37-5　(A)这位患者患有明显移位的左侧髋臼骨折。在拍摄这张斜位片时,患者的右侧向上旋转,伤侧在下,因为 X 线束与伤侧髂窝基本垂直,所以称之为髂骨斜位片。拍摄髂骨斜位片时患者会非常疼痛,所以患者旋转的角度通常不足。当伤侧承担身体重量时,患者会主诉疼痛。(B)此时患者伤侧向上旋转,健侧在下,因为 X 线束与伤侧的闭孔基本垂直,所以称之为闭孔斜位片。

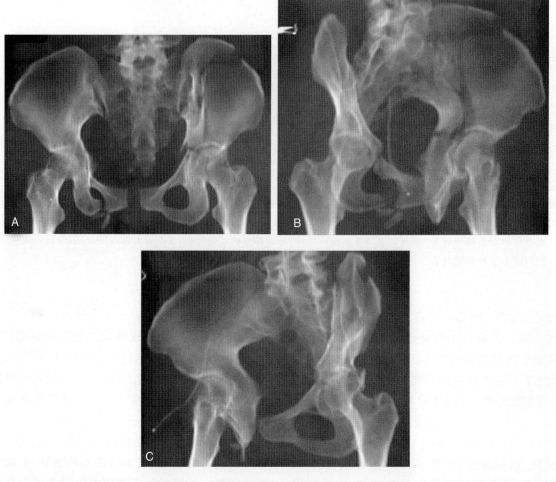

图 37-6　(A~C)这些骨盆前后位和双斜位片是由常规骨盆 CT 的数据生成的。这些电脑生成的影像并不能像常规髋臼斜位片那样显示出骨折不稳定。前后位片可以显示骨盆缘和左侧髋臼的损伤。髂骨斜位片可以显示后柱和前壁损伤,闭孔斜位片可以显示后壁和前柱损伤。

更好地理解髋臼骨折,制订治疗方案。所以许多医生喜欢三维成像技术,但是某些三维成像软件会使骨折线变得平滑。二维骨盆 CT 仍然是髋臼骨折影像学和制订治疗方案的标准(图 37-7)。

还有其他的一些影像学方法可以帮助理解髋臼骨折。使用血管造影透视设备进行的动态髋臼成像对于理解某些复杂骨折类型很有帮助,有些医生认为这些技术优于现在的 CT 成像技术[158]。

对于有血流动力学不稳定的、对常规复苏没有反应的髋臼骨折患者,应该行骨盆血管造影术。应由损伤髋臼的对侧将造影剂打入骨盆动脉树,因为移位的骨折片可能改变了腹股沟血管的正常解剖结构。同样的,同侧腹股沟区造影剂的泄露或血肿常引起严重的皮炎。这些情况不利于髋臼骨折的治疗。选择性血管栓塞可以挽救生命,但也会影响骨折的治疗,如影响手术入路的选择。血管栓塞的过程和细节应记录在病历中,医生应该知道血管造影常常十分重要,在需要时应重新阅片。

血管造影室常常是闭合手法复位治疗髋臼骨折-脱位的理想场所。给患者注射镇静剂,如果有需要,可以在实时成像监测下进行复位。使用血管显像设备,可以在不移动患者的情况下,只旋转 X 线束来拍摄双斜位片。

因为髋臼骨折常是急性创伤,所以核磁成像(MRI)在髋臼骨折患者中的使用比较有限。MRI 可以用于诊断耻骨支外侧的不完全骨折和髋臼应力骨折。

第四节 骨折分型

髋臼骨折分型很难理解,因为同样的术语既被用来描述解剖学的髋臼壁和髋臼柱,也用来定义某种骨折类型。医生必须理解解剖学结构和骨折类型是相关、相似但又并不相同的。解剖区域仅指解剖区域,而骨折类型则要包括那部分区域。

骨折分型是以影像学证据为标准的[68-70,109,160]。骨盆前后片可以提供一些线索,斜位片及 CT 片可以更精确地显示。当髂耻线断裂或移位但髂坐线完整时,这类骨折更像是前柱骨折,还需拍摄骨盆斜位片及 CT 片来显示骨折分型所需的细节信息。在前后片上只显示髂坐线中断或移位时,应当考虑后柱骨折可能。

Letournel 髋臼骨折分型方法是为了帮助外科医生为那些需要手术治疗的骨折选择合理的手术入路而建立的[109]。这个方法包含了大多数的髋臼骨折,容易记忆,但不能指导治疗和预后[15]。

10 种常见的骨折被分为两组,每组 5 种。"简单"骨折包括 5 种不同的骨折类型,其共同的特点是只有单一的骨折面。简单骨折包括后壁骨折、后柱骨折、前壁骨折、前柱骨折和横断骨折。横断骨折是这 5

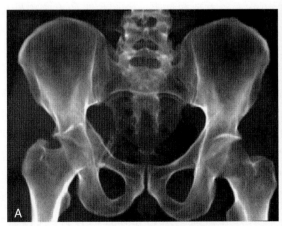
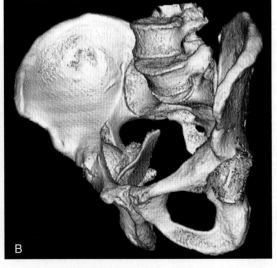

图 37-7 （A)这张由 CT 数据生成的骨盆前后位片显示了内侧髋臼顶嵌插和因股骨撞击导致的四边体骨折-移位。（B)同一患者的三维成像可以更好地显示四边体骨折-移位的位置。不幸的是,在三维重建上并没有看到髋臼顶嵌插损伤,所以必须仔细阅读所有的影像学资料,以对损伤进行完整的评估。

类骨折中唯一一个累及多个壁或柱的骨折类型。横断骨折累及前壁、前柱、骨盆缘、后壁及后柱。横断骨折只有一个骨折面，比较"简单"，所以被分入简单骨折组。

5种联合骨折更加复杂，由几种简单骨折联合组成[58]。联合骨折通常有很多骨折面及骨折片作为各自的特征，但仍然很难理解和区分。这5种联合骨折被称为后柱伴后壁骨折、横断伴后壁骨折、前柱伴后半横断骨折、T形骨折、双柱骨折。从它们的命名就可以看出，5种联合骨折使髋臼的损伤类型、评估及治疗变得更加复杂（图37-8）。

一、后壁骨折

后壁骨折是最常见的髋臼骨折类型[14,109]。这些损伤常发生于髋关节屈曲位，后壁受外力时，一部分后壁会发生移位[2]。这些创伤通常是发生在机动车事故中，乘客迅速减速，屈曲的膝关节撞到机动车挡板上，髋关节处于屈曲位，髋臼后壁受外力撞击而发生骨折。在这种损伤机制下，可能同时发生膝关节的损伤，如髌骨骨折、关节囊破裂、后交叉韧带损伤。驾驶员通过保护气囊或直接接触方向盘者，必须除外胸主动脉损伤。

像所有的髋臼骨折一样，后壁骨折有很多种表现形式，这取决于受到外力时肢体的位置、局部骨骼的强度及髋臼的正常解剖结构[18,172,207]。大多数的医生宁愿相信"后壁骨折是仅仅累及后壁的简单骨折类型"，但事实远非如此。髋臼后壁损伤包括髋臼顶移位、常见的后壁移位、底壁移位、"谷仓门"样粉碎性后壁损伤及其他一些类型。部分患者可发生后壁不完全骨折，股骨头将部分软骨松质骨骨折片挤压至完整的髋臼后柱松质骨处，这种情况称为"关节内"后壁变异型骨折-脱位。有经验的临床医生能够诊断各种各样的后壁骨折，包括更复杂的、合并有关节囊撕裂导致的后壁骨折片的髋臼联合骨折。

后壁骨折可以是粉碎性的，也可能合并后柱稳定骨折片边缘的骨软骨嵌插损伤，也可能二者同时存在[30]。边缘嵌插并不是这类骨折唯一的软骨-骨损伤形式。移位的后壁骨折提示患者可能同时存在脱位。因为这个原因，应该评估股骨头处是否有嵌插或劈裂损伤，探查髋关节内是否存在骨折片[100]。骨折片常见的位置有髋臼窝、股骨头与髋臼顶之间、股骨头前方与关节囊之间，骨折片可以是软骨、松质骨、皮质骨，或三者都有，关节囊和髋臼唇组织也可能会移位至髋关节内。

普通的后壁骨折在闭孔斜位片上最容易发现，尤其当存在移位时。通常，尾侧的张力导致后壁骨折片同局部的关节囊和臼唇一同发生移位，但前上方的髋臼唇及关节囊完好无损。后壁移位产生挤压常导致骨折上方的骨皮质发生粉碎。移位的骨折片会损伤上孖肌和臀小肌的下部。损伤严重时，梨状肌的肌腹会被后壁尖锐的皮质缘切断。因骨折片移位、股骨头脱位、其他直接或间接因素导致的坐骨神经损伤也不少见。梨状肌的解剖位置变化很大，其与坐骨神经束的关系也可能与神经损伤有关（图37-9，图37-10）。

二、后柱骨折

后柱骨折相对少见，但较容易诊断。作为一种简单骨折类型，只有一个骨折面，从坐骨大切迹向下，外侧皮质骨折线将后壁和后柱区域分开，内侧骨折线将四边体骨面分开。骨折线继续向下，穿过髋臼顶，至后壁尾侧及髋臼窝，终止于坐骨-耻骨上支连接处。髋臼顶软骨松质骨锥形骨折片移位在后柱骨折中并不少见。类似的，撕裂的臼唇软组织可能移位至股骨头及承重的髋臼顶之间。移位的后柱骨折块可能损伤臀上神经血管束，尤其是骨折线位于坐骨大切迹较高的位置时。在术前和术中都应注意这个问题，因为动脉的损伤可能导致持续的出血，需要进行栓塞止血。在术中，应直视臀上神经血管束，确定它没有移位至骨折片之间。如发生移位，应在骨折复位及钳夹的过程中小心地将其牵开。移位的后柱骨折可以阻断臀上静脉的血流，这会导致其遍布臀肌的分支的充盈和扩张。这些扩张的血管脆性增加，如果发生撕裂，常需逐个结扎来止血，在结扎时分出臀上神经十分重要。术者决不能简单地应用大血管钳止血，这可能会损伤动脉、静脉及神经。

移位的髋臼后柱骨折也可能损伤坐骨神经，通常是牵拉伤，患者会有相应的临床表现。一部分可能与直接的挫伤或牵拉有关，一部分可能与梨状肌解剖异常有关，因为神经的活动受到限制，使其不能与骨折片一起发生移位而受损。闭合复位也可能导致坐骨神经损伤。因为坐骨神经走行与某些移位的后柱骨折面一致，在移位的骨折-脱位被纠正后可能发生神经卡压。这种情况十分少见，但应引起术者的注意，不应认为这是由创伤引起的神经损伤。因为这个原因，要在术前及术后对神经功能进

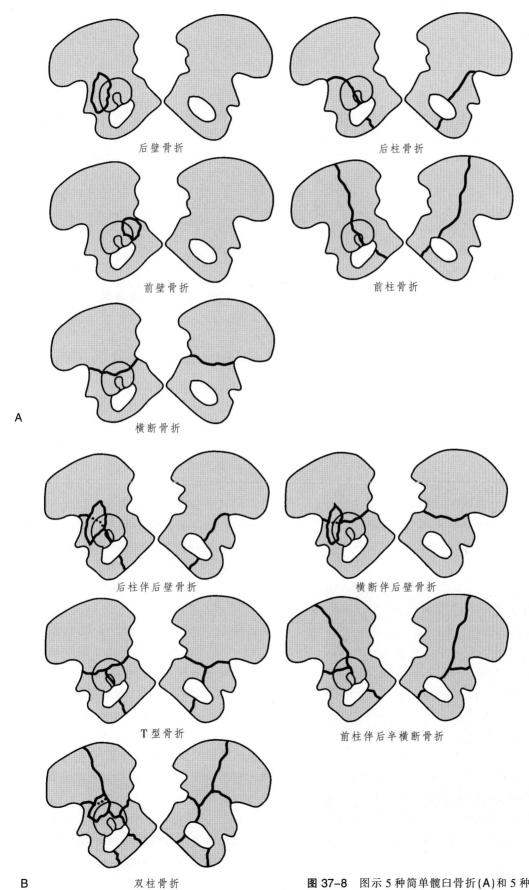

后壁骨折

后柱骨折

前壁骨折

前柱骨折

A

横断骨折

后柱伴后壁骨折

横断伴后壁骨折

T 型骨折

前柱伴后半横断骨折

B

双柱骨折

图 37-8　图示 5 种简单髋臼骨折(A)和 5 种联合髋臼骨折(B)。

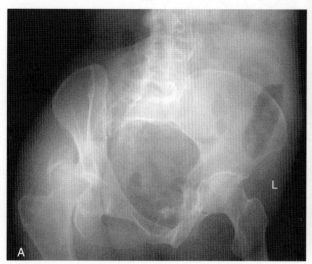

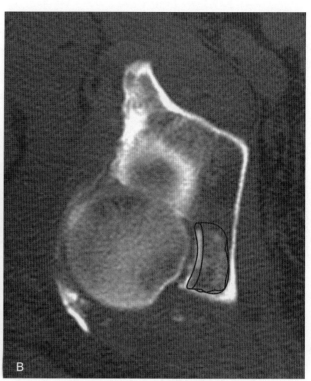

图 37-9 (A)骨盆闭孔斜位片显示移位的后壁骨折-脱位。这张平片是在骨盆前后片上已经诊断骨折-脱位后,在骨科医生会诊前拍摄的。最好在诊断骨折-脱位后,在进一步完善影像学检查之前完成手法复位。(B)同一患者的髋臼CT片显示软骨松质骨片嵌插至髋臼后柱。因为股骨头脱位,骨折边缘会发生软骨松质骨嵌插。移位的髋臼后壁的关节面也可能发生嵌插或粉碎,但这种情况比较少见。

行详细的检查和记录。如果在闭合复位后发生坐骨神经功能的改变,应进行急诊手术探查、神经成形术及骨折固定术。

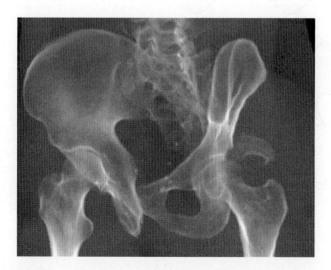

图 37-10 此患者患有左侧移位的髋臼后壁骨折,伴常见的骨折移位。

髋臼后柱骨折最容易在髂骨斜位片和骨盆前后位片上发现。骨盆CT扫描可以显示微小移位、粉碎情况、髋臼顶骨折片和关节内游离体,也可以显示沿骨折线的嵌插损伤(图37-11)。

三、前壁骨折

髋臼前壁骨折是所有骨折类型中最少见的一种。因为只有下肢处于非生理性体位时前壁才会承受力量,且前壁的面积很小,所以前壁骨折是最少发生的。因为其解剖原因,前壁骨折范围很小,且常合并脱位,前壁骨折-脱位可能损伤髂血管及股神经。

骨盆环骨折常累及髋臼前壁,骨折线可由耻骨上支外侧延续至前壁。这时,不应将骨盆环骨折错误地归为髋臼前壁骨折。

在前后位片上,髋臼前壁骨折可能累及一小部分髂耻线。闭孔斜位片可以显示股骨头半脱位,髂骨斜位片可以显示前壁骨折片移位。

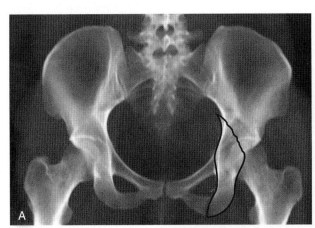
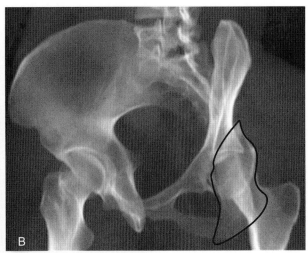
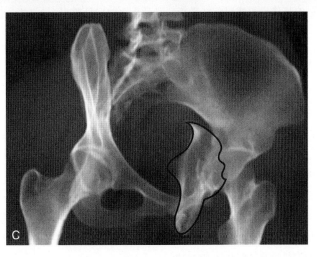

图 37-11 （A-C）骨盆前后位片和斜位片发现髋臼后柱骨折。在前后位片上表现为髂坐线中断。斜位片有利于进一步了解骨折的情况。髋臼顶的软骨松质骨骨折片移位至主要骨折面处。臀上神经血管束并没有被卡压在骨折面间。

四、前柱骨折

　　髋臼前柱骨折时，在前后位片上会显示髂耻线断裂，因为骨折线在外侧的止点不同而有各种各样的表现。作为一种简单骨折类型，前柱骨折只有一个骨折面。可以根据骨折线在髂骨处的位置不同将这类骨折再分成许多亚型，"高位"前柱骨折的骨折线止点位于髂嵴，"中位"前柱骨折的骨折线止点位于髂嵴前上，"低位"前柱骨折的骨折线止点在髂前下棘处，"最低位"前柱骨折则只累及髂耻隆起内侧的区域。骨折移位的情况和其亚型有关。高位骨折因阔筋膜张肌和缝匠肌的力量而发生移位，这可能会损伤股外侧皮神经。其他亚型的骨折因骨折特点不同而发生不同形式的损伤，移位的中位和低位骨折可能损伤股神经血管束和闭孔神经血管束。

　　移位的髋臼前柱骨折在髂骨斜位片上显示得最好，在前后位片上则常常漏诊。髂骨斜位片可以很好地显示骨折线在外周的止点，特别是对于高位骨折。骨盆环上透X线的裂隙也显示得很清楚。股骨头常与前壁骨折块一同移位，这常常提示有圆韧带撕裂（图 37-12）。

五、横断骨折

　　髋臼横断骨折较难理解，它虽然同时累及前柱和后柱，但仍被归为简单骨折。横断骨折骨折线的方向和角度变化很大，但始终只有单一的骨折面。因为髋臼横断骨折只有一个"简单"的骨折面，所以被归为简单骨折类型。

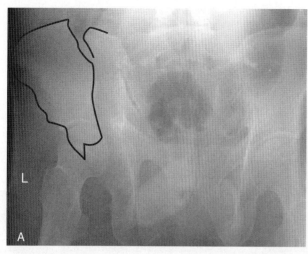
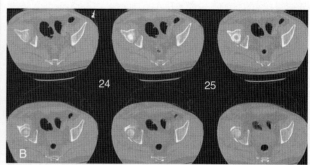

图 37-12　(A)这张骨盆平片显示的是移位的髋臼前柱骨折。股骨头由髋臼处脱出,与前柱骨折片相连。(B)这些 CT 片可以更好地显示髋臼顶骨折的细节。

一般的髋臼横断骨折的骨折线始于前壁,沿髂腰肌沟和前壁关节面延伸,至骨盆缘和前柱,再经四边体骨面将髋臼窝分为上下两部分, 止于后柱和后壁的边缘。髋臼唇也会被损伤,尤其是在移位的横断骨折中,被撕裂的部分或全部髋臼唇会突入关节内,引起股骨头和髋臼顶之间的活动障碍[112,170]。

横断骨折是简单骨折中唯一一种累及前壁、后壁、前柱和后柱的骨折。在命名上可能较难理解,横断骨折累及前柱和后柱,但并不是所谓的"双柱骨折"。正如之前说的那样,对骨折类型和解剖结构使用相同的术语进行命名,但彼此不应混淆,也不能作为同义词使用。

横断骨折将髋臼分为两部分。上半部分,或称为头侧部,通常是骨折中稳定的部分,而尾侧部则是可活动、移位的部分。尾侧骨折片的活动度与骨折面的位置有关, 也与作为铰链的耻骨联合韧带的功能有关(图 37-13)[154,201,209]。

横断骨折的骨折面可能会累及髋臼顶,Letournel 根据髋臼顶受累的程度将横断骨折进一步分成若干种亚型。经髋臼顶型横断骨折累及承重髋臼顶,近髋臼顶型横断骨折中髋臼顶未受损, 骨折线终止于髋臼顶与髋臼窝的连接处, 髋臼顶下型横断骨折将髋臼窝分为两部分。一般的,髋臼顶的完整性与髋关节的稳定性、协调性及预后呈正相关。尸体力学研究发现,在髋臼横断骨折中,上关节面的阶梯形复位不良会导致异常的高应力,在临床上,这是发生创伤性关节炎的危险因素[64,118]。

某些横断骨折合并有股骨头同尾侧骨折块一同移位至骨盆内的情况。当骨折移位时,可能发生股骨头外上方嵌插骨折和(或)骨折线上方的髋臼挤压伤。

在此类骨折中,受某些因素影响,股骨头可能维持在承重髋臼顶下方, 或同尾侧骨折块一同发生移位。对于经髋臼顶型骨折,未受损的髋臼顶较少,不足以维持股骨头的稳定性。肌痉挛也可导致股骨头

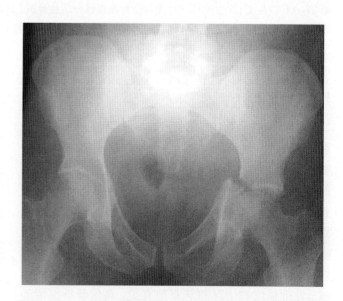

图 37-13　对于髋臼横断骨折,骨盆前后位片显示髂坐线和髂耻线都中断。残留髋臼顶的多少决定了闭合复位后的稳定性。因为耻骨联合韧带的作用,远折端是髋臼横断骨折不稳定的部分。对于这名患者,股骨头仍与远端骨折片相连。患者还合并有耻骨联合损伤和股骨头外上方的嵌插损伤。

移位。对于近髋臼顶型和髋臼顶下型横断骨折,完整的髋臼顶范围越大,股骨头的稳定性也越高。

髋臼横断骨折与同侧后方骨盆环损伤合并存在的情况比较罕见。在这种情况下,横断骨折的上下两部分都不稳定。此种髋臼横断骨折的近端骨折片因为同侧骶髂关节被破坏或存在不稳定的同侧骶骨骨折而发生移位及不稳定。对于这种罕见的病例,因为没有关节成分与未受损的半骨盆相连,髋臼横断骨折就如同双柱骨折一样。

六、横断伴后壁骨折

横断伴后壁骨折比较常见,同时存在简单横断骨折面及后壁骨折片。前后位片可以显示髂耻线及髂坐线同时断裂,后壁凸出的边缘因发生移位而缺失。在前后位片上,移位的后壁骨折片常重叠在髋臼顶区域,如果仔细观察此 X 线片,横断骨折面在前壁的移位表现为透亮的裂隙。在前后位片上,股骨头的位置变化较多,最简单的情况是股骨头位于髋臼顶下方,股骨头还可能与后壁骨折片同时移位,或与横断骨折的远折端一同向内侧移位。斜位片应在将股骨头闭合复位至髋臼顶下方时拍摄。髂骨斜位片可以显示横断骨折线在后柱的止点,闭孔斜位片可以显示横断骨折线在前柱的止点,还可以显示移位的后壁骨折片以及因其移位而产生的缺损。在不稳定骨折中,当患者变换体位拍摄不同位 X 线片时,体重或下肢的重量作用于患处,导致股骨头发生再脱位的情况并不少见。在闭合复位后,牵引下的前后位片可能显示之前漏诊的股骨头外上方的嵌插骨折。

骨盆 CT 片可以显示横断骨折面的方向及止点、关节内游离体和边缘嵌插损伤。后壁粉碎性骨折在平片上可能不明显,而在 CT 片上则显示较清楚。CT 片还可以证实股骨头的嵌插损伤(图 37-14)。

七、后柱伴后壁骨折

这种骨折并不多见,在前后位片上可以看到髂坐线中断和后壁缺损、移位。髂骨斜位片可以显示经坐骨大切迹的后柱骨折线,闭孔斜位片可以显示移位的后壁骨折块。骨盆 CT 不仅可以显示骨折的细节,还可以检查局部软组织的情况。臀上动、静脉损伤可能引起局部出血,在 CT 片上表现为臀部的不对称。之前提到的简单后柱骨折或后壁骨折的特点对于后柱伴后壁骨折仍然适用。

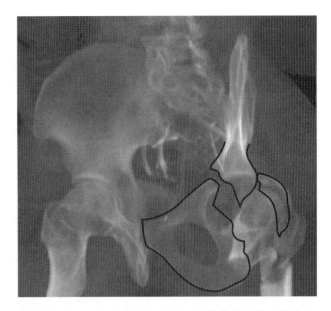

图 37-14　这名不幸的患者所发生的髋关节损伤比较少见,包括粉碎性股骨近端骨折和髋臼横断合并后壁骨折。闭孔斜位片显示髋臼横断骨折将髋臼分成两部分,也可以显示后壁骨折移位。

八、前柱伴后半横断骨折

髋臼前柱伴后半横断骨折联合了任何形式的前柱骨折和一条额外的后柱骨折线,此骨折线常经过坐骨大切迹。前后位平片显示髂耻线及髂坐线均断裂。骨盆髂骨斜位片可以显示前柱骨折线在髂嵴和前壁处的止点,以及后半横断骨折的止点,通常在坐骨大切迹处。像简单前柱骨折一样,前柱的骨折有多种形式,而后半横断骨折线基本是经过坐骨大切迹的。

T 型骨折

T 型骨折是在横断骨折的基础上,有一条垂直的骨折线将不稳定的横断骨折远折端再分为不稳定的两部分。从侧面看,这种髋臼骨折很像字母"T"。举个例子来说,前柱骨折线起始于前壁,沿髂腰肌沟经骨盆缘向后,下降至四边体骨面。后柱骨折线起始于坐骨大切迹,经髋臼后壁向下,与前柱骨折线在四边体骨面处合二为一。汇合后的骨折线垂直向下分开四边体骨面,与横断骨折线一同构成 T 型骨折。

前柱骨折远折端因耻骨联合的铰链作用而不稳定。后柱骨折片的活动被骶棘韧带和骶结节韧带限制。此类损伤常合并股骨头中央型脱位至骨折片间,如果圆韧带完整,股骨头也可能与后柱骨折片相连。在前后位片上,髂耻线和髂坐线均断裂,股骨头可能从未受损的髋臼顶脱出,坐骨骨折轻微移位时可能显示不清。髂骨斜位片可以显示后柱骨折线在坐骨大切迹和坐骨支的止点。闭孔斜位片可以显示前柱骨折骨折线的止点及移位情况。CT 片可以精确显示所有骨折片的位置(图 37-15)。

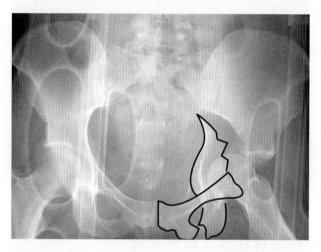

图 37-15　这位患者患有移位的、极不稳定的 T 型骨折。髂坐线和髂耻线中断,远折端被分成两个部分。在这张图像上,后柱骨折片和近端股骨比前柱骨折片的移位更加明显。髋臼顶内侧存在挤压伤。因为骨折位置和肌肉力量的关系,手法复位的位置无法维持,我们进行了急诊切开复位内固定术。

九、双柱骨折

对于许多医生来说,双柱骨折是 10 种髋臼骨折中最难处理的一种。在这类骨折中,髋臼顶的关节部分和其他所有关节骨折片与未受损的半骨盆没有联系。而在其他 9 种骨折类型中,至少有部分髋臼关节成分与未受损的半骨盆存在联系。因为创伤导致髋臼的关节成分与稳定的坐骨分离,所以有些人用"浮髋"一词来形容这种损伤。但因为这个词易引起误解且描述不具体,大多数医生并不接受这种说法。

双柱骨折中有一些互相联系的骨折块。完整的髂骨骨折块比较稳定,不稳定的关节骨折块向内侧移位,使得髂骨骨折近折端在闭孔斜位片上像马刺的形状,称"马刺征"。关节骨折块向内侧移位,髂骨的近折端("马刺")则维持在原位而明显突出。在闭孔斜位片上,马刺征是髋臼双柱骨折的典型表现。缺乏经验的医生可能会将移位的髋臼后壁骨折与双柱骨折的"马刺征"搞混,因为二者都可以在闭孔斜位片上观察到(图 37-16)。

当关节骨折片只发生微小移位,而关节成分与髂骨仍不相连时,虽然马刺征并不明显,但这类骨折仍属于双柱骨折。有些患者髂骨的近折端在前后位片和髂骨斜位片上也可显示得很清楚,也可能会看到"马刺征",如果仔细寻找,还是很容易发现的。

除了完好的髂骨部分,双柱骨折也有其他一些

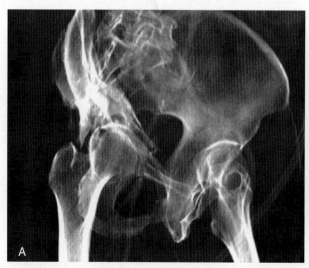

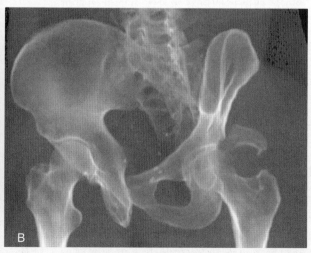

图 37-16　(A)闭孔斜位片显示髂骨远端向外凸出,或称"马刺征",是双柱骨折的典型征象,当髋臼的关节骨折片向内侧移位时可以看到马刺征。在某些双柱骨折中,关节骨折片只发生微小移位,马刺征并不明显。(B)移位的后壁骨折片也是在闭孔斜位片上显示的最清晰,但其代表的是移位的后壁,而不是双柱骨折中的髂骨。移位的后壁骨折片需要与马刺征相鉴别。

互相联系的骨折块。前柱上方骨折片包括了大部分髋臼顶,且在髂嵴处可能是不完全骨折。在这种情况下,前柱骨折片可能发生移位,但因为是不完全骨折,骨折片相对稳定。前柱下方骨折片通常包括前壁的关节部分和耻骨上支。后柱骨折线常止于坐骨大切迹和坐骨区域。骨盆环的皮质常发生不同程度的粉碎。像之前在后壁骨折章节中提到的一样,后壁的骨折是股骨近端向内侧移位导致的撕裂伤(图 37-17)。

十、变异型骨折

　　某些髋臼骨折无法归入 Letournel 分型系统。这种变异型骨折确实存在,应当在除外其他常规类型骨折后被诊断。受伤时下肢的异常体位,骨量不足或巨大外力是引起此类损伤的原因。可按常规方法评估和治疗变异型骨折,根据其骨折特点不同,可能需要更广泛的暴露或特殊的固定器械。以严重的嵌插损伤为例,可能需要同种异体骨移植,或其他合适的材料来填补骨缺损处。髋臼骨折合并不稳定的骨盆环损伤也属于变异型骨折(图 37-18 和图 37-19)。

如何决定治疗方案

　　髋臼骨折的治疗目标是获得无痛的、功能良好髋关节,而不发生任何并发症[22,79,95,189,200]。如何选择最好的治疗方案是一个很复杂的问题,与患者、医生、治疗中心等许多因素有关。

　　在决定治疗方案前应先回答下列问题:

　　1.患者的一般情况是否稳定? 如果不稳定,如何获得稳定的一般情况?

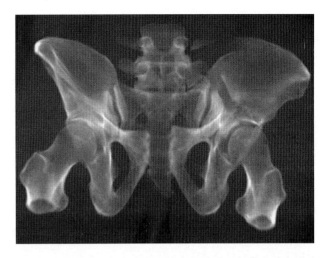

图 37-18　这名患者合并有不稳定的骨盆环损伤和左侧的变异型髋臼骨折。

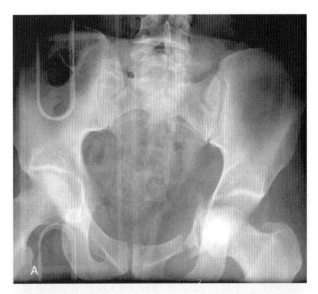

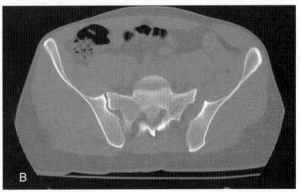

图 37-19　(A,B)这张前后位片显示左侧髋臼的低位前柱骨折-脱位,髂耻线中断,前壁发生骨折。这种骨折易与前壁骨折混淆,进一步观察平片可以发现,存在骶髂关节完全脱位,使得全部半骨盆不稳定,骨盆 CT 证实了骶髂关节的损伤。骶骨可以看做是稳定的半骨盆,所以,这种髋臼骨折实际上类似于双柱骨折。

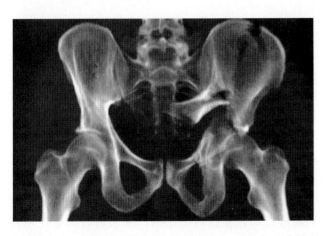

图 37-17　此例髋臼双柱骨折因骨盆缘及坐骨大切迹的骨折移位变得更加复杂。

2.患者是否能耐受任何形式的手术,即使是较大的手术?

3.患者是否能耐受牵引治疗或较长的卧床时间?

4. 患者是否存在不利于手术或非手术治疗的药物因素、生理因素或心理精神因素?举个例子来说,不管选择何种治疗,都应考虑患者的依从性。

5.骨折是否稳定?

6.骨折是否移位?如果移位,移位的范围和具体位置是哪里?

7.如果发生移位,股骨头与骨折片的关系如何?

8. 是否有足够的骨量以便使用常规的复位及内固定器械?是否需要特殊的处理?

9.根据骨折特点决定是否可以进行准确的复位?是否存在骨折引起的会妨碍复位和坚固固定的问题,如髋臼顶的广泛粉碎或挤压伤?

10.除修复髋臼外,股骨头外上方或其他部分的嵌插损伤是否会影响手术的效果?

11.术者、医疗小组或本地区其他治疗中心是否有足够的治疗类似的髋臼骨折的经验和专业技术?

12.治疗中心是否有足够的辅助设备(如术中成像设备)和必需设备?

即使一些影像学的测量数据可以指导临床医生制订治疗方案,但每位患者的一般情况也是重要的决定因素。首先,患者必须能够耐受既定的治疗方案[139,153,210]。尽管许多临床医生首先根据骨折类型选择治疗方案,但仍然须要考虑患者的一般情况。在解决这个问题之后,术者应关注骨折类型和局部软组织条件。骨折的稳定性与许多因素有关,最主要的是残留有多少可承重的髋臼顶或未受损的髋臼,还可以与股骨头相关。生物力学研究表明:骨折线位置越高,髋臼顶越不完整,髋臼骨折的稳定性也会随之下降。因为髋臼顶覆盖范围的影响,最好在三种方位的 X 线平片和 CT 片上测量弧顶的范围,用以量化未受损髋臼顶的多少。

应在前后位片、闭孔斜位片及髂骨斜位片上测量弧顶角。先确定一条水平线以纠正患者在拍摄 X 线片时因体位原因产生的误差。对于简单骨折,只要伤侧坐骨结节未受到骨折-移位的影响,就可以使用双侧坐骨结节连线作为水平线。对于联合骨折,可以使用其他一些未受损的骨性标志来确定水平线。经髋关节的中心作此水平线的垂线,当发生骨折移位时,髋关节的中心可能不是股骨头的中心。再作髋关节的中心与髋臼骨折线关节侧的连线,测定此线与垂线的夹角即为弧顶角。弧顶角越大,髋臼顶越完整,髋关节也越稳定。关于弧顶角大小与预后的关系,一些力学研究和临床研究得到了许多不同的结果(图 37-20)。

医生在测量弧顶角时应注意髋关节的中心并不一定是股骨头的中心,因为移位的股骨头可能不再位于髋关节的解剖中心。在这种情况下,髋臼与股骨头不协调,骨折移位明显,导致测量弧顶角的准确性无法保证。

在髋关节协调性好但骨折不稳定的情况下可以选择闭合复位固定髋臼骨折。通过造成创伤的能量大小及影像学表现可以评估骨折的稳定性。可能需要在麻醉和透视下检查髋关节,才能最终评定骨折的稳定性。在麻醉下的检查需进行前后位及双斜位的透视。C 臂机应放在合适的位置,既能观察到可能存在不稳定的位置,也不会妨碍必要的肢体活动。在评估髋臼后壁骨折时,C 臂机应放置于伤侧,既可以拍摄闭孔斜位片,也不会妨碍髋关节的屈曲、内收和内旋。评估后柱骨折时,C 臂机应放置于健侧,既可以拍摄髂骨斜位片,也不会妨碍肢体活动。除评估内侧不稳定时,前后位片使用较少,因为透视设备会妨碍除中央负荷外的大部分肢体活动。

如果关节协调性好且骨折稳定,应避免负重并进行影像学随访,以监测骨折是否进一步移位[202,203]。如果髋关节协调性好,但在无牵引情况下不稳定时,可以在骨折愈合过程中使用骨牵引来维持复位。最好在此次麻醉检查时同时插入牵引针,利用 C 臂机确定其最佳位置。如果需要牵引数周,可以使用直径合适的螺纹销。在插入股骨远端牵引针时,应避开膝关节及其周围的血管。

如果使用牵引,患者需多卧床 6~8 周,此时还需了解患者在坐起时是否仍能维持骨折复位,方法是在患者清醒时,拍摄牵引下的床旁骨盆前后位片,还可以用于了解髋关节是否被过度牵引。拍摄正位胸片可以早期发现长期卧床的并发症。

手术治疗髋臼骨折难度较大,手术范围广,还存在许多其他问题,如术中出血。正因为如此,患者的心肺功能和一般情况应足以耐受手术治疗。

有些患者因宗教原因拒绝输血或血液制品,因此不能进行切开复位内固定术。如果患者同意使用自体血回输,这个问题有可能得到解决[49,59]。

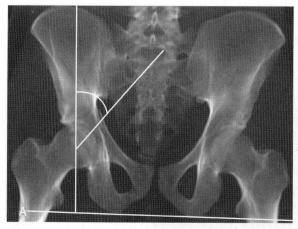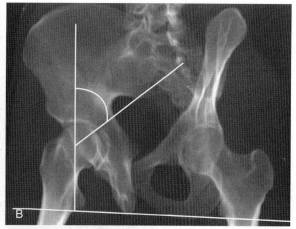

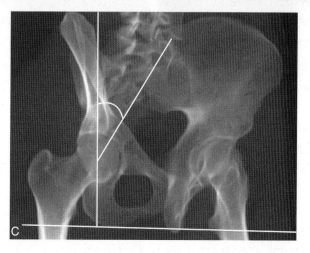

图 37-20 (A~C)这三张骨盆平片介绍了如何测量髋臼骨折的弧顶角。(A)在骨盆前后位片上,右侧坐骨结节因骨折而受损,所以须要估计水平线的位置。前后片上显示股骨头轻微半脱位,在确定髋关节中心时需要考虑这一点。经髋关节的中心作此水平线的垂线,再作髋关节中心与髋臼骨折边缘的连线,此线与垂线的夹角就是弧顶角。(B,C)在闭孔斜位片和髂骨斜位片上重复此过程。

　　如果不存在患者相关的因素,则应确定骨折类型,评估骨折移位及不稳定的情况。医生需要知道骨折移位和不稳定间可能没有关系,某些移位骨折相对稳定,特别是当骨折的外周部分是不完全骨折时。相反的,无移位或微小移位的骨折也不一定是稳定的。比如某些髋臼横断骨折,在前后位片上并没有显示骨折移位,但斜位片却可以显示其移位及不稳定。在这种情况下,患者的体重随着重力作用可以引起骨折移位。在麻醉及透视下检查髋关节,可以发现骨折移位微小但明显不稳定的情况 (图 37-21 和图 37-22)。

　　对于稳定的骨折,一些医生在骨盆平片上测定弧顶角,在 CT 片上测定髋臼软骨下弓的长度来评估股骨头与髋臼顶的协调性。未受损的髋臼顶面积越大,可覆盖股骨头的范围就越大,弧顶角就越大,预后也越好。

　　骨量多少也是术前应当考虑的重要因素[7]。尤其是对于老年患者及患有其他骨科疾病的患者,如成骨不全[44,77,129,188,204]。皮质骨不能承受钳夹复位及支撑钢板的力量。对于儿童及青少年髋臼骨折患者也应进行特殊的处理[72,73,92,117,159]。

　　在手术治疗这些"骨量缺失"患者的髋臼骨折时,需要使用特殊的器械、骨移植物、改良的固定器械和新的植入技术。

　　沿主要骨折线的关节软骨松质骨嵌插伤较难正确复位。在将主要骨折线复位并固定后,可以将小的局限的骨折抬高复位,行植骨术修复骨缺损处。广泛的嵌插骨折累及范围更广,粉碎更严重,也更难复位

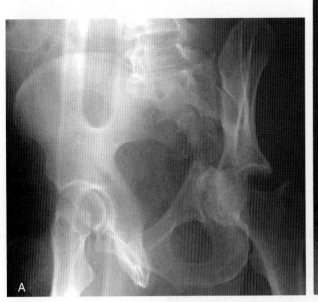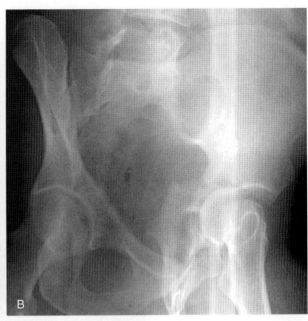

图 37-21　(A,B)斜位片上可以发现此髋臼骨折不稳定。

及支撑,更易发生创伤后关节改变(图 37-23)。

手术治疗可以恢复关节的协调性, 提供坚固固定[53]。进而预防创伤性关节炎,允许患者及其髋关节早期活动,可以改善预后。对于可耐受手术治疗的患者,建议行手术治疗移位和不稳定的髋臼骨折。

十一、手术时机

髋臼骨折的手术治疗应当在患者病情稳定,医生明确骨折治疗的细节,手术团队做好准备工作的时候进行,这通常发生在伤后 2~5 天[29,161]。一些外科医

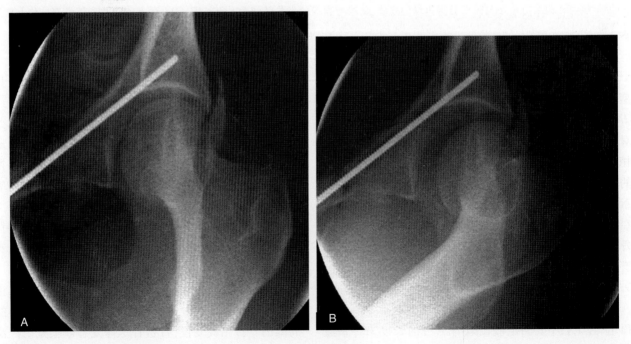

图 37-22　(A,B)患者有微小的、外周的髋臼后壁骨折及不稳定骨盆环损伤。在固定骨盆环的同时,在透视下检查髋关节,将髋关节被动屈曲 30°,可以发现髋臼骨折不稳定。在髋关节后方打入关节外髓内钉。

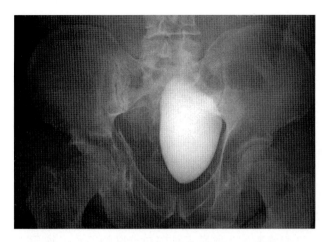

图 37-23　对于双侧髋臼顶内侧及股骨头外上嵌插损伤的患者,在制定治疗方案时需要有特殊的考虑。

生认为更早进行手术治疗将导致骨折面及软组织出血过多,这种观点还没有被证实,像是凭直觉做出的判断。外科医生还必须牢记只有当骨折得到复位及固定时,松质骨的出血才会停止。正因为如此,医生需要在不破坏骨折面凝血块的同时进行手术暴露,寻找骨折块,进行钳夹固定,放置内固定器械。去除骨折面凝血块后立即进行骨折的复位可以减少术中出血。自体血回输系统可以使术中出血被循环使用,但近期的研究显示自体血回输系统产生的价值可能低于其所需要的费用。

急诊手术适于开放性骨折,难复性骨折–脱位,闭合复位后出现神经症状,发生骨筋膜室综合征的患者。开放性髋臼骨折极少见,应进行早期冲洗及清创,复位及固定可以一期或二期进行。某些类型的骨折在手法复位后有损伤坐骨神经的风险,这类骨折包括所有后壁或后柱移位的骨折,特别是骨折面与神经走行方向一致的骨折。骨筋膜室综合征可发生于臀部或髂骨区域。累及坐骨大切迹的髋臼骨折导致臀上血管损伤时,易发生臀部的骨筋膜室综合征。体检时会发现臀部明显不对称的肿胀。对于肥胖的患者较难诊断,但骨盆 CT 扫描可以发现臀部不对称的肿胀和软组织密度。在切开减压以治疗骨筋膜室综合征之前,需要作血管造影以评估或栓塞可能受损的血管。髂部骨筋膜室综合征常发生于微小移位髋臼骨折,但有出血较多,流入髂腰肌或髂窝的情况。患者表现为股神经功能障碍,但也可能无明显体征。骨盆 CT 扫描可以发现臀部不对称的肿胀及软组织密度。在切开减压之前,应常规检查凝血功能并纠

正异常指标。

应尽力避免延误患者的治疗,已经延误的患者应当延期手术治疗。早期髋臼骨折的患者应当被送至有经验的医生处进行常规处理,在一些处理髋臼骨折的专业中心,即使是更复杂的髋臼骨折,积极而早期处理也并不困难。骨折的复位和固定在伤后立即按常规处理会更加容易,早期干预避免了更大范围的手术暴露。在伤后数天时处理可移动的骨折块会比伤后数周时剥离相对固定的骨折块上的软组织容易得多。早期处理对改善患者全身状况有很大帮助。

十二、早期处理

髋臼骨折的早期处理及复苏的指南与骨盆环骨折类似。应确保呼吸道通畅,吸氧,评估生命体征,静脉输液进行液体复苏,同时进行实验室检查。像处理骨盆环骨折一样,髋臼骨折患者的实验室检查应该包括血常规及凝血功能。细菌学的检查对早期及后期治疗都有帮助。

正如之前提到的,当液体复苏非常充分且正确,但仍存在不能解释的出血时,需要做骨盆血管造影。某些髋臼骨折,如累及坐骨大切迹(臀上血管)和耻骨支(髂血管)者,常合并血管损伤。类似的,髋臼损伤可以同骨盆环损伤同时发生。靶向血管栓塞可以治疗骨盆动脉出血。

对于病情较轻的患者,其病史内可能包括髋关节半脱位及自发性复位的描述,或者已经被第一接诊者复位的脱位。微小移位的后壁骨折容易漏诊或延迟诊断,漏诊的原因是移位的骨折块重叠于正常的解剖结构之上,而且未拍摄斜位片。当股骨头从髋臼顶脱出时,髋关节在骨盆前后位片上会失去对称性。这些情况都提示我们应当进一步做 CT 检查。

一旦确诊,应当将股骨头复位至髋臼顶之下,这可能需要手法复位。合理地应用镇静剂及 X 线透视可以帮助手法复位,还可以帮助医生更好地评估髋关节的协调性和稳定性。一旦复位成功,应立即使用骨牵引来维持复位,消除肌肉痉挛,并使患者感到舒适,还应同时通知处理创伤所需的医务小组。牵引下的骨盆前后位片可以评估复位效果及牵引重量是否合适,应避免髋关节过度牵引。

手术入路

手术入路的选择在髋臼骨折的治疗中非常重要。

合理的入路应当使术者容易清理并复位骨折面,并使用复位钳维持复位,放置坚固的内固定物。手术台、手术入路及患者体位的选择应当方便术中透视。

Kocher-Langenbeck 入路

Kocher-Langenbeck 入路适用于后壁骨折、后柱骨折、横断骨折、横断伴后壁骨折及一些 T 型骨折。此入路可以直接显露后柱及后壁区域,经坐骨大切迹切开后,可以进一步显露四边体骨面。选择此入路时,患者应取俯卧位或侧卧位。最好使用标准的可透 X 线的手术台,也有一些医生喜欢使用牵引床。在过去,使用牵引床常出现许多并发症(图 37–24)[66]。

受伤的下肢及两侧臀部都应进行无菌处理。手术入路的尾侧部分应沿股骨干的外上方,到达大转子后转向,使切口的头侧部分指向髂后上棘。分离皮肤及脂肪组织,切开阔筋膜以显露臀大肌的股骨止点,并向后上方延伸至臀大肌筋膜。钝性分离臀大肌纤维以保留附近的神经血管束。切开转子囊,向前上方牵开臀中肌。分离梨状肌,在其止点处切断梨状肌腱,用缝线标记。暴露坐骨神经,明确其与梨状肌的关系。梨状肌通常拥有附属肌腹,穿过坐骨神经,和正常的背侧梨状肌有相同的止点,应切断这些附属肌腹以避免在牵拉时损伤坐骨神经。坐骨神经应该充分游离,不要与周围组织有粘连。在术中伸髋关节和屈膝关节可以松弛坐骨神经。然后找到闭孔内肌并在其止点处切断,再将闭孔内肌附近的上、下孖肌在其肌腱处切断。整个显露过程中并不破坏股方肌,目的是保护股骨头的血供。

再牵开臀小肌,也可以在其尾侧神经血管束的水平切断。如有必要,可以经坐骨大切迹继续分离。坐骨大切迹边缘的骨膜非常致密,最好将其切除。在切迹内继续向上分离至臀上神经血管束,向下分离至坐骨棘。松弛坐骨神经并将其小心地拉向内侧,可以安全沿坐骨大切迹将闭孔肌与四边体骨面分离。

在复位及固定之后,应通过多方向透视确定复位及内固定的质量,切除残余坏死组织,冲洗伤口,修复切断的肌腱,逐层关闭切口(图 37–25)。

髂腹股沟入路

髂腹股沟入路是一种很有意思的手术入路,可以被分成三个主要的手术区域,或称为"窗",包括外侧窗(髂骨),中间窗(血管),内侧窗(Stoppa)[78,111]。对这些手术窗的编号容易混淆,所以没有被普遍接受,我们更倾向于使用解剖名词进行命名。通过这 3 个手术窗,髂腹股沟入路可以直接显露前骶髂关节、髂窝、髂嵴、耻骨上支、耻骨联合及四边体骨面。因此,髂腹股沟入路适用于前柱骨折、前壁骨折、前柱伴后半横断骨折、某些 T 型骨折、横断骨折及双柱骨折。如果有必要,也可以使用此入路处理合并的骶髂关节损伤。

在采用髂腹股沟入路时,患者应取仰卧位,最好使用可透 X 线的手术台,将治疗巾折叠起来,在患者的腰骶部将骨盆垫高。应清洁会阴部并备皮,无菌区域应包括整个腹部、双侧胁部以及伤侧下肢,应在会阴部铺治疗巾,但需显露耻骨、腹股沟区、胁部以及伤侧下肢。在整个手术中应保持髋关节屈曲以松弛

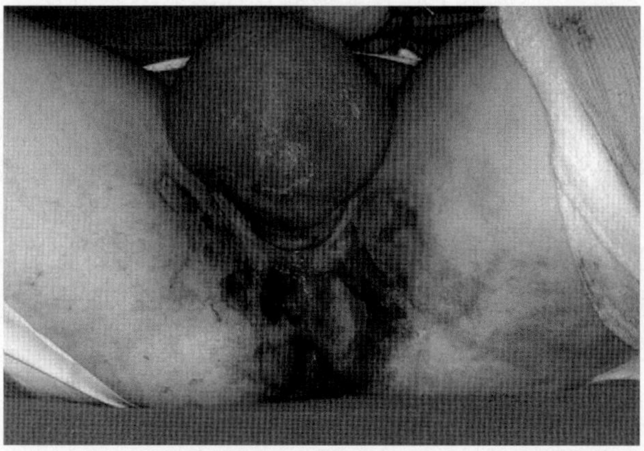

图 37–24 这名男性患者在进行髋臼修复手术时使用了牵引床,持续的牵引导致会阴和阴囊严重的坏死。髋臼手术的患者很少需要使用牵引床。(见彩图)

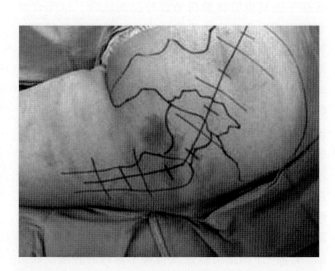

图 37–25 图中标注了骨性结构的体表标志及 Kocher–Langenbeck 入路的皮肤切口位置。(见彩图)

髂腰肌及髂-股部的血管。

不推荐使用牵引床，因为其价格昂贵、数量有限、体积大，还需要有经过专业训练的助手进行操作，会干扰术中透视，还可能引起牵引相关的皮肤及神经损伤[66]。

术者应该通过询问病史及体格检查来了解患者是否经历过腹股沟区的手术，如疝修补术、阑尾切除术、剖宫产术或开放性膀胱手术等，这非常重要，也可以帮助除外术前感染。疝修补术，特别是放置补片者，会使腹股沟区的解剖变得复杂。对于合并腹股沟疝的患者应做相应的术前检查及盆腔 CT（图 37-26）。

在手术之前，术者应当决定需要使用哪些手术窗来显露、清洁、复位及固定骨折。如果三个手术窗都需要使用，皮肤切口应由同侧髂嵴开始，沿腹股沟韧带，至耻骨联合上方结束。对于肥胖患者及髂嵴骨折片明显移位的情况，骨性标志很难辨认。这时可以参考对侧正常的骨性标志，如有需要，也可以使用 X 线透视。一些医生认为髂腹股沟入路的皮肤切口由三部分组成：Pfannenstiel 部（下腹横切口）、髂骨部和连接二者的腹股沟部（图 37-27 A）。

切开皮肤及皮下脂肪，辨认并保护精索或圆韧带。一些医生喜欢在这些结构周围放置橡胶引流管，目的是在术中起保护作用，不慎或持续地牵拉引流管会损伤精索（图 37-27 B-F）。

为暴露外侧窗或髂骨窗，须切除腹斜肌在髂嵴上的止点，保留一小部分以便于之后的修复。在髂嵴附近切断腹外斜肌止点，或者沿髂嵴将其腱膜在中间

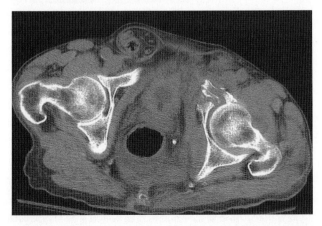

图 37-26 这张 CT 片显示患者同时合并有腹股沟疝。通过髂腹股沟入路，在手术复位及固定髋臼骨折的同时进行了疝修补术。

劈开，这样可以保留后方的部分肌肉。然后沿髂前上棘至髂后上棘分离腹内斜肌及腹横肌。在骨膜下抬起髂肌并拉向内侧。屈曲髋关节可以很好地松弛髂腰肌而使分离变得容易。如果预计髂骨骨折出血较多，应最后进行深部的分离。

选择内侧窗时可以使用 Pfannenstiel 切口，在必要时可以延伸至 Stoppa 入路。在耻骨上约 6cm 处分开腹直肌中线，经 Retzius 间隙移除局部血肿。将同侧的腹直肌拉向前外侧，用牵开器将膀胱拉向后侧。术者应站在健侧，使用头灯照明以进行深部骨盆分离。探查伤侧耻骨上支的后面，可以发现闭孔血管和腹壁下血管或髂血管之间的交通支[199]。根据血管直径的不同，可以结扎或电凝这些动脉和静脉。在分离腹股沟区并在内侧窗填塞海绵后再进行深部分离。

腹股沟区的分离让许多医生感到棘手，但事实本不该如此。分离腹股沟区可以联接另外两个手术窗，游离骨盆前方的髂血管，进一步松弛髂腰肌，直视耻骨上支及一部分四边体骨面。腹股沟窗也可用于钳夹复位及放置内固定。

腹股沟区的分离应从探查及评估腹前筋膜的局部条件开始。因为骨折-脱位及局部的创伤，腹前筋膜经常发生挫伤及瘀斑，甚至可能破损，或因创伤而发生撕裂。可触及腹前筋膜下方的腹股沟韧带，在其头侧沿韧带方向将腹前筋膜切开 1cm。必要时，腹前筋膜的切口可以利用全部或部分因创伤而已经发生撕裂的筋膜。腹前筋膜的切口应与之前髂前上棘（ASIS）附近的腹部斜行切口相连，然后向其内下方的耻骨延伸。根据医生的选择，此筋膜的切口可以延续至，甚至包括腹股沟管外环（EIR）。部分医生会在切开腹股沟管外环之前记下环的直径，以便于之后正确的修补，其他医生则认为切开腹股沟管外环对于安全有效的分离腹股沟区是没有必要的。是否切开腹股沟管外环并不重要，重要的是如果选择打开腹股沟管外环，就需要之后正确的修补。位于腹股沟韧带上方，并与之平行的腹前筋膜切口应能充分暴露髂腹股沟神经，可以看见髂腹股沟神经从深部软组织前方穿出，沿腹股沟韧带方向走行，至精索或圆韧带。应找到并保护此神经，尤其是当关闭腹前筋膜时。

向下方拉开腹部筋膜的尾侧部分时可以显露腹股沟韧带，腹股沟韧带通常是完好的，然后分离腹股沟韧带。一些医生喜欢将韧带在耻骨止点处劈开，至髂前上棘。其他医生只从髂耻筋膜至髂前上棘处切

开腹股沟韧带。不管选用哪种方法,应至少将腹股沟韧带切开至髂耻筋膜。

股外侧皮神经(LFCN)常在髂前上棘内侧几毫米处穿出腹股沟韧带,股外侧皮神经有伴行的血管系统。在髂前上棘附近切开腹股沟韧带时,应仔细探查股外侧皮神经。并不是所有患者的股外侧皮神经都位于髂前上棘内侧数毫米处,但大多数情况下是这样的。对部分患者,股外侧皮神经的分支更靠内侧,位于股神经和髂血管的浅方[47]。术者应尽可能保护股外侧皮神经。当可能因牵拉而导致严重的神经损伤时,可以切除股外侧皮神经。

分离腹股沟韧带之后,应游离髂耻筋膜(IPF)。髂耻筋膜是由致密软组织形成的一条斜向的"窗帘",它是真假骨盆的分界。筋膜的外侧是髂腰肌和股神

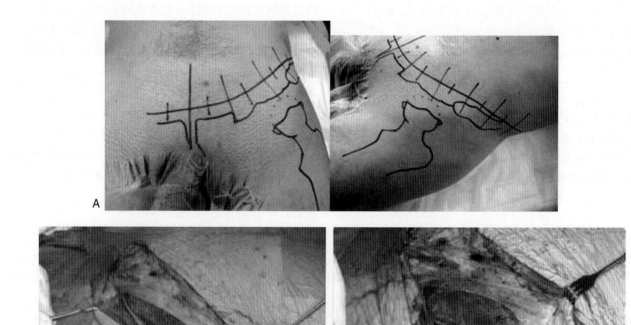

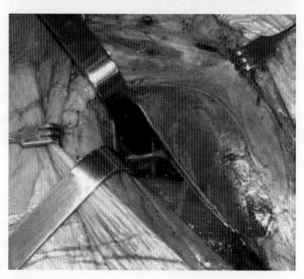

图 37-27 (A)彻底清洁会阴部,消毒,铺好治疗巾,在患者皮肤上做好髂腹股沟入路的标记。(B) 切开皮肤及皮下脂肪,在髂嵴处切断腹斜肌肌腱,由髂前上棘向内侧切开腹前筋膜至腹股沟管外环。此例的腹股沟管外环完整,在需要时也可以切开。小心牵开腹前筋膜的尾侧部分,显露髂腹股沟神经和腹股沟韧带。(C)在髂前上棘处切开腹股沟韧带,至髂耻筋膜。对于大多数患者,股外侧皮神经在髂前上棘内侧穿过腹股沟韧带。如果需要,可以将腹股沟韧带锐性分离至耻骨结节。(D)在这张图片中,分开腹股沟韧带与髂耻筋膜,以便放置拉钩。髂耻筋膜将外侧的髂腰肌和股神经与内侧的髂血管分开。这名患者存在一条穿过髂耻筋膜的小静脉,应当在切开髂耻筋膜前将其结扎。应将髂耻筋膜切开至髂耻隆起,然后在骨盆缘处抬起。(待续)(见彩图)

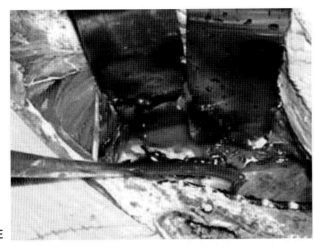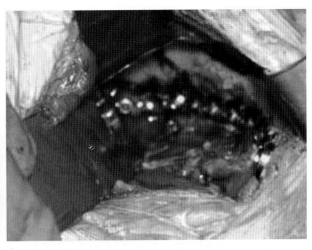

图 37-27（续）　(E)抬起髂肌，然后将髂腰肌拉向内侧，暴露外侧髂骨窗。将可伸缩拉钩放于骨盆缘内侧，暴露髂窝。在这张图片中，使用钢板和螺钉对骨折进行复位及固定。(F)切开腹直肌中线，拉开膀胱，在耻骨联合旁腹直肌腱止点处将其抬起，以暴露 Stoppa 窗。此时术者应站于健侧，将膀胱向后拉开，将伤侧腹直肌向前拉开以显露耻骨支。沿耻骨后方找出并结扎所有的交通血管，然后抬起骨膜，直至暴露四边体骨面，使髂腹股沟入路的三个手术窗相通。通过 Stoppa 窗可以显露闭孔神经血管束。屈曲髋关节可以松弛髂血管，将其拉向前方。在此例中，术者站在健侧以观察深部骨盆。通过 Stoppa 窗放置骨盆内钢板。（见彩图）

经，髂血管及骨盆内容物则位于其内侧。髂耻筋膜与腹股沟韧带相连，另一端与骨盆缘的骨膜相融合，可以很容易地用手指或钝性器械将筋膜向内侧和外侧分离。在分离的过程中，术者应探查髂血管系统至髂腰肌的分支，应根据需要游离并结扎这些直径小但流速快的血管。将髂血管小心地拉向内侧，将髂腰肌及股神经拉向外侧，然后将髂耻筋膜从腹股沟韧带分离至骨盆缘，再将其从骨盆缘骨膜上分离下来，或连同骨膜一同抬起。不需要直接显露髂动脉和静脉，应将它们作为一个整体游离，安全地牵开，以显露髋臼深部的解剖结构。对于有些患者，创伤破坏了血管周围的软组织，所以可以在伤口处找到明显的血管。

分离并抬起髂耻筋膜，游离髂血管后，可继续向深方分离内侧窗。术者应再次站在健侧，在腹直肌的耻骨联合旁止点处切断部分腹直肌腱，直至获得足够的视野。没有必要将止点处的腹直肌腱全部切断，因为部分切除通常可以提供足够好的深部视野，也利于修复。将腹直肌止点牵开后，将耻骨上支的骨膜连同耻骨肌起点处的筋膜一同抬起。将髂血管同腹直肌腱一同牵开，屈曲同侧髋关节有利于牵开和深部暴露。将耻骨上支的骨膜向外侧牵开，直至髂耻隆起处的髂耻筋膜被抬起的位置。

向更深处分离，显露闭孔神经血管束并向内侧牵开。闭孔神经血管束常因四边体骨折片移位而向内

侧移位。神经血管束位于骨折处的情况非常少见，此时应仔细地将其从骨折处移开，并小心地保护，尽管神经血管束可能已经发生了挫伤或变形。抬起闭孔内肌以显露骨膜下方的四边体骨面。

此时，髂腹股沟入路的三个窗已经相通。术者可以站在健侧通过 Stoppa 入路进行操作，将膀胱及闭孔神经血管束向后内侧牵开，将腹直肌及髂血管向前外侧牵开，可以直视四边体骨面的上半部分、骨盆缘、耻骨上支、前壁及耻骨联合。术者可以站在伤侧通过腹股沟入路进行操作，将髂血管向内侧牵开，将髂腰肌及股神经向外侧牵开，可以直视前壁、耻骨支的中央部分、髂腰肌沟、髂窝的一部分及四边体骨面的上方。术者可以站在伤侧通过髂骨窗进行操作，将髂肌向内侧牵开，可以直视整个髂嵴、髂窝、骨盆缘、骶髂关节、髂腰肌沟及髂前下棘。

还有些细节需要注意。术者应当根据预计出血量的多少来决定深部分离的顺序，预计出血量最多的位置应放在最后分离。同样的，在处理某一区域时，应最后清除该区域骨折面上的凝血块。一旦移去这些凝血块，骨折面处的出血往往很严重，只有通过将骨折复位来止血。骨折片移位可能改变髂嵴和耻骨的正常解剖位置，了解这一点十分重要。正因为如此，皮肤切口应选择在这些重要标志的正常解剖位置处，而不是选择其发生移位后的位置。与既往的手

术可以引起软组织粘连一样，移位的骨折片也可以破坏软组织的正常解剖结构，进而使分离变得复杂。正确的辨认解剖结构对手术的成功至关重要。游离髂血管是髂腹股沟入路中重要的一步，也令许多医生感到棘手。重要的是游离并切开髂耻筋膜，然后在骨盆缘和髂耻隆起处将其抬起，只要髂耻筋膜没有完全切断，游离和牵拉髂血管都会遇到困难。在分离的过程中屈曲髋关节可以松弛局部的解剖结构，有利于牵开。术者应当知道髂血管在进入或离开髂腰肌之前可能会发出小的分支，这些分支可能会穿过髂耻筋膜。在钝性分离之前用手沿髂耻筋膜进行触摸，可以发现这些直径小但流速快的血管，应当将这些血管在结扎后切断。

避免向膀胱的前部及深方插入拉钩，这种操作是没有必要的，还会破坏局部的膀胱前静脉丛而引起出血。

闭孔血管与髂血管或腹壁下血管之间的交通支，也就是所谓的 "corona mortis" 血管，也会影响到手术操作。这些交通支很常见，除非因骨折粉碎或移位而被破坏。术者应当在沿耻骨上支进行钝性分离时寻找这些血管，然后将直径较大的血管分离、结扎并切断。同样的，位于耻骨上支外下方的闭孔神经血管束可能因骨折粉碎而发生损伤。可以通过局部填塞的方法处理此处的骨折相关出血。有时候，锋利的耻骨上支骨折片也可能损伤髂静脉。采用 Stoppa 入路可以很好地显露出血的位置，可采用压迫止血。术者必须施加足够的压力以止住髂静脉出血，但又不能因压力过大而导致动脉血流停止或动脉血栓形成。在修复髂静脉之后（最好由血管科医生完成），需在术中持续监测同侧浅表血管的搏动情况。

扩展的髂股入路

此手术入路适用于延期髋臼重建和需要在术中始终直视关节面的情况[4,61,88,120]。因为游离皮瓣是靠臀上血管供血的，所以一些血管造影方面的研究建议在术前对这些血管的完整性进行评估[25,89,198]。临床研究不支持在术前行血管造影，因为很少有患者发生皮瓣坏死[129,169]。

选用此扩展的髋臼手术入路时，患者应取侧卧位，清洁会阴，对整个下肢及胁部进行无菌处理。切口应沿髂嵴由后至前，在髂前上棘处转向，再沿缝匠肌与阔筋膜张肌间可触及的间隙向下。抬高外侧髂骨，将臀中肌、臀小肌、梨状肌及闭孔内肌肌腱在止点处切断。小心牵开髋外展肌群，以保护臀上神经血管束及坐骨神经。沿髋臼边缘切开关节囊，牵开股骨近端以显露关节内骨折片。可以在大转子处使用骨钩或在小转子水平打入固定针来牵开股骨近端。骨折复位应从关节面开始，再由髂嵴中央至四周。清理骨折片，钳夹复位，在髂骨外侧及后柱处使用拉力螺钉及支撑钢板进行坚固固定。

关闭切口时应外展髋关节，以减少修补股骨近端的肌腱止点和外展肌起点时的张力。手术时间长易导致皮瓣肿胀，使关闭切口更加困难。采用此扩展入路时最好采取一些预防异位骨化发生的措施。

前后方联合入路

在同一麻醉下的前后方联合同时入路因显露较好而提高了联合骨折的复位效果[173,179]。由两名医生同时进行操作，可以减少手术时间。缺点是，侧卧位不够稳定，所以不能选用髂腹股沟入路 Stoppa 窗。同样的，因为体位的原因，只能选用部分 Kocher-Langenbeck 入路。

对于联合骨折或变异型骨折，患者先取仰卧位选用髂腹股沟入路，再取俯卧位选用 Kocher-Langenbeck 入路的方法有一定的优势[142]。以双柱骨折为例，若合并后壁巨大骨折块，且同侧骶髂关节前方破裂，应先复位并固定骶髂关节及主要骨折柱，再将患者转为俯卧位，通过 Kocher-Langenbeck 入路复位并固定后壁骨折（图 37-28）。

如果选用了这种依次显露的方法，术者在第一次放置内固定物时不应干扰之后的复位。所有的髋臼修复手术都应在术前作详细的计划，但这种依次显露的方法要求更高，因为若第一次放置的螺钉位置不佳会影响之后的复位及内固定。

其他手术入路

髋臼手术也存在一些其他的手术入路 *。改良扩展髂股入路通过髂嵴截骨术获得更好的视野，有利于在保留部分软组织的情况下获得更好的复位及固定。使用这种方法，髂骨内侧和外侧的区域都可以得

---

* 参见参考文献 4,8,16,27,57,71,83,85,93,98,130,182,196,211,212

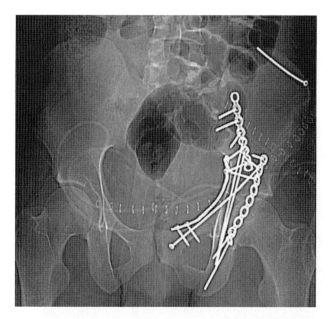

图 37-28　患者在同一麻醉下，先选用髂腹股沟入路（仰卧位），再选用 Kocher-Langenbeck 入路（俯卧位），以治疗移位的髋臼双柱骨折。患者合并较大的后壁骨折块。先经髂腹股沟入路打入后柱螺钉，要仔细选择螺钉的位置，不能妨碍后壁骨折的复位。采用两种手术入路，术后发生异位骨化的风险更高，术后应口服吲哚美辛 6 周。

到暴露[170,196]。

最近，"转子反转"入路受到一些医生的欢迎，因为其较小的分离范围就可以达到使股骨头由髋臼内脱出的目的，从而可以更好地直视关节内部。大转子截骨术可以避免切断肌腱，患者常取侧卧位。像许多新技术一样，医生正在努力寻找其适应证，该入路相关的并发症还没有明确[182-184]。

手法复位/经皮固定

有些髋臼骨折可以采用经皮治疗的方法[42,143,157,171]。对于这些骨折，可以经皮肤小切口打入螺钉，打入螺钉时需要使用导向设备、术中 X 线透视或其他影像-导向系统[11,28,80]。这种方法可能最适于不稳定的轻微移位骨折[82,99]。也可以用于全身条件差而不能耐受大手术的患者，还有因软组织条件不好而不能进行切开复位内固定术的患者。获得没有半脱位的准确复位比经皮固定更加重要，术者应牢记骨折复位的质量比打入螺钉的方法更重要，不能因为追求经皮固定而导致复位不良。术者的经验、改良的操作器械及准确的术中透视使这种技术得到发展，对这种技术及其适应证的评估工作正在进行中。

根据骨折类型选用暴露、复位、固定方法

后壁骨折

后壁骨折通常选用 Kocher-Langenbeck 入路进行复位及固定[5,109,156]。移位的后壁骨折片可能会牵拉坐骨神经，可能嵌插于臀小肌的下面，也可能从肌间隙间穿出。梨状肌、闭孔内肌及孖肌通常位于移位的后壁骨折片的前方。应该切除坏死的臀小肌，保留相关的神经血管束[166]。清理骨折片边缘和松质骨表面的碎屑及血肿，对骨折处进行相同处理。后壁骨折片常附着有残留的尾侧髋臼唇，可以切除。在大转子处使用骨钩或使用髋关节牵开器来拉开髋关节，以便清理关节内游离体和软骨碎片。将股骨头复位于髋臼顶之下，再以股骨头及髋臼顶为标准，抬高软骨松质骨嵌插的部分，如有需要，可以在骨折片间隙内作植骨支撑（图 37-29）[30,151]。

在复位骨折片之前，术者应当标记出髋关节的界限，以避免在钻孔和放置内固定物时不慎进入关节。一旦后壁得到复位，术者将不能像未复位时那样可以看见上下关节面的边界。根据皮质骨的边缘来调节复位的位置，要确保坐骨神经不被尖锐的骨折片边缘损伤。钳夹骨折片并加压，然后用关节外细针固定，固定的位置应远离计划放置钢板的位置。拉力螺钉可以单独使用，也可以经钢板打入[24]。不幸的是，四边体骨面不是髂骨最坚固的位置，所以这些拉力螺钉的固定力量常常受到怀疑。沿骨折片的皮质骨面，在相对平衡的放置一轻微塑形不足的骨盆重建钢板，在钻孔、估计深度后用长度合适的螺钉在骨折线两侧进行固定。所谓"平衡"的钢板应放置于髋臼唇边缘与皮质骨折线之间。通常一个 7 孔或 8 孔的标准 3.5mm 骨盆重建钢板足够用于治疗大多数后壁骨折[60,81]。当骨折线上下的螺钉都拧紧时，塑形不足的钢板可以产生加压固定。只能对平衡的钢板进行加压，因为对不平衡的钢板加压会使骨折片移位。钢板尾侧的两枚螺钉要打入坐骨中，上方的螺钉应打在髋臼顶稍上方的位置。术者需牢记，内固定失败常常是因为钢板尾侧的张力过大，所以尾侧的螺钉必须牢固固定于骨中。同样的，如果钢板过于偏内侧或没有坚固固定，钢板下的后壁骨折片会发生移位[169]。应直视骨折线，全范围的活动髋关节，对内固定钢板加压，纠正所有的不稳定。如果不纠正术中发现的不稳定因素会有内固定失败的危险[104,138,150]。在关闭伤口

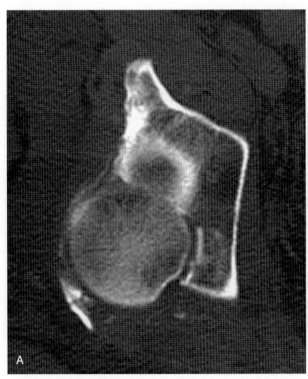
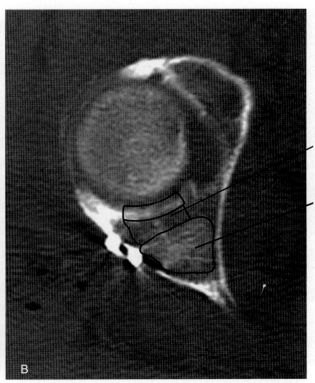

抬高骨折块

缺损处植骨

图 37-29　(A,B)在术前和术后的 CT 片上都可以看到软骨松质骨嵌插骨折。移植松质骨至骨缺损处,用以支撑被抬高的骨片。

之前应使用双方向 X 线透视来确定复位的质量及内固定物是否牢固(图 37-30 至图 37-33)。

后柱骨折

患者可取仰卧位或俯卧位,通过 Kocher-Langenbeck 入路对后柱骨折进行复位及内固定。在暴露及复位骨折的过程中应注意保护坐骨神经和臀上神经。术者应先牵开主要骨折线,解剖复位所有的髋臼顶骨折片。依照术前计划,在术中透视的帮助下,经坐骨大切迹,完成对后柱骨折的复位及钳夹固定。一些医生使用复位钳将不稳定的骨折块和完好的骨盆固定在一起。如果应用得合理,使用复位钳可以复位不稳定的骨折块,可以在完成坚固固定前维持复位。复位钳的位置应远离计划放置钢板及螺钉的位置,螺钉不应打入髋关节内,使用复位钳时不能使坐骨神经产生张力。

通常是在坐骨大切迹处向前打入拉力螺钉,用以固定已复位的后柱骨折。在打入此螺钉时需向内侧拉开坐骨神经。最好使用一块可塑形的骨盆重建钢板来补充固定后柱骨折,打入尾侧部分的螺钉对于固定骨折块非常重要(图 37-34)。

前壁骨折

应选择髂腹股沟入路来显露、清理、复位及固定髋臼前壁骨折。中间(血管)窗可以显露髂血管及髂腰肌腱下方的骨折。在放置支持钢板前应使用复位钳和细针维持复位。在使用中间窗进行手术暴露时,术者在钻孔及拧入螺钉时应小心其内侧的髂血管、外侧的股神经及关节内侧深方的闭孔神经血管束。术者不应向闭孔神经血管束的方向插入电钻或测深尺。最好使用足够长度的电钻套筒来保护局部的软组织。前壁的皮质骨面较少,使固定相对困难,但幸运的是,这些骨面很少受到损伤。

前柱骨折

应选择髂腹股沟入路来治疗髋臼前柱骨折。在髂嵴处打入一根钢针有利于术者外旋移位的骨折片,以便更好地清理骨折面。钢针也可以用于内旋及把持骨折片,以便于最终复位。根据骨折特点不同,可以将拉力螺钉沿骨盆缘打入耻骨上支、后柱、坐骨大切迹、髂骨后部或髂嵴。在必要时可以使用钢板来支撑拉力螺

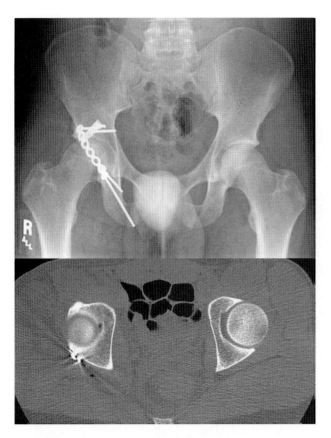

图 37-30　在复位此外周后壁骨折片后，在相对平衡和安全的位置，通过一块重建钢板进行固定。不幸的是，在最初固定之后，在直视下活动髋关节时，骨折片发生移位。这提示我们只用一块重建钢板不能做到坚固固定。骨折片太小，太靠近外侧，不能直接用骨折片间螺钉固定。将一块 3 孔 1/3 管状钢板弄平，切掉其周边的孔的一部分，再弯曲钢板的尖端，将钢板的末端制成钩形，用这种方法制作一块弹簧钩样钢板。将钢板过度塑形，以便在打入中央螺钉后，钢板可以变平整，这样钢板末端的"钩"就可以固定外周骨折片。应将末端的钩放置于后壁骨折块的边缘，而不是髋臼唇处。在背侧重新放置重建钢板以完成最终的固定。

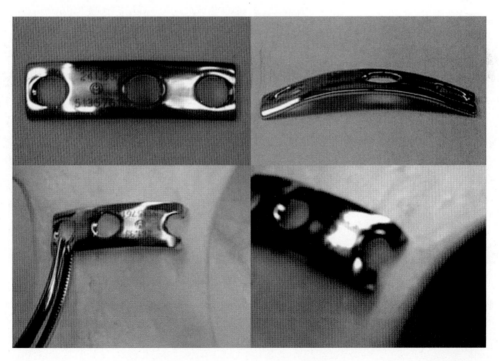

图 37-31　可以使用 1/3 管状钢板定制一块弹簧钩样钢板，以固定外周的后壁骨折片。先时钢板变平，然后将其过度塑形，这样在打入中央螺钉并拧紧后，可以对骨折端加压。钢板末端的钩应该直接与骨接触，而不是与关节囊或髋臼唇接触，以防止其与股骨头发生碰撞。

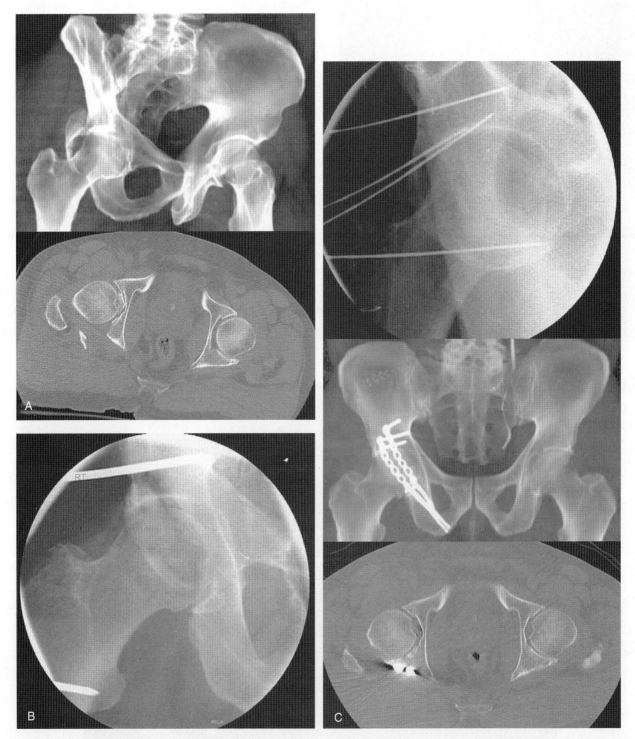

图 37-32　(A)此 CT 片可以显示该患者的粉碎性后壁骨折,以及其髋臼窝内的骨折片。术中,用手牵引髋关节不能提供足够的视野,无法移除髋臼窝内的骨折片。后使用关节牵开器,术者认为骨折片已经完整地取出,取出的骨折片与术前测量的骨折片长度一致。将粉碎的后壁骨折片收集在一起,使用克氏针进行固定,但无法完成正确复位,有皮质骨折片丢失。术中透视显示股骨头与髋臼顶运动不协调,在关节内发现了残留的碎片。(B,C)取出克氏针,重新放置牵开器,取出残留的碎片,然后常规复位及固定骨折。

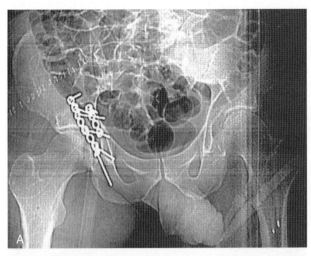

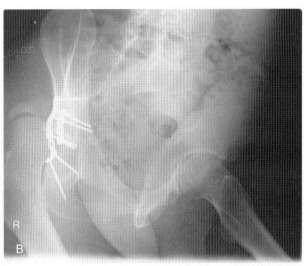

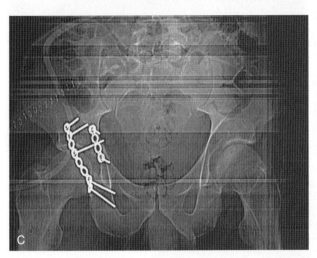

图 37-33　(A)该患者的后壁骨折得到了正确的复位,但钢板的位置过于偏内侧,然而在完成固定之后,术者没有在术中进行髋关节稳定性的评估。(B)患者因髋关节疼痛、畸形回到门诊。此闭孔斜位片显示内固定物完好,但骨折片再次发生移位,髋关节发生脱位。(C)建议患者二次手术,取出钢板,复位,使用平衡外周钢板固定,再经钢板打入拉力螺钉进行补充固定。

钉,起螺钉垫圈的作用,也可以中和阔筋膜张肌及髋关节外展肌群产生的变形力(图 37-35)[101,102]。

横断骨折

　　髋臼横断骨折因变化多样而较难分类。选择何种手术入路由患者因素(如肥胖)和骨折特点(如嵌插损伤)决定[148,175]。

　　患者取俯卧位,选用 Kocher-Langenbeck 入路可以对大多数髋臼横断骨折进行正确复位及固定。俯卧位可以避免因同侧下肢的重量引起骨折移位,也有利于经坐骨大切迹沿四边体骨面进行分离,清理骨折面,放置复位钳。取俯卧位时,髋关节应保持中立位。当屈曲膝关节以松弛坐骨神经时,股直肌被拉紧,在某些情况下,会引起横断骨折进一步移位,即使使用了合理的肌松药物。术者应当警惕这个潜在的问题,还需要清楚最好的解决办法是缓慢伸直膝

关节,直至股骨头可以轻松复位至承重的髋臼顶下方。维持膝关节的位置,同时小心地牵拉坐骨神经,以完成横断骨折的复位及钳夹固定。当钳夹满意时,可以再次屈曲膝关节以松弛神经,而不会对复位产生影响(图 37-36)。

　　在复位及钳夹之后,由髋臼上方向耻骨上支打入拉力螺钉以固定横断骨折[34,183]。这些螺钉可以经切口打入,更多的是经皮在双方向透视下打入。放置钢板以固定横断骨折,术者应当牢记,尾侧螺钉可以同拉力螺钉一起固定不稳定的骨折块(图 37-37)。

　　对于某些横断骨折的患者,也可以选用髂腹股沟入路。清理骨折面,复位,钳夹,拉力螺钉固定,沿髋臼前柱放置钢板。尾侧骨折片内侧移位明显时,可以选用骨盆内钢板。经 Stoppa 入路在坐骨大切迹上方将骨盆内钢板固定于未受损骨面及耻骨上支的后上方(图 37-38)[41]。

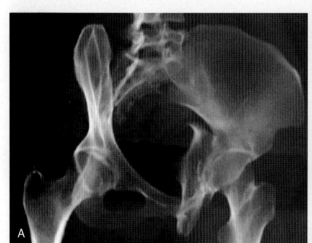

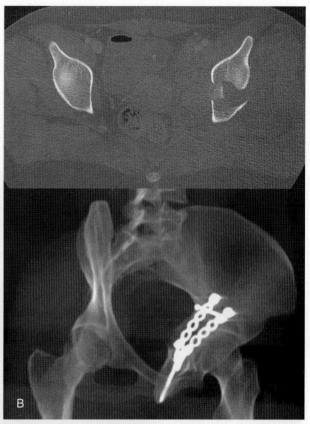

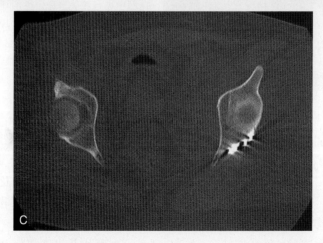

图 37-34　(A)此髂骨斜位片显示的是移位的髋臼后柱骨折。(B)CT 片显示有一大块髋臼顶软骨松质骨碎片被夹在主要骨折面之间。使用 Kocher-Langenbeck 入路牵开骨折面,取出髋臼顶骨折片,然后完成后柱骨折的复位及内固定。(C)术后 CT 片证实复位及内固定满意。

横断伴后壁骨折

通常患者取俯卧位,选用 Kocher-Langenbeck 入路对髋臼横断伴后壁骨折进行复位及固定。此方法除了有之前提到的优点之外,还可以对后壁骨折进行操作。对于这些患者,应最先清除关节内的碎片。向外上方牵拉髋臼壁,将不稳定的横断骨折远折端内侧拉开,以便清除关节内的游离体。然后清理横断骨折面,复位,钳夹。因为后壁骨折块发生移位,后壁缺损的部分导致横断骨折更加难以正确复位。同样的,通过含两枚独立螺钉的复位钳来获得并维持复位比简单的经坐骨大切迹进行钳夹复位复杂得多。

像横断骨折中一样,屈曲膝关节可以引起股直肌

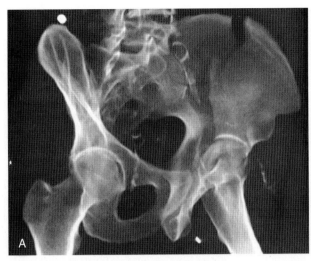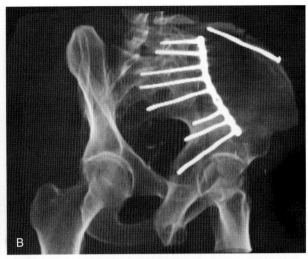

图 37-35　(A)此髂骨斜位片显示了移位的髋臼前柱骨折和明显的血管钙化。(B)术前计划经髂腹股沟入路进行暴露,但因为患者的一般情况不佳,术中出血较多,最终只选择了外侧的髂骨窗。这限制了对骨折的暴露和清理,进而影响正确的复位。术后髂骨斜位片显示复位不够完美。

的紧张,导致骨折进一步移位,同样的处理方法对此类骨折依然有效。将横断骨折复位,钳夹,再经前柱将一枚拉力螺钉由髋臼上方打入耻骨上支,用以固定横断骨折。在合并移位的后壁骨折时,可以拉开股骨头以便在直视下复位横断骨折,这在治疗不合并髋臼壁骨折的简单髋臼横断骨折中是做不到的。在将横断骨折坚固固定后,清理后壁骨折块,抬起嵌插的部分,复位,以植骨作为支持,然后复位后壁骨折,用细针或复位钳把持。

后壁骨折复位不满意的原因通常是横断骨折复

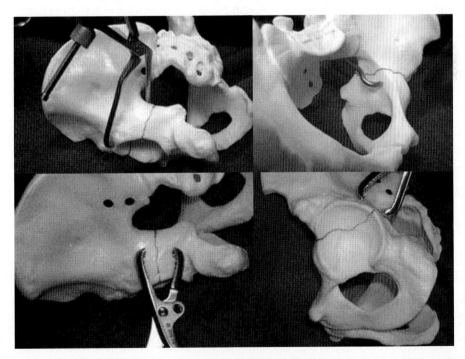

图 37-36　很多种复位钳可以用于髋臼横断骨折。患者取俯卧位,通过 Kocher-Langenbeck 入路进行操作时,复位钳可以经坐骨大切迹放置于四边体骨面,避开坐骨神经和闭孔神经。图中也列出了另一种放置于背侧的复位钳,使用了两枚独立的螺钉。所有的复位钳都应放置于可以维持复位,但又不会妨碍放置内固定器械的位置。

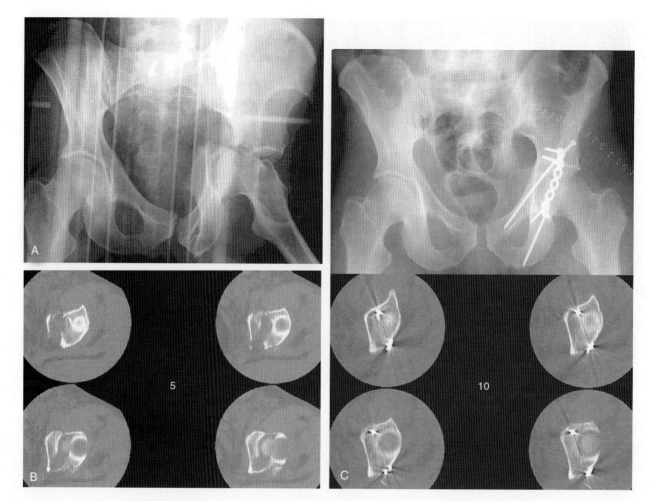

图 37-37　(A-C)此例移位的髋臼横断骨折-脱位最初是选用手法复位和骨牵引的方法进行治疗的。待患者的一般情况好转后，选用了经 Kocher-Langenbeck 入路的切开复位内固定术进行治疗，经坐骨大切迹将骨折片钳夹复位。在入口位和闭孔-出口位的透视下，经另一小切口打入髓内钉，以固定横断骨折的前柱骨折片，再通过钢板进一步固定。

位不良，或为支持嵌插骨折块而植骨过多。纠正这些问题以获得良好复位，然后使用塑形的骨盆重建钢板固定位于髋臼壁及后柱部分的横断骨折线。如有需要，可以经钢板打入拉力螺钉，也可以在远离钢板处，以进一步固定髋臼壁骨折（图 37-39）。

后柱伴后壁骨折

　　治疗后柱伴后壁骨折常选用 Kocher-Langenbeck 入路，患者取俯卧位，与治疗简单后壁骨折及简单后柱骨折有许多相似的地方。与治疗横断伴后壁骨折类似，后壁骨折块移位造成的缺损使复位髋臼后柱变得复杂。由坐骨大切迹沿四边体骨的皮质骨折线进行触摸，并通过术中 X 线透视来确保复位的准确性。首先钳夹已复位的后柱，然后复位后壁骨折块，用细针或复位钳把持。使用一块或两块支撑钢板进

行固定，必要时可以使用拉力螺钉[216]。

前柱伴后半横断骨折

　　这种骨折变化很多，但通常可通过髂腹股沟入路进行复位及固定。首先使用拉力螺钉和合适的钢板复位并固定前柱骨折，但术者要注意勿将螺钉打在后半横断骨折线上。可使用中间窗和 Stoppa 窗复位后半横断骨折，钳夹固定，沿骨盆缘由髂窝内侧向坐骨打入螺钉进行坚固固定。使用双方向 X 线透视有利于在远离髋关节处将螺钉打入坐骨。

T 型骨折

　　这类骨折变化很多，当前柱骨折的关节部分位置较低、移位很小时，可以选择 Kocher-Langenbeck 入路处理移位的后柱骨折。

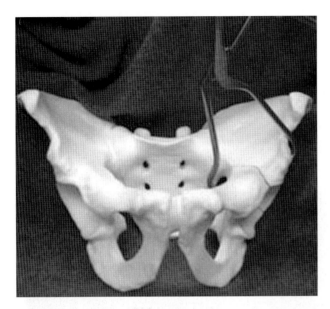

图 37-38　此图显示的是经髂腹股沟入路使用复位钳治疗髋臼横断骨折。经中间窗将复位钳置于四边体骨面和髂前下棘的外侧。在透视下或直视下打入前柱髓内钉，经髂窝内侧向坐骨打入骨折片间螺钉。在通过复位钳维持复位的时候，很难放置钢板进行坚固固定。

当两部分骨折片均明显移位，且累及大部分关节时，可以选择髂腹股沟入路进行复位及固定。根据骨折特点放置内固定器械。

对于部分患者，可以先选用仰卧位髂腹股沟入路处理前柱骨折，然后取俯卧位 Kocher-Langenbeck 入路处理后柱骨折[187]。一些医生建议前侧、后侧入路同时进行，但侧卧位不够稳定，限制了这两种入路的暴露范围，也会因重力原因导致骨折变形。

双柱骨折

髋臼双柱骨折变化很多，根据骨折特点选择合适的一个或多个手术入路以获得满意的复位及固定。对于后柱骨折片位于坐骨大切迹上方的骨折，可以选用髂腹股沟入路。一般先将前柱骨折片复位至完好的髂骨处，前柱骨折的髋臼顶骨折片可能没有与髂嵴完全分离，需要行局部截骨使骨折片完全分离，以便于更好地移动骨折片来进行清理和复位。只有将不完全骨折转变成完全骨折才能获得满意的复位。当固定骨折块时，术者应注意螺钉的位置，不要妨碍另一柱的复位。

最好选用髂腹股沟入路中间窗或 Stoppa 窗暴露后柱骨折。在选用 Stoppa 窗时，可以在使用复位钳维持复位的同时对后柱骨折进行操作。当后柱骨折得

到复位后，可以通过 Stoppa 窗暴露坐骨大切迹上方完好的髂骨，当需要时，可以在此处放置骨盆内钢板以获得坚固固定。

一般应将后柱及前柱骨折片复位至完好的髂骨。在骨盆缘附近由髂窝内向坐骨打入螺钉进行固定。根据骨折特点，将这些螺钉打入完好的髂骨及前柱骨折块上。可以使用术中 X 线透视来确保这些螺钉都远离关节面，且螺钉打入后柱骨折片的深度足够。使用钢板进行固定。短钢板用于支撑骨折片间螺钉，较容易塑形。长钢板可以覆盖许多骨折区域，但更难正确塑形(图 37-40)。

对于后柱或后壁骨折线位置较低的髋臼双柱骨折，可以选用其他手术入路。先选用仰卧位髂腹股沟入路，再选用俯卧位 Kocher-Langenbeck 入路可能比较合适。

扩展的髂股入路可用于变异型骨折或陈旧骨折患者。

手术技术要点：患者取俯卧位，选用 KOCHER-LANGENBECK 入路治疗横断伴后壁骨折

在完成暴露之后，清理骨折面机化的血肿和碎屑。通过在大转子处放置骨钩或经骨针使用牵开器以牵开髋关节。当使用牵开器时，一根骨针应放置于关节上方，接近坐骨大切迹而远离计划放置内固定器械的位置，另一根骨针应在小转子水平或其稍上方插入股骨。牵开器应放置于既不影响手术操作，又有利于直视关节内部结构的位置。应小心放置牵开器，不要使坐骨神经产生张力。在牵拉的过程中屈曲同侧膝关节可以松弛坐骨神经。牵开的范围和持续时间应根据移除游离体，清理骨折面，或评价复位的需要来确定。牵开不应超过数分钟，除非在术中使用可靠的神经功能检测设备。

在清除关节内碎屑后复位主要骨折面，股骨头应复位至稳定的可承重髋臼顶之下。有很多种方法可以有效地对骨折片进行操作而不过多地破坏其周围的软组织。可以使用复位钳或关节外钢丝临时固定骨折，直至应用钢板螺钉进行坚固固定。抬高嵌插的骨折片，以股骨头关节面为标准进行复位。抬高边缘的嵌插骨折会引起松质骨的缺损，需进行植骨以支撑被抬高的骨软骨块。可以在大转子处取小体积自体松质骨用于植骨。暴露髋外展肌止点和股外侧肌起点间的间隙，在钻孔前行椭圆形皮质骨截骨术，使用较窄的

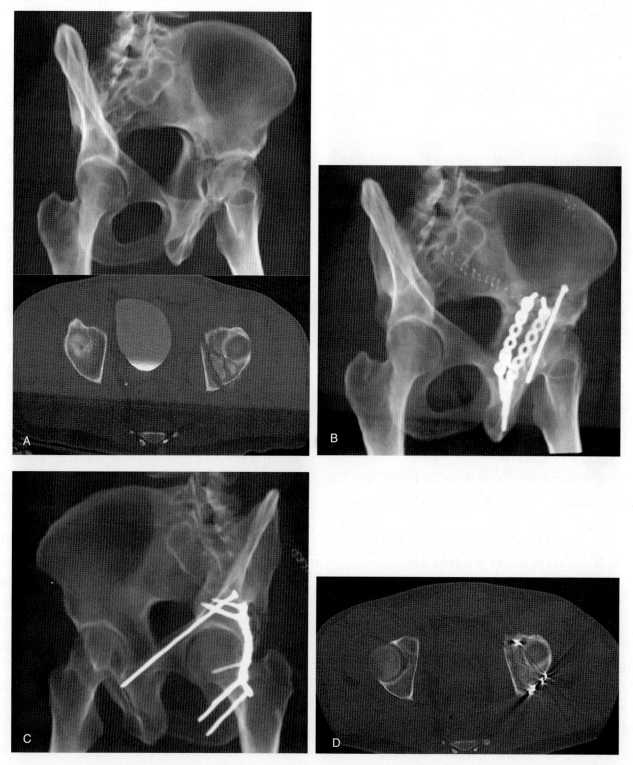

图 37-39　(A,B)此患者患有髋臼横断伴后壁骨折,合并软骨松质骨嵌插损伤。横断骨折的后柱骨折片移位比前柱更明显。(C, D)患者取俯卧位,经 Kocher-Langenbeck 入路对骨折进行复位及内固定。清除关节内碎片,将股骨头复位,用髓内钉复位及固定横断骨折。抬起嵌插的骨折片,在股骨大转子处取自体骨进行植骨。再复位后壁骨折片,最后使用钢板进行最终固定。

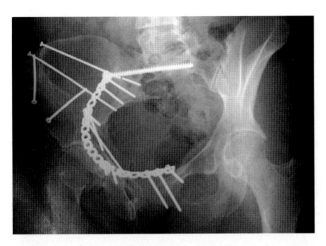

图 37-40　这是一张髋臼双柱骨折术后 9 年的 X 线片。使用长钢板维持复位，其塑形和摆放都比较困难。

骨刀进行塑形。根据预期需要植骨的量决定皮质骨截骨的多少。将股骨转子处的松质移植骨填充于髋关节附近的缺损处，以防止被抬起的骨片再次塌陷。

在将主要骨折线复位，抬起并支撑嵌插骨折片后，将后壁骨折片复位，用钢丝临时固定。用于临时固定的钢丝不能影响之后的坚固固定。钢丝不能用作髋臼骨折的坚固固定。有关于用于固定髋臼骨折的钢丝向胸部移位的报道[103,127]。

当应用合理时，弹性钢板有易于塑形以适应髋臼部复杂的形状，仍可保持坚固固定的优点。对于后壁骨折，弹性钢板需与皮质骨表面均匀贴附，且需保持平衡。保持钢板平衡的意思是需将内固定钢板放置于距髋臼唇和皮质骨折线距离相等的位置。钢板应轻微塑形不足，这样当其被骨折面上下的关节外螺钉固定后，可以对骨折端产生加压作用。尾侧的钢板固定螺钉应打入坐骨深部以对抗张力，髋臼上方固定螺钉应位于骨折线的正上方。

手术技术要点：应用骨盆内钢板支撑四边体骨折

放置骨盆内钢板是一种复杂、精细但有效的方法[41,162,164]。选用髂腹股沟入路 Stoppa 窗，在复位并钳夹四边体骨折片后放置骨盆内钢板。这项技术要求骶髂关节前方、坐骨大切迹头侧的髂骨必须稳定，因为这是内固定物附着的位置。内固定钢板由此处延伸至耻骨联合区域。9 孔或 10 孔 3.5mm 骨盆重建钢板适于大多数成年患者，应轻微过度塑形以提供拱壁支撑

作用。可以在术前利用骨盆模型对钢板进行塑形，在术中保持其无菌。因为局部软组织解剖的原因，应在钢板与稳定的髂骨接触处斜向打入螺钉。因为这个原因，在钢板最近端的 2 或 3 个孔处，应使用 3.5mm 钻头斜向钻孔，使最终斜向打入螺钉时不会因为与钢板发生碰撞而改变方向。应在放置钢板之前，选择最佳位置钻第一个孔，测量孔的深度，考虑到钢板的厚度，可以多计算几个毫米。然后放置钢板，打入非自攻螺钉。当拧紧第一枚斜向螺钉时，螺钉与钢板接触可能导致钢板发生旋转。所以，应使用牢固的钳子把持钢板，以消除潜在的钢板移动的风险。在将第一枚打入稳定的髂骨的斜向螺钉拧紧前，应根据骨盆内侧缘的曲度调节钢板曲度。当调节好钢板并钳夹于耻骨联合旁时，如果过度塑形合适，钢板会对四边体骨面产生加压作用。在钻孔及正确测量深度后打入耻骨联合旁的螺钉，这时可以打入另一枚髂骨区的螺钉，当需要时，可以经钢板打入拉力螺钉（图 37-41）。

第五节　术后康复

髋臼骨折的康复取决于损伤特点、患者一般情况及治疗方法[23,35,46]。注册康复治疗师可以指导患者制订康复计划，这不仅是为了恢复髋关节的活动范围和力量，还需要提高其协调性和整体的功能。在伤后的最初 6 周内，可使用如拐杖或扶架等辅助设备来进行保护性负重训练，通过肌肉等长收缩训练来维持肌肉力量，被动关节活动度训练可以使患者感到舒适，也可以促进关节软骨愈合[33,124]。在伤后 6 周后逐渐进行部分负重训练及抗小阻力训练，目标是在伤后 3 个月恢复独立行走。3 个月后，大多数患者不再依赖辅助设备而能独立行走，可相应地增加力量训练的强度[48]。一些患者因其合并的损伤而不能行走，如对侧下肢损伤，因此康复治疗计划应当因人而异。

第六节　并发症

髋臼骨折及其手术相关的并发症并不少见[54,56,67]。术者相关的并发症包括适应证选择错误、判断错误和技术使用错误等[13,37,50,52,81,86,91,163,195]。患者相关的并发症主要是因为其并发症、其他重要系统损伤、依从性差和肥胖体型[65,155,206,215]。有些问题是多种因素引起的[12,17,36,38,75,94,105,106,110,140,176,177]。

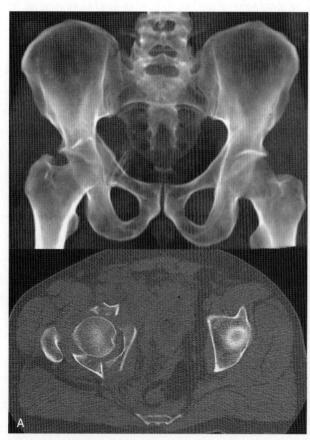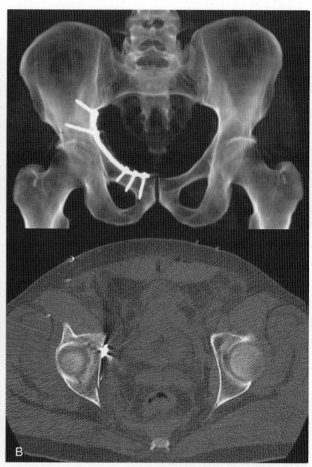

图 37-41　(A)该男性患者从梯子上坠落,因右侧髋关节疼痛而不能行走。骨盆前后位片和二维 CT 显示了骨折移位的类型。(B)经 Stoppa 窗对骨折进行复位及内固定。先复位髋臼顶的嵌插损伤,再复位四边体骨面,放置一块骨盆内钢板作坚固固定。

一、复位不良

临床研究表明,不正确的髋臼骨折复位与不良的预后直接相关 *。尸体标本力学研究证明了这些观点,即使只有 2mm 或更大的髋臼顶阶梯也会引起显著的关节内峰压改变。

髋臼复位不良源于错误的治疗方法、经验不足、暴露不充分、骨折面清理不足、复位钳或内固定器械位置不佳、延迟手术、粉碎性骨折、内固定物不坚固等原因。无论是什么原因引起的,髋臼复位不良与髋关节退变直接相关。除了严重嵌插或粉碎的情况,应当避免复位不良的发生。简单的解决方法包括充分暴露、松解、清理所有骨折面,按操作流程耐心完成复位。不正确的复位是不能接受的,术者必须耐心纠

正这些错误。术中 X 线透视可以发现明显的复位不良,也可以显示微小的对位不良。

二、神经损伤

髋臼骨折骨折片移位或手术操作的原因可能损伤髋臼周围的一些神经。在前方,股神经、股外侧皮神经以及髂腹股沟神经最容易被损伤。股神经沿髂腰肌穿过假骨盆,走行于腹股沟韧带深方,在髂耻弓内侧进入股部。累及耻骨支周围区域的髋臼骨折向前移位时会损伤股神经[67]。选择髂腹股沟入路时也可能损伤股神经,通常是因为持续或过度的牵拉,或在髂血管和股神经之间使用钳夹器械。一项关于股神经损伤的研究表明,其运动及感觉功能经常可以得到较好的恢复[62]。

参见参考文献 19,39,51,74,84,113,114,121-123,138,145,174,205,213,214。

股外侧皮神经通常在髂前上棘内侧数毫米处穿入腹股沟韧带深方。在一部分患者中则更靠近内侧，一项解剖学研究结果显示，有 25% 的尸体标本存在此种变异。选择髂腹股沟入路时可能损伤此神经，常规向内侧牵拉髂腰肌可能导致股外侧皮神经的过度牵拉。一些医生建议节段性切除皮神经，从而避免过度牵拉损伤所引起的感觉异常性股痛，其他医生则认为应保护股外侧皮神经。

在选择髂腹股沟入路，分离腹股沟区时，切开深筋膜可以显露髂腹股沟神经。此神经在切开及关闭深筋膜时最容易损伤。此神经常黏附于腹前筋膜深面，在关闭筋膜前应将其游离，这样可以避免在缝合筋膜时不慎将其损伤。

闭孔神经在四边体骨面内侧数毫米处走行于骨盆深部。该区域的移位骨折可以损伤闭孔神经。因为髋关节内收时患者会感到疼痛，所以很难检查髋臼骨折患者闭孔神经的运动功能，但应检查股内侧皮肤的感觉功能，特别是在手术之前。在通过髂腹股沟入路 Stoppa 窗显露、清理、复位后柱骨折线、移除骨折片时，可能不可避免地要牵拉闭孔神经血管束，过度或持续的牵拉同样可以损伤闭孔神经，应尽力避免。在选择后侧入路时，尽管看起来相距很远，但放置于骨盆深部的钳夹复位装置也可能损伤神经。后侧入路可以用于处理一部分横断骨折及许多横断伴后壁骨折。横断骨折需要钳夹以维持复位，复位钳应经坐骨大切迹放置于四边体骨面上及髋臼上方，其位于四边体骨面的部分有损伤闭孔神经的危险，在放置复位钳时还须避免牵拉坐骨神经。

选取后侧入路时最容易损伤坐骨神经。后侧骨折–脱位时，此神经可能因被牵拉或直接的挫伤而受损，坐骨神经很少被锐利的骨折片边缘撕裂。手法复位后壁骨折–脱位时，患者可能在复位后立即出现坐骨神经损伤的表现，这是因为神经被夹在后壁骨折块和后柱骨折面之间造成的。后柱垂直骨折时可能发生渐进性的坐骨神经损伤。正因为如此，应当在手法复位前详细检查坐骨神经的功能，且应注意监测其变化，就像监测患者的生命体征一样。在治疗髋臼后部骨折时也可能损伤坐骨神经。即使发生很严重的移位，也可以在股方肌的背侧面找到坐骨神经，应沿神经逐渐向近端游离至坐骨大切迹。梨状肌通常在坐骨神经的背侧，但也经常发生变异。正因为如此，应当充分暴露坐骨神经及其与梨状肌的关系，任何走行在神经前方或穿过神经的肌束都应当被切

断。在粉碎性后侧骨折中，小的骨或软骨片可能刺伤神经或其神经外膜。在处理或牵拉神经之前应当找到并移除这些骨折片。在术中伸直髋关节、屈曲膝关节可以松弛坐骨神经。有些患者的股直肌紧张，以至于屈曲膝关节时会使髋关节同时屈曲，这是我们不希望看到的，这会导致骨折复位失败，因为髋关节屈曲的力量会传递到髋臼骨折处，股骨头的运动会使骨折片发生移位。在这种情况下，应伸直膝关节进行复位，避免牵拉坐骨神经。有专用的拉钩可以在后侧入路时保护坐骨神经，拉钩应放置于坐骨小切迹处，与坐骨神经走行方向一致。术者要时刻注意拉钩的位置，因为若拉钩倾斜会压迫坐骨神经。在整个暴露、清理骨折面、复位、钳夹、放置内固定的过程中，要始终显露并保护坐骨神经。做好简要的术前计划，明确复位顺序及内固定位置，可以显著减少牵拉坐骨神经的时间，进而减小神经损伤的风险。最后，放置内固定物时要避免损伤神经。应该在直视下放置钢板–螺钉内固定以避免不慎损伤坐骨神经，特别是在坐骨小切迹和腘绳肌起点附近沿后柱尾侧放置内固定物时。

在手术治疗髋臼骨折时，是否使用术中神经功能监测的说法不一[10,63,76,208]，大多数研究集中在术中坐骨神经损伤方面。在急诊手术治疗髋臼骨折时，使用自发性肌电图（EMG）来监测坐骨神经损伤优于使用躯体感觉诱发电位。自发性肌电图可以更早地检测出神经损伤，所以可以更快地纠正错误操作，从而避免永久性神经损伤。一项研究表明，术中常规直视并保护坐骨神经可以避免使用电生理诊断设备监测神经损伤[132]。

臀上神经在治疗髋臼骨折时经常被遗忘。大多数医生在确定梨状肌与其背侧坐骨神经的关系之后，会选择切断梨状肌腱，但他们忽略了对臀上神经的保护，特别是对牵拉损伤的保护。许多情况下都可能损伤臀上神经，最简单的情况是坐骨大切迹上方的骨折脱位。臀上神经血管束完整连续，但移位至坐骨大切迹处骨折面的情况并不罕见。在复位及钳夹固定骨块时，术者应处理不稳定的骨折块，并注意保护臀上神经血管束。在手术切口处向前上方过度或持续地牵拉臀中肌和臀小肌时，也可能损伤臀上神经。过度地向前方或上方分离髋臼上区域会引起神经的牵拉损伤。当必须暴露髋臼前上方的时候，可以再选取其他的手术入路。只要不影响骨折的复位，在术中外展髋关节可以松弛臀上神经。

三、深静脉血栓形成

髋臼骨折的患者有发生深静脉血栓的危险,应该每日都进行与此相关的临床检查。还可以使用一些特殊的检查方法,像静脉造影、磁共振静脉造影及 D-dimer 检查,每一种方法都有其各自的问题[20,141,190,197]。

应用抗凝药物或机械方法,如顺序气囊压迫,可以降低深静脉血栓形成的风险[6]。及时使用低分子肝素(LMWH)可以有效预防血栓形成,特别是对于有高危因素的髋臼骨折患者[194]。一些医生注意到,在髋臼骨折术后,使用低分子肝素治疗的患者,其伤口会出现更多问题。

然而,一些患者有使用全身抗凝治疗的禁忌证,而且因为下肢损伤或其他一些原因而不能使用顺序气囊压迫法。腔静脉滤网不能预防或治疗深静脉血栓,但可以减小肺栓塞的风险。这方面的新进展包括便捷安放技术及临时性可移除性腔静脉滤网的发展。可移除性滤网在患者最危险的时期起保护作用,当风险降低时可以摘除,但在摘除时也存在相应的风险[3,108]。

四、感染

幸运的是,在髋臼骨折术后发生伤口感染的情况很少见。感染可以是浅表感染或深部感染,当深部感染累及关节,发生化脓性股骨头坏死时,其后果是毁灭性的,髋关节易激惹是深部感染累及关节的临床征象。及时且彻底的伤口清创可以获得准确的细菌培养结果,应清除伤口处的坏死组织,充分冲洗。在大多数情况下,应关闭伤口,放置引流管,选用敏感抗生素控制感染,患者的全身情况一般较好。一些医生建议停止物理治疗,包括关节活动度锻炼,直到伤口正常愈合。手术清创之前,应拍摄骨盆影像以除外感染相关的内固定失效。如果在手术清创且合理使用抗生素后,伤口仍然反复感染,医生应重复作伤口细菌培养以评估超级细菌感染的可能。对那些极少见的合理清创且使用敏感抗生素治疗后仍有感染复发的患者,应按开放伤口处理。内固定物可能成为细菌繁殖的场所,但不应在骨折愈合前取出(图 37-42,图 37-43)。

五、异位骨化

髋臼骨折术后异位骨化的严重程度和发生位置变化很大[45,55,87,90,137,166]。颅脑损伤和联合的同时的手术入路是两个已知的危险因素。异位骨化常发生于后侧入路及扩展入路,但很少发生在单独使用髂腹股沟入路时。严重的异位骨化会限制髋关节的活动,进而影响其功能。有些患者异位骨化会发生在坐骨神经周围,可能导致神经易激惹或神经功能改变。

临床研究证实髋臼骨折术后口服吲哚美辛可以预防异位骨化的形成[125,128,134,136]。同样的,靶向性、小剂量放疗也可以减少髋臼骨折术后异位骨化的发生率和严重程度[9,26,32,135]。对一些不能耐受口服吲哚美辛的患者可以考虑直肠给药的方式。放疗费用高、时间久,一些医生担心其对伤口愈合的短期影响及长期使用的致癌可能[31]。

当髋关节的功能活动度受限时,最好早期手术切除异位骨化灶。因为髋臼及股骨头的关节软骨的活力依赖于关节的活动,所以有必要早期手术切除异位骨化灶。对于这些患者,我们不推荐在手术切除异位骨化灶前查骨扫描或血中相关指标来评估异位骨化的成熟程度。同样的,当异位骨化影响神经功能时,应切除病变骨,行神经成形术,目的是松解神经,恢复神经功能(图 37-44)。

六、无菌性股骨头坏死

髋臼骨折术后很少发生无菌性股骨头坏死,但这却是很个严重的问题,特对是对年轻患者来说。理论

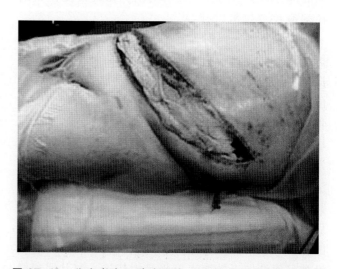

图 37-42　此患者在经髂腹股沟入路行手术治疗髋臼骨折后,伤口发生急性深部感染。冲洗、清创、应用敏感抗生素无法控制感染,后按开放伤口处理,二期闭合伤口。(见彩图)

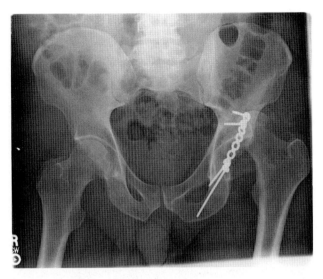

图 37-43　此患者术后发生化脓性髋关节脱位。股骨头从受损的关节囊内脱出，后壁骨折的内固定物完好。

上，发生髋臼骨折的同时损伤了股骨头唯一的血供而导致其发生坏死。髋关节脱位及髋臼骨折-脱位可能损伤旋股内侧或骨骺外侧血管而引起坏死[217]，术中也可能损伤这些血管。股方肌中走行有旋股内侧血管，须在术中保持其完整性。在术中，在股骨颈及大转子处使用如骨钩等操作器械也可能损伤这些血管。应告知患者发生无菌性坏死的可能及其临床症状，以便于早期发现。因为局部有内固定器械而不能做 MRI 检查。

七、关节炎

创伤性关节炎会引起髋关节僵硬、疼痛，预后较差[165]。许多研究表明，良好的骨折复位可以减小创伤性关节炎的发病率及严重程度[109,131,133]。软骨损伤与关节炎的发生直接相关，特别是髋臼顶软骨的损伤（图37-45）。

八、固定失败

固定失败常常发生于手术暴露及复位不充分的时候[146,147,178,180,181]。在术前就应该根据内固定器械的力学特点作好计划，在关闭伤口之前应该再次认真评估所放置的内固定物是否合适。可以在无菌纱布上画出所有的骨折片及与其相关的内固定器械，这样有助于在关闭伤口之前评估内固定是否坚固。应该在直视下对

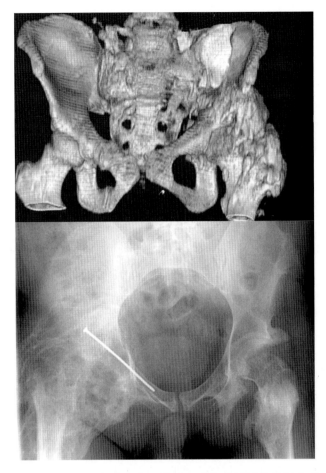

图 37-44　这些患者在髋臼骨折术后发生了严重的异位骨化。如果异位骨化灶影响了髋关节的功能活动，或影响了坐骨神经功能，应早期切除髋关节区域的异位骨化灶。

髋关节施加压力，以确保固定的稳定性（图37-46）。

小　结

髋臼骨折非常少见却变化很多。其解剖学及影像学都非常复杂，但对理解髋臼骨折及分型非常重要。在常规复苏后应进行早期处理，骨折-脱位应当合理复位，移位及不稳定的骨折应当手术复位并坚固固定。选择合理的手术入路利于正确复位，这对改善预后十分重要。必须坚固固定以允许患者进行早期功能锻炼。我们对许多并发症有了深入的了解，应竭力避免其发生。髋臼骨折的治疗在很多方面上对骨科医生是一个挑战，但是经验的积累和现代技术的应用可以提高临床医生水平。

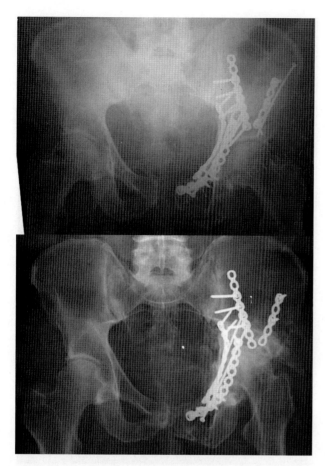

图 37-45 该患者在髋臼骨折术后一年内发生了有症状的髋关节创伤性关节炎。

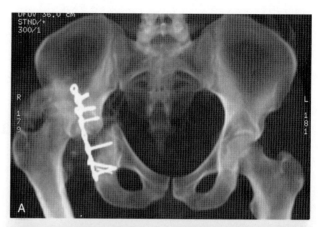

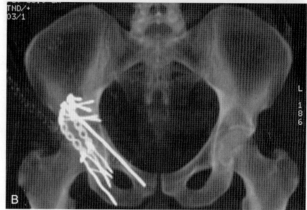

图 37-46 (A,B)此患者在手术治疗髋臼横断伴后壁骨折后数月出现髋关节疼痛。骨盆前后位片显示内固定失败,股骨头再脱位,骨折移位。平片上还有一些重要的发现,骨折可能复位不良,内固定物位置不佳,没有放置于后壁以维持复位,对横断骨折尾侧不稳定骨折块的固定不足,可能应该向坐骨打入较长的螺钉或加用一块钢板,使用髓内钉固定横断骨折的前柱部分可能比较有效。重建手术应先经前侧入路去除骨痂,再经后侧入路作坐骨神经成形术,复位股骨头、后壁及横断骨折。重建手术导致了坐骨神经的损伤。

(周方 译 李世民 校)

参考文献

1. al-Qahtani, S.; O'Connor, G. Acetabular fractures before and after the introduction of seatbelt legislation. Can J Surg 39:317–320, 1996.

2. Alexander, R.D.; Grimm, L.; Vrahas, M.S. The effect of knee immobilization on degree of hip flexion: A clinical correlation with posterior wall acetabular fractures. Am J Orthop 26:345–347, 1997.

3. Allen, T.L.; Carter, J.L.; Morris, B.J.; et al. Retrievable vena cava filters in trauma patients for high-risk prophylaxis and prevention of pulmonary embolism. Am J Surg 189:656–661, 2005.

4. Alonso, J.E.; Davila, R.; Bradley, E. Extended ilio-femoral versus triradiate approaches in management of associated acetabular fractures. Clin Orthop Relat Res 305:81–87, 1994.

5. Alonso, J.E.; Volgas, D.A.; Giordano, V.; et al. A review of the treatment of hip dislocations associated with acetabular fractures. Clin Orthop Relat Res 377:32–43, 2000.

6. Anglen, J.O.; Bagby, C.; George, R. A randomized comparison of sequential-gradient calf compression with intermittent plantar compression for prevention of venous thrombosis in orthopedic trauma patients: Preliminary results. Am J Orthop 27:53–58, 1998.

7. Anglen, J.O.; Burd, T.A.; Hendricks, K.J.; et al. The "Gull Sign": A harbinger of failure for internal fixation of geriatric acetabular fractures. J Orthop Trauma 17:625–634, 2003.

8. Anglen, J.O.; Hughes, M. Trochanteric osteotomy for incarcerated hip dislocation due to interposed posterior wall fragments. Orthopedics 27:213–216, 2004.

9. Anglen, J.O.; Moore, K.D. Prevention of heterotopic bone formation after acetabular fracture fixation by single-dose radiation therapy: A preliminary report. J Orthop Trauma 10:258–263, 1996.

10. Arrington, E.D.; Hochschild, D.P.; Steinagle, T.J.; et al. Monitoring of somatosensory and motor evoked potentials during open reduction and internal fixation of pelvis and acetabular fractures. Orthopedics 23:1081–1083, 2000.

11. Attias, N.; Lindsey, R.W.; Starr, A.J.; et al. The use of a virtual three-dimensional model to evaluate the intraosseous space available for percutaneous screw fixation of acetabular fractures. J Bone Joint Surg [Br] 87:1520–1523, 2005.

12. Bacarese-Hamilton, I.A.; Bhamra, M. Small bowel entrapment following acetabular fracture. Injury 22:242–244, 1991.

13. Bartlett, C.S.; DiFelice, G.S.; Buly, R.L.; et al. Cardiac arrest as a result of intraabdominal extravasation of fluid during arthroscopic removal of a loose body from the hip joint of a patient with an acetabular fracture. J Orthop Trauma 12:294–299, 1998.

14. Baumgaertner, M.R. Fractures of the posterior wall of the acetabulum. J Am Acad Orthop Surg 7:54–65, 1999.

15. Beaule, P.E.; Dorey, F.J.; Matta, J.M. Letournel classification for acetabular fractures. Assessment of interobserver and intraobserver reliability. J Bone Joint Surg [Am] 85.1704–1709, 2003.

16. Beaule, P.E.; Griffin, D.B.; Matta, J.M. The Levine anterior approach for total hip replacement as the treatment for an acute acetabular fracture. J Orthop Trauma 18:623–629, 2004.

17. Berg, E.E. Charcot arthropathy after acetabular fracture. J Bone Joint Surg [Br] 79:742–745, 1997.

18. Berton, C.; Bachour, F.; Migaud, H.; et al. [A new type of acetabular fracture: "True" posterosuperior fracture, a case report]. Rev Chir Orthop Reparatrice Appar Mot 93:93–97, 2007.

19. Bhandari, M.; Matta, J.; Ferguson, T.; et al. Predictors of clinical and radiological outcome in patients with fractures of the acetabulum and concomitant posterior dislocation of the hip. J Bone Joint Surg [Br] 88:1618–1624, 2006.

20. Borer, D.S.; Starr, A.J.; Reinert, C.M.; et al. The effect of screening for deep vein thrombosis on the prevalence of pulmonary embolism in patients with fractures of the pelvis or acetabulum: A review of 973 patients. J Orthop Trauma 19:92–95, 2005.

21. Borrelli, J., Jr.; Goldfarb, C.; Catalano, L.; et al. Assessment of articular fragment displacement in acetabular fractures: A comparison of computerized tomography and plain radiographs. J Orthop Trauma 16:449–456; discussion 456–457, 2002.

22. Borrelli, J., Jr.; Goldfarb, C.; Ricci, W.; et al. Functional outcome after isolated acetabular fractures. J Orthop Trauma 16:73–81, 2002.

23. Borrelli, J., Jr.; Ricci, W.M.; Anglen, J.O.; et al. Muscle strength recovery and its effects on outcome after open reduction and internal fixation of acetabular fractures. J Orthop Trauma 20:388–395, 2006.

24. Bosse, M.J. Posterior acetabular wall fractures: A technique for screw placement. J Orthop Trauma 5:167–172, 1991.

25. Bosse, M.J.; Poka, A.; Reinert, C.M.; et al. Preoperative angiographic assessment of the superior gluteal artery in acetabular fractures requiring extensile surgical exposures. J Orthop Trauma 2:303–307, 1988.

26. Bosse, M.J.; Poka, A.; Reinert, C.M.; et al. Heterotopic ossification as a complication of acetabular fracture. Prophylaxis with low-dose irradiation. J Bone Joint Surg [Am] 70:1231–1237, 1988.

27. Bray, T.J.; Esser, M.; Fulkerson, L. Osteotomy of the trochanter in open reduction and internal fixation of acetabular fractures. J Bone Joint Surg [Am] 69:711–717, 1987.

28. Brown, G.A.; Willis, M.C.; Firoozbakhsh, K.; et al. Computed tomography image-guided surgery in complex acetabular fractures. Clin Orthop Relat Res 370:219–226, 2000.

29. Brueton, R.N. A review of 40 acetabular fractures: The importance of early surgery. Injury 24:171–174, 1993.

30. Brumback, R.J.; Holt, E.S.; McBride, M.S.; et al. Acetabular depression fracture accompanying posterior fracture dislocation of the hip. J Orthop Trauma 4:42–48, 1990.

31. Burd, T.A.; Hughes, M.S.; Anglen, J.O. Heterotopic ossification prophylaxis with indomethacin increases the risk of long-bone nonunion. J Bone Joint Surg [Br] 85:700–705, 2003.

32. Burd, T.A.; Lowry, K.J.; Anglen, J.O. Indomethacin compared with localized irradiation for the prevention of heterotopic ossification following surgical treatment of acetabular fractures. J Bone Joint Surg [Am] 83:1783–1788, 2001.

33. Caterini, R.; Farsetti, P.; Potenza, V.; et al. Immediate passive mobilization of the hip after internal fixation of acetabular fractures. Chir Organi Mov 85:243–249, 2000.

34. Chang, J.K.; Gill, S.S.; Zura, R.D.; et al. Comparative strength of three methods of fixation of transverse acetabular fractures. Clin Orthop Relat Res 392:433–441, 2001.

35. Chelly, J.E.; Casati, A.; Al-Samsam, T.; et al. Continuous lumbar plexus block for acute postoperative pain management after open reduction and internal fixation of acetabular fractures. J Orthop Trauma 17:362–367, 2003.

36. Chen, A.L.; Wolinsky, P.R.; Tejwani, N.C. Hypogastric artery disruption associated with acetabular fracture. A report of two cases. J Bone Joint Surg [Am] 85:333–338, 2003.

37. Chen, C.M.; Chiu, F.Y.; Lo, W.H.; et al. Cerclage wiring in displaced both-column fractures of the acetabulum. Injury 32:391–394, 2001.

38. Cheng, S.L.; Rosati, C.; Waddell, J.P. Fatal hemorrhage caused by vascular injury associated with an acetabular fracture. J Trauma 38:208–209, 1995.

39. Chiu, F.Y.; Chen, C.M.; Lo, W.H. Surgical treatment of displaced acetabular fractures—72 cases followed for 10 (6–14) years. Injury 31:181–185, 2003.

40. Cimerman, M.; Kristan, A. Preoperative planning in pelvic and acetabular surgery: The value of advanced computerised planning modules. Injury 38:442–449, 2007.

41. Cole, J.D.; Bolhofner, B.R. Acetabular fracture fixation via a modified Stoppa limited intrapelvic approach. Description of operative technique and preliminary treatment results. Clin Orthop Relat Res 305:112–123, 1994.

42. Crowl, A.C.; Kahler, D.M. Closed reduction and percutaneous fixation of anterior column acetabular fractures. Comput Aided Surg 7:169–178, 2002.

43. Dakin, G.J.; Eberhardt, A.W.; Alonso, J.E.; et al. Acetabular fracture patterns: Associations with motor vehicle crash information. J Trauma 47:1063–1071, 1999.

44. Darmanis, S.; Bircher, M. Fractures of the acetabulum in osteogenesis imperfecta. J Bone Joint Surg [Br] 88:670–672, 2006.

45. Daum, W.J.; Scarborough, M.T.; Gordon, W., Jr.; et al. Heterotopic ossification and other perioperative complications of acetabular fractures. J Orthop Trauma 6:427–432, 1992.

46. Davoli, O.; Bilotta, T.W.; Villani, S.; et al. The opportunity of rehabilitation treatment in acetabular fractures treated by osteosynthesis. Chir Organi Mov 83:237–247, 1998.

47. de Ridder, V.A.; de Lange, S.; Popta, J.V. Anatomical variations of the lateral femoral cutaneous nerve and the consequences for surgery. J Orthop Trauma 13:207–211, 1999.

48. Dickinson, W.H.; Duwelius, P.J.; Colville, M.R. Muscle strength testing following surgery for acetabular fractures. J Orthop Trauma 7:39–46, 1993.

49. DiPasquale, T.; Greiwe, R.M.; Simmons, P.; et al. Temporary partial intra-iliac balloon occlusion for the treatment of acetabulum fracture in a Jehovah's Witness: A case report. J Orthop Trauma 19:415–419, 2005.

50. Ebraheim, N.A.; Savolaine, E.R.; Hoeflinger, M.J.; et al. Radiological diagnosis of screw penetration of the hip joint in acetabular fracture reconstruction. J Orthop Trauma 3:196–201, 1989.

51. Epstein, H.C. Posterior fracture–dislocations of the hip; long-term follow-up. J Bone Joint Surg [Am] 56:1103–1127, 1974.

52. Fassler, P.R.; Swiontkowski, M.F.; Kilroy, A.W.; et al. Injury of the sciatic nerve associated with acetabular fracture. J Bone Joint Surg [Am] 75:1157–1166, 1993.

53. Fica, G.; Cordova, M.; Guzman, L.; et al. Open reduction and internal fixation of acetabular fractures. Int Orthop 22:348–351, 1998.

54. Frank, J.L.; Reimer, B.L.; Raves, J.J. Traumatic iliofemoral arterial injury: An association with high anterior acetabular fractures. J Vasc Surg 10:198–201, 1989.

55. Ghalambor, N.; Matta, J.M.; Bernstein, L. Heterotopic ossification following operative treatment of acetabular fracture. An analysis of risk factors. Clin Orthop Relat Res 305:96–105, 1994.

56. Giannoudis, P.V.; Da Costa, A.A.; Raman, R.; et al. Double-crush syndrome after acetabular fractures. A sign of poor prognosis. J Bone Joint Surg [Br] 87:401–407, 2005.

57. Gorczyca, J.T.; Powell, J.N.; Tile, M. Lateral extension of the ilioinguinal incision in the operative treatment of acetabulum fractures. Injury 26:207–212, 1995.

58. Goulet, J.A.; Bray, T.J. Complex acetabular fractures. Clin Orthop Relat Res 240:9–20, 1989.

59. Goulet, J.A.; Bray, T.J.; Timmerman, L.A.; et al. Intraoperative autologous transfusion in orthopaedic patients. J Bone Joint Surg [Am] 71:3–8, 1989.

60. Goulet, J.A.; Rouleau, J.P.; Mason, D.J.; et al. Comminuted fractures of the posterior wall of the acetabulum. A biomechanical evaluation of fixation methods. J Bone Joint Surg [Am] 76:1457–1463, 1994.

61. Griffin, D.B.; Beaule, P.E.; Matta, J.M. Safety and efficacy of the extended iliofemoral approach in the treatment of complex fractures of the acetabulum. J Bone Joint Surg [Br] 87:1391–1396, 2005.

62. Gruson, K.I.; Moed, B.R. Injury of the femoral nerve associated with acetabular fracture. J Bone Joint Surg [Am] 85:428–431, 2003.

63. Haidukewych, G.J.; Scaduto, J.; Herscovici, D., Jr.; et al. Iatrogenic nerve injury in acetabular fracture surgery: A comparison of monitored and unmonitored procedures. J Orthop Trauma 16:297–301, 2002.

64. Hak, D.J.; Hamel, A.J.; Bay, B.K.; et al. Consequences of transverse acetabular fracture malreduction on load transmission across the hip joint. J Orthop Trauma 12:90–100, 1998.

65. Hak, D.J.; Olson, S.A.; Matta, J.M. Diagnosis and management of closed internal degloving injuries associated with pelvic and acetabular fractures: The Morel-Lavallee lesion. J Trauma 42:1046–1051, 1997.

66. Hammit, M.D.; Cole, P.A.; Kregor, P.J. Massive perineal wound slough after treatment of complex pelvic and acetabular fractures using a traction table. J Orthop Trauma 16:601–605, 2002.

67. Hardy, S.L. Femoral nerve palsy associated with an associated posterior wall transverse acetabular fracture. J Orthop Trauma 11:40–42, 1997.

68. Harris, J.H., Jr.; Coupe, K.J.; Lee, J.S.; et al. Acetabular fractures revisited: Part 2, a new CT-based classification. AJR Am J Roentgenol 182:1367–1375,

2004.

69. Harris, J.H.; Coupe, K.J.; Lee, J.S.; et al. Acetabular fractures revisited: A new CT-based classification. Semin Musculoskelet Radiol 9:150–160, 2005.

70. Harris, J.H., Jr.; Lee, J.S.; Coupe, K.J.; et al. Acetabular fractures revisited: Part 1, redefinition of the Letournel anterior column. AJR Am J Roentgenol 182:1363–1366, 2004.

71. Heck, B.E.; Ebraheim, N.A.; Foetisch, C. Direct complications of trochanteric osteotomy in open reduction and internal fixation of acetabular fractures. Am J Orthop 26:124–128, 1997.

72. Heeg, M.; de Ridder, V.A.; Tornetta, P., 3rd; et al. Acetabular fractures in children and adolescents. Clin Orthop Relat Res 376:80–86, 2000.

73. Heeg, M.; Klasen, H.J.; Visser, J.D. Acetabular fractures in children and adolescents. J Bone Joint Surg [Br] 71:418–421, 1989.

74. Heeg, M.; Klasen, H.J.; Visser, J.D. Operative treatment for acetabular fractures. J Bone Joint Surg [Br] 72:383–386, 1990.

75. Heeg, M.; Zimmerman, K.W.; Klasen, H.J. Entrapment of the ureter following indirect reduction of an acetabular fracture. A case report. J Bone Joint Surg [Am] 76:913–915, 1994.

76. Helfet, D.L.; Anand, N.; Malkani, A.L.; et al. Intraoperative monitoring of motor pathways during operative fixation of acute acetabular fractures. J Orthop Trauma 11:2–6, 1997.

77. Helfet, D.L.; Borrelli, J., Jr.; DiPasquale, T.; et al. Stabilization of acetabular fractures in elderly patients. J Bone Joint Surg [Am] 74:753–765, 1992.

78. Helfet, D.L.; Schmeling, G.J. Management of complex acetabular fractures through single non-extensile exposures. Clin Orthop Relat Res 305: 58–68, 1994.

79. Hesp, W.L.; Goris, R.J. Conservative treatment of fractures of the acetabulum. Results after longtime follow-up. Acta Chir Belg 88:27–32, 1988.

80. Huegli, R.W.; Staedele, H.; Messmer, P.; et al. Displaced anterior column acetabular fracture: Closed reduction and percutaneous CT-navigated fixation. Acta Radiol 45:618–621, 2004.

81. Im, G.I.; Shin, Y.W.; Song, Y.J. Fractures to the posterior wall of the acetabulum managed with screws alone. J Trauma 58:300–303, 2005.

82. Jacob, A.L.; Suhm, N.; Kaim, A.; et al. Coronal acetabular fractures: The anterior approach in computed tomography-navigated minimally invasive percutaneous fixation. Cardiovasc Intervent Radiol 23: 327–331, 2000.

83. Jakob, M.; Droeser, R.; Zobrist, R.; et al. A less invasive anterior intrapelvic approach for the treatment of acetabular fractures and pelvic ring injuries. J Trauma 60:1364–1370, 2006.

84. Jimenez, M.L.; Tile, M.; Schenk, R.S. Total hip replacement after acetabular fracture. Orthop Clin North Am 28:435–446, 1997.

85. Jimenez, M.L.; Vrahas, M.S. Surgical approaches to the acetabulum. Orthop Clin North Am 28:419–434, 1997.

86. Johnson, E.E.; Eckardt, J.J.; Letournel, E. Extrinsic femoral artery occlusion following internal fixation of an acetabular fracture. A case report. Clin Orthop Relat Res 217:209–213, 1987.

87. Johnson, E.E.; Kay, R.M.; Dorey, F.J. Heterotopic ossification prophylaxis following operative treatment of acetabular fracture. Clin Orthop Relat Res 305:88–95, 1994.

88. Johnson, E.E.; Matta, J.M.; Mast, J.W.; et al. Delayed reconstruction of acetabular fractures 21–120 days following injury. Clin Orthop Relat Res 305:20–30, 1994.

89. Juliano, P.J.; Bosse, M.J.; Edwards, K.J. The superior gluteal artery in complex acetabular procedures. A cadaveric angiographic study. J Bone Joint Surg [Am] 76:244–248, 1994.

90. Kaempffe, F.A.; Bone, L.B.; Border, J.R. Open reduction and internal fixation of acetabular fractures: Heterotopic ossification and other complications of treatment. J Orthop Trauma 5:439–445, 1991.

91. Kang, C.S.; Min, B.W. Cable fixation in displaced fractures of the acetabulum: 21 patients followed for 2–8 years. Acta Orthop Scand 73:619–624, 2002.

92. Karunakar, M.A.; Goulet, J.A.; Mueller, K.L.; et al. Operative treatment of unstable pediatric pelvis and acetabular fractures. J Pediatr Orthop 25:34–38, 2005.

93. Karunakar, M.A.; Le, T.T.; Bosse, M.J. The modified ilioinguinal approach. J Orthop Trauma 18:379–383, 2004.

94. Karunakar, M.A.; Shah, S.N.; Jerabek, S. Body mass index as a predictor of complications after operative treatment of acetabular fractures. J Bone Joint Surg [Am] 87:1498–1502, 2005.

95. Kebaish, A.S.; Roy, A.; Rennie, W. Displaced acetabular fractures: long-term follow-up. J Trauma 31:1539–1542, 1991.

96. Keith, J.E., Jr.; Brashear, H.R., Jr.; Guilford, W.B. Stability of posterior fracture–dislocations of the hip. Quantitative assessment using computed tomography. J Bone Joint Surg [Am] 70:711–714, 1988.

97. Kellam, J.F.; Messer, A. Evaluation of the role of coronal and sagittal axial CT scan reconstructions for the imaging of acetabular fractures. Clin Orthop Relat Res 305:152–159, 1994.

98. Kloen, P.; Siebenrock, K.A.; Ganz, R. Modification of the ilioinguinal approach. J Orthop Trauma 16:586–593, 2002.

99. Konig, B.; Schaser, K.; Schaffler, A.; et al. [Percutaneous reduction and stabilization of a dislocated acetabular fracture: Case report.]. Unfallchirurg 109:328–331, 2006.

100. Konrath, G.A.; Hamel, A.J.; Guerin, J.; et al. Biomechanical evaluation of impaction fractures of the femoral head. J Orthop Trauma 13:407–413, 1999.

101. Konrath, G.A.; Hamel, A.J.; Sharkey, N.A.; et al. Biomechanical evaluation of a low anterior wall fracture: Correlation with the CT subchondral arc. J Orthop Trauma 12:152–158, 1998.

102. Konrath, G.A.; Hamel, A.J.; Sharkey, N.A.; et al. Biomechanical consequences of anterior column fracture of the acetabulum. J Orthop Trauma 12:547–552, 1998.

103. Kottmeier, S.; Born, C.T.; Saul, H. Laparoscopic retrieval of a migrating intrapelvic pin: Case report and review of the literature. J Trauma 35:952–955, 1993.

104. Kreder, H.J.; Rozen, N.; Borkhoff, C.M.; et al. Determinants of functional outcome after simple and complex acetabular fractures involving the posterior wall. J Bone Joint Surg [Br] 88:776–782, 2006.

105. Kregor, P.J.; Templeman, D. Associated injuries complicating the management of acetabular fractures: Review and case studies. Orthop Clin North Am 33:73–95, viii, 2002.

106. Kuhlman, J.E.; Fishman, E.K.; Ney, D.R.; et al. Nonunion of acetabular fractures: Evaluation with interactive multiplanar CT. J Orthop Trauma 3:33–40, 1989.

107. Laird, A.; Keating, J.F. Acetabular fractures: A 16-year prospective epidemiological study. J Bone Joint Surg [Br] 87:969–973, 2005.

108. Lam, R.C.; Bush, R.L.; Lin, P.H.; et al. Early technical and clinical results with retrievable inferior vena caval filters. Vascular 12:233–237, 2004.

109. Letournel, E. Acetabulum fractures: Classification and management. Clin Orthop Relat Res 151:81–106, 1980.

110. Letournel, E. Diagnosis and treatment of nonunions and malunions of acetabular fractures. Orthop Clin North Am 21:769–788, 1990.

111. Letournel, E. The treatment of acetabular fractures through the ilioinguinal approach. Clin Orthop Relat Res 292:62–76, 1993.

112. Leunig, M.; Sledge, J.B.; Gill, T.J.; et al. Traumatic labral avulsion from the stable rim: A constant pathology in displaced transverse acetabular fractures. Arch Orthop Trauma Surg 123:392–395, 2003.

113. Levine, R.G.; Renard, R.; Behrens, F.F.; et al. Biomechanical consequences of secondary congruence after both-column acetabular fracture. J Orthop Trauma 16:87–91, 2002.

114. Liebergall, M.; Mosheiff, R.; Low, J.; et al. Acetabular fractures. Clinical outcome of surgical treatment. Clin Orthop Relat Res 366:205–216, 1999.

115. Mack, L.A.; Harley, J.D.; Winquist, R.A. CT of acetabular fractures: Analysis of fracture patterns. AJR Am J Roentgenol 138:407–412, 1982.

116. Magid, D.; Fishman, E.K.; Brooker, A.F., Jr.; et al. Multiplanar computed tomography of acetabular fractures. J Comput Assist Tomogr 10:778–783, 1986.

117. Magid, D.; Fishman, E.K.; Ney, D.R.; et al. Acetabular and pelvic fractures in the pediatric patient: Value of two- and three-dimensional imaging. J Pediatr Orthop 12:621–625, 1992.

118. Malkani, A.L.; Voor, M.J.; Rennirt, G.; et al. Increased peak contact stress after incongruent reduction of transverse acetabular fractures: A cadaveric model. J Trauma 51:704–709, 2001.

119. Martinez, C.R.; Di Pasquale, T.G.; Helfet, D.L.; et al. Evaluation of acetabular fractures with two- and three-dimensional CT. Radiographics 12:227–242, 1992.

120. Matta, J.M. Fractures of the acetabulum: Accuracy of reduction and clinical results in patients managed operatively within three weeks after the injury. J Bone Joint Surg [Am] 78:1632–1645, 1996.

121. Matta, J.M. Operative treatment of acetabular fractures through the ilioinguinal approach: A 10-year perspective. J Orthop Trauma 20(1 Suppl):S20–S29, 2006.

122. Matta, J.M.; Anderson, L.M.; Epstein, H.C.; et al. Fractures of the acetabulum. A retrospective analysis. Clin Orthop Relat Res 205:230–240, 1986.

123. Matta, J.M.; Merritt, P.O. Displaced acetabular fractures. Clin Orthop Relat Res 230:83–97, 1988.

124. Matta, J.M.; Olson, S.A. Factors related to hip muscle weakness following fixation of acetabular fractures. Orthopedics 23:231–235, 2000.

125. Matta, J.M.; Siebenrock, K.A. Does indomethacin reduce heterotopic bone formation after operations for acetabular fractures? A prospective randomised study. J Bone Joint Surg [Br] 79:959–963, 1997.

126. Mayo, K.A.; Letournel, E.; Matta, J.M.; et al. Surgical revision of malreduced acetabular fractures. Clin Orthop Relat Res 305:47–52, 1994.

127. McCardel, B.R.; Dahners, L.E.; Renner, J.B. Kirschner wire migration from the pelvis to the heart and a new method of fixation of articular fracture fragments, acetabular reconstruction. J Orthop Trauma 3:257–259, 1989.

128. McLaren, A.C. Prophylaxis with indomethacin for heterotopic bone. After open reduction of fractures of the acetabulum. J Bone Joint Surg [Am] 72:245–247, 1990.

129. Mears, D.C. Surgical treatment of acetabular fractures in elderly patients with osteoporotic bone. J Am Acad Orthop Surg 7:128–141, 1999.

130. Mears, D.C.; Velyvis, J.H. Acute total hip arthroplasty for selected displaced acetabular fractures: Two to twelve-year results. J Bone Joint Surg [Am] 84:1–9, 2002.

131. Mears, D.C.; Velyvis, J.H.; Chang, C.P. Displaced acetabular fractures managed operatively: Indicators of outcome. Clin Orthop Relat Res 407:173–186, 2003.

132. Middlebrooks, E.S.; Sims, S.H.; Kellam, J.F.; et al. Incidence of sciatic nerve injury in operatively treated

acetabular fractures without somatosensory evoked potential monitoring. J Orthop Trauma 11:327–329, 1997.

133. Moed, B.R.; Carr, S.E.; Gruson, K.I.; et al. Computed tomographic assessment of fractures of the posterior wall of the acetabulum after operative treatment. J Bone Joint Surg [Am] 85:512–522, 2003.

134. Moed, B.R.; Karges, D.E. Prophylactic indomethacin for the prevention of heterotopic ossification after acetabular fracture surgery in high-risk patients. J Orthop Trauma 8:34–39, 1994.

135. Moed, B.R.; Letournel, E. Low-dose irradiation and indomethacin prevent heterotopic ossification after acetabular fracture surgery. J Bone Joint Surg [Br] 76:895–900, 1994.

136. Moed, B.R.; Maxey, J.W. The effect of indomethacin on heterotopic ossification following acetabular fracture surgery. J Orthop Trauma 7:33–38, 1993.

137. Moed, B.R.; Smith, S.T. Three-view radiographic assessment of heterotopic ossification after acetabular fracture surgery. J Orthop Trauma 10:93–98, 1996.

138. Moed, B.R.; Willson Carr, S.E.; Watson, J.T. Results of operative treatment of fractures of the posterior wall of the acetabulum. J Bone Joint Surg [Am] 84:752–758, 2002.

139. Moed, B.R.; Yu, P.H.; Gruson, K.I. Functional outcomes of acetabular fractures. J Bone Joint Surg [Am] 85:1879–1883, 2003.

140. Mohanty, K.; Taha, W.; Powell, J.N. Non-union of acetabular fractures. Injury 35:787–790, 2004.

141. Montgomery, K.D.; Potter, H.G.; Helfet, D.L. The detection and management of proximal deep venous thrombosis in patients with acute acetabular fractures: A follow-up report. J Orthop Trauma 11:330–336, 1997.

142. Moroni, A.; Caja, V.L.; Sabato, C.; et al. Surgical treatment of both-column fractures by staged combined ilioinguinal and Kocher–Langenbeck approaches. Injury 26:219–224, 1995.

143. Mouhsine, E.; Garofalo, R.; Borens, O.; et al. Percutaneous retrograde screwing for stabilisation of acetabular fractures. Injury 36:1330–1336, 2005.

144. Mullis, B.H.; Dahners, L.E. Hip arthroscopy to remove loose bodies after traumatic dislocation. J Orthop Trauma 20:22–26, 2006.

145. Murphy, D.; Kaliszer, M.; Rice, J.; et al. Outcome after acetabular fracture. Prognostic factors and their inter-relationships. Injury 34:512–517, 2003.

146. Norris, B.L.; Hahn, D.H.; Bosse, M.J.; et al. Intraoperative fluoroscopy to evaluate fracture reduction and hardware placement during acetabular surgery. J Orthop Trauma 13:414–417, 1999.

147. O'Shea, K.; Quinlan, J.F.; Waheed, K.; et al. The usefulness of computed tomography following open reduction and internal fixation of acetabular fractures. J Orthop Surg (Hong Kong) 14:127–132, 2006.

148. Oh, C.W.; Kim, P.T.; Park, B.C.; et al. Results after operative treatment of transverse acetabular fractures. J Orthop Sci 11:478–484, 2006.

149. Ohashi, K.; El-Khoury, G.Y.; Abu-Zahra, K.W.; et al. Interobserver agreement for Letournel acetabular fracture classification with multidetector CT: Are standard Judet radiographs necessary? Radiology 241:386–391, 2006.

150. Olson, S.A.; Bay, B.K.; Chapman, M.W.; et al. Biomechanical consequences of fracture and repair of the posterior wall of the acetabulum. J Bone Joint Surg [Am] 77:1184–1192, 1995.

151. Olson, S.A.; Bay, B.K.; Pollak, A.N.; et al. The effect of variable size posterior wall acetabular fractures on contact characteristics of the hip joint. J Orthop Trauma 10:395–402, 1996.

152. Olson, S.A.; Matta, J.M. The computerized tomography subchondral arc: A new method of assessing acetabular articular continuity after fracture (a preliminary report). J Orthop Trauma 7:402–413, 1993.

153. Oransky, M.; Sanguinetti, C. Surgical treatment of displaced acetabular fractures: Results of 50 consecutive cases. J Orthop Trauma 7:28–32, 1993.

154. Ovre, S.; Madsen, J.E.; Roise, O. Transitional transverse acetabular fractures: Differences between fractures with a large posterio-superior fragment and the inverse T-fracture—A report of 10 unusual cases. Acta Orthop 76:803–808, 2005.

155. Pals, S.D.; Brown, C.W.; Friermood, T.G. Open reduction and internal fixation of an acetabular fracture during pregnancy. J Orthop Trauma 6:379–381, 1992.

156. Pantazopoulos, T.; Nicolopoulos, C.S.; Babis, G.C.; et al. Surgical treatment of acetabular posterior wall fractures. Injury 24:319–323, 1993.

157. Parker, P.J.; Copeland, C. Percutaneous fluoroscopic screw fixation of acetabular fractures. Injury 28:597–600, 1997.

158. Patel, N.H.; Hunter, J.; Weber, T.G.; et al. Rotational imaging of complex acetabular fractures. J Orthop Trauma 12:59–63, 1998.

159. Peterson, H.A.; Robertson, R.C. Premature partial closure of the triradiate cartilage treated with excision of a physical osseous bar. Case report with a fourteen-year follow-up. J Bone Joint Surg [Am] 79:767–770, 1997.

160. Petrisor, B.A.; Bhandari, M.; Orr, R.D.; et al. Improving reliability in the classification of fractures of the acetabulum. Arch Orthop Trauma Surg 123:228–233, 2003.

161. Plaisier, B.R.; Meldon, S.W.; Super, D.M.; et al. Improved outcome after early fixation of acetabular fractures. Injury 31:81–84, 2000.

162. Ponsen, K.J.; Joosse, P.; Schigt, A.; et al. Internal fracture fixation using the Stoppa approach in pelvic ring and acetabular fractures: Technical aspects and operative results. J Trauma 61:662–667, 2006.

163. Probe, R.; Reeve, R.; Lindsey, R.W. Femoral artery

thrombosis after open reduction of an acetabular fracture. Clin Orthop Relat Res 283:258–260, 1992.

164. Qureshi, A.A.; Archdeacon, M.T.; Jenkins, M.A.; et al. Infrapectineal plating for acetabular fractures: A technical adjunct to internal fixation. J Orthop Trauma 18:175–178, 2004.

165. Ragnarsson, B.; Mjoberg, B. Arthrosis after surgically treated acetabular fractures. A retrospective study of 60 cases. Acta Orthop Scand 63:511–514, 1992.

166. Rath, E.M.; Russell, G.V., Jr.; Washington, W.J.; et al. Gluteus minimus necrotic muscle debridement diminishes heterotopic ossification after acetabular fracture fixation. Injury 33:751–756, 2002.

167. Reilly, M.C.; Olson, S.A.; Tornetta, P., 3rd; et al. Superior gluteal artery in the extended iliofemoral approach. J Orthop Trauma 14:259–263, 2000.

168. Reinert, C.M.; Bosse, M.J.; Poka, A.; et al. A modified extensile exposure for the treatment of complex or malunited acetabular fractures. J Bone Joint Surg [Am] 70:329–337, 1988.

169. Richter, H.; Hutson, J.J.; Zych, G. The use of spring plates in the internal fixation of acetabular fractures. J Orthop Trauma 18:179–181, 2004.

170. Roffi, R.P.; Matta, J.M. Unrecognized posterior dislocation of the hip associated with transverse and T-type fractures of the acetabulum. J Orthop Trauma 7:23–27, 1993.

171. Rommens, P.M. Is there a role for percutaneous pelvic and acetabular reconstruction? Injury 38: 463–477, 2007.

172. Rommens, P.M.; Gimenez, M.V.; Hessmann, M. Posterior wall fractures of the acetabulum: Characteristics, management, prognosis. Acta Chir Belg 101:287–293, 2001.

173. Routt, M.L., Jr.; Swiontkowski, M.F. Operative treatment of complex acetabular fractures. Combined anterior and posterior exposures during the same procedure. J Bone Joint Surg [Am] 72:897–904, 1990.

174. Ruesch, P.D.; Holdener, H.; Ciaramitaro, M.; et al. A prospective study of surgically treated acetabular fractures. Clin Orthop Relat Res 305:38–46, 1994.

175. Ruggieri, F.; Zinghi, G.F.; Montanari, G.; et al. Transverse fractures of the acetabulum. Ital J Orthop Traumatol 12:25–40, 1986.

176. Ruotolo, C.; Savarese, E.; Khan, A.; et al. Acetabular fractures with associated vascular injury: A report of two cases. J Trauma 51:382–386, 2001.

177. Russell, G.V., Jr.; Nork, S.E.; Chip Routt, M.L., Jr. Perioperative complications associated with operative treatment of acetabular fractures. J Trauma 51: 1098–1103, 2001.

178. Sawaguchi, T.; Brown, T.D.; Rubash, H.E.; et al. Stability of acetabular fractures after internal fixation. A cadaveric study. Acta Orthop Scand 55:601–605, 1984.

179. Schmidt, C.C.; Gruen, G.S. Non-extensile surgical approaches for two-column acetabular fractures. J Bone Joint Surg [Br] 75:556–561, 1993.

180. Schopfer, A.; DiAngelo, D.; Hearn, T.; et al. Biomechanical comparison of methods of fixation of isolated osteotomies of the posterior acetabular column. Int Orthop 18:96–101, 1994.

181. Schopfer, A.; Willett, K.; Powell, J; et al. Cerclage wiring in internal fixation of acetabular fractures. J Orthop Trauma 7:236–241, 1993.

182. Senegas, J.; Liorzou, G.; Yates, M. Complex acetabular fractures: A transtrochanteric lateral surgical approach. Clin Orthop Relat Res 151:107–114, 1980.

183. Shazar, N.; Brumback, R.J.; Novak, V.P.; et al. Biomechanical evaluation of transverse acetabular fracture fixation. Clin Orthop Relat Res 352: 215–222, 1998.

184. Siebenrock, K.A.; Gautier, E.; Woo, A.K.; et al. Surgical dislocation of the femoral head for joint debridement and accurate reduction of fractures of the acetabulum. J Orthop Trauma 16:543–552, 2002.

185. Siebenrock, K.A.; Gautier, E.; Ziran, B.H.; et al. Trochanteric flip osteotomy for cranial extension and muscle protection in acetabular fracture fixation using a Kocher–Langenbeck approach. J Orthop Trauma 12:387–391, 1998.

186. Siebenrock, K.A.; Gautier, E.; Ziran, B.H.; et al. Trochanteric flip osteotomy for cranial extension and muscle protection in acetabular fracture fixation using a Kocher–Langenbeck approach. J Orthop Trauma 20(1 Suppl):S52–S56, 2006.

187. Simonian, P.T.; Routt, M.L., Jr.; Harrington, R.M.; et al. The acetabular T-type fracture. A biomechanical evaluation of internal fixation. Clin Orthop Relat Res 314:234–240, 1995.

188. Spencer, R.F. Acetabular fractures in older patients. J Bone Joint Surg [Br] 71:774–776, 1989.

189. Stannard, J.P.; Alonso, J.E. Controversies in acetabular fractures. Clin Orthop Relat Res 353:74–80, 1998.

190. Stannard, J.P.; Singhania, A.K.; Lopez-Ben, R.R.; et al. Deep-vein thrombosis in high-energy skeletal trauma despite thromboprophylaxis. J Bone Joint Surg [Br] 87:965–968, 2005.

191. Starr, A.J.; Jones, A.L.; Reinert, C.M.; et al. Preliminary results and complications following limited open reduction and percutaneous screw fixation of displaced fractures of the acetabulum. Injury 32 (Suppl 1):SA45–50, 2001.

192. Starr, A.J.; Reinert, C.M.; Jones, A.L. Percutaneous fixation of the columns of the acetabulum: A new technique. J Orthop Trauma 12:51–58, 1998.

193. Starr, A.J.; Watson, J.T.; Reinert, C.M.; et al. Complications following the "T extensile" approach: A modified extensile approach for acetabular fracture surgery-report of forty-three patients. J Orthop Trauma 16:535–542, 2002.

194. Steele, N.; Dodenhoff, R.M.; Ward, A.J.; et al. Thromboprophylaxis in pelvic and acetabular trauma surgery. The role of early treatment with low-molecular-weight heparin. J Bone Joint Surg [Br] 87:209–212, 2005.

195. Stockle, U.; Hoffmann, R.; Nittinger, M.; et al. Screw fixation of acetabular fractures. Int Orthop 24:143–147, 2000.

196. Stockle, U.; Hoffmann, R.; Sudkamp, N.P.; et al. Treatment of complex acetabular fractures through a modified extended iliofemoral approach. J Orthop Trauma 16:220–230, 2002.

197. Stover, M.D.; Morgan, S.J.; Bosse, M.J.; et al. Prospective comparison of contrast-enhanced computed tomography versus magnetic resonance venography in the detection of occult deep pelvic vein thrombosis in patients with pelvic and acetabular fractures. J Orthop Trauma 16:613–621, 2002.

198. Tabor, O.B., Jr.; Bosse, M.J.; Greene, K.G.; et al. Effects of surgical approaches for acetabular fractures with associated gluteal vascular injury. J Orthop Trauma 12:78–84, 1998.

199. Teague, D.C.; Graney, D.O.; Routt, M.L., Jr. Retropubic vascular hazards of the ilioinguinal exposure: A cadaveric and clinical study. J Orthop Trauma 10:156–159, 1996.

200. Templeman, D.C.; Olson, S.; Moed, B.R.; et al. Surgical treatment of acetabular fractures. Instr Course Lect 48:481–496, 1999.

201. Thomas, K.A.; Vrahas, M.S.; Noble, J.W., Jr.; et al. Evaluation of hip stability after simulated transverse acetabular fractures. Clin Orthop Relat Res 340:244–256, 1997.

202. Tornetta, P., 3rd. Non-operative management of acetabular fractures. The use of dynamic stress views. J Bone Joint Surg [Br] 81:67–70, 1999.

203. Tornetta, P., 3rd. Displaced acetabular fractures: Indications for operative and nonoperative management. J Am Acad Orthop Surg 9:18–28, 2001.

204. Tornkvist, H.; Schatzker, J. Acetabular fractures in the elderly: An easily missed diagnosis. J Orthop Trauma 7:233–235, 1993.

205. Triantaphillopoulos, P.G.; Panagiotopoulos, E.C.; Mousafiris, C.; et al. Long-term results in surgically treated acetabular fractures through the posterior approaches. J Trauma 62:378–382, 2007.

206. Tseng, S.; Tornetta, P., 3rd. Percutaneous management of Morel-Lavallee lesions. J Bone Joint Surg [Am] 88:92–96, 2006.

207. Vailas, J.C.; Hurwitz, S.; Wiesel, S.W. Posterior acetabular fracture–dislocations: Fragment size, joint

208. Vrahas, M.; Gordon, R.G.; Mears, D.C.; et al. Intraoperative somatosensory evoked potential monitoring of pelvic and acetabular fractures. J Orthop Trauma 6:50–58, 1992.

209. Vrahas, M.S.; Widding, K.K.; Thomas, K.A. The effects of simulated transverse, anterior column, and posterior column fractures of the acetabulum on the stability of the hip joint. J Bone Joint Surg [Am] 81:966–974, 1999.

210. Webb, L.X.; Bosse, M.J.; Mayo, K.A.; et al. Results in patients with craniocerebral trauma and an operatively managed acetabular fracture. J Orthop Trauma 4:376–382, 1990.

211. Weber, T.G.; Mast, J.W. The extended ilioinguinal approach for specific both column fractures. Clin Orthop Relat Res 305:106–111, 1994.

212. Wey, J.; DiPasquale, D.; Levitt, L.; et al. Operative treatment of acetabular fractures through the extensile Henry approach. J Trauma 46:255–260, 1999.

213. Wright, R.; Barrett, K.; Christie, M.J.; et al. Acetabular fractures: Long-term follow-up of open reduction and internal fixation. J Orthop Trauma 8:397–403, 1994.

214. Ylinen, P.; Santavirta, S.; Slatis, P. Outcome of acetabular fractures: A 7-year follow-up. J Trauma 29:19–24, 1989.

215. Yosipovitch, Z.; Goldberg, I.; Ventura, E.; et al. Open reduction of acetabular fracture in pregnancy. A case report. Clin Orthop Relat Res 282:229–232, 1992.

216. Yu, J.K.; Chiu, F.Y.; Feng, C.K.; et al. Surgical treatment of displaced fractures of posterior column and posterior wall of the acetabulum. Injury 35:766–770, 2004.

217. Yue, J.J.; Sontich, J.K.; Miron, S.D.; et al. Blood flow changes to the femoral head after acetabular fracture or dislocation in the acute injury and perioperative periods. J Orthop Trauma 15:170–176, 2001.

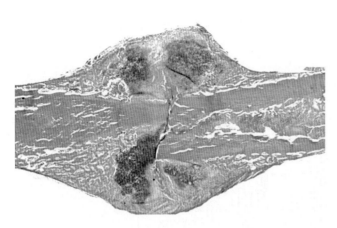

图 2-1

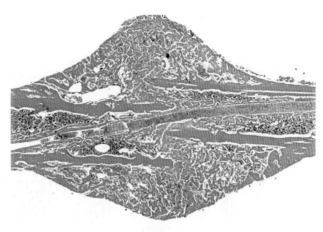

图 2-2

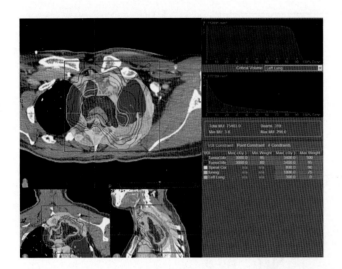

图 17-42

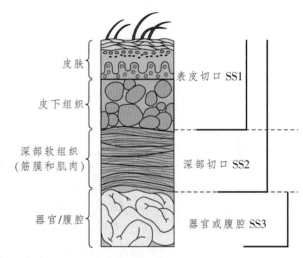

皮肤
表皮切口 SS1
皮下组织
深部软组织
（筋膜和肌肉）
深部切口 SS2
器官/腹腔
器官或腹腔 SS3

图 19-1

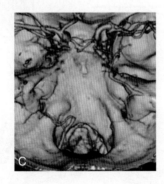

图 26-62C

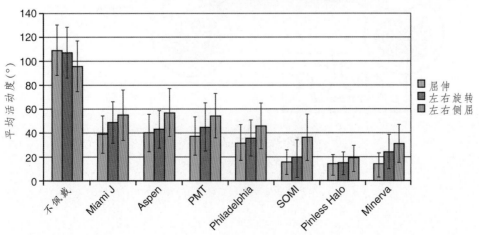

图 27-10

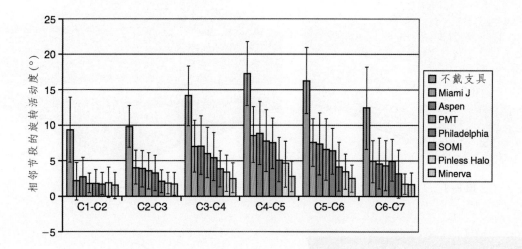

图 27-11

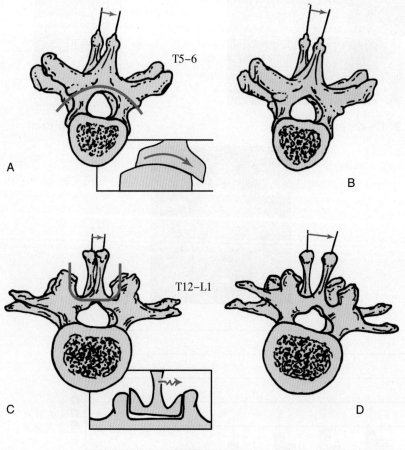

图 30-3

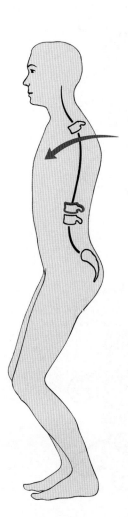

图 30-8

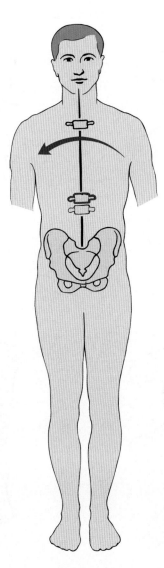

图 30-10

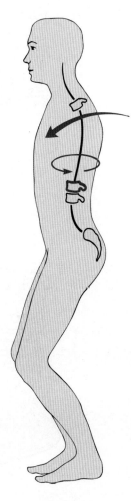

图 30-12

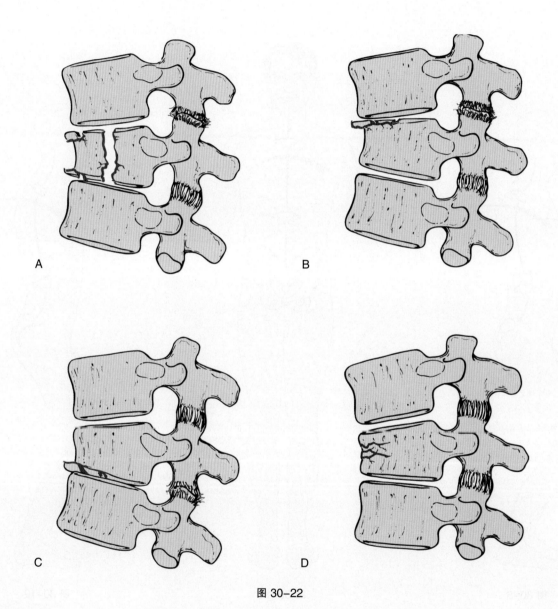

A

B

C

D

图 30-22

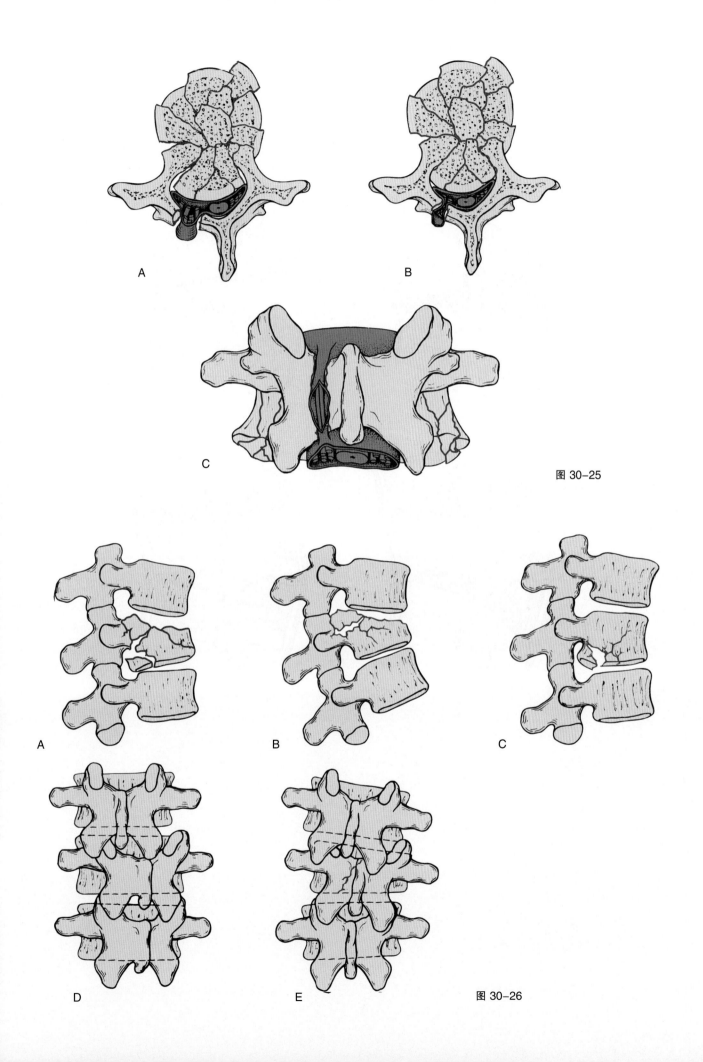

A

B

C

图 30-25

A

B

C

D

E

图 30-26

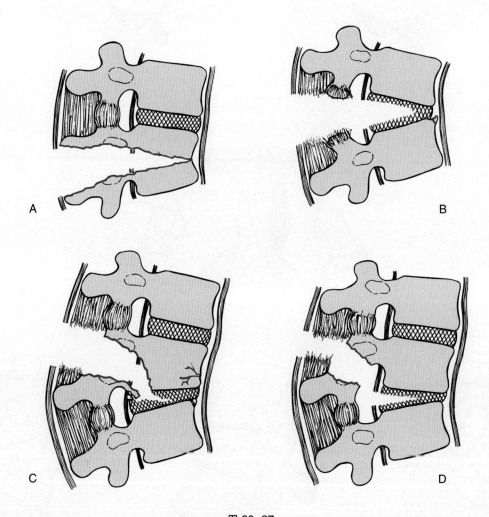

图 30-27

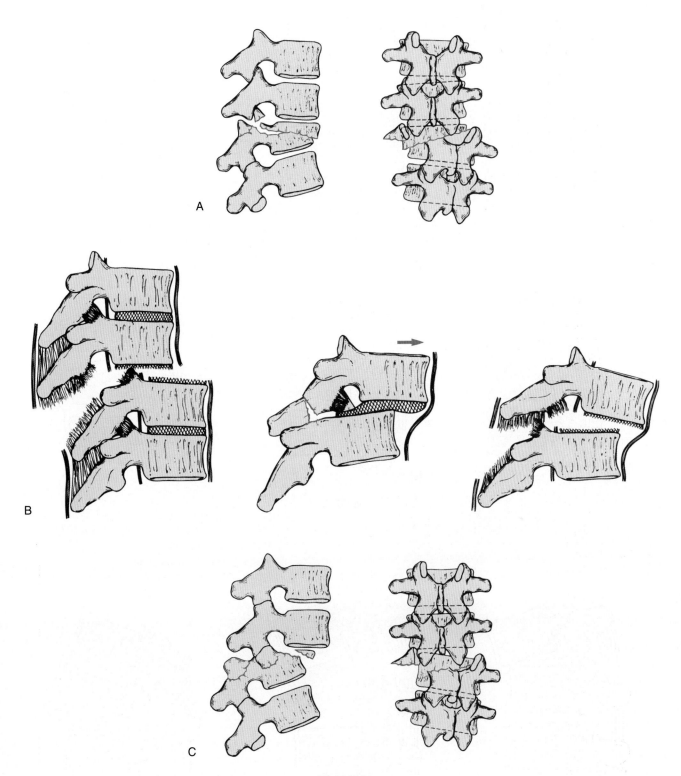

图 30-30

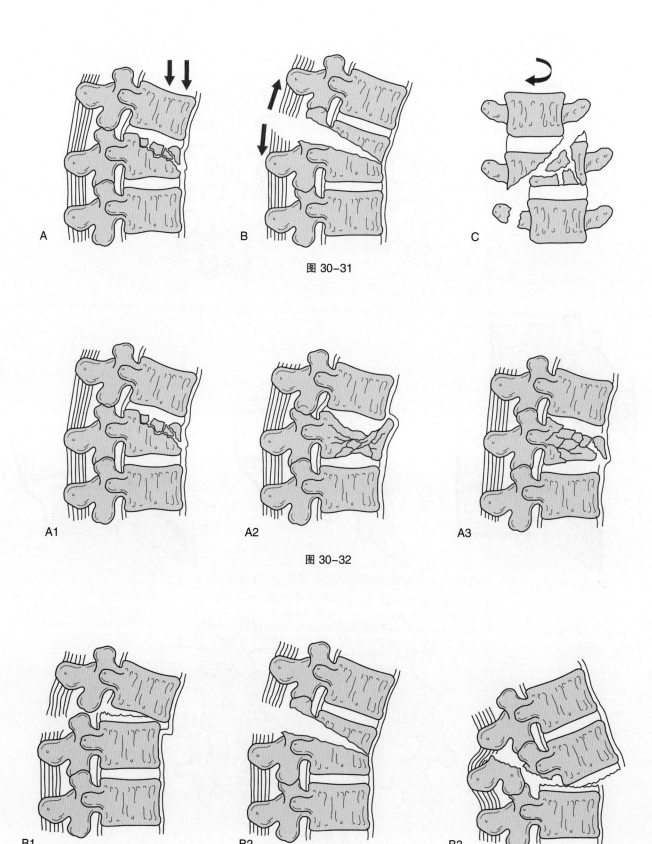

图 30-31

图 30-32

图 30-33

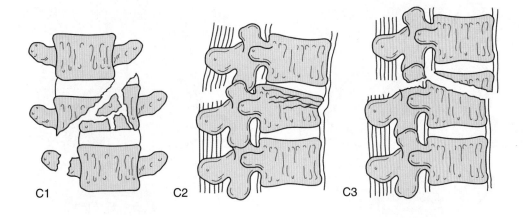

C1 C2 C3

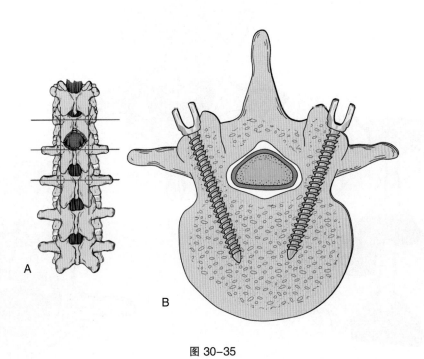

A B

图 30-35

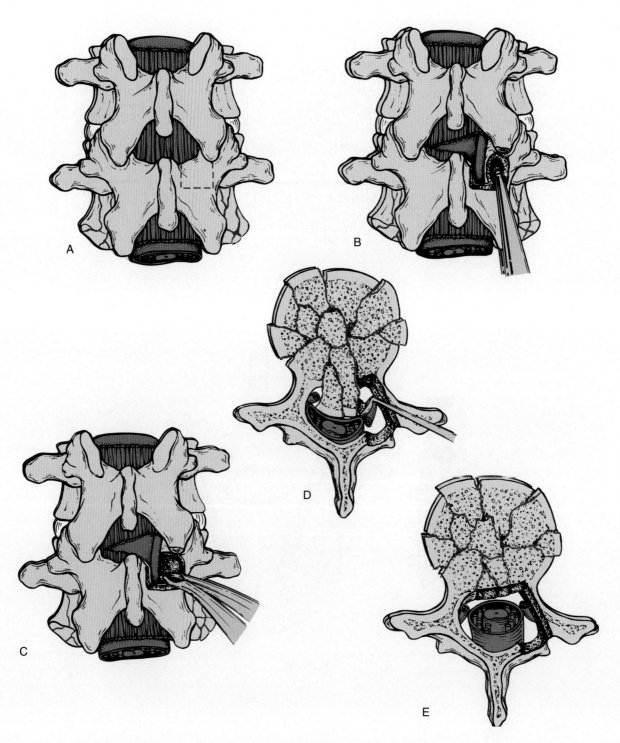

图 30-37

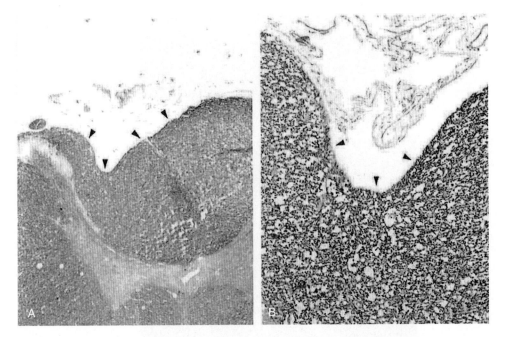

图 32-5

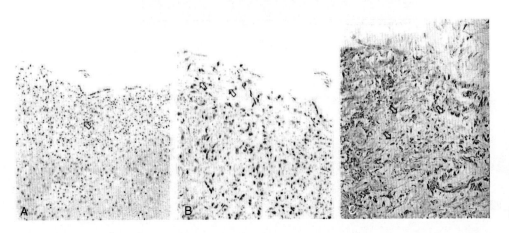

图 32-6

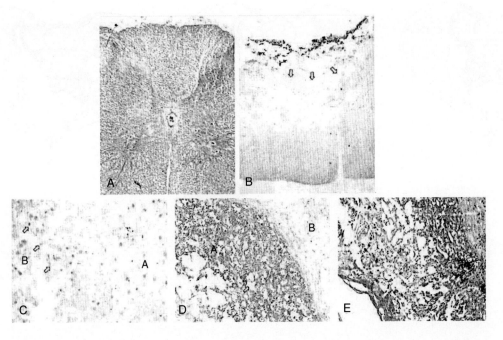

图 32-7

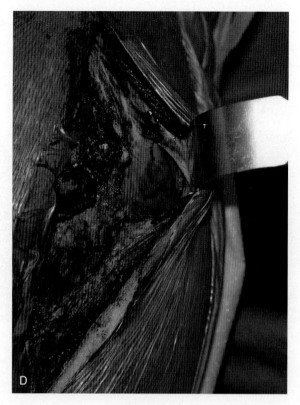

图 35-7D

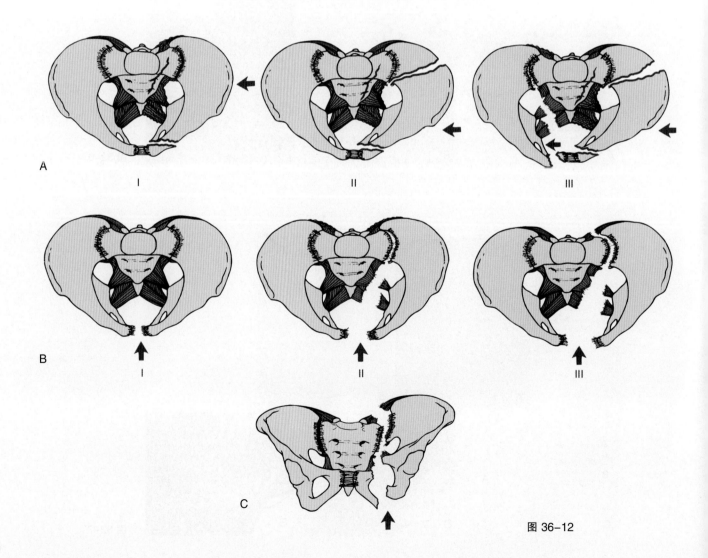

A

I   II   III

B

I   II   III

C

图 36-12

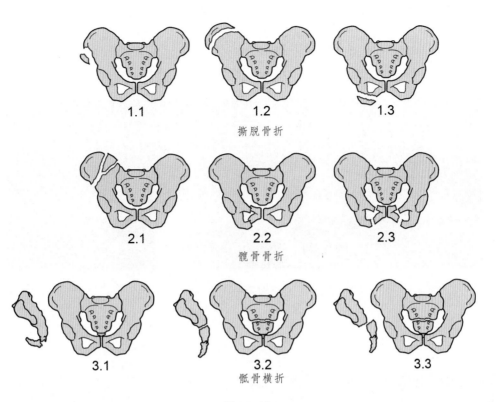

1.1　　　　　1.2　　　　　1.3
撕脱骨折

2.1　　　　　2.2　　　　　2.3
髂骨骨折

3.1　　　　　3.2　　　　　3.3
骶骨横折

图 36-13

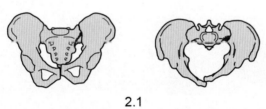

2.1
骶骨前方压轧性损伤

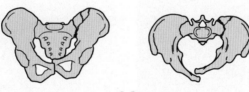

2.2
骶髂关节骨折不全脱位

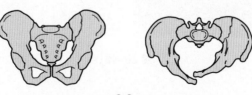

2.3
后髂骨不完全性骨折

图 36-16

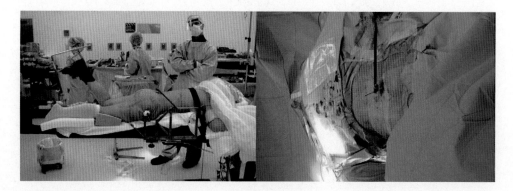

图 36-41

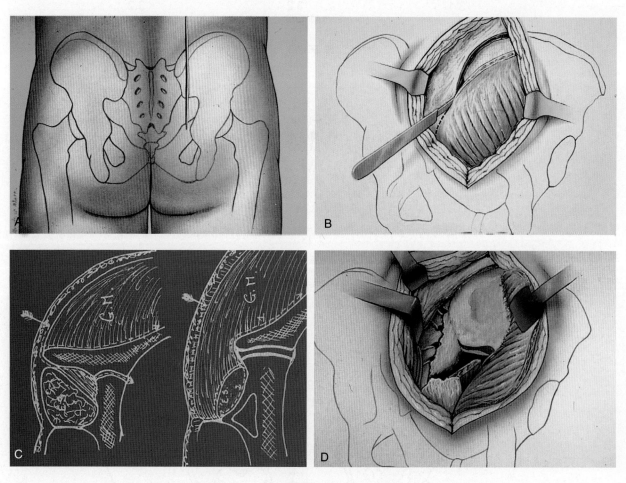

图 36-42

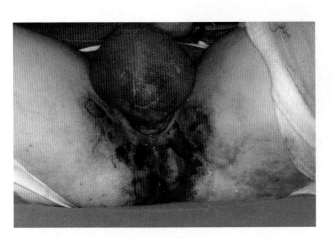

图 37-24

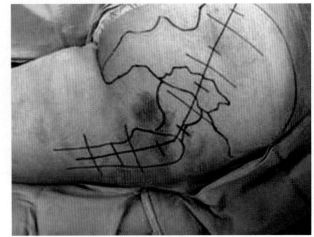

图 37-25

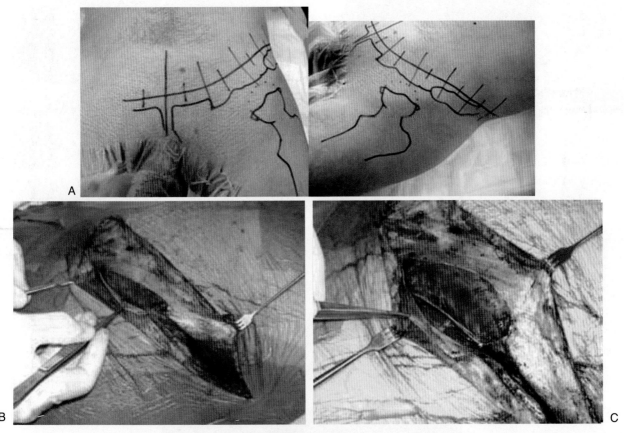

图 37-27A-C

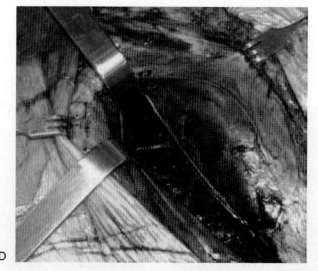

图 37-27D

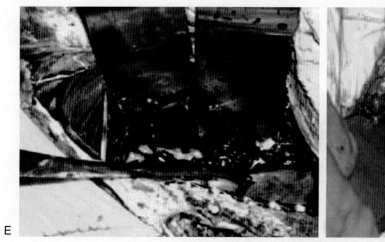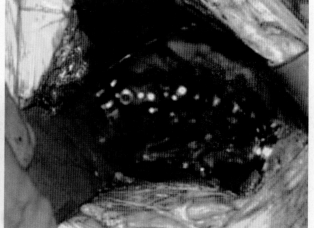

图 37-27E,F

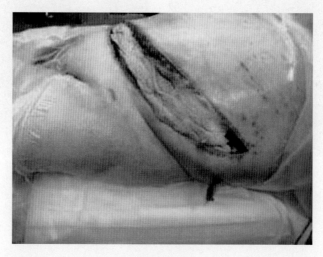

图 37-42